Dag Moskopp
Hansdetlef Wassmann

Neurochirurgie

Mit Beiträgen von

Hans Arnold, Lübeck
Volker Arolt, Münster
Michael Baumberger, Nottwil/Schweiz
Ludwig Benes, Marburg
Markus Berger, Nottwil/Schweiz
Helmut Bertalanffy, Marburg
Ute Berweiler, Stuttgart
M. Florian Bethke, Lengerich
Hans G. Böcher-Schwarz,
    Wien/Österreich
Wolfgang Joachim Bock, Düsseldorf
Dieter-Karsten Böker, Gießen
Uwe Bötel†, Bochum
Hans-Werner Bothe, Münster
Alexander Brawanski, Regensburg
Angela Brentrup, Münster
Mario Brock, Berlin
Michael Buchfelder, Göttingen
Ralf Buhl, Kiel
Winfried Burkert, Halle/Saale
Wolfgang Deinsberger, Gießen
Klaus-Wolfgang Delank,
    Ludwigshafen/Rhein
Dirk W. Droste, Luxembourg
Rudolf Fahlbusch, Erlangen
Raimund Firsching, Magdeburg
Bernhard Fischer, Münster
Andreas Michael Frank, München
Dirk Freudenstein, Tübingen
Heinrich Gerding, Münster
Joachim M. Gilsbach, Aachen
Christoph Greiner, Münster
Eckart Grönewäller, Tübingen
Thomas Grumme, Augsburg
Peter Gruß, Regensburg
Albrecht Günther Harders,
    Bochum-Langendreer
Werner-Erwin Hassler, Duisburg
Erik Friedrich Hauck, Galveston, Texas,
    USA
Daniel Haux, Heidelberg
Oliver Heese, Hamburg
Dieter Hellwig, Marburg
Hans Henkes, Essen
Mathias Herrmann, Homburg/Saar
Hans-Dietrich Herrmann†, Hamburg
Frank Hinder, Münster
Bernd Hofmann, Erlangen
Erich Hofmann, Fulda

Christoph Horch, Bochum
Peter Horn, Mannheim
Sami Hussein, Hildesheim
Werner Ischebeck,
    Hattingen-Holthausen
Ulrich Joos, Münster
Ralf Junker, Hamburg
Frank Kipp, Münster
Johannes Kleinheinz, Münster
Jörg Klekamp, Quakenbrück
Norfrid Klug, Köln
Hans Knecht, Nottwil/Schweiz
Hans Georg Koch, Nottwil/Schweiz
Rüdiger Köhling, Bonn
Jürgen Krauß, Würzburg
Thomas Kretschmer, Günzburg
Hans Kronholz, Münster
Jutta Krüger, Erfurt
Dietmar Kühne, Essen
Ulrich Kunz, Ulm/Donau
Stefan Kunze, Heidelberg
Gerhard Kurlemann, Münster
Karl Dieter Lerch, Dortmund
Peter Lüdemann, Ahlen
H. Maximilian Mehdorn, Kiel
Jürgen Meixensberger, Leipzig
Dieter Michel, Nottwil/Schweiz
Dag Moskopp, Münster
Patrick Moulin, Nottwil/Schweiz
Darius G. Nabavi, Münster
Patricia Ohrmann, Münster
Falk Oppel, Bielefeld
Dorothea Osenberg,
    Hattingen-Holthausen
Stefan Palkovič, Münster
Werner Paulus, Münster
Axel Perneczky, Mainz
Georg Peters, Münster
Jürgen Piek, Rostock
Terttu Aulikki Pietilä, Ingolstadt
Horst Poimann, Würzburg
Werner J. Pöll, Ulm/Donau
Andreas Raabe, Frankfurt/Main
Jens Peter Regel, Essen
Hans-Peter Richter, Günzburg
Burkhard Riemann, Münster
E. Bernd Ringelstein, Münster
Frank Rommel, Düsseldorf
Steffen Rosahl, Freiburg

Madjid Samii, Hannover
Gerd Sandvoß, Meppen
Gabriele Schackert, Dresden
Dirk Schaefer, Dortmund
Ulrich Schäfer, Münster
Christoph Schede, Bielefeld
Uta Schick, Duisburg
Michael Schirmer, Solingen
Bernhard Schlüter, Münster
Peter Schmiedek, Mannheim
Kirsten Schmieder,
    Bochum-Langendreer
Otmar Schober, Münster
Johannes Schröder, Münster
Gernot Schulte-Altedorneburg,
    München
Karsten Schwerdtfeger, Homburg/Saar
Volker Seifert, Frankfurt/Main
Stephan Sobottka, Dresden
László Solymosi, Würzburg
Niels Sörensen, Würzburg
Erwin-Josef Speckmann, Münster
Andreas Spiegelberg, Hamburg
Anton Steinmetz, Wolfsburg
Wolf-Ingo Steudel, Homburg/Saar
Dietmar Stolke, Essen
Wolfgang Stoll, Münster
Volker Sturm, Köln
Anna E. Trappe, München
Hans Axel Trost, München
Andreas Unterberg, Heidelberg
Peter Vajkoczy, Mannheim
Hugo Karel Van Aken, Münster
Hans-Ekkehart Vitzthum, Leipzig
Jürgen Voges, Köln
Eckhard Volle, München
Alexandra Wagner, Tübingen
Hansdetlef Wassmann, Münster
Christoph Wedekind, Köln
Andreas Weidner, Osnabrück
Franz X. Weinzierl, München
Manfred Westphal, Hamburg
Bernd E. Will, Tübingen
Normann Willich, Münster
Christian Rainer Wirtz, Heidelberg
Werner Wittkowski, Münster
Michael Woydt, Würzburg
Guido A. Zäch, Nottwil/Schweiz
Josef Zentner, Freiburg

Neurochirurgie

Handbuch für die Weiterbildung und interdisziplinäres Nachschlagewerk

Herausgegeben von

**Dag Moskopp
Hansdetlef Wassmann**

Mit einem Geleitwort von
Graham Teasdale, Glasgow

Mit 705 Abbildungen, davon 275 in Farbe, und 206 Tabellen

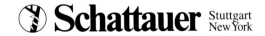 **Schattauer** Stuttgart New York

Umschlagabbildung:

Joan Miró: Le disque rouge à la poursuite de l'alouette, 1953. © Successió Miro/VG Bild-Kunst, Bonn 2003.
Zu dieser Abbildung:
Möglicherweise assoziiert man als Arzt mit dem Bild von Miró auf der Umschlagseite zunächst einen Mehrfachverletzten: Zu deutlich sind die scheinbaren Hinweise auf krankhafte Normabweichungen:

- offenes Schädel-Hirn-Trauma mit Hirnaustritt im Scheitelbereich
- weite Pupille mit rotem Auge links
- unklare Verhältnisse im Bereich von Zahnokklusion und Ohrmuschel
- Verdacht auf begleitende Halswirbelsäulenverletzung mit Querschnittlähmung
- „verschatteter" Thorax
- Verdacht auf Humerusfraktur rechts
- Verdacht auf unfallunabhängig vorbestehende Lungenerkrankung: „Trommelschlegelfinger"
- traumatische Fingeramputation links

Wie beruhigend, wenn man demgegenüber anhand des Bildtitels vermuten darf, dass Joan Miró (1893–1983) lediglich auf etwas Archetypisches hinauswollte: „Ich möchte so malen, wie der Vogel singt" (Claude Monet) – Einem Menschen wird von einer Lerche „der Kopf verdreht" – und was entspricht im Moment einer solchen Hingabe schon der Norm? (cf. Charles Baudelaire [1861] Élévation. Aus: Les Fleurs du Mal.) (DM)

Bibliografische Information der Deutschen Bibliothek

Die Deutsche Bibliothek verzeichnet diese Publikation in der Deutschen Nationalbibliografie; detaillierte bibliografische Daten sind im Internet über <http://dnb.ddb.de> abrufbar.

Besonderer Hinweis:

Die Medizin unterliegt einem fortwährenden Entwicklungsprozess, sodass alle Angaben, insbesondere zu diagnostischen und therapeutischen Verfahren, immer nur dem Wissensstand zum Zeitpunkt der Drucklegung des Buches entsprechen können. Hinsichtlich der angegebenen Empfehlungen zur Therapie und der Auswahl sowie Dosierung von Medikamenten wurde die größtmögliche Sorgfalt beachtet. Gleichwohl werden die Benutzer aufgefordert, die Beipackzettel und Fachinformationen der Hersteller zur Kontrolle heranzuziehen und im Zweifelsfall einen Spezialisten zu konsultieren. Fragliche Unstimmigkeiten sollten bitte im allgemeinen Interesse dem Verlag mitgeteilt werden. Der Benutzer selbst bleibt verantwortlich für jede diagnostische oder therapeutische Applikation, Medikation und Dosierung.
In diesem Buch sind eingetragene Warenzeichen (geschützte Warennamen) nicht besonders kenntlich gemacht. Es kann also aus dem Fehlen eines entsprechenden Hinweises nicht geschlossen werden, dass es sich um einen freien Warennamen handelt.

© 2005 by Schattauer GmbH, Hölderlinstraße 3, 70174 Stuttgart, Germany
E-Mail: info@schattauer.de
Internet: http://www.schattauer.de
Printed in Germany

Satz: Fotosatz Sauter GmbH, Mittelmühlgasse 1, 73072 Donzdorf
Druck und Einband: Mayr Miesbach, Druckerei und Verlag GmbH, Am Windfeld 15, 83714 Miesbach
Gedruckt auf chlor- und säurefrei gebleichtem Papier.

ISBN 3-7945-1991-4

Univ.-Prof. Dr. med. et Dr. phil. Rolf Wüllenweber
Em. Direktor der Neurochirurgischen Universitätsklinik Bonn

* 15. August 1924   † 12. März 2000

Foreword

Information, and the ways of accessing and using it, increases exponentially so that "life-long learning" is now the expectation of every neurosurgeon. In this rapidly changing, progressively evolving intellectual milieu, the role of textbooks requires critical examination. No longer is their place as a comprehensive repository of (supposedly) established orthodox knowledge of all information about all aspects of a subject. Instead, their value lies in being related to a well-defined, focused target, specified by audience and remit. Dr. Moskopp's book fits well into this new mould.

In the early stages of the journey through a neurosurgical career, the potential for what might be known and relevant can seem limitless. This can be stimulating, but can also be intimidating, even inhibiting. The first rationale for a handbook or textbook is, therefore, to provide the essential information that will guide a trainee in his or her day-to-day work and duties in the wards, the outpatient clinic and the operating theatre. The second, more fundamental purpose is to provide a guide to the standard of knowledge against which they should measure themselves, and against which others will measure them as they pass through the years of training, education and expanding experience.

The content of a curriculum and the syllabus for an examination can indicate standards but in a way that provides no more than an abstract skeleton. Dr. Moskopp's book adds flesh to these bones in a vital, living way. The array of contributors is impressive and incorporates virtually every leading figure in neurosurgical education in Germany. The fruits of their work provide clear guidance and detailed coverage of the information that can be expected to have been acquired at the end of training in neurosurgery in Germany. It will be useful for trainees, trainers and examiners. Furthermore, the increasing convergence between systems of education and assessment throughout Europe point to the handbook having a wide potential readership.

Parallels between surgery in Scotland and Germany existed at the dawning of modern surgical practice. In the late nineteenth century, Lister's innovative work on antisepsis elicited early interest from Nussbaum in Munich and Thiersch in Erlangen and William McEwen's subsequent pioneering of asepsis stimulated interactions with German colleagues such as von Bergmann and Schimmelbusch in Berlin. It is, therefore, a pleasure, as a more current Scottish neurosurgeon, to congratulate Prof. Moskopp and his colleagues on their achievement in presenting a picture of neurosurgery, as it is relevant to the education of neurosurgeons in Europe at the beginning of the 21st century.

Graham Teasdale, Glasgow
MB, BS, FRCP (London)
FRCS (Edin), FRCS (Gla), FRCS (Eng),
Hon. FACS, F. Med. Sci., FRSE

Vorwort

„Die Sache ist denkbar einfach: es kommt der Tag, da wollen wir die Möbel des Hauses, in dem wir leben und uns wohl fühlen, einmal umstellen. Darüber hinaus sind einige Geräte weniger praktisch geworden und verlangen nach zeitgemäßer Neuerung. Ein Lehnsessel wackelt, die Federn seiner Polsterung haben an Spannkraft verloren und über das Sofa muss einfach mal ein anderes Bild. Der Quecksilberbelag des Flurspiegels schimmert matter und gibt das Gesicht, das wir ihm zuwenden, nicht mehr in der früheren Frische wieder. Von einem Zeitpunkt zum anderen schleppen wir das Bewusstsein, dass hier einiges verändert werden könnte, wie einen Gewissensbiss mit uns herum – zumal wenn wir demnächst Besuch erwarten, sei es von einem neuen Nachbarn oder den zukünftigen Schwiegerkindern ...".

In diesem Sinne hat der spanische Philosoph José Ortega y Gasset 1939 das Vorwort zu einem enzyklopädischen Wörterbuch abgefasst und damit bereits Wesentliches angesprochen, was sinngemäß auch bezüglich eines neuen Neurochirurgiebuches gelten könnte. Als Herausgeber des vorliegenden Werkes erschien es uns vor allem deswegen lohnend, „die Möbel ein wenig umzustellen", weil ein komprimiertes Buch zum Fachwissen der gesamten Neurochirurgie aktuell auf dem deutschsprachigen Markt fehlt.

Im Wesentlichen sollte ein solches Werk schwer vereinbare Bestrebungen zu einem Ganzen werden lassen: Es möchte eine Datensammlung bieten, dazu die Vermittlung dieses Wissens – und dazwischen sollte auch „etwas Menschliches" durchschimmern. Chris Adams (1998) bemüht für das gebührende Auftreten eines Neurochirurgen – mit britischem Augenzwinkern – „a little touch of Harry in the night" – die Art und Weise also, wie nach Shakespeares Schilderung Heinrich V. am Abend vor der Schlacht bei Agincourt (1415) seine berechtigterweise besorgten Soldaten besuchte: „Auf seinem Gesicht gibt es kein Zeichen dafür, was für eine furchtbare Armee ihn eingeschlossen hat. Er lässt sich auch die durchwachte Nacht nicht anmerken, sondern er sieht frisch aus – in gewisser Weise sogar fröhlich und locker. Kurz: er strahlt Majestät aus, so dass jeder, der ihn sieht – auch wenn er sich zuvor grämte und blass war – von seinem Aussehen Trost schöpft."

Das Buch enthält aus grundsätzlichen Erwägungen auch Kapitel, zu deren Thematik bei jüngeren Neurochirurgen möglicherweise weniger eigene Erfahrungen vorliegen. – Wahrscheinlich werden sich gerade deswegen auch Prüfer von Facharztexamina sowie gestandene Kollegen aus Nachbardisziplinen anhand des vorliegenden Buches orientieren wollen, was derzeit von den Mitgliedern einer Fachgesellschaft als neurochirurgisches Fachwissen eingeordnet wird.

Um bei dem eingangs genannten Bild von Ortega y Gasset zu bleiben: Es war weder beabsichtigt, ein neues Haus zu bauen, noch einen anderen Plan für ein bereits existierendes, komplexes Gebäude zu erstellen. Das vorgelegte Konzept – mit den etwas zurechtgerückten Möbeln – soll vor allem Facharztkandidaten bei der Vorbereitung zur Prüfung wertvolle Dienste leisten.

Münster, im Sommer 2004

Dag Moskopp
Hansdetlef Wassmann

Literatur

Adams C (1998) A Neurosurgeon's Notebook. Oxford: Blackwell Science; 63.

Ortega y Gasset J (1939) Vorwort zu einem enzyklopädischen Wörterbuch. In: Kilpper G (Übers) José Ortega y Gasset. Gesammelte Werke, Bd. IV. Stuttgart: Deutsche Verlags-Anstalt 1996; 480.

Shakespeare W (um 1599) King Henry V/König Heinrich V. Reclams Universal-Bibliothek Nr. 9899. Stuttgart: Philipp Reclam jun. 1996; 122–5.

Anschriften

Herausgeber

Moskopp, Dag, Prof. Dr. med.
Klinik und Poliklinik für Neurochirurgie,
Universitätsklinikum Münster,
Albert-Schweitzer-Str. 33, 48149 Münster
dagmos@uni-muenster.de

**Wassmann, Hansdetlef,
Prof. Dr. med.**
Klinik und Poliklinik für Neurochirurgie,
Universitätsklinikum Münster,
Albert-Schweitzer-Str. 33, 48149 Münster
wassma@mednet.uni-muenster.de

Autoren

Arnold, Hans, Prof. Dr. med.
Klinik für Neurochirurgie, Universitätskliniken Schleswig-Holstein, Campus
Lübeck, Ratzeburger Allee 160,
23538 Lübeck
arnold@medinf.mu-luebeck.de

Arolt, Volker, Prof. Dr. med.
Klinik und Poliklinik für Psychiatrie und
Psychotherapie, Universitätsklinikum
Münster, Albert-Schweitzer-Str. 11,
48149 Münster
arolt@mednet.uni-muenster.de

Baumberger, Michael, Dr. med.
Intensivpflegestation, Schweizer
Paraplegiker-Zentrum, CH-6207 Nottwil
michael.baumberger@paranet.ch

Benes, Ludwig, Dr. med.
Neurochirurgische Klinik, Klinikum der
Universität Marburg, Baldingerstr.,
35033 Marburg
Benes@med.uni-marburg.de

Berger, Markus, Dr. med.
Institut für Radiologie, Schweizer
Paraplegiker-Zentrum, CH-6207 Nottwil
markus.berger@paranet.ch

Bertalanffy, Helmut, Prof. Dr. med.
Neurochirurgische Klinik, Klinikum der
Universität Marburg, Baldingerstr.,
35033 Marburg
bertalan@med.uni-marburg.de

Berweiler, Ute, Dr. med.
Helfferichstraße, 70192 Stuttgart

Bethke, M. Florian, Dr. med.
Abteilung für Neurologie, Westfälische
Klinik Lengerich, Parkallee 10,
49525 Lengerich
Florian.Bethke@wkp-lwl.org

**Böcher-Schwarz, Hans G.,
PD Dr. med.**
Klinik für Neurochirurgie,
Medizinische Universität Wien,
– Allgemeines Krankenhaus der Stadt
Wien –, Währinger Gürtel 18–20,
A-1090 Wien
hans.boecher-schwarz@meduniwien.ac.at

**Bock, Wolfgang Joachim,
Prof. (em.) Dr. med.**
Neurochirurgische Klinik, Universitätsklinikum Düsseldorf, Moorenstr. 5,
40225 Düsseldorf
bock@med.uni-duesseldorf.de

**Böker, Dieter-Karsten,
Prof. Dr. med.**
Neurochirurgische Klinik,
Justus-Liebig-Universität Gießen,
Klinikstraße 29, 35385 Gießen
dieter-karsten.boeker@neuro.med.uni-
giessen.de

Bötel, Uwe †, Dr. med.
Abteilung für Neurotraumatologie
und Rückenmarksverletzte,
Chirurgische Klinik und Poliklinik,
Berufsgenossenschaftliche Kliniken
Bergmannsheil,
Bürkle-de-la-Camp-Platz 1,
44789 Bochum

**Bothe, Hans-Werner,
Prof. Dr. med. M.A.**
Klinik und Poliklinik für Neurochirurgie,
Universitätsklinikum Münster,
Albert-Schweitzer-Str. 33, 48149 Münster
hwbothe@uni-muenster.de

**Brawanski, Alexander,
Prof. Dr. med.**
Neurochirurgische Klinik, Universität
Regensburg, Franz-Josef-Strauß-Allee 11,
93053 Regensburg
alexander.brawanski@klinik.uni-regensburg.de

Brentrup, Angela, Dr. med.
Klinik und Poliklinik für Neurochirurgie,
Universitätsklinikum Münster,
Albert-Schweitzer-Str. 33, 48149 Münster
brentrup@uni-muenster.de

Brock, Mario, Prof. Dr. med.
Neurochirurgische Klinik, Universitätsklinikum Benjamin Franklin,
Hindenburgdamm 30, 12200 Berlin
prof.m@riobrock.de

Buchfelder, Michael, Prof. Dr. med.
Klinik und Poliklinik für Neurochirurgie,
Georg-August-Universität Göttingen,
Robert-Koch-Str. 40, 37075 Göttingen
buchfelder@med.uni-goettingen.de

Buhl, Ralf, Dr. med.
Neurochirurgische Klinik, Universitätsklinikum Schleswig-Holstein Campus
Kiel, Schittenhelmstr. 10, 24105 Kiel
buhlr@nch.uni-kiel.de

Burkert, Winfried, Prof. Dr. med.
Universitätsklinik und Poliklinik
für Neurochirurgie, Martin-Luther-
Universität Halle-Wittenberg,
Ernst-Grube-Straße 40, 06097 Halle/Saale
winfried.burkert@medizin.uni-halle.de

**Deinsberger, Wolfgang,
PD Dr. med.**
Neurochirurgische Klinik,
Justus-Liebig-Universität Gießen,
Klinikstraße 29, 35385 Gießen
wolfgang.deinsberger@neuro.med.uni-
giessen.de

**Delank, Klaus-Wolfgang,
Prof. Dr. med.**
HNO-Klinik, Klinikum der Stadt
Ludwigshafen gGmbH, Bremserstr. 69,
67063 Ludwigshafen/Rhein
DELANKW@klilu.de

Droste, Dirk W., PD Dr. med.
Service de Neurologie, Centre Hospitalier
de Luxembourg, 4, rue Barblé,
L-1210 Luxembourg
droste.dirk@chl.lu

Fahlbusch, Rudolf, Prof. Dr. med.
Kopfklinikum, Neurochirurgische Klinik
und Poliklinik, Universität Erlangen-
Nürnberg, Schwabachanlage 6,
91054 Erlangen
rudolf.fahlbusch@nch.imed.uni-erlangen.de

**Firsching, Raimund,
Prof. Dr. med. LRCP MRCS**
Neurochirurgische Klinik, Otto-von-
Guericke-Universität Magdeburg,
Leipziger Str. 44, 39120 Magdeburg
raimund.firsching@medizin.uni-magdeburg.de

Fischer, Bernhard, Dr. med.
Klinik und Poliklinik für Neurochirurgie,
Universitätsklinikum Münster,
Albert-Schweitzer-Str. 33, 48149 Münster
fischeb@mednet.uni-muenster.de

Frank, Andreas Michael, Dr. med.
Neurochirurgische Klinik, Klinikum
rechts der Isar, Ismaninger Str. 22,
81675 München
nch.frank@lrz.tu-muenchen.de

Freudenstein, Dirk, Dr. med.
Klinik für Neurochirurgie, Klinikum
der Eberhard-Karls Universität Tübingen,
Hoppe-Seyler-Str. 3, 72076 Tübingen
dkfreude@med.uni-tuebingen.de

**Gerding, Heinrich,
Prof. Dr. med. FEBO**
Klinik und Poliklinik für Augenheilkunde,
Universitätsklinikum Münster,
Domagkstr. 15, 48149 Münster
gerdinh@uni-muenster.de

**Gilsbach, Joachim M.,
Prof. Dr. med.**
Neurochirurgische Klinik, Universitäts-
klinikum der RWTH Aachen,
Pauwelsstr. 30, 52057 Aachen
jgilsbach@ukaachen.de

Greiner, Christoph, PD Dr. med.
Klinik und Poliklinik für Neurochirurgie,
Universitätsklinikum Münster,
Albert-Schweitzer-Str. 33, 48149 Münster
greiner@uni-muenster.de

Grönewäller, Eckart, Dr. med.
Radiologische Klinik, Abteilung für
Neuroradiologie, Klinikum der
Eberhard-Karls Universität Tübingen,
Hoppe-Seyler-Str. 3, 72076 Tübingen
eckart.gronewaller@t-online.de

**Grumme, Thomas,
Prof. (em.) Dr. med.**
Neurochirurgische Klinik, Zentral-
klinikum Augsburg, Stenglinstr. 2,
86156 Augsburg
neurochirurgie@klinikum-augsburg.de

Gruß, Peter, Prof. Dr. med.
Krankenhaus der Barmherzigen Brüder,
Prüfeninger Str. 86, 93049 Regensburg
peter.gruss@barmherzige-regensburg.de

**Harders, Albrecht Günther,
Prof. Dr. med.**
Knappschafts-Krankenhaus,
Bochum-Langendreer, Neurochirurgische
Universitätsklinik, In der Schornau 23–25,
44892 Bochum-Langendreer
albrecht.harders@ruhr-uni-bochum.de

**Hassler, Werner-Erwin,
Prof. Dr. med.**
Neurochirurgische Klinik, Klinikum
Duisburg gGmbH, Zu den Rehwiesen 9,
47055 Duisburg
hassler@klinikum-duisburg.de

**Hauck, Erik Friedrich,
Dr. med. M.D.**
301 University Blvd, Div. of Neurosurgery,
Galveston, Texas 77555, USA
ErikHauck@gmx.net

Haux, Daniel, Dr. med.
Neurochirurgische Klinik, Ruprecht-Karls-Universität Heidelberg, Im
Neuenheimer Feld 400, 69120 Heidelberg
daniel.haux@med.uni-heidelberg.de

Heese, Oliver, Dr. med.
Klinik für Neurochirurgie, Universitätsklinikum Eppendorf, Martinistr. 52,
20253 Hamburg
heese@uke.uni-hamburg.de

Hellwig, Dieter, Prof. Dr. med.
Neurochirurgische Klinik, Klinikum
der Universität Marburg, Baldingerstr.,
35033 Marburg
hellwigd@post.med.uni-marburg.de

Henkes, Hans, PD Dr. med.
Klinik für Radiologie und Neuroradio-
logie, Alfried Krupp von Bohlen und
Halbach Krankenhaus gem. GmbH,
Alfried-Krupp-Str. 21, 45117 Essen
HHHenkes@aol.com

Herrmann, Mathias, Prof. Dr. med.
Institut für Medizinische Mikrobiologie
und Hygiene, Institute für Infektions-
medizin, Universitätsklinikum
des Saarlandes, 66421 Homburg/Saar
mathias.herrmann@uniklinik-saarland.de

**Herrmann, Hans-Dietrich †,
Prof. Dr. med.**
Klinik für Neurochirurgie, Universitätsklinikum Eppendorf, Martinistr. 52,
20253 Hamburg

Hinder, Frank, PD Dr. med.
Klinik und Poliklinik für Anästhesiologie
und operative Intensivmedizin,
Universitätsklinikum Münster,
Albert-Schweitzer-Str. 33, 48149 Münster
hinder-f@anit.uni-muenster.de

Hofmann, Bernd, Dr. med.
Kopfklinikum, Neurochirurgische Klinik und Poliklinik, Universität Erlangen-Nürnberg, Schwabachanlage 6, 91054 Erlangen
bernd.hofmann@nch.imed.uni-erlangen.de

Hofmann, Erich, Prof. Dr. med.
Klinik für Diagnostische und Interventionelle Neuroradiologie, Klinikum Fulda, Pacelliallee 4, 36043 Fulda
ehofmann.raz@klinikum-fulda.de

Horch, Christoph, Dr. med.
Abteilung für Neurotraumatologie und Rückenmarksverletzte, Chirurgische Klinik und Poliklinik, Berufsgenossenschaftliche Kliniken Bergmannsheil, Bürkle-de-la-Camp-Platz 1, 44789 Bochum
christoph.horch@bergmannsheil.de

Horn, Peter, Dr. med.
Neurochirurgische Klinik, Universitätsklinikum Mannheim, Fakultät für Klinische Medizin der Universität Heidelberg, Theodor-Kutzer-Ufer 1, 68167 Mannheim
peter.horn@nch.ma.uni-heidelberg.de

Hussein, Sami, Prof. Dr. med.
Neurochirurgie, Chirurgische Klinik, Städtisches Krankenhaus Hildesheim GmbH, Weinberg 1, 31134 Hildesheim
s.hussein@stk-hildesheim.de

Ischebeck, Werner, Prof. Dr. med.
Klinik Holthausen Hattingen, Klinik für Neurochirurgische Rehabilitation, Am Hagen 20, 45527 Hattingen-Holthausen
ischebeck@klinik-holthausen.de

Joos, Ulrich, Prof. Dr. med. Dr. med. dent. Dr. h.c.
Klinik und Poliklinik für spezielle Mund-, Kiefer- und Gesichtschirurgie, Mit Institut für Experimentelle Zahnheilkunde, Universitätsklinikum Münster, Waldeyerstr. 30, 48149 Münster
joos@uni-muenster.de

Junker, Ralf, PD Dr. med.
Abendrothsweg 31, 20 251 Hamburg
junker@laboratory-medicine.de

Kipp, Frank, Dr. med.
Institut für Medizinische Mikrobiologie, Universitätsklinikum Münster, Domagkstraße 10, 48129 Münster
kippf@uni-muenster.de

Kleinheinz, Johannes, PD Dr. med. Dr. med. dent.
Klinik und Poliklinik für spezielle Mund-, Kiefer- und Gesichtschirurgie, Mit Institut für Experimentelle Zahnheilkunde, Universitätsklinikum, Waldeyerstr. 30, 48149 Münster
joklein@uni-muenster.de

Klekamp, Jörg, Prof. Dr. med.
Christliches Krankenhaus Quakenbrück, Zentrum Neurochirurgie, Danziger Str. 2, 49610 Quakenbrück
j.klekamp@christliches-krankenhaus-ev.de

Klug, Norfrid, Prof. Dr. med.
Klinik für Allgemeine Neurochirurgie, Universität Köln, Joseph-Stelzmann-Str. 9 50931 Köln
norfrid.klug@medizin.uni-koeln.de

Knecht, Hans, Prof. Dr. med.
Institut für Klinische Forschung, Schweizer Paraplegiker-Zentrum, CH-6207 Nottwil
hans.knecht@paranet.ch

Koch, Hans Georg, Dr. med.
Medizinische Klinik, Schweizer Paraplegiker-Zentrum, CH-6207 Nottwil
hansgeorg.koch@paranet.ch

Köhling, Rüdiger, Prof. Dr. med.
Klinik für Epileptologie, Rheinische Friedrich-Wilhelms-Universität Bonn, Sigmund-Freud-Str. 25, 53105 Bonn
ruediger.koehling@ukb.uni-bonn.de

Krauß, Jürgen, Dr. med.
Abteilung für Pädiatrische Neurochirurgie, Neurochirurgische Klinik und Poliklinik, Klinikum der Bayerischen Julius-Maximilians-Universität, Josef Schneider Str. 11, 97080 Würzburg
j.krauss@nch.uni-wuerzburg.de

Kretschmer, Thomas, Dr. med.
Abteilung Neurochirurgie, Bezirkskrankenhaus Günzburg, Universität Ulm, Ludwig Heilmeyer-Str. 2, 89312 Günzburg
kretschmerthomas@hotmail.com

Kronholz, Hans, PD Dr. rer. medic. Dipl. Ing.
Klinik und Poliklinik für Strahlentherapie – Radioonkologie, Universitätsklinikum Münster, Albert-Schweitzer-Str. 33, 48149 Münster
hans.kronholz@uni-muenster.de

Krüger, Jutta, Prof. Dr. med.
Neurochirurgische Klinik, HELIOS-Klinikum Erfurt GmbH, Nordhäuser Str. 74, 99089 Erfurt
jkrueger@erfurt.helios-kliniken.de

Kühne, Dietmar, Prof. Dr. med.
Klinik für Radiologie und Neuroradiologie, Alfried Krupp von Bohlen und Halbach Krankenhaus gem. GmbH, Alfried-Krupp-Str. 21, 45117 Essen
kuehne.dietmar@krupp-krankenhaus.de

Kunz, Ulrich, PD Dr. med., Oberstarzt
Abteilung Neurochirurgie, Bundeswehrkrankenhaus Ulm, Oberer Eselsberg 40, 89081 Ulm/Donau
ulrich.kunz@extern.uni-ulm.de

Kunze, Stefan, Prof. (em.) Dr. med.
Neurochirurgische Klinik, Ruprecht-Karls-Universität Heidelberg, Im Neuenheimer Feld 400, 69120 Heidelberg
stefan_kunze@med.uni-heidelberg.de

Kurlemann, Gerhard, Prof. Dr. med.
Klinik für Kinder- und Jugendmedizin – Allgemeine Pädiatrie, Bereich Neuropädiatrie, Universitätsklinikum Münster, Albert-Schweitzer-Str. 33, 48149 Münster
kurlemg@uni-muenster.de

Lerch, Karl Dieter, Dr. med.
Neurochirurgische Klinik, Klinikum Dortmund gGmbH, Münsterstr. 240, 44145 Dortmund
cl.lerch@t-online.de

Lüdemann, Peter, Dr. med.
Abteilung Neurologie, St. Franziskus-Hospital Ahlen, Robert-Koch-Straße, 59227 Ahlen
neurologie@ctn-ahlen.de

Mehdorn, H. Maximilian, Prof. Dr. med.
Neurochirurgische Klinik, Universitätsklinikum Schleswig-Holstein Campus Kiel, Schittenhelmstr. 10, 24105 Kiel
mehdorn@nch.uni-kiel.de

Meixensberger, Jürgen, Prof. Dr. med.
Klinik und Poliklinik für Neurochirurgie, Universität Leipzig, Liebigstraße 20, 04103 Leipzig
meix@medizin.uni-leipzig.de

Michel, Dieter, Dr. med. MBA HSG
Medizinische Klinik, Schweizer Paraplegiker-Zentrum, CH-6207 Nottwil
dieter.michel@paranet.ch

Moskopp, Dag, Prof. Dr. med.
Klinik und Poliklinik für Neurochirurgie, Universitätsklinikum Münster, Albert-Schweitzer-Str. 33, 48149 Münster
dagmos@uni-muenster.de

Moulin, Patrick, Dr. med.
Abteilung Orthopädie/Wirbelsäulenchirurgie, Schweizer Paraplegiker-Zentrum, CH-6207 Nottwil
patrick.moulin@paranet.ch

Nabavi, Darius G., PD Dr. med.
Klinik und Poliklinik für Neurologie, Universitätsklinikum Münster, Albert-Schweitzer-Str. 33, 48149 Münster
nabavi@uni-muenster.de

Ohrmann, Patricia, Dr. med.
Klinik und Poliklinik für Psychiatrie und Psychotherapie, Universitätsklinikum Münster, Albert-Schweitzer-Str. 11, 48149 Münster
ohrmann@uni-muenster.de

Oppel, Falk, Prof. Dr. med.
Neurochirurgische Klinik, Krankenanstalten Gilead gGmbH, Burgsteig 13, 33617 Bielefeld
falk.oppel@t-online.de

Osenberg, Dorothea, Dr. med. Dipl. oec. med.
Klinik Holthausen Hattingen, Klinik für Neurochirurgische Rehabilitation, Am Hagen 20, 45527 Hattingen-Holthausen
osenberg@klinik-holthausen.de

Palkovič, Stefan, Dr. med. Ph.D.
Klinik und Poliklinik für Neurochirurgie, Universitätsklinikum Münster, Albert-Schweitzer-Str. 33, 48149 Münster
palkovs@mednet.uni-muenster.de

Paulus, Werner, Prof. Dr. med.
Institut für Neuropathologie, Universitätsklinikum Münster, Domagkstr. 19, 48149 Münster
werner.paulus@uni-muenster.de

Perneczky, Axel, Prof. Dr. med. Dr. h.c.
Neurochirurgische Universitätsklinik, Johannes-Gutenberg-Universität Mainz, Langenbeckstr. 1, 55131 Mainz
per@nc.klinik.uni-mainz.de

Peters, Georg, Prof. Dr. med.
Institut für Medizinische Mikrobiologie, Universitätsklinikum Münster, Domagkstraße 10, 48129 Münster
georg.peters@uni-muenster.de

Piek, Jürgen, Prof. Dr. med.
Abteilung für Neurochirurgie, Chirurgische Klinik und Poliklinik, Universität Rostock, Schillingallee 35, 18057 Rostock
juergen.piek@med.uni-rostock.de

Pietilä, Terttu Aulikki, PD Dr. med.
Neurochirurgische Klinik, Klinikum Ingolstadt, Krumenauer Str. 25, 85049 Ingolstadt
terttu.pietilae@klinikum-ingolstadt.de

Poimann, Horst, Dr. med. Dipl. Psych.
Neurochirurgische Gemeinschaftspraxis Drs. Poimann, Fröhlich & Popp, Haugerring 2, 97070 Würzburg
poimann@neurochirurgie.com

Pöll, Werner J., Dr. med.
Abteilung Neurochirurgie, Bundeswehrkrankenhaus Ulm, Oberer Eselsberg 40, 89081 Ulm
WernerPoell@Bundeswehr.org

Raabe, Andreas, PD Dr. med.
Klinik und Poliklinik für Neurochirurgie, Johann-Wolfgang-Goethe-Universität Frankfurt, Schleusenweg 2–16, 60528 Frankfurt/Main
a.raabe@em.uni-frankfurt.de

Regel, Jens Peter, Dr. med.
Neurochirurgische Klinik, Universitätsklinikum der GH Essen, Hufelandstr. 55, 45122 Essen
jens.regel@uni-essen.de

Richter, Hans-Peter, Prof. Dr. med.
Abteilung Neurochirurgie, Bezirkskrankenhaus Günzburg, Universität Ulm, Ludwig-Heilmeyer-Str. 2, 89312 Günzburg
hans-peter.richter@medizin.uni-ulm.de

Riemann, Burkhard, PD Dr. med.
Klinik und Poliklinik für Nuklearmedizin, Universitätsklinikum Münster, Albert-Schweitzer-Str. 33, 48149 Münster
riemanb@uni-muenster.de

Ringelstein, E. Bernd, Prof. Dr. med. FAHA
Klinik und Poliklinik für Neurologie, Universitätsklinikum Münster, Albert-Schweitzer-Str. 33, 48149 Münster

Rommel, Frank, Dr. med.
Neurochirurgische Klinik, Universitätsklinikum Düsseldorf, Moorenstr. 5, 40225 Düsseldorf
rommel@uni-duesseldorf.de

Rosahl, Steffen, PD Dr. med.
Abt. Allgemeine Neurochirurgie, Neurozentrum/Universitätsklinikum, Breisacher Str. 64, 79106 Freiburg
Rosahl@nz11.ukl.uni-freiburg.de

Samii, Madjid, Prof. Dr. med. Dr. h.c. mult.
INI – International Neuroscience Institute, Alexis-Carrel-Str. 4, 30625 Hannover
samii@ini-hannover.de

Sandvoß, Gerd, Dr. med.
Neurochirurgische Abteilung, Krankenhaus Ludmillenstift, Ludmillenstraße 4–6,
49716 Meppen
sandvossgerddr@t-online.de

Schackert, Gabriele, Prof. Dr. med.
Klinik und Poliklinik für Neurochirurgie,
Universitätsklinikum Carl Gustav Carus
der TU Dresden, Fetscherstr. 74,
01307 Dresden
Neurochirurgie@mailbox.tu-dresden.de

Schaefer, Dirk, Dr. med.
Neurochirurgische Klinik, Klinikum
Dortmund gGmbH, Münsterstr. 240,
44145 Dortmund

Schäfer, Ulrich, PD Dr. med.
Chefarzt Strahlentherapie, Klinikum
Lippe-Lemgo-GmbH, Rintelner Str. 85,
32657 Lemgo
uschafe@uni-muenster.de

Schede, Christoph, Dr. med.
Neurochirurgische Klinik, Krankenanstalten Gilead gGmbH, Burgsteig 13,
33617 Bielefeld
Christoph.Schede@t-online.de

Schick, Uta, Dr. med.
Neurochirurgische Klinik, Klinikum
Duisburg gGmbH, Zu den Rehwiesen 9,
47055 Duisburg
uta_schick@web.de

Schirmer, Michael, Prof. Dr. med.
Neurochirurgische Klinik, Städtisches
Klinikum, Gotenstr. 1, 42653 Solingen
mschirmer@t-online.de

Schlüter, Bernhard, Dr. med.
Institut für Klinische Chemie und
Laboratoriumsmedizin, Universitätsklinikum Münster, Albert-Schweitzer-Str. 33,
48149 Münster
schlber@uni-muenster.de

Schmiedek, Peter, Prof. Dr. med.
Neurochirurgische Klinik, Universitätsklinikum Mannheim, Fakultät
für Klinische Medizin der Universität
Heidelberg, Theodor-Kutzer-Ufer 1,
68167 Mannheim
peter.schmiedek@nch.ma.uni-heidelberg.de

Schmieder, Kirsten, PD Dr. med.
Knappschafts-Krankenhaus,
Bochum-Langendreer, Neurochirurgische
Universitätsklinik, In der Schornau 23–25,
44892 Bochum-Langendreer
kirsten.schmieder@ruhr-universita-
et-bochum.de

**Schober, Otmar, Prof. Dr. med.
Dr. rer. nat.**
Klinik und Poliklinik für Nuklearmedizin,
Universitätsklinikum Münster,
Albert-Schweitzer-Str. 33, 48149 Münster
schober.otmar@uni-muenster.de

Schröder, Johannes, Dr. med.
Klinik und Poliklinik für Neurochirurgie,
Universitätsklinikum Münster,
Albert-Schweitzer-Str. 33, 48149 Münster
schroed@mednet.uni-muenster.de

**Schulte-Altedorneburg, Gernot,
Dr. med.**
Abteilung für Neuroradiologie, Klinikum
Großhadern, Ludwig-Maximilians-
Universität, Marchioninistr. 15,
81377 München
gernot.SAD@gmx.de

**Schwerdtfeger, Karsten,
PD Dr. med.**
Neurochirurgische Klinik,
Universitätsklinikum des Saarlandes,
66421 Homburg/Saar
ncksch@uniklinik-saarland.de

Seifert, Volker, Prof. Dr. med.
Klinik und Poliklinik für Neurochirurgie,
Johann-Wolfgang-Goethe-Universität
Frankfurt, Schleusenweg 2–16,
60528 Frankfurt/Main
v.seifert@em.uni-frankfurt.de

Sobottka, Stephan, Dr. med.
Klinik und Poliklinik für Neurochirurgie,
Universitätsklinikum Carl Gustav Carus
der TU Dresden, Fetscherstr. 74,
01307 Dresden
stephan.sobottka@mailbox.tu-dresden.de

Solymosi, László, Prof. Dr. med.
Abteilung für Neuroradiologie,
Klinikum der Bayerischen Julius-
Maximilians-Universität,
Josef-Schneider-Str. 11, 97080 Würzburg
solymosi@neuroradiologie.uni-wuerzburg.de

Sörensen, Niels, Prof. Dr. med.
Abteilung für Pädiatrische Neuro-
chirurgie, Neurochirurgische Klinik und
Poliklinik, Klinikum der Bayerischen
Julius-Maximilians-Universität, Josef
Schneider Str. 11, 97080 Würzburg
soerensen@nch.uni-wuerzburg.de

**Speckmann, Erwin-Josef,
Prof. Dr. med.**
Institut für Physiologie, Universitätsklinikum Münster, Robert-Koch-Str. 27a,
48149 Münster
speckma@uni-muenster.de

Spiegelberg, Andreas, Dr.-Ing.
Spiegelberg (GmbH & Co) KG,
Tempowerkring 4, 21079 Hamburg
a.spiegelberg@spiegelberg.de

Steinmetz, Anton, Dr. med.
Neurochirurgische Praxis, Dunantplatz 1,
38440 Wolfsburg

Steudel, Wolf-Ingo, Prof. Dr. med.
Neurochirurgische Klinik,
Universitätsklinikum des Saarlandes,
66421 Homburg/Saar
ncwste@uniklinik-saarland.de

Stolke, Dietmar, Prof. Dr. med.
Neurochirurgische Klinik, Universitätsklinikum der GH Essen, Hufelandstr. 55,
45122 Essen
dietmar.stolke@uni-essen.de

Stoll, Wolfgang, Prof. Dr. med.
Klinik und Poliklinik für Hals-,
Nasen- und Ohrenheilkunde,
Universitätsklinikum Münster,
Kardinal-von-Galen-Ring 10,
48149 Münster
stollhno@uni-muenster.de

Sturm, Volker, Prof. Dr. med.
Klinik für Stereotaxie und Funktionelle
Neurochirurgie, Universität Köln,
Joseph-Stelzmann-Str. 9, 50924 Köln
volker.sturm@medizin.uni-koeln.de

Trappe, Anna E., Prof. Dr. med.
Neurochirurgische Klinik, Klinikum
rechts der Isar, Ismaninger Str. 22,
81675 München
nch.trappe@lrz.tu-muenchen.de

Trost, Hans Axel, Dr. med.
Abteilung für Neurochirurgie,
Krankenhaus Bogenhausen,
Englschalkinger Str. 77, 81925 München
ha.trost@t-online.de

Unterberg, Andreas, Prof. Dr. med.
Neurochirurgische Klinik,
Ruprecht-Karls-Universität Heidelberg,
Im Neuenheimer Feld 400,
69120 Heidelberg
andreas.unterberg@med.uni-heidelberg.de

Vajkoczy, Peter, PD Dr. med.
Neurochirurgische Klinik, Universitätsklinikum Mannheim, Fakultät für Klinische Medizin der Universität Heidelberg,
Theodor-Kutzer-Ufer 1, 68167 Mannheim
peter.vajkoczy@nch.ma.uni-heidelberg.de

**Van Aken, Hugo Karel, Prof.
Dr. med. Dr. h.c. FRCA FANZCA**
Klinik und Poliklinik für Anästhesiologie
und operative Intensivmedizin,
Universitätsklinikum Münster,
Albert-Schweitzer-Str. 33, 48149 Münster
hva@uni-muenster.de

**Vitzthum, Hans-Ekkehart,
Prof. Dr. med.**
Klinik und Poliklinik für Neurochirurgie,
Universität Leipzig, Liebigstr. 20,
04103 Leipzig
vithe@medizin.uni-leipzig.de

Voges, Jürgen, Prof. Dr. med.
Klinik für Stereotaxie und Funktionelle
Neurochirurgie, Universität Köln,
Joseph-Stelzmann-Str. 9, 50931 Köln
j.voges@uni-koeln.de

Volle, Eckhard, Dr. med.
Zentrum für funktionelle MRT,
Sendlinger Str. 7 – Angerblock,
80331 München
Dr.volle@gmx.de

Wagner, Alexandra, Dr. med.
Klinik für Neurochirurgie, Klinikum der
Eberhard-Karls Universität Tübingen,
Hoppe-Seyler-Str. 3, 72076 Tübingen

**Wassmann, Hansdetlef,
Prof. Dr. med.**
Klinik und Poliklinik für Neurochirurgie,
Universitätsklinikum Münster,
Albert-Schweitzer-Str. 33, 48149 Münster
wassma@mednet.uni-muenster.de

Wedekind, Christoph, PD Dr. med.
Klinik für Allgemeine Neurochirurgie,
Universität Köln, Joseph-Stelzmann-Str.
9, 50924 Köln
DrChrWedekind@web.de

Weidner, Andreas, Prof. Dr. med.
Neurochirurgie – Wirbelsäulenchirurgie,
Lengericher Landstraße 19b,
49078 Osnabrück
Weidner@spine-osib.de

Weinzierl, Franz X., Dr. med.
Neurochirurgische Klinik,
Klinikum rechts der Isar, Ismaninger Str.
22, 81675 München
nch.weinzierl@lrz.tu-muenchen.de

Westphal, Manfred, Prof. Dr. med.
Klinik für Neurochirurgie, Universitätsklinikum Eppendorf, Martinistr. 52,
20253 Hamburg
westphal@uke.uni-hamburg.de

Will, Bernd E., PD Dr. med.
Klinik für Neurochirurgie, Klinikum der
Eberhard-Karls Universität Tübingen,
Hoppe-Seyler-Str. 3, 72076 Tübingen
bdwill@med.uni-tuebingen.de

Willich, Normann, Prof. Dr. med.
Klinik und Poliklinik für Strahlentherapie
– Radioonkologie, Universitätsklinikum
Münster, Albert-Schweitzer-Str. 33,
48149 Münster
willich@uni-muenster.de

**Wirtz, Christian Rainer,
PD Dr. med.**
Neurochirurgische Klinik, Rup-
recht-Karls-Unversität Heidelberg, Im
Neuenheimer Feld 400, 69210 Heidelberg
Rainer_Wirtz@med.uni-heidelberg

Wittkowski, Werner, Prof. Dr. med.
Institut für Anatomie – Neuroanatomie,
Universitätsklinikum Münster,
Vesaliusweg, 48149 Münster
werwitt@uni-muenster.de

Woydt, Michael, PD Dr. med.
Neurochirurgische Klinik und Poliklinik,
Klinikum der Bayerischen Julius-Maximilians-Universität, Josef-Schneider-Str. 11,
97080 Würzburg
m.woydt@nch.uni-wuerzburg.de

Zäch, Guido A., Dr. med. Dr. h.c.
Schweizer Paraplegiker-Zentrum,
CH-6207 Nottwil
guido.zaech@paranet.ch

Zentner, Josef, Prof. Dr. med.
Abteilung Allgemeine Neurochirurgie,
Neurozentrum, Albert-Ludwigs-
Universität Freiburg, Breisacher Straße 64,
79106 Freiburg
zentner@nz.ukl.uni-freiburg.de

Inhalt

Einführung

Zur Änderung des Umgangs mit medizinischen Daten im letzten Jahrhundert

Die Art der Wissensvermittlung hat sich im letzten Jahrhundert gewandelt: Zu Beginn des 20. Jahrhunderts war ein Handbuch getragen von der persönlichen Meinung des Autors, etwa eines Hermann Oppenheim (1913) für die Neurologie oder eines Fedor Krause (1908–1911) für die sich etablierende Neurochirurgie (s. Kap. 16.7).

Demgegenüber setzen Handbücher zu Beginn des 21. Jahrhunderts eine computergestützte Validierung international publizierter Daten und die Zuteilung von Evidenzgraden auf mindestens drei Ebenen voraus (EBM = Evidence Based Medicine; AANS & Brain Trauma Foundation 1995).

Zu den sog. „Evidenzgraden" medizinischer Daten

Der höchste Grad der vermittelbaren Erkenntnis beruht auf prospektiven, randomisierten und kontrollierten Studien, die unabhängig von Ort und Person zu gleichlautenden Ergebnissen kommen: sog. Klasse-1-Evidenzen. Auf einer solchen Grundlage ließen sich Standards oder Richtlinien mit quasi Gesetzescharakter formulieren. Derzeit ist diese höchste Stufe der allgemeinen ärztlichen Akzeptanz auf Gesetzesniveau für Transfusionen sowie Transplantationen und über diesen Umweg auch quasi-gesetzlich für die Hirntoddiagnostik erreicht: man muss sich danach richten (s. Kap. 16.6).

Allen Erkenntnissen aus retrospektiven Analysen – auch anhand noch so großer Patientengruppen – lässt sich lediglich eine Evidenz 2. Klasse zuordnen. Aus solchen Daten können Leitlinien oder Guidelines gewonnen werden, die einen Ermessensspielraum und einen sog. therapeutischen Korridor zulassen: man sollte sich davon leiten lassen.

Expertenmeinungen, die vor einem Jahrhundert noch die Basis eines guten Lehrbuches darstellten, rangieren derzeit – so fundiert die persönliche Expertise auch sein mag – lediglich als Evidenz 3. Klasse, als ein Statement, wovon sich Behandlungsoptionen ableiten lassen: man kann das so machen, aber auch anders.

Zur Problematik von sog. „Leitlinien"

Aus dem Vorgenannten ließe sich ableiten, dass möglichst viele Patienten systematisch im Rahmen von prospektiven Studien geführt werden sollten und dass die Konzepte zu Diagnostik und Therapie in klaren Fließschemata zu strukturieren wären. Insofern ist die Forderung, für möglichst viele Krankheitsbilder Leitlinien zu erstellen und in Algorithmen transparent zu machen, grundsätzlich unterstützenswert.

Derzeit lässt sich allerdings trotz erheblicher Anstrengungen und Metaanalysen vieler Publikationen den Erkenntnissen zu den meisten neurochirurgischen Erkrankungen nur eine Evidenz 3. Klasse (im oben genannten Sinne) zuordnen. Nicht selten müssen scheinbare Klasse-2-Evidenzen nach kurzer Zeit revidiert werden – wie etwa jüngst anhand des angeblich positiven Effektes von Kalziumkanalblockern gegenüber traumatischen Subarachnoidalblutungen erlebt, der sich dann in einer Folgestudie an einer größeren Patientengruppe nicht mehr verifizieren ließ. Darüber hinaus wird man für einige typische neurochirurgische Erkrankungen den Formalismus von Klasse-1-Evidenzen grundsätzlich nicht bemühen wollen, etwa wenn es um die operative Entlastung eines epiduralen Hämatoms mit weiter Pupille geht.

In der Literatur wurden darüber hinausgehend wesentliche Vorbehalte gegenüber dem grundsätzlichen Konzept von Leitlinien geäußert: Der Münchner Jurist Ulsenheimer (1999) spricht vom Leid mit den Leitlinien. Choudhry und Mitarbeiter (2002) haben auf Beziehungen einiger Leitlinienautoren zur Pharmaindustrie hingewiesen. Dem weitergehend Interessierten sei darüber hinaus die Publikation des Berliner Medizinsoziologen Vogd (2002) empfohlen, in der er unter anderem die Gefahr paradoxer Effekte durch die EBM-Bewegung aufzeigt, bis hin zur Deprofessionalisierung und funktionellen Entdifferenzierung der ärztlichen Profession.

Insofern wurde im vorliegenden Buch bewusst darauf verzichtet, in extenso auf deutschsprachige Leitlinien einzugehen – gelegentlich bestehen darin sogar Querstände zu den jüngsten amerikanischen Guidelines (etwa bezüglich des derzeit objektiv fehlenden klinischen Wirkbeleges von Steroiden nach Rückenmarkstrauma, s. Kap. 10.1 bis 10.3). Die Herausgeber empfehlen dem Leser deshalb, sich außerhalb dieses Lehrbuches kritisch mit den Leitlinien auseinanderzusetzen, etwa im Internet (http://www.awmf-online.de).

Zum Aufbau und zu den Kapitelautoren des vorliegenden Handbuches

Wir haben uns inhaltlich eine Kompilation des Facharztwissens Neurochirurgie zum Ziel gesetzt und den Lernstoff anhand der Richtlinien über den Inhalt der Weiterbildung bzw. der Weiterbildungsordnung (Stand: 27.8.1999) strukturiert. Es war weder beabsichtigt, eine Propädeutik (Untersuchungstechniken, Anatomie etc.) zu erstellen, noch eine Operationslehre.

Die Bearbeitung der Themen erfolgte – über alle „Schulen" hinweg – im Wesentlichen von Mitgliedern der Deutschen Gesellschaft für Neurochirurgie (DGNC) und des Berufsverbandes Deutscher Neurochirurgen (BDNC) sowie von angesehenen Wissenschaftlern der Nachbardisziplinen, damit das Werk innerhalb des deutschsprachigen Raumes eine möglichst breite Akzeptanz finden kann und um die Vielfalt der Vorgehensweisen abzubilden: „Ganz selten nur gibt es *die* Methode.

Selbst wenn eine Methode der Wahl existiert, ist ihr Anwendungsfeld durch persönliche Variablen bestimmt" (Jung 1985).

Das vorliegende Buch enthält auch Themen, zu denen kontroverse Standpunkte vertreten werden (cf. etwa Kap. 9.3). Außerdem werden Bereiche dargestellt, zu denen jüngere Neurochirurgen möglicherweise bisher wenig eigene Praxis erwerben konnten. Beides kann aus grundsätzlichen Erwägungen diskussions- und prüfungsrelevant sein.

Zu den Perspektiven

Für eine Neuauflage sind bereits fundierte Erweiterungen geplant, z.B. zur pädiatrischen Neurochirurgie, zu Tiefenhirnstimulation und zu funktioneller Bildgebung. Jeder, der zur Verbesserung der Folgeauflagen dieses Buches beitragen möchte, sei hierzu ausdrücklich ermuntert und zur Rückmeldung aufgefordert. Die Herausgeber wünschen sich einen regen Umgang mit dem Werk als Gebrauchsbuch.

Die Herausgeber

Literatur

AANS & Brain Trauma Foundation (1995) Guidelines for the Management of Severe Head Injury. New York.

Choudhry NK, Stelfox HT, Detsky AS (2002) Relationships between authors of clinical practice guidelines and the pharmaceutical industry. JAMA 287: 612–7.

Jung H (1985) Außenseitermethoden und strafrechtliche Haftung. Zeitschrift für die gesamte Strafrechtswissenschaft 97: 47–67 (hier: 54).

Krause F (1908–11) Chirurgie des Gehirns und Rückenmarks nach eigenen Erfahrungen, 2 Bände. 1. Aufl. Berlin: Urban & Schwarzenberg.

Oppenheim H (1913) Lehrbuch der Nervenkrankheiten, 2 Bände. 6. Aufl. Berlin: Karger.

Ulsenheimer K (1999) Das Leid mit den Leitlinien. Anaesthesiol Intensivmed Notfallmed Schmerzther 34: 198–203.

Vogd W (2002) Professionalisierungsschub oder Auflösung ärztlicher Autonomie. – Die Bedeutung von Evidence Based Medicine und der neuen funktionalen Eliten in der Medizin aus system- und interaktionstheoretischer Perspektive: Zeitschrift für Soziologie 31: 294–315.

Danksagungen

Gedankt sei allen, die zum Gelingen des Werkes beigetragen haben. Meine Frau, Susanne Charlotte, und meine Kinder, Nils Dagsson, Mats Leif, Till Sören, Finn Ole und Luise Charlotte Sophie hatten großes Verständnis.

Viele Personen haben uneigennützig Korrektur gelesen, beraten und Literatur oder Bildmaterial zur Verfügung gestellt, ohne selbst Autor zu sein. Insofern ergeht ein herzlicher, anerkennender Dank an:

- Friedrich Wilhelm von Bodelschwingh, Bergkamen
- Prof. Dr. David Graham, Glasgow
- Dr. Ernst Hauck, Münster
- Prof. Dr. Walter L. Heindel, Münster
- Dr. Huu-Ven Ho, Münster
- Prof. Dr. Dr. Peter Hucklenbroich, Münster
- Dr. Rudolf Kaiser, Münster
- Prof. Dr. Johannes Lang†, Würzburg
- Brigitte Lütkefels-Ehn, Münster
- Dr. Bernd Lukasch, Anklam
- Dr. Hans Meckling, Münster
- Hans Gerd Nowoczin, Hamm
- Dr. Oliver Obst, Münster
- Prof. Dr. Peter E. Peters†, Münster
- Prof. Dr. Dagmar Schmauks, Berlin
- Dr. Christoph Schul, Münster
- Prof. Dr. Joachim Sciuk, Augsburg
- Karl-Dieter Seifert, Berlin
- Fotomeister Thomas Terrahe, Münster
- Dr. Johannes Wölfer, Münster

Wir danken für die freundliche Unterstützung bei der Realisierung dieses Buches:
- der Deutschen Gesellschaft für Neurochirurgie (DGNC – Prof. Dr. Richter)
- dem Berufsverband Deutscher Neurochirurgen (BDNC – Dr. Sandvoß)
- der Fördergesellschaft der Wilhelms-Universität Münster (Prof. Dr. Dieckheuer)
- dem Förderverein ZNS am Universitätsklinikum Münster (Prof. Dr. Fasselt)
- der Zweigbibliothek Medizin, Universitäts- und Landesbibliothek Münster (Dr. Obst)
- den Firmen Aesculap, Aventis-Behring, Dendron, Ethicon, Fehling, Fresenius ProServe, Leica Microsystems, Leitz, Nycomed, Raumedic, Smith-PVB, Spiegelberg, Storz, Tutogen, Zeiss
- den Privatpersonen Dr. Dirk Bremer, Dr. K. Geerken, Prof. Dr. Jutta Krüger, PD Dr. Peter-Michael Zink

Nicht zuletzt sei den Mitarbeitern des Schattauer Verlages für die freundliche Kooperation und die Ausstattung des Werkes gedankt: Frau Heidrun Rieble sowie Herrn Dipl.-Psych. Dr. med. Wulf Bertram und Herrn Konrad Pracht.

Zeitweilig hatten wir wegen der Dauer des Entstehungsprozesses fast ein „schlechtes Gewissen" gegenüber unseren zukünftigen Lesern, bis wir bemerkten, dass wir uns – zwar mit sehr, sehr viel bescheidenerem Anspruch – aber zumindest mit diesem einen Aspekt in einer gewissen Tradition befinden, wenn wir zitieren: „Wir danken für das große Verständnis, das uns langsam arbeitenden Autoren entgegengebracht wurde[1], wenn das Werk endlich und wesentlich später als vorgesehen, erscheint[2]!"

Die Herausgeber

1 Olivecrona H, Tönnis H (Hrsg) (1959) Vorwort zum Handbuch der Neurochirurgie, Bd I/1. Berlin – Göttingen – Heidelberg: Springer; V.
2 Dietz H, Umbach W, Wüllenweber R (Hrsg) (1982) Vorwort zu Klinische Neurochirurgie, Bd 1. Stuttgart: Thieme; V.

1 Anatomie und Physiologie

1.1 Klinisch orientierte Entwicklungsgeschichte des Nervensystems

Werner Wittkowski

Das Wissen um die wichtigsten Entwicklungsschritte des Nervensystems erleichtert nicht nur den Zugang zur Anatomie. Es führt auch zu einem besseren Verständnis von Erkrankungen, die auf Fehlbildungen des Nervensystems beruhen. Ebenso wird die rasch zunehmende Identifizierung derjenigen Faktoren, die die prä- und postnatale Entwicklung des Nervensystems induzieren, die Möglichkeit verbessern, entwicklungsbedingte Fehlbildungen, mentale Retardierungen oder degenerative Erkrankungen zu reduzieren oder zu vermeiden.

Entwicklung von Neuralrohr und Neuralleiste

Die Entwicklung des Nervensystems beginnt in der 3. Woche der Embryonalperiode mit der Differenzierung des Ektoderms auf der Dorsalseite des Embryos zur **Neuralplatte**. Der Prozess der Umwandlung von Ektodermzellen in Stammzellen für Nervengewebe wird von einer Reihe lokal unterschiedlicher Induktionsstoffe gesteuert, die von mesodermalen Zellen der unmittelbaren Nachbarschaft (Organisatoren) gebildet werden. Ektodermale Zellen erwerben in diesem Stadium neurale Eigenschaften. Darüber hinaus entstehen schon in dieser Phase entlang der rostrokaudalen Achse der Neuralplatte regional unterschiedliche Identitäten.

Die Neuralplatte formt sich durch Bildung paramedianer Falten bald zur **Neuralrinne**. Dann nähern sich die Falten der Mittellinie und verschmelzen miteinander zum **Neuralrohr**. Eine besondere Rolle spielt dabei der stabförmige Chordafortsatz. Die Neuralrohrbildung beginnt im Zervikalbereich in Höhe von C4 und schreitet nach kranial und kaudal fort, bis an den beiden Enden des Neuralrohrs mit dem Neuroporus rostralis und dem Neuroporus caudalis nur noch kleine Öffnungen bestehen bleiben. Diese werden normalerweise gegen Ende der 4. Embryonalwoche verschlossen (der Neuroporus rostralis [anterior] am 25. Tag, der Neuroporus caudalis am 27. Tag). Über dem Neuralrohr bildet das Ektoderm wieder eine kontinuierliche Zellschicht.

Dysrhaphien und Neuralrohrdefekte

Siehe dazu auch Kapitel 14.2: Pädiatrische Neurochirurgie.

Eine fehlerhafte Neuralrohrbildung ist die Ursache unterschiedlich schwerer Fehlbildungen, die allgemein als **dysrhaphische Defekte** bezeichnet werden (Abb. 1.1-1, 1.1-2). Dabei sind nicht nur die weitere Entwicklung und die Differenzierung des Nervengewebes gestört. Auch die aus Mesoderm entstehenden Hüllstrukturen von Gehirn und Rückenmark können sich nicht bilden.

Im schwersten Fall unterbleibt der Verschluss der Neuralrinne zum Neuralrohr, als **Rachischisis** bezeichnet. Eine solche Fehlbildung im Bereich des Neuroporus rostralis ist als **Anenzephalie** bekannt. Allerdings ist der Begriff nicht ganz wörtlich zu verstehen, als „Fehlen der gesamten Hirnsubstanz". Es fehlen Schädeldach und Kopfhaut. Statt Telencephalon und Dien-

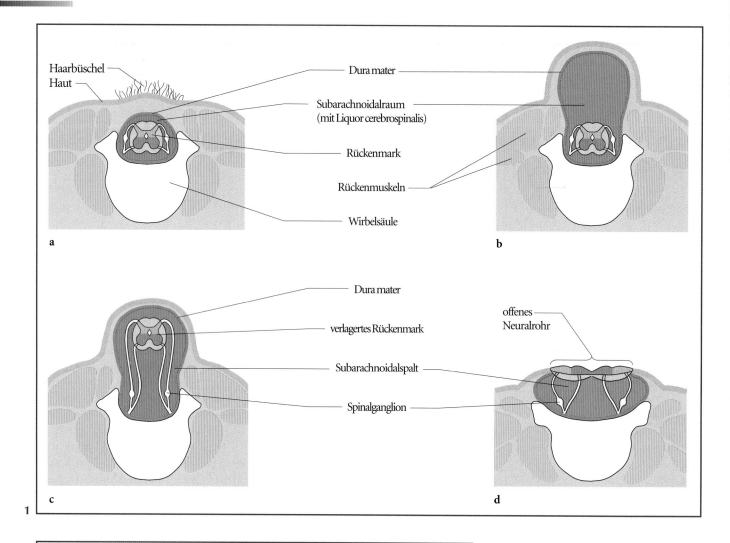

1

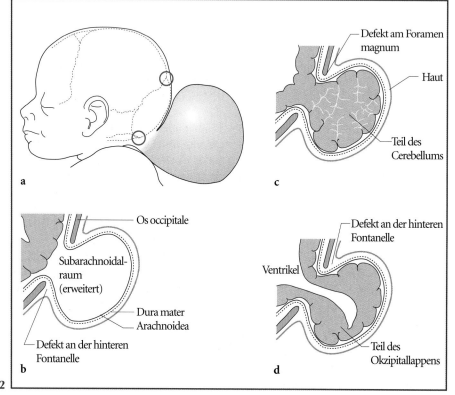

2

Abb. 1.1-1. Unterschiedliche Schweregrade einer Spina bifida (aus Moore 1996):
a) Spina bifida occulta mit Defekt im Bereich des Wirbelbogens und charakteristischem Haarbüschel;
b) Spina bifida mit Meningozele;
c) Spina bifida mit Myelomeningozele;
d) Spina bifida mit Myeloschisis.

Abb. 1.1-2. Kraniale Neuralrohrdefekte (dysrhaphische Defekte) mit Zystenbildung von Gehirn und/oder Hirnhäuten (aus Moore 1996):
a) Äußerer Aspekt einer hernienartigen Vorwölbung (Enzephalozele) in der Okzipitalregion;
b) Meningozele bei Defekt an der hinteren Fontanelle (s. oberer roter O in a);
c) Meningoenzephalozele mit Ausstülpung des Kleinhirns bei Defekt am Foramen magnum (s. unterer roter O in a);
d) Meningohydroenzephalozele mit Ausstülpung eines Teils des Okzipitallappens und eines Abschnitts des Hinterhorns des Seitenventrikels bei Defekt an der hinteren Fontanelle (s. oberer roter O in a).

cephalon findet sich eine dunkelrote, weiche Gewebeplatte mit knotigen Verdickungen (Area cerebrovasculosa). Hirngeweberudimente (Glia, Ependym, Ganglienzellen), insbesondere Anteile des rhombenzephalen Hirnstamms, sind meist in oberflächlicher Lage zu finden. Oft sind weiterhin Augen, Hirnnerven und Adenohypophyse angelegt. Nicht angelegt sind weite Teile des Diencephalons und die Neurohypophyse. Meist sind die Nebennieren ebenfalls mangelhaft ausgebildet. Eine Anenzephalie wird meist von schweren Spaltbildungen im Bereich des Rückenmarks begleitet (**Myeloschisis**), und die Kinder werden meist tot geboren. Die Anwendung des Hirntodkonzeptes in diesem Zusammenhang und die öffentlich diskutierte Nutzbarmachung sog. „anenzephaler" Feten als „Organbanken" zu Transplantationszwecken werden von den Fachgesellschaften abgelehnt!

Ein anderer kranialer Neuralrohrdefekt ist die **Enzephalozele**, eine Zystenbildung von Gehirn- und Hirnhäuten, die meist okzipital lokalisiert ist, aber auch frontal oder im Bereich der Nasengänge auftreten kann (s. Abb. 1.1-2).

Häufiger sind Verschlussstörungen im Bereich des Neuroporus caudalis mit Ausbildung einer sog. **Spina bifida** unterschiedlichen Schweregrades im Bereich der Wirbelsäule (s. Abb. 1.1-1). Die Defekte reichen von der Spina bifida occulta mit einem unvollständigen Schluss der Wirbelbögen bis zu Fehlbildungen und Zysten der Rückenmarkhäute und des Rückenmarks, der Spina bifida aperta. Dabei quellen die zystisch erweiterten Rückenmarkhäute ohne (Meningozele) oder mit Rückenmark (Myelomeningozele) aus dem fehlgebildeten Wirbelkanal heraus und verursachen eine charakteristische Vorwölbung der Haut.

Dysrhaphische Störungen im Bereich des kraniozervikalen Übergangs betreffen auch knöcherne Strukturen. So kann die Schädelbasis abgeflacht sein (**basiläre Impression**) mit der Folge eines Denshochstandes und daraus resultierenden bulbären Kompressionserscheinungen (s. Kap. 8.3). Ähnliche Symptome können auch bei einer Verschmelzung von Okziput und erstem Halswirbelkörper, der sog. **Atlasassimilation**, auftreten. Bei einer Spina bifida im Halsbereich kann man auch die Assimilation mehrerer Halswirbelkörper

zu einem Blockwirbel beobachten. Ein solches **Klippel-Feil-Syndrom** führt zu radikulären Symptomen bis hin zu Querschnittlähmungen.

Zwei weitere Formen kongenitaler dysrhaphischer Störungen werden unter Umständen erst nach Jahrzehnten klinisch manifest, die Diastematomyelie und die Konusfixation:

- Die **Diastematomyelie** ist eine mediane Spaltbildung, bei der das Rückenmark durch ein knöchernes oder knorpeliges Septum unterteilt ist. Durch die operative Entfernung des Septums kann ein Fortschreiten von Lähmungserscheinungen unter Umständen verringert werden.
- Bei der **Konusfixation** (tethered cord) ist das Rückenmark durch ein hypertrophes Filum terminale am Kreuzbein fixiert. So führt das postnatale Längenwachstum der Wirbelsäule zu einer zunehmenden Konustraktion und daraus folgender Ischämie.

Bildung der Hirnbläschen

Wenn sich die Öffnungen des Neuralrohrs schließen, beginnt im Kopfbereich des Embryo die Formung der Hirnanlage. Zunächst entstehen mit dem **Prosencephalon** (Vorderhirnbläschen), dem **Mesencephalon** (Mittelhirnbläschen) und dem **Rhombencephalon** (Rautenhirnbläschen) drei bläschenförmige Erweiterungen des Neuralrohrs, die primären Hirnbläschen. In der 5. Embryonalwoche gehen aus dem Prosencephalon das Telencephalon mit den zwei Endhirnbläschen und das Diencephalon (Zwischenhirnbläschen) hervor, aus dem sich die Augenbläschen ausstülpen. Erhebliche Formänderungen zeigen sich auch am Rhombencephalon, das sich in Metencephalon (Nachhirn) und Myelencephalon (Markhirn) gliedert.

Die äußere Form der Hirnanlage kennzeichnen zwei dorsale Flexuren, die Scheitelbeuge im Bereich des Mittelhirns und die Nackenbeuge am Übergang Rautenhirn zum Rückenmark, sowie eine ventrale Flexur, die Brückenbeuge. Die Hohlräume der fünf sekundären Hirnbläschen sind die Vorstufen des **Ventrikelsystems**: I. und

II. Ventrikel in den Endhirnbläschen, III. Ventrikel im Zwischenhirnbläschen, der Aquädukt im Mittelhirnbläschen und der IV. Ventrikel im Rautenhirnbläschen. Im Bereich des späteren Rückenmarks behält die Organanlage ihre rohrartige Form und hat über den Zentralkanal Verbindung mit dem IV. Ventrikel.

Zu den Neuralrohrdefekten rechnen auch Fehlbildungen kraniofazialer Strukturen. Sie haben ihren Ursprung in fehlerhaften Induktionsvorgängen in der 5. und 6. Schwangerschaftswoche. Bei der **Holoprosenzephalie** unterbleibt die Aufteilung in End- und Zwischenhirnbläschen, es entwickeln sich also nur ein Ventrikel und ein Auge (Zyklopie). Agenesie des Riechhirns und Fehlen des Balkens sowie Missbildung der Großhirnrinde sind weitere Merkmale. Geringere Schweregrade kraniofazialer Fehlbildungen zeigen sich unter anderem in Mikrophthalmie, Nasenveränderungen und einer Lippen-Kiefer-Gaumen-Spalte.

Unter **kraniofazialen Dysostosen** versteht man vorzeitige Synostosen der Nähte von Gehirn- und Gesichtsschädel, woraus Schädelverformungen wie Kahn- und Turmschädel entstehen können (s. Kap. 3.3).

Neuralleiste

Bei der Auffaltung der Neuralplatte und dem Verschluss zum Neuralrohr spalten sich lateral gelegene Zellen ab und bilden beidseits dorsolateral des Neuralrohrs einen kontinuierlichen Zellstrang, die Neuralleiste. Bei ihrer nachfolgenden Segmentierung entstehen Zellgruppen, aus denen die sensiblen Ganglien der Hirn- und Rückenmarknerven sowie zahlreiche Zellen des peripheren Nervensystems hervorgehen, z. B. die postganglionären Zellen des vegetativen Nervensystems oder die Zellen des Nebennierenmarks. Analog zur Neuralleiste vollzieht sich auch im Rückenmark und im Rautenhirn eine segmentale Differenzierung, deren äußeres Merkmal die Ausbildung dorsaler und ventraler Wurzeln ist.

Induktion

Induktive Wechselwirkungen benachbarter Zellen bestimmen nicht nur die Ausbildung der Neuralanlage, bei der verschiedene, von Mesodermzellen exprimierte Proteine mit neural-induzierender Wirkung eine Rolle spielen. Auch die weitere, regional unterschiedliche Entwicklung wird durch induktive Interaktionen mit benachbartem mesodermalem Gewebe vermittelt. Dies zeigt sich z. B. bei der segmentalen Organisation des Rückenmarks in der Zuordnung zu Somiten des Mesoderms, deren Myotome die Zielregion für die Motoneuron-Axone des zugehörigen Rückenmarksegments sind. Bei einer Segmentierung des Rautenhirns (und vermutlich auch des Mittel- und Vorderhirns) sind wahrscheinlich Wechselwirkungen zwischen Zellen innerhalb der Hirnanlage von Bedeutung. Andererseits dürften die Segmentierung des Rautenhirns und auswandernde Neuralleistenzellen Einfluss auf die Mesodermentwicklung im Kopfbereich haben.

Proliferation und Migration (Histogenese) sowie Differenzierung

Allgemeine Charakteristika. Nach dem Verschluss des Neuralrohrs vermehren sich die Zellen des Neuralepithels sehr schnell. Während dieser Proliferationsphase zeigen die Zellkerne bei jeder Mitose ein charakteristisches Wanderungsphänomen. In der Interphase liegen die Zellkerne weiter außen, und Zellfortsätze erstrecken sich über die gesamte Epithelhöhe von außen nach innen zum Zentralkanal/Ventrikel. Der Teilung in Tochterzellen geht eine Wanderung der Zellkerne nach innen zum Zentralkanal voraus. Nach der Zellteilung entfernen sich die Kerne der Neuralepithelzellen wieder vom Lumen. Der Proliferation folgt mit zunehmender Dicke der Neuralrohrwand die Phase der Differenzierung der gemeinsamen Vorläuferzellen einerseits in Neuroblasten und Nervenzellen, andererseits in

Glioblasten und Gliazellen. Im Zuge dieser Differenzierung geht der Epithelcharakter der Neuralrohrwand verloren, und es bilden sich charakteristische, gut abgrenzbare Wandschichten:

- Die **Matrixzone,** die dem inneren Hohlraum zugewandte ventrikuläre Zone, in der die Zellproliferation stattfindet. Sie wird nach innen durch eine Lage von Ependymzellen abgegrenzt.
- Die intermediäre **Mantelzone** wird im Bereich des Rückenmarks zur grauen Substanz.
- Die äußere **Marginalzone** entwickelt sich im Rückenmark zur weißen Substanz.

In der Matrixzone entstehen fortlaufend in großer Zahl Neuroblasten und Glioblasten. Sie wandern aus der Matrixzone aus und erreichen jeweils spezifische Positionen in der Hirn- und Rückenmarkanlage. Dieser Vorgang wird als **Migration** bezeichnet und zeigt sich regionenspezifisch als überaus variabel. Erst nach Erreichen der definitiven Position differenzieren sich die Neuroblasten zu Nervenzellen mit unterschiedlichen Eigenschaften, der Bildung von Axon und Dendriten sowie synaptischer Kontakte (**neuronale Differenzierung**). Motorische Neurone entwickeln sich i.Allg. früher als die sensiblen, und darauf erst folgen die Interneurone. Während die Bildung von Nervenzellen mit der Geburt weitgehend abgeschlossen ist, hält die Bildung von Gliazellen auch postnatal an.

Pränatal entstehen weit mehr Neurone, als im Gehirn eines Erwachsenen vorhanden sind. Die funktionell überschüssigen Zellen werden durch programmierten Zelltod (**Apoptose**) eliminiert. Offensichtlich sind das Überleben und die weitere Differenzierung der Nervenzellen vom trophischen Einfluss ihrer Zielorgane (Muskeln, andere Neurone) abhängig. Diese produzieren Wachstumsfaktoren, die unter anderem durch axonalen Transport das Perikaryon der Nervenzellen erreichen und hier ihre wachstumsstimulierende Wirkung entfalten. Besonders gut charakterisiert ist der **Nervenwachstumsfaktor** (NGF) mit trophischer Wirkung auf Sympathikusneurone und Spinalganglienzellen.

Proliferations- und Migrationsdefekte

Die Proliferation und die Migration von Nervenzellen erreichen im 2.–5. Embryonalmonat ihren Höhepunkt. Beide Vorgänge sind in dieser Zeit besonders störanfällig. Eine eingeschränkte Bildung von Neuronen führt zu **Mikrenzephalie,** verstärkte Teilungsaktivität zu **Megalenzephalie.** Neben familiären Einflüssen können äußere Faktoren diese Fehlbildungen verursachen.

Regionale Entwicklung

Rückenmark

Aus der Mantelschicht differenzieren sich im Rückenmarkbereich eine ventral gelegene **Grundplatte** und eine dorsal gelegene **Flügelplatte.** Diese Gliederung gilt auch für den Hirnstamm. Aus der Grundplatte entsteht das Vorderhorn (Vordersäule) mit den Motoneuronen, aus der Flügelplatte das Hinterhorn (Hintersäule) mit den sensiblen Neuronen. Im Bereich der Übergangszone zwischen beiden entwickeln sich im sog. Seitenhorn viszeromotorische und viszerosensible Nervenzellen. Bereits in der 5. Embryonalwoche sprossen Axone der Motoneurone, bilden die Vorderwurzel und erreichen die lateral gelegenen Muskelanlagen der Myotome. Im Bereich der Neuralleiste differenzieren sich anschließend Spinalganglienzellen und senden ihre peripheren Fortsätze zu den Somiten, ihre zentralen unter Bildung der Hinterwurzel zum Hinterhorn des Rückenmarks. Während die Mantelzone mit Grund- und Flügelplatte die **graue Substanz** bildet, entsteht aus der Marginalschicht die **weiße Substanz.** Diese wird durch die zunehmende Zahl auf- und absteigender Axone bzw. Bahnen immer dicker. Das Rückenmark ist der Teil des Zentralnervensystems, in dem die Proliferation und Migration am ehesten beendet sind und die weitere Differenzierung besonders früh abläuft.

Beim Embryo erstreckt sich das Rückenmark über die gesamte Länge des Wirbelkanals. Rückenmarksegmente, Spinalnerven und Foramina intervertebralia liegen auf gleicher Höhe. In der Fetalzeit wachsen Wirbelsäule und Dura mater jedoch schneller als das Rückenmark, sodass die Rückenmarksegmente höher liegen als die zugehörigen Wirbel. Diese Distanz wird nach kaudal immer größer und erklärt die Ausbildung der **Cauda equina** (aus lumbalen und sakralen Vorder- und Hinterwurzeln). Am kaudalen Ende bleibt das Rückenmark mit seinem dünnen Ausläufer, dem **Filum terminale**, am kokzygealen Abschnitt der Wirbelsäule fixiert.

Myelencephalon – Medulla oblongata

Der kaudale Teile des Rautenhirnbläschens, des Myelencephalon, entwickelt sich zur Medulla oblongata. Makroskopisch besteht große Ähnlichkeit mit dem sich anschließenden Rückenmark. Dessen typische Gliederung in eine innere graue und eine äußere weiße Substanz ist hier jedoch nicht erkennbar. Zwar bilden sich ebenso wie beim Rückenmark Grund- und Flügelplatte. Mit der Ausbildung des IV. Ventrikels werden die Flügelplatten jedoch nach lateral-ventral neben die Grundplatte verlagert. Der Ventrikel wird dorsal nur von einer dünnen Membran bedeckt. Aus der medial gelegenen Grundplatte differenzieren sich die motorischen **Hirnnervenkerne**, aus der lateral gelegenen Flügelplatte die sensiblen Hirnnervenkerne. Dazwischen entwickeln sich viszeromotorische und viszerosensible Hirnnervenkerne. Der mit dem Kleinhirn verbundene (untere) Olivenkern entstammt ebenfalls der Flügelplatte, wandert aber an die ventrale Oberfläche.

Metencephalon – Pons

Ähnlich wie im Myelencephalon verläuft die Entwicklung im Metencephalon. Der dorsale Abschnitt des Pons zeigt deshalb in Kontinuität mit der Medulla oblongata eine vergleichbare Anordnung der aus medialer Grund- und lateraler Flügelplatte entstandenen Hirnnervenkerne. Im ventralen Abschnitt sind die aus der Flügelplatte stammenden **Brückenkerne** zu finden.

Cerebellum

Die Entwicklung des Cerebellums nimmt ihren Anfang von lippenartigen Verdickungen der Flügelplatte im dorsolateralen Bereich des Metencephalon ("rhombenzephale Lippe"). Diese wachsen sehr schnell in dorsaler Richtung aufeinander zu und fusionieren in der Mittellinie dorsal des IV. Ventrikels. Vergleichsweise spät bilden sich die Charakteristika des Kleinhirns mit Vermis und den beiden Hemisphären sowie den subkortikalen Kerngebieten. Die Differenzierung der **Kleinhirnrinde** zeigt interessante Besonderheiten: Zu Beginn der Entwicklung sind hier, wie im übrigen Neuralrohr, Matrix-, Mantel- und Marginalzone erkennbar. Auswandernde Neuroblasten bilden dann eine oberflächennahe äußere Körnerschicht. Gleichermaßen bewegen sich in einer zweiten Welle die zukünftigen **Purkinje-Zellen** von innen nach außen. Im Unterschied zu den ausgewanderten Neuroblasten anderer Regionen behalten die Zellen der äußeren Körnerschicht ihre Teilungsfähigkeit. So entstehen in großer Zahl weitere Neuroblasten, die nun in umgekehrter Richtung zur Mantelzone wandern und dort die innere Körnerschicht bilden. Die Neurone der Kleinhirnrinde entstehen damit, im Gegensatz zu allen anderen Hirnregionen, in zwei unterschiedlichen Schichten. Die äußere Körnerschicht ist im übrigen auch noch postnatal teilungsaktiv (bis zum 2. Lebensjahr).

Zu den Hemmungsmissbildungen des dysrhaphischen Formenkreises zählt das **Arnold-Chiari-Syndrom** (s. Kap. 8.3). Es betrifft Kleinhirn und Medulla oblongata und führt in unterschiedlichen Schweregraden zur Verlagerung der Kleinhirntonsillen und weiterer Anteile von Kleinhirn und Medulla oblongata nach kaudal unter die Ebene des Foramen magnum (s. Abb. 1.1-2). Leichtere Fehlbildungen manifestieren sich erst im Erwachsenenalter, schwerere können unter anderem zu einem Hydrocephalus occlusus führen.

Auch das **Dandy-Walker-Syndrom** (s. Kap. 8.3) ist eine dysrhaphische Fehlbildung. Hier entsteht ein Hydrocephalus oc-

clusus infolge fehlender Foramina Luschkae und Magendii zum Subarachnoidalraum. Gleichzeitig ist der Kleinhirnwurm fehlgebildet.

Mesencephalon

Das Lumen des Mittelhirnbläschens wird im Laufe der Entwicklung durch Verdickung der Wand eingeengt und bildet schließlich den Aquädukt. In der Grundplatte, ventral des Aquädukts, differenzieren sich im **Tegmentum** die motorischen Hirnnervenkerne (Nn. III und IV) sowie die aus der Flügelplatte nach ventral gewanderten Nucleus ruber und Substantia nigra. Dorsal entsteht aus der Flügelplatte die **Vierhügelplatte** mit Kerngebieten der Seh- und Hörbahn.

Diencephalon

Auch die Entwicklung des Zwischenhirns ist prinzipiell mit der anderer Regionen vergleichbar. Beiderseits des vertikal orientierten III. Ventrikels bilden sich im Bereich der ventral gelegenen Grundplatte die Kerngebiete des **Hypothalamus**, dazu im Subthalamus mit dem Globus pallidus Teile der **Basalganglien** und dorsal vom Hypothalamus in der Flügelplatte der **Thalamus**. Augenentwicklung und Entwicklung der Hypophyse sind eng mit der Zwischenhirnentwicklung verknüpft.

Augenentwicklung. Die Wand des Zwischenhirnbläschens wölbt sich beidseits ventral vor und bildet das Augenbläschen. Es induziert im Ektoderm die Bildung der Linsenplakode. Mit der Entwicklung der Linsenbläschen stülpt sich das Augenbläschen zum Augenbecher ein. Im Neuralepithel des inneren Blattes des Augenbechers entsteht dann die Retina. Mit ihrer komplexen hirnrindenähnlichen Schichtengliederung ist sie zur Zeit der Geburt so weit ausdifferenziert, dass sie ihre Funktion aufnehmen kann.

Hypophysenentwicklung. Mit dem Entstehen der Hirnbläschen kommt das ektodermale Dach der Mundbucht in engen Kontakt mit dem Boden des Zwischenhirnbläschens und verdickt sich zu einer Plakode. Aus dieser entwickelt sich in dorsaler Richtung die Rathke-Tasche als Vorläufer der **Adenohypophyse**. Gleichzeitig stülpt sich der Boden des Zwischenhirns aus und bildet so die Anlage der **Neurohypophyse**. Mit ihren verschiedenen Abschnitten kommen beide Anteile der Hypophyse in engen morphologischen und funktionellen Kontakt.

Nach gängiger (aber nicht unumstrittener) Hypothese kann sich, ausgehend von Plattenepithelresten des Hypophysengangs (Ductus craniopharyngicus) bzw. der Rathke-Tasche, bei Kindern oder Jugendlichen ein **Kraniopharyngeom** entwickeln. Ein solcher Tumor liegt meist suprasellär und komprimiert Chiasma opticum und Hypothalamus begleitet von entsprechenden Kompressionssymptomen.

Telencephalon – Großhirnhemisphären

Besonders spektakulär sind die Entwicklungsvorgänge der beiden Endhirnbläschen. Sie entwickeln sich zu den Großhirnhemispären, indem sie sich sehr rasch vergrößern und dabei die anderen Hirnabschnitte mehr und mehr bedecken. Dieses Wachstum hat jedoch besondere Charakteristika. So vergrößert sich der laterale Teil des Endhirnbläschens, die spätere **Inselregion**, nur sehr langsam, während sich die angrenzenden Abschnitte rasch in frontale, okzipitale und temporale Richtung ausdehnen, die **Großhirnlappen** bilden und schließlich als Opercula auch die Insel überlagern. Eine kleine, umschriebene Schwellung an der Basis der Hemisphärenbläschen lässt sehr früh die Bildung des Bulbus olfactorius erkennen. Das weitere Wachstum der Hemisphären in der Schädelhöhle ist, ähnlich wie beim Kleinhirn, durch eine Auffaltung der Hirnrinde in zahlreiche Windungen (Gyri) mit dazwischen liegenden Furchen (Sulci) gekennzeichnet. So erfährt das Großhirn eine enorme Oberflächenvergrößerung. Besonders früh entwickeln sich die Windungen der primären Rindengebiete und Grenzfurchen zwischen den verschiedenen Lappen des Großhirns. Zum Zeitpunkt der Geburt sind alle Gyri und Sulci des adulten Gehirns erkennbar.

Die **Histogenese** der Großhirnrinde vollzieht sich nach einem charakteristischen Muster. Sie nimmt ihren Ausgang von der wie in anderen Hirnregionen erfolgenden Wandgliederung in Matrix-, Intermediär- und Marginalzone. Im 3. Entwicklungsmonat bildet sich zwischen Marginal- und Intermediärzone aus eingewanderten Neuroblasten die kortikale Platte. In einer von innen nach außen ablaufenden Wanderungssequenz entstehen weitere Schichten, sodass die jüngsten Neuronengenerationen immer oberflächlicher liegen als die älteren. Bis zur Geburt sind dann nach der Migration auch die Differenzierungsvorgänge so weit fortgeschritten, dass die definitive Rindenstruktur erkennbar wird.

Gestörte Migration bei der Bildung der Rindenschichten in der zweiten Schwangerschaftshälfte führt zu unterschiedlich schweren Fehlbildungen des Großhirns. So kann bei der **Lissenzephalie** die Bildung von Hirnwindungen völlig ausbleiben, bei der **Pachygyrie** können die Windungen besonders breit und in der Zahl verringert sein, während sie bei der **Mikropolygyrie** deutlich kleiner und vermehrt auftreten.

Ventrikelsystem

Die Hohlräume der Hirnbläschen sind die Vorläufer des Ventrikelsystems. Besonders auffallend sind die Formänderungen der Hohlräume in den Vorderhirnbläschen, als Vorläufer der **Seitenventrikel**. Ihre lange, bogenartige Ausdehnung vom rostralen (Vorderhorn) über den okzipitalen (Hinterhorn) bis zum temporalen Pol (Unterhorn) der Großhirnhemisphären wird aus den Wachstumsrichtungen der Hemisphärenbläschen verständlich. Auch die Form der übrigen Abschnitte des Ventrikelsystems spiegelt sich in der Entwicklung der äußeren Gestalt. Die engen Foramina interventricularia verbinden die beiden Seitenventrikel mit dem **III. Ventrikel**, dem schmalen, median gestellten Spaltraum zwischen den beiden Zwischenhirnhälften. Dieser ist mit dem **IV. Ventrikel** im Rautenhirn über den engen Aquädukt des Mittelhirns verbunden. Im Dach des IV. Ventrikels finden sich mit der Apertura mediana und den beiden Aperturae laterales die drei Öffnungen zum Subarachnoidalraum. Nach kaudal verengt sich der IV. Ventrikel zum **Zentralkanal**.

In bestimmten Bereichen der Hirnbläschen, und zwar auf der Medialseite der Hemisphärenbläschen sowie im Dach von Zwischenhirn und Rautenhirnbläschen, bleibt die Wand dünn und besteht nur aus Ependym. Diese Ependymschicht wird durch gefäßreiches Bindegewebe in die Ventrikel hinein vorgestülpt. So entstehen die **Plexus choroidei**. Die Invaginationen in die Seitenventrikel hängen mit der Invagination im Dach des III. Ventrikels am Foramen interventriculare zusammen. Mit der Entwicklung der Kommissurensysteme der Hemisphären über dem Zwischenhirn wird das Bindegewebe zwischen den Plexus zur Tela choroidea verdichtet, die sich horizontal unter Balken und Fornix erstreckt.

Als **Hydrozephalus** bezeichnet man eine Erweiterung der Liquorräume (s. Kap. 8.1). Ein kongenitaler oder frühkindlicher Hydrozephalus kann unterschiedliche Ursachen haben. Besonders häufig sind Erweiterungen im Ventrikelsystem infolge einer Behinderung des Liquorabflusses durch eine Aquäduktstenose, die mit Dysrhaphien kombiniert sein kann. Eine Liquorblockade ist aber auch Folge einer Obstruktion im Bereich der Foramina interventricularia oder der Öffnungen des IV. Ventrikels zum Subarachnoidalraum (Aperturae laterales und mediana). Intrakranielle Blutungen oder Infektionen können sowohl den Liquorfluss behindern als auch Liquorproduktion oder -resorption betreffen.

Die **Syringomyelie** besteht in einer höhlenartigen Erweiterung des Zentralkanals im Bereich des zervikalen oder thorakalen Rückenmarks (s. Kap. 8.2). Eine Progredienz dieser Höhlenbildung hat eine Schwellung des betroffenen Rückenmarkabschnitts sowie eine zunehmende Zerstörung von Nervenzellen und Bahnen des Rückenmarks zur Folge. Pathogenetisch werden embryonale Fehlentwicklungen diskutiert, zumal häufig auch eine begleitende Arnold-Chiari-Missbildung vorkommt. Nach anderer Hypothese ist eine Blockade des Liquorabflusses aus dem IV. Ventrikel für eine Druckerhöhung im Zentralkanal und seine Erweiterung verantwortlich.

Basalganglien, innere Kapsel und Balken (Capsula interna, Corpus callosum)

Am Boden der Großhirnbläschen bilden Ansammlungen von Neuroblasten den Ganglienhügel, der sich in den Ventrikel vorwölbt. Aus ihm formen sich **Nucleus caudatus** und **Putamen**, die gemeinsam mit dem medial aus der Grundplatte des Zwischenhirns entstandenen **Globus pallidus** die Basalganglien bilden. Vom Thalamus zur Großhirnrinde und von der Großhirnrinde zum Hirnstamm ziehende Projektionsbahnen durchsetzen die Basalganglien und trennen als innere Kapsel den Nucleus caudatus von den anderen Kerngebieten. Im Zuge der Ausbildung von Basalganglien und innerer Kapsel verschmelzen mediale Wand der Großhirnhemisphäre und Zwischenhirn miteinander.

Die Differenzierung des Großhirns ist auch durch die Entwicklung von Faserverbindungen zwischen beiden Hemisphären geprägt. Diese Kommissurenfasern kreuzen die Mittellinie zunächst im oberen Teil der Lamina terminalis und bilden eine sog. Kommissurenplatte. Mit der Ausdehnung der Hemisphären breitet sich diese Platte nach hinten aus und überwächst dabei das Dach des III. Ventrikels mit der Tela choroidea (s. Kap. 1.2). Auf diese Weise bildet sich der **Balken**. Mit der Commissura anterior und der Commissura fornicis entstehen weitere Kommissurensysteme.

Migrationsstörungen können die Ursache für eine total oder partiell fehlende Balkenentwicklung sein (**Balkenagenesie** oder **-hypoplasie**).

Literatur

Drenckhahn D, Zenker W (Hrsg) (1994) Benninghoff Anatomie. Bd 2: Makroskopische Anatomie, Embryologie und Histologie des Menschen. 15. Aufl. München: Urban & Schwarzenberg.

Hinrichsen KV (Hrsg) (1990) Humanembryologie: Lehrbuch und Atlas der vorgeburtlichen Entwicklung des Menschen. Berlin, Heidelberg: Springer.

Kandel ER, Schwartz JH, Jessel TM (Hrsg) (1995) Neurowissenschaften: eine Einführung. Heidelberg, Berlin, Oxford: Spektrum Akademischer Verlag.

Moore KL (Hrsg) (1996) Embryologie: Lehrbuch und Atlas der Entwicklungsgeschichte des Menschen. 4. Aufl. (Ins Dtsch. übertragen von Elke Lütjen-Drecoll). Stuttgart, New York: Schattauer.

1.2 Einführung in die mikrochirurgische Neuroanatomie des intrakraniellen Raumes

Sami Hussein

Inhalt

Einleitung und Konzept

Die klassische makro- und mikroskopische Neuroanatomie wird als bekannt vorausgesetzt. Für Neurochirurgen ist darüber hinaus eine Größenordnung der Anatomie von Interesse, die durch das Arbeiten mit Lupenbrille, besonders aber unter dem Operationsmikroskop bedingt ist: die mikrochirurgische Anatomie, deren Kultivierung mit Namen wie Johannes Lang, Wolfgang Seeger, Albert Rhoton, M. G. Yaşargil und anderen verknüpft ist.

Die mikrochirurgische Anatomie bezieht sich auf Größenordnungen, die „nicht mehr so ganz makroskopisch", aber „keinesfalls mikroskopisch nach klassischem Verständnis" zu nennen sind. Man lernt meist neuroanatomische Strukturen im Medizinstudium „nicht so haarklein" und muss sich die Besonderheiten während der Facharztausbildung zum Neurochirurgen aneignen, z. B. in einem entsprechenden Trainingslabor. Eine erfolgreiche und schonende neurochirurgische Operation setzt minutiöse Detailkenntnisse der mikrochirurgischen Anatomie voraus. Diese bilden neben der allgemeinen ärztlichen Einschätzung die wesentliche Grundlage für die Beurteilung der modernen, computergestützten Bildgebungsverfahren, der Indikationsstellung und Operationsplanung sowie -durchführung. Zu diesem für die Neurochirurgie spezifischen Aspekt der Facharztausbildung soll der nachstehende Beitrag eine Hilfestellung leisten.

Moderne Bildgebung

Hervorragende diagnostische Möglichkeiten erlauben uns heute, die Anatomie besser und funktioneller kennenzulernen, als dies noch vor einem Jahrzehnt der Fall war. Wir können aus diesen Untersuchungen präoperativ statische und funktionelle Daten erheben, sie computergestützt fusionieren und auf dieser Basis im Einzelfall schon virtuell am Bildschirm Operationen simulieren. Zur faktischen Umsetzung im Operationssaal stehen darüber hinaus Navigationsverfahren zur Verfügung, auch auf sonographischer Basis, sofern nicht direkt im MRT operiert wird. All diese Gegebenheiten *ersetzen* aber die Kenntnisse der mikrochirurgischen Anatomie nicht, sondern *setzen* sie eher *voraus*.

Drei Pforten zum Studium der mikrochirurgischen Anatomie des Nervensystems

Die mikrochirurgische Anatomie unterscheidet sich wesentlich von der deskriptiven Schnittbildanatomie. Über drei Pforten kann man einen Zugang zur mikrochirurgischen Anatomie des Nervensystems erhalten:

- Anatomie der Liquorzisternen und der Liquorräume
- Anatomie der hirnversorgenden und -drainierenden Gefäße
- Anatomie der Schnittbilder

Mikrochirurgische Anatomie der Liquorzisternen und der Liquorräume

Zur Anatomie der basalen Liquorzisternen werden zunächst die Binnenmorphologie und die Topographie dieser Liquorräume studiert. Es schließt sich das Studium der arachnoidalen Kompartimentierungen, der darin verlaufenden Strukturen sowie der benachbarten Hirn- und Schädelbasisanteile an. Auf diese Weise erhält man einen Eindruck über die Topographie von Arterien, Venen und Hirnnerven in ihrem regelhaftem, insbesondere aber auch in ihrem variablen, gelegentlich aberrierenden Verlauf.

Zum Studium der anderen, nicht basal liegenden Zisternen geht man analog vor. So gelangt man schließlich zum Ventrikelsystem und veranschaulicht sich dort sinngemäß dasselbe.

Anatomie der hirnversorgenden und -drainierenden Gefäße

Für die mikrochirurgische Anatomie spielen die ver- und entsorgenden Hirngefäße ebenfalls eine Schlüsselrolle, insbesondere wenn das Studium von entwicklungsgeschichtlichen Varianten integriert wird. Wenn man das ursprüngliche Versorgungsareal von Arterien und Venen kennt und ggf. am stereotaktisch orientierten Hirnschnitt einzeln farblich markiert, kann man den neuronalen topischen Aufbau des Gehirns besser verstehen. So gilt die A. choroidea anterior als ursprünglich hauptversorgende Arterie des Vorderhirns. Aus dieser Kenntnis werden ihre topographische Lage sowie ihr zisternaler und intraventrikulärer Verlauf gut verständlich.

Anatomie der Schnittbilder

Eine Verinnerlichung der dreidimensionalen Neuroanatomie mit ihren vaskulären und zisternalen Komponenten anhand von zweidimensionalen Schnittbildern erweist sich meist als nicht trivialer Lernschritt. Man muss die Daten aus Einzelsequenzen zusammensetzen, und Strukturen, die die Schnitte verlassen und quer oder „um die Ecke" ziehen, müssen gedanklich räumlich integriert werden. Auch hierzu lassen sich stereotaktisch orientierte Hirnschnitte nutzen.

Beispiele für Konzept und Methodik der Mikroanatomie des Nervensystems

Anhand von drei Beispielen sollen nachstehend Konzeptionen und Methodik der mikrochirurgischen Anatomie verdeutlicht werden. Damit wird jedem die Möglichkeit zum Eigenstudium eröffnet – einer unabdingbaren Voraussetzung, wie bereits Seeger mehrfach betont hat. Aus zweidimensionalen Büchern ist das Erlernen erschwert.

Cisterna quadrigeminalis et veli interpositi

Die Cisterna quadrigeminalis und Cisterna veli interpositi hängen miteinander zusammen und stehen in unmittelbarem Bezug zur Cisterna ambiens, deren dorsaler Abschnitt die Cisterna quadrigeminalis darstellt (Abb. 1.2-1). Die Cisterna quadrigeminalis ist die einzige Zisterne, die supra- und infratentoriell liegt. Sie ist nach vorn durch die Vierhügelplatte und die Glandula pinealis begrenzt, lateral und rostral durch das Pulvinar thalami. Die laterale Begrenzung wird in der Literatur unscharf bezeichnet: Hier werden das Pulvinar thalami sowie die Crura fornicis in der Strecke des Verlaufs um das Pulvinar thalami gebildet und randgebend. Nach eigenen Befunden wird die laterale Wand von der basalen Fläche des Gyrus lingualis mitgestaltet. Das Dach der Zisterne wird vom Splenum corporis callosi gebildet. Dort zeigt sich die arachnoidale Trennung zwischen der Cisterna quadrigeminalis und der Cisterna corporis callosi.

Im verdickten Trabekelwerk der Zisterne, deren dorsale Wand die stark ausgebildete, mehrschichtige Arachnoidea darstellt und zum Teil an der Incisura tentorii anhaftet, befindet sich die V. cerebri magna bis zu ihrer Einmündung in den Sinus rectus. Die Arachnoidea der Zisterne verbindet sich unterhalb des Splenium mit der Fissura choroidea sowie mit der Tela cho-

roidea und öffnet sich damit in die Zisterne des Tela choroidea ventriculi tertii (Abb. 1.2-2). Nach unten wird die Zisterne durch den Bereich oberhalb des Culmen vermicis begrenzt (s. Abb. 1.2-6). Anhand dieser anatomische Gegebenheiten kann der Pinealiszugang auf suprazerebellärem, infratentoriellem Weg nachvollzogen werden (Pinealiszugang nach Krause 1913, s. Kap. 14.3).

Die Cisterna quadrigeminalis wird in **drei Etagen** eingeteilt:

- Der obere, infrasplenale Anteil enthält die Vv. cerebri internae, die Aa. choroidiae posteromediales und im dorsalen Abschnitt die V. cerebri magna.
- Im mittleren Abschnitt befinden sich die Pinealis (vorne), der P3-Abschnitt der A. cerebri posterior und seine Äste und an der Vorderwand die Vierhügelregion, vor allem die Colliculi superiores.
- In der unteren Etage, die weit nach infratentoriell geht, kommt beidseitig die V. basalis Rosenthal zum Vorschein und mündet dort in die V. cerebri interna oder in die V. cerebri magna. Weiterhin sind die Vv. occipitales internae sowie die V. supracolumnalis und die V. mesencephalica mediana zu sehen. An neuralen Strukturen kommen hier in erster Linie der Gyrus lingualis und der Oberwurm zur Darstellung (s. Abb. 1.2-1, 1.2-5, 1.2-6).

Details und Varianten der verschiedenen Gefäße der Cisterna quadrigeminalis sind so weitreichend, dass die mikrochirurgische Anatomie der A. cerebri posterior und ihrer Äste erlernt werden muss (s. Abb. 1.2-1, 1.2-3). In dieser Zisterne enden die Äste der A. quadrigemina auf den Colliculi superiores. Darunter verläuft beidseits die A. choroidea posteromedialis, die dort durch diese Zisterne in den III. Ventrikel eintritt und in der Velum-interpositum-Zisterne zu liegen kommt. Ihre Versorgungsgebiete befinden sich sowohl im thalamischen als auch im extrathalamischen sowie im fornikalen Bereich.

Das **Segment der A. cerebri posterior** teilt sich in dieser Zisterne, vor allem im Übergang der Fissura calcarina nach dorsal hin, in die A. calcarina und A. parietooccipitalis. Lateral der Zisterne, noch in der Cisterna ambiens, sind am Übergang die Corpora geniculata mediales und later-

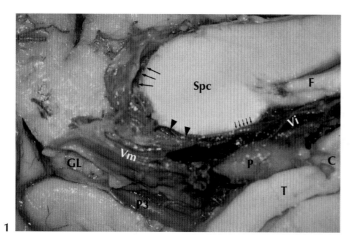
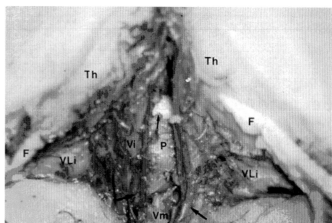

Abb. 1.2-1. Mittellinienzisternen um das Splenium corporis callosi. Medianer Sagittalschnitt: Topographie der Cisterna quadrigeminalis mit der V. cerebri magna und der Cisterna pericallosa über dem Splenium corporis callosi.
C: Commissura posterior; F: Corpus fornicis; GL: Gyrus lingualis; P: Glandula pinealis; P3: A. calcarina in der Cisterna quadrigenimalis; Spc: Splenium corporis callosi; T: Lamina quadrigemina; Vi: V. cerebri interna; Vm: V. cerebri magna.
Pfeile: Cisterna pericallosa; ganz kleine Pfeile: A. choroidea posterior medialis; Pfeilspitzen: A. pericallosa posterior.

Abb. 1.2-2. Blick in den III. Ventrikel und auf die Zisterne der Tela choroidea ventriculi tertii. Die Aa. choroideae posteriores mediales erreichen nach rostral das Foramen Monroi und versorgen die mediale Fläche des Thalamus und der Corpora fornicis. Sie geben Äste an die Glandula pinealis und an die Commissura posterior ab.
F: Crus fornicis; P: Glandula pinealis; Th: Thalamus (Pulvinar); Vi: V. cerebri interna in der Fissura transversa cerebri; Vli: Tela choroidea ventriculi tertii; Vm: V. cerebri magna.
Große Pfeile: Aae. choroideae posteriores mediales (bds. unterer Bildrand); kleiner Pfeil: Commissura posterior (Bildmitte).

alis zu finden, die von der A. thalamogeniculata versorgt werden; diese wiederum kommt aus dem vorderen P2-Segment der A. cerebri posterior.
Der **venöse Abfluss** über die V. cerebri in-

terna und der Zusammenfluss der beiden Seiten in die V. cerebri magna spielen eine zentrale anatomische Rolle für den Neurochirurgen bei der Wahl des Zuganges zu dieser Region. Prozesse, die oberhalb der V. cerebri magna liegen, werden von supratentoriell angegangen. Prozesse die unterhalb der Vene werden von suprazerebellär-infratentoriell operiert. Die ventrale Öffnung der Cisterna quadrigeminalis mündet unmittelbar in den hinteren Abschnitt des III. Ventrikels und nach unten über die Fissura choroidea direkt in die Zisterne der Tela choroidea ventriculi tertii.

Unter den **Tela choroidea ventriculi tertii** versteht man eine arachnoidale Platte, die sich mit einem arachnoidalen Raum über den III. Ventrikel in die Seitenventrikel hinein wie ein Segel ausspannt. Es ist nahezu dreieckig. Seine hintere Begrenzung liegt im Bereich der Pulvinaria thalami sowie der Cisterna quadrigeminalis (s. Abb. 1.2-2). Seine vordere Begrenzung liegt bei den Foramina Monroi und den Columnae fornicis. Lateral wird der Ansatz der Tela choroidea durch Thalami einschließlich des Pulvinar begrenzt. Es reicht bis in das Unterhorn hinein, entlang der Fissura choroidea.

Unter **Fissura choroidea** versteht man die Spalte zwischen Fornix und Thalamus, durch die der Plexus choroideus in den Seitenventrikel eindringt. Im Unterhorn liegt sie zwischen der Fimbria hippocampi und der Stria terminalis. So findet die Zisterne der Tela choroidea ventriculi tertii auch Anschluss nach basal bis nach temporomedial in die Cisterna ambiens hinein. In dieser Zisterne und in ihren arach-

noidalen Blättern befinden sich etliche Strukturen:
- Plexus choroideus, dessen Anhaftungsstellen die laterale vordere und hintere Grenze dieser Zisterne bilden, nämlich die Tela choroidea am Thalamus und am Fornix
- A. choroidea posteromedialis und posterolateralis
- Teile der A. choroidea anterior
- V. cerebri interna und ihre Zuflüsse wie die V. thalamostriata, die V. septi pellucidi, die Vv. arterii medialis und lateralis
- Mündungen der Vv. thalami

Das Studium der Grenzen der Cisterna veli interpositi bietet einen Zugang zur mikrochirurgischen Anatomie des mediobasalen limbischen Systems und der Verbindung zum frontobasalen limbischen Systems sowie zu den Corpora mamillaria, mit Fornix und der Commissura fornicis, die direkt das dorsale Dach der Zisterne darstellen. All diese Strukturen sind für Gedächtnisleistungen von großer Wichtigkeit.

Dorsaler Seitenventrikel

Die funktionelle Anatomie der Strukturen um das Unterhorn des Seitenventrikels lässt sich in gewissem Ausmaß entwicklungsgeschichtlich ableiten. Hierzu gehören:
- Trigonum collaterale (Atrium ventriculi)

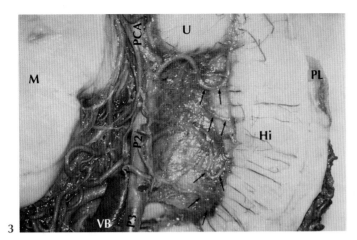
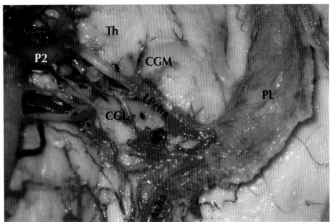

3   **4**

Abb. 1.2-3. Darstellung zahlreicher Aa. hippocampales aus den PCA-Segmenten der A. cerebri posterior.
Hi: Hippocampus, aufpräpariert zur Darstellung der Gefäßversorgung; M: Mesencephalon; P2: PCA-Segment nach der ersten Aufteilung; P3: PCA-Segment nach der zweiten Aufteilung; PCA: A. cerebri posterior; PL: Plexus choroideus; VB: V. basalis (Rosenthal); U: Uncus; Pfeile: Aa. hippocampales.

Abb. 1.2-4. Selektive Darstellung des Plexussegmentes der A. choroidea anterior: Anastomose mit der A. choroidea posterior lateralis aus dem PCA-Segment.
CGL: Corpus geniculatum laterale; CGM: Corpus geniculatum mediale; LPcha: A. choroidea posterior lateralis; P2: PCA-Segment; AchA: A. choroidea anterior; PL: Plexus choroideus; Th: Pulvinar thalami.

Tab. 1.2-1. Strukturen der rostralen Begrenzung des Unterhorns des Seitenventrikels (Atrium ventriculi)

Struktur(en)	Häufigkeit des Auftretens als Begrenzung
Hippokampus und Fornix	46 %
Fornix und Thalamus	32 %
Hippokampus	15 %
Fornix, Hippokampus und Thalamus	7 %

- temporomediale und parietomediale Region
- Verbindung zu Thalamus und Mittelhirn

Nachstehend wird beispielhaft die Verbindung vom Seitenventrikel in die Fissura choroidea in Höhe des Hippokampus im Temporalhorn dargestellt. Hierzu ist in Abbildung 1.2-3 die Gefäßversorgung des Hippokampus aus der Fissura choroidea über die A. hippocampi aus dem PCA-Abschnitt der A. cerebri posterior sowie von vorn über die A. choroidea anterior und über die A. choroidea posterolateralis gezeigt. Die direkte Beziehung der Ventrikelhöhle zu den neuronalen Strukturen und zum Plexus choroideus sowie zu den basalen Zisternen über die Fissura choroidea lassen weitere, mikrochirurgisch wichtige Strukturen erkennen. Sie können variabel ausgeprägt sein: Wie in Tabelle 1.2-1 dargelegt, variieren die Strukturen, die nach rostral das Trigonum des Seitenventrikels (Atrium ventriculi) begrenzen, erheblich (Thalamus, Crus fornicis, Hippokampus).

Mikrochirurgische Anatomie der A. choroidea anterior

Die A. choroidea anterior entspringt in der Regel aus der inferolateralen Wand der A. carotis interna, im Durchschnitt 3,2 mm distal des Ursprungs der A. communicans posterior und 5,2 mm proximal der Karotisbifurkation. Der Durchmesser beträgt im Durchschnitt 0,9 mm (0,4–1,1 mm) im Bereich des Ursprungs. Die A. choroidea anterior verläuft durch die Cisterna cruralis nach dorsal und basal des Tractus opticus, dem sie folgt. Sie kreuzt ihn von medial nach lateral im vorderen Drittel und dann im mittleren Drittel wieder nach medial und wird in ihrem Verlauf in **drei Segmente** eingeteilt:

- vorderes oder Cisterna-carotis-Segment
- mittleres oder Cisterna-cruralis-Segment, das in Höhe des Corpus geniculatum laterale endet
- hinteres oder drittes Segment, beginnend in Höhe des Corpus geniculatum laterale und entsprechend dem ventrikulären Segment

In 97 % des eigenen anatomischen Materials entsprang ein nach lateral verlaufender Ast aus dem zisternalen Segment und penetrierte die Unkusregion. Das ventrikuläre Segment durchbohrt die Fissura choroidea und tritt ins Unterhorn ein. Drei bis fünf Äste hieraus versorgten den Hippokampus. Anastomosen in diesem Segment wurden bei 14 % gefunden (Tab. 1.2-2, Abb. 1.2-4).

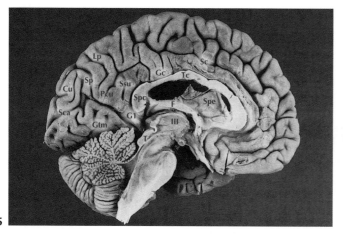
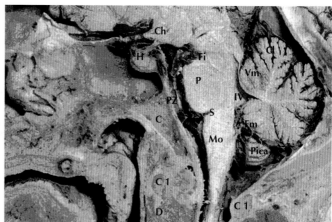

5   6

▲

Abb. 1.2-5. Medianer Sagittalschnitt von Großhirn, Kleinhirn und Hirnstamm.
III: III. Ventrikel; Cu: Cuneus; F: Fornix; Gc: Gyrus cinguli; Gl: Gyrus lingualis; Gtm: Gyrus temporo-occipitalis medialis; Lp: Lobulus parietalis; Pcu: Precuneus; Sc: Sulcus cinguli, in den Sulcus centralis übergehend; Sca: Sulcus calcarinus; Sp: Sulcus parieto-occipitalis; Spe: Septum pellucidum; Ssu: Sulcus subparietalis, vom Sulcus cinguli separiert; T: Tectum; Tc: Truncus corporis callosi.

Abb. 1.2-6. Sagittalschnitt (fast median) im Bereich der hinteren Schädelgrube und des kraniozervikalen Übergangs.
D: Dens axis mit Lig. apicis dentis; IV: IV. Ventrikel; C: Clivus; C1: ventraler und dorsaler Atlasbogen; Ch: Chiasma opticum unter der A. communicans anterior; Cl: Culmen cerebelli; Fi: Fossa interpeduncularis mit perforierenden Ästen aus der apikalen A. basilaris; Fm: Foramen Magendii (Apertura mediana des 4. Ventrikels); H: Hypophyse mit Infundibulum und Sinus intercavernosi; Mo: Medulla oblongata; P: Pons; Pica: A. cerebri inferior posterior; PZ: präpontine Zisterne mit A. basilaris; S: Sulcus pontobulbaris; Vm: Velum medullare superius.

Tab. 1.2-2. Anastomosen der A. choroidea anterior in 140 Hirnhemisphären-Präparaten

mit A. cerebri posterior	51%
mit A. communicans posterior	14%
mit A. cerebri media	12%
mit A. carotis interna	5%

Die Versorgungsgebiete und Verästelung der A. choroidea anterior werden von mehreren Autoren beschrieben. Variationen kommen hier sehr oft vor. Wir unterscheiden fünf **Versorgungsgruppen**.

- vorderer Abschnitt des Gyrus parahippocampalis
- Uncus/Sulcus hippocampi, basaler Gyrus hippocampalis
- perforierende Äste medial und lateral des Tractus opticus zur Amygdala und zum Pallidum
- Äste zum Corpus geniculatum laterale
- subependymal perforierende Äste zur Capsula interna/Radiatio optica

Hinzu kommen die Versorgung des Tractus opticus und des Pedunculus cerebri.

Es sei darauf hingewiesen, dass bei der Versorgung der Hippokampusformation durch die A. choroidea anterior bzw. durch die hippokampalen Äste der A. cerebri posterior im untersuchten Material ein reziprokes Verhältnis bestand. In den Fällen, in denen die hippokampalen Äste aus dem P2- und P3-Abschnitt ausgeprägt waren, fand sich eine geringe Versorgung nur des vorderen Drittels des Hippokampus aus der A. choroidea anterior. Eine geringe Versorgung aus der A. cerebri posterior bedingt die größeren Versorgungsanteile aus der A. choroidea anterior bis hin in die Cauda hippocampi hinein (s. Abb. 1.2-3). Extraventrikuläre Anastomosen zwischen der A. choroidea anterior und Ästen der A. cerebri posterior kamen regelmäßig vor (s. Tab. 1.2-2; Abb. 1.2-3, 1.2-4). Dickere Äste aus der A. choroidea anterior treten durch den Tractus opticus hindurch und versorgen das Pallidum und die Capsula interna. Das intraventrikuläre Segment begann an

der Fissura choroidea in Höhe des Corpus geniculatum laterale. Dort tritt die A. choroidea anterior in das Unterhorn des Seitenventrikels ein. Sie teilt sich dort in zwei bis vier Äste im Plexus choroideus und reicht mit ihrer Versorgung über das Atrium bis in die Cella media hinauf. Äste aus dem Plexusanteil durchbohren das Ependym und erreichen die Amygdala, die Capsula interna sowie das Pulvinar thalami.

Intraventrikuläre Anastomosen mit den lateralen Choroidalarterien wurden in allen Fällen gefunden. Übermäßig stark ausgebildete Aa. choroideae anteriores, deren Versorgungsgebiet weit in das typische Versorgungsgebiet der A. cerebri posterior hineingehen, sind wichtige Variationen, die berücksichtigt werden müssen (s. Abb. 1.2-4). Bei Ausfall der A. choroidea anterior entsteht das von Foix beschriebene Syndrom, mit Hemianopsie, Hemiparese und Gedächtnisstörungen (**Foix-Syndrom**). Dieser Ausfall zeigt die Gebiete an, die diese Arterie hauptsächlich versorgt. Dies macht deutlich, dass aufgrund des Studiums einer einzelnen kleinen Hirnarterie einige Hirngebiete und Hirnareale im zisternalen, neuronalen und topographischen Sinne erlernt werden können.

Oberflächen- und Schnittbildanatomie des Hirns

Die Kenntnisse der Oberflächenanatomie des Gehirns und der Schnittanatomie können in der Diagnostik sowie in der Erarbeitung dreidimensionaler Bilder von großer Bedeutung sein. So zeigt Abbildung 1.2-5 die mediale Oberfläche des Gehirns. Hier ist die Kenntnis der verschiedenen Sulci mit den darin verlaufenden Gefäßen für die mikrochirurgische Arbeit unerlässlich. So kann das Interesse für die Ausformungen der basalen Zisternen und der einzelnen Ventrikelabschnitte mit ihren Ausbuchtungen die Grundlage für eine mikroanatomische Studie darstellen. Das Studium der Mikroanatomie anhand des medialen Schnittes ist für Mittellinienläsionen unterschiedlichster Arten von Bedeutung. Die Erkennung der Gyri und Kommissuren sowie von Zwischenhirn, Mittelhirn, Hirnstamm und Kleinhirnarealen kann einen Überblick vermitteln, wie die Anatomie und deren Dreidimensionalität über alle drei Pforten erlernt werden kann. Hier wird nur ein Beispiel dafür gegeben, welche Fülle an Informationen in einem einzigen medialen Hirnschnitt gegeben ist. Nur die sichtbaren Strukturen in diesem medialen Schnitt zu benennen, würde ausreichen, das gesamte Kapitel zu füllen. Es werden in der Legende nur die wichtigsten Strukturen erwähnt.

Neben der Oberflächenanatomie sollte die Neuroanatomie auch ein Verständnis für Kerngebiete, Stammganglien, Thalamus und Hypothalamus, die Mittelhirnkerne, die pontinen Kerne und die Hirnnervenkerne vermitteln; ebenso der intrazerebralen und zerebrozerebellären sowie der zerebrobulbären, der spinobulbären und der zerebellären Bahnen (Abb. 1.2-6).

Es würde zu weit führen, die deskriptive und die funktionelle Anatomie des Gehirns in einem so kurzen Kapitel darzustellen. Es sollte nur den Anreiz dafür geben, welche Facetten in der mikrochirurgischen Anatomie bestehen und wie diese erlernt werden können.

Literatur

Hussein S, Woischneck D (1990) Topographie des Atrium ventriculi und ihre mikrochirurgische Bedeutung. Neurochirurgia (Stuttg) 33: 8–10.

Hussein S, Renella RR, Dietz H (1988) Microsurgical anatomy of the anterior choroidal artery. Acta Neurochir (Wien) 92: 19–28.

Hussein S, Woischneck D, Niemeyer U (1994) Microsurgical anatomy of the cisterna quadrigemina and cisterna velum interpositum. In: Bauer BL, Brock M, Klinger M (eds) Advances in Neurosurgery 22. Berlin: Springer; 297–302.

Lang J (1979) Praktische Anatomie. Begr. von T. von Lanz und W. Wachsmuth. Hrsg. von J. Lang, W. Wachsmuth, 1. Bd., Teil 1B: Kopf – Gehirn- und Augenschädel. Berlin, Heidelberg, New York: Springer.

Lang J (1985) Praktische Anatomie. Begr. von T. von Lanz und W. Wachsmuth. Hrsg. von J. Lang, W. Wachsmuth, 1. Bd., Teil 1A: Kopf – Übergeordnete Systeme. Berlin, Heidelberg, New York: Springer.

Lang J (2001) Skull Base and Related Structures. Atlas of Clinical Anatomy. 2nd ed. Stuttgart: Schattauer.

Lang J, Käpplinger E (1979) Über Ursprung, Verlauf und Versorgungsgebiete der Rami choroidei posteriores. Verh Anat Ges 74: 527–9.

Lang J, Käpplinger E (1980) A. lamina tecti (quadrigemina) und Rami thalamogeniculati. Anat Anz 147: 1–11.

Ono M, Ono M, Rhoton AL Jr et al. (1984a) Microsurgical anatomy of the tentorial incisura. J Neurosurg 60: 365–99.

Ono M, Rhoton AL Jr, Peace D et al. (1984b) Microsurgical anatomy of the deep venous system of the brain. Neurosurgery 15: 621–57.

Pendl G (1986) Pineal and Midbrain Lesions. Wien, New York: Springer.

Rhoton AL Jr, Fujii K, Fradd B (1979) Microsurgical anatomy of the anterior choroidal artery. Surg Neurol 12: 171–87.

Saeki N, Rhoton AL Jr (1977) Microsurgical anatomy of the upper basilar artery and the posterior circle of Willis. J Neurosurg 46: 563–78

Seeger W (ed) (1978) Atlas of Topographical Anatomy of the Brain and Surrounding Structures. Wien, New York: Springer.

Seeger W (ed) (1979) Microsurgical Anatomy of the Brain. Wien, New York: Springer.

Timurkaynak E, Rhoton AL Jr, Barry M (1986) Microsurgical anatomy and operative approaches to the lateral ventricles. Neurosurgery 19: 685–723.

Yaşargil MG (1984) Microneurosurgery, Vol 1. Stuttgart, New York: Thieme.

Yaşargil MG, Teddy PJ, Roth P (1985) Selective amygdalo-hippocampectomy. Operative anatomy and surgical technique. Adv Tech Stand Neurosurg 12: 93–123.

Zeal AA, Rhoton AL Jr (1978) Microsurgical anatomy of the posterior cerebral artery. J Neurosurg 48: 534–59.

1.3 Physiologische Grundlagen für Neurochirurgen

Erwin-Josef Speckmann, Rüdiger Köhling

Einleitung

Lerninhalte der klassischen Physiologie werden vorausgesetzt (Deetjen et al. 1999). Für die Zielgruppe des physiologisch interessierten Facharztes für Neurochirurgie sollen hier exemplarisch und kurz drei Themenkomplexe abgehandelt werden:

- Bioelektrizität der Nervenzellen
- Elementarprozesse der Epileptogenese
- Pupillomotorik

Bioelektrizität der Nervenzellen

Die Hirnfunktion beruht auf der Tätigkeit einzelner Nervenzellen (Neurone). Elektrische Potenziale stellen im Wesentlichen die Signale zur Informationsverarbeitung im Nervensystem dar. Im Folgenden soll zunächst auf einige Grundmechanismen der Elektrogenese eingegangen werden. Dabei wird das Hauptaugenmerk auf die elektrischen Vorgänge gerichtet, die an den Membranen einzelner Neurone sowie an den Verknüpfungsstellen zwischen den Neuronen stattfinden.

Der grundsätzliche Aufbau einer Nervenzelle ist in Abbildung 1.3-1 wiedergegeben. Wie daraus hervorgeht, kann man zwischen einem **Zellkörper** (Soma) und seinen Verzweigungen unterscheiden. Bei den neuronalen Fortsätzen lassen sich weiterhin zwei Typen differenzieren. Zum einen besitzt das Soma einen oder mehrere Fortsätze, die eine Länge von mehr als einen Meter erreichen können und die als Nervenfasern (**Axone**) bezeichnet werden. Sie stellen die Verbindung zu anderen Neuronen, Muskelfasern oder Drüsenzellen dar. Die Axone sind von Markscheiden (**Myelinscheiden**) umgeben. Diese Umhüllung ist in Abständen von 2–3 mm unterbrochen, wodurch die sog. **Ranvier-Schnürringe** entstehen. Zum anderen entspringen aus dem Soma Fortsätze, die in der Regel weit verzweigt sind und die dementsprechend auch als **Dendriten** bezeichnet werden. Sie stellen zusammen mit dem Zellkörper die Zielstruktur für Kontakte dar, die von den Axonen anderer Nervenzellen aufgenommen werden. Die beschriebenen neuronalen Elemente sind von Gliazellen umgeben, denen bei der Aufrechterhaltung des extrazellulären Milieus eine große Bedeutung zukommt.

Wird ein Neuron mit einer Mikroelektrode punktiert und gleichzeitig gegen eine extrazelluläre Referenzelektrode die elektrische Spannung gemessen, so stellt man fest, dass an der Nervenzellmembran eine Potenzialdifferenz existiert, die als **Membranpotenzial** bezeichnet wird. Ein entsprechender Modellversuch ist in Abbildung 1.3-1 wiedergegeben. Wie daraus hervorgeht, hat die Potenzialdifferenz zunächst ihren negativen Pol im Intrazellulärraum und beträgt etwa 70 mV. Für die Entstehung eines solchen Membranpotenzials, das für den Ruhezustand einer Nervenzelle typisch ist und das dementsprechend auch Ruhemembranpotenzial genannt wird, sind zwei Faktoren maßgebend:

- Zum einen besteht zwischen der intrazellulären und der extrazellulären Konzentration von Kaliumionen ein Ungleichgewicht. Durch einen aktiven Transportprozess in der Nervenzellmembran (sog. Kaliumpumpe) wird die Kaliumkonzentration im intrazellulären Raum auf einen etwa 30fach höheren Wert eingestellt als im extrazellulären Gewebs-Kompartiment. Aus diesem Konzentrationsgradienten entsteht für die Kaliumionen eine erste treibende Kraft, die zellauswärts gerichtet ist.
- Zum anderen können Kaliumionen die Zellmembran permeieren. Damit verlassen sie dem Konzentrationsgradienten entsprechend die Nervenzelle. Da ein großer Teil der zugehörigen Anionen im intrazellulären Raum verbleibt, entwickelt sich auf diese Weise ein elektrisches Feld, dessen Minuspol im Zellinneren liegt. Aus dem elektrischen Feld resultiert nun für die positiv geladenen Kaliumionen eine zweite treibende Kraft, die zelleinwärts gerichtet ist und damit der ersten entgegenwirkt. Mit dem Ausstrom von Kaliumionen wächst die Kraft aus dem elektrischen Feld solange weiter an, bis die ein- und auswärts gerichteten Kräfte im Gleichgewicht stehen und damit der Nettoionenstrom sistiert. Die Potenzialdifferenz, die sich dabei an der Membran ergibt, wird als Kaliumgleichgewichtspotenzial bezeichnet. Durch den Einfluss von Störionen wird das Kaliumgleichgewichtspotenzial an neuronalen Membranen häufig nicht erreicht, sodass sich das Ruhemembranpotenzial auf einen etwas geringeren Wert einstellt.

Aufgrund der beschriebenen Zusammenhänge ist eine Steigerung der Kaliumpermeabilität an der Nervenzellmembran in der Regel mit einer Zunahme des Membranpotenzials (**Hyperpolarisation**) und eine Verminderung der Kaliumpermeabilität mit einer Abnahme des Membranpotenzials (**Depolarisation**) verbunden.

Die Gliazellen, die die Neurone im Zentralnervensystem umgeben, weisen ebenfalls ein Membranpotenzial auf. Auch hier handelt es sich um ein Kaliumdiffusionspotenzial. Da Gliazellen vielfältige Verbindungen untereinander haben und damit funktionell eine weite Ausdehnung besitzen, können durch lokale Akkumulation von Kaliumionen örtlich begrenzte Depolarisationen entstehen. In der weiteren Konsequenz werden dadurch intra- und extrazelluläre Kaliumströme ausgelöst, die entscheidend zur Konstanthaltung des extrazellulären Ionenmilieus beitragen.

Bei Nervenzellen wird die bisher besprochene Form der bioelektrischen Aktivität als Ruhemembranpotenzial charakterisiert. Wird ein Neuron nun kritisch depolarisiert, so treten rasche, kurz dauernde Änderungen des Membranpotenzials auf, die entscheidend an der Informationsverarbeitung im Nervensystem beteiligt sind. Anhand des Modellversuchs in Abbildung 1.3-1 werden diese Zusammenhänge skizziert. Zur Depolarisation der Nervenzellen wird über eine zweite Mikroelektrode Strom in den Intrazellulärraum „injiziert". Ist dieser Strom zunächst klein, so erfolgt nur eine geringe Depolarisation, die im Wesentlichen der applizierten Ladungsmenge entspricht. Mit einer Erhöhung der Stromintensität nimmt die Depolarisation an Amplitude zu und erreicht schließlich einen Wert des Membranpotenzials, bei dem die Schwelle zu weiteren Prozessen (sog. **Membranschwelle**) überschritten wird. Diese Vorgänge äußern sich in Membranpotenzialschwankungen, die aus einer transienten Depolarisation, Umpolarisation, Repolarisation und meistens aus einer abschließenden Hyperpolarisation bestehen und in Gegenüberstellung zum Ruhemembranpotenzial als **Aktionspotenzial** zusammengefasst werden.

Der Entstehung der Aktionspotenziale liegt eine kurzdauernde Öffnung der Nervenzellmembran für Natrium- und Kaliumionen zugrunde. Da die Konzentration der Natriumionen im Extrazellulärraum hoch ist und durch einen aktiven Transportprozess (sog. **Natriumpumpe**) im Zellinneren gering gehalten wird, strömen die Natriumionen diesem Konzentrationsgradienten und in einer ersten Phase auch dem elektrischen Feld entsprechend mit hohem Druck in das Neuron. Dadurch

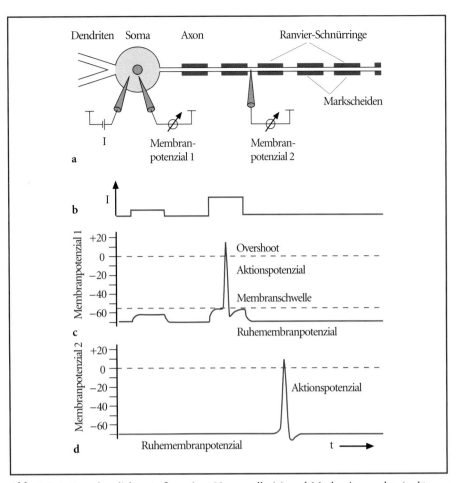

Abb. 1.3-1. Grundsätzlicher Aufbau einer Nervenzelle (a) und Mechanismen der Auslösung und Fortleitung von Aktionspotenzialen (b bis d) (mod. nach Speckmann 1986):
a) Am Soma und am Axon der Nervenzelle wird das Membranpotenzial (1 und 2) mit einer intrazellulären Mikroelektrode (ME) gegen eine extrazelluläre Referenzelektrode (RE) abgeleitet. Über eine zweite intrasomatische Mikroelektrode wird die Nervenzelle mithilfe einer externen Stromquelle (I) depolarisiert („Strominjektion");
b), c) unter- und überschwellige Depolarisationen des Nervenzellsomas durch Strominjektionen unterschiedlicher Intensität;
d) Fortleitung des im Soma ausgelösten Aktionspotenzials über das Axon.

wird die Nervenzelle de- und sogar umpolarisiert (**Overshoot**). Mit der Schließung der Durchtrittsstellen für Natriumionen in der Zellmembran steht der gleichzeitig stattfindende vermehrte Ausstrom von Kaliumionen für eine kleine Zeitspanne funktionell im Vordergrund, sodass sich an die Depolarisation eine Re- und Hyperpolarisation anschließt. Die beschriebenen Vorgänge nehmen nur wenige Millisekunden in Anspruch.

Durch die Depolarisation des Nervenzellkörpers, die während des Aktionspotenzials stattfindet, baut sich zu den Teilen des Axons, an denen noch das Ruhemembranpotenzial vorliegt, entlang der Zellmembran eine Potenzialdifferenz auf. Dadurch werden intra- und extrazelluläre

Ionenströme ausgelöst, die die Membran des Axons ebenfalls depolarisieren. Aufgrund der isolierenden Eigenschaften der Myelinscheiden können diese depolarisierenden Längsströme nur an den Ranvier-Schnürringen auch transmembranöse Ströme hervorrufen, die ein Aktionspotenzial generieren (s. Abb. 1.3-1). Ist auf diese Weise an den ersten Schnürringen ein Aktionspotenzial entstanden, so bildet sich zu den benachbarten, noch „ruhenden" Schnürringen wiederum eine Potenzialdifferenz aus. Damit wiederholen sich in der weiteren Folge die Prozesse der Aktionspotenzialbildung an der Nervenfaser. Insgesamt wird so die neuronale Erregung sprungweise über das Axon fortgeleitet (sog. **saltatorische Erregungsleitung**).

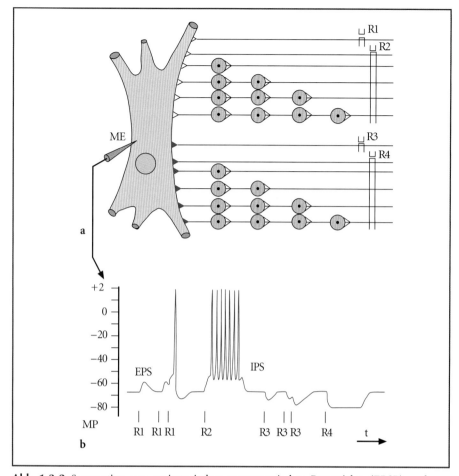

Abb. 1.3-2. Summation von exzitatorischen postsynaptischen Potenzialen (EPSP) und von inhibitorischen postsynaptischen Potenzialen (IPSP) (mod. nach Speckmann 1986):
a) Reiz- und Ableitungsschema. Offene Symbole kennzeichnen exzitatorische und ausgefüllte Symbole inhibitorische Synapsen. ME: Mikroelektrode; R1 bis R4: Reizelektroden.
b) Elektrische Einzelreize, die bei R1 bzw. R3 appliziert werden, lösen ein monosynaptisches EPSP bzw. IPSP aus. Eine Doppelreizung bei R1 bzw. R3 führt zu einer Summation der entsprechenden monosynaptischen Antworten. Durch eine Reizung bei R2 bzw. R4 entstehen polysynaptische EPSP bzw. IPSP. MP: Membranpotenzial.

dem Extrazellulärraum in die Synapse ein und erlauben damit die Freisetzung eines Botenstoffes (**Transmitters**) in den subsynaptischen Spalt. Der Transmitter bildet nach der Diffusion durch den subsynaptischen Spalt mit Rezeptormolekülen in der subsynaptischen Membran eine Komplexverbindung. Dieser Transmitter-Rezeptor-Komplex ändert nun die Permeabilität für bestimmte Ionen in den subsynaptischen Membranbezirken. Dadurch werden Fluktuationen des Membranpotenzials ausgelöst, die sich durch Ströme entlang der Nervenzellmembran von den subsynaptischen auf die postsynaptischen Membranbezirke ausdehnen und die als **postsynaptische Potenziale** (PSP) charakterisiert werden. In Abhängigkeit von der Art des Transmitters und vom Typ der Membranrezeptoren wird bei der synaptischen Übertragung die Permeabilität entweder für alle oder nur für einzelne Ionensorten, die an der Entstehung des Membranpotenzials beteiligt sind, verändert. Daher können sowohl depolarisierende als auch hyperpolarisierende postsynaptische Potenziale entstehen. Da damit zum einen das Ruhemembranpotenzial der Membranschwelle angenähert und so die Erregbarkeit der nachgeschalteten Neurone gesteigert und zum anderen durch die Erhöhung des Membranpotenzials der Erregungsablauf gehemmt bzw. die Erregbarkeit vermindert wird, spricht man von **exzitatorischen** und **inhibitorischen postsynaptischen Potenzialen** (EPSP und IPSP) und sinngemäß auch von exzitatorischen und inhibitorischen Synapsen.

Exzitatorische postsynaptische Potenziale können grundsätzlich durch die Überträgersubstanzen Acetylcholin und Glutaminsäure ausgelöst werden. Eine Verbindung dieser Transmitter mit entsprechenden Membranrezeptoren führt zu einer Permeabilitätssteigerung für Kalium-, Chlor- und Natriumionen. Da beim Ruhemembranpotenzial die treibenden Kräfte für diese Ionen ungleich sind, überwiegt der Einstrom von Natriumionen, sodass eine Depolarisation resultiert. Es wurde schon darauf hingewiesen, dass den synaptischen Prozessen für die Erregungs- und damit Informationsverarbeitung im Nervensystem eine entscheidende Bedeutung zukommt. In diesem Zusammenhang ist die Möglichkeit zur Summation von postsynaptischen Potenzialen besonders

Wenn die Markscheiden nur schwach ausgebildet sind oder ganz fehlen, werden durch die beschriebenen Grundmechanismen die unmittelbar aneinandergrenzenden Membranabschnitte sukzessiv erregt, sodass sich eine kontinuierliche Erregungsleitung ergibt.

Die Axone der Neurone nehmen vielfältige Kontakte zu anderen Zellen des Organismus auf. Im peripheren Nervensystem treten sie mit quergestreiften Skelettmuskelfasern, Herzmuskelzellen, glatten Muskelfasern und Drüsenzellen in Verbindung. Über diesen Weg wird die Tätigkeit der genannten Effektorzellen beeinflusst. Im zentralen Nervensystem bilden die Axone Kontakte mit anderen Neuronen (s.o.). Dazu sind an ihren terminalen Verzweigungen Endknöpfe (**Synapsen**)

ausgebildet. Diese sind nur durch einen engen Spalt (subsynaptischer Spalt) von der nachgeschalteten Nervenzelle getrennt. Die Membran des Zielneurons lässt sich durch ihre Lage zum synaptischen Endknopf in einen subsynaptischen und einen umliegenden postsynaptischen Bezirk differenzieren. Die synaptischen Umschaltstellen spielen bei der Weiterleitung der neuronalen Signale zur Informationstransmission sowie bei der Verrechnung der Erregungen zur Informationsverarbeitung eine entscheidende Rolle. Daher wird das Prinzip ihrer Funktion im Folgenden kurz erläutert.

Erreicht ein Aktionspotenzial den synaptischen Endknopf, so wird dieser ebenso wie die zugehörige Nervenfaser depolarisiert. Dadurch strömen Kalziumionen aus

hervorzuheben. Daher werden anhand des Modellversuchs in Abbildung 1.3-2 die Grundmechanismen solcher Vorgänge erläutert.

Wird eine Nervenfaser, die am nachgeschalteten Neuron eine exzitatorische Synapse bildet, elektrisch gereizt (R1), so entsteht am Ort der Reizung ein Aktionspotenzial, das über die Faser fortgeleitet wird und das schließlich an der synaptischen Umschaltstelle ein EPSP auslöst. Ist zwischen dem Ort der Erregungsauslösung und dem der EPSP-Entstehung nur eine Synapse eingeschaltet, liegt ein **monosynaptisches EPSP** vor. Eine Summation von EPSP ist nun zunächst möglich, wenn am Punkt R1 wiederholte Reizungen durchgeführt werden und das zeitliche Intervall zwischen den dadurch ausgelösten Aktionspotenzialen kleiner ist als die Dauer eines einzelnen EPSP. Bei einer solchen zeitlichen Summation oder **zeitlichen Bahnung** kann bereits das zweite EPSP die Membranschwelle überschreiten und damit ein Aktionspotenzial auslösen (s. Abb. 1.3-2). Eine Summation von EPSP kann weiterhin dann stattfinden, wenn monosynaptische EPSP zum selben Zeitpunkt an mehreren Stellen eines Neurons hervorgerufen werden (räumliche Summation, **räumliche Bahnung**). Bei der Erregungsverarbeitung im Zentralnervensystem sind zeitliche und räumliche Summation häufig miteinander kombiniert.

Eine solche Situation tritt besonders dann auf, wenn vom Ort der Erregungsentstehung die Aktionspotenziale das Zielneuron auf verschiedenen Wegen erreichen. Wird im Modellversuch der Abbildung 1.3-2 am Punkt R2 ein elektrischer Reiz appliziert, so durchlaufen die dadurch ausgelösten Aktionspotenziale eine unterschiedliche Anzahl von synaptischen Relais-Stationen, bevor sie das Zielneuron erreichen. Da bei jeder synaptischen Umschaltung eine Verzögerung auftritt, treffen die Erregungen zeitlich gestaffelt am Neuron ein und lösen damit eine lang anhaltende Verminderung des Membranpotenzials aus. Eine solche Depolarisation wird aufgrund der Einbeziehung zahlreicher Synapsen auch als **polysynaptisches EPSP** bezeichnet und damit vom monosynaptischen EPSP abgegrenzt. Wird ein polysynaptisches System etwa durch repetierte Reizung am Punkt R2 wiederholt aktiviert, so können EPSP entstehen, die eine beträchtliche Amplitude und Dauer aufweisen.

Inhibitorische postsynaptische Potenziale können prinzipiell durch die Überträgersubstanzen Glycin, γ-Aminobuttersäure (GABA), Serotonin (5-HT) und Dopamin ausgelöst werden. Eine Komplexbildung dieser Transmitter mit den Rezeptoren in der subsynaptischen Membran führt zu einer selektiven Permeabilitätssteigerung für Kalium- oder Chlorionen. Dadurch strömen Kaliumionen aus der Zelle oder Chlorionen in die Zelle, sodass jeweils eine Hyperpolarisation resultiert. Ebenso wie bei den EPSP können auch bei den IPSP mono- und polysynaptische Potenziale sowie zeitliche und räumliche Summationen auftreten (s. Abb. 1.3-2).

In komplexen neuronalen Systemen überlappen sich häufig polysynaptische EPSP und IPSP, sodass lang dauernde Sequenzen von Membranpotenzialschwankungen entstehen. Solchen Interferenzen von postsynaptischen Potenzialen kommt offensichtlich für die Entstehung und auch für die Begrenzung von epileptischer Aktivität im Zentralnervensystem eine besondere Bedeutung zu.

Elementarprozesse der Epileptogenese

Epileptische Anfälle, wie sie beim Menschen zu beobachten sind, können im Tierversuch imitiert werden. Bei diesen Modellepilepsien treten im Elektroenzephalogramm (EEG), das von der betroffenen Hirnstruktur abgeleitet wird, epilepsiespezifische Potenzialschwankungen auf. Diese sog. **Krampfpotenziale** im EEG werden in strenger zeitlicher Zuordnung von charakteristischen Aktivitätsänderungen einzelner Neurone begleitet, die im Unterschied zum Aktionspotenzial aus außerordentlich verlängerten, bis zu mehrere hundert Millisekunden andauernden Depolarisationen bestehen (Abb. 1.3-3). Dieses Entladungsmuster der Neurone

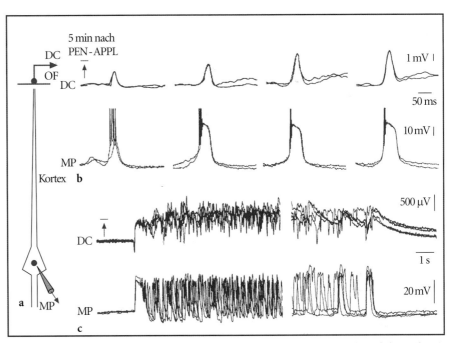

Abb. 1.3-3. Änderungen des Membranpotenzials kortikaler Neurone (MP) und des epikortikalen DC-Potenzials bei einer partiellen (b) und generalisierten Modellepilepsie (c) (mod. nach Speckmann (1986):
a) Ableitungsschema; OF: Kortexoberfläche.
b) Entwicklung fokaler epileptischer Aktivität nach lokaler Penicillinapplikation auf die Kortexoberfläche (PEN-APPL). Die Zahlen geben den Zeitpunkt der Ableitung nach der PEN-APPL in Minuten an.
c) Generalisierte tonisch-klonische Anfälle nach systemischer Gabe von Pentylentetrazol. Graphische Superposition von Originalregistrierungen bei vier aufeinanderfolgenden Anfällen. Unterbrechung der Kurven: 20–60 s.

besteht im Einzelnen aus folgenden Komponenten:

- Zunächst entwickelt sich eine steile Depolarisation. Durch sie wird eine Serie hochfrequenter Aktionspotenziale ausgelöst, die mit fortschreitender Depolarisation rasch an Amplitude abnehmen.
- An die initiale Depolarisation schließt sich eine länger anhaltende Reduktion des Membranpotenzials an. Während dieser plateauförmigen Membranpotenzialverminderung befindet sich das Neuron im sog. Kathodenblock und ist damit nicht mehr in der Lage, Aktionspotenziale zu generieren.
- Das neuronale Entladungsmuster wird von einer steilen Repolarisation abgeschlossen, die häufig in eine Nachhyperpolarisation oder Nachdepolarisation übergeht.

Die beschriebene Sequenz von Membranpotenzialänderungen wurde in den 1960er-Jahren von den Arbeitsgruppen um Goldensohn und Purpura sowie Matsumoto und Ajmone-Marsan beschrieben und als **Paroxysmal Depolarization Shift** (PDS) bezeichnet.

Offensichtlich entstehen in den Neuronen, die unmittelbar in ein epileptisches Geschehen einbezogen sind, unabhängig vom aktuell angewandten Krampfmodell paroxysmale Depolarisationen. In den Intervallen zwischen den paroxysmalen Depolarisationen weisen die Neurone ein bioelektrisches Verhalten auf, wie es beim narkotisierten Tier ohne Krampfinduktion zu finden ist. Das bedeutet, dass „epileptische" und „normale" Aktivität abwechseln.

Ähnliche Potenzialmuster, wie sie im Tierexperiment bei Modellepilepsien auftreten, sind auch an einzelnen Neuronen des menschlichen Gehirns nachweisbar, wenn die Ableitungen aus Strukturen vorgenommen werden, die für epileptische Verhaltensänderungen des Organismus verantwortlich sind. Solche Registrierungen wurden am intakten Gehirn zur Vorbereitung von neurochirurgischen Ein-

griffen oder nach unvermeidbaren Operationen an exzidiertem Hirngewebe durchgeführt. Die bisher gefundenen Übereinstimmungen von tierexperimentellen Ergebnissen und Befunden beim Menschen können als weiterer Hinweis dafür gewertet werden, dass die im Tierversuch induzierten Anfälle tatsächlich Modellcharakter besitzen.

Zu neurochirurgischen Behandlungsmöglichkeiten der Epilepsie siehe Kapitel 12.3.

Pupillomotorik

Als Pupille bezeichnet man die normalerweise runde Öffnung in der pigmentierten Regenbogenhaut (Iris) des Auges. In der Iris befinden sich Muskeln, die eine Verengung (**Miosis**) oder Erweiterung (**Mydriasis**) der Pupille bewirken. Die Miosis bis auf etwa 2 mm Durchmesser wird durch Kontraktion der ringförmig angeordneten

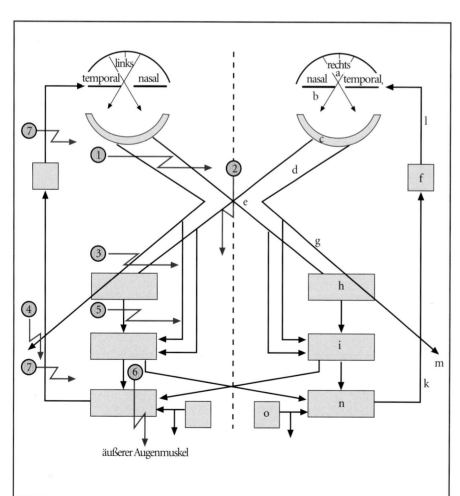

Abb. 1.3-4. Schema der Sehbahn und der pupillomotorischen Bahn (kraniokaudale Aufsicht) mit Zuordnung anatomischer Strukturen (rechts) und möglichen Läsionsorten (exemplarisch links) (mod. nach Speckmann u. Wittkowski 1998):
a Gesichtsfeld;
b Iris mit Pupille;
c Retina;
d N. opticus;
e Chiasma opticum;
f Ganglion ciliare;
g Tractus opticus;
h Corpus geniculatum laterale;
i Area praetectalis;
k präganglionäre parasympathische Faser;
l postganglionäre parasympathische Faser;
m Radiatio optica;
n Nucleus accessorius Edinger-Westphal;
o Nuclei nervi oculomotorii.
1 Unilaterale (hier: linksseitige) Blindheit und Pupillenstarre: amaurotische Pupillenstarre links, sobald das linke Auge beleuchtet wird.
2 Bitemporaler Gesichtsfeldausfall (bitemporale Hemianopsie; heteronyme Hemianopsie): hemianoptische Pupillenstarre.
3 Rechts temporale und links nasale Hemianopsie (homonyme Hemianopsie).
4 Links nasale Hemianopsie (homonyme Hemianopsie).
5 Reflektorische Pupillenstarre ohne Pupillenstarre bei Konvergenz.
6 Absolute Pupillenstarre ohne Augenmuskellähmung.
7 Absolute Pupillenstarre.

Fasern des M. sphincter pupillae hervorgerufen, die Mydriasis bis auf etwa 8 mm durch Kontraktion der radiär angeordneten Fasern des M. dilatator pupillae. Durch die Regulation der Pupillenweite werden einfallende Lichtmenge, flächenhafte Schärfe und Tiefenschärfe der Abbildung auf der Netzhaut (Retina) variiert. Die Anpassung des Pupillendurchmessers an eine Veränderung der einfallenden Lichtmenge erfolgt sehr rasch (0,2–0,5 s).

Die Information über die in beide Augen einfallende Lichtmenge wird über den Sehnerven (N. opticus), durch die Sehnervenkreuzung (Chiasma opticum) weiter über den Sehtrakt (Tractus opticus) zum linken und rechten äußeren Kniehöcker des Thalamus (Corpus geniculatum laterale) geleitet (Abb. 1.3-4). Noch vor Erreichen des Corpus geniculatum laterale zweigen vom Tractus opticus Fasern ab, die zur Area praetectalis des Mittelhirns (Mesencephalon) führen. Vom Corpus geniculatum laterale in der ventrolateralen Kernreihe des Thalamus zieht die Radiatio optica zur Sehrinde in der Nähe des Sulcus calcarinus im Hinterhauptlappen des Gehirns. Hier liegt in der Area striata (Brodmann-Area 17) das primäre Sehzentrum. Die benachbarten Area parastriata (Area 18) sind für den Fixationsmechanismus und Area peristriata (Area 19) für das optische Erkennen sowie die Assoziation zu anderen Hirnregionen zuständig. Aus den prätektalen Regionen ziehen Afferenzen zum Nucleus oculomotorius accessorius (Edinger-Westphal), einem Teil des Okulomotoriuskernkomplexes, der sich ventral des Aquäduktes nahe der Mittellinie an der rostralen Hälfte des Mittelhirns befindet (Abb. 1.3-4).

Aus dem Edinger-Westphal-Kern ziehen präganglionär parasympathische Fasern gemeinsam mit somatomotorischen Fasern desselben Hirnnervs zum Ganglion ciliare, das 1,5 cm dorsal des Bulbus in der Orbita liegt. Die postganglionären, markhaltigen Fasern, die das Ganglion ciliare verlassen, innervieren unter anderem den M. sphincter pupillae (Abb. 1.3-4). Normalerweise dominiert die parasympathische Aktivität des M. sphincter pupillae über die vom Sympathikus regulierte Aktivität des M. dilatator pupillae. Wird die Erregung des Parasympathikus durch Atropin blockiert, tritt aufgrund der dann überwiegenden Sympathikusaktivität eine Pupillenerweiterung auf, wodurch die Spiegelung des Augenhintergrundes ermöglicht wird.

Die Innervation des M. dilatator pupillae erfolgt durch sympathische Nervenfasern, die in einem Reflexzentrum (Centrum ciliospinale) beginnen, das in Höhe von C8 und Th1 in der grauen Substanz (Substantia grisea) des Rückenmarks liegt. Von hier aus ziehen präganglionär Neurone zum Ganglion cervicale superius im oberen Teil des Grenzstranges (Truncus sympathicus). Das postganglionäre Neuron zieht zum M. dilatator pupillae.

Eine Pupillenverengung kann durch physiologische, pathophysiologische oder pharmakologische Reizung des Parasympathikus oder entsprechende Lähmung des Sympathikus ausgelöst werden.

Literatur

Deetjen D, Speckmann EJ (Hrsg) (1999) Physiologie. 3. Aufl. München: Urban & Fischer.

Speckmann EJ (Hrsg) (1986) Experimentelle Epilepsieforschung. Darmstadt: Wissenschaftliche Buchgesellschaft.

Speckmann EJ, Wittkowski W (1998) Bau und Funktionen des menschlichen Körpers. 19. Aufl. München: Urban & Schwarzenberg; 120.

2 Untersuchungsmethoden

2.1 Transkranielle Doppler-Sonographie

Gernot Schulte-Altedorneburg, E. Bernd Ringelstein, Dirk W. Droste

Inhalt

Einleitung

Die transkranielle Doppler-Sonographie (TCD) ist das erste nichtinvasive Verfahren, das eine Messung der Fließgeschwindigkeiten in den Hirnbasisarterien ermöglichte (Aaslid et al. 1982). Mit der Einführung der transkraniellen Farbduplexsonographie (transcranial colourcoded duplex sonography, TCCD), die neben der Ableitung der Doppler-Spektren eine farbkodierte Darstellung der Hirnarterien und ein zweidimensionales B-Bild der Parenchymstrukturen liefert, wurde die TCD ein fester Bestandteil der neurovaskulären Bildgebung (Abb. 2.1-1).

> Im Vergleich zu den anderen neuroradiologischen Untersuchungsverfahren (MRT, CT, Angiographie) zeichnet sich die Ultraschalldiagnostik vor allem durch ihre fehlende Invasivität und niedrige Untersuchungskosten aus. Darüber hinaus machen die Mobilität des Ultraschallgerätes und die beliebig häufige Wiederholbarkeit einer Ultraschalluntersuchung das Verfahren zu einer idealen Methode für das Monitoring auf der Intensivstation.

Grundlagen der Doppler-Sonographie

Physikalische Grundlagen

Sämtliche Doppler-sonographischen Methoden zur Messung von Blutströmungen beruhen auf dem **Doppler-Effekt** (Schallwellen ändern ihre Frequenz, sobald sich Sender und Empfänger aufeinander zu oder voneinander weg bewegen). Dieses Prinzip bedeutet bei der Beschallung von Blutgefäßen, dass die ausgesandten Ultraschallwellen einer definierten Ausgangsfrequenz (f_0) auf einen Erythrozyten auftreffen, dann in Abhängigkeit von dessen Geschwindigkeit im Blutstrom (v) und Richtung zurückgestreut und schließlich von einem Empfängerkristall im Schallkopf wieder aufgenommen werden. Die Frequenzänderung (Δf) zwischen dem ausgesandten und dem empfangenen Signal wird als **Doppler-Shift** oder **Doppler-Frequenz** bezeichnet.

Unter Berücksichtigung der im hörbaren Bereich liegenden Sendefrequenz f_0 und des Beschallungswinkels α (Winkel zwischen der ausgesandten Ultraschallwelle und der Blutströmungsrichtung im Gefäß), der optimal bei paralleler Beschallung des Gefäßabschnittes ist, ist die Doppler-Frequenz der Fließgeschwindigkeit proportional. Der Zusammenhang zwischen den genannten Parametern wird durch folgende Formel beschrieben:

$$\Delta f = \frac{v \cdot 2 \, fo \cdot \cos \alpha}{c}$$

Dabei gilt:

α = Beschallungswinkel

c = Schallgeschwindigkeit in Weichteilgewebe (ca. 1.550 m/s)

fo = Sendefrequenz

Δf = Frequenzänderung

v = Geschwindigkeit der roten Blutkörperchen

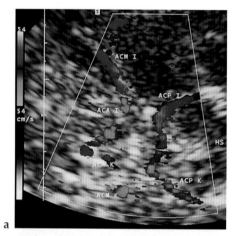

a

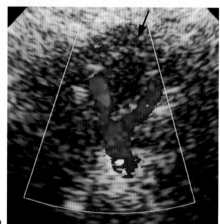

b

Abb. 2.1-1. TCCD (transcranial colour-coded duplex sonography):
a) Transtemporale TCCD des Circulus arteriosus Willisii. Beachte die unterschiedliche Farbkodierung für Blutflüsse verschiedener Richtungen (rot = Blutfluss auf die Sonde zu; blau = Blutfluss von der Sonde weg) sowie die enge Lagebeziehung der Hirnbasisarterien zueinander.
ACM: A. cerebri media; ACA: A. cerebri anterior, ACP: A. cerebri posterior, K: Kontralateral, I: Ipsilateral, HS: Hirnstamm („schmetterlingsförmig") (Farbduplex).
b) Transnuchale TCCD der Endabschnitte der Aa. vertebrales (V4-Segment) und der A. basilaris („vertebrobasiläres Y"). Der Pfeil deutet auf die Leitstruktur im B-Modus, das echoarme ovale Foramen magnum.

Die Blutströmung in glatten Gefäßen ist pseudolaminar und zeigt damit ein quasi parabelförmiges Strömungsprofil, da durch die starke Adhäsion der Blutbestandteile an der Gefäßwand die Blutströmungsgeschwindigkeit nahe der Gefäßwand langsamer ist als in den zentralen Abschnitten des Blutstromes. Somit setzt sich die in einem Gefäßabschnitt Dopplersonographisch ermittelte Geschwindigkeit nicht aus einer einzelnen Frequenzverschiebung, sondern aus einer Summe (Spektrum) von Frequenzverschiebungen zusammen. Das abgeleitete Doppler-Signal wird im Ultraschallgerät mittels Fourier-Analyse in die einzelnen (Frequenz-) Komponenten zerlegt, sodass schließlich ein Frequenzspektrum resultiert.

Üblicherweise wird das **Frequenzspektrum** auf dem Monitor des Ultraschallgerätes als Frequenzzeitspektrum wiedergegeben, d. h. als Darstellung des pulsatilen Verlaufes der Doppler-Frequenzen über die Zeit. Definitionsgemäß werden im Frequenzzeitspektrum die auf die Ultraschallsonde zu laufenden Doppler-Signale oberhalb der Nulllinie und die von der Sonde weg laufenden unterhalb der Nulllinie dargestellt. Neben der visuellen Aufzeichnung sollte durch den Untersucher jedoch auch die wichtige **akustische Interpretation** des empfangenen Doppler-Signals (z. B. Erfassung von Strömungsstörungen wie Turbulenzen oder Ablösungsphänomenen) erfolgen.

Während für die Doppler-sonographische Ableitung der extrakraniellen hirnversorgenden Arterien Ultraschallgeräte mit **kontinuierlicher Schallaussendung** (continuous wave, cw) verwendet werden, ist für die Beschallung der intrakraniellen Arterien die **gepulste Doppler-Sonographie** (pulsed wave, pw) von Vorteil. Das Prinzip der pw-Doppler-Sonographie ist, dass in der Doppler-Sonde derselbe Kristall alternierend als Sender und Empfänger arbeitet: Nach der Impulsaussendung und der Zurückstreuung einer Ultraschallwelle wird das „Empfangstor" für die rückkehrenden Impulse nur während eines variabel einstellbaren, aber definierten Zeitintervalls geöffnet. Auf diese Weise werden Signale nur aus einer bestimmten Untersuchungstiefe, d. h. aus einem gut definierbaren Messvolumen, empfangen. Signale, die früher und später am Empfänger eintreffen, werden nicht detektiert.

Geräteeinstellungen und Besonderheiten der gepulsten Doppler-Sonographie

Für die korrekte Durchführung und Interpretation einer transkraniellen pw-Doppler-Sonographie ist die Kenntnis der wichtigsten Geräteparameter unabdingbar:

- **Sendefrequenz:** Eine adäquate Penetration der Ultraschallwellen durch den knöchernen Schädel erfordert wegen des hohen Ultraschallwiderstandes die Verwendung einer Sonde mit einer niedrigen Sendefrequenz. Während für die TCD in der Regel Stiftsonden mit Frequenzen um 2 MHz verwendet werden, benutzt man für die TCCD Frequenzen zwischen 1,8 und 2,5 MHz.
- **Pulsrepetitionsfrequenz (PRF):** Unter der Pulsrepetitionsfrequenz versteht man die Frequenz, mit der die Ultraschallimpulse ausgesandt werden. Sie wird der zu erwartenden Fließgeschwindigkeit in dem interessierenden Gefäß angepasst, da es sonst zu Fehlmessungen kommt (s. unten). Die Einstellung der PRF wird entweder direkt oder über die Regelung der „Skala" am Gerät vorgenommen.
- **Signalleistung (power)** und **Verstärkung (gain):** Die Signalleistung ist als die pro Zeiteinheit transportierte akustische Energie (in Watt) definiert. Bezieht man die Signalleistung auf die Flächeneinheit, die senkrecht zur Richtung der Wellenausbreitung steht, so erhält man die Leistungsdichte (Watt/cm^2). Mit Hilfe der Verstärkung ist es möglich, den Empfang schwacher Doppler-Signale (aber auch des Hintergrundrauschens!) zu steigern. Signalleistung und Verstärkung müssen während der Untersuchung durch den Sonographierenden ständig nachreguliert werden, um eine optimale Darstellung der Hüllkurve (Oberrand des Spektrums) zu erreichen, da diese zur automatischen Errechnung der Maximalgeschwindigkeiten verwendet wird.
- **Messvolumen und Untersuchungstiefe:** Wie bereits im Abschnitt „Physikalische Grundlagen" erwähnt, öffnet sich bei der pw-Doppler-Sonographie das „Empfangstor" für die zurückkehrenden Ultraschallimpulse in der Sonde

nur für eine kurze definierte Zeitdauer, um lediglich Signale aus einer bestimmten Untersuchungstiefe durchzulassen. Signale, die vor oder nach diesem Intervall eintreffen (und damit aus einer anderen Untersuchungstiefe stammen), werden verworfen. Hierbei legt die Dauer der Toröffnung die axiale Ausdehnung des Messvolumens fest, die am Gerät variiert werden kann; der Durchmesser des Schallstrahles bestimmt die laterale Ausdehnung. Darüber hinaus wird die Größe des Messvolumens erheblich von der Einstellung der Verstärkung beeinflusst, da ein Hochregeln der Verstärkung immer auch zu einer Vergrößerung des Messvolumens führt (von Reutern et al. 2000). Die exakte Lokalisation der Un-

tersuchungstiefe ist jedoch nur unter der Voraussetzung möglich, dass eine neue Ultraschallwelle erst nach Wiedereintreffen des vorausgegangenen Impulses ausgesandt wird. Das bedeutet, dass die PRF mit zunehmender Untersuchungstiefe nach oben begrenzt ist und sehr hohe Doppler-Frequenzen, wie sie etwa intrastenotisch zu finden sind, nicht mehr korrekt detektiert werden können. Überschreiten die zu messenden Doppler-Frequenzen die halbe Pulsrepetitionsfrequenz (PRF/2 = Nyquist-Grenze), tritt der sog. Aliasing-Effekt auf. Im Frequenzzeitspektrum ist der Aliasing-Effekt daran erkennbar, dass die systolischen Spitzen abgeschnitten werden und unterhalb der Nulllinie wieder erscheinen (scheinbare

Flussumkehr). In der TCCD wird die scheinbare Flussumkehr durch den Farbumschlag von rot nach blau oder umgekehrt mit dazwischen liegenden weißen Flecken sichtbar. Dieser Zusammenhang erklärt auch, warum bei einer hohen Einstellung der Geschwindigkeitsskala (hohe PRF) nicht in großen Tiefen untersucht werden kann und das Gerät den Versuch einer solchen Einstellung nicht umsetzt.

- **Wandfilter:** Um stationäre Echos von bewegten Strukturen differenzieren zu können, werden in den Doppler-Geräten Hochpassfilter verwendet, die es ermöglichen, dass z. B. Lateralpulsationen der Gefäßwände nicht als (niederfrequente) Doppler-Frequenz-Verschiebungen detektiert werden, sondern aus

Tab. 2.1-1. Häufige pathologische Befundkonstellationen der extra- und intrakraniellen Hirnarterien und die erforderliche Zusatzdokumentation der Befunde an den intrakraniellen hirnversorgenden Arterien

Gefäßbefund	Dokumentation intrakranieller Doppler-/Duplexbefunde (zusätzlich zur Basisdokumentation)
Extrakraniell	
Stenose/Verschluss der extrakraniellen A. carotis	bei höhergradigen Stenosierungen Nachweis intrakranieller Kollateralwege und ggf. der zerebrovaskulären Reservekapazität
Stenose/Verschluss/Hypoplasie der extrakraniellen A. vertebralis	sorgfältige kontinuierliche Ableitung der V4-Segmente der Aa. vertebrales bis in die A. basilaris
Stenose/Verschluss der A. subclavia	Ableitung des V4-Segmentes der A. vertebralis bis in die A. basilaris, ggf. mit Oberarmkompressionstest (Darstellung der betreffenden Vertebralarterie und der A. basilaris unter Hyperämie nach Kompression des betreffenden Armes)
Intrakraniell	
Stenose/Verschluss der intrakraniellen A. carotis interna	Darstellung des Stenosemaximums sowie des poststenotischen Flusses (eventuell transorbitale Beschallung); Nachweis intrakranieller Kollateralwege und ggf. Bestimmung der Reservekapazität
Karotis-T-Verschluss*	sicherer Nachweis eines suffizienten temporalen Schallfensters durch Darstellung der ipsilateralen A. cerebri posterior sowie des Basilariskopfes und der kontralateralen A. cerebri anterior
Stenose der A. cerebri media	prä-, intra- und poststenotische maximale Fließgeschwindigkeit; Vergleich mit der Gegenseite
Verschluss der A. cerebri media (M1-Segment)*	sicherer Nachweis eines suffizienten temporalen Schallfensters durch Darstellung der ipsilateralen Aa. cerebri anterior und posterior
Stenose der A. basilaris	prä-, intra- und poststenotische maximale Fließgeschwindigkeit (soweit technisch möglich)
Verschluss der A. basilaris*	Darstellung der Doppler-Spektren beider V4-Segmente der A. vertebralis; Versuch der transtemporalen Beschallung mit Darstellung des Basilariskopfes, der Aa. cerebri posteriores und Aa. communicantes posteriores

* Großzügiger und frühzeitiger Einsatz von Ultraschallsignalverstärkern wegen rascher Therapieentscheidung empfohlen

dem Frequenzzeitspektrum eliminiert werden.

Anforderungen an den Untersucher und Befunddokumentation

Während die sonographische Untersuchung der **extrakraniellen hirnversorgenden Arterien** auch von Angehörigen nicht neurowissenschaftlicher Fachdisziplinen (z. B. internistischen Angiologen, Gefäßchirurgen) durchgeführt werden darf, ist die **intrakranielle Doppler-Sonographie** den vier Fachgebieten Neurologie, Neurochirurgie, Neuropädiatrie und Neuroradiologie vorbehalten. Hierzu fordert die Ausbildungsordnung für Fachärzte gemäß der Ultraschallvereinbarung der Deutschen Kassenärztlichen Bundesvereinigung die selbständige Durchführung, Befundung und Dokumentation von 200 pw-Doppler-Sonographien der intrakraniellen Gefäße. Selbstverständlich kann diese Zahl nur als eine Minimalanforderung angesehen werden, da eine sichere und reproduzierbare Befunderhebung sicherlich größere Untersuchungszahlen und vor allem die regelmäßige Durchführung der Doppler-Sonographie erfordert. Zudem sind eine möglichst häufige Korrelation und Überprüfung der eigenen sonographischen Befunde mit den Ergebnissen anderer diagnostischer Verfahren (digitale Subtraktionsangiographie, MR-/CT-Angiographie, MRT, CT) und dem klinischen Befund des Patienten unerlässlich.

Gemäß den Richtlinien zur Qualitätssicherung in der Neurologischen Ultraschalldiagnostik empfehlen die „Deutsche Gesellschaft für Ultraschall in der Medizin" (DEGUM, „Sektion Neurologie") und die „Deutsche Gesellschaft für klinische Neurophysiologie und funktionelle Bildgebung" (DGKN) folgende Basis- und Zusatzdokumentation der intrakraniellen Doppler-/Duplexsonographie (Berger et al. 2000): Unabhängig von der untersuchten Gefäßregion sollte bei der alleinigen Doppler-sonographischen Ableitung eine Dokumentation des Frequenzzeitspektrums über mehrere Herzaktionen hinweg erfolgen. Hierbei sind die Erfassung der systolischen und enddiastolischen Maxi-

malfrequenz und in bestimmten Fällen auch die Ableitung des mittleren maximalen Doppler-Shifts („Mean-Wert", d. h. der Mittelwert der Hüllkurve) sinnvoll. Die Dokumentation der TCCD-Befunde sollte aus einer Kombination des Farb- und Schnittbildes und des Doppler-Spektrums bestehen. Im nicht pathologischen Fall sollten transtemporal die A. cerebri media, die A. cerebri anterior, die A. cerebri posterior und das Karotis-T (Aufteilung der distalen A. carotis interna in die A. cerebri media und anterior) seitenvergleichend und kontinuierlich abgeleitet werden. Transnuchal werden die seitenvergleichende Dokumentation der A. vertebralis sowie die Beschallung der A. basilaris nach möglichst weit distal empfohlen. Entsprechend der klinischen Fragestellung ist die beschriebene Basisdokumentation durch eine befundbezogene Zusatzdokumentation zu erweitern. Häufige pathologische Befundkonstellationen der extra- und intrakraniellen Hirnarterien und die dann erforderliche Zusatzdokumentation des intrakraniellen Doppler-sonographischen bzw. duplexsonographischen Befundes sind in Tabelle 2.1-1 aufgeführt (mod. nach Berger et al. 2000).

Sicherheit der Ultraschalluntersuchung

Der wichtigste biophysikalische Effekt des Ultraschalls ist die **lokale Erwärmung**, die in der Praxis bei der transkraniellen Doppler-sonographischen Untersuchung am Schädelknochen – besonders bei längeren Beschallungsintervallen – nachweisbar ist. Wegen der erheblichen Abschwächung der Ultraschallenergie durch den intakten knöchernen Schädel, der fortlaufenden Kühlung durch das fließende Blut und die häufigen Positionswechsel der Sonde ist jedoch eine als gefährlich einzustufende Erwärmung des Hirnparenchyms nicht zu erwarten. Eine **Reduktion der ausgesandten Signalleistung** sollte hingegen sowohl bei der transorbitalen Beschallung (Gefahr der Augenlinsenschädigung) als auch bei der direkten Insonation des Hirnparenchyms durch etwaige Kalottendefekte (nach extra-/intrakraniellem Bypass, nach dekompressiver Kraniektomie) unbedingt vorgenommen werden. Auch bei einem

Doppler-Monitoring über mehrere Stunden ist die Reduktion der Sendeleistung erforderlich.

> Bei der routinemäßigen neurosonologischen Anwendung ist nach dem heutigen Wissensstand die Sicherheit des Patienten gewährleistet (von Reutern et al. 2000).

Untersuchungstechnik und -parameter

Identifizierung der intrakraniellen hirnversorgenden Arterien

Die transkranielle Beschallung der Arterien ist über drei **Zugänge** oder „Fenster" möglich:
- transtemporal
- transnuchal
- transorbital

Je nach Wahl des Fensters ist dann eine Identifizierung der einzelnen Gefäße unter Zuhilfenahme der Informationen zur Schallsondenposition, Blutströmungsrichtung und Untersuchungstiefe möglich (Tab. 2.1-2, Abb. 2.1-2). Während die Differenzierung der Hirnarterien mit der transkraniellen Duplexsonographie im Normalfall keine Schwierigkeiten bereitet, kann es bei der transkraniellen Doppler-Sonographie gelegentlich erforderlich sein, Kompressionsmanöver der ipsi- und/oder kontralateralen A. carotis oder auch der kräftigeren Vertebralarterie an der Atlasschlinge durchzuführen, da die Reaktion des Doppler-Spektrums auf die Kompression eine genauere Differenzierung und Seitenzuordnung der Arteriensegmente erlaubt. Die Karotiskompression sollte jedoch wegen der potenziellen Gefahr eines Schlaganfalles und einer parasympathischen Reaktion nicht routinemäßig und nur nach Ausschluss stenosierender Läsionen in der A. carotis

Tab. 2.1-2. Transkranieller Zugang, Untersuchungstiefe (Anhaltswerte, je nach Kopfgröße variabel) und Strömungsrichtung der wichtigsten intrakraniellen hirnversorgenden Arterien

Arterie	Untersuchungstiefe [mm]	Strömungsrichtung
Transtemporal		
A. cerebri anterior	65–75	von der Sonde weg
A. cerebri media	45–55	auf die Sonde zu
A. cerebri posterior (P1- und proximaler P2-Abschnitt)	60–75	auf die Sonde zu
A. cerebri posterior (distaler P2-Abschnitt)	60–80	von der Sonde weg
A. carotis interna	60–65	auf die Sonde zu (C1-Abschnitt), weiter proximale Abschnitte auf die Sonde zu oder auch von ihr weg
Transnuchal		
A. vertebralis (V4)	55–70	von der Sonde weg
A. basilaris	70–110	von der Sonde weg
Transorbital		
Siphon der A. carotis interna	60–70	beide Richtungen möglich
A. ophthalmica	40–55	auf die Sonde zu

Tab. 2.1-3. Mittelwerte der systolischen und enddiastolischen Fließgeschwindigkeiten für die wichtigsten intrakraniellen hirnversorgenden Arterien bei Patienten zwischen 20 und 80 Jahren (mod. nach von Reutern et al. 2000)

Arterie	Systolische Fließgeschwindigkeit [cm/s]	Enddiastolische Fließgeschwindigkeit [cm/s]
A. cerebri media	89	42
A. cerebri anterior	73	34
A. cerebri posterior	55	27
A. basilaris und A. vertebralis	57	28

durchgeführt werden. Eine Kompression wird entweder sehr weit proximal über der A. carotis communis oder sehr weit distal über der A. carotis interna durchgeführt.

Bei der Suche nach den Doppler-Signalen aus den Hirnbasisarterien bietet es sich an, das Messvolumen mit 11–13 mm zunächst relativ groß einzustellen; die für die jeweilige Arterie zu erwartende Untersuchungstiefe (s. Tab. 2.1-2, Abb. 2.1-2) wird gewählt und sollte dann in 5-mm-Schritten variiert werden. Für die Verstärkung und die Signalleistung werden zu Beginn der Untersuchung mittlere Werte am Gerät eingestellt.

Winkelkorrigierte Messung der Fließgeschwindigkeit

Unter Berücksichtigung der oben angegebenen Formel zur Berechnung der Doppler-Shift, die die Proportionalität zwischen der Verschiebung der Doppler-Frequenz und der Fließgeschwindigkeit beschreibt, ist die Angabe der systolischen und diastolischen **Spitzenwerte** im Doppler-Spektrum sowohl in der Einheit cm/s als auch in kHz möglich. In den vergangenen Jahren hat sich mehr und mehr die Angabe

der Werte in cm/s durchgesetzt, also der maximalen systolischen und enddiastolischen Fließgeschwindigkeit. Hierbei muss jedoch beachtet werden, dass die gemessenen Frequenzverschiebungen, nicht jedoch die errechneten Blutströmungsgeschwindigkeiten von der Sendefrequenz abhängig sind. Zudem wird häufig der sog. **Mean-Wert** genannt, der die mittlere maximale Doppler-Frequenz bzw. Fließgeschwindigkeit angibt.

Die eingangs erwähnte Formel zur Berechnung der Blutflussgeschwindigkeit aus der Doppler-Frequenz-Verschiebung erfordert die Kenntnis des **Beschal-**

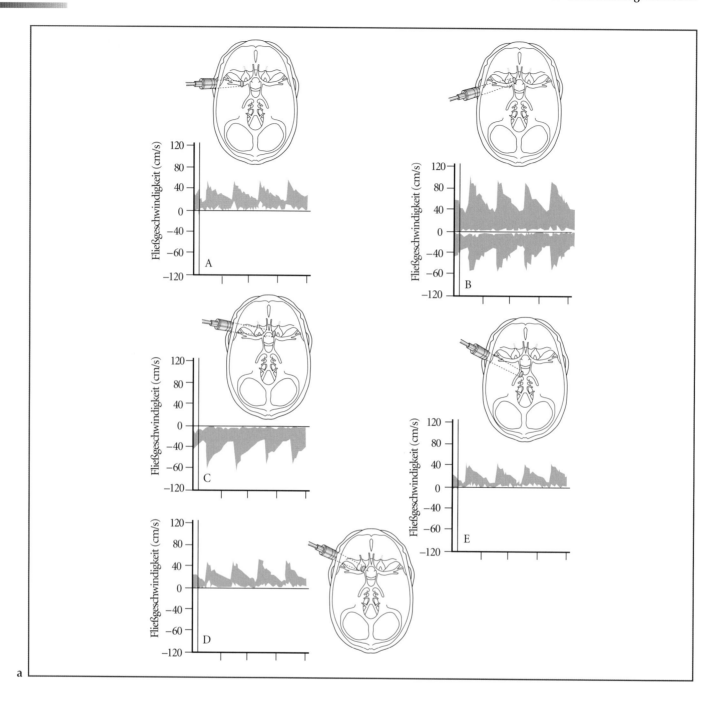

a

lungswinkels α, d. h. des Winkels zwischen dem Schallstrahl und der Gefäßachse. In Abhängigkeit von der Sondenkippung und vom Verlauf der beschallten Arterie kann dieser Winkel so sehr zunehmen, dass eine zuverlässige Geschwindigkeitsmessung nicht mehr möglich ist. Während bei einem Winkel von 0° (Kosinus = 1) die Doppler-Frequenz-Verschiebung der Fließgeschwindigkeit zu 100 % entspricht, ist dies bei einem Beschallungswinkel von 90° (Kosinus = 0) überhaupt nicht der Fall. Ein Beschallungswinkel zwischen 0 und 30° führt zu einem akzep-

tablen Messfehler von bis zu etwa 15 % (cos 30° = 0,866) (von Reutern et al. 2000).

Das **Problem der Winkelabhängigkeit** wurde mit der Einführung der Duplexsonographie minimiert, da es mithilfe des Schnittbildes und des farbig dargestellten Gefäßverlaufes im Farbmodus möglich ist, eine individuelle Winkelkorrektur vorzunehmen und so zu jedem Zeitpunkt der Untersuchung den Beschallungswinkel zu optimieren. Allgemein lässt sich sagen, dass ab einem Beschallungswinkel von mehr als 60° eine brauchbare quantitative Auswertung der Fließgeschwindigkeit

nicht mehr möglich ist (Kaps 1994). Für die konventionelle TCD kann hieraus gefolgert werden, dass der Untersucher immer darum bemüht sein sollte, durch eine geeignete Sondeneinstellung jederzeit die höchstmögliche Geschwindigkeit abzuleiten, da dann vom kleinsten Beschallungswinkel auszugehen ist. Tabelle 2.1-3 enthält die durch von Reutern und Mitarbeiter berechneten Mittelwerte der maximalen systolischen und enddiastolischen Fließgeschwindigkeiten der wichtigsten Hirnbasisarterien (von Reutern et al. 2000). In die angegebenen Werte sind

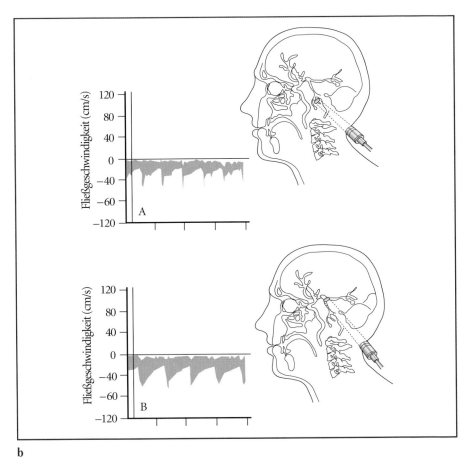

b

Abb. 2.1-2. Transkranielle Doppler-Sonographie (TCD); Aufzeichnungen (nach Schulz-Stübner 2001):
a) Bei der transkraniellen Doppler-Sonographie über ein temporales Knochenfenster wird zunächst in 45–55 mm Tiefe das typische Signal der A. cerebri media (MCA) identifiziert (A). Die Bifurkation zur A. cerebri anterior (ACA) stellt sich meist in 60–65 mm Tiefe dar (B), woraufhin die A. cerebri anterior in 65–75 mm Tiefe verfolgt werden kann (C). Durch entsprechende Verschiebung des Schallkopfes lassen sich auch die A. carotis interna (ICA) in 60–65 mm Tiefe (D) und die A. communicans posterior in 60–80 mm Tiefe nachweisen (E).
b) Bei der Untersuchung durch das nuchale Knochenfenster kommen die Aa. vertebrales (A) in 55–70 mm Tiefe und die A. basilaris (B) in 70–110 mm Tiefe zur Darstellung.

gen über den peripheren Widerstand. In Abhängigkeit von der Höhe des peripheren Widerstandes, der unter anderem durch die Art des zu versorgenden Gewebes bestimmt wird, sind bei muskel- und hautversorgenden Arterien typischerweise ein steiler systolischer Anstieg und ein ebenso steiler frühdiastolischer Abfall, der die Nulllinie unterschreitet, nachweisbar („hohe Pulsatilität") (Widder 1999). Das Doppler-Frequenz-Spektrum hirnversorgender Arterien hingegen zeigt ebenfalls einen schnellen systolischen Abstieg, erreicht aber während der Diastole nicht die Nulllinie („niedrige Pulsatilität").

> Die Pulsatilität beschreibt das systolisch-enddiastolische Verhältnis im Doppler-Spektrum.

Um die Pulsatilität bzw. den peripheren Widerstand in den hirnversorgenden Arterien zu quantifizieren, werden die Pulsatilitätsindices nach **Pourcelot** (Resistance-Index [RI]; Pourcelot 1974) und nach **Gosling** (Pulsatility-Index [PI]; Gosling u. King 1974) verwendet. Die Indices haben keine Dimension und werden folgendermaßen berechnet:

$$RI = \frac{S - D}{S}$$

$$PI = \frac{S - D}{v_{mean}}$$

Dabei gilt:
RI = Resistance-Index nach Pourcelot
S = maximale systolische Fließgeschwindigkeit
D = maximale diastolische Fließgeschwindigkeit
PI = Pulsatility-Index nach Gosling u. King
v_{mean} = Mittelwert der Fließgeschwindigkeit

Patientengruppen unterschiedlichen Alters eingegangen. Sie dürfen sicherlich nur als grobe Anhaltspunkte verwendet werden, da die Fließgeschwindigkeiten mit zunehmendem Alter abnehmen und erheblichen individuellen Unterschieden unterliegen. Die seitenvergleichende Untersuchung ist vielfach aussagekräftiger als der Vergleich mit sog. Normwerten.

Unter Berücksichtigung des Beschallungswinkels, der Geräteeinstellungen, physiologischer Parameter (z. B. p_aCO_2) sowie der Erfahrung des jeweiligen Untersuchers muss angemerkt werden, dass die

Reproduzierbarkeit der gemessenen Fließgeschwindigkeiten durch zwei verschiedene Untersucher oder zu zwei verschiedenen Zeitpunkten mit einer Variabilität von 10–20 % limitiert ist (Maeda et al. 1990; Saunders et al. 1990).

Pulsatilitätsindices

Das Doppler-Frequenz-Spektrum liefert nicht nur Informationen über die Fließgeschwindigkeit in dem abgeleiteten Arteriensegment, sondern erlaubt auch Aussa-

Zerebrale und parenchymorganversorgende Arterien weisen im Normalfall einen RI zwischen 0,55 und 0,75 sowie einen PI von weniger als 1 auf. Muskelversorgende Arterien haben entsprechend ihrer höheren Pulsatilität einen RI von über 0,75 und einen PI von über 1. Mindestens einer der beiden Pulsatilitätsindices wird bei der automatischen Geschwindigkeitsmessung durch das Doppler-Gerät mit angezeigt. Besondere Bedeutung kommt den Indices bei dem Nachweis eines **erhöhten intrakraniellen Druckes** zu. Zudem weist eine erhöhte Pulsatilität oftmals auf eine distal gelegene höhergradige Gefäßobstruktion hin. In jedem Fall müssen bei der Interpretation der Pulsatilität die altersabhängige Gefäßelastizität (steigender Strömungswiderstand bei zerebraler Arteriosklerose) und Aortenklappenfehler mit berücksichtigt werden.

Einfluss physiologischer Parameter auf die Hirndurchblutung und das Doppler-Spektrum

Selbstverständlich beeinflussen sowohl physiologische Parameter als auch verschiedene Erkrankungen, die den Blutfluss der Körperarterien oder des Herzens beeinträchtigen, die Doppler-sonographisch gemessene Fließgeschwindigkeit und Pulsatilität in den Hirnarterien. Während ein erhöhter p_aCO_2, weibliches Geschlecht, ein erhöhtes zerebrales Blutvolumen (z. B. bei arteriovenöser Malformation, AVM), ein verminderter Hämatokritwert oder eine erniedrigte Fibrinogenkonzentration mit einer gesteigerten intrakraniellen Blutfließgeschwindigkeit assoziiert sind, nimmt mit steigendem Alter oder bei reduziertem Durchmesser der nachgeschalteten intrakraniellen Arterien die Fließgeschwindigkeit ab (Bragoni u. Feldmann 1996). Eine erhöhte Pulsatilität ist auch im Fall einer Aorteninsuffizienz, erhöhter Hirndruckwerte, einer erniedrigten kardialen Auswurfleistung und proximal einer Arterienobstruktion zu erwarten.

Die Hirndurchblutung wird vom Perfusionsdruck und vom Strömungswiderstand bestimmt. Die sog. **Autoregulation** gewährleistet eine vom aktuellen systemischen Blutdruck (weitgehend) unabhängige konstante Hirndurchblutung, sodass auch bei stärkeren Blutdruckabfällen ein regulärer Zellmetabolismus im hypoxieempfindlichen Hirnparenchym gewährleistet ist. Der wichtigste Mechanismus für die Funktionsfähigkeit der Autoregulation ist die Weit- und Engstellung der Arteriolen, die neben dem transmuralen Druck vor allem durch den CO_2-Partialdruck und den pH-Wert des Blutes beeinflusst werden. Somit eignet sich die Antwort der Hirndurchblutung auf Änderungen des CO_2-Partialdruckes und des pH-Wertes als quantitatives Verfahren zur Prüfung der **zerebrovaskulären Reservekapazität** (Autoregulationsreserve).

Es existieren verschiedene Testverfahren (Apnoe- und Hyperventilationstest, Acetazolamid-Test, Vasomotorenreserve) zur Messung der zerebrovaskulären Reservekapazität. Ihnen gemeinsam ist die Ableitung der mittleren Fließgeschwindigkeit in der A. cerebri media vor und während der Änderung des CO_2-Partialdruckes bzw. des pH-Wertes im Blut. Im Falle einer ausreichenden zerebrovaskulären Reservekapazität kommt es zu einem deutlichen Anstieg der Fließgeschwindigkeit bei erhöhtem CO_2-Partialdruck. Von einer „**erschöpften Reservekapazität**" spricht man, wenn es unter Hyperkapnie oder nach Acetazolamidgabe zu keiner signifikanten Änderung der Fließgeschwindigkeit kommt. Eine „**inverse Vasoreaktivität**" liegt vor, wenn die Fließgeschwindigkeit trotz Weitstellung der Arteriolen durch die Steigerung des CO_2-Partialdruckes oder nach Acetazolamidgabe sogar abnimmt. Wesentliche Ursachen für eine gestörte zerebrale Autoregulation sind hochgradige Obstruktionen der vorgeschalteten Arterien, zerebrale Mikroangiopathie, akute zerebrale Ischämien und Schädel-Hirn-Traumata (Widder 1999).

Limitation: insuffizientes akustisches Fenster

Die Doppler-sonographische Untersuchung erfordert nicht nur die Geschicklichkeit, sondern auch die Geduld des Durchführenden. Aus anatomischen Gründen kann es selbst für den Geübten in manchen Fällen unmöglich sein, ein brauchbares Schallfenster ausfindig zu machen. Aus eigener Erfahrung ist daher eine zeitliche Begrenzung der Suche nach einem adäquaten Schallfenster sinnvoll und in Notfallsituationen sogar oftmals unbedingt erforderlich. Während für den Erfahrenen 2–3 min als ein vertretbarer Zeitraum für die Suche nach einem geeigneten Schallfenster vorgeschlagen werden, kann diese Zeitspanne für den weniger Geübten doppelt so lang sein. Sollte nach 2–6 min kein verwertbares Doppler-Signal detektiert worden sein, sollten entweder Ultraschallsignalverstärker oder andere diagnostische Verfahren eingesetzt werden.

Ein **unzureichendes temporales Schallfenster** ist für die konventionelle TCD bei ca. 10 % aller Patienten und bei bis zu 50 % der älteren Patienten ($>$ 60 Jahre) zu erwarten. In klinischen und experimentellen Untersuchungen hat sich gezeigt, dass es besonders bei älteren Frauen und bei Farbigen zu erheblichen Problemen bei der transtemporalen Beschallung mit Detektionsraten um lediglich 50 % kommen kann (Halsey 1990; Widder 1999). Hierfür sind die Gesamtdicke der Temporalschuppe und speziell die Dicke der Diploe verantwortlich (Halsey 1990; Kollár et al. 2004). Für die transkranielle Duplexsonographie sind noch niedrigere Detektionsraten zu erwarten (Hoksbergen et al. 1999; Widder 1999).

Sowohl das transtemporale als auch das **transnuchale Schallfenster** können aus verschiedenen Gründen insuffizient sein, d. h. es ist nicht möglich, ein diagnostisch verwertbares Doppler-Signal mittels TCD und/oder TCCD abzuleiten. Ursachen hierfür sind neben der bereits erwähnten temporalen Knochendicke ein zu großer Beschallungswinkel oder ein zu niedriger Blutfluss. Um in solchen Fällen das Signal-Rausch-Verhältnis zu verbessern, werden seit einigen Jahren die aus der Echokardiographie seit langem bekannten **Ultraschallkontrastmittel** auch in der Neurosonologie eingesetzt (Droste et al. 2000b). Die vornehmlich aus Galactose oder Fluorkohlenwasserstoff-Emulsionen bestehenden, lungengängigen Kontrastmittel steigern nach intravenöser Applikation durch die Bildung von Mikrobläschen die Echogenität des Blutes. Da die Wirkdauer der Ultraschallkontrastmittel je nach Applikationsmodus (Bolus, fraktionierte Gabe, Infusion) auf ca. 3–10 min begrenzt ist, sind eine fest umrissene Fragestellung sowie eine optimale Darstellung im nativen Doppler-/Farbmodus notwendig (Droste u. Kaps 1999).

Intrakranielle Stenosen und Verschlüsse

Intrakranielle Fließbeschleunigung

Wegen der relevanten interindividuellen Unterschiede der intrakraniellen Fließgeschwindigkeiten existiert kein einheitlicher Grenzwert zwischen einer noch normalen und einer pathologischen Fließgeschwindigkeit. Die meisten Autoren bezeichnen – in Anlehnung an die Quantifizierung extrakranieller Stenosen der A. carotis interna – eine systolische Fließgeschwindigkeit von **über 120 cm/s** als verdächtig auf eine pathologische Fließbeschleunigung sowie eine Steigerung auf **über 160 cm/s** als sicher pathologische Fließgeschwindigkeit (Widder 1999). Der Nachweis einer Fließbeschleunigung in einer Hirnbasisarterie zieht die Frage nach sich, ob es sich um einen umschriebenen Anstieg der Fließgeschwindigkeit in einem Arteriensegment (Stenose) oder um eine generalisierte Fließerhöhung (etwa bei Anämie, Vasospasmus) handelt. Um dies zu beantworten, sollten die Fließgeschwindigkeiten im gesamten Segment sowie in den anderen Hirnbasisarterien gemessen und wenn möglich die Fließgeschwindigkeiten aus den wichtigsten extrakraniellen hirnversorgenden Arterien zum Vergleich herangezogen werden.

Stenosen der hirnversorgenden intrakraniellen Arterien

Das wichtigste Kriterium zum Nachweis einer intrakraniellen Stenose ist neben der obligaten umschriebenen Fließbeschleunigung mit entsprechenden prästenotischen (erhöhte Pulsatilität) und poststenotischen Veränderungen (Turbulenzen, verzögerter systolischer Anstieg, erniedrigte Pulsatilität) der **Vergleich mit der entsprechenden kontralateralen Arterie** (Ausnahme: A. basilaris). Zudem muss eine mögliche Hypo- oder Aplasie des A1-

Segmentes der A. cerebri anterior in Betracht gezogen werden.

Entsprechend den unterschiedlich gewählten Kriterien geben die Autoren eine Sensitivität zwischen 62 und 86 %, eine Spezifität zwischen 95 und 99 % und einen positiven prädiktiven Wert zwischen 56 und 86 % für die Detektion einer Hirnarterienstenose mittels TCD an, wobei in den erhältlichen Arbeiten vornehmlich Stenosen der A. cerebri media untersucht wurden (Arnolds et al. 1989; De Bray et al. 1988; Ley-Pozo u. Ringelstein 1990; Rorick et al. 1994).

Die **TCCD** ist der TCD bezüglich der genauen Quantifizierung einer intrakraniellen Stenosen überlegen, da durch die Darstellung der Arterien im Farbmodus über eine längere Strecke sowohl eine winkelkorrigierte Messung der maximalen Fließgeschwindigkeit als auch eine zuverlässigere Ableitung der prä- und poststenotischen Fließgeschwindigkeit möglich sind (Krejza et al. 2001). Unter Berücksichtigung der aufgeführten Studien sollten für den (sicheren) Nachweis einer Stenose der A. cerebri media eine umschriebene Fließbeschleunigung von systolisch mindestens 160 cm/s und diastolisch mindestens 90 cm/s sowie eine Seitendifferenz von systolisch mindestens 45 cm/s gefordert werden. Hinsichtlich der Seitenunterschiede besteht eine große Variabilität durch gekrümmte Gefäßverläufe, z. B. aufgrund einer hypertensiven Elongation der Gefäße, sodass Unterschiede bis zu 50 % ohne Vorhandensein einer Stenose gefunden werden können. Hier kann die TCCD oft einen besonders günstigen Beschallungswinkel auf der einen und einen besonders ungünstigen Beschallungswinkel auf der anderen Seite als Ursache einer vermeintlichen Stenose identifizieren. In den meisten Fällen ist der Befund an den extrakraniellen Hirnarterien unauffällig.

Stenosen des intrakraniellen Abschnitts der **A. carotis interna** können von transtemporal beschallt werden, wenn sie im C1-Segment lokalisiert sind. Der C2- und der C3-Abschnitt nahe dem Abgang der A. ophthalmica werden transorbital untersucht (Ley-Pozo u. Ringelstein 1990). Die intrakranielle A. carotis interna kann hingegen in ihrem Verlauf durch den Canalis caroticus sowie im unteren Kavernosusabschnitt (C4-Segment) Doppler-sonographisch nicht dargestellt werden.

Für den Nachweis von Stenosen der **A. cerebri anterior** und **posterior** gibt es keine allgemein gültigen Kriterien. Die bereits oben erwähnten anatomischen Varianten des A1-Segments der A. cerebri anterior sowie Kollateralflüsse über die A. communicans anterior und die Rr. communicantes posteriores bei extra- und intrakraniellen Obstruktionen führen häufig zu einseitigen Fließbeschleunigungen im A1- und P1-Segment.

Da die Fließgeschwindigkeiten im **vertebrobasilären Kreislauf** i.Allg. niedriger sind als im vorderen Kreislauf, gelten für die V4-Segmente der A. vertebralis und der A. basilaris systolische Fließgeschwindigkeiten von 100 cm/s und mehr und diastolische von 60 cm/s und mehr als verdächtig auf das Vorliegen einer Stenose (Widder 1999). Bei einer umschriebenen Fließbeschleunigung von 120 cm/s systolisch und 70 cm/s diastolisch handelt es sich je nach Untersuchungstiefe um eine mehr als 50 %ige Stenose der A. vertebralis oder der A. basilaris. Zur genauen Lokalisation der Stenose ist die TCCD der TCD überlegen. Wegen der großen Untersuchungstiefe des distalen Drittels der A. basilaris und der damit verbundenen inkonstant zuverlässigen Ableitung ist in diesem Abschnitt die Diagnose oder der Ausschluss einer Stenose nur bei hervorgenden Schallbedingungen zu stellen (Schulte-Altedorneburg et al. 2000). Verwechslungsmöglichkeiten mit einer Stenose bestehen hier insbesondere bei einem Kollateralfluss über die A. communicans posterior von hinten nach vorne.

Abgegrenzt werden müssen die „echten" Stenosen der A. cerebri media von **Hyperperfusionssyndromen** und **Teilrekanalisationen** in der Akutphase eines ischämischen Hirninfarktes, die häufig weniger umschrieben sind und charakteristischerweise nach einigen Tagen bis Wochen eine Normalisierung der Fließgeschwindigkeit zeigen (Kaps et al. 1990; Zanette et al. 1995).

Verschlüsse und Rekanalisation hirnversorgender intrakranieller Arterien

Der sichere Nachweis von Verschlüssen der **großen Hirnbasisarterien** mit der konventionellen TCD ist problematisch. Bei der transtemporalen Beschallung ist zu berücksichtigen, dass der fehlende Nachweis eines Doppler-Signals aus einem Hirnarteriensegment nicht nur durch einen Verschluss, sondern auch technisch bedingt sein kann. Somit ist ein wesentliches Kriterium für die Doppler-sonographische Verdachtsdiagnose eines Arterienverschlusses die suffiziente Darstellung der übrigen Arterien über den gewählten transkraniellen Zugang (s. Tab. 2.1-1).

Verschlüsse der **A. cerebri media** können den Hauptstamm, das Karotis-T oder Äste nach der Aufteilung (M2-Segment) betreffen. Ein **Hauptstammverschluss** kann mit hoher Zuverlässigkeit diagnostiziert werden, wenn die Kriterien eines suffizienten temporalen Schallfensters mit fehlender Strömung im Hauptstamm sowie mit erhöhten Fließgeschwindigkeiten in der A. cerebri anterior und posterior (wegen der leptomeningealen Kollateralisation) erfüllt sind. Die Fließgeschwindigkeit in der ipsilateralen A. carotis communis und interna ist oft aufgrund der Hyperämie in der A. cerebri anterior im Seitenvergleich nicht vermindert.

Der **Karotis-T-Verschluss** wird bei zusätzlich fehlendem Signal aus der A. cerebri anterior in gleiche Weise diagnostiziert. Hierbei findet sich aber regelhaft ein Präokklusionssignal (kleines Signal mit hoher Pulsatilität; eventuell auch Pendelfluss insbesondere bei Verschlüssen vor dem Abgang der A. ophthalmica) in der extrakraniellen A. carotis interna. Kriterien zum Nachweis von **Mediaastverschlüssen** sind die Reduktion der Fließgeschwindigkeit sowie eine erhöhte Pulsatilität im Seitenvergleich, wobei die oben erwähnten gewundenen Gefäßverläufe mit variablem Beschallungswinkel berücksichtigt werden müssen.

Bislang existieren lediglich kleine Serien und Fallberichte über die Wertigkeit der transkraniellen Doppler-/Duplexsonographie bei Verschlüssen der **distalen A. verte-** bralis und **A. basilaris** und der A. basilaris (Brandt et al. 1999; Koga et al. 2002; Schulte-Altedorneburg et al. 2000; Stolz et al. 2002). Der Nachweis eines Verschlusses der intrakraniellen A. vertebralis (V4-Segment) erfordert erstens eine deutlich erhöhte Pulsatilität bei extrakranieller Beschallung und zweitens den Ausschluss einer höhergradigen Stenosierung der A. vertebralis bei transnuchaler Beschallung (Widder 1999). Nicht selten ist auch ein Pendelfluss nachweisbar. Auch eine Vertebralishypoplasie, die durch eine duplexsonographische Untersuchung des extrakraniellen Abschnitts festgestellt werden kann, weist eine erhöhte Pulsatilität des Doppler-Signals auf. Für einen in der proximalen Hälfte der Arterie lokalisierten Verschluss der A. basilaris gelten die gleichen Kriterien. Als Zusatzkriterium kann der transtemporale TCCD-Befund einer hohen Fließgeschwindigkeit von vorn nach hinten in den Rr. communicantes posteriores dienen. Einschränkend muss jedoch erwähnt werden, dass der negative prädiktive Wert für den Doppler-sonographischen Nachweis einer Basilarisokklusion niedrig ist (Widder 1999). Je weiter kranial der Verschluss der A. basilaris liegt, umso weniger zuverlässig ist die Diagnose mittels transkraniellen Ultraschalls (Abb. 2.1-3).

Intrakranielle Befunde bei Stenosen und Verschlüssen der extrakraniellen hirnversorgenden Arterien

Die alleinige Ableitung der intrakraniellen Arterien ohne eine wenigstens orientierende Untersuchung der extrakraniellen hirnversorgenden Arterien (Aa. carotides, A. vertebralis) ist – abgesehen von Kontrolluntersuchungen nach vorausgegangener umfassender extra- und intrakranieller Befunderhebung – zu vermeiden, da dieses Vorgehen unweigerlich zu Fehlbe- funden führen muss. Darüber hinaus gibt es häufige Befundkonstellationen extrakranieller Obstruktionen, die zu typischen intrakraniellen Befunden führen.

Intrakranieller Kollateralfluss bei Verschluss der extrakraniellen A. carotis interna

Bei Verengungen um 80 % und mehr sowie Verschlüssen der A. carotis interna sind im Wesentlichen drei wichtige Kollateralwege nachweisbar: Der Blutfluss über die A. communicans anterior, über die Aa. communicantes posteriores sowie die extra-/intrakranielle Kollaterale über die A. ophthalmica.

Die wohl wichtigste intrakranielle Kollaterale bei Verschlussprozessen in der Karotisstrombahn ist die **A. communicans anterior**. Bei transtemporaler Beschallung lässt sich in einer Untersuchungstiefe zwischen 75 und 85 mm eine turbulente Flussbeschleunigung ableiten. Die ipsilaterale A. cerebri anterior zeigt einen retrograden Blutfluss, und in der kontralateralen A. cerebri anterior sind deutlich erhöhte Fließgeschwindigkeiten nachweisbar.

Eine zuverlässige Ableitung der **Aa. communicantes posteriores** ist mit Hilfe der TCD häufig nicht möglich, da die Identifizierung wegen des schmalen Gefäßkalibers und der anatomischen Varianten problematisch ist. Die native oder kontrastmittelgestützte TCCD hingegen erlaubt die Darstellung in den meisten Fällen (Droste et al. 2000a). Doppler- und duplexsonographisch ist zudem im Falle einer Kollateralisierung über die Aa. communicantes posteriores eine Steigerung der Fließgeschwindigkeit im P1-Segment der ipsilateralen A. cerebri posterior nachweisbar.

Eine **Umkehr des Blutflusses in der A. ophthalmica** von extra- nach intrakraniell ist durch die Ableitung der A. supratrochlearis im medialen Augenwinkel nachweisbar. Wegen des oberflächlichen Verlaufes wird hierbei die A. supratrochlearis mittels einer 8-MHz-cw-Sonde abgeleitet. Unbedingt sollten während der Ableitung Kompressionsmanöver ipsilateraler Äste der A. carotis externa (A. temporalis superficialis, A. facialis) durchgeführt werden, die bei einer retrograden Durchströmung der A. ophthalmica zu einem Nullfluss, einer Fließgeschwindigkeitsabnahme oder einer Umkehr der Blutflussrichtung führen (Abb. 2.1-4).

Eine wesentliche Indikation zur Testung der im Abschnitt „Einfluss physiologischer Parameter auf die Hirndurchblutung und das Doppler-Spektrum" beschriebenen zerebrovaskulären Reservekapazität ist eine hochgradige Obstruktion der A. carotis interna. Ab einer Lumeneinengung von 80 % ist eine Verminderung der Reservekapazität anzutreffen, die sich nach Karotisendarteriektomie wieder normalisiert (Widder 1999). Bei geringeren Stenosen ist die Bestimmung der Reservekapazität in der Regel nicht indiziert.

Intrakranieller Kollateralfluss bei extrakraniellen Verschlüssen im vertebrobasilären Stromgebiet

Obstruktive Prozesse der proximalen A. subclavia können zu Steal-Effekten im vertebrobasilären Kreislauf führen (Otis u. Ringelstein 1992). Unter einem **Subclavian-steal-Phänomen** wird der „Anzapfmechanismus" verstanden, durch den bei einer proximal hochgradig verengten oder okkludierten A. subclavia aus der ipsilateralen A. vertebralis Blut für die Versorgung des Armes retrograd dem vertebrobasilären Hirnkreislauf entzogen wird. Diese Gefäßläsion geht oft mit einer belastungsabhängigen Claudicatio brachii einher. Je nach Schweregrad des Steal-Mechanismus kann es sehr selten auch zu ischämischen Hirnstammsymptomen kommen.

Bei Beschallung der ipsilateralen A. vertebralis lässt sich die Pulskurvenform in drei Stadien einteilen: beginnend, inkomplett, komplett (Widder 1999).
- Als Hinweis auf einen beginnenden Steal-Effekt ist lediglich eine kurz dauernde Abnahme der Fließgeschwindigkeit in der A. vertebralis während der Systole (sog. **systolische Entschleunigung**) nachweisbar.
- Nimmt die Stenose der A. subclavia weiter zu, findet sich ein **Pendelfluss**.
- Im kompletten Stadium, das heißt bei einem Verschluss oder bei einer subtotalen Stenose der A. subclavia ist während der Diastole keine orthograde Strömung mehr ableitbar. Die A. vertebralis wird dann ausschließlich retrograd durchströmt und übernimmt damit die vollständige Blutversorgung des Armes.

Durch den **Oberarmkompressionstest**, bei dem die nach ipsilateraler Absperrung der A. brachialis auftretende Hyperämie eine signifikante Zunahme der retrograden Strömung in der A. vertebralis bewirkt, kann die Diagnose bewiesen werden. Das Doppler-Spektrum der A. basilaris zeigt hierbei ähnliche Kurvenveränderungen wie die A. vertebralis, wobei eine komplette Flussumkehr sehr selten ist.

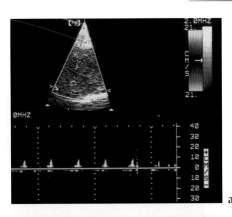

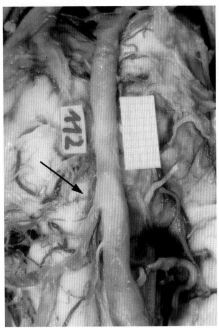

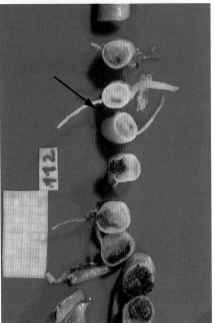

Abb. 2.1-3. Verschluss der A. basilaris am Übergang vom proximalen zum mittleren Drittel (Basilarisverschluss):
a) Die Doppler-sonographische Analyse der Blutströmung aus der proximalen A. basilaris zeigt das für eine Okklusion typische kleine, pulsatile Flusssignal.

b) Das korrespondierende formalinfixierte Präparat in situ; der vertebrobasiläre Übergang ist unten im Bild. Nebenbefundlich ist eine hypoplastische A. vertebralis rechts dargestellt (Pfeil).

c) An den seriellen axialen Schnitten der A. basilaris lässt sich der Verschluss erkennen (Pfeil); der vertebrobasiläre Übergang ist unten im Bild.

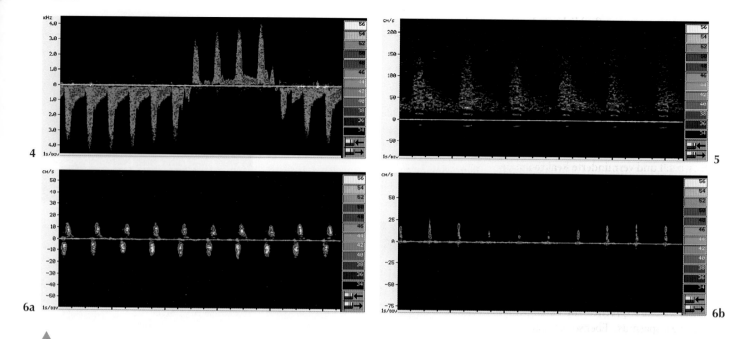

Abb. 2.1-4. Doppler-Spektrum der A. supratrochlearis bei extrakraniellem Verschluss der A. carotis interna. Flussumkehr bei gleichzeitiger Kompression von A. temporalis superficialis und A. facialis.

Abb. 2.1-5. Doppler-Spektrum einer mittelgradig vasospastischen A. cerebri media nach Subarachnoidalblutung. Nachweis des „Möwenschrei-Phänomens" (symmetrisch angeordnete Frequenzbänder).

Abb. 2.1-6. Typische Doppler-Spektren bei zerebralem Zirkulationsstillstand (Hirntod):
a) Biphasische Strömung mit gleich ausgeprägten antero- und retrograden Komponenten;
b) kleine frühsystolische Spitzen, die deutlich kleiner als 50 cm/s sind.

Hämodynamisch relevante Verschlussprozesse des **Truncus brachiocephalicus** sind eine Rarität und sollten bei gleichzeitig pathologischen Pulskurven in der A. carotis und in der A. vertebralis in die differenzialdiagnostischen Überlegungen miteinbezogen werden.

Zu diesem Themengebiet siehe auch Kapitel 2.2.

Verlaufs- und Überwachungsuntersuchungen

Vasospasmus nach Subarachnoidalblutung

Während sich spontane Vasospasmen, die im Zusammenhang mit Katheterangiographien auftreten, in den meisten Fällen rasch wieder zurückbilden, stellen die mit einer Latenz von 4–10 Tagen nach einer Subarachnoidalblutung nachweisbaren Vasospasmen ein therapeutisches und diagnostisches Problem dar (Harders u. Gilsbach 1987).

> In der Doppler-sonographischen Verlaufsbeurteilung bei Subarachnoidalblutung kommt deshalb der Ausgangsuntersuchung vor Einsetzen der Spasmusphase, d.h. in den ersten 3 Tagen, eine besondere Bedeutung zu.

Besonders gefürchtet sind die im Gefolge einer solchen Mangeldurchblutung auftretenden verzögerten neurologischen Defizite. In den vergangenen knapp 20 Jahren wurden zahlreiche Arbeiten publiziert, in denen versucht wurde, einen Zusammenhang zwischen der Höhe der Fließgeschwindigkeit in den Hirnbasisarterien

und dem Auftreten verzögerter neurologischer Defizite nachzuweisen. Methodische Schwächen und unterschiedliches Studien-Design mögen teilweise dafür verantwortlich sein, dass trotz intensiver Bemühungen bislang weder ein Konsensus bezüglich der Doppler-sonographischen Grenzwerte für einen „gefährlichen" und damit dringend behandlungsbedürftigen Vasospasmus existiert noch einheitliche Kriterien zur Doppler-sonographischen Messung des Vasospasmus vorliegen. Nach Durchsicht der Literatur darf als gesichert angesehen werden, dass die Messung **erhöhter Fließgeschwindigkeiten in der A. cerebri media** am zuverlässigsten ist und ein einzelner erhöhter Geschwindigkeitswert in einem Arteriensegment nicht zur Diagnose eines Vasospasmus ausreicht. Vielmehr sollten sowohl die Pulsatilität wegen des zu erwartenden erhöhten Hirndrucks mit in Betracht gezogen werden als auch Messungen an der A. carotis interna mit denen an der A. cerebri media verglichen werden (**ACM/ACI-Index** oder **Lindegaard-Index**), um eine Hyperperfusion von einem Vasospasmus differenzieren zu können. Der Einfachheit halber kann hierbei die A. carotis interna von submandibulär mit Hilfe der 2-MHz-pw-Sonde beschallt werden.

Wie bereits eingangs erwähnt, nimmt die Doppler-sonographisch messbare Fließgeschwindigkeit in den Hirnbasisarterien mit steigendem Alter ab, was möglicherweise auch für die Entwicklung eines

Vasospasmus eine maßgebliche Bedeutung hat: Wenngleich erhebliche Unterschiede im Design bestehen, gibt es in verschiedenen Studien Hinweise darauf, dass ältere Patienten erstens seltener einen Vasospasmus aufweisen und zweitens auch weniger häufig ein verzögertes neurologisches Defizit entwicklen (Böcher-Schwarz et al. 1994; Torbey et al. 2001). Die geringere Elastizität und verminderte Reaktivität der hirnversorgenden Arterien beim älteren Patienten werden als mögliche Erklärungen für dieses Phänomen diskutiert.

Als Richtwerte für einen „leichten" Vasospasmus dürfen Mittelwerte bis 120 cm/s gelten, während Werte zwischen 120 und 160 cm/s auf einen „mittelgradigen" Vasospasmus hindeuten. Mittelwerte über 160 cm/s sprechen für einen schweren Vasospasmus. Ebenso ist bei einem ACM/ACI-Index von mehr als 3 von einem mittelgradigen und bei einem Index von mehr als 6 von einem schweren Vasospasmus auszugehen (Lindegaard 1999; Widder 1999). Auch ein Anstieg der mittleren Fließgeschwindigkeit um ca. 40 cm/s pro Tag bzw. 25 % pro Tag während der 1. Woche nach einer Subarachnoidalblutung weist auf einen sich entwickelnden Vasospasmus hin. Die Doppler-Spektren aus spastischen Arteriensegmenten zeigen neben den erhöhten Fließgeschwindigkeiten auch Strömungsstörungen, wie sie bei arteriosklerotisch bedingten Stenosen zu beobachten sind. Hierzu zählen rau klingende, niederfrequente Anteile nahe der Nulllinie und das „Möwenschrei-Phänomen" (musical murmurs), das als quietschendes Signal akustisch wahrgenommen werden kann und im Doppler-Spektrum in Form symmetrisch angeordneter Frequenzbänder erkennbar ist (Abb. 2.1-5).

Die genannten Richtwerte für einen Vasospasmus wurden für die Karotisstrombahn ermittelt. Nach eigenen Erfahrungen und den begrenzten Angaben in der Literatur sind für das vertebrobasiläre Stromgebiet niedrigere Richtwerte (Vasospasmus ab einem Mittelwert von 60–80 cm/s) anzunehmen als für den vorderen Kreislauf, da die Fließgeschwindigkeiten im hinteren Kreislauf i.Allg. niedriger sind (Sloan et al. 1994; Soustiel et al. 1998).

Die transkranielle Duplexsonographie hat gegenüber der konventionellen TCD Vorteile bei der Erkennung relevanter Va-

sospasmen in der A. cerebri media, da sie häufig auch eine Identifizierung der M2-Segmente ermöglicht und wegen der winkelkorrigierten Geschwindigkeitsmessung eine bessere Reproduzierbarkeit der Messungen ermöglicht (Mursch et al. 2000; Proust et al. 1999).

Der Doppler-sonographische Befund eines Vasospasmus bei einer traumatischen Subarachnoidalblutung (SAB) unterscheidet sich bezüglich der genannten Richtwerte nicht von denen für eine spontane SAB. Es ist jedoch zu berücksichtigen, dass es nach traumatischer SAB oftmals zu einer Steigerung des intrakraniellen Drucks kommt und somit die typischen Pulsatilitätsindices nachweisbar sind.

Zerebraler Zirkulationsstillstand

Die Diagnose des zerebralen Zirkulationsstillstandes ist in erster Linie eine klinische Diagnose, die durch entsprechende ergänzende apparative Untersuchungen (EEG, evozierte Potenziale, Angiographie, Perfusionsszintigraphie und Doppler-Sonographie) erhärtet werden kann. Da die Angiographie und die Szintigraphie invasive Untersuchungen und zudem mit einem erheblichen logistischen Aufwand verbunden sind, bietet sich die Doppler-Sonographie zum Nachweis eines zerebralen Kreislaufstillstandes nachdrücklich an (Wissenschaftlicher Beirat der Bundesärztekammer 1998; s. Kap. 16.6). Drei Befundkonstellationen werden als beweisend für den zerebralen Zirkulationsstillstand akzeptiert:

- biphasische Strömung (oszillierende Strömung) mit gleich ausgeprägten antero- und retrograden Komponenten
- kleine frühsystolische Spitzen, die kleiner als 50 cm/s sind
- fehlende systolische und diastolische Strömung in den Aa. cerebri mediae, Aa. carotides internae intrakraniell sowie in den übrigen beschallbaren intrakraniellen Arterien und in den extrakraniellen Aa. carotides internae und Aa. vertebrales (Abb. 2.1-6).

Um falsch positive Befunde auszuschließen, ist es erforderlich, die Geräteeinstellungen so sensibel wie möglich zu wählen,

damit auch kleine intensitätsschwache Signale detektiert werden können: Verstärkung und Signalleistung sollten maximal erhöht, das Wandfilter auf kleiner gleich 50 Hz eingestellt und ein Mess-„Volumen" von mehr als 15 mm gewählt werden. Wegen der häufig erhöhten Hirndruckwerte ist der intrakranielle Blutfluss oftmals so sehr erniedrigt, dass in den peripheren Arteriensegmente kein ausreichendes Signal mehr ableitbar ist. Daher ist bei transtemporaler Beschallung eine Untersuchungstiefe von 60–65 mm sinnvoll, um dem Karotissiphon mit dem Messvolumen so nahe wie möglich zu kommen.

Perioperatives Monitoring

Insbesondere beim perioperativen Monitoring von **Karotisendarteriektomien** (CEA) ist die Ultraschalldiagnostik wertvoll. Auf die präoperative Quantifizierung von Stenosen der A. carotis interna wird im Abschnitt über die extrakranielle Doppler-/Duplexsonographie (s. Kap. 2.2) eingegangen. Um die hämodynamische Wirksamkeit der Karotisstenose abzuschätzen, liefert neben dem Nachweis eines pathologischen Kollateralflusses in den Rr. communicantes und der A. ophthalmica die im Abschnitt „Einfluss physiologischer Parameter auf die Hirndurchblutung und das Doppler-Spektrum" beschriebene Prüfung der zerebrovaskulären Reservekapazität mittels TCD weitere Information zur Indikationsstellung und individuellen Risikoabschätzung einer CEA.

Intraoperativ ist eine kontinuierliche Ableitung des Doppler-Signals aus der ipsilateralen A. cerebri media sinnvoll, um einerseits den Perfusionsabfall während des Abklemmens der A. carotis interna nachzuweisen und andererseits potenziell gefährliche Embolien durch die Detektion von **Mikroemboliesignale**n (MES) zu erkennen (Droste u. Ringelstein 1998). Unmittelbar nach einer CEA lassen sich bei einigen Patienten in der ipsilateralen A. cerebri media ein deutlicher Anstieg der Fließgeschwindigkeit und ein gleichzeitiger Abfall der Pulsatilität verzeichnen; dieses Phänomen bezeichnet man als **Hyperperfusionssyndrom**. Es geht typischerweise mit Kopfschmerzen und Blutdruckanstiegen einher. Zudem steigt das Risiko einer postoperativen Einblutung.

Bei neurochirurgischen Eingriffen in sitzender Position kann es nach Aspiration von Luft in das venöse System zu arteriellen Luftembolien des großen Kreislaufs kommen, wenn der Patient ein offenes Foramen ovale (PFO) hat (Porter et al. 1999; Schwarz et al. 1994). Somit ist vor einer solchen Operation der **Ausschluss eines PFO** empfehlenswert. Der Nachweis kann sowohl mit der transösophagealen Echokardiographie als auch mit der deutlich weniger invasiven, kontrastmittelgestützten transkraniellen Doppler-Sonographie erfolgen. Hierbei wird während der simultanen Ableitung der Aa. cerebri mediae ein nicht lungengängiges Ultraschallkontrastmittel intravenös appliziert. Nach wenigen Sekunden sind im Falle eines PFO Artefaktsignale im Doppler-Spektrum nachweisbar. Durch ein Valsalva-Manöver kurz nach der Injektion des Kontrastmittels können auch kleinere Shunts detektiert werden (Droste et al. 2002).

Der zunehmende Einsatz der TCCD auf der neurochirurgischen und neurologischen **Intensivstation** bietet den wesentlichen Vorteil, dass die TCCD neben den hämodynamischen Informationen auch eine Darstellung der Parenchymstrukturen erlaubt. Bei suffizientem temporalem Schallfenster ist eine Beurteilung der Ventrikelweite sowie des parietalen und temporalen Parenchyms ohne weiteres möglich. Zur Verlaufsbeurteilung der Ventrikelweite nach Subarachnoidal- oder intraventrikulären Blutungen ist die TCCD z. B. gut geeignet. Ebenso kann eine Mittellinienverschiebung nach malignem Mediainfarkt oder nach dekompressiver Kraniektomie (s. Kap. 4.2) durch engmaschige Untersuchungen kontrolliert werden, ohne dass der Patient einer Computertomographie zugeführt werden muss. In einer vergleichenden Studie zur Messung der Mittellinienverlagerung nach raumfordernden Hirninfarkten wurde eine hohe Übereinstimmung zwischen der sonographischen und der computertomographischen Messung erzielt (Gerriets et al. 1999, 2001).

Literatur

Aaslid R, Markwalder TM, Nornes H (1982) Noninvasive transcranial Doppler ultrasound recording of flow velocity in basal cerebral arteries. J Neurosurg 57: 769–74.

Arnolds BJ, Oehme A, Schumacher M et al. (1986) Detection of intracranial stenosis and occlusion with transcranial Doppler sonography. J Cardiovasc Ultrason 5: 4 [abstract].

Berger G, Görtler M, Kaps M, Widder B. Empfehlungen Ultraschalldokumentation, Sektion „Neurologie" in der DEGUM: Dokumentationsempfehlungen zur Qualitätssicherung in der Neurologischen Ultraschalldiagnostik gemäß dem gemeinsamen DEGUM/DGKN-Zertifikat. Stand 7.9.2000. www.degum.de/D/SEKNEU6. HTM (25. Juli 2002).

Böcher-Schwarz HG, Ungersboeck K, Ulrich P et al. (1994) Transcranial Doppler diagnosis of cerebral vasospasm following subarachnoidal haemorrhage: correlation and analysis of results in relation to the age of patients. Acta Neurochir (Wien) 127: 32–6.

Bragoni M, Feldmann E (1996) Transcranial Doppler indices of intracranial hemodynamics. In: Tegeler CH, Babikian VL, Gomez C (eds) Neurosonology. St. Louis: Mosby; 129–39.

Brandt T, Knauth M, Wildermuth S et al. (1999) CT angiography and Doppler sonography for emergency assessment in acute basilar artery ischemia. Stroke 30: 606–12.

De Bray JM, Joseph PA, Jeanvoine H et al. (1988) Transcranial Doppler evaluation of middle cerebral artery stenosis. J Ultrasound Med 9: 611–6.

Droste DW, Ringelstein EB (1998) Detection of high intensity transient signals (HITS): How and why? Eur J Ultrasound 7: 23–9.

Droste DW, Nabavi DG, Kemeny V et al. (1998) Echocontrast enhanced transcranial colour-coded duplex offers improved visualization of the vertebrobasilar system. Acta Neurol Scand 98: 193–9.

Droste DW, Jürgens R, Weber S et al. (2000a) Benefit of echocontrast-enhanced transcranial color-coded duplex ultrasound in the assessment of intracranial collateral pathways. Stroke 31: 920–3.

Droste DW, Kaps M, Nabavi DG, Ringelstein EB (2000b) Ultrasound contrast enhancing agents in neurosonology: principles, methods, future possibilities. Acta Neurol 102: 1–10.

Droste DW, Lakemeier S, Wichter T et al. (2002) Optimizing the technique of contrast transcranial Doppler ultrasound in

the detection of right-to-left shunts. Stroke 33: 2211–6.

Gerriets T, Stolz E, Modrau B et al. (1999) Sonographic monitoring of midline shift in hemispheric infarctions. Neurology 52: 45–9.

Gerriets T, Stolz E, König S et al. (2001) Sonographic monitoring of midline shift in space-occupying stroke: an early outcome predictor. Stroke 32: 442–7.

Gosling RG, King DH (1974) Arterial assessment by Doppler-shift ultrasound. Proc R Soc Med 67: 447–9.

Halsey JH (1990) Effect of emitted power on waveform intensity in trasncranial Doppler. Stroke 21: 1573–8.

Harders AG, Gilsbach JM (1987) Time course of blood velocity changes related to vasospasm in the circle of Willis measured by transcranial Doppler ultrasound. J Neurosurg 66: 718–28.

Hoksbergen AW, Legemate DA, Ubbink DT et al. (1999) Success rate of transcranial color-coded duplex ultrasonography in visualizing the basal cerebral arteries in vascular patients over 60 years of age. Stroke 30: 1450–5.

Kaps M (1994) Extra- und intrakranielle Farbduplexsonographie. Berlin, Heidelberg: Springer.

Kaps M, Damian MS, Reschendorf V et al. (1990) Transcranial Doppler ultrasound findings in middle cerebral artery occlusion. Stroke 21: 532–7.

Koga M, Kimura K, Minematsu K, Yamaguchui T (2002) Relationship between findings of conventional and contrast-enhanced transcranial color-coded real-time sonography and angiography in patients with basilar artery occlusion. Am J Neuroradiol 23: 568–71.

Kollár J, Schulte-Altedorneburg G, Sikula J et al. (2004) Image quality of the temporal bone window examined by transcranial Doppler sonography and correlation with post-mortem CT measurements. Cerebrovasc Dis 17: 61–65.

Krejza J, Mariak Z, Babikian VL (2001) Importance of angle correction in the measurement of blood flow velocity with transcranial Doppler sonography. Am J Neuroradiol 22: 1743–7.

Ley-Pozo J, Ringelstein EB (1990) Noninvasive detection of occlusive disease of the carotid siphon and middle cerebral artery. Ann Neurol 28: 640–7.

Lindegaard KF (1999) The role of transcranial Doppler in the management of patients with subarachnoid haemorrhage – a review. Acta Neurochir 72 (Suppl): 59–71.

Maeda H, Etani H, Handa N et al. (1990) A validation study on the reproducibility of transcranial Doppler velocimetry. Ultrasound Med Biol 16: 9–14.

Mursch K, Bransi A, Vatter H et al. (2000) Blood flow velocities in middle cerebral artery branches after subarachnoid hemorrhage. J Neuroimaging 10: 157–61.

Otis SM, Ringelstein EB (1992) Findings associated with extracranial occlusive disease. In: Newell DW, Aaslid R (eds) Transcranial Doppler. New York: Raven Press; 153–60.

Porter JM, Pidgeon C, Cunningham AJ (1999) The sitting position in neurosurgery: a critical appraisal. Br J Anaesth 82: 117–28.

Pourcelot L (1974) Applications cliniques de l'examen Doppler transcutane. Les colloques de l'Institut nationale de la Santé et de la Recherche médicale. INSERM 34: 213–40.

Proust F, Callonec F, Clavier E et al. (1999) Usefulness of transcranial color-coded sonography in the diagnosis of cerebral vasospasm. Stroke 30: 1091–8.

Rorick MB, Nichols FT, Adams RJ (1994) Transcranial Doppler correlation with angiography in detection of intracranial stenosis. Stroke25: 1931–4.

Saunders C, Salles-Cunha SX, Andros G (1990) Transcranial Doppler: reproducibility of velocity measurements in the middle cerebral artery. J Vasc Technol 14: 30–2.

Schulte-Altedorneburg G, Droste DW, Popa V et al. (2000) Visualization of the basilar artery by transcranial color-coded duplex sonography. Stroke 31: 1123–7.

Schulz-Stübner S (2001) Der neurochirurgische Intensivpatient: Erweitertes Monitoring. In: Schulz-Stübner S, Schmutzler-Baas A (Hrsg) Neurochirurgische Intensivmedizin. Grundlagen und Praxis. Stuttgart: Schattauer.

Schwarz G, Fuchs G, Weihs W et al. (1994) Sitting position for neurosurgery: experience with preoperative contrast echocardiography in 301 patients. J Neurosurg Anesthesiol 6: 83–8.

Sloan MA, Burch CM, Wozniak MA et al. (1994) Transcranial Doppler detection of vertebrobasilar vasospasm following subarachnoidal hemorrhage. Stroke 25: 2187–97.

Soustiel JF, Bruk B, Shik B et al. (1998) Transcranial Doppler in vertebrobasilar vasospasm after subarachnoidal hemorrhage. Neurosurgery 43: 282–91.

Stolz E, Nückel M, Mendes I et al. (2002) Vertebrobasilar transcranial color-coded duplex ultrasonography: improvement with echo enhancement. Am J Neuroradiol 23: 1051–4.

Torbey MT, Hauser TK, Bhardwaj A et al. (2001) Effect of age on cerebral blood flow velocity and incidence of vasospasm after aneurysmal subarachnoidal hemorrhage. Stroke 32: 2005–11.

Von Reutern GM, Kaps M, von Büdingen HJ (2000) Ultraschalldiagnostik der hirnversorgenden Arterien. 3. Aufl. Stuttgart: Thieme.

Widder B (1999) Doppler- und Duplexsonographie der hirnversorgenden Arterien. 5. Aufl. Berlin, Heidelberg: Springer.

Wissenschaftlicher Beirat der Bundesärztekammer (1998) Richtlinien zur Feststellung des Hirntodes. Dritte Fortschreibung 1997 mit Ergänzungen gemäß Transplantationsgesetz (TPG). Dtsch Ärztebl 95: 1861–8.

Zanette EM, Roberti C, Mancini G et al. (1995) Spontaneous middle cerebral artery reperfusion in acute stroke. Stroke 26: 430–3.

2.2 Ultraschalldiagnostik der extrakraniellen hirnversorgenden Arterien

Darius G. Nabavi, E. Bernd Ringelstein

Inhalt

Einleitung

Die Kenntnis des Status hirnversorgender Arterien und der zerebralen Hämodynamik besitzt für zahlreiche neuromedizinische Situationen eine herausragende Bedeutung. Dabei spielt die Ultraschall-(US-)Diagnostik methodisch eine zentrale Rolle in der klinischen Routine. Der US ist gegenüber anderen angiologischen Verfahren vorteilhaft, weil nichtinvasiv, risikolos, beliebig wiederholbar, mobil, intraoperativ und am Bett zu verwenden, zeitlich hoch auflösend und kostengünstig (Widder 1999). Weiterhin können simultan anatomische und funktionell-hämodynamische Informationen gewonnen werden. Technische Weiterentwicklungen der letzten Jahren haben den US zu einem unverzichtbaren neurovaskulären Instrumentarium gemacht. Hier wird ein kurzer Überblick über die wesentlichen Aspekte der US-Diagnostik der extrakraniellen hirnversorgenden Arterien gegeben. Der Schwerpunkt wird auf praktischen Aspekten in der klinischen Anwendung gelegt. Grundlagen werden nur kurz umrissen – zur Vertiefung siehe von Büdingen et al.

(1993), Hennerici et al. (2001), Kaps (1994) und Widder (1999).

Grundlagen

Hier wird vor allem auf Kapitel 2.1 verwiesen, in dem die Grundlagen ausführlich dargestellt sind.

Physikalisch-technische Aspekte

Unter US versteht man Schall im Frequenzbereich von über 16 kHz (vom Menschen nicht wahrnehmbar). In der medizinischen Diagnostik werden US-Frequenzen zwischen 1 und 20 MHz verwendet. Die Eindringtiefe in das Gewebe nimmt mit steigenden US-Frequenzen ab. Die Erzeugung von US-Wellen erfolgt durch sog. **piezoelektrische Kristalle** (**Transducer**), die elektrische Energie in US-Energie und umgekehrt konvertieren können. Diese Transducer befinden sich im Schallkopf des jeweiligen US-Gerätes. Man unterscheidet (s. Kap. 2.1):

- Transducer mit **kontinuierlicher Schallemission** (continuous wave, cw)
- Transducer mit **gepulster Schallemission** (pulsed wave, pw)

Prinzipiell werden zwei Ziele bei der Beschallung eines Gewebes verfolgt (s. Kap. 2.1):

- Durch Anwendung des Doppler-Effektes werden Blutströmungen hör- und sichtbar gemacht.
- Durch US-Reflexion an Grenzstrukturen werden Gewebestrukturen bildhaft dargestellt. Durch dieses Phänomen können anatomische Informationen direkt und nichtinvasiv aus dem Körperinneren gewonnen werden. Dabei gelten folgende Prinzipien:

- Einfallswinkel = Reflexionswinkel
- Intensität der Reflexion ist proportional der Impedanzdifferenz angrenzender Gewebestrukturen. Daher werden insbesondere Grenzstrukturen (z. B. Gefäßwände) aufgrund der Impedanzdifferenz sehr gut dargestellt.

Hämodynamische Aspekte

Unter physiologischen Bedingungen liegt in den hirnversorgenden Arterien eine nahezu laminare Strömung vor, mit jeweils höherer Blutfließgeschwindigkeit (BFG) in der Gefäßmitte und geringerer BFG an den Gefäßwänden. Die Stromstärke hängt dabei vom Gefäßradius sowie von der Druckdifferenz zwischen proximalem und distalem Gefäßbett ab. Darüber hinaus spiegelt das Verhältnis zwischen systolischer und diastolischer BFG (**Pulsatilität**) die Höhe des Widerstandes in nachgeschalteten, distalen Gefäßanteilen wider. Eine hohe Pulsatilität zeigt einen hohen Widerstand, eine geringe Pulsatilität dagegen einen geringen Widerstand in der Peripherie an. Für eine standardisierte Beurteilung dieser Pulsatilität werden verschiedene Indices verwendet, von denen der sog. **Pulsatilitätsindex** (PI) der gebräuchlichste ist (s. Kap. 2.1)

Unter physiologischen Bedingungen weisen die hirnversorgenden Arterien einen geringen PI auf, da das Gehirnparenchym einen geringen Perfusionswiderstand besitzt.

Ein erhöhter Pulsatilitätsindex in einer extrakraniellen hirnversorgenden Arterie ist als indirekter Hinweis auf ein weiter distal gelegenes, nachgeschaltetes Strombahnhindernis zu werten.

So ist ein erhöhter PI in der A. carotis interna (ACI) manchmal der einzige Hinweis auf eine distale Gefäßstenose (etwa im petrösen, nicht beschallbaren Abschnitt). Distal einer höhergradigen Gefäßobstruktion kommt es dagegen kompensatorisch zu einer Dilatation von Widerstandsgefäßen, um die Stromstärke weitgehend konstant zu halten.

Ein reduzierter Pulsatilitätsindex ist ein Indikator für ein weiter proximal gelegenes, vorgeschaltetes Strombahnhindernis.

Ein reduzierter PI in der A. carotis communis (ACC) ist daher manchmal einziger Indikator für eine proximale Gefäßstenose (z. B. im Truncus brachiocephalicus). Bei konstanter Stromstärke ist die BFG in einem Gefäß proportional zur zweiten Potenz des Gefäßradius. Das bedeutet, dass eine umschriebene Halbierung des Gefäßradius zu einer Vervierfachung der BFG, eine Verdopplung des Gefäßradius hingegen zu einer Viertelung der BFG führt. Diese Gesetzmäßigkeit stellt das Grundprinzip der Doppler-sonographischen Stenoseklassifikation dar (s. unten).

cw-Doppler-Sonographie

Das cw-Verfahren stellt die älteste und einfachste US-Technik zur Gefäßuntersuchung dar (Hauptvorteile: einfach zu handhaben; gut tragbare, meist kleine, kostengünstige Geräte). Aufgrund der kontinuierlichen Schallaussendung und -rezeption ist **keine Tiefenselektivität** möglich, weshalb manchmal störende Überlagerungen von Strömungssignalen benachbarter Gefäße (z. B. von begleitenden Venen) auftreten. Da die cw-Technik ausschließlich Strömungsrichtungen und -geschwindigkeiten erfassen kann, werden Gefäßläsionen ohne hämodynamische Auswirkungen (etwa nichtstenosierende Plaques) nicht erfasst.

Die Untersuchung beginnt üblicherweise mit der Beschallung der **A. supratrochlearis** (mit 4- oder 8-MHz-Sonde). Durch Kompressionsmanöver über Gesichtsästen der A. carotis externa (ACE), kann die Strömungsrichtung ermittelt werden, die unter physiologischen Bedingungen *orthograd* von intrakraniell über die A. ophthalmica nach extrakraniell zeigt (ACI → A. ophthalmica → ACE). Eine *retrograde* Flussrichtung (ACE → A. ophthalmica → ACI) ist ein Indikator für eine höhergradige Gefäßobstruktion in der ACI (Abb. 2.2-1) (Keller et al. 1973).

Durch Verwendung einer 4-MHz-Sonde können die wesentlichen Abschnitte der extrakraniellen hirnversorgenden Arterien abgeleitet werden (s. Tab. 2.2-1). Die **Karotisarterien** können von der A. carotis communis (ACC) über die Aufzweigung in die ACI und ACE bis zum Kieferwinkel und noch 1–2 cm darüber hinaus kontinuierlich verfolgt werden. Eine besondere Beachtung sollten v. a. die ersten 2–3 cm distal der Karotisbifurkation finden, da sich arteriosklerotische Verschlussprozesse, aufgrund physiologischer Turbulenzen an Gefäßaufzweigungen, überwiegend hier manifestieren. Die **A. subclavia** kann sowohl nach proximal als auch nach distal in der Supraklavikulargrube beschallt werden. Durch leichte Sondenkippung nach dorsolateral kann der Abgang der **A. vertebralis** (VA), das sog. V_0-Segment, abgeleitet werden (Verifikation durch Kompression über der Atlasschleife). Nur durch Modulation der Doppler-Spektrums bis auf die Grundlinie ist die Beschallung des VA-Abganges als gesichert anzusehen, eine leichte bis mäßige Modulation durch okzipitale Kompression ist auch bei Beschallung der ACC oder zervikaler Äste des Truncus thyreocervicalis zu erzielen.

Farbkodierte Duplexsonographie

Die farbkodierte Duplexsonographie (oder kurz Farbduplexsonographie) stellt das Goldstandardverfahren in der US-Diagnostik dar und kombiniert drei verschiedene US-Modalitäten, die in einem Untersuchungsgang additiv verwendet werden können:

● **B-Mode-Verfahren („B" für brightness) oder Graustufenbild:** Durch mehrere US-Transducer innerhalb eines Schallkopfes, die entweder linear (linear array) oder bogenförmig (curved array) angeordnet sind, wird ein zweidimensionales Bild des beschallten Gewebes generiert. Durch die Laufzeiten des US-Signals wird eine Tiefenauf-

lösung ermöglicht, die unterschiedlichen Reflexionen erzeugen die unterschiedlichen Struktursignale im Gewebe.

● **Farbkodierung der Blutströmung:** Durch axiale Aneinanderreihung multipler Messvolumina können Pixel-spezifische Doppler-Shifts berechnet werden. In Abhängigkeit individuell einstellbarer Schwellenwerte können nun (a) Blutflussrichtung und (b) BFG farb-

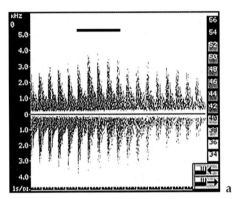

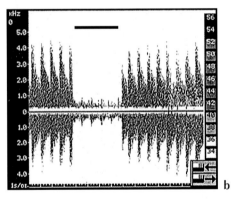

Abb. 2.2-1. Beschallung der A. supratrochlearis mittels 8-MHz-Sonde im medialen Augenwinkel. Der horizontale Balken kennzeichnet die Kompressionsphase über den fazialen Ästen der A. carotis externa (ACE).
a) Unter physiologischen Bedingungen nimmt die Blutfließgechwindigkeit (BFG) in der A. supratrochlearis während der Kompressionsphase zu, wodurch eine orthograde Strömungsrichtung angezeigt wird.
b) Kommt es während der Kompressionsphase zu einer Reduktion der BFG in der A. supratrochlearis, dann ist dies beweisend für eine retrograde Strömungsrichtung von extra- nach intrakraniell. In diesem Falle liegt eine Strömungsumkehr vor mit einem Kollateralfluss über faziale ACE-Äste über die A. ophthalmica zur A. carotis interna (ACI) nach intrakraniell, z. B. infolge einer proximalen ACI-Okklusion.

kodiert abgebildet werden. Dadurch können Gefäßstrukturen anhand der farbigen Überlagerung der Blutströmung im B-Bild einfach identifiziert werden. Alternativ zu diesem frequenzbasierten Verfahren bieten die meisten US-Geräte inzwischen auch den sog. Power-Modus an, der zirkulierende Blutbestandteile intensitätsgewichtet darstellt (Steinke et al. 1997). Letzteres bietet eine hohe Sensitivität für Strömungsnachweis, jedoch unter Verlust der Richtungs- und Geschwindigkeitsinformation.

● **Gepulste Doppler-Sonographie:** Um Strömungsalterationen exakt beurteilen zu können, ist der farbkodierte US-Modus nicht ausreichend. Daher ist zusätzlich die gepulste Doppler-Sonographie als dritte Komponente technisch integriert. Unter Verwendung des B-Bildes und der Farbkodierung kann, in der Regel Cursor-gesteuert, das Messvolumen des Doppler-Strahls gezielt in dem zu untersuchende Gefäßsegment platziert werden. Durch Verwendung einer Winkelkorrektur kann dann die BFG mit hoher Genauigkeit und Reproduzierbarkeit sehr komfortabel gemessen werden.

Durch diese US-Technik werden eine gute Orientierung im Gewebe, eine sichere und rasche Identifizierung der Zielgefäße und verlässliche Darstellung pathologischer Strukturen ermöglicht. Im Gegensatz zur cw-Doppler-Sonographie können hiermit auch Gefäßveränderungen ohne hämodynamische Auswirkung (z.B. Wandverdickungen oder Plaques) erfasst werden (s. Tab. 2.2-1). Durch die Farbkodierung können auch echoarme Strukturen anhand der Farbaussparung indirekt abgebildet werden, was der reinen B-Mode-Darstellung entgeht. Zur optimalen Adjustierung des Farbbildes und Doppler-Signals sowie zur korrekten Befundinterpretation ist eine ausreichende Kenntnis relevanter Einflussgrößen und Geräteparameter sowie häufig auftretender Artefaktsignale notwendig. Als Nachteile dieser Technologie gegenüber der cw-Technik sind die schlechtere Transportmöglichkeit aufgrund der größeren Geräte sowie die höheren Kosten zu nennen.

Pathologische Befunde

Einen Überblick über die wichtigsten pathologischen Befunde in den verschiedenen Gefäßabschnitten und ihre technische Darstellbarkeit liefert Tabelle 2.2-1. Insgesamt sind pathologische Befunde an den Karotisarterien häufiger und stellen den Schwerpunkt in der extrakraniellen neurovaskulären Diagnostik dar.

Karotisstromgebiet

Wie bereits erwähnt, wird mit der Ableitung der **A. supratrochlearis** im medialen Augenwinkel begonnen, um einen ersten indirekten Hinweis auf eine hochgradige, proximale ACI-Stenose zu gewinnen (s. Abb. 2.2-1) (Keller et al. 1973). Dabei zählt ausschließlich die Reaktion auf das Kompressionsmanöver als Richtungsindikator! Aufgrund der massiven Schlingenbildung kann die primäre Strömungsrichtung nicht verwertet werden.

Bei Beschallung der **ACC** wird zunächst auf eine pathologische Seitendifferenz der BFG (> 30–50%) und des PI geachtet, die als unspezifischer Hinweis auf ein mögliches proximales oder distales Strombahnhindernis zu werten ist. Als früher Indikator einer Arteriosklerose kann die **Intima-Media-Dicke** (IMT) mittels Farbduplexsonographie gemessen werden (Abb. 2.2-2). Bei jüngeren Menschen bis zum 40. bis 50. Lebensjahr liegt die IMT bei etwa 0,4–0,5 mm. Sie nimmt pro Dekade um ca. 0,1 mm zu (Bots et al. 1997). Eine pathologische IMT ist daher altersabhängig ab einem Wert von 0,8–1,0 mm anzunehmen. Werte über 1,5 mm sprechen für eine ausgeprägte, generalisierte Arteriosklerose.

> Die Intima-Media-Dicke ist ein prognostischer Marker für das Auftreten von Schlaganfällen und Herzinfarkten (O'Leary et al. 1999); sie kann als Surrogatmarker für eine erfolgreiche Prävention (z.B. Statintherapie) verwendet werden (Hodis et al. 1996).

Der Übergang einer IMT-Zunahme zu arteriosklerotischen Plaques ist fließend und wird nicht einheitlich definiert. Wir empfehlen die Bezeichnung als Plaques bei Wandauflagerungen von mehr als 2 mm Dicke und Nachweis einer lokalen Begrenzung. Zur Plaquecharakterisierung (Abb. 2.2-3) sind neben deren Quantifizierung (Länge, Dicke) folgende Parameter von Bedeutung (Kaps 1994; Merrit et al. 1992; Widder 1999):

● **Plaquebinnenstruktur:** Es können echoreiche, echoarme und mittlere Echogenitäten unterschieden werden. Abhängig von der Zusammensetzung können darüber hinaus homogene und inhomogene Binnenechos differenziert werden. Prognostisch ungünstig sind vorwiegend echoarme und inhomogene Plaques, da diese gehäuft instabil und damit vulnerabler sind als echoreiche und homogene Plaques.

● **Plaqueoberfläche:** Die Plaqueoberfläche kann regelmäßig oder unregelmäßig sein. Bei unregelmäßiger Oberfläche müssen einfach unregelmäßige von ulzerierten Plaques mit Nischenbildungen abgegrenzt werden. Dazu ist insbesondere der Farbmodus hilfreich. Plaques mit regelmäßig begrenzter Oberfläche sind prognostisch günstiger und weisen gehäuft echoreiche Binnensignale auf.

Das entscheidende **prognostische Kriterium von Plaques** ist jedoch nicht deren Sonomorphologie, sondern das Ausmaß der durch sie bedingten Stenose. Details der sonographischen **Stenoseklassifikation** zeigt Tabelle 2.2-2. Die cw-Doppler-Sonographie kann Lumeneinengungen erst ab einem Stenosegrad von ca. (40–)50% detektieren, da erst dann ein intrastenotischer BFG-Anstieg auftritt. Letzteres wird auch als lokaler hämodynamischer Effekt einer Plaque bezeichnet. Hämodynamisch unwirksame Stenosen mit einer Lumeneinengung von weniger als (40–)50% hingegen sind bildgebend nur durch die Farbduplexsonographie zu erfassen. Während für die Quantifizierung mittelgradiger Stenosen (≈ 50–70%) die maximale intrastenotische BFG entscheidend ist, sind für hoch- bis höchstgradige Stenosen (80–99%) die sog. US-Zusatzkriterien und -Indices wichtiger (s. Tab. 2.2-2; Abb. 2.2-4) (Alexandrov et al. 1997; Carpenter et al. 1995; Widder 1999). Häufig verwendete Indices stellen die Ratio zwischen intrastenotischer BFG der ACI und (a) distaler BFG der ACI oder (b) BFG in der ACC dar.

Die alleinige Quantifizierung einer Gefäßstenose anhand der Visualisierung des B-Mode- und Farbbildes ist nicht ausreichend – hierzu ist stets die gepulste Doppler-Sonographie hinzuzuziehen.

Verschlüsse der A. carotis interna sind anhand des fehlenden Perfusionssignals sowohl im Farbmodus als auch in der gepulsten Doppler-Sonographie zu diagnostizieren. Eine Abgrenzung zu filiformen Abgangsstenosen (sog. Pseudookklusionen) kann manchmal schwierig sein (Ringelstein et al. 1983) und durch Anwendung sog. Echokontrastverstärker erleichtert werden (Droste et al. 1999; Nabavi et al. 1998).

Eine zunehmend häufiger diagnostizierte Ursache nichtarteriosklerotischer ACI-Obstruktionen stellen **Gefäßdissektionen** dar. Darunter versteht man eine intramurale Hämatombildung infolge spontaner oder traumatischer Gefäßwandruptur (Brandt 2000). Im Gegensatz zu arteriosklerotischen Prozessen ist die Prädilektionsstelle von Dissektionen nicht der proximale ACI-Abschnitt, sondern deren mittlerer und distaler Anteil. Darüber hinaus sind dissektionsbedingte Obstruktionen in der Regel langstreckig ausgedehnt, und das Stenosemaximum ist meist weit distal im petrösen oder kavernösen ACI-Abschnitt zu finden. Daher sind mittels US häufig nur indirekte und leichte Hinweise auf eine Gefäßdissektion zu erheben. Der Sonographierende muss also an diese Differenzialdiagnose denken, um bei derart geringfügigen Strömungsalterationen den Verdacht auf eine Dissektion zu äußern und ggf. eine weiterführende angiologische Diagnostik zu veranlassen.

Folgende Zeichen sollten vor allem bei jungen Schlaganfallpatienten an eine Dissektion denken lassen (Sturzenegger et al. 1995):

● erhöhte Pulsatilität im gesamten ACI-Abschnitt ohne Erklärung im übrigen US-Befund
● reduzierte BFG im gesamten Gefäßabschnitt trotz fehlenden Nachweises proximaler Gefäßobstruktionen
● extrakranielle langstreckige Lumeneinengung der ACI durch echoarme Struk-

Tab. 2.2-1. Übersicht über die relevanten Segmente der supraaortalen hirnversorgenden Arterien, ihre wichtigsten Befunde und deren Erfassung mittels cw-Doppler- und Farbduplexsonographie. Die sonographische Darstellbarkeit wurde in gut/immer möglich = +, mäßig/partiell möglich = (+) und schlecht/nicht möglich = – eingestuft. Die A. occipitalis wird nur bei seltenen Fragstellungen beschallt, z.B. bei intrakranieller Gefäßmalformationen zur Ermittlung der zuführenden Arterie (= Feeder).

Gefäßabschnitt	Wichtige US-Befunde	Beschallbarkeit und Detektion	
		cw-Doppler-Sonographie	Farbduplexsonographie
A. supratrochlearis	orthograde vs. retrograde Strömungsrichtung	+	(+)
A. carotis communis	Elongation, Kinking, Coiling	–	+
	Dilatation	–	+
	Intima-Media-Verdickung	–	+
	kleinere Plaques	–	+
	Stenosen ab 40–50%	+	+
A. carotis interna	Elongation, Kinking, Coiling	–	+
	Dilatation	–	+
	kleinere Plaques	–	+
	Stenosen ab 40–50 %	+	+
	Dissektion	(+)	+
A. carotis externa	Plaques	–	+
	Stenosen ab 40–50 %	+	+
A. vertebralis			
V0 = Abgang	Abgangsstenosen	+	+
V1 = prävertebral	Elongation, Kinking	–	+
V2 = intervertebral	Hypoplasie	–	+
	Dissektion	–	+
	Subclavian-Steal-Syndrom	(+)	+
V3 = Atlaschleife	Widerstandsprofil	+	+
A. subclavia proximal/distal	Plaques	–	+
	Stenosen	+	+
	Verschlüsse	(+)	+
A. occipitalis	niedrige Pulsatilität bei AV-Malformationen des ZNS	+	+

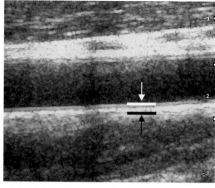

Abb. 2.2-2. Messung der Intima-Media-Dicke (IMT) mittels B-Mode-Sonographie an der schallkopffernen Wand der A. carotis communis. Die IMT entspricht per definitionem der Distanz zwischen dem Beginn der ersten echoreichen Linie (weißer Balken = Intimabeginn) und dem Beginn der zweiten echoreichen Linie (schwarzer Balken = Media-Adventitia-Grenze). Grundsätzlich kann die IMT auch in anderen Gefäßsegmenten, z. B. der proximalen ACI, gemessen werden. Technisch einfacher, besser standardisiert und durch Studien untermauert sind jedoch die sondenfernen IMT-Werte der ACC.

tur (= Hämatom) mit nach distal stetig zunehmendem Stenoseausmaß

> Eine charakteristische Dissektionsmembran ist bei ACI-Dissektionen nur *extrem selten* zu beobachten.

Vertebralisstromgebiet

Zunächst wird die A. subclavia, als Zustromgefäß der Vertebralarterie (VA), in ihrem proximalen und distalen Verlauf beschallt. Stenosen der A. subclavia sind ab einer Frequenzdifferenz von ca. 7 kHz (entsprechend einer BFG von 210 cm/s) bzw. bei Nachweis niederfrequenter Anteile sicher zu diagnostizieren. Weit proximal lokalisierte Stenosen sind häufig nicht direkt beschallbar, sondern nur an dem poststenotischen Signal mit trägem systolischem BFG-Anstieg, reduziertem PI und begleitenden Turbulenzen zu vermuten.

Arteriosklerotische Stenosen der VA befinden sich fast ausnahmslos unmittelbar am Abgang aus der A. subclavia (sog. V_0-Segment) (de Bray et al. 2001). Eine

leichte VA-Stenose liegt ab einer Frequenzdifferenz von etwa 4 kHz bzw. einer BFG von etwa 120 cm/s vor. Da sich die Strömungsqualität in der VA bereits 1–2 cm weiter distal vollständig normalisiert, können leichtgradige Abgangsstenosen leicht übersehen werden, wenn das V_0-Segment nicht direkt beschallt wird. **Mittelgradige Stenosen** sind bei Frequenzdifferenzen von etwa 6–7 kHz bzw. BFG um 160–180 cm/s mit begleitenden Turbulenzen, **hochgradige Stenosen** bei Frequenzdifferenzen von über 10 kHz bzw. BFG von über 250 cm/s mit persistierender BFG-Reduktion nach distal anzunehmen. **Verschlüsse** der VA können im V_1- und V_2-Abschnitt direkt mittels Farbduplexsonographie diagnostiziert werden. Extrakraniell stark erhöhte Pulsatilitäten legen den Verdacht auf einen distalen (= intrakraniellen) Vertebralarterienverschluss nahe. Als meist harmlose Anomalie muss jedoch differenzialdiagnostisch eine **VA-Hypoplasie** abgegrenzt werden, die ab einem Lumendurchmesser von weniger als (2–)2,5 mm vorliegt. Da diese hypoplastische VA meist mesenchymale Strukturen

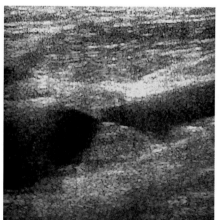

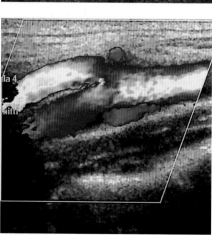

3a

4a

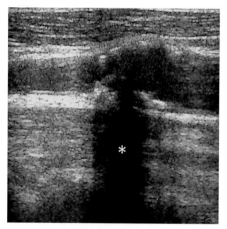

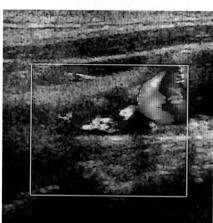

Abb. 2.2-3. Darstellung arteriosklerotischer Plaques in der proximalen A. carotis interna mittels B-Mode-Verfahren:
a) Filiforme Stenose durch konzentrische Plaque mittlerer Echogenität mit homogener Binnenstruktur und überwiegend glatt begrenzter Oberfläche;
b) sehr inhomogene Plaque aus echoarmen und echoreichen Strukturen mit Schallschattenbildung (*); die Oberfläche erscheint sehr unregelmäßig, im Farbmodus ließen sich hier zusätzlich Plaque-Ulzerationen nachweisen.

Abb. 2.2-4. Darstellung der Karotisbifurkation mittels Farbduplexsonographie:
a) Unauffällige Karotisbifurkation mit Darstellung von A. carotis externa (oben) und A carotis interna (ACI) (unten).
b) Etwa 95%ige ACI-Abgangsstenose durch inhomogene, unregelmäßige und langstreckige Plaque; es zeigt sich lediglich ein sehr schmales Farbband mit ausgeprägten Strömungsturbulenzen, die winkelkorrigierte systolische Blutfließgeschwindigkeit betrug > 450 cm/s, distal der Stenose < 40 cm/s.

Tab. 2.2-2. Übersicht über die Kriterien zur Stenoseklassifikation mittels cw-Doppler- und Farbduplexsonographie in Anlehnung an Widder (1999).

Stenoseausmaß	cw-Doppler-Sonographie	Farbduplexsonographie (winkelkorrigiert)	Zusatzkriterien
Plaques, Stenose ≤ 40%	nicht erfassbar	visuell erfassbar	keine BFG-Beschleunigung
(40–)50%	≈ 4 kHz	≈ 120–140 cm/s	keine Turbulenzen
60%	≈ 5–6 kHz	≈ 150–170 cm/s	keine Turbulenzen, $ACI_{prox}/ACI_{distal} ≈ 2$
70%	≈ 7–9 kHz	≈ 180–240 cm/s	• leichte poststenotische Turbulenzen • $ACC_{ipsilateral} = ACC_{kontralateral}$ • $ACI_{prox}/ACC = 2–3$ • $ACI_{prox}/ACI_{distal} ≈ 3$
80%	> 10–12 kHz	> 300 cm/s	• starke intra- und poststenotische Turbulenzen („Schritte auf Kies") • A. supratrochlearis retrograd • $ACC_{ipsilateral} < ACC_{kontralateral}$ • $ACI_{prox}/ACC > 4$ • ACI_{distal} mäßig reduziert • $ACI_{prox}/ACI_{distal} = 4–6$
90%	> 12 kHz	> 350 cm/s	• massive intra- und poststenotische Turbulenzen • A. supratrochlearis retrograd • $ACC_{ipsilateral} << ACC_{kontralateral}$ • $ACI_{prox}/ACC > 4$ • ACI_{distal} massiv reduziert • $ACI_{prox}/ACI_{distal} > 8$
≈ 95–99%	BFG variabel, meist kein Signal erhältlich	BFG variabel, Perfusionsnachweis im Farbmodus	• $ACC_{ipsilateral} << ACC_{kontralateral}$ • A. supratrochlearis retrograd • minimaler Restfluss in distaler ACI nachweisbar (i.Allg. < 40 cm/s)
Okklusion	kein Signal oder bidirektionales Signal	kein Signal oder bidirektionales Signal, Längspulsationen des Gefäßes	• massives Widerstandsprofil in ipsilateraler ACC • A. supratrochlearis retrograd • kein Signal in distaler ACI

Lumenreduktionen ab etwa (40–)50% können durch hämodynamische Effekte in Form einer Strömungsbeschleunigung nachgewiesen werden. Für mittelgradige Stenosen von 50–70% ist die maximale intrastenotische Blutfließgeschwindigkeit (BFG) das entscheidende Kriterium zur Quantifizierung. Es muss hervorgehoben werden, dass diese BFG-Grenzwerte nur Richtwerte sind, die in

Abhängigkeit von der verwendeten US-Technik um 10–25% abweichen können. Für höhergradige Stenosen von ≥ 80%, d.h. Stenosen mit hämodynamischer Fernwirkung, spielen die Zusatzkriterien wie etwa Ausmaß intra- und poststenostischer Turbulenzen, Ausmaß der posstenotischen BFG-Reduktion, Quotienten zwischen intrastenotischer BFG und der BFG in der A. carotis

communis (ACC) bzw. der distalen A. carotis interna (ACI) die entscheidende Rolle zur korrekten Quantifizierung. Stenosen von 95–99% sind meist nur in der Farbduplexsonographie durch einen fleckförmigen intra- oder poststenotischen Perfusionsnachweis von vollständigen Gefäßokklusionen abzugrenzen. ACI_{prox} bezeichnet die maximale intrastenotische BFG.

mit hohem Gewebewiderstand (z.B. Muskeln, Meningen) versorgt und nur unwesentlich zur Gehirndurchblutung beiträgt, besitzt sie physiologischerweise eine stark erhöhte Pulsatilität. Kompensatorisch liegt meist kontralateral eine VA-Hyperplasie von über 4 mm vor, sodass in in der Regel durch eine unilaterale VA-Hypoplasie keine vertebrobasiläre hämodynamische Beeinträchtigung hervorgerufen wird.

Beträgt die Summe der Gefäßlumina beider Vertebralarterien 5 mm oder mehr, so resultiert in der Regel keine intrakranielle hämodynamische Beeinträchtigung.

Ein Pendelfluss oder eine retrograder Strömung in der VA legt den Verdacht auf einen sog. **Subclavian-steal-Effekt** nahe. Darunter versteht man eine teilweise oder

vollständige Strömungsumkehr in einer VA aufgrund einer Kollateralisation von intrakraniell in das brachiale Gefäßbett als Folge eines proximalen Strombahnhindernisses in der A. subclavia. Durch funktionelle Tests mit Kompression der A. brachialis und Erzeugung einer postischämischen brachialen Hyperämie kann ein Subclavian-steal-Effekt gesichert und quantifiziert werden. Hinsichtlich der

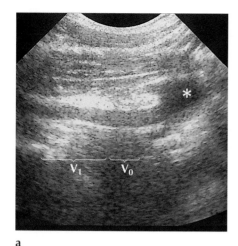

a

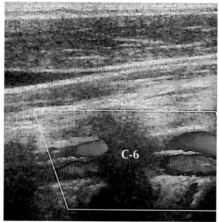

C-6

Abb. 2.2-5. Darstellung der A. vertebralis mittels B-Mode- und Farbduplexsonographie:
a) Abgang der A. vertebralis aus der A. subclavia (*) mit intialem V_0-Segment und weiterem prävertebralen Verlauf (V_1-Segment) mit charakterisitischer „Pfeifenkopf-Konfiguration";
b) intervertebraler Anschnitt der A. vertebralis (V_2-Segment, rot), typischerweise mit begleitender, weiter ventral lokalisierter V. vertebralis (blau). Der echoarme Schallschatten wird durch den Lateralfortsatz der Wirbelkörper (C6) hervorgerufen.

intrakraniellen Bedeutung verweisen wir auf Kapitel 2.1.

Befunddokumentation

Zur Dokumentation von US-Befunden der extrakraniellen hirnversorgenden Arterien wurden Richtlinien der Deutschen Gesellschaft für Ultraschall in der Medizin (DEGUM) festgelegt (www.DEGUM.de, unter Sektion Neurologie). Bei einem **Normalbefund** sind beidseitig punktuell mindestens die Spektren der folgenden sechs abgeleiteten Gefäße zu dokumentieren:

- A. supratrochlearis (nur cw-Modus)
- A. carotis communis
- A. carotis interna
- A. carotis externa
- A. vertebralis
- A. subclavia

Im Falle eines **pathologischen Befundes** ist darüber hinaus jeder auffällige, zur Diagnose beitragende Befund separat so zu dokumentieren, dass dieser Befund für einen *unabhängigen* Betrachter nachvollziehbar wird. Dabei sollen jeweils die maximalen pathologischen Befunde (maximale Lumeneinengung im Farbmodus, maximale BFG-Beschleunigung im Doppler-Modus) erfasst werden. Es ist darauf zu achten, dass durch einen adäquaten Gefäßanschnitt Gefäßverlauf und -anatomie klar zum Ausdruck kommen, um den Betrachter eine anatomische Orientierung zu geben. Diese Befunde sollen ausgedruckt werden und können zusätzlich auf elektronischen Medien abgespeichert werden.

Literatur

Alexandrov AV, Brodie DS, McLean A et al. (1997) Correlation of peak systolic velocity and angiographic measurement of carotid stenosis revisited. Stroke 28: 339–42.

Bots ML, Hofman A, Grobbee DE (1997) Increased common carotid intima-media thickness. Adaptive response or a reflection of atherosclerosis? Findings from the Rotterdam Study. Stroke 28: 2442–7.

Brandt T (2000) Cervical artery dissection: update and new results of research of the pathogenesis. Cerebrovasc Dis 10 (Suppl 4): 5–8.

Carpenter JP, Lexa FJ, Davis JT (1995) Determination of sixty percent or greater carotid artery stenosis by duplex Doppler ultrasonography. J Vasc Surg 22: 697–703 [discussion 703–5].

de Bray JM, Pasco A, Tranquart F et al. (2001) Accuracy of color-Doppler in the quantification of proximal vertebral artery stenoses. Cerebrovasc Dis 11: 335–40.

Droste DW, Jürgens R, Nabavi DG et al. (1999) Echocontrast-enhanced ultrasound of extracranial internal carotid artery high-grade stenosis and occlusion. Stroke 30: 2302–6.

Hennerici M, Meairs S (2001) Cerebrovascular Ultrasound. Theory, Practice and Future Developments. Cambridge: Cambridge University Press.

Hodis HN, Mack WJ, LaBree L et al. (1996) Reduction in carotid arterial wall thickness using lovastatin and dietary therapy: a randomized controlled clinical trial. Ann Intern Med 124: 548–56.

Kaps M (1994) Extra- und Intrakranielle Farbduplexsonographie. Berlin, Heidelberg: Springer.

Keller H, Baumgartner G, Regli F (1973) Carotisstenosen und -okklusionen. Diagnose durch perkutane Ultraschall-Doppler-Sonographie an der A. supraorbitalis oder A. supratrochlearis. Dtsch Med Wochenschr 98: 1691–8.

Merrit CRB, Bluth EI (1992) Ultrasound identification of plaques composition. In: Labs HK (ed) Diagnostic Vascular Ultrasound. London: Arnold.

Nabavi DG, Droste DW, Schulte-Altedorneburg G et al. (1998) Klinisches Bedeutung der Echokontrastverstärkung in der neurovaskulären Diagnostik. Erfahrungsbericht nach einjähriger offener Anwendungsstudie. Fortschr Neurol Psychiatr 10: 466–73.

O'Leary DH, Polak JF, Kronmal RA et al. (1999) Carotid-artery intima and media thickness as a risk factor for myocardial infarction and stroke in older adults. Cardiovascular Health Study Collaborative Research Group. N Engl J Med 340: 14–22.

Ringelstein EB (1989) Continous-wave Doppler sonography of the extracranial brain-supplying arteries. In: Weinberger J (ed) Noninvasive Imaging of Cerebrovascular Disease. New York: Frontiers of Clinical Eurosience, Alan R. Liss Inc.

Ringelstein EB, Berg-Dammer E, Zeumer H (1983) The so-called atheromatous pseudoocclusion of the internal carotid artery. A diagnostic and therapeutic challenge. Neuroradiology 25: 147–55.

Steinke W, Ries S, Artemis N et al. (1997) Power Doppler imaging of carotid artery stenosis. Comparison with color Doppler flow imaging and angiography. Stroke 28: 1981–7.

Sturzenegger M, Mattle HP, Rivoir A et al. (1995) Ultrasound findings in carotid artery dissection: analysis of 43 patients. Neurology 45: 691–8.

von Büdingen HJ, von Reutern GM (1993) Ultraschalldiagnostik hirnversorgender Arterien. 2. Aufl. Stuttgart: Thieme.

Widder B (1999) Dopper- und Duplexsonographie der hirnversorgenden Arterien. 5. Aufl. Berlin, Heidelberg: Springer.

2.3 Intraoperative Sonographie

Michael Woydt

Geschichte des intraoperativen Ultraschalls in der Neurochirurgie

Vor mehr als 50 Jahren veröffentlichten French und Mitarbeiter (1951) eine experimentelle Arbeit über die Lokalisation von Hirntumoren mit Hilfe des sog. **A-Mode** (= amplitudenmodulierte Darstellung). Zwei Jahre später konnte die experimentelle Anwendung dieser Technik durch Wild und Reid (1953) mit der intraoperativen Darstellung eines Hirntumors bestätigt werden. Die Methode wurde zur transkraniellen Applikation weiterentwickelt. Da dies seinerzeit (neben der aufwändigen Angiographie) die einzige Methode darstellte, um z. B. Mittellinienverlagerungen als Traumafolgen zu visualisieren (Schiefer u. Kazner 1964), waren Neurochirurgen hieran maßgeblich beteiligt. Der Durchbruch für den intraoperativen Ultraschall (= IOUS) kam mit der höherfrequenten Echtzeitdarstellung. Dadurch gibt es seit Beginn der 1980er-Jahre eine Vielzahl von Publikationen zum Einsatz des zweidimensionalen „Real-Time"-B-Mode.

Grundbegriffe der bildgebenden Sonographie

Um den bildgebenden Ultraschall intraoperativ möglichst optimal zu nutzen, ist ein Verständnis der Physik und grundlegenden Begriffen der Sonographie notwendig (zur übrigen intraoperativen Bildgebung s. Kap. 2.8).

Man unterscheidet verschiedene Modalitäten der Bildgebung: Intraoperativ ist die Differenzierung von **Grauwert** (B-Mode) und **Farbe** (C-Mode) wichtig (Tab. 2.3-1). Das Bild wird beim IOUS vom Neurochirurgen optimiert. Er passt wenigstens die drei Grundeinstellungen Bildfeld (oder Eindringtiefe), Fokuszone und Frequenz (= Sendefrequenz) den jeweiligen Untersuchungsanforderungen an (Tab. 2.3-2). Dies führt zu einer optimalen Auflösung und Detaildarstellung (Abb. 2.3-1).

In der Sonographie werden heute im Wesentlichen drei elektronisch arbeitende **Schallkopftypen** (= arrays) unterschieden (Abb. 2.3-2):

- **Linear array:** Die einzelnen schallerzeugenden Elemente (= Piezokristalle) sind der Länge nach angeordnet; es ergibt sich grundsätzlich ein rechteckiges Bild. Die meisten Arrays dieser Bauart haben eine große Auflagefläche und sind daher für den intraoperativen Einsatz weniger praktikabel.
- **Curved array:** Durch seine konvexe Form wird ein radiäres Bild erzeugt; Ankoppelungsartefakte sind möglich (konvexe Hirnoberfläche).
- **Phased array:** Die zeitversetzte und asymmetrische Ansteuerung führt zu einem sektorförmigen Bildfeld. Aufgrund seiner geringen und planen Schallkopfoberfläche ist dieser Schallkopftyp am besten für den intraoperativen Einsatz in der Neurochirurgie geeignet.

Ebenso wie für die Interpretation von CTs oder MRTs gibt es eine „Begrifflichkeit" bei der Beschreibung von Ultraschallbildern. Eine Orientierung hierüber bietet die Tabelle 2.3-3. Dabei sind im IOUS insbesondere die Begriffe der **Echogenität** (etwa entsprechend der Densität im CT oder Intensität im MRT), **Homogenität** und **Abgrenzbarkeit** von Bedeutung.

Wichtig bei der Interpretation von sonographisch erzeugten Bildern ist, sich zu vergegenwärtigen, dass es sich im Vergleich mit CT und MRT um eine physikalisch grundsätzlich unterschiedliche Methode handelt. Die sonographische Bildgebung beruht auf der Reflexion von hochfrequenten Schallwellen an Grenzflächen unterschiedlicher akustischer Impedanz (= Widerstand) sowie auf den Nebenphänomenen der Reflexion und Schallabschwächung.

Wesentlich zu Verständnis und Nutzung des IOUS sind die Kenntnisse von Artefakten. Dabei müssen voneinander unterschieden werden:

- Artefakte durch einen defekten Schallkopf (z. B. radiärer Defekt durch defekte Kristalle)
- Artefakte durch fehlende oder schlechte Ankoppelung des Schallkopfes (z. B.

durch Luftblasen im Kontaktgel oder Luft zwischen Schallkopf und Dura)

● Artefakte, die im untersuchten Gewebe selbst entstehen (z.B. Schallschatten/-verstärkung [s. Abb. 2.3-4], Repetitionsechos [s. Abb. 2.3-8])

Standard-untersuchungsablauf

Die Anwendung des IOUS wird bei elektiven Eingriffen bereits in die Operationsvorbereitung miteinbezogen: Vorbereitung des Gerätes, Auswahl des richtigen Schallkopfs, Lagerung des Patienten (s. Abschnitt: Spezielle Techniken), Dokumentation der Patientendaten und Bezug des Schallkopfs, falls dieser nicht sterilisierbar ist (Angaben des Herstellers beachten!).

Nach der Kraniotomie und vor der Duraeröffnung wird möglichst erstmals sonographiert, und zwar in mindestens zwei

Tab. 2.3-1. Grundbegriffe der sonographischen Bildgebung

B-Mode = Brightness-Mode	Zweidimensionale Grauwertdarstellung des beschallten Gewebes. Durch hohe Bildwiederholungsrate Darstellung von Grenzflächen in Echtzeit. Nutzt die physikalischen Prinzipien der Reflexion und Streuung zum Bildaufbau. Die Schallenergie geht durch Absorption verloren, je tiefer die Schallwellen in das Gewebe eindringen.
C-Mode = Color-Mode	Farbkodierte Darstellung von beweglichem Gewebe, d.h. Blut. Nutzt die Prinzipien des Doppler-Signals (s. unten), um die Blutfließgeschwindigkeiten näherungsweise in Farbsignale umzuwandeln. Dabei wird die Richtung in Bezug zur Ultraschallsonde in blau oder rot dargestellt, die Geschwindigkeit in Abstufungen der jeweiligen Farbe.
D-Mode = Doppler-Mode	Doppler-Darstellung von Blutfließgeschwindigkeiten. Nutzt die Frequenzverschiebung der sich im Verhältnis zum Ultraschallkopf bewegenden Teile mit Hilfe der Doppler-Formel (s. Kap. 2.1), um näherungsweise deren Geschwindigkeit zu errechnen und als sog. Doppler-Spektrum darzustellen.
Power-Mode = Angio-Mode = Color-Doppler Energy	Nutzt die Stärke (= power) eines sich im Verhältnis zum Schallkopf bewegenden Teils durch die Addition der Amplituden. Ist damit sensitiver als der C-Mode, gibt aber keine Auskunft über die Geschwindigkeit oder die Blutflussrichtung (bei älteren Geräten).
Duplex-Mode	Kombination von Grauwertdarstellung und Doppler-Verfahren (ohne Farbkodierung). Heute kaum mehr gebräuchlich.
Farbkodierte Duplex-Sonographie = Color-Duplex-Mode = Color flow sonography	Kombination von B-, C- und D-Mode. Simultan und in Echtzeitdarstellung wird er auch Triplex-Mode genannt.

Tab. 2.3-2. Grundbegriffe der Bildoptimierung

Auflösung	Möglichkeit, zwei Objektpunkte im Ultraschallbild getrennt darzustellen. Mit modernen Ultraschallgeräten ist eine Auflösung von 0,5 mm zu erreichen. Zu unterscheiden sind:
● axiale Auflösung	in Richtung des Schallstrahls, bestimmt durch die Länge des Ultraschallimpuls und die Sendefrequenz
● laterale Auflösung	rechtwinklig zum Schallstrahl, bestimmt durch die Breite des Schallstrahls und damit über die elektronische Fokussierung
Bildfeld	Entspricht dem Bildausschnitt, der dargestellt wird. Kann am Gerät gewählt werden, wobei die Eindringtiefe verschiedener Sendefrequenzen in das Gewebe limitierend wirkt: ● hohe Frequenz = hohe Absorption = geringe Eindringtiefe ● tiefe Frequenz = geringe Absorption = hohe Eindringtiefe
Frequenz	Durch die Schwingungen der Piezokristalle im Schallkopf bestimmt. Gebräuchlich in der intraoperativen Sonographie in der Neurochirurgie sind 5–8 MHz. Je höher die Frequenz, umso besser die Auflösung.
Fokuszone	Bereich der höchsten Auflösung. Wählbar am Gerät durch elektronische Zeitverzögerung der Impulse der einzelnen Piezokristalle.

standardisierten Ebenen (axial und koronar oder sagittal), die senkrecht zueinander stehen. Dabei wird das Bild optimiert (s. Tab. 2.3-2) und eine Korrespondenz der präoperativen Bilddiagnostik zur IOUS-Anatomie erstellt (Schädelbasis, Ventrikel, Plexus, Falx; s. Tab. 2.3-3). Im zweiten Schritt wendet man sich dem eigentlichen Befund und dessen Lokalisation zu. Nach Duraeröffnung kann dies wiederholt werden, ebenso wie nach jedem operativen Schritt. Der steril bezogene Schallkopf wird gesondert aufbewahrt, um Verletzungen des Bezugs durch spitze Instrumente zu vermeiden. Luft und frisches Blut sind Feinde eines guten Ultraschallbildes. Daher sollten beim Beziehen des Schallkopfs und beim intraoperativen Schallen Luftblasen im Schallfeld vermieden werden (kein Wasserstoff, keine Hämostyptika, ausreichendes Spülen mit körperwarmer Kochsalzlösung, gute Ankoppelung des Schallkopfs an die Hirnoberfläche).

Da der Ultraschall durch die Bewegung des Schallkopfes ein Maximum an Information liefert, bewegt man den Schallkopf fächerförmig über das Hirn. Dabei entstehen sonographische Darstellungebenen (durch Verkippung), die erst durch Übung mit den gewohnten MRT-/CT-Darstellungen in Einklang zu bringen sind (s. Kap. 2.8).

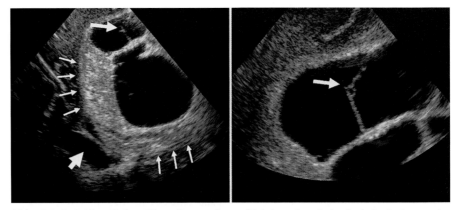

Abb 2.3-1. Subkortikales Gliom (koronar) vor (links) und nach (rechts) Optimierung der Bildparameter (Fokus, Frequenz und Bildfeld) zur Detaildarstellung. Beachte die verbesserte Darstellung der kleinen Zyste (Pfeil) nach Optimierung. Tumorgrenzen (kleine Pfeile) und gegenseitiger, verlagerter Ventrikel (dicker Pfeil).

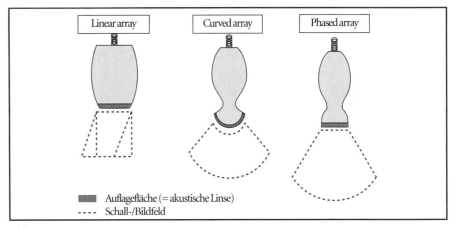

Abb. 2.3-2. Schallkopftypen.

Tab. 2.3-3. Grundbegriffe von Bildcharakteristika

Echogenität:	Maß der Helligkeit (= Reflexionen) des interessierenden Gewebes gegenüber dem umliegenden Gewebe. Dabei können beim intraoperativen Ultraschall (= IOUS) in der Neurochirurgie orientierend folgende Abstufungen unterschieden werden:
• anechogen	keine Reflexionen, damit schwarz in der Bilddarstellung, etwa Inhalt der Ventrikel oder Zysten (soweit ohne korpuskuläre Bestandteile)
• wenig echogen	wenig Reflexionen, damit leicht grau erscheinend, etwa normales subkortikales Hirngewebe
• mäßig/stark echogen	häufige Reflexionen, damit helleres Grau, etwa bei Tumoren (in verschiedenen Abstufungen) oder bei frischen Hämatomen
• hyperechogen	fast weiß erscheinend durch nahezu komplette Reflexion des US (jenseits des Befundes dann häufig Schallauslöschung), etwa bei Verkalkungen in Tumoren sowie bei Plexuskalk oder Knochen
Homogenität	Homogen erscheinen Befunde ohne wesentliche Unterschiede in der Echogenität, etwa niedriggradige Gliome. Inhomogen erscheinen Befunde, die sowohl anechogene als auch stärker echogene Anteile enthalten, etwa Kavernome
Abgrenzbarkeit	Die Abgrenzbarkeit eines Befundes wird wesentlich durch die Kontrastsprünge am Übergang zum interessierenden Gewebe bestimmt. Ventrikel z. B. sind aufgrund ihrer Anechogenität gut gegenüber dem umliegenden echogenen Hirngewebe abzugrenzen. Sie spiegelt aber auch die biologische Natur eines Prozesses wider (z. B. bei invasiv wachsenden Gliomen): hier häufig schlechtere Abgrenzbarkeit aufgrund der Infiltrations-/Transitionszone

Kranialer intraoperativer Ultraschall

Tumoren

Metastasen und Meningeome

Der IOUS von Tumoren erfolgt üblicherweise nur im **B-Mode**. Dabei stellen sich **Metastasen** üblicherweise mäßig bis stark echogen und homogen dar. Sie sind gut gegenüber dem umliegenden Hirngewebe abgrenzbar (Abb. 2.3-3). Das umgebende Hirnödem stellt sich teilweise mit einer mäßigen Echogenitätsanhebung des Gewebes dar. Je nach Binnenstruktur der Metastase können diese auch echoarme Areale enthalten, die abgelaufenen Blutungen oder Zysten entsprechen (Lange et al. 1982; Weinberg et al. 2001). Zu Navigation und Lokalisation s. Abschnitt: Spezielle Techniken.

Meningeome sind im IOUS scharf begrenzte, stärker echogene Läsionen. Bei teilverkalkten Meningeomen kann das Phänomen des sog. **Schallschattens** auftreten: Durch die Verkalkungen tritt eine so starke Abschwächung der Schallwellen auf, dass jenseits des Kalks keine Reflexionen mehr zum Bildaufbau genutzt werden können („schwarzes Loch" = Schallschatten). Der Kalk selbst schwächt nicht nur die Schallwellen, sondern führt zu einer deutlichen Reflexion, die ihn hyperechogen erscheinen lässt (Abb. 2.3-4). Diesen Umstand kann man auch zum Aufsuchen (teil)verkalkter pathoanatomischer Strukturen ausnutzen (z. B. Plexustumor beim Kind; Abb. 2.3-5).

Durch die gleichzeitige Anwendung von B-Mode und Verfahren, die den Blutfluss darstellen (C-Mode, Power-Mode), können die Lagebeziehungen zwischen Meningeomen und Gefäßen (z. B. A. cerebri media bei Keilbeinflügelmeningeomen) perioperativ dargestellt werden (Otsuki et al. 2001).

Hirneigene Tumoren

Gliome werden zunächst im B-Mode dargestellt. Aufgrund der unterschiedlich guten Abgrenzbarkeit (biologische Natur der Gliome!) der Tumoren empfiehlt sich die Anwendung höherer Frequenzen (7–9 MHz). Gliome sind immer höher echogen im Vergleich zum umgebenden Hirngewebe, unabhängig von der Kontrastmittelaufnahme in CT oder MRT. Niedriggradige Tumoren ergeben eine mäßiggradige Echogenitätserhöhung im IOUS und erscheinen häufig homogen (Abb. 2.3-6) (Le Roux et al. 1992). Höhergradige Gliome stellen sich entsprechend ihrem histopathologischem Verhalten meist stärker echogen dar (McGahan et al. 1986). Anteile verschiedener Malignitätsgrade lassen den Tumor inhomogen erscheinen, und Einblutungen sowie Zysten stellen sich dann im IOUS als echoarme Areale dar (da keine Grenzflächen → keine Reflexionen!) (s. Abb. 2.3-1). Zur Resektionskontrolle bei Tumoren siehe Abschnitt: Spezielle Techniken.

Gefäßmalformationen

Arteriovenöse Malformationen

Arteriovenöse Malformationen (AVM) werden primär im C-Mode oder Power-Mode untersucht. Hierbei stellt sich der durchströmte Nidus im C-Mode als Konvolut von rot und blau kodierten Gefäßen dar, entsprechend der wechselnden Flussrichtung in den Gefäßen auf die Sonde zu und von ihr weg (Rubin et al. 1989). Durch die gleichzeitige Betrachtung des B-Modes lassen sich embolisierte oder spontan thrombosierte und damit nicht mehr durchblutete Nidusanteile als stärker echogene Areale abgrenzen (dabei kein farbkodiertes Signal im C-Mode); ebenso sind assoziierte Hämatome, je nach Alter, aufgrund ihrer stärkeren Echogeniät abgrenzbar (Kitazawa et al. 1998) (s. Abschnitt: Hämatome). Durch Einsatz der farbkodierten Duplexsonographie (s. Tab. 2.3-1) können mittels Addition der hämodynamischen Informationen durch den gepulsten und winkelkorrigierten Doppler-Mode Feeder-Gefäße, drainierende Gefäße sowie Transitgefäße identifiziert werden (Woydt et al. 1998; Abb. 2.3-7).

Feeder-Gefäße zeichnen sich durch eine hohe Fließgeschwindigkeit und einen erniedrigten Widerstandsindex aus. Zur Resektionskontrolle s. Abschnitt: Spezielle Techniken.

Kavernome

Im B-Mode erscheinen Kavernome als gut abgrenzbare und stärker echogene Läsionen (Kunz et al. 1994). Je nach gewählter Frequenz finden sich im Kavernom Inhomogenitäten als Hinweis auf Mikroblutungen oder Verkalkungen (Abb. 2.3-8).

Aneurysmata

Mit Hilfe der farbkodierten Duplexsonographie lassen sich sowohl periphere als auch basale hirnarterielle Aneurysmata visualisieren (Black et al. 1988). Dabei können folgende Kriterien für die Diagnose eines durchströmten Aneurysmas zugrunde gelegt werden (Woydt et al. 1997):

Im B-Mode erscheint das Aneurysma echoarm; im C-Mode sieht man typischerweise eine bichromatische Struktur (d. h. rote und blaue Anteile), die dem in das Aneurysma hinein- und aus ihm herausströmenden Blut entspricht (das sich einmal auf die Sonde zu und einmal von ihr weg bewegt). Legt man nun das Doppler-Messvolumen in das Aneurysma, so ergibt sich typischerweise ein dumpfes, „schwappendes" bidirektionales Signal (Abb. 2.3-9). Hilfreich kann bei gleichzeitiger intrazerebraler Blutung die Darstellung der Beziehung zwischen Hämatom und Aneurysma sein. Perioperativ kann durch den Vergleich der winkelkorrigierten Blutfließgeschwindigkeiten vor und nach Clipping eine quantitative Aussage über die Durchströmung der angrenzenden Gefäße gemacht werden.

Hämatome

Die B-Mode-Darstellung von Hämatomen variiert sehr, je nach **Alter der Blutung** (Enzmann et al. 1981): Frische Hämorrhagien erscheinen stark echogen (Abb. 2.3-10), ab etwa 2 Wochen nach dem Ereignis bildet sich zentral ein echoarmes Areal aus, umgeben von einem stark echogenen

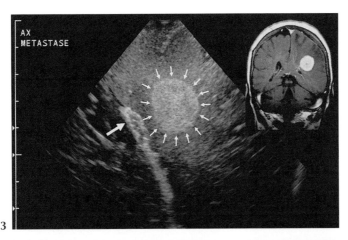

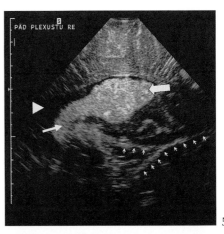

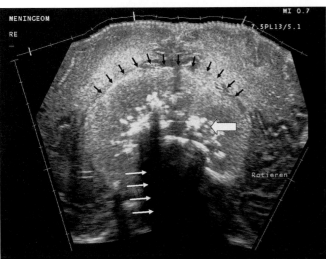

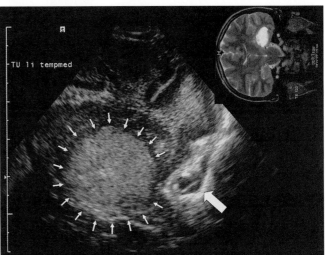

Abb. 2.3-3. Im parietalen Marklager gelegene Metastase (Pfeile) in koronarer Orientierung. Anatomische Orientierung durch Plexus (großer Pfeil).

Abb. 2.3-4. Frontobasales Meningeom im Panoramabildverfahren (axial). Tumorgrenzen (schwarze Pfeile), Verkalkungen (großer Pfeil) und Schallschatten (Artefakt) jenseits der Verkalkung (Pfeile).

Abb. 2.3-5. Plexustumor (axial; dicker Pfeil) beim Kind. Tumor und angrenzender Plexus stark echogen (Pfeil), echoarm dagegen der Ventrikel (Pfeilspitze). Tentoriumschlitz (kleine Pfeile).

Abb. 2.3-6. Niedriggradiges, nicht kontrastmittelaufnehmendes Gliom (koronar) temporomesial (Pfeile) mit Zugangsweg (dicker Pfeil).

Abb. 2.3-7. Okzipital gelegene arteriovenöse Malformation (axial) mit etwa 3 Wochen alter intrazerebraler Blutung. Links oben Darstellung eines Feeder-Gefäßes, links unten Transitgefäß (jeweils mit Doppler-Spektrum) und rechts unten Nidus (langer Pfeil) im Power-Mode (intrazerebrale Blutung mit Pfeilspitze). Rechts oben: zugehörige Angiographie.

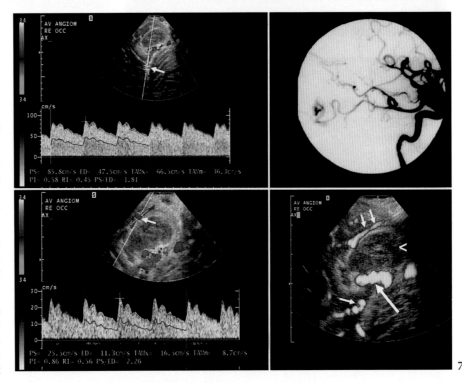

Rand (s. Abb. 2.3-6). Nach etwa 6 bis 8 Wochen werden intrazerebrale Blutungen langsam isoechogen zum umgebenden Hirngewebe.

Ventrikel und Zysten

Die **Ventrikel** stellen sich im B-Mode regelhaft (abgesehen von einer Einblutung) anechogen zum umgebenden Hirngewebe dar und sind aufgrund des Impedanzsprungs scharf abgrenzbar. Sie dienen als anatomische Orientierungspunkte bei der intraoperativen sonographischen Bildgebung. Der Plexus lässt sich gut als stark echogene Formation innerhalb des Ventrikelsystem aufsuchen und dient ebenfalls als Landmarke (s. Abb. 2.3-3).

Zystische Raumforderungen mit annähernd liquorartigem Inhalt sind regelhaft echoarm bzw. anechogen, seien es nun zystische Metastasen oder Arachnoidalzysten. Ein wichtiges Phänomen ist die „**Schallverstärkung**" jenseits einer Zyste: Die Schallwellen, die durch die Zyste laufen, erfahren im Gegensatz zu den parallel verlaufenden Schallwellen (im benachbarten Gewebe) keine Abschwächung und treffen mit höherer Energie auf das jenseits der Zyste liegende Gewebe, das dadurch echogener erscheint.

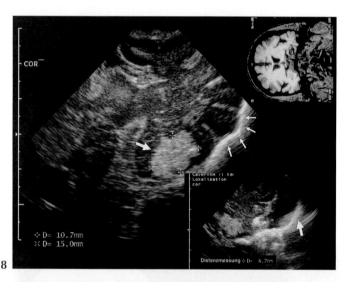

Abb. 2.3-8. Temporomesiales Kavernom (koronar) mit Größenmessung in Bezug zu hyperechogener Schädelbasis (kleine Pfeile). Im kleinen Bildausschnitt rechts unten (nach temporobasalem Zugang; Repetitionsecho [Pfeil] als Artefakt durch die Hirnspatel) ist ein künstlicher Orientierungspunkt (Methoxyzellulose, z. B. Tabotamp®) stark hyperechogen in relativem Bezug zum echogenen Kavernom dargestellt (Distanzmessung = 6 mm) (aus Woydt et al. 2001a, mit freundlicher Genehmigung von Taylor & Francis; http://www.tandf.co.uk). ◀

Abb. 2.3-9. Aneurysma der A. cerebri media (axial) im B-Mode (links oben, echoarm), C-Mode (links unten, bichromatisch) und in der Farbduplexsonographie (rechts unten, bidirektionales Signal). Rechts oben: zugehörige Angiographie. ▼

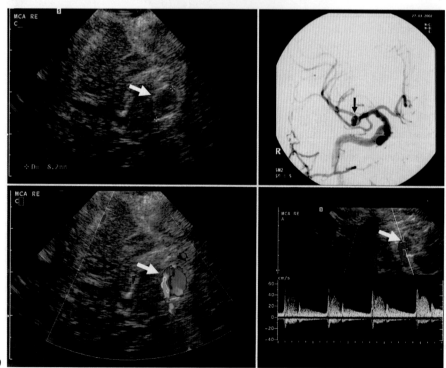

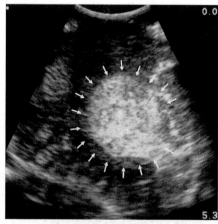

Abb. 2.3-10. Hypertone intrazerebelläre Blutung (Notfalleingriff): stark echogen in ca. 15 mm Tiefe. Der Befund liegt senkrecht unter der Schallsonde.

Spinaler intraoperativer Ultraschall

Nach einer (Hemi-)Laminektomie kann vor Duraeröffnung mit dem IOUS der pathologische Prozess lokalisiert werden und die Bogenentfernung damit angepasst und optimiert werden. Hier erweist sich die Auffüllung des Zugangswegs mit körperwarmer Kochsalzlösung als außerordentlich hilfreich, da diese als Vorlaufstrecke ohne Schallabschwächung genutzt werden kann und der spinale Prozess mit hoher Frequenz (7–10 MHz) dargestellt werden kann (die benötigte Eindringtiefe ist ja durch den Durchmesser des Spinalkanals begrenzt). Beim spinalen Ultraschall kann auch sinnvoll die Zoom-Funktion eingesetzt werden.

Meningeome und **Neurinome** bilden sich als stärker echogene extramedulläre Raumforderungen mit mehr oder weniger exzentrischer Lage ab (Montalvo 1987). Bei Mitbewegung des Tumors synchron zu den Liquorpulsationen lässt sich ein Neurinom vermuten, während eine nicht flottierende Läsion eher auf ein an der Dura fixiertes Meningeom schließen lässt. Beide Entitäten sind scharf begrenzt und überwiegend homogen (teils mit kleinzystischen Veränderungen).

Für **Gefäßmalformationen** wie für die **intramedullären Tumoren** gelten im Wesentlichen die Aussagen über die intrakraniellen Darstellungen. Dabei ist die Abgrenzung von Tumorgewebe zum umgebenden Myelon bei häufig nur diskreten Echogenitätsunterschieden ungleich schwieriger. Auch die Anwendung höherer Frequenzen lässt nur bedingt Aussagen über die Tumorgrenzen zu, soweit es sich nicht um die Darstellung zystischer Tumoranteile handelt (Abb. 2.3-11).

Spezielle Techniken der intraoperativen Sonographie

Sononavigation

Grundsätzlich müssen die Sononavigationstechniken unterschieden werden in solche, die „Freihand" ohne und mit Punktionshilfe durchgeführt werden. Darüber hinaus besteht die Möglichkeit der Kombination mit rahmenlosen Neuronavigationstechniken unter kombiniertem Einsatz von präoperativ erhobenen radiologischen Daten und intraoperativ erhobenen 3-D-Ultraschall-Datensätzen (s. auch Kap. 2.8) (Jödicke et al. 1998). Im Folgenden wird auf zwei gebräuchliche **Freihandtechniken** eingegangen (Woydt et al. 2001a).

Bei oberflächlich nicht sichtbaren, **unmittelbar subkortikalen Läsionen** verschafft man sich grundsätzlich zunächst bei geschlossener Dura einen Überblick, weil jegliche Manipulation am Gehirn zu Artefakten führen kann. Diese können insbesondere nach längerer „Suche" dazu führen, dass der Befund nicht mehr sicher mit dem IOUS zu identifizieren ist. Zur zweifelsfreien Identifikation einer Läsion (s. Abb. 2.3-10) muss diese in zwei Ebenen darstellbar sein (ggf. an Artefakte denken). Die Größenverhältnisse (z.B. einer Blutung) sollten den CT- oder MRT-Befunden entsprechen. Nach Eröffnung der Dura vergewissert man sich nochmals, dass der Befund direkt unter dem Schallkopf zu liegen kommt. Soll eine größere Vene oder kortikale Arterie geschont werden, bewegt man Schallkopf an eine günstigere Stelle zur Kortikotomie und stellt ihn ein wenig schräg, sodass der Befund im Ultraschall dargestellt wird und die Achse des Schallkopfs den Präparierwinkel vorgibt.

Bei **tiefer gelegenen Läsionen** (ab 10 mm) oder wenn ein transsulkaler/-fissuraler Zugang geplant ist, empfiehlt es sich, primär den günstigsten (oder bereits in der Planung vorgesehenen) Sulkus zur Läsion aufzuchen (Heffez 1997). Eine

Abb. 2.3-11. Spinales Astrozytom beim Kind im Panoramabildverfahren (sagittal). Die kraniale Grenze des heterogenen Tumors ist darstellbar (kleine Pfeile); gut unterscheidbar sind die multiplen intratumoralen Zysten (Pfeile).

Abb. 2.3-12. Intraoperative sonographische Resektionskontrolle beim niedriggradigen Tumor (axial). Das mäßig echogene, homogene Areal im dorsalen Resektionsbereich (Pfeile), das aus Gründen des Funktionserhalts belassen wurde, entsprach histologisch solidem Resttumor.

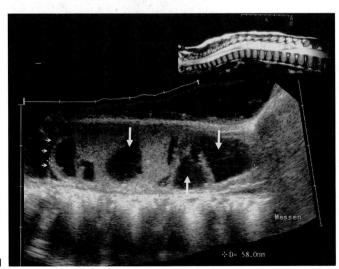

11

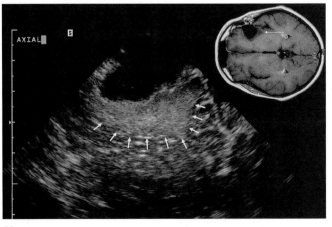

12

Echogenität identifiziert man als Sulkus, wenn sich diese in einer Ebene als scharf begrenzte echogene Linie darstellt, die in der orthogonalen Ultraschallebene als breites echogenes Band erscheint. Sodann wird anhand des Ultraschallbilds eine Tiefenmessung durchgeführt, die später als Orientierung dient. Nach Dissektion des Sulkus kann an dessen Boden eine kleines angefeuchtetes Kügelchen aus Hämostyptika (1–2 mm reichen) platziert werden. Man kann sich durch die relative anatomische Beziehung zwischen streng echogenem Signal des Hämostyptikums und der Läsion vergewissern, wie weit man von der Läsion entfernt ist und welche Präparationsrichtung günstig ist (s. Abb. 2.3-8).

Für alle Navigationstechniken in der Neurochirurgie gilt: Wenn in der prä- oder intraoperativ gemessenen Tiefe die Läsion nicht anzutreffen ist, muss vor einer weiteren „Suche" eine Reevaluation durchgeführt werden!

Für **Biopsien** bzw. **Punktionen** von Abszessen, Zysten oder Ventrikeln empfiehlt sich die Benutzung von **Punktionshilfen**, die von den Ultraschallgeräteherstellern bei bestimmten Sonden lieferbar sind (Brown et al. 1984; Strowitzki et al. 2000). Der Vorteil ist, dass die Punktionskanüle durch die Vorrichtung immer in der Ultraschallebene sichtbar bleibt und man eine ständige „Echtzeit"-Kontrolle über den Punktionsverlauf hat. Durch Messung der Distanz bis zum Befund und eine Tiefeneinstellung der Punktionshilfe ist gewährleistet, dass der Zielpunkt (und damit der Befund) exakt getroffen wird.

Resektionskontrolle

Eine intraoperative Resektionskontrolle mithilfe des IOUS bietet sich deswegen an, weil diese Methode eine Echtzeitmethode ist. Sinnvoll und durchführbar ist sie bei **Gliomen** (Hammoud et al. 1996) und **AV-Angiomen** (Woydt et al. 1998).

Prinzipiell gilt bei jeder Art der Resektionskontrolle, dass nur dann sonographisch kontrolliert werden darf, wenn bereits vor der Resektion geschallt wurde.

Die Resektionhöhle muss immer ausgiebig gespült werden und sollte bluttrocken sein. Hämostyptika, wie auch Wasserstoff, ergeben erhebliche Artefakte, die mitunter eine Beurteilung unmöglich machen. Geachtet wird bei Gliomen beim „Durchscannen" der mit körperwarmer Kochsalzlösung aufgefüllten Resektionshöhle (dient als Vorlaufstrecke, daher sollte bei der Lagerung beachtet werden, dass die Kortikotomie der höchste Punkt ist, um ein Abfließen der Spülflüssigkeit zu verhindern) auf Areale, deren Echogenität, Homogenität und Abgrenzbarkeit der des Tumorgewebes vor der Resektion entspricht (Abb. 2.3-12); bei AV-Angiomen gelten Areale als verdächtig, die das typische rot-blaue Mischsignal in der farbkodierten Sonographie zeigen.

Neue Techniken und Bilddarstellungsmöglichkeiten

Zu den neuen Ultraschalltechniken gehören unter anderem der Einsatz von speziellen **Ultraschallkontrastmitteln** (verkapselte Luft oder Gas), die eine verbesserte Darstellung kleinster und langsam durchströmter Gefäße bewirken. Damit zusammenhängend ist das sog. „Harmonicimaging"-Verfahren zu nennen, bei dem die harmonischen Oberfrequenzen dieser Kontrastmittel ausgenutzt werden und das eine deutliche Reduktion des Signal-zu-Rausch-Verhältnisses bewirkt (Woydt et al. 2001b). Bei der Bildakquisition und -darstellung sind **3-D-Verfahren** möglich, ebenso wie **Panoramabildverfahren** (s. Abb. 2.3-4, 2.3-11). Weitere neuere Anwendungen umfassen die Kombination des IOUS mit der Endoskopie, die Anwendung hochfrequenter Schallköpfe, die Elastographie sowie Perfusionsmessungen.

Literatur

Black KL, Rubin JM, Chandler WF et al. (1988) Intraoperative color-flow Doppler imaging of AVM's and aneurysms. J Neurosurg 68: 635–9.

Brown FD, Rachlin JR, Rubin JM et al. (1984) Ultrasound-guided periventricular stereotaxis. Neurosurgery 15: 162–4.

Enzmann DR, Britt RH, Lyons B et al. (1981) Natural history of experimental intracerebral hemorrhage: sonography, computed tomography and neuropathology. Am J Neuroradiol 2: 517–26.

French LA, Wild JJ, Neal D (1951) The experimental application of ultrasonics to the localization of brain tumors. J Neurosurg 8: 198–203.

Hammoud MA, Ligon BL, ElSouki R et al. (1996) Use of intraoperative ultrasound for localizing tumors and determining the extent of resection. A comparative study with magnetic resonance imaging. J Neurosurg 84: 737–41.

Heffez DS (1997) Stereotactic transsylvian, transinsular approach for deep-seated lesions. Surg Neurol 48: 113–24.

Jödicke A, Deinsberger W, Erbe H et al. (1998) Intraoperative three-dimensional ultrasonography: An approach to register brain shift using multidimensional image processing. Minim Invas Neurosurg 41: 13–9.

Kitazawa K, Nitta J, Okudera H et al. (1998) Color Doppler ultrasound imaging in the emergency management of an intracerebral hematoma caused by cerebral arteriovenous malformations: Technical case report. Neurosurgery 42: 405–7.

Kunz U, Goldmann A, Bader C et al. (1994) Stereotactic and ultrasound guided minimal invasive surgery of subcortical cavernomas. Minim Invasiv Neurosurg 37: 17–20.

Lange SC, Howe JF, Shuman et al. (1982) Intraoperative ultrasound detection of metastatic tumors in the central cortex. Neurosurgery 11: 219–22.

Le Roux PD, Berger MS, Wang K et al. (1992) Low-grade gliomas: comparison of ultrasound characteristics with preoperative imaging studies. J Neuro-Oncology 13: 189–98.

McGahan JP, Ellis WEG, Budenz RW et al. (1986) Brain gliomas: Sonographic characterization. Radiology 159: 485–92.

Montalvo BM (1987) The role of intraoperative ultrasonography in the managment of spinal lesions. In: Rifkin MD (ed) Clinics in Diagnostic Ultrasound. Vol. 22: Intraoperative and Endoscopic Ultrasonography. New York: Churchill Livingstone; 33–63.

Otsuki H, Nakatani S, Yamasaki M et al. (2001) Intraoperative ultrasound arteriography with the „Coded Harmonic Angio" technique. J Neurosurg 94: 992–5.

Rubin JM, Hatfield MK, Chandler WF et al. (1989) Intracerebral arteriovenous malformations: Intraoperative color Doppler flow imaging. Radiology 170: 219–22.

Schiefer W, Kazner E (1964) Die Echo-Encephalographie. Diagnostische Möglichkeiten. Dtsch Med Wschr 89: 1394–400.

Strowitzki M, Moringlane JR, Steudel WI (2000) Ultrasound-based navigation during intracranial burr hole procedures: Experience in a series of 100 cases. Surg Neurol 54: 134–44.

Weinberg JS, Lang FF, Sawaya R (2001) Surgical management of brain metastases. Curr Oncol Rep 3: 476–83.

Wild JJ, Reid JM (1953) The effects of biological tissues on 15-m pulsed ultrasound. J Acoust Soc Am: 270–80.

Woydt M, Greiner K, Perez J et al. (1997) Intraoperative color Duplex sonography of basal arteries during aneurysm surgery. J Neuroimag 7: 203–7.

Woydt M, Perez J, Meixensberger J et al. (1998) Intraoperative color Duplex Sonography in the surgical management of cerebral AV-malformations. Acta Neurochir (Wien) 140: 689–98.

Woydt M, Krone A, Soerensen N et al. (2001a) Ultrasound-guided neuronavigation to deep-seated cavernous hemangiomas: Clinical results and navigation techniques. Br J Neurosurg 15: 485–95.

Woydt M, Vince GH, Krauss J et al. (2001b) New ultrasound techniques and their application in neurosurgical intraoperative sonography. Neurol Res 23: 697–705.

2.4 Neuroradiologie für Neurochirurgen

Erich Hofmann, László Solymosi

Inhalt

Röntgennativaufnahmen

Röntgennativaufnahmen werden auch Projektionsradiographie genannt, weil sie ein Summationsbild der vom Röntgenstrahl durchlaufenen Gewebe darstellen, bei dem sich die Schwächungswerte entlang des Strahls addieren und damit zu einer Projektion des untersuchten Objekts in die Bildebene führen. Das geläufigste Hilfsmittel zur Strahlendetektion ist der **Röntgenfilm** (als Kombination aus Film mit Verstärkerfolie). Neben dieser direkten Umwandlung von Röntgenstrahlung in Filmschwärzung kommen zunehmend Speicherfolien zum Einsatz, bei denen ein latentes Bild auf einem filmartigen Träger erzeugt wird. Dieses latente Bild wird über Lesegeräte abgetastet und digitalisiert. Der kürzeste Weg der Erzeugung von Röntgenbildern führt derzeit über kristalline Flachbilddetektoren zur direkten Generierung eines **digitalen Bildes** und steht in der klinischen Einführung.

Trotz aller technischen Verbesserungen auf dem Gebiet der Projektionsradiographie, die vor allem dem Strahlenschutz dienen, spielen Röntgenaufnahmen in der Neuroradiologie eine immer geringere Rolle, da sie von den Schnittbildverfahren (CT und MRT) abgelöst werden.

Für die Anfertigung von **Schädelaufnahmen** inklusive schwieriger Spezialeinstellungen gibt es kaum noch Indikationen. Am weitesten verbreitet sind die Standardaufnahmen p.a. und seitlich. **Spezialeinstellungen** sind:

- halbaxiale Aufnahme nach Towne (Darstellung des Os occipitale, des Mastoids)
- p.-a.-Aufnahme der Orbita (Suche nach Fremdkörpern, Darstellung der knöchernen Orbitabegrenzungen und Orbitalfissuren)
- okzipitomentale Aufnahme (Beurteilung der Nasennebenhöhlen, vor allem der Stirn- und Kieferhöhlen)
- Orbitaaufnahme nach Rhese (Übersichtsdarstellung des Canalis opticus)

Einer der wenigen Indikationsbereiche sind in der Neurochirurgie präoperative Aufnahmen zur Operationsplanung oder Dokumentation nach der Operation. In der Traumatologie kann eine unauffällige Aufnahme in falscher Sicherheit wiegen, während andererseits die röntgenologische Diagnose einer Kalottenfraktur in der Regel keine therapeutische Konsequenz nach sich zieht. Eine Ausnahme sind allenfalls Impressionsfrakturen oder Frakturen durch die Temporalschuppe mit dem Risiko eines Epiduralhämatoms. Von diagnostischer Bedeutung sind Schädelübersichtsaufnahmen auch noch bei prämaturen Nahtsynostosen oder Kraniostenosen. Seitliche Schichtaufnahmen werden gelegentlich noch für die Diagnostik des kraniozervikalen Übergangs herangezogen.

Mehr Bedeutung haben die Röntgenaufnahmen des Achsenorgans **Wirbelsäule**. Sie haben ihren Wert in der Operationsplanung oder in der postoperativen Befunddokumentation behalten. Unverzichtbar sind sie ebenso in der Traumatologie zur Beurteilung der Stabilität von Frakturen oder bei spinalen Missbildungen. Wertvoll sind sie auch als Funktionsaufnahmen – in der Regel in Ante- und Retroflexion – beim spinalen Trauma zum Nachweis oder Ausschluss einer Hypermobilität. Ergänzt werden Flexions-Extensions-Aufnahmen durch Aufnahmen in vorsichtiger axialer Traktion. Alle diese Funktionsaufnahmen sollten aber nur in Gegenwart eines Arztes angefertigt werden. Wichtig sind Funktionsaufnahmen auch vor geplanter Stabilisierungsoperation bei degenerativen Wirbelsäulenerkrankungen. Entscheidend ist hier die Kooperation des Patienten, damit ausreichende Bewegungsausschläge erzielt werden. Problemlos lassen sich Funktionsaufnahmen auch in das Untersuchungsprotokoll bei lumbaler Myelographie integrieren. Diese Funktionsaufnahmen machen die Myelographie auch im Zeitalter von CT und MRT unentbehrlich (s. Abschnitt „Myelographie").

Schnittbildverfahren

Computertomographie

Für die Computertomographie (CT) wird das zu untersuchende Organ mittels eines Fächers von Röntgenstrahlen abgetastet, während eine Röntgenröhre den Körper umkreist. Aus der Strahlenabsorption des Gewebes, die bei einer großen Zahl von Projektionen während des Umlaufs der Röntgenröhre gemessen wird, lässt sich mittels aufwendiger rechnerischer Rückprojektionen die Verteilung von „**Dichtewerten**" innerhalb der abgetasteten Schicht rekonstruieren. Je nach der Dicke der Kollimierung des Strahlenfächers sind die axialen Schichten unterschiedlich dünn. Bildgebend ist – im Gegensatz zum MRT – nur ein einziger physikalischer Parameter, nämlich die Schwächung der Röntgenstrahlung im Gewebe. Diese ist bei der im CT üblichen Strahlenqualität in erster Näherung abhängig von der physikalischen Dichte des Gewebes. Die Dichtewerte gibt man in **Hounsfield-Einheiten** (HE) an, so genannt nach einem der Entwickler der Computertomographie, Sir Godfrey N. Hounsfield (Nobelpreis für Medizin 1979 mit Allan M. Cormack). Das Spektrum umfasst über 4000 Dichteabstufungen, Luft liegt mit etwa –1000 HE am unteren, kompakter Knochen mit etwa +3000 HE am oberen Ende des Spektrums (wichtige Werte zeigt Tab. 2.4-1).

Für die Bildrekonstruktion nach dem Abtastvorgang lassen sich – je nach Fragestellung – unterschiedliche sog. Faltungskerne verwenden. Dabei gilt, dass hohe Dichte- und Kontrastauflösung im sog. **Weichteilmodus** und hohe räumliche Auflösung im sog. **Knochen-** oder **Hochkontrastmodus** miteinander konkurrieren.

> Das CT bedingt eine relativ hohe Strahlenexposition. Daher liegt eine wichtige Aufgabe für das Bedienungspersonal darin, die Strahlenmenge bei vertretbarer Bildqualität gemäß der Fragestellung zu beschränken.

Standard ist die sequenzielle Abtastung Schicht für Schicht. Nach jeder Abtastung wird der Tisch mit dem Patienten wenige Millimeter bewegt, bis die Position für die nächste Schicht erreicht ist und sich der Abtastvorgang wiederholt. Dieses Verfahren liefert zwar die optimale Bildqualität, ist aber relativ zeitaufwendig. Die Aufnah-

men werden charakterisiert durch die Dicke der Einzelschichten und den Abstand zwischen den Schichten. Bei lückenloser Abtastung sind beide Werte gleich, bei überlappender Schichtung ist der Schichtabstand kleiner als die Schichtdicke.

> **Cave:** Bei CT-Untersuchungen bleiben nicht untersuchte Lücken, falls der Schichtabstand größer ist als die Schichtdicke.

Während bei einer sequenziellen Untersuchung der Patient zwischen den Abtastvorgängen in kleinen Inkrementen verschoben wird, bewegt sich beim **Spiral-CT** der Tisch mit gleichmäßiger Geschwindigkeit an der ununterbrochen rotierenden Abtasteinheit vorbei. Das untersuchte Objekt wird somit nicht in einen Satz axialer Schichten „zerlegt", sondern nach Art einer Helix „aufgeschnitten". Insofern ist die Bezeichnung „Spiral-CT" nicht korrekt. Die Abtastgeometrie wird charakterisiert durch den sog. **Pitch**, den Quotienten aus der Tischbewegung in Millimetern pro Röhrenumlauf, dividiert durch die kollimierte Schichtdicke in Millimetern. Ein Pitch über 1 bedeutet, dass die einzelnen Punkte des untersuchten Objekts nicht während des ganzen Röhrenumlaufs von 360° abgetastet wurden. Dennoch gestattet die Bildrekonstruktion die Erstellung eines lückenlosen Schichtpakets. Dadurch lässt sich im Vergleich zu einem Pitch von 1, also einer lückenlosen Abtastung, Strahlendosis einsparen.

Hauptvorteil eines Spiral-CTs ist seine Schnelligkeit. Dieses ist von Bedeutung bei Kontrastmittelanwendungen, bei denen es auf die Darstellung eines kompakten Kontrastmittelbolus ankommt, wie etwa bei der CT-Angiographie oder CT-Perfusionsmessung. Aber auch hoch aufgelöste Datensätze aus vielen dünnen Schichten sind eine Domäne des Spiralmodus. Nachteilig ist neben speziellen Rekonstruktionsartefakten die insgesamt etwas schlechtere Bildqualität als beim sequenziellen Modus.

Die neueste Entwicklung in der Computertomographie stellen **Multidetektorsysteme** oder sog. Mehrschicht-CTs (Multislice-CT) dar. Diese Geräte sind mit mehreren parallel angeordneten Detektorringen ausgestattet. Damit lassen sich während eines Röhrenumlaufs mehrere Schichten gleichzeitig abtasten. In Verbin-

dung mit dem Spiralmodus kann man damit große Körpervolumina in kürzester Zeit untersuchen. Auch die Erstellung nahezu isotroper 3-D-Datensätze ist damit in vertretbarer Zeit möglich. Von Nachteil ist die Strahlenexposition, die umso größer ist, je dünner das Schichtpaket ist, auf das kollimiert wird – gleich große Untersuchungsvolumina vorausgesetzt.

Für CT-Verfahren im Niedrigkontrastbereich (**Weichteilmodus**), gilt, dass die Aussagekraft der Untersuchungen durch Kontrastmittel (KM) erhöht werden kann. Das KM wird i.v. verabreicht und führt zu einem Dichteanstieg in Gefäßen sowie zu einer Anfärbung von Arealen mit einer Störung der Blut-Hirn-Schranke bzw. von Gewebe ohne Blut-Parenchym-Schranke. Durch i.v. Injektion eines KM-Bolus und anschließende Bildnachbearbeitung lassen sich funktionelle Parameter wie zerebrales Blutvolumen (CBV) und zerebraler Blutfluss (CBF) abschätzen. Im Gegensatz zu entsprechenden Untersuchungsprotokollen in der MR-Tomographie beschränkt sich die computertomographische Auswertung auf eine bzw. – im Falle der Multislice-Technologie – auf wenige Schichten.

Vorteile der Computertomographie sind:
- flächendeckende und – im Vergleich zur MRT – problemarme Verfügbarkeit unter den Gegebenheiten
  - von Mehrfachschwerverletzten mit maschineller Beatmung und der Notwendigkeit ortsnaher ärztlicher Überwachung aus vitaler Indikation
  - von endokorporalen magnetisierbaren Fremdkörpern oder Implantaten
- früher und sensitiver Nachweis von Blutungen
- Schnelligkeit
- hoch aufgelöste Abbildung aller knöchernen Strukturen
- Nachweis von – differenzialdiagnostisch oft wegweisenden – Verkalkungen

Gerade die räumliche Auflösung im Submillimeterbereich macht die Computertomographie konkurrenzlos in der Diagnostik von Frakturen, z.B. an der Schädelbasis. **Nachteilig** sind die relativ hohe Strahlenexposition (s. Kap. 17.3), die starre axiale Schnittführung und der im Gegensatz zum MRT auch mit KM nicht immer ausreichende Weichteilkontrast.

Tab. 2.4-1. Computertomographische Dichtewerte in Hounsfield-Einheiten (HE) für wichtige biologische Substanzen

Gewebe	Dichte (HE)
Luft	– 1000
Fett	– 100
Wasser	0
Liquor	15
weiße Substanz	35
graue Substanz	45
fließendes Blut	60
geronnenes Blut, Hämatom	80–100
Knochen	> 1000

Cave: Frakturen können im CT dem Nachweis entgehen, wenn sie annähernd parallel zur Abtastebene verlaufen.

Magnetresonanztomographie

Das physikalische Prinzip der kernmagnetischen Resonanz wurde Ende der 1940er-Jahre von Bloch und Purcell beschrieben und hat als MR-Spektroskopie in der chemischen Analytik einen festen Platz. Erst in den frühen 1980er-Jahren erkannte man aber die Bedeutung der **Kernmagnetresonanz** für die medizinische Bildgebung. Die Magnetresonanztomographie (MRT) als eines der historisch jüngsten bildgebenden Verfahren in der Medizin nutzt Kernresonanzeffekte, die bei Elementen mit einer ungeraden Zahl von Nukleonen messbar sind. In der klinischen Routine handelt es sich hierbei um **Wasserstoffkerne** (Protonen). Die Wasserstoffkerne haben aufgrund ihrer Rotationsbewegung (Spin) ein magnetisches Moment und werden in einem starken äußeren Magnetfeld B_0 ausgerichtet. Durch die anschließende Einstrahlung eines hochfrequenten Radiowellenimpulses werden sie angeregt und erreichen einen höheren Energiezustand. Anschließend kehren die Protonen wieder zum Ausgangszustand zurück. Während dieses als Relaxation bezeichneten Vorgangs geben sie Energie in Form von Radiowellen ab,

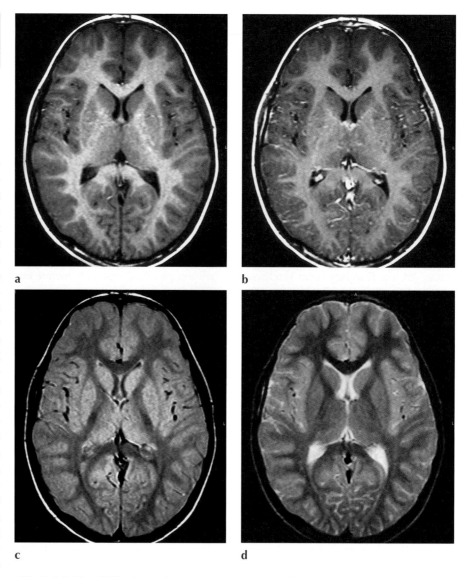

a b

c d

Abb. 2.4-1. Unauffällige Kernspintomogramme in T1-Wichtung nativ (**a**) und nach Kontrastmittelgabe (**b**), in Protonendichtewichtung (**c**) und in T2-Wichtung (**d**).

Tab. 2.4-2. Wichtige Messsequenzen in der Kernspintomographie

Name der Sequenz, Akronym/Abkürzung	Eigenschaft, Anwendung
Spinecho (SE)	robustes „Arbeitspferd": gute anatomische Darstellung (T1-gewichtet), hohe Sensitivität für strukturelle Veränderungen (Protonendichte-, T2-gewichtet)
Fast Spinecho (FSE), Turbo-Spinecho (TSE)	ähnlich wie Spinecho, jedoch erheblich kürzere Messzeit; geeignet für schnelle Bildgebung oder hohe örtliche Auflösung
Fluid-attenuated Inversion Recovery (FLAIR)	ähnlich wie protonendichtegewichtetes Spinecho, jedoch Unterdrückung von Wassersignal (Liquor)
Inversion Recovery (IR)	hoher Kontrast zwischen Geweben mit kurzer und langer T1-Relaxationszeit (weiße gegenüber grauer Hirnsubstanz)
Gradientenecho (fast field echo = FFE, fast low angle shot = FLASH)	schnell, empfindlich für Bewegung (MR-Angiographie), empfindlich für Magnetfeldstörungen (Blutabbauprodukte)
Echo-Planar Imaging (EPI)	extrem schnell (Bildgebung im Subsekundenbereich), empfindlich für Suszeptibilitätsänderungen, z. B. bei funktionellem MRT

welche die zur Bildgebung erforderliche Information enthalten und die daher gemessen und analysiert werden. Während des Anregungs- und Messvorgangs werden dem Magnetfeld B_0 Gradienten überlagert, die im Wesentlichen der Ortskodierung dienen und die essenziell für die rechnerische Bildrekonstruktion sind.

Breit ist das Spektrum von **Variablen**, die in die Messung eingehen und die somit MR-tomographisch erfassbar sind: Zum einen sind dies „Materialkonstanten" wie die Protonendichte rho (ρ), die longitudinale Relaxationszeit T1, die transversale Relaxationszeit T2, der sog. freie Induktionszerfall, beschrieben durch die Konstante T2*, Verschiebungen der Resonanzfrequenz der Protonen (chemical shift) sowie die Magnetisierungs-Transferrate (MTR). Zum anderen sind dies auch **dynamische Parameter** wie makroskopische und mikroskopische Bewegung. Es gibt eine schier unübersehbare Anzahl an Messprotokollen (sog. Sequenzen), die jeweils für unterschiedliche Aufgaben optimiert wurden (zur typischen Anwendung von Untersuchungssequenzen: Tab. 2.4-2). Abbildung 2.4-1 zeigt als Beispiel eine Hirnuntersuchung in T1-, T2- und Protonendichtewichtung.

Unterstützt wird die Aussagekraft bestimmter Messprotokolle durch eine intravenöse **KM-Gabe**. Im Rahmen neuroradiologischer Untersuchungen kommen hierfür derzeit ausschließlich paramagnetische Substanzen in Frage, die die Relaxivität des Gewebes erhöhen, d. h. die T1-Relaxationszeit (in wesentlich geringerem Ausmaß auch die T2-Relaxationszeit) verkürzen. In der Praxis dient die KM-Gabe ähnlich wie im CT zur Darstellung einer Störung der Blut-Hirn-Schranke oder hirnfremder Veränderungen, die keine Blut-Parenchym-Schranke besitzen. Darüber hinaus verzerren paramagnetische KM kurz nach der Injektion eines Bolus das lokale Magnetfeld um Gefäße. In der Folge kommt es bei T2*-gewichteten Messsequenzen zu einem Signalabfall, der von der KM-Konzentration im Blut und von der lokalen Gefäßdichte im untersuchten Volumenelement abhängt. Dieser Effekt lässt sich zur Untersuchung der Hirnperfusion nutzen und gestattet eine Abschätzung dynamischer Parameter wie CBF und CBV.

Ein zunehmend an Bedeutung gewinnendes weiteres Anwendungsgebiet für MR-KM ist die signalreiche Darstellung von Gefäßlumina im Rahmen der KM-gestützten **MR-Angiographie (MRA)**. Grundsätzlich unterscheidet man bei der MRA drei unterschiedliche Verfahren:

- **Einstrom- oder Time-of-Flight-MR-Angiographie (TOF-MRA):** Eine der MRT inhärente Eigenschaft ist die Empfindlichkeit gegenüber Bewegung: Bewegte Protonen (Spins) befinden sich bei der Anregung an einer anderen Stelle als beim Auslesen des Signals. Dies führt in der Regel zu einem Signalverlust, da die Protonen beim Auslesevorgang „fehlen". Strömt aber Blut von außerhalb des angeregten Schichtvolumens in die Einzelschicht (2-D-Verfahren) oder das Schichtpaket (3-D-Verfahren), so erfahren die Spins, die noch nicht durch vorherige Anregungen gesättigt sind, die volle Anregung und geben ein entsprechend hohes Signal. Vorteile der TOF-Technik sind die hohe örtliche Auflösung, die relativ kurze Messzeit und die Unabhängigkeit von KM. Nachteilig ist die Anfälligkeit gegenüber turbulentem Fluss, z.B. in Aneurysmata oder hinter Stenosen. Ein solch chaotisches Fließverhalten führt zu einem Signalabfall und lässt sich nicht mehr detektieren. Auch Sättigungsphänomene im Bereich langsamen Blutflusses führen zu einer Signalminderung und zu einem scheinbaren Verdämmern oder Abbruch des Gefäßes. In der TOF-MRA ist quasi laminar und stetig fließendes Blut signalreich, stationäres Gewebe demgegenüber signalarm, jedoch nicht signallos. Diese gleichzeitige Abbildung von Gefäßen und ihrer Umgebung kann je nach klinischer Fragestellung von Vorteil oder Nachteil sein. Typische Anwendungen für die TOF-MRA sind die Darstellung von Hirnbasisaneurysmata und von Stenosen des basalen Gefäßkranzes. Differenzialdiagnostische Probleme können hier auftreten in der Unterscheidung zwischen signalreichem fließendem Blut und Methämoglobin, z.B. in thrombosierten Aneurysmata oder älteren Hämatomen.
- **Phasenkontrast-MR-Angiographie (PC-MRA):** Bei der Phasenkontrast-MR-Angiographie entstehen die Bilder durch Anwendung zusätzlicher flusskodierender Gradienten. Stationäres Gewebe wird dadurch signallos. Vorteil dieser Methode ist die praktisch vollständige Unterdrückung des Umgebungssignals: alle signalstarken Bildpunkte entsprechen bewegtem Blut (oder Liquor) und eine Verwechslung mit signalreichen stationären Strukturen ist ausgeschlossen. Nachteilig ist die längere Messzeit. Außerdem sollte dem Untersucher die Größenordnung des darzustellenden Flusses bekannt sein, da die passende Flusskodierung vor der Messung vom Benutzer eingegeben werden muss. Typische Fragestellung für die PC-MRA ist die (Ausschluss-)Diagnostik der Sinusthrombose. Offene, d. h. durchströmte Gefäße werden mit hoher Spezifität dargestellt.
- **Kontrastmittelgestützte MR-Angiographie (Contrast-enhanced[CE-]-MRA):** TOF- und PC-MRA liefern Angiogramm-ähnliche Bilder ohne KM. Man muss sich aber der Einschränkungen dieser Methoden bewusst sein, die Fluss nur abbilden können, wenn er bestimmte physikalische Rahmenbedingungen erfüllt. Es handelt sich somit um keine anatomische, sondern eine funktionelle Untersuchung. Dies ist bei der CE-MRA anders: Schnelle Gradientenechobilder erzeugen ein hohes Signal in allen Gefäßlumina, die von einem i.v. gegebenen KM-Bolus erreicht werden, in erster Näherung unabhängig von Flusseigenschaften. Es handelt sich somit um eine anatomische und nicht um eine funktionelle Bildgebung. Vorteil ist die Robustheit gegenüber Flusseffekten. Nachteilig ist – neben der Notwendigkeit, KM zu verabreichen – die Schwierigkeit, bei der Messung die arterielle und venöse Phase des KM-Bolus voneinander zu trennen. Selbst unter Anwendung schnellster Gradienten ist daher ein sekundengenauer Start der Messung erforderlich, oder man verzichtet auf eine hohe Ortsauflösung. Die CE-MRA hat sich als sensitives Screening-Verfahren bei extrakraniellen Gefäßstenosen bereits bewährt und die digitale Subtraktionsangiographie bis auf wenige unklare Befunde zurückgedrängt.

Ähnlich wie die PC-MRA funktioniert die **Phasenkontrastflussmessung**. Sie ist an Gefäßen oder an Engstellen der Liquorzirkulation möglich. Die dritte Dimension der PC-MRA wird hier einfach ausgetauscht gegen die Zeitachse. Somit erhält man zeitlich aufgelöste Querschnittbilder, die Bewegung in der Bildebene oder senkrecht dazu in Form von Graustufen abbilden. Rhythmisch sich wiederholende physiologische Vorgänge erfordern eine Triggerung, z. B. durch das EKG des Patienten.

Nicht nur auf makroskopischer Ebene kann die MRT Bewegung darstellen. Passende Gradienten erlauben auch die Erfassung mikroskopischer Bewegungen der Protonen, etwa der Brown-Molekularbewegung von Wassermolekülen. Solche diffusionsgewichteten Aufnahmen sind klinisch nur praktikabel in Form extrem schneller Sequenzen (z. B. Echo-Planar Imaging, EPI), bei denen makroskopische Bewegungen (Pulsationen des Gehirns, Kopfbewegungen) auswertbare Messergebnisse nicht unmöglich machen. Hauptanwendungsgebiet **diffusionsgewichteter Sequenzen** ist die Frühdiagnose des Schlaganfalls, bei dem bereits Minuten nach dem Ereignis Störungen der Diffusion nachweisbar sind. Die Differenzierung entzündlicher von neoplastischen Veränderungen und die Differenzialdiagnose von Raumforderungen (z. B. Arachnoidalzyste gegen Epidermoid) treten demgegenüber zahlenmäßig in den Hintergrund.

Im Gegensatz zur Diffusion bedarf die Untersuchung der **Hirnperfusion** der i.v.-Injektion eines KM-Bolus. Anders als die T1-gewichtete CE-MRA, bei der das KM nur zur Signalanhebung in Gefäßen benötigt wird, beruht die Perfusionsmessung auf der zeitlichen Analyse des Signalverlustes in einer Messsequenz, die für die Erfassung von Suszeptibilitätsänderungen optimiert ist. Eines der Hauptanwendungsgebiete ist der Schlaganfall. Veränderungen der Hirnperfusion können reversibel sein. Sie gehen aber irreversiblen strukturellen Veränderungen voraus. Die Differenz zwischen perfusionsgestörtem Areal und diffusionsgestörtem, strukturell geschädigtem Hirngewebe (mismatch) gestattet eine Abschätzung der Penumbra (Halbschatten) des Infarkts, d. h. des potenziell durch rekanalisierende Maßnahmen noch zu rettenden Hirngewebes. Eine weitere mögliche Anwendung der Perfusionsdarstellung ist die Graduierung hirneigener Tumoren.

Die im engeren Sinne „**funktionelle Kernspintomographie**" (functional magnetic resonance imaging, fMRI) bedient sich als natürlichen Kontrastmittels des im Blut vorhandenen Oxy- und Desoxyhämoglobins. Durch die sog. **neurovaskuläre Kopplung**, einen noch wenig verstandenen Vorgang, wird aktivierte graue Hirnsubstanz vermehrt durchblutet. Das überschießende Angebot an sauerstoffreicherem Blut mit Oxyhämoglobin führt in suszeptibilitätsempfindlichen Sequenzen zu einem Signalanstieg infolge eines relativen Mangels an paramagnetischem Desoxyhämoglobin. Dieses als **BOLD-Effekt** (blood oxygen level dependent) bezeichnete Phänomen führt nur zu einer kaum messbaren Signaländerung von wenigen Prozent. Daher müssen die erhaltenen Aufnahmen einer aufwändigen rechnerischen Nachbearbeitung unterzogen werden. Von großer Wichtigkeit ist die Entwicklung zuverlässiger Tests mit entsprechenden Ruhe- und Aktivierungsbedingungen – kein einfaches Unterfangen in einem engen Scanner, in dem der Patient oder Proband bewegungslos verharren muss. Die funktionelle Kernspintomographie ist noch ganz überwiegend Gegenstand der Grundlagenforschung. Als klinische Anwendung wird jedoch bereits über die Visualisierung funktionell wichtiger Hirnareale im Rahmen der Tumorchirurgie berichtet.

Grundsätzlich unterschiedlich zur MRT als bildgebendem und damit morphologischem Verfahren ist die **MR-Spektroskopie**. Hier gestattet eine als „Chemical Shift" bezeichnete Verschiebung der Resonanzfrequenzen die Analyse von Metaboliten des Hirnstoffwechsels. Mithilfe MR-tomographisch erstellter Bilder werden Messvolumina platziert („Single-Volume"-Spektroskopie), innerhalb derer die Spektren gemessen werden. Hierzu bedarf es starker äußerer Magnetfelder (= 1,5 T) und Gradienten sowie spezieller Auswertungs-Software. Um ein akzeptables Signal-zu-Rausch-Verhältnis zu erzielen, soll ein spektroskopiertes Volumen etwa 3–4 ml nicht unterschreiten. Als **Hauptmetaboliten** lassen sich spektroskopisch identifizieren N-Acetylaspartat (NAA, Marker für intakte Neuronen), Kreatin bzw. Phosphokreatin (Cr, PCr, Konzentrationsabfall in Tumoren, Plaques bei multipler Sklerose und stark hypoxisch geschädigtem Hirngewebe, ansonsten Referenzsignal für die Quantifizierung anderer Metabolite), Cholin (Cho, Bestandteil der Zellmembran, Marker des Zellumsatzes), Glutamin (Gln) bzw. Glutamat (Glu, exzitatorischer Neurotransmitter), myo-Inositol (MI, Funktion weitgehend unbekannt) und schließlich Lactat (Marker für Gewebeazidose) und Lipide. Methodische Probleme stellen sich zum einen durch die relativ großen Messvolumina, in denen lokale Konzentrationsunterschiede verwischt werden, und durch das Fehlen einer etablierten Methode zur absoluten Quantifizierung von Metabolitenkonzentrationen im Gewebe.

Die klinische Anwendung der MR-Spektroskopie für die Neurochirurgie konzentrierte sich zunächst auf die Charakterisierung von **Tumoren**. So konnten innerhalb bestimmter Tumorentitäten Korrelationen zwischen Spektroskopiebefunden und dem histologischen Malignitätsgrad hergestellt werden. Allerdings ergab sich keine Spezifität hinsichtlich des Tumortyps bei Patienten mit anderen hirneigenen und mit hirnfremden Tumoren. Therapeutische Relevanz könnte die MR-Spektroskopie bei der Planung einer stereotaktischen Biopsie bei Hirntumoren in Form des „Spectroscopic Imaging" erlangen. Wertvolle Information liefert die MR-Spektroskopie bei der Differenzierung zwischen Toxoplasmoseabszessen und zerebralem Lymphombefall im Rahmen eines manifesten **AIDS**. Auch in der Abklärung einer **Temporallappenepilepsie** eröffnet die MR-Spektroskopie neue Perspektiven: In epileptogenen Arealen waren signifikante Abweichungen der Konzentration von bestimmten Metaboliten nachzuweisen. Ein großer Prozentsatz klinischer Arbeiten beschäftigt sich – wegen der Unmöglichkeit, hinreichend kleine Volumina zu messen – mit diffusen Hirnerkrankungen. Für die Anwendung in der Neurochirurgie gilt aber, dass eine anerkannte klinische Indikationsstellung derzeit nicht existiert und die MR-Spektroskopie allenfalls als zusätzliche diagnostische Option zu erwägen ist (z. B. Differenzierung tumorartiger Entmarkungsherd gegen Tumor).

Gegenüber der CT als konkurrierendem Schnittbildverfahren hat die MRT generell **Vorteile**:

- erheblich höhere Sensitivität für strukturelle Veränderungen
- frei wählbare multiplanare Schichtorientierung
- fehlende Strahlenbelastung und keinerlei bekannte biologische Spätschäden bei Einhaltung der vorgeschriebenen Grenzwerte (Ruhemagnetfeld B_0, Gradientenstärke, Stärke der Hochfrequenzpulse, eingestrahlte Energie und spezifische Energieabsorptionsrate SAR)
- bleibende Nachweisbarkeit abgelaufener Blutungen, infolge des ortsständigen Verbleibens von dreiwertigen Eisenionen mit konsekutiven Suszeptibilitätsartefakten in Gradientenechosequenzen.[1] Kleinere Blutungen können einem CT-Nachweis entgehen, insbesondere wenn dies erst sehr spät oder im Stadium der Hirnisodensität angefordert wird.

Als **nachteilig** können sich erweisen:

- Es bestehen relativ hohe Ansprüche an die Kooperation der Patienten; es kann sich als unmöglich erweisen, Patienten mit Klaustrophobie zu untersuchen.
- Im Einzelfall kann es problematisch sein, Signalarmut aus Verkalkungen, Knochen und Luft zu unterscheiden.
- Es kann schwierig sein, ganz frische Hämatome zu erkennen.
- Aufgrund von unumgänglichen physikalischen Randbedingungen kann die Messdauer nicht unter ein vorgegebenes Minimum gesenkt werden.
- Im Vergleich zum CT kommt es zur räumlichen Verzeichnung; dies kann vor allem bei der Stereotaxie von Bedeutung sein.

---

1 Anmerkung des Herausgebers DM: Dies hat gutachterliche und auch nosologische Relevanz. Denn eine heutige Diagnose „Commotio" oder auch „SHT I°" setzt im strengen Sinne der Definition – Restitutio ad integrum – voraus, dass eine Ausschlussdiagnostik durch MRT in Gradientenechosequenz erfolgt ist!

Zum Teil wird die lange Messdauer dadurch umgangen, dass die einzelnen Messzyklen zeitlich ineinander verschachtelt sind, um Zeit zu sparen. Das bedeutet aber für die Praxis, dass eine einzige Patientenbewegung während der Messzeit die gesamte Messung unbrauchbar machen kann. Die etwas geringere räumliche Auflösung als bei der Computertomographie spielt hingegen keine praktische Rolle, da sie bei vielen Fragestellungen durch den inhärent hohen Gewebekontrast mehr als ausgeglichen wird.

Kontraindikationen zur MR-Untersuchung sind unter anderem magnetisierbare Fremdkörper (Metallsplitter, chirurgische Implantate), die sich im Magneten ausrichten, bewegen und somit zu Hämatomen oder Organverletzungen führen können. Gebot des Implantatpasses (ggf. Information bei Operateur, Implantathersteller oder aus Publikationen einholen; Sawyer-Glover et al. 2000). Über tödliche Komplikationen infolge der Magnetisierung von Anästhesiezubehör (Gasflaschen) wurde berichtet (Anonymus 2001). Auch nichtmagnetisierbare elektrische Leiter können wie eine Antenne wirken und gefährlich werden. Durch die eingestrahlten Hochfrequenzpulse oder durch die zeitlich sich ändernden Gradientenfelder können Ströme induziert werden, die zu einer Erhitzung des Leiters und im ungünstigsten Fall zu Verbrennungen des Patienten führen. Schließlich können Interaktionen zwischen dem Magneten, den Gradienten und den Hochfrequenzpulsen mit elektronischen Schaltkreisen (etwa in Herzschrittmachern oder Cochleaimplantaten) zu Funktionsstörungen führen. Die bisher restriktive Handhabung wird hier aber zunehmend gelockert, da man die Erfahrung macht, dass sich bestimmte elektronische Implantate mit ausgewählten Messprotokollen unter ganz definierten äußeren Umständen (Lagerung des Patienten, Fixierung der Implantate) untersuchen lassen, ohne dass es zu Funktionsstörungen kommen muss. Eine Konsultation des Herstellers in jedem Einzelfall ist unumgänglich.

Kontrastmitteluntersuchungen

Röntgenkontrastmittel

Röntgen-KM sind Präparate, die ausschließlich i.v. (CT), intraarteriell (DSA) oder intrathekal (Myelographie, Zisternographie) zur Anwendung kommen. Verwendet werden sog. **positive KM**, die eine höhere Strahlenabsorption besitzen als ihre Umgebung. Kontrastgebend sind Jodatome, die in das KM-Molekül eingebaut sind. Für die Diagnostik spielen ölige KM ebensowenig eine Rolle wie organische Salze, die in wässriger Lösung in Kationen und Anionen zerfallen. Aufgrund ihrer überlegenen Verträglichkeit kommen fast ausschließlich **organische Verbindungen** zur Anwendung, die in wässriger Lösung nicht dissoziieren (**nichtionische KM**). Intraarteriell und i.v. verabreichte Präparate unterscheiden sich höchstens in ihrer Konzentration und damit in ihrer Viskosität und Osmolalität. Manche KM für die intrathekale Anwendung werden speziell galenisch aufbereitet.

Man unterscheidet **monomere** von **dimeren KM**. Bei ersteren sind pro Molekül drei, bei letzteren sechs Jodatome eingebaut. Dimere KM besitzen also eine doppelt so hohe Jodkonzentration wie monomere und können trotz dieses hohen Jodgehalts blutisoton konfektioniert werden. Sie eignen sich besonders für die intrathekale Gabe. Monomere Präparate bieten Vorteile vor allem bei intraarterieller Anwendung. Neben der Osmolalität, die die lokale Verträglichkeit mitbestimmt, kommt es bei der zerebralen Angiographie vor allem auf blutähnliche Fließeigenschaften und auf eine niedrige Viskosität an, damit sich kleine Luftbläschen, die sich unvermeidlich bilden, schnell beseitigen lassen und nicht in die Hirnzirkulation gelangen.

Röntgen-KM erhöhen im Blut den Pool an freiem Jodid. Daher können sie die Schilddrüsenfunktion stören. Risikofaktoren für eine jodinduzierte Hyperthyreose sind Jodmangel, Ausmaß der Jodexposition, Häufigkeit funktionell autonomer Zellen in der Schilddrüse und das Alter der Patienten. Alle Patienten sind daher vor der Gabe eines Röntgen-KMs bezüglich

Störungen des Schilddrüsenstoffwechsels zu befragen und ggf. zu untersuchen.

Vor Röntgenuntersuchungen mit (jodhaltigen) Kontrastmitteln sollten zumindest die basalen Konzentrationen von TSH (fakultativ) und der retentionspflichtigen Substanzen im Serum bekannt sein.

Patienten mit hyperthyreoter Stoffwechsellage (TSH erniedrigt, freies T_4 erhöht) müssen eine Hyperthyreoseprophylaxe erhalten (s. unten). Es gibt aber derzeit keinen zuverlässigen Parameter, der es gestattet, darüber hinaus Risikopatienten für eine jodinduzierte Hyperthyreose mit hinreichender Sensitivität oder Spezifität zu identifizieren.

Als **Hyperthyreoseprophylaxe** eignet sich Perchlorat 900 mg täglich (3 x 20 Tropfen) für 14 Tage, Beginn der Prophylaxe spätestens 2–4 h vor der geplanten KM-Gabe. Das Thyreostatikum Thiamazol wird bei manifester Hyperthyreose zusätzlich gegeben.

Problematisch hinsichtlich intravasalem Röntgen-KM sind Patienten mit **Diabetes mellitus**, die oral mit Biguaniden (Metformin) behandelt werden. Hier kann es – vor allem bei eingeschränkter Nierenfunktion – zum irreversiblen Nierenversagen kommen.

Cave: Metformin sollte 2 Tage vor und nach einer geplanten Untersuchung mit intravasalem Röntgenkontrastmittel abgesetzt werden, um kein irreversibles Nierenversagen zu provozieren!

Anaphylaktoide Reaktionen sind bei den modernen, nichtionischen KM äußerst selten geworden. Die Gabe von Antihistaminika (H_1- und H_2-Blockern) wird bei milden Reaktionen und als Prophylaxe bei bekannter KM-Unverträglichkeit empfohlen. Kommen ein Bronchospasmus oder eine arterielle Hypotension hinzu, kann die Gabe von Volumen und Adrenalin erforderlich werden. Eine vasovagale Synkope spricht gut auf Schocklagerung, i.v.-Flüssigkeitszufuhr und Atropin an.

Kontrastmittel für die MRT

Für Anwendungen in der Neuroradiologie kommen fast ausschließlich **paramagnetische Substanzen** zur Anwendung, die die Relaxationszeiten T1, T2 und T2* verkürzen. **Gadolinium**, das am häufigsten verwendete Element, ist sehr toxisch und muss daher von einem organischen Liganden, z.B. DTPA, umschlossen werden. Dieses Chelat ist thermodynamisch stabil, inert und kann i.v. injiziert werden. Der Effekt in der T1-gewichteten MRT ist ähnlich wie im CT: Es kommt zu einer Signalsteigerung in Geweben mit Störung oder Fehlen der Blut-Parenchym-Schranke. Pathologische Befunde an den Hirnhäuten lassen sich besser erkennen als im CT, da störende Überlagerungen durch die Kalotte fehlen. Auf T2*-gewichteten Aufnahmen kommt es zu einem Signalabfall. Dies macht man sich für Perfusionsstudien zunutze.

MRT-Kontrastmittel sind sehr gut verträglich, auch bei Störungen der Schilddrüsenfunktion und des Zuckerhaushaltes mit Einnahme von Metformin.

Cave: Die Gabe des MR-Kontrastmittels Gadolinium ist unter folgenden Gegebenheiten kontraindiziert:
- anamnestische Unverträglichkeit
- Nierenversagen

Myelographie

Erste Versuche, mittels intrathekaler Luftinsufflation als negativem KM spinale Tumoren zu lokalisieren, stammen aus den 1920er-Jahren. Lipiodol® als positives KM wurde im gleichen Zeitraum erstmals von Sicard und Forestier systematisch untersucht. Inzwischen stehen hervorragend verträgliche liquorisotone, nichtionische, wasserlösliche, jodhaltige Präparate zur Verfügung.

Viele der früheren Indikationen zur Myelographie und Zisternographie sind heute durch die Schnittbildverfahren MRT und CT abgedeckt, dennoch kann man auf die invasiven KM-Verfahren nicht ganz verzichten; und in vielen Abteilungen haben sich die Untersuchungsfrequenzen – nach einem Einbruch jeweils nach Einfüh-

rung von CT und MRT – auf hohem Niveau stabilisiert.

Der Patient bedarf keiner besonderen Vorbereitung und muss für eine Myelographie nicht nüchtern sein.

Vor einer Myelographie sollten folgende Blutparameter bekannt sein:
- basale Konzentrationen von TSH (fakultativ) und retentionspflichtigen Substanzen,
- Gerinnungsphysiologie.

Aktiv zu befragen sind die Patienten nach der Einnahme von Thrombozytenaggregationshemmern, deren Wirkung sich in der Regel in den Routinewerten der Gerinnungsphysiologie kaum widerspiegelt.

Es dürfen nur für die Myelographie zugelassene KM verwendet werden. Das KM sollte möglichst liquorisoton sein. Nichtionische wasserlösliche Präparate sind Standard. Vor der KM-Injektion erfolgt die Punktion des Subarachnoidalraums, in der Regel als **Lumbalpunktion** in den Höhen von LWK (Lendenwirbelkörper) 2/3 oder LWK5/SWK1. Punktionen in darüber gelegenen Segmenten bergen die Gefahr einer Rückenmark- bzw. Konusverletzung. Die beiden übrigen lumbalen Segmente (LWK 3/4 und LWK 4/5) sind am häufigsten von degenerativen Veränderungen und Stenosen betroffen, sodass eine Punktion hier häufig schwieriger ist. Wesentlich seltener als der lumbale wird der **subokzipitale** oder **seitliche (subatlantale) Zugang** zum Liquorraum gewählt. Die Kontraindikationen dazu sind vor der Punktion streng zu beachten, vor allem eine intrakranielle Raumforderung.

Zur Punktion sollten sog. **atraumatische Nadeln** verwendet werden. Dadurch wird das Punktionsloch möglichst klein gehalten, und die Patienten klagen erheblich seltener über postpunktionelle Beschwerden. Nach der Punktion und vor der KM-Injektion dient der **Queckenstedt-Versuch** dazu, die freie KM-Passage vorherzusagen und dadurch eine spinale Einklemmung unwahrscheinlich zu machen. Der gewonnene Liquor wird routinemäßig im Liquorlabor untersucht, wobei aber eine qualitative Abschätzung des Liquoreiweißgehalts schon am Untersuchungstisch nützlich ist (**Pandy-Probe**).

Während der KM-Injektion ist darauf zu achten, dass der Patient in Fußtieflagerung bleibt, damit das KM nicht nach kranial abläuft, sich unkontrollierbar mit dem Liquor vermischt und dadurch verdünnt wird. Die maximal zulässige Menge beträgt 15 ml eines KMs mit einer Jodkonzentration von 280–300 mg/ml. Nach KM-Gabe, das spezifisch schwerer ist als Liquor, wird dieses durch entsprechende Lagerung des Patienten in die zu untersuchende Höhe „geschaukelt". Dort fertigt man Aufnahmen in verschiedenen Projektionen an. Ergänzt werden diese Standardaufnahmen (p.a./a.p., seitlich, schräg) unter Umständen durch Funktionsaufnahmen. Die Aufnahmen müssen eine Seitenangabe beinhalten. Außerdem ist die Nachvollziehbarkeit der Segmenthöhe unabdingbar, z. B. durch Dokumentation mit noch liegender Punktionsnadel unter Darstellung der spinalen Übergangsregionen. An der Lendenwirbelsäule (LWS) wird die Aussagekraft der Standardaufnahmen durch Aufnahmen unter axialer Belastung im Stehen und in Inklination bzw. Reklination deutlich erweitert. Spätaufnahmen (etwa 30 min nach KM-Gabe) sind vor allem bei adhäsiver Arachnitis, bei primär nicht kommunizierenden Arachnoidal- und Wurzeltaschenzysten oder bei Syringomyelie hilfreich. Nach der Röntgenuntersuchung folgt in aller Regel ein postmyelographisches CT der klinisch oder morphologisch verdächtigen Höhen.

Nach der Untersuchung wird eine 24-stündige Bettruhe in flacher Lagerung empfohlen, um den Liquorverlust und die damit verbundenen postpunktionellen Beschwerden zu minimieren.

Folgende Indikationen zu Myelographie und postmyelographischem CT (inklusive Zisternographie) sind heute wegen der hohen Ortsauflösung allgemein akzeptiert:
- Diskrepanz von klinischen und apparativen Befunden (z. B. CT, MRT)
- neurologischer Befund mit mutmaßlichem Bezug zu mehreren Höhen
- Zustand nach vorangegangener Operation in dieser Region
- Verdacht auf Läsion(en) von Hirnhäuten und/oder Nervenwurzeln, z. B. Plexusausriss, postinterventionelle Pseudomeningozele, Liquorfistel etc.

Komplikationen der Myelographie und Zisternographie sind postpunktionelle Beschwerden (Kopfschmerzen, Schwindel, Übelkeit), vorübergehender Hörverlust, Hirnnervenlähmungen (vor allem Abduzensparesen, in aller Regel reversibel), Krampfanfälle, Meningitis, Hämatome, einschließlich subduraler Blutergüsse, und schließlich spinale oder kraniale Einklemmungssyndrome bei raumfordernden oder raumbeengenden Prozessen. Systemische KM-Nebenwirkungen (s. oben) sind bei intrathekaler Anwendung eine Rarität (Grumme u. Kolodziejczyk 1994/95).

Angiographie

Bei der zerebralen Angiographie unterscheidet man heute grundsätzlich zwischen rein **diagnostischen Eingriffen** und solchen mit einer therapeutischen Intention im Rahmen der sog. **interventionellen Neuroradiologie** (s. Kap. 4.6). Seit der klinischen Einführung der zerebralen Angiographie in den 1920er-Jahren durch Egas Moniz nahmen die Untersuchungszahlen bis in die 1970er-Jahre kontinuierlich zu. Erst die Einführung des kranialen CTs verursachte einen Rückgang der Frequenz an diagnostischen Angiographien, da es nun möglich war, viele Hirnerkrankungen direkt im CT darzustellen, während dies angiographisch oft nur anhand von indirekten Zeichen möglich war. Mit dem Rückgang an diagnostischen Angiographien etablierten sich aber nach und nach in zunehmendem Umfang endovaskuläre Behandlungsmaßnahmen, sodass sich heute in einer neuroradiologischen Abteilung die Anzahl angiographischer Eingriffe auf hohem Niveau stabilisiert hat und sich interventionelle und diagnostische Angiographien zahlenmäßig etwa die Waage halten. Einen guten Überblick über Technik und Befunde im Rahmen der diagnostischen Angiographie bietet das Lehrbuch von Osborn (1999).

Vor einem Eingriff ist die Abklärung der **Blutgerinnung** obligat, bei elektiven Eingriffen müssen Thrombozytenaggregationshemmer rechtzeitig (mindestens 5 Tage vorher) abgesetzt werden. Die Kontraindikationen für eine intravasale Gabe von jodhaltigem KM (s. oben) sind zu beachten. Für die Untersuchung sollte der

Patient nüchtern sein. Nach dem Eingriff ist eine mehrstündige Bettruhe erforderlich, insbesondere, um kein Hämatom an der Punktionsstelle zu provozieren.

Der Fortschritt in den interventionellen Verfahren und die zunehmende Sicherheit diagnostischer Gefäßdarstellungen sind undenkbar ohne die rasante technische Entwicklung der letzten Jahre (s. Kap. 4.6). Technischer Standard ist die **digitale Subtraktionsangiographie** (DSA). Eine hohe Bildmatrix (1024 x 1024 Bildpunkte) und schnelle Bildrechner liefern dem untersuchenden Arzt praktisch in Echtzeit aussagefähige Aufnahmen ohne störende Überlagerungen. Das Navigieren des Katheters in einer komplexen Gefäßanatomie wird wesentlich durch das sog. „Road map" oder die „Overlay"-Technik erleichtert: Das Bild einer vorherigen KM-Injektion wird – subtrahiert oder unsubtrahiert – gleichsam eingefroren und dient beim anschließenden Navigieren mit dem Katheter als anatomische Orientierung. Das Sondieren lässt sich dadurch erheblich verkürzen, unter gleichzeitiger Abnahme des Untersuchungsrisikos. Für interventionelle Eingriffe in komplexer Gefäßanatomie ist darüber hinaus eine Zwei-Ebenen-Anlage wünschenswert.

Die 3-D-Darstellung zerebraler Aneurysmata ist die Domäne der **Rotationsangiographie**, bei der Bildverstärker und Röhre eine Umkreisung der untersuchten Körperregion vollführen und ähnlich wie im CT die Bilder aus den dabei gemessenen Absorptionswerten rekonstruiert werden. Aufgrund der immensen Datenmenge dauert die Bildrekonstruktion allerdings erheblich länger (2,5 min) als die der reinen Projektionsaufnahmen.

Seitens der **Angiographiekatheter** wurden wenig traumatisierende, weiche Materialien entwickelt, die trotzdem genügend Steuerbarkeit besitzen. Eine kontinuierliche Spülung verhindert die Stase im Katheterlumen und damit die Bildung von Thromben. Durch systemische Heparinisierung lässt sich das thrombembolische Risiko zusätzlich herabsetzen. Dennoch bleibt auch die rein diagnostische zerebrale Angiographie eine invasive Untersuchung mit einer Morbidität von etwa 0,1 %. Die Einführung der sog. **Koaxialkatheter** hat die Sondierbarkeit kleiner peripherer Gefäße mit einem Durchmesser bis herab zu 1 mm ermöglicht: Ein relativ dicklumiger, mechanisch stabiler Führungskatheter (Durchmesser um 2 mm) wird proximal platziert. Durch diesen Führungskatheter wird ein dünner Mikrokatheter (Durchmesser < 1 mm) bis in das interessierende Gefäß vorgeschoben. Die Steuerung des Mikrokatheters erfolgt durch einen dünnen beschichteten Führungsdraht. Ein anderes Prinzip liegt den **flussgesteuerten Kathetern** zugrunde. Diese werden, z. B. bei Angiomen, durch den Blutfluss mehr oder weniger passiv in das Zielgefäß eingeschwemmt.

Auch die Entwicklung der Röntgen-KM hat in der letzten Dekade entscheidende Fortschritte erzielt. Standard sind nichtionische, nahezu blutisotone KM. Anwärmung des KM vor der Injektion auf Körpertemperatur verbessert dessen Verträglichkeit.

Eine diagnostische Angiographie wird in der Regel erst dann erfolgen, wenn durch die vorgeschalteten, nichtinvasiven Untersuchungsverfahren (CT, MRT, Sonographie) eine Gefäßerkrankung wahrscheinlich oder sicher gemacht wurde, wenn keine gleichwertigen nichtinvasiven Alternativmethoden verfügbar sind und auch nur dann, wenn aus der Angiographie therapeutische Konsequenzen abzuleiten sind. Dabei gibt es im Wesentlichen die im Folgenden besprochenen großen Indikationsbereiche.

Intrakranielle Blutung

Jede unklare intrakranielle Blutung ist eine Indikation zur zerebralen Angiographie. Nur bei bestimmten Krankheitsbildern (Amyloidangiopathie: mehrzeitige und multilokuläre kortikale und subkortikale Blutungen sowie lobäre Hämatome beim älteren Patienten; venöse Stauungsblutung bei Sinus- und Venenthrombose: paramediane subkortikale Blutung meist parietal, gleichzeitiger Nachweis eines thrombosierten Sinus) ist die Abklärung bereits MR-tomographisch oder CT-angiographisch möglich.

Cave: Schwierig ist die Indikationsstellung zur Angiographie bei klassisch imponierenden hypertensiven Stammganglienblutungen, da blutende Angiome oder Aneurysmata ähnliche Hämatome verursachen können.

Bestehen aufgrund der Lage der Blutung oder wegen fehlender Hypertonusanamnese Zweifel an einer hypertensiven Blutung, sollte – vor allem bei jüngeren Patienten – die Indikation zur Angiographie großzügig gestellt werden.

Eine Sonderrolle spielt die **spontane Subarachnoidalblutung**. Bei über 80 % der Patienten findet man angiographisch als Ursache ein hirnarterielles Aneurysma. Wegen der häufigen Multiplizität der Aneurysmata ist eine Panangiographie mit Darstellung aller vier hirnzuführenden Gefäße obligat (inklusive A. cerebelli posterior inferior beidseits). Bei negativer Erstangiographie ist eine Kontrolluntersuchung indiziert.

Mögliche Gründe für falsch negative Katheterangiogramme (bei 2–6 % der untersuchten Patienten mit ansonsten typischer, spontaner Subarachnoidalblutung):

- Vasospasmus zum Zeitpunkt der Untersuchung
- Thrombosierung der Blutungsstelle zum Zeitpunkt der Untersuchung
- suboptimale Untersuchungsbedingungen unter notfallmedizinischen Gegebenheiten

CT-Angiographie (CTA) und MR-Angiographie (MRA) können bis heute die intraarterielle DSA nicht ersetzen: Ihre Sensitivität beim Nachweis zerebraler Aneurysmata liegt um 90 %.

Angesichts der hohen Letalität der unentdeckt rupturierten Aneurysmata von bis zu ca. 50 % ist die Indikation zur Katheterangiographie und ggf. zu deren Wiederholung eindeutig.

CTA und MRA bieten ähnlich der 3-D-DSA folgende Vorteile bei der diagnostischen und differenzialtherapeutischen Beurteilung der Lagebeziehung von bekannten Aneurysmata:

- dreidimensionale Darstellbarkeit – fast frei wählbar – und Erleichterung der Wahl des neurochirurgischen Zuganges
- Simulation der Lagebeziehung zum vorderen Klinoidfortsatz bzw. zum Sinus cavernosus mit primärer Planungsoption zum ggf. extraduralen Wegfräsen basaler Knochenstrukturen

- ggf. erstmaliger Nachweis kleinerer Aneurysmata in der Nähe von Knochennischen, die einem katheterangiographischen Nachweis entgehen können
- Simulation von Clip-Positionen in Abhängigkeit von den Astabgängen am Aneurysmahals, ggf. Erwägungen zum primären „Opfern" eines Astes, z. B. R. communicans posterior.

Arteriovenöse Gefäßmalformationen, arteriovenöse Fisteln

Siehe zu dem Thema auch Kapitel 6.5.

Bei den **pialen arteriovenösen Gefäßmalformationen** (AVM) wird die Diagnose in der Regel bereits magnetresonanz- oder computertomographisch gestellt. Rein angiographisch nachweisbare Mikroangiome sind selten. Die gezielte selektive Angiographie aller zuführenden Gefäße dient der Abklärung der anatomischen Verhältnisse und der Abschätzung der Risiken bei der Planung einer operativen oder interventionell-neuroradiologischen Behandlung.

Durale arteriovenöse Fisteln sind hingegen mit den Schnittbildverfahren (CT, MRT) wesentlich schlechter darzustellen als piale arteriovenöse Angiome, da sie auf die Dura begrenzt sind und sich allenfalls durch erweiterte Venen verraten. Der klinische Befund ist abhängig von der venösen Drainage und kann sehr uncharakteristisch sein. Quälende pulssynchrone Ohrgeräusche, tastbares Schwirren über dem Mastoid und eine unklare intrakranielle Drucksteigerung sollen an eine durale Fistel denken lassen. Seltener führen Krampfanfälle oder intrakranielle Blutungen zur Diagnose. Die arterielle Angiographie ist die diagnostische Methode der Wahl.

Aus der Verdachtsdiagnose eines **Kavernoms** ergibt sich keine primäre Indikation zur zerebralen Angiographie, da sie sich in der Regel angiographisch nicht anfärben. Gelegentlich kann präoperativ eine Angiographie erforderlich sein, um die Gefäßanatomie zu analysieren oder um assoziierte Venenanomalien (developmental venous anomaly, DVA, sog. venöse Angiome) zu suchen (s. Kap. 6.5).

Gefäßstenosen und -verschlüsse

Mit der Doppler-Sonographie, der MRA und CTA stehen bereits leistungsfähige nicht oder wenig invasive Untersuchungsverfahren mit hoher Sensitivität und Spezifität zur Verfügung (s. Kap. 2.1 bis 2.3). Vor allem die **KM-gestützte MRA** hat sich als sensitive und wenig invasive Methode zur Aufdeckung von vaskulären Stenosen bewährt und wird vielerorts als Screening-Methode eingesetzt.

Die **arterielle Angiographie** wird nur noch gezielt durchgeführt bei der Frage nach Tandemstenosen im Karotisstromgebiet, bei der Differenzierung zwischen Verschluss und subtotaler Stenose und ganz allgemein bei diskrepanten oder mit der Klinik schlecht korrelierenden Befunden in den nichtinvasiven Untersuchungen. Die Frage nach einer **zerebralen Vaskulitis** ist eine klare Indikation zur zerebralen arteriellen Angiographie. Typisch sind segmentale Stenosen durch frische Gefäßwandinfiltrate und segmentale Gefäßerweiterungen im Bereich alter Infiltrate und Gefäßwandschädigungen. Die Sensitivität der arteriellen Angiographie ist mit 70–80 % zwar nicht befriedigend, das räumliche Auflösungsvermögen der MRA – und damit ihre Sensitivität – ist jedoch noch deutlich schlechter.

Die **zerebrale Venen- und/oder Sinusthrombose** präsentiert sich klinisch sehr vielgestaltig und uncharakteristisch. CT und MRT sind wenig spezifisch und sensitiv. Erst die nichtinvasive MRA in Phasenkontrasttechnik und die Spiral-CT-Angiographie liefern zuverlässigere Ergebnisse, sodass für die Diagnostik die arterielle Angiographie nur noch Zweifelsfällen vorbehalten bleibt. Eine **Thrombose kortikaler Venen** lässt sich jedoch auch MR-angiographisch schlecht diagnostizieren. Hier ist man auf die Zeichen bei der arteriellen Angiographie (Füllungsdefekt, direkter Nachweis der thrombotischen KM-Aussparungen, Ausbildung venöser Kollateralkreisläufe) angewiesen. Auch durale AV-Fisteln, die aus einer Sinusthrombose resultieren können, sind letztlich nur mittels Katheterangiographie auszuschließen.

Funktionelle Untersuchungen

Die funktionelle **Testokklusion** großer hirnzuführender Arterien erfolgt mittels eines Ballonkatheters. Diese Maßnahme wird durchgeführt, bevor eine permanente Ausschaltung des Gefäßes erfolgen kann, z. B. zur Behandlung von basisnahen Riesenaneurysmata oder zur operativen Entfernung gefäßwandinfiltrierender Tumoren des Halses oder der Schädelbasis. Die Testokklusion findet statt unter klinischem und ggf. apparativem Monitoring mittels Doppler-Sonographie sowie SPECT (Single-Photon-Emissionscomputertomographie), zum Teil unter Belastung mit Acetazolamid oder unter arterieller Hypotension. Dadurch lässt sich das Risiko hämodynamisch bedingter Hirninfarkte bei der permanenten Okklusion abschätzen. Absolute Sicherheit bieten diese Tests aber nicht, und das Risiko von Embolien aus dem Karotisstumpf (sog. Blindsacksyndrom) ist durch diese Tests ohnehin nicht vorhersagbar.

Zu den funktionellen **Angiographien** kann man auch die intraarterielle Injektion eines Kurzzeitnarkotikums zählen. Dadurch werden entweder unselektiv oder selektiv eine ganze Hemisphäre oder bestimmte Gefäßprovinzen vorübergehend ausgeschaltet. Indikationen dafür sind eine geplante epilepsie- oder tumorchirurgische Maßnahme oder interventionell-neuroradiologische devaskularisierende Eingriffe (s. Kap. 12.3).

Die zerebrale Angiographie birgt als invasives Untersuchungsverfahren auch Risiken: Neben lokalen Komplikationen an der Punktionsstelle (Nervenverletzung, Ischämie der abhängigen Extremität, Thrombose, falsches Aneurysma, arteriovenöse Fistel, Lymphfistel) und den sehr seltenen systemischen Nebenwirkungen (anaphylaktoide Reaktion auf KM, Blutdruckabfall, s. oben) stehen vor allem vorübergehende (ca. 1 %) und permanente (ca. 0,1 %) neurologische Ausfälle im Vordergrund (Grumme u. Kolodziejczyk 1994/95).

Literatur

Anonymus (2001) The safe use of equipment in the magnetic resonance environment. Health Devices 30: 421–44.

Grumme T, Kolodziejczyk D (Hrsg) (1994/95) Komplikationen in der Neurochirurgie, 2 Bdd. Berlin, Wien: Blackwell.

Osborn AG (1999) Diagnostic Cerebral Angiography. Philadelphia: Lippincott, Williams & Wilkins.

Sartor K (Hrsg) (2001) Neuroradiologie. 2. Aufl. Stuttgart: Thieme.

Sawyer-Glover AM, Shellock FG (2000) Pre-MRI procedure screening: recommendations and safety considerations for biomedical implants and devices. J Magn Reson Imaging 12: 92–106.

2.5 Monitoring des intrakraniellen Druckes

Andreas Spiegelberg[1], Dag Moskopp

Inhalt

Einleitung

Im Rahmen der neurochirurgischen Behandlung von ZNS-Erkrankungen wird das Monitoring vieler Parameter erwogen (s. Kap. 2.6). Pathophysiologisch interessieren zunächst Hirndurchblutung (CBF) und -stoffwechsel (Glucose, Sauerstoff, Abbauprodukte). Entsprechende Messungen sind unter klinischen Bedingungen aber nicht immer durchführbar: Zum einen gebieten Standards zu Messtechnik und Nachbearbeitung hierzu einen Bedarf an Personal und Apparaten, der nicht ubiquitär vorausgesetzt werden kann. Zum anderen ist es derzeit für kaum einen dieser Parameter wissenschaftlich erwiesen, dass sich aus einem entsprechenden Monitoring ein günstiger Langzeiteffekt für Patienten ergibt. Dies gilt für viele Parameter auch dann, wenn aus Tierexperimenten Daten vorliegen, die sich scheinbar auf die

---

1 Herr Dr.-Ing. Spiegelberg ist Inhaber der Spiegelberg (GmbH & Co) KG.

Humanmedizin übertragen lassen. Systematische Analysen zur Diskrepanz zwischen solchen tierexperimentellen und klinischen Daten liegen nicht vor.

In diesem Rahmen lässt sich durch ein konsequentes Monitoring von **intrakraniellem Druck** (ICP) und **zerebralem Perfusionsdruck** (CPP) wohl am ehesten ein positiver Effekt auf folgende Gegebenheiten belegen (American Association of Neurological Surgeons u. Brain Trauma Foundation 1995):

- Erkennen klinischer Risiken
- Ausrichtung der täglichen Behandlungsstrategie
- Verbesserung des Erholungszustandes der Patienten

Obwohl Resultate intraventrikulärer ICP-Messungen bereits vor über einem halben Jahrhundert publiziert wurden (Guillaume u. Janny 1951), gibt es bis heute divergierende ärztliche Meinungen zu der vorgenannten Einschätzung der Notwendigkeit eines ICP-Monitorings: von „unabdingbar" bis „verzichtbar" – die Wahrheit dürfte in der Mitte liegen. Einige der diesbezüglichen Konzepte und Definitionen werden nachstehend besprochen.

Zur Bedeutung und Therapie des erhöhten Hirndrucks in der pädiatrischen Neurochirurgie siehe Kapitel 14.2.

Monro-Kellie-„Doktrin"

Auf schottische Neurowissenschaftler geht das Konzept zurück, dass das intrakranielle Gesamtvolumen (V_Σ) als Summe aus drei Teilvolumina aufzufassen sei: Hirnvolumen (V_H), Blutvolumen (V_B) und Liquorvolumen (V_L) (Kellie 1824; Monro 1783). Für den nicht expandierbaren Erwachsenenschädel gilt demnach: $V_\Sigma = V_H + V_B + V_L$ = konstant. Jede zusätzliche Raumforderung oder Veränderung in ei-

nem der Teilvolumina hat Auswirkungen auf die übrigen Volumina und auf den ICP.

Cushing-Trias

Durch Experimente am Hund hat Cushing (1902) den Zusammenhang zwischen intrakraniellen Druckerhöhungen und Krankheitszeichen objektiviert. Wesentlich ist der klinische Begriff der Cushing-Trias, die sich in vollständiger Ausprägung bei etwa einem Drittel der Patienten mit ICP-Erhöhung findet (Pfeifer 1980):

- Bradykardie
- arterielle Hypertonie
- Störung des Atemantriebs (besonders bei Raumforderungen in der hinteren Schädelgrube)

Intrakranieller Druck

Siehe dazu auch Brinksmeier (2003).

Unter dem intrakraniellen Druck (ICP) wird unter klinischen Bedingungen oft derjenige Messwert verstanden, den ein entsprechender Monitor anzeigt.

Druck wird nach dem Gesetz über Einheiten im Messwesen (02.07.1969) in Pa = N/m^2 gemessen. Als Ausnahme ist in der Medizin die Verwendung von mm Hg (Torr) erlaubt (Tab. 2.5-1).

ICP-Normalwerte sind abhängig von Körperlage und Alter. Physiologischerweise werden in Horizontallage selten ICPs über 10 mm Hg angetroffen. Für prognostische Einschätzungen, zu denen insbesondere in der Neurotraumatologie seit Jahrzehnten (Miller et al. 1977) auch der ICP herangezogen wird, werden in der Regel längerfristige ICPs über 15 mm Hg als anomal eingeordnet. Für kurzfristige Valsalva-Manöver sind unter physiologischen Bedingungen allerdings erheblich höhere

Tab. 2.5-1. Synopse zur Umrechnung von Druckeinheiten

1 mm Hg →	1,4 cm H$_2$O →	0,13 kPa
1 cm H$_2$O →	0,74 mm Hg →	0,1 kPa
1 kPa →	7,5 mm Hg →	10,2 cm H$_2$O

Werte objektiviert: unter Presswehen kann etwa der mütterliche ICP 50 mm Hg betragen (McCausland et al. 1957).

Eine **Indikationen zur ICP-Messung** ist grundsätzlich bei Verdacht auf ICP-Erhöhung bei Bewusstlosen (Koma) gegeben. Meist wird diesen Patienten ein GCS-Wert zwischen 3 und 8 zugeordnet. Aus computergestützten Schichtbildverfahren lässt sich in Zusammenschau von Anamnese und klinischem Befund der Verdacht auf eine ICP-Erhöhung ableiten, aber nicht beweisen. Darüber hinaus liegen Berichte über Patienten mit scheinbar normalem CT-Befund und erhöhtem ICP vor (O'Sullivan et al. 1994). Folgende **Zeichen in Schichtbildverfahren** legen den Verdacht auf eine ICP-Erhöhung nahe:

- offenkundige Raumforderung, ggf. mit Mittellinienverlagerung, mit Zeichen für Tumor, Kontusion, Abszess, Hämatom, Ischämie
- Einengung der äußeren und inneren Liquorräume (Hinterhauptsloch, basale Zisternen, Konvexitätszisternen, Ventrikel)

- flaue Mark-Rinden-Kontrastierung des Gehirns

In der Regel kommen ICP-Messungen bei folgenden **Krankheitsbildern** zur Anwendung:

- schweres, diffuses Schädel-Hirn-Trauma, hierzu liegt bisher die größte Erfahrung mit der ICP-Messung vor (American Association of Neurological Surgeons u. Brain Trauma Foundation 1995)
- Zustände diffuser und regionaler Hypoxämie und Ischämie (z. B. maligner Mediainfarkt; nach Herz-Kreislauf-Stillstand, Beinahe-Ertrinken etc.)
- schwere Subarachnoidalblutungen, allgemeine (versus fokale) Vasospasmen
- tumorassoziierte Hirnschwellungen (z. B. nach Operation eines Meningeoms)
- unklare Erkrankungen mit der Frage nach weiteren Maßnahmen (Verdacht auf intermittierenden Normaldruckhydrozephalus, Pseudotumor cerebri, Sinusvenenthrombose)

Kontraindikationen zur ICP-Messung bzw. eine relative Nutzlosigkeit der invasiven ICP-Messung werden unter folgenden Bedingungen gesehen:

- wacher Patient
- nicht kompensierbare Gerinnungsstörung
- Hirntodsyndrom

Komplikationen der ICP-Messung werden in der Monographie von Grumme und Kolodziejczyk (1994) beschrieben. Die Summe der Risiken akzidenteller Blutungen, Infektionen und Wundheilungsstörungen entspricht denen von Ventrikelpunktionen und wird mit großer Streubreite angegeben (1–10 % der Fälle). Es ist derzeit unbewiesen, dass Antibiotikagaben bei liegender ICP-Sonde einen positiven Effekt erbringen. Empfehlenswert ist allerdings das übliche Monitoring von Entzündungs- und Gerinnungsparametern. Literaturdaten zu technischen Problemen der ICP-Messung mit einer Reduktion der Zeitspanne verwertbarer Messwerte, bezogen auf die Gesamtmesszeit („time of good data quality"), sind komplex und schwanken zwischen 6 und 50 % der Gesamtmesszeit. Als Orientierungpunkte zur Dauer bzw. Beendigung der ICP-Messung gelten:

- Wiedererlangen des Bewusstseins
- deutliche Besserung oder Stabilisierung des klinischen Zustandes
- Sondenlage von 2 (bis 3) Wochen; ggf. kürzerfristige Empfehlungen bei ho-

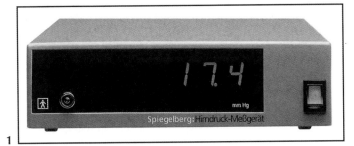

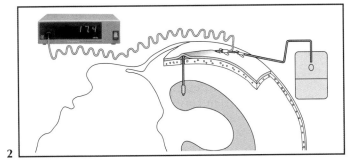

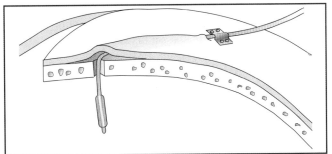

Abb. 2.5-1. Spiegelberg-Monitor zur Messung des intrakraniellen Druckes (ICP).

Abb. 2.5-2. Spiegelberg-Sonde Typ 3 zur Messung des intrakraniellen Druckes (ICP) und ventrikulärer Liquordrainage.

Abb. 2.5-3. Spiegelberg-Sonde Typ 3 PN zur Messsung des intrakraniellen Druckes (ICP) im Hirnparenchym mit Nahtfixierung an der Kopfhaut (wahlweise auch Fixierung mittels Verschraubung in der Kalotte).

hem Alter, wesentlicher Komorbidität (Diabetes) und Komedikation (Steroide)

Orte der ICP-Aufnahme – gegliedert nach fallender Validität der Messwerte – sind:

- intrathekal
- intraparenchymatös
- subdural
- epidural

Epidurale ICP-Messungen können nach der Erfahrung der letzten Jahrzehnte in der Regel nicht mehr als erste Option empfohlen werden (Betsch 1993). Die Messung des Druckes in einem **Seitenventrikel** gilt im Sinne einer globalen Information über den Druck im gesamten Kopf als „Goldstandard". Die Punktion eines Seitenventrikels bietet neben der Möglichkeit zur Druckmessung auch die Möglichkeit der **Drainage**, also einer Therapie des Hirndruckes. Sofern hierzu ein Katheter mit außen angebrachtem Druckmesswandler (etwa Codman, Camino-Ventrix) oder eine Spiegelberg-Sonde Typ 3 (Abb. 2.5-1) verwendet wird kann zu Zeiten kommunizierender Wassersäulen der ICP über zwei Messprinzipien abgegriffen werden (Wassersäule, Luftsäule). Bei Patienten mit hohen ICPs erlischt nach einer gewissen Zeit die Weiterleitung des Druckes per Wassersäule (Ventrikelkollaps, Luftbläschen, Gewebepartikel). Gleiches geschieht bei Kathetern mit innen liegendem Druckaufnehmer (Raabe et al. 1998). Bei Spiegelberg-Sonden Typ 3 und bei Kathetern mit außen liegendem Druckaufnehmer bleibt die ICP-Messung valide.

Zur **Ortsauflösung der ICP-Messung:** Bei korrekter Applikation technisch suffizienter Druckaufnehmer in biologisch repräsentativen Kompartimenten können sich verschiedene intrakranielle Drucke bzw. Druckgradienten ergeben; hierfür gibt es klinische und experimentelle Belege (Brinksmeier 2003; Moskopp et al. 1999; s. unten). Sofern der Druck im spinalen Intrathekalraum aufgenommen wird, setzt die Extrapolation auf den ICP zumindest eine freie Druckausbreitung im Flüssigkeitskompartiment voraus (was nicht immer zutrifft bzw. verifiziert werden kann).

Um den Druck zu messen, ist es erforderlich, ihn zu einem Druckmessumformer (vulgo: Druckaufnehmer oder Transducer) weiterzuleiten. Im Druck-messumformer wird der Druck in ein Signal umgeformt. Das Signal wird zu einem Gerät weitergeleitet, das es zu einem Messwert weiterverarbeitet. Folgende Methoden zur **Weiterleitung und Umformung des ICPs** stehen zur Verfügung:

- **Kommunizierende Wassersäulen mit externem Druckaufnehmer:** Ein Katheter wird in einem der Hirnventrikel platziert, der Druck wird durch den Liquor in dem Katheter zu einem außerhalb des Patienten angebrachten Druckaufnehmer (typischerweise ein Einmal-Blutdruckaufnehmer) weitergeleitet. Von diesem wird ein elektrisches Signal zu einem Patientenmonitor geleitet, der es zu einem Messwert verarbeitet. Blutdruckaufnehmer und Patientenmonitoren sind von vielen Herstellern im Handel.
- **Kommunizierende Luftsäule:** Eine kleine Luftkammer wird im Inneren der Schädelkalotte platziert, auf deren Inhalt der ICP übertragen wird. Über einen angeschlossenen Luftschlauch wird der Druck zu einem Druckaufnehmer weitergeleitet, der integral in einem Messgerät angeordnet ist. Druckaufnehmer und Messgerät wandeln den Druck in einen Messwert um. Dieser wird anzeigt und in Form eines elektrischen Signals zu einem Patientenmonitor weiterleitet. Systeme zur Messung des ICPs mit kommunizierender Luftsäule sind von der Firma Spiegelberg im Handel.
- **Elektrische Weiterleitung mit Tip-Transducer:** Ein piezoresistiver Druckaufnehmer wird an der Spitze eines Katheters angebracht und am Messort direkt mit dem Druck beaufschlagt. (Der piezoresistive Effekt beschreibt die Änderung des elektrischen Widerstandes bei mechanischer Belastung. Er tritt vorwiegend bei Halbleitern auf.) Der Druckaufnehmer wandelt den Druck in ein elektrisches Signal um, das, ggf. unter Zwischenschaltung eines weiteren Gerätes oder eines Adapters, zu einem Patientenmonitor weitergeleitet wird. Tip-Transducer zur ICP-Messung sind von den Firmen Codman, Rehau, Mammendorfer Institut und Newmedics im Handel.
- **Optische Weiterleitung:** Ein mechanooptischer Druckmesswandler wird an der Spitze eines Katheters direkt mit dem Druck beaufschlagt. Dieser setzt den Druck in ein optisches Signal um. Das optische Signal wird über einen Lichtleiter zu einem Gerät weitergeleitet, das es in ein elektrisches Signal umsetzt und zu einem Messwert verarbeitet, der dann angezeigt wird und zu einem Patientenmonitor weitergeleitet werden kann. Mechanooptische Druckmesssysteme für den ICP sind von der Firma Integra (früher Camino) im Handel.

Zur Druckmessung kann über die Flüssigkeitssäule in einem Ventrikelkatheter und über weitere Schlauchverbindungen ein externer Druckaufnehmer angeschlossen werden (Abb. 2.5-2, 2.5-3). Er wird zyklisch gegen die Atmosphäre auf Null gesetzt. Außerdem muss stets dafür gesorgt werden, dass der Druckaufnehmer sich auf Höhe des Foramen Monroi befindet, um hydrostatische Messfehler zu vermeiden. Diese können bei einer Drehung des Kopfes 5–10 mm Hg betragen (bei Schrägstellung des Kopfteils des Bettes ohne Justage des Druckaufnehmers auch 20–30 mm Hg). Es sind verschiedene Vorrichtungen im Handel, die den Druckaufnehmer mit dem Kopfteil des Bettes so koppeln, dass er automatisch relativ zum Patienten die gleiche Höhe behält. Sie sind aber umständlich zu handhaben, sperrig oder nicht robust genug.

Druckmesswandler

Druckmesswandler, Transducer und Druckaufnehmer sind Vorrichtungen, die den Druck in ein Signal umsetzen, meist ein elektrisches. Dabei wird die Verformung einer Membran, die mit dem Druck beaufschlagt wird, gemessen. Die Verformung ist dann ein Maß für den Druck. Zur Messung der Verformung werden elektrische und optische Verfahren verwendet. Bei der elektrischen Messung besteht die Membran aus Halbleitermaterial, das seinen elektrischen Widerstand proportional zur Verformung ändert. Bei den optischen Verfahren wird Licht durch eine Lichtleitfaser auf die Membran gerichtet. Die reflektierte Lichtmenge oder deren Farbe wird nach Rückleitung per Lichtleitfaser als Maß für die Verformung ermittelt.

Übliche **Druckaufnehmer für den Blutdruck** sind preisgünstig und meist zur einmaligen Verwendung bestimmt. Sie können, extern an einen Ventrikelkatheter angeschlossen, auch zur ICP-Messung verwendet werden. Die Druckaufnehmer werden dann direkt an den Druckeingang eines Patientenmonitors angeschlossen.

Miniaturisierte Druckaufnehmer, die an der Spitze von Ventrikelkathetern, Parenchymsonden, Subdural- oder Epiduralsonden angebracht sind, werden zur ein- oder mehrmaligen Verwendung angeboten. Sie werden stets über einen zwischengeschalteten Adapter oder ein eigenes Messgerät an den Patientenmonitor angeschlossen, wobei die Grenzen zwischen Adapter und Messgerät fließend sind. Problematisch ist bei diesen Systemen, dass der Nullpunkt des Druckaufnehmers driftet. Der Druckaufnehmer muss zur korrekten Einstellung des Nullpunktes am Monitor der Atmosphäre ausgesetzt werden. Deshalb kann dies in der Regel nicht am Patienten geschehen. Weiterhin sind die elektrischen (Codman®, Rehau®) oder faseroptischen (Camino®) Zuleitungen empfindlich gegen Zug, Biegung oder Knicken. Dies kann zur Nullpunktdrift beitragen oder die Messung vollständig zum Erliegen bringen. Teure High-Tech-Systeme verursachen als Einwegartikel in geringer Stückfertigung erhebliche Kosten.

Industrielle Druckaufnehmer sind bei genügender Medientrennung ideal für die Hirndruckmessung geeignet. Bei einem System, das bei der Druckübertragung mit Luft arbeitet (Spiegelberg), wird der Druck auf die Luft in einer kleinen, an der Spitze der Sonde angebrachten Luftkammer übertragen. Durch einen Luftschlauch wird der Druck auf den industriellen Druckaufnehmer übertragen, der sich im Inneren des Messgerätes befindet (s. Abb. 2.5-1–2.5-3). Vorteilhaft ist dabei, dass der Druckaufnehmer nicht Teil der zur einmaligen Verwendung bestimmten Sonde ist. Deshalb sind diese Sonden relativ preisgünstig. Weiterhin wird bei diesem System der Druckaufnehmer automatisch zyklisch gegen den Atmosphärendruck als Nullpunkt korrigiert. Die Dämpfung des dynamischen Drucksignals, die durch die Druckübertragung durch Luft verursacht wird, ist für die klinische Routine nicht relevant. Für Frequenzanalyseverfahren ist das System nicht geeignet.

Zur **Zeitauflösung der ICP-Messung:** Die Gruppe um Douglas Miller (1994) hat zeigen können, dass insbesondere unter Anwendung spezieller Software zur Detektion rhythmischer ICP-Pathologien das ICP-Monitoring prinzipiell der Wahrnehmungs- und Integrationsmöglichkeit von Pflegekräften und Ärzten überlegen ist. Der Vorteil der hohen Zeitauflösung des Messverfahrens führt unmittelbar zur Messung der intrakraniellen Compliance (s. unten).

Die Betrachtung eines messtechnisch korrekt abgeleiteten, lokalen ICPs korrespondiert nicht immer vollständig mit der klinischen Gesamtsituation: In einem elastischen Festkörper gibt es drei Druck- bzw. Zugspannungskomponenten in drei, üblicherweise senkrecht zueinander definierten Richtungen. Weiterhin gibt es drei Schubspannungen. Im Gegensatz dazu existieren in einem reibungsbehafteten, also viskösen Fluid (s. unten) in Ruhe keine Schubspannungen, und die Druckspannung (also der Druck) ist in jeder Richtung gleich. Wenn eine Strömung vorliegt, existieren auch Schubspannungen. Viskoelastische Fluide sind eine Mischform, die eine elastische und eine zähflüssige Komponente haben. Weiche biologische Gewebe sind in erster Näherung als viskoelastische Fluide zu betrachten. Die Größenordnung der kennzeichnenden Eigenschaften ist für nur wenige Gewebe vollständig untersucht (Weiss et al. 2002; Yamada 1970). Die Angaben sind teils widersprüchlich.

In mehreren Untersuchungen wird berichtet, dass an verschiedenen Messorten im Kopf unterschiedliche Drücke gemessen werden (Brawanski u. Gaab 1981). Dafür muss die viskoelastische Komponente des Schädelinhaltes verantwortlich sein. Von Moskopp und Mitarbeitern wurden dazu Modelluntersuchungen angestellt (Brinksmeier 2003; Moskopp et al. 1999). Zunächst wurden an Proben von Schweinehirn die Elastizitätskonstanten bestimmt. Dann wurde eine Modellsubstanz festgelegt (2,8%iger Gelatine-Wasser-Ansatz bei 17 °C). Schließlich wurden in einem Kunststoffmodell des Schädels (inklusive der Nachbildung der kompartimentierenden Duralstrukturen), das mit der Modellsubstanz gefüllt war, lokale Druckunterschiede erzeugt und deren Ausbreitung untersucht.

Supratentorielle Raumforderungen wurden durch Füllung eines Ballons mit Infusionsgeschwindigkeiten um 40 ml/h simuliert. Dabei wurde der „ICP" an folgenden Messorten abgeleitet:

- supratentoriell (Luftkissen-Prinzip; s. unten)
- infratentoriell (Luftkissen-Prinzip)
- an der nachgebildeten Klivuskante (Tip-Transducer-System)

Bei Drucksimulationen zwischen 0 und etwa 90 mm Hg (bezogen auf die supratentorielle Messung) wurden folgende Druckdifferenzmaxima zu den übrigen Kompartimenten registriert:

- supratentoriell von ipsi- nach kontralateral: keine wesentlichen
- zwischen supra- (höherer Druck) und infratentoriell: bis zu 16 mm Hg
- zwischen supratentoriellem Raum und Klivuskante (höherer Druck): bis zu 32 mm Hg
- zwischen infratentoriellem Raum und Klivuskante (höherer Druck): bis zu 41 mm Hg

Insofern lässt sich für gegebene Fälle eine Berechtigung zur ICP-Ableitung aus verschiedenen Kompartimenten ableiten.

Die isolierte Betrachtung nur eines validen ICPs aus nur einem Kompartiment lässt auch aus weiteren Erwägungen nur bedingt Rückschlüsse auf das potenzielle biologische Gesamtrisiko eines Patienten zu. So lässt sich aus einem ICP-Wert nicht direkt ableiten, welcher ICP nach Zunahme des intrakraniellen Volumens – z. B. um einen weiteren Milliliter – resultiert. Die Berücksichtigung dieser exponentiellen **Volumen-Druck-Beziehungen** (VPR) wurde von der Gruppe um Douglas Miller (1973) klinisch eingeführt.

Auch die **Hirn-Compliance,** die Nachgiebigkeit des Hirns, ist theoretisch ein empfindlicherer Parameter als der Hirndruck (Marmarou et al. 1975). Der theoretische Normalwert des Druck-Volumen-Index (PVI = 25 ml) besagt, dass eine intrakranielle Volumenzunahme von 25 ml den Ausgangs-ICP auf das Zehnfache ansteigen lässt. Normabweichungen von VPR und PVI können einem ICP-Anstieg vorausgehen. Die Bestimmung der Compliance vermittels einer intrathekalen Bolusinjektion und Berechnung des Verhältnisses $\Delta V / \Delta P$ ist invasiv und fehlerbehaftet. Seit kurzem ist ein System kommerziell erhältlich (Spiegelberg), bei dem die Compliance kontinuierlich im Sinne eines Monitorings registriert wird (Piper et al. 1990, 1999). Dabei wird in eine Luftkammer, die im Hirn platziert ist, ein kleines Luftvolumen gepumpt (typisch 0,2 ml), die Druckänderung bestimmt, das Volumen herausgezogen, die Druckänderung bestimmt etc. Durch Wiederholung und Mittelwertbildung kann der kleine Druckunterschied, der durch die kleine Volumendifferenz verursacht wird, bestimmt werden. Der Nachweis, dass die kontinuierliche Bestimmung der Compliance für das Management des Patienten vorteilhaft ist und zu einer Verbesserung des Outcomes führt, steht noch aus (Yau et al. 2000).

Zerebraler Perfusionsdruck

Der ICP kann nicht losgelöst vom arteriellen Blutdruck betrachtet werden. Das menschliche Gehirn wird über ein Druckgefälle zwischen mittlerem arteriellen Druck (MAP) und intrakraniellem Druck (ICP) perfundiert. Man bezeichnet diese rechnerisch ermittelte Differenz als zerebralen Perfusionsdruck (CPP): CPP = MAP − ICP. Moderne Monitorsysteme rechnen den CPP automatisch aus und stellen auch den Verlauf als Kurve dar.

CPP-Normalwert: Der CPP sollte in der Regel über 50 mm Hg liegen. Bei intakter

zerebraler Autoregulation bleibt der zerebrale Blutfluss (CBF) über weite MAP-Bereiche konstant. Ab CPP-Werten unter 40 mm Hg ist mit Beeinträchtigungen des CBF zu rechnen (Pfeifer 1980). Unter klinisch-pathologischen Bedingungen ist allerdings davon auszugehen, dass die zerebrale Autoregulation unter Umständen nicht an allen Stellen intakt ist.

Zu beachten ist zum einen, dass diese Differenz aus validen Druckwerten, bezogen auf die Schädelmitte (z. B. äußerer Gehörgang), gebildet wird. Zum anderen lassen sich identische Differenzwerte rechnerisch von verschiedenen Ausgangslagen her bilden (ein CPP von 60 mm Hg kann sich aus [70–10] mm Hg ebenso ergeben wie aus [110–50] mm Hg etc.).

Bezüglich eines CPP-Optimums werden derzeit divergierende Konzepte favorisiert, die im Folgenden kurz erläutert werden (s. ausführliches Kap. 3.1).

Alabama-Konzept

Die Gruppe um Rosner (1996) fordert möglichst einen CPP über 70 mm Hg, im Zweifel auch unter Applikation von Katecholaminen, Vasokonstringenzien oder Sympathomimetika.

Lund-Konzept

Die Gruppe um Grände (2002) hält CPPs zwischen 70 und 50 mm Hg für günstig (bei Kindern ggf. bis 40 mm Hg). Insbe-

sondere wird von ihr die Applikation von Sympathomimetika abgelehnt, die Gabe von Sympatholytika favorisiert und ggf. der MAP durch Volumen- und Eiweißgaben zu steigern versucht. Es wird argumentiert, dass es infolge eines zu hohen CPPs auch zu Flüssigkeitsextravasationen ins kapillär perfundierte Parenchym kommen könne und außerdem zum Teil erhebliche Nebenwirkungen durch Vasokonstringenzien resultieren können (z. B. Nierenversagen, Mesenterialischämien etc.).

Verlaufsmonitoring und Lundberg-Wellen

Lundberg (1960) hat besondere Verlaufsrhythmen der ICP-Wellen publiziert. Er unterschied verschiedene (pathologische) Wellenformen, die in Tabelle 2.5-2 erläutert sind.

Die Differenzierung der Wellenformen nach Lundberg setzt eine ICP-Langzeitschreibung mit entsprechender zeitlicher Auflösung voraus. Vor allem bedürfen klinische Schlussfolgerungen aus solchen Messungen zeitnaher Plausibilitätsanalysen und Artefakteliminationen (z. B. Hinweise auf Lagerung, Waschen, diagnostische Maßnahmen, Katheterlegen etc.). Im klinischen Alltag gibt es manchmal zusätzlich risikobehaftete Zeiten mit subop-

Tab. 2.5-2. Lundberg-Wellen

Wellentyp	Synonym	Intrakranieller Druck (ICP)	Wellendauer	Sonstiges
A-Welle	Plateauwelle	> 50 mm Hg	2–20 min	oft mit Erhöhung des mitleren arteriellen Druckes und Verlust der Autoregulation einhergehend, oft nach Hyperkarbie oder Stress bei fortgeschrittenen ICP-Dekompensationsstadien
B-Welle	–	5–20 mmHg	0,5–2 min	bisher unklare Korrelation zu neurologischen Verschlechterungen
C-Welle	Hering-Traube-Welle	niedrig (physiologisch), hoch (pathologisch)	Frequenz: 4–8/min	letztlich unklare klinische Relevanz

timalem Monitoring, z. B. innerklinische Transporte.

Die Pulswellenamplitude und -form enthalten Informationen über die Hirn-Compliance und auch über den mittleren ICP (größere Amplitude legt einen höheren Mitteldruck nahe als eine kleinere Amplitude). Die Pulswellenform lässt sich mit Frequenzanalyseverfahren untersuchen. Praktische klinische Relevanz haben diese Verfahren bisher nicht.

Konsequenzen aus ICP-Messungen

Zur **Therapie** des erhöhten ICP sei im Wesentlichen auf Kapitel 3.1 (und Spezialliteratur) verwiesen. Oft wird eine ICP-Erhöhung auf über 20 mm Hg für mehr als 5–10 min als Indikation für eine differente Behandlung angesehen (American Association of Neurological Surgeons u. Brain Trauma Foundation 1995). Verschiedene Verfahren kommen zur Anwendung:

- Optimierung von Lagerungen und Transport (z. B. Immobilisierung in leichter Oberkörperhochlagerung bis 30°)
- endotracheale Intubation bewusstloser Patienten infolge einer intrakraniellen Pathologie
- Meiden von arterieller Hypotonie und Hypoxämie
- thermische Verfahren (z. B. Kühlungen, Fiebersenkung)
- Ursachen beseitigen (Raumforderungen, Liquorabflussstörungen, epileptischer Status etc.)
- Hyperventilation (nur bis p_aCO_2 um 30 mm Hg und für kurzfristigen Bedarf vorbehalten, nicht prophylaktisch)
- Wasser-, Elektrolyt und Zuckermetabolismus ausgleichen (Extreme meiden)
- diverse Pharmaka, inklusive Sedierung bzw. Analgosedierung
- operative Verfahren, z. B. dekompressive Kraniektomie (s. Kap. 4.2).

Für die meisten dieser Verfahren lässt sich sehr schwer wissenschaftlich sichern, dass die positiven Effekte eindeutig überwiegen und dem Patienten nachweislich nutzen (American Association of Neurological Surgeons u. Brain Trauma Foundation 1995).

Die Etablierung eines angemessenen, robusten Monitorings für ICP und CPP im Rahmen nachvollziehbarer Konzepte impliziert in jeder Klinik Schulungen und Informationsaustausch (Moskopp 1994). Bereits dadurch wird meist die interdisziplinäre Kooperation zwischen Ärzten und Pflegekräften gefördert. Wahrscheinlich werden Patienten in Zentren, die sich um derlei bemühen, mit einem hohen Grad an gerichteter Aufmerksamkeit behandelt. Optimalerweise können Ärzte und Pflegekräfte klinische Handlungen unter kontinuierlichem und transportablem ICP-Monitoring besser modifizieren und ggf. Kontrolldiagnostiken indizieren als ohne diese Überwachung. Auch Faktoren, die sich indirekt nachteilig auf den ICP auswirken, lassen sich ggf. früh detektieren (z. B. behinderter venöser Rückfluss durch Herzinsuffizienz, Obstipation etc.). Insofern wird die ICP-Messung unter den gegebenen Indikationen empfohlen.

Literatur

American Association of Neurological Surgeons, Brain Trauma Foundation (1995) Guidelines for the Management of Severe Head Injury. New York: Brain Trauma Foundation; 5.42-6.71. Im Internet: www.guideline.gov/summary/summary.aspx?view_id=1&doc_id=3121&nbr=2347 undwww.guideline.gov/summary/summary.aspx?view_id=1&doc_id=3122&nbr=2348 (Zugriff 02.10.03).

Betsch HM (1993) Experimentelle und klinische Untersuchungen über Fehler und Artefakte der epiduralen Hirndruckmessung. Medizinische Dissertation, Universität Heidelberg.

Brawanski A, Gaab MR (1981) Intracranial pressure gradients in the presence of various intracranial space-occupying lesions. In: Schiefer W, Klinger M, Brock M (eds) Advances in Neurosurgery, Vol 9. Berlin: Springer; 355–62.

Brinksmeier G (2003) Experimentelle Messung ortsdifferenter Druckentwicklung an einem Kunstkopf bei supratentoriellen Raumforderungen. Medizinische Dissertation, Universität Münster.

Cushing H (1902) Some experimental and clinical observations concerning states of increased intracranial pressure. Am J Med 124: 375–400.

Gründe PO, Asgeirsson B, Nordstrom C (2002) Volume-targeted therapy of increased intracranial pressure: the Lund concept unifies surgical and non-surgical treatments. Acta Anaesthesiol Scand 46: 929–41.

Grumme T, Kolodziejczyk D (Hrsg) (1994) Komplikationen in der Neurochirurgie, Bd 1. Berlin: Blackwell; pp 43–6.

Guillaume J, Janny P (1951) Manométrie intracranienne continue. – Intérêt de la méthode et premiers résultats. Rev Neurol (Paris) 84: 141–2.

Kellie G (1824) An account of the appearances observed in the dissection of two of three individuals presumed to have perished in the storm of the 3rd, and whose bodies were discovered in the vicinity of Leith on the morning of the 4th November 1821; with some reflections on the pathology of the brain. Transactions of the Medico-Chirurgical Society of Edinburgh. London: Adam Black & Thomas Ireland & Co; 84–169.

Lundberg N (1960) Continous recording and control of ventricular fluid pressure in neurosurgical practice. Acta Psychiat Neurol Scand (Copenhagen) 36 (Suppl 149): 1–193.

Marmarou A, Shulman K, LaMorgese J (1975) A compartmental analysis of compliance and outflow resistance and the effect of elevated blood pressure. In: Lundberg N, Pontén U, Brock M (eds) Intracranial Pressure II. Berlin: Springer; 86–8.

McCausland AM, Holmes F (1957) Spinal fluid pressures during labor. West J Surg Obst Gynec 65: 220–33.

Miller JD, Piper IR (1994) Patientenmonitoring nach schwerer Hirnverletzung. In: Moskopp D, Wassmann H (Hrsg) Zerebroprotektive Maßnahmen bei Energiekrisen des Gehirns. Zülpich: Biermann; 35–45.

Miller JD, Garibi I, Pickard JD (1973) Induced changes of cerebrospinal fluid volume. Arch Neurol 28: 265–9.

Miller JD, Becker DP, Ward JD (1977) Significance of intracranial hypertension in severe head injury. J Neurosurg 47: 503–16.

Monro A II (1783) Observations on the Structure and Functions of the Nervous System. Edinburgh: Creech & Johnston.

Moskopp D (1994) Footballs and the principle of intracranial compliance. Neurosurg Rev 17: 221–3.

Moskopp D, Loosemann T, Brinksmeier G et al. (1999) Simulation of ICP- and Compliance-Monitoring is possible with a self developed skull phantom. Zentralbl Neurochir (Leipzig), Suppl: 101–2.

O'Sullivan MG, Statham PF, Jones PA et al. (1994) Role of intracranial pressure monitoring in severely head injured patients without signs of intracranial hypertension on initial computerised tomography. J Neurosurg 80: 46–50

Pfeifer G (1980) Über die gegenseitige Beeinflussung von intrakraniellem Druck und Körperkreislauf unter Einbeziehung der Aktivität vegetativer Nerven. Medizinische Habilitationsschrift, Universität Bonn.

Piper IR, Miller JD, Whittle IR et al. (1990) Automated time-averaged analysis of craniospinal compliance. Acta Neurochir (Wien) Suppl. 51: 387–90.

Piper I, Spiegelberg A, Whittle I et al. (1999) A comparative study of the Spiegelberg compliance device with a manual volume-injection method: a clinical evaluation in patients with hydrocephalus. Br J Neurosurg 13: 581–6.

Raabe A, Stöckel R, Hohrein D et al. (1998) Reliability of intraventricular pressure measurement with fiberoptic or solid-state transducers: Avoidance of a methodological error. Neurosurgery 42: 74–80.

Rosner MJ, Rosner SD, Johnson AH (1996) Cerebral perfusion pressure: management protocol and clinical results. J Neurosurg 85: 365–7.

Weiss JA, Gardiner JC, Bonifasi-Lista C (2002) Ligament material behavior is nonlinear, viscoelastic and rate-independent under shear loading. J Biomech 35: 943–50.

Yamada H (1970) Strengths of Biological Materials. Baltimore: Williams & Wilkins.

Yau Y, Piper I, Contant C et al. (2002) Multi-centre assessment of the Spiegelberg compliance monitor: interim results. Acta Neurochir (Wien) Suppl. 81: 167–70.

2.6 Multimodales Neuromonitoring in der Intensivtherapie akuter Hirnerkrankungen

Jürgen Meixensberger

Einleitung

Das nachstehende Kapitel steht inhaltlich in engem Bezug zu den Kapiteln 2.5 und 2.8. Der Begriff des „multimodalen Neuromonitoring" beschreibt die Möglichkeit, in Ergänzung zum Monitoring des intrakraniellen Druckes (ICP) und des zerebralen Perfusionsdruckes (CPP) mithilfe neu entwickelter, klinisch zur Verfügung stehender Technologien zerebrale Oxygenierung und Stoffwechsel zu überwachen und damit die Intensivbehandlung akuter Hirnerkrankungen zu optimieren und eine gezielte Therapie durchzuführen.

Mithilfe des multimodalen Neuromonitorings versucht man, Ursachen, die zur sog. Sekundärschädigung beitragen, zu erkennen und gezielt zu therapieren (Bouma et al. 1991; Chesnut et al. 1993). Tabelle 2.6-1 fasst relevante Ursachen sekundärer Verletzungsfolgen nach akuter Hirnschädigung zusammen, die ursächlich prinzipiell in systemische und intrakranielle Ur-

sachen unterteilt werden können. Neben der Entwicklung einer intrakraniellen Drucksteigerung und Phasen verminderter zerebraler Perfusion sind insbesondere die Auswirkungen einer Hypoxie und Hypotonie und deren Folgen auf die zerebrale Oxygenierung und den Metabolismus von wesentlicher Bedeutung. Voraussetzung für ein multimodales Neuromonitoring ist ein Basismonitoring im Rahmen der Intensivüberwachung akut hirnerkrankter Patienten (Tab. 2.6-2).

Der Einsatz einer Überwachungstechnologie im Rahmen eines multimodalen Neuromonitoring ist dabei aus verschiedenen Perspektiven zu erläutern:

- Kann eine zuverlässige, artefaktfreie, sensitive, praktikable und patientensichere Überwachung gewährleistet werden?
- Welchen Stellenwert hat der erfasste Parameter für die Erkrankung, und besteht die Möglichkeit der gezielten Therapie?
- Im Sinne der evidenzbasierten Medizin ist zu klären, ob durch ein multimodales Neuromonitoring die Prognose akuter Hirnerkrankungen verbessert werden kann.

Im Folgenden soll eine Übersicht relevanter, klinisch verfügbarer neuerer Monito-

Tab. 2.6-1. Ursachen sekundärer Hirnschädigung

Ort und Art der Schädigung	Ursache
Systemisch	
Hypoxämie	Hypoventilation, Pneumonie, Aspiration
Hypotension	Hypovolämie, Sepsis, kardial
Hyperkapnie	Atemstörung
Hypokapnie	Hyperventilation (spontan, therapeutisch)
Hyperthermie	Infektion, Stressantwort
Hyperglykämie	Hypothermie
Hypoglykämie	unzureichende Aufnahme
Hyponatriämie	unzureichende Aufnahme, Verlust
Intrakraniell	
Erhöhter intrakranieller Druck, erniedrigter zerebraler Perfusionsdruck, verminderte Durchblutung und/oder verminderter Metabolismus	Blutung, Hirnödem, Hydrozephalus
Vasospasmus	traumatische Subarachnoidalblutung
Krampfanfall	kortikale Hirnverletzung
Infektion	Schädelbasisverletzung

Tab. 2.6-2. Basismonitoring nach akuter Hirnschädigung

- klinisch-neurologische Überwachung (Bewusstseinsgrad, Pupillen, Hirnstammreflexe, Fokalneurologie)
- Blutdruck (blutig, kontinuierlich)
- Pulsoxymetrie
- EKG
- Blutgasanalyse
- Körpertemperatur
- Blutchemie (Hämoglobin, Hämatokrit, Elektrolyte, Glucose, Serumosmolalität, Gerinnung)
- kranielle Computertomographie (Blutung, Ödem, Hydrozephalus, Infarkt)
- intrakranieller Druck (ICP)
- zerebraler Perfusionsdruck (CPP)

Überwachung der zerebralen Durchblutung und Oxygenation

Aus pathophysiologischer Sicht ist eine Überwachung der zerebralen Durchblutung und Oxygenierung sinnvoll, da die ischämische Hirnschädigung bei der Behandlung von Hirnerkrankungen wesentlich die Prognose bestimmt. Die Überwachung des **zerebralen Perfusionsdruckes**, der eine Abschätzung der globalen Durchblutungssituation erlaubt, kann auch bei einem angestrebten „kritischen" Schwellenwert von 60–70 mm Hg nicht in jeder Situation eine ausreichende Hirndurchblutung gewährleisten (Meixensberger 1993). Deswegen ist es sinnvoll, das Basisneuromonitoring (ICP und CPP) durch weitere sensitive Methoden zu ergänzen, insbesondere zur Erfassung der zerebralen Durchblutung (Aschoff u. Steiner 1999). Hierzu stehen im klinischen Alltag diskontinuierliche und kontinuierliche Überwachungstechnologien zur Verfügung.

Diskontinuierliche, direkte Verfahren zur Bestimmung der Hirndurchblutung wie Single-Photonen-Emissionscomputertomographie (SPECT), stabile Xenon-Computertomographie, [133]Xenon-Methode, Positronenemissionstomographie (PET) und MR-Perfusionsmessung erlauben sensitiv die Erfassung regionaler und globaler Minderdurchblutungen, stellen aber nur Momentaufnahmen dar und tragen der Dynamik zerebraler Durchblutungsänderungen im Rahmen der Entwicklung eines Hirnödems oder Vasospasmus nur unzureichend Rechnung. In der Regel sind sie aufwändig (Personal, stationäres Gerät) und erfordern einen zusätzlichen Transport des kritisch kranken Patienten. Aus diesem Grund sind kontinuierliche Echtzeitverfahren zur Überwachung der zerebralen Durchblutung wünschenswert.

Überwachungstechnologien, die eine **direkte, kontinuierliche Bestimmung der Hirndurchblutung** ermöglichen, stehen für die klinische Routine noch nicht zur Verfügung. Jedoch konnten in den letzten Jahren **Überwachungstechnologien der zerebralen Oxygenierung**, die indirekt die zerebralen Durchblutungsverhältnisse widerspiegelt, im Rahmen der Intensivtherapie evaluiert und etabliert werden (s. Tab. 2.6-3). Hierzu zählen:

- Messung der jugularvenösen Sauerstoffsättigung ($SvjO_2$) mittels Bulbus-jugularis-Oxymetrie
- lokale (regionale) Sauerstoffpartialdruckmessung ($p_{ti}O_2$) im Hirngewebe
- nichtinvasive Messung der zerebralen Sauerstoffsättigung (rSO_2) durch Nah-Infrarot-Spektroskopie (NIRS)
- zerebrale Mikrodialyse zur Bestimmung lokaler Konzentrationen unterschiedlicher Metaboliten in der Extrazellulärflüssigkeit (Lactat, Pyruvat, Glucose, Glutamat etc.)

ring-Technologien gegeben werden und eine kritische Bewertung erfolgen. Auf die Möglichkeiten der Überwachung des intrakraniellen Druckes (Methodik, Vor- und Nachteile) und des zerebralen Perfusionsdruckes, unabdingbar für ein multimodales Neuromonitoring, wird nicht näher eingegangen (s. Kap. 2.5). Abschließend werden relevante therapeutische Implikationen aufgezeigt.

Tab. 2.6-3. Unterschiedliche Überwachungsmethoden der zerebralen Oxygenierung und des Metabolismus. $SjvO_2$: Bulbus-jugularis-Oxymetrie; $p_{ti}O_2$: Hirngewebe-Sauerstoffpartialdruck, rSO_2: Nah-Infrarot-Spektroskopie

Methode	Charakteristika	Datenqualität*	Aufwand	Risiken	Klinische Relevanz
$SjvO_2$	global, invasiv, sensitiv	40–50%	+++	Infektion, Thrombose, Karotispunktion	+
$p_{ti}O_2$	lokal (regional), invasiv, sensitiv	95%	+	Infektion, Blutung	++
rSO_2	regional, nichtinvasiv, fraglich sensitiv	50–70%, wenn Messung möglich	++	keine	keine
Mikrodialyse	lokal, invasiv	?	+++	Infektion, Blutung, Katheterobliteration	keine

* Zeitdauer artefaktfreier, plausibler Daten,% bezogen auf die Gesamtdauer des Monitorings

Bulbus-jugularis-Oxymetrie

Die Bestimmung der **jugularvenösen Sauerstoffsättigung** mittels Oxymetrie ist ein Echtzeitverfahren, mit dessen Hilfe das Verhältnis zwischen globalem Sauerstoffangebot und -verbrauch abgeschätzt werden kann (Robertson et al. 1989; Sheinberg et al. 1992). Nach retrograder Kanülierung der V. jugularis interna und Platzierung eines fiberoptischen Katheters im Bulbus venae jugularis ist eine Messung im Langzeitverlauf möglich (Andrews et al. 1991).

Die jugularvenöse Sauerstoffsättigung kann unter bestimmten Voraussetzungen (zerebraler Sauerstoffverbrauch, Hämoglobinkonzentration und arterielle Sauerstoffsättigung konstant) der Hirndurchblutung gleichgesetzt werden. Eine weitere wichtige methodische Einschränkung besteht bei Vorliegen einer globalen und fokalen Ischämie, bei der die $SjvO_2$ variabel und somit auch normal sein kann. Deswegen ist die Bestimmung der arteriovenösen Lactatdifferenz und des Lactatsauerstoffindex zur Interpretation der Werte unabdingbar (Cruz et al. 1994). Neben der absoluten Höhe der $SjvO_2$ (Tab. 2.6-4) werden im klinischen Alltag insbesondere sog. **Desaturierungsphasen** (Episoden kritischer Minderoxygenierung, $SjvO_2 < 50\%$) als pathologisch und therapiepflichtig angesehen (Gibbs et al. 1942; Gopinath et al. 1994).

Die Anwendung dieser sensitiven Methode zur Erfassung kritischer *globaler* zerebraler Minderoxygenierungen zeigte im klinischen Alltag auf der Intensivstati-

on, dass diese Überwachungsmethode sehr personalintensiv und artefaktanfällig ist (Katheterdislokation, mangelnde Lichtintensität, Messwerte-Drift) (Kiening et al. 1996; Latronico et al. 2000). Die **Datenqualität im Langzeitverlauf** ergab in unterschiedlichen Untersuchungen eine Verwertbarkeit von weniger als 50% (s. Tab. 2.6-3). Typische **Komplikationen** sind akzidentelle Punktionen der A. carotis (3%), bei ca. 40% der Patienten subklinische Jugularvenenthrombosen und Infektionen (bis 15%) (Coplin et al. 1997). Beidseitige Untersuchungen der $SjvO_2$ erbrachten erhebliche **Seitendifferenzen** (Stochetti et al. 1994), sodass die Seite, auf der der Katheter optimalerweise implantiert werden sollte, nicht eindeutig geklärt ist. Bei *fokaler* Minderoxygenierung (z. B. beim Vasospasmus) kann die $SjvO_2$ normal sein.

Messung des Hirngewebe-Sauerstoffpartialdruckes

Der Hirngewebe-Sauerstoffpartialdruck ($p_{ti}O_2$) kann als **Parameter der Mikrozirkulation** und Maß des **Sauerstoffmetabolismus** aufgefasst werden. Er reflektiert die Balance zwischen dem O_2-Angebot des Blutes und dem O_2-Verbrauch des Gehirns (Meixensberger et al. 1993). Im Gegensatz zur $SjvO_2$ erfasst er lokale (regionale) Veränderungen der zerebralen Oxygenation (Messfläche: $8-15 \text{ mm}^2$). Aufgrund der ausgezeichneten Datenqualität wird die Messung des $p_{ti}O_2$ gegenüber der Bulbusoxymetrie als überlegen angesehen (s. Tab.

2.6-3) (Dings et al. 1997, 1998; Meixensberger et al. 1997, 1999; Sarrafzadeh et al. 1997; van Santbrink et al. 1996).

Die Messsonden werden über ein Bohrloch frontal ins Hirngewebe der läsionierten Hemisphäre eingebracht und fixiert (mittels Ein-, Zwei- oder Dreiwegschraube). Die Verwendung standardisierter Einführungssysteme ermöglicht die Einlage der Messkatheter ca. 22–27 mm unterhalb der Dura in der weißen Substanz. Die Eingriffsdauer auf der Intensivstation (ca. 15 min) und die Komplikationsrate (ca. 1%) ist ähnlich der intraparenchymalen ICP-Messung. Bei Lage des Messsensors in Hirngewebe, das nach CT-Kriterien keine Schädigungen zeigt, können die Messwerte nach einer Einlaufzeit 1–2 h als repräsentativ für die Hemisphäre betrachtet werden. Bei normalem Blutdruck und arterieller Normoxämie gilt ein $p_{ti}O_2$ um 30 mm Hg als normal (s. Tab. 2.6-4). Werte unter 10 mm Hg werden als „kritisch" hypoxisch bewertet (Kiening et al. 1996).

Für die **Interpretation der Werte** ist in jedem Fall aufgrund der Heterogenität des $p_{ti}O_2$ die Kenntnis sowohl der Implantationstiefe als auch der Lage des Katheters im „CT-normalen" Gewebe unabdingbar. Unterschiedliche Arbeitsgruppen konnten die prognostische Bedeutung erniedrigter Gewebeoxygenierung (< 10 und < 5 mm Hg) aufzeigen (Valadka et al. 1998; van den Brink et al. 2000; Väth et al. 2000, 2001). Die zusätzliche Erfassung weiterer Parameter (Gewebe-pH, $p_{ti}CO_2$, Hirntemperatur) im Rahmen eines Multiparametersensors ermöglicht eine weitergehende Charakterisierung zerebraler metaboler, ischämischer Veränderungen, die jedoch in Hinblick auf ihre prognostische und therapeutische Bedeutung im klinischen Alltag noch weiter evaluiert werden müssen.

Tab. 2.6-4. Normalwerte der Parameter des erweiterten Neuromonitorings

Parameter [Einheit]	Normalwerte	Therapeutische Zielgröße
ICP [mm Hg]	5–15	< 20
CPP [mm Hg]	60–70	60–70
$SjvO_2$ [%]	55–71	> 50
$p_{ti}O_2$ [mm Hg]	30	> 10
rSO_2 [%]	?	?*
Mikrodialysemetaboliten	?	?*

* Verlaufsbeobachtung zur Beurteilung notwendig!

Nah-Infrarot-Spektroskopie

Die Nah-Infrarot-Spektroskopie (NIRS) stellt ein nichtinvasives Verfahren dar, um die **regionale zerebrale Sauerstoffsättigung** (rSO_2) zu erfassen (Kirkpatrick et al. 1995). Die NIRS (Wellenlängenbereich 700–1000 nm) ermöglicht eine Penetration des Lichtes durch den Knochen in das

Hirngewebe. Aufgrund charakteristischer, unterschiedlicher Absorptionsspektren des oxygenierten und des desoxygenierten Hämoglobins kann über einen gerätespezifischen Algorithmus durch die Detektion des reflektierten Lichtes die rSO$_2$ berechnet werden. Hierbei wird überwiegend die Sättigung des venösen Blutes im Bereich des zerebralen Kortex berechnet.

Die bisherige Evaluation der zur Verfügung stehenden NIRS-Geräte hat gezeigt, dass aufgrund praktischer und methodischer Unzulänglichkeiten (Problem der Sensorapplikation, „feuchte" Kammer, Hämatom bzw. Luft im Bereich der Lichtpenetration) im Langzeit-Monitoring klinisch nicht ausreichend zuverlässig ist. Die Interpretation der Messwerte, insbesondere im Vergleich zur Erfassung des ptiO$_2$ und der SjvO$_2$, ist im klinischen Alltag nicht möglich (Büchner et al. 2000; Lewis et al. 1996). Ein klinischer Einsatz erfordert die Weiterentwicklung der NIRS-Technologie. Die Erfassung des zerebralen Blutflusses mittels NIRS nach intravenöser Applikation eines Farbstoffes bedarf der weiteren Evaluation (Keller et al. 2001; Kuebler et al. 1998).

Zerebrale Mikrodialyse – Monitoring des zerebralen Metabolismus

Die zerebrale Mikrodialyse ermöglicht erstmals, wenn auch lediglich lokal begrenzt, **Veränderungen des zerebralen Stoffwechsels** zu erfassen (Bullock et al. 1998; Goodmann et al. 1999; Hillered et al. 1998). Die Einführung und Verfügbarkeit einer standardisierten Technologie in Hinblick auf die Länge des flexiblen Mikrokatheters, der Art der Perfusionslösung (nach Ringer) und der Perfusionsgeschwindigkeit ermöglicht die Bestimmung unterschiedlicher Konzentrationen von Metaboliten in der fraktioniert gesammelten Extrazellulärflüssigkeit.

Ein in das Hirngewebe eingelegter Mikrokatheter wird kontinuierlich von Perfusionslösung durchströmt, und an der Spitze des Katheters kommt es über eine semipermeable Membran (Länge 10–30 mm, Membrangröße bis zu einem Molekulargewicht von 20.000 Dalton) zu einem Konzentrationsaustausch von Sub-

stanzen des Extrazellulärraumes und der Perfusionslösung. Durch die Verfügbarkeit eines bettseitigen Analysegerätes ist eine Semi-Online-Bestimmung von Lactat, Pyruvat, Glucose, Glutamat und Glycerol – in der Regel stündlich – möglich. Retrospektiv können, insbesondere für wissenschaftliche Fragestellungen, mittels HPLC (high pressure liquid chromatography) weitere Substanzen (NO, Taurin etc.) in der Extrazellulärflüssigkeit bestimmt werden.

Die in der Extrazellulärflüssigkeit bestimmten Konzentrationen von Glucose, Lactat, Pyruvat und der errechnete Lactat-Pyruvat-Quotient stellen Parameter des Energiestoffwechsels dar, die bei einem Anstieg von **Lactat** und des **Lactat-Pyruvat-Quotienten** eine zerebrale Ischämie erkennen lassen (Goodman et al. 1999). Eine erhöhte Konzentration von **Glutamat** – einem wichtigen exzitatorischen Neurotransmitter – weist auf eine schwere zerebrale Schädigung hin (Bullock et al. 1998). **Glycerol**, wesentlicher Bestandteil der Zellmembran, kann als Parameter der zerstörten Zellmembran gelten (Hillered et al. 1998).

Untersuchungen unterschiedlicher Arbeitsgruppen konnten zeigen, dass charakteristische metabolische Veränderungen bei der Entwicklung eines Vasospasmus und bei Einklemmungssyndromen nachweisbar sind (Hutchinson et al. 2000; Unterberg et al. 2001; Vespa et al. 1998; Zau-

ner et al. 1997). Die **Interpretation** der Messwerte, insbesondere in Hinblick auf Veränderungen von Parametern des Neuromonitorings (ICP, CPP, p$_{ti}$O2 etc.), ist jedoch im Einzelfall nur unzureichend möglich (Meixensberger et al. 2001). Problematisch sind das kleine Messvolumen, die exakte Katheterpositionierung und die Definition der physiologischen Bereiche der zu analysierenden Parameter. Deshalb sind weitere Untersuchungen erforderlich, um die wissenschaftlich relevante Methode der Mikrodialyse in Hinblick auf ihren klinischen Stellenwert zu evaluieren. Zurzeit kann sicherlich keine therapeutische Konsequenz aus den erhobenen Messwerten gezogen werden.

Therapeutische Möglichkeiten infolge eines multimodalen Neuromonitorings

Analysiert man den klinischen Wert der im erweiterten Neuromonitoring zur Verfügung stehenden kontinuierlichen Überwachungstechnologien, so können heutzutage lediglich die Überwachungstechniken der Oxygenation als relevant

Tab. 2.6-5. Ursachenanalyse von 46 hypoxischen Episoden (p$_{ti}$O$_2$ < 10 mm Hg für > 10 min) bei 25 Schwer-Schädel-Hirn-Verletzten im Rahmen des Intensivmonitorings

Episoden/Ursache		Anzahl (Mehrfachursachen möglich)
Systemisch	arterielle Hypotension (< 90 mm Hg systolisch)	6
	Hypoxie (S$_a$O$_2$ < 90%)	2
	Hypokapnie (p$_a$CO$_2$ < 30 mm Hg)	3
	Anämie (Hämoglobin < 9,0 g/dl)	3
	Fieber (> 38 °C)	6
	gesamt	20
Zerebral	erhöhter ICP (> 20 mm Hg)	14
Keine		12

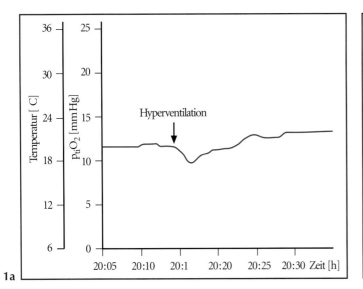

1a

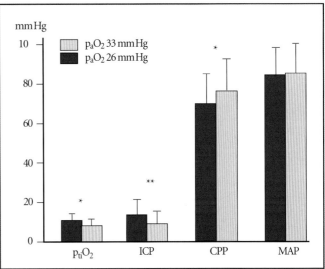

1b

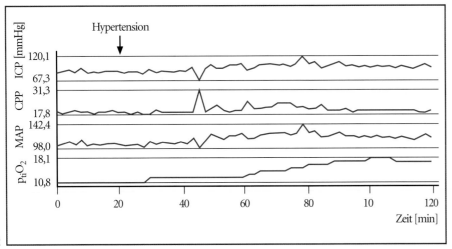

2

Abb. 2.6-1. Auswirkung der induzierten Hypokapnie auf die zerebrale Oxygenierung. ICP: intrakranieller Druck; CPP: zerebraler Perfusionsdruck; MAP: mittlerer arterieller Blutdruck; $p_{ti}O_2$: Hirngewebe-Sauerstoffpartialdruck.
a) Originalkurvenverlauf;
b) Mittelwert +/− Standardabweichung bei n = 16 Hyperventilationstests.

Abb. 2.6-2. Auswirkung der induzierten arteriellen Hypertension auf den zerebralen Perfusionsdruck (CPP) und die zerebrale Oxygenierung zur Optimierung der individuellen Therapie. $p_{ti}O_2$: Hirngewebe-Sauerstoffpartialdruck; MAP: mittlerer arterieller Blutdruck; ICP: intrakranieller Druck.

angesehen werden. Sie ergänzen das Monitoring von ICP und CPP sinnvoll, wenngleich der Effektivitätsnachweis in Hinblick auf die Prognose einer ICP- und CPP-gesteuerten Therapie im Sinne evidenzbasierter Medizin nicht bewiesen ist. Hierbei erlauben die Bulbus-jugularis-Oxymetrie und die Messung des Hirngewebe-Sauerstoffpartialdruckes die Erkennung von Episoden kritischer Oxygenierung und deren gezielte Therapie.

Tabelle 2.6-5 gibt eigene Untersuchungsergebnisse der Ursachen „kritischer" hypoxischer Episoden in einem Kollektiv von akut hirnverletzten Patienten wieder und verdeutlicht den Stellenwert ergänzender Messmethoden der Oxygenation. Wenngleich die Analyse hypoxischer Episoden in 34 von 46 Episoden sowohl systemische als auch zerebrale Ursachen aufzeigt, finden sich bei zwölf Episoden keine mit dem Standardintensivmonitoring erfassbaren Ursachen (Meixensberger et al. 1997; Sarrafzadeh et al. 1997). Analoges zeigt die Erfassung von Desaturierungsphasen mittels der Bulbus-jugularis-Oxymetrie nach akutem Schädel-Hirn-Trauma (Robertson et al. 1999).

Die Überwachung der Hirngewebeoxygenation erlaubt, die Auswirkungen unterschiedlicher Therapieansätze im Rahmen der Intensivbehandlung (z.B. Oberkörperhochlagerung, Hyperventilation, induzierte arterielle Hypertension) zu erkennen und im Einzelfall zu optimieren. Dadurch ist eine gezielte Therapie im Rahmen der Intensivbehandlung möglich. Die Abbildungen 2.6-1 und 2.6-2 zeigen typische Beispiele, die eine Optimierung der Hyperventilationstherapie und einer CPP-gesteuerten Therapie der ausreichenden Oxygenation verdeutlichen.

Ausblick

Die Überwachungstechnologien der Oxygenation ergänzen das Standardmonitoring des ICP und CPP und ermöglichen, das Risiko einer sekundären hypoxischen Hirnschädigung zu erkennen und gezielt zu therapieren. Dadurch kann die Häufigkeit prognostisch als ungünstig einzuschätzender zerebraler Hypoxien vermindert werden. Die Beurteilung des multimodalen Neuromonitoring steht jedoch noch aus, insbesondere im Hinblick einer evidenzbasierten Verbesserung der Prognose akuter Hirnerkrankungen. Die Erfassung von Parametern des zerebralen Metabolismus durch die Mikrodialyse und der Einsatz sog. Multiparametersensoren zur Erfassung des pH-Wertes bedürfen weitergehender Evaluation und erlauben zur Zeit im klinischen Alltag noch keine eindeutigen therapeutischen Rückschlüsse.

Literatur

Al-Rawi PG, Hutchinson PJA, Gupta AK et al. (2000) Multiparameter brain tissue monitoring – Correlation between parameters and identification of CPP thresholds. Zentralbl Neurochir 61: 74–9.

Andrews PJD, Dearden NM, Miller JD (1991) Jugular bulb cannulation: description of a cannulation technique and validation of a new continuous monitor. Br J Anaesth 67: 553–8.

Aschoff A, Steiner T (1999) Messung von Hirndruck und Perfusionsdruck. In: Schwab S, Krieger D, Müllges W et al. (Hrsg) Neurologische Intensivmedizin. Berlin, Heidelberg: Springer; 271–303.

Bouma GJ, Muizelaar JP, Choi SC et al. (1991) Cerebral circulation and metabolism after severe traumatic brain injury: the elusive role of ischemia. J Neurosurg 75: 685–93.

Büchner K, Meixensberger J, Dings J et al. (2000) Near-infrared spectroscopy – not useful to monitor cerebral oxygenation after severe head injury. Zentralbl Neurochir 61: 69–73.

Bullock R, Zauner A, Woodward JJ et al. (1998) Factors affecting excitatory amino acid release following severe human head injury. J Neurosurg 89: 507–18.

Chesnut RM, Marshall LF, Klauber MR et al. (1993) The role of secondary brain injury in determining outcome from severe brain injury. J Trauma 34: 216–22.

Coplin WM, O'Keefe GE, Grady MS et al. (1997) Thrombotic, infectious, and procedural complications of the jugular bulb catheter in the intensive care unit. Neurosurgery 41: 101–7 (discussion: 107–9).

Cruz J, Hoffstad OJ, Jaggi JL (1994) Cerebral lactate-oxygen index in acute brain injury with acute anemia: assessment of false versus true ischemia. Crit Care Med 22: 1465–70.

Dings J, Meixensberger J, Roosen K (1997) Brain tissue pO_2-monitoring: catheterstability and complications. Neurol Res 19: 241–5.

Dings J, Meixensberger J, Jäger A et al. (1998) Clinical experience with 118 brain tissue oxygen partial pressure catheter probes. Neurosurgery 43: 1082–95.

Gibbs EL, Lennox WG, Nims LF et al. (1942) Arterial and cerebral venous blood: Arterial-venous differences in man. J Biol Chem 144: 325–32.

Goodman JC, Valadka AB, Gopinath SP et al. (1999) Extracellular lactate and glucose alterations in the brain after injury measured by microdialysis. Crit Care Med 27: 1965–73.

Gopinath SP, Robertson CS, Contant CF et al. (1994) Jugular venous desaturation and outcome after head injury. J Neurol Neurosurg Psychiatry 57: 717–23.

Hillered L, Valtysson J, Enblad P et al. (1998) Interstitial glycerol as a marker for membrane phospholipid degradation in the acutely injured human brain. J Neurol Neurosurg Psychiatry 64: 486–91.

Hutchinson PJA, Al-Rawi PG, O'Connell MT et al. (2000). Head injury monitoring using cerebral microdialysis and paratrend multiparameter sensors. Zentralbl Neurochir 61: 88–94.

Keller E, Wolf M, Martin M et al. (2001) Estimation of cerebral oxygenation and hemodynamics in cerebral vasospasm using indocyaningreen dye dilution and near infrared spectroscopy: a case report. J Neurosurg Anesthiol 13: 43–8.

Kiening KL, Unterberg AW, Bardt TF et al. (1996) Monitoring of cerebral oxygenation in patients with severe head injuries: brain tissue PO_2 versus jugular vein oxygen saturation. J Neurosurg 85: 751–7.

Kirkpatrick PJ, Smielewski P, Czosnyka M, et al. (1995) Near-infrared spectroscopy use in patients with head injury. J Neurosurg 83: 963–70.

Kuebler WM, Sckell A, Habler O et al. (1998) Noninvasive measurement of regional cerebral blood flow by near-infrared spectroscopy and indocyanine green. J Cerebral Blood Flow Metab 18: 445–56.

Latronico N, Beindorf AE, Rasulo FA et al. (2000) Limits of intermittent jugular bulb oxygen saturation monitoring in the management of severe head trauma patients. Neurosurgery 46: 1131–8 (discussion: 1138–9).

Lewis SB, Myburgh JA, Thornton EL et al. (1996) Cerebral oxygenation monitoring by near-infrared spectroscopy is not clinically useful in patients with severe closed head injury: A comparison with jugular venous bulb oximetry. Crit Care Med 24: 1334–8.

Meixensberger J (1993) Xenon 133-CBF measurements in severe head injury and subarachnoid haemorrhage. Acta Neurochir (Wien) (Suppl) 59: 28–33.

Meixensberger J, Dings J, Kuhnigk H et al. (1993) Studies of tissue PO_2 in normal and pathological human brain cortex. Acta Neurochir (Wien) (Suppl) 59: 58–63.

Meixensberger J, Jäger A, Dings J et al. (1997) Quality and therapeutic advances in multimodality neuromonitoring following head injury. In: Bauer BL, Kuhn TJ (eds) Severe Head Injuries. Berlin, Heidelberg, New York: Springer; 99–108.

Meixensberger J, Dings J, Jäger A et al. (1999) Metabolisches Monitoring: Ersetzt die Gewebe-pO_2-Messung die Bestimmung der jugularvenösen Sauerstoffsättigung? Anästhesiol Intensivmed Notfallmed Schmerzther 34 (Suppl 1): S48–S53.

Meixensberger J, Kunze E, Barcsay E et al. (2001) Clinical cerebral microdialysis: brain metabolim and brain tissue oxygenation after acute brain injury. Neurol Res 23: 801–6.

Robertson CS, Narayan RK, Gokaslan Z et al. (1989) Cerebral arteriovenous oxygen difference as an estimate of cerebral blood flow in comatose patients. J Neurosurg 70: 222–30.

Robertson CS, Valadka AB, Hannay HJ et al. (1999) Prevention of secondary ischemic insults after severe head injury. Crit Care Med 27: 2086–95.

Sarrafzadeh AS, Unterberg AW, Kiening KL et al. (1997) Monitoring of cerebral oxygenation in traumatic brain injured patients. In: Bauer BL, Kuhn TJ (eds) Severe Head Injuries. Berlin, Heidelberg, New York: Springer; 109–20.

Sheinberg M, Kanter MJ, Robertson CS et al. (1992) Continuous monitoring of jugular venous oxygen saturation in head-injured patients. J Neurosurg 76: 212–7.

Stocchetti N, Paparella A, Bridelli F et al. (1994) Cerebral venous oxygenation saturation studied with bilateral samples in the internal jugular veins. Neurosurgery 34: 38–43 (discussion: 43–4).

Unterberg AW, Sakowitz OW, Sarrafzadeh AS et al. (2001) Role of bedside microdialysis in the diagnosis of cerebral vasospasm following aneuysmal subarachnoid hemorrhage. J Neurosurg 94: 740–9.

Valadka AB, Gopinath SP, Contant CF et al. (1998) Relationship of brain tissue PO_2 to outcome after severe head injury. Crit Care Med 26: 1576–81.

van den Brink WA, van Santbrink H, Steyerberg EW et al. (2000) Brain oxygen tension in severe head injury. Neurosurgery 46: 868–76 (discussion: 876–8).

van Santbrink H, Maas AIR, Avezaat CJJ (1996) Continuous monitoring of partial pressure of brain tissue oxygen in patients with severe head injury. Neurosurgery 38: 21–31.

Väth A, Meixensberger J, Dings J et al. (2000) Prognostic significance of advanced neuromonitoring after traumatic brain injury using neural networks. Zentralbl Neurochir 61: 2–6.

Väth A, Meixensberger J, Dings J et al. (2001) Advanced neuromonitoring including cerebral tissue oxygenation and outcome after traumatic brain injury. Neurol Res 23: 315–20.

Vespa P, Prins M, Ronne-Engstrom E et al. (1998) Increase in extracellular glutamate caused by reduced cerebral perfusion pressure and seizures after human traumatic brain injury: a microdialysis study. J Neurosurg 89: 971–82.

Zauner A, Doppenberg EMR, Woodward JJ et al. (1997) Continuous monitoring of cerebral substrate delivery and clearance: Initial experience in 24 patients with severe acute brain injuries. Neurosurgery 41: 1082–91/3.

2.7 Elektrophysiologie für Neurochirurgen

Christoph Wedekind, Norfrid Klug

Inhalt

Elektrophysiologischen Untersuchungen liegt das physiologische Phänomen von Elektrolytverschiebungen mit der Folge von Spannungsschwankungen an Zellmembranen von Gehirn, Rückenmark, Nerv und Muskel zugrunde, die durch physikalische Größen wie Frequenz, Latenz und Amplitude beschrieben werden. Da Letztere den Mikrovoltbereich kaum überschreitet, sind spezielle Darstellungstechniken erforderlich. Insbesondere bedarf es einer elektronischen Verstärkung des Signals – häufig auch eines Reizgerätes zur Hervorbringung sog. evozierter Potenziale, die meist nur durch Anwendung von Mittelungsverfahren (Averaging) nachweisbar werden.

Die elektrophysiologische Diagnostik stellt eine spezielle Form der Funktionsdiagnostik dar, deren Vorteil im Vergleich zu den bildgebenden Verfahren in der hohen zeitlichen Auflösung liegt. Der entscheidende Nachteil besteht in der nur geringen räumlichen Auflösung und der geringen Spezifität im Hinblick auf die zugrunde liegende Erkrankung. Die Anwendung elektrophysiologischer Untersuchungsverfahren erfordert ein hohes Maß an Erfahrung zur korrekten Interpretation der Befunde. Die im Rahmen dieses Kompendiums gebotene Kürze gestattet lediglich eine engrammatische Zusammenfassung der wichtigsten Gesichtspunkte und setzt praktische und theoretische Vorkenntnisse voraus, wie von der Weiterbildungsordnung vorgesehen. Für den Erwerb und die Erweiterung der theoretischen Vorkenntnisse wird auf die im Literaturverzeichnis erwähnten Handbücher verwiesen.

Elektroenzephalo-grapie

Neurophysiologische Grundlagen

Das Elektroenzephalogramm (EEG) bildet die Summe der von außen ableitbaren Ruheaktivität des Gehirns ohne Einwirkung äußerer Reize. Es entsteht nahezu ausschließlich durch exzitatorische und inhibitorische postsynaptische Potenziale kortikaler Nervenzellen. Aufgrund ihrer Geometrie und Lokalisation innerhalb des Kortex sind insbesondere die Pyramidenzellen an der Erzeugung von Potenzialschwankungen, die als EEG ableitbar sind, beteiligt. Die charakteristischerweise rhythmische EEG-Aktivität entsteht durch den Einfluss von Schrittmacherzentren auf die kortikalen Neurone. Nach gegenwärti-

ger Lehrmeinung kommt als Schrittmacherzentrum insbesondere der Thalamus in Frage. Darüber hinaus entsteht durch die Verknüpfung von kortikalen Arealen über Assoziationsbahnen eine Rhythmisierung der hirnelektrischen Ruheaktivität. Die Amplituden der Potenzialschwankungen, die von außen als EEG ableitbar sind, erreichen 10–100 µV.

Untersuchungsmethode

Die EEG-Ableitung erfolgt mit Oberflächenelektroden von der Kopfhaut des Patienten. Die Positionierung der Elektroden erfolgt nach dem sog. 10/20-System, das international eingeführt ist und eine weltweit identische Technik der EEG-Ableitung ermöglicht. Das 10/20-System (Ten-Twenty-System) sieht eine Gesamtzahl von 21 Ableitungselektroden und einer Erdelektrode vor. Die Ableitpunkte werden entsprechend ihrer Lokalisation mit einem Großbuchstaben (F, Z, P, O, A) als frontal, zentral, parietal, okzipital oder aurikulär bezeichnet. Eine dem Buchstaben beigegebene Nummer signalisiert die von der Mittellinie nach lateral verschobene Position der Elektrode. Ungerade Ziffern bezeichnen Elektroden auf der linken Kopfhälfte, gerade Ziffern Elektroden auf der rechten Kopfhälfte. Elektroden der Mittellinie werden mit dem Kleinbuchstaben z gekennzeichnet.

Die 21 Elektroden sowie die Erdelektrode werden mit dem Vorverstärker des EEG-Gerätes verbunden. Für die Einstellung des Verstärkers und der Bandbreite des Frequenzfilters existieren Vorgaben der Deutschen Gesellschaft für Klinische Neurophysiologie. Die auf dem Kopf des Patienten befindlichen Elektroden können in unterschiedlicher Weise in den Eingängen der Differenzverstärker kombiniert werden, sodass viele verschiedene monopolare (Ableitung differente Elektrode gegen neutrale Referenzelektrode) und bipolare (Ableitung differente gegen differente

Elektrode) Verschaltungen entstehen, die in Abhängigkeit von der Fragestellung angewandt werden.

Neben den genannten Skalpelektroden nach dem 10/20-System existieren verschiedene **Spezialelektroden** für die Ableitung von der Hirnbasis (Nasopharynxelektroden, Foramen-ovale-Elektroden) sowie zur Ableitung epidural und von der Kortexoberfläche. Diese Spezialelektroden finden unter anderem in der prächirurgischen Epilepsiediagnostik Anwendung (s. Kap. 12.3). Der Untersuchungsgang beschränkt sich nicht nur auf die Ableitung der Ruheaktivität, sondern schließt auch Provokationsmethoden wie das Öffnen und Schließen der Augen oder eine kurze Phase der Hyperventilation ein.

Die EEG-Untersuchung setzt einen entspannten und kooperativen Patienten voraus. Verspannungen und Verkrampfungen der Muskulatur, unkontrolliertes Augenöffnen und Augenbewegungen bilden neben patientenunabhängigen Einflüssen wie Streuspannungen bei schlechtem Elektrodenkontakt die häufigsten Artefakte der EEG-Ableitung.

Untersuchungsergebnisse

Man erhält in der Regel eine Gesamtzahl von acht bis zehn (neun bis elf bei zusätzlicher EKG-Ableitung) Kurvenverläufen, die typischerweise in Zeilen übereinander auf Papier gedruckt werden (in neuerer Zeit existiert auch die Möglichkeit der Digitalisierung von EEG-Aufzeichnungen, sodass eine papierfreie, rein computergestützte Analyse möglich ist). Die Zeitbasis wird standardmäßig so gewählt, dass 3 cm auf dem Papier bzw. dem Monitor 1 s entsprechen.

Die **Analyse des EEGs** richtet sich auf die folgenden Merkmale, die über die gesamte Zeitdauer der Ableitung beurteilt und in einem Befundbericht zusammengefaßt werden:

- Wellenform, z. B. Spikes, Sharp waves, Spindeln, mono- und polyphasische Wellen
- Rhythmus
- Frequenzband (Beta > 13 Hz, Alpha 8–13 Hz, Theta 4–8 Hz, Delta < 4 Hz)
- Amplitude (niedrig < 20 μV, mäßig 20–50 μV, hoch > 50 μV)

- örtliche Verteilung (diffus, lateralisiert, fokal)
- Persistenz bestimmter Aktivitätsmuster und Reaktivität des EEG auf Außenreize, z. B. Augenöffnen, Hyperventilation

Das normale EEG des Erwachsenen wird von einem Alpha-Rhythmus (8–13 Hz) dominiert, der sein Amplitudenmaximum über den hinteren Anteilen des Kopfes aufweist. Der Alpha-Rhythmus wird durch Augenöffnen und andere Aktivierung unterdrückt und verschwindet bei ausgeprägter Müdigkeit und im Schlaf. Das EEG von Kindern und Heranwachsenden weist besondere, altersabhängige Charakteristika auf, die hier nicht näher beschrieben werden. Ähnliches gilt für das im Schlaf abgeleitete EEG.

Charakteristische Pathologika

Die diagnostische Bedeutung des EEGs in der Neurochirurgie liegt im Bereich der Anfallerkrankungen, in der Objektivierung des Ausmaßes einer Bewusstseinsstörung nach diffuser Hirnschädigung (z. B. nach Schädel-Hirn-Verletzung, SHT) oder nach Medikamentengabe (z. B. von Barbituraten) sowie in der Feststellung des Hirntodes (s. Kap. 16.6).

Elektromyographie, Elektroneurographie und Hirnstammreflexe

Neurophysiologische Grundlagen

Elektromyographie (EMG), Elektroneurographie (ENG) und Hirnstammreflexe (HSR) beruhen auf der Ableitung von extrazellulären Summenaktionspotenzialen aus Nerv oder Muskel. Die EMG untersucht die Ruhe- und die Willküraktivität in Muskeln der Extremitäten, des Rumpfes und des Gesichts; die ENG prüft die Leitfähigkeit von peripheren und von Hirnner-

ven durch Elektro- oder Magnetstimulation und Ableitung eines Nervenaktionspotenzials, das nur durch Verstärkung und Mittelung dargestellt werden kann, oder durch Ableitung eines Summenpotenzials des vom betreffenden Nerven versorgten Muskels – hier ist i. Allg. keine Mittelung erforderlich. Eine Sonderform der ENG ist die F-Wellen-Ableitung, die ein Muskelsummenaktionspotenzial erfasst, das durch direkte (orthodrome) und umgekehrte (antidrome) Erregungsausbreitung in peripheren Nerven oder in Hirnnerven entsteht.

Eine Kombination von ENG und EMG stellen die **Reflexuntersuchungen** dar (H-Reflex als elektrisch evozierter Muskeleigenreflex, Blinkreflex als Fremdreflex im Gesichtsbereich). Der **Blinkreflex** (Lidschlussreflex) weist eine kurzlatente, oligosynaptische vigilanzunabhängige Komponente mit trigeminaler Afferenz, pontiner Verschaltung und fazialer Efferenz auf. Daneben besteht eine polysynaptische Komponente längerer Latenz, die durch trigeminofaziale Projektionen in Pons und kaudalem Hirnstamm ipsi- und kontralateral zum Reizort erhältlich ist und bei medikamentös oder aus anderen Gründen beeinträchtigter Vigilanz verschwindet. Aus diesen Verschaltungen des trigeminalen und fazialen Kerngebietes mit ipsi- und kontralateralen Projektionen ergeben sich vielfältige diagnostische Möglichkeiten.

Untersuchungsmethoden

Elektromyographie

EMG-Untersuchungen erfolgen in der Regel invasiv mit konzentrisch-bipolaren Nadelelektroden zur Ableitung von motorischen Einheiten im erkrankten Muskel. Das Ziel ist die Darstellung der Aktivität dieser motorischen Einheiten in Ruhe und unter willkürlicher Innervation des Muskels nach entsprechender Verstärkung. Je nach Fragestellung (Myopathie oder Neuropathie) werden klinisch besonders stark betroffene Muskeln oder Kennmuskeln bestimmter motorischer Nerven oder bestimmter Nervenwurzeln abgeleitet (s. unten). (Bezüglich der Zuordnung von motorischen Nerven, Wurzeln und Kennmuskeln s. Ludin 1993).

Elektroneurographie

Zur Bestimmung der **motorischen Leitgeschwindigkeit** erfolgt die Reizung des Nerven an zwei Reizorten, deren Abstand gut gemessen werden kann. Abgeleitet wird das Summenaktionspotenzial aus abhängigen Muskeln. Die motorische Leitgeschwindigkeit ergibt sich aus dem Abstand der Reizelektroden dividiert durch die Latenzdifferenz bis zum Beginn der motorischen Antwort. Abgeleitet wird hier in der Regel mit Oberflächenelektroden.

Für die **sensible ENG** existieren die Verfahren der orthodromen und der antidromen sensiblen ENG. Bei Ersterer wird in der Peripherie elektrisch gereizt und proximal über dem aktivierten Nerven mit Oberflächenelektroden abgeleitet. Zur Darstellung des Summenaktionspotenzials des Nerven ist in der Regel eine hohe Verstärkung sowie eine Mittelung über 20 bis 100 Einzelreize erforderlich. Bei der antidromen sensiblen Leitungsgeschwindigkeit wird proximal gereizt und peripher mit Oberflächenelektroden abgeleitet. Hierbei ist zu beachten, dass die Reizintensität unterhalb der motorischen Schwelle liegt, um eine Kontamination der Ableitung durch volumengeleitete Muskelaktionspotenziale zu vermeiden, deren Amplitude weit über der des Nervenaktionspotenzials liegt. Auch hier ist eine Mittelung der Nervenaktionspotenziale erforderlich.

Bei der **F-Wellen-Ableitung** als einer Sonderform der ENG bewirkt die Reizung eines peripheren Nerven eine antidrome Erregungsausbreitung zum Rückenmark hin. Die Reflexion der Erregung erfolgt im Bereich des Axonhügels und führt zu einer neuerlichen orthodromen Erregungsausbreitung, die eine zweite Muskelzuckung zur Folge hat. Deren Latenz hängt von der Leitungsstrecke ab. Abgeleitet wird der von dem gereizten motorischen Nerven versorgte Kennmuskel mit Oberflächenelektroden. Eine Mittelung ist bei F-Wellen-Amplituden von 100–200 µV in der Regel nicht erforderlich.

Reflexuntersuchungen

Der H-Reflex als elektrisch ausgelöster Muskeleigenreflex wird vom M. gastrocnemius abgeleitet. Die Ableitung erfolgt mit Oberflächenelektroden, gereizt wird der N. tibialis in der Kniekehle mit einer Reizintensität, die knapp unterhalb der motorischen Schwelle liegt. Bei Amplituden des H-Reflexes von 100–200 µV erübrigt sich die Anwendung eines Mittelungsverfahrens.

Für die Ableitung des **Blinkreflexes** bedarf es der Stimulation des R. frontalis des N. trigeminus und der Ableitung von beiden Mm. orbicularis oculi mit Oberflächenelektroden. Bei Applikation von Stromreizen mit einer Frequenz von weniger als 0,3–0,5 Hz erhält man eine Reflexantwort, deren Amplitude 100–200 µV erreicht. Aufgrund der Neigung zur Habituation dieses Fremdreflexes darf die obere Grenze der Reizfrequenz von 0,5 Hz nicht überschritten werden.

Der **Masseterreflex** als einziger Muskeleigenreflex im Bereich des Kopfes kann ebenfalls elektrophysiologisch untersucht werden. Ausgelöst wird der Reflex mit einem Reflexhammer, der mit einem eingebauten Trigger-Mechanismus die Messung am EMG-Gerät startet, sodass der zeitliche Abstand zwischen Reflexauslösung und -antwort (Zuckung der Mm. masseteres) gemessen werden kann.

Untersuchungsergebnisse

Elektromyographie

Nach Einstechen einer Nadelelektrode in den zu untersuchenden Muskel kann es zu einer wenige Millisekunden dauernden Phase der Einstichaktivität kommen, der im entspannten Muskel eine Phase der elektrischen Stille folgt. Gelegentlich werden als Spontanaktivität ohne pathologische Bedeutung Endplattenpotenziale, Fibrillationspotenziale oder benigne Faszikulationen abgeleitet. Es erfolgt die Beurteilung der Potenziale motorischer Einheiten unter geringfügiger Willküraktivität. Bei der Auswertung von mindestens 20 Potenzialen in jedem untersuchten Muskel werden Amplituden, Dauer und Phasenzahl beurteilt. Abschließend wird der Patient aufgefordert, den Muskel maximal zu innervieren; dies führt zu einem massiven Aktivitätsanstieg. Hieraus lässt sich auf die ungefähre Zahl der willkürlich verfügbaren motorischen Einheiten schließen. Es entsteht das sog. Interferenzbild, das im Krankheitsfall durch pathologische Veränderungen der motorischen Einheiten ein charakteristisches Muster aufweist.

Elektroneurographie

Das Untersuchungsergebnis besteht in den Latenzen der Muskel- oder Nervenaktionspotenziale, die bei Ermittlung der Distanz zwischen zwei Reizorten oder Reiz- und Ableitorten die Berechnung einer Leitgeschwindigkeit im untersuchten Teilstück des Nervens ermöglichen. Von besonderem Interesse ist hier die Bestimmung der Leitgeschwindigkeit über einen vermuteten Engpass (z. B. Karpaltunnel, Sulcus ulnaris) hinweg. Darüber hinaus werden die Amplituden und auch die Konfigurationen der genannten Potenziale beurteilt.

Im Falle der F-Wellen-Ableitung erhält man einen Latenzwert, der die Leitungsfunktion des untersuchten Nerven widerspiegelt. Bei bekannter Leitungsstrecke läßt sich hier eine sog. **F-Wellen-Geschwindigkeit** errechnen, die im Gegensatz zur konventionellen Methode der ENG insbesondere auch eine Beurteilung der Leitungsfähigkeit der proximalen Abschnitte des jeweiligen Nerven ermöglicht.

Reflexuntersuchungen

Die Ableitung des H-Reflexes vom M. gastrocnemius liefert ein Summenaktionspotenzial definierter Latenz, das über den durch die Stimulation des N. tibialis aktivierten Eigenreflexbogen zustande kommt. Beurteilt werden Latenz und Amplitude dieses Muskelsummenaktionspotenzials.

Bei Ableitung des **Blinkreflexes** erhält man ipsilateral zum Reizort eine **frühe Reflexkomponente R1** (Latenz etwa 10 ms), die durch oligosynaptische Verschaltung im Pons entsteht. Daneben erhält man ipsi- und kontralateral zum Reiz jeweils eine **späte Komponente R2** bzw. R2' (Latenz ca. 40 ms), die durch polysynaptische Reflexbögen sowie durch eine kontralaterale Projektion vom Nucleus spinalis nervi trigemini auf den Nucleus facialis im Bereich des kaudalen Hirnstamms generiert wird. Beurteilt werden hier insbesondere die Latenzen der einzelnden Reflexkomponenten sowie deren Vorhandensein.

Der **Masseterreflex** besteht nur aus einer kurzlatenten (7–10 ms) Reflexantwort, die nach Vorhandensein und Latenz beurteilt wird. Der Reflexbogen umfasst den dritten Trigeminusast, den Tractus mesencephalicus nuclei trigemini und die Radix motoria nervi trigemini.

Charakteristische Pathologika

Elektromyographie

Hier kann klassischerweise unterschieden werden zwischen EMG-Befunden bei Myopathien und Neuropathien. Myopathien zeigen typischerweise:

- Spontanaktivität
- Verkürzung und Amplitudenminderung der Potenziale motorischer Einheiten
- Polyphasie der Potenziale motorischer Einheiten
- Interferenzbild mit reduzierter Amplitude

Neuropathien hingegen sind gekennzeichnet durch:

- Spontanaktivität
- Verlängerung und Amplitudenerhöhung der Potenziale motorischer Einheiten
- gelegentlich Polyphasie der Potenziale motorischer Einheiten
- Lichtung des Interferenzbildes bei überhöhter Amplitude

In Abhängigkeit vom Innervationsmuster der betroffenen Muskeln ist dann entweder von einer Schädigung des peripheren motorischen Nerven oder einer der Nervenwurzeln (z. B. bei Wurzelkompression durch Bandscheibenvorfall) auszugehen.

Elektroneurographie

Die ENG hat ihre diagnostische Bedeutung insbesondere im Bereich der Engpasssyndrome (s. oben), wo über den Engpass hinweg eine Reduktion der Leitungsgeschwindigkeit und eine Minderung der Amplitude des Nervenaktionspotenzials beobachtet wird. Bei Verletzungen des peripheren Nervensystems besteht die Möglichkeit einer neurographischen Verlaufskontrolle, deren Ergebnisse bei der Indikationsstellung zur Durchführung einer Neurolyse oder einer Neurotisation herangezogen werden können. Die F-Wellen-Ableitung als Sonderform der motorischen Neurographie weist pathologische Befunde insbesondere bei rückenmarknaher Schädigung der Nervenwurzel oder des Nerven selbst auf.

> Ein diagnostisch relevanter Befund in der Neurochirurgie ist z. B. die proximale Leitungsverzögerung im N. facialis bei sog. Akustikusneurinomen, die durch die F-Wellen-Ableitung nachgewiesen werden kann (Wedekind et al. 1999).

Reflexuntersuchungen

In der Neurochirurgie von Bedeutung ist insbesondere die Ableitung des Blinkreflexes, die bei Funktionsstörungen im Bereich des N. trigeminus, des Pons sowie des kaudalen Hirnstamms und des N. facialis pathologische Veränderungen aufweist. Krankheitsbilder, die zu Veränderungen des Blinkreflexes führen, sind Kleinhirnbrückenwinkeltumoren (Latenzverzögerung der frühen Komponente R1) oder schwere, den Hirnstamm einbeziehende Schädel-Hirn-Traumata mit ein- oder beidseitigem Verlust der frühen Komponente R1. Der beidseitige Verlust der frühen Komponente R1 ist mit einer ähnlich ungünstigen Prognose verknüpft wie der beidseitige Verlust der kortikalen Komponente des Medianus-SEP (Firsching et al. 1998). Die späten Komponenten des Blinkreflexes erlöschen bei medikamentös oder aus anderen Gründen beeinträchtigter Vigilanz.

Auch ein pathologischer **Masseterreflex** wird häufig beobachtet: Als Gründe kommen hierfür Läsionen des Mittelhirns nach Trauma (Wedekind et al. 1999), Blutung oder durch transtentorielle Herniation in Frage, selten dagegen sind Funktionsstörungen des N. trigeminus die Ursache.

Evozierte Potenziale

Neurophysiologische Grundlagen

Evozierte Potenziale (EP) sind dem Wesen nach EEG- oder EMG-Veränderungen, die in Abhängigkeit von definierten äußeren Reizen auftreten. Man sagt, dass diese Veränderungen durch den standardisierten Stimulus „evoziert" werden. Die Erzeugung von EPs schließt immer eine Beteiligung des zentralen Nervensystems ein. An Reizmodalitäten stehen elektrische, akustische und visuelle Reize zur Evozierung sensibler Potenziale sowie elektrische oder magnetoelektrische Reize zur Evozierung motorischer Potenziale, die in der Regel vom Zielorgan, der Skelettmuskulatur, abgeleitet werden, zur Verfügung.

Sensible EPs weisen eine Amplitude von weniger als 50 μV auf, sodass hier zur Verbesserung des Signal-Rausch-Verhältnisses bei der Ableitung die Anwendung eines Mittelungsverfahrens erforderlich ist. Bei Ableitung **motorischer EPs** wirkt der Zielmuskel wie ein Verstärker der Amplitude, sodass der Einsatz eines Mittelungsverfahrens in der Regel nicht erforderlich ist. Aufgrund ihrer anatomischen Struktur erzeugen bestimmte Anteile der jeweils aktivierten Bahnsysteme größere Potenzialschwankungen als andere, sodass die Ableitung möglichst nah an diesen sog. Generatoren erfolgt.

Untersuchungsmethoden

Somatosensibel evozierte Potenziale

Zur Evozierung somatosensibler Potenziale (SSEP) wird insbesondere die Elektrostimulation des N. medianus am Handgelenk sowie des N. tibialis am oberen Sprunggelenk eingesetzt.

Nach Stimulation des **N. medianus** oberhalb der motorischen Schwelle (also unter sichtbaren Zuckungen der Thenarmuskulatur) erhält man bei Ableitung über dem Plexus brachialis (Fossa supraclavicularis), über dem Dornfortsatz des 7.

Halswirbelkörpers, über dem kraniospinalen Übergang sowie über dem kontralateralen parietalen Skalp vier Komponenten des Medianus-SEPs unterschiedlicher Latenz, die jeweils die Aktivität der Generatoren Plexus brachialis (Latenz etwa 9 ms), Hinterwurzeln bzw. beginnender Tractus cuneatus (Latenz etwa 11 ms), Nucleus cuneatus (Latenz etwa 13 ms) und Handareal des primären somatosensiblen Kortex (Latenz etwa 20 ms) widerspiegeln. In der Regel ist eine Mittelung über 200 Einzelreize erforderlich. Zur Prüfung der Reproduzierbarkeit als wesentliches Kriterium des Vorliegens eines neurogenen Signals erfolgt ein zweiter analoger Messdurchgang.

Die Ableitung des **Tibialis-SEPs** erfolgt lediglich vom Skalp, wobei die Ableitelektrode hier postzentral in der Mittellinie positioniert wird. Man erhält typischerweise eine Potenzialschwankung bei 40 ms nach einer Mittelung über 200 bis 400 Reizantworten.

Akustisch evozierte Potenziale

In der Neurochirurgie von Interesse sind insbesondere die frühen akustisch evozierte Potenziale (AEP), die im Verlauf des Hörnerven und der Hörbahn im Hirnstamm generiert werden. Die Reizung eines akustischen Systems erfolgt über Kopfhörer, wobei einseitig ein Klick mit Lautstärken von 95 bis über 100 dB über der Hörschwelle mit einer Frequenz von 13–20 Hz dargeboten wird, während das gegenseitige Ohr mit weißem Rauschen vertäubt wird. Abgeleitet wird über dem Warzenfortsatz mit einer Bezugselektrode auf dem Scheitel. Zur Erzeugung der in fünf Wellen zerfallenden frühen akustisch evozierten Potenziale (s. Abb. 2.7-2a) ist die Mittelung von 1000 bis 2000 Reizantworten erforderlich.

Visuell evozierte Potenziale

Für die Erzeugung von visuell evozierten Potenzialen (VEP) stehen zwei unterschiedliche Methoden der Stimulation zur Verfügung:
- Das klassische Verfahren ist die Darbietung eines alternierenden Schachbrettmusters auf einem Bildschirm, was jedoch die Fähigkeit des Patienten zur Fixierung voraussetzt.
- Alternativ besteht die Möglichkeit der Stimulation des visuellen Systems durch eine mit Leuchtdioden besetzte Brille, was auch beim Bewusstlosen mit geschlossenen Augen und ohne Fixierung anwendbar ist.

Abgeleitet wird in der Mittellinie über dem Hinterhaupt mit einer Referenzelektrode über der Stirn. Eine Mittelung über 100 bis 200 Einzelreize ist ausreichend, um die Aktivität des visuellen Kortex zu erfassen.

Motorisch evozierte Potenziale

Der Einsatz der motorisch evozierten Potenziale (MEP) erfolgt zur Überprüfung der Funktion des motorischen Kortex und der spinalen sowie der rückenmarknahen Leitungsbahnen des motorischen Systems. Geprüft wird die Funktion der motorischen Bahnen zur oberen sowie zur unteren Extremität, wobei im ersten Fall üblicherweise vom M. abductor digiti minimi und im zweiten Fall vom M. tibialis anterior abgeleitet wird. Gereizt wird elektrisch (Hochvoltstimulator, schmerzhaft) oder magnetoelektrisch (Magnetstimulator nach dem Induktionsprinzip, nicht schmerzhaft) transkraniell und im Bereich der Wirbelsäule über dem Dornfortsatz des 7. Halswirbelkörpers bei Ableitung von der oberen Extremität. Bei Ableitung von der unteren Extremität wird lediglich transkraniell gereizt. Da, ähnlich wie bei Reflexuntersuchungen, eine aktive Bahnung durch milde Vorinnervation die Amplituden vergrößert und die Latenzen der muskulären Antwort verkürzt, wird der Patient aufgefordert, den Zielmuskel geringfügig anzuspannen.

Da die gemessenen Amplituden in der Regel über 100 µV liegen, ist eine Mittelung nicht erforderlich. Die Anwendung dieses Verfahrens ist auch zur **Funktionsdiagnostik** des motorischen Gesichtsareals, dessen absteigender Bahnen und des N. facialis einsetzbar. Hier wird der kontralaterale motorische Kortex transkraniell und der N. facialis im Bereich des Kleinhirnbrückenwinkels stimuliert und vom M. nasalis mit einer Referenz auf der Nasenspitze abgeleitet (Wedekind u. Klug 1998, 2000).

Untersuchungsergebnisse

Somatosensibel evozierte Potenziale

Nach Stimulation des N. medianus erhält man bei Ableitung von den genannten Ableitorten vier zeitlich gestaffelte Wellen, die der Aktivität des Plexus brachialis (N9), der Hinterwurzeln bzw. des aufsteigenden Tractus cuneatus (N11), des Nucleus cuneatus (N13) sowie des kontralateralen primären somatosensiblen Kortex (N20) entsprechen. Nach Stimulation des N. tibialis und Ableitung vom Skalp erhält man eine Antwort des Beinfeldes des postzentralen primären somatosensiblen Kortex (P40), die typischerweise eine abgerundete W-Form aufweist.

Beurteilungskriterien sind Latenzen, Amplituden und Konfigurationen der unterschiedlichen Wellen sowie deren Vorhandensein und Reproduzierbarkeit. Für Latenzen und Amplituden existieren Referenzbereiche, die den einschlägigen Lehrbüchern entnommen werden können. Da grundsätzlich beide Körperhälften getrennt stimuliert werden, ist auch ein intraindividueller Seit-zu-Seit-Vergleich möglich. Für die hierbei gemessen Latenz- und Amplitudenunterschiede existieren gleichfalls Referenzbereiche, die der Literatur zu entnehmen sind.

Akustisch evozierte Potenziale

Die frühen AEP zerfallen in fünf aufeinanderfolgende Wellen, die mit den römischen Ziffern I bis V bezeichnet werden (s. Abb. 2.7-2a; Tab. 2.7-1). Es ist allgemein anerkannt, dass jede dieser fünf Wellen einem anderen Generator im Verlauf der Hörbahn im Hirnstamm bis zu den Colliculi inferiores zuzuordnen ist.

Die Wellen werden nach Vorhandensein, Reproduzierbarkeit, Latenz, Amplitude und Konfiguration beurteilt. Für die Latenzen der einzelnen Wellen existieren Referenzbereiche, gleichfalls für die Interpeak-Latenzen (I–III, I–V, III–V). Der Amplitudenquotient V/I ist beim Gesunden größer als 1. Eine Funktionsstörung des Mittel- oder des Innenohres kann die Ableitung der frühen akustisch evozierten

Tab. 2.7-1. Entstehungsorte der frühen AEPs

Welle	Mutmaßlicher Generator
I	proximaler N. cochlearis
II	distaler N. cochlearis vor Eintritt in den Hirnstamm
III	Nuclei cochleares
IV	Corpus trapezoideum, Oliva superior
V	Lemniscus lateralis unterhalb der Colliculi inferiores

Potenziale unmöglich machen, obwohl die Hörbahn im engeren Sinn intakt ist. Man spricht dann von einer durch eine Transduktionsstörung bedingten Veränderung der frühen akustisch evozierten Potenziale.

Visuell evozierte Potenziale

Nur die Stimulation mit dem alternierenden Schachbrettmuster liefert intra- und interindividuell reproduzierbare VEPs. Hier erhält man typischerweise eine bei etwa 100 ms maximal ausgeprägte Potenzialantwort (P100). Bezüglich der Beur-

teilung gilt das im Abschnitt „Untersuchungsergebnisse bei SEPs" Gesagte analog. Bei Stimulation des visuellen Systems mit der LED-Brille erhält man eine kortikale Antwort, die eine große intra- und interindividuelle Schwankungsbreite aufweist, sodass hier lediglich das Vorhandensein oder das Nichtvorhandensein bzw. das Vorliegen von Seitenunterschieden beurteilt wird. Auch eine Beurteilung des Verlaufs ist möglich, z. B. vor und nach einer operativen Maßnahme.

Motorisch evozierte Potenziale

Das Ergebnis der Untersuchung ist ein mit Oberflächenelektroden abgeleitetes Summenaktionspotenzial des Zielmuskels. Abhängig vom Reizort ergeben sich hier unterschiedliche Latenzen: Bei Stimulation des motorischen Kortex ergibt sich die sog. kortikomuskuläre Überleitungszeit, bei Stimulation in Höhe des 7. Halswirbels die Überleitungszeit von den motorischen Wurzeln bis zum Zielmuskel (radikulomuskuläre Überleitungszeit). Aus der Subtraktion der radikulomuskulären Überleitungszeit von der kortikomuskulären Überleitungszeit resultiert die sog. zentrale motorische Leitungszeit (ZML) als Kriterium der Pyramidenbahnfunktion.

Im Bereich der unteren Extremität wird nach Ableitung von M- und F-Welle aus dem Zielmuskel (s. Abschnitt „Untersuchungsmethoden: Elektroneurographie") durch Bildung eines Quotienten aus F- und M-Latenz die periphere Leitungszeit errechnet und von der kortikomuskulären Überleitungszeit abgezogen, sodass hier gleichfalls eine zentrale motorische Leitungszeit resultiert, die zur Beurteilung der Pyramidenbahnfunktion zu den unteren Extremitäten herangezogen werden kann.

Beurteilt werden das Vorhandensein und die Reproduzierbarkeit, insbesondere im Hinblick auf die jeweiligen Latenzen. Aufgrund des erheblichen Einflusses von Bahnungsphänomenen auf die Ausprägung der Amplituden der motorischen evozierten Potenziale bei kortikaler Stimulation werden nur Amplitudenunterschiede über 80 % im Seitenvergleich als pathologisch bewertet.

Bei Stimulation des motorischen Gesichtsareals und des N. facialis im Bereich des Porus acusticus internus ist gleichfalls die Berechnung einer zentralen motorischen Leitungszeit möglich, die neben der Funktion des Tractus corticonuclearis auch die des proximalen N. facialis erfasst, z. B. bei Prozessen im Kleinhirnbrückenwinkel.

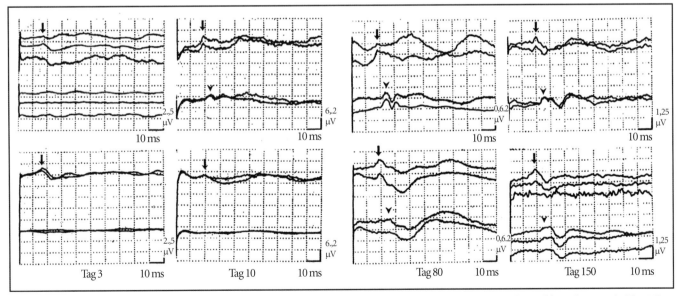

Abb. 2.7-1. Medianus-SEP-Verlauf eines Patienten nach schwerem Schädel-Hirn-Trauma (GCS 3). Dargestellt sind die hochspinale (N13, schwarzer Pfeil) und die kortikale (N20, Pfeilkopf) Komponente nach Stimulation des linken und des rechten N. medianus. Während die Komponente N13 von Anfang an erhältlich war, erschien die N20 erst im Verlauf. Die aufgrund des initialen Fehlens der N20 beider Hirnhälften ungünstige Prognose bestätigte sich trotz der Besserung des elektrophysiologischen Befundes: Der Patient verblieb in einem Zustand schwerer Behinderung (GOS 3).

Charakteristische Pathologika

Somatosensibel evozierte Potenziale

Veränderungen des Medianus-SEPs finden sich typischerweise bei ein- oder beidseitigen kortikalen und subkortikalen Läsionen, z. B. bei Hirninfarkten, bei intrazerebralen Blutungen oder bei einem schwerem SHT (Abb. 2.7-1). Die von den spinalen Generatoren abgeleiteten Komponenten des Medianus-SEPs sind verändert z. B. bei der zervikalen Myelopathie, bei raumfordernden Halsmarkprozessen oder traumatischen zervikalen Markläsionen.

Das **Tibialis-SEP** zeigt Veränderungen bei kortikalen und subkortikalen, mantelkantennahen Prozessen, aber auch bei allen spinalen Läsionen, die die Funktion der Hinterstränge beeinträchtigen.

Bei kortikaler und subkortikaler Schädigung nach Schädel-Hirn-Trauma (SHT) oder zerebraler Durchblutungsstörung kommt dem beidseitigen Verlust der kortikalen Komponente des Medianus- oder des Tibialis-SEPs erhebliche prognostische Bedeutung zu: Nach derzeitiger Lehrmeinung kann diese Befundkonstellation bestenfalls im Zustand der schweren bis schwersten Behinderung überlebt werden.

Frühe akustisch evozierte Potenziale

Veränderungen der frühen AEPs bei neurochirurgischen Patienten sind meist Folge von Transduktionsstörungen, sehr häufig nach Mittel- oder Innenohrverletzungen bei Felsenbeinfrakturen. Charakteristisch sind auch veränderte oder fehlende frühe akustisch evozierte Potenziale bei Vestibularisneurinomen. Darüber hinaus finden sich Veränderungen der frühen AEPs bei SHT ohne Transduktionsstörung oder bei aus anderer Ursache bewusstlosen neurochirurgischen Patienten, wobei hier am häufigsten eine Amplitudenminderung der Welle V mit pathologischem Amplitudenquotienten V/I als Ausdruck einer Schädigung im Bereich des pontomesenzephalen Übergangs beobachtet wird.

Visuell evozierte Potenziale

Die VEPs besitzen in der Neurologie eine große Bedeutung zum Nachweis einer abgelaufenen retrobulbären Neuritis als einem möglichen Symptom der **Encephalomyelitis disseminata**. Unter den neurochirurgischen Patienten weisen solche mit einem **Tumor** im Bereich der Orbita oder der Sehnervenkreuzung am häufigsten Veränderungen der visuell evozierten Potenziale auf. Auch traumatisch bedingte Schädigungen des N. opticus oder der Retina lassen sich durch Ableitung der VEPs nachweisen. Aufgrund des Verlaufs der Sehbahn ist eine einseitige Läsion im Bereich des Lobus occipitalis in der Regel durch Ableitung der visuell evozierten Potenziale nicht erfassbar.

Motorisch evozierte Potenziale

Die Bedeutung der MEPs liegt insbesondere im Bereich der zervikalen Myelopathie zur Quantifizierung der Funktionsstörung der Pyramidenbahn. Auch bei traumatischer Rückenmarkläsion ist durch Ableitung der motorisch evozierten Potenziale eine objektive Aussage über den Zustand des Tractus corticospinalis möglich. Der typische Befund bei **zervikaler Myelopathie** besteht in einer Zunahme der zentralen motorischen Leitungszeit bei regelrechten peripheren Überleitungszeiten. Bei **traumatischer Rückenmarkschädigung** findet sich häufiger eine Amplitudenminderung oder ein Signalverlust im Bereich der betroffenen Extremitäten.

Die Ableitung der motorisch evozierten Potenziale der mimischen Muskulatur dient insbesondere zur Funktionsdiagnostik des **proximalen N. facialis** bei Tumoren im Kleinhirnbrückenwinkel. Hier findet sich bei großen Tumoren eine Zunahme der zentralen motorischen Leitungszeit, die auf der kompressionsbedingten demyelinisierenden Neuropathie des N. facialis beruht (Wedekind et al. 1999).

Elektrophysiologisches Monitoring

Neurophysiologische Grundlagen

Das elektrophysiologische Monitoring dient der Funktionskontrolle des zentralen Nervensystems bei **bewusstlosen Patienten auf der Intensivstation** oder **intraoperativ** bei Eingriffen im Bereich eloquenter Hirnareale, an Rückenmark, Hirnnerven oder am peripheren Nervensystem. Abhängig von der Fragestellung ist die Anwendung einzelner oder einer Kombination der bereits besprochenen elektrophysiologischen Methoden erforderlich.

Zusätzlich zu dem bereits Gesagten sind bei der Anwendung dieser Methoden die unterschiedlichen Einflüsse von Narkotika, Sedativa und Muskelrelaxanzien, wie sie auf der Intensivstation oder intraoperativ üblich sind, zu berücksichtigen.

Die ideale Voraussetzung für ein intraoperatives elektrophysiologisches Monitoring ist eine rein intravenös durchgeführte Analgosedierung (z. B. die Kombination von Fentanyl und Midazolam) ohne den Einsatz von Gasnarkotika (Isofluran, Lachgas etc.) und Muskelrelaxanzien.

Da sowohl auf der Intensivstation als auch im Operationssaal eine Vielzahl wechselspannungsbetriebener Geräte eingesetzt wird (Monitore, Infusomaten, Wärmematten oder -lampen, Mikroskop, Ultraschallgerät, Ultraschallskalpell), ist der potenzielle Einfluss von Störgrößen um ein Vielfaches höher als im EEG-Labor. Eine gezielte Ausschaltung derartiger Störgrößen ist nicht selten die unabdingbare Voraussetzung für die Durchführung einer auswertbaren elektrophysiologischen Messung.

Untersuchungsmethoden nach klinischen Gesichtspunkten

Intraoperatives Monitoring

Generell wird für das intraoperative Monitoring (IOM) das Untersuchungsverfahren gewählt, das zur Prüfung der durch die chirurgische Präparation bedrohten Funktionen am ehesten geeignet ist. So wird z. B. bei Operationen im Bereich der **prä**- und **postzentralen** Region ein Monitoring der motorischen oder sensiblen evozierten Potenziale durchgeführt. Gleiches gilt für Aneurysmaoperation im Bereich der A. carotis interna oder der A. cerebri media. Hier werden Medianus-SEP-Ableitungen als Monitoringverfahren für die Funktion der von diesen Gefäßen versorgten Hirnareale benutzt.

Bei Operationen im Bereich der **Schädelbasis** und der **hinteren Schädelgrube** ist oft eine Kombination von Monitoring-Verfahren erforderlich, da hier sowohl die Funktion der den Hirnstamm durchziehenden motorischen und sensiblen Bahnen als auch die Funktion der Hirnnerven

bedroht sein kann. Dementsprechend werden z. B. bei der Operation eines Vestibularis-Schwannoms oder anderer Tumoren im Kleinhirnbrückenwinkel die Ableitung von frühen akustisch evozierten Potenzialen (Abb. 2.7-2) und somatosensibel evozierten Potenzialen mit der Ableitung des EMG nach Stimulation des N. facialis (Abb. 2.7-3) und des N. trigeminus, der „Spontanaktivität" der mimischen Muskulatur (Abb. 2.7-3) sowie der F-Welle (Abb. 2.7-4) zur Lokalisation und Überwachung der Funktion des N. facialis eingesetzt.

Die Problematik des intraoperativen Monitorings der **Sehbahn** (VEP) mittels blitzevozierter Potenziale wird in der Literatur kontrovers diskutiert und scheint bislang aus technischen Gründen noch nicht befriedigend gelöst zu sein (Klug et al. 1988).

Bei Operationen im Bereich des **Spinalkanals** bzw. der **Medulla spinalis** kann eine kombinierte Ableitung der somatosensibel sowie der motorisch evozierten Potenziale je nach Lokalisation der Läsion von den oberen und/oder den unteren Extremitäten hilfreich sein. Operationen im Bereich des **Plexus brachialis** oder im Bereich peri-

pherer Nerven erfordern den Einsatz des Stimulations-EMG oder der Neurographie sowie der Ableitung von F-Wellen, wobei für die Ableitung von Muskelsignalen (Stimulations-EMG, F-Wellen) die Zuordnung des operierten Anteils des Plexus brachialis oder des peripheren Nerven zu den entsprechenden Kennmuskeln zu berücksichtigen ist.

Monitoring im Koma

Grundsätzlich erscheint es sinnvoll, beim zerebralen Koma aus innerer (z. B. intrazerebrale Blutung) oder äußerer (etwa Schädel-Hirn-Trauma) Ursache ein **multimodales Monitoring** mit Ableitung von **evozierten Potenzialen** (AEP, SEP, VEP) und **Hirnstammreflexen** (Blinkreflex [BR], Masseterreflex [MR]) durchzuführen, das z. B. beim akuten Mittelhirnsyndrom den Nachweis einer isolierten Hirnstammschädigung oder von kombinierten Läsionen mit supratentorieller Beteiligung im Quer- und Längsschnitt des Krankheitsverlaufes erlaubt (Klug u. Csécsei 1985, 1987). Beim Versagen der frühen akustisch evozierten Potenziale erlauben Blinkreflex und Masseterreflex eine Aussa-

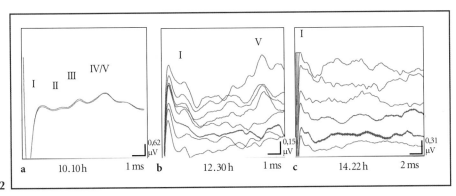

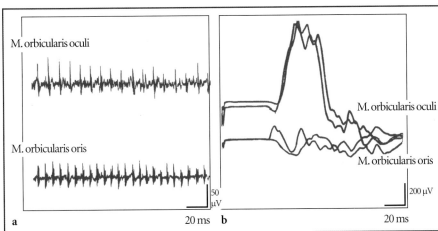

Abb. 2.7-2. Intraoperative Ableitung der frühen akustisch evozierten Potenziale bei einer Patientin mit Mammakarzinom-Metastase im Kleinhirnbrückenwinkel links (Mittelung aus jeweils 1.000 Einzelableitungen):
a) Regelrechter Ausgangsbefund um 10.10 Uhr unmittelbar vor Beginn der Kraniotomie (Wellen I–V, s. Text).
b) Pathologische Zunahme der Latenz der Wellen III und V bei konstanter Latenz der Welle I um 12.30 Uhr. Dies ist durch die während der Dissektion aufgetretene Funktionsstörung des N. cochlearis bedingt.
c) Kurze Zeit später (14.22 Uhr) ist die Funktionsstörung so weit fortgeschritten, dass die Wellen III und V nicht mehr erhältlich sind. Welle I ist dagegen weiterhin und mit konstanter Latenz abgrenzbar.

Abb. 2.7-3. Intraoperatives Monitoring der Funktion des N. facialis während der Entfernung eines Kleinhirnbrückenwinkeltumors:
a) „Spontanaktivität" der mimischen Muskulatur, ausgelöst durch Manipulation am N. facialis während der Dissektion des Tumors;
b) Stimulation des N. facialis im Kleinhirnbrückenwinkel und Ableitung des Summenaktionspotenzials der mimischen Muskulatur.

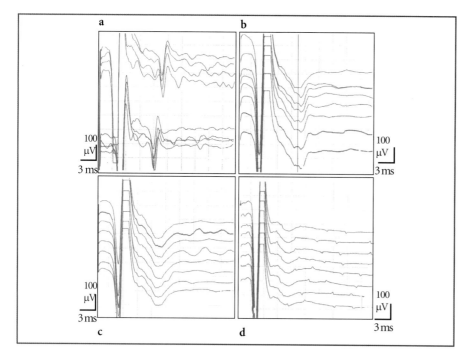

Abb. 2.7-4. Intraoperatives Monitoring der Funktion des N. facialis mithilfe der F-Wellen-Ableitung aus dem M. nasalis bei einer Patientin mit Kleinhirnbrückenwinkeltumor (nach Wedekind u. Klug 1998):
a) Normalbefund der F-Wellen-Ableitung bei distaler und proximaler Stimulation des N. facialis vor der Operation. Klinisch bestand eine regelrechte Fazialisfunktion. Beachte die reziproke Verschiebung von F- und M-Wellen-Latenz bei Verschiebung des Reizortes von distal nach proximal.
b) Normalbefund der F-Wellen-Ableitung nach Narkoseeinleitung;
c) Verlust der F-Welle während der Dissektion des Tumors;
d) anhaltender Verlust der F-Welle am 1. postoperativen Tag. Die Patientin wies dauerhaft eine hochgradige Fazialisparese auf.

ge über die Funktion pontiner und mesenzephaler Strukturen. Umgekehrt können bei fehlendem Blinkreflex infolge peripherer Fazialisschädigung die frühen AEPs und SEPs den Schweregrad und die Läsionsebene einer gestörten Hirnstammfunktion nachweisen, die dadurch im Verlauf kontrolliert werden kann.

Voraussetzung für die korrekte Beurteilung von evozierten Potenzialen und Hirnstammreflexen ist der Ausschluss von afferenten oder efferenten Nervenverletzungen.

Eine präexistente Otosklerose oder eine Felsenbeinfraktur kann die Ableitung der akustisch evozierten Potenziale unmöglich machen, eine Verletzung des Plexus brachialis zur Fehlinterpretation eines nicht nachweisbaren kortikalen, somatosensibel evozierten Potenzials führen oder eine ophthalmologische Erkrankung den Nachweis der VEPs verhindern. Die Beurteilung des Blinkreflexes setzt einen intakten N. facialis voraus. Bei einer Skalpverletzung mit Beteiligung des N. supraorbitalis oder einer Schädigung des N. facialis wird ebenfalls keine Aussage über den Blinkreflex möglich sein.

Untersuchungsergebnisse

Intraoperatives Monitoring

Die Besonderheit des intraoperativen elektrophysiologischen Monitorings liegt in der Möglichkeit einer **kontinuierlichen Verlaufsbeurteilung**, sodass – ausgehend von einem Initialbefund vor Beginn des neurochirurgischen Eingriffs – die intraoperativ gemessenen Signale mit dem Ausgangsbefund verglichen und deren Veränderungen im Zeitverlauf kontinuierlich verfolgt werden können (s. Abb. 2.7-2). So tritt z. B. bei der Ableitung motorisch oder sensibel evozierter Potenziale im Falle einer intraoperativen Schädigung des Potenzialgenerators eine Minderung der Signalamplitude auf, die sich je nach Art der Schädigung graduell oder abrupt entwickelt. Eine Amplitudenminderung auf weniger als 50% des Ausgangswertes gilt allgemein als signifikant und zeigt eine funktionell bedeutsame Schädigung des zentralen Nervensystems an.

Beim intraoperativen elektrophysiologischen Monitoring der Funktion des **N. facialis**, z. B. bei Operationen an Kleinhirnbrückenwinkeltumoren, stehen neben der Ableitung des sog. „spontanen" EMGs (durch Manipulation am N. facialis hervorgerufene Aktivität in der mimischen

Muskulatur) auch die Elektrostimulation des Nerven als Stimulations-EMG (s. Abb. 2.7-3) und die Ableitung von F-Wellen aus dem M. nasalis zur Verfügung (s. Abb. 2.7-4). Als grobe Faustregel gilt, dass eine Funktionsstörung des Nerven häufig vorliegt bei einer Zunahme der Amplitude der Spontanaktivität auf mehr als 200 µV, die die neurochirurgische Manipulation längere Zeit überdauert, d. h. auch nach Sistieren der Präparation unvermindert anhält. Von höherem diagnostischem Wert ist eine Minderung der Amplitude des Stimulations-EMGs bei hirnstammnaher Stimulation auf unter 50% der Amplitude bei hirnstammferner Stimulation im Bereich des Meatus acusticus internus. Ein dauerhafter Verlust der F-Welle aus dem M. nasalis zeigt gleichfalls eine hochgradige, dauerhafte Schädigung des N. facialis an (s. Abb. 2.7-4).

Allgemein gilt, dass die Beurteilung intraoperativ erhobener elektrophysiologischer Messergebnisse eine große Erfahrung bei der Anwendung derartiger Untersuchungsmethoden erfordert. Die Grenzen zwischen physiologischen Schwankungen und pathologischen Veränderungen, die eine klinisch relevante Funktionsbeeinträchtigung des untersuchten Anteils des zentralen Nervensystems darstellen, sind hier fließend. Qualität und Nutzen des intraoperativen Monitorings hängen also ganz entscheidend von der Kommunikation zwischen dem elektrophysiologisch Tätigen und dem Operateur sowie von der Einsicht des Operateurs in Möglichkeiten und Grenzen elektrophysiologischer Untersuchungen ab.

Charakteristische Pathologika. Beispielhaft sei hier auf die Veränderungen der frühen akustisch evozierten Potenziale während der Resektion einer Metastase im Kleinhirnbrückenwinkel (s. Abb. 2.7.-2) und auf die „Spontanaktivität" des EMGs sowie auf die Veränderungen der F-Welle, abgeleitet aus der mimischen Muskulatur, bei der Operation eines Kleinhirnbrückenwinkeltumors verwiesen (s. Abb. 2.7-3, 2.7-4).

Monitoring im Koma

An 110 Patienten mit akuten Hirnstammläsionen erfolgten 343 Ableitungen von akustisch evozierten Potenzialen, 79 Patienten waren im akuten Mittelhirnsyndrom, 35 im Bulbärhirn- und 55 im Hirntodsyndrom.

Im akuten Mittelhirnsyndrom waren die Interpeak-Latenzen der Wellen II bis III, III bis V und I bis V in den **frühen akustisch evozierten Potenzialen** signifikant verlängert. Die klinische Rückbildung des Mittelhirnsyndroms war begleitet von einer Normalisierung der Interpeak-Latenzen in rostrokaudaler Richtung. Während des Mittelhirnsyndroms waren die Amplitudenquotienten der Wellen III/I und V/I signifikant gemindert. Bei klinischer Besserung setzte die Normalisierung der Amplituden mit der Welle V ein. Im Vergleich zu Gesunden fanden sich im akuten Mittelhirnsyndrom auffallende intraindividuelle Schwankungen von Latenzen und Interpeak-Latenzen, des weiteren erheblich verformte Wellenkomplexe III-V. Im Bulbärhirnsyndrom waren die Wellen I und II bei 28 Patienten nachweisbar, unter diesen bei einem Teil auch noch eine pathologisch veränderte Welle III. Im klinisch und elektrophysiologisch nach den Richtlinien der Bundesärztekammer diagnostizierten „Zustand des Hirntodes" bestand bei 20 Patienten ein „Null-AEP" beidseits, während bei 35 Patienten noch eine Welle I nachweisbar war, darunter bilateral bei 25 Patienten.

Mittels **Blinkreflex** wurden 47 Patienten im akuten Mittelhirnsyndrom, 26 im Bulbärhirn- und acht im Zustand des Hirntodes untersucht. Alle Patienten im Mittelhirnsyndrom wiesen einen pathologischen Blinkreflex auf, wobei die schwersten Veränderungen (bilateraler Ausfall von R1 und R2) mit dem schlechtesten Outcome (apallisches Syndrom, Hirntod) korrelierten. Bei keinem Patienten im Zustand des Hirntodes im oben genannten Sinne konnten elektrophysiologisch frühe oligosynaptische oder späte polysynaptische Reflexantworten nachgewiesen werden. Eine klinische Rückbildung des akuten Mittelhirnsyndroms war regelmäßig von einer Rückbildung pathologischer Blinkreflexveränderungen begleitet (s. Abb. 2.7-5b).

Abb. 2.7-5. Monitoring im Koma bei zwei Schwer-Schädel-Hirn-Verletzten mittels evozierten Potenzialen (a) und Blinkreflex (b) (Einzelheiten s. Text) (nach Klug u. Csécsei 1985):
a) 23 Jahre, männlich: initial schwere diffuse Funktionsstörung des Hirnstamms und supratentoriell, im Verlauf GOS 1 (= verstorben).
b) 22 Jahre, männlich: primäre Hirnstammfunktionsstörung (Ableitung des Blinkreflex mit Nadelelektroden), im Verlauf GOS 3. o.o.m.r: M. orbicularis oculi rechts; o.o.m.l: M. orbicularis oculi links.
AEP = akustisch evozierte Potenziale; VEP = visuell evozierte Potenziale; SEP = sensibel evozierte Potenziale.

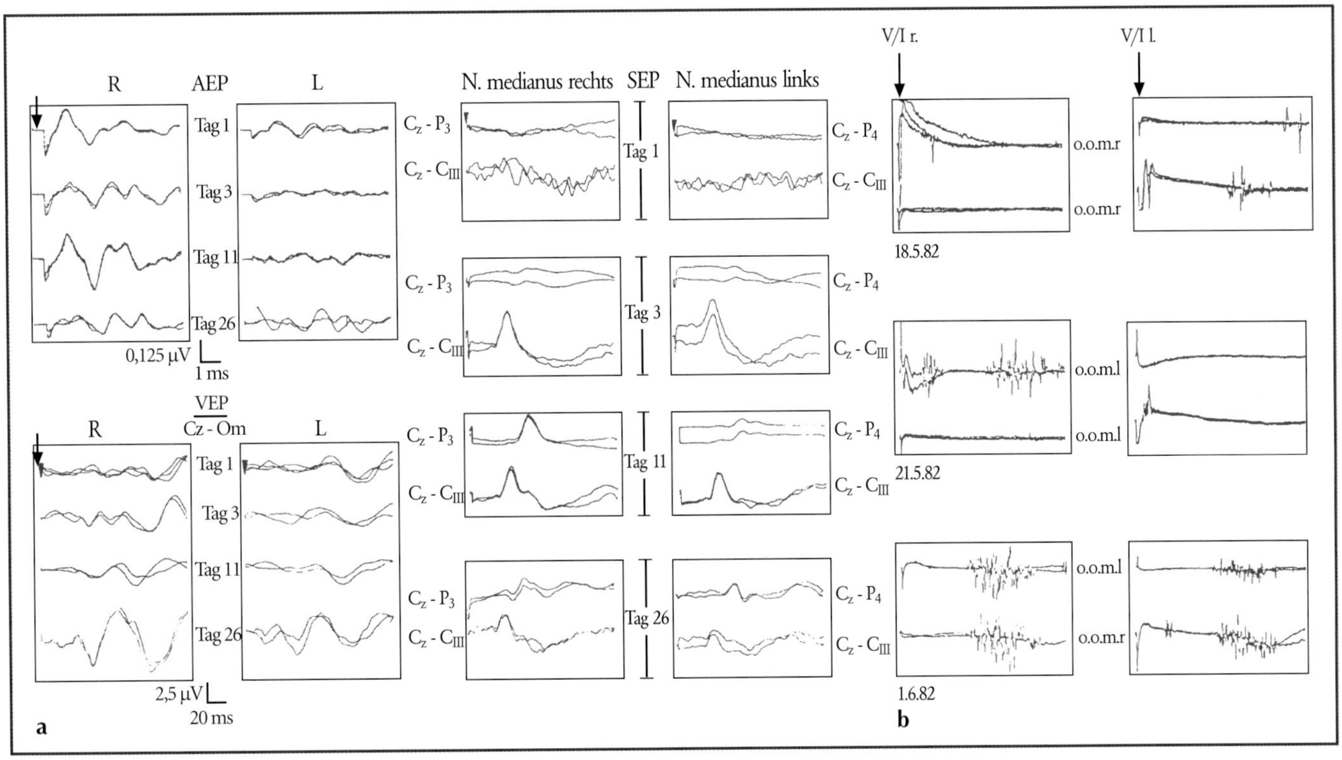

> Die Veränderungen von evozierten Potenzialen und Hirnstammreflexen zu Beginn und im Verlauf des zerebralen Komas aus innerer oder äußerer Ursache erlauben eine Aussage zur Prognose.

Abbildung 2.7-5a zeigt die Befunde der frühen AEPs, SEPs und VEPs eines 23-jährigen Patienten mit schwerem gedecktem SHT, multiplen supra- und infratentoriellen Blutungen, Koma, erloschener Lichtreaktion der Pupillen beidseits und beiderseits negativem Kornealreflex. Das frühe AEP lässt eine bilateral erhaltene Funktion des Hirnstamms erkennen, das bilateral ausgefallene kortikale somatosensibel evozierte Potenzials deutet aber für den Fall des Überlebens bereits initial auf ein schwerwiegendes bleibendes Defizit hin. Trotz Besserung des kortikalen somatosensibel evozierten und des visuell evozierten Potenzials im Verlauf blieb der Patient dauerhaft schwerstgeschädigt.

Abbildung 2.7-5b zeigt im Verlauf Blinkreflexbefunde bei einem 22-jährigen Patienten mit primärer Hirnstammschädigung bei gedecktem SHT. Bei primärem Koma korreliert die bilaterale Erholung der polysynaptischen R2 mit der zunehmenden Bewusstseinsaufhellung (Vigilanz).

Charakteristische Pathologika. Bei bewusstlosen Patienten in Folge eines schweren SHT mit diffuser supra- und infratentorieller Schädigung finden sich typischerweise **Veränderungen aller evozierten Potenziale** und der **Hirnstammreflexe** (s. Abb. 2.7-5). Die Veränderungen betreffen Amplituden und Latenzen, können aber auch in einem Ausfall einzelner Potenzial- bzw. Reflexkomponenten bis hin zum Verlust der evozierten Potenziale und Hirnstammreflexe bestehen.

Typisch für das **akute Mittelhirnsyndrom** sind Verformungen einzelner Wellen der evozierten Potenziale sowie einzelner Reflexantworten. Bei der Entwicklung vom akuten Mittelhirn- über das **Bulbärhirnsyndrom** zum **Hirntod** zeigen die frühen akustisch evozierten Potenziale typischerweise einen Verlust der Potenzialkomponenten in rostrokaudaler Richtung. Bei allen untersuchten Patienten im klinisch und elektrophysiologisch nach den Richtlinien der Bundesärztekammer diagnostizierten Hirntod (s. Kap. 16.6) fehlten sämtliche zerebral generierten, somatosensibel oder visuell evozierten Potenzialkomponenten, während in den frühen AEPs entweder sämtliche Wellen fehlten oder lediglich noch die Welle I nachweisbar war. Elektrophysiologisch untersuchte Hirnstammreflexe (Blinkreflex, Glabella- und Masseterreflex) ließen sich bei keinem der im Zustand des Hirntodes im oben genannten Sinne untersuchten Patienten nachweisen.

Schwerwiegende initiale Veränderungen von evozierten Potenzialen und Hirnstammreflexen korrelieren mit dem klinischen Erholungszustand. Hierzu muss einschränkend erwähnt werden, dass Korrelationen zwischen initialen elektrophysiologischen Veränderungen einerseits und einem späteren neuropsychologischen Defizit andererseits noch zurückhaltend beurteilt werden müssen.

Literatur

Firsching R, Woischnek D, Dietrich M et al. (1998) Early magnetic resonance imaging of brainstem lesions after severe head injury. J Neurosurg 89: 707–12.

Fisch BJ (1991) Spehlmann's EEG primer. 2nd ed. New York: Elsevier.

Jörg J, Hielscher H (1990) Evozierte Potenziale in Klinik und Praxis. 2. Aufl. Berlin: Springer

Klug N, Csécsei G (1985) Evoked potentials and brain stem reflexes. Neurosurg Rev 8: 63–84.

Klug N, Csécsei G (1987) Electrically elicited blink reflex and early acoustic evoked potentials in circumscribed and diffuse brain stem lesions. Acta Neurochir (Wien) (Suppl) 40: 57–94.

Klug N, Christophis P, Csécsei G (1988) Intraoperatives Monitoring mit visuellen und akustisch evozierten Potentialen. Klin Wochenschr 66 (Suppl XIV): 41–7.

Ludin P (1993) Praktische Elektromyographie. Stuttgart: Enke.

Meyer BU (1992) Magnetstimulation des Nervensystems. Berlin: Springer

Møller AR (1988) Evoked potentials in intraoperative monitoring. Baltimore: Williams & Wilkins.

Neundörfer B (1988) EEG-Fibel. Stuttgart: Gustav Fischer.

Schramm J, Møller AR (1991) Intraoperative Neurophysiologic Monitoring in Neurosurgery. New York: Springer

Stöhr M, Dichgans J, Diener HC, Büttner UW (1989) Evozierte Potenziale. 2. Aufl. Berlin: Springer.

Stöhr M, Riffel B, Pfadenhauer K (1991) Neurophysiologische Untersuchungsmethoden der Intensivmedizin. Berlin: Springer.

Wedekind C, Klug N (1998) Nasal muscle F-wave for peri- and intraoperative diagnosis of facial nerve function. Electromyog Clin Neurophysiol 38: 481–90.

Wedekind C, Klug N (2000) Assessment of facial nerve function in acoustic tumor disease by nasal muscle F-waves and transcranial magnetic stimulation. Muscle Nerve 23: 58–62.

Wedekind C, Fischbach R, Pakos P et al. (1999) Comparative use of magnetic resonance imaging and electrophysiologic investigation for prognosis of head injury. J Trauma 47: 44–9.

Wissenschaftlicher Beirat der Bundesärztekammer (1998) Richtlinien zur Feststellung des Hirntodes. Dritte Fortschreibung 1997 mit Ergänzungen gemäß Transplantationsgesetz (TPG). Dtsch Ärztebl 95: B-1509–16.

2.8 Intraoperative apparative Diagnostik

Christian Rainer Wirtz, Stefan Kunze

Definition

Der Begriff der intraoperativen apparativen Diagnostik in der Neurochirurgie beinhaltet eine Vielzahl unterschiedlicher Verfahren, deren Zahl mit der fortschreitenden technischen Entwicklung noch weiter zunehmen wird. Das Spektrum reicht von der Neuronavigation über intraoperative bildgebende Verfahren bis zum intraoperativen neurophysiologischen Monitoring (s. Kap. 2.3, 2.7). Alle haben das Ziel, die Operation durch zusätzliche Informationen für den Operateur sicherer zu machen, sei es durch eine verbesserte räumliche Orientierung oder Informationen über den Funktionszustand des Operationsfeldes. Im vorliegenden Kapitel sollen die Neuronavigation und verschiedene Verfahren der intraoperativen Bildgebung wie MR und intraoperative Sonographie dargestellt werden.

Neuronavigation

Definition

Der Begriff der Neuronavigation beschreibt die computerunterstützte Übertragung von Bilddaten eines Patienten auf den Operationssitus zur interaktiven intraoperativen Orientierung. Synonym werden im angloamerikanischen Sprachraum die Begriffe der „Frameless Stereotaxy" und „Interactive Image-guided Neurosurgery" oder auch allgemeiner „Computer-assisted Surgery (CAS)" verwendet.

Historische Erstbeschreibung

Die Erstbeschreibung der Neuronavigation geht auf die Gruppe um den amerikanischen Neurochirurgen David Roberts (1986) zurück, obwohl nahezu gleichzeitig von verschiedenen Arbeitsgruppen in Japan (Watanabe et al. 1987), der Schweiz (Reinhardt et al. 1988) und Deutschland (Mösges u. Schlöndorf 1988) unabhängig eigene Systeme entwickelt wurden.

Technische Grundlagen

Das Prinzip der Neuronavigation entspricht dem der Stereotaxie (s. Kap. 4.3). Beide Methoden dienen dazu, Strukturen auf den CT- oder MRT-Bildern eines Patienten im Operationsfeld exakt zu lokalisieren bzw. umgekehrt. Dazu ist es notwendig, die beiden Koordinatensysteme – das der Bilddaten und das der Patientenanatomie – ineinander überzuführen, d.h. miteinander abzugleichen (Prozess der Registrierung s. unten).

In der Stereotaxie erfolgt dies mit dem stereotaktischen Ring und dem zugehörigen Zielbügelsystem. Bei der Neuronavigation dient als Bindeglied zwischen den beiden Koordinatensystemen ein dreidimensionales **Digitalisierinstrument** (Digitizer), mit dem es möglich ist, Punkte innerhalb des Arbeitsraumes (z.B. die Position der Instrumentenspitze) in x-, y- und z-Koordinaten zu beschreiben. Damit wird das Operationsfeld einschließlich des zur Operation gelagerten Patienten digitalisiert. Die Bilder des Patienten liegen im Operationssaal in Form eines dreidimensionalen Datensatzes vor, in dem jeder Bildpunkt ebenfalls in x-, y- und z-Koordinaten beschrieben werden kann. Durch die modernen, leistungsfähigen Computer können die Daten des Digitizers und die großen Datenmengen der Bilder ausreichend schnell verarbeitet und dargestellt werden.

Systemkomponenten

Die Systemkomponenten von Navigationssystemen ähneln sich grundsätzlich (Abb. 2.8-1): **Navigationscomputer** mit Bilddaten des Patienten, **Monitor** zur intraoperativen Darstellung und **Digitizer**, dessen Lage im Raum geortet wird und der als Bindeglied zwischen Bilddaten und Patient dient. Die Koordinaten des Digitizers werden ständig berechnet und an den Navigationscomputer weitergeleitet, damit seine Position jederzeit auf den Bilddaten dargestellt werden kann. So sind dann Lokalisierung und Darstellung der aktuellen Position während einer Operation permanent möglich. Voraussetzung ist die vorherige Registrierung oder Korrelation der

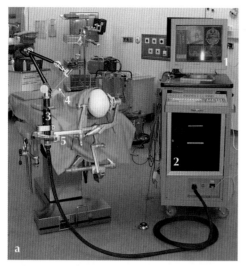

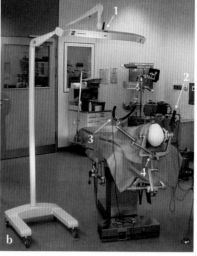

Abb. 2.8-1. Darstellung der unterschiedlichen Komponenten eines Navigationssystems:
a) Gelenkarmsystem: Der Monitor (**1**) und die Workstation (**2**) sind bei allen Navigationssystemen vorhanden. Das Lokalisationsinstrument ist hier ein Navigationsarm (**3**). An seinem Ende ist ein Zeiger (**4**) befestigt, dessen Position in der Spitze und Richtung berechnet wird. Der Arm wiederum ist fest mit der Kopffixierung verbunden (**5**), damit eine Verschiebung in Relation zum Kopf verhindert wird.

b) Kamerasystem: Kameras (**1**) lokalisieren das Zeigeinstrument (Pointer, **2**) in Relation zum Kopf des Patienten. Da die Kameras leicht verschieblich sind, muss die Position des Kopfes über einen zusätzlichen Halbring mit LEDs (light emitting diodes) (**3**) auch geortet werden. Dieser Halbring muss, analog zum Gelenkarm, unverschieblich an der Kopfhalterung angebracht werden (**4**).

beiden Koordinatensysteme. Die Möglichkeiten der Bilddarstellung hängen von der jeweiligen Programmierung ab und können zwischen einzelnen Systemen erheblich variieren.

Zusätzlich werden verschiedene Arten von Digitizern zur Lokalisation verwendet:
- **Mechanische Gelenkarme** arbeiten mit Winkelmessern in den Gelenken, die eine Berechnung der Position über die Winkelstellung und Längen der einzelnen Glieder zulassen. Eine Sonderform der Gelenkarme sind Robotersysteme, deren Gelenke über Stellmotoren bewegt und die auf diese Weise exakt positioniert werden können.
- **Optische Systeme** verwenden zur Ortung des Lokalisationsinstrumentes Infrarot- oder sichtbares Licht, das von Kameras detektiert und über eine Triangulation analog der Satellitennavigation zur Positionsberechnung verwendet wird.
- **Akustische Digitizer** arbeiten nach dem gleichen Prinzip, nur dass Ultraschall

anstelle von Licht zur Entfernungsmessung verwendet wird.
- **Magnetsensorsysteme** schließlich verwenden die Deformierung der Feldlinien eines vom System ausgesandten Magnetfeldes zur Positionsbestimmung.

In der Neurochirurgie haben sich die optischen Systeme weitgehend als Standard der Navigationssysteme etabliert.

Klinische Anwendung und Indikationen

Auch die Anwendung der Neuronavigation ist für alle Systeme prinzipiell gleich und wird daher exemplarisch dargestellt. Auf mögliche Besonderheiten einzelner Systeme oder spezielle Verfahren wird an entsprechender Stelle hingewiesen. Ebenso werden die Grundregeln der Anwendung

einschließlich möglicher Fehlerquellen und die Grenzen der Methode gemeinsam dargestellt, da diese für alle Systeme gleichermaßen gelten.

Die klinische Anwendung teilt sich auf in die Vorbereitung außerhalb des Operationssaales (Bilddatenakquisition, -übertragung, Vorbereitung und Planung) und im OP (Installation des Systems, Registrierung) sowie die eigentliche intraoperative Anwendung (Übertragung der Zugangsplanung, intraoperative Orientierung).

Bilddatenakquisition, Vorbereitung und Planung

Die Wahl des bildgebenden Verfahrens hängt von der Verfügbarkeit vor Ort ab, aber auch von der bestmöglichen Darstellung des pathologischen Prozesses bis hin zur Integration funktioneller Bilddaten. Unabhängig davon wird im Normalfall ein Volumendatensatz vom Operationsgebiet angefertigt, z. B. dem Kopf des Patienten. Vorher werden am Patienten meist Markierungspunkte angebracht, die auch auf den Bildern sichtbar sind. Diese werden **Fiducial Marker** (Fiducials) genannt und dienen der einfacheren Registrierung (Abb. 2.8-2). Die Bilddatensätze müssen dann mit Magnetbändern, optischen Datenträgern (CD-ROM o.Ä.) oder per Netzwerk an den Navigationscomputer übertragen werden. Nach Import ins Navigationsprogramm erfolgt die Vorbereitung der Navigation, die vor allem in der Definition der zur Registrierung zu verwendenden Punkte (Fiducials) und Rekonstruktion eines 3-D-Bildes des Datensatzes (s. Abb. 2.8-2) besteht. Zusätzlich können Zugänge geplant, dreidimensionale Rekonstruktionen durchgeführt und Tumorgrenzen im Datensatz markiert werden.

Installation und Registrierung des Systems

Ist der Patient für die Operation gelagert, erfolgt die Installation des Digitizers am Operationsfeld, also in der Regel an der Kopffixierung. Dabei wird auf eine feste

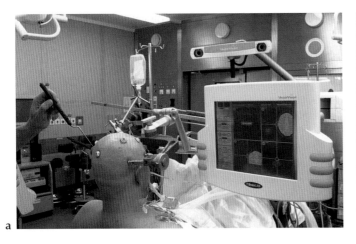

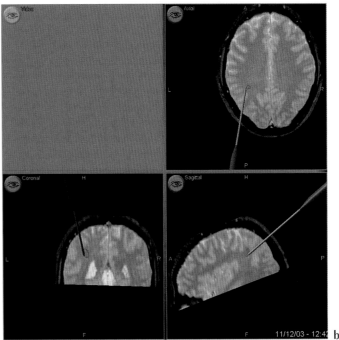

Abb. 2.8-2
a) Konfiguration im mikroneurochirurgischen Operationssaal mit Navigation:
24-jähriger Mann, seit 4 Wochen Kopfschmerzen und Krampfanfälle; im MR: V. a. Kavernom links parieto-okzipital im tiefen Marklager paraventrikulär. Operation in halbsitzender Lagerung. Dargestellt: Patientenkopf in der Mayfield-Halterung, Pointer zur Referenzierung anhand der Fiducials, Laserkamera.
b) Screenshot zur Situation aus Abb. 2.8-2a in drei Raumachsen, axial, koronar und sagittal. Die Läsion wurde rötlich farbmarkiert.

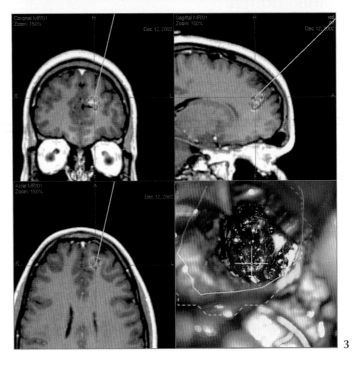

Abb. 2.8-3. Intraoperative Navigation mit dem Mikroskop (Bildschirm des Stryker-Navigationssystems): Auf dem Bildschirm des Navigationsrechners ist der Blick durch das Okular des Operationsmikroskops auf das Operationsfeld mit eingeblendeter Kontur sichtbar (Fenster unten rechts). Die Kontur wird dem Operationssitus überlagert und der am Mikroskop eingestellten Vergrößerung in der Größe angepasst. Voraussetzung ist hierbei die präoperative Planung mit Konturierung der Läsion in der Planungs-Software. Die Rekonstruktionsebene ist dabei im Fokuspunkt (großes Fadenkreuz in der Mitte) senkrecht zur optischen Achse des Mikroskops gelegen, sodass der Operateur die Ausdehnung einer Läsion (hier eines Kavernoms) in der Schärfenebene erkennen kann. Auf den anderen Fenstern sind die Rekonstruktionen der Bilddaten im Fokuspunkt in den drei Raumebenen (axial, sagittal, koronar) abgebildet.

Fixierung geachtet, damit sich die räumliche Beziehung des Digitizers zum Patienten nicht mehr verschiebt. Nun werden Datensatz und Patient registriert. Dem Navigationsrechner wird mitgeteilt, wo sich das reale Koordinatensystem des Patienten in Bezug auf das virtuelle Koordinatensystem der Bilddaten befindet, indem mithilfe des Digitizers beide zur Deckung gebracht werden. Durch diesen zentralen Schritt wird die intraoperative Navigation erst ermöglicht.

Die unterschiedlichen Methoden beruhen letztlich alle auf einer **Korrelation identischer Punkte** in beiden Koordinatensystemen. Dies ist erreicht, sobald mindestens drei Punkte, die nicht auf einer Linie liegen, miteinander korreliert worden sind (s. Abb. 2.8-2). Bei den derzeit verfügbaren Systemen geschieht dies entweder durch Korrelation der Marker oder durch Digitalisierung der Hautoberfläche des Patienten und Korrelation mit deren Rekonstruktion aus den Bilddaten (Raabe et al. 2002). Von der Genauigkeit dieses Arbeitsschrittes hängt ganz entscheidend die Abweichung ab, mit der eine intraoperative Lokalisation möglich ist. Daher sollte diesem Arbeitsschritt besondere Aufmerksamkeit gewidmet werden.

Intraoperative Anwendung

Sobald die Registrierung mit ausreichender Genauigkeit durchgeführt ist, kann die Navigation intraoperativ zur besseren Orientierung verwendet werden, um z. B. den Zugang oder die Lage und Größe der Kraniotomie festzulegen. Im weiteren Verlauf kann die Darstellung der aktuellen Position des Digitizers (z. B. des Mikroskop-Fokuspunktes, Abb. 2.8-3) auf den Bilddaten jederzeit zur Orientierung genutzt werden. So können normale oder pathologische Strukturen lokalisiert und der Fortschritt der Operation wie das Erreichen der bildgebenden Signale der Tumorränder verfolgt werden.

Indikationen

Die Indikationen zur Navigation haben sich in den letzten Jahren in dem Umfang erweitert, in dem die Navigation in die operative Routine in der Neurochirurgie eingebunden wurde und der notwendige Zeitaufwand sich verringerte. Dennoch gehören zu den Hauptindikationen der Neuronavigation Operationen an der Schädelbasis, von kleinen, tief gelegenen Läsionen (z. B. Kavernomen), in der Nähe eloquenter Areale und bei intraaxialen Tumoren. Hilfreich kann die Methode aber bei allen Operationen sein, bei denen eine intraoperative Orientierung anhand der üblichen Bilder schwierig ist. Auch in der spinalen Neurochirurgie wird die Neuronavigation zunehmend eingesetzt, hier vor allem bei spinalen Instrumentierungen, um die Insertion von Schrauben (z. B. Pedikelschrauben) zu führen.

Fehlerquellen und Limitationen

Keine Neuronavigation kann die Kenntnis der Neuroanatomie ersetzen. Die Verantwortung für den Eingriff liegt allein beim Operateur. Er vergewissert sich, dass die Angaben des Navigationssystems korrekt sind und kennt Limitationen sowie Fehler der Methode.

Folgende Punkte, die bei der Navigation zu vermeidbaren Abweichungen führen können, werden kurz erläutert (Spetzger et al. 2002):

● **Kleben der Fiducial Marker:** möglichst weit über die Operationsregion verteilt mit der Läsion im Zentrum; intraoperative Zugänglichkeit der Marker berücksichtigen (Lagerung); ausreichende Anzahl; Farbmarkierung zum Erkennen von Verschiebungen
● **Import der Bilddaten:** Patientenidentität und Seitenkonvention überprüfen
● **Datenvorbereitung:** sorgfältige Definition der Marker(-Mitte) und ggf. Tumorkonturen im Datensatz; genaue Rekonstruktion der Hautoberfläche
● **Systemaufbau:** Referenzrahmen/Gelenkarm (Nullpunkt) unverschieblich an der Kopfhalterung bzw. am Operationsfeld fixieren; Kameraposition bei optischen Systemen optimieren
● **Referenzierung:** auf Markerverschiebungen achten; bei Oberflächenpunkte möglichst weit verteilt akquirieren, Genauigkeit an anatomischen Landmarken prüfen!
● **intraoperativ:** Plausibilität der Navigation immer wieder prüfen, ggf. Landmarken im sterilen Feld zur Nachreferenzierung definieren (Cave: stellt *bestenfalls* die initiale Genauigkeit wieder her!)

> Cave: Die wichtigste Fehlerquelle der Neuronavigation und gleichzeitig auch die grundsätzliche Limitation der Methode besteht in der Veränderung der anatomischen Verhältnisse durch die Operation selbst, die sich auf den zur Navigation verwendeten Bildern naturgemäß nicht widerspiegelt.

Dieser Fehler wird allgemein mit dem Begriff „Brain-Shift" bezeichnet und kann ein erhebliches Ausmaß annehmen. Eine Korrektur ist letztlich nur durch Methoden der intraoperativen Bildgebung möglich.

Alternative Verfahren

Als Alternativen zur Neuronavigation stehen die verschiedenen Verfahren zur intraoperativen Bildgebung und vor allem die **klassische Stereotaxie** zur Verfügung. Bei

der Stereotaxie ist die kontinuierliche intraoperative Anwendung zur interaktiven Orientierung mit einem größeren Aufwand verbunden, wegen der dabei notwendigen Einstellung des Zielbügelsystems. Daher bestehen für beide Methoden eher getrennte Indikationsbereiche, und die klassische rahmengebundene Stereotaxie wird auf längere Sicht wohl auf wenige spezialisierte Indikationen wie funktionelle Eingriffe beschränkt werden.

Einordnung der Methode und praktische Überlegungen

Einordnung

Obwohl sich die Methode der Neuronavigation zunehmend in der klinischen Routine durchsetzt, ist die Datenlage zurzeit noch so, dass die Anwendung **nicht zum Standard für bestimmte Operationen** erklärt werden kann. So haben eigene Daten in einer vergleichenden Untersuchung zum Outcome von Glioblastomoperationen ohne und mit Anwendung der Neuronavigation (Wirtz et al. 2000a) eine Steigerung der Resektionsradikalität bei den navigierten Operationen ergeben, allerdings ohne ein signifikant besseres Outcome. Darüber hinaus werden in der Literatur die Vorteile der Neuronavigation bei unterschiedlichen Indikationen dargestellt, ohne dass „harte" Daten dafür vorgelegt würden. Lediglich bei der Operation von kleinen, tief liegenden Läsionen (insbesondere Kavernomen) herrscht weitgehender Konsens darüber, dass bei der Operation eine Form der Bildunterstützung (Neuronavigation, intraoperativer Ultraschall o. Ä.) verwendet werden sollte. Die Verantwortung für den operativen Eingriff sowie die Anwendung der Navigation liegt auf jeden Fall beim Operateur, der auch die Plausibilität der gelieferten Daten zu prüfen hat.

Inwieweit die unterlassene Anwendung der Neuronavigation oder adäquater Verfahren forensische Folgen haben kann, ist derzeit noch unklar. Grundlage einer Rechtsprechung sind medizinische Gutachten. Diese wiederum basieren auf systematischen Erhebungen. Wichtig bleiben also sorgsame Studien und die Publikation der darus gewonnenn Daten.

Voraussetzungen und Kosten

Anschaffungskosten. Die Kosten für die Anschaffung eines Navigationssystems sind je nach Ausstattung sehr variabel. Als Richtwert müssen derzeit ca. 140.000 EUR für ein einfach ausgestattetes Navigationssystem für kranielle Anwendungen ohne Mikroskopanbindung bis hin zu ca. 380.000 EUR für ein maximal ausgestattetes System mit Mikroskopanbindung, Software für spinale Eingriffe, Fluoronavigation und umfangreicher Anwendungs-Software (funktionelles MR, Bildfusion etc.) veranschlagt werden. Hinzu kommen Kosten für Wartungsverträge, die jährlich bis zu 8 % der Anschaffungskosten betragen können. Die Vielzahl verschiedener Anbieter hat sich deutlich reduziert, sodass momentan ohne Anspruch auf Vollständigkeit hauptsächlich drei Firmen auf dem deutschen Markt aktiv sind: Stryker-Leibinger (http://www.stryker-leibinger.de), BrainLab (http://www.brainlab.com) und Medtronic (http://www.stealthnavigator.com). **Räumliche und personelle Voraussetzungen.** Für den Einsatz der Navigation werden ca. 2–3 m^2 an zusätzlichem **Platz** im Operationssaal benötigt und ebenso viel zur Aufbewahrung des Systems zwischen den Operationen. Damit müsste in den meisten Operationssälen die Möglichkeit vorhanden sein, ein Navigationssystem einzusetzen.

Die Planung des Personaleinsatzes bzw. des Zeitaufwandes, die für die Navigation veranschlagt werden müssen, sind hier wahrscheinlich von größerem Interesse. Dabei sollten die Vorbereitung des einzelnen Eingriffes ebenso bedacht werden wie Aspekte der Wartung und Pflege oder künftig auch der internen Abrechnung mit der Abteilung für (Neuro-)Radiologie oder zentralen Operationseinheit.

Der **Zeitbedarf** für einen einzelnen Navigationseingriff ist sehr variabel und hängt vom Umfang der Vorbereitungen und den örtlichen Gegebenheiten ab. Die Anfertigung des Navigationsdatensatzes dauert ca. 6 min (CT) bzw. 18 min (MRT). Da alle gängigen Systeme eine Oberflächenregistrierung zulassen, erübrigt sich ggf. die Verwendung von Fiducial Markern

zur Registrierung. Das bedeutet eine Kostenreduktion (5- bis 6-mal 2,40 EUR/Fiducial), aber auch eine Vereinfachung, da der Datensatz auch mehr als 1 Tag präoperativ angefertigt werden kann. Der Transfer der Daten erfolgt am einfachsten über ein lokales Netzwerk, alternativ auch per Datenträger (CD, Magnetband, ZIP-Diskette etc.). In der Planungssoftware müssen dann die Daten importiert, in das interne Format umgewandelt und für die Operation vorbereitet werden (ca. 10–20 min). Zusätzlich muss das Gerät vom Aufbewahrungsort in den OP gebracht und „aufgebaut" sowie nach der Operation wieder gesäubert und verstaut werden. Bei der Operation selbst bedeutet die Navigation eine Verlängerung der Vorbereitungszeit (Intubation – Schnitt) um ca. 20 min, ohne dass es zu einer Verkürzung der Schnitt-Naht-Zeit kommt (eigene Daten für Glioblastomoperationen, Wirtz et al. 2000a), wobei zum Teil aber auch erhebliche Verkürzungen der eigentlichen Operationszeit beschrieben werden. Nach unseren Erfahrungen ist die Zeitbilanz insgesamt bestenfalls ausgeglichen.

Alle Arbeiten bis hin zur Registrierung können nach entsprechender Einarbeitung **auch von nichtärztlichem Personal** durchgeführt werden. Lediglich die Planung von Zugängen und ggf. die Segmentierung von Tumorvolumina und Resektionsgrenzen im Datensatz sollten vom Operateur durchgeführt oder überprüft werden. Die grundsätzliche Bedienung und Funktionsweise des verwendeten Systems sollten aber jedem Anwender bekannt sein, nicht zuletzt weil die *Verantwortung* für den Eingriff und die Überprüfung der Navigationsdaten bei den durchführenden Ärzten liegt.

Intraoperativ bildgebende Verfahren

Nahezu alle bildgebenden Verfahren sind auch intraoperativ angewendet worden, wobei sich die Palette von der Röntgendurchleuchtung bis zur intraoperativen Magnetresonanztomographie erstreckt. Die Durchleuchtung und auch die Katheterangiographie sind ebenso wie die intraoperative Sonographie bereits seit längerer Zeit in der klinischen Anwendung. Dagegen werden intraoperative MRT und CT noch nicht lange durchgeführt und stehen sicher noch am Beginn der Entwicklung, so dass sie nicht zur klinischen Routine zu rechnen sind. An dieser Stelle soll besonders auf die intraoperative MRT und die Sonographie eingegangen werden.

Intraoperative Magnetresonanztomographie

Technische Grundlagen

Die Magnetresonanztomographie stellt eine Standardmethode in der neurochirurgischen Diagnostik dar. Die hohe Weichteilauflösung und die Möglichkeit der multiplanaren Schichtführung haben sie zur Methode der Wahl bei Diagnose und Operationsplanung vieler neurochirurgischer Krankheitsbilder und besonders von Hirntumoren gemacht. Demzufolge wäre auch intraoperativ die Verfügbarkeit von Vorteil, wobei die starken magnetischen Streufelder der Geräte mit der Umgebung des Operationssaales mit ferromagnetischen Instrumenten und empfindlichen Überwachungsgeräten nur schlecht kompatibel sind. Um eine intraoperative Anwendung der MRT zu ermöglichen, wurden in den letzten Jahren unterschiedliche Lösungen entwickelt (Übersicht bei Lewin 1999). Dabei werden Geräte mit unterschiedlicher Feldstärke verwendet, wobei der Patient in variabler Entfernung operiert und zur Untersuchung in das Messfeld des Scanners gebracht wird (Hall et al. 2000; Tronnier et al. 1997). Alternativ kann auch mit einem MRT-kompatiblen Instrumentarium im Gerät operiert werden (Black et al. 1999), oder das Gerät wird zum Patienten gebracht (Hadani et al. 2001; Kaibara et al. 2000).

Klinische Anwendung und Indikationen

Die Anwendung und die Indikationen zur intraoperativen MRT (ioMRT) sind der-

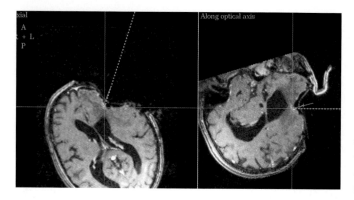

Abb. 2.8-4. Intraoperatives MRT bei der Operation eines Glioblastoms, Navigation mit den intraoperativen Daten. Am Grund der Resektionshöhle ist eine Kontrastmittelanreicherung zu erkennen, die verdächtig auf Resttumorgewebe ist. Diese wird nach der Referenzierung mit der Neuronavigation lokalisiert und reseziert.

zeit noch Gegenstand der klinischen Forschung und in Entwicklung begriffen. Grundsätzlich sind die Indikationen denen der Neuronavigation ähnlich, wobei besonders solche Eingriffe infrage kommen, bei denen mit einer großen Abweichung der Navigation durch intraoperative Geweberverschiebungen gerechnet werden muss. Dies sind in erster Linie **intraaxiale Tumoren**, bei deren Operation dann mit der ioMRT ein Ausgleich der Brain Shift und eine gewisse Radikalitätskontrolle durchgeführt werden können. Mit den intraoperativen Bilddaten kann eine erneute Referenzierung der Neuronavigation erfolgen (Abb. 2.8-4), wodurch eine Steigerung der Operationsradikalität möglich zu sein scheint (Wirtz et al. 2000b).

Operationsbedingte Artefakte in der Bildgebung, z. B. das Phänomen der operativ induzierten Kontrastmittelanreicherung, erschweren jedoch die Beurteilbarkeit bei der ioMRT. Daher und auch wegen des erheblichen Aufwandes, der damit verbunden ist, kann die Methode zum jetzigen Zeitpunkt *nicht* als Standardverfahren angesehen werden.

Alternative Verfahren

Alternativen zur intraoperativen MRT stellen vor allem die **intraoperative Computertomographie** (ioCT) und die **intraoperative Sonographie** (s. unten) dar.

Die ioCT ist ebenfalls ein neues Verfahren, das analog zur ioMRT *nicht* zu den Standardverfahren gerechnet werden kann und ein Indikationsspektrum eher im Bereich der Wirbelsäulenchirurgie oder am knöchernen Schädel haben könnte. Ledig-lich die Durchführung eines intraoperativen stereotaktischen CTs ist lange etabliert und wird an anderer Stelle besprochen (s. Kap. 4.3).

Intraoperative Sonographie

Zu diesem Thema siehe auch Kapitel 2.3.

Technische Grundlagen

Von einer Ultraschallsonde emittierte Schallwellen werden im Gewebe und besonders an definierten Grenzflächen mit unterschiedlicher Echogenität reflektiert. Die reflektierten Schallwellen werden vom Schallkopf detektiert und lassen so Aussagen über die Gewebeeigenschaften zu. Dabei können mit Doppler-Verfahren Fließeigenschaften des Blutes in Gefäßen und mit dem Ultraschallbild eine anatomische Darstellung erreicht werden. Beide Verfahren werden intraoperativ bereits seit längerer Zeit angewendet, wobei intraoperative Doppler-Untersuchungen bei neurovaskulären Operationen bereits weitgehend zum Standard gehören (Woydt et al. 2002). Besonders Verbesserungen bei den Ultraschallsonden und in der Bildqualität haben in letzter Zeit wieder zu einer vermehrten Anwendung des anatomischen Ultraschalls bei neurochirurgischen Operationen geführt (Woydt et al. 2002), auf den hier eingegangen werden soll.

Klinische Anwendung und Indikationen

Eine Bildgebung mit Ultraschall ist nur möglich, wenn sich der Schallkopf in Wasser oder einem anderen Ultraschall leitenden Medium befindet und mit dem Gewebe ohne interponierte Luft direkt in Kontakt kommt. Intraoperativ wird dies ermöglicht, indem die Sonde mit Kontaktgel bestrichen und steril überzogen wird. Solange ein Auffüllen des Operationsgebietes mit Kochsalzlösung möglich ist (z. B. bei spinalen Operationen in Bauchlage), kann durch die Flüssigkeit hindurch geschallt werden. Ist dies nicht möglich, muss die Sonde durch leichten Druck mit dem Gewebe in Kontakt gebracht werden. Bei der Auswahl des **Frequenzbereiches** der Sonde gilt grundsätzlich, dass niedrige Frequenzen eine große Eindringtiefe mit größerem Schallbereich und hohe Frequenzen eine höhere Auflösung bei kleinerem Schallbereich ermöglichen.

Beim Ultraschall handelt es sich um eine vom Untersucher abhängige Methode, die einige Erfahrung voraussetzt. Wichtig bei der Anwendung ist, dass Untersuchungen kontinuierlich bei verschiedenen Operationsschritten und besonders vor einer möglichen Tumorresektion durchgeführt werden, um eine Beurteilung der Bilder zu ermöglichen. Moderne Verfahren der Kombination von Ultraschall und Navigation ermöglichen eine kongruente Darstellung der Ultraschallbilder mit der präoperativen MRT (Abb. 2.8-5), was die Interpretation der Bilder deutlich erleichtert (Bonsanto et al. 2001; Unsgaard et al. 2002). Auch bei der intraoperativen Sonographie können mit fortschreitender Operation durch chirurgi-

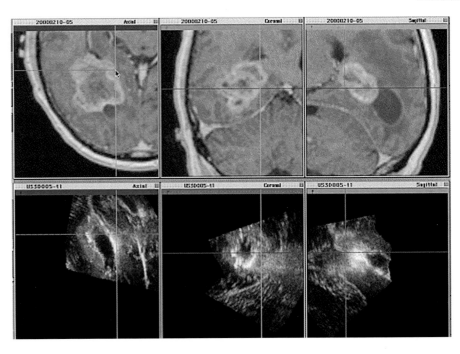

Abb. 2.8-5. Intraoperative 3-D-Sonographie mit kongruenter Darstellung des präoperativen MRT. Mit der navigierten 3-D-Sonographie lassen sich die Daten des Ultraschalls (untere Reihe) in derselben Schnittführung wie die präoperativen MRT-Bilder (obere Reihe) darstellen. Die Lokalisation der Navigationssonde wird durch das Fadenkreuz parallel auf den MRT- wie Ultraschallbildern dargestellt. So kann eine deutlich bessere Interpretierbarkeit der Sonographie erreicht werden. Markante anatomische Strukturen wie das Tentorium sind auf beiden Bildern gut zu erkennen.

sche Manipulationen des Gewebes Artefakte auftreten, die eine Interpretation der Befunde erschweren. So führt Luft im Operationsgebiet, z. B. durch Verwendung des CUSA (Cavitron® ultrasound aspirator), zu einer deutlichen Verschlechterung der Bildqualität.

Die Indikationen des intraoperativen bildgebenden Ultraschalls decken sich weitgehend mit denen der anderen Verfahren, wobei die zusätzliche Möglichkeit zur Darstellung der Blutfließgeschwindigkeit das Indikationsspektrum erweitert.

Einordnung der intraoperativ bildgebenden Verfahren und praktische Überlegungen

Einordnung

Die geschilderten intraoperativ bildgebenden Verfahren sind grundsätzlich als Alternativen anzusehen. Eine Kombination beider Verfahren ist lediglich von wissenschaftlichem Interesse und hat derzeit in der klinischen Routine keine Bedeutung. Auch die Korrektur von Verschiebungen der Neuronavigation durch intraoperative Bildgebung ist noch in der wissenschaftli-

chen Erprobung und kein Routineverfahren. Die verschiedenen Verfahren stellen allenfalls eine Option dar, die jedoch keineswegs zum Standard erhoben werden kann. Besonders die intraoperative MRT stellt zum jetzigen Zeitpunkt noch eine Methode in der Evaluation und wissenschaftlichen Entwicklung dar, ohne dass der Nutzen für den Patienten gesichert wäre. Im Gegensatz dazu ist die intraoperative Sonographie bereits seit längerem in vielen Kliniken fest etabliert und in ihrer Anwendung mehrfach evaluiert worden (Woydt et al. 2002). Diese Methode ist allerdings in hohem Maß von der Erfahrung des jeweiligen Benutzers abhängig, weshalb auch hier keine generelle Empfehlung zur Anwendung gegeben werden kann.

Voraussetzungen und Kosten

Sowohl räumlich wie auch finanziell und personell sind die Kosten für die **intraoperative MRT** erheblich. Für die meisten Systeme sind elektromagnetisch abgeschirmte Räume und Bodenkonstruktionen notwendig, die das Gewicht der Geräte von mehreren Tonnen tragen. Die Preisspanne für die Geräte selbst reicht dabei von wenigen Hunderttausend Euro bis zu zweistelligen Millionenbeträgen für komplette Operationssäle mit integriertem Hochfeld-MRT-Gerät. Auch personell ist der

Aufwand je nach System so unterschiedlich, dass keine Richtwerte angegeben werden können.

Bei der **intraoperativen Sonographie** ist der Aufwand deutlich geringer und einfache Systeme sind bereits für 60.000–80.000 EUR erhältlich; neueste, maximal ausgestattete Geräte kosten allerdings bis zu 350.000 EUR (Stand 2001/2002). In der Regel sind die Geräte vom Personal des Operationssaals in Betrieb zu nehmen und können dem Operateur bei Bedarf zur Verfügung gestellt werden. Lediglich die Ultraschallsonde muss mit einer sterilen Hülle bezogen werden.

Literatur

Black PM, Alexander E 3rd, Martin C et al. (1999) Craniotomy for tumor treatment in an intraoperative magnetic resonance imaging unit. Neurosurgery 45: 423–31 (discussion: 431–3).

Bonsanto MM, Staubert A, Wirtz CR et al. (2001) Initial experience with an ultrasound-integrated single-RACK neuronavigation system. Acta Neurochir (Wien) 143: 1127–32.

Hadani M, Spiegelman R, Feldman Z et al. (2001) Novel, compact, intraoperative magnetic resonance imaging-guided system for conventional neurosurgical operating rooms. Neurosurgery 48: 799–807 (discussion: 807–9).

Hall WA, Liu H, Martin AJ et al. (2000) Safety, efficacy, and functionality of high-field strength interventional magnetic resonance imaging for neurosurgery. Neurosurgery 46: 632–41 (discussion: 641–2).

Kaibara T, Saunders JK, Sutherland GR (2000) Advances in mobile intraoperative magnetic resonance imaging. Neurosurgery 47: 131–7 (discussion: 137–8).

Lewin JS (1999) Interventional MR imaging: concepts, systems, and applications in neuroradiology. Am J Neuroradiol 20: 735–48.

Mösges R, Schlöndorff G (1988) A new imaging method for intraoperative therapy control in skull base surgery. Neurosurg Rev 11: 245–7.

Raabe A, Krishnan R, Wolff R et al. (2002) Laser surface scanning for patient registration in intracranial image-guided surgery.

Neurosurgery 50: 797–801 (discussion: 802–3).

Reinhardt H, Meyer H, Amrein E (1988) A computer-assisted device for the intraoperative CT-correlated localization of brain tumors. Eur Surg Res 20: 51–8.

Roberts DW, Strohbehn JW, Hatch JF et al. (1986) A frameless stereotaxic integration of computerized tomographic imaging and the operating microscope. J Neurosurg 65: 545–9.

Spetzger U, Hubbe U, Struffert T et al. (2002) Error analysis in cranial neuronavigation. Minim Invasive Neurosurg 45: 6–10.

Tronnier VM, Wirtz CR, Knauth M et al. (1997) Intraoperative diagnostic and interventional magnetic resonance imaging in neurosurgery. Neurosurgery 40: 891–900 (discussion: 900–2).

Unsgaard G, Ommedal S, Muller T et al. (2002) Neuronavigation by intraoperative three-dimensional ultrasound: Initial

experience during brain tumor resection. Neurosurgery 50: 804–12.

Watanabe E, Watanabe T, Manaka S et al. (1987) Three-dimensional digitizer (neuronavigator): new equipment for computed tomography-guided stereotaxic surgery. Surg Neurol 27: 543–7.

Wirtz CR, Albert FK, Schwaderer M et al. (2000a) The benefit of neuronavigation for neurosurgery analyzed by its impact on glioblastoma surgery. Neurol Res 22: 354–60.

Wirtz CR, Knauth M, Staubert A et al. (2000b) Clinical evaluation and follow-up results for intraoperative magnetic resonance imaging in neurosurgery. Neurosurgery 46: 1112–20 (discussion: 1120–2).

Woydt M, Horowski A, Krauss J et al. (2002) Three-dimensional intraoperative ultrasound of vascular malformations and supratentorial tumors. J Neuroimaging 12: 28–34.

2.9 Labormedizin

Bernhard Schlüter, Ralf Junker

Inhalt

Allgemeine labormedizinische Aspekte

Präanalytik

Unter Präanalytik werden alle Teilschritte verstanden, die zeitlich vor der eigentlichen Analyse des Untersuchungsmaterials im Labor liegen. Dazu gehören:

- Vorbereitung der Probenentnahme und Probenentnahme
- Probenlagerung und Probentransport
- Probenvorbereitung im Labor, z. B. Zentrifugation, Verteilung.

Probenentnahme

Das praktische Vorgehen bei der Probenentnahme richtet sich nach dem benötigten **Material** (Blut, Urin, Liquor, Sekret), dem benötigten **Volumen**, der **Entnahmestelle** (periphervenös, zentralvenös, arteriell, Punktion von Körperhöhlen) und der **klinischen Situation** des Patienten. Röhrchen, in denen ein bestimmtes Volumen eines Zusatzes vorgelegt ist, werden vollständig gefüllt, um das korrekte Mischungsverhältnis zwischen Blut und Zusatz zu wahren (z. B. Citratröhrchen für Gerinnungsuntersuchungen, Blutsenkungsröhrchen).

> **Praktischer Hinweis:** Bei der Blutentnahme aus zentralvenösen Kathetern ist zu beachten, dass vorab ein ausreichendes Blutvolumen entnommen und verworfen wird, um Infusionsflüssigkeiten und ggf. Heparinrückstände restlos aus dem Katheter zu entfernen (Faustregel: dreifaches Kathetervolumen, in der Regel reichen 10 ml; bei Heparingabe über den Katheter ist die doppelte Menge erforderlich).

Einige Parameter unterliegen tageszeitlichen Schwankungen (insbesondere Hormone, z. B. ACTH, Cortisol, STH, Prolaktin) oder sind von klinischen Gegebenheiten abhängig (z. B. Medikamentenkonzentration vom Zeitpunkt der Applikation). Es ist darum ein geeigneter **Zeitpunkt für die Blutentnahme** zu wählen und bei der Bewertung der Laborbefunde zu berücksichtigen.

Probenlagerung und Probentransport

Grundsätzlich sollte Probenmaterial schnellstmöglich ins Labor gelangen. Bei längerer **Lagerung** kann es durch einen weiter ablaufenden Zellstoffwechsel, mikrobielle Zersetzung und andere Vorgänge zu erheblichen Veränderungen bei den Messwerten kommen. Durch **Kühlung der Probe** (Kühlschrank, Eis) ist in einigen Fällen eine längere Lagerung möglich. Falls ein zügiger Probentransport nicht gewährleistet ist, muss die Probe vor dem Transport in geeigneter Weise vorbereitet werden (z. B. Zentrifugation und Einfrieren des Serums bzw. Plasmas).

> **Praktischer Hinweis:** Blutgasanalysen müssen innerhalb weniger Minuten nach Blutentnahme erfolgen, da andernfalls die erhaltenen Messwerte nicht valide sind. Durch Lagerung der Probe auf Eis lässt sich die Analytik in geringem Umfang aufschieben.

Für bestimmte Untersuchungen sind grundsätzlich besondere **Transportbedingungen** einzuhalten (Kühlung für die Bestimmung von ACTH, Renin, ADH; Lichtschutz für die Bestimmung von Vitamin B_{12}, Porphyrinen, Bilirubin). Dies gilt auch für **spezielle Zusätze in Abnahmegefäßen**, die gelegentlich erforderlich sind, um das Probenmaterial zu stabilisieren (z. B. EGTA [Ethylenglycol-Tetraessigsäure] zur Bestimmung von Katecholaminen im Plasma, HCl zur Bestimmung von Katecholaminen im Urin).

Postanalytik und labordiagnostische Befundung

Praktischer Hinweis: Die korrekte Beurteilung eines Laborwertes setzt immer die Bezugnahme auf einen entsprechenden Referenzbereich voraus.

In der Regel handelt es sich bei einem **Referenzbereich** um den 95 %-Bereich der Messwerteverteilung innerhalb eines definierten Referenzkollektivs (näherungsweise Mittelwert ± zweifache Standardabweichung). Bei nichtnormaler Verteilung der Werte im Referenzkollektiv kann stattdessen der Bereich der 2,5- und der 97,5 %-Perzentile als Referenzbereich gelten. Vielfach sind Referenzbereiche alters- und geschlechtsabhängig oder gelten nur für das eingesetzte Testsystem. Da nicht alle Laboratorien Messwerte einheitlich darstellen, ist auch immer die Einheit des Messwertes zu beachten.

Einflussgrößen, die das Messergebnis in unterschiedlichem Ausmaß beeinflussen, können Begleiterkrankungen sein, ebenso Schwangerschaft, Körpergewicht, Ernährung, Rauchen und andere Lebensgewohnheiten, daneben Körperlage und Dauer der venösen Stauung bei der Blutentnahme sowie das Untersuchungsmaterial selbst.

Leistungsfähigkeit von Labormethoden

In der Regel erlauben Labortests keine absolute Unterscheidung zwischen Gesunden und Kranken, da in einem bestimmten Umfang bei Kranken normale und bei Gesunden pathologische Testresultate gefunden werden. Sensitivität und Spezifität sind statistische Größen, die die diagnostische Diskriminierungsfähigkeit eines Tests beschreiben.

Die diagnostische **Sensitivität** gibt an, mit welcher Wahrscheinlichkeit ein Test in einer Gruppe von Kranken tatsächlich ein pathologisches Testergebnis ergibt (= richtig positiv/[richtig positiv + falsch negativ]). Die diagnostische **Spezifität** gibt hingegen an, mit welcher Wahrscheinlichkeit in einer Gruppe Gesunder ein normales Testergebnis gefunden wird (= richtig negativ/[richtig negativ + falsch positiv]). Die beiden Größen sind unabhängig von der Verteilung Gesunder und Kranker (= Prävalenz) im untersuchten Kollektiv.

In den **negativen prädiktiven Wert** (NPV = richtig negativ/[richtig negativ + falsch negativ]) und den **positiven prädiktiven Wert** (PPV = richtig positiv/[richtig positiv + falsch positiv]) geht diese Verteilung dagegen mit ein. Der NPV besagt, mit welcher Wahrscheinlichkeit ein negatives Testergebnis bei einer gegebenen Krankheitsprävalenz im Kollektiv die Krankheit tatsächlich ausschließt, während der PPV besagt, mit welcher Wahrscheinlichkeit ein positives Testresultat die Diagnose der Krankheit tatsächlich erlaubt.

Eine Verschiebung der Entscheidungsgrenze des Tests (Grenze zwischen „normalem" und pathologischem Testergebnis, Cut off) führt primär zu einer veränderten Anzahl negativer und positiver Testergebnisse und damit sekundär zu Verschiebungen von Sensitivität und Spezifität des Tests, während eine Änderung der Krankheitsprävalenz (z. B. Spezialsprechstunde gegenüber Gesamtbevölkerung) primär zu einer veränderten Verteilung Gesunder und Kranker und damit sekundär zu einer Verschiebung von positivem und negativem prädiktivem Wert führt. Als **diagnostische Effizienz** wird der Anteil richtiger Testergebnisse (negativ und positiv) an der Gesamtzahl der Testergebnisse bezeichnet.

Hämatologie

Das **kleine Blutbild** beinhaltet die Bestimmung der Erythrozyten-, Leukozyten- und Thrombozytenzahl sowie des Hämatokrits (Anteil des zellulären Volumens am Gesamtblutvolumen) und der Hämoglobinkonzentration. Die Untersuchung des kleinen Blutbildes erfolgt als allgemeiner Suchtest, insbesondere aber zur präoperativen Erkennung von Anämie, Leukozytose oder Leukopenie und Thrombopenie sowie zur postoperativen Verlaufsbeobachtung.

Bei Auffälligkeiten im kleinen Blutbild oder bei konkretem Krankheitsverdacht (z. B. bei Infektionen, Intoxikationen, Malignomen und anderen Systemerkrankungen) wird das **große Blutbild** bestimmt. Es umfasst zusätzlich die Differenzierung der Leukozyten in Lymphozyten, Monozyten, stab- und segmentkernige neutrophile sowie basophile und eosinophile Granulozyten.

Die **Retikulozytenzahl** ist als Marker der Erythropoese vor allem bei der Differenzierung der Anämieformen hilfreich ist. Für hämatologische Untersuchungen wird in der Regel EDTA-Blut benötigt.

Sowohl „kleines als auch großes Blutbild" werden im ersten Schritt maschinell bestimmt. Die Bestimmung der Anzahl der verschiedenen Blutzellen erfolgt durch direkte Partikelzählung (Impedanz- oder Streulichtmessung). Gleichzeitig werden verschiedene morphologische Eigenschaften der Zellen erfasst (z. B. Größe und Granularität, bestimmte Färbeindices). Die Hämoglobinkonzentration wird photometrisch in hämolysiertem Blut bestimmt, während der Hämatokrit und die Erythrozytenindices mittleres korpuskuläres Hämoglobin (MCH) und mittleres korpuskuläres Volumen (MCV) meist rechnerisch aus den gemessenen Größen ermittelt werden. Erythrozytenzahl, Hämoglobin und Hämatokrit stehen normalerweise in einem festen quantitativen Verhältnis. Eine einfache Plausibilitätskontrolle ist mit der „Dreier-Regel" möglich:

- Erythrozytenzahl [Mio/µl] · 3 = Hämoglobin [g/dl]
- Hämoglobin [g/dl] · 3 = Hämatokrit [%]

Im Falle des großen Blutbildes erfolgt innerhalb des Labors häufig eine Stufendiagnostik: Nach bestimmten Kriterien wird entschieden, ob ein auffälliger automatisierter Befund der weiteren **lichtmikroskopischen Differenzierung** bedarf. In diesem Fall wird ein Blutausstrich angefertigt, nach Pappenheim gefärbt und mikroskopisch beurteilt. Der Vorteil der mikroskopischen Beurteilung liegt im Wesentlichen in der Möglichkeit, morphologisch auffällige Zellen exakter zu klassifizieren.

Erythrozyten

Als Anämie wird eine unter den alters- und geschlechtsspezifischen Referenzbereich verringerte Hämoglobinkonzentration bezeichnet. Nach dem MCH-Wert werden **hypo-, normo-** und **hyperchrome** Anämien sowie nach dem MCV-Wert **mikro-, normo-** und **makrozytäre** Anämien unterschieden. Entsprechend der Aktivität der Erythropoese (gemessen an der Retikulozytenzahl) werden ferner **hypo-, normo-** oder **hyperregenerative** Anämien differenziert.

Zu einer Anämie kann es aufgrund einer reduzierten Erythrozytenbildung, einer verkürzten Erythrozytenlebenszeit oder einem gesteigerten Erythrozytenverlust (akute oder chronische Blutung) kommen (Tab. 2.9-1). Einer **reduzierten Erythrozytenbildung** liegt häufig ein Eisenmangel mit der Folge einer verminderten Hämoglobinisierung der Erythrozyten zugrunde. Auch bei Verwertungsstörungen des Eisens (Eisenfehlverteilung in Zellen des retikulohistiozytären Systems) bei chronischen Krankheitsprozessen (z. B. Malignomen, Infektionen, Entzündungen) kann eine Anämie resultieren.

Alternativ kann eine hyporegenerative Erythropoese auch Folge einer reduzierten DNA-Synthese im Knochenmark bei **Vitamin-B$_{12}$-** oder **Folsäuremangel** sein. Durch **Erythropoetinmangel** resultiert eine renale Anämie.

Bei den Anämien auf dem Boden einer **verkürzten Erythrozytenlebenszeit** findet sich meist eine normochrome Anämie, gepaart mit den Zeichen einer Hämolyse und einer kompensatorisch gesteigerten Erythropoese.

Eine erhöhte Hämoglobin- oder Erythrozytenkonzentration wird als **Polyglobulie** bezeichnet. Diese kann primär (autonome Proliferation der Erythropoese bei Polycythaemia vera, meist mit Leukozytose und Thrombozytose kombiniert) oder sekundär (durch Knochenmarkstimulation bei Hypoxidose: z. B. Linksherzinsuffizienz, respiratorische Insuffizienz) bedingt sein. Von den echten Störungen des roten Blutbildes müssen die Pseudoanämie und Pseudopolyglobulie abgegrenzt werden, die sekundär bei Störungen des Wasserhaushalts auftreten (Hyper- bzw. Hypohydratation).

Leukozyten

Leukozytose und Leukopenie können zahlreiche Ursachen haben. Erste Hinweise auf die Ursache liefert das Differenzialblutbild: eine **erhöhte Anzahl neutrophiler Granulozyten** ist bei akuten und chronischen Infektionen mit Bakterien, Pilzen und Parasiten typisch, ebenso als Stressreaktion, bei akuten Erkrankungen wie Trauma, Schock, Hämolyse, Verbrennungen, Intoxikationen, bei chronischen Erkrankungen wie Autoimmunerkrankungen und Malignomen sowie unter Medikamenteneinfluss (z. B. Glucocorticoide, Katecholamine, orale Kontrazeptiva, Lithium).

Als **Linksverschiebung** wird ein erhöhter Anteil stabkerniger Granulozyten be-

Tab. 2.9-1. Differenzialdiagnose der verschiedenen Anämieformen anhand von Laborparametern. MCH: mittleres korpuskuläres Hämoglobin; MCV: mittleres korpuskuläres (Erythrozyten-)Volumen

Anämie	Laborparameter	Typische Ursachen
Eisenmangel	MCH ↓ MCV ↓ Eisen ↓ Ferritin ↓ Transferrin ↑	
Eisenverteilungsstörung	• MCH normal oder ↓ • MCV normal oder ↓ • Eisen ↓ • Ferritin ↑ • Transferrin ↓	• Entzündung • Malignom • Infektion
Vitamin-B$_{12}$-/Folsäuremangel	• MCH ↑ • MCV ↑ • Vitamin B$_{12}$ ↓ • Folsäure ↓	Autoantikörper gegen Parietalzellen bzw. Intrinsic Factor (bei Vitamin-B$_{12}$-Mangel)
Erythropoetinmangel (renale Anämie)	• MCH und MCV normal • Retikulozyten ↓	Niereninsuffizienz
Verkürzte Erythrozytenüberlebenszeit	• MCH normal • MCV normal • Retikulozyten ↑ • Haptoglobin ↓ • unkonjugiertes Bilirubin ↑ • freies Hämoglobin ↑	• Allo- oder Autoantikörper gegen Erythrozytenantigene • Glucose-6-Phosphat-Dehydrogenase-Mangel • Hämoglobinopathien • Sphärozytose • Medikamentennebenwirkung

zeichnet, was auf eine verstärkte Leukozytenproliferation im Knochenmark hinweist, ohne dass die Gesamtzahl der Leukozyten schon erhöht sein muss. Sie ist bei akuten Infektionen, aber auch bei Intoxikationen und im Verlauf onkologischer Erkrankungen zu finden.

Eine **verringerte Anzahl neutrophiler Granulozyten** bis hin zur Agranulozytose ist häufig medikamentös bedingt (z.B. durch Antibiotika, Diuretika, Antikonvulsiva, Psychopharmaka, Analgetika, Antiphlogistika), aber auch bei einigen Infektionskrankheiten zu finden (Typhus, fortgeschrittene Sepsis, Virusinfektionen und parasitäre Erkrankungen, z.B. Malaria). **Toxische Granulationen** der neutrophilen Granulozyten sind typisch bei schwerer Infektion und Intoxikationen.

Eine **Vermehrung der eosinophilen Granulozyten** ist bei allergischen Erkrankungen zu beobachten, daneben auch bei Helminthosen, verschiedenen Autoimmunerkrankungen und Dermatosen. Auch Medikamente kommen als Ursache in Betracht (z.B. Antibiotika). Eine **Verminderung der eosinophilen Granulozyten** findet sich bei schweren akuten Infektionen (Sepsis, Peritonitis), Akromegalie und Glucocorticoidtherapie.

Virale und einige bakterielle Infektionen (z.B. Tuberkulose) sowie Sarkoidose, Addison-Krankheit und Hyperthyreose gehen häufig mit einer **Lymphozytose** einher, während Cushing-Syndrom und Glucocorticoidtherapie, aber auch Urämie und systemischer Lupus erythematodes eher eine **Lymphozytopenie** bedingen. **Lymphozytäre Reizformen** sind typisch für Infektionen durch Epstein-Barr-Virus (EBV), Zytomegalievirus und einige andere Viren.

Eine **Monozytose** deutet ebenfalls auf bestimmte Formen infektiöser Erkrankungen (z.B. Mononukleose, Lues, Tuberkulose, Malaria) sowie auf bestimmte Gruppen inflammatorischer und granulomatöser Erkrankungen (Kollagenosen, Sarkoidose) hin.

Bei Malignomen können sowohl Leukozytosen (leukämischer Verlauf) als auch Leukopenien (Verdrängung der regulären Blutbildung) auftreten.

Praktischer Hinweis: Leukozytose und Leukopenie sind meist unspezifische Sekundärphänomene. Die Suche nach der auslösenden Ursache erfordert gezielte diagnostische Maßnahmen (ggf. eine differenzierte mikrobiologische Diagnostik).

Neben zytochemischen Färbungen und immunologischen Untersuchungen zur weiteren Differenzierung von Leukopenien und Leukozytosen (z.B. Lymphozytentypisierung beim HIV-Monitoring, Leukämietypisierung) kommt dabei auch eine Untersuchung des Knochenmarks in Betracht.

Thrombozyten

Ursächlich können einer **Thrombopenie** Bildungsstörungen (z.B. Knochenmarkinfiltration bei Malignomen, Chemo- und Strahlentherapie, hereditär), immunologische (Autoimmunerkrankungen, Infektionen, Medikamente) oder andere Mechanismen (Hypersplenismus, mechanische Herzklappen, intraoperativer Blutverlust) zugrunde liegen. Obwohl ein perioperativ erhöhtes Blutungsrisiko bei normaler Thrombozytenfunktion erst bei einer deutlichen Verringerung der Thrombozytenzahl auf Werte weit unter 100.000/µl besteht, sollte eine Thrombopenie grundsätzlich diagnostisch abgeklärt werden. Die seltenere **Thrombozytose** (erhöhte Thrombozytenzahl) findet sich vorwiegend bei Infektionen, aber auch im Rahmen myeloproliferativer und anderer Erkrankungen.

Eine Unterform der medikamentös bedingten Thrombopenie stellt die **heparininduzierte Thrombopenie (HIT) Typ II** dar. Diese entsteht aufgrund einer Thrombozytenaktivierung und Endothelschädigung durch Ausbildung von Antikörpern gegen Komplexe aus Heparin und Plättchenfaktor 4. Klinische Konsequenz dieses Prozesses ist eine Aktivierung der plasmatischen Gerinnung mit möglichen thromboembolischen Komplikationen. Die Inzidenz der HIT Typ II beträgt etwa 3 %. Typisch ist ein Abfall der Thrombozytenzahl unter 100.000/µl oder um mehr als 50 % des Ausgangswertes, häufig auf Werte zwischen 40.000 und 60.000/µl ab Tag 5 (bis Tag 14) nach erstmaliger Heparinga-

be. Eine postoperativ wegen des Blutverlustes eintretende reaktive Thrombozytose kann den Thrombozytenabfall allerdings verschleiern. Zur frühzeitigen Erkennung einer HIT Typ II ist eine engmaschige Kontrolle der Thrombozytenzahl (Beginn präoperativ bzw. vor Einleitung der Heparintherapie) durchzuführen. Die Bestätigung der Diagnose erfolgt funktionell im HIPA-Test (heparin-induced platelet aggregation) oder durch immunologischen Antikörpernachweis.

Die häufigere, nicht-immunologisch bedingte **HIT Typ I** (Inzidenz etwa 25 %) tritt im Gegensatz zur HIT Typ II auch bei Erstexposition gegenüber Heparin bereits in den ersten Tagen nach Therapiebeginn auf, führt in der Regel nicht zu Thrombozytenzahlen unter 100.000/µl und bedarf keiner Therapie.

Praktischer Hinweis: Diagnostisch ausschlaggebend für die HIT Typ II ist der Abfall der Thrombozytenzahl. Da die Absicherung der Diagnose mittels spezifischer Tests häufig längere Zeit in Anspruch nimmt, ist im Verdachtsfall die Therapie auch ohne weitere diagnostische Maßnahmen einzuleiten. Diese besteht in der Regel in der Umsetzung auf ein Heparinoid (z.B. Danaproid) oder Hirudin (z.B. Lepirudin).

Gerinnung

Untersuchungen zur Funktion des **plasmatischen Gerinnungssystems** gehören zum allgemeinen Screening bei zahlreichen klinischen Fragestellungen, insbesondere auch zur Erkennung eines Blutungsrisikos vor operativen Eingriffen und zur postoperativen Überwachung. Die Durchführung von Globaltests (Thromboplastinzeit, PTT, TZ) ist der erste Schritt zur Erkennung klinisch relevanter Störungen des Gerinnungssystems. Bei pathologischen Befunden in den Globaltests, aber auch bei konkreten anamnestischen Angaben zu einer Blutungsneigung sind spezielle hämostaseologische Untersuchungen angezeigt.

Den Globaltests des Gerinnungssystems ist gemeinsam, dass es sich um funktionelle Untersuchungen handelt. Citratplasma wird dabei durch Zugabe bestimmter Reagenzien zur Gerinnung gebracht. Je nach Test und eingesetztem Reagenz werden bestimmte Anteile des Hämostasesystems durch die Untersuchung erfasst. Die Zeit bis zum Gerinnungseintritt wird in den Analysesystemen gemessen und erlaubt Rückschlüsse auf die Funktion des Gerinnungssystems.

Die selteneren **Thrombozytenfunktionsstörungen** werden mit Globaltests der plasmatischen Gerinnung nicht erfasst. Globaltests erlauben darüber hinaus keine Aussage zum Thromboserisiko. Bei Verdacht auf eine Thrombozytenfunktionsstörung ist darum die Durchführung von Thrombozytenfunktionstests, bei Verdacht auf eine Thromboseneigung die spezifische Bestimmung einzelner Komponenten des Gerinnungssystems erforderlich („Thrombophilie-Screening").

Globaltests

Mit der **Thromboplastinzeit (TPZ)** wird das exogene Gerinnungssystem erfasst. Hierzu gehören die Gerinnungsfaktoren I, II, V, VII und X. Daneben wird die Thromboplastinzeit bzw. die abgeleitete Größe „International Normalized Ratio" (INR) zur Überwachung der Therapie mit Vitamin-K-Antagonisten eingesetzt. In Deutschland ist die Angabe der Thromboplastinzeit als **Quick-Wert** in Prozent der Norm üblich. Das bedeutet, dass die gemessene Gerinnungszeit auf eine Kalibrationskurve bezogen wird, die mit einer Standardplasmapräparation erstellt wurde. Die für die Bestimmung der Thromboplastinzeit eingesetzten Reagenzien werden an einem WHO-Standard kalibriert, sodass die im Patientenplasma gemessene Gerinnungszeit mittels einer Formel in einen standardisierten Wert, die dimensionslose INR, umgerechnet werden kann.

Praktischer Hinweis: Der Quick-Wert ist stark abhängig von der eingesetzten Methode, sodass Werte von Labor zu Labor, aber auch innerhalb eines Labors von Charge zu Charge des eingesetzten Reagenzes schwanken können. Messwertabweichungen fallen besonders bei Patienten unter Therapie mit Vitamin-K-Antagonisten ins Gewicht. Durch Umrechnung der Thromboplastinzeit in die INR soll die Vergleichbarkeit der

Messwerte verbessert werden. Die INR ist jedoch nur für die Überwachung von Patienten in der stabilen Phase der oralen Antikoagulation geeignet (s. Kap. 6.2).

Die **partielle Thromboplastinzeit (PTT)** erfasst Störungen innerhalb des endogenen Gerinnungssystems (Faktoren I, II, V, VIII bis XII). Die Bestimmung der partiellen Thromboplastinzeit erfolgt als Screening-Test und zur Überwachung einer Heparintherapie.

Mit der **Thrombinzeit (TZ)** wird die gemeinsame Endstrecke von exogenem und endogenem Gerinnungssystem erfasst. Haupteinsatzgebiet ist die Kontrolle der fibrinolytischen Therapie, da hier sowohl die Fibrinogenkonzentration abfällt als auch Spaltprodukte entstehen; beides führt zu einer Verlängerung der TZ.

Praktischer Hinweis: Extremwerte bei den Globaltests der Blutgerinnung sind vielfach auf präanalytische Fehler zurückzuführen, daher ist in solchen Fällen zunächst eine Testwiederholung angezeigt. Ein erhöhter Quick-Wert bzw. eine verkürzte PTT oder TZ sind meist nicht von diagnostischer Bedeutung (physiologische Variation, fehlerhafte Blutentnahme, selten Hinweis auf eine verstärkte Gerinnungsneigung).

Spezielle hämostaseologische Untersuchungen

Bei erniedrigtem Quick-Wert, verlängerter PTT oder TZ, die kein eindeutiges klinisches Korrelat haben (wie Therapie mit Vitamin-K-Antagonisten, Heparin oder anderen Medikamenten, Leberfunktionsstörungen) sind spezielle hämostaseologische Untersuchungen erforderlich. Die Auswahl der erforderlichen Tests richtet sich nach der klinischen Situation des Patienten bzw. dem Ausfall der Globaltests.

Die Bestimmung von einzelnen **Gerinnungsfaktoren** sowie **Gerinnungsfaktorinhibitoren** kann bei erniedrigtem Quick-Wert oder verlängerter PTT erforderlich sein. Bei verlängerter PTT sollten auch

Lupus-Antikogulanz, Von-Willebrand-Faktor und andere Parameter berücksichtigt werden. Fehlendes Ansprechen auf Heparin kann durch einen Mangel an **Antithrombin** verursacht sein. Im Verdachtsfall ist darum die Bestimmung der Antithrombinaktivität (AT) indiziert. Bei postoperativen Blutungen und Wundheilungsstörungen ist die Bestimmung von **Faktor XIII** angezeigt, insbesondere wenn Quick-Wert, PTT, TZ und Thrombozytenzahl nur unwesentlich verändert sind. Eine stark verringerte Faktor-XIII-Aktivität kann ein erhöhtes Risiko für hämorrhagische Komplikationen darstellen, die sich häufig erst im postoperativen Wundheilungsprozess manifestieren.

Verbrauchskoagulopathie

Im postoperativen Verlauf sollte die Interpretation der labordiagnostischen Ergebnisse insbesondere auch die Möglichkeit einer Verbrauchskoagulopathie berücksichtigen. Typische Auslöser einer Verbrauchskoagulopathie sind Störungen der Mikrozirkulation (Schock, Leber- und Lungenversagen), Endotoxine (Sepsis), Einschwemmung von Gewebethromboplastin im Rahmen großer operativer Eingriffe, Transplantatabstoßung und Fremdoberflächen bei extrakorporalem Kreislauf.

Praktischer Hinweis: Erstes Zeichen einer beginnenden Verbrauchskoagulopathie ist häufig ein Abfall der Thrombozytenzahl. Die Werte können dabei anfangs noch im Referenzbereich liegen (relativer Abfall).

Später finden sich dann verlängerte Gerinnungszeiten bei den Globaltests und eine verringerte AT-Aktivität. Erniedrigte Fibrinogenwerte treten ebenfalls erst später auf, sind aber bei gleichzeitig bestehendem klinischem Verdacht vergleichsweise spezifisch für eine Verbrauchskoagulopathie. Zunehmend wird für die Diagnostik der Verbrauchskoagulopathie auch die Bestimmung der **D-Dimere** eingesetzt. D-Dimere entstehen bei der Fibrinolyse von quervernetztem Fibrin und sind darum bei erhöhter Fibrinbildung und gesteigerter Fibrinolyse vermehrt im Plasma nachweisbar.

Die **Verlaufskontrolle** der Verbrauchskoagulopathie erfolgt mit den hämostaseologischen Globaltests, da sie die Gesamtfunktion des Gerinnungssystems widerspiegeln. Das Monitoring wird ergänzt durch regelmäßige Bestimmungen von Thrombozytenzahl, Fibrinogen, AT und D-Dimeren.

Niedermolekulares Heparin und Heparinoide

Niedermolekulare Heparine haben einen anderen Wirkmechanismus (überwiegend Hemmung des Faktors Xa) als die klassischen unfraktionierten Heparine (überwiegend Verstärkung der Antithrombinwirkung). Offenbar geht die durch niedermolekulares Heparin vermittelte Hemmung der Faktor-Xa-Aktivität weniger stark in die PTT ein als die durch unfraktioniertes Heparin vermittelte Hemmung der Thrombinwirkung. Für die Überwachung der Therapie mit niedermolekularen Heparinen ist die PTT darum nicht geeignet. Hierzu sind Methoden erforderlich, die spezifisch die **Faktor-Xa-Inaktivierung** erfassen.

Die Therapie mit Heparinoiden und Hirudinen kann ebenfalls mittels der Bestimmung der Faktor Xa-Inaktivierung (Heparinoide) oder mittels direkter Plasmaspiegelbestimmung (Hirudine) überwacht werden.

Klinische Chemie

Klinisch-chemische Untersuchungen umfassen im ersten Schritt die Bestimmung verschiedener **Enzymaktivitäten** oder Konzentrationen bestimmter **Metaboliten** im Serum und erlauben eine orientierende Beurteilung der Integrität und Funktion einzelner Organsysteme (z. B. Leber, Niere). Bei pathologischen Resultaten oder bei gezieltem Krankheitsverdacht sind spezifische Folgeuntersuchungen angezeigt (z. B. Infektionsserologie, immunologische Parameter, Stoffwechseldiagnostik).

Leberfunktion

Die Labordiagnostik der Leberfunktion umfasst vier unterschiedliche Aspekte:
- Cholestase (γGT, AP, Bilirubin)
- Zellschaden (γGT, GLDH, GOT und GPT)
- Einschränkungen der Syntheseleistung (Pseudocholinesterase, Albumin)
- Störungen der Entgiftungsfunktion (Ammoniak)

Die **Gamma-Glutamyltranspeptidase** (γGT) ist am Aminosäuretransport in die Zelle, am Schutz der Zellmembran vor oxidativen Substanzen und an der Metabolisierung von Karzinogenen beteiligt. Das im Serum messbare Enzym entstammt zum größten Teil der Leber und ist ein sehr sensitiver Marker für Lebererkrankungen und Leberzellschäden. Bei Cholestase wird das Enzym von der Zellmembran durch Gallensäuren freigesetzt und ins Serum abgegeben, sodass erhöhte Werte im Serum nachweisbar sind. Eine Differenzierung zwischen intra- und extrahepatischer Cholestase ist jedoch nicht möglich. Erhöhte Werte finden sich auch bei chronischem Alkohol- oder Drogenmissbrauch, anfangs vor allem bedingt durch eine Enzyminduktion mit vermehrter Bildung der γGT, später als Folge von Leberzellnekrosen. Andere Lebererkrankungen, insbesondere Hepatitiden, führen primär aufgrund des ausgelösten Zellschadens zu erhöhten Messwerten.

Die **alkalische Phosphatase** (AP) ist ein membranständiges Enzym, das sich aus mehreren organspezifischen Isoenzymen zusammensetzt (Leber, Gallengang, Knochen, Dünndarm, Plazenta). Häufigste Ursache erhöhter AP-Aktivitäten im Serum sind hepatobiliäre Erkrankungen mit intra- oder extrahepatischer Cholestase (z. B. bei Cholelithiasis, Tumoren, Hepatitis mit cholestatischem Verlauf). In diesen Fällen sind gleichzeitig auch die γGT und das **Bilirubin** im Serum erhöht. Bei fehlender Erhöhung dieser Parameter und anderer Leberenzyme (z. B. GPT, GOT) sind pathologische Werte der AP dagegen mit hoher Wahrscheinlichkeit durch Erkrankungen des Knochengewebes bedingt (z. B. Tumoren, Frakturen, Hyperparathyreoidismus). Präanalytisch ist zu beachten, dass Probenzusätze wie Citrat

oder EDTA die Enzymaktivität hemmen und deshalb vermieden werden müssen.

Die Transaminasen **Glutamat-Oxalacetat-Transaminase (GOT)** und **Glutamat-Pyruvat-Transaminase (GPT)** sind am Abbau von Aminosäuren (Desaminierung) beteiligt. Ebenso wie die anderen Enzyme, die in der Diagnostik von Leberfunktionsstörungen eine Rolle spielen, kommen GPT und GOT in allen Zellen des Organismus vor, jedoch in geringerer Konzentration als in der Leber. Die GPT ist im Zytoplasma zu finden, während die GOT sowohl im Zytoplasma als auch in Mitochondrien lokalisiert ist. Lebererkrankungen ohne ausgeprägten Zellschaden (z. B. unkomplizierte Virushepatitis) führen eher zur Freisetzung der zytoplasmatischen Enzymanteile, während bei schweren Lebererkrankungen (z. B. akute Vergiftungen, Virushepatitis mit ausgeprägter Cholestase und Gewebenekrosen, Leberzirrhose) auch mitochondriale Enzymanteile im Serum nachweisbar sind. Die in der „gesunden" Bevölkerung häufig anzutreffenden leicht erhöhten GOT- und GPT-Werte sind zumeist auf die Einnahme von Medikamenten oder Alkoholkonsum zurückzuführen.

Das Ausmaß eines Leberzellschadens läßt sich gut anhand der **Glutamatdehydrogenase** (GLDH) im Serum abschätzen. Die GLDH findet sich in allen Geweben, vorwiegend aber in den Mitochondrien der Leberzelle, wo sie für die oxidative Desaminierung von Glutamat verantwortlich ist. Die höchste Konzentration findet sich in den zentroazinären Zellen des Leberläppchens. Bei akuten Durchblutungsstörungen der Leber und Vergiftungen, die mit einem vollständigen Zelluntergang einhergehen, treten die höchsten Serumkonzentrationen auf. Andere Erkrankungen wie primäre biliäre Zirrhose, Lebermetastasen und extrahepatische Cholestase zeigen moderate bis deutliche GLDH-Erhöhungen, während akute und chronische Hepatitiden ohne Cholestase mit nur gering erhöhter oder sogar normaler GLDH einhergehen.

Die Syntheseleistung der Leber wird anhand der Serumaktivität der **Pseudocholinesterase** (PCHE) beurteilt. Es besteht eine gute Korrelation zwischen der PCHE-Aktivität im Serum und der Menge an funktionsfähigem Leberparenchym. Eine erniedrigte PCHE ist ein empfindlicher Indikator bei Patienten mit Leberzirrhose, der sich auch zur Verlaufskontrolle eignet. Des Weiteren findet sich eine erniedrigte PCHE im Rahmen der Akute-Phase-Reaktion (regulativ verminderte Synthese) oder bei Vergiftungen mit Alkylphosphaten, die die Aktivität der Cholinesterase hemmen. Daneben gibt es genetische Enzymvarianten, die zu einer verringerten Konzentration oder Aktivität des Enzyms führen und damit Ursache für Narkosezwischenfälle sein können (verlängerte Apnoe durch verzögerten Abbau von depolarisierenden Muskelrelaxanzien). Zur Differenzialdiagnose sind in diesen Fällen Spezialuntersuchungen wie die Bestimmung der Dibucain-Zahl oder der Fluoridresistenztest durchzuführen. Erhöhte PCHE-Werte sind relativ unspezifisch bei einer Vielzahl von Erkrankungen anzutreffen (z. B. Eiweißverlustsyndrom, Diabetes mellitus, Hyperlipoproteinämie, koronare Herzerkrankung).

Die wichtigsten Aufgaben von **Albumin** bestehen in der Bindung und dem Transport körpereigener (z. B. Stoffwechselmetabolite, Hormone) und körperfremder Substanzen (z. B. Medikamente) sowie in der Aufrechterhaltung des kolloidosmotischen Drucks im Plasma. Albumin wird nur in der Leber gebildet und daher oft als Markerprotein für die Syntheseleistung der Leber herangezogen. Es besteht jedoch keine Korrelation zwischen dem Ausmaß einer Leberfunktionsstörung und der gemessenen Albuminkonzentration. Eine Hypalbuminämie tritt außerdem regulativ bei einer Akute-Phase-Reaktion, bei Verteilungsstörungen, Albuminverlust (z. B. Verbrennungen, nephrotisches Syndrom) und Mangelernährung auf. Die Bestimmung erfolgt immunchemisch oder mittels Elektrophorese.

Ammoniak, das als primäres Abbauprodukt im Aminosäurenstoffwechsel entsteht, wird in der Leber zu Harnstoff entgiftet. Bei Störungen des Harnstoffzyklus (z. B. verursacht durch schwere Leberparenchymschäden oder bei hereditären Enzymdefekten) sowie bei portosystemischen Kollateralkreisläufen und Shunts kommt es zur Hyperammonämie. Ammoniak wirkt neurotoxisch, möglicherweise durch sekundäre Glutaminbildung. Zwar gilt, dass die Mehrzahl der Patienten mit Hyperammonämie keine zerebrale Symptomatik entwickelt, doch liegt bei etwa

90 % der Patienten mit hepatischer Enzephalopathie eine Hyperammonämie vor. Die Ammoniakkonzentrationen zeigen allerdings nur eine mäßige Korrelation mit dem neuropsychiatrischen Schweregrad. Für die Ammoniakmessung mittels ammoniaksensitiver Elektrode oder im enzymatischen Test sollte gekühltes heparinisiertes oder EDTA-Blut verwendet werden.

Nierenfunktion

Kreatinin entsteht als physiologischer Metabolit im Muskelgewebe und wird über die Nieren ausgeschieden. Bei normaler Nierenfunktion wird es glomerulär filtriert, mit zunehmender Funktionseinschränkung aber auch zusätzlich tubulär sezerniert und über die Darmwand ausgeschieden. Unter der endogenen **Kreatinin-Clearance** wird die Plasmamenge verstanden, aus der das Kreatinin innerhalb 1 min vollständig eliminiert wird. Diese Größe entspricht annähernd der glomerulären Filtrationsrate (GFR).

Praktischer Hinweis: Die Bestimmung der Kreatinin-Clearance ist bei der Erkennung von Nierenfunktionsstörungen empfindlicher als die alleinige Bestimmung des Kreatinins im Serum. Die Serumkreatininkonzentration steigt erst bei einer Reduktion der glomerulären Filtrationsrate (GFR) auf unter 50 % über die obere Referenzbereichsgrenze an. Bei stark eingeschränkter Nierenfunktion ist dagegen die Bestimmung der Kreatinin-Clearance entbehrlich, hier korreliert das Serumkreatinin besser mit der GFR.

Zur Bestimmung der Kreatinin-Clearance ist der Urin über 24 h zu sammeln (Beginn der Sammelperiode nach dem ersten Morgenurin, Abschluss nach dem ersten Morgenurin des Folgetages). Während der Sammelperiode sollten Medikamente, die die Nierenfunktion beeinflussen, nach Möglichkeit abgesetzt werden. Es ist sicherzustellen, dass der Patient ausreichend Flüssigkeit zu sich nimmt. Aus dem Sammelbehälter ist nach Durchmischung eine Probe zur Bestimmung der Kreatininkonzentration im Urin zu entnehmen. Die Bestimmung der Kreatininkonzentration

im Serum erfolgt zu Beginn der Sammelperiode. Die Berechnung der Kreatinin-Clearance erfordert die Angabe des gesamten Sammelvolumens und des Sammelzeitraums.

Formel zur Berechnung der Kreatinin-Clearance:

$$C_{Krea} = \frac{U_{Krea} \times V \times 1{,}73}{S_{Krea} \times t \times KO}$$

Dabei ist C_{Krea} = Kreatinin-Clearance in ml/min; U_{Krea} = Kreatininkonzentration im Urin im mg/dl; S_{Krea} = Kreatininkonzentration im Serum in mg/dl; V = Urinvolumen; t = Sammelzeitraum in min; KO = Körperoberfläche im m^2.

Die Bestimmung des Kreatinins erfolgt meist mit einer Farbstoffreaktion (Jaffé-Reaktion). Bei dieser Reaktion können jedoch andere Serumbestandteile interferieren (z. B. Antibiotika, Acetylsalicylsäure). Aus diesem Grund ist in bestimmten Fällen (z. B. bei der Clearance-Ermittlung) die analytisch spezifischere enzymatische Kreatininbestimmung (mehrschrittige enzymatische Umsetzung mit nachfolgender Indikatorreaktion) vorzuziehen.

Harnstoff ist Endprodukt des Proteinstoffwechsels und wird in der Leber gebildet. Die Ausscheidung erfolgt vorwiegend über die Nieren. Der Serumspiegel von Harnstoff wird aber auch von der Proteinzufuhr mit der Nahrung, dem Proteinkatabolismus und der Leberfunktion beeinflusst. Er eignet sich daher weniger gut als Kreatinin zur Einschätzung der glomerulären Filtrationsrate und zur Primärdiagnostik der Niereninsuffizienz. Bei prä- und postrenaler Niereninsuffizienz ist der tubuläre Harnfluss eingeschränkt, was aufgrund der verstärkten Rückdiffusion von Harnstoff im distalen Tubulus zu einem im Vergleich zu Kreatinin relativ stärkeren Anstieg der Harnstoffkonzentration im Serum führt (differenzialdiagnostische Bedeutung). Die Harnstoffbestimmung kann darüber hinaus für die Verlaufskontrolle bei stark eingeschränkter Nierenfunktion eingesetzt werden. Die Bestimmung erfolgt mittels enzymatischer Harnstoffumsetzung (Urease) und nachfolgender Indikatorreaktion.

Entzündungsmarker

Serumeiweißelektrophorese

Akute und chronische **Entzündungsreaktionen** spiegeln sich meist in einer veränderten Serumproteinzusammensetzung (**Dysproteinämie**) wider. Die Serumeiweißelektrophorese ist eine einfache, jedoch spezifische Screening-Untersuchung zur Erfassung von Dysproteinämien. Neben der **quantitativen Beurteilung** der fünf verschiedenen Proteinfraktionen (Albumin, α_1-, α_2-, β-, γ-Globuline) ist die Erfassung ihres **Verteilungsmusters** von Bedeutung. Charakteristische Konstellationen sind hinweisend auf zugrunde liegende Störungen. Neben akuten und chronischen Entzündungen führen Antikörpermangelsyndrome, chronische Hepatopathien, nephrotisches Syndrom oder monoklonale Gammopathien zu typischen Veränderungen. Bei Auffälligkeiten sind je nach Befundmuster weiterführende Serumuntersuchungen angezeigt.

Blutkörperchensenkungs-geschwindigkeit

Die Blutkörperchensenkungsgeschwindigkeit (BSG) nach Westergren ist eine weitere einfache Untersuchung zur Erfassung und Verlaufskontrolle von akuten und chronischen **Entzündungen**. Der Senkungswert nach 1 h reicht bereits für eine diagnostische Aussage. Zu beachten ist, dass erhöhte BSG-Werte nicht nur bei Entzündungen auftreten, sondern auch bei Malignomen und nekrotisierenden Prozessen (z. B. beim akuten Herzinfarkt). Des Weiteren ist eine BSG-Erhöhung ein relativ träger Indikator, d. h. sie tritt bei akuter Entzündung frühestens nach 24 h auf; umgekehrt überdauert sie einen abklingenden Prozess um mehrere Tage.

> **Praktischer Hinweis:** Eine normale Blutsenkung schließt eine Erkrankung nicht aus.

Die Blutsenkung wird durch die Plasmaproteinzusammensetzung und durch den Hämatokrit beeinflusst (Erhöhung bei Anämie, Erniedrigung bei Polyglobulie).

C-reaktives Protein

Das C-reaktive Protein (CRP) ist das diagnostisch wichtigste, in der Leber gebildete Akute-Phase-Protein. Die Serumbestimmung von CRP dient als Screeningtest bei Verdacht auf **akut entzündliche, nekrotisierende** und **neoplastische Erkrankungen**. Darüber hinaus kann es zur Differenzialdiagnose zwischen bakteriellen (starker und schneller Anstieg) und viralen Infektionen (keine oder nur geringe Erhöhung) eingesetzt werden. Aufgrund der kurzen Serumhalbwertzeit (HWZ) von knapp 20 h kommt es zu einem zeitnahen Anstieg bzw. Abfall der CRP-Konzentrationen, was für Verlaufskontrollen (z. B. unter antibiotischer Therapie) einen entscheidenden Vorteil gegenüber der trägeren BSG darstellt. CRP wird nephelometrisch oder turbidimetrisch bestimmt und eignet sich auch für die Notfalldiagnostik.

Interleukin 6 und Procalcitonin

Für die Überwachung von Intensivpatienten eignen sich insbesondere Entzündungsmarker mit sehr kurzer Ansprechzeit, die eine zeitnahe Steuerung diagnostischer und therapeutischer Maßnahmen ermöglichen. Das Zytokin Interleukin 6 (IL-6), das als physiologischer **Hauptmediator der Akute-Phase-Reaktion** gilt und unabhängig von der Leberfunktion in Blutzellen, Endothelien und Fibroblasten gebildet wird, tritt in erhöhten systemischen Konzentrationen mit einem zeitlichen Vorsprung von 6–48 h vor dem CRP auf. Die HWZ beträgt nur ca. 1 h.

> **Praktischer Hinweis:** Die IL-6-Bestimmung im Plasma oder Serum ermöglicht in Verbindung mit der klinischen Untersuchung die frühzeitige Diagnose einer Sepsis (auch in der Neonatalperiode).

Die Sensitivität liegt bei nahezu 100 %, während die Spezifität wesentlich von der Grunderkrankung beeinflusst wird (mäßig erhöhte IL-6-Werte finden sich auch nach Trauma, Operation, bei Autoimmunerkrankungen und Malignomen). Deutlich erhöhte Werte sind jedoch dringend verdächtig auf eine Sepsis.

Ein weiterer in der Intensivmedizin eingesetzter Entzündungsmarker ist das Procalcitonin (PCT), dessen physiologische Funktion noch wenig bekannt ist. Seine Serumkonzentration steigt bei Sepsis gegenüber IL-6 um wenige Stunden verzögert an. Die HWZ von PCT im Serum beträgt ca. 24 h.

> **Praktischer Hinweis:** Der diagnostische Nutzen von Procalcitonin liegt in der relativ hohen Spezifität für bakterielle oder mykotische systemische Infektionen und Sepsis, während lokalisierte Infektionen und vielfältige andere Ursachen entzündlicher Reaktionen die Werte nicht oder nur wenig verändern.

Beide Entzündungsparameter sind auch prognostisch relevant: unter Therapie permanent hohe Spiegel sind mit einer hohen Letalität assoziiert. Die Bestimmungen von IL-6 und PCT werden aus Serum oder EDTA-Plasma mit halb- oder vollautomatischen Immunoassays durchgeführt.

Endokrinologie

Dazu siehe auch Kapitel 7.2.

ACTH

Das adrenocorticotrope Hormon (ACTH) wird von den corticotropen Zellen des Hypophysenvorderlappens (HVL) gebildet. Seine Sekretion wird durch das hypothalamische Corticotropin releasing hormone (CRH) stimuliert und durch das Stresshormon Cortisol, dessen Synthese in der Nebennierenrinde (NNR) durch ACTH induziert wird, in einer negativen Rückkopplung inhibiert. Die ACTH-Sekretion geschieht pulsatil und weist eine ausgeprägte zirkadiane Rhythmik mit morgendlichen Spitzen- und abendlichen Talspiegeln auf. Als Polypeptidhormon ist ACTH sehr anfällig für proteolytische Degradation. Daher ist präanalytisch zu beachten, dass als Untersuchungsmaterial nur gekühltes EDTA-Plasma verwendet wird.

Erhöhte Plasma-bzw. **Serumkonzentrationen von ACTH** treten bei ACTH-abhängigem Hyperkortisolismus auf (z. B. Cushing-Erkrankung bei ACTH-produzierendem Hypophysentumor, paraneoplastisch bei kleinzelligem Bronchialkarzinom). Bei Cushing-Erkrankung werden jedoch auch normale ACTH-Spiegel beobachtet. Ursache erhöhter ACTH-Konzentrationen kann auch eine primäre NNR-Insuffizienz durch Aufhebung der inhibitorischen Cortisolwirkung sein. **ACTH ist erniedrigt** bei adrenalem Hyperkortisolismus (NNR-Adenomen oder -karzinomen, NNR-Hyperplasie) oder bei sekundärer bzw. tertiärer NNR-Insuffizienz (hypophysäre bzw. hypothalamische Erkrankung, Steroidmedikation).

Für die Diagnostik sind isolierte ACTH-Bestimmungen im Plasma nicht ausreichend. Vielmehr sollte wegen der funktionellen Kopplung immer eine gleichzeitige Betrachtung von ACTH- und Cortisolspiegeln erfolgen. Eine definitive Diagnostik erfordert den Einsatz von **Funktionstests**. Zunächst kann ein Hyperkortisolismus durch eine ausbleibende Suppression des Serumcortisols im Niedrigdosis-Dexamethasontest festgestellt werden. Eine spontan erhöhte Ausscheidung von freiem Cortisol im 24-h-Urin kann diesen Befund ergänzen. Zur Differenzialdiagnostik des Hyperkortisolismus wird dann ein Hochdosis-Dexamethasontest angeschlossen, der allein bei hypophysärem Hyperkortisolismus eine supprimierte ACTH- und Cortisolproduktion zeigt, nicht jedoch bei ektoper paraneoplastischer ACTH-Produktion oder bei adrenalem Hyperkortisolismus.

Eine weitere Differenzierung wird durch den CRH-Test möglich, bei dem die Ansprechbarkeit der ACTH- und Cortisolproduktion geprüft wird. Die normal nachweisbare ACTH-Antwort nach CRH-Gabe ist bei hypophysärem Hyperkortisolismus exzessiv (sehr gut für die postoperative Verlaufskontrolle bei Cushing-Erkankung geeignet), bei ektopem ACTH-Syndrom (hohe ACTH-Ausgangswerte) sowie bei adrenalem Hyperkortisolismus (niedrige ACTH-Ausgangswerte) fehlt sie jedoch.

Zur Diagnose eines **Hypokortisolismus** wird der ACTH-Kurzzeitstimulationstest durchgeführt. Die einmalige Gabe von ACTH führt physiologischerweise zu einer Erhöhung der Serumcortisolkonzentration auf das Doppelte eines normalen Ausgangswertes. Bei normaler Reaktion ist eine NNR-Insuffizienz weitgehend ausge-

schlossen. Bei unzureichendem Anstieg besteht der Verdacht auf eine NNR-Insuffizienz, die im ACTH-Langzeitstimulationstest (ACTH-Infusion über mehrere Stunden) und im CRH-Test durch Überprüfung der ACTH-Antwort weiter differenziert werden kann. Im Langzeittest fehlt bei primärer NNR-Insuffizienz im Gegensatz zur sekundären Form ein Cortisolanstieg bei jeweils niedrigen Ausgangswerten. Der CRH-Test zeigt bei sekundärer NNR-Insuffizienz eine fehlende ACTH-Stimulation, bei tertiärer NNR-Insuffizienz ergibt sich ein verzögerter und prolongierter ACTH-Anstieg. Bei der Durchführung des ACTH-Stimulationstests ist zu beachten, dass eine ACTH-Belastung bei einer vorbestehenden latenten primären NNR-Insuffizienz eine manifeste Krise (Schock, Hypoglykämie u. a.) auslösen kann.

Wachstumshormon

Das Wachstumshormon (GH) ist ein Polypeptidhormon, das in den somatotropen Zellen des HVL produziert wird. Es unterliegt einer übergeordneten Regulation durch das stimulierende hypothalamische GH-releasing-Hormon (GHRH) und das inhibierende Somatostatin. GH wird pulsatil sezerniert, mit nächtlichen Spitzen. Zahlreiche weitere Faktoren greifen in die Regulation der Sekretion mit ein (körperlicher Stress, Blutglucosekonzentration u. a.). GH hat wachstumsfördernde und metabolische Wirkungen (Protein, Fett- und Kohlenhydratstoffwechsel), die überwiegend durch das in der Leber synthetisierte **Somatomedin C (insulin like growth factor 1, IGF-1)** vermittelt werden. IGF-1 führt in einem negativen Rückkopplungsmechanismus zu einer Suppression der GH-Sekretion.

Klinische Bedeutung haben sowohl ein GH-Überschuss bei HVL-Adenom (bei Kindern hypophysärer Riesenwuchs, bei Erwachsenen Akromegalie) als auch ein GH-Mangel im Rahmen einer HVL-Insuffizienz (bei Kindern hypophysärer Minderwuchs, bei Erwachsenen diverse metabolische Störungen). Zur Diagnostik eines **GH-Überschusses** ist eine einmalige Bestimmung der basalen GH-Serumkonzentration nicht aussagekräftig. Wegen der pulsatilen Sekretion des GH sollte ein GH-

Tagesprofil erstellt werden, ergänzt um die Bestimmung von IGF-1. Eine definitive Diagnose erfordert allerdings den Nachweis einer fehlenden Supprimierbarkeit des GH im oralen Glucosetoleranztest. Dieser Suppressionstest ist ebenfalls zur Verlaufskontrolle unter Therapie geeignet. Auch ein **GH-Mangel** kann durch die Bestimmung der basalen GH-Serumkonzentration (allein oder in Verbindung mit IGF-1) weder bewiesen noch ausgeschlossen werden. Für die Diagnose eines Mangels sollten mindestens zwei anerkannte Stimulationstests pathologisch ausfallen. Üblicherweise werden zu diesem Zweck der GHRH-Stimulationstest, der Argininbelastungstest und der Insulin-Hypoglykämietest eingesetzt. Ein adäquater GH-Anstieg in diesen Tests schließt einen GH-Mangel praktisch aus.

Antidiuretisches Hormon

Dieses im Hypothalamus synthetisierte und im Hypophysenhinterlappen gespeicherte Peptidhormon (Synonym: Adiuretin, ADH) ist wesentlich an der Regulation des Wasser-Elektrolyt-Haushalts beteiligt. Ein Anstieg der Plasmaosmolalität oder Hypovolämie stimulieren seine Sekretion, wobei regulativ durch ADH die renale Wasserrückresorption gesteigert wird.

Bei **verminderter Hormonsekretion** (z. B. bei bösartigen Tumoren der Hypophyse oder des Hypothalamus, nach Schädel-Hirn-Trauma, nach neurochirurgischen Eingriffen, idiopathisch) oder durch **vermindertes Ansprechen** des Zielorgans (renal tubuläre Schädigung) kommt es zum klinischen Bild des Diabetes insipidus (Leitsymptome: hypotone Polyurie und hypertone Dehydratation).

Praktischer Hinweis: Meist sind für die klinische Diagnostik des Diabetes insipidus die Bestimmung von Serumnatrium, Osmolalität in Serum und Urin bzw. des spezifischen Uringewichtes (normal ≈ 1.005) sowie eine exakte Flüssigkeitsbilanzierung ausreichend. Eine ADH-Bestimmung ist i. Allg. nicht erforderlich.

Zur Sicherung der Diagnose kann der sog. **Durstversuch** (ADH-Stimulation durch mehrstündigen Wasserentzug) durchgeführt werden. Für einen Diabetes insipidus sprechen die Konstanz der Urinausscheidungsmenge im Testverlauf sowie eine konstant niedrige Urinosmolalität. Bei pathologischem Ausfall kann ein **Desmopressintest** zur Differenzialdiagnose zwischen zentraler und renaler Genese unmittelbar an den Durstversuch angeschlossen werden. Die Gabe von Desmopressin führt bei zentralem Diabetes insipidus zu einem schnellen Diureserückgang und Anstieg der Urinosmolität, nicht jedoch bei der renalen Form.

Das Syndrom der inadäquaten ADH-Sekretion (SIADH) zeichnet sich durch eine unangepasst **hohe ADH-Sekretion** aus, die bei zentralnervösen Störungen (z. B. nach Schädel-Hirn-Trauma, bei Entzündungen und Hirntumoren), paraneoplastisch (z. B. kleinzelliges Bronchialkarzinom), bei entzündlichen Lungenerkrankungen oder als Therapiefolge (diverse Medikamente, Überdruckbeatmung) auftreten kann (Leitsymptom: hypotone Hyperhydratation). Labordiagnostisch ist neben der Bestimmung von Serum- und Urinosmolalität sowie Serumnatriumkonzentration die immunchemische Messung von ADH im Plasma angezeigt. Dabei ist präanalytisch wegen der Gefahr des raschen Hormonabbaus durch Proteasen sorgfältig auf die Abnahmebedingungen zu achten (Kühlung während des Probentransports).

Prolaktin

Prolaktin (PRL) ist ein im HVL gebildetes Glykoproteinhormon, dessen wichtigste Funktion die **Stimulation der Laktation** in der Postpartalperiode ist. Es wird pulsatil freigesetzt und weist eine zirkadiane Rhythmik mit nächtlichen Spitzen auf. Als einziges Hypophysenhormon unterliegt PRL überwiegend einer inhibitorischen Kontrolle, die durch das im Hypothalamus gebildete Dopamin vermittelt wird. Hypothalamische Releasing-Hormone (Gonadotropin-RH, Thyreotropin-RH) und Östrogene fördern hingegen die PRL-Sekretion.

Klinisch bedeutsam sind die **Hyperprolaktinämien**, die entweder funktionell (z. B. bei Einnahme von Medikamenten mit dopaminantagonistischer Wirkung wie z. B. manche Psychopharmaka,

Schwangerschaft, Stress, Hypothyreose, Niereninsuffizienz) oder durch ein Hypophysenadenom bedingt sein können. Ein solcher Tumor produziert zumeist selbst PRL (Prolaktinom), kann jedoch auch indirekt die PRL-Produktion stimulieren, indem er durch Verdrängung im Hypophysenstiel den Dopamintransport aus dem Hypothalamus hemmt (sog. Entzügelungshyperprolaktinämie). Bei einer Hyperprolaktinämie kommt es durch negative Rückkopplung zu einem Abfall des Gonadotropin-RH und der Gonadotropine. Die klinischen Zeichen sind bei Frauen Galaktorrhoe, Zyklusstörungen und eventuell Sterilität, bei Männern werden Gynäkomastie, Libido- und Potenzverlust beobachtet. PRL wird mittels Immunoassay im Serum bestimmt.

Die Bestimmung der Serumprolaktinkonzentration wird auch zur Differenzierung von psychogenen und echten epileptischen Anfällen herangezogen (niedrige versus hohe Werte)

> **Praktische Hinweise:**
> Die Blutentnahme zur Bestimmung der PRL-Serumkonzentration erfolgt:
> - am Tage
> - vor Untersuchung der Brust (physiologischer Sekretionsreiz)
> - unter stressfreien (schmerzarmen) Bedingungen
> - in Kenntnis der Medikation (hormonelle Kontrazeptiva?, Psychopharmaka?)
>
> Prolaktinserumkonzentrationen oberhalb von 200 ng/ml werden meist bei Prolaktinomen beobachtet.

Wasser- und Elektrolythaushalt

Die zentrale Aufgabe des Wasser- und Elektrolythaushalts ist die Sicherstellung einer regelrechten Zell- und Organfunktion durch Aufrechterhaltung von Isovolämie (normalem Flüssigkeitsvolumen) und Isotonie (normaler Osmolalität) im Extrazellulärraum (EZR). Die **Volumenregulation** erfolgt primär durch Anpassung der tubulären Natriumresorption und -sekretion unter dem Einfluss des Renin-Angiotensin-Aldosteron-Systems und natriuretischer Peptide (atrial natriuretic peptide =

ANP; brain natriuretic peptide = BNP). Die **Osmoregulation** beruht im Wesentlichen auf Anpassungen der tubulären Wasserresorption, die durch das hypothalamische Adiuretin (ADH) gesteuert wird.

Die Störungen des Wasser- und Elektrolythaushalts werden in Änderungen des Volumens (Dehydratation bzw. Hyperhydratation) und der osmotischen Konzentration (hypoton, isoton, hyperton) eingeteilt. Bei neurochirurgischen Patienten finden sich häufig eine **hypertone Dehydratation** mit intra- und extrazellulärem Wassermangel bei Diabetes insipidus sowie eine **hypotone Hyperhydratation** mit Wasserüberschuss beim Syndrom der inadäquaten ADH-Sekretion (SIADH). Volumenveränderungen werden primär klinisch diagnostiziert, die Laboruntersuchungen ergeben nur indirekte Hinweise. Bei Hyperhydratation sind typischerweise durch einen relativen Wasserüberschuss der Hämatokrit sowie das Gesamteiweiß im Serum erniedrigt, umgekehrt sind bei Dehydratation diese Werte oft erhöht.

Osmolalität und Natrium

Zur globalen Beurteilung der osmotischen Konzentration des EZR wird die Konzentration des **wichtigsten extrazellulären Kations** Natrium im Serum bestimmt, meist mit ionenselektiver Elektrode oder flammenphotometrisch. Dies ist zwar oft ausreichend, bei hyperglykämischem Koma, Urämie und Intoxikationen (Zuständen mit erhöhter Konzentration osmotisch aktiver Substanzen) ist jedoch die direkte Bestimmung der **Osmolalität** (Zahl gelöster Teilchen pro kg) unbedingt erforderlich. Die Osmolalität wird kryoskopisch (Messung der Gefrierpunktserniedrigung) ermittelt.

> **Praktischer Hinweis:** Eine rechnerische Abschätzung der Serumosmolalität ist mithilfe folgender Formel möglich: Osmolalität [mosmol/kg] = $2 \times Na^+$ [mmol/l] + Glucose [mmol/l] + Harnstoff [mmol/l].

Die Differenz aus gemessener und errechneter Osmolalität wird als **osmotische Lücke** bezeichnet. Eine vergrößerte Lücke weist auf die Anwesenheit abnormaler osmotisch aktiver Substanzen hin (z. B. bei Vergiftungen).

Erwähnt sei schließlich die Bestimmung der **Osmolalität im Urin**, die bei gleichzeitiger Kenntnis der Serumosmolalität die Beurteilung der Konzentrierleistung der Niere erlaubt (erniedrigt bei Diabetes insipidus). Bei Hyponatriämie liegt pathophysiologisch entweder eine Verdünnung durch überschüssiges Wasser (z. B. bei Herz- oder Niereninsuffizienz, Leberzirrhose, übermäßiger ADH-Sekretion) oder ein gesteigerter Volumen- und Natriumverlust (z. B. gastrointestinal, bei Blutungen, Diuretikatherapie, osmotischer Diurese, Nebenniereninsuffizienz) zugrunde. Die insgesamt seltenere Hypernatriämie beruht entweder auf einem bilanzmäßigen Wasserverlust (z. B. Diabetes insipidus, starkes Schwitzen) oder einem relativen Salzüberschuss durch vermehrte Aufnahme oder verminderte renale Ausscheidung (z. B. Mineralocorticoidexzess).

Kalium

Das **intrazelluläre Hauptkation** Kalium liegt im Serum in einer ca. 40fach niedrigeren Konzentration vor. Der Gradient zwischen Intra- und Extrazellulärraum ist wesentlich für die Ausbildung des Membranruhepotenzials der Zellen. Störungen im Kaliumhaushalt wirken sich darum besonders auf erregbare Gewebe aus (Herz, Nerven- und Muskelgewebe). Sie treten im Sinne einer Hypokaliämie bei übermäßigen renalen oder gastrointestinalen Verlusten bzw. im Sinne einer Hyperkaliämie bei einer gesteigerten Zufuhr oder verminderten renalen Exkretion (chronische Niereninsuffizienz, Mineralocorticoidmangel, Therapie mit kaliumsparenden Diuretika) auf.

Darüber hinaus können Fehlverteilungen des Kaliums zwischen Intra- und Extrazellulärraum Ursache für Störungen des Kaliumhaushalts sein. So kommt es bei Alkalose im Austausch mit Protonen zu einem vermehrten Kaliumeintritt in die Zellen (Hypokaliämie). Ein vermehrter Kaliumaustritt mit konsekutiver Hyperkaliämie kann bei Azidose oder massivem Zellzerfall (z. B. unter zytostatischer Therapie) vorkommen. Bei der Kaliumbestimmung im Serum, die mit ionenselektiver Elektrode oder flammenphotometrisch durchgeführt wird, ist zu beachten, dass eine präanalytisch verursachte Hämolyse zu falsch hohen Werten führt.

Säure-Base-Haushalt

Aufgabe des Säure-Base-Haushalts (SBH) ist die Aufrechterhaltung einer **normalen Wasserstoffionenkonzentration** im EZR. Die im Stoffwechsel anfallenden Säuren (CO_2 und fixe Säuren) werden im EZR (Blut und Interstitium) gepuffert und über die Lunge (ca. 24.000 mmol/Tag) bzw. über die Nieren (ca. 60 mmol/Tag) ausgeschieden. Die Niere regeneriert darüber hinaus Bicarbonat, das dem Blut für die Säurepufferung zur Verfügung gestellt wird. Das Bicarbonat-Kohlensäure-Puffersystem hat seinen Wirkungsschwerpunkt im Plasma (Anteil an der Gesamtpufferkapazität ca. 75 %), während das Nicht-Bicarbonat-Puffersystem (Hämoglobin, andere Proteine, Hydrogenphosphat) hauptsächlich in Erythrozyten wirksam ist.

Laborparameter zur Beurteilung des SBH sind der pH-Wert (negative dekadische Logarithmus der Wasserstoffionenkonzentration), der CO_2-Partialdruck (pCO_2; Ausdruck des respiratorischen Anteils des SBH), die aktuelle Bicarbonatkonzentration sowie die sog. Basenabweichung (BE; Ausdruck des metabolischen Anteils des SBH). Die Basenabweichung gibt diejenige Menge an starker Säure bzw. Base an, die benötigt wird, um 1 l Blut unter Standardbedingungen (pCO_2 40 mm Hg, sauerstoffgesättigt, 37 °C) auf pH 7,4 zu titrieren. pH und pCO_2 werden im Rahmen der Blutgasanalyse von heparinisiertem arteriellem oder kapillärem Vollblut potenziometrisch gemessen, während die Bicarbonatkonzentration und der BE-Wert rechnerisch aus diesen Messwerten ermittelt werden.

Die Störungen des SBH werden in **Azidosen** (pH erniedrigt) und **Alkalosen** (pH erhöht) eingeteilt. Hyperventilation (z. B. durch direkte Stimulation des Atemzentrums bei Enzephalitis, reflektorisch bei Hypoxie oder iatrogen bei beatmeten Patienten mit Schädel-Hirn-Trauma) führt zur respiratorischen Alkalose (pCO_2 erniedrigt). Hypoventilation (z. B. Dämpfung des Atemzentrums, neuromuskuläre Störungen, Atemwegsobstruktion oder Lungenschädigungen) löst hingegen eine respiratorische Azidose aus (pCO_2 erhöht). Insgesamt am häufigsten tritt die metabolische Azidose (BE erniedrigt) auf. Dieser Störung können vielfältige Ursachen zugrunde liegen (vermehrter Säureanfall z. B. bei Keto- oder Lactatazidose, Vergiftungen, enterale oder renale Bicarbonatverluste sowie verminderte Säureexkretion bei Nierenfunktionsstörungen). Deutlich seltener findet sich die metabolische Alkalose (BE erhöht), bei der meist ein gastrointestinaler oder renaler Säureverlust (z. B. Erbrechen, intestinale Drainage, Diuretika, Mineralocorticoidüberschuss) ursächlich ist. Respiratorische Störungen können metabolisch kompensiert werden, während metabolische Störungen nur eingeschränkt respiratorisch kompensierbar sind. Bei vollständiger Kompensation kehrt der pH-Wert wieder in den Normalbereich zurück, an der gleichsinnigen Veränderung von pCO_2 und BE ist aber erkennbar, dass eine kompensierte Störung und kein physiologischer Zustand vorliegt.

Tumormarker

Als Tumormarker werden i. Allg. Substanzen bezeichnet, die von Tumorzellen gebildet werden oder deren Bildung durch Tumorzellen angeregt wird. Hierzu gehören **onkofetale Antigene** (von Zellen reexprimierte Substanzen, die normalerweise von differenzierten Zellen nicht gebildet werden), **Proliferationsantigene** (physiologisch im Serum vorhanden, durch gesteigerte Zellproliferation oder Expression in Tumorzellen in höherer Konzentration nachweisbar) sowie **ektop gebildete Hormone** und **Proteine** (aufgrund der Entdifferenzierung von Tumorzellen häufig nur eingeschränkt funktionell aktiv).

Die meisten Tumormarker sind weder tumor- noch gewebespezifisch: Vielfach werden Tumormarker in geringer Menge von nicht entarteten Zellen unterschiedlicher Gewebe gebildet, sodass sich auch bei nichtmaligner Vermehrung gesunder Zellen (z. B. Hyperplasie), lokal inflammatorischen Prozessen und anderen Erkrankungen erhöhte Messwerte finden. Die Höhe der Tumormarkerkonzentration im Serum hängt von der Tumorgröße ab, von der Produktion (Entität und Differenzierungsgrad des Tumors), der Freisetzung aus den Tumorzellen (Durchblutung, Nekrosen), von eventuell vorliegenden Metastasen und von der Halbwertzeit (HWZ) im Serum (verringerter Abbau und verringerte Ausscheidung bei eingeschränkter Leber- bzw. Nierenfunktion). Ein nach operativer, chemo- oder strahlentherapeutischer Behandlung kurzfristig ansteigender Wert ist in der Regel auf den Zerfall von Tumorzellen und nicht auf einen Krankheitsprogress zurückzuführen.

Praktischer Hinweis: Tumormarker dienen in erster Linie der Verlaufskontrolle maligner Erkrankungen. Ohne Kenntnis des prätherapeutischen Ausgangswertes ist die Bestimmung eines Tumormarkers nur wenig hilfreich.

Bei der **Verlaufskontrolle** stehen die Fragen nach Remission, Metastasen und Rezidiv im Vordergrund. Tumormarker können oft früher als andere diagnostische Maßnahmen auf Metastasen oder ein Rezidiv hinweisen. Dagegen werden Tumormarker nur ausnahmsweise zur eigentlichen **Diagnosestellung** herangezogen: in der Regel dann, wenn die Konstellation der nachweisbaren Tumormarker eine Präzisierung der Tumorentität erlaubt (z. B. AFP und β-HCG bei Keimzelltumoren) oder eine Aussage über das Stadium der Erkrankung und die Prognose möglich ist. In wenigen Fällen werden Tumormarker auch als **Screening-Test** eingesetzt (z. B. AFP bei Leberzirrhose, Calcitonin bei familiärem medullären Schilddrüsenkarzinom, prostataspezifisches Antigen [PSA] bei Männern über 50 Jahre). Während der Verlaufskontrolle sollte darauf geachtet werden, dass die Bestimmung eines Tumormarkers nicht mit unterschiedlichen Testsystemen erfolgt, da dann im Einzelfall erhebliche Unterschiede bei den Messwerten auftreten können, auch wenn die Herstellerangaben bezüglich der Referenzbereiche identisch sind. Ein Anstieg oder Abfall der Tumormarkerkonzentration ist in dieser Situation nicht eindeutig zu interpretieren.

Da in der Regel die Entdifferenzierung von Tumorzellen im Krankheitsverlauf zunimmt und dadurch die Produktion eines Tumormarkers variieren kann, empfiehlt sich die parallele Bestimmung von zwei **Tumormarkern**, um auf diese Weise über einen „Reservemarker" zu verfügen. Bei klinisch implausiblen hohen Tumormarkerwerten ist zu berücksichtigen, dass Anti-Maus-Antikörper, aber auch andere Störfaktoren im Serum des Patienten bei der Analytik interferieren und zu falsch hohen Messwerten führen können. Die Tumormarkerkonzentration wird normalerweise im Serum bestimmt. In bestimmten Fällen kann es jedoch sinnvoll sein, Tumormarker in anderen Materialien zu bestimmen, z. B. in Aszites, Pleurapunktat und Liquor.

α-Fetoprotein

Das α-Fetoprotein (AFP) ist ein Glykoprotein, das während der Fetalzeit im Gastrointestinaltrakt, der Leber und dem Dottersack gebildet wird. Nach der Geburt fallen die während der Fetalentwicklung hohen Serumwerte ab und erreichen im 10. Lebensmonat das Niveau Erwachsener. Die Erklärung für hohe AFP-Werte bei malignen Erkrankungen liegt in einer Derepression von Genen im Tumorgewebe, die für die Bildung von AFP verantwortlich sind und die bei der Geburt reprimiert wurden. AFP wird als Tumormarker überwiegend beim primären **Leberzellkarzinom** und bei **Keimzelltumoren** eingesetzt. Während der Schwangerschaft sind erhöhte AFP-Werte im Serum physiologisch. Der AFP-Bestimmung im Liquor kommt bei intrakraniellen Keimzelltumoren eine besondere Bedeutung zu, da hierbei vielfach die Messwerte im Serum normal sind.

Humanes Choriongonadotropin β

Das humane Choriongonadotropin (HCG) ist ein aus einer α- und einer β-Kette bestehendes Glykoprotein. Während die α-Kette annähernd den entsprechenden Ketten von TSH, LH und FSH entspricht, ist die α-Kette weitgehend spezifisch für das HCG und wird darum als antigene Struktur für die Bestimmung eingesetzt. Erhöhte β-HCG-Werte finden sich bei **Keimzell-** und **Trophoblastentumoren**. Bei nichtmalignen Erkrankungen findet sich in der Regel keine β-HCG-Erhöhung, lediglich bei niereninsuffizienten Patienten sind aufgrund der verringerten renalen Elimination gelegentlich erhöhte Werte nachweisbar, ebenso wie in der Postmenopause und bei Vorliegen eines Hypogonadismus. Aus diesem Grund wird die β-HCG-Bestimmung zum Screening bei Risikogruppen für Keimzelltumoren eingesetzt (z. B. Patienten mit Maldescensus testis, eineiigen Zwillingen von Patienten mit Keimzelltumoren). Während der Schwangerschaft ist eine physiologisch erhöhte β-HCG-Konzentration im Serum nachweisbar. Deshalb findet die β-HCG-Bestimmung als Schwangerschaftstest Verwendung findet. Bei der intrakraniellen Manifestation von Keimzelltumoren kann die Bestimmung von β-HCG im Liquor zur Verlaufskontrolle eingesetzt werden.

Neuronenspezifischen Enolase

Bei der neuronenspezifischen Enolase (NSE) handelt es sich um eine Isoform des in verschiedenen Organen gebildeten Enzyms Enolase, die überwiegend von Neuronen und neuroektodermalen Geweben gebildet wird. Die NSE wird als Tumormarker bei neuroendokrinen Tumoren und APUDomen eingesetzt, überwiegend beim **Neuroblastom** und beim **kleinzelligen Bronchialkarzinom**. Bei Bedarf ist die NSE im Liquor zu bestimmen.

Karzinoembryonales Antigen

Das karzinoembryonale Antigen (CEA) ist ein Glykoprotein, das als physiologischer Bestandteil in der kolorektalen Schleimhaut und in anderen Epithelien vorkommt (z. B. Vagina, Magen und Schweißdrüsen). Der Mechanismus der CEA-Erhöhung bei malignen Erkrankungen ist bislang nicht eindeutig geklärt. Die RNA-Expression von CEA in Tumorzellen unterscheidet sich nicht von normalen Zellen, sodass erhöhte Werte am ehesten auf die Bildung von CEA-Varianten und die dadurch hervorgerufene Ausbildung unlöslicher CEA-Polymere oder die Akkumulation von CEA-haltigem Zelldebris in Tumordrüsen zurückzuführen ist. Erhöhte Werte finden sich vorwiegend bei **kolorektalen Karzino-**

men und Metastasen kolorektaler Karzinome.

Medikamente, Toxikologie und Drogen

Therapeutisches Drug-Monitoring

Bei einigen Medikamenten ist es erforderlich, eine bestimmte **therapeutische Serumkonzentration** sicherzustellen. Unterschreiten der erforderlichen Serumkonzentration führt zu unzureichender Wirkung, Werte oberhalb des therapeutischen Bereichs sind vielfach mit unerwünschten Wirkungen verbunden. Da es sowohl bei der Pharmakokinetik als auch bei der Wirkung einiger Medikamente erhebliche interindividuelle Unterschiede gibt, reicht es nicht, eine standardisierte Dosis zu verabreichen. Stattdessen ist es erforderlich, entweder den therapeutischen Effekt zu überprüfen (z. B. PTT bei Heparinisierung, Blutglucosekonzentration bei Insulingabe) oder die Serumkonzentration als Maß für die Bioverfügbarkeit zu kontrollieren und die Dosierung entsprechend anzupassen. Mit der Bioverfügbarkeit eines Medikamentes wird der tatsächlich im Organismus wirksam werdende Anteil eines Medikamentes beschrieben. Die Kontrolle eines Medikamentenspiegels kann daneben zur Überprüfung der Patienten-Compliance erforderlich sein, ebenso bei Verdacht auf eine Vergiftung.

Bei Beginn einer medikamentösen Therapie kommt es zunächst zur Anflutung des Wirkstoffs und zunehmender Serumkonzentration. Bei **kontinuierlicher Gabe** wird an einem bestimmten Punkt ein Gleichgewicht erreicht, bei dem sich Zufuhr sowie Abbau und Elimination in einem ausgewogenen Verhältnis befinden (steady state). Dies ist häufig nach vier bis fünf Halbwertzeiten (HWZ) des Medikaments der Fall. Bei **intermittierender Gabe** steigt die Serumkonzentration auf ein Maximum (Bergspiegel) an, fällt danach wieder ab und erreicht kurz vor erneuter Gabe einen minimalen Wert (Talspiegel). Der Zeitpunkt von Berg- und Talspiegel hängt im Wesentlichen von der Resorption bzw. der HWZ des Medikaments ab. In der Regel ist die Serumkonzentration vor der nächsten regulären Medikamentengabe am niedrigsten, 0,5–4 h nach Applikation am höchsten.

> **Praktischer Hinweis:** Bei der Bestimmung der Serumkonzentration eines Medikamentes ist zu beachten, dass die Blutentnahme zu einem geeigneten Zeitpunkt erfolgt. Je nach Fragestellung kann es erforderlich sein, den Berg- oder den Talspiegel zu bestimmen. In der Regel ist bei der Gefahr toxischer Nebenwirkungen der Bergspiegel, bei der Gefahr der Unterdosierung der Talspiegel zu bestimmen.

Medikamente, die einer Kontrolle der Serumkonzentration bedürfen, finden sich unter den Antibiotika, den Psychopharmaka und Antiepileptika, den Zytostatika und Immunsuppressiva und den Kardiaka. In einigen Fällen ist nicht das applizierte Medikament die wirksame Substanz, sondern ein oder mehrere Metaboliten. Es kann darum indiziert sein, diese zusätzlich zu bestimmen (z. B. bei Ciclosporin A).

Die Bestimmung eines Medikamentenspiegels erfolgt üblicherweise im Serum. Bei **intrathekaler Therapie**, z. B. mit Zytostatika oder Antibiotika, kann es sinnvoll sein, die entsprechenden Medikamentenspiegel im Liquor zu untersuchen. Für die Bestimmung kommen in erster Linie immunologische und chromatographische Verfahren zum Einsatz.

Toxikologie

Zu einer **Vergiftung** kommt es, wenn die Aufnahme einer Substanz oder eines Substanzgemisches zu Funktionsstörungen des Organismus führt. Nicht immer wirkt die aufgenommene Substanz selbst toxisch, sondern vor allem oder ausschließlich ihre Abbauprodukte (z. B. Ameisensäure bei Methanolintoxikation, Paraoxon bei E605-Intoxikation). Toxische Substanzen können per Inhalation, Injektion, über Haut und Schleimhäute und beim diaplazentaren Übergang aufgenommen werden. Die Wirkung ist in der Regel dosisabhängig. Toxische Substanzen können bereits bei einmaliger Aufnahme zu Vergiftungserscheinungen führen, aber auch bei chronischer Zufuhr bis zu einer toxischen Konzentration im Gewebe akkumulieren. Insbesondere im letzteren Fall kann die Symptomatik schleichend beginnen.

Vielfach ist es nicht oder nur unzureichend möglich, nähere Informationen zum Auslöser der Vergiftungserscheinungen zu erhalten, insbesondere dann, wenn Patienten bewusstlos in die Klinik eingeliefert werden. In einem Teil der Fälle sind fremdanamnestische Angaben richtungsweisend, daneben auch aufgefundene Verpackungen oder Reste der giftigen Substanzen. Die klinischen Symptome können typisch für bestimmte Substanzen oder Substanzgruppen sein (z. B. Hypersalivation bei Cholinesterasehemmern, Muskelzuckungen bei Alkylphosphaten), aber auch vollkommen unspezifisch. Dementsprechend schwierig gestaltet sich die Diagnostik. Im Verdachtsfall gehören hierzu auf der einen Seite orientierende Laboruntersuchungen zur **Vital- und Organfunktion** (Blutbild, Gerinnung, Elektrolyte, Glucose, Nieren- und Leberfunktionsparameter, Blutgase und Säure-Base-Status, Urinstatus) sowie Untersuchungen zum Ausschluss von Erkrankungen, die vergiftungsähnliche Zustände hervorrufen können (z. B. Coma diabeticum und hypoglykämischer Schock, akutes und chronisches Nierenversagen, Coma hepaticum, akute intermittierende Porphyrie, thyreotoxische Krise und hypothyreotes Koma, Addison-Krise und hypophysäres Koma, tetanischer Anfall und hyperkalzämische Krise, Phäochromozytomkrise).

Auf der anderen Seite gehören **spezifische toxikologische Untersuchungen** zur Diagnostik: In Abstimmung zwischen Klinik und Labor sollten die für die am häufigsten in der Klinik auftretenden Vergiftungsfälle erforderlichen Untersuchungen im Labor vorgehalten zu werden. Beispiele hierfür sind quantitative Untersuchungen auf Substanzen, die mittels vergleichsweise einfacher Methoden in direkter Bestimmung im Serum oder Plasma ermittelt werden können (z. B. Eisen, Paracetamol und Salizylate), aber auch Medikamentenkonzentrationen, für die Standardmethoden Anwendung finden. Andere Vergiftungserscheinungen sind über ihre pathophysiologischen Auswirkungen zu erfassen, z. B. Vergiftungen mit Cumarinderivaten (Quick-Wert) oder Cholinesterasehemmern (PCHE) und Vergiftungen, die zur Bildung von CO-Hämoglobin (z. B. bei Vergiftungen mit Abgasen) oder Methämoglobin (z. B. bei Vergiftung mit Phenacetin) führen. Einfache Farbtests, z. B. zum Nachweis von halogenierten Kohlenwasserstoffen oder Nitrit im Urin, können ebenfalls hilfreich sein. In einigen Fällen gelingt der Nachweis gasförmiger giftiger Substanzen mit Hilfe von Atemlufttests.

Die anfängliche **qualitative** Analytik gilt der Identifizierung der toxischen Substanz oder der Substanzgruppe. Die folgende **quantitative** Bestimmung ist erforderlich, um das Ausmaß der Vergiftung festzustellen und um ggf. die Indikation für therapeutische Verfahren zu stellen (z. B. Antidotgabe, Dialyse, Hämoperfusion), daneben auch für die Verlaufskontrolle und prognostische Aussagen.

Wenn die diagnostischen Möglichkeiten ohne richtungweisendes Ergebnis erschöpft sind und weiterhin der Verdacht auf eine Vergiftung besteht, ist eine umfangreiche **Spezialanalytik** erforderlich, die sich in der Regel aus aufwendigen Screening-Untersuchungen auf bestimmte Substanzen bzw. Substanzgruppen und den entsprechenden Bestätigunsanalysen zusammensetzt.

Praktischer Hinweis: Da die Kenntnis der Substanz, die zu einer Vergiftung geführt hat, grundsätzlich nur dann hilfreich ist, wenn sich daraus unmittelbare therapeutische Konsequenzen ergeben (z. B. Gabe eines Antidots), muss die Indikation für eine aufwendige toxikologische Spezialanalytik im Einzelfall genau erwogen werden.

Drogen-Screening

Untersuchungen auf Sucht- und Rauschmittel werden durchgeführt, um einen Drogenkonsum nachzuweisen. Dies kann beispielsweise bei unklaren Bewusstseinsstörungen indiziert sein. Im ersten Schritt kommen Schnell- oder Suchtests mit hoher Sensitivität zum Einsatz, die ein variables Drogenspektrum erfassen. Derartige Schnelltests erlauben den Nachweis einzelner Drogen (z. B. Methadon, Cocain, Tetrahydrocannabinol), überwiegend aber nur eine Zuordnung zu bestimmten Substanzgruppen (z. B. Benzodiazepine, Opiate, Barbiturate). Drogensuchtests werden meist im Urin durchgeführt.

Praktischer Hinweis: Da zahlreiche Medikamente und andere Störfaktoren bei der Bestimmung interagieren können, muss bei einem positiven Befund beim Drogen-Screening eine Bestätigungsanalyse mit Verfahren hoher Spezifität (Gaschromatographie, Massenspektrometrie) und ggf. eine Differenzierung erfolgen.

Liquordiagnostik

Liquor cerebrospinalis wird durch Filtration von Blutplasma in den Choroidplexus der Hirnventrikel gebildet. Es handelt sich um eine normalerweise zell- und proteinarme, farblose, klare Flüssigkeit, deren Zusammensetzung wesentlich durch passive Diffusion, aber auch durch aktive Transportvorgänge über die als Molekülsieb wirkende Blut-Hirn-Schranke (Tight junctions des Kapillarendothels) beeinflusst wird.

Die Untersuchung des Liquors dient der Diagnostik und Verlaufskontrolle von ZNS-Erkrankungen, insbesondere von Entzündungen und Infektionen. Zu den klinisch-chemischen Basisuntersuchungen des Liquors gehören die Zählung und Differenzierung der **Leukozyten** sowie die Bestimmung von **Gesamtprotein, Glucose** und **Lactat**. Für weiterführende Fragestellungen werden **Albumin** und **Immunglobulin G** (IgG) quantifiziert und der qualitative Nachweis von **oligoklonalen Banden** durchgeführt. Wegen der Abhängigkeit vieler Liquorparameter von der Serumkonzentration werden die Werte im Liquor sinnvollerweise im Vergleich mit den Ergebnissen aus einer parallel entnommenen Blutprobe beurteilt.

Liquor wird bei nicht operierten Patienten üblicherweise durch Lumbalpunktion gewonnen, in der neurochirurgischen Praxis aber auch häufig direkt intra- operativ bzw. aus Ventrikeldrainagen entnommen.

Bei blutigem Liquor (artefiziell oder krankheitsbedingt) sind die genannten Untersuchungen nicht sinnvoll, da die Analytkonzentrationen im Blut wesentlich höher als im Liquor sind und damit pathologische Veränderungen im Liquorkompartiment nicht mehr beurteilbar sind.

Praktischer Hinweis: Bei punktionsbedingter Blutung und frischer Subarachnoidalblutung (SAB) findet sich nach Liquorzentrifugation ein wasserklarer Überstand. Ein xanthochromer Überstand beweist eine SAB, wobei die Xanthochromie durch den Erythrozytenabbau und die Hämoglobindegradation in vivo nach Stunden bis Tagen entsteht.

Zählung und Differenzierung der Leukozyten

Die **Zellzählung** wird mikroskopisch mit Hilfe einer Fuchs-Rosenthal-Kammer durchgeführt. Bei erhöhter Zellzahl (Pleozytose) wird eine **mikroskopische Differenzierung** nach Pappenheim-Färbung eines Zellausstrichs angeschlossen.

Praktischer Hinweis: Die Leukozytenzählung muss wegen der Zellinstabilität im Liquor innerhalb von 60 min nach Materialgewinnung durchgeführt werden.

Bei akuter bakterieller Meningitis und Hirnabszess sind die **Leukozytenzahlen** stark **erhöht** (bis mehrere Tausend pro Mikroliter), fast ausschließlich liegen Granulozyten vor. In der Spätphase bakterieller Meningitiden dominieren bei insgesamt rückläufigen Zellzahlen hingegen **Lymphozyten** und **Monozyten.** Bei viralen ZNS-Infektionen, Tuberkulose, Toxoplasmose sowie Neurosyphilis, aber auch verschiedenen nichtinfektiösen ZNS-Prozessen (z. B. multipler Sklerose, Tumoren, zerebralen Ischämien, Traumen) sind bei nur mäßig erhöhten Zellzahlen (bis mehrere Hundert pro Mikroliter) überwiegend Lymphozyten und Monozyten nachweisbar.

Praktischer Hinweis: Selbst bei akuter bakterieller Infektion kann eine niedrige Leukozytenzahl vorliegen (meist besonders schwerer Verlauf). Daher wird bei Verdacht auch eine mikrobiologische Diagnostik – mit Gram-Färbung – durchgeführt.

Liquorproteine

Das **Gesamtprotein** im Liquor wird mit der Biuretmethode nach vorheriger Säurefällung photometrisch bestimmt. Eine **erhöhte Proteinkonzentration** im Liquor ist ein unspezifischer Hinweis auf eine ZNS-Erkrankung. Meist beruht sie auf einem vermehrten Übertritt von Serumproteinen in den Liquor aufgrund einer Störung der Blut-Liquor-Schranke (z. B. bei Meningitis, Guillain-Barré-Syndrom, Tumoren). Seltener ist eine intrathekale Immunglobulinsynthese verantwortlich (z. B. als lokale Reaktion auf eine ZNS-Infektion oder bei multipler Sklerose). Das Gesamtprotein im Liquor kann zudem bei Störungen der Liquorzirkulation oder -produktion vermehrt sein.

Zur Differenzialdiagnose werden die **Quotienten** der Liquor- und Serumkonzentrationen von Albumin (Q_{Alb}) und Immunglobulin G (Q_{IgG}) nach immunologischer Bestimmung der Proteine ermittelt. Da Albumin ausschließlich in der Leber synthetisiert wird, hängt seine Konzentration im Liquor außer von der Serumkonzentrationen im Wesentlichen von der Permeabilität der Blut-Liquor-Schranke ab. Ein erhöhter Wert für Q_{Alb} zeigt daher eine Schrankenstörung an. Im Gegensatz zum Albumin kann das Liquor-IgG aus dem Blut stammen, aber auch direkt im ZNS gebildet werden. Werden Immunglobuline intrathekal synthetisiert (mit oder ohne gleichzeitige Schrankenstörung), so ist der Q_{IgG} im Verhältnis zum Q_{Alb} überproportional erhöht. Für die Bewertung der Liquor-Serum-Quotienten hat sich das Reiber-Diagramm bewährt. Zu beachten ist, dass mit dieser Methode eine intrathekale Immunglobulinsynthese mit einem Anteil von unter 20 % übersehen werden kann. Hier hilft die isoelektrische Fokussierung der Liquorproteine weiter, die eine sehr empfindliche elektrophoretische Auftrennung der Proteine erlaubt, abhängig von ihrem isoelektrischen Punkt.

Im IgG-Bereich erkennbare **oligoklonale Banden**, die nur im Liquor, nicht aber im parallel untersuchten Serum vorkommen, zeigen eine intrathekale Immunglobulinsynthese durch lokale antigenstimulierte Plasmazellklone an. Oligoklonale Banden treten bei ZNS-Infektionen auf, besonders bedeutsam ist ihr Nachweis jedoch in der Frühdiagnostik der multiplen Sklerose.

Liquormetabolite

Die Bestimmungen von **Glucose** und **Lactat** im Liquor mittels enzymatischer Tests dienen vorrangig der Differenzialdiagnose bei ZNS-Infektionen. Physiologischerweise steht die Konzentration der Liquorglucose in einem festen Verhältnis zur Blutglucose (ca. 60 %). Bei akuten bakteriellen Infektionen (z. B. Meningitis) ist die Liquorglucose jedoch durch erhöhten Verbrauch deutlich erniedrigt, bei gleichzeitiger Lactaterhöhung. Glucose und Lactat werden hier auch zur Verlaufskontrolle bestimmt, da sie sich bei erfolgreicher antibiotischer Therapie wieder normalisieren.

Im Gegensatz dazu sind bei viralen Infektionen beide Parameter meist unauffällig, eventuell kann die Liquorglucose bei Virusenzephalitis sogar wegen einer gestörten Glucoseutilisation erhöht sein. Bei der Interpretation der Lactatwerte im Liquor ist zu berücksichtigen, dass erhöhte Konzentrationen auch bei intrazerebralen und subarachnoidalen Blutungen, zerebralen ischämischen Insulten, Hirntumoren sowie nach generalisierten Krampfanfällen und Kraniotomien auftreten können.

Differenzierung von Liquor und Nasensekret

Nach Schädelbasisfrakturen kann sich die Frage stellen, ob aus der Nase austretende Flüssigkeit Liquor (bei Fistelbildung) oder Nasensekret ist. Diese Differenzierung ist unter Umständen nicht so einfach zu treffen, wie es Lehrbücher gelegentlich glauben machen! (s. Kap. 3.2, HNO-Heilkunde). Bei der Differenzierung kann die

Bestimmung von **Glucose** (Liquor > 50 mg/dl bei Normoglykämie; Sekret < 10 mg/dl) und Gesamtprotein (Liquor < 0,5 g/l; Sekret 3–40 g/l) weiterhelfen.

Der gegenwärtig sicherste labordiagnostische Liquornachweis erfolgt durch die qualitative Bestimmung des liquorspezifischen Proteins β_2-**Transferrin** mittels Immunfixation in der Flüssigkeit bzw. in getränktem Tamponadematerial. Differenzialdiagnostische Schwierigkeiten können sich jedoch auch hier beim Vorkommen atypischer Transferrinvarianten ergeben, die entweder genetischen Ursprungs sind, bei chronischer Alkoholkrankheit auftreten können oder infolge der Wirkung bakterieller Sialidasen bei schweren Allgemeinerkrankungen und Meningitiden entstehen. Die Werte sollten immer im Zusammenhang mit den Ergebnissen aus einer parallel entnommenen Blutprobe interpretiert werden.

Transfusionsmedizin

Blutgruppensysteme

Bei den Blutgruppen handelt es sich um **erythrozytäre Antigensysteme**, die Teil der immunologischen Individualität einer Person sind. Von den über 600 Blutgruppen haben das AB0- und das Rhesussystem die größte Bedeutung. Andere Blutgruppen (z. B. Kell, Duffy, Kidd, Lewis, Lutheran, MNS) treten demgegenüber deutlich zurück.

Die klinische Bedeutung der Blutgruppen ergibt sich aus der Tatsache, dass die Transfusion gruppenungleichen Blutes aufgrund einer Immunreaktion zwischen Erythrozytenantigenen des Spenders und korrespondierenden Antikörpern des Empfängers zu schweren hämolytischen **Transfusionszwischenfällen** führen kann. Zur Vermeidung dieser potenziell lebensbedrohlichen Komplikation bei der Gabe von Blutpräparaten sind einige Untersuchungen vor einer Transfusion unabdingbar, die gesetzlich geregelt sind. Zu diesen Untersuchungen gehören die Blutgruppenbestimmung im AB0- und Rhesussystem und der Antikörpersuchtest beim Empfänger sowie die Durchführung einer

Verträglichkeitsprobe zwischen Empfänger- und Spenderblut und der Bedside-Test.

AB0- und Rhesussystem

Im AB0-System gibt es vier **Hauptblutgruppen** (mit ungefährer Verteilung in Mitteleuropa): A (45 %), B (10 %), AB (5 %) und 0 (40 %). Bei den Antigenen handelt es sich um Glykosphingolipide. Jedes Individuum besitzt physiologischerweise sog. **reguläre Antikörper**, meist vom Isotyp IgM, die komplementär zu der eigenen Blutgruppe sind, d. h. Blutgruppe A hat Anti-B, Blutgruppe B hat Anti-A, Blutgruppe 0 hat Anti-A und Anti-B, Blutgruppe AB hat weder Anti-A noch Anti-B.

Das Rhesussystem beruht auf Proteinantigenen, die durch drei Genpaare (Cc, Dd, Ee) kodiert werden. Die Antikörper im Rhesussystem, meist vom Isotyp IgG, entstehen erst nach Immunisierung von antigennegativen Individuen, sind also nicht physiologisch vorhanden (irreguläre Antikörper).

Praktischer Hinweis: Das Antigen D weist die größte Immunogenität auf. Personen mit diesem Merkmal werden daher als rhesuspositiv (ca. 85 %) bezeichnet, alle Personen ohne dieses Merkmal als rhesusnegativ (ca. 15 %).

Blutgruppenbestimmung

Die Blutgruppenbestimmung erfolgt durch Inkubation einer Suspension der zu testenden Patientenerythrozyten mit Antiseren gegen definierte Blutgruppenantigene. Mit Ausnahme der AB0-Typisierung müssen mindestens zwei unterschiedliche Testantiseren eingesetzt werden. Im positiven Fall ist eine Hämagglutination sichtbar. Im AB0-System wird als Kontrolle eine **Serumgegenprobe** (Patientenserum werden mit Testerythrozyten bekannter AB0-Gruppe inkubiert) durchgeführt.

Die Bestimmung der Blutgruppe kann erschwert sein bei Antigenabschwächung (Früh- und Neugeborene, Varianten), Polyagglutination (z. B. bakterielle Infekti-on) oder Pseudoagglutination bei Paraproteinämie oder Therapie mit Plasmaexpandern.

Antikörpersuchtest

Der Antikörpersuchtest dient der Erfassung von **irregulären Antikörpern** im Patientenserum, die nicht dem Rhesussystem angehören und die durch vorherige Immunisierung des merkmalnegativen Patienten mit fremden Blutgruppenantigenen (außerhalb des AB0-Systems) entstanden sind. Im Agglutinations- oder Gelsedimentationstest werden solche Antikörper durch Inkubation des Patientenserums mit verschiedenen Testzellen der Blutgruppe 0, die eine Auswahl der klinisch bedeutsamen Blutgruppensysteme (s. oben) repräsentieren, nachgewiesen. Irreguläre Antikörper sind meist inkomplett, d. h. sie führen trotz Bindung an die Oberfläche der Testerythrozyten zu keiner direkten Hämagglutination. Daher wird nach einem Waschschritt in einer weiteren Teststufe ein sog. Coombs-Serum (Antihumanglobulin) zugegeben, das bei Bindung irregulärer Antikörper zur Hämagglutination führt (**indirekter Coombs-Test**). Bei positivem Antikörpersuchtest muss der irreguläre Antikörper differenziert werden.

Praktischer Hinweis: Klinische Konsequenz aus dem Nachweis irregulärer Antikörper ist, dass die Patienten ausschließlich Blutpräparate erhalten dürfen, die für das korrespondierende Antigen negativ sind.

Kreuzprobe

Die Kreuzprobe (**Verträglichkeitsprobe**) dient der Überprüfung der Kompatibilität zwischen dem Patientenserum und den Spendererythrozyten (Major-Test). Methodisch wird die Kreuzprobe analog wie der Antikörpersuchtest durchgeführt, wobei die Testerythrozyten durch die Spendererythrozyten ersetzt werden. Durch die Kreuzprobe werden seltene irreguläre Antikörper im Patientenserum erfasst, die im Antikörpersuchtest nicht aufgefallen sind.

Praktischer Hinweis: Eine Transfusion der getesteten Blutkonserve darf nur dann durchgeführt werden, wenn die Kreuzprobe vollständig negativ ist. Das Ergebnis der Kreuzprobe hat nur bis maximal 72 h Gültigkeit, danach muss bei Transfusionsnotwendigkeit erneut eine Kreuzprobe durchgeführt werden.

Bedside-Test

Unmittelbar vor der Transfusion von Blutkomponenten ist **vom transfundierenden Arzt oder unter seiner direkten Aufsicht** der sog. Bedside-Test (AB0-Identitätstest) am Empfänger durchzuführen. Dieser dient dem Ausschluss einer Verwechslung. Die Untersuchung wird als einfacher Agglutinationstest auf einer Karte mit Blut des Patienten sowie mit Anti-A- und Anti-B-Antiserum durchgeführt. Bei Wahleingriffen empfiehlt es sich aus Gründen der Sicherheit, darüber hinaus auch das Rhesusantigen des Empfängers und die entsprechenden Blutgruppenmerkmale der zu transfundierenden Blutkonserve(n) mit zu testen.

Abweichend von dieser Regelung ist bei der Retransfusion von Eigenblutkonserven zur Identitätssicherung die Durchführung eines AB0-Bedside-Tests mit Empfänger- und Konservenblut zwingend vorgeschrieben. Lediglich die Kreuzprobe kann entfallen.

Praktischer Hinweis: Nur bei Kompatibilität im AB0-System darf transfundiert werden. Die Transfusion von rhesuspositivem Blut auf rhesusnegative Patienten ist möglichst zu vermeiden und bei Frauen im gebärfähigen Alter nur in lebensbedrohlichen Situationen gestattet.

Literatur

Bruhn H, Fölsch U (1999) Lehrbuch der Labormedizin. Stuttgart: Schattauer.
Dörner K (2001) Klinische Chemie und Hämatologie. Stuttgart: Thieme.

Einer G, Zawta B (1991) Präanalytikfibel. Leipzig: Johann Ambrosius Barth.

Greiling H, Gressner AM (1995) Lehrbuch der Klinischen Chemie und Pathobiochemie. Stuttgart: Schattauer.

Neumeister B, Besenthal I, Liebich H (2000) Klinikleitfaden Labordiagnostik. München: Urban & Fischer.

Thomas L (1998) Labor und Diagnose. Frankfurt: TH-Books.

Wissenschaftlicher Beirat der Bundesärztekammer (2000) Richtlinien zur Gewinnung von Blut und Blutbestandteilen und zur Anwendung von Blutprodukten (Hämotherapie). Bundesgesundheitsblatt 43: 555–89.

2.10 Mikrobiologie für Neurochirurgen

Frank Kipp, Mathias Herrmann, Georg Peters

Inhalt

Einleitung

Die „Medizinische Mikrobiologie und Infektionsepidemiologie" als Teilgebiet der Medizin befasst sich mit der ursächlichen Rolle von pathogenen Mikroorganismen bei der Entstehung von (Infektions-) Krankheiten. Sie umfasst die Labordiagnostik mikrobiell bedingter Erkrankungen und die Aufklärung epidemiologischer Zusammenhänge und Ursachen sowie deren Prophylaxe, wobei sie eng mit dem Fachgebiet „Hygiene und Umweltmedizin" zusammenarbeitet.

Zielsetzung

Der vorliegende Beitrag soll versuchen, dem Neurochirurgen wichtige Informationen für seine Arbeit im klinischen Alltag zu geben. Da der Neurochirurg aufgrund der prädisponierenden und expositionellen infektiologischen Risikofaktoren seiner Patienten (Patienten aus Pflege- und Rehabilitationseinrichtungen, lange Operationsdauer etc.) mit Problemen durch (multi-)resistente Erreger konfrontiert wird, werden neben den wichtigsten infektiologischen Krankheitsbildern aktuelle Aspekte zum Management von Infektionen und Kolonisationen mit diesen Erregern ausführlich besprochen. Seit Inkrafttreten des Infektionsschutzgesetzes (IfSG) am 1. Januar 2001, dessen Zweck es ist „…übertragbaren Krankheiten beim Menschen vorzubeugen, Infektionen frühzeitig zu erkennen und ihre Weiterverbreitung zu verhindern. (§1)", erhält die Infektionsprävention in Deutschland eine Basis, auf der aufbauend das Robert-Koch-Institut (RKI) Konzepte und Richlinien zu deren Umsetzung erarbeitet. Diese Richtlinien (veröffentlicht im Bundesgesundheitsblatt oder unter www.rki.de abzufragen) befassen sich unter anderem mit den genannten Problemen durch Infektionen mit resistenten und multiresistenten Erregern (§23 IfSG).

Der interessierte Neurochirurg sei hier auch auf eine Reihe von Standardwerken der medizinischen Mikrobiologie und Infektiologie verwiesen (s. Literaturverzeichnis). Weiterhin sollte bei mikrobiologisch-diagnostischen und infektiologischen Problemen möglichst frühzeitig Kontakt mit dem klinischen Mikrobiologen aufgenommen werden, um eine effiziente Diagnostik und erfolgreiche Therapie sicherzustellen, auch unter ökonomischen Gesichtspunkten.

Präanalytik: Probengewinnung, Probentransport

Die mikrobiologische Diagnostik kann nur so gut sein wie das schwächste Glied in der Kette aus Präanalytik, Analytik, Befundung und Befundinterpretation.

Durch die Auswahl des Untersuchungsgutes wird daher die Basis für eine effiziente Diagnostik gebildet. Da bei der raschen und sicheren Erkennung von Infektionen des Zentralnervensystems wegen des vielfach rapiden Krankheitsverlaufes mit der Gefahr des tödlichen Ausgangs oder irreversiblen Schädigung der Mikrobiologie eine besondere Bedeutung zukommt, sollte bei speziellen Fragestellungen das mikrobiologische Labor bzw. der Mikrobiologe schon im Vorfeld informiert werden, um die Bedingungen der Probenentnahme und des Probentransports zu klären.

Der Anforderungsschein wird sorgfältig ausgefüllt, insbesondere mit genauen Angaben zum Entnahmeort, zur Art des Materials und zur bisherigen Antibiotikatherapie. Nur so ist gerade bei komplexen Materialien unter allen Umständen eine optimale mikrobiologische Anlage und Verarbeitung unter eingehender Berücksichtigung der Erkrankung und der Art des Untersuchungsmaterials möglich.

Liquor

Eine Liquorpunktion wird unter aseptischen Bedingungen durchgeführt, schon aus Gründen der Gefahr einer Keimeinschleppung. Gleiches gilt im Übrigen für die Entnahme von Liquor aus Lumbaloder Ventrikeldrainagen. Da Liquor physiologischerweise steril ist, ist bei einer entsprechenden klinischen Symtomatik ein

Keimnachweis mit der Feststellung des ursächlichen Erregers gleichzusetzen.

Der Liquor wird unter aseptischen Bedingungen in zwei -, besser drei sterilen Röhrchen aufgefangen. Diese werden mit Schraubkappen fest verschlossen und zur Vermeidung des Absterbens empfindlicher Erreger (Neisserien, Haemophilus sp.) schnellstmöglich dem Labor zugeleitet. Sollte ein zeitnaher Transport ins Labor nicht möglich sein, so wird ein Teil der Liquorprobe in Blutkulturflaschen überimpft und bis zum Transport bei 37 °C bebrütet. Grundsätzlich sollte bei Unklarheiten über die Lagerung von Untersuchungsproben vor deren Entnahme geklärt werden, unter welchen Bedingungen diese erfolgen muss.

> **Praktischer Hinweis:** Genuin sterile Proben (z. B. Liquor, Gewebe) werden – gerade wenn empfindliche Erreger (Neisserien, Haemophilus sp.) zu erwarten sind – bei 37 °C asserviert. Genuin unsterile Materialien (z. B. Trachealsekret) werden bei Raumtemperatur verwahrt.

Es ist zu beachten, dass diese Verfahren zu Probenlagerung und -transport die Sensitivität des Nachweises negativ beeinflussen können und somit keine Alternative zu direktem Transport und unmittelbarer Verarbeitung des Untersuchungsmaterials darstellen.

Es ist dafür Sorge zu tragen, dass unabhängig von der Transportzeit eine Liquorprobe das Labor nativ erreicht, da die Ergebnisse bestimmter Untersuchungsverfahren – wie Antigenteste oder NAT (Nukleinsäureamplifikationstechniken) – verfälscht werden können. Außerdem wird immer nach dem primären Infektionsfokus gefahndet.

Blutkultur

Bei jedem Verdacht auf eine endovaskuläre Infektion (z. B. Endokarditis), aber auch bei bakteriellen Enzephalitiden mit meningealer Beteiligung und nicht ausschließlich lokal begrenzten Prozessen ist eine Entnahme von mindestens zwei unabhängigen peripheren Blutkulturpaaren obligat (aerob und anaerob, zusätzlich

bei Verdacht auf Pilzinfektion auch spezielle mykologische Flasche).

Abszessinhalt

Abszessinhalt wird als Punktat in der verwendeten Spritze (Kanüle entfernen!) und ohne größere Luftblasen nach festem Verschluss durch einen Stopfen (am besten Lüer-Lock-Adapter, da sie fest verschraubbar sind) unmittelbar ins Labor transportiert. Ist eine Aspiration von Abszessinhalt nicht möglich, sodass nur Abstriche gewonnen werden können, wird darauf geachtet, dass die Tupfer in einem Anaerobiertransportmedium versandt werden (s. unten).

Bei chirurgischer Intervention und Ausräumung eines Abszesses ist es sinnvoll, neben dem Abszessinhalt auch Anteile der **Abszessmembran** zu untersuchen, da oftmals – gerade bei ausgedehnten Prozessen – die Nachweiswahrscheinlichkeit aus dem Eiter gering sein kann.

Biopsiematerial

Biopsiematerial muss bei Verdacht auf einen infektiösen Prozess zwingend mikrobiologisch untersucht werden. Die alleinige **histopathologische Untersuchung** des gesamten Probenmaterials ist nicht zweckmäßig. Die weitverbreitete Praxis, Gewebe ausschließlich histopathologisch zu untersuchen und für die mikrobiologische Untersuchung lediglich Tupferabstriche zu entnehmen, ist nicht anzuraten, da gerade hoch sensitive und spezifische Verfahren wie NAT natives Gewebematerial erfordern, um valide Ergebnisse zu liefern. Eine Aufarbeitung von entparaffinierten Gewebeschnitten zur molekularbiologischen Erregeridentifizierung ist nur in begründeten Ausnahmefällen sinnvoll, da aufgrund der histopathologischen Bearbeitung der Anteil der falsch negativen Ergebnisse steigt und somit der negative Vorhersagewert inakzeptabel sinkt.

Häufig wird Probenmaterial zur mikrobiologischen Untersuchung in **Formalin** fixiert eingesandt. Dieses Material ist für die kulturelle Erregeranzucht und die darauf folgende Empfindlichkeitsprüfung unwiederbringlich verloren, da Formalde-

hyd als potentes Desinfektionsmittel Bakterien, Viren und Pilze abtötet. Darüber hinaus werden Nukleinsäuren durch Formaldehyd denaturiert, sodass eine Diagnostik mit NAT erschwert wird.

Gewebe sollte nativ, ggf. feucht gehalten durch sterile physiologische Kochsalzlösung, in sterilen, fest verschließbaren Behältnissen schnellstmöglich ins Labor gebracht werden.

> **Cave:** Bei lebensbedrohlichen Krankheitsbildern darf eine Erregerdiagnostik für die einzuleitende antiinfektiöse Therapie nicht abgewartet werden, da Erregeranzucht und -differenzierung Tage in Anspruch nehmen können.

Untersuchungsmaterialien sollten möglichst vor Beginn einer antimikrobiellen Therapie gewonnen werden, aber auch unter einer laufenden Antibiotikatherapie ist eine mikrobiologische Diagnostik unbedingt anzuraten.

Ein mikroskopisches **Direktpräparat** kann wertvolle Hinweise auf den/die zugrunde liegenden (nichtviralen) Erreger liefern, es ist jedoch zu beachten, dass die Nachweissensitivität des Verfahrens nicht ausreicht, um eine Infektion auszuschließen. Trotzdem wird der „eitrige Liquor" als mikrobiologisch-diagnostischer Notfall betrachtet und sollte umgehend (innerhalb weniger Stunden) begutachtet werden. Steht kein mikrobiologisch erfahrener Arzt zur Verfügung, wird schnellstmöglich ein Mikrobiologe hinzugezogen.

Bei Verdacht auf eine Shunt- oder Drainage-assoziierte Infektion ist eine mikrobiologische Untersuchung der Katheter- oder Drainagespitze sinnvoll. Die Ergebnisse müssen jedoch – gerade beim Nachweis fakultativ pathogener Mikroorganismen, z. B. koagulasenegativer Staphylokokken – kritisch hinterfragt werden, da eine aseptische Probennahme oft nicht möglich ist und Kontaminationen von der Hautoberfläche häufig vorkommen.

> Oberflächliche Abstriche von nichtinfizierten Wunden oder Drainageaustrittsstellen sind überflüssig, da sie nicht zur Diagnosefindung beitragen und unnötige Kosten verursachen.

Wichtige neurochirurgische Krankheitsbilder

Hirnabszess

Beim Hirnabszess handelt es sich um einen fokalen, eitrigen Prozess im Hirnparenchym. Die **Inzidenz** beträgt ca. einen Fall pro 10.000 Krankenhausaufnahmen. 25 % aller Fälle betreffen Kinder unter 15 Jahren (mit einem Gipfel zwischen 4 und 7 Jahren). Daneben gehören in allen Altersgruppen unter anderem konsumierende Grunderkrankungen, i.v.-Drogenabusus und AIDS zu den prädisponierenden Risikofaktoren.

In etwa der Hälfte der Fälle entsteht ein Hirnabszess **per continuitatem**, ausgehend von Entzündungen benachbarter Organe: Mastoiditis, Otitis media, kraniofaziale Osteomyelitis, paranasale Sinusitis, dentaler Eiterherd. **Hämatogen-metastatische** Prozesse entstehen häufig auf dem Boden eines angeborenen Herzfehlers, einer Endokarditis oder eines pulmonalen Infektionsfokus. Gerade bei immunsupprimierten Patienten, aber auch unter speziellen Lebensbedingungen (z. B. Tropenaufenthalt, berufliches Umfeld), muss an atypische und seltene Erreger als Ursache gedacht werden (Tab. 2.10-1). In diesen Verdachtsfällen sollte ein spezialisierter Mikrobiologe frühzeitig in die diagnostischen und therapeutischen Überlegungen eingebunden werden.

Die klinische **Symptomatik** variiert stark und ist von folgenden Faktoren abhängig: Virulenz des Erregers, Immunstatus, Abszesslokalisation, Anzahl der Läsionen, Vorhandensein einer Begleitmeningitis oder Einbruch in das Ventrikelsystem (Tab. 2.10-2). Darüber hinaus können Symptome der zugrunde liegenden Erkrankung im Vordergrund stehen.

Die **Diagnostik** eines Hirnabszesses stützt sich neben der Anamnese und der klinisch-neurologischen Untersuchung vor allem auf bildgebende Verfahren, wobei das MRT im zerebritischen Frühstadium eine höhere Sensitivität erreicht als das CT. Blutkörperchensenkungsgeschwindigkeit (BSG) nach Westergren, C-reaktives Protein (CRP) und Leukozyten sind meist im Blut erhöht, bei ca. 10 % der Fälle sind Blutkulturen positiv. Bei 20 % ist

Tab. 2.10-1. Hirnabszess: Lokalisation, Erregerspektrum und empirische Therapie

Grundkrankheit	Abszesslokalisation	Häufig isolierte Erreger	Antibiotikatherapie
Otitis media, Mastoiditis	Temporallappen oder zerebelläre Hemisphäre	Streptokokken, Bacteroides sp., Enterobacteriaceae	Penicillin G + Metronidazol + Ceftriaxon oder Cefotaxim
Sinusitis (frontalis, ethmoidalis, sphenoidalis)	Frontallappen, Sinusitis sphenoidalis auch Temporallappen	überwiegend Streptokokken, Bacteroides sp., Enterobacteriaceae, Staphylococcus aureus, Haemophilus sp.	Vancomycin + Metronidazol + Ceftriaxon oder Cefotaxim
Dentale Sepsis	Frontallappen	Mischkultur von Fusobakterien, Bacteroides sp. und Streptokokken	Penicillin G + Metronidazol
Schädel-Hirn-Trauma, postoperative Infektion	in Wundnähe	S. aureus, Streptokokken, Enterobacteriaceae, Clostridium sp.	Vancomycin oder Flucloxacillin + Ceftriaxon oder Cefotaxim
Angeborener Herzfehler	multiple Abszesse (häufig im Verteilungsgebiet der A. cerebri media)	Streptokokken, Haemophilus sp.	Penicillin G + Ceftriaxon oder Cefotaxim
Lungenabszess, -empyem, Bronchiektasen	wie bei angeborenen Herzfehlern	Fusobacterium, Actinomyzeten, Bacteroides sp., Streptokokken, Nocardia sp.	Penicillin G + Metronidazol + Trimethoprim/Sulfamethoxazol (Cotrimoxazol)
Bakterielle Endokarditis	wie bei angeborenen Herzfehlern	Staphylococcus aureus, Streptokokken	Vancomycin oder Flucloxacillin + Gentamicin
Immunsupression	wie bei angeborenen Herzfehlen	Enterobacteriaceae, Toxoplasma gondii, Nocardia asteroides, Cryptococcus neoformans, Listeria monocytogenes, Toxocara canis, Mycobacterium sp., Aspergillus sp., Zygomyceten, Candida sp., Entamoeba histolytica, Echinococcus sp., Zystizerkus	siehe weiterführende Literatur

der lumbale Liquor unauffällig. Bei Patienten mit nachgewiesenem Hirnabszess sind folgende Untersuchungen empfehlenswert: HNO-ärztliches Konsil, kraniales CT (auch Knochenfenstertechnik), transösophageale Echokardiographie, Oberbauchsonographie, Röntgenaufnahme des Thorax und des Abdomens sowie eine HIV-Serologie. Blut- und Liquorkulturen und die Untersuchung primärer Infektionsfoci gehören zur mikrobiologischen Basisdiagnostik. Häufig gelingt jedoch kein Erregernachweis. Bei intraoperativ gewonnenem Untersuchungsmaterial (Eiter, Gewebe) ist der schnelle Transport zum Labor in einem geeigneten Kulturmedium besonders wichtig, da anspruchsvolle und obligat anaerobe Erreger häufig vorkommen (s. Tab. 2.10-1).

Die **Therapie** des Hirnabszesses stützt sich auf die operative Entfernung des Eiters und die Behandlung des primären Fokus sowie die systemische Antibiotikagabe und, falls erforderlich, eine antiödematöse und antiepileptische Therapie. Beim Nachweis eines primären Infektionsfokus ist seine rasche operative Sanierung anzustreben, jedoch bei zunehmendem neurologischen Defizit als nachrangig zu betrachten. Die antibiotische Initialtherapie richtet sich vor allem nach dem wahrscheinlichen primären Infektionsherd (s. Tab. 2.10-1). Im zerebritischen Frühstadium vor Ausbildung einer Abszessmembran, die die Penetrationsfähigkeit des Antibiotikums in den Herd deutlich einschränkt, kann eine rein konservative Therapie erfolgversprechend sein, insbesondere bei kleinen Herden. Die Dauer der Antibiotikatherapie beträgt im allgemeinen 4 Wochen bis 3 Monate (in Einzelfällen länger).

Subdurales Empyem

Das subdurale Empyem ist mit 15–25 % aller intrakranieller Infektionen eine der häufigsten Entitäten und geht bei 60–70 % der Patienten von einer **Sinusitis frontalis** aus. Aufgrund der anatomischen Gegebenheiten ist das subdurale Empyem eine fulminant verlaufende und akut lebensbedrohliche Infektionskrankheit. Leitsymptome sind Fieber, Kopfschmerzen, Erbrechen sowie neurologische Herdsymptome und epileptische Anfälle.

Die **Diagnostik** stützt sich neben der klinischen Symptomatik vor allem auf CT bzw. MRT. Im peripheren Blutbild findet man oft eine Leukozytose, im Liquor (cave: ausgeprägtes Hirnödem, Gefahr der transtentoriellen Herniation!) zeigt sich oft eine granulozytäre Pleozytose. Eine Erregeranzucht gelingt in der Regel nicht aus dem Liquor, erst bei Einbruch in den Subarachnoidalraum kann die Liquorkultur positiv sein. Der mikrobiologische Erregernachweis wird aus operativ gewonnenem Eiter sowie Untersuchungsmaterialien aus dem Primärherd geführt. Blutkulturen sind obligat.

Das Erregerspektrum ist mit dem der otorhinogenen Hirnabszesse vergleichbar. Aufgrund der akut lebensbedrohlichen Situation sind eine systemische **Antibiotikatherapie** sowie eine neurochirurgische **Drainage** ohne Zeitverzögerung einzuleiten. Die ungezielte primäre Antibiotikatherapie sollte das Erregerspektrum des Ausgangsherdes berücksichtigen (s. Tab. 2.10-1).

Intrakranialer epiduraler Abszess

Der epidurale Abszess ist nach den Hirnabszessen und subduralen Empyemen die häufigste lokal begrenzte intrakranielle Infektion. Aufgrund der anatomischen Gegebenheiten oberhalb des Foramen magnum entsteht ein „epiduraler Raum" erst infolge eines Traumas oder durch Übergreifen benachbarter Prozesse (Tumor, Infektionen, Hämatome). Aus diesem Grund findet sich der primäre Infektionsfokus in der Regel in unmittelbarer Nachbarschaft: paranasale und frontale Sinusitis, Mastoiditis sowie Schädelfrakturen und postoperativ nach neurochirurgischen Eingriffen.

Der unkomplizierte epidurale Abszess entwickelt sich langsam, so dass die klinischen **Symptome** unter Umständen schwach ausgeprägt sind und Wochen bis Monate vor Diagnosestellung bestehen können: Kopfschmerzen, Übelkeit, Erbrechen, Fieber. In Abhängigkeit von der Lokalisation können fokale neurologische Zeichen vorhanden sein. Mögliche Komplikationen sind Hirnabszess, subdurales Empyem, Meningitis.

Tab. 2.10-2. Klinische Manifestationen von Hirnabszessen

Symptome*	Häufigkeit [%]
Kopfschmerzen	70
Fieber	40–50
Fokale neurologische Zeichen	ca. 50
Schwindel, Erbrechen	22–50
Epileptische Anfälle	22–45
Nackensteifigkeit	ca. 25
Papillenödem	ca. 25

* andere Symptome sind abhängig von der Abszesslokalisation

Das diagnostische Vorgehen folgt grundsätzlich dem bei subduralen Empyemen. Die therapeutische Intervention beinhaltet ebenfalls sowohl eine neurochirurgische Drainage als auch eine systemische Antibiotikatherapie. Sie folgt den Grundsätzen des zu erwartenden Erregerspektrums und den Ergebnissen der mikrobiologischen Untersuchung von intraoperativ gewonnenem Material.

Perioperative Antibiotikaprophylaxe und intrathekale Antibiotikagabe

Eine generelle Verabreichung von Antibiotika vor, während und nach **aseptischen** Operationen ist unter anderem durch die Gefahr der Selektionierung resistenter und multiresistenter Krankheitserreger nicht indiziert. Die beste Infektionsprophylaxe stellt die strenge Asepsis während der Operation und bei der postoperativen Wundbehandlung dar.

Bei Operationen mit einem erhöhten Infektionsrisiko (Immunsuppression, En-

dokarditis, Implantation von Fremdkörpern, hoher iatrogener Keimeintrag) gilt
die perioperative Antibiotikaprophylaxe
als eine allgemein anerkannte Maßnahme.
Sie erfolgt in der Regel als „Single shot" bei
der Narkoseeinleitung. Bei länger dauernden Eingriffen kann eine zweite Antibiotikagabe (in Abhängigkeit von der Halbwertzeit der eingesetzten Substanz)
notwendig sein. Die Auswahl des Präparates richtet sich nach den zu erwartenden
Erregern. Die perioperative Antibiotikaprophylaxe darf keinesfalls mit einer lang
andauernden perioperativen Therapie verwechselt werden. Die Ausräumung eines
Infektionsherdes (z. B. Abszesse, Osteomyelitiden) bedarf immer einer begleitenden mehrwöchigen bis mehrmonatigen
Antibiotikatherapie.

Eine Besonderheit in der Antibiotikatherapie stellt die **intrathekale Applikation**
z. B. bei Shunt-Infektionen dar. Aus der
Erregerverteilung (Tab. 2.10-3) ergibt sich,
dass vorwiegend Substanzen mit Wirkung
gegen grampositive Keime zum Einsatz
kommen. Bei nichtentzündlichen Meningen stellt die Blut-Liquor-Schranke ein
schwer zu überwindendes Hindernis für
viele Antibiotika dar, sodass eine lokale
intrathekale Applikation von Vorteil
erscheint. Dies wird von vielen Experten
trotz des Fehlens größerer prospektiver
und randomisierter Studien mit entsprechendem Wirksamkeitsnachweis aufgrund
der lokal zu erreichenden Antibiotikakon-
zentrationen in vielen Fällen favorisiert.

Eine lokale Antibiotikagabe wird in der
Regel mit einer systemischen Therapie
kombiniert. Gute Erfolge bei der Therapie
von Infektionen mit Isoxazolylpenicillin-
resistenten koagulasenegativen Staphylokokken zeigen Antibiotikaregime mit
Gabe von Rifamipicin und Vancomycin
systemisch sowie Vancomycin intrathekal.
Eine operative Entfernung des Shunts oder
der Drainage sollte jedoch frühzeitig angestrebt werden, da gerade bei Staphylokok-
keninfektionen häufig eine Biofilmbildung
auf Kunststoffoberflächen zu beobachten
ist. Hat sich ein Biofilm ausgebildet, so ist
die Wahrscheinlichkeit einer Keimeradika-
tion am Polymer durch eine lokale und/
oder systemische Antibiotikagabe als sehr
gering einzuschätzen.

Tab. 2.10-3. Erregerverteilung bei Liquor-Shunt-Infektionen

Erreger	Inzidenz [%]
Staphylococcus sp.	65–85
• S. epidermidis	47–64
• S. aureus	12–29
• andere	12–29
Gramnegative Bakterien	6–20
• E. coli	8–10
• Klebsiella sp.	3–8
• Streptococcus sp.	8–10
Klassische Meningitiserreger (Haemophilus influenzae, Streptococcus pneumoniae, Neisseria meningitidis	2–8
Corynebakterien	1–14
Anaerobier	6
Mischkulturen	10–15

Management von Patienten mit Infektionen durch multiresistente Erreger

In den letzten Jahren ist eine bedrohliche
Zunahme von Infektionen durch resisten-
te und multiresistene bakterielle Erreger
zu beobachten, wobei zurzeit den grampo-
sitiven Kokken die größte Bedeutung
zukommt. Eine Standarddefinition für
multiple Antibiotikaresistenz existiert
nicht.

> Man sollte dann von multiresistenten
> Mikroorganismen sprechen, wenn Erre-
> ger gegen Antibiotika verschiedener
> unabhängiger Substanzklassen resistent
> sind und diese Substanzklassen norma-
> lerweise als wirksam für die betreffende
> Keimspezies betrachtet werden können.

Betrachtet man die Inzidenz der häufigsten nosokomialen (= im Krankenhaus
erworbenen) Infektionen – katheterassozi-
ierte Harnwegsinfektionen, katheterasso-
ziierte Septikämien, beatmungsassoziierte
Pneumonien und postoperative Wundinfektionen –, so stellt man fest, dass Staphylococcus aureus an erster Stelle der
Erregerstatistik steht.

Antibiotikaresistenzen bei **Staphylococcus aureus** sind bekannt, seit Antibiotika verfügbar sind. Schon bald nach Einführung des Penicillins in den klinischen
Alltag vor ca. 60 Jahren wurden Resisten-
zen gegen diese Substanz beobachtet. Als
in den 1960er-Jahren die Entwicklung der
β-Lactamase-stabilen sog. Staphylokok-
kenpenicilline (Isoxazolylpenicilline) ge-
feiert wurde, traten kurze Zeit später die
ersten resistenten Erreger auf, die nach der
ersten Substanz dieser Gruppe als „Methi-
cillin-resistenter Staphylococcus aureus"
(**MRSA**) bezeichnet wurden.

Die intrinsische Methicillinresistenz
beruht auf der im Bakterienchromosom
integrierten Resistenzdeterminante mit
dem mecA-Gen, das für ein modifiziertes
Penicillinbindeprotein (PBP) kodiert. Dieses sog. PBP2a (PBP2´) bedingt durch seine **erniedrigte Affinität zu β-Lactam-
Antibiotika** das phänotypische Korrelat
der Methicillinresistenz. Die Methicillinresistenz umfasst somit nicht nur die Isoxazolylpenicilline, sondern sämtliche heute
verfügbaren β-Lactam-Antibiotika (Peni-
cilline, Cephalosporine, Carbapeneme).

Betrug der Anteil der MRSA in
Deutschland 1990 noch 1,7 %, so müssen
wir uns heute mit einer MRSA-Prävalenz
von über 20 % auseinandersetzen. Trotz
des allgemeinen Anstiegs der MRSA-Inzi-

denz in den letzten Jahren sind beträchtliche Unterschiede zwischen verschiedenen Ländern, innerhalb eines Landes zwischen verschiedenen Krankenhäusern und selbst zwischen verschiedenen Stationen innerhalb eines Krankenhauses zu beobachten. So kann man in den USA, Japan und den südeuropäischen Ländern von einer hohen MRSA-Prävalenz ausgehen (zwischen 30 und 80 %), während in den Niederlanden und den skandinavischen Ländern die Prävalenz unter 1 % liegt. Für England wurde eine Rate mit 66 % bei neurochirurgischen Patienten angegeben (Gnanalingham et al. 2003).

Der aus der Resistenzentwicklung resultierende breite Einsatz von **Glykopeptidantibiotika** als initiale empirische Therapie bei schweren Staphylococcus-aureus-Infektionen führte in der Vergangenheit durch eine Erhöhung des Selektionsdruckes auch auf andere grampositive Erreger (Enterokokken, koagulasenegative Staphylokokken) zur Verschärfung des Problems. Weiterhin führte der unkontrollierte Einsatz von Glykopeptidantibiotika in der Tiermast zu einer weiteren Eskalation der Resistenzlage, sodass im Mai 2002 in den USA erstmals ein VRSA (Vancomycinresistenter Staphylococcus aureus) aus einem Wundabstrich eines Dialysepatienten beschrieben wurde.

Aber nicht nur die steigende MRSA-Prävalenz, sondern vielmehr die **Weiterverbreitung im Krankenhaus** stellt ein zunehmendes Problem dar. Etwa ein Fünftel der normalen Bevölkerung sind ständig und 60 % intermittierend nasal mit Staphylococcus aureus kolonisiert, wobei derzeit keine zuverlässigen Zahlen über den MRSA-Anteil vorliegen. Von dort ausgehend kann er sich auf weitere Bereiche der Haut- und Schleimhäute ausdehnen, wobei die intertriginösen Hautbereiche am häufigsten kolonisiert werden. Werden basale krankenhaushygienische Maßnahmen wie z. B. die hygienische Händedesinfektion vernachlässigt, kann es sehr schnell zur Ausbreitung von MRSA im Krankenhaus kommen. Untersuchungen aus den USA haben gezeigt, dass ein MRSA-Ausbruch im Mittel ca. 2 Jahre persistiert und nur durch einen erheblichen personellen und finanziellen Aufwand beherrschbar ist.

Das primäre Ziel muss also die Vermeidung einer Besiedlung oder Infektion mit MRSA sein. Als wichtigste Maßnahme ist hier das **MRSA-Screening** bei oder besser vor der stationären Aufnahme zu sehen. Dabei wird mit einem Abstrichtupfer ein Nasenabstrich aus der vorderen Nasenhöhle beider Nasenlöcher des Patienten entnommen und anschließend auf MRSA untersucht, wenn er einem Risikokollektiv zuzuordnen ist: bekannter MRSA-Patient, Verlegung aus einer Einrichtung mit bekannt hoher MRSA-Prävalenz, Patienten aus einer Pflegeeinrichtung, Patienten aus Ländern mit hoher MRSA-Prävalenz.

Bei einer geplanten stationären Aufnahme (z. B. für einen elektiven operativen Eingriff) ist das Screening vor der stationären Aufnahme durchzuführen (z. B. bei der Eigenblutspende). Bei notfallmäßiger Aufnahme eines Patienten (polytraumatisierter Patient) oder nicht durchgeführtem Primär-Screening ist eine Untersuchung auf MRSA so bald wie möglich nachzuholen und der Patient bis zum Ausschluss einer MRSA-Kolonisation oder -Infektion über ein striktes „Barrier nursing" zu behandeln. Wenn ein Patient mit einer nachgewiesenen MRSA-Kolonisation oder -Infektion übernommen werden muss, stellt die Schutzisolierung im Einzelzimmer mit Schleuse oder bei mehreren betroffen Patienten die Kohortenisolierung die wichtigste Maßnahme dar.

Nur in wenigen Fällen wird eine Eradikation des MRSA während des stationären Aufenthaltes zu erreichen sein, sodass eine frühzeitige Kommunikation mit der Einrichtung stattfinden muss, in die der Patient verlegt werden soll, falls er nicht in seine häusliche Umgebung entlassen werden kann.

Werden bei zwei oder mehr Patienten in örtlichem und zeitlichem Zusammenhang MRSA diagnostiziert, so ist zunächst von einem **Ausbruch** auszugehen. Sanierungs- und Isolierungsmaßnahmen sind wie angegeben durchzuführen. Entscheidend im Ausbruchsfall ist die Ermittlung der Quelle bzw. die Unterbrechung der Übertragungskette. Krankenhaushygieniker und klinischer Mikrobiologe bilden dabei den Kern eines Teams, das Koordination und Kontrolle aller Aktivitäten zur Aufgabe hat. In der Mehrzahl der Fälle wird die Quelle nicht eindeutig zu eruieren sein, sodass der **Unterbrechung der Infektionskette** die Hauptbedeutung zukommt. Hierbei steht das Krankenhauspersonal als

Überträger weit an erster Stelle. Umfangreiche Personaluntersuchungen und Untersuchung aller Patienten sowie intensive Schulungen im Umgang mit MRSA-Patienten bilden dabei die Basis der Interventionsbemühungen. Abstriche von Personal und Patienten müssen zeitnah gewonnen und schnell untersucht werden.

Ein weiterer Aspekt ist hinsichtlich der **Wiederholung** von Abstrichen zu beachten: Aufgrund untersuchungstechnischer Gegebenheiten kann die Diagnose „MRSA" oft erst nach einigen Tagen sicher gestellt werden, sodass ein positiv getesteter Mitarbeiter oder Patient in dieser Zeit Gelegenheit gehabt hat, „seinen" MRSA weiterzuverbreiten. Konsequenterweise müssen alle Abstriche der Personen, die während dieser Zeit mit diesem Mitarbeiter oder Patienten Kontakt hatten, erneut untersucht werden – solange, bis alle Abstriche von allen Personen negativ ausfallen.

Neben der strikten Einzelunterbringung eines MRSA-infizierten oder -kolonisierten Patienten, die eine Weiterverbreitung verhindert, sind Maßnahmen zu ergreifen, die zur **Eliminierung des MRSA** führen (zur Therapie von MRSA-Infektionen s. oben). Eine große Rolle spielen hierbei lokale antiseptische Maßnahmen. Zum Einsatz kommen topisch zu applizierende Antibiotika wie Mupirocin, vor allem bei nasaler Kolonisation. Bei der Behandlung von Haut- und Schleimhautoberflächen werden vor allem Antiseptika (Jodophore, Octenidin, Triclosan, Chlorhexidin u. a.) eingesetzt. Eine Behandlung größerer Haut- oder Schleimhautoberflächen mit Lokalantibiotika sollte nicht versucht werden, da unter Umständen relevante Mengen des Wirkstoffs resorbiert werden könnten und darüber hinaus bei topischer Antibiotikaanwendung grundsätzlich die Gefahr einer Selektion antibiotikaresistenter Stämme besteht.

Cave: Eine systemische Antibiotikatherapie zur Eradikation einer Kolonisierung ist grundsätzlich abzulehnen, da aus pharmakokinetischen Gründen eine ausreichende Wirkkonzentration des Antibiotikums auf Haut- und Schleimhautoberflächen bei üblicher Dosierung nicht zu erreichen ist.

Darüber hinaus führt eine unnötige systemische Antibiotikatherapie zur Erhöhung des Selektionsdruckes und fördert die weitere Resistenzentwicklung.

Von entscheidender Bedeutung bei der Behandlung von MRSA-Patienten ist die **synchrone Sanierungstherapie**. Voraussetzung dafür ist ein sog. „MRSA-Mapping", d.h. bei nachgewiesenem MRSA werden alle Prädilektionsstellen für eine Kolonisation (s. oben) auf MRSA untersucht. Die Sanierung wird unmittelbar begonnen und je nach MRSA-Nachweis der „Mapping-Abstriche" ausgedehnt. Die Sanierungstherapie wird über 3 bis 5 Tage synchron fortgeführt. Nach 3 Tagen Therapiepause werden drei Kontrollabstriche der primär betroffenen Lokalisationen an 3 aufeinanderfolgenden Tagen untersucht. Die Therapiepause beinhaltet selbstverständlich auch das Absetzen einer MRSA-wirksamen systemischen Antibiotikatherapie, da diese das Wachstum von MRSA auf Haut- und Schleimhautoberflächen unterdrücken kann. Eine Entnahme von Kontrollabstrichen unter Therapie oder unmittelbar nach Therapieende ist sinnlos und verursacht ausschließlich unnötige Kosten.

> Eine MRSA-Kolonisation bzw. -Infektion stellt *keine* Kontraindikation für eine einen operativen Eingriff dar.

Es ist jedoch auf die strikte Einhaltung der notwendigen Hygienemaßnahmen zu achten. Operationen bei MRSA-Patienten werden idealerweise in Quarantäneoperationsräumen („septischen OPs") mit entsprechender Ausstattung durchgeführt. Steht ein solcher Operationssaal nicht zur Verfügung, wird der Patient am Ende des Operationsprogramms operiert. Selbstverständlich muss gewährleistet sein, dass der Patient auf der Intensivobservations- bzw. -therapiestation isoliert werden kann, um eine Gefährdung von Mitpatienten auszuschließen.

Literatur

Mikrobiologie

Burkhardt F (Hrsg) (1992) Mikrobiologische Diagnostik. Stuttgart: Thieme.

Köhler W, Eggers HJ, Fleischer B et al. (Hrsg) (2001) Medizinische Mikrobiologie. 8. Aufl. München: Urban & Fischer.

Koneman EW, Allen SD, Janda WM et al. (1997) Color Atlas and Textbook of Diagnostic Microbiology. 5th ed. Philadelphia: Lippincott.

Infektiologie

Armstrong D, Cohen J (eds) (2000) Infectious Diseases. St Louis: Mosby.

Bennet JV, Brachman PS (eds) (1998) Hospital Infections. 4th ed. Philadelphia: Lippincott Williams & Wilkins.

Gnanalingham KK, Elsaghier A, Kibbler C et al. (2003) The impact of methicillin-resistant Staphylococcus aureus in a neurosurgical unit: a growing problem. J Neurosurg 98: 8–13.

Mandell GL, Bennett JE, Dolin R (eds) (2000) Principles and Practice of Infectious Diseases. 5th ed. Philadelphia: Churchill Livingstone.

Marre R, Mertens T, Trautmann M et al. (Hrsg) (2000) Klinische Infektiologie. München: Urban & Fischer.

Murray, PR, Barron EJ, Pfaller MA et al. (1999) Manual of Clinical Microbiology. 7th ed. ASM Press.

Reese RE, Betta RF (eds) (1996) A Practical Approach to Infectious Diseases. 4th ed. Boston, New York: Little, Brown & Company.

Scheld WM, Whitley RJ, Durack DT (eds) (1996) Infections of the Central Nervous System. 2nd ed. Philadephia: Lippincott Williams & Wilkins.

Gesetze und Richtlinien

Bales S, Baumann HG, Schnitzler N (2001) Infektionsschutzgesetz, Kommentar und Vorschriftensammlung. Stuttgart, Berlin, Köln: Kohlhammer.

Robert Koch Institut Berlin (Hrsg) (1993) Richtlinie für Krankenhaushygiene und Infektionsprävention. München: Urban & Schwarzenberg.

3 Neurochirurgie an der Schnittstelle zu Nachbardisziplinen[1]

3.1 Grundzüge der Neuroanästhesie und Neurointensivmedizin

Frank Hinder, Hugo Karel Van Aken

Inhalt

Interdisziplinäre Zusammenarbeit

Eine gute Kooperation der Fachdisziplinen Neurochirurgie und Anästhesie ist nicht nur unabdingbare Voraussetzung für die optimale perioperative Behandlung des Patienten, sondern auch für den sinnvollen Einsatz der Ressourcen im Krankenhaus. Die Eckpfeiler der interdisplinären Kooperation sind in den Vereinbarungen der wissenschaftlichen Fachgesellschaften und der Berufsverbände festgeschrieben. Es gelten die von der Rechtsprechung bestätigten Grundsätze der horizontalen Arbeitsteilung: Neurochirurg und Anästhesist erfüllen ihre Aufgaben rechtlich und fachlich selbstständig und vollständig eigenverantwortlich, ohne Überwachungs- und Weisungsrechte des anderen Fachvertreters (**Grundsatz der strikten Aufgabenteilung**), sie stimmen ihr Vorgehen aufeinander ab (**Koordinierungspflicht**) und dürfen darauf vertrauen, dass der Partner aus dem anderen Fachgebiet seine Aufgaben mit der gebotenen Sorgfalt wahrnimmt (**Vertrauensgrundsatz**). In Konfliktsituationen gilt das Prinzip der Prädominanz der sachlichen Erfordernisse. Kommt es nicht zur Einigung, obliegt dem Operateur der Stichentscheid; er trägt in diesem Fall die ärztliche und rechtliche Verantwortung für die sachgerechte Abwägung.

Stellt z. B. der Operateur die Indikation zur Operation und hat der Anästhesist aufgrund seiner Voruntersuchung Bedenken hinsichtlich der Aufrechterhaltung der Vitalfunktionen, so muss er den Operateur darüber unterrichten. Dieser hat die Einwände des Anästhesisten gegen die Operation in eine erneute Nutzen-Risiko-Abwägung einzubeziehen. Können sich Neurochirurg und Anästhesist nicht über die Abwägung der sachlichen Erfordernisse einigen, so muss insbesondere bei dringlichen Operationen ein Stichentscheid herbeigeführt werden. Die Entscheidung liegt beim Operateur. Bleibt er bei seiner Entscheidung für die Operation, so darf sich der Anästhesist im Rahmen und in den Grenzen des Vertrauensgrundsatzes darauf verlassen, dass der Operateur seine Entscheidung unter objektiver Abwägung der widerstreitenden sachlichen Interessen getroffen hat.

Je weniger notwendig und dringend jedoch eine Operation ist, desto mehr Gewicht als kontraindizierende Faktoren gewinnen die spezifischen Risiken, auf die der Anästhesist hingewiesen hat. Ist der Eingriff nicht dringend und kann der Anästhesist es nicht mit seinem Gewissen vereinbaren, den Patienten dem hohen Risiko des Eingriffes auszusetzen, kann er die weitere Behandlung ablehnen und ggf. an andere Kollegen verweisen.

---

1 Die Abhandlung geschieht in alphabetischer Reihenfolge der Fachdisziplinen von „Anästhesiologie" bis „Strahlentherapie".

Grundlagen der Neuroanästhesie

Zahlreiche in der Anästhesie und Intensivmedizin eingesetzte Substanzen beeinflussen nachhaltig die zerebrale Hämodynamik und den zerebralen Metabolismus. Genaue Kenntnisse auf diesem Gebiet sind daher notwendige Voraussetzung für die perioperative Behandlung von Patienten mit Erkrankungen des ZNS.

Zerebraler Blutfluss

Die Messung des zerebralen Blutflusses (CBF) ist komplex und kann daher im Operationssaal und auf der Intensivstation

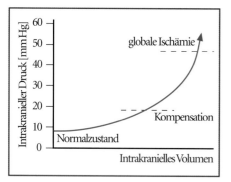

Abb. 3.1-1. Intrakranielle Elastance-Kurve. Eine definierte Volumenzunahme (ΔV) bewirkt im Kompensationsstadium nur eine geringe Druckerhöhung (ΔP). In der Dekompensationsphase resultiert bereits eine geringe Volumenzunahme bei erschöpften Kompensationsmechanismen in einer ausgeprägten Druckerhöhung.

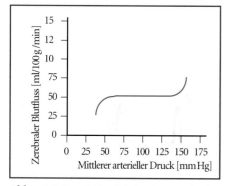

Abb. 3.1-2. Abhängigkeit des zerebralen Blutflusses vom arteriellen Mitteldruck.

noch nicht routinemäßig durchgeführt werden. Die wichtigste Überwachungsgröße ist bislang der **zerebrale Perfusionsdruck** (CPP). Der zerebrale Perfusionsdruck wird berechnet aus der Differenz von mittlerem arteriellen Druck (MAP) und intrakraniellem Druck (ICP), CPP = MAP − ICP, solange der zentralvenöse Druck (ZVD) niedriger ist als der ICP.

Veränderungen des CPP lassen jedoch nur dann auf entsprechende Änderungen des CBF schließen, wenn der zerebrovaskuläre Widerstand (CVR) konstant bleibt, CBF = CPP/CVR.

Im gesunden Organismus sorgt ein **zerebrovaskulärer Autoregulationsmechanismus** dafür, dass der CBF über einen weiten Bereich arterieller Mitteldrücke nahezu konstant bleibt (Abb. 3.1-1).

Bei normotensiven Patienten ist die zerebrovaskuläre Autoregulation wirksam, solange sich der MAP zwischen 60 und 130 mm Hg bewegt. Außerhalb dieser Autoregulationsgrenzen ändert sich der CBF in Abhängigkeit vom MAP. Der normale globale CBF beträgt 45–55 ml/100 g/min. Werte von 15–20 ml/100 g/min und weniger stellen eine bedrohliche Ischämie des Hirngewebes dar.

Bei Patienten mit vorbestehender systemarterieller Hypertonie ist der Bereich zerebrovaskulärer Autoregulation zu höheren MAP-Werten verschoben, d. h. diese Patienten tolerieren eine arterielle Hypotonie weniger gut.

Der zerebrale Blutfluss muss der regionalen metabolischen Aktivität des Gehirns Rechnung tragen. Die arterielle CO_2-Spannung spielt hierbei eine wichtige Rolle. CO_2 induziert eine ausgeprägte zerebrovaskuläre Vasodilatation mit Erhöhung des CBF und des zerebralen Blutvolumens. Die physiologische Regulation des CBF durch CO_2 ist sinnvoll, da bei erhöhtem Stoffwechsel die vermehrte Entstehung von CO_2 zu einer verbesserten regionalen Durchblutung führen würde. Die Regulation des Vasotonus durch CO_2 kann daher als Ausdruck der Koppelung des CBF an den zerebralen Sauerstoffverbrauch ($CMRO_2$) interpretiert werden.

Bei akuter Hypokapnie kommt es infolge einer Abnahme des pH-Wertes zu einer zerebralen Vasokonstriktion mit Abnahme des CBF. Die Vasokonstriktion ist allerdings bei prolongierter Hypokapnie über 24 h infolge metabolischer Kompensation

der Azidose im Liquor kaum noch nachweisbar.

In der Frühphase nach einer zerebralen Ischämie kann die Wiederherstellung normaler Blutdruckwerte mit einem erhöhten zerebralen Gefäßwiderstand einhergehen; Folge ist die sog. prolongierte postischämische Hypoperfusion. Auch ein Großteil der Patienten mit Schädel-Hirn-Trauma hat initial einen reduzierten CBF (Bouma et al. 1991). Nach einer passageren Hypotonie oder Ausräumung eines Hämatoms kann es dann aber zu einer ausgeprägten zerebralen Hyperämie kommen.

Ist die zerebrale Autoregulation beeinträchtigt, dann hat die Anhebung des MAP gleichsinnige Veränderungen des ICP zur Folge mit der Konsequenz, dass sich durch Verbesserung der systemischen Hämodynamik keine Optimierung des CPP erzielen lässt. Auch aus diesem Grund sollte bei Risikopatienten die Indikation zur Messung des ICP großzügig gestellt werden. Bei der Interpretation der CPP-Werte ist ferner zu berücksichtigen, dass die zerebrale Autoregulation auch regional beeinträchtigt sein kann und der CPP dann nicht die Verhältnisse in allen Teilen des Gehirns widerspiegelt. Ein multimodales Monitoring (s. Kap. 2.6), das zusätzlich Informationen über die globale und regionale zerebrale Oxygenierung oder metabolische Funktionen liefert, wird daher mit hoher Wahrscheinlichkeit der isolierten Betrachtung hämodynamischer Größen überlegen sein.

Intrakranieller Druck

Eine Verminderung des CPP und damit auch des CBF beruht im neurochirurgischen Patientenkollektiv häufig auf einem pathologisch erhöhten ICP. Dieser ist definiert als der Druck, den der Inhalt des Schädels auf die Dura ausübt. Er beträgt bei Messung in horizontaler Körperlage weniger als 15 mm Hg. Ein erhöhter ICP schädigt das Hirngewebe einerseits durch Verminderung der Perfusion. Andererseits kann der ICP auch über die Herniation von Hirngewebe zu einer direkten mechanischen Zerstörung beitragen.

Bei pathologischen Zuständen, z.B. bei einer regionalen Raumforderung, kann der ICP in den verschiedenen intrakraniellen Kompartimenten unterschiedlich hoch sein. Für die Messung des ICP zur Therapiesteuerung ist dann ein Ort zu wählen, an dem der ICP vermutlich hoch und die zerebrale Perfusion gefährdet ist.

In der starren Schädelkapsel wird der ICP durch das **intrakranielle Volumen** bestimmt. Das intrakranielle Volumen lässt sich in vier Kompartimente unterteilen:

- Hirngewebe
- Liquor cerebrospinalis
- intrakranielles Blutvolumen
- interstitielle Flüssigkeit

Nimmt das Volumen eines dieser Kompartimente zu, z.B. durch ein intrakranielles Hämatom, eine zerebrale Hyperämie oder ein Hirnödem, dann ist ein Anstieg des ICP nur durch Abnahme des Volumens eines der anderen Kompartimente oder die therapeutische Entfernung der Schädelkalotte zu verhindern. Bei ca. 50% der Patienten, die an einem Schädel-Hirn-Trauma versterben, lag ein therapierefraktärer ICP-Anstieg vor (Miller et al. 1977). Auch bei Patienten mit einer ausgeprägten zerebralen Ischämie, z.B. nach Infarkt der A. cerebri media, wird die intrakranielle Hypertension, die häufig um den 4. Tag ein Maximum erreicht, für die Prognose entscheidend. Die Pathophysiologie der traumatisch induzierten Hirnschwellung ist bislang nur unvollständig geklärt. Vasogenes und zytotoxisches Hirnödem, aber auch eine Vasokongestion mit Erhöhung des intrazerebralen Blutvolumens tragen wahrscheinlich in komplexer Weise zum fatalen Anstieg des ICP bei (Abb. 3.1-2).

Neuroanästhesie in der Praxis

Präoperative organisatorische Maßnahmen

Der Anästhesist sollte insbesondere bei multimorbiden Patienten möglichst frühzeitig in die präoperative Vorbereitung einbezogen werden. Wird der Patient dem Anästhesisten im Rahmen einer Vorschau schon einige Tage vor der Operation vorgestellt, möglicherweise sogar im Rahmen der Anästhesiesprechstunde vor Aufnahme ins Krankenhaus, so wird es eher gelingen, die erforderlichen Unterlagen (Arztbriefe, bereits archivierte Narkoseprotokolle etc.) rechtzeitig vor der Operation zu komplettieren. Noch wichtiger ist es, die Zeit zur Senkung des perioperativen Risikos zu nutzen. Eine periop. Therapie mit Betablockern bei Patienten mit entsprechendem kardiovaskulärem Risikoprofil z.B. sollte möglichst 1 Woche vor der Operation begonnen werden. Patienten, die bewusstseinsgetrübt sind oder aufgrund eines erhöhten intrakraniellen Druckes häufig erbrechen, können bei Dehydration im Rahmen der Narkoseeinleitung hämodynamisch instabil werden. Zudem liegen bei diesem Patientenkollektiv nicht selten auch spezifische Störungen des Elektrolythaushaltes vor (s. u.). Solche Entgleisungen des Wasser- und Elektrolythaushaltes lassen sich oft nicht innerhalb von 12 h befriedigend behandeln. Wichtig ist auch, die postoperative Patientenversorgung, z.B. auf einer Intensivstation, rechtzeitig zu organisieren.

Wurde bei fehlender Einsichts- und Willensfähigkeit durch psychische oder physische Erkrankung des Patienten daran gedacht, vom Vormundschaftsgericht einen Betreuer bestellen zu lassen bzw. wurde bei begründeter Gefahr, dass der Betreute während der Maßnahme stirbt oder schweren gesundheitlichen Schaden erleidet, zusätzlich die Genehmigung des Vormundschaftgerichtes zum Eingriff eingeholt? Selbstverständlich ist bei nicht aufschiebbaren Maßnahmen nach dem mutmaßlichen Willen des Patienten und in dubio pro vita zu entscheiden. Wenn aber der Operation Tage der Vorbereitung vorausgegangen sind, in denen versäumt wurde, die genannten Sachverhalte zu klären, ist die Argumentation mit der Dringlichkeit der Operation nur schwer nachvollziehbar. Dann bleiben nur die Alternativen, auf wichtige Untersuchungen oder Informationen zu verzichten oder aber den Operationstermin zu verschieben.

Eine gemeinsame präoperative Risikostratifizierung durch Operateur und Anästhesist ermöglicht es, teure Untersuchungen auf das notwendige Maß zu reduzieren. Längst nicht von jedem Patienten wird ein umfangreiches Labor-Screening und ein Röntgenbild des Thorax benötigt!

Wieviele Blutkonserven bereitzustellen sind, hängt im Wesentlichen von der präoperativen Hämoglobinkonzentration des Patienten und vom Blutungsrisiko ab. Sind selbst bei großen Kraniotomien, zunächst zwei Erythrozytenkonzentrate in der Regel ausreichend, sollten bei Angiomoperationen von Beginn an mindestens sechs Konzentrate vorhanden sein.

Überlegungen zur Narkoseführung

Grundsätzlich ist bei allen intrakraniellen Eingriffen, insbesondere aber bei Patienten mit erhöhtem ICP und eingeschränkter intrakranieller Compliance, Anästhetika der Vorzug zu geben, die den zerebralen Metabolismus senken, ohne dabei

- eine zerebrale Vasodilatation zu verursachen
- eine intrakranielle Druckerhöhung hervorzurufen
- die Autoregulation des CBF aufzuheben

Totale intravenöse Anästhesie

Das Verfahren der totalen intravenösen Anästhesie (TIVA) genügt diesen Anforderungen am ehesten. Gebräuchlich ist die Kombination des Hypnotikums **Propofol** mit einem **Opioid** wie Alfentanil, Sufentanil oder Remifentanil. Diese Substanzen sind gut steuerbar und ermöglichen postoperativ die rasche neurologische Beurteilung des Patienten. Grundsätzlich sind auch **Barbiturate** (Thiopental, Methohexital) und Benzodiazepine als Hypnotika geeignet, nicht aber Ketamin und Lachgas. Wie Propofol reduzieren die Barbiturate und Benzodiazepine den Hirnstoffwechsel und wegen der Koppelung des CBF an den zerebralen Metabolismus auch die zerebrale Perfusion und den ICP. Diese Effekte sind allerdings bei den Benzodiazepinen weniger stark ausgeprägt als bei Propofol und den Barbituraten.

Bei der Entscheidung für eine dieser Substanzen ist auch die **kardiovaskuläre Funktion** eines Patienten zu berücksichtigen. Barbiturate wirken negativ inotrop, Propofol ist ein ausgeprägter Vasodilatator im Systemkreislauf. Bei hypovolämen Traumapatienten oder herzinsuffizienten Patienten kann daher die Gabe von Barbituraten oder Propofol mit einem starken Blutdruckabfall verbunden sein. Dies setzt einen Circulus vitiosus in Gang. Bei funktionierender Autoregulation reagieren die zerebralen Gefäße auf Hypotonie mit einer Vasodilatation, was einen weiteren Anstieg des ICP mit konsekutiver Abnahme des CPP zur Folge hat. Benzodiazepine erscheinen bei den genannten Patienten daher als geeignetere Alternative. Von den Analgetika haben Sufentanil, Alfentanil und Fentanyl geringere kardiovaskuläre Nebenwirkungen als das kurz wirksame und daher besser steuerbare Remifentanil. Bei kardiovaskulär eingeschränkten Patienten sollte daher Sufentanil oder Fentanyl bevorzugt werden.

Volatile Anästhetika

Im Einzelfall kann es notwendig erscheinen, bei Patienten ohne perifokales Ödem zusätzlich volatile Anästhetika einzusetzen, wenn auch unter maximaler Dosierung der intravenösen Anästhetika keine adäquate Blutdruckkontrolle zu erzielen ist. Unter diesen Bedingungen ist **Isofluran** oder **Sevofluran** in einer maximalen Konzentration von 1 MAC der Vorzug zu geben. Ein MAC entspricht der minimalen alveolären Gaskonzentration, bei der 50 % der Patienten eine Reaktion auf einen definierten Hautschnitt zeigen. Während der Narkose ist eine engmaschige p_aCO_2-Kontrolle (Zielwert 35 mmHg) durchzuführen.

Prinzipiell reduzieren alle volatilen Anästhetika (Halothan, Isofluran, Sevofluran, Desfluran, Lachgas und Xenon) den Hirnstoffwechsel, erhöhen den ICP und besitzen das Potenzial zur Steigerung des CBF. Dabei ist die Erhöhung des CBF unter Halothan am stärksten ausgeprägt, während sich die übrigen Substanzen ähnlich verhalten.

Narkosen bei Patienten ohne intrakranielle Hypertension oder Gefäßdysregulation gehen aber bei den moderneren Substanzen Isofluran, Sevofluran und Desfluran aufgrund der Koppelung der Hirndurchblutung an die reduzierte Stoff-wechselaktivität eher ohne eine Veränderung oder sogar mit einer Abnahme der zerebralen Durchblutung einher. Die CO_2-Reaktivität der zerebralen Gefäße bleibt unter Narkose mit den volatilen Anästhetika erhalten, sodass bei plötzlicher Zunahme des ICP durch Hyperventilation eine Gefäßdilatation aufgehoben werden kann. Bei niedrigen Dosierungen der volatilen Anästhetika (< 1 MAC) bleibt auch die zerebrale Autoregulation erhalten.

Patienten, deren intrakranielle Compliance aufgrund einer Raumforderung (Hirnödem, intrakranielle Blutung, Hydrozephalus) stark reduziert ist, sollten nicht mit volatilen Anästhetika narkotisiert werden.

Da eine weitere Zunahme des ICP auch durch niedrig dosierte volatile Anästhetika nicht auszuschließen ist, bestünde die Gefahr einer Herniation von Hirngewebe. Aus diesem Grunde sollte auch, wenn möglich, auf die Anwendung der volatilen Anästhetika vor Eröffnung der Dura verzichtet werden.

Perioperatives Management

Patientenüberwachung

Bei Patienten mit intrakraniellen Eingriffen und gestörter zerebraler Autoregulation ist eine **invasive Überwachung des arteriellen Blutdrucks** indiziert. Wichtig dabei ist die Platzierung des Druckdomes auf Höhe des Meatus acusticus externus, um den CPP beurteilen zu können.

Der **zentralvenöse Katheter** erlaubt eine grobe Einschätzung des Volumenhaushaltes und ist daher zur Steuerung der Volumenexpansion bei Patienten mit zerebralem Vasospasmus von Nutzen. Weitere Indikationen zur Katheteranlage sind die Infusion hochosmolarer Lösungen (> 800 mosmol/l, z. B. Mannitol 20 %) oder die kontinuierliche Applikation von vasoaktiven Substanzen.

Für das Monitoring von ICP und zerebraler Oxygenierung sei auf die Kapitel 2.5 und 2.6 verwiesen.

Die präkordiale (4. Interkostalraum rechts parasternal) oder transösophageale **Doppler-Sonographie** wird bei neurochirurgischen Eingriffen in sitzender Position durchgeführt, um venöse Luftembolien frühzeitig zu detektieren. Auch ein plötzlicher Abfall der endexspiratorischen CO_2-Konzentration, insbesondere wenn er mit akuter hämodynamischer Instabilität einhergeht, ist ein wichtiger Hinweis auf eine venöse Luftembolie.

Da Husten und Pressen bei intrakraniellen Operationen unter allen Umständen zu vermeiden sind, empfiehlt sich eine **kontinuierliche Muskelrelaxierung**, z.B. mit Cisatracurium, in Verbindung mit der Überwachung des Relaxationsgrades über einen Nervenstimulator. Dieser sollte auch bei kontinuierlicher Relaxierung auf der Intensivstation eingesetzt werden (Zielwert: Grad 1 bis 2 im Train-of-four-Modus).

Bei beatmeten Patienten ist die Überwachung des p_aCO_2 entweder durch engmaschige Blutgasanalysen oder – noch besser – indirekt über ein kontinuierliches Monitoring der endexspiratorischen CO_2-Konzentration zu gewährleisten. Eine Hypokapnie unter 30 mm Hg kann so rasch erkannt werden und sollte wegen der damit verbundenen zerebralen Minderperfusion unbedingt vermieden werden, insbesondere bei Patienten mit zerebralem Vasospasmus, zerebrovaskulären Erkrankungen und bei kontrollierter Hypotension.

Die **Anlage eines Blasenkatheters** erscheint nicht nur bei einer zu erwartenden Operationsdauer von mehr als 4 h sinnvoll, sondern auch bei Eingriffen, die mit der Entwicklung eines Diabetes insipidus einhergehen können.

Laborchemisches Monitoring in Form arterieller Blutgasanalysen und Bestimmung von Hämatokrit, Kalium, Blutglucose und Abschätzung der Osmolalität sollte bei längeren Eingriffen regelmäßig erfolgen, z. B. alle 2 h.

Lagerung

Für das Zusammenwirken von Operateur und Anästhesist bei der Lagerung gelten die bereits eingangs genannten Grundsätze der interdisziplinären Vereinbarungen zur **horizontalen Arbeitsteilung**. Danach ist der Anästhesist für die Lagerung des Patienten von der Einleitung der Narkose bis zur Lagerung auf dem Operationstisch verantwortlich. Die Anfangslagerung auf dem Operationstisch sowie deren Kontrolle ist prinzipiell Aufgabe des Neurochirurgen. Der Anästhesist hat den Operateur auf erkennbare Fehler bei der Lagerung hinzuweisen und trägt persönlich die Verantwortung für die Extremitäten, die er für die Narkoseüberwachung und die Zufuhr von Anästhetika benötigt (Infusionsarm). Auch für intraoperative Lageveränderungen, die vom Operationsteam ausgehen, seien sie beabsichtigt oder unbeabsichtigt, trägt der Operateur die Verantwortung. Der Anästhesist muss den Operateur auf unbeabsichtigte Lageveränderungen hinweisen, die er bemerkt und muss darüberhinaus den „Infusionsarm" kontrollieren. Postoperativ trägt wieder der Anästhesist die Verantwortung für die Lagerung, es sei denn, besondere Umstände erfordern die Mitwirkung des Operateurs. Diese Aufgabenverteilung gilt allerdings nur dann, wenn vor Ort keine andere präzise Verteilung der Verantwortlichkeiten entsprechend den spezifischen Bedürfnissen vereinbart wurde. Auf Besonderheiten der Lagerung bei speziellen neurochirurgischen Operationen wird unten eingegangen.

Volumengabe

Perioperativ wird bei den Patienten in der Regel ein ausgeglichener Flüssigkeitshaushalt angestrebt. Ein Abfall der Serumosmolarität auf Werte unter 285 mosmol/l ist zu vermeiden. Hypoosmolare Zustände begünstigen die Entwicklung eines Hirnödems. Die Substitution mit isotoner Kochsalzlösung (NaCl 0,9 %) oder Ringer-Lösung (Osmolarität von 305–310 mosmol/l) ist der Gabe von Ringer-Lactat vorzuziehen. Ringer-Lactat hat zwar eine theoretische Osmolarität von 276 mosmol/l. Nach Verstoffwechslung des Lactats ist die Lösung jedoch hypoton (ca. 260 mosmol/l).

Bei Blutverlust sind kristalloide Lösungen im Verhältnis von 4:1 zu infundieren, z. B. bei 500 ml Blutverlust 2.000 ml Kristalloide. Bei größeren Volumenverlusten werden kolloidale Lösungen und in Abhängigkeit vom Gerinnungsstatus und Hämoglobinwert auch Blutprodukte (s. unten) appliziert.

Blutprodukte

Nach aktueller Datenlage ist weder bei chirurgischen noch bei Intensivpatienten durch Anhebung der Hämoglobinkonzentration auf über 8–10 g/dl mit einem positiven Effekt auf Morbidität und Letalität zu rechnen (Kulier u. Gombotz 2001). Da zudem auch die Rheologie des Blutes von einem Hämatokrit bis 30 % günstig beeinflusst wird, erscheint eine Transfusion bei einer **Hämoglobinkonzentration** von 10 g/dl auch in der Neuroanästhesie und Neurointensivmedizin grundsätzlich nicht sinnvoll. Bei jungen gesunden Patienten ohne zerebrale Minderperfusion können sicherlich auch Hämoglobinkonzentrationen bis zu 7 g/dl toleriert werden. Dessen unbenommen kann es im Einzelfall bei Patienten mit ausgeprägtem kardiovaskulärem Risiko, die Zeichen der Sauerstoffschuld zeigen, oder bei Patienten mit schwerer chronischer pulmonaler Grunderkrankung angezeigt sein, Hämoglobinwerte von über 10 g/dl anzustreben.

Verdünnungskoagulopathien sind mit Frischplasma zu therapieren, nicht mit Einzelfaktoren, deren Auswirkungen auf das Gerinnungssystem kaum abschätzbar sind. Bei intrakranieller Blutung unter Therapie mit Vitamin-K-Antagonisten (z. B. Phenprocoumon) ist dagegen die Anhebung des Quick-Wertes mit PPSB indiziert (s. Kap. 6.2).

Blutzucker

Hyperglykämien sind wegen ihrer negativen Auswirkungen bei regionaler oder globaler Hirnischämie zu vermeiden. Blutglucosewerte über 150 mg/dl sollten ggf. mit Insulin therapiert werden.

Hypoglykämien (BZ < 70 mg/dl) werden mit Glucoselösung behandelt. Darüber hinaus wird beim erwachsenen Nichtdiabetiker keine Glucoselösung zugeführt.

Anästhesiologische Besonderheiten bei ausgewählten neurochirurgischen Operationen

Fusionsoperationen der Halswirbelsäule bei Verletzungen

Aufgrund der eingeschränkten Mobilität der Halswirbelsäule (Halskrawatte, Traktionsgestell) und durch eventuelle Zusatzverletzungen im Gesichtsbereich ist mit **Intubationsschwierigkeiten** zu rechnen. Vor elektiven Operationen sollte der Patient auf Station keine Sedativa erhalten. Die Intubation sollte fiberoptisch gesteuert beim wachen Patienten erfolgen. Bei Notfallintubationen ist der Kopf durch eine Hilfsperson stabil zu halten.

> **Praktischer Hinweis:** Bei Wirbelsäulenverletzungen mit seit mehr als 48 h bestehender Paraplegie darf kein Succinylcholin verabreicht werden. Aufgrund einer Up-Regulation von Acetylcholinrezeptoren auf der Muskelzellmembran droht bei Gabe von Succinylcholin eine lebensbedrohliche Hyperkaliämie. Die Relaxierung wird daher mit einem nichtdepolarisierenden Muskelrelaxanz durchgeführt.

Bei Ausfall sympathischer Funktionen im Sinne eines **spinalen Schocks** erscheint die Anlage einer arteriellen Kanüle zur invasiven Blutdruckmessung, eines zentralvenösen Katheters und eines Blasenkatheters sinnvoll. Eine Hypotonie infolge Gefäßdilatation wird zunächst mit Volumen, zusätzlich bei Bedarf kurzfristig mit Etilefrin (z. B. Effortil®) oder Akrinor® und langfristig mit Noradrenalin (z. B. Arterenol®) behandelt. Bei Bradykardie durch überwiegende Vagusaktivität erhalten die Patienten Atropin. Zustände autonomer Hyperreflexie werden primär durch Aufheben des verursachenden Stimulus behoben. Ein Vertiefen der Anästhesie kann erforderlich sein.

Intrakranielle Eingriffe

Die Narkose erfolgt als totale intravenöse Anästhesie (TIVA), bei normalem Hirndruck auch als balancierte Anästhesie, nach den oben beschriebenen Grundsätzen der Neuroanästhesie.

Prämedikation. Hat die intrakranielle Pathologie (etwa supratentorielle Raumforderung) bereits zu einer Einschränkung des Bewusstseins geführt, erhält der Patient keine sedierenden Medikamente zur Prämedikation.

Lagerung. Die Lagerung wird vor Beginn der Operation von Anästhesist und Operateur kontrolliert. Hier ist auf die Position von Kopf und Hals, die Luftwege bei starker Überstreckung des Halses, die Lagerung der Extremitäten und speziell bei Bauchlagen auf den Schutz der Augen, insbesondere Druck auf die Bulbi, zu achten.

Hämodynamische Kontrolle. Der Blutdruck ist bei den meisten intrakraniellen Eingriffen stabil zu halten. Bei mehr als 20 % Abweichung des mittleren arteriellen Druckes vom präoperativen Wert empfiehlt sich eine Intervention: bei Hypotension mit Volumen, Inotropika, Vasopressoren, bei Hypertension durch Vertiefen der Anästhesie sowie ggf. mit Urapidil (z. B. Ebrantil®) bzw. Labetolol (z. B. Trandate®). Ausführungen zum Aneurysma-Clipping folgen weiter unten.

Mannitol und kontrollierte Hypotension. Eine intraoperative Reduktion des Hirnvolumens zur Verbesserung der operativen Bedingungen, z. B. beim Aneurysma-Clipping, kann durch Mannitol und kontrollierte Hypotension erzielt werden. Kontrollierte Hypotension wird auch bei starken Blutungen im Operationsgebiet eingesetzt.

Unter Gabe von **Mannitol** kommt es infolge der Stimulation der Diurese zu einer raschen Abnahme des zirkulierenden Blutvolumens. Dieser Effekt ist nicht erwünscht, da er die Wirkung von Vasospasmen noch verstärken kann. Daher ist das Volumendefizit auszugleichen.

Bei der **kontrollierten Hypotension** wird beim normotonen Patienten ein Mitteldruck von 55–60 mm Hg angestrebt, beim hypertonen Patienten ein Mitteldruck, der um 30 % unterhalb desjenigen Druckes liegt, der am Tag vor der Operation gemessen wurde. Kontrollierte Hypotension kann z. B. durch Vertiefung der Narkose, Neigung des Operationstisches oder intravenöse Gabe von Urapidil erreicht werden. Bei spritzender, nicht stillbarer lebensbedrohlicher Blutung kann von einem sehr erfahrenen Anästhesisten in Einzelfällen mit Natriumnitroprussid der systolische Blutdruck kurzzeitig (1–2 min) auf Werte unter 50 mm Hg gesenkt werden. Nach Blutstillung wird man in der Regel zur Anhebung des Blutdruck einen Vasokonstriktor applizieren müssen.

Hyperventilation. Eine moderate Hyperventilation ($p_aCO_2 = 30$–35 mm Hg) führt über eine zerebrale Vasokonstriktion zu einer Reduktion des zerebralen Blutvolumens. Insbesondere bei kontrollierter arterieller Hypotension ist eine stärkere Hyperventilation zu vermeiden, um die zerebrale Perfusion nicht zu gefährden.

Hypothermie. Zur Hirnprotektion kann man eine Hypothermie von 34–35 °C tolerieren. Diese Temperatur wird intraoperativ durch eine anästhetikabedingte Sollwertverstellung der zentralen Temperaturregulation rasch erreicht, sodass häufig nur auf wärmende Maßnahmen verzichtet werden muss (s. Kap. 6.4). Eine Temperatur von mehr als 37 °C ist möglichst zu vermeiden. In der postoperativen Aufwärmphase ist ein Kältezittern mit Pethidin (z. B. Dolantin®) oder Clonidin (z. B. Catapresan®) zu behandeln, da Muskelzittern zu einer enormen Steigerung des Sauerstoffbedarfes führt und häufig auch stressbedingt mit einer arteriellen Hypertension einhergeht.

Venöse Luftembolie. Die Inzidenz der venösen Luftembolie bei neurochirurgischen Operationen in sitzender Position beträgt ca. 30 %, die der paradoxen (arteriellen) Luftembolie infolge eines offenen Foramen ovale bis zu 10 %. Venöse Luftembolien treten in sitzender Position wesentlich häufiger auf als beim liegenden Patienten. Sie können jedoch auch in liegender Position vorkommen. Bei Patienten, bei denen die Gefahr einer venösen Luftembolie besteht, muss eine Spontanatmung unbedingt vermieden werden, da sie das Risiko des Lufteintritts weiter erhöht.

Lässt sich keine Eintrittsstelle für Luft finden und bestehen weiterhin die Zeichen einer kontinuierlichen Luftembolie, so kann die sitzende Position aufgehoben werden.

Erste Maßnahmen bei der Therapie der Luftembolie sind die Identifizierung und der Verschluss der Eintrittsstelle durch den Operateur mit Spülflüssigkeit oder durch Kompression sowie die vorübergehende Hochlagerung der Beine ohne Veränderung der Position einzelner Körperabschnitte zueinander (Kippen des gesamten Operationstisches). Auch die vorübergehende Kompression der Halsvenen kann durch Erhöhung des Venendruckes den Lufteintritt reduzieren. Weitere Schritte in der Therapie sind die Beatmung mit 100 % Sauerstoff, das Absaugen des Blut-Luft-Gemisches über den im rechten Vorhof liegenden zentralvenösen Katheter sowie die Behandlung der kardiovaskulären Nebenwirkungen. Die Anwendung einer PEEP-Beatmung mit 10–15 cm H_2O wird kontrovers diskutiert.

Aneurysma-Clipping

Beim Aneurysma-Clipping wird häufig versucht, durch **Mannitol** und **kontrollierte Hypotension** das Hirnvolumen zu reduzieren, um die Operationsbedingungen zu verbessern. Wichtige Voraussetzung für den Erfolg der Maßnahmen ist eine gute Kommunikation zwischen Operateur und Anästhesist. Der Operateur sollte rechtzeitig vor Einsetzen eines temporären Clips den Anästhesisten über sein Vorhaben informieren, damit genügend Zeit verbleibt, um die kontrollierte Hypotension gut steuern zu können. Eine kontrollierte Hypotension wird auf Anfrage des Operateurs erst nach Eröffnung der Dura und möglichst erst nach Freilegung des Aneurysmas induziert. Sowohl die Induktion der kontrollierten Hypotension als auch die Beendigung der Maßnahmen erfolgen langsam. Postoperativ wird nach erfolgreichem Clipping eher ein erhöhter Blutdruck angestrebt.

Wird das Aneurysma-Clipping **nach Subarachnoidalblutung** zur Prophylaxe einer Rezidivblutung durchgeführt, so ist auch postoperativ noch mit zerebralen Vasospasmen zu rechnen. Diese treten typischerweise 48–72 h nach einer Subarachnoidalblutung auf, können sich aber auch noch später einstellen. Sie bedeuten, wenn sie mit einem verzögerten ischämisch-neurologischen Defizit einhergehen, eine deutliche Verschlechterung der Prognose der Patienten.

Zur Vermeidung der sekundären ischämischen Hirnschäden wird an vielen Zentren perioperativ der Calciumkanalblocker **Nimodipin** verabreicht. Hintergrund dieser Therapie sind experimentelle Studien, die Hinweise dafür liefern, dass Calciumkanalblocker die zerebralen Vasospasmen nach Subarachnoidalblutung verhindern oder abschwächen. Entsprechende Ergebnisse konnten in großen klinischen Studien bislang nicht zweifelsfrei reproduziert werden. Eine systematische Übersicht der Cochrane-Bibliothek kam kürzlich zu dem Ergebnis, dass Calciumkanalblocker den Anteil der Patienten mit schlechtem Ergebnis und ischämisch-neurologischem Defizit nach aneurysmatischer Subarachnoidalblutung reduzierten, dass die Daten aber massgeblich auf dem positiven Ergebnis einer großen randomisierten Studie mit oralem Nimodipin (60 mg alle 4 h) beruhten (Rinkel et al. 2003). Einen neuen Therapieansatz stellt möglicherweise eine zentrale Sympathikusblockade im Bereich des Ganglion cervicale superius dar (Treggiari et al. 2003). Kontrollierte Studien zu dieser Frage stehen aber noch aus.

Eingriffe in der hinteren Schädelgrube

Eingriffe in der hinteren Schädelgrube können bei Irritation des Kreislaufzentrums mit lebensbedrohlichen **Herzrhythmusstörungen** verbunden sein (Asystolie, Kammerflimmern). Hier kann bereits die sofortige Beendigung der operativen Stimulation als Behandlung ausreichen.

Auch postoperativ kann es noch zu Komplikationen durch Irritation der vegetativen Kontrollzentren kommen. Störungen der Kreislauffunktion und der Atmung müssen rasch behandelt werden. Kommt als Ursache eine intrakranielle Drucksteigerung infrage, sollte durch Hyperventilation und Gabe von Mannitol 20 % (z. B. Osmofundin®) interveniert werden. Zerebrale Läsionen im Bereich der hinteren Schädelgrube können zudem zu Hirnnervenausfällen mit Stimmbandparese, Schluckstörungen und konsekutiver Aspirationsgefahr führen. Ferner können

Sehstörungen oder Fazialisparesen auftreten.

Karotischirurgie

Zu Einzelheiten siehe Kapitel 6.7. Die Narkose erfolgt nach den oben genannten Grundsätzen für Anästhesien in der Neurochirurgie.

Präoperativ ist der Blutdruck an beiden Armen zu erheben. Bei Patienten mit unterschiedlichen arteriellen Drucken erfolgt dann die invasive perioperative Blutdruckmessung auf der Seite mit dem höheren Blutdruck. Wenn möglich, sollte ein **zerebrales Monitoring** (EEG, sensibel evozierte Potenziale) durchgeführt werden. Das beste neurologische Monitoring in der Abklemmphase ist der wache Patient. In ausgewählten Zentren kann Karotischirurgie bei geeigneten Patienten in Regionalanästhesie durchgeführt werden.

Ziel einer engen **Blutdruckkontrolle** ist die Normotension oder leichte Hypertension. Bei Hypotension wird mit Akrinor® oder Etilefrin therapiert. Gelegentlich löst manueller Druck auf den Karotissinus ausgeprägte Bradykardien aus, die in der Akutphase mit Atropin behandelt werden. Bei Auftreten einer Bradykardie sollte der Operateur die Präparation kurz unterbrechen und kann zur Vermeidung weiterer Ereignisse ggf. den Karotissinus mit Lidocain infiltrieren.

Der Operateur sollte die Abklemmphase rechtzeitig ankündigen, sodass ausreichend Zeit besteht, den Blutdruck für den Umgehungskreislauf anzuheben und den Patienten zu heparinisieren (Heparin 75–100 IE/kg KG). Zeigt das neurologische Monitoring Zeichen der zerebralen Ischämie, sind die Anhebung des Blutdrucks und die Anlage eines passageren Shunts Therapieoptionen.

Nicht nur zur engmaschigen neurologischen Beurteilung sollte der Patient postoperativ auf eine Observationsstation verlegt werden. Postoperativ kann es durch Versagen der Karotissinus-gesteuerten Blutdruckregulation zu hypertensiven Krisen mit myokardialer Ischämie, Herzrhythmusstörungen oder zerebralen Blutungskomplikationen kommen. Auch Nachblutungen im Operationsgebiet mit der Gefahr einer Kompression der Atemwege sind möglich.

Neurointensivtherapie

Interdisziplinäre Kooperation auf der Intensivstation

Auch in der interdisziplinären Intensivmedizin gelten die Grundsätze der strikten Arbeitsteilung und der Vertrauensgrundsatz. Auf einer interdisziplinär-operativen Intensivstation bleiben die Fachgebietsgrenzen unberührt, auch wenn die ärztlich-organisatorische Leitung dem Anästhesisten obliegt. Jeder beteiligte Arzt ist im Rahmen seines Fachgebietes für die Behandlung zuständig: der Anästhesist für die Aufrechterhaltung, Überwachung und ggf. Wiederherstellung vitaler Funktionen, der Operateur für die Versorgung des Grundleidens. Werden Maßnahmen jenseits des Fachgebietes notwendig, so muss der fachlich zuständige Arzt – von Eil- und Notfallmaßnahmen abgesehen – hinzugezogen werden.

Indikationen zur Aufnahme auf die Intensivstation

Es gibt keine neurologische oder neurochirurgische Krankheitsentität, für die die Aufnahme auf die Intensivstation obligat ist; entscheidend ist der Zustand des Patienten. Indikationen zur Aufnahme auf eine Intensivtherapiestation sind z. B. Störungen der Vitalfunktionen, Indikation zur Beatmung, höhergradige Bewusstseinsstörungen wie Sopor und Koma (zumindest bis zum Ausschluss behandelbarer Ursachen und Schutz der Atemwege vor Aspiration) sowie ein erhöhter intrakranieller Druck. Patienten, die diese Aufnahmekriterien für die Intensivstation nicht erfüllen, sich jedoch in der Initialphase eines zerebralen Insultes (Zeitfenster bis 24 h) befinden oder eine instabile neurologische Symptomatik bieten, sollten auf einer Intensivobservationsstation engmaschig überwacht werden. In der Neurologie wurden zu diesem Zweck eigens sog. Stroke Units eingerichtet.

Intensivtherapie bei drohender zerebraler Ischämie und intrakranieller Hypertension

Die Vermeidung einer zerebralen Ischämie und die suffiziente Behandlung eines erhöhten intrakraniellen Druckes gehören zu den wichtigsten Aufgaben in der Neurointensivmedizin. Ein CPP von 60–70 mm Hg und die Senkung eines ICP von mehr als 20–25 mm Hg gelten aktuell als Therapieziele bei Patienten mit Schädel-Hirn-Trauma (Bullock et al. 1996; Maas et al. 1997). Dieses Konzept dürfte auch auf andere Ursachen einer drohenden zerebralen Ischämie übertragbar sein. Vor aggressiver Behandlung eines vermeintlich erhöhten ICP ist die Plausibilität der Messwerte zu überprüfen. Ein über 20 mm Hg erhöhter ICP sollte therapiert werden, wenn Zeichen der Einklemmung bestehen oder die Ergebnisse der computertomographischen Untersuchung mit einem erhöhten Hirndruck vereinbar sind (verstrichene oder nicht mehr nachweis-bare basale Zisternen, Zeichen der Herniation von Hirngewebe).

Eine korrekte Therapie eines erhöhten ICP kann nur unter Berücksichtigung der zugrunde liegenden Pathologie erfolgen. Ist der ICP aufgrund eines Hirnödems erhöht, sind z. B. Lagerungsmaßnahmen oder Osmodiuretika indiziert.

Eine zerebrale Vasodilatation würde man dagegen eher durch Hyperventilation behandeln, um das zerebrale Blutvolumen zu reduzieren und den CBF dem Hirnstoffwechsel anzupassen.

Die Therapie lässt sich unterteilen in Basismaßnahmen und spezielle Maßnahmen bei erhöhtem ICP (Tab. 3.1-1, in Anlehnung an Meixensberger et al. 1999). Letztere können weiter in allgemein akzeptierte Therapiemaßnahmen und sog. Therapieversuche (second tier therapy) unterschieden werden. Die Therapie erfolgt im Rahmen eines Stufenplanes.

Basismaßnahmen

Das Ziel der Basismaßnahmen ist, Homöostase zahlreicher physiologischer Funktionen herzustellen.

Hämodynamische Therapie

Patienten mit Verdacht auf eine zerebrale Ischämie sollten nicht hypoton sein. Bei hypertonen Blutdruckwerten sollte vor Normalisierung der Blutdruckwerte der ICP gemessen werden. Ist dies nicht möglich, so sollte bei Verdacht auf zerebrale Ischämie bis zu einem systolischen arteriellen Druck von 200 mm Hg kein Antihypertensivum eingesetzt werden, denn die Hypertonie kann Ausdruck eines Reflexhypertonus sein, des sog. Cushing-Reflexes, eines physiologischen Mechanismus zur Aufrechterhaltung eines ausreichenden CBF in ischämischem Hirngewebe. Ist der Einsatz von **Antihypertensiva** indiziert, z. B. bei Gefahr einer zerebralen Einblutung, bei einer hypertensiven Enzephalopathie oder bei nicht anders therapierbarer kardialer Dekompensation, so sollten Substanzen verwendet werden, die keine direkten Wirkungen auf den CBF ausüben (z. B. Urapidil, Labetalol), da sonst die Gefahr eines zerebralen Steal-Effekts besteht (Van Aken et al. 1989).

Eine adäquate **Volumentherapie** des Patienten mit drohender zerebraler Ischämie ist für eine rasche Wiederherstellung normaler Kreislaufverhältnisse mit ausrei-

Tab. 3.1-1. Therapie bei erhöhtem intrakraniellem Druck

Basismaßnahmen			• Normovolämie • Normotonie • Normoxie • Analgosedierung • Normothermie • Normoglykämie • Normonatriämie
Spezielle Maßnahmen	nach Schädel-Hirn-Trauma	akzeptierte Therapie	• Oberkörperhochlagerung (15–30°) • Liquordrainage • moderate Hyperventilation (p_aCO_2 30–35 mm Hg) • Osmodiuretika (Mannitol)
		Therapieversuche	• Trispuffer • Barbiturate • Hypothermie • Dekompressionskraniektomie • forcierte Hyperventilation (p_aCO_2 < 30 mmHg)
	bei Ischämie	akzeptierte Therapie	• Oberkörperhochlagerung (15–30°) • Osmodiuretika (Mannitol, Glycerol)
		Therapieversuche	• Barbiturate • Hypothermie • Dekompressionskraniektomie

chendem CPP wichtig. Die Volumensubstitution verstärkt ein Hirnödem nicht, solange die Serumosmolalität konstant bleibt und eine Hypervolämie vermieden wird. Flüssigkeitsrestriktion ist nicht Bestandteil der Therapie des Hirnödems oder seiner Prophylaxe. Die Flüssigkeitssubstitution erfolgt mit zuckerfreien Vollelektrolyt- und kolloidalen Lösungen sowie je nach Indikation mit Frischplasma und Erythrozytenkonzentraten.

Entscheidendes Kriterium bei der **Wahl einer Substitutionslösung** ist die Tonizität der Lösung. Ringer- und NaCl-Lösung 0,9 % sind isoton und damit der hypotonen Ringer-Lactat-Lösung in der Volumensubstitution bei Patienten mit erhöhtem ICP überlegen, solange nicht gleichzeitig spezifische Störungen des Natrium- und Wasserhaushalts vorliegen (s. unten).

Reichen diese Maßnahmen zur Anhebung des CPP nicht aus, sind **Inotropika** und **Vasokonstriktoren** indiziert.

Besonderheiten bei spontaner Subarachnoidalblutung

Bei Patienten mit spontaner Subarachnoidalblutung ist in der Initialphase zur Vermeidung einer Nachblutung eine Normalisierung der Blutdruckwerte anzustreben. Zur Senkung des Blutdruckes eignet sich neben den oben genannten Substanzen auch der zerebral wirksame Calciumkanalblocker **Nimodipin**. Eine wesentlich größere Bedeutung hat Nimodipin allerdings bei der Prophylaxe und Behandlung sekundär ischämisch neurologischer Defizite nach Subarachnoidalblutung, die auf zerebrale Vasospasmen zurückgeführt werden. Mit deren Beginn ist ca. 48–72 h nach einer spontanen Subarachnoidalblutung zu rechnen. Von Calciumkanalblockern erhoffte man sich auch eine bessere Durchblutung ischämischer Areale und eine Reduktion des Hirnschadens infolge Verminderung des Calciumioneneinstroms in geschädigte Zellen auch bei Patienten mit Schädel-Hirn-Trauma. In prospektiven Multicenter-Studien konnte jedoch keine Verbesserung der Prognose durch Nimodipin nachgewiesen werden. Hinweise auf einen positiven Effekt in der Subgruppe der Patienten mit traumatischer Subarachnoidalblutung müssen in prospektiven Studien mit ausreichend hoher Patientenzahl verifiziert werden.

Neben der Therapie mit Calciumkanalblockern kommt bei Patienten mit spontaner Subarachnoidalblutung die sog. **HHH-Therapie** (Hypertension, Hypervolämie, Hämodilution; Triple-H) zur Anwendung. Diese ist – wenn überhaupt – nur *nach* Aneurysma-Clipping oder Aneurysma-Coiling indiziert. Daten kontrollierter Studien zur Effektivität der HHH-Therapie stehen noch aus. Im Rahmen dieses Therapiekonzeptes werden systolische Blutdruckwerte zwischen 160 und 180 mm Hg, ein zentralvenöser Druck im oberen Normbereich (ca. 12 mm Hg beim lungengesunden, spontan atmenden Patienten) und ein Hämatokrit von ca. 30 % angestrebt.

Ein signifikanter Vorteil der **Hämodilution** konnte für die zerebrale Ischämie bislang nicht gezeigt werden.

Oxygenierung

Eine Hypoxämie ist aggressiv zu therapieren; ggf. ist der Patient frühzeitig zu analgosedieren und zu beatmen, auch wenn die neurologische Beurteilung dadurch erschwert wird.

Therapie bei erhöhtem Hirndruck und Lungenversagen

Beatmung mit einem **PEEP** zwischen 5 und 8 cm H_2O zur Vermeidung von Mikroatelektasen stellt auch bei erhöhtem ICP i. Allg. kein Problem dar. Die Kombination eines erhöhten ICP mit einem akuten Lungenversagen ist aber immer eine problematische Konstellation, ihre Therapie immer eine Gratwanderung. Der Nutzen einer effektiven Therapie des Lungenversagens besteht in der Vermeidung einer Hypoxämie, einem der Hauptrisikofaktoren für die Entstehung eines sekundären Hirnschadens. Da hierbei ein erhöhtes PEEP-Niveau und eine Hyperkapnie nicht immer vermeidbar sind, ist eine **Hirndruckmessung** von Nutzen, um die genannten Maßnahmen in ihrer Auswirkung auf den ICP titrieren zu können. Akute Anstiege des p_aCO_2 sollten vermieden werden. Eine kinetische Therapie im Schwenkbett ist bei erhöhtem ICP prinzipiell möglich, sollte aber nur bei ausreichender hämodynamischer Stabilität durchgeführt werden. Auch die Bauchlage ist bei diesen Patienten nicht generell kontraindiziert. Eine ausreichende Analgose-

dierung und stabile Hämodynamik, der Ausschluss einer Wirbelsäulenverletzung bei traumatisierten Patienten und anderer Kontraindikationen sowie die kontinuierliche Überwachung des ICP sind in diesem Falle aber unabdingbar.

Neurogenes Lungenödem. Das neurogene Lungenödem stellt eine Sonderform des Lungenödems dar, die bei unterschiedlichen zerebralen Schädigungen auftreten kann (Schädel-Hirn-Trauma, intrakranielle Hypertension, akute Subarachnoidalblutung, intrazerebrale Blutung, Läsionen im Thalamus oder der Medulla oblongata). Die Pathophysiologie ist bislang noch nicht zweifelsfrei geklärt. Möglicherweise kommt es durch Freisetzung vasoaktiver Peptide aus Nervenendigungen zu einer Zunahme der Gefäßpermeabilität. Denkbar sind auch die Folgen einer ausgeprägten pulmonalen Vasokonstriktion als Folge eines sog. endogenen Katecholaminsturms.

Differenzialdiagnostisch kommen zahlreiche andere Ursachen des hydrostatischen und Permeabilitätsödems in Frage. Die Therapie besteht wie bei anderen Formen des Lungenödems in einer Senkung des pulmonalen Druckes durch entsprechende Flüssigkeitsbilanzierung und vasoaktive Therapie sowie in Beatmung zur Aufrechterhaltung eines adäquaten Gasaustausches, letztendlich aber auch in der Behandlung des Grundleidens.

Analgosedierung

Wache Patienten, die eine Stressantwort zeigen (Unruhe, Tachykardie, Hypertension, Schweißausbruch), sollten zur vegetativen Abschirmung so sediert und analgesiert werden, dass noch eine Kooperation möglich ist. Bei Patienten mit Bewusstseinsstörung sollte ein Sedierungs- und Analgesieniveau induziert werden, das einen stressbedingten Anstieg des ICP bzw. eine Zunahme des zerebralen Sauerstoffverbrauchs verhindert. Aufwachtests sind in der akuten Phase nach zerebraler Ischämie oder Schädel-Hirn-Trauma mit erhöhtem ICP zu vermeiden.

In Abhängigkeit vom Zustand des Patienten entscheidet der Therapeut, ob eine isolierte Zufuhr von Analgetika (z. B. Piritramid oder Remifentanil) ausreichend ist oder ob der Patient zusätzlich sediert werden sollte. Genügt eine leichte sedierende Wirkung, erscheint die kontinuierliche Applikation von Sufentanil (z. B. Sufenta®) als Option. Die Substanz ist gut steuerbar und besitzt eine große therapeutische Breite. Bei zerebraler Ischämie kann eine Stressreduktion durch tiefe Analgosedierung notwendig sein, um den zerebralen Metabolismus herabzusetzen. Geeignet erscheint hier die Kombination aus kontinuierlicher Gabe von Opioiden (Sufentanil, Alfentanil oder Remifentanil) mit einem Hypnotikum bzw. Sedativum (z. B. Propofol, Thiopental oder Midazolam). Eine sehr rasche neurologische Beurteilbarkeit kann unter Analgosedierung mit Remifentanil (z. B. Ultiva®) und Propofol (z. B. Disoprivan®) erzielt werden, doch ist gerade bei dieser Medikamentenkombination mit ausgeprägten arteriellen Hypotonien zu rechnen. In jedem Fall ist vor Beginn einer tiefen Analgosedierung eine Hypovolämie auszuschließen, um keinen kritischen Blutdruckabfall zu induzieren. Patienten mit ausgeprägter vegetativer Symptomatik können von einem α_2-Agonisten wie Clonidin profitieren.

Körpertemperatur

Fieber und Hyperthermie erhöhen den zerebralen Stoffwechsel und sind bei Patienten mit zerebraler Ischämie zu vermeiden, da eine Zunahme der neuronalen Schädigung resultieren kann.

Die Induktion einer milden Hypothermie (33–34 °C) kann angesichts der aktuellen Datenlage bestenfalls als Option bei therapierefraktären Hirndruckkrisen eingestuft werden.

Stoffwechsel und Ernährung

Besonders eine präischämische **Hyperglykämie** verschlechtert die Prognose bei globaler zerebraler Minderperfusion, da infolge des Sauerstoffmangels Glucose anaerob zu Lactat metabolisiert wird, das in den Zellen akkumuliert. Deshalb und wegen der zusätzlichen Belastung mit freiem Wasser sollten Glucoselösungen bei zerebraler Ischämie vermieden werden. Eine Hyperglykämie mit Blutzuckerwerten > 150 mg/dl sollte auch im weiteren Verlauf durch Insulin behandelt werden. In einer großen monozentrischen Studie konnte zudem durch eine intensivierte Insulintherapie zur strengen Blutzuckereinstellung zwischen 80 und 110 mg/dl unter engmaschigen Blutzuckerkontrollen die Prognose operativer Intensivpatienten

signifikant verbessert werden (Van den Berghe 2001).

Der Stoffwechsel des hirnverletzten Patienten gleicht dem anderer Verletzungspatienten und ist charakterisiert durch eine **Stressantwort**. Sowohl endogene Katecholamine, Corticosteroide, Glucagon, als auch Zytokine erhöhen die Stoffwechselleistung im Sinne eines Hypermetabolismus. Unter der Wirkung der Stresshormone dient auch nach Verbrauch der Glykogenreserven weiterhin Glucose anstelle von Fett als primäre Energiequelle. Eine persistierende Hyperglykämie ist die Folge, zu der auch eine stresshormonedingte Insulinresistenz beiträgt. Die Bereitstellung der Glucose erfolgt im Rahmen eines ausgeprägten Proteinkatabolismus, der häufig mit einer signifikanten Abnahme der Muskelmasse einhergeht.

Dem veränderten Stoffwechsel ist beim Aufbau der **Ernährung** Rechnung zu tragen. Bei der Planung des Ernährungsregimes ist der Kalorienbedarf des Patienten zu berücksichtigen, der bei 30–40 kcal/kg KG zu erwarten ist, aber durch Faktoren wie Hypothermie oder die Verabreichung von Corticosteroiden modifiziert wird. Die Zusammensetzung der Ernährung sollte Standards folgen, wobei die Zufuhr von Protein (1,2–1,5 g/kgKG), Fett (30–40 % des Kalorienbedarfs) und Glucose an den Bedarf zu adaptieren sind. Hilfreich bei dessen Einschätzung sind Kontrollen unter anderem der Stickstoffbilanz, der Blutzuckerwerte und der Blutfette. Um gerade bei Patienten mit zerebraler Schädigung Hyperglykämien zu vermeiden, bietet sich die kontinuierliche Gabe von Glucose über 24 h an. Ergänzt wird das Ernährungsregime durch Vitamine und Spurenelemente.

Eine frühzeitige **enterale Ernährung**, z. B. durch Sondenkost, ist mit einer niedrigeren Infektionsrate sowie einer besseren gastrointestinalen Barrierefunktion assoziiert und wirkt sich möglicherweise vorteilhaft zur Prophylaxe einer Gastroparese aus. Kontraindikationen für eine enterale Ernährung sind eine gastrointestinale Obstruktion oder Leckage, eine akute Pankreatitis oder ein bevorstehender chirurgischer Eingriff. Ein Vorteil für Überlebensrate oder neurologische Prognose wurde im Vergleich zur parenteralen Ernährung bisher nicht nachgewiesen.

Elektrolyt- und Wasserhaushalt

Störungen des Wasser- und Elektrolythaushaltes, insbesondere des Natriumund Kaliumhaushaltes treten in der Neurointensivmedizin besonders häufig auf. Da hier nur auf einige typische Syndrome der Neurointensivmedizin und die Behandlung der akuten Hyperkaliämie eingegangen werden kann, wird dem intensivmedizinisch Interessierten zusätzlich die Lektüre allgemeiner intensivmedizinischer Literatur empfohlen.

Hyperkaliämie. Eine Hyperkaliämie ist durch eine Serumkaliumkonzentration von mehr als 5,5 mmol/l definiert. Bei Intensivpatienten tragen häufig mehrere Faktoren zu ihrer Entstehung bei: Azidose mit transzellulärer Kaliumverschiebung, freiwerdendes Kalium bei Zellschäden (Hämolyse, Rhabdomyolyse), verminderte Ausscheidung infolge Niereninsuffizienz oder Gabe von Medikamenten (z. B. kaliumsparende Diuretika, ACE-Hemmer) oder auch eine zu starke Kaliumsubstitution.

Wegen der gefährlichen Nebenwirkungen (vor allem Herzrhythmusstörungen bis hin zum Kammerflimmern oder ausgeprägte Bradykardien bis zum therapierefraktären Herzstillstand) gilt es, eine Hyperkaliämie unabhängig von der Ursache rasch und wirksam zu therapieren. Weitere unspezifische Symptome der Hyperkaliämie sind Muskelschwäche und Parästhesien. Neben anderen EKG-Veränderungen sollte vor allem eine hohe schmale T-Welle Anlass zu einer Kaliumkontrolle geben.

Die Therapie der Hyperkaliämie sollte *immer* bei Werten von über 6 mmol/l einsetzen, bei EKG-Veränderungen (zeltförmiges T, Verlängerung der PQ-Zeit, Verbreiterung des QRS-Komplexes) ggf. auch früher.

Die Therapie sollte kausal erfolgen, bei akuter Gefährdung des Patienten aber bereits symptomatisch begonnen werden. Bei Vorliegen einer Azidose können beatmete Patienten hyperventiliert werden, nichtbeatmete Patienten durch Applikation von 8,4 %iger Natriumbicarbonatlösung metabolisch gepuffert werden. Durch intravenöse Gabe von Schleifendiuretika (z. B. 20–40 mg Furosemid) lässt sich die renale Kaliumausscheidung forcieren. Treten bereits EKG-Veränderungen auf, so kann durch Injektion von 10 %igem Calciumgluconat (10 ml über 2–3 min, eventuell nach 5 min wiederholen) eine Membranstabilisierung der Herzmuskelzellen erzielt werden. Gleichzeitig sollte in diesen Fällen das Serumkalium durch Infusion von Glucose und Insulin (z. B. 100 ml Glucose 40 % mit 20 IE Altinsulin über 20 min unter Glucose- und Kaliumkontrollen) nach intrazellulär verlagert werden.

Es ist zu berücksichtigen, dass die Therapie mit Glucose und Insulin und Calcium nur Zeit gewinnt. Unter allen Umständen gilt es, vor Ablauf von 20–30 min eine Erhöhung der Kaliumausscheidung einzuleiten (Nierenersatzverfahren, Einlauf mit einem Ionenaustauscherharz, z. B. Resonium®). Bei lebensbedrohlichen Hyperkaliämien ist zudem die Option zur Elektrostimulation des Herzens sicherzustellen (transthorakale Stimulation, transvenöser passagerer Herzschrittmacher).

Störungen des Natrium – und Wasserhaushaltes. Einige für die Neuromedizin typische Störungen des Natrium- und Wasserhaushaltes erfordern eine spezifische Volumen- und Elektrolyttherapie. Hier ist zu beachten, dass der enorme renale Flüssigkeitsverlust bei diesen Störungen lebensbedrohliche Hypokaliämien verursachen kann, die durch eine entsprechende Kaliumsubstitution unter engmaschigen Serumkaliumkontrollen zu therapieren sind.

- **Zentraler Diabetes insipidus:** Bei mangelnder Sekretion des hypothalamisch gebildeten und in der Neurohypophyse gespeicherten antidiuretischen Hormons werden pro Tag 3 bis 20 l eines verdünnten Urins (spezifisches Gewicht < 1.005, Urinosmolalität < 300 mosmol/l) ausgeschieden. Daraus resultieren eine erhöhte Serumnatriumkonzentration und Serumosmolalität. Bei Hypernatriämien ist auch immer an die Folge einer Exsikkose oder der Gabe von Osmotherapeutika zu denken. Typischerweise bleibt beim Diabetes insipidus eine kompensatorische Erhöhung der Urinosmolalität aus.
Im ersten Behandlungsschritt wird der teilweise erhebliche Volumenmangel durch kolloidale und isotone Elektrolytlösungen ausgeglichen. Danach wird die Hypertonizität behandelt, etwa durch Gabe von 0,45 %iger NaCl-Lösung. In den ersten 24 h sollte dabei nicht mehr als die Hälfte des „Wasser-

defizits" ausgeglichen werden. Daneben kann, unter engmaschiger Kontrolle der Urinausscheidung, nach Volumengabe ADH substituiert werden, durch subkutane Gabe oder als kontinuierliche intravenöse Infusion (6–10 IE Desmopressin, z. B. Minirin®, pro 24 h).

- **Syndrom der inadäquaten ADH-Sekretion** (SIADH, Schwartz-Bartter-Syndrom): Bei Hyponatriämie kommt es unter physiologischen Bedingungen zum Sistieren der ADH-Sekretion. Nach SHT, aber auch bei anderen pathologischen Zuständen (z. B. paraneoplastisch beim kleinzelligen Bronchialkarzinom, bei Pneumonie, Meningitis oder unter Therapie mit trizyklischen Antidepressiva oder Carbamazepin) kann dieser Regelkreis gestört sein. In diesen Fällen wird von der Neurohypophyse trotz Hyponatriämie weiterhin ADH sezerniert. Es ergibt sich folgende Konstellation: Serumosmolalität unter 280 mosmol/l, Urinnatrium unter 25 mmol/l bei niedriger Serumnatriumkonzentration, höhere Urin- als Serumosmolalität bei Fehlen einer Nieren- oder Nebenniereninsuffizienz. Bis zur Normalisierung der Serumnatriumkonzentration wird die Flüssigkeitszufuhr auf 1 l einer isotonen Lösung pro Tag beschränkt. Bei extremer Hyponatriämie (< 115 mmol/l) oder bei Verschlechterung des klinischen Zustands ist die Substitution von 3 %iger NaCl-Lösung bei gleichzeitiger Furosemidgabe zu erwägen. Die Korrektur der Serumnatriumkonzentration sollte 2 mmol/h und 12 mmol am 1. Tag nicht übersteigen, um keine zentrale pontine Myelinolyse zu riskieren.
- **Zerebrales Salzverlustsyndrom:** Wie beim SIADH besteht eine Hyponatriämie, anders als beim SIADH ist diese aber kombiniert mit einem teilweise erheblichen Volumenmangel und einer Urinnatriumkonzentration von mehr als 50 mmol/l. Die genaue Pathogenese des zerebralen Salzverlustsyndroms nach Schädel-Hirn-Trauma und anderen zerebralen Erkrankungen ist noch nicht geklärt. Diskutiert werden Digitalisglykosid-ähnliche endogene Faktoren und erhöhte Konzentrationen des „Brain natriuretic peptide". Anders als beim SIADH liegt hier eine ausgeprägte Hypovolämie vor. Deshalb dürfen die

beiden Syndrome nicht verwechselt werden. Da beim zerebralen Salzverlustsyndrom sowohl ein Wasser- als auch ein Natriumdefizit vorliegt, besteht die Therapie in der Substitution ausreichender Mengen von 0,9 %iger NaCl-Lösung.

Spezielle Maßnahmen bei erhöhtem intrazerebralen Druck

Optimierte Lagerung

Ein adäquates Blutvolumen ist Voraussetzung für die therapeutische Oberkörperhochlagerung bei erhöhtem ICP, soll der positive Effekt der ICP-Erniedrigung nicht durch einen gleichzeitigen Abfall des Blutdruckes zunichte gemacht werden.

Die Hochlagerung des Oberkörpers um maximal 30° trägt über eine Verbesserung des venösen Rückstromes zur Abnahme des ICP bei. Dabei ist wichtig, dass Kopf und Hals weder zu stark überstreckt noch zur Seite rotiert werden, da dies sonst den venösen Rückstrom behindern kann. Externe Druckaufnehmer zur Messung von ICP und arteriellem Blutdruck müssen ggf. nach Umlagerung entsprechend justiert werden.

Kontinuierliche externe Ventrikeldrainage

Bei niedrigem Druck im Ventrikelsystem drainiert ein interstitielles Hirnödem entlang des Druckgradienten in den Liquorraum. Es erscheint somit sinnvoll, den Druck im Ventrikelsystem durch eine kontinuierliche externe Ventrikeldrainage niedrig zu halten, insbesondere bei lebensbedrohlichem, therapierefraktärem Hirnödem nach Schädel-Hirn-Trauma. Der ICP wird dabei folgendermaßen gesenkt:
- durch Verkleinerung des Ventrikelvolumens
- durch Verkleinerung des interstitiellen Raumes nach Drainage der interstitiellen Flüssigkeit in die Ventrikel

Hyperventilation

Hyperventilation, d. h. eine induzierte Hypokapnie (p_aCO_2 < 35 mm Hg) kann einen erhöhten ICP rasch und wirksam senken. Unterschieden werden:

- moderate (milde) Hyperventilation mit einem p_aCO_2 zwischen 30 und 35 mm Hg
- forcierte Hyperventilation mit einem p_aCO_2 von weniger als 30 mm Hg

Bei Hyperventilation sinkt der ICP aufgrund der hypokapnisch bedingten zerebroarteriolären Vasokonstriktion mit konsekutiver Verminderung von CBF und zerebralem Blutvolumen. Der Effekt der Hyperventilation auf den Vasotonus ist aber zeitlich begrenzt. Da der Plexus choroideus bei erhöhtem perivaskulären pH-Wert kompensatorisch weniger Bicarbonat sezerniert, normalisiert sich der pH-Wert innerhalb von 24 h. Die Folge ist ein Verlust der zerebrovaskulären Vasokonstriktion.

Aufgrund der Vasokonstriktion eignet sich die Hyperventilation am ehesten zur Behandlung einer **hyperämisch bedingten** intrakraniellen Hypertension. Wegen der Abnahme der Hirndurchblutung unter Hyperventilation ist von einer prophylaktischen Hyperventilation abzusehen. Sie ist auch deshalb kontraindiziert, da sie nach spätestens 24 h nicht mehr wirksam ist und man sich somit der Möglichkeit beraubt, die Hyperventilation zur Notfallintervention bei akuter Hirndruckkrise mit Gefahr der Herniation noch einzusetzen.

Bei Patienten mit ischämischem Insult sollte keine Hyperventilation durchgeführt werden, da hier mit einer Größenzunahme des ischämischen Areals zu rechnen ist.

Die Beendigung der Hyperventilation sollte schrittweise erfolgen. Wird der p_aCO_2 zu rasch normalisiert, ist mit ausgeprägter Vasodilatation und einem Anstieg des ICP zu rechnen. Zur Überwachung der Hyperventilation eignen sich wiederholte Blutgasanalysen, aber auch die kontinuierliche Messung des endexspiratorischen CO_2-Gehaltes. Die kontinuierliche Überwachung der jugularvenösen Sauerstoffsättigung ist geeignet, eine hyperventilationsbedingte globale zerebrale Oxygenierungsstörung festzustellen.

Osmotherapie

Mannitol. In zahlreichen Studien, sowohl im Tierexperiment als auch bei Menschen, konnten Vorteile einer Osmotherapie im Hinblick auf ICP, CPP, CBF und $CMRO_2$ gezeigt werden. Über den Wirkungsmechanismus existiert noch keine Einigkeit. Möglicherweise hat Mannitol mehrere Effekte auf das Gehirn. Nach Gabe von Mannitol kommt es sofort zu einem plasmaexpandierenden Effekt, der zu Erniedrigung der Plasmaviskosität und Zunahme des CBF führt. Der Plasmaexpandereffekt wurde nach Bolusgabe nachgewiesen. Der osmotische Effekt benötigt zur Entfaltung 15–30 min, bis sich ein ausreichender Gradient zwischen Plasma und Zellen eingestellt hat. Er hält 90 min bis 6 h an.

Analog zu anderen kleinmolekularen Osmotherapeutika gelangt Mannitol bei defekter Blut-Hirn-Schranke ins Hirngewebe. Dieser Effekt kann sich insbeondere nach zahlreichen Mannitolgaben und bei kontinuierlicher Infusion nachteilig auswirken. In diesem Fall kumuliert Mannitol im Gehirn und kann dann eine Umkehr des osmotischen Gefälles bewirken. Die Folge ist eine Zunahme des ICP durch Schwellung der Gehirnzellen.

Mannitol wird vollständig über die Niere ausgeschieden. In hohen Dosen kann es eine akute Tubulusnekrose induzieren. Das Risiko ist besonders hoch, wenn die Serumosmolalität mehr als 320 mosmol/l beträgt, renale Vorerkrankungen bestehen oder der Patient eine Sepsis hat.

Auch wenn die Datenlage nicht ausreicht, um Standardempfehlungen auszusprechen, scheint es vertretbar, Mannitol wegen seiner nachweislich hirndrucksenkenden Wirkung auch schon vor Messung des Hirndruckes zu applizieren, wenn Zeichen der transtentoriellen Einklemmung oder eine durch systemische Pathologie nicht erklärbare rasch progrediente Verschlechterung der Neurologie auftritt.

Bei normaler Serumosmolalität beträgt die empfohlene Mannitoldosis 1–1,5 g/kg KG pro Tag. Eine Serumosmolalität über 320 mosmol/l und eine Hypovolämie infolge der diuretischen Wirkung des Mannitols sollten während der Therapie vermieden werden.

Glycerol. Auch Glycerol senkt den Hirndruck. Es kann gastroenteral in einer Dosierung von 0,5–1 g/kg KG appliziert werden und senkt den ICP bei 70 % der Patienten um mehr als 50 %. Die Wirkung tritt bereits nach wenigen Minuten ein, erreicht nach 30–45 min ihr Maximum und hält 60–90 min an. Etwa 30 % der Behandelten entwickeln nach 3–4 h ein Rebound-Phänomen mit einem Anstieg des ICP um weniger als 20 % des initialen ICP. Glycerol dient auch als metabolisches Substrat im Fettstoffwechsel und hemmt die Gluconeogenese. In den Mitochondrien soll es den Sauerstoffverbrauch senken.

Bei Darmatonie ist die orale Darreichungsform ungeeignet. Die 10 %ige Infusion darf nur langsam appliziert werden, da sie sonst Hämolyse auslösen kann. Ob die langsame Gabe geeignet ist, um einen wirksamen osmotischen Gradienten aufzubauen, ist nicht ausreichend belegt. Mit einer Kumulation ist bei Tagesdosen ab 6 · 1 g/kg KG zu rechnen. Eine Verbesserung der Prognose im Zusammenhang mit einer Glyceroltherapie wurde bisher nicht berichtet.

Trispuffer

Trispuffer (THAM = Tris-Hydroxymethyl-Amino-Methan) ist eine basische Puffersubstanz, die intrazellulär H^+-Ionen neutralisiert und sich so vorteilhaft auf den z.B. infolge Laktazidose gestörten Stoffwechsel auswirken kann.

Nach Applikation von THAM wurden ein Anstieg zerebraler energiereicher Phosphate (ATP) und ein Rückgang der Lactatserumkonzentration gesehen. THAM reduziert ein Hirnödem auch aufgrund seines osmotischen Effektes und induziert eine osmotische Diurese. Bisherige klinische Studien zeigten eine vorteilhafte Beeinflussung des ICP, konnten aber bislang keine Verbesserung der Prognose nachweisen. THAM ist eine Option zur Senkung des ICP bei therapierefraktärer intrakranieller Hypertonie. Die empfohlene Dosis liegt bei 1–2 mmol/kg KG/h bis zu einem maximalen arteriellen pH von 7,6. THAM ist kontraindiziert bei manifester Niereninsuffizienz und schwerer Alkalose.

Hoch dosierte Barbiturate

Barbiturate scheinen über mehrere Mechanismen zu wirken. Dazu zählen die Suppression der zerebralen Stoffwechselaktivität mit konsekutiver Abnahme der Hirndurchblutung und eine blockierende Wirkung auf die durch Sauerstoffradikale induzierte Lipidperoxidation.

Praktischer Hinweis: Die Gabe von Barbituraten kann von gefährlichen Nebenwirkungen begleitet sein. Die bedeutsamste ist eine ausgeprägte Kreislaufdepression mit arterieller Hypotension. Daneben finden sich eine erhöhte Inzidenz pulmonaler Infekte, intrahepatischer Cholestasen und Refluxösophagitiden.

Zur Steuerung der Barbiturattherapie eignet sich ein EEG-Monitoring. Die Barbituratkonzentration im Serum zeigt starke interindividuelle Schwankungen und ist nicht zur Steuerung der Therapie geeignet.

Etwa 10–15 % der Patienten mit schwerem Schädel-Hirn-Trauma entwickeln schließlich einen gegenüber medikamentösen und operativen Maßnahmen refraktären lebensbedrohlichen Anstieg des ICP. Mehrere Studien belegen, dass eine zu diesem Zeitpunkt initiierte, hochdosierte Therapie mit Barbituraten („burst suppression"-Muster im EEG) bei einem Teil dieser Patienten den ICP um mehr als 10 mmHg senken kann und dass diejenigen, deren ICP sinkt, eine niedrigere Letalität aufweisen als jene Patienten, deren ICP sich auch gegenüber Barbituraten refraktär verhält (Cordato et al. 2003). Eine bessere Prognose gegenüber einer unbehandelten Kontrollgruppe konnte aber auch für Patienten unter Barbiturattherapie bislang nicht nachgewiesen werden.

Die hochdosierte Gabe von Barbituraten (z. B. 10 mg/kgKG initial), gefolgt von einer Erhaltungsdosis von 4–8 mg/kgKG/h ist zudem häufig mit schweren Nebenwirkungen verbunden. Ein neuer Ansatz beinhaltet eine niedrigere Barbituratdosis (1–3 mg/kg/h) im Rahmen eines multimodalen Sedierungskonzeptes (Grände et al. 2002).

Wird keine Senkung des ICP auf Werte unter 20 mmHg erreicht oder kann der CPP trotz Volumen- und Katecholamintherapie nicht adäquat angehoben werden, so erscheint es sinnvoll, die Therapie mit Barbituraten zu beenden. Weitere Abbruchkriterien sind eine Sepsis, ein ARDS (adult respiratory distress syndrome) oder schwere Leberfunktionsstörungen.

Hypothermie

Der protektive Effekt einer Hypothermie bei zerebraler Ischämie ist tierexperimentell nachgewiesen und deckt sich mit der Empirie bei Patienten nach Beinaheertrinken oder Lawinenunfällen.

Erste klinisch prospektive randomisierte Untersuchungen an Patienten mit schwerem Schädel-Hirn-Trauma zeigten eine günstige Beeinflussung des ICP durch milde Hypothermie und lieferten bei allerdings geringen Patientenzahlen Hinweise auf eine Verbesserung der Prognose in der Hypothermiegruppe. Ein signifikant besseres neurologisches Ergebnis konnte in einer prospektiven randomisierten Studie durch 24-stündige moderate Hypothermie (32–33 °C) bei Patienten mit schwerem Schädel-Hirn-Trauma erzielt werden (Marion et al. 1997). Auffällig war dabei, dass nur Patienten mit einem initialen GCS-Wert von mehr als 4 von der Hypothermie profitierten. Unter der Therapie hatten die Patienten in der Hypothermiegruppe einen niedrigeren ICP, niedrigeren CBF und höheren CPP als die Kontrollgruppe. In der genannten Studie fanden sich unter Hypothermie bei den Patienten mit einem initialen GCS-Wert von 5 bis 7 auch niedrigere Konzentrationenen an Interleukin-1β (Zeichen der posttraumatischen Inflammation) und des exzitatorischen Neurotransmitters Glutamat im Liquor. In anderen Studien hat sich die Verbesserung der Prognose nach schwerem Schädel-Hirn-Trauma durch moderate Hypothermie bislang nicht reproduzieren lassen.

Weitere potenziell vorteilhafte Wirkungen der Hypothermie sind die Senkung der Stoffwechselaktivität, die Stabilisierung von Zellmembranen und Blut-Hirn-Schranke und ein geringeres Hirnödem. Gefürchtete Nebenwirkungen der Hypothermie wie eine erhöhte Inzidenz vor allem pulmonaler Infekte, von Gerinnungsstörungen oder kardialen Arrhythmien sind eher bei Körpertemperaturen unter 30 °C oder bei längerer Kühlphase zu erwarten, traten aber in der genannten Studie nicht auf. Milde und moderate Hypothermie wurden bislang mangels nachgewiesener Verbesserung der Prognose beim Menschen nicht empfohlen.

Dekompressionskraniektomie

Durch Dekompressionskraniektomie lässt sich nach Ausschöpfung der konservativen Maßnahmen eine therapierefraktäre intrakranielle Drucksteigerung vor der Einklemmung manchmal wirksam behandeln. Die Effektivität dieser Maßnahme wurde bei ausgewählten Patienten mit Schädel-Hirn-Trauma, raumforderndem ischämischem Mediainfarkt und schwerer Subarachnoidalblutung mit Hirnödem gezeigt (s. Kap. 4.2).

Prophylaxe zerebraler Anfälle

Die Inzidenz hirnorganischer Anfälle nach Schädel-Hirn-Trauma beträgt bis zu 50%. Risikofaktoren sind: GCS unter 10, kortikale Kontusion, Schädelfrakturen mit Dislokation in die Tiefe, subdurale, epidurale oder intrazerebrale Hämatome sowie Duraverletzung. Dabei unterscheidet man frühe (Auftreten innerhalb einer Woche nach Trauma) von späten Krampfanfällen. Es gibt Hinweise darauf, dass zerebrale Krampfanfälle in der Akutphase nach Schädel-Hirn-Trauma einen Risikofaktor für die Entstehung sekundärer Hirnschäden darstellen.

Nach einer Empfehlung der American Association of Neurological Surgeons kann **Phenytoin** oder **Carbamazepin** bei Risikopatienten während der 1. Woche nach Trauma zur Prophylaxe von epileptischen Anfällen eingesetzt werden. Abgeraten wird von einem späteren prophylaktischen Einsatz der Antikonvulsiva. Der Nachweis einer verbesserten Prognose nach antikonvulsiver Prophylaxe bei Schädel-Hirn-Trauma ist noch nicht geführt.

Glucocorticosteroide

Die hoch dosierte Gabe von Glucocorticoiden führt zu einer deutlichen klinischen Verbesserung bei Patienten mit **Hirntumor** und perifokalem Ödem. Initial werden 8–40 mg Dexamethason oder 250 mg Prednisolon als Kurzinfusion appliziert, anschließend etwa 4 × 8 mg/Tag. Die Corticoidtherapie sollte nach Entfernung des Tumors zur Vermeidung einer Nebenniereninsuffizienz langsam ausgeschlichen werden.

Dagegen haben sich in den bislang durchgeführten prospektiven randomisierten, kontrollierten klinischen Studien bei schwerem Schädel-Hirn-Trauma mit traumatisch bedingtem Hirnödem keine Hinweise auf eine bessere Prognose oder eine Senkung des ICP durch Glucocorticoide ergeben.

> **Praktischer Hinweis:** Es besteht grundsätzlich das Risiko einer durch Glucocorticoide induzierten Hyperglykämie. Diese wiederum ist nach schwerem Schädel-Hirn-Trauma mit einer schlechteren Prognose assoziiert. Außerdem erhöht hoch dosierte Glucocorticoidtherapie das Risiko, gastrointestinale Stressläsionen und Infektionen zu entwickeln.

Experimentelle Ansätze

Eine ganze Reihe experimenteller Substanzen zeigte in Tiermodellen, z.B. der regionalen oder globalen zerebralen Ischämie oder eines Schädel-Hirn-Traumas, protektive Effekte, die sich aber bislang in großen multizentrischen Studien an entsprechenden Patientenkollektiven nicht reproduzieren ließen. Zu diesen Substanzen zählen z.B. Sauerstoffradikalfänger, Lazaroide (21-Aminosteroide ohne glucocorticoide Wirkung, die die glutamatinduzierte Bildung freier Radikale und die eisenabhängige Lipidperoxidation inhibieren), NMDA-Antagonisten, die die deletäre Wirkung des bei Hypoxie freigesetzten exzitatorischen Neurotransmitters Glutamat verringern sollen, sowie Inhibitoren der Apoptose, des programmierten Zelltods. Die fehlende Wirkung dieser Substanzen im klinischen Test wird unter anderem auf das unterschiedliche Design der Studien zurückgeführt, denn in zahlreichen experimentellen Untersuchungen wurden die potenziell neuroprotektiven Substanzen vor der zerebralen Schädigung verabreicht.

Alternative Konzepte zur Therapie des schweren Schädel-Hirn-Traumas

CPP-orientiertes Behandlungsprinzip (Alabama-Schema). Rosner und Mitarbeiter stellten 1995 ein Konzept vor, nach dem der CPP auf übernormale Werte angehoben wird (70–100 mm Hg) (Rosner et al. 1995). Dem liegt die Annahme zugrunde, dass nach Schädel-Hirn-Trauma die Autoregulationskurve bei erhöhtem zerebro-vaskulärem Widerstand zu höheren Werten hin verschoben sei. Die hochnormalen CPP-Werte werden durch großzügige Gabe von Volumen und Katecholaminen erreicht. Die Autoren berichten von einer Senkung von Letalität und Morbidität (auf 29 bzw. 11%) im Vergleich zu einer historischen Vergleichsgruppe. Diese Letalität wird aktuell aber auch von anderen Zentren berichtet, die das Alabama-Schema nicht anwenden.

ICP-orientiertes Behandlungsprinzip (Lund-Schema). Nach dem Konzept einer schwedischen Arbeitsgruppe aus Lund zur Therapie von Patienten mit Schädel-Hirn-Trauma nehmen die Senkung des ICP und die Blockade der Stressantwort eine zentrale Rolle ein (Gründe et al. 1997). Diesem Therapiekonzept liegt die Hypothese zugrunde, dass die Autoregulation nach Schädel-Hirn-Trauma in vielen Fällen nicht mehr intakt ist und der entscheidende Faktor bei der Ausbildung eines zerebralen Ödems der hydrostatisch-osmotische Druckgradient zwischen Extrazellulärraum und Hirnzelle ist. Um einer Ödembildung entgegenzuwirken, soll mit Kolloiden und der Transfusion von Blutprodukten ein normovolämischer Zustand erreicht werden. Ferner werden die Patienten mit niedrig dosiertem Thiopental sediert und mit β_1-Rezeptor-Blockade (Metoprolol) sowie α_2-Agonisten (Clonidin) antihypertensiv behandelt. Zielgröße ist dabei die Senkung des ICP auf Werte zwischen 20 und 25 mm Hg unter Tolerierung eines niedrigen CPP bis 50 mmHg. Ferner erhalten alle Patienten niedrig dosiertes Prostazyklin, um die Permeabilität der Kapillaren zu senken. Reichen diese Maßnahmen zur Senkung des ICP nicht aus, wird zusätzlich Dihydroergotamin zur Reduktion des zerebralen Blutvolumens auf arterieller und venöser Seite eingesetzt. Dies alles geschieht unter gleichzeitigem neurometabolischem Monitoring und Bulbusoxymetrie. Die Autoren berichten von einer Senkung der Letalität auf Werte von 8% bei einer allerdings geringen Anzahl von Patienten mit schwerem Schädel-Hirn-Trauma.

Literatur

Barker FG 2nd, Ogilvy CS (1996) Efficacy of prophylactic nimodipine for delayed ische-mic deficit after subarachnoid hemorrhage: A metaanalysis. J Neurosurg 84: 405–14.

Bouma GJ, Muizelaar JP, Choi SC et al. (1991) Cerebral circulation and metabolism after severe traumatic brain injury: the elusive role of ischemia. J Neurosurg 75: 685–93.

Bullock R, Chesnut RM, Clifton G et al. (1996) Guidelines for the management of severe head injury. J Neurotrauma 13: 639–734.

Cordato DJ, Herkes GK, Mather LE et al (2003) Barbiturates for acute neurological and neurosurgical emergencies – do they still have a role? J Clin Neuroscience 10: 283–8.

Gründe, P-O, Asgeirsson B, Nordström C-H (2002) Volume-targeted therapy of increased intracranial pressure: the Lund concept unifies surgical and non-surgical treatments. Acta Anaesthesiol Scand 46: 929–41.

Kulier A, Gombotz H (2001) Perioperative Anämie. Anästhesist 50: 73–86.

Maas AJR, Dearden M, Teasdale GM et al. (1997) EBIC-guidelines for management of severe head injury in adults. Acta Neurochir (Wien) 139: 286–94.

Marion DW, Penrod LE, Kelsey SF et al. (1997) Treatment of traumatic brain injury with moderate hypothermia. N Engl J Med 336: 540–6.

Meixensberger J, Schwab S, Werner C (1999) Therapie des intrakraniellen Druckes. In: Schwab S, Krieger D, Müllges W et al. (Hrsg) Neurologische Intensivmedizin. Berlin: Springer.

Miller JD, Becker DP, Ward JD et al. (1977) Significance of intracranial hypertension in severe head injury. J Neurosurg 47: 503–16.

Rinkel GJE, Feigin VL, Algra A et al. (2003) Calcium antagonists for aneurysmal subarachnoid haemorrhage (Cochrane Review). In: The Cochrane Library, Issue 3, 2003. Oxford: Update Software.

Rosner MJ, Rosner SD, Johnson AH (1995) Cerebral perfusion pressure: management protocol and clinical results. J Neurosurg 83: 949–62.

Treggiari MM, Romand J-A, Martin J-B et al. (2003) Cervical sympathetic block to riverse delayed ischemic neurological deficits after aneurysmal subarachnoid hemorrhage. Stroke 34: 961–7.

Van Aken H, Cottrell JE, Anger C et al. (1989) Treatment of intraoperative hypertensive emergencies in patients with intracranial disease. Amer J Cardiol 63: 43C–47C.

Van den Berghe G, Wouters P, Weekers F et al (2001) Intensive insulin therapy in the critically ill patient. N Engl J Med 345: 1359–67.

3.2 Grundzüge der Hals-Nasen-Ohren-Heilkunde (HNO)

Klaus-Wolfgang Delank[1], Wolfgang Stoll

Inhalt

Vorbemerkung

In den 1990er Jahren sind die technischen und apparativen Voraussetzungen für eine qualitativ hochwertige und erfolgreiche Behandlung von Traumata, Entzündungen und Tumoren im Kopf-Hals-Bereich weiter optimiert worden. Neben der Ausstattung mit moderner Technik ist allerdings die enge Kooperation zwischen den zuständigen Fachdisziplinen als Conditio sine qua non anzusehen. Eventuelle „Berührungsängste" der verschiedenen Disziplinen spielen heute keine relevante Rolle mehr. Inzwischen steht außer Zweifel, dass ein fachübergreifender Schulterschluss nicht nur in der operativen Behandlung, sondern auch in der Diagnostik bei vielen schädelbasisnahen Prozessen unerlässlich ist. Regelmäßige interdisziplinäre Fallbesprechungen sowie gemeinsam erarbeitete Algorithmen und klare Konzepte für die Versorgung von Notfällen tragen zu einer Verbesserung der Resultate bei. Der interdisziplinäre Dialog gewährleistet die Regelung von Zuständigkeiten und den raschen Informationsfluss. Nachweislich tragen diese Regelungen auch dazu bei, ökonomische Zwänge und limitierte Personalressourcen ohne gravierende Qualitätseinbußen akzeptieren zu können.

Symptomatik und Diagnostik in der Otologie

Anmerkungen zur topographischen Anatomie des Ohres

Das Ohr ist ein Teil der lateralen Schädelbasis in unmittelbarer Nachbarschaft zu Klein- und Temporalhirn, Sinus sigmoideus mit Bulbus v. jugularis, Sinus petrosus major und Pars petrosa der A. carotis interna (Abb. 3.2-1). Diese anatomischen Beziehungen bergen bei vielen Ohrerkrankungen die Gefahr intrakranieller Komplikationen. Eine Präparation der Strukturen, die in Abhängigkeit vom Pneumatisationsgrad eine sehr unterschiedliche Topographie aufweisen, erfordert fundierte otochirurgische Kenntnisse, ein spezielles, mikrochirurgisches Instrumentarium und Bohrsysteme, die für das kalkreiche Felsenbein geeignet sind.

Klinischer Befund

Ohrerkrankungen bieten oft ein polysymptomatisches Bild. Vergleichsweise selten deuten bestimmte Symptomverknüpfungen beim ersten Blick auf typische Krankheitsverläufe hin. Ein klassisches Beispiel hierfür ist die Kombination aus Tinnitus, Tieftonschwerhörigkeit und Schwindel, die für die Ménière-Erkrankung pathognomonisch ist. Folgende Symptome sind zu berücksichtigen und ggf. gezielt zu erfragen:

Ohrschmerzen. Die häufigsten Ursachen echter Ohrschmerzen sind die akuten Formen der Otitis media und externa. Differenzialdiagnostisch ist die Otalgie abzu-

---

1 Herrn em. Univ.-Prof. Dr. med. G. Lausberg, dem neurochirurgischen Lehrer des Erstautors, in dankbarer Verehrung gewidmet.

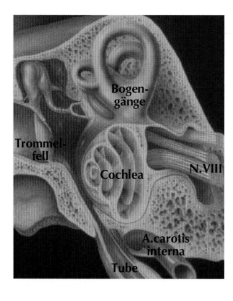

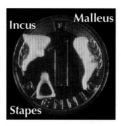

Abb. 3.2-1. Halbschematische Darstellung des Mittel- und Innenohres, Ossikel mit Größenvergleich.

Otologische Untersuchungsverfahren

Inspektion und Otoskopie

Bei der Inspektion des äußeren Ohres ist auf Dysplasien, Fistelöffnungen und Verletzungen zu achten. Nach Ohroperationen finden sich typischerweise Narben in der retroaurikulären Umschlagsfalte.

> **Praktischer Hinweis:** Eine retroaurikuläre Klopfempfindlichkeit spricht für eine Mastoiditis. Der Tragusdruckschmerz ist für eine Otitis externa typisch.

Die Gehörgangsreinigung sollte dem HNO-Facharzt überlassen werden, um Verletzungen des Trommelfelles möglichst zu vermeiden. Vor jeder Spülung muss klargestellt sein, dass keine Trommelfellperforation vorliegt, durch die dann iatrogen Detritus in das Mittelohr gelangen könnte. Indirekt verraten sich Trommelfellperforationen gelegentlich durch ein Durchblasegeräusch beim Valsalva-Manöver. Differenzierte otoskopische Befunde lassen sich nur mit dem Mikroskop erheben. Batteriebetriebene Otoskope mit vorschaltbarer Zweifachlupe haben sich im Konsiliardienst bewährt.

grenzen, bei der der Schmerz in ein ansonsten gesundes Ohr projiziert wird (dentogen, Neuralgien der Hirnnerven III, V, IX und X, Tonsillenkarzinom).

Schwerhörigkeit (Hypakusis). Je langsamer sich eine Schwerhörigkeit entwickelt und je jünger die Betroffenen sind, umso eher stellen sich Adaptationsvorgänge ein. Angeborene oder im frühen Kindesalter erworbene, einseitige Hörschäden präsentieren sich oft als Zufallsbefunde. Bei der Audiometrie ist zu beachten, dass Patienten mit zerebralen Defekten und Vigilanzdefiziten mitunter überfordert sind. Diese Kooperationsmängel dürfen nicht mit echten Aggravationen oder psychogenen Hörstörungen verwechselt werden. Die einseitige, isolierte Schwerhörigkeit begegnet dem Neurochirurgen bei Kleinhirnbrückenwinkeltumoren, in erster Linie Akustikusneurinomen (s. Kap. 7.6).

Sekretion. Man unterscheidet blutige, seröse, eitrige und fötide Sekretionen aus dem äußeren Gehörgang. Eingetrocknete Sekretspuren im Cavum conchae sind Indizien einer kürzlich abgelaufenen Ohrsekretion. Eine trüb-gelbliche Sekretfarbe spricht für eine bakterielle Genese. Eine wässrige Sekretion ist nicht beweisend für eine Otoliquorrhoe, denn sie findet sich etwa auch beim (allergischen) Gehörgangsekzem. Eine echte Liquorrhoe lässt sich mithilfe eines Glucoseschnelltests (z. B. Gluco-Stix®) differenzialdiagnostisch abgrenzen.

> **Praktischer Hinweis:** Blutig tingierter Speichel kann bei Bewusstlosen über den Mundwinkel in die Ohrmuschel fließen und dann als Zeichen einer laterobasalen Fraktur fehlinterpretiert werden.

Ohrgeräusche (Tinnitus). Der subjektive Tinnitus ist eine auditive Empfindung ohne Schallquelle. Als extraaurale, neurochirurgisch relevante Ursachen sind Schädel-Hirn-Traumata, Tumoren im Bereich der zentralen Hörbahn und Zervikalsyndrome zu nennen. Ein Ohrgeräusch, das vom Untersucher gehört oder messtechnisch erfasst werden kann, bezeichnet man als objektiven Tinnitus. Ätiologisch ist vor allem bei einer pulssynchronen Tinnituscharakteristik an vaskuläre Anomalien und Gefäßtumoren zu denken. Bei ca. 1 % der Patienten tritt eine Dekompensation des Tinnitus im Sinne einer neurotischen Fehlverarbeitung auf.

Schwindel (Vertigo). Die typischen Symptome eines peripheren, otogenen Schwindels sind Lateropulsion, Drehschwindel und Liftgefühl. Der Schwindel tritt anfallsartig (Ménière-Erkrankung), als persistierender Drehschwindel (Labyrinthitis) oder in bestimmten Körperpositionen bzw. beim Lagewechsel auf (Cupulolithiasis, benigner paroxysmaler Lagerungsschwindel). Ein Spontannystagmus und vegetative Begleiterscheinungen sind vor allem in der Akutphase häufig anzutreffen.

Klassische und elektrophysiologische Audiometrie

Das Spektrum moderner Hörprüfungen reicht von einfachen Stimmgabeltests über die Ton- und Sprachaudiometrie sowie spezielle, überschwellige Hörprüfungen bis zu den sog. objektiven Untersuchungen (BERA, CERA, ERA, ECochG, OAE; zu den Abkürzungen s. unten). Letztere sind heute als Goldstandard für die Differenzierung zwischen retrokochleären (= neuralen) und kochleären (= sensorischen) Innenohrschwerhörigkeiten anzusehen. Eine Sonderstellung nimmt die Audiometrie im Kindesalter ein, die eine Domäne der Pädaudiologie ist.

Hörweitenprüfung. Die Hörleistung lässt sich näherungsweise ermitteln, indem die Verständlichkeit für Flüster- und Um-

Tab. 3.2-1a. Klassifikation der Hörleistung in Abhängigkeit von der Hörweite für Umgangssprache

Hörleistung	Hörweite für Umgangssprache
Normalhörigkeit	> 6 m
Mittelgradige Schwerhörigkeit	1–4 m
Hochgradige Schwerhörigkeit	< 1 m

Tab. 3.2-1b. Klassifikation der Hörleistung nach Gardner und Robertson (1988)

Klasse	Beschreibung der Hörleistung	Reintonaudiogramm [dB]*	Sprachdiskrimination [%]*
1	(sehr) gut	0–30	70–100
2	nutzbar	31–50	50–69
3	kaum nutzbar	51–90	5–49
4	sehr schlecht	91 bis maximal	1–4
5	keine	nicht zu testen	0

* Bei einer Diskrepanz zwischen Reintonaudiogramm und Sprachdiskrimination wird in die schlechtere Klasse eingeordnet (Klasse-1-Patienten können auf dieser Seite telefonieren, bei Klasse-2-Patienten ist Richtungshören noch möglich).

gangssprache geprüft wird. Eine seitengetrennte Prüfung ist durchführbar, indem das Gegenohr zugehalten wird. Resultate für Umgangssprache bei etwa 60 dB Sprachlautstärke finden sich in Tabelle 3.2-1.

Stimmgabeltests. Mithilfe der Versuche nach Weber und Rinne lassen sich Hinweise auf den Ort und die Art einer Hörstörung erhalten. Fehler können bei diesen Versuchen entstehen, wenn die Stimmgabel zu laut angeschlagen wird oder ein isolierter Hörverlust außerhalb der Frequenz der verwendeten Stimmgabel vorliegt (üblich: 440 Hz).

Tonaudiometrie. Die Tonaudiometrie dient der Ermittlung der Hörschwelle und ist die am häufigsten durchgeführte Hörprüfung. Das Ausmaß des Hörschadens wird dabei als Hörverlust in Dezibel im Vergleich zum Normalgehör angegeben. Die Hörschwellen werden seitengetrennt in genormten Formularen eingetragen. Zusätzlich ist zwischen der Knochenleitungshörschwelle, die die Innenohrleistung repräsentiert, und der Luftleitungshörschwelle, die vom Mittelohr beeinflusst wird, zu unterscheiden. In einem Tonaudiogramm finden sich also insgesamt vier Kurven. Eine Innenohrschwerhörigkeit ist durch einen deckungsgleichen Verlauf zwischen Knochen- und Luftleitungskurve charakterisiert. Hingegen weist ein sog. „air-bone-gap", d. h. eine Dissoziation zwischen diesen Kurven, auf eine Mittelohrkomponente hin.

Sprachaudiometrie. Die Sprachverständlichkeit wird standardisiert mit Wörtern, Zahlwörtern und Sätzen geprüft. Das Sprachmaterial wird von einer CD im Freifeld oder via Kopfhörer abgespielt und der Schallpegel exakt über das Audiometer eingeregelt. Die lautstärkeabhängigen Hörverluste werden als prozentuale Herabsetzungen der Sprachverständlichkeit notiert (Diskriminationsverlust).

Überschwellige Hörprüfungen. Diese Methoden prüfen Hörfunktionen, die bei überschwelligen Lautstärken ablaufen. In erster Linie sind sie für die Topodiagnostik von Innenohrsschäden entwickelt worden. Die Tests nach Fowler und Lüscher sowie der Short Increment Sensitivity Index (SISI) zielen auf den Lautheitsausgleich (= Recruitment) ab. Die Hörermüdung wird im Schwellenschwundtest nach Carhart oder im Békésy-Audiogramm ermittelt. Neurale Schwerhörigkeiten, wie sie z. B. beim Akustikusneurinom vorliegen, gehen typischerweise mit einer pathologischen Hörermüdung und einem fehlenden Lautheitsausgleich einher, d. h. mit einem negativen Recruitment. CT, MRT und verbesserte elektrodiagnostische Techniken haben die überschwelligen Hörprüfungen in der heutigen Praxis weitgehend abgelöst.

Objektive Methoden der Hörprüfung. Die objektiven Hörprüfungen sind von der Kooperation der Probanden weitgehend unabhängig und stützen sich auf unwillkürliche Prozesse. Insofern eignen sich diese Verfahren besonders für die Untersuchung im Kindesalter, bei Verdacht auf Aggravation, Simulation und psychogene Hörstörungen und zur Topodiagnostik.

● **Impedanzmessungen:** Normalerweise wird Schall, der auf das Trommelfell auftrifft, mit einem minimalen akustischen Widerstand (Impedanz) über die Ossikelkette auf das Innenohr übertragen. Mittelohrerkrankungen, Kontraktionen des M. stapedius, des M. tensor tympani und anderer erhöhen die Impedanz. Tympanometrisch lässt sich prüfen, wie beweglich das Trommelfell auf Druckschwankungen im äußeren Gehörgang reagiert (Compliance). Das normalerweise glockenförmige Tympanogramm stellt sich z. B. beim Paukenerguss, beim Glomustumor oder bei Trommelfellperforationen pathologisch dar. Bei der Stapediusreflexprüfung wird ein Ton von 70–90 dB appliziert, der den akustikofazialen Reflex mit einer Kontraktion des M. stapedius und einer messbaren Änderung der akustischen Impedanz auslöst.

Praktischer Hinweis: Dem Stapediusreflex kommt bei Paresen des N. facialis und Stammhirnläsionen diagnostische Bedeutung zu.

● **Elektrische Reaktionsaudiometrie** (Electric Response Audiometry, ERA) und **akustisch evozierte Potenziale** (AEP): Unter dem Begriff der elektrischen Reaktionsaudiometrie werden jene Verfahren subsumiert, die elektrische (AEP) oder akustisch-mechanische (OAE, s. unten) Antworten der Hörbahn auf akustische Reize registrieren. Die ERA wird vorwiegend zur Differenzierung der Innenohrschwerhörigkeiten eingesetzt.

AEP unterteilt man nach dem Zeitintervall zwischen Reiz und Antwort (Latenzzeit in Millisekunden) in frühe (FAEP), mittlere (MAEP) und späte AEP (SAEP). Ein weiteres, jedoch weniger aussagekräftiges Kennzeichen der AEP ist die Höhe der elektrischen Spannung, die auf den Reiz folgt (Amplitude in Mikrovolt). Im Gegensatz zu den SAEP und den MAEP haben die FAEP mittlerweile einen festen Platz in der seitengetrennten Hörschwellendiagnostik bei nichtkooperativen Patienten, Säuglingen und Kleinkindern sowie bei der Unterscheidung von retrokochleären und kochleären Innenohrschwerhörigkeiten.

Die Deformationen im Kurvenverlauf der FAEP-Elemente lassen sich topodiagnostisch zuordnen. Die elektronischen Instrumente zur Ableitung der FAEP sind die BERA (brainstem evoked response audiometry) und die Elektrokochleographie (EcochG). Die BERA fokussiert auf die Wellen III und V der FAEP, die ein Äquivalent der Stammhirnabschnitte der Hörbahn sind. Jene FAEP, die sich mit einer Latenzzeit von 0–10 ms in den Wellen I und teilweise II darstellen, können mithilfe der Elektrokochleographie analysiert werden. Die Messung erfolgt via Parazentese transtympanal oder extratympanal.

Praktischer Hinweis: Zunehmende Bedeutung gewinnen die akustisch evozierten Potenziale in der Diagnostik und Verlaufsbeurteilung der Encephalitis disseminata, bei Stammhirninsulten, im Rahmen des intraoperativen Monitorings (Akustikusneurinome) und bei der Hirntoddiagnostik.

- **Otoakustische Emissionen (OAE):** Schall kann im Innenohr nicht nur perzipiert, sondern auch aktiv generiert und über den äußeren Gehörgang emittiert werden. Dieser Schall kann von einem hochempfindlichen Mikrophon gemessen werden. OAE gehen von den gesunden äußeren Haarzellen aus, die über Bewegungen der Basilarmembran in Eigenschwingung geraten. Es ist zwischen spontanen und evozierten OAE zu unterscheiden. Nur die evo-

zierten OAE (EOAE) haben bislang eine klinische Bedeutung, zumal sie bei fast allen Normalhörenden nachzuweisen sind.

Bei Hörverlusten über 30 dB können EOAE nicht mehr registriert werden. OAE können ohne Belastung, rasch und vigilanzunabhängig registriert werden. Insofern eignet sich das Verfahren als Screening bei Neugeborenen ebenso wie zur orientierenden Innenohrdiagnostik bei Bewusstlosen und unkooperativen Patienten. In der Routine wird eine Klickstimulation eingesetzt, die zur Auslösung von transitorischen OAE (TEOAE) führt.

Neben den TEOAE haben Distorsionsproduktemissionen (DPOAE) eine zunehmende Bedeutung erlangt. DPOAE sind Töne, die im Innenohr als Antwort auf eine synchrone Stimulation mit zwei kontinuierlichen Tönen produziert werden. Die DPOAE können bei Normalhörenden während der Stimulation im äußeren Gehörgang abgeleitet werden und informieren – in gewissem Analogie zum Tonaudiogramm – über frequenzabhängige Hörverluste.

Vestibularisdiagnostik

Nach wie vor steht eine sorgfältige Anamnese, die insbesondere der Charakteristik und dem zeitlichen Ablauf von Schwindelbeschwerden sowie begleitenden Hörstörungen gilt, am Beginn jeder Vestibularisdiagnostik.

Koordinationsstörungen. Einseitige Labyrinthläsionen führen zu typischen Koordinationsstörungen, die sich oft einfach aufdecken lassen (z. B. Romberg-Test, Unterberger-Tretversuch, vertikaler Zeichentest nach Fukada und Stoll). Eine Dokumentation und metrische Analyse der Koordination gelingt mithilfe der Posturographie: Die Körperschwankungen des auf einer Messplattform stehenden Patienten werden über Druckaufnehmer registriert und aufgezeichnet. Bei der Kraniokorpographie trägt der Patient kleine Lampen auf dem Kopf oder den Schultern, deren Leuchtspuren phototechnisch nachverfolgt werden können.

Spontannystagmus (SPN). Für eine orientierende Fahndung nach SPN bietet

sich die Frenzel-Brille an. Horizontale, richtungsbestimmte SPN sind pathognomisch für peripher-vestibuläre Läsionen. Ein akuter Labyrinthausfall geht mit einem horizontalen SPN einher, der zur gesunden Gegenseite gerichtet ist (z. B. laterobasale Fraktur). Hingegen lösen labyrinthäre Reizzustände SPN aus, die zur erkrankten Seite gerichtet sind (z. B. virale Labyrinthitis). Vertikale und rotierende Spontannystagmen finden sich bei zentral-vestibulären Störungen. Regelmäßige Blickrichtungsnystagmen sind durch eine Änderung der Schlagrichtung in jeder Blickrichtung gekennzeichnet. Sie fehlen jedoch beim Geradeausblick. Anders verhält es sich mit dem regellosen Blickrichtungsnystagmus, der auch beim Blick geradeaus vorzufinden ist. Andere, zentral-vestibuläre SPN sind selten (z. B. Down- und Upbeat-SPN, Seesaw-SPN, Konvergenz- und Retraktions-SPN, Fixations-SPN).

Provokationsnystagmus und thermische ("kalorische") Prüfmethoden. Nystagmen, die infolge zentraler Kompensation nicht oder nicht mehr spontan sichtbar sind, können durch Lagerung in verschiedenen Positionen, Lagewechsel und sog. "Lockerungstechniken" (z. B. Kopfschütteln) provoziert werden. Als klassisches Beispiel eines paroxysmalen Lagewechselnystagmus gilt die Cupulolithiasis, die auf einer Irritation der Cupula des lateralen Bogenganges durch (traumatisch?) verlagerte Otolithen aus Sacculus bzw. Utriculus beruhen soll.

Auch bei der von Barany 1906 inaugurierten thermischen Erregbarkeitsprüfung wird im Grunde nach Provokationsnystagmen gesucht. Der thermische Reiz löst eine Änderung des Ruhepotenziales des N. vestibularis aus und aktiviert den vestibulookulären Reflex. Üblicherweise wird die Untersuchung mit Wasser (44 bzw. 30 °C) durchgeführt. Bei Trommelfellperforationen liefert eine Prüfung mit Luft oder Ballonsystemen orientierende Befunde. Im Normalfall sind die Nystagmen nach Warmreiz in das ipsilaterale Ohr, nach Kaltreiz in das kontralaterale Ohr gerichtet. Seitenunterschiede in der Schlagfrequenz weisen auf peripher-vestibuläre Läsionen hin. Hinweise auf traumatische oder entzündliche Fisteln (Cholesteatom!) im Bereich der Bogengänge ergeben sich, wenn Nystagmen durch einfache Druckänderungen im äußeren Gehörgang oder spezielle Lageprüfungen auszulösen sind.

Elektronystagmographie (ENG). Das ENG basiert auf der Tatsache, dass das Auge einem elektrischen Dipol entspricht. Zwischen der Kornea (+) und der Retina (-) herrscht ein Potenzialgefälle von ca. 1 mV. Sämtliche Augenbewegungen, also auch Nystagmen, gehen mit korneoretinalen Spannungsschwankungen (ca. 15–200 µV) einher. Diese sind proportional zur Frequenz, zur Geschwindigkeit und zur Amplitude der Bewegungen und lassen sich metrisch über EEG-ähnliche Ableitelektroden erfassen.

Das ENG dient der Dokumentation und Charakterisierung verschiedener Nystagmusformen und bietet eine exakte Verlaufskontrolle, die vor allem bei vestibulären Kompensationsvorgängen wichtig ist. ENG-gestützt werden auch per- und postrotatorische Nystagmen im Rahmen der Drehprüfungen beurteilt, bei denen der Patient auf einem rechnergesteuerten Spezialstuhl sitzt und eine Synchronstimulation der Vestibularorgane erfolgt. Ferner dient das ENG der Analyse der vom retinookulären Reflex gesteuerten, optokinetischen Nystagmen („Eisenbahnnystagmus"). Mitlerweile existieren komfortable Computerprogramme für eine halbautomatische Auswertung (CNG), die die Verwaltung und Präsentation der Datenflut vereinfachen, doch nicht die Kontrolle durch den geschulten Neurootologen ersetzen. Gleiches gilt für die Videookulographie bzw. die Video-CNG, die auf der Basis bewährter Algorithmen eine videoskopische Nystagmusanalyse ermöglicht.

Bildgebende Diagnostik des Ohrschädels

Eine befriedigende Beurteilung der Felsen- und Schläfenbeinregion ist anhand von Röntgenaufnahmen des Gesamtschädels nicht möglich. Deshalb werden Spezialprojektionen eingesetzt:

● Die Aufnahme nach **Schüller** informiert über die Ausdehnung der mastoidalen Pneumatisation und stellt den äußeren Gehörgang, das Kiefergelenk und die Schale des Sinus sigmoideus dar. Sie ist z.B. bei Mastoiditis (Frage: Einschmelzung?) und bei Felsenbeinlängsfrakturen indiziert (Abb. 3.2-2).

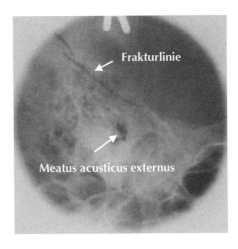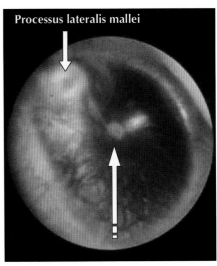

Abb. 3.2-2. Laterobasale Fraktur (rechts) im Nativröntgenbild nach Schüller. Daneben: otoskopischer Befund mit typischem Hämatotympanon („blue drum").

● Die Aufnahme nach **Stenvers** stellt die Pyramidenoberkante, den inneren Gehörgang und den Labyrinthblock dar. Indikationen ergeben sich z.B. bei Querfrakturen, Bogengangarrosionen und meatalen Raumforderungen.
● CT bzw. MRT haben in praxi sämtliche anderen, früher gängigen Spezialaufnahmen ersetzt. Allerdings erfordert eine präzise Diagnostik den Einsatz hochauflösender Techniken mit Schichtdicken unter 1,5 mm sowie ggf. die Kontrastmittelgabe. Weichteildichte Strukturen und extra-intrakraniell wachsende Prozesse der Laterobasis stellen sich besonders gut im MRT dar.
● Hämangiome, Gefäßanomalien und Glomustumoren sind die Hauptindikationen für die selektive oder supraselektive **Angiographie** (ggf. DSA) des Karotis- bzw. Vertebralisstromgebietes, wobei neben der Diagnostik zunehmend auch der therapeutische Aspekt der präoperativen Embolisation eine Rolle spielt (interventionelle Radiologie). Der hohe Spezialisierungsgrad der Methoden erfordert mehr denn je zuvor eine enge Kooperation der beteiligten Fachgebiete.

Symptomatik bei Erkrankungen der Nase und der Nasennebenhöhlen

Funktionelle und topoanatomische Aspekte

Infolge einer individuell und altersabhängig sehr unterschiedlichen Pneumatisation des Gesichtsschädels weist die Rhinobasis ein außerordentlich weites Spektrum anatomischer Normvariationen auf. Neuro- und rhinochirurgisch gleichermaßen wichtige Variationen betreffen unter anderem die Ausdehnung des Sinus frontalis, die Symmetrie der Frontobasis im Bereich der Mittellinie und den sphenoidalen Verlauf des N. opticus bzw. der A. carotis interna.

Im Rahmen der transseptalen, transsphenoidalen Hypophysenchirurgie hat auch die Anatomie des Septum nasi eine fachübergreifende Bedeutung. Die Nasenscheidewand besteht in ihren dorsalen zwei Dritteln aus der knöchernen Lamina perpendicularis und dem Vomer, während das vordere Drittel aus Knorpel aufgebaut ist. Die Präparation des Septum nasi erfordert ein spezielles rhinochirurgisches Vorgehen, um eine postoperative Deviation oder Perforation mit teilweise erheblichen kosmetischen und funktionellen Unzulänglichkeiten zu vermeiden.

Rhinologische Symptome

Abgesehen von Traumata verlaufen rhinologische Erkrankungen oft langsam progredient und ohne eindrucksvolle subjektive Beschwerden. Dies betrifft vor allem die Tumoren der Region, die gelegentlich primär vom Neurochirurgen gesehen werden. Rhinologische Symptome müssen deshalb gezielt gesucht bzw. erfragt werden. Einschränkungen der Nasenatmung, Riechstörungen, Gesichtsschwellungen, eitrige Sekretion sowie die rezidivierende Epistaxis können richtungsweisende Symptome bei Malignomen in Schädelbasisnähe sein. Ferner müssen fachfremde Symptome möglichst frühzeitig registriert werden. Hierzu zählen vor allem Visus- bzw. Motilitätsstörungen.

Rhinosinugene Kopfschmerzen verstärken sich typischerweise bei Kopfhängelage.

und lassen sich oftmals aufgrund ihrer Charakteristik topoanatomisch zuordnen (Abb. 3.2-3). Saisonale oder ortsabhängige Symptomvariationen deuten auf eine Allergie oder Toxineinwirkungen hin (Beruf?). Rhinologische Symptome können schließlich eine Reihe neurologischer Syndrome begleiten (z. B. nach Charlin und Sluder eponymisiert).

Rhinologische Diagnostik

Rhinologische Arbeitsplätze verfügen heute über starre und flexible Optiken mit modernen Kaltlichtquellen und ggf. Videodokumentation. Hiermit ist nicht nur eine exakte Inspektion des Naseninneren, sondern auch eine gezielte Entnahme von Biopsien und Abstrichen möglich. Während die endonasale Diagnostik für Fachfremde kaum praktikabel ist, können äußerlich sichtbare Formveränderungen der Nase und des Gesichtes sowie Narben auch auf neurochirurgisch relevante Erkrankungen hinweisen. So kann eine breite Nasenpyramide bereits im frühen Kindesalter ein erstes Indiz für ein nasales Gliom (Abb. 3.2-4) oder eine frontobasale Meningozele sein. Hinter feinen Nasenfisteln, die typischerweise auf dem Nasenrü-

cken münden, verbergen sich gelegentlich ausgedehnte, bis in den intrakraniellen Raum reichende kongenitale Malformationen. Die Palpation der Orbitarahmen und der Jochbögen deckt auf einfache Weise Stufen auf, wie man sie bei Mittelgesichtsfrakturen vorfindet. Pathognomonisch ist auch die prallelastische Konsistenz von Mukozelen, die sich überwiegend im medialen Anteil des Stirnhöhlenbodens entwickeln. Schließlich ist auf Störungen der dentalen Okklusion, Sensibilitätsausfälle im Gesicht sowie Visus- und Motilitätsstörungen zu achten, die Begleiterscheinungen ausgedehnter sinugener Raumforderungen sein können.

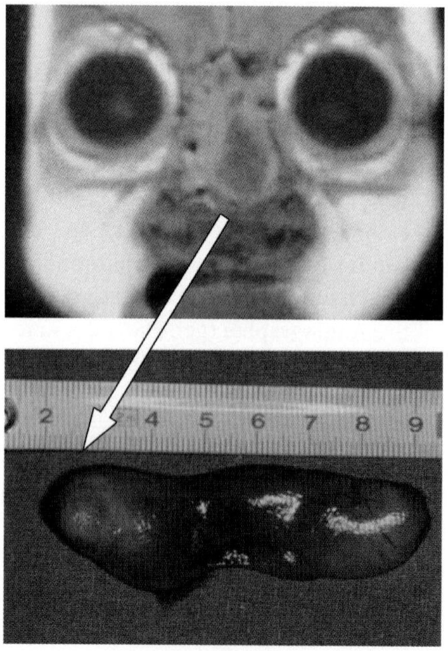

Funktionsprüfungen

Die nasale **Luftdurchgängigkeit** lässt sich aufgrund der Größe der Kondensationsflecken auf einem Handspiegel, den man dem Patienten in der Exspirationsphase unter die Nase hält, grob abschätzen. Wirklich verwertbare Aussagen liefert die Rhinomanometrie, die in verschiedenen Techniken durchgeführt wird. Spezialisierte Zentren führen Untersuchungen der mukoziliaren Transportfunktion und der nasalen Klimatisierungsleitung durch.

Für die Prüfung der **Riech-** und **Schmeckfunktionen** wurden in den letzten Jahren differenzierte psychophysische Tests entwickelt, die die herkömmlichen, wenig sensitiven „Riechkästen" zunehmend ersetzen. Eine valide Testung, die neben der Ermittlung von Schwellenwerten Aussagen über die olfaktorischen Diskriminations- und Identifikationfähigkeiten zulässt, ermöglichen etwa die „Sniffin' Sticks", die von der Arbeitsgemeinschaft Olfaktologie der Deutschen Gesellschaft für HNO, Kopf- und Halschirurgie inauguriert wurden. Auf der Grundlage umfangreicher Reihenuntersuchungen wurden Normwerte für dieses Verfahren ermittelt, sodass eine Quantifizierung der Riechstörungen (An-, Hyp-, Normosmie) möglich ist. Einzelheiten sind der einschlägigen Literatur und dem Testmanual (Kobal et al. 2000) zu entnehmen. Der UPSIT (University of Pensylvania Smell Identification Test) und der CCCRC (Connecticut Chemosensory Clinical Research Center) sind vor allem in den USA weit verbreitete Tests.

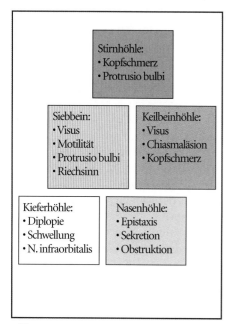

Abb. 3.2-3. Schema zur topoanatomischen Zuordnung rhinosinugener Zephalgien.

Abb. 3.2-4. MRT (koronar) und Operationspräparat einer nasalen Meningoenzephalozele bei einem 13-Jährigen (Pfeil: Zele).

Mithilfe aufwändiger Techniken gelingt die Registrierung **olfaktorisch evozierter Potenziale** (OEP). Weil die kortikale Antwort frühestens nach 300–400 ms auftritt, ist die Summierung der OEP (averaging) zu einem reliablen Datenpool zeitaufwändig. Technisch problematisch ist ferner die Reizapplikation, die ohne zusätzliche Erregung von Thermo- und Mechanorezeptoren ablaufen muss. Die Indikation zur OEP-Ableitung ergibt sich derzeit vor allem bei gutachterlichen und wissenschaftlichen Fragestellungen.

Diagnostik bei Rhinoliquorrhoe

Eine Rhinoliquorrhoe tritt in vielen Fällen klinisch nicht eindeutig zu Tage. Oft verfälschen Blut oder Tränenflüssigkeit sowie entzündliche Nasensekretion das Bild. Der Valsalva-Versuch, die Bauchpresse und die Kompression der V. jugularis sind einfache Maßnahmen, mit denen sich eine inapparente Liquorrhoe provozieren lässt. Im Übrigen haben sich folgende Verfahren durchgesetzt:
- Glucosenachweis
- Nachweis liquorspezifischer Proteine (β_2-Transferrin, Präalbumin)
- Liquorszintigraphie
- CT-gestützte Kontrastmittelzisternographie
- unter Vorbehalt: intrathekale Farbstoffapplikation und endoskopischer Leakage-Nachweis

Es ist zu bedenken, dass die Sensitivität aller liquordiagnostischen Untersuchungen nur bei etwa 50 % liegt. Deshalb sind in jedem Verdachtsfall spezielle röntgendiagnostische Maßnahmen (CT) zusätzlich zu ergreifen.

Bakteriologie der inneren Nase

Im Normalfall ist davon auszugehen, dass in der Nasenhöhle und in den Nebenhöhlen keimarme, jedoch nicht keimfreie Verhältnisse vorliegen. Es besteht ein physiologisches, mikrobielles Gleichgewicht, das unter anderem von einer intakten Immunabwehr und einem funktionstüchtigen mukoziliaren Reinigungsmechanismus abhängt. Als Ursache von Störungen dieses ausgewogenen Keimreservoirs kommen neben Toxineinwirkungen und Allergien eine Reihe anderer Gründe in Betracht. Das Resultat ist eine akute oder eine chronische Rhinosinusitis, bei der nicht nur das Keimspektrum, sondern auch die Keimanzahl pathologische Dimensionen erreicht.

Extra-intrakranielle Elektivoperationen sind erfahrungsgemäß mit einer niedrigen rhinosinugenen Meningitisrate (< 2 %) behaftet. Die Infektionsinzidenz ist auch dann nicht eindeutig höher, wenn auf eine präoperative chemotherapeutische Sanierung der Nasen und Nebenhöhlen verzichtet wird. Dennoch empfehlen einige Autoren, vor schädelbasisnahen Eingriffen stets einen Nasenabstrich zu entnehmen und eine gezielte Antibiose durchzuführen, weil nach sehr ausgedehnten Schädel-Hirn-Traumata vereinzelt intrazerebrale Infektionsraten von ca. 30 % mitgeteilt wurden. Unstrittig ist, dass eine präoperative rhinoendoskopische Untersuchung stattfinden sollte, um latente Rhinosinusitiden aufzudecken. Häufig finden sich bei der akuten Sinusitis Haemophilus influenzae und Streptococcus pneumoniae sowie Viren, bei der chronischen Sinusitis zusätzlich Staphylococcus aureus und Proteus sp. Nasennebenhöhlenmykosen werden in unseren Breitengraden selten angetroffen und verlaufen als noninvasive, saprophytäre Sekundärinfektionen (Aspergillus) (zur MRSA-Problematik s. Kap. 2.10).

Bildgebende Diagnostik der Nase und der Nebenhöhlen

Die Nativdarstellung der Nase und der Nebenhöhlen in überstreckt-axialer Projektion („Rö-NNH") ist die häufigste HNO-ärztlich indizierte Röntgenaufnahme überhaupt. Sie dient in erster Linie der Beurteilung der Kieferhöhlen. Das Siebbeinzellsystem und die Stirnhöhlen kommen hingegen besser in der a.p.-Projektion zur Darstellung. In Analogie zur Laterobasis sind andere Spezialprojektionen durch CT und MRT weitgehend überflüssig geworden.

Die Vorteile des CTs gegenüber dem MRT liegen in der höheren Ortsauflösung und der schärferen Knochendarstellung. Zwar bietet das MRT zusätzlich in beliebiger Schnittführung und ohne Strahlenbelastung eine Weichteildifferenzierung. Definitive Aussagen zur Dignität eines sinunasalen Tumors müssen sich aber nach wie vor auf das Biopsat stützen. In der Traumatologie nimmt das MRT eine nachgeschaltete Position ein. Diagnostischen Fragen zur Vaskularisation wird in der Rhinologie vorzugsweise mit der digitalen Subtraktionsangiographie (DSA) nachgegangen, die im Gegensatz zur MR-gestützten Angiographie (MRA) feine Gefäße der Kopf-Hals-Region hinreichend selektiv darstellt. Vermehrt wird die DSA zur superselektiven Embolisation nicht nur bei gefäßreichen sinunasalen Tumoren (z. B. Nasenrachenfibrom, Angiom), sondern auch bei der konventionell unstillbaren Epistaxis eingesetzt.

Sonographisch kann der Stirn-und Kieferhöhlenbereich im A-Mode-Verfahren mit tiefen Frequenzen von 3,5–5 MHz beurteilt werden. Die Hauptindikation besteht in der Verlaufskontrolle sinusitischer Sekretansammlungen.

Kopfverletzungen aus der Sicht des HNO-Chirurgen

Die Traumatologie des Gesichts- und Ohrschädels ist seit über einem Jahrhundert fest in die HNO-Heilkunde integriert. Im Laufe der Jahrzehnte wurden differenzierte Therapieprinzipien entwickelt, die hohe Erfolgsraten gewährleisten. Auch für die Verletzungen der zum Viszerokranium zählenden Orbita wurden bereits lange vor Beginn der mikrochirurgischen Ära erfolgreiche HNO-chirurgische Therapiekonzepte aufgestellt. Bis heute werden die operativen Freiheitsgrade für die Versorgung der Orbitafrakturen elegant geschaffen, indem das Nebenhöhlensystem, das ohnehin in den meisten Fällen mit versorgt werden muss, als Zugangsweg genutzt wird. Eine Reihe innovativer Strategien, z. B. auf dem Gebiet der Osteosynthese, sind einer engen Zusammenarbeit mit Mund-Kiefer-Gesichts-Chirurgen entsprungen. Unterkieferfrakturen und Zahnschäden werden üblicherweise kieferchirurgisch behandelt.

Frontobasale Traumata

Aus der Anatomie der vorderen Schädelgrube ergibt sich, dass frontobasale Traumata nicht nur die intrakraniellen Strukuren, sondern auch die Nebenhöhlen und ggf. die Orbita betreffen. Aus diesem Sachverhalt resultieren wichtige HNO-chirurgische Aufgaben, wie die Nutzung schonender Zugänge unter Vermeidung einer Kraniotomie und die Realisation einer langfristig stabilen Nebenhöhlendrainage. Letztere ist die Conditio sine qua non für eine dauerhafte Heilung ohne Mukozelenbildung und ohne aufsteigende Infektionen.

In vielen Fällen können diese Aufgaben heute auf transnasalem Weg mikrochirurgisch gelöst werden. Bestehende Wunden werden als Zugänge zur Frontobasis genutzt und anschließend nach den Regeln der plastisch-rekonstruktiven Chirurgie versorgt. Im Übrigen sind der transfrontal-extradurale Zugang über den Bügelschnitt und der frontoorbitale Zugang nach Killian üblich, die beide auch eine Versorgung der Orbita ernöglichen. Die Kombination aus lateraler Kanthotomie und transkonjunktivaler Inzision, sowie der Subziliarschnitt und dessen Modifikationen eignen sich zur Exposition der laterokaudalen Orbita. Für Duraplastiken und Defektdeckungen empfehlen sich oftmals mehrschichtige „Abstopftechniken" aus autologem Gewebe. Sie haben sich vor allem bei den Siebbeindachverletzungen bewährt, wo die Dura naturgemäß sehr adhärent, dünn und deshalb nicht nähbar

ist (Abb. 3.2-5). Mukosalappen, wie sie von unter anderem von Killian, Uffenorde oder Boenninghaus inauguriert wurden, führen zu einer Reepithelisierung. Je weiter dorsal der Defekt liegt, umso stärker muss das Gehirn beim intraduralen Vorgehen angehoben werden und umso eher sind HNO-chirurgische Alternativen zu favorisieren.

Der Zeitpunkt der Versorgung wird in Abstimmung mit dem Neurochirurgen und dem Intensivmediziner vom zerebralen Funktionszustand und der Narkosefähigkeit festgelegt. Im Laufe der letzten Dekade hat sich gezeigt, dass interdisziplinär sorgfältig geplante und im Intervall umgesetzte Operationskonzepte zu deutlich besseren Resultaten führen als mehrstündige Operationen im instabilen Akutstadium. Ein sofortiger Handlungsbedarf ist heute nur noch bei offenen Rhinobasisverletzungen und bei Blutungen unstrittig.

Im Kindesalter ist oft ein minimalinvasives Vorgehen indiziert, weil der elastische und noch wachsende Gesichtsschädel eine erhebliche Regenerationspotenz hat.

HNO-chirurgische Bedeutung kommt schließlich dem **Orbitatrauma** zu. Der N. opticus kann entweder durch dislozierte Knochenfragmente oder indirekt infolge vaskulärer bzw. nervaler Mechanismen traumatisiert werden. Es resultiert ein hochgradiger Visusabfall mit einer lichtstarren Pupille bei erhaltener konsensueller Reaktion. Die Indikation zur operativen Dekompression setzt immer eine versierte klinisch-ophthalmologische Beurteilung voraus und kann sich nicht ausschließlich auf Veränderungen der visuell

evozierten Potenziale (VEP) oder CT-Befunde stützen.

Die **mikrochirurgische Dekompression** wird entweder über den frontoorbitalen Zugang oder auf endonasalem Wege vorgenommen und der Schwere des Traumas angepasst. Aufgrund inhomogener Kollektive finden sich in der Literatur sehr unterschiedliche Erfolgsquoten. Synoptisch kann bei etwa 50 % der Patienten mit einer Visusverbesserung nach transethmoidaler Dekompression gerechnet werden. Die Erfolgsrate ist umso höher, je früher die Operation nach dem Trauma stattfindet. Eine Quote von 90 % soll erreichbar sein, wenn innerhalb der ersten 4 h dekomprimiert wird. Das optimale Zeitfenster sollte deshalb auch bei intensivpflichtigen, komatösen Patienten genutzt werden, zumal der rhinochirurgische Zugang minimalinvasiv ist und kaum zusätzliche Belastungen mit sich bringt. Die alleinige, hoch dosierte Steroidtherapie wird nur noch von wenigen Autoren als echte Alternative zur Operation angesehen.

Laterobasale Traumata

Die schweren Traumata der Laterobasis unterteilt man in Längs- und Querfrakturen sowie deren Kombinationen. Die **Längsfraktur** betrifft vorwiegend das Mittelohr und geht mit einem Hämatotympanon und einer Schallleitungsstörung einher. Eine periphere Fazialisparese findet sich lediglich bei 20 % der Patienten. Sie ist sehr viel häufiger bei der **Querfraktur** anzutreffen. Letztere beinhaltet typischerweise Innenohrläsionen mit Schallempfindungsstörungen und Schwindel (Nystagmus).

Beide Frakturtypen können zu einer Liquorrhoe führen, die entweder via Gehörgang oder tubogen via Nase abfließt und dann eine frontobasale Fraktur vortäuscht. Im Gegensatz zur Rhinoliquorrhoe sistiert die Otoliquorrhoe meist spontan, sodass abdichtende Duraplastiken nur in Einzelfällen notwendig sind.

Akuter otochirurgischer Handlungsbedarf ergibt sich bei der traumatischen Sofortparese des N. facialis, bei schweren Blutungen, die auf eine Verletzung des Sinus sigmoideus hindeuten, und bei den für Schussverletzungen typischen late-

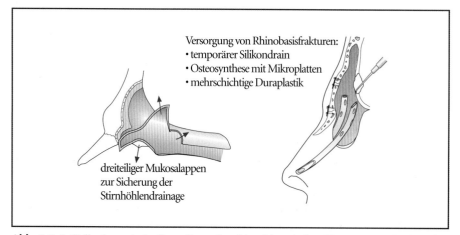

Versorgung von Rhinobasisfrakturen:
• temporärer Silikondrain
• Osteosynthese mit Mikroplatten
• mehrschichtige Duraplastik

dreiteiliger Mukosalappen
zur Sicherung der
Stirnhöhlendrainage

Abb. 3.2-5. Halbschematische Darstellung der rhinochirurgischen Versorgungsprinzipien bei Traumata (s. Kap.5.1).

robasalen Trümmerfrakturen. Je nach Frakturverlauf sowie nach dem klinischen und elektromyographischen Bild ist bei der Spätparese des N. facialis die Dekompression zu empfehlen, die üblicherweise transmastoidal, gelegentlich transtemporal durchzuführen ist. Diese otochirurgischen Zugänge ermöglichen notfalls auch eine Rekonstruktion des Nerven mit einem Interponat (z. B. N. suralis). Für eine End-zu End-Anastomosierung wird der Nerv aus seinem knöchernen Kanal freipräpariert, wodurch die Nervenstümpfe spannungsfrei approximiert werden können (Rerouting). Frakturen des äußeren Gehörgang und des Kiefergelenkes hinterlassen nicht selten eine operationsbedürftige Gehörgangsstenose. Eine persistierende Schallleitungsschwerhörigkeit ist das Charakteristikum einer Luxation oder Fraktur der Ossikelkette und oft im Sinne einer Tympanoplastik sekundär reparabel.

HNO-chirurgische Konzepte bei Entzündungen im Kopfbereich

Im Vergleich zu den Tumoren sind Entzündungen der Nasen- und -nebenhöhlen sowie des Mittelohrbereiches nicht nur weitaus häufiger anzutreffen. Auch können sie je nach Keimspektrum, immunologischer Abwehrlage und Lokalisation sehr viel rascher, d. h. binnen Stunden zu ernsthaften Komplikationen führen. Umso wichtiger ist es, die Diagnose frühzeitig zu stellen.

Sinunasale und frontobasale Entzündungen

Typische Komplikationen sinugener Entzündungen sind Knochen- und Weichteilinfiltrate sowie Beteiligungen der orbitalen und intra- bzw. extraduralen Areale, wobei sich neurochirurgischer Handlungsbedarf ergeben kann. In der Akutphase besteht das Ziel in der Bekämpfung der Entzün-

dung nach der Regel „Ubi pus ibi evacua". Antibiotika ersetzen in den allermeisten Fällen nicht die rasche und funktionserhaltende Intervention durch den Rhino- bzw. Otochirurgen. Dieses Konzept hat sich auch bewährt, wenn die Suche nach dem Fokus einer bakteriellen Meningitis oder Ähnlichem eine klinisch ansonsten inapparente Sinusitis oder Otitis als Zufallsbefund (z. B. im CT oder MRT) aufdeckt.

Für **osteomyelitische Prozesse** ist das Os frontale aufgrund seiner ausgeprägten Spongiosa besonders prädestiniert. Pathognomonisch ist eine teigige, rötlich livide Schwellung über der Stirn, die zu dem sinusitischen Kopfschmerz hinzutritt (Pott's puffy tumor). Besonders bei jungen und immungeschwächten Patienten droht die Gefahr, dass die Osteomyelitis über die Breschet-Diploevenen multifokal auf andere Regionen der Kalotte übergreift. Per continuitatem kann ein Durchbruch der Stirnhöhlenhinterwand sämtliche Variationen bakterieller, endokranialer Komplikationen hervorrufen. Osteomyelitiden des Keilbeins sind vergleichsweise wesentlich seltener. Durch die topographische Nähe zur A. carotis interna, zum Sinus cavernosus, zur Hypophyse und zu den Strukturen der Orbitaspitze potenziert sich hierbei jedoch die Gefahr der Erblindung und der Entwicklung lebensbedrohlicher Thrombophlebitiden und Aneurysmata.

Orbitale Komplikationen gehen zu einem hohen Prozentsatz vom Siebbein und der mediokaudalen Stirnhöhlenregion aus („Infundibulum"). Kinder sind überproportional häufig betroffen (Abb. 3.2-6). Klinisch wird zwischen der Periostitis, dem subperiostalen Abszess und der Orbitalphlegmone differenziert. In enger Absprache mit dem Ophthalmologen ist nur bei der Periostitis eine konservative Therapie mit Antibiotika und Antiphlogistika vertretbar. Im Übrigen besteht eine absolute Operationsindikation. Oft lassen sich der Abfluss und die Belüftung auf endonasalem Wege mit minimaler Invasivität wiederherstellen. Nur bei Rezidiven oder bei ungünstiger Lokalisation sind externe, transfaziale Zugänge zu favorisieren. In Einzelfällen und bei diffusen, ausgedehnten Entzündungen sind interdisziplinäre Maßnahmen mit onkochirurgischer Dimension indiziert.

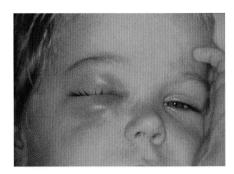

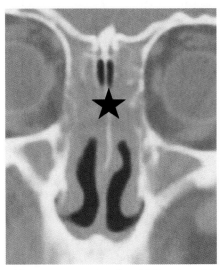

Abb. 3.2-6. Sinusitis ethmoidalis mit Orbitaphlegmone bei einem 5-Jährigen (Stern: reaktive Stauungssinusitis).

Otogene und laterobasale Entzündungen

Neurochirurgische Bedeutung erlangen die Entzündungen des Ohrschädels, wenn sie zu intrakraniellen Komplikationen führen (Abb. 3.2-7). Insofern interessieren hier vor allem die Wege, auf denen sich eine otogene Infektion ausbreiten kann.

Die Keimbesiedlung der Mittelohrräume findet vorwiegend über die Tube aus dem Nasen-Rachen-Raum oder bei Trommelfelldefekten über den äußeren Gehörgang statt. Hämatogene Otitiden sind selten.

Weitgehend unabhängig von der Form einer Otitis können endokranielle Komplikationen in jeder Phase der Erkrankung auftreten. Eine akute eitrige Otitis media z. B. kann bereits in der Initialphase zu einer **Meningitis** führen, indem die Erreger über angeborene oder traumatisch erworbene Knochenspalten und verbin-

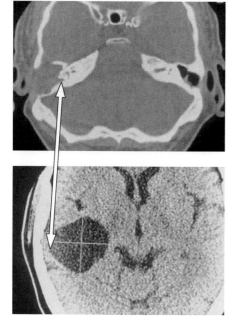

Abb. 3.2-7. Ausgedehntes Cholesteatom des Mittelohres (CT im Knochenfenster) mit Übergang in den Temporallappen (natives CT im Parenchymfenster).

dende Gefäße in den intraduralen Raum vordringen („Frühmeningitis"). Andererseits kann eine chronische Otitis media über Jahrzehnte persistieren, ohne dass sich intrakranielle Komplikationen einstellen.

Ostitische Destruktionen der pneumatischen Zellen im Felsenbein sind nicht mehr mit einer „einfachen" Otitis media zu vereinbaren, sondern sind die charakteristischen Zeichen einer Mastoiditis bzw. einer Petrositis (Petroapizitis). Wenn diese einschmelzenden Prozesse in duranahen Zellverbänden ablaufen, so können sie per continuitatem zu **epiduralen Abszessen** bzw. Empyemen der Laterobasis führen.

Vergleichsweise selten greift eine bakterielle Mittelohrinfektion auf das Labyrinth, d. h. das Innenohr über. Über den inneren Gehörgang und den Saccus endolymphaticus kann sich dann eine **labyrinthogene Meningitis** entwickeln. Prinzipiell ähnlich sind die Komplikationsmöglichkeiten beim Mittelohrcholesteatom. Neben der entzündlichen Komponente zeichnet sich das Cholesteatom zusätzlich durch eine Invagination plattenepithelialer Matrix aus, die gelegentlich die knöchernen Grenzen zur mittleren und hinteren Schädelgrube durchbricht und dann einem

intrakraniellen, benignen Tumor entspricht (Abb. 3.2-7).

Knochenarrosive Entzündungen des Ohrbereiches greifen mitunter auf die venösen Blutleiter der Laterobasis über und führen zu **Thrombenbildungen**, die überproportional häufig den Sinus sigmoideus betreffen. Wegen der bakteriellen Durchsetzung der Gerinnsel drohen septische Komplikationen, otogene Hirndrucksteigerungen und Abszesse der Temporal- und Kleinhirnregion.

Die **Diagnose** komplizierter Ohrentzündungen ergibt sich aus der synoptischen Wertung von CT, Entzündungsparametern (C-reaktives Protein, BSG, Leukozyten) und dem klinischen Bild (otoskopischer Befund, abstehendes Ohr, Gradenigo-Syndrom, Fieber). Eine große Bedeutung kommt der Liquordiagnostik zu, weil nur sie die mitunter problematische Differenzierung zwischen einer primär bakteriellen und einer viralen Meningitis, die von einer eitrig bakteriellen Otitis media begleitet werden kann, ermöglicht. Die wirklich otogene Meningitis ist stets bakteriell, sodass im Liquor eine Pleozytose mit mehreren 100/3 Zellen/µl, eine positive Pandy-Reaktion und eine stark erhöhtes Gesamteiweiß vorzufinden sind. Das Ausmaß und die Lokalisation einer Sinusthrombose werden angiographisch bestimmt.

Die **Operationsstrategie** zielt auf eine Beseitigung sämtlicher Eiterherde und eventuellen Cholesteatomanteile. Hierzu wird zunächst eine Mastoidektomie, notfalls auch eine Petrosektomie mit Opferung der Innenohrstrukturen vorgenommen. Die Dura muss breitflächig freigelegt werden, um verborgen liegende Eiteransammlungen nicht zu übersehen. Erst nach Abschluss der Sanierung des Ursprungsherdes wendet man sich gemeinsam mit dem Neurochirurgen der eigentlichen intrakraniellen Komplikation zu. Thrombosen des Sinus sigmoideus sollten primär rasch operativ behandelt werden, zumal fast immer eine entzündlich-otogene Ursache vorliegt und eine septische Streuung droht. Der Eingriff dient dann nicht nur der Thrombektomie, sondern gleichzeitig der Beseitigung der Ursache, z. B. eines infizierten Cholesteatoms.

HNO-chirurgische Konzepte bei Tumoren

Verbesserungen in der bildgebenden Diagnostik, die Einführung der Mikrochirurgie, des intraoperativen Neuromonitorings, Fortschritte der Anästhesie und nicht zuletzt der Ausbau der interdisziplinären Kooperation haben entscheidend zu einer Reduktion der Invasivität und erheblichen Morbidität beigetragen, durch die die schädelbasisnahe Tumorchirurgie noch in den 1960er-Jahren charakterisiert war. Die interventionelle Neuroradiologie kann mit verschiedenen präoperativen Embolisationsverfahren – in Abhängigkeit von der individuellen Tumorlokalisation – zu einer signifikanten Verringerung des intraoperativen Blutverlustes und damit zu einer Senkung der Morbidität und der Letalität beitragen. Schließlich stehen für die plastische Rekonstruktion neben dem mikrovaskulären Gewebetransfer autologe (z. B. Schädelknochen, Rippenknorpel, Beckenkamm) und moderne allogene Materialien (z. B. Titan) zur Verfügung.

Sinunasale und frontobasale Tumoren

Die Tumoren der Nasen- und -nebenhöhlen bilden onkologisch eine Einheit und entstammen überwiegend der epithelialen Reihe. Klinisch treten sie häufig erst in fortgeschrittenen Stadien in Erscheinung, zumal sie sich zunächst in präformierten Räumen entwickeln können. Die (einseitige) Nasenatmungsbehinderung kann noch am ehesten ein Frühsymptom sein. Typische Zeichen des fortgeschrittenen Wachstums sind Wangenschwellungen, Raumforderungen im medialen Lidwinkel und orbitale Probleme, wie die Protrusio bulbi, Doppelbilder oder der Visusverlust (Abb. 3.2-8). Als prognostisch ungünstig ist eine Durainfiltration anzusehen.

Die präoperative Endoskopie ist obligat, zumal sie nicht nur wichtige Zusatzinformationen zur Bildgebung liefert, sondern auf wenig invasive Weise die wegweisende Biopsie auch tief in den

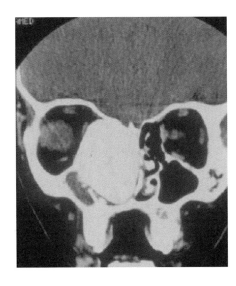
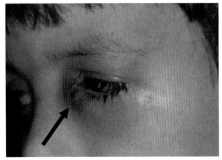
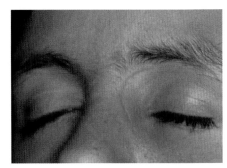

Abb. 3.2-8. Links: Koronares CT eines 6-Jährigen mit Zementofibrom. Mitte: Beginnende Perforation des medialen Lidwinkels. Rechts: Klinischer Befund 6 Jahre nach lateraler Rhinotomie (Moure-Inzision): Visus 1,0 bds., freie Motilität, normale Tränenwegsfunktion, kein Rezidiv, kaum sichtbare Narbe.

Nebenhöhlen lokalisierter Prozesse ermöglicht. Gleichwohl lässt sich die Tumorausdehnung nur mit CT und MRT präzise bestimmen. Zum Ausschluss lokoregionärer Filialisierungen müssen in jedem Fall eine qualifizierte Palpation und ein B-Scan bzw. farbkodierte Duplexsonographie der Halsgefäßscheide vorgenommen werden. Je nach Tumorentität wird das Staging individuell erweitert.

In den vergangenen Jahren haben die auf Tumoren ausgerichteten rhinochirurgischen Konzepte eine enorme Entwicklung durchlaufen, die unter anderem gekennzeichnet ist durch:

- Reduktion der Radikalität und Invasivität bei sekundärer Orbitabeteiligung
- kontrollierte und kritische Einführung der endonasalen mikrochirurgischen Techniken
- kosmetisch und funktionell günstige osteoplastische Zugänge
- Verkürzung der Morbidität und der Rehabilitationsdauer mit onkologisch verbesserten Langzeitresultaten

Obwohl eine Reihe rhinochirurgischer Zugänge weitgehend standardisiert ist, folgt die Wahl des Zuganges keinen starren Regeln. Gerade bei größeren Tumoren der vorderen und mittleren Schädelbasis wird ein optimales Ergebnis oft erst durch eine Kombinationen aus unterschiedlichen Zugängen und ggf. fachübergreifenden Techniken erzielt. Ein einzeitiges, primär interdisziplinäres Vorgehen ist zu favorisieren.

Je nach Lage, Größe und Konsistenz des Tumors erfordert die Identifikation und Schonung des N. opticus, des Sinus cavernosus einschließlich der Augenmuskelnerven und der A. carotis interna höchste chirurgische Präzision.

In diesem Zusammenhang ist zu erwähnen, dass die **computerassistierte Chirurgie (CAS)** und verschiedene **Navigationssysteme** für die Orientierung an der Schädelbasis hilfreich sein können, zumal die ossären Strukturen relativ stabil positioniert bleiben und unter der Operation keiner sog. „Brain shift". d. h. einer Hirnverlagerung durch Liquorverlust und intraoperative Geweberschiebung, unterliegen. So wird für einige Systeme mittlerweile eine Lokalisationsgenauigkeit von unter 1 mm angegeben (in praxi: bei 3–4 mm). Ausdrücklich ist zu betonen, dass die CAS die Kompetenz der beteiligten Operateure nicht ersetzt.

Ein besonderes Problem stellen Rezidiveingriffe dar, z. B. im Bereich der Hypophyse. Nach transsphenoidalem oder transseptalem Vorgehen kommt es regelhaft zu mehr oder weniger ausgeprägten Vernarbungen im Bereich des sphenoethmoidalen Zellkomplexes und am Septum nasi. Der chirurgische Umgang mit den Narben und die endonasale Orientierung in irregulären anatomischen Verhältnissen setzt eine spezielle Erfahrung voraus und sollte deshalb einem speziell erfahrenen Operateur überlassen werden.

Tumoren im Bereich des Ohrschädels

Laterobasal sind der innere Gehörgang und vor allem der Kleinhirnbrückenwinkel ein oto-neurochirurgisches Grenzgebiet (s. Kap. 7.6). Die häufigste Tumorentität ist hier das **Neurinom des VIII. Hirnnerven** (Vestibularis-Schwannom, sog. Akustikusneurinom), das meist von der Pars vestibularis inferior ausgeht und pro Jahr etwa 2–10 mm wächst. Die jährliche Inzidenz liegt bei knapp 10 pro 1 Million Einwohnern. Die initiale Symtomatik reicht vom uncharakteristischen Tinnitus und Schwindel über eine langsam progrediente Innenohrschwerhörigkeit bis zum schweren, pantonalen Hörsturz. Eine ausführliche Diagnostik durch den Neurootologen ist zur präzisen Bestimmung des Ausmaßes der Hörstörung notwendig. Nur bei 40–60 % der Patienten finden sich pathologische Befunde im Elektronystagmogramm.

Liegen bereits eine Taubheit und ein Ausfall der peripheren Vestibularfunktion vor, so bietet sich für die Tumorexstirpation der **translabyrinthäre Zugang** an, der auch bei größeren Tumoren vergleichsweise klein und rasch ausführbar ist und nachweislich eine gute Protektion des N. facialis gewährleistet. Der **transtemporale Zugang** über die mittlere Schädelgrube bzw. der erweiterte transtemporale Zugang nach Wigand (1985) werden in erster

Linie für intrameatale Neurinome empfohlen. Hierbei kann bei etwa 60 % der Patienten das präoperativ noch vorhandene Hörvermögen erhalten werden. Über die hintere Schädelgrube, d. h. den **subokzipitalen Zugang**, bzw. retrosigmoidal werden große, den Hirnstamm komprimierende Tumoren angegangen. Problematisch kann dieser Zugang für die Entfernung intrameataler Tumoranteile sein. Die Einführung des intraoperativen Monitoring des N. facialis und des N. cochlearis hat zu einer weiteren Reduktion der Funktionsausfallraten geführt, was bei kontralateraler Taubheit oder bei bilateralen Akustikusneurinomen (Neurofibromatose von Recklinghausen Typ II) immense Bedeutung gewinnt.

Bei den Tumoren des Mittelohres handelt es sich überwiegend um **Glomustumoren** (Chemodektome), die von den Paraganglionzellen ausgehen. Klinisch fallen kleine Glomustumoren durch einen pulssynchronen Tinnitus, eine Schallleitungsstörung und einen recht typischen otokopischen Befund auf. Differenzialdiagnostisch kommen ein aus dem Hypotympanon aufsteigender Bulbus venae jugularis sowie verschiedene Gefäßanomalien der petrösen A. carotis interna in Betracht.

In Abhängigkeit von ihrer Größe und Gefäßversorgung werden Glomustumoren nach Fisch in die Gruppen A, B, C1–4 und D eingeteilt. D-Tumoren zeichnen sich durch ein intrakranielles Wachstum aus, wobei zusätzlich zwischen einer extraduralen (De 1–3) und einer intraduralen (Di 1–3) Ausdehnung zu unterscheiden ist. Das otochirurgische Prinzip besteht in der kompletten Tumorentfernung via supralabyrinthäre, subtotale oder totale Petrosektomie unter Anwendung der von Fisch inaugurierten Modifikationen. Neurochirurgische Hilfe ist bei der Präparation der intraduralen Tumoranteile und der Gefäße des zerebellären Kortex kaum entbehrlich. Die interventionelle Neuroradiologie ermöglicht fast immer eine präoperative Embolisation, wodurch der Blutverlust, die Operationsdauer und die Gefahr funktioneller Ausfälle entscheidend gemindert werden können.

Prinzipiell ähnlich gestaltet sich der Eingriff bei Mittelohrmalignomen. Gelegentlich reicht hierbei die Präparation bis weit in die Fossa infratemporalis, die Fossa pterygopalatina, den parasellären Raum und den Nasopharynx.

Rehabilitation in der HNO-Heilkunde

Auditive Rehabilitation

Operative Korrekturen von Schallleitungsschwerhörigkeiten, wie sie bei der chronischen Otitis media, beim Mittelohrcholesteatom, bei Fehlbildungen und nach Traumata vorzufinden sind, bezeichnet man als **Tympanoplastiken**, die nach Wullstein in fünf Typen klassifiziert werden. Sie reichen vom einfachen Trommelfellverschluss mit Muskelfaszie (Myringoplastik Typ I) über Änderungen an der Ossikelkette (Typ II, III) bis zur Umstellung der Schalltransformation auf das ovale Fenster oder den lateralen Bogengang (Typ IV, V). Für die Rekonstruktion der Ossikelkette werden neben autologen Materialien (Knorpelchips, Faszie) industriell gefertigte Prothesen aus Gold, Platin, Keramik und anderem verwendet.

Seit kurzer Zeit existieren für hochgradig Schwerhörige, die nicht mit modernen Hörgeräten zu versorgen sind, operative Rehabilitationsmöglichkeiten in Form aktiver **Mittelohrimplantate**. Die Entwicklung dieser Implantate, die aus einem piezoresistiven bzw. magnetischen Vibrator sowie einem extern getragenen Mikro-phon und einer Batterie bestehen, befindet sich jedoch noch in einer frühen Phase. Die Anpassung eines konventionellen Hörgerätes ist daher die Regelversorgung bei Innenohrschwerhörigen. Bei Missbildungen oder rezidivierenden Gehörgangsentzündungen sind eventuell knochenverankerte Hörgeräte eine Alternative.

Ein **Cochlear Implant** (CI) (Abb. 3.2-9) kommt für beidseits ertaubte Patienten in Betracht, sofern es sich um kochleäre Schädigungen handelt und noch keine Degeneration der zentralen Hörbahn vorliegt. Der überwiegende Teil der CI wird bei prälingual ertaubten Kindern eingesetzt, denen in Folge der auditiven Rehabilitation der Spracherwerb ermöglicht wird. Ein CI besteht aus dem Headset mit Mikrophon und Induktionsspule, dem Sprachprozessor sowie dem eigentlichen Implantat, das subperiostal verankert wird. Elektrische Impulse werden über ein intrakochleäres Kabel direkt den Hörnervenfasern zugeleitet. Eine erfolgreiche CI-Versorgung setzt neben speziellen otochirurgischen und technischen Kentnissen eine intensive logopädische, pädaudiologische und sozialpsychologische Nachbetreuung voraus.

Wenn die Taubheit auf einer retrokochleären Läsion basiert, lassen sich Höreindrücke nur durch eine direkte Reizung der auditorischen Stammhirnabschnitte hervorrufen. Für diese seltenen Fälle wurde vor wenigen Jahren das **Auditory Brainstem Implant** (ABI) entwickelt. Bisher verfügen nur wenige Zentren über praktische Erfahrungen mit dem ABI.

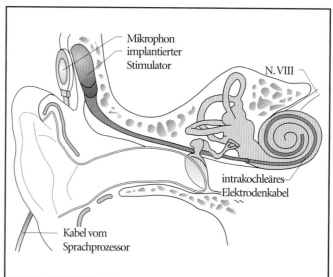

Abb. 3.2-9. Halbschematische Darstellung eines Cochlear Implant.

Mikrophon implantierter Stimulator

N. VIII

intrakochleäres Elektrodenkabel

Kabel vom Sprachprozessor

Tracheotomie und neurogene Schluckstörungen

Eine Tracheotomie ist zwecks Pneumonieprophylaxe und zur Verbesserung der Pflege bei **Langzeitbeatmung** sinnvoll. Der Ungeübte wird in der Notfallsituation die Koniotomie im Lig. cricothyroideum vorziehen.

> Eine Koniotomie sollte innerhalb von etwa 6–8 h in eine Tracheotomie umgewandelt werden, um eine Ringknorpelperichondritis zu vermeiden.

Bei adäquater Technik ist die Gefahr einer narbigen Trachealstenose gering. Mitunter werden Punktions- und sog. Durchzugstechniken als Alternative zur konventionellen Tracheotomietechnik vor allem von Intensivmedizinern bevorzugt. Nichtepithelisierte Tracheostomata schließen sich oft spontan, wenn die Kanüle als Platzhalter weggelassen wird. In den übrigen Fällen wird ein plastischer, dreischichtiger Verschluss in Lokalanästhesie durchgeführt. Vor jeder endgültigen Dekanülierung muss sorgfältig geprüft werden, ob ohne Tracheostoma eine ausreichende Spontanatmung gewährleistet ist (1- bis 2-tägiger Abklebeversuch).

Weitere rehabilitative Aufgaben ergeben sich im Zusammenhang mit **neurogenen Dysphagien** nach Schädel-Hirn-Traumata, Hirninfarkten, Tumoren und neurochirurgischen Eingriffen. Neben den Ausfällen der Motorik und/oder der Koordination der Schluckmuskulatur liegen oft Sensibilitätsverluste des Oropharynx vor, die zur unbemerkten „chronischen" Aspiration führen. Die Komplexität des Schluckaktes und die engen funktionellen Beziehungen zur Sprache und Atmung erfordern eine umfangreiche Diagnostik, in die Logopäden und speziell ausgebildete Phoniater einzubinden sind. Die Hochfrequenzkinematographie, die Videofluoroskopie, B-Scan- und EMG-Untersuchungen des Oropharynx geben nähere Einblicke in die funktionellen Abläufe des Schluckaktes. Die Rehabilitation selbst baut in erster Linie auf funktionelle Trainingsprogramme auf. Chirurgische Interventionen kommen bei neurogenen Dysphagien nur in Ausnahmefälle zur Anwendung (z. B. krikopharyngeale Myotomie, Dauertracheostoma, Stimmbandverlagerung). In der Akutphase ist eine Tracheotomie oft indiziert, um der gefürchteten Aspiration vorzubeugen.

Rehabilitation des gelähmten Gesichtes

Die Rehabilitation des gelähmten Gesichtes ist am ehesten erfolgreich, wenn eine direkte mikrochirurgische **Rekonstruktion** bzw. **Reorganisation des N. facialis** möglich ist. In Abhängigkeit von der Lokalisation und dem Läsionsmuster wird eine End-zu-End-Anastomose, eine interponatgestützte Rekonstruktion, eine Neurolyse oder eine Dekompression, wie sie unter anderem von Helms 1976, Jannetta 1967 und Wullstein 1958 beschrieben wurden, in den verschiedenen Abschnitten des Nerven durchgeführt.

Wenn diese Maßnahmen nicht durchführbar sind oder zu keinem Erfolg führen, kommen **Muskelzügelplastiken** zur Anwendung, mit denen die Parese der Gesichtsmuskulatur wenigstens partiell ausgeglichen werden kann. Zur Protektion der Kornea und Kompensation des Lagophthalmus ist nach wie vor eine Blepharoplastik zu empfehlen. Als Alternative favorisieren einige Kliniken kleine Goldgewichte, die in das Oberlid implantiert werden.

Literatur

Delank KW (1998) Orbitatumoren aus der Sicht des Kopf-Hals-Chirurgen. Eur Arch Otorhinolaryngol, Suppl 1: 133.

Draf W, Berghaus A (1993) Tumoren und Pseudotumoren der frontalen Schädelbasis ausgehend von der Nase, den Nasennebenhöhlen und dem Nasenrachenraum (incl. der operativen Zugänge). Eur Arch Otorhinolaryngol, Suppl 1: 105.

Gardner G, Robertson JH (1988) Hearing preservation in unilateral acoustic neuroma surgery. Ann Otol Rhinol Laryngol 97: 55–66.

Gilsbach JM, Mann W (1993) Indikationen und Praxis der simultanen Neurorhinochirurgie. Eur Arch Otorhinolaryngol (Suppl 1): 219.

Kobal G et al. (2000) Multicenter investigation of 1,036 subjects using a standardized method for the assessment of olfactory function combining tests of odor identification, odor discrimination and olfactory thresholds. Eur Arch Otorhinolaryngol 257: 205–11.

Maurer J (1999) Neurootologie. Stuttgart: Thieme.

Oberascher G (2000) Duraläsionen. In: Ganz H (Hrsg) HNO-Praxis, Bd. 20. Berlin, Heidelberg: Springer.

Probst R, Grevers G, Iro H (Hrsg) (2000) Hals-Nasen-Ohrenheilkunde. Stuttgart: Thieme.

Samii M, Tatagiba M (2002) Skull base trauma: diagnosis and management. Neurol Res 24: 147–56.

Schmelzle R (2000) Schädelbasischirurgie. Symposiumband 6. Jahrestagung der Deutschen Gesellschaft für Schädelbasischirurgie Hamburg, 1998. Damaskus: Al-Budoor Kunst Verlag.

Stoll W (1993) Operative Versorgung frontobasaler Verletzungen (incl. Orbita) durch den HNO-Chirurgen. Eur Arch Otorhinolaryngol (Suppl 1): 287.

Stoll W (2001) Vestibuläre Erkrankungen – eine interdisziplinäre Herausforderung. Stuttgart: Thieme.

Stoll W, Lübben B, Grenzebach U (2001) Erweiterte Indikation zur Optikusdekompression: Eine differenzierte Analyse visueller Funktionseinschränkungen – auch bei bewußtlosen Patienten. Laryngorhinootol 80: 78–84.

Wohlrab TM, Maas S, De Carpentier JP (2002) Surgical decompression in traumatic optic neuropathy. Acta Ophthalmol Scand 80: 287–93.

3.3 Grundzüge der Mund-Kiefer-Gesichts-Chirurgie

Johannes Kleinheinz, Ulrich Joos

Inhalt

Definition der Mund-Kiefer-Gesichts-Chirurgie

Die Mund-Kiefer-Gesichts-Chirurgie (MKG-Chirurgie) umfasst Prävention, Erkennung, konservative und chirurgische Behandlung sowie Rehabilitation von Erkrankungen, Verletzungen und Fehlbildungen, die von den Zähnen, den Alveolarfortsätzen, den Kiefer- und Gesichtsknochen und den sie umgebenden Weichgewebestrukturen (Haut, Schleimhaut, Drüsen, Muskeln, Nerven) ausgehen. Das Behandlungsspektrum beinhaltet sowohl die Infektionstherapie, die Traumatologie, die Onkologie, die chirurgische Kieferorthopädie, die Implantologie, die plastisch-rekonstruktive Chirurgie von Hart- und Weichgeweben der aufgeführten Bereiche sowie die allgemeine Schmerztherapie.

Für den Neurochirurgen ergeben sich speziell in drei Bereichen Schnittpunkte zum Gebiet der Mund-Kiefer-Gesichts-Chirurgie:

● Behandlungen von Mittelgesichts- und Oberkiefertumoren mit Beteiligung der Schädelbasis
● Verletzungen und Frakturen im Bereich des Mittelgesichtes und der Frontobasis
● kraniofaziale Fehlbildungen

Oberkiefertumoren

ICD-10: C05.0-9, C06.8+9

Definition

Maligne Tumoren des Oberkiefers entwickeln sich meist aus der oralen **Schleimhaut** oder aus den kleinen **Speicheldrüsen**, vorzugsweise im Gaumen. Histopathologisch überwiegen daher die Plattenepithelkarzinome und die adenoid-zystischen Karzinome. Richtet sich die Ausdehnung des Tumorwachstums nach kranial, so brechen diese Tumoren häufig in die höher gelegenen physiologischen Kavitäten der Nase und der Nasennebenhöhlen ein und können dort lange Zeit unerkannt und oftmals blande, ohne Symptomatik, wachsen und an Größe zunehmen. Nicht selten wird die Diagnose erst zu einem Zeitpunkt gestellt, wenn der Tumor bereits die Schädelbasis erreicht hat.

Historische Erstbeschreibung

Johann Friedrich **Dieffenbach** arbeitete seit ca. 1830 als Wundarzt in der Berliner Charité und veröffentlichte 1845 in einem Buch die Erfahrungen seiner Operationsmethoden im Oberkiefer. Der von ihm gewählte Zugangsweg wurde, ergänzt durch eine Modifikation von Karl Otto Weber, als Schnittführung nach Dieffenbach-Weber weltweit bekannt.

Leitsymptome

Häufig dominieren initial unspezifische Symptome wie Kopf- und Gesichtsschmerzen, rezidivierende Schwellungen des Gesichtes, Nasenatmungsbehinderung, Epistaxis sowie Geschmacks- und Geruchsbeeinträchtigung. Besser zuzuordnen sind dagegen Hinweise wie Bulbusverdrängung oder Exophthalmus, Augendrucksymptomatik, Exulzerationen oder exophytisch wachsenden Tumormassen (Abb. 3.3-1) und bei Knochendestruktionen pathologische Frakturen, Osteolysen, Zahnlockerungen und -verlust sowie Diplopie. Schädigungen der Hirnnerven

Abb. 3.3-1. Durch die Wange nach extraoral durchgebrochenes Plattenepithelkarzinom, ausgehend von der rechten Kieferhöhle. Die eingezeichnete Markierung verdeutlicht den Sicherheitsabstand für die geplante Resektion des Tumors.

Abb. 3.2-2. Magnetresonanztomographie des Kopfes zur Beurteilung der Tumorausdehnung. Auf der rechten Seite sind die Kieferhöhle, die Nasenhaupthöhle und die Siebbeinzellen komplett mit Tumormassen ausgefüllt. Nach kranial ist der Tumor bereits über den Orbitaboden in den Bulbus eingebrochen.

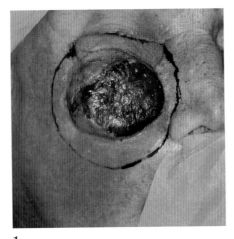
1

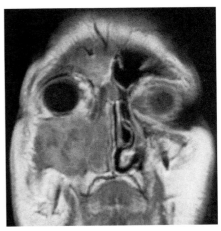
2

führen typischerweise zu Sensibilitätsstörungen, Augenmotilitätsstörungen und Visusverschlechterungen.

Dringlichkeit der Abklärung

Auch bei Oberkiefertumoren ist der Zeitpunkt der Diagnosestellung der wichtigste prognostische Parameter. Unklare Neoplasien und Schwellungszustände im Oberkiefer, Verlegungen der Nasennebenhöhlen und Verschattungen der physiologischen Kavitäten im Röntgenbild sollten daher so schnell wie möglich durch zielgerichtete Maßnahmen abgeklärt werden.

Differenzialdiagnose anhand der klinischen Symptome

Neben den Malignomen (Plattenepithelkarzinom, adenoid-zystisches Karzinom, Sarkome, Metastasen, Plasmozytom) kommt natürlich auch eine Reihe **benigner Tumoren** infrage, die eine ähnliche unspezifische Symptomkonstellation hervorrufen können (Hämangiome, Lymphangiome, Neurofibromatose, odontogene Tumoren).

Pathoanatomie

Ausgehend von der Mundschleimhaut des Oberkiefers, der Nasennebenhöhlenschleimhaut oder den kleinen Speicheldrüsen des Oberkiefers breiten sich die Tumoren schrankenlos nach allen Richtungen aus. Brechen sie in die Mundhöhle durch oder wachsen exophytisch in diese vor, kann der Destruktionsgrad relativ gering sein. Ein Vorwachsen in die Nasenhaupthöhle oder in die Nebenhöhlen (Abb. 3.3-2) führt zunächst ebenfalls nur zu einem geringen Gewebebefall, jedoch können bereits dabei lasttragende Knochenstrukturen betroffen sein (Kieferhöhlen- oder Orbitawandungen). Die Ausbreitung entlang der Gefäß-Nerven-Scheiden, wie beim adenoid-zystischen Karzinom, kann schnell Nervenschädigungen und eine weit fortschreitende Ausbreitung bis nach intrakraniell nach sich ziehen. Dadurch kann die Schädelbasis ohne größere knöcherne Destruktion überwunden werden.

Apparative Diagnostik

Orientierende Röntgennativaufnahmen (Orthopantomogramm, Nasennebenhöhlenaufnahmen) und Schädelübersichtsaufnahmen in zwei Ebenen geben bereits Hinweise auf Knochendestruktionen und Verschattungen der Nasenhaupt- und -nebenhöhlen. Für die exakte Lokalisation, Ausdehnung und die Lagebeziehung zu den Nachbarstrukturen ist eine **Computertomographie** unerlässlich.

Detailfragestellungen werden durch spezielle, meist bildgebende Verfahren abgeklärt. Dies sind z. B. die Klärung der Abgrenzung zur Dura (Magnetresonanztomographie) oder den großen Gefäßen (Angiographie oder Magnetresonanzangiographie), Ausbreitung in den Epi-, Oro- oder Hypopharynx (Panendoskopie), Befall von Knochenstrukturen (Szintigraphie), Befall zervikaler Lymphknoten (Sonographie), aber auch Beurteilung der Dignität an schlecht zugänglichen Stellen oder den Ausschluss von Rezidiven nach bereits erfolgter Radikaloperation (Positronemissionstomographie).

Schnittpunkte zu Nachbardisziplinen

Bei Beteiligung der Schädelbasis sowie intrakranieller Ausbreitung empfiehlt sich ein gemeinsames Vorgehen von MKG-Chirurgie, Neurochirurgie, HNO und Strahlentherapie. Hierbei sollten sowohl die unterschiedlichen Zugangswege als auch die apparativen und instrumentellen Spezialisierungen der einzelnen Disziplinen als Vorteil ausgenutzt werden. Einen Universalanspruch einer Disziplin auf die Therapie dieser Tumoren gibt es nicht.

Derzeit bestehen keine gesicherten Daten über die unterschiedlichen Strategien und daher auch keine einheitlichen Vorgaben für die Behandlung derartiger

Tumoren. Die Indikation zur Operation muss für jeden Fall neu interdisziplinär diskutiert werden. Für die Entscheidung bedeutend sind:

- Beurteilung einer operationsbedingten vitalen Gefährdung des Patienten
- Möglichkeiten der Rekonstruktion von Hart- und Weichgeweben
- erwartete Reduzierung der Lebensqualität

Heroische Tumorresektionen mit ausgedehnten Rekonstruktionen sind aus Patientensicht nicht immer die beste Lösung und bedeuten auch nicht automatisch eine längere Überlebenszeit. Die allgemeine Lebensqualität, und hierbei insbesondere der Erhalt von Sprech-, Kau- und Schluckfunktion, spielt für den Patienten eine weitaus größere Rolle als die unbedingte Tumorentfernung.

Grundzüge der operativen Behandlung

OPS-301: 5–020.X, 5–22X, 5–272

Tumoren an der Schädelbasis, im retromaxillären Raum, in der Orbita und den Nasennebenhöhlen erfordern oft besonders anspruchsvolle Zugänge (z. B. LeFort-I-Osteotomie, midfacial degloving, frontorbitale Kraniotomie, transnasaler Zugang). Das klassische Konzept der Tumorbehandlung mit En-bloc-Resektion und zirkulärem Sicherheitsabstand lässt sich anschließend aufgrund der engen Beziehung zu vitalen Strukturen nicht immer einhalten. In diesen Fällen ist eine **intraläsionale Ablation**, d. h. die Tumorentfernung über einen Zugang direkt durch den Tumor, das Mittel der Wahl (Joos et al. 1998; Metelmann 1998). Die Möglichkeiten der computergestützten Navigation haben die Sicherheit bezüglich einer kompletten Tumorentfernung deutlich erhöht.

Alternativen in Verfahren und Zugang, Komplikationen

Alternative **nichtoperative Behandlungsverfahren** (isolierte Radio- und /oder Chemotherapie) haben bisher nicht zu einer Verbesserung der Überlebensraten geführt und werden nur in Ergänzung zur operativen Therapie eingesetzt. Alternativen in den Zugangswegen gibt es wenige, da zumeist der sicherste, direkte und am wenigsten destruierende Zugang gewählt wird (Raveh et al. 1995). Intra- und postoperative **Komplikationen** können aus der engen Nachbarschaft zu lebensnotwendigen Strukturen entstehen. Aufsteigende Infektionen, Liquorfisteln, Nervschädigungen, Arrosionsblutungen, Thrombosen und intrakranielle Drucksteigerungen sind mögliche negative Folgen dieser Eingriffe.

Trauma

ICD-10: S02.X, S05.X, S06.X

Die Behandlung von Verletzungen im Mund-Kiefer-Gesichts-Bereich erschöpft sich keinesfalls in der chirurgischen Versorgung von Weichteil- und Knochenverletzungen. Selbst bei isolierten, scheinbar problemlosen Kiefer-Gesichts-Verletzungen können andere Organe mitbetroffen sein, z. B. Zentralnervensystem, Augen, Halswirbelsäule oder Halsweichteile. Daher ist bei diesen Patienten ebenso wie bei der Versorgung Polytraumatisierter zu berücksichtigen, dass die Behandlung im Rahmen einer Gesamtbehandlung durchzuführen ist und sich in den allgemeinen Therapieplan einfügt.

Definition

Von besonderer Bedeutung sind die **Mittelgesichtsfrakturen**, die von den Zähnen des Oberkiefers bis zum kranialen Orbitarand und zur Nasenwurzel reichen können. Sie umfassen den Oberkiefer, die Siebbeine, die Jochbeine, das Nasenbein, die Tränenbeine, die Keilbeine und den Vomer. Die knöchernen Elemente bilden eine architektonische Einheit aus morphologisch und funktionell ungleichen Teilen, die für die Widerstandskraft und den wahrscheinlichen Bruchlinienverlauf bestimmend sind. Dadurch wird eine Klassifizierung nach immer wiederkehrenden Bruchlinien möglich. Man unterscheidet zentrale und laterale Mittelgesichtsfraktu-

ren (Abb. 3.3-3) sowie Kombinationen mit fronto- oder laterobasaler Beteiligung.

- Die **zentralen Mittelgesichtsfrakturen** werden in Oberkieferalveolarfortsatz-, LeFort-I-, LeFort-II- und Nasenskelettfrakturen unterteilt.
- Die **lateralen Mittelgesichtsfrakturen** umfassen die Frakturen von Jochbein, Jochbogen und Orbitarahmen.
- **Kombinierte Mittelgesichtsfrakturen** beinhalten zentrale und laterale Frakturverläufe sowie Frakturen in der LeFort-III-Ebene.

Historische Erstbeschreibung

Um die Systematik der Oberkiefer- und Mittelgesichtsfrakturen haben sich zwei französische Chirurgen besonders verdient gemacht. Alphonse **Guérin** (1866) beschrieb in Paris die seinen Namen tragende Fraktur der Maxilla ohne Dislokation. Der Chirurg René **LeFort** (1901) ergänzte in Lille die Einteilung um die kranialer gelegenen Ebenen und definierte als Erster jene typischen Frakturlinien, die auch heute noch mit seinem Namen verknüpft sind und weltweit zur Beschreibung dieser Frakturarten benützt werden.

Leitsymptome

Bei der extraoralen Inspektion weisen Schwellungen und Hämatome (Monokel- oder Brillenhämatome, Hyposphagma) sowie Blutungen aus Mund und Nase auf Mittelgesichtsfrakturen hin (Abb. 3.3-4). Durch den Muskelzug der Mm. pterygoidei nach kaudodorsal entsteht ein verlängertes und abgeflachtes Mittelgesicht, parallel dazu kommt es zu Okklusionsstörungen (Pseudoprogenie und offener Biss). Eine abnorme Beweglichkeit des Oberkiefers lässt sich am Nasengerüst oder an der Nasenwurzel feststellen. Bei Beteiligung des Orbitarahmens können Augenmotilitätsstörungen, Diplopie oder ein Telekanthus auftreten. Bei Frakturen in der LeFort-III-Ebene muss mit einer Rhinoliquorrhoe gerechnet werden (David u. Simpson 1995; Hausamen et al. 1995).

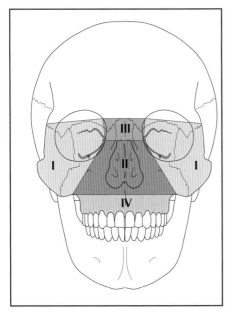

Abb. 3.3-3. Einteilung der Mittelgesichtsfrakturen (mod. nach Horch 1997):
I = laterale Mittelgesichtsfrakturen;
II – IV = zentrale Mittelgesichtsfrakturen;
II = nasoethmoidal;
III = frontobasal;
IV = alveolär.

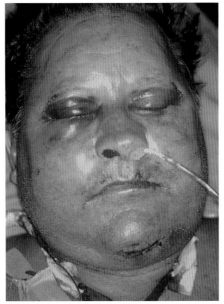

Abb. 3.3-4. Patient mit kombinierten Mittelgesichts- und Unterkieferfrakturen. Aufgrund der instabilen Atemwege, der verlegten Nasenhöhle und der Notwendigkeit einer temporären intermaxillären Verschnürung wurde der Patient initial tracheotomiert. Deutlich erkennbar das Brillenhämatom, die Gesichtsschwellung und die austamponierten Nasenhöhlen.

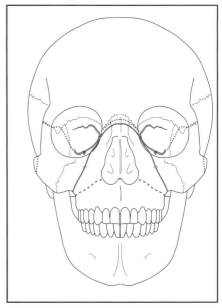

Abb. 3.3-5. Darstellung der Frakturverläufe in den unterschiedlichen LeFort-Ebenen (mod. nach Horch 1997).
- - - - = LeFort I;
—— = LeFort II;
.... = LeFort III.

Dringlichkeit der Abklärung

Die Gefahr starker Blutungen aus Ästen oder dem Stamm der A. maxillaris, die Aspirationsgefahr sowie die durch das Zurücksinken des Mittelgesichtes ermöglichte Verlegung der Atemwege machen eine sofortige Abklärung dringend erforderlich.

Pathoanatomie

Die Frakturlinie beim Abbruch des zahntragenden Anteiles des Oberkiefers oberhalb des harten Gaumens (**LeFort I**) verläuft von der Apertura piriformis oberhalb der Spina nasalis anterior durch die faziale Kieferhöhlenwand, die Crista zygomaticoalveolaris, durch das Tuber maxillae auf die Hinterfläche der Kieferhöhle, trennt dann die kaudale Spitze des Processus pterygoideus ab, biegt nach vorn zur Nasenhöhle um, durchzieht die laterale Nasenwand in ihrem basalen Anteil und erreicht von dort wieder die Apertura piriformis.

Bei der **LeFort-II-Fraktur** brechen Maxilla, Nasenskelett und Siebbeine, ferner Tränen- und Keilbein wie eine Pyramide aus der mittleren Etage des Gesichtes heraus. Führt die Frakturlinie über die Nasenwurzel, ist eine Beteiligung der Lamina cribrosa möglich. Die Linie verläuft ober- oder innerhalb der Nasenbeine und der medialen Orbitawand, entlang der Fissura orbitalis inferior, durch das Foramen infraorbitale, entlang der oberen lateralen Kieferhöhlenwand und durchtrennt den Processus pterygoideus im mittleren Drittel.

Die Frakturlinie der **LeFort-III-Ebene** verläuft durch die frontonasale und frontomaxilläre Sutur, über das Tränenbein und die mediale Orbitawand unter Umgehung des Foramen opticum zum hinteren Anteil der Orbitafissur. Hier teilt sich die Linie auf: Ein Verlauf führt durch die Flügelgaumengrube zur Basis des Processus pterygoideus, der an dieser Stelle durchtrennt wird; der andere führt vom vorderen Ende der unteren Orbitafissur entlang der Sutura zygomaticosphenoidalis nach kranial, um in Höhe der Sutura zygomaticofrontalis den lateralen Orbitarand zu

durchtrennen. Der Abriss des gesamten Mittelgesichtes wird komplettiert durch eine Fraktur des Jochbogens und des knöchernen Nasenseptums (Abb. 3.3-5).

Laterale Mittelgesichtsfrakturen umfassen Anteile der knöchernen Orbita und des Jochbeines. Die typischen Frakturlinien bei der Jochbeinfraktur verlaufen durch die Sutura zygomaticofrontalis, den lateralen Orbitarand, den lateralen anterioren Orbitaboden, den Infraorbitalrand und die faziale Kieferhöhelnwand, die Crista zygomaticoalveolaris und die dorsale Kieferhöhlenwand.

Pathologie

Das Einreißen von Gefäßästen aus der A. maxillaris dorsal der Kieferhöhle kann zu massiven Blutungen aus Mund und Nase führen. Gefäßverletzungen durch Frakturen der Orbitawandungen ziehen typischerweise Monokel- und Brillenhämatome sowie ein Hyposphagma nach sich.

Der Muskelzug der Mm. pterygoidei führt zur dorsokaudalen Verlagerung des gesamten Mittelgesichtes, und somit entsteht der Eindruck eines verlängerten und abgeflachten Gesichtes. Zudem wird die Okklusion der Zähne erheblich gestört, und es kommt typischerweise zu einem frontal offenen Biss.

Eingeklemmte Nerven oder Muskeln können zu Augenmotilitätsstörungen und Diplopie führen, das Ausreißen des medialen Ligamentes führt zum Telekanthus.

Bei den LeFort-II- und -III-Frakturen kann es zur Mittbeteiligung der Dura und damit zur Liquorrhoe kommen.

Apparative Diagnostik

Der klinischen Diagnostik schließt sich zunächst eine konventionelle Röntgendiagnostik an. Die beste und wenig überlagerte Übersicht über das Mittelgesicht und seine oft feinen Strukturen erhält man durch eine **Nasennebenhöhlenaufnahme**. Orbitarahmen, Jochbeinkörper, Crista zygomaticoalveolaris, Orbitaboden, Kieferhöhlenwände und Nasenapertur lassen sich darauf gut darstellen und beurteilen. Weitere Projektionen umfassen die „Henkeltopfaufnahme" zur Beurteilung der Jochbögen, ein Orthopantomogramm zur Übersicht für Ober- und Unterkiefer sowie spezielle Schichtaufnahmen.

Schwere Verletzungsmuster, intubierte Patienten und akut lebensbedrohliche Zustände erlauben jedoch nicht immer die zum Teil zeitaufwändigen und speziellen Lagerungstechniken benötigenden Nativaufnahmen. In solchen Fällen zeigt sich die **Computertomographie** mit frei wählbaren Schichtebenen und der Möglichkeit der sekundären Rekonstruktion weit überlegen. Für spezielle Fragestellungen, insbesondere die orbitalen Weichgewebe betreffend, sollte auch frühzeitig an den Einsatz der Magnetresonanztomographie gedacht werden (Kleinheinz et al. 2000).

Schnittpunkte zu Nachbardisziplinen

Eine eng Zusammenarbeit mit den Fachgebieten der Anästhesie, Chirurgie, Neurochirurgie, Neurologie, Augen- und Hals-Nasen-Ohren-Heilkunde ist angezeigt, um nach Möglichkeit alle operativen Maßnahmen entweder in einer oder in zwei Sitzun-

gen durchführen zu können (Ellis 1993; Joos et al. 2001; Weingart et al. 1996). Auf jeden Fall ist zu fordern, dass bei möglicher Beteiligung der Kiefer oder des Mittelgesichtes ein MKG-Chirurg initial, wenn möglich, in den Schockraum zur Untersuchung und Therapieplanung hinzugezogen werden muss. Eine eventuelle Notfallversorgung (Bellocq-Tamponade, temporäre Aufhängung, Fixierung oder Verschnürung des Patienten zur Blutstillung und Stabilisierung der Atemwege) macht die primäre Anwesenheit dieser Disziplin sinnvoll.

Für die definitive Versorgung der knöchernen Verletzungen stellt sich oftmals die Frage der Zuständigkeit, da sowohl die MKG-Chirurgie als auch die HNO Anspruch auf deren Versorgung erheben (s. Kap. 3.2). Es waren allerdings zumeist die wissenschaftliche Erkenntnisse und die tägliche Routine der MKG-Chirurgen, die zu den entscheidenden Fortschritten auf dem Gebiet der Osteosynthese im kraniofazialen Bereich, insbesondere den Fragen der Biomechanik, der Materialkunde sowie der Knochenheilung und -regeneration, geführt haben.

Grundzüge der operativen Behandlung

OPS-301: 5–76, 5–77

Die Behandlungsstrategien haben sich in den letzten zwei Jahrzehnten wesentlich verändert (Ellis 1993). Galt bis dahin die Wiederherstellung der Okklusion als wichtigstes Ziel, so wird heute die anatomische exakte dreidimensionale Einstellung aller Fragmente und ihre stabile Fixierung an den nächst höheren, nichtfrakturierten Schädelstrukturen entlang des Trajektoriensystems des Mittelgesichtes gefordert (Joos et al. 2001; Weingart et al. 1996). Dieses Konzept der **primär definitiven Versorgung** zieht nicht nur eine ästhetisch verbesserte Rehabilitation nach sich, sondern verhindert schwerwiegende orbitale Funktionsstörungen, die in einem sekundären Korrektureingriff nur schwer zu beheben sind.

Aufgrund der gegenüber dem Unterkiefer deutlich schnelleren Heilung der Knochenstrukturen ist eine definitive Versorgung innerhalb der ersten 14 Tage

anzustreben, auch um die funktionell und ästhetisch signifikant schlechtere Sekundäroperation zu vermeiden. Die Verknöcherung im Mittelgesicht führt, anders als im Unterkiefer, sehr schnell zur Fixierung der Fragmente, die anschließend nur durch Osteotomien erneut zu mobilisieren und anatomisch korrekt einzustellen sind. Die sekundäre Mobilisation in Fehlstellung verheilter Fragmente kann zu unerwarteten Frakturverläufen und damit zu unerwünschten Verletzungen bereits abgeheilter Strukturen führen, z. B. der Dura. Kosmetische Verbesserungen sind nur mit großem Aufwand zu erzielen, in der Regel bleiben sichtbare Veränderungen zurück.

Die zur Verfügung stehenden Zugänge (Shumrick et al. 1992) erlauben es, das gesamte System der lasttragenden Pfeiler und Knochenrahmen des Mittelgesichtes unter dem Aspekt einer ästhetisch unauffälligen Narbenbildung einzusehen. Der früher übliche extraorale Fixierung über Bügel, Drähte, Schienen und Kopfgipsverbände (Georgiade u. Nash 1996) stehen heute die Möglichkeiten der **Plattenosteosynthese** in unterschiedlichen, den Knochenstärken angepassten Dimensionen und Stabilitäten gegenüber. Resorbierbare Fixierungsmaterialien (zumeist auf der Basis von Polylactid [PLA], Polyglycolid [PGA] oder Polydioxanon [PDS]) erlauben es heute bereits, auf einen zweiten Eingriff zur Metallentfernung verzichten zu können.

Aufgrund akut lebensbedrohlicher Gefahren (Blutung, Verlegung der Atemwege) und der Notwendigkeit, die Okklusion für einen längeren Zeitraum stabil einzustellen und zu fixieren, sollte die Indikation zur **nasalen Intubation** großzügig gestellt werden. Bei bestehenden Nasengerüstfrakturen lässt sich diese Forderung jedoch nicht immer umsetzen. In solchen Fällen sollte die Indikation zur **Tracheotomie** rechtzeitig gestellt werden.

Alternativen in Verfahren und Zugang, Komplikationen

Im Zuge notfallmäßiger Erstversorgungen oder die operativen Primärmaßnahmen einschränkender Zusatzverletzungen (intrakranielle Verletzungen, Wirbelsäulenverletzungen etc.) kann eine **konservative Versorgung** notwendig werden. Hierbei werden die Fragmente und die Okklusion über die oben genannten extraoralen Schienungen, Bügel und Verbände temporär ruhiggestellt und fixiert.

Kraniofaziale Fehlbildungs-syndrome

ICD-10: K07.X, Q18.X

Definition

Prämature Nahtsynostosen können mit multiplen weiteren Fehlbildungen kombiniert sein. Besonders bedeutsam sind die kraniofazialen Fehlbildungssyndrome, die eine Kraniosynostose, eine Gesichtsfehlbildung und Extremitätenfehlbildungen miteinander verbinden. Aus der Vielzahl solcher Syndrome seien die häufigsten erwähnt: die Crouzon-Erkrankung (1912) (Dysostosis craniofacialis), das Apert- (1906), das Pfeiffer- und das Saethre-Chotzen-Syndrom (1932) (Akrozephalosyndaktyliesyndrome) sowie das Binder-Syndrom (maxillonasale Dysplasie).

Historische Erstbeschreibung

Die Erstbeschreibungen geht auf die in den Syndromnamen eponymisierten Autoren zurück, die zumeist im späten 19. oder frühen 20. Jahrhundert ihre Beschreibungen vorlegten. Eine erste Klassifikation der Kraniosynostosen findet sich bei Rudolf **Virchow** (1851/52), der erstmals dei diesbezüglich unterschiedlichen Schädelformen systematisch beschrieb.

Leitsymptome

Die Symptomatik der kraniofazialen Fehlbildungssyndrome ist vielschichtig und wird durch die Anzahl der betroffenen Schädelnähte und die zusätzlichen Fehlbil-

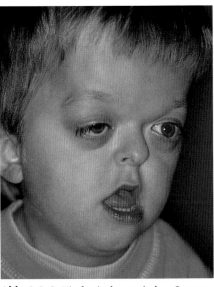

Abb. 3.3-6. Kind mir den typischen Symptomen eines Apert-Syndroms: Exophthalmus, Mittelgesichtshypoplasie, offener Biss, tiefliegender Ohransatz, veränderte Schädelform.

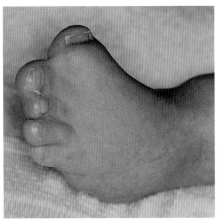

Abb. 3.3-7. Typische Nichttrennung der Zehenanlagen und kutane Verwachsung (Syndaktylie) bei einem Kind mit Apert-Syndrom.

dungen bestimmt. Bei der Inspektion des Schädels fallen die ungewöhnlichen Kopfformen (Trigonozephalus, Plagiozephalus, Oxyzephalus, Brachyzephalus, Skaphozephalus), die Mittelgesichtshypoplasie, der Hypertelorismus, der Exophthalmus, weitere Gesichtsdysmorphien (Abb. 3.3-6) sowie die Fehlbildungen an den Extremitäten auf (Abb. 3.3-7). Funktionelle Untersuchungen können Hinweise auf einen erhöhten intrakraniellen Druck, auf zerebrale Funktionsstörungen und im weiteren Verlauf auf psychomotorische Entwicklungsstörungen geben. Die Röntgennativaufnahme des Schädels weist bei erhöhtem intrakraniellem Druck die typische Wolken- oder Wabenstruktur auf. **Differenzialdiagnose anhand der klinischen Symptome.** Die erwähnten Syndrome können anhand der Symptomenkonstellation relativ eindeutig von einander unterschieden werden.

Dringlichkeit der Abklärung

Die frühzeitige Diagnosestellung ist für den günstigsten Zeitpunkt des Therapiebeginns von entscheidender Bedeutung. Aufgrund der Möglichkeit des **intrakrani**ellen **Druckanstieges** ist eine sofortige Abklärung dringend erforderlich.

Pathophysiologie

Die Ursache der Entwicklungsstörung im Schädelbereich ist in einer Schädigung der Chondroblastenaktivität zu suchen. Molekularbiologische Erkenntnisse weisen darauf hin, dass eine Mutation des Fibroblastenwachstumsfaktor-Rezeptor-2-Gens (FGFR-2) als Ursache für eine Störung in der Entwicklung der primär knorplig angelegten Schädelbasis zugrunde liegt (Meyers et al. 1996). Die Störung der enchondralen Ossifikation in der Embryonalzeit führt dann zu schweren Fehlbildungen im Sinne eines Apert-Syndroms oder einer Crouzon-Erkrankung.

Pathoanatomie

Eine ungenügende Volumenzunahme der knorpligen Schädelbasis zieht ein reduziertes Wachstum des Chondrokraniums nach ventral nach sich, woraus sich die Dysmorphien der Schädelkalotte und des Gesichtsschädels herleiten.

Das ebenfalls knorplig angelegte primäre Wachstumszentrum der Nasenkapsel weist ebenfalls ein reduziertes Wachstumspotenzial auf, und somit vollzieht sich eine nur unvollständige anterokaudale Rotation des gesamten Mittelgesichtes.

Klinisch entstehen dadurch der Eindruck einer Mittelgesichtshypoplasie und die Bissrelation einer Pseudoprogenie.

Apparative Diagnostik

Für die Diagnosestellung von Bedeutung sind neben dem klinischen Eindruck die Erhebung der Familienanamnese, eine neuropädiatrische Untersuchung zur Beurteilung zerebraler Funktionsstörungen sowie die ophthalmologische Untersuchung zur frühzeitigen Erkennung von Hirndruckzeichen.

Ein zentraler Punkt der Diagnostik ist und bleibt die radiologische Untersuchung. Bereits auf nativen Übersichtsaufnahmen fallen die verstärkte Wolkenzeichnung der Kalotte und erweiterte Emissarien auf. Ergänzt werden diese Befunde durch eine Computertomographie sowie deren dreidimensionale Rekonstruktionen, anhand derer die Nahtsynostosen und die Schädeldeformierungen nicht nur eindeutig erkannt, sondern auch vermessen werden können (Kleinheinz et al. 2000).

Schnittpunkte zu Nachbardisziplinen

Bei der Behandlung komplexer kraniofazialer Fehlbildungen sind im Laufe der zum Teil lang andauernden Therapie nahezu alle medizinischen Fachdisziplinen, die sich mit dem Kopf beschäftigen, beteiligt. Entscheidend ist die frühzeitige Erstellung eines interdisziplinären Therapiekonzeptes, in dem vor allem die zeitliche Reihenfolge der Therapien einzelner Disziplinen nach Dringlichkeit, aber auch nach dem optimalen Zeitpunkt innerhalb des Wachstums abgestimmt werden muss.

Grundzüge der operativen Behandlung

OPS-301: 5–76, 5–77

Die operative Behandlung erfolgt in mehreren Abschnitten (Weingart et al. 1996) und beginnt bereits im 1. Lebensjahr. Ziel der ersten Operation ist es, das intrakranielle Volumen zu vermehren und

somit den erhöhten intrakraniellen Druck zu normalisieren. **Nahtorientierte Osteotomien** ermöglichen es, eine Vielzahl der veränderten Suturen und damit zumindest zeitweise das pathologische Wachstum zu unterbrechen. Dies kann durch ein radikalosteoklastisches Verfahren (Powiertowski u. Matlosz 1970) erreicht werden, bei dem ein Großteil der Kalotte entfernt wird. Aufgrund des abnehmenden Wachstumspotenzials des Gehirns in der postnatalen Phase muss diese Operation innerhalb der ersten 6 Lebensmonate durchgeführt werden, da es ansonsten nicht zu einer gesicherten Regeneration der knöchernen Anteile kommt.

Ein weiteres Standardverfahren stellt das **frontoorbitale Advancement** dar (Marchac u. Renier 1982; Mühling et al. 1989, 1995). Bei dieser Operation wird die gesamte Frontoorbitalregion osteotomiert, entnommen, ausgeformt, replantiert und mit Platten fixiert. Sie kann zusätzlich mit linearen Kraniektomien kombiniert werden.

Zur Korrektur der ausgeprägten Mittelgesichtshypoplasie wird im Alter von 7 bis 10 Jahren eine **LeFort-III-Osteotomie** durchgeführt und das gesamte Mittelgesicht nach vorn verlagert. Dies kann bei kleineren Distanzen in einem Schritt, bei größeren Entfernungen durch eine Distraktionsosteogenese erreicht werden (Joos 1995, 1998; Marchac u. Renier 1982, 1987; McCarthy et al. 1995). Persistierende Okklusionsstörungen, und hierbei insbesondere die frontal offenen Bisse, die nicht durch kieferorthopädische Maßnahmen kompensiert werden können, müssen im Verlauf durch weitere Osteotomien in der LeFort-I-Ebene oder durch entsprechende Osteotomien im Unterkiefer ausgeglichen werden.

Alternativen in Verfahren und Zugang, Komplikationen

Zusätzliche Maßnahmen werden erforderlich, wenn neben den sagittalen Dysmorphien noch ausgeprägte transversale Verschiebungen bestehen. So finden sich häufig Kombinationen mit Hypertelorismus oder ausgeprägtem Exophthalmus. In diesen Fällen muss eine anteriore und/

oder mediale Verlagerung der knöchernen Orbitae durchgeführt werden.

Literatur

Apert E (1906) De l'acrocéphalosyndactylie. Bul Soc Méd Hôp (Paris) 23: 1310–21.

Chotzen F (1932) Eine eigenartige familiäre Entwicklungsstörung (Akrocephalosyndaktylie, Dysostosis craniofazialis und Hypertelorismus). Monatsschr Kinderheilkd 55: 97–105.

Cohen MM (1975) An etiologic and nosologic overview of craniosynostosis syndromes. Birth Defects 11: 137–89.

Crouzon O (1912) Dysostose crânio-faciale héréditaire. Bull Soc Méd Hôp (Paris) 33: 545–53.

David DJ, Simpson DA (eds) (1995) Craniomaxillofacial Trauma. London: Churchill Livingstone.

Ellis E (1993) Sequencing treatment of naso-orbito-ethmoidal fractures. J Oral Maxillofac Surg 51: 543–58.

Georgiade N, Nash T (1996) An external cranial fixation apparature for severe maxillofacial injuries. Plast Reconstr Surg 38: 142–6.

Guérin A (1866) Les fractures du maxillaire supérieur. Arch Gén Méd 6: 5–13.

Hausamen JE, Machtens E, Reuther J (Hrsg) (1995) Kirschnersche allgemeine und spezielle Operationslehre, Bd. II: Mund-, Kiefer- und Gesichtschirurgie. Berlin, Heidelberg: Springer.

Horch HH (Hrsg) (1997) Mund-Kiefer-Gesichtschirurgie I. 3. Aufl. München: Urban & Schwarzenberg.

Joos U (1995) Die Behandlung kranio-fazialer Anomalien. Dtsch Z Mund Kiefer Gesichts Chir 119: 165–73.

Joos U (1998) Functional treatment of craniosynostosis during childhood. Brit J Oral Maxillofac Surg 36: 91–8.

Joos U, Mann W, Gilsbach J (1998) Microsurgical treatment of midfacial tumors involving the skull base. J Cranio Maxillofac Surg 26: 226–34.

Joos U, Piffko J, Meyer U (2001) Behandlung von frontobasalen Traumen und Polytraumen. MundKieferGesichtsChir 5: 86–93.

Kleinheinz J, Stamm T, Meier N, Wiesmann HP, Joos U (2000) 3D-MRI of the orbit in craniofacial malformations and trauma. Int J Adult Orthodont Orthognat Surg 15: 64–8.

LeFort RL (1901) Etude expérimentale sur les fractures de la mâchoire supérieure. Rev Chir 23: 208–227, 360–79, 479–507.

Marchac D, Renier D (1982) Craniofacial Surgery for Craniosynostosis, Vol 1. Boston: Little, Brown & Co.

Marchac D, Renier D (1995) Faciocraniosynostosis: from infancy to adulthood. Scand J Plast Reconstr Hand Surg (Suppl) 27: 1–10.

McCarthy JG, Glasberg SB, Cutting CB et al. (1995) Twenty-year experience with early surgery for craniosynostosis: II. The craniofacial synostosis syndromes and pansynostosis – results and unsolved problems. Plast Reconstr Surg 96: 284–95.

Metelmann HR (1998) Tumoren im Kopf-Halsbereich. In: Horch HH (Hrsg) Mund-Kiefer-Gesichtschirurgie II. München: Urban & Schwarzenberg; 249–328.

Meyers GA, Day D, Goldberg DE (1996) FGFR2 exon IIIa and IIIc mutations in Crouzon, Jackson-Weiss, and Pfeiffer syndromes: evidence for missense changes, insertions, and a deletion due to alternative RNA splicing. Am J Hum Genet 58: 491–8.

Mühling J, Zöller J (1995) Die Chirurgie kraniofazialer Fehlbildungen. Fortschr Kiefer Gesichtschir 40: 72–7.

Mühling J, Collmann H, Reuter J, Sörensen N (1989) Functional and anatomic aspects of the orbitotomy in craniofacial surgery. Neurosurg Rev 12: 21–3.

Powiertowski H, Matlosz Z (1970) Effets du traitement de la crâniosténose par résection de la voûte du crâne. Ann Chir 24: 1175–80.

Raveh J, Turk JB, Lädrach K (1995) Extended anterior subcranial approach for skull base tumors: long-term results. J Neurosurg 82: 1002–10.

Shumrick KA, Kersten RC, Kulwin DR et al. (1992) Extended access/internal approaches for the management of facial trauma. Arch Otolaryngol Head Neck Surg 118: 1105–12.

Spiessl B, Schroll K (1972) Gesichtsschädel. In: Nigst H (Hrsg) Spezielle Frakturen- und Luxationslehre, Bd I/1. Stuttgart : Thieme

Tessier P (1967) Ostéotomies totales de la face. Syndrome de Crouzon, Syndrome d' Apert. Oxycéphalies. Scaphocéphalies. Ann Chir Plast 12: 273–85.

Virchow R (1851/52) Über den Cretinismus, namentlich in Franken und über pathologische Schädelformen. Verh Phys Med Ges (Würzburg) 2: 230–4.

Warren JC (1839) Praktische Bemerkungen über die Diagnose und Kur der Geschwülste (Bressler H, Übersetzung), Berlin.

Weingart D, Kleinheinz J (1996) Evolving concepts in craniofacial surgery. Curr Opin Otolaryngol Head Neck Surg 4: 241–3.

Weingart D, Joos U, Moskopp D, Horch C (1996) Simultane Therapie von schweren Mittelgesichtsfrakturen und Frontobasisfrakturen. In: Hausamen JE, Schmelzeisen R (Hrsg) Traumatologie der Schädelbasis. Hamburg: Einhorn; 132–4.

3.4 Schnittstellen zwischen Neurologie und Neurochirurgie

M. Florian Bethke, Peter Lüdemann, E. Bernd Ringelstein

Inhalt

Im Folgenden werden häufige Berührungspunkte aus der täglichen klinischen Arbeit zwischen den Fächern Neurologie und Neurochirurgie aus neurologischer Sicht dargestellt. Dabei wird weniger Wert auf Details und mehr Wert auf eine problemorientierten Bearbeitung der Themen gelegt.

Leitsymptome und Krankheitsbilder

Akut bewusstseinsgestörte Patienten

ICD-10: R40.2

Der (sub-)akut bewusstseinsgestörte Patient wird mitunter primär dem Neurochirurgen vorgestellt, wenn der Notarzt den Verdacht auf eine intrakranielle Blutung hat. Spätestens wenn das Notfall-CT des Kopfes eine Blutung ausschließt, wird der Neurologe hinzugerufen, um die Dif-

ferenzialdiagnose zu klären und ggf. die Therapie zu übernehmen.

Die Differenzialdiagnosen (DD) einer nichttraumatischen akuten oder subakuten Bewusstseinsstörung mit erhaltener Herz-Kreislauf-Funktion sind in Tabelle 3.4-1 zusammengefasst. Sie können durch anamnestische Angaben und klinische Befunde nach mehreren Kriterien eingegrenzt werden (Abb. 3.4-1).

Die Differenzialdiagnose intrazerebrale Blutung (ICB) versus Basilarisembolie kann durch CT bzw. CT-Angiographie geklärt werden. Intoxikationen und metabolische Komata werden laboranalytisch diagnostiziert (s. unten). Die anamnestischen und klinischen Charakteristika der neurologischen Differenzialursachen des Komas sind in Tab. 3.4-2 zusammengestellt.

Zur **Diagnostik** werden folgende Untersuchungen durchgeführt:
- immer: Labor (ggf. mit Drogen-Screening), CT
- fakultativ: CT-Angiographie (Aneurysmasuche, A.-basilaris-Verschluss), EEG, Liquoruntersuchung (auf Blut bzw. Meningitiszeichen), Doppler-Sonographie

Tab. 3.4-1. Differenzialdiagnose nichttraumatischer (sub-)akuter Bewusstseinsstörungen mit erhaltener Herz-Kreislauf-Funktion

- intrazerebrale Blutung (ICB)
- Subarachnoidalblutung (SAB)
- intrakranielle Raumforderung und Hydrozephalus
- Embolie oder Thrombose der A. basilaris
- epileptischer Anfall oder nichtkonvulsiver Status epilepticus
- Intoxikation
- metabolisches Koma
- perakute Meningoenzephalitis
- psychogener Stupor oder Katatonie

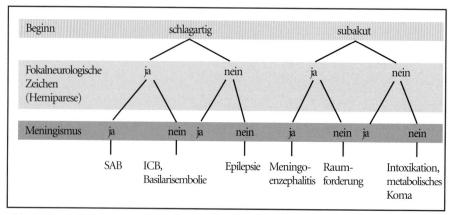

Abb. 3.4-1. Differenzialdiagnostische Entscheidungshilfen bei akut bewusstseinsgestörten Patienten. Der psychogene Stupor kann schlagartig oder subakut, mit oder ohne vermeintliche fokalneurologische Zeichen und mit oder ohne Nackensteifigkeit auftreten.

Tab. 3.4-2. Anamnestische und klinische Charakteristika (sub-)akuter Bewusstseinsstörungen

Entität	Anamnese	Befund
A.-basilaris-Embolie	häufig Doppelbilder, ein- oder beidseitige Hemianopsien, flüchtige Paresen (Seiten wechselnd), (Dreh-)Schwindel, Sensibilitäts- oder Bewusstseinsstörungen	fakultativ Atem- und Kreislaufinsuffizienz, Anisokorie, Hemi- oder Tetraparese, Hemianopsie, Dysarthrie
Nichtkonvulsiver Status epilepticus	eventuell bekannte Epilepsie oder Beginn mit typischem epileptischen Anfall, akute (fokale) Hirnschädigung	fakultativ Blickdeviation zur Gegenseite des epileptischen Fokus, eventuell positive Pyramidenbahnzeichen, mitunter intermittierend Myoklonien
Intoxikation	Drogen- oder Medikamentenabhängigkeit, Suizidalität, Gefahrstoffexposition	je nach Substanz (z. B. Miosis bei Opioiden, trockene warme Haut und Mydriasis bei trizyklischen Antidepressiva), normalerweise keine fokalneurologischen Zeichen
Metabolisches Koma (Coma diabeticum, hypoglykämischer Schock, hepatisches Koma)	metabolische Vorerkrankung	je nach Art der Ursache (z. B. Asterixis = „Flapping tremor" bei hepathischer Enzephalopathie, Kaltschweißigkeit und ggf. epileptische Anfälle im hypoglykämischen Schock)
Meningoenzephalitis	subakuter Beginn, Kopfschmerzen, Krankheitsgefühl, Wesensveränderung	Meningismus, Fieber, eventuell fokalneurologische Ausfälle, epileptische Anfälle, psychische Alteration

Die **Therapie** der operativ nicht besserbaren Komazustände ist in Tabelle 3.4-3 zusammengefasst.

Zervikale Myelopathie versus amyotrophische Lateralsklerose

ICD-10: G95.9, G12.2

Eine zervikale Myelopathie kann mitunter weder klinisch noch anhand von Zusatzuntersuchungen von einer amyotrophischen Lateralsklerose (ALS) differenziert werden, speziell dann, wenn zusätzlich noch eine Polyneuropathie vorhanden ist. Es ergibt sich dann die Frage, ob eine nachgewiesene zervikale Spinalkanalstenose operiert werden soll, ob eine medikamentöse Therapie der vermuteten ALS begonnen werden soll und ob der Patient mit der Diagnose einer unheilbaren und relativ rasch zum Tode führenden Krankheit wie der ALS konfrontiert werden soll, wenn noch eine Differenzialdiagnose im Raum steht.

Die **ALS** ist eine kombinierte Systemdegeneration des 1. und 2. Motoneurons. Sie beginnt meist nach dem 50. Lebensjahr, entweder mit einer distalen Parese ohne Sensibilitätsstörungen (**peronealer Typ**) oder mit einer Bulbärparalyse mit Dysarthrie und Schluckstörungen (**bulbäre Form**). Die Krankheit schreitet meist rasch voran und führt nach durchschnittlich 3 bis 5 Jahren zum Tode.

Die typischen klinischen Befunde sind das Nebeneinander von Pyramidenbahnsymptomen (gesteigerte Reflexe, positive Pyramidenbahnzeichen) und peripheren Lähmungen (Muskalatrophien mit Faszikulationen) ohne Schmerzen und ohne Sensibilitätsstörungen. Typisch sind auch bulbäre, kloßige Sprache und Zungenatrophie mit Faszikulieren.

Die Ursache der ALS ist ebenso wie eine kausale Therapie nicht bekannt. Durch den Einsatz von Riluzol (z. B. Rilutek®, 2 × 50 mg, Beginn möglichst sofort nach Diagnosestellung) kann die Lebenserwartung leicht verlängert werden. Ansonsten ist die Therapie symptomatisch (Krankengymnastik, Ergotherapie, Ernährung über perkutane endoskopische Gastrostomie, Sprachcomputer, Heimbeatmung).

Die **zervikale Myelopathie** ist durch eine Enge des zervikalen Spinalkanals infolge knöcherner, ligamentärer und Bandscheibenveränderungen bedingt, die einerseits zu einer Kompression des Myelons, andererseits zur Kompression von zervikalen Nervenwurzeln führt (Abb. 3.4-2). Daraus ergibt sich klinisch ein Nebeneinander von spastischen Lähmungen an den Beinen mit gesteigerten Reflexen und positiven Pyramidenbahnzeichen einerseits und atrophischen, (multi-)segmentalen Paresen der Arme, zum Teil mit radikulären Schmerzen und Sensibilitätsstörungen andererseits. Darüber hinaus können Blasenentleerungsstörungen auftreten (initial hypotone/atone Blase mit Restharnbildung, typischerweise im Verlauf eine spastische Reflexblase).

Wenn die Sensibilitätsstörungen gering ausgeprägt sind und vor allem wenn zusätzlich eine Polyneuropathie vorliegt, die zu atrophen Paresen und Denervierungszeichen im EMG auch an den Beinen führt, lässt sich die Differenzialdiagnose

Tab. 3.4-3. Therapie der operativ nicht besserbaren Komazustände

Entität	Maßnahme
A.-basilaris-Embolie	• intraarterielle Lyse (kein festes Zeitfenster hinsichtlich Initialsymptomatik; eventuell stabiles Koma maximal 3 h) • Ziel: Eröffnung des Gefäßes, z. B. mit rt-PA (Actilyse®) • Dosis bis 1 mg/kg KG, angiographische Kontrolle, anschließend Vollheparinisierung
Status epilepticus	Durchbrechen des Status mit: • 1. Wahl: Benzodiazepine, z. B. Diazepam (Valium®) 1–3 × 10 mg, Clonazepam (Rivotril®) 1–3 × 1 mg, Midazolam (Dormicum®) 1–3 × 5 mg, Lorazepam (Tavor®) 1–3 × 2 mg i.v. • 2. Wahl: a) Phenytoin (Phenhydan®) 750 mg über 1 h, dann 750 mg über 24 h i.v. (zentraler Zugang erforderlich) oder b) Valproat (Orfiril®, Ergenyl®) 3 × 300–900 mg i.v. • 3. Wahl: Barbituratnarkose (Thiopental (Trapanal®) 200 mg i.v, gefolgt von 3–5 mg/kg KG/h i.v.); s. Abschnitt „Epilepsie"
Intoxikation	• Stoffelimination: je nach Substanz Hautreinigung, Magenspülung, induziertes Erbrechen, Aktivkohle (30 g alle 2 h), forcierte Diurese • Antidot • symptomatische Therapie
Metabolisches Koma	• internistische Therapie der Grundkrankheit • symptomatische Therapie • ggf. Anfallsschutz • bei Coma hepaticum probatorische Gabe von Flumazenil (Anexate®) 1 Amp. (à 0,05 mg) i.v.
Meningoenzephalitis	• antibiotische Therapie: bei unbekanntem Erreger Cephalosporin der 3. Generation, z. B. Cefotaxim (Claforan®) 3 × 2 g, Ceftriaxon (Rocephin®) 1 × 2 g; bei abwehrgeschwächten Patienten zusätzlich Ampicillin (Binotal®) 6 × 2 g – 3 × 5 g bei nosokomialer Infektion zusätzlich Gentamicin (Refobacin®) 1 × 240 mg bei offenen Verletzungen Flucloxacillin (Staphylex®) 3–5 × 2 g) Anpassung jeweils nach Resistogramm • kurzfristig Steroide: 1 × 40 mg Dexamethason (Fortecortin®) i.v. für die ersten beiden Tage der Antibiotikatherapie • symptomatische Therapie, z. B. Analgetika • ggf. Anfallsschutz: z. B. Valproat (Ergenyl®, Orfiril®) 3 × 400 mg, Phenytoin (Phenhydan®) 3–4 × 100 mg, Carbamazepin (Tegretal ret.®) 2 × 200–400 mg, Oxcarbazepin (Trileptal®) 2 × 300–600 mg, Clonazepam (Rivotril®) 3–4 × 0,5 mg, Clobazam (Frisium®) 3 × 5–20 mg Die Auswahl des Präparats richtet sich nach der Verfügbarkeit, der Erfahrung des Arztes im Umgang mit dem Medikament sowie nach der Applikationsform

Tab. 3.4-4. Befunde in der Differenzialdiagnostik, die für das Vorliegen einer ALS sprechen (MEP: motorisch evozierte Potenziale; SEP: somatosensibel evozierte Potenziale)

• Faszikulieren oder Denervierungszeichen in der Zunge
• bulbäre Sprache, Schluckstörungen
• gesteigerter Masseterreflex, gesteigerte Armeigenreflexe
• Signalauffälligkeiten im Verlauf der Pyramidenbahn im MRT des Kopfes (T2-Hyperintensitäten)
• patholologisches MEP mit Amplitudenminderung, Dispersion sowie ggf. Verzögerung zentraler und peripherer Latenzen, gleichzeitig normale SEP
• fehlende Sensibilitätsstörung

Tab. 3.4-5. Befunde in der Differenzialdiagnostik, die für das Vorliegen einer zervikalen Myelopathie sprechen (EMG: Elektromyogramm; SEP: somatosensibel evozierte Potenziale)

• Pathologische Signale im MRT der Halswirbelsäule auf Höhe einer Spinalkanalstenose mit Myelonkompression
• Sensibilitätsstörungen (an den Armen radikulär, an den Beinen symmetrisch angeordnet)
• radikuläre Schmerzen an den Armen
• neurogene Blasenentleerungsstörung (spastische Reflexblase)
• streng radikuläre Verteilung peripherer Paresen und Denervierungszeichen im EMG an den Armen
• pathologische SEP (bei gleichzeitiger Polyneuropathie nicht verwertbar)

Abb. 3.4-2. MRT-Zeichen (T2-Wichtung) der „zervikalen Myelopathie„ infolge Degeneration (**a**) und Trauma (**b**):
a) Sagittales MRT eines 50-jährigen Patienten mit akutem C6-Syndrom und beginnender Myelopathie auf der Grundlage einer ventralen, extraduralen Raumforderung mit aufgebrauchtem Liquorreserveraum und erheblicher Verlagerung des Myelons, aber fehlendem intramedullärem Signal (Bandscheibenmassenvorfall HW 5/6, Besserung nach ventraler Mikrodiskektomie und Fusion mit Titan-Cage).
b) Sagittales MRT eines 24-jährigen Traumapatienten mit bleibender kompletter Querschnittslähmung kaudal von C6 mit intramedullärem Signal ohne wesentliche Dislokationszeichen im Segment HW6/7. (Die Bildgebung zu beiden neurochirurgischen Patienten des UKM stammt aus dem Institut für klinische Radiologie von Univ.-Prof. Dr. W. Heindel).

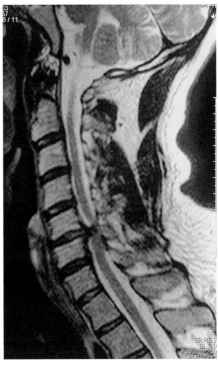

a

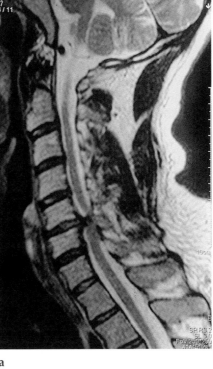

b

ALS praktisch nicht bei einer einmaligen Untersuchung klären. Wichtige Befunde, die für das Vorliegen einer ALS sprechen, sind in Tabelle 3.4-4 zusammengefasst. Befunde in der Differenzialdiagnostik, die für das Vorliegen einer zervikalen Myelopathie sprechen, finden sich in Tabelle 3.4-5.

Praktisches Prozedere. Der Neurologe wird zur Operation einer zervikalen Spinalkanalstenose raten, wenn zwei Voraussetzungen gegeben sind:

- Vorliegen behindernder Symptome, die durch konservative Therapie nicht behandelbar sind (spastische Gangstörung, Blasenentleerungsstörung, atrophe Paresen der oberen Extremitäten)
- Nachweis von Befunden, die das Vorliegen einer zervikalen Myelopathie beweisen (Rückenmarkkompression mit Myelomalazie im MRT der Halswirbelsäule, pathologische sensibel evozierte Potenziale ohne Nachweis einer Polyneuropathie oder anderen Myelopathie)

Die Entscheidung zur Operation wird sehr schwierig, wenn kein Befund vorliegt, der eine zervikale Myelopathie beweist, gleichzeitig aber eine zervikale Spinalkanalstenose nachgewiesen ist und kein suprazervikales Symptom (bulbäres Sprechen,

Schluckstörungen, Zungenfaszikulieren, Denervierungszeichen in Zunge oder M. masseter) vorliegt. In diesen Fällen ist eine zervikale Myelopathie sehr wahrscheinlich, eine ALS vom peripheren (peronealen) Typ aber nicht ausgeschlossen. Hier muss individuell eine interdisziplinäre Diskussion über Risiken und potenziellen Nutzen einer Operation geführt werden, in die auch der Patient einbezogen wird. Je nach Schwere der Symptome kann auch eine Verlaufsuntersuchung (etwa nach 3–6 Monaten) die Differenzialdiagnose eventuell klären.

Akuter Kopfschmerz: idiopathisch versus symptomatisch

ICD-10: R51, G43, G44, G44.2, G44.4

Bei Patienten, die sich mit akuten Kopfschmerzen in der Notaufnahme oder beim ärztlichen Notdienst vorstellen, erhebt sich oft die Frage, ob eine bildgebende Diagnostik in der Notfallsituation nötig ist. Meistens wird diese Frage an den Neurologen herangetragen, mitunter kann aber auch der Neurochirurg erster Ansprechpartner sein. In dieser Situation sollte man sich an folgende Grundregel halten:

Jeder erstmalig aufgetretene Kopfschmerz mit fokalneurologischen Zeichen muss sofort abgeklärt werden.

Dabei kommen als Kopfschmerzursachen in erster Linie die in den Tabellen 3.4-6a und b aufgeführten Erkrankungen (ohne Schädel-Hirn-Trauma) infrage.

Idiopathische bzw. primäre Kopfschmerzformen

Als „**Thunderclap headache**" wird eine seltene idiopathische Kopfschmerzform bezeichnet, die akut auftritt, mit stärksten holozephalen Kopfschmerzen ohne Meningismus oder fokalneurologische Ausfälle einhergeht und aufgrund der Anamnese den Verdacht auf eine abgelaufene Subarachnoidalblutung (SAB) lenkt. Die Patienten geben meist an, noch nie derartig starke Schmerzen gehabt zu haben. Zum Ausschluss einer SAB müssen ein CT und eine Liquorpunktion durchgeführt werden. Dieser „Donnerschlag-Kopfschmerz" klingt spontan oder unter Therapie mit Analgetika (z. B. Paracetamol 1 g i.v., Metamizol 1 g oral oder i.v., Tramadol 50 mg oral) innerhalb von Stunden bis Tagen ab.

Die **Migräne** (ICD-10: G43) tritt attackenartig mit einer Dauer von 6–72 h auf. Der Kopfschmerz ist meist einseitig temporofrontal lokalisiert, er kann zwischen den Attacken die Seite wechseln und kann bilateral auftreten. Der Schmerzcharakter ist typischerweise pulsierend mit Verstärkung bei körperlicher Belastung. Der Schmerzbeginn ist langsam, meist im Lauf des Tages. Die Schmerzintensität ist mittel bis stark. Typische vegetative Begleitsymptome sind Phono- und Photophobie, Nausea und Erbrechen. Die Patienten haben ein Ruhebedürfnis und ziehen sich zurück.

Bei der Migräne mit Aura gehen den Kopfschmerzen fokalneurologische Symptome voraus, meistens ein Flimmerskotom mit zackenartiger Begrenzung (sog. „Fortifikationen"). Aber auch sensible oder motorische Hemiparesen kontralateral zur später auftretenden Kopfschmerzlokalisation können als Aurasymptome auftreten.

Sonderformen sind die Basilarismigräne mit okzipitalen Kopfschmerzen, starkem Schwindel, Ataxie und Dysarthrie, und die isolierte Migräneaura ohne nachfolgende Kopfschmerzen („migraine sans migraine").

Frauen sind häufiger als Männer betroffen (4:1), das typische Ersterkrankungsalter liegt zwischen 15 und 30 Jahren; viele Betroffene erkranken bereits im Kindesalter. Häufig liegt eine positive Familienanamnese vor. Die Prävalenz beträgt etwa 2.000:100.000 Einwohner.

Die **Therapie** der akuten Migräneattacke besteht entweder in der Gabe von Analgetika wie Paracetamol (1 g oral, rektal, i.v.), Acetylsalicylsäure (1 g oral, i.v.), nichtsteroidale antiinflammatorische Medikamente in vergleichbarer Dosis oder selektiven 5-HT$_{1d}$-Rezeptor-Agonisten („Triptanen"), z. B. Sumatriptan (Imigran®) 50 mg oral oder 6 mg s.c. Bei jeder oralen Therapie sollte zuvor ein Prokinetikum wie Metoclopramid verabreicht werden, um begleitende Übelkeit zu behandeln und die Resorption des Analgetikums zu verbessern. Standardtherapie im Notdienst ist 1 g Acetylsalicylsäure (z. B. Aspisol®) i.v. Cave: Verkennung einer intrakraniellen Blutung und Beeinträchtigung der Blutgerinnung!

Die 5-HT$_{1d}$-Rezeptor-Agonisten wirken so spezifisch bei Migräne (und Clusterkopfschmerz), dass sie in Zweifelsfällen auch zur Klärung der Diagnose ex juvantibus eingesetzt werden können. Wegen der potenziell vasospastischen Wirkung müssen Kontraindikationen wie koronare Herzkrankheit, anamnestischer Herzinfarkt, periphere arterielle Verschlusskrankheit und anamnestischer ischämischer Insult unbedingt beachtet werden.

Der **Spannungskopfschmerz** (ICD-10: G44.2) ist typischerweise bilateral holozephal lokalisiert und wird meist als drückend angegeben, mit einer Dauer von 30 min bis 7 Tagen. Dabei geben viele Patienten eine Ausstrahlung von okzipital nach frontal an, ein helmartiges Gefühl („als sei der Kopf in eine Schraubzwinge eingespannt") oder einen heftigen Druck von innen „als wolle der Kopf platzen". Der Schmerzbeginn ist langsam, oft wachen Patienten bereits mit Kopfschmerzen auf. Die Schmerzintensität reicht von leicht bis stark. Tritt der Schmerz an mehr als 15 Tagen im Monat auf, so wird er als chronischer Spannungskopfschmerz bezeichnet. Die Erkrankung kann in jedem Alter erstmals auftreten mit Schwerpunkt im jungen Erwachsenenalter und ohne eindeutige Geschlechtsspezifität. Fokalneurologische Zeichen treten nicht auf.

Die **Akuttherapie** besteht in der Gabe von schwach wirksamen Analgetika wie Paracetamol (1 g oral, rektal oder i.v.), Acetylsalicylsäure (1 g oral, i.v.), Metamizol (1 g oral, langsam i.v.) oder Flupirtin (Katadolon®, 100 mg oral oder rektal). Letzeres hat neben einer analgetischen auch eine muskelrelaxierende Wirkung. Nach Akuttherapie sollte immer eine längerfristige Behandlung zur Lockerung der perikraniellen Muskulatur durchgeführt werden mittels physikalischer Therapie (Fango, Massagen) und ggf. Muskelrelaxanzien (z. B. Tetrazepam für 1 bis 2 Wochen) oder eine Rezidivprophylaxe mit Amitriptylin (z. B. Saroten®) oder anderen trizyklischen Antidepressiva.

Der **Clusterkopfschmerz** (ICD-10: G44.0) ist ein attackenartig auftretender, streng einseitig lokalisierter Kopfschmerz, der 15–180 min dauert und in „Clustern" (engl. Anhäufung) von einmal alle 2 Tage bis zu achtmal täglich auftritt. Er wird meist temporal und retroorbital verspürt; der Charakter ist bohrend oder reißend. Die Intensität ist stark und wird oft als stärkster erlebter Schmerz angegeben. Der Beginn ist relativ rasch mit Crescendo-Decrescendo-Charakter der Attacke. Die meisten Attacken treten nachts zwischen Mitternacht und 3 Uhr auf. Die Patienten sind in der Attacke unruhig und laufen meist umher.

Typische vegetative Begleitsymptome, von denen mindestens eines vorhanden sein muss, sind ipsilaterale konjunktivale Injektion, Nasenkongestion, Augentränen, Nasenlaufen, ipsilaterales Schwitzen, Lidödem oder Horner-Syndrom. Das Erkrankungsalter ist das mittlere bis höhere Erwachsenenalter. Der Clusterkopfschmerz ist die einzige primäre Kopfschmerzform, bei der Männer häufiger betroffen sind als Frauen (4:1).

Es werden der episodische und der chronische Clusterkopfschmerz unterschieden. Eine Episode dauert meist einige Wochen bis Monate; der Abstand zwischen zwei Episoden beträgt Monate bis Jahre. Dauert die Phase des Clusterkopfschmerz über 1 Jahr, so liegt ein chronischer Clusterkopfschmerz vor.

Die **Therapie** einer Clusterkopfschmerzattacke besteht in der Inhalation von Sauerstoff (7 l O$_2$ über Maske für 15–20 min) oder in der Gabe von Sumatriptan (Imigran®, 6 mg s.c.). Auch Ergotamintartrat ist wirksam.

Medikamenteninduzierter Kopfschmerz

Der medikamenteninduzierte Kopfschmerz (ICD-10: G44.4) gehört nicht zu den primären Kopfschmerzen, sondern ist substanzvermittelt und damit sekundär. Er ist jedoch häufig mit den zuvor genannten Kopfschmerzformen – vor allem Spannungskopfschmerz und Migräne – vergesellschaftet und von erheblicher Bedeutung. Der Schmerzcharakter ist ähnlich dem Spannungskopfschmerz dumpfdrückend, er ist holozephal lokalisiert und chronisch. Er entwickelt sich langsam, meist aus einer der vorgenannten Schmerzformen heraus nach längerfristiger Analgetikatherapie. Zur Diagnosestellung eines medikamenteninduzierten Kopfschmerzes ist neben der genannten Symptomatik der Nachweis einer Analgetikaeinnahme an mehr als 15 Tagen pro Monat und von mehr als 100 Tabletten pro Monat für eine Dauer von mindestens 3 Monaten nötig.

Tab. 3.4-6a. Diagnostik bei perakut oder akut aufgetretenen Kopfschmerzen. LP: Liquorpunktion

Symptomatische Ursache	Klinische Begleitsymptome	Notfalldiagnostik
Subarachnoidalblutung (SAB)	• Meningismus • Vigilanzminderung • fokalneurologische Ausfälle	• CT zum Nachweis • ggf. LP zum Ausschluss • CT-Angiographie zur Aneurysmasuche • DSA zur Aneurysmasuche bei negativer CT-Angiographie
Intrazerebrale Blutung	• Hemiparese • ggf. Vigilanzminderung	CT, ggf. CT-Angiographie
Idiopathische Differenzial-diagnosen	**Klinische Symptomatik**	**Ausschlussdiagnostik**
„Thunderclap Headache"	–	• CT (Ausschluss SAB) *und* • LP (Ausschluß SAB)
Clusterkopfschmerz	• Horner-Syndrom • Lakrimation • Augen- und Gesichtsrötung ipsilateral	CT bzw. MRT zum Ausschluß von Sinusitis, retroorbitaler Raumforderung
Migräne	• Photo-/Phonophobie • Übelkeit und Erbrechen • ggf. Aura mit Flimmerskotom oder Hemiparese (sensibel/motorisch), Aphasie	CT bzw. MRT zum Ausschluss von Sinusthrombose, Angiom, Tumor, sofern noch nicht mindestens fünf gleichartige Episoden aufgetreten sind

Tab. 3.4-6b. Diagnostik bei subakuten oder chronischen Kopfschmerzen

Symptomatische Ursache	Klinische Begleitsymptome	Notfalldiagnostik
Subduralhämatom	ggf. Hemiparese	CT (eventuell mit Kontrastmittel)
Tumor	• fokalneurologische Ausfälle • ggf. epileptische Anfälle	CT mit Kontrastmittel
Hydrocephalus occlusus bzw. Pseudotumor cerebri	• Stauungspapille • Sehstörung	• CT • Liquorpunktion mit Druckmessung
Meningitis bzw. Enzephalitis	• Fieber • Meningismus • Vigilanzminderung • ggf. fokal-neurologische Ausfälle • eventuell epileptische Anfälle	• CT • Liquorpunktion • ggf. EEG
Sinusvenenthrombose	• fokalneurologische Ausfälle • epileptische Anfälle • ggf. Vigilanzminderung	• CT bzw. MRT • CT- bzw. MR-Angiographie • Liquorpunktion • EEG
Idiopathische Differenzialdiagnosen	**Klinische Symptomatik**	**Ausschlussdiagnostik**
Migräne	s. oben	s. oben
Spannungskopfschmerz	s. Text	keine
Medikamenteninduzierter Kopfschmerz	s. Text	keine

Die **Therapie** besteht in der Aufklärung des Patienten und im konsequenten Analgetikaentzug über mindestens 2 Wochen, der in einigen Fällen ambulant durchgeführt werden kann.

Wenn sich ein Patient akut mit nicht tolerierbaren Kopfschmerzen vorstellt, sollte er stationär aufgenommen und mit intensiver physikalischer Therapie und Muskelrelaxanzien (großzügig Tetrazepam o. Ä. für maximal 2 Wochen) behandelt werden; aus Gründen der Patientenführung kann initial eine einmalige i.v. Behandlung mit einem schwach wirksamen Analgetikum erfolgen, danach strikte Vermeidung von Analgetika. Auch während und nach einem Analgetikaentzug kommt eine Therapie mit Amitriptylin oder anderen trizyklischen Antidepressiva infrage.

Apparative Zusatzdiagnostik ist bei Auftreten von Kopfschmerzen der genannten Arten in der Notfallsituation nicht erforderlich, wenn die klinische Symptomatik sich eindeutig einer der genannten Kopfschmerzformen (Migräne, Clusterkopfschmerz, Spannungskopfschmerz, medikamenteninduzierter Kopfschmerz) zuordnen lässt und wenn bereits mindestens fünf derartiger Kopfschmerzattacken aufgetreten sind (Migräne, Clusterkopfschmerz; zehn Attacken bei Migräne mit Aura) oder wenn wegen gleichartiger Beschwerden bereits eine Abklärung erfolgt ist. Lediglich beim plötzlich auftretenden, stärksten Kopfschmerz („thunderclap headache") ist eine Ausschlussdiagnostik bezüglich einer SAB in der Notfallsituation indiziert (s. oben).

Besondere differenzialdiagnostische Schwierigkeiten ergeben sich bei chronischen **Subduralhämatomen**, vor allem wenn die Schmerzen beidseitig lokalisiert sind, keine fokalneurologischen Symptome hervorrufen und kein Trauma erinnerlich ist. Speziell wenn anamnestisch eine Gerinnungsstörung (Vitamin-K-Antagonisten, s. Kap. 6.2), Alkoholismus oder doch ein Trauma eruierbar ist, sollte die Indikation zum CT großzügig gestellt werden.

Aus forensischen Gründen wird man sich im Zweifelsfall immer zur Abklärung von Kopfschmerzen ungeklärter Ätiologie entscheiden.

Epilepsie

ICD-10: G40. Zu speziellen Definitionen s. auch Kap. 12.3.

Epilepsien sind Anfallskrankheiten mit paroxysmalen Spontanentladungen zentraler Neurone, die zu Anfällen verschiedener Erscheinungsbilder führen können.

Ein **epileptischer Anfall** (umgangssprachlich: Krampfanfall) ist ein anfallsartiges Ereignis, das auf den genannten Mechanismus zurückzuführen ist.

Von einer **(chronischen) Epilepsie** spricht man, wenn ein Mensch in seinem Leben mindestens zwei unprovozierte Anfälle erlebt hat. Ein Anfall ist dann unprovoziert, wenn sich keiner der unten angegebenen Provokationsfaktoren als Auslöser für den Anfall eruieren lässt.

Gelegenheitsanfälle sind Anfälle nach Provokationsfaktoren wie Schlafentzug, Alkohol-, Medikamenten- oder Drogeneinwirkung (mit der Folge der Senkung der Krampfschwelle), z. B. Neuroleptika, Theophyllin, Gyrasehemmer, Psychoanaleptika.

Man unterscheidet die Epilepsien nach:
- Art der Anfälle: Epilepsien mit fokalen oder generalisierten Anfällen
- Ätiologie: symptomatische, idiopathische oder kryptogene (s. unten) Epilepsien
- verschiedenen Epilepsiesyndromen: z. B. West-Syndrom, Lennox-Gastaut-Syndrom, Janz-Syndrom

Die **Anfallsarten** werden nach der Klassifikation der internationalen Liga gegen die Epilepsie wie folgt unterschieden:
- fokale (partielle) Anfälle:
  - einfach fokale Anfälle (ohne Störung des Bewusstseins, mit motorischen, sensiblen bzw. sensorischen, vegetativen oder psychischen Symptomen)
  - komplex fokale (komplex partielle) Anfälle (mit gestörtem Bewusstsein: 1. einfach fokaler Beginn mit nachfolgender Bewusstseinsstörung; 2. Bewusstseinsstörung von Beginn an)
  - fokale Anfälle mit Entwicklung zu sekundär generalisierten (generalisiert tonisch-klonisch, tonisch oder klonisch: 1. einfach fokale Anfälle mit sekundärer Generalisierung; 2. komplex fokale Anfälle mit sekundärere Generalisierung; 3. einfach fokale Anfälle, die sich über komplex fokale zu sekundär generalisierten Anfällen entwickeln)
- generalisierte Anfälle (konvulsiv oder nichtkonvulsiv): Absencen, myoklonische, klonische, tonische, tonisch-klonische oder atonische Anfälle

Besonderheiten

Eine **Aura**, die einem sekundär generalisierten Anfall vorausgeht, ist ein einfach fokaler Anfall. Tritt diese auf, ohne dass es zur sekundären Generalisierung kommt, spricht man von isolierter Aura.

Ein einfach fokaler (meist sensibler oder motorischer Anfall), der sich von einer Körperregion über die Körperhälfte ausbreitet, heißt **Jackson-Anfall**. Ihm liegt ein „March of convulsion" im kontralateralen sensiblen oder motorischen Kortex zugrunde. Er kann sich in einen komplex fokalen oder sekundär generalisierten Anfall ausweiten.

Ein **sekundär generalisierter Anfall** ist definitionsgemäß den fokalen Anfällen zuzuordnen, da er fokal beginnt.

Als **großer Anfall** wird im allgemeinen Sprachgebrauch ein tonisch-klonischer Anfall mit Sturz (Grand mal) bezeichnet, unabhängig davon, ob er primär oder sekundär generalisiert ist. Der Begriff ist daher unscharf und sollte vermieden werden.

Noch unschärfer ist der Begriff „**kleiner Anfall**", da hierunter sowohl die eigentlichen Petit-mal-Anfälle – primär generalisierte, meist altersgebundene Anfälle ohne tonisch-klonische Komponente – verstanden werden (z. B. Absence, Impulsiv-Petit-Mal, myoklonisch-astatischer Anfall, BNS-Krampf); andererseits werden auch einfach fokale und zum Teil komplex fokale Anfälle als kleine Anfälle bezeichnet. Die Vermischung fokaler und primär generalisierter Anfälle unter einem Begriff ist kontraproduktiv.

Primär generalisierte Anfälle sind meist Folge einer idiopathischen Epilepsieform, die oft genetische Faktoren aufweist und sich meist vor dem 20. Lebensjahr manifestiert.

Symptomatische Epilepsien gehen mit fokalen Anfällen einher und manifestieren sich meistens nach dem 20. Lebensjahr.

Als **kryptogen** oder idiopathisch wird eine Epilepsie mit vermuteter symptomatischer Ursache bezeichnet, deren Ursache sich jedoch nicht aufklären lässt bzw. verborgen bleibt.

Der neurochirurgische Patient mit epileptischen Anfällen leidet zumeist an einer symptomatischen fokalen Epilepsie mit einfach fokalen, komplex fokalen und/ oder sekundär generalisierten Anfällen oder an Gelegenheitsanfällen, jeweils infolge einer akuten oder chronischen fokalen Hirnerkrankung oder nach einer Hirnoperation.

> Cave: Jeder erstmalige epileptische Anfall nach dem 20. Lebensjahr ist verdächtig auf eine symptomatische Epilepsie und wird mittels MRT inkl. KM abgeklärt.

Das **EEG** ist die wichtigste technische Untersuchung bei Verdacht auf eine Epilepsie. Das Ruhe-EEG kann als indirekte Hinweise herdförmige Veränderungen der elektrischen Hirnaktivität aufweisen. Spikes, Spike-Wave-, Sharp-slow-Wave- oder Poly-Spike-Wave-Komplexe werden als **epilepsietypische** Muster gewertet. Der Nachweis solcher Elemente im EEG bei Patienten mit vermuteter Epilepsie ist praktisch beweisend für die Diagnose. Allerdings finden sich derartige Muster auch bei bis zu 2 % der Normalbevölkerung.

Da sich nicht immer epilepsietypische Muster im EEG nachweisen lassen, werden mitunter Provokationsfaktoren mit dem EEG kombiniert, z. B. Schlafentzug oder Photostimulation (Letztere vor allem bei Verdacht auf generalisierte Epilepsie). Ein unauffälliges EEG schließt eine Epilepsie nicht aus; ggf. muss ein Langzeit-EEG, eine Video-simultan-Doppelbildaufzeichnung oder ein Intensivmonitoring durchgeführt werden.

Bildgebende Verfahren dienen dem Nachweis morphologischer Veränderungen oder von Hirnarealen mit einer Stoffwechselstörung als Ursache symptomatischer Epilepsien. Die MRT (mit Dünnschichten durch die vermutete Region der Anfallsgenerierung) ist aufgrund ihrer hohen Ortsauflösung Methode der

Wahl. Die PET (Positronenemissionstomographie) kann bei unauffälliger Morphologie Areale mit gestörtem Glucosemetabolismus aufdecken, die SPECT (single photon emission computed tomography) Areale verminderter GABA(γ-Amino-Buttersäure-)-Rezeptordichte.

Therapie. Ein einzelner epileptischer Anfall muss nicht zwingend medikamentös behandelt werden. Wenn der Anfall nicht nach 5 min sistiert, ein zweiter Anfall sich direkt anschließt oder durch den Anfall eine besondere Gefährdung des Patienten besteht (z. B. bei Herzinsuffizienz oder bekannter Neigung zum Status epilepticus), soll frühzeitig medikamentös behandelt werden: 1 mg Clonazepam (z. B. Rivotril®), 10 mg Diazepam (z. B. Valium®), 5 mg Midazolam (z. B. Dormicum®) oder 4 mg Lorazepam i.v. (z. B. Tavor®)

Nach einem einmaligen epileptischen Anfall ohne zugrunde liegende Hirnerkrankung ist i.Allg. keine antikonvulsive Dauertherapie indiziert. Bei Nachweis einer auslösenden Hirnläsion bzw. -erkrankung wird dagegen meist schon nach einmaligem Anfall behandelt.

Bei Hirnerkrankungen, die prinzipiell zu epileptischen Anfällen führen können, ist ebenso wie perioperativ keine allgemeine Indikation für eine primäre antikonvulsive Medikation (wenn bislang keine Anfälle aufgetreten sind) gegeben. In Abhängigkeit von Begleiterkrankungen und -medikation sowie vom EEG (epilepsietypische Muster?) kann in Einzelfällen eine prophylaktische antikonvulsive Therapie erwogen werden. Es handelt sich dabei immer um eine individuelle Entscheidung unter Abwägung des vermuteten Anfallsrisikos. Für einen kurz dauernden (Tage bis Wochen) perioperativen Anfallsschutz sollten Medikamente eingesetzt werden, die auch parenteral verabreicht werden können (Benzodiazepine, Valproat, Phenytoin, ggf. Barbiturate).

In der Behandlung chronischer Epilepsien spielen drei **Grundsätze** eine entscheidende Rolle:

- Ziel der Behandlung ist prinzipiell das Erreichen von Anfallsfreiheit.
- Die medikamentöse Behandlung soll immer als Monotherapie begonnen werden.
- Der sog. „therapeutische Bereich" von Antikonvulsiva ist nur ein Anhalt für

einen mittleren Wirkbereich, in dem viele Patienten anfallsfrei werden, ohne dass unerwünschte Wirkungen auftreten.

Die Auswahl des Antikonvulsivums richtet sich nach der Art der Epilepsie und der Anfälle sowie nach möglichen Begleiterkrankungen und der Dringlichkeit des Erreichens einer wirksamen Serumkonzentration. In der Neurochirurgie spielt auch die perioperative Anwendbarkeit bzw. die Applikationsform eine Rolle.

Mittel der ersten Wahl zur Dauerbehandlung fokaler Epilepsien sind Carbamazepin bzw. Oxcarbazepin, Valproat, Lamotrigin, Gabapentin und Topiramat. Valproat hat für den Einsatz in der Neurochirurgie den Vorteil, dass es auch parenteral verabreicht werden kann. Mittel der zweiten Wahl sind Phenytoin, Tiagabin und Primidon bzw. Phenobarbital. Vigabatrin ist Mittel der dritten Wahl. Für die Einordnung von Levetiracetam ist die Datenlage noch nicht ausreichend. In der Neurochirurgie kann auch Phenytoin aufgrund der Tatsache, dass es intravenös verabreicht werden kann, perioperativ als Mittel der ersten Wahl eingesetzt werden. Wegen des sog. „Purple-glove-Syndrome" (starke Venenreizung) sollte Phenytoin nicht über einen peripheren Zugang gegeben werden. Langfristig sollte auf ein anderes Mittel der ersten Wahl zurückgegriffen werden (Tab. 3.4-7).

Die Dosis des ausgewählten Präparates wird so lange gesteigert, bis der Patient anfallsfrei ist. Dabei spielt es keine Rolle, ob die Serumkonzentration des Medikamentes bei Erreichen von Anfallsfreiheit im sog. „Referenzbereich" (oder „therapeutischen Bereich") liegt oder darunter oder darüber. Entscheidend ist, dass der Patient anfallsfrei ist, ohne relevante Nebenwirkungen der Therapie aufzuweisen. Wird ein Patient nach Aufdosieren eines Antiepileptikums der ersten Wahl bis zur Verträglichkeitsgrenze nicht anfallsfrei, so wird auf ein anderes Medikament der ersten Wahl umgestellt. Erst nach zwei ausdosierten Monotherapien wird eine Kombinationstherapie durchgeführt.

Tab. 3.4-7. Eigenschaften der Antikonvulsiva (Enzyminduktion bedeutet Senkung der Serumkonzentration der meisten anderen Antiepileptika bei Kombinationstherapien)

Wirkstoff (Präparatenamen)	Mittlere Tagesdosis [mg]	Gaben pro Tag	Mittlere Wirkkon-zentration (Referenz-bereich, sog. „therapeutischer Bereich")	Unerwünschte Wirkungen bzw. Intoxikationszeichen
Carbamazepin (Tegretal® ret., Timonil® ret., Sirtal® u.a)	600–1800	2(–3)	7–14 µg/ml	Schwindel, Benommenheit, Nystagmus, Doppelbilder, Exanthem, Enzyminduktion
Gabapentin (Neurontin®)	1200–2400	3	ca. 2–10(–20) µg/ml	Müdigkeit, Schwindel
Lamotrigin (Lamictal®)	100–400	2	1,5–15 µg/ml	Exanthem (idiosynkratische Hautreaktion bis Stevens-Johnson-Syndrom), Benommenheit, Schlaflosigkeit
Levetiracetam (Keppra®)	2000–3000	2	nicht definiert	ggf. Schlafstörung
Oxcarbazepin (Trileptal®)	600–2400	2(–3)	10–30 µg/ml	wie Carbamazepin (aber keine Enzyminduktion), Hyponatriämie
Phenobarbital (Luminal®, Phenaemal®)	150–300	1–2	10–40 µg/ml	Sedierung, Konzentrationsstörungen, Exanthem, Enzyminduktion
Phenytoin (Phenhydan®)	300–500	3–4	10–23 µg/ml	Schwindel, Benommenheit, Kleinhirn-atrophie, Gingivahyperplasie, Hypertrichose, Enzyminduktion
Primidon (Liskantin®, Mylepsinum®)	500–1000	3	5–15 µg/ml bzw. 10–40 µg/ml Pheno-barbital (Primidon-metabolit)	Schwindel, Ataxie, Sedierung, Exanthem, Enzyminduktion
Tiagabin (Gabitril®)	15–30	3	nicht definiert	Schwindel, Tremor, Müdigkeit, Anfallszunahme
Topiramat (Topamax®)	200–400	2	nicht definiert	Parästhesien, Müdigkeit, Gewichtsverlust, Nephrolithiasis
Valproat (Ergenyl® chrono, Orfiril® long, Convulex® u. a.)	600–2000	2(–3)	50–130 µg/ml	Tremor, Haarausfall, Gewichtszunahme, Transaminasenanstieg, Benommenheit, Erhöhung der Lamotrigin-Serum-konzentration
Vigabatrin (Sabril®)	2000–4000	2	nicht definiert	Gesichtsfelddefekte, Müdigkeit

Therapie des Status epilepticus

Als Status epilepticus bezeichnet man anhaltende epileptische Aktivität mit Aneinanderreihung mehrerer Anfälle. Beim Grand-mal-Status kommt der Patient zwischen den Anfällen nicht wieder zu Bewusstsein. Ein fokaler Status epilepticus wird auch als Epilepsia partialis continua bezeichnet. Ein nichtkonvulsiver Status zeichnet sich durch anhaltende (fokale oder generalisierte) epileptische Aktivität im EEG eines typischerweise bewusstseinsgestörten Patienten aus, ohne klinisch sichtbare Krämpfe.

Der **Grand-mal-Status** ist ein lebensbedrohlicher neurologischer Notfall und bedarf sofortiger Therapie. Nach adäquater Lagerung des Patienten, Sicherung der Vitalfunktionen und Erhebung eines (orientierenden) Neurostatus wird folgender Therapiealgorithmus angewandt:

1. 1 mg Clonazepam, 10 mg Diazepam, 2 mg Lorazepam oder 5 mg Midazolam i.v.

2. bei Nichtansprechen ein bis zwei (maximal drei) Wiederholungsgaben der genannten Benzodiazepine unter Intubationsbereitschaft

3. bei Nichtansprechen und sicherem i.v.-Zugang: Schnellaufsättigung mit Phenytoin: 750 mg in 30 min, gefolgt von 750 mg über 24 h i.v. (über zentralen Zugang) oder
   – Schnellaufsättigung mit Valproat (z. B. Ergenyl®, Orfiril®): 600–1200 mg als Kurzinfusion; Fortset-

zung der Therapie mit 3- bis 4-mal 300–900 mg täglich

4. Bei Nichtansprechen Einleitung einer Barbituratnarkose: nach Intubation Thiopental (z. B. Trapanal®) 200 mg als Bolus, danach unter EEG-Dauerableitung 3–5 mg/kg KG/h i.v. Ziel ist das Sistieren der epileptischen Aktivität bzw. das Erreichen eines Burst-Suppression-Musters im EEG. Parallel dazu findet die Aufsättigung mit einem zur Dauertherapie geeigneten Antikonvulsivum statt. Alternative zu Thiopental ist Phenobarbital (z. B. Luminal®), nicht jedoch Methohexital (z. B. Brevimytal®), das prokonvulsiv wirken kann.

Reservemittel für den Status epilepticus, die bei Versagen der oben aufgeführten Maßnahmen eingesetzt werden können, sind: Acetazolamid (z. B. Diamox®), Magnesium (z. B. Magnorbin®), Lidocain (z. B. Xylocain®), Clomethiazol (z. B. Distraneurin®) und Isofluran (z. B. Forene®) (speziell Letzteres nur beim intubierten Patienten).

Bei fokalem oder nichtkonvulsivem Status kann versucht werden, auf Schritt 4 und die damit verbundene Intubation zu verzichten. Stattdessen kann parallel zu Schritt 3 eine Dauerbehandlung mit Benzodiazepinen (z. B. 6–8 mg Clonazepam über 24 h im Perfusor) durchgeführt werden. Gleichzeitig sollte mit einer antikonvulsiven Dauertherapie begonnen werden.

Epilepsiechirurgie

Dazu s. auch Kap. 12.3.

Etwa 3–5 % der Epilepsiepatienten kommen für einen epilepsiechirurgischen Eingriff in Frage. Ziel epilepsiechirurgischer Eingriffe ist entweder die Entfernung eines epileptogenen Herdes oder die Verhinderung der Ausbreitung der epileptischen Aktivität. Vor einer Operation wird eine intensive und invasive prächirurgische Diagnostik durchgeführt. Kriterien der **Patientenauswahl** für eine solche Diagnostik sind:

- pharmakotherapierefraktäre Epilepsie mit Stürzen und Leidensdruck
- Vorliegen einer lokalisationsbezogenen Epilepsie

- Anfallsfrequenz (normalerweise mehrere pro Monat, individuelle Entscheidung)
- Kooperationsfähigkeit des Patienten (IQ, psychische und soziale Stabilität)
- Ausschluss von Kontraindikationen (z. B. AIDS, Creutzfeld-Jakob-Krankheit, schwere kardiopulmonale Erkrankung, Koagulopathien, mitochondriale Enzephalopathie)

Die präoperative Diagnostik verläuft in verschiedenen, zunehmend invasiven Phasen in spezialisierten Zentren. Wenn der epileptogene Fokus eindeutig lokalisiert werden kann und außerhalb eines Areals mit zu erwartenden postoperativen fokalneurologischen bzw. neuropsychologischen Defiziten liegt, kommt eine Resektion in Betracht.

Die operativen Behandlungsverfahren betreffen zu etwa zwei Drittel Temporallappenepilepsien (maßgeschneiderte individuelle Temporallappenresektion, sog. „tailored resection"). Weitere **resezierende Verfahren** sind:

- Hippokampektomie
- selektive Amygdalohippokampektomie
- funktionelle Hemisphärektomie (selten, vor allem bei Kindern)

Zu den unterbrechenden Verfahren gehören:

- Kallosotomie (meist als anteriore Zweidrittelkallosotomie)
- multiple subpiale Transsektion (MST), bei der in funktionell wichtigen Regionen keine vollständige Resektion des epileptogenen Hirngewebes durchgeführt wird, sondern eine Transsektion horizontaler Fasern

Die Ergebnisse der resezierenden Verfahren zeigen, dass vor allem bei Temporallappenepilepsien bei strenger Indikationsstellung und präoperativer Diagnostik in Zentren mit großer Erfahrung bei etwa 80 % der Patienten Anfallsfreiheit oder eine wesentliche Verminderung der Anfallsfrequenz erzielt werden kann; bei extratemporalen Epilepsien sind die Ergebnisse etwas ungünstiger.

Diagnostische und therapeutische Verfahren

Nerven- und Muskelbiopsie

Die Indikation zur N.-suralis-Biopsie ergibt sich für den Neurologen, wenn die Ursache einer **Polyneuropathie** (PNP) auf andere Art nicht geklärt werden kann und vor allem wenn eine entzündliche Ursache (chronische Polyneuritis/-neuroradikulitis, Vaskulitis) vermutet wird. Die im Zupfpräparat des Nerven diagnostizierbare tomakulöse PNP (hereditäre Polyneuropathie mit Neigung zu Druckparesen) wird heute meistens molekulargenetisch diagnostiziert.

Der diagnostische Ablauf bei Vorliegen einer Polyneuropathie gestaltet sich folgendermaßen:

- Verifizierung der PNP durch Elektroneurographie und -myographie
- Labordiagnostik zur Ursachensuche
- ggf. Lumbalpunktion bei Verdacht auf Polyneuroradikulitis (Eiweißerhöhung im Liquor)
- ggf. Tumorsuche bei Verdacht auf paraneoplastische Genese
- ggf. N.-suralis-Biopsie bei Verdacht auf entzündliche Genese

Bei der **Biopsie** sollte darauf geachtet werden, dass das Präparat nicht beschädigt und groß genug ist (mindestens 4 cm) und dass für die diagnostische Weiterverarbeitung gesorgt ist (Vorbereitung und Information des weiterverarbeitenden Labors, das über ausreichende Erfahrung in der Bearbeitung von Nervenbiopsien verfügen muss; s. auch Kap. 3.5). Der Nerv wird zuerst proximal durchtrennt und anschließend distal, da die Durchtrennung für den Patienten schmerzhaft ist und der distale Schnitt nach proximaler Durchtrennung nicht mehr wahrgenommen wird. Das Präparat wird nativ in NaCl-getränkten Kompressen transportiert. Bei der diagnostischen Bearbeitung des Präparates wird auf das Ausmaß der Demyelinisierung und des Axonverlustes einerseits und auf das Vorhandensein von Entzündungszeichen andererseits geachtet.

Die therapeutische Konsequenz der N.-suralis-Biopsie ist v. a. bei Nachweis einer entzündlichen PNP gegeben, die auf eine immunsuppressive Therapie anspricht, während andere Formen nur durch Therapie der Grundkrankheit oder ausschließlich symptomatisch behandelt werden können.

Verschiedene Fragen können zur Indikation für eine **Muskelbiopsie** führen:
- Differenzierung neurogener versus myogener Störungen (falls im Elektromyogramm nicht eindeutig zu klären)
- Klärung der Ätiologie einer Myopathie
- Nachweis einer mitochondrialen Erkrankung (auch bei einer primären Hirnerkrankung, Enzephalomyopathie)

Die Indikation zur Muskelbiopsie ergibt sich vor allem dann, wenn die Diagnostik für eine primäre Muskelerkrankung spricht und über die Muskelbiopsie die Ursache geklärt werden kann. Zur Diagnostik gehören neben Anamnese (mit Familienanamnese) und klinischem Befund:
- Labordiagnostik (CK, Lactatischämietest, ggf. Vaskulitisdiagnostik)
- Elektromyographie, Elektroneurographie (vor allem zur Differenzialdiagnose myogener versus neurogener Störungen)
- ggf. Muskel-MRT (zur Planung der Biopsiestelle)

Die mikroskopische und molekulargenetische sowie enzymhistochemische Aufarbeitung eines Muskelpräparates kann zur Klärung folgender Muskelkrankheiten beitragen:
- Myositis
- Muskeldystrophie
- spinale Muskelatrophie
- metabolische Myopathie
- mitochondriale Myopathie

Die genannten Krankheiten werden komplett unterschiedlich behandelt, sodass die Biopsie wesentliche therapeutische Konsequenzen hat. Dabei kommen aktive medikamentöse Therapien (Myositis), diätetische und Verhaltensmaßnahmen (metabolische Myopathien) sowie human-

genetische Beratung und rein symptomatische Behandlung (Muskeldystrophien und spinale Muskelatrophien) infrage.

Auf Folgendes ist bei der Entnahme einer Muskelbiopsie zu achten:
- Der zu biopsierende Muskel muss vorher klinisch und ggf. per MRT sorgfältig identifiziert werden (am besten ein klinisch leicht betroffener Muskel, der nicht komplett fettig degeneriert ist).
- Der Muskel sollte nicht traumatisiert werden (bei der Entnahme, durch Lokalanästhesie oder vorausgegangenes Elektromyogramm).
- Er sollte gut zugänglich sein.
- Es sollte ein Muskel sein, der üblicherweise von einem Neuropathologen untersucht wird (bekannte Fasergruppierung).
- Nach der Probenentnahme sollte der Patient in seiner Mobilität nicht stärker eingeschränkt sein als zuvor.

Speziell vor einer Muskelbiopsie sollte mit dem/den weiterverarbeitenden Labor(s) abgesprochen werden, wie die Probe gelagert und transportiert werden muss.

Hirnbiopsie

Die Hirnbiopsie ist eine extrem invasive diagnostische Maßnahme. Die Indikation sollte daher immer sehr kritisch gestellt werden. Sie kann gegeben sein, wenn eine Hirnerkrankung vorliegt, die
- anders nicht diagnostiziert werden kann
- möglicherweise durch die Hirnbiopsie ohne ein unvertretbares Risiko nennenswerter neurologischer Ausfälle diagnostiziert werden kann
- bei der die Diagnosestellung therapeutische Konsequenzen hat

Es kann einerseits argumentiert werden, dass bei einer vermuteten Krankheit, die nicht behandelbar ist, eine Hirnbiopsie nicht vertretbar ist. Wird die Indikation zur Biopsie allerdings wirklich nur bei anders nicht diagnostizierbaren Krankheiten gestellt, so kann ohne das Vorliegen eines histologischen Befundes gar nicht entschieden werden, ob die vorliegende Krankheit behandelbar ist oder nicht. Es findet daher in Zweifelsfällen, z. B. bei Verdacht auf eine kongophile (Amyloid-)

Angiopathie oder Creutzfeld-Jakob-Krankheit, eine interdisziplinäre Falldiskussion statt. Gerade bei der letztgenannten Krankheit kommt neben der fehlenden Therapierbarkeit noch das Infektionsrisiko beim Eingriff und bei der Wiederverwendung des Instrumentariums (was daher verworfen wird) hinzu. Andererseits kann die Diagnosestellung auch bei unbehandelbaren Krankheiten für den Patienten und sein Umfeld Konsequenzen haben, die zur Entscheidung für die Biopsie führen, z. B.:
- Der Patient wird keinen weiteren invasiven Untersuchungen unterzogen.
- Es lassen sich Aussagen über Übertragbarkeit, Vererbbarkeit und Prognose der Erkrankung machen.
- Der Patient kann eventuell in sein häusliches Umfeld entlassen werden und gewinnt an Lebensqualität.

Typische **Indikationen** für eine Hirnbiopsie sind der begründete Verdacht auf:
- intrazerebrale Raumforderung:
  - hirneigener Tumor (Artdiagnose)
  - Metatstase
  - Lymphom
  - Abszess
  - Entzündungsherd anderer Art
- eventuell multifokale, nicht zwingend raumfordernde Läsionen:
  - Vaskulitis (insbesondere isolierte Angiitis des ZNS)
  - mitochondriale Enzephalopathie (z. B. MELAS, MERRF)
  - Multiple Sklerose
  - akute disseminierte Enzephalomyelitis (ADEM)
- seltene Indikationen:
  - Creutzfeld-Jakob-Krankheit
  - Amyloidangiopathie

Bei HIV-Patienten oder immunsupprimierten Patienten (z. B. nach Organtransplantation) ergibt sich häufig die Verdachtsdiagnose einer **opportunistischen Infektion**. Da bei Immunschwäche serologische Titer nicht sicher verwertbar sind, ergibt sich öfter die Indikation zur Hirnbiopsie. Ein typisches Beispiel bei HIV-Patienten ist die Differenzialdiagnose einer zerebralen Toxoplasmose versus eines Lymphoms. Hier kann mitunter die Diagnose ex juvantibus gestellt werden, durch ein Ansprechen der Läsion(en) auf eine antibiotische Therapie.

Folgende Erkrankungen treten bei Immunsuppression gehäuft auf:

- Toxoplasmose
- Lymphom
- Tuberkulose (Tuberkulom)
- Kryptokokkose
- progressive multifokale Leukenzephalopathie (PML)
- CMV-Enzephalitis

Die apparative Diagnostik umfasst normalerweise CT bzw. MRT mit Kontrastmittelgabe, Liquoruntersuchung mit entsprechender Zytologie, Serologie, Kultur und ggf. molekulargenetische Untersuchungen (PCR), nuklearmedizinische Verfahren (PET, SPECT mit verschiedenen Tracern), ggf. Angiographie (Vaskulitis, kongophile Angiopathie) und internistische Untersuchungen (Tumorsuche, Blutkulturen, Serologien, ggf. andere Organ- oder Lymphknotenbiopsien).

Führen die genannten Untersuchungen nicht zu einer Diagnose und ist eine Verlaufsbeobachtung nicht vertretbar, so sollte die Entscheidung zu einer Hirnbiopsie getroffen werden, ggf. mit leptomeningealer Biopsie. Ob diese stereotaktisch oder offen durchgeführt wird, hängt vom Ort und der Größe der Läsion, von der benötigten Gewebeprobe (mit Leptomeninx?), von der Erfahrung des Operateurs und der Verfügbarkeit CT- oder MRT-gesteuerter Stereotaxie ab. Vor der Hirnbiopsie wird sichergestellt, dass und wie das weiterverarbeitende neuropathologische Labor die Probe annehmen und bearbeiten kann.

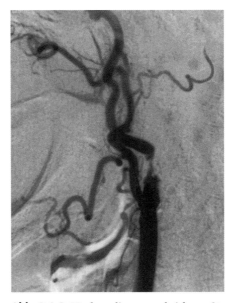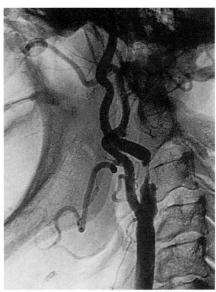

Abb. 3.4-3. Hochgradige, umschriebene Stenose der linken A. carotis interna: 75-jähriger Patient mit Hemiparese rechts und Aphasie (im Kontrastmittel-CT hochparietale Schrankenstörung, hier nicht gezeigt). Katheterangiographie: links mit und rechts ohne digitale Subtraktion (DSA) des Knochens. Vorteil der DSA: abstrahierter klarer Gefäßbefund; Vorteil des nicht subtrahierten Bildes: Beurteilbarkeit der Lage der Stenose in Beziehung zum Angulus mandibulae für Planung der Schnittführung zur Karotisendarterektomie. (Aus dem Institut für klinische Radiologie des UKM; Direktor: Univ.-Prof. Dr. W. G. Heindel.)

Thrombendarteriektomie der A. carotis

ICD-10: I65.2. Siehe dazu auch Kap. 6.7.

Eine Stenose der A. carotis interna (ACI) stellt eine potenzielle Emboliequelle und eine häufige Ursache für ischämische Insulte dar. Die Insultrezidivprophylaxe nach arterioarterieller Embolie aus einer A.-carotis-interna-Stenose beinhaltet immer eine Therapie mit Thrombozytenaggregationshemmern. Eine Indikation zur zusätzlichen Desobliteration einer ACI-Stenose zur Insultrezidivprophylaxe ist dann gegeben, wenn es sich um eine 70- bis 99%ige, symptomatische Stenose handelt (Abb. 3.4-3).

Eine Stenose wird als symptomatisch bezeichnet, wenn sie innerhalb der letzten 6 Monate zu bleibenden (Hirninfarkt) oder vorübergehenden (flüchtiger Insult) neurologischen Symptomen im zugehörigen Gefäßversorgungsgebiet geführt hat (z. B. ipsilaterale Amaurosis fugax, kontralaterale Hemiparese, Aphasie).

Der Stenosegrad wird Doppler-sonographisch oder angiographisch (MR-Angiographie, digitale Subtraktionsangiographie = DSA) festgelegt. Dabei werden der „lokale Stenosierungsgrad" und der „distale Stenosierungsgrad" unterschieden. Der „**lokale Stenosierungsgrad**" ist im deutschsprachigen Raum als relevanter Parameter akzeptiert und drückt das Verhältnis des minimalen Restdurchmessers zum lokalen unstenosierten Lumen aus, das sich duplexsonographisch gut darstellen lässt (s. Kap. 2.2).

Der Begriff „**distaler Stenosierungsgrad**" wird im angloamerikanische Raum benutzt und orientiert sich am distalen unstenosierten Gefäßdurchmesser als Vergleichsnorm (Widder 1995). Für die Festlegung des Stenosegrades sind Doppler- und Duplexsonographie geeignet. Präoperativ können Duplexsonographie und

DSA Zusatzinformationen über Plaqueausdehnung und -oberfläche (z. B. Ulzeration) geben. Vor allem bei Pseudookklusionen ist die DSA geeignet, die Differenzialdiagnose zum Verschluss zu klären.

Die folgenden Therapieempfehlungen basieren auf den Ergebnissen randomisierter Studien. Die Wirksamkeit von **Acetylsalicylsäure** (ASS) in der Sekundärprophylaxe von Insulten ist durch mehrere Studien belegt. Allerdings sind häufig kombinierte Endpunkte (Insult, Herzinfarkt, vaskulärer Tod) untersucht worden. In diesen wurde eine Risikominderung um maximal 25 % nachgewiesen. Metaanalysen konnten zeigen, dass Tagesdosen zwischen 75 und 1500 mg ASS eine etwa gleiche Wirkung hatten (Antiplatelets Collaboration 1988, 1994; The SALT Collaborative Group 1991). Es fehlt eine Studie zur Wirksamkeit von ASS alleine nach schwerem Schlaganfall (nur in Kombination mit Dipyridamol nachgewiesen, ebenso Ticlopidin) (ESPS-2 Working Group 1992; Gent et al. 1989). Neuere Thrombozytenaggregationshemmer sind Ticlopidin und Clopidogrel. Ticlopidin wird wegen der Gefahr von Neutropenien kaum noch eingesetzt. Clopidogrel ist in einer Vergleichs-

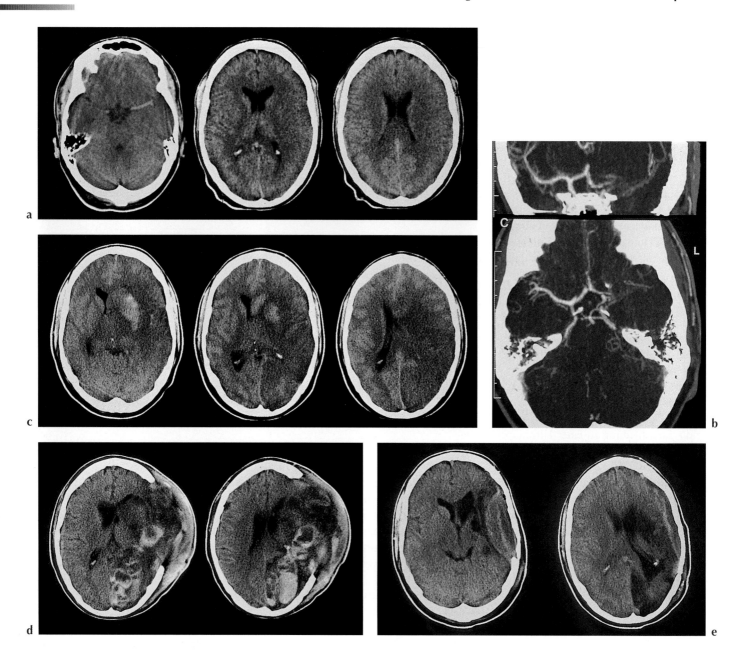

studie (CAPRIE Steering Committee 1996) in der Insultrezidivprophylaxe etwas wirksamer als ASS und mit weniger gastrointestinalen Nebenwirkungen behaftet.

Die Überlegenheit einer **operativen Desobliteration** gegenüber medikamentöser Therapie (European Carotid Surgery Trialists Collaborative Group 1991 [ECST]; North American Symptomatic Carotid Endarterectomy Trial Collaborators 1991 [NASCET]) setzt eine Angiographie mit niedriger Komplikationsrate (Hankey et al. 1990) und einen erfahrenen Operateur mit geringer Komplikationsrate (perioperative Morbidität < 6 %, Letalität < 1 %) voraus.

Für die operative Therapie einer **asymptomatischen ACI-Stenose** gibt es ebenso wie für eine Therapie mit Thrombozytenaggregationshemmern keine Studien, die einen eindeutigen Beleg einer primär prophylaktischen Wirkung zeigen. Stenosen über 50 % sollen etwa halbjährlich Doppler-sonographisch kontrolliert werden, und die Risikofaktoren sollen konsequent behandelt werden (s. unten). Bei rasch progredienten Stenosen oder bei gleichzeitigem Verschluss der Gegenseite ohne ausreichende Kollateralisation kann eine Desobliteration im Einzelfall erwogen werden.

Die Therapie besteht in erster Linie in konsequenter Behandlung der Risikofaktoren (Hypertoniebehandlung, Diabeteseinstellung, Nikotinkarenz, Lipidsenkung). Dabei zeigen neuere Erkenntnisse, dass Cholesterinsynthesehemmer möglicherweise nicht nur die Cholesterinkonzentration senken, sondern eine eigenständige insultprophylaktische Wirkung haben (Legs u. Deplanque 2003).

Auch vor geplanten großen Operationen (z. B. am offenen Herzen) ist eine Operation asymptomatischer ACI-Stenosen ohne Vorteil und damit nicht indiziert.

◄ **Abb. 3.4-4.** Krankheitsverlauf eines 28-jährigen Patienten mit malignem Infarkt der A. cerebri media der dominanten Hirnhälfte in der Bildgebung (ätiopathogenetisch ungeklärt; akuter intraarterieller Lyseversuch ohne Erfolg). Gute Erholung nach notfallmäßiger dekompressiver Kraniektomie 20 h nach der Aufnahme.
a) Zeichen der nativ hyperdensen A. cerebri media (links) und allenfalls blanden Infarktfrühzeichen (mittig und rechts) im nativen Axial-CT bei der Notfallaufnahme;
b) Zeichen des kompletten Verschlusses der linken A. cerebri media am Abgang aus der A. carotis interna im akuten Angio-CT (oben: koronare, unten: axiale Schichtführung);
c) Zeichen des großen, raumfordernd mittellinienverlagernden Infarktes der A. cerebri media mit Einblutungen in die Basalganglien (18 h nach Akutaufnahme, 15 h nach Versuch der intraarteriellen Lyse); klinisch: Übergang von starker Schläfrigkeit zur Bewusstlosigkeit; diese Aufnahme bot in Zusammenschau von Anamnese und klinischem Verlauf die Grundlage für eine notfallmäßige dekompressive Kraniektomie.
d) Zeichen der Hirnschwellung, -einblutung und -prolabierung in die Kalottenlücke im nativen Axial-CT am 13. postoperativen Tag;
e) natives Axial-CT nach einem halben Jahr, 4 Tage nach Wiedereinsetzen des Eigenknochens mit Hypodensitäten in den Versorgungsgebieten der A. cerebri media und posterior links, Ausziehung des Ventrikelvorderhorns und konvexbogige Flüssigkeitsansammlung jeweils im Bereich des großen Hirninfarktes (blander Spontanverlauf): Erholung zur selbstständigen Lebensführung, ohne Hilfe gehfähig, motorisch aphasisch, gestikulativ vollständig kommunikationsfähig, lebensbejahend. (Bilder aus dem Institut für klinische Radiologie des UKM; Direktor: Univ.-Prof. Dr. W. L. Heindel.)

Dekompressive Kraniektomie bei raumfordernden Hirninfarkten

ICD-10: I63. Siehe dazu auch Kap. 4.2.

Bei etwa 10 % der Patienten mit **Hirninfarkt** wird ein hypoxisches Hirnödem beobachtet, das innerhalb von 1 bis 5 Tagen nach Symptombeginn sein Maximum erreicht. Bei Patienten mit komplettem Infarkt der A. cerebri media kommt es in ca. 78 % der Fälle zu einem sog. malignen Hirnödem oder malignen Mediainfarkt mit der potenziellen Folge einer transtentoriellen Herniation (Grond et al 1999; Hacke 1996). Besonders bei Kleinhirninfarkten ist die Gefahr der Druckentwicklung auf den Hirnstamm durch ein solches Ödem groß. Besonders junge Patienten sind gefährdet, bei Schlaganfällen an dieser Komplikation zu versterben.

Die medikamentösen Behandlungsmöglichkeiten wie Osmotherapie, Hyperventilation, Barbiturate und milde Hypothermie sind häufig und gerade bei jungen Patienten nicht ausreichend. In diesen Fällen kann eine frühzeitige supratentorielle dekompressive Kraniektomie mit Duraerweiterungsplastik auch konservativ therapierefraktäre intrakranielle Druckanstiege behandeln. Ähnlich der Situation nach schwerem Schädel-Hirn-Trauma legen verschiedene Literaturmitteilungen eine Effektivität dieser Maßnahme beim malignen Mediainfarkt nahe (Delashaw et al. 1990; Meixensberger et al. 1999). Eine sehr viel stärkere Evidenz existiert allerdings für raumfordernde Kleinhirninfarkte. Anders als bei supratentoriellen Infarkten erweist es sich hierbei als günstig, infarziertes Hirngewebe mit zu entfernen.

Sinnvoll erscheint eine Dekompressionskraniektomie zu einem frühen Zeitpunkt nach Ausschöpfung aller konservativen Maßnahmen vor Eintritt irreversibler sekundärer Schäden durch Hirnstammeinklemmung (Diener 1998; Meixensberger et al. 1999). Vor allem junge Patienten mit nicht zu schwerem initialem Defizit und rascher Verschlechterung, bei denen im CT ein großer (oder sogar kompletter) Mediainfarkt nachgewiesen ist, profitieren von der Maßnahme (Schwab et al. 1998, Rieke et al. 1995). Entgegen anfänglichen Bedenken gegen eine Kraniektomie bei linkshemisphärischen Infarkten (Gefahr einer zusätzlichen Aphasie) sprechen kasuistische Behandlungsergebnisse dafür, dass auch diese Patienten nicht nur quoad vitam, sondern auch bezüglich der Lebensqualität nach überlebtem Schlaganfall profitieren kann.

Voraussetzungen für den Erfolg einer Trepanation sind die frühzeitige Entscheidung zur Operation (das Ausmaß des Infarktes und das Verhältnis zu den Liquorräumen, die eine Ausdehnung des Infarktes zulassen, lässt sich bereits nach wenigen Stunden im CT festlegen), die Auswahl des Patienten und die Größe des Trepanationsdefektes bzw. der Duraerweiterung. Die Letalität des malignen Mediainfarktes lässt sich so von 80 auf 34 % senken (Rieke et al. 1995) (Abb. 3.4-4).

Besonders für raumfordernde Kleinhirninfarkte kann die (subokzipitale) Dekompressionskraniektomie als gesicherte Behandlungsmethode angesehen werden (Grond et al. 1999). Auch hier kommt der frühzeitigen Operation entscheidende Bedeutung bezüglich des Behandlungserfolges zu.

Normaldruckhydrozephalus und Pseudotumor cerebri: Indikationen zur Shunt-Anlage

ICD-10: G91.2, G93.2; s. auch Kap. 8.1.

Als klinischen Hinweis auf das Vorliegen eines **intermittierenden Normaldruckhydrozephalus** (NPH = normal pressure hydrocephalus) hat Hakim 1964 in seiner Dissertationsarbeit die nach ihm eponymisierte Symptomentrias aus Gangstörung, Miktionsstörung und Demenz bezeichnet. Solche Störungen entwickeln sich in Zusammenhang mit einem Hydrocephalus internus mit normalem oder allenfalls leicht erhöhtem lumbalem Liquordruck ohne Vorliegen einer Aquäduktstenose. Die Ursache ist weitgehend ungeklärt. Symptomatische Formen treten z. B. nach SAB, Meningitis, Hirnoperation oder intrathekaler Chemotherapie auf. Die Krankheit manifestiert sich meist im höheren Lebensalter.

Diagnostisch zeigt sich in der klinischen Untersuchung eine Startschwierigkeit beim Gehen mit Gleichgewichtsstörungen: Der Gang wirkt schlurfend und „magnetisch". Es können Pyramidenbahnzeichen vorhanden sein. Demenzielle Symptome sind meist nur mäßig ausgeprägt. Primitivreflexe können vorhanden sein. Die Blasenentleerungsstörung besteht in einer Urininkontinenz, die als Dranginkontinenz beginnt. CT oder MRT zeigen eine mäßiggradig Erweiterung aller Ventrikel mit unscharfen Grenzen und periventrikulären Hypodensitäten bzw. Signalauffälligkeiten als Zeichen der Liquordiapedese (Abb. 3.4-5).

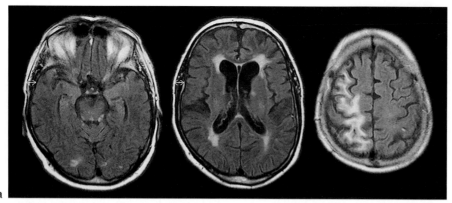

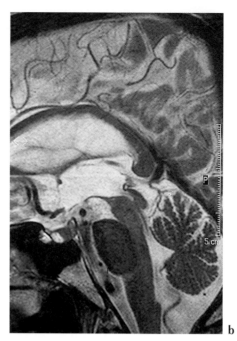

Abb. 3.4-5. Hirn-MRT eines 84-jährigen Patienten mit Hakim-Trias und zusätzlichem Verdacht auf Vaskulopathie in axialer (a) und sagittaler (b) Projektion.
a) Axiales Hirn-MRT (FLAIR-Sequenz) mit mehrdeutigen Hyperintensitäten, sowohl periventrikulär (Mitte) – mutmaßlich als Ausdruck der Liquordiapedese – als auch im Marklager (links) und parietal (rechts) als Ausdruck einer hämodynamischen Mangeldurchblutung;
b) sagittales Hirn-MRT (T2-Wichtung) zur Dokumentation der Weite der inneren Liquorräume. Vollständige Restitutio nach operativer Versorgung mit einem ventrikuloperitonealen Liquor-Shunt. (Bilder aus dem Institut für klinische Radiologie des UKM; Direktor: Univ.-Prof. Dr. W. L. Heindel.)

Die lumbale Liquorpunktion zeigt einen normalen (< 18 cm H$_2$O) oder allenfalls leicht erhöhten Liquordruck (< 22 cm H$_2$O). Entscheidend für die Diagnose ist aber die klinische Besserung, die sich innerhalb von 24 h nach Ablassen von 50 ml Liquor ergibt („tap test"). In Fällen einer zweifelhaften Besserung sollte eine zweite Punktion nach frühestens 48 h durchgeführt werden.

> Das klinische Ansprechen auf die Liquorentlastung macht das Vorliegen eines Normaldruckhydrozephalus sehr wahrscheinlich.

Radionuklid- oder CT-Zisternographie bieten keine diagnostischen Vorteile. MRT, SPECT und PET können einzelne Informationen über verstrichene apikale Hirnfurchen sowie über regionalen Blutfluss und Metabolismus (vor allem periventrikulär) beitragen. Langzeitmessungen des intrakraniellen Druckes können pathologisch erhöhte Druckspitzen der Liquorpulsationen nachweisen (sog. β-Wellen nach Lundberg), die für die Schädigung der Ventrikelwände und des periventrikulären Gewebes verantwortlich sein sollen. Die Liquorausflusswiderstandsmessung wird in Spezialzentren durchgeführt und hat prädiktiven Wert für das Therapieergebnis.

Die **Shunt-Anlage** (ventrikuloperitoneal oder ventrikuloatrial) ist bei nachgewiesenem NPH Therapie der Wahl. Hierzu reicht das klinisch eindeutige und ggf. reproduzierbare Ansprechen auf die Liquorentnahme. Verschiedene Faktoren beeinflussen das Ergebnis einer Shunt-Operation und haben somit eine prädiktive Bedeutung (Tab. 3.4-8). Die besten Therapieergebnisse zeigen sich bei symptomatischen Formen des NPH (74 % Besserung). Patienten mit Gangstörung ohne Demenz profitieren am häufigsten (etwa 70 %), Patienten mit Demenz ohne Gangstörung am seltensten (etwa 27 %).

Die Indikation zur Shunt-Operation sollte rasch gestellt werden, wenn die Diagnose gestellt ist, wenn der Zustand des Patienten eine Operation zulässt und wenn das Ansprechen auf die Operation mindestens als wahrscheinlich anzusehen ist. Letzteres kann aus fünf Gründen der Fall sein (Vanneste et al. 1993):
- Gangstörung im Vordergrund
- kaum demenzielle Symptome
- leichtgradige Ventrikelerweiterung
- keine kortikale Atrophie
- keine Zeichen der subkortikalen arteriosklerotischen Enzephalopathie

Als **Pseudotumor cerebri** wird eine Liquordrucksteigerung bezeichnet, die zu Kopfschmerzen, Sehstörungen, gelegent-

lich auch Tinnitus, Übelkeit und Erbrechen sowie zu Stauungspapillen führt. Die Kopfschmerzen sind meist bilateral holozephal oder bifrontal lokalisiert, von drückendem oder pulsierendem Charakter und permanent vorhanden. Die Sehstörungen treten als Flimmern, Obskurationen, Gesichtsfeldausfälle, vergrößerter blinder Fleck und zum Teil als Doppelbilder auf; sie können bis zur Erblindung voranschreiten.

Die Ursache der Liquordrucksteigerung ist entweder idiopathisch, sekundär nach Sinusthrombose oder infolge Medikamentennebenwirkungen (z. B. Kontrazeptiva, Vitamin A, Tetrazykline, Phenothiazine). Bei den idiopathischen Formen sind in erster Linie übergewichtige junge Frauen betroffen.

Diagnostisch wird bei Vorliegen von Stauungspapillen ein CT durchgeführt, das dem Ausschluss einer Einklemmungsgefahr vor Lumbalpunktion dient. Die Lumbalpunktion mit Liquordruckmessung (in Seitenlage) ist die entscheidende diagnostische und gleichzeitig therapeutische Maßnahme. Ist der Liquordruck auf über 20 cm H$_2$O erhöht (bei den meisten Patienten > 25 cm H$_2$O), so werden zur Druckentlastung etwa 20–30 ml Liquor entnommen, was zur raschen Besserung der Kopfschmerzen meist innerhalb 1 Tages führt. Differenzialdiagnostisch müs-

Tab. 3.4-8. Prädiktoren für das Ansprechen eines Normaldruckhydrozephalus auf eine Shunt-Anlage

Prädiktoren	Gut	Schlecht
Ätiologie	symptomatisch	idiopathisch (unbekannt)
Anamnese	kurz (< 2 Jahre)	lang (> 2 Jahre)
Klinisches Bild	Gangstörung im Vordergrund	schwere Demenz
CT	mindestens mittelgradige Ventrikulomegalie, unscharfe Ventrikelränder, verplumpte Frontal- und Temporalhörner, wenige periventrikuläre oder Marklagerhypodensitäten, Fehlen von kortikaler Atrophie	schwere vaskuläre Läsionen, extreme Ventrikulomegalie, schwere kortikale Atrophie
MRT	wie CT; erhöhter pulsatiler Fluss im Aquädukt	wie CT; tiefe Marklagerläsionen (über den periventrikulären Bereich hinausgehend)
Probe-Liquorpunktion („tap-test")	vorübergehend eindeutige klinische Besserung	keine Besserung trotz wiederholter Punktionen
Hirndruckmessung (> 12 h)	mittlerer ICP normal oder leicht erhöht, gesteigerte relative Häufigkeit von B-Wellen (>10%)	niedrige relative Frequenz von B-Wellen (< 5%)
Messung des Liquorausflusswiderstandes (Liquorinfusionstest)	$R_{out} > 12,5\,cm\,H_2O$	$R_{out} < 12,5\,cm\,H_2O$

sen vor allem eine intrakranielle Raumforderung und eine Sinusthrombose ausgeschlossen werden.

Die **Langzeittherapie** besteht in wiederholten Liquorentnahmen, Gewichtsnormalisierung, Vermeiden von aulösenden Medikamenten (z. B. Kontrazeptiva) und ggf. medikamentöser Therapie mit Acetazolamid (z. B. Diamox® 500–1000 mg pro Tag) oder Furosemid (z. B. Lasix® 20–40 mg pro Tag). Acetazolamid hat wahrscheinlich neben der diuretischen Wirkung auch einen hemmenden Einfluss auf die Liquorproduktion.

Ziel der Behandlung ist die Vermeidung persistierender Schäden am Sehnerven infolge des permanent erhöhten Hirndruckes. Gelingt eine dauerhafte Normalisierung des Liquordruckes mit den genannten Maßnahmen nicht oder sind Gesichtsfeldausfälle unter der Therapie progredient, so ist die Anlage eines lumboperitonealen oder ventrikuloperitonealen oder -atrialen Shuntes indiziert, der allerdings erst nach Ausschöpfung aller anderen Maßnahmen angelegt werden sollte. Bei raschem Visusverlust bzw. Gesichtsfeldausfällen wird zum Teil auch eine Fensterung der Optikusscheide empfohlen, die allerdings mit nicht unerheblichen

Risiken für den Sehnerven verbunden ist (Wall u. George 1991).

Zu den weiteren Maßnahmen gehören heute auch medikamentöse und operative Verfahren zur (rascheren) Gewichtsreduktion. Speziell die Operation mit einer variablen Verkleinerung des Mageneinganges („gastric banding") stellt hier eine optionale und in letzter Zeit vermehrt angewandte Methode dar.

Karpaltunnelsyndrom und Sulcus-ulnaris-Syndrom

ICD-10: G56.0, G56.2. Zu diesem Thema siehe auch Kapitel 11.

Das **Karpaltunnelsyndrom** (KTS) beruht auf einer Kompression des N. medianus unter dem Retinaculum flexorum am Handgelenk. Es tritt auf bei einer Druckerhöhung im Karpaltunnel, z. B. nach Volumenzunahme der hier verlaufenden Sehnenscheiden bei einer durch mechanische Reizung bedingten Tendovaginitis. Prädisponierende Faktoren sind Handgelenksveränderungen nach Fraktur, Schwangerschaft, Erkrankungen wie rheu-

matoide Arthritis oder Endokrinopathien wie Hypothyreose oder Akromegalie. Auch bei Dialysepatienten mit Cimino-Shunt kommt es gehäuft zu Karpaltunnelsyndromen.

Das KTS führt zunächst zu nächtlichen Armschmerzen (Brachialgia paraesthetica nocturna) und ist eine der häufigsten Ursachen für Armschmerzen überhaupt. Die Patienten erwachen nachts mit Schmerzen, die vom Handgelenk bis zur Schulter ziehen können, und müssen die Hand ausschütteln, um den Schmerz zu lindern und weiterschlafen zu können. Am nächsten Morgen fühlt sich die Hand meist steif an. Im weiteren Verlauf kommen Parästhesien und Hypästhesie im sensiblen Versorgungsgebiet des N. medianus (radiale drei Finger und Thenar volarseitig) hinzu. Mitunter kommt es durch die Sensibilitätsstörungen oder durch motorische Ausfälle, die meist gering ausgeprägt sind und nur die medianusinnervierte Thenarmuskulatur betreffen, zu Störungen der Feinmotorik der betroffenen Finger. Häufiger fällt aber eine (auch schmerzlos aufgetretene) Thenaratrophie auf.

Die Diagnostik stützt sich neben der Beschwerdeschilderung des Patienten auf den klinischen und den elektrophysiologischen Befund. Klinisch findet sich schon vor Auftreten der genannten Sensibilitätsstörung oder der Atrophie der Thenarmuskulatur ein Druck- oder Klopfschmerz über dem Karpaltunnel, oft mit einem Tinel-Zeichen (sog. Hoffmann-Tinel-Zeichen), d. h. ausstrahlende Parästhesien in die ersten drei Finger der Hand bei Beklopfen des volaren Handgelenkes. Das Phalen-Zeichen beschreibt das gleiche Phänomen bei etwa 1-minütiger Volarflexion oder Dorsalextension um 90° im Handgelenk mit gestreckten Fingern. Eine Beeinträchtigung motorischer Fasern führt zur klinisch nachweisbaren Schwäche der Daumenabduktion oder -opposition.

Die Elektroneurographie zeigt am häufigsten (ca. 98 % der Patienten) eine herabgesetzte sensible Leitgeschwindigkeit und amplitudengeminderte sensible Nervenaktionspotenziale des N. medianus zwischen einem der ersten drei Finger und dem Handgelenk. Etwas seltener (ca. 91 % der Patienten) findet sich eine verlängerte distal-motorische Latenz bei der motorischen Neurographie (Mumenthaler u. Schliack 1993). Die Grenzwerte für diese Befunde variieren zwischen den verschiedenen neurophysiologhischen Labors. In der Literatur findet sich für die sensible Nervenleitgeschwindigkeit (NLG) ein Grenzwert von 46,9 m/s und für die distal-motorische Latenz von 4,2 ms (Stöhr u. Bluthard 1993). Bei Beeinträchtigung der motorischen Fasern kann im Elektromyogramm des M. abductor pollicis brevis pathologische Spontanaktivität nachgewiesen werden.

Die Differenzialdiagnose ist in erster Linie ein C6-Syndrom, bei dem die genannten elektroneurographischen Befunde unauffällig sind. Eine Polyneuropathie sollte im Zweifelsfall durch eine Neurographie des ipsilateralen N. ulnaris ausgeschlossen werden.

Im Stadium der Brachialgia paraesthetica nocturna sollte die Therapie konservativ erfolgen, mit Anlage einer nächtlichen volaren Unterarm-Handgelenks-Schiene, die das Handgelenk nachts in Neutralstellung ruhigstellt. Außerdem können Antiphlogistika eingesetzt werden, die zum Abschwellen und damit zur Druckreduktion im Karpaltunnel führen und den Schmerz symptomatisch lindern. Mitunter werden lokale Corticoidinjektionen in den Karpaltunnel durchgeführt.

Eine neurochirurgische Behandlung kommt in Betracht, wenn **objektivierbare Sensibilitätsstörungen** und/oder motorische Ausfälle vorliegen und die Symptome nicht auf eine ausreichende konservative Therapie ansprechen (Mumenthaler u. Schliack 1993; Schepelmann u. Kloß 1998). Dabei wird das Vorliegen eindeutiger elektrophysiologischer Befunde (s. oben) gefordert. Über die Dauer eines erfolglosen konservativen Therapieversuches finden sich in der Literatur keine eindeutigen Angaben; es werden üblicherweise mindestens 4 Wochen veranschlagt. Die Operation besteht in der Spaltung des Retinaculum flexorum an der Ulnarseite, die offen oder endoskopisch durchgeführt werden kann. Die Ergebnisse der operativen Behandlung hängen in erster Linie von der Indikationsstellung und der Erfahrung des Chirurgen ab.

Beim **Sulcus-ulnaris-Syndrom** (**SUS**) wird der N. ulnaris durch ein akutes Trauma oder chronische Druckeinwirkung in seinem Verlauf durch den Sulcus ulnaris geschädigt. Prädisponierende Faktoren sind rezidivierendes Aufstützen, häufiges Flektieren im Ellenbogen, Druck durch Lagerung (z. B. bei Operationen) oder habituelle Luxationen des Nerven aus dem Knochenkanal sowie knöcherne Veränderungen nach Fraktur oder durch Arthrose.

Es kommt zu Sensibilitätsstörungen (Hyp- und Parästhesien, ggf. Schmerzen) an der ulnaren Handkante und den ulnaren anderthalb Fingern sowie zur Parese der kleinen Handmuskulatur mit Ausbildung einer Krallenhand, ggf. auch zu einer Parese des M. flexor carpi ulnaris und des ulnaren Anteils des M. flexor digitorum profundus.

Die Diagnostik besteht nach klinischer Untersuchung in der Festlegung der Grenzen der Sensibilitätsstörung, Kraftprüfung der oben genannten Muskeln und Palpation des Sulcus ulnaris (Auslösung von Parästhesien, Palpation eines verdickten oder luxierten Nerven) in Elektroneuro- und -myographie.

Für ein SUS werden in der motorischen Neurographie eine normale distale NLG und eine pathologisch herabgesetzte (< 50,6 m/s) oder im Vergleich zum distalen Nerven um 10 m/s verminderte NLG im Sulcus ulnaris gefordert (Stöhr u. Bluthard 1993). Auch der Nachweis eines Leitungsblockes im Sulcus ulnaris (gegenüber distaler Stimulation um > 50 % reduzierte Amplitude des motorischen Aktionspotenzials nach proximaler Stimulation) kann ein Hinweis auf ein SUS sein. Für die sensible Neurographie gibt es weniger Angaben zu Normalwerten im Sulcus. Der periphere Normalwert für die sensible NLG beträgt 44,6 m/s; ein pathologischer oder um 10 m/s herabgesetzter Wert kann Hinweis auf ein sensibles SUS sein. Zeigt sich im Elektromyogramm Spontanaktivität in den ulnarisversorgten Muskeln, deren Äste distal des Sulcus abgehen, spricht dies für ein relevantes motorisches SUS.

Differenzialdiagnostisch kommen vor allem ein C8-Syndrom (betrifft auch den M. abductor pollicis brevis; Sensibilitätsstörung reicht streifenförmig weiter nach proximal), eine untere Plexusparese (betrifft auch nicht-ulnarisversorgte Muskeln, amplitudengemindertes sensibles Aktionspotenzial) oder eine N.-ulnaris-Parese anderer Ätiologie in Frage.

Akute traumatische Druckschädigungen haben eine gute Prognose und bedürfen keiner Operation (Schepelmann u. Kloß 1998). Bei sekundärer Schädigung Wochen nach akutem Trauma ist eine chirurgische Intervention angezeigt (Mumenthaler u. Schliack 1993). Bei intermittierenden oder rein sensiblen Symptomen wird konservativ vorgegangen mit Vermeidung des Aufstützens und der Beugung, bei Druck von außen wird der Ellenbogen abgepolstert. Parästhesien können mit Carbamazepin oder Gabapentin behandelt werden.

Bei Befundverschlechterung mit klinischer und elektrophysiologischer Objektivierung motorischer oder beeinträchtigender sensibler Symptome besteht eine **Operationsindikation**. Eine Inzision der Sehnenarkade des M. flexor carpi ulnaris kommt bei Veränderungen am Knochen oder Gelenk oder kongenitaler Subluxation in Frage. Bei Deformitäten kommt eine anteriore Nerventransposition zur Anwendung. Eine mediale Epikondylotomie befreit den Nerven von seinem knöchernen Druckpunkt bei Flexion und ist weniger komplikationsträchtig als die anteriore Transposition. Mitunter können raumfordernde Befunde im Sulcus entfernt werden (z. B. Hämatome).

Nervenwurzel-kompressionsyndrome: Therapiestrategien

ICD-10: M54.16, M54.18, M54.2. Zu diesem Thema siehe auch Kapitel 10.4.

Bei bandscheibenbedingten Nervenwurzelkompressions- oder -irritationssyndromen der Hals- oder Lendenwirbelsäule orientiert sich der Neurologe bezüglich der Therapiestrategie bzw. der Operationsindikation in erster Linie an den funktionellen Ausfällen und den klinisch oder elektromyographisch nachweisbaren Paresen oder Denervierungszeichen in der zugehörigen Kennmuskulatur.

Bei **akuten Bandscheibenveränderungen** kommt es durch Druckeinwirkung auf die Bandscheibe zur Höhenminderung und Dehydratation der Bandscheibe, bei weiterer Degeneration zur Vorwölbung (Protrusion) durch Erweiterung des Anulus fibrosus über die Zirkumferenz der benachbarten Wirbelkörper hinaus; bei Vorwölbung nach dorsal wird hierdurch zunächst das Lig. longitudinale posterius komprimiert. Nimmt der Druck auf die Bandscheibe weiter zu, dann kann es zum Einreißen des Anulus fibrosus und zum Vorfall des Nucleus pulposus (Prolaps) kommen. Dieser kann sich von der Bandscheibe lösen und in den Spinalkanal hinein sequestrieren (Sequester). Der Prolaps oder der Sequester können eine oder meherere Nervenwurzeln oder (in der HWS oder BWS) das Myelon tangieren oder komprimieren.

Klinisch zeigt sich die Kompression des hinteren Längsbandes infolge der Irritation der dort lokalisierten Nozizeptoren als lokaler Schmerz, ggf. mit pseudoradikulärer Ausstrahlung. Ein Wurzelkontakt führt zunächst zu einem Wurzelirritationssyndrom mit neuralgischen Schmerzen mit radikulärer Ausstrahlung in das betroffene Dermatom.

Als **Wurzelkompressionssyndrom** wird das Vorhandensein neurologischer Ausfälle infolge einer Wurzelkompression bezeichnet. Die Ausfälle können sensibler Art (Hypästhesie, Hypalgesie im zugehörigen Dermatom) oder motorischer Art sein (schlaffe Parese im zugehörigen Myotom). Zu Beginn der motorischen Ausfälle können auch Faszikulationen in der Kennmuskulatur auftreten.

Die Therapie eines Bandscheibenvorfalles zielt in der Akutphase auf Entlastung der Bandscheibe und Dekompression der Nervenwurzel ab. Die meisten Patienten sprechen auf **konservative Therapie** an. Diese besteht aus Entlastung, Halskrawatte (HWS) oder Stufenbettlagerung (LWS), Traktionstherapie, Wärme oder Kälteanwendungen, Myotonolytika, Analgetika, Antiphlogistika, ggf. Corticosteroide, Thymoleptika. Der Einsatz von Analgetika bzw. Antiphlogistika soll in der Akutphase großzügig gehandhabt werden, um den Teufelskreis aus Schmerz-Schonhaltung-Fehlhaltung-Schmerz zu durchbrechen.

Die Indikation zur **operativen Wurzeldekompression** ist in folgenden Situationen gegeben:

- **Absolute Indikation:** akuter medialer Bandscheibenprolaps mit neurologischen Symptomen:
  - Rückenmarkkompression (HWS)
  - Kaudasyndrom (LWS)
  - polyradikuläre sensomotorische Ausfälle
- Relative Indikationen:
  - Lateraler oder mediolateraler Bandscheibenprolaps mit funktionell bedeutsamer **radikulärer motorischer Parese.** Als bedeutsame Parese wird ein Kraftgrad von 3/5 angenommen. Da die Kraftprüfung bei Patienten mit Bandscheibenvorfällen häufig durch die schmerzbedingte Minderinnervation erschwert ist und die Parese überschätzt wird, kann in Zweifelsfällen das Elektromyogramm objektive Aussagen über das Vorhandensein akuter Denervierungszeichen machen und in der Differenzialdiagnose zu dissoziativen (psychogenen) oder schmerzbedingt minderinnervierten Paresen weiterhelfen. Allerdings zeigt sich pathologische Spontanaktivität in einem akut denervierten Muskel frühestens nach 2 Wochen.
  - Mitunter werden auch für therapierefraktäre Wurzelirritationssyndrome oder Kompressionssyndrome mit rein sensibler Ausfallssymptomatik und **im Vordergrund stehenden radikulären Schmerzen,** die sich durch ausreichend lange (mindestens 4 Wochen) konservative Therapie nicht bessern lassen, Operationsindikationen gestellt. Voraus-

setzung hierfür ist der computer- oder kernspintomographische Nachweis eines Bandscheibenvorfalles in der entsprechenden Etage. Diese Indikation sollte extrem zurückhaltend gestellt werden, da es einerseits durch die Operation zur Narbenbildung kommen kann, die wiederum zum Auftreten eines Wurzelirritationssyndromes oder sogar zu neurologischen Ausfällen führen kann. Andererseits besteht die Gefahr, dass ein Patient mit therapierefraktären, radikulär anmutenden Schmerzen eigentlich an pseudoradikulären Schmerzen leidet, die durch eine zusätzlich vorhandene somatoforme Schmerzstörung ausgestaltet sind. Eine Bandscheibenveränderung in der zugehörigen Etage kann in dieser Situation einen nicht relevanten Zufallsbefund darstellen, zumal etwa 25 % der Allgemeinbevölkerung asymptomatische Bandscheibenprotrusionen aufweisen (Jensen et al. 1994).

Insgesamt ist die Operationsindikation von Patienten ohne objektivierbare neurologische Ausfälle sehr umstritten. Von neurologischer Seite werden derartige Operationen sehr kritisch gesehen bzw. abgelehnt. Wird trotzdem eine Operation bei einem Patienten mit einem reinen Schmerzsyndrom erwogen, so sollte im Vorfeld eine interdisziplinäre Evaluation unter Einbeziehung von Neurochirurgen, Neurologen, Schmerztherapeuten und ggf. Psychologen bzw. psychosomatisch tätigen Ärzten erfolgen (Gralow et al. 2002).

Literatur

Zervikale Myelopathie versus amyotrophische Lateralsklerose

Bensimon G, Lacomblez L, Meininger V et al. (1994) A controlled trial of riluzole in amyotrophic lateral sclerosis. N Engl J Med 330: 585–91.

Lacomblez L, Bensimon G, Leigh PN et al. (1996) Dose-ranging study of riluzole in amyotrophic lateral sclerosis. Amyotrophic Lateral Sclerosis/Riluzole Study Group II. Lancet 347: 1425–31.

Akuter Kopfschmerz: idiopathisch versus symptomatisch

Diener HC, Brune K, Gerber WD et al. (2000) Therapie der Migräneattacke und Migräneprophylaxe. Schmerz 14: 269–83.

Göbel H (1997) Die Kopfschmerzen. Berlin, Heidelberg: Springer.

Göbel H, Soyka D, Ziegler A et al. (1995) Selbstmedikation bei Migräne und Kopfschmerz vom Spannungstyp. Deutsche Apotheker Zeitung 9: 17–32.

Göbel H, Diener HC, Grotemeyer KH et al. (1997) Therapie des Clusterkopfschmerzes. Nervenheilkunde 16: 548–57.

Haag G, Baar H, Grotemeyer KH et al. (1999) Prophylaxe und Therapie des medikamenteninduzierten Dauerkopfschmerzes. Nervenheilkunde 18: 143–6.

Pfaffenrath V, Brune K, Diener HC et al. (1998) Behandlung des Kopfschmerzes vom Spannungstyp. Schmerz 12: 156–70.

Epilepsie

Commission on Classification and Terminology of the International League Against Epilepsy (1981) Proposal for revised clinical and electroencephalographic classification of epileptic seizures. Epilepsia 22: 489–501.

Stefan H (1999) Epilepsie. 3. Aufl. Stuttgart: Thieme.

Thrombendarteriektomie der A. carotis

Anonymus (2002) Collaborative meta-analysis of randomised trials of antiplatelet therapy for prevention of death, myocardial infarction, and stroke in high risk patients. BMJ 324: 71–86 (Erratum: BMJ 2002; 324: 141).

Antiplatelet Trialists' Collaboration (1988) Secondary prevention of vascular disease by prolonged antiplatelet treatment. BMJ 296: 320–31.

Antiplatelet Trialists' Collaboration (1994) Collaborative overview of randomised trials of antiplatelet therapy – I: Prevention of death, myocardial infarction, and stroke by prolonged antiplatelet therapy in various categories of patients. BMJ 308: 81–106.

CAPRIE Steering Committee (1996) A randomised, blinded, trial of clopidogrel versus aspirin in patients at risk of ischemic events (CAPRIE). Lancet 348: 1329–39.

ESPS-2 Working Group (1992) Second European stroke prevention study. J Neurol 239: 299–301.

European Carotid Surgery Trialists Collaborative Group (1991) MRC European carotid surgery trial: interim results for symptomatic patients with severe carotid stenosis and with mild carotid stenosis. Lancet 337: 1235–43.

Gent M, Blakely LA, Easton JD et al. (1989) The Canadian American ticlopidine study (CATS) in thromboembolic stroke. Lancet i: 1215–20.

Hankey GJ, Warlow CP, Molyneux AJ (1990) Complications of cerebral angiography for patients with mild carotid territory ischemia being considered for carotid endarterectomy. J Neurol Neurosurg Psychiatry 53: 542–8.

Legs D, Deplanque D (2003) Statins and stroke. Therapie 58: 49–58.

North American Symptomatic Carotid Endarteriectomy Trial Collaborators (1991) Beneficial effect of carotid endarteriectomy in symptomatic patients with high-grade carotid stenosis. N Engl J Med 325: 445–53.

The SALT Collaborative Group (1991) Swedish aspirin low-dose trial (SALT) of 75 mg aspirin as secondary prophylaxis after cerebrovascular ischemic events. Lancet 338: 1345–9.

Widder B (1995) Doppler- und Duplexsonographie der hirnversorgenden Arterien. 4. Aufl. Berlin, Heidelberg: Springer.

Dekompressive Kraniektomie bei raumfordernden Hirninfarkten

Delashaw JB, Broaddus WC, Kassell NF et al. (1990) Treatment of right hemispheric cerebral infarction by hemicraniectomy. Stroke 21: 874–81.

Diener HC (1998) Zerebrale Ischämie. In: Brandt T, Dichgans J, Diener HC (Hrsg) Therapie und Verlauf neurologischer Erkrankungen. 3. Aufl. Stuttgart, Berlin, Köln: Kohlhammer; 271–94.

Grond M, Krieger D, Busse O et al. (1999) Zerebrale Ischämie. In: Schwab S, Krieger D, Müllges W et al. (Hrsg) Neurologische Intensivmedizin. Berlin, Heidelberg: Springer; 329–366.

Hacke W, for the European Ad Hoc Consensus Group (1996) European strategies for early intervention in stroke. Cerebrovasc Dis 6: 315–24.

Meixensberger J, Schwab S, Werner C (1999) Therapie des intracraniellen Druckes. In: Schwab S, Krieger D, Müllges W et al. (Hrsg) Neurologische Intensivmedizin. Berlin, Heidelberg: Springer 924–38.

Rieke K, Schwab S, Krieger D (1995) Decompressive surgery in space-occupying hemispheric infarction: Results of an open, prospective trial. Crit Care Med 23: 1576–87.

Schwab S, Steiner T, Aschoff A et al. (1998) Early hemicraniectomy in patients with complete middle cerebral artery infarction. Stroke 29: 1888–93.

Normaldruckhydrozephalus und Pseudotumor cerebri: Indikationen zur Shunt-Anlage

Gerloff C (1998) Normaldruckhydrocephalus. In: Brandt T, Dichgans J, Diener HC (Hrsg) Therapie und Verlauf neurologischer Erkrankungen. 3. Aufl. Stuttgart, Berlin, Köln: Kohlhammer; 881–8.

Vanneste J, Augustijn P, Tan WF et al. (1993) Shunting normal pressure hydrocephalus: the predictive value of combined clinical and CT data. J Neurol Neurosurg Psychiatry 56: 251–6.

Wall M, George D (1991) Idiopathic intracranial hypertension. A prospective study of 50 patients. Brain 114: 155–80.

Wüllner U (1998) Pseudotumor cerebri. In: Brandt T, Dichgans J, Diener HC (Hrsg) Therapie und Verlauf neurologischer Erkrankungen. 3. Aufl. Stuttgart, Berlin, Köln: Kohlhammer; 774–7.

Karpaltunnelsyndrom und Sulcus-ulnaris-Syndrom: Operationsindikationen

Mumenthaler M, Schliack H (1993) Läsionen peripherer Nerven. 6. Aufl. Stuttgart: Thieme.

Schepelmann K, Kloß TM (1998) Kompressions-Syndrome peripherer Nerven. In: Brandt T, Dichgans J, Diener HC (Hrsg) Therapie und Verlauf neurologischer Erkrankungen. 3. Aufl. Stuttgart, Berlin, Köln, Kohlhammer; 1070–84.

Stöhr M, Bluthard M (1993) Atlas der Elektromyographie. 3. Aufl. Stuttgart, Berlin, Köln: Kohlhammer.

Nervenwurzelkompressionssyndrome: Therapiestrategien

Gralow I, Husstedt IW, Bothe HW et al. (Hrsg) (2002) Schmerztherapie interdisziplinär. Pathophysiologie – Diagnostik – Therapie. Stuttgart: Schattauer.

Jensen MC, Brant-Zawadzki MN, Obuchowski N et al. (1994) Magnetic resonance imaging of the lumbar spine in people without back pain. N Engl J Med 331: 69–73.

Witt TN, Mayr-Pfister L (1998) Radikuläre Syndrome. In: Brandt T, Dichgans J, Diener HC (Hrsg) Therapie und Verlauf neurologischer Erkrankungen. 3. Aufl. Stuttgart, Berlin, Köln: Kohlhammer; 1052–69.

3.5 Neuropathologie für Neurochirurgen

Werner Paulus

Inhalt

Wissenschaftlich gesehen ist die Neuropathologie das Fachgebiet, das zuständig ist für die Untersuchung und Erforschung des zentralen und peripheren Nervensystems und der Skelettmuskulatur. Im Rahmen der Krankenversorgung kann der Neuropathologe definiert werden als der Pathologe des Neurochirurgen. Seit 1987 gibt es in Deutschland den Facharzt für Neuropathologie. Die 6-jährige Weiterbildungszeit umfasst 3 Jahre Neuropathologie, 2 Jahre Allgemeinpathologie und 1 Jahr Klinik, z. B. Neurochirurgie (umgekehrt kann bis zu 1 Jahr Neuropathologie auf die Weiterbildungszeit zum Neurochirurgen angerechnet werden). Neuropathologische Abteilungen und Institute existieren mittlerweile an den meisten medizinischen Fakultäten in Deutschland und vereinzelt auch außerhalb der Universitäten. Aktuelle Informationen finden sich auf der Website der Deutschen Gesellschaft für Neuropathologie und Neuroanatomie (www.dgnn.de).

In dem vorliegenden Beitrag soll nicht der Versuch gemacht werden, die neurochirurgisch wesentlichen neuropathologischen Krankheitsbilder im Schnelldurchlauf zu besprechen. Für diesen Zweck sei der interessierte Neurochirurg auf die diesbezüglichen Standardwerke im Literaturanhang verwiesen. Hier soll vielmehr versucht werden, einige praktische Grundsätze darzustellen, die sich für das tägliche Miteinander von Neuropathologen und Neurochirurgen als wichtig erwiesen haben. Auch sollen einige wesentliche Aspekte der neuropathologischen Methodik, Diagnostik, Histologie und Molekulargenetik besprochen werden, die für das Verständnis neuropathologischer Befunde und der Pathobiologie notwendig sind.

Überbringen und Versenden von Gewebeproben

Grundsätzlich wird jedes operativ entfernte Gewebe histologisch oder zytologisch untersucht. Es ist nicht statthaft, auf eine neuropathologische Untersuchung zu verzichten, wie das bei vermeintlich klaren Fällen (z. B. Bandscheibenvorfall) mitunter geschieht.

Das **gesamte** Gewebe muss für die Diagnostik zur Verfügung stehen. Sinnvoll kann es auch sein, zusätzlich das **CUSA®-Gewebe** in die Neuropathologie zu schicken, da sich darin diagnostisch Entscheidendes befinden kann (z. B. die Nekrosen des Glioblastoms). Dringend zu warnen ist vor der gelegentlich praktizierten Methode des Weiterleitens des Gewebes aus dem Operationssaal an verschiedene Labors für wissenschaftliche Untersuchungen. Dies kann gerade bei Hirntumoren dazu führen, dass repräsentatives Gewebe für die Diagnostik nicht mehr vorhanden ist und der Patient fehltherapiert wird.

> Die Bereitstellung von Gewebe für die Forschung ist sicher unverzichtbar, allerdings erst nachdem die histologische Diagnose gestellt worden ist.

Das Gewebe wird in einer neuropathologischen Einrichtung untersucht. So wie Hirnoperationen vom Neurochirurgen und nicht vom Allgemeinchirurgen durchgeführt werden, so ist die Expertise für neurochirurgische Gewebeproben beim Facharzt für Neuropathologie angesiedelt. Bei Proben aus dem Grenzbereich von Pathologie und Neuropathologie (z. B. bei Beteiligungen von Knochen, Gelenken oder Nasennebenhöhlen) empfiehlt es sich, auch dieses Gewebe dem Neuropathologen zu schicken, der dann ggf. einen Allgemeinpathologen konsultiert.

> Der Vorstand der Deutschen Gesellschaft für Neurochirurgie empfiehlt, das bei neurochirurgischen Eingriffen entnommene Gewebematerial zur Untersuchung an einen Neuropathologen zu senden (Richter 2003; Mitteilungen des Vorstandes der Deutschen Gesellschaft für Neurochirurgie).

Das Gewebe wird nur an *eine* neuropathologische Einrichtung geschickt. Die primäre Versendung von Gewebeproben von derselben Operation an unterschiedliche Neuropathologen verursacht i.Allg. Konfusionen und unnötige Kosten, da neurochirurgische Proben häufig heterogen sind und somit verschiedene Anteile unterschiedlich diagnostiziert werden. Dies erfordert dann einen Austausch der Gewebeproben, zusätzliche Untersuchungen sowie klärende Telefonate und führt letztlich zu Verzögerungen und nicht selten zu Verstimmungen.

Sehr sinnvoll kann es aber sein, Gewebe zur konsiliarischen Stellungnahme an einen Experten zu schicken, insbesondere an ein **Referenzzentrum**. Gründe für eine Konsultation eines Referenzzentrums können sein: die Teilnahme des Patienten an einer Therapiestudie mit vorgeschriebener Referenzdiagnose (etwa HIT-Studie, NOA-Studien), der Wunsch des Neuropathologen nach einer zweiten Meinung bei schwierigen Fällen oder der Wunsch der Klinik bei nicht auflösbarer Diskrepanz zwischen dem klinischen Bild und dem neuropathologischen Befund. Auch bei Wunsch des Patienten nach einer Referenzdiagnose kann aus psychologischen Gründen eine Konsultation indiziert sein. Die Versendung von Gewebe an ein Referenzzentrum erfolgt aber grundsätzlich *nach* der lokalen Diagnostik über die neuropathologische Einrichtung. Im Rahmen der Deutschen Gesellschaft für Neuropathologie und Neuroanatomie gibt es gegenwärtig Referenzzentren für Hirntumoren, für neuromuskuläre Krankheiten, für Prionkrankheiten und für neurodegenerative Krankheiten (Informationen unter www.dgnn.de).

Prinzipiell kann das Gewebe nativ (d. h. in frischem Zustand, also unfixiert) oder fixiert in die neuropathologische Einrichtung gesendet werden. Grundsätzlich hat **natives Gewebe** den Vorteil, dass ein breiteres Spektrum an Untersuchungen durchgeführt werden kann (z. B. Immunhistochemie fixationssensitiver Antigene, molekulargenetische Analysen an hochwertiger DNA). Häufig wird dabei auch Gewebe tiefgefroren (z. B. in einer Tumorbank) und steht für spätere Untersuchungen zur Verfügung. Verschiedene Gewebeproben wie Muskelbiopsate *müssen* nativ überbracht werden, da eine suffiziente Diagnostik sonst nicht möglich ist. Auch Schnellschnitte können nur an nativem Gewebe durchgeführt werden.

Die Übersendung nativen Gewebes ist aber nur dann sinnvoll, wenn dieses so bald wie möglich, spätestens innerhalb von etwa 2 h nach der Entnahme, in der Neuropathologie eintrifft. Keinesfalls darf unfixiertes Gewebe mit der Post verschickt werden; die dabei eintretende Autolyse und Fäulnis kann dazu führen, dass eine neuropathologische Beurteilung nicht

mehr möglich ist und eine Diagnose nicht gestellt werden kann. Natives Gewebe kann mit normalem Eis (nicht mit Trockeneis) gekühlt werden, wobei das Eis keinen unmittelbaren Kontakt mit dem Gewebe haben darf (z. B. Schälchen mit Gewebe auf Eisbeutel). Insbesondere bei kleinen Proben ist es sinnvoll, das Gewebe auf eine feuchte Kompresse (Ringer-Lösung oder physiologische Kochsalzlösung) zu legen, um Austrocknung zu vermeiden; keinesfalls darf das Gewebe aber in einer Flüssigkeit „schwimmen". Stets ist es nützlich, wenn sich Neurochirurg und Neuropathologe über die Modalitäten des Transports und der Fixierung kurzschließen. Dies ist besonders bei ungewöhnlichen Proben oder Eingriffen (z. B. Hirnbiopsie) unbedingt notwendig.

Wenn Gewebe **fixiert** wird (meist in Formalin, s. Abschnitt „Fixierung"), kann es auch per Post verschickt werden. Aus Gründen des Umwelt- und Personenschutzes sind dabei Sicherheitsvorschriften zu beachten (z. B. Art der Röhrchen). Der jeweilige aktuelle Stand kann beim Berufsverband Deutscher Pathologen (Postfach 100338, 45803 Gelsenkirchen) erfragt werden. In jedem Fall essenziell ist eine optimale Beschriftung des Gefäßes.

Die Qualität der neuropathologischen Diagnose korreliert mit dem Ausmaß relevanter klinischer Informationen. Es ist ein Irrglaube, der Neuropathologe müsse die Diagnose „blind", also ohne klinische Daten stellen. Die **minimalen klinischen Angaben bei Tumoren** beinhalten Name, Vorname und Geburtsdatum des Patienten, Dauer und Art der neurologischen Symptome, genaue Lokalisation des Prozesses (cave: „parietal" kann sich auf zerebrales, meningeales, ossäres oder kutanes Gewebe mit den bekannten lokalisatorischen Unterschieden beziehen), Radiologie, eventuelle bekannte Malignome, frühere Therapien desselben Prozesses, relevante Vorbefunde (mit Befundnummer und ausführendem Institut) und die klinische Verdachtsdiagnose. Bei **Muskelbiopsaten** muss zudem der genaue neurologische Befund einschließlich der Ergebnisse der laborchemischen und apparativen Untersuchungen vorliegen.

Besonders sorgfältig sollte der Neurochirurg darauf achten, dass bei Versenden mehrerer Gefäße eines operativen Eingriffes die einzelnen Fraktionen eindeutig

bezeichnet werden und zu jeder Fraktion klinische oder topographische Angaben gemacht bzw. besondere Fragestellungen spezifiziert werden. Ein häufiger Fehler, der die Qualität der Diagnostik beeinträchtigt, besteht darin, dass die Anzahl der übersandten Gefäße nicht mit den Angaben auf dem Einsendeformular übereinstimmt. Handschriftliche Angaben sollten leserlich sein.

> Es ist der Diagnostik und letztlich dem Wohle des Patienten förderlich, wenn der Neurochirurg beim Ausfüllen des neuropathologischen Einsendeformulars große Sorgfalt walten lässt.

Neuropathologische Methoden

Fixierung

Die Fixierung unterbricht die Autolyse und Fäulnis, macht das Gewebe härter und besser schneidbar und erhält somit die topographischen Zusammenhänge. Das Standardfixierungsmittel ist 10 %iges, neutral gepuffertes **Formalin**. Formalin (z. B. Formol®) ist eine 35- bis 40 %ige wässrige Lösung des Formaldehyds, sodass das Fixierungsmittel 3,5–4 % Formaldehyd enthält. Die phosphatgepufferte Lösung wird hergestellt, indem 100 ml Formol® zu 900 ml Aqua dest. gegossen werden, in dem zuvor 4 g Natriumdihydrogenphosphat und 6,5 g Dinatriumhydrogenphosphat gelöst wurden (pH 7,0). Da Formalin ein Gefahrstoff ist (starke Reizwirkung auf Haut und Schleimhäute!), existieren zum Umgang mehrere gesetzliche und berufsgenossenschaftliche Vorschriften.

Da Formalin bei der Fixierung verbraucht wird, ist es wichtig, eine ausreichend große Menge einzusetzen: Das Volumenverhältnis von Formalin zu Gewebe sollte mindestens 10:1 betragen. Die Eindringgeschwindigkeit liegt bei 0,5 mm/h (etwa 1 cm pro Tag), sodass die Fixierungsdauer von der Größe des Gewebestücks abhängt.

Wenn elektronenmikroskopische Untersuchungen durchgeführt werden sollen, ist eine Fixierung in **Glutaraldehyd** notwendig. Dabei wird ein Gewebestück von etwa 1 mm(!) Kantenlänge unmittelbar nach der Entnahme für 2 h in 2 %iges Glutaraldehyd in 0,1 M Kakodylatpuffer gelegt. Der weitere Transport (auch auf dem Postweg) ist dann im Kakodylatpuffer möglich. Bei räumlicher Nähe von Neurochirurgie und Neuropathologie ist es allerdings oft sinnvoller, das native Gewebe sofort in die Neuropathologie zu überbringen und die Fixierung dort durchzuführen.

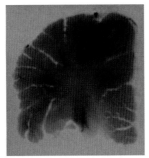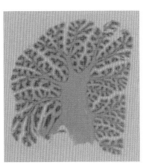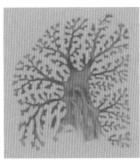

Abb. 3.5-1. Paraffinblock eines autoptisch untersuchten Teils des Kleinhirns (links) sowie zwei von diesem Block gefärbte Schnittpräparate (Objektträger). HE-Färbung und Klüver-Barrera-Färbung (Markscheidenfärbung)

Einbettung

Gewebe wird in **Paraffin** eingebettet, um dünne und gleichmäßige Schnitte herstellen zu können und den Zusammenhalt mehrerer Gewebefragmente zu gewährleisten. Dazu wird das Gewebe in steigenden Konzentrationen von Ethylalkohol entwässert und dann mit dem bei Wärme flüssigen Paraffinwachs durchtränkt; dies geschieht mit Hilfe von Einbettautomaten. Der Vorgang erfolgt bei bioptischen Proben i.Allg. über Nacht, während er bei Gehirnen im Rahmen der Autopsie bis zu

2 Wochen dauern kann. Kalkharte Proben werden für Stunden bis Tage entkalkt, bevor sie in die Einbettung gelangen. Das Resultat der Einbettung ist ein Paraffinblock (Abb. 3.5-1); dieser ist praktisch unbegrenzt haltbar und steht auch nach Jahrzehnten noch für weitergehende Untersuchungen zur Verfügung.

Schneiden und Färben

Um das Gewebe im Mikroskop betrachten zu können, müssen mit Hilfe von Schneidemaschinen (Mikrotomen) von den Paraffinblöcken dünne Schnitte von 3–10 µm Dicke hergestellt, auf Glas (Objektträger) aufgebracht und dann gefärbt werden. Bei sehr kleinen Proben oder bei der Suche nach umschriebenen Veränderungen werden zahlreiche Schnitte (Stufenschnitte) von einem Paraffinblock angefertigt.

Die Standardfärbung ist die **Hämatoxylin-Eosin-Färbung** (HE-Färbung), die praktisch immer gemacht wird; in der Neuropathologie wird außerdem meist eine **Van-Gieson-Färbung** durchgeführt,

Tab. 3.5-1. Häufige histologische Färbungen in der Neuropathologie

Färbung	Angefärbte Substanz	Fragestellung (Beispiele)
HE	Kern, Zytoplasma	Routinefärbung
van Gieson	kollagenes Bindegewebe	Routinefärbung
Elastica-van-Gieson	elastisches Bindegewebe	arterielles Angiom, elastisches Band
Retikulin	retikuläres Bindegewebe	Kapillardichte, Hypophysenstruktur
PAS	Schleim, Glykogen	Karzinomdifferenzierung, Glykogenose
Berliner Blau	Eisen	Blutung vor mehr als 72 h
Kongorot	Amyloid	Amyloidangiopathie, Amyloidneuropathie
Klüver-Barrera	Myelin	Entmarkung
Gallyas, Bodian	Neurofilamente	Entmarkung, Alzheimer-Veränderungen
Ziehl-Neelsen	Mykobakterien	Tuberkulose
Gram	Bakterien	bakterielle Entzündungen
Grocott	Pilze	mykotische Entzündungen
Pappenheim	Kern, Zytoplasma	Standardfärbung für Liquorzytologie

da dadurch neuroektodermales Gewebe (z. B. Hirn oder Gliom) und mesenchymales Gewebe (z. B. Hirnhäute oder Sarkom) gut differenziert werden können. Auch die gefärbten Schnittpräparate sind praktisch unbegrenzt haltbar. Eine Übersicht der in der Neuropathologie am häufigsten verwendeten Färbungen findet sich in Tabelle 3.5-1.

Immunhistochemie

Bei der Immunhistochemie bindet auf dem histologischen Schnitt ein Antikörper an ein Antigen; der Antikörper wird dann mithilfe nachgeschalteter Reaktionsschritte farbig markiert. Während bei den konventionellen Färbungen von Tabelle 3.5-1 zahlreiche Substanzen angefärbt werden, ist das Resultat einer immunhistochemischen Markierung die spezifische Anfärbung eines bestimmten Proteins. Die Immunhistochemie (bei zytologischen Präparationen: Immunzytochemie) hat wie keine andere Technik in den vergangenen 20 Jahren die Validität und Reliabilität der pathologischen und neuropathologischen Diagnostik verbessert.

Die drei am häufigsten angefärbten Antigene sind wohl GFAP, Synaptophysin und Ki67/MIB1. Das neuropathologische Antigen schlechthin ist das **GFAP** (glial fibrillary acidic protein), die Untereinheit der Gliafilamente, das sich vor allem in normalen, reaktiven und neoplastischen Astrozyten befindet. Gerade die Immunhistochemie auf GFAP hat die Diagnostik sicherer gemacht; außerdem konnten aufgrund der GFAP-Expression einige Tumoren, die man früher für bindegewebig hielt, als astrozytär erkannt werden (monstrozelluläres Sarkom als Riesenzellglioblastom, fibröses Xanthom als pleomorphes Xanthoastrozytom).

Die Färbung für **Synaptophysin** ist hoch spezifisch und sensitiv, um eine neuronale Differenzierung zu erkennen; unerlässlich ist diese Färbung in der Diagnose von Gangliogliomen und Neurozytomen.

Das Proliferationsantigen **Ki67** (meist angefärbt mit dem Antikörper MIB1) wird in allen Phasen des Zellzyklus exprimiert, außer in der Ruhephase G0. Der Anteil Ki67-positiver Tumorzellen ist ein gutes Maß für die proliferative Aktivität des Tumors; so liegen z. B. die mittleren Ki67-Markierungsraten für Grad-II-Astrozytome (nach WHO) bei 4 %, für anaplastische Astrozytome bei 8 % und für Glioblastome bei 15 %. Gerade bei histologisch nicht eindeutig einem bestimmten Grad zugehörigen Tumoren kann diese Färbung sehr hilfreich sein.

Man kann davon ausgehen, daß bei zumindest 25 % der Hirntumoren die Immunhistochemie für eine optimale Diagnostik notwendig ist. Auf der anderen Seite ist der immunhistochemische Befund niemals allein entscheidend für die Diagnose und muss immer unter Berücksichtigung des histologischen Befundes gewertet werden. Häufige Antigene in der neuropathologischen Diagnostik sind in Tabelle 3.5-2 gelistet.

Schnellschnitt

Beim Schnellschnitt wird natives, gefrorenes Gewebe bei −20 °C mit einem Kryostat geschnitten und anschließend mit einer modifizierten (schnelleren) HE-Färbung gefärbt. Die Dauer der Anfertigung eines Schnellschnittes liegt bei 10 min; dazu kommen sachbedingt noch Zeiten für den Transport und die Beurteilung am Mikro-

Tab. 3.5-2. Häufige immunhistochemische Färbungen in der Neuropathologie

Antigen	Lokalisation	Bedeutung (Beispiele)
GFAP	Zytoskelett	astrozytäre Differenzierung
Neurofilament	Zytoskelett	neuronale Differenzierung
Synaptophysin	synaptische Vesikel	neuronale Differenzierung
Epitheliales Membranantigen	Zellmembran	vereinbar mit Meningeom
Hypophysenhormone	Zytoplasma	Typisierung der Hypophysenadenome
Zytokeratin	Zytoskelett	Epitheldifferenzierung (z. B. Karzinom)
Prostataspezifisches Antigen	Zytoplasma	Metastasen von Prostatakarzinomen
TTF1	Kern	Metastasen von Bronchial- und Schilddrüsenkarzinom
GCDFP15	Zytoplasma, Tubuli	Metastasen von Mammakarzinomen
Östrogen-/Progesteronrezeptor	Kern	Typisierung von Mammakarzinommetastasen
CD45	Zellmembran	lymphozytäres Antigen (u. a. Lymphom)
CD20	Zellmembran	B-Zell-Antigen (u. a. B-Zell-Lymphom)
Ki67/MIB1	Kern	Proliferation

skop. Die Schnellschnittdiagnose wird vom Neuropathologen immer an einen ärztlichen Kollegen im Operationssaal, im Idealfalle an den Neurochirurgen selbst, niemals aber an nichtärztliches Personal weitergegeben. Als hilfreich haben sich *leserliche* Angaben zur telefonischen Rückrufnummer erwiesen.

Der Neurochirurg sollte sich vergegenwärtigen, dass die Qualität eines Gefrierschnittes deutlich unter der eines Paraffinschnittes liegt. Falls kein weiteres Gewebe zur Vefügung steht, ist somit eine optimale morphologische Untersuchung nicht möglich. Zwar kann das Schnellschnittgewebe sekundär in Formalin fixiert und in Paraffin eingebettet werden, doch ist auch hier die Qualität suboptimal, und es kommt meist zu erheblichen Gewebeverlusten. Weiterhin unterbricht ein Schnellschnitt die Routinearbeit im neuropathologischen Labor.

> Ein Schnellschnitt sollte nur dann angefordert werden, wenn dessen Ergebnis für das weitere aktuelle neurochirurgische Vorgehen relevant ist (z. B. Beendigung des stereotaktischen Eingriffes bei Nachweis von Tumor). Die „Neugierde" des Neurochirurgen oder das Informationsbedürfnis des Patienten nach dem Aufwachen sind keine Indikationen für den Schnellschnitt.

Elektronenmikroskopie

Das in Glutaraldehyd fixierte (s. Abschnitt „Fixierung") und in Osmium nachfixierte Gewebe wird in Plastik (z. B. Epon®, Araldit®) eingebettet. Semidünnschnitte (0,2–1 μm) werden zunächst im Lichtmikroskop untersucht, wobei die interessierenden Areale zurechtgeschnitten werden (der Block wird „getrimmt"). Die Ultradünnschnitte (100 nm) werden dann mit Bleicitrat und Uranylacetat kontrastiert und im Elektronenmikroskop untersucht. Der gesamte Vorgang dauert mindestens 1 bis 2 Wochen.

Die Elektronenmikroskopie ist unverzichtbarer Bestandteil der Diagnostik **peripherer Nerven** (Suralisbiopsie). Sie kann bei manchen **Muskelbiopsaten** wegweisend sein. Für die Diagnostik von Hirntumoren ist sie dagegen praktisch bedeutungslos und findet hier allenfalls

Anwendung zur näheren Charakterisierung ungewöhnlicher Raritäten.

Zytologie

Zytologische Techniken werden eingesetzt zur Untersuchung des **Liquor cerebrospinalis**, seltener auch zur zellulären Analyse von Flüssigkeiten aus Zysten und Tumoren. Meist werden mehrere Sedimente in einer Zytozentrifuge angefertigt, die dann z. B. nach Pappenheim gefärbt werden oder für immunzytochemische Untersuchungen zur Verfügung stehen.

Wesentliche **Indikationen** für die qualitative Liquorzytologie (im Vergleich zur quantitativen Liquorzytologie, bei der die Zellzahl bestimmt wird) sind die Suche nach Tumorzellen (Meningeosis carcinomatosa, melanomatosa, lymphomatosa, gliomatosa etc.), die Differenzialdiagnose von Meningoenzephalitiden und die Suche nach einer Subarachnoidalblutung.

Für eine adäquate zytologische Beurteilung muss die Flüssigkeit nativ (unfixiert) und so rasch wie möglich in die Neuropathologie überbracht werden.

> Häufig ist bereits 1 h nach der Liquorpunktion die Autolyse so weit fortgeschritten, dass eine qualitative Liquorzytologie nicht mehr möglich ist.

Nur wenn eine rasche Aufarbeitung unmöglich ist, kann als Ultima Ratio der Liquor formalinfixiert (1:1 mit 10%igem gepuffertem Formalin) und auch mit der Post versendet werden. Solche Präparate von formalinfixierten Liquores eignen sich zwar nicht mehr zur Entzündungstypisierung, aber noch zur Suche nach Tumorzellen (allerdings nicht nach Lymphomzellen), auch mithilfe immunzytochemischer Methoden. Grundsätzlich ist darauf zu achten, absolut saubere Röhrchen zu verwenden, da Staub zu erheblichen Artefakten führt. Falls eindeutiges solides Tumorgewebe zur Untersuchung vorliegt, ergibt die zytologische Analyse von separat eingesandter Zystenflüssigkeit kaum jemals zusätzliche Aspekte.

Molekulare Neuropathologie

Dabei sucht man nach **Mutationen** in **Protoonkogenen** und **Tumorsuppressorgenen**. Bei der Suche nach Punktmutationen oder kurzen Deletionen werden meist die interessierenden Genfragmente mithilfe der Polymerasekettenreaktion (PCR) amplifiziert und anschließend auf einem Polyacrylamidgel elektrophoretisch aufgetrennt, wobei sich Sequenzunterschiede zwischen verschiedenen Proben in einem veränderten Laufmuster zeigen. Diese Proben werden dann sequenziert, um die Mutation direkt nachzuweisen. Bei der Suche nach Deletionen und nach Amplifikationen (zu viele Kopien des Gens) verwendet man häufig die differenzielle PCR, wobei ein in normaler Kopienanzahl vorliegendes Referenzgen koamplifiziert wird. Ein deletiertes oder amplifiziertes Gen resultiert dann auf dem Gel in einer signifikant schwächeren oder stärkeren Bande.

Grundsätzlich ist es bei molekularbiologischen Methoden wünschenswert, mit DNA aus nativem Gewebe zu arbeiten. Jedoch ist der Nachweis der meisten Mutationen inzwischen auch am Paraffingewebe möglich, da entsprechende Assays auf PCR-Basis entwickelt wurden, die mit den relativ kurzkettigen DNA-Fragmenten arbeiten können, die aus Paraffingewebe isoliert werden. Um zu unterscheiden, ob es sich um **somatische Mutationen** (die auf die Tumorzellen beschränkt sind) oder um **Keimbahnmutationen** (die in jeder Zelle des Körpers vorhanden sind) handelt, muss auch nichttumoröses Gewebe untersucht werden. Meist wird dem Patienten dazu etwas Blut entnommen und mit dem Tumor in einer Tumorbank tiefgefroren (Zustimmung des Patienten und der Ethikkommission notwendig!).

Die Molekulargenetik hat erheblich zum Verständnis der **Pathogenese von Hirntumoren**, insbesondere der malignen Progression astrozytärer Tumoren, beigetragen (s. Abschnitt „Maligne Progression und molekulargenetische Korrelate"). Gerade bei Oligodendrogliomen hat man Korrelationen zwischen genomischen Verlusten auf dem kurzen Arm des Chromosoms 1 und Chemosensitivität bzw. günstigerer Prognose gefunden. Gegenwärtig besitzen diese molekulargenetischen Daten zumindest in Deutschland noch keine unmittelbaren therapeutischen Konsequenzen, während in den USA eine Chemotherapie bei anaplastischen oligodendroglialen Tumoren häufig bereits in Abhängigkeit vom genetischen Befund durchgeführt wird. Es ist jedenfalls abzusehen, dass die Molekulargenetik in den nächsten Jahren vermehrt ein Teil der Routinediagnostik werden wird. Eine übersichtliche Zusammenfassung der genetischen Befunde bei Hirntumoren findet sich bei Kleihues und Cavenee (2000).

Autopsie

Nach wie vor gehört die autoptische Untersuchung des Nervensystems zu den Hauptaufgaben des Neuropathologen. Gründe und Ziele der Autopsie (Sektion, Obduktion) sind Abklärung von Grundkrankheit und Todesursache, Aus- und Weiterbildung von Studenten und Ärzten, Hilfe bei der Aufklärung und für den Trost von Angehörigen, die Erhebung epidemiologischer Daten und die Qualitätskontrolle für klinische Medizin und (Neuro-) Pathologie. Immer noch können einige, zum Teil sehr häufige Krankheiten nur autoptisch definitiv diagnostiziert werden, z. B. die Alzheimer-Krankheit und allgemein demenzielle Krankheitsbilder. Auch für die sichere Abschätzung (neurochirurgischer) Therapiefolgen ist die Autopsie wesentlich.

Das Gehirn wird zunächst für mindestens 2 Wochen in 10%igem gepuffertem Formalin fixiert, bevor es geschnitten wird. Strikt abzulehnen und der ärztlichen Kunst widersprechend (da morphologisch schlechter beurteilbar) ist das Schneiden eines unfixierten Gehirns, auch wenn klinische Kollegen hier mitunter insistieren. Das weitere Prozedere mit Einbettung, Schneiden und Färben erfolgt wie bei Biopsaten (s. oben, Abb. 3.5-1). Der interessierte Neurochirurg findet Informationen zur Methode der Hirn- und Rückenmarksektion und eindrucksvolle makroskopische Befunde bei Hirano (1983).

Befundübermittlung

Im Regelfall erfolgt die Übermittlung des Befundes per Post bzw. per Hauspost. Der Bericht ergeht grundsätzlich primär an den „Auftraggeber" des Neuropathologen, also **an den Neurochirurgen**. Eine Übermittlung per Telefax ist nach gegenwärtigen Empfehlungen möglich, wenn das Faxgerät des klinischen Kollegen in unmittelbarem ärztlichem Einflussbereich steht (also nicht in der Verwaltung oder im Aufenthaltsraum der Station). Telefonisch werden Diagnosen grundsätzlich nur an Ärzte durchgegeben; das Mitteilen der Schnellschnittdiagnose an den Operationspfleger ist nicht statthaft. Fragt ein Patient direkt in der Neuropathologie nach einem Befund, ist es üblich, ihn an den behandelnden Neurochirurgen zu verweisen, da ihm dieser den Befund im Kontext der Krankheit erklären kann. Der Patient hat allerdings ein Einsichtsrecht in die neuropathologischen Unterlagen; auch hat er prinzipiell das Recht, sich die Präparate herausgeben zu lassen.

Teleneuropathologie

Teleneuropathologie beinhaltet den elektronischen Versand (via ISDN-Leitung, Breitbandnetzwerk oder Internet) makroskopischer, radiologischer und vor allem histologischer Bilder von der Neurochirurgie zur Neuropathologie (und umgekehrt!) über weite Entfernungen. Interessant ist dies für neurochirurgische Einrichtungen ohne einen lokalen Neuropathologen, da prinzipiell Schnellschnitte durchführbar werden. Mehrere Studien haben gezeigt, dass die Sicherheit der **telepathologischen Schnellschnittdiagnostik** derjenigen der konventionellen Schnellschnittdiagnostik entspricht. Zu den wesentlichen Geräten, die in der Neurochirurgie vorhanden sein müssen, gehören ein Kryostat zur Anfertigung des Schnellschnittes, ein vollmotorisiertes und elektronisch steuerbares Mikroskop und ein Computer mit der entsprechenden Software; die Anschaffungskosten für die Neurochirurgie belaufen sich auf etwa 100.000 EUR, dazu kommen Betriebs- und ggf. Personalkosten. Auf der anderen Seite kommt es zu Kostensenkungen durch kürzere Operations- und Narkosezeiten und

Wegfall eines Kurierdienstes. Details finden sich bei Kayser (1999).

Auch wenn die Teleneuropathologie in den nächsten Jahren Einzug in neurochirurgische Einrichtungen halten wird, gibt es noch eine Reihe ungeklärter juristischer und ethischer Fragen. Diese betreffen unter anderem die Datensicherheit, Haftungsfragen beim Zusammenbruch der technischen Einrichtungen und Abrechnungsfragen. Der insbesondere von Allgemeinpathologen vorgebrachte Einwand, dass Auffinden und Zuschneiden diagnostisch relevanter Areale nicht in der Hand des Pathologen liegen, dürfte dagegen für die meist kleinen neurochirurgischen Schnellschnittproben keine wesentliche Bedeutung besitzen.

Histologie, Heterogenität, Progression und Invasion astrozytärer Gliome

Anhand astrozytärer Tumoren soll hier beispielhaft verdeutlicht werden, wie die Kenntnis des typischen neuropathologischen Bildes das Verständnis für die klinische Symptomatik und die Pathogenese neurochirurgischer Krankheitsbilder fördert. Astrozytäre Tumoren wurden ausgewählt, da es sich dabei wohl um die häufigsten Hirntumoren handelt, mit denen der Neurochirurg zu tun hat, und da der Kenntnisstand hier schon relativ weit fortgeschritten ist.

Klassifikation und histologische Malignitätskriterien

Die pathologische Klassifikation der Tumoren des Nervensystems erfolgt weltweit nach den **Richtlinien der WHO** (Kleihues u. Cavenee 2000). Danach werden Gliome hinsichtlich des Typs eingeteilt in Astrozytome, Oligodendrogliome und Ependymome. Hinsichtlich des Malignitätsgrades werden vier Stufen unterschieden, wobei

Tab. 3.5-3. Gliome nach der WHO-Klassifikation. Einzelheiten siehe Text

	Niedergradige Gliome		Maligne Gliome	
	Grad I	Grad II	Grad III	Grad IV
Astrozytär	• pilozytisches Astrozytom • subependymales Riesen- zellastrozytom • desmoplastisches infanti- les Astrozytom	• **Astrozytom (fibrillär,** protoplasmatisch, gemästet) • pleomorphes Xantho- astrozytom	anaplastisches Astrozytom	**Glioblastom** (Riesenzell- glioblastom, Gliosarkom)
Oligodendroglial		Oligodendrogliom	anaplastisches Oligoden drogliom	
Ependymal	• myxopapilläres Ependymom • Subependymom	Ependymom (zellulär, papillär, klarzellig, tanyzytisch)	anaplastisches Ependymom	

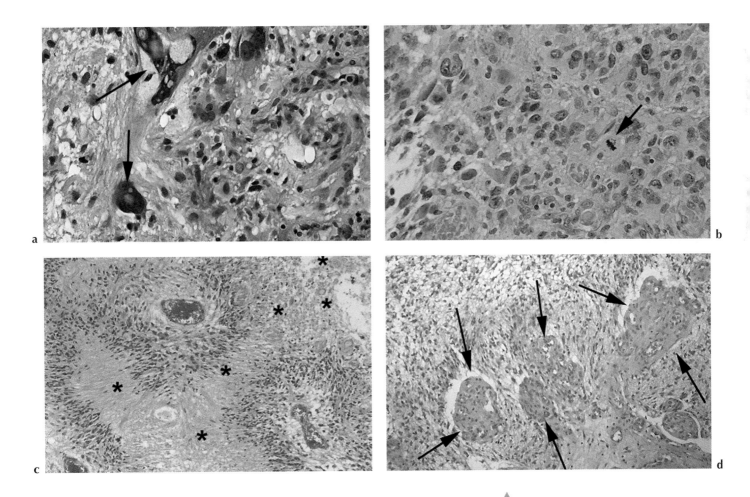

a

b

c

d

die Gliome der Grade I und II als „nieder- gradige Gliome", die Gliome der Grade III und IV als „maligne Gliome" zusammen- gefasst werden (Tab. 3.5-3). Wie noch aus- zuführen sein wird, sollten aber aus bio- logischen und klinisch-prognostischen

Gründen die Gliome vom Grad I von den Gliomen der Grade II bis IV abgegrenzt werden. Der Malignitätsgrad dient nur zur Verdeutlichung und ist redundant, d. h. er ergibt sich aus der Diagnose: So sind z.B. anaplastische Gliome immer vom Grad

Abb. 3.5-2. Histologische Malignitätskrite- rien astrozytärer Tumoren: Kernpolymorphie mit monströsen, sehr chromatinreichen Ker- nen (**a**, Pfeile), Mitosen (**b**, Pfeil), strichförmi- ge Nekrosen (**c**, Sterne) und pathologische („glomeruloide") Blutgefäße (**d**, Pfeile).

III. Glioblastome als die einzigen Grad-IV-Tumoren entsprechen formal Astrozytomen vom Grad IV.

Die Bestimmung des **Malignitätsgrades** erfolgt rein histologisch. Dabei existieren bei astrozytären Tumoren der Grade II bis IV vier histologische Parameter, die sehr stark mit der Prognose korreliert sind:

- Die **Kernpolymorphie** bezeichnet eine gesteigerte Variabilität der Tumorzellkerne hinsichtlich Größe, Form und Chromatinreichtum (Abb. 3.5-2a).
- **Mitosen** sind ein Zeichen der Proliferation (Abb. 3.5-2b).
- **Nekrosen**, typischerweise strichförmig und mit gesteigerter Zelldichte in der Umgebung der Tumorzellen („Pseudopalisaden"), sind flächenhafte Tumorzelluntergänge (Abb. 3.5-2c).
- **Pathologische Blutgefäße** zeigen eine Vermehrung der Endothelzellen, knäuelartige („glomeruloide") Proliferate kleiner Blutgefäße oder abnorm kaliberstarke („lakunäre") Gefäße (Abb. 3.5-2d).

Pathologische Blutgefäße sind meist mit Nekrosen assoziiert, da hier Angiogenesefaktoren freigesetzt werden; sie sind auch die Ursache für die neuroradiologische Kontrastmittelaufnahme. Astrozytome vom Grad II können durchaus eine gewisse Kernpolymorphie aufweisen. Anaplastische Astrozytome (Grad III) zeigen darüber hinaus meist eine deutlich gesteigerte mitotische Aktivität, oft auch eine Zunahme der Zelldichte. Nekrosen und ausgeprägt pathologische Blutgefäße sind praktisch auf Glioblastome beschränkt.

Astrozytome der Grade II bis IV besitzen nach wie vor eine ungünstige Prognose, die in den letzten Jahrzehnten auch durch erhebliche Optimierungen in Neurochirurgie, Strahlentherapie und Chemotherapie nicht verbessert wurde. Die wesentlichen Gründe liegen in der Biologie dieser Tumoren und beruhen auf der intratumoralen Heterogenität, der malignen Progression und der diffusen Invasion. Diese Aspekte sollen im Folgenden genauer besprochen werden.

Intratumorale Heterogenität und diagnostische Probleme

Insbesondere maligne Gliome sind charakterisiert durch eine ausgeprägte intratumorale Heterogenität, d. h. innerhalb desselben Tumors finden sich meist unterschiedlich differenzierte und unterschiedlich maligne Anteile. Bei kompletter Analyse enthalten bis zu 50 % der malignen Gliome astrozytäre und oligodendrogliale Anteile, 80 % unterschiedliche Malignitätsstufen und 60 % sowohl „niedrigradige" als auch „maligne" Komponenten. Prognostisch ist dies problematisch, wenn eine bestimmte Therapie nicht alle Komponenten des Tumors zerstören kann, sodass die resistenten Anteile zum Rezidiv führen. Diagnostisch ist dies umso problematischer, je kleiner die Gewebeprobe ist. So sind z. B. die meisten Glioblastome von einer Infiltrationszone umgeben, die einem Grad-II-Gliom entspricht.

Die neuropathologische Graduierung eines Glioms der Grade II bis IV ist deshalb stets als ein Mindestwert anzusehen. Häufig liegt der Malignitätsgrad nach Untersuchung des gesamten Gewebes über dem Malignitätsgrad des Schnellschnittgewebes; diese scheinbare, nicht vermeidbare Diskrepanz ist nicht eine Fehldiagnose des Neuropathologen, sondern reflektiert die heterogene Histologie innerhalb des Tumors.

Maligne Progression und molekulargenetische Korrelate

Astrozytäre Gliome vom Grad II und III (nicht aber Astrozytome vom Grad I) weisen eine inhärente Tendenz zur malignen Progression auf. Man kann davon ausgehen, dass alle diese Tumoren früher oder später in ein Glioblastom übergehen. Ob ein fibrilläres Astrozytom vom Grad II nach 3 Monaten oder nach Jahrzehnten malignisiert, ist dem Tumor histologisch oder molekulargenetisch gegenwärtig nicht anzusehen. Pilozytische Astrozytome zeigen demgegenüber kaum jemals eine maligne Progression.

In den letzten Jahren sind bedeutende Fortschritte in der molekulargenetischen Charakterisierung der malignen Progression und der Identifizierung der dabei pathogenetisch relevanten Protoonkogene und Tumorsuppressorgene erzielt worden (Übersicht bei Kleihues u. Cavenee 2000). Kurz zusammengefasst spielen in der Entwicklung des Grad-II-Astrozytoms vor allem Mutationen des p53-Tumorsuppressorgens eine Rolle. Bei anaplastischen Astrozytomen treten Aberrationen von Genen für zyklinabhängige Kinasen (cyclin dependent kinases, CDKs) und anderen Genen hinzu: CDKN2A/p16, Retinoblastomgen, CDK4 und ein Tumorsuppressorgen auf Chromosom 19q (noch nicht identifiziert). Bei Glioblastomen schließlich kommt es zu einer Inaktivierung des PTEN-Gens (*phosphatase and ten*sin homology) und weiterer Tumorsuppressorgene auf Chromosom 10 sowie zu Amplifikationen des Gens für den Epidermal Growth Factor Receptor (EGFR). Da die genetischen Veränderungen zum Teil miteinander und auch mit klinischen Parametern (Alter, primäres versus sekundäres Glioblastom) korrelieren, konnten molekulargenetische Subtypen des Glioblastoms herausgearbeitet werden (Kleihues u. Cavenee 2000). Eine diagnostische Relevanz besteht gegenwärtig (2003) noch nicht.

Invasion und komplette Resektion

Astrozytäre Tumoren der Grade II bis IV (nicht aber Astrozytome vom Grad I) sind charakterisiert durch eine breitflächige Infiltration einzelner Tumorzellen bis weit in das scheinbar gesunde Hirngewebe hinein. Sie werden deshalb auch als „diffuse Astrozytome" zusammengefasst. Das Ausmaß der Hirninvasion ist nur mikroskopisch korrekt einzuschätzen; meist sind bereits einzelne Tumorzellen über den Balken in die kontralaterale Hemisphäre migriert. Auch multilokuläre Glioblastome (etwa 5 % der Glioblastome) sind ein Ausdruck dieses Wachstumsmusters: Bei mikroskopischer Analyse sind nahezu immer Verbindungen zwischen den Herden nachweisbar. Dieses Invasionsmuster unterscheidet sich ganz erheblich von

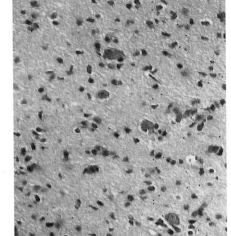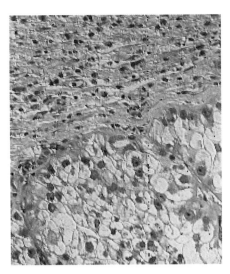

Abb. 3.5-3. Die diffuse Invasion einzelner Gliomzellen in das Hirngewebe (links) unterscheidet sich grundsätzlich von dem Wachstum einer Metastase, hier eines Nierenzellkarzinoms (rechts). Das klarzellige Karzinom (unten) ist umschrieben und scharf vom reaktiven Hirngewebe (oben) abgegrenzt.

demjenigen bei Karzinommetastasen: Hier sind die Tumorzellverbände scharf und meist bindegewebig vom Hirngewebe abgegrenzt (Abb. 3.5-3).

> Die extensive diffuse Invasion von Astrozytomen verhindert deren komplette operative Entfernung und erklärt, warum es auch nach ausgedehnten Eingriffen wie Hemisphärektomien zu einem Rezidiv kommt. Für den Neurochirurgen bedeutet dies, dass eine komplette operative Entfernung eines Astrozytoms vom Grad II bis IV in praktisch allen Fällen nicht möglich ist und dass Fragen zum Tumorrand bei dieser Tumorgruppe einer biologischen Grundlage entbehren.

Literatur

Gesamte Neuropathologie

Ellison D, Love S, Chimelli L, Harding B, Lowe J, Roberts GW, Vinters HV (eds) (1998) Neuropathology. London: Mosby (Hervorragend illustrierter und übersichtlicher Atlas).

Graham DI, Lantos PL (eds) (2000) Greenfield's Neuropathology. 7th ed. London: Arnold (*das* Standardwerk der Neuropathologie in 2 Bänden).

Peiffer J, Schröder JM, Paulus W (Hrsg) (2002) Neuropathologie. 3. Aufl. Springer (kompaktes, deutschsprachiges, klinisch orientiertes Werk).

Richter HP (2003) Eine Empfehlung zur neuropathologischen Untersuchung von Gewebeproben. In: Vorstand der Deutschen Gesellschaft für Neurochirurgie (Hrsg) Mitteilungen. Berlin: BärenDruck; 13: 13.

Tumoren des Nervensystems

Bigner DD, McLendon RE, Bruner JM (eds) (1998) Russell & Rubinstein's Pathology of Tumours of the Nervous System. London: Arnold (Das Standardwerk der Neuroonkologie in 2 Bänden).

Burger PC, Scheithauer BW, Vogel FS (eds) (2002) Surgical Pathology of the Nervous System and Its Coverings. 4th ed. New York: Churchill Livingstone (Fundiertes Werk mit klinisch-pathologischem, topographischem, deskriptivem Ansatz).

Kleihues P, Cavenee WK (eds) (2000) Pathology and Genetics. Tumours of the Nervous System. Lyon: WHO (Äußerst systematisch und informativ, zudem die offizielle WHO-Klassifikation: gehört in die Bibliothek und Hand eines jeden Neurochirurgen).

Neuropathologische Autopsie

Hirano A (1983) Praktischer Leitfaden der Neuropathologie. Berlin: Springer (Zwar schon älter, aber hinsichtlich der neuropathologisch-autoptischen Technik und der makroskopischen Befunde nicht veraltet).

Telepathologie

Kayser K, Szymas J, Weinstein R (1999) Telepathology. Berlin: Springer (Übersicht über Möglichkeiten und Probleme der Telepathologie).

3.6 Nuklearmedizin für Neurochirurgen

Otmar Schober, Burkhard Riemann

Inhalt

Mit den nuklearmedizinischen Untersuchungsverfahren lassen sich in Ergänzung zu den morphologischen Methoden (CT, MRT) primär funktionelle Veränderungen des Gehirns darstellen, z. B. die metabolische Aktivität.

CT und MRT erfassen Hirnerkrankungen häufig erst dann, wenn es bereits zu einer Schädigung der Makrostruktur des Gehirns gekommen ist. Biochemische und pathophysiologische Veränderungen können aber durchaus schon aufgetreten sein und mittels nuklearmedizinischer Untersuchungen nachgewiesen werden, wenn mit CT oder MRT noch keine strukturellen Schäden festgestellt werden können.

Technik der SPECT und PET

Zwei wesentliche Untersuchungsmethoden stehen in der Nuklearmedizin zur Verfügung:
Die Einzel(Single-)-Photonen-Emissions-Computertomographie (**SPECT**) und die Positronen-Emissions-Tomographie (**PET**). Bei beiden handelt es sich, wie bei den morphologischen Verfahren (CT, MRT) um Schnittbildverfahren.

Bei der SPECT rotieren für die Untersuchungen des ZNS mehrere Szintillationskameras (z. B. als Dreikopfkamera) um den Kopf des Patienten und messen in jeder Position die emittierte Strahlung (Abb. 3.6-1). Diese Daten werden in einem Rechner gespeichert, der aus der Fülle der Informationen Szintigramme einer beliebigen Schicht des Gehirns erstellt. In der Regel werden transversale, sagittale und koronare Schichtbilder angefertigt. Für die SPECT-Untersuchung des Gehirns stehen verschiedene Radionuklide höherer Massenzahl zur Verfügung, wie ^{99m}Tc und ^{123}I, mit denen physiologische Substanzen und Pharmaka wie Perfusionsmarker, Transmitter oder Rezeptoren markiert werden.

Für die PET werden Positronenstrahler verwendet, wie ^{11}C, ^{13}N, ^{15}O oder ^{18}F. Diese Nuklide müssen in einem Zyklotron hergestellt werden. Der Vorteil der PET gegenüber der SPECT liegt darin, dass Biomoleküle mit diesen Nukliden ohne chemische Veränderungen markiert werden und Stoffwechselvorgänge in vivo auch quantitativ untersucht werden können. Für die Untersuchung einer Körperschicht, z. B. des Gehirns, wird bei der PET ein Ring von Detektoren um den Patienten verwendet (Abb. 3.6-2). Die im Körper frei werdenden Positronen rekombinieren mit Elektronen, und es entstehen bei der sog. Vernichtungsstrahlung zwei Gammaquanten, die sich diametral entgegengesetzt von ihrem Ursprungsort entfernen. Die gleichzeitig in Koinzidenz an gegenüberliegenden Detektoren gemessenen Gammaquanten werden für die Berechnung der Schnittbilder herangezogen. Aus der Fülle von Signalen der Detektoren werden über ein Rechnersystem Schnittbilder, meist in transversaler oder koronarer Ebene erstellt. Das räumliche Auflösungsvermögen der PET ist mit etwa 5 mm besser als das der SPECT (ca. 8–10 mm), was insbesondere bei der Untersuchung kleiner Strukturen im ZNS von Vorteil ist.

So beträgt die Dicke des Kortex normal etwa 4 mm.

Hirndurchblutung

Die für die **SPECT** eingesetzten Tracer ^{99m}Tc-HMPAO (Hexamethylpropylenamino-oxim) und ^{99m}Tc-ECD (Ethylcysteinat-Dimer) sind lipophile Substanzen, die über die intakte Blut-Hirn-Schranke (BHS) in das Gehirn aufgenommen werden. Da intrazerebral aus diesen Substanzen hydrophile Komplexe gebildet werden, die die BHS nicht mehr passieren können, reichern sie sich im Gehirn an und verbleiben dort mehrere Stunden nach Injektion. Die Akkumulation dieser Substanzen im ZNS ist proportional zum Blutfluss, sodass sie sich zur Darstellung des regionalen zerebralen Blutflusses eignen. Mithilfe der SPECT-Technik wird die Aktivitätsverteilung der genannten Tracer in transversalen, koronaren und sagittalen Schnitten bildlich dargestellt. Beim Gesunden zeigen die Hirnrinde, Basalganglien und Thalami eine höhere Aktivitätsanreicherung als die weiße Substanz (Abb. 3.6-3). Zu beachten bleibt, dass im höheren Lebensalter durch altersbedingte atrophische Prozesse die Perfusion frontal und striatal wieder abnimmt.

Ein Beispiel für den sinnvollen Einsatz der ^{99m}Tc-ECD-SPECT ist die **Diagnostik des malignen Insults** im Versorgungsgebiet der A. cerebri media (s. Kap. 4.2). Der maligne Hirninsult ist mit einem ausgedehnten Hirnödem und unter Umständen mit einer dadurch bedingten transtentoriellen Herniation verbunden und kann im Gegensatz zur klinischen Untersuchung und der CT mit der ^{99m}Tc-ECD-SPECT innerhalb der ersten 6 h nach Beginn der Symptomatik nachgewiesen werden. Man findet als Hinweis auf einen malignen Insult typischerweise einen Perfusionsausfall im gesamten Versorgungs-

Abb. 3.6-1. Bei der Einzelphotonen-Emissionstomographie (SPECT) rotieren zwei Messköpfe der Gammakamera um den Patienten. Sie nehmen zahlreiche Szintigramme auf, aus denen die Schnittbilder berechnet werden. ▶

Abb. 3.6-2. Bei der Positronenemissionstomographie (PET) wird ein Ring von Detektoren verwendet. Bei der Rekombination eines Positrons mit einem Elektron entstehen zwei Gammaquanten, die sich diametral entgegengesetzt von ihrem Ursprungsort entfernen. Aus den gleichzeitig an gegenüberliegenden Detektoren registrierten Gammaquanten werden die Schnittbilder berechnet.

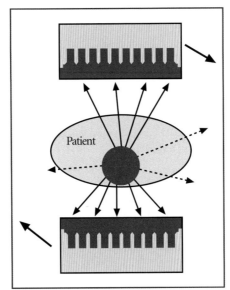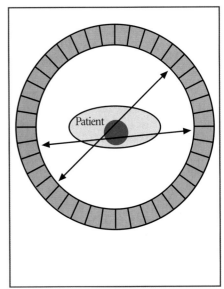

3.6-2

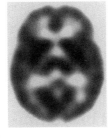

Abb. 3.6-3. Bei der ^{99m}Technetium-Ethylcysteinat-Dimer-SPECT (^{99m}Tc-ECD-SPECT) zeigt sich in Kortex, Basalganglien und Thalami eine höhere Perfusion als in der weißen Substanz.

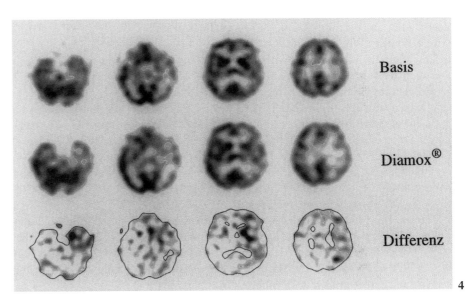

4

Abb. 3.6-4. ^{99m}Tc-ECD-SPECT Untersuchung unter Basisbedingungen (oben) und nach Erzeugung einer metabolischen Azidose durch Gabe von Acetazolamid (Diamox®) (Mitte). Hier findet sich eine ausgeprägte Perfusionsminderung im Versorgungsgebiet der A. cerebri media links als Ausdruck einer deutlich eingeschränkten Perfusionsreserve. Im Subtraktionsbild (unten) stellt sich das minderperfundierte Areal positiv dar.

gebiet der A. cerebri media. Die entsprechende Sensitivität der ^{99m}Tc-ECD-SPECT liegt bei 82 %, die Spezifität bei 99 %. Für das therapeutische Prozedere ergeben sich aus dem Ergebnis der SPECT in Zusammenschau mit dem klinischen Befund durchaus Konsequenzen, z. B. ob der Patient von einer Dekompressionsoperation profitieren wird.

Auch mit der Methode der **PET** lässt sich prinzipiell die zerebrale Durchblutung messen, z. B. mittels des Radiopharmakons ^{15}O-H$_2$O. Diese Methode wird bisher allerdings vorwiegend zu wissenschaftlichen Zwecken eingesetzt. Da zwischen Perfusion und zerebralem Metabolismus eine enge Beziehung besteht, lassen sich mit anderen PET-Tracern indirekt Aussagen über die Hirndurchblutung

machen. ^{18}F-Fluorodesoxyglucose (^{18}F-FDG) ist das am besten verfügbare und bisher am meisten eingesetzte Radiopharmakon für die PET. Damit kann der regionale Glucoseverbrauch des ZNS dargestellt und quantifiziert werden. Dieser korreliert mit der regionalen synaptischen Aktivität, d. h. mit der Frequenz der Aktionspotenziale der Neurone. Wie bei der ^{99m}Tc-ECD-SPECT, so reichert auch in der PET im Normalzustand die graue Substanz mehr ^{18}F-FDG an als die weiße.

Zerebrale Durchblutungsstörungen

In der Szintigraphie lassen sich bei **transienten Durchblutungsstörungen**, die klinisch als transitorisch ischämische Attacke (TIA) oder prolongiertes reversibles ischämisches neurologisches Defizit (PRIND) imponieren, Perfusionsausfälle nachweisen, auch wenn mittels der morphologischen Verfahren (CT, MRT) in der Regel keine Defekte sichtbar sind. In Studien konnte gezeigt werden, dass die ^{99m}Tc-ECD-SPECT bei der klinischen Symptomatik einer TIA oder eines PRIND geeignet ist, das Risiko der Entstehung eines manifesten Insultes zuverlässig abzuschätzen. Darüber hinaus bietet die Szintigraphie beim manifesten ischämischen Insult den Vorteil, dass der regionale Perfusionsausfall sofort und nicht erst nach einer gewissen Latenz – wie in CT oder MRT – nachweisbar ist. Da szintigraphisch nicht nur die Gebiete des kompletten Perfusionsausfalls, sondern auch die mit verminderter Perfusion dargestellt werden, wird verständlich, dass die Läsionen in der SPECT häufig ausgedehnter erscheinen als die in der CT nachweisbaren Defekte.

Wenn es um die Frage der Operationsindikation bei hochgradigen **Karotisstenosen** geht, ist die SPECT mit ^{99m}Tc-HMPAO oder ^{99m}Tc-ECD von Nutzen. Insbesondere kann die Einschränkung der Perfusionsreserve distal von Hirnarterienstenosen erfasst werden. Die Hirnperfusion wird über lange Zeit noch durch die kompensatorische Vasodilatation der distal der Stenose liegenden Gefäße aufrecht erhalten. Wenn im Rahmen der SPECT der Patient einen Carboanhydrasehemmer (Acetazolamid, z.B. Diamox®) erhält, reagieren die Hirngefäße mit maximaler Dilatation. Die bereits dilatierten Gefäße reagieren auf diesen Stimulus nicht mehr, sodass das von ihnen versorgte Gebiet in der SPECT im Vergleich zu Nachbargebieten minderperfundiert erscheint. Auf diese Weise können einseitige, hämodynamisch nicht ausreichend kollateralisierte Hirnarterienstenosen mittels Diamox® nachgewiesen werden (Abb. 3.6-4).

Vasospasmen bei Subarachnoidalblutung

^{99m}Tc-HMPAO und ^{99m}Tc-ECD können in der Diagnostik von Patienten mit spontanen Subarachnoidalblutungen aus Hirnbasisaneurysmata, die durch potenziell lebensbedrohliche Vasospasmen bedroht sind, eingesetzt werden. Szintigraphisch lassen sich sowohl der Abfall des zerebralen Blutflusses im Falle eines Vasospasmus als auch die Verbesserung des Blutflusses durch eine entsprechende Therapie nachweisen.

Hirntoddiagnostik

Beim Hirntod kommt es infolge eines Hirnödems zur vollständigen Unterbindung der intrazerebralen Perfusion. Dieses lässt sich mittels ^{99m}Tc-HMPAO- oder ^{99m}Tc-99m-ECD-SPECT szintigraphisch darstellen. Die planare Technik ist dabei in der Regel ausreichend.

> Der szintigraphisch nachweisbare, komplette zerebrale Perfusionsausfall (bei erhaltenem Carotis-externa-Kreislauf) gilt als verbindliches Kriterium für die Diagnose des Hirntodes (Abb. 3.6-5; Kap. 16.6).

Epilepsie

Während eines epileptischen Anfalls (**iktal**) lässt sich im epileptogenen Fokus mittels der ^{99m}Tc-HMPAO- oder ^{99m}Tc-99m-ECD-SPECT eine Steigerung der Hirndurchblutung nachweisen. Bei komplex-fokalen Anfällen zeigen sich entsprechende Herdbefunde meist temporal. Im anfallsfreien Interval (**interiktal**) fallen in der ^{99m}Tc-HMPAO- oder ^{99m}Tc-ECD-SPECT die entsprechenden epileptogenen Herde durch eine verminderte Durchblutung und Aktivitätsanreicherung auf (Abb. 3.6-6a). In der CT oder MRT lassen sich die epileptogenen Herde dagegen häufig nicht erfassen.

Mit dem **GABA-A-Rezeptor-Agonisten** ^{123}I-Iomazenil steht für die SPECT ein weiteres Radiopharmakon zur Verfügung, um epileptogene Herde zu lokalisieren. Epileptogene Herde fallen in der ^{123}I-Iomazenil-SPECT durch eine verminderte Tracer-Anreicherung auf, passend zu einer verminderten Dichte der GABA-A-Rezeptoren in den betreffenden Herden (Abb. 3.6-6b). Auch mithilfe der ^{18}F-FDG-PET lassen sich bei fokalen Anfällen gute Ergebnisse der Fokuslokalisation erzielen. Der Fokus stellt sich iktal durch einer vermehrte Tracer-Anreicherung im Vergleich zum umgebenden Hirngewebe dar. Interiktal reichert der Fokus in der PET weniger ^{18}F-FDG an als das gesunde Hirngewebe (Abb. 3.6-6c).

Sowohl in der SPECT (^{99m}Tc-ECD, ^{99m}Tc-HMPAO, ^{123}I-Iomazenil) als auch in der ^{18}F-FDG-PET lassen sich temporal

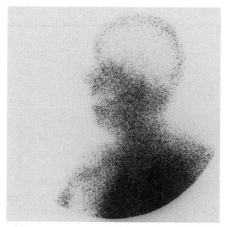

Abb. 3.6-5. Im Zustand des Hirntodes zeigen planare Szintigramme mit ^{99m}Tc-ECD eine fehlende intrakranielle Anreicherung bei erhaltener extrakranieller Perfusion.

lokalisierte epileptogene Foci mit einer höheren Sensitivität nachweisen als frontal lokalisierte, und diese wiederum deutlich besser als im übrigen ZNS gelegene.

Hirntumoren

Hirntumoren können – in Ergänzung zu den morphologischen Verfahren CT und MRT – sowohl mittels PET als auch mittels SPECT untersucht werden.

Für die SPECT werden verschiedene Radiopharmaka eingesetzt, z.B. das Kaliumanalogon ^{201}Tl-Thalliumchlorid zum Nachweis der metabolischen Aktivität der Tumorzellen (Na$^+$-K$^+$-ATPase). Mit ^{123}I-α-Methyltyrosin (^{123}I-IMT) steht ein weiterer Tracer zur Verfügung, mit dem sich der Aminosäuretransport der Hirntumoren darstellen lässt. Die ^{123}I-IMT-SPECT eignet sich zur **Unterscheidung maligner Hirntumoren von nichtneoplastischen Läsionen des ZNS** (z.B. Toxoplasmose, Blutung). Eine beweisende Differenzierung ist aber nach wie vor erst neuropathologisch möglich.

Auch zur **Rezidivdiagnostik** von Hirntumoren bzw. zur Unterscheidung zwischen Rezidiv und Strahlennekrose lässt sich die ^{123}I-IMT-SPECT einsetzen.

Für die PET-Untersuchung bei Hirntumoren stehen verschiedene Radiopharmaka zur Verfügung. Die mit ^{18}F-markierte Desoxyglucose (^{18}F-FDG) ist der bisher am meisten eingesetzte PET-Tracer. Die ^{18}F-FDG-PET ist zur Unterscheidung zwischen hoch- und niedriggradigen Gliomen geeignet (Accuracy 92%). Ferner ist ihr Nutzen in der Differenzierung eines Tumorrezidivs von einer Strahlennekrose/Narbe und im Nachweis der Entdifferenzierung eines Tumorrezidivs nachgewiesen. Wenn es um die Frage der Ausdehnung von Gliomen und ihrer Abgrenzung zum umgebenden Hirngewebe geht, so werden mittels ^{18}F-FDG-PET allerdings keine überzeugenden Ergebnisse erzielt. Die PET mit Aminosäuren, z.B. ^{11}C-Me-

thionin, ist bei dieser Fragestellung wesentlich besser geeignet.

Die mit ^{18}F-markierte Aminosäure Fluorethyltyrosin (^{18}F-FET) steht als weiterer PET-Tracer zur Verfügung und bietet gegenüber ^{11}C-Methionin (^{11}C-MET) den Vorteil der längeren Halbwertzeit und damit besseren Verfügbarkeit. Erste Daten belegen, dass die ^{18}F-FET-PET zur Diagnostik von Hirntumoren und zum Nachweis der Tumorausdehnung ähnlich wie ^{11}C-MET geeignet ist.

Bei der stereotaktischen Probebiopsie besteht aufgrund der bekannten Tumorheterogenität das Problem des sog. „Undergrading". Hier sind die SPECT und PET von Nutzen, da sie den Ort der höchsten Stoffwechselaktivität innerhalb des Hirntumors anzeigen können. Mittels spezieller Software ist es möglich, die SPECT- und PET-Bilder eines Patienten mit den entsprechenden CT- und MRT-Bildern zu fusionieren. Aus der Kombination dieser Untersuchungsverfahren gelingt es prä-

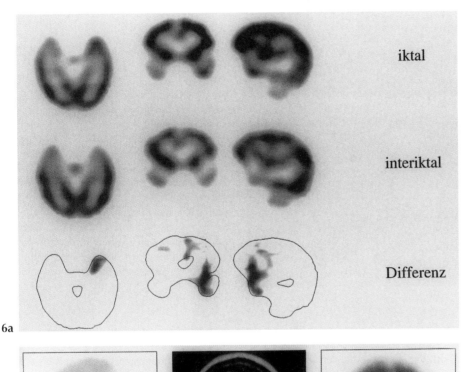

iktal

interiktal

Differenz

6a

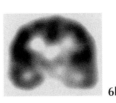

6b

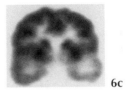

6c

Abb. 3.6-6. Epilepsiediagnostik in der Nuklearmedizin:

a) Epileptogener Fokus links temporal mit einer regionalen Steigerung (iktal) sowie einer Minderung (interiktal) der Perfusion in der ^{99m}Tc-ECD-SPECT. Im Subtraktionsbild (unten) stellt sich der epileptogene Fokus positiv dar.

b) Epileptogener Fokus links temporal, der sich in der ^{123}I-Iomazenil-SPECT als eine Minderung der GABA-A-Rezeptor-Dichte darstellt.

c) Epileptogener Fokus, wiederum links temporal, der in der ^{18}F-FDG-PET interiktal als Areal mit vermindertem Glucosemetabolismus auffällt.

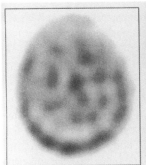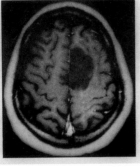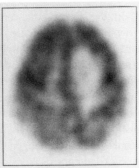

7a

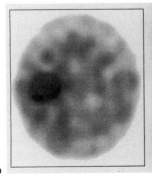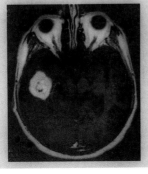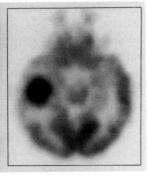

7b

Abb. 3.6-7. Hirntumoren:

a) Astrozytom WHO II° links frontoparietal;

b) Astrozytom WHO III° rechts temporal in der ^{123}I-IMT-SPECT (links), der MR mit Kontrastmittel (Mitte) und der ^{18}F-FDG-PET (rechts).

Im Gegensatz zu dem niedriggradigen Astrozytom WHO II° (a) zeigen sich bei dem hochgradigen Astrozytom WHO III° (b) sowohl ein gesteigerter Aminosäuretransport in der ^{123}I-IMT-SPECT (links) als auch ein erhöhter Glucosemetabolismus in der ^{18}F-FDG-PET (rechts).

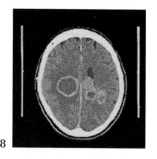
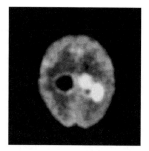
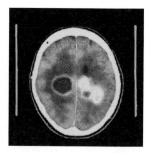

8

Abb. 3.6-8. Kombiniertes PET/CT bei einem „Schmetterlingsglioblastom". Die simultan akquirierten CT- (links) und PET-Aufnahmen (Mitte) werden automatisch in einem PET/CT-Bild (rechts) kombiniert. Die stereotaktische Probebiopsie kann anschließend gezielt in den metabolisch aktiven Tumoranteilen links fronto-parietal erfolgen.

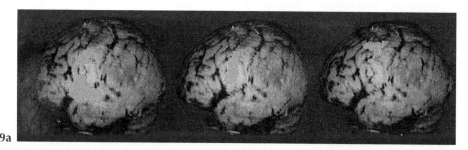

9a

Abb. 3.6-9. Bildfusion der PET mit der MRT bei einem Glioblastom links temporoparietal (mit Genehmigung der Society of Nuclear Medicine aus Nariai et al. 1997):
a) Aktivierungsstudien mit der ^{15}O-Wasser-PET weisen deutliche Verlagerungen des Sprachzentrums (links) sowie der motorischen Zentren der Mundregion (Mitte) und der rechten Hand (rechts) nach.
b) In der ^{11}C-Methionin-PET (links) zeigt sich eine gute Übereinstimmung des nahe des Sulcus centralis (Pfeile) gelegenen, metabolisch aktiven Tumors mit dem intraoperativen Situs (rechts).

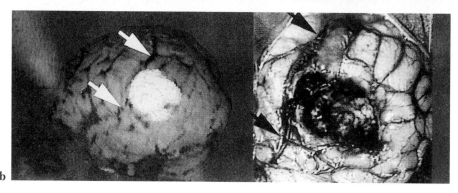

9b

operativ in vielen Fällen, wichtige Informationen z.B. über die Ausdehnung des Tumors oder seine genaue Lage zu erhalten.

Eine weitere Verbesserung der Diagnostik von Hirntumoren bietet das sogenannte PET/CT, das als Kombination der CT als primär morphologisches Verfahren und der PET als primär funktionelle Methode beide Untersuchungen simultan in einer Sitzung ermöglicht (Abb. 3.6-8). Dadurch kann die Lokalisation des stereotaktischen Biopsieorts weiter optimiert werden. Darüber hinaus hat die PET/CT einen maßgeblichen Einfluss auf die moderne dreidimensionale Strahlentherapie von Hirntumoren. Durch die Fusion der Bilder beider Modalitäten ist eine genauere Beurteilung der metabolisch aktiven Tumoranteile und damit der zu bestrahlenden Zielvolumina möglich.

In der Diagnostik der Hirntumoren spielt schließlich auch die ^{15}O-Wasser-PET eine Rolle. So können durch Aktivierungsstudien mit der ^{15}O-Wasser-PET präoperativ eloquente Areale lokalisiert und intraoperativ geschont werden (Abb. 3.6-9). Dies spielt insbesondere bei Patienten mit präzentral gelegenen, langsam wachsenden, niedriggradigen Hirntumoren eine bedeutende Rolle, da es durch das langsame Tumorwachstum zu einer räumlichen Reorganisation des Gyrus praecentralis kommen kann, die sich durch die in der morphologisch orientierten Bildgebung auffällige Deformierung des Sulcus centralis in der Regel nicht erklären lässt. So konnte z.B. mit der ^{15}O-Wasser-PET nachgewiesen werden, dass bei präzentral gelegenen Astrozytomen WHO Grad II das Funktionsareal von Handbewegungen um bis zu 3 cm innerhalb des präzentralen

Gyrus verschoben wurde, was mittels CT oder MRT nicht nachweisbar war.

Liquorszintigraphie

Die Morphologie der Liquorräume läßt sich mittels CT und MRT darstellen. Aussagen über die Liquorflussrichtung und die Liquorstromgeschwindigkeit sind mit diesen Verfahren allerdings nur begrenzt möglich. Mithilfe der Liquorszintigraphie lassen sich funktionelle Aspekte der **Liquorzirkulation** erfassen.

Für die Untersuchung wird das Radiopharmakon (^{111}In-DTPA) nach lumbaler oder seltener subokzipitaler Punktion intrathekal injiziert. Die anschließenden Szintigramme, die teilweise auch in SPECT-Technik akquiriert werden, stellen

Abb. 3.6-10. Liquorszintigraphie: Normalbefund mit zeitgerechter Darstellung des Spinalkanals und der basalen Zisternen 4 h nach intrathekaler Injektion frontal (a) und links lateral (b). Keine pathologische Ventrikeldarstellung. Nach 24 h gleichmäßige Verteilung im Subarachnoidalraum über der Konvexität der Hemisphären frontal (c) und links lateral (d). ▶

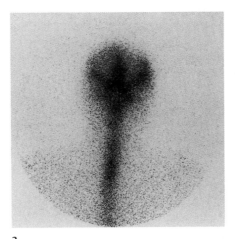
a

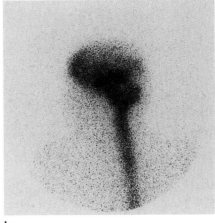
b

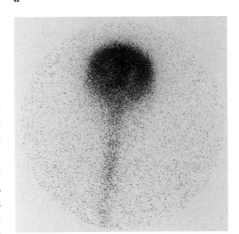
c

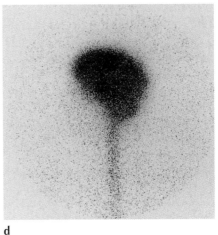
d

den Spinalkanal, die basalen Zisternen, den Subarachnoidalraum und einen eventuellen pathologischen Reflux in die Seitenventrikel des Gehirns dar (Abb. 3.6-10). Aufnahmen werden in der Regel bis zu 24 h, gelegentlich bis zu 48 h nach der Injektion angefertigt.

Indikationen der Liquorszintigraphie sind der Nachweis eines **Hydrocephalus internus**, z. B. bei Obstruktionen im Bereich der Ventrikel, und eines **Normaldruckhydrozephalus**. Besteht der Verdacht auf einen Normaldruckhydrozephalus, lässt sich szintigraphisch der Liquorfluss über die Zeit darstellen. Bei einer verzögerten Entleerung der Seitenventrikel und bei verlangsamtem Abfluss über die Konvexitäten lässt sich von der Anlage eines Shuntes eine Besserung erhoffen.

Auch zur Prüfung der **Funktionsfähigkeit von Ventrikeldrainagen** ist die Szintigraphie einsetzbar. Dazu wird ^{111}In-DTPA in das Shunt-Reservoir injiziert, um anschließend den Abfluß des Tracers zu verfolgen. Bei einem normal funktionierenden Shunt sollte die Aktivität nach weniger als 10 min aus dem Reservoir entleert sein. Bei okkludiertem Shunt beobachtet man entsprechend einen verzögerten Abtransport des Tracers.

Darüber hinaus wird die Liquorszintigraphie zum Nachweis einer Liquor-Nasen-Fistel bei Verdacht auf **Rhinoliquorrhoe** nach Schädel-Gesichts-Verletzungen eingesetzt. Eine okkulte oder intermittierende Rhinoliquorrhoe lässt sich nach intrathekaler Applikation von ^{111}In-DTPA verifizieren, wenn 2–24 h danach eine erhöhte Aktivität in einem standardisierten Nasentampon gemessen wird. Die Nasentampons müssen gewogen werden, und ihre Aktivität muss anschließend auf die Hintergrundaktivität des Blutes bezogen werden. Die Nachweiswahrscheinlichkeit beträgt mit diesem Verfahren 90 %.

Literatur

Berrouschot J, Barthel H, von Kummer R et al. (1998) ^{99M}Technetium-ethyl-cysteinate-dimer single-photon emission CT can predict fatal ischemic brain edema. Stroke 29: 2556–62.

Büll U, Schicha H, Biersack HJ et al. (Hrsg) (1999) Nuklearmedizin. 3. Aufl. Stuttgart: Thieme.

Frost JJ, Wagner HN (1990) Quantitative Imaging, Neuroreceptors, Neurotransmitters, and Enzymes. New York: Raven Press.

Henkin RE, Boles MA, Dillehay GL et al. (1996). Nuclear Medicine. New York: Mosby.

Myers R, Cunningham V, Bailey D (1996) Quantification of Brain Function Using PET. London: Academic Press.

Nariai T, Senda M, Ishii K et al. (1997) Three-dimensional imaging of cortical structure, function and glioma for tumor resection. J Nucl Med 38: 1563–8.

Paulino AC, Thorstad WL, Fox T (2003) Role of fusion in radiotherapy treatment planning. Sem Nucl Med 33: 238–43.

Reske SN, Kotzerke J (2001) FDG-PET for clinical use. Results of the 3rd German Interdisciplinary Consensus Conference, „Onko-PET III", 21 July and 19 September 2000. Eur J Nucl Med 28: 1707–23.

Riemann B, Papke K, Hoess N, Kuwert T, Weckesser M, Matheja P, Wassmann H, Heindel W, Schober O (2002) Noninvasive grading of untreated gliomas: a comparative study of MR imaging and 3-(iodine 123)-L-alpha-methyltyrosine SPECT. Radiology 225: 567–74.

Schicha H, Schober O (2003) Nuklearmedizin: Basiswissen und klinische Anwendung. 5. Aufl. Stuttgart: Schattauer.

Thiel A, Herholz K, Koyuncu A et al. (2001) Plasticity of language networks in patients with brain tumors: a positron emission tomography activation study. Ann Neurol 50: 620–9.

Weber WA, Wester HJ, Grosu AL et al. (2000) O-(2-[^{18}F]Fluoroethyl)-L-tyrosine and L-[methyl-^{11}C]methionine uptake in brain tumours: initial results of a comparative study, Eur J Nucl Med 27: 542–9.

Weckesser M, Schober O (1999) Brain death revisited: utility confirmed for nuclear medicine. Eur J Nucl Med 26: 1387–91.

Wunderlich G, Knorr U, Herzog H et al. (1998) Precentral glioma location determines the displacement of cortical hand representation. Neurosurgery 42: 18–26 (discussion: 26–7).

3.7 Neuroophthalmologie

Heinrich Gerding

Die anatomisch und funktionell enge
Beziehung und partielle Zugehörigkeit
von Augen, Augenanhangsgebilden und
zentraler Sehbahn zum Zentralnervensystem macht bei vielen Patienten eine enge
Zusammenarbeit zwischen Neurochirurgen und Augenärzten erforderlich. Die für
die neurochirurgische Diagnostik, Differenzialdiagnostik und Therapie wichtigsten neuroophthalmologischen Krankheitsbilder werden in diesem Kapitel in
komprimierter Form dargestellt.

Untersuchungsmethoden und Funktionsdiagnostik

Subjektive Funktionsprüfungen des Auges
sind in der Regel um eine oder mehrere
Größenordnungen empfindlicher als
objektive Methoden; orientierende Untersuchungen (OU) am Krankenbett oder in
der Notfallaufnahme sollten möglichst
durch standardisierte Untersuchungsmethoden (SU) ergänzt werden.

Wichtige Daten der organbezogenen Anamnese:

- bekannte Funktionsdefizite (Amblyopie, Schielen)
- Vorerkrankungen, -operationen
- Traumata
- Dauermedikation
- erste und letzte Verordnung von Sehhilfen (cave: bewusstloser Patient Kontaktlinsenträger? – ggf. Fremdanamnese)

Sensorische Funktionsprüfung. OU: seitengetrennte Lichtscheinwahrnehmung
und -lokalisation, Bestimmung der Sehschärfe (Sehprobentafeln) mit adäquater
Sehhilfe. Bei Trübungen entoptische
Funktionsprüfung (Aderfigur bei transskleraler Beleuchtung). Orientierende
Gesichtsfeldprüfung (Konfrontationstest-
OU), standardisiert mit Halbkugelperimetern (SU).

Sensible Funktionsdiagnostik. Horn-
und Bindehaut (N. ophthalmicus) durch
Berührung mit ausgezogenem Wattestäbchen (OU) oder Standardreizhaar (SU)
(Keratitis neuroparalytica bei Ausfällen);
Berührungsempfindlichkeit der Lidhaut
(oben, medial, lateral = N. ophthalmicus,
unten = N. maxillaris) durch Wattestäbchen.

**Stellung und Beweglichkeit (Motilität)
der Augen.** Messung der axialen Stellung
durch Exophthalmometrie. Beurteilung
der horizontalen und vertikalen Stellung
durch Seitenvergleich. Lider: Lidschlussprüfung (M. orbicularis oculi, N. facialis)
inklusive Bell-Phänomen, Hebung des
Oberlides (M. levator palpebrae superioris, N. oculomotorius; M. tarsalis superior,
Sympathikus). Prüfung der Augenbeweglichkeit (M. rectus medialis, M. rectus
superior, M. rectus inferior und M. obliquus inferior, N. oculomotorius; M. rectus
lateralis, N. abducens; M. obliquus superior, N. trochlearis): Folgebewegungen
(neun Blickrichtungen, kombiniert mit
Ab-, Aufdecktest), Vergenzbewegungen
(Annäherung und Entfernung eines
Gegenstandes), optokinetischer Nystagmus (Anbieten bewegter Streifenmuster)
und vestibulookulärer Reflex (passive
Kopfbewegung).

Pupillenreaktionen. Prüfung direkt
und indirekt, Reaktion im „Swinging-
Flashlight-Test" (relative afferente Störung?), Naheinstellungsverengung (AKM-
Trias: Akkommodation, Konvergenz, Miosis). Differenzierung von Pupillenstörungen durch pharmakologische Testung.

Untersuchung der vorderen Augenabschnitte. OU durch fokale Beleuchtung,
Lupenbetrachtung oder Handspaltlampenmikroskopie, SU durch Spaltlampenmikroskopie. Untersuchung von Conjunctiva bulbi, tarsi et fornicis durch
Ektropionieren. Messung des Augeninnendrucks durch Applanationstonometrie
(auch am Krankenbett). Eine erhebliche
Erhöhung des Augeninnendruckes (z. B.
Winkelblockglaukom) ist durch Zweifingerpalpation feststellbar (OU). Untersuchung der Tränenproduktion durch Schirmer-Teststreifen, Tränenableitung durch
Fluoreszeintest oder Tränenwegspülung.

Untersuchung der hinteren Augenabschnitte. Direkte Ophthalmoskopie
(Handophthalmoskop): gute Detailauflösung (Vergrößerung 15fach), wenig Übersicht, geeignet für den zentralen Augenhintergrund (Papille, Makula, Gefäße); sie
erlaubt Messung der Papillenprominenz
(1 Dioptrie entspricht ca. 0,3 mm). Indirekte Ophthalmoskopie: Darstellung des

Augenhintergrundes über Lupe (Vergrößerung 2- bis 5fach), gute Übersicht. Die Ophthalmoskopie wird durch medikamentöse Mydriasis (s. Abschnitt „Pupille") wesentlich erleichtert.

Bildgebende Verfahren. Angiographie des Augenhintergrundes nach Injektion von Fluoreszein oder Indozyaningrün als Kontrastmittel. Echographie des Bulbus im A- und B-Modus zur Darstellung von Netzhaut-, Aderhautabhebungen, Blutungen, Tumoren, Fremdkörpern bei fehlendem Einblick. Die orbitale A- und B-Bild-Echographie erweitert die Differenzierung von Raumforderungen und hat sich bei der Verlaufsuntersuchung bewährt (Augenmuskelerkrankungen, Tumoren). Intraokulare Fremdkörperlokalisation durch Comberg-Verfahren. Darstellung von Auge und Orbita mittels CT und MRT sowie Angiographie.

Elektrophysiologische Funktionsprüfung (SU). Elektroretinographie (ERG): Aufzeichnung von Ganzfeldpotenzialen der Netzhaut (Blitzstimulation). Fokale, rezeptor- und schichtenspezifische Differenzierungen sind möglich. Elektrookulographie (EOG): belichtungsabhängige Aufzeichnung des okulären Bestandspotenzials (Defekte des Pigmentepithels); Elektronystagmographie (ENG): Registrierung der Augenbewegungendurch Bestandspotenzialaufzeichnung. Visuell evozierte kortikale Potenziale (VECP): durch Lichtblitz oder besser Schachbrettmusterumkehr ausgelöste und nach Mittelung darstellbare okzipitale Feldpotenziale. Bewertung der Latenz des P100-Signals (Amplitude sehr variabel).

Störungen der Pupillenfunktion

Afferente Störung („amaurotische Pupillenstarre"): Isokorie mit einseitigem oder beidseitigem Ausfall von direkter und indirekter Reaktion durch Afferenzdefekt zwischen Netzhaut und Corpus geniculatum laterale, erhaltene Verengung bei Naheinstellung.

Efferente Pupillenstörung („absolute Pupillenstarre"): ipsilateral weite Pupille, Ausfall der direkten Reaktion und der Verengung bei Naheinstellung, Erhalt der

kontralateralen indirekten Reaktion. Ursache: Ausfall der parasympathischen Innervation des M. sphincter pupillae (unter anderem Prozesse der Schädelbasis, epidurale Hämatome, Klivuskantensyndrom, Läsion im Bereich der Fissura orbitalis superior oder Orbitaspitze). Wichtige Differenzialdiagnose: direkte mechanische Läsionen der Pupille (dann keine Reaktion auf Pilocarpin 1 %).

Postganglionäre Parasympathikusschädigung („Pupillotonie"): wechselnde Anisokorie, fehlende, herabgesetzte oder tonische Pupillenverengung und -erweiterung, deutliche (langsame) Verengung bei Naheinstellung, zum Teil auch tonische Akkommodation. Ursachen: Diabetes mellitus, Alkoholkrankheit, Trauma, virale Infekte. Es besteht eine Denervierungshypersensibilität (Verengung durch 0,1 %ige Pilocarpin-Augentropfen); Adie-Syndrom: Pupillotonie und Fehlen von Achilles- bzw. Patellarsehnenreflex.

Sympathische Pupillenstörung (Horner-Syndrom): ipsilateral Miosis (Differenz 1–2 mm), Ptosis und Enophthalmus (bzw. Pseudoenophthalmus), Reaktionen direkt, indirekt und bei Naheinstellung regelrecht. Ursache: Sympathikusschädigung im 1., 2. oder 3. Neuron (Differenzierung durch pharmakologische Testung); Läsion auf der Strecke Hypothalamus – Rückenmark (C7 bis Th2) – Ganglion cervicale superius – Lungenspitze – A. carotis communis et interna – N. ophthalmicus – Sinus cavernosus – Orbita.

Supranukleäre Pupillenstörungen. Läsionen im Afferenzbereich der Edinger-Westphal-Kerne, dazu gehören:

- **Reflektorische Pupillenstarre** („Argyll-Robertson-Pupille", sehr selten): Isokorie, Pupille oft entrundet, meist eng, Fehlen der direkten und indirekten Reaktion, erhaltene oder übernormale Naheinstellungsverengung. Variante: Vierhügelstarre mit übermittelweiten Pupillen.
- **Toxisch-medikamentöse Pupillenstörungen:** eng: Pilzvergiftung, Opioide, Narkose, Pilocarpin-Augentropfen; weit: Atropin, Botulismus, Cocain, Anti-Parkinson-Medikamente, Antidepressiva, Spasmolytika, CO.
- **Gezielte medikamentöse Pupillenerweiterung:** diagnostisch: Tropicamid (0,5 %) Wirkdauer 2–6 h, Phenylephrin (5–10 %; cave Blutdruckanstieg) Wirk-

dauer 3–6 h; therapeutisch: Atropin (0,5–1 %) Wirkdauer 1 bis 2 Wochen, Scopolamin (0,1 %) Wirkdauer 4 bis 7 Tage. Vorsicht ist geboten bei engem Kammerwinkel, bei Glaukompatienten und frühzeitig nach Contusio bulbi.

Störungen der Lidstellung und -beweglichkeit

M. orbicularis oculi, Innervation durch N. facialis (VII):

- **Klinisches Bild:** Lidschluss nicht oder nur teilweise möglich (Lagophthalmus). Sekundäre Kerathopathie (Keratopathia e lagophthalmo), unter Umständen Ulkusbildung oder Perforation! Ausbildung eines Ektropiums des Unterlides mit Benetzungsstörung (Hornhaut) und Tränenträufeln (Epiphora).
- **Therapie:** Benetzung durch Tränenersatzpräparate (Augentropfen, Gele) sowie Hornhautprotektion und Förderung der Epithelregeneration durch Dexapanthenol-Augensalbe, Uhrglasverband zur Nacht. Bei Bewusstlosigkeit Dexapanthenol-Augensalbe und permanenter Uhrglasverband (regelmäßige Kontrolle des Hornhautbefundes mit Handspaltlampe). **Operativ:** Verkürzung der Lidspalte durch (reversible) Lidkantenvernähung (Tarsorrhaphie). Indikation: schwere Keratopathie, relevante Lidschlussinsuffizienz ohne Restitutionschance (Latenz seit Eintreten > 2 Monate, chirurgische Durchtrennung des N. facialis).

M. levator palpebrae superioris (Lidheber), Innervation durch N. oculomotorius (III): Ausfall führt zur Ptosis (Hängen eines oder beider Oberlider). Die Ptosis durch Okulomotoriusparese ist selten monosymptomatisch. Häufige Begleitsymptome: Außenschielen, Störung der Augenbeweglichkeit (s. unten), Pupillenerweiterung.

Andere Formen der Ptosis:

- **Ptosis congenita:** Aplasie im Kerngebiet des N. oculomotorius, ggf. kombiniert mit Motilitätsstörungen des Bulbus, unter Umständen Fehlinnervation des

M. levator palpebrae superioris (Lidhebung beim Kauen = Marcus Gunn-Phänomen). Operative Therapie aus funktioneller (Gefahr der Amblyopie vor allem bei einseitiger Ptosis im Kindesalter) oder kosmetischer Indikation.

Differenzialdiagnose der neurogenen Ptosis:

- **senile Ptosis:** Atrophie der Levatoraponeurose am Tarsus des Oberlides
- **myogene Ptosis:** Begleitsymptom bei Myasthenie (s. unten), myotoner Dystrophie oder Kearns-Sayre-Syndrom

M. tarsalis superior, Innervation durch den Sympathikus: akzessorischer Lidheber. Ausfall der Innervation führt zu einer diskreten Ptosis (z. B. beim Horner-Syndrom, s. oben).

Motilitätsstörungen der Augen

Definitionen

Primärposition: Geradeausblick bei gerader Kopfhaltung.

- **Einseitige** Augenbewegungen (unabhängig von der Koordination des Partnerauges) bezeichnet man als **Duktion** (etwa Abduktion, Adduktion).
- **Beidseitige** Augenbewegungen sind gleichsinnig (konjugiert) oder gegensinnig (disjugiert). Eine gleichsinnige Augenbewegung wird als **Version** (z. B. Rechts-, Linksblick, Hebung, Senkung), eine gegensinnige als **Vergenz** bzeichnet (Konvergenz, Divergenz).

Für die Augenmuskelaktionen gelten:

- **Sherrington-Gesetz** der reziproken Innervation: bei Aktion des Agonisten verminderte Aktivität des Antagonisten.
- **Hering-Gesetz** (Gesetz der motorischen Korrespondenz): beidäugige Aktivierung gleichwirkender Augenmuskeln (z. B. M. rectus medialis dexter und M. rectus lateralis sinister).

Einteilung von Störungen der Augenbewegungen:

- mechanisch
- myogen
- neuromyogen
- infranukleär
- nukleär
- supranukleär
- internukleär

Mechanische Motilitätseinschränkungen

Es finden sich Hebungseinschränkungen durch Hämatom, Einklemmung oder Verlagerung des M. rectus inferior oder von Orbitagewebe bei Orbitabodenfraktur, Beeinträchtigungen des M. obliquus superior bei Verletzung der Trochlea oder durch Sehnenverdickung (Brown-Syndrom, unter Umständen mit „Klickphänomen"). Raumforderungen der Orbita (Tumoren, Hämatome, Entzündungen) zeigen sehr unterschiedliche mechanische Beweglichkeitsstörungen (häufig mit Exophthalmus und Bulbusverlagerung).

Myogene Motilitätseinschränkungen

- **Endokrine Orbitopathie:** Schwellung, später oft Fibrose bzw. Kontraktur der Augenmuskeln, vor allem des M. rectus inferior (Hebungsdefizit) und medialis (initial Konvergenzschwäche, später unter Umständen Strabismus convergens). Typische Begleitsymptomatik: Exophthalmus, Lidretraktion, seltener Lidschlag.
- **Okuläre Myositis:** ätiologisch meist unklare Entzündung von Augenmuskeln mit Dehnungsdefizit. Begleitsymptome: Schmerzen, Konjunktivitis, Exophthalmus.
- **Chronisch progressive externe Ophthalmoplegie (CPEO):** isolierte oder syndromale, langsam progressive Motilitätseinschränkung aller externen Augenmuskeln, Ptosis als früh manifestes Leitsymptom. Heterogene Gruppe von Erkrankungen, ätiologisch häufig mitochondriale Gendefekte. Häufig morphologische Muskelveränderungen, teilweise „Ragged Red Fibres" in der Skelettmuskulatur. Begleitsympto-

me beim Kearns-Sayre-Syndrom unter anderem Pigmentretinopathie, kardiale Reizleitungsstörungen (cave: Corticosteroidgabe eventuell letal!).

Neuromyogene Motilitätsstörungen

Myasthenia gravis. Es zeigen sich eine Ptosis und teilweise Motilitätsstörungen (zunehmend bei Beanspruchung und im Tagesverlauf); Augenbeteiligung ist häufig Frühsymptomatik. Ätiologie: Antikörper gegen Acetylcholinrezeptoren. Diagnostik: Simpson-Test (Absinken des Oberlides und Lidzuckung bei 1-minütigem Blick nach oben), Tensilontest, Thymomabklärung. Therapie: Immunsuppression, ggf. Thymektomie. Eine operative Behandlung der Ptosis sollte nur nach sehr kritischer Indikationsstellung erfolgen.

Infranukleäre Motilitätsstörungen

Klassische Symptomkonstellation: Der Befund ist häufig asymmetrisch (einseitig), Schielwinkel und Doppelbildwahrnehmung sind variabel und nehmen bei Blick in Zugrichtung betroffener Augenmuskeln zu. Der Schielwinkel ist bei Fixation mit dem betroffenen Auge größer (sekundärer Schielwinkel) als bei Fixation mit dem unbetroffenen Auge (primärer Schielwinkel). Kompensatorisch wird die Kopfhaltung angepasst (Vermeidung der Doppelbilder); gestörte Raumorientierung durch Doppelbilder oder Fehleinschätzung von Raumkoordinaten vor allem bei Fixation mit dem betroffenen Auge.

Prinzipien der Therapie: Wegen der hohen Rate spontaner Besserungen (ca. 25–50 %) sollte eine operative Therapie der Augenstellung erst 6–12 Monate nach Eintreten vorgenommen werden. Bei kleinem Schielwinkel ist ein Prismenausgleich möglich, bei größerem Schielwinkel und dauernder Doppelbildwahrnehmung empfiehlt sich eine Okklusion des betroffenen Auges (nicht bei Kindern!). Eine Okklusion bei Kindern birgt ein hohes Risiko der Amblyopie und des Übergangs in einen Strabismus concomitans oder einer permanenten Fusionsstörung; daher engmaschige augenärztliche Betreuung, ggf. mit wechselseitiger Okklusion, Versuch des Prismenausgleichs und unter Umständen relativ frühe Indikation zur Augenmuskeloperation.

N. oculomotorius

Innervation des M. rectus superior, M. rectus medialis, M. rectus inferior, M. levator palpebrae superioris, M. sphincter pupillae und M. ciliaris. Leitsymptome: Ptosis, Abduktionsstellung, Senkung des Bulbus, unter Umständen Pupillenerweiterung, meist unilaterale Symptomatik. Wichtigste Ursachen: idiopathisch, Perfusionsstörungen, Traumata, basale Aneurysmata. Defektursachen können faszikulär, basilär, intrakavernös oder intraorbital lokalisiert sein:

- **Faszikulär** auf der Ebene des Nucleus ruber (Benedikt-Syndrom mit ipsilateraler Parese und kontralateralem Hemitremor) und Pedunculus cerebri (Weber-Syndrom mit ipsilateraler Parese und kontralateraler Hemiparese).
- **Basilär:** Verlauf parallel zur A. communicans posterior, Parese durch regionale Aneurysmata oder extradurale Hämatome (dabei initial unter Umständen nur efferente ["absolute"] Pupillenstörung – Klivuskantensyndrom.
- **Intrakavernös:** Verlauf lateral im Sinus cavernosus, medial-oberhalb zum N. trochlearis (IV) mit Aufteilung in obere und untere Äste; hier mechanische oder vaskuläre Ausfälle z. B. bei Diabetes mellitus, Hypophysenapoplex, Aneurysmata, Karotis-Kavernosus-Fisteln, Meningeomen oder granulomatösen Erkrankungen (Tolosa-Hunt-Syndrom). Intrakavernöse Defekte werden häufig begleitet von Ausfällen des N. abducens, N. trochlearis und N. ophthalmicus bei in der Regel erhaltener Pupillenfunktion.
- **Intraorbital:** Eintritt des oberen (M. levator palpebrae superioris und M. rectus superior) und unteren Anteils des Nerven (M. rectus medialis, M. rectus inferior, M. obliquus inferior, parasympathische Fasern aus Edinger-Westphal-Kern zum M. sphincter pupillae und M. ciliaris) in die Orbita

via Fissura orbitalis superior (innerhalb des Anulus). Ursachen für intraorbitale Okulomotoriusausfälle sind Traumata und vaskuläre Erkrankungen.

Wichtige anatomische Besonderheit der parasympathischen pupillomotorischen Fasern: Diese befinden sich im Querschnitt des N. oculomotorius während seines Verlaufs zwischen Hirnstamm und Sinus cavernosus in relativ oberflächlicher Lage. Die parasympathischen pupillomotorischen Fasern erhalten hier ihre Gefäßversorgung nicht durch Vasa nervorum, sondern durch die Pia mater. Dies bedingt differenzielle Ausfallmuster. Bei oberflächlichen mechanischen Einwirkungen (z. B. auch chirurgisches Trauma) kann ein isolierter Ausfall der Pupillomototik (Erweiterung, efferente absolute Pupillenstörung, s. oben) bei ansonsten erhaltener Funktion des N. oculomotorius eintreten. Bei Durchblutungsstörungen der Vasa nervorum des N. oculomotorius bleibt die Pupillomotorik in der Regel erhalten, während die anden Funktionen des Nerven ausfallen.

N. trochlearis

Innervation des M. obliquus superior. Verlauf: Der Kern liegt kontralateral (einziger gekreuzter Hirnnerv) in Höhe der Colliculi inferiores kaudal zum Kerngebiet des N. oculomotorius, Austritt posterior unterhalb der Colliculi inferiores, Verlauf im lateralen Anteil des Sinus cavernosus unterhalb des N. oculomotorius. Eintritt in die Orbita über die Fissura orbitalis superior oberhalb des Anulus.

Leitsymptome: Einschränkung der Senkung in Adduktion ("Blick zur Nasenspitze"), rotatorische Stellungsabweichung (Exzyklotropie), bei Einseitigkeit Kopfzwangshaltung (Neigung zur Gegenseite), Höherstand des betroffenen Auges (Zunahme bei Kopfneigung zur betroffenen Seite (Bielschowsky-Test). Subjektiv vertikale, verkippte Doppelbilder; bei beidseitiger Parese vertikale Doppelbilder bei Links- und Rechtsblick und Bildkippung schon in Primärposition. Wichtigste Schädigungsursachen: kongenitale Läsionen, Traumata (längster und dünnster Hirnnerv), Perfusionsstörungen.

N. abducens

Innervation des M. rectus lateralis. Verlauf: Der Kern liegt nahe der paramedianen pontinen retikulären Formation und nahe dem Fasciculus n. facialis. Der basiläre Teil verläuft vom pontomedullären Übergang durch die präpontine basiläre Zisterne (Duraperforation unterhalb der hinteren Processus clinoidei) über die Felsenbeinspitze, durch den Dorello-Kanal (Lig. sphenopetrosum superius, sog. petroklinoidales Ligament) zum Sinus cavernosus. Intrakavernös besteht eine enge Beziehung zur A. carotis interna. Der Eintritt in die Orbita erfolgt durch die Fissura orbitalis superior innerhalb des Anulus.

Leitsymptome: Doppelbildwahrnehmung mit zunehmendem Abstand bei Beanspruchung des betroffenen Muskels. Je nach Ausmaß besteht schon in Primärposition Konvergenzstellung. Kompensatorische Kopfdrehung zur Seite des betroffenen Muskels (nicht bei beidseitiger Parese). Ursachen für Schädigung: Akustikusneurinom (am pontomedullären Austrittspunkt, begleitet von ipsilateralen Hörstörungen und ggf. verminderter Hornhautsensibilität), zwischen Hirnstamm und Duradurchtritt durch Verlagerung des Hirnstamms nach unten bei Tumoren der hinteren Schädelgrube oder Pseudotumor cerebri. Weitere Ursachen: Perfusionsstörungen, Schädelbasisfrakturen, Läsionen im Sinus cavernosus, z. B. durch Karotis-Kavernosus-Fistel (bei Letzterer Abduzensparese mit oder ohne Horner-Syndrom).

Kombinierte Abduzensparesen: Gradenigo-Syndrom: Abduzensparese, Fazialisparese, Schmerzsymptomatik des N. ophthalmicus, Hörstörungen (Felsenbeinentzündung bei Otitis media). Foville-Syndrom: Abduzensparese, Blickparese zur Herdseite, Fazialisparese, Hemiparese kontralateral (faszikuläre Läsion).

Kindliche Abduzensparesen verlaufen häufig gutartig mit spontaner Rückbildung (Differenzialdiagnose: Tumoren, Traumata, fortgeleitete Otitis media).

Nukleäre Motilitätsstörungen

N. oculomotorius

Nukleäre Störungen sind relativ selten, ursächlich kommen Perfusionsstörungen, Demyelinisierung oder Tumoren infrage. Kernlokalisation: Höhe Colliculi superiores, rostral des Aquaeductus cerebri. Substrukturierung der Kerngebiete: paarig-ipsilateral: mediale (M. rectus medialis) und inferiore Augenmuskeln (M. rectus inferior et obliquus inferior); paarig-kontralateral: M rectus superior (Ausfallmuster mit kontralateralem Hebungsdefizit). Einzel-mittelständig: M. levator palpebrae superioris (Ausfallmuster: bilaterale Ptosis). Klinische Erscheinungsbilder:

- einseitige Okulomotoriusparese mit kontralateralem Ausfall des M. rectus superior
- beidseitige Okulomotoriusparese
- beidseitige Okulomotoriusparese ohne Ptosis (Aussparung des Levatorkerngebietes)

N. trochlearis

Bei Kernläsion kommt es zur kontralateralen Parese des M. obliquus superior (Kreuzung des Hirnnerven).

N. abducens

Das Kerngebiet des N. abducens enthält neben den motorischen Neuronen Interneurone, die über den Fasciculus longitudinalis medialis zum kontralateralen Kerngebiet des N. oculomotorius ziehen. Daher tritt eine nukleäre Parese des M. rectus lateralis nie isoliert auf, sondern wird stets von einer horizontalen Blickparese begleitet. Wegen der räumlichen Nähe des N. facialis kann eine ipsilaterale Fazialisparese als Begleitsymptom auftreten. Eine Aplasie der Abduzenskerne und Innervation des M. rectus lateralis durch den N. oculomotorius führt zum Stilling-Türk-Duane-Syndrom (Einschränkung der Abduktion, bei Adduktionsversuch Retraktion des Bulbus oculi und Lidspaltenverengung).

Supranukleäre Motilitätsstörungen

Die bisher dargestellten Störungen beschreiben Ausfälle der motorischen Endstrecke. Supranukleäre Störungen betreffen integrative Strukturen, die der Steuerung komplexer Bewegungen beider Augen dienen. Supranukleäre Augenbewegungen können gemäß Tabelle 3.7-1 kategorisiert werden.

Der Impuls zur Ausführung von Sakkaden wird in zwei Kerngebieten generiert:

- PPRF (paramediane pontine Retikulär-Formation) für horizontalen Sakkaden
- riMLF (rostraler interstitieller Kern des medialen longitudinalen Fasciculus) für vertikale Sakkaden (Abb. 3.7-1)

Der riMLF wird bei kombinierten Blicksakkaden durch die PPFR koodiniert. An der tonischen Integration und Stabilisierung der durch Sakkaden eingestellten Blickziele sind offensichtlich weitere Kerngebiete beteiligt (medialer Vestibulariskern, Nucleus praepositus hypoglossi, Flocculus, Nucleus interstitialis Cajal). Willentliche sakkadische Augenbewegungen werden durch die frontalen Augenfelder, reflektorische Sakkaden durch die oberen Vierhügel initiiert. Die Steuerung von Folgebewegungen, die optisch ausgelöst sind, geht von okzipital aus.

Leitsymptom supranukleärer Augenbewegungstörungen ist eine Blicklähmung. Definiert ist diese als eine Störung der gleichsinnigen Bewegung beider Augen, die primär nicht durch Defekte im Bereich der motorischen Endstrecke entsteht.

Horizontale Blicklähmung

Wichtigste Ursachen:

- ipsilaterale pontine Läsionen mit Beteiligung der PPRF
- Läsionen des Abduzenskerns (Ursprung von Fasern, die über den Fasciculus longitudinals medialis den N. oculomotorius der Gegenseite erreichen)
- Hemisphärenläsionen (frontales Augenfeld)
- akute Kleinhirnläsionen

Tab. 3.7-1. Einteilung supranukleär gesteuerter Augenbewegungen

Funktion	Bezeichnung der Funktion	Lokalisation des Generators	Leitsymptome bei Defekten
Rasche Einstellung – Blickziel	Sakkaden	PPRF, riMLF	Blickparese
Verfolgung des Blickziels	Folgebewegungen	okzipital	sakkadierte Verfolgung eines Testobjekts
Stabilisierung des Blickziels	vestibulookulärer Reflex, optokinetischer Reflex	Vestibularorgan via FLM, visueller Kortex	Spontannystagmus, Störung des optokinetischen Nystagmus
Koordination der Sehachsen	Vergenz	komplex	Konvergenzparese, Divergenzparese

FLM: Fasciculus longitudinalis medialis; PPRF: paramediane pontine Retikulärformation; riMLF: rostraler interstitieller Kern des Fasciculus longitudinalis medialis

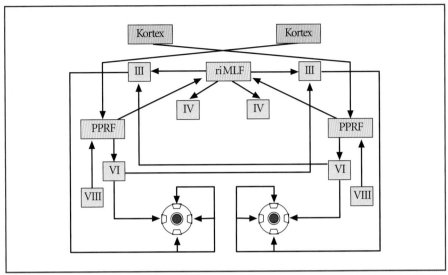

Abb. 3.7-1. Übersicht der supra- und internukleären Steuerung von Augenbewegungen. PPRF: paramediane pontine Retikulärformation; riMLF: rostraler interstitieller Kern des Fasciculus longitudinalis medialis. Römische Zahlen bezeichnen die jeweiligen Hirnnerven. Nähere Erläuterung siehe Abschnitt „Supranukleäre Augenbewegungsstörungen".

Klinisches Bild: Unvermögen der beidäugigen horizontalen Blickwendung; vestibulookulärer Reflex und Folgebewegungen sind erhalten. Bei Läsion in der PPRF: Blicklähmung, Blickdeviation nach kontralateral und ggf. Rucknystagmus zur Herdseite. Bei Abduzenskernläsion Ausfall aller Bewegungen nach ipsilateral, Adduktionsstörung des kontralateralen Auges. Bei Hemisphärenläsionen vorübergehende Blicklähmung nach kontralateral, Blickdeviation zur Herdseite; bei akuten Kleinhirnläsionen transiente Blicklähmung zur Gegenseite. Ursachen: Perfusionsstörungen, Tumoren, Enzephalititiden, Enzephalomyelitis disseminata etc.

Vertikale Blicklähmung

Klinische Symptomatik: isolierte Blicklähmung des Aufwärts- (häufiger) oder Abwärtsblicks oder Kombination beider (Minimalausprägung als vertikaler Rucknystagmus nach oben), ggf. Retraktionsnystagmus, Konvergenznystagmus, ruckartige Oberlidretraktion. Die Pupillen sind oft mittelweit mit fehlender (verminderter) Licht- und erhaltener Naheinstellungsverengung (reflektorische Pupillenstarre), eingeschränkter Akkommodation und Konvergenz. Das Bell-Phänomen ist oft erhalten. Unter Umständen handelt es

sich um ein Teilsymptom des Parinaud-Syndroms. Ursachen: Mittelhirnläsion mit Beteiligung des riMLF, z. B. durch Tumoren (Pinealistumor), Perfusionsstörungen, Demyelinisierung, operatives Trauma.

Internukleäre Motilitätsstörungen

Internukleäre Ophthalmoplegie

Sie entsteht durch ein- oder beidseitige Läsionen im Bereich des Fasciculus longitudinalis medialis (LMF). Dieser führt Fasern, die vom N. abducens ausgehen und zum Kerngebiet des kontralateralen N. oculomotorius (M. rectus medialis) ziehen.

Klinisches Bild: Bei Abduktion des kontralateralen Auges kann das ipsilaterale Auge nicht adduziert werden, die Konvergenzbewegung ist erhalten. Blickrichtungsnystagmus am abduzierten kontralateralen Auge (dissoziierter Nystagmus), vertikaler Blickrichtungsnystagmus bei bilateraler LMF-Läsion. Ursachen: Entmarkung im Bereich des LMF ipsilateral (unter Umständen beidseitig bei Enzephalomyelitis disseminata) oder Perfusionsstörung mit einseitiger LMF-Beteiligung.

Eineinhalb-Syndrom

Internukleäre Ophthalmoplegie mit ipsilateralem Abduktionsdefizit. Ursache: pontine Läsionen unter Beteiligung von PPRF und Fasciculus longitudinalis medialis.

Nystagmus

Definition: rhythmische, unwillkürliche Oszillationen der Augen.

Klassifikation und Beschreibung: Die Richtung der schnellen Bewegungsphase wird als Richtung des Nystagmus bezeichnet. Als Ruhezone wird die Augenstellung mit minimaler Nystagmusausprägung (häufig Kopfzwangshaltung) bezeichnet. Dissoziation: Asymmetrie des Nystagmus beider Augen. Untersuchung: Beobachtung von Amplitude und Frequenz bei verschiedenen Blickrichtungen. Objektiv: Elektronystagmographie (ENG). Rucknystagmus: schnelle Phase zum Fixierobjekt hin, langsame Phase vom Fixierobjekt weg. Pendelnystagmus: beide Phasen gleich schnell.

Wichtigste Formen des Nystagmus:

- **Physiologische Nystagmusformen:**
  - optokinetischer Nystagmus
  - vestibulärer Nystagmus
  - erschöpflicher Endstellungnystagmus.
- **Kongenitaler Nystagmus:** idiopathisch; unregelmäßiger, von der Blickrichtung abhängiger Nystagmus, Zunahme bei Fixation, wechselndes Bild (Pendel-, Rucknystagmus).
- **Okulärer Nystagmus:** Tritt auf bei früh manifesten Funktionsdefiziten des Auges (z. B. Albinismus, Netzhautvernarbungen, Trübungen von Linse oder Glaskörper); Pendelnystagmus.
- **Latenter Nystagmus:** manifest bei Abdecken eines Auges. Teilsymptom des frühkindlichen Schielsyndroms. Rucknystagmus mit fixationsabhängiger Richtung.
- **Vestibulärer Spontannystagmus:** Auftreten bei Defekten des Vestibularorgans oder Läsion vestibulärer neuronaler Strukturen. Häufig Besserung, wenn der Patient fixiert.
- **Fixationsnystagmus:** Folge von Hirnstamm- oder Kleinhirnläsionen. Pen-

delnystagmus oder Mischbild von Nystagmuskomponenten.

- **Blickparetischer Nystagmus:** siehe oben: supranukleäre Augenbewegungsstörungen; unter Umständen Frühzeichen einer Augenmuskelparese in Form eines Rucknystagmus bei Aktion des betroffenen Muskels.

Strabismus

Definitionen: Abweichen der Sehachse eines Auges bei Fixation eines Objektes. Störungen der Augenbeweglichkeit werden unter dem Begriff des **Strabismus paralyticus** (s. Abschnitt „Störungen der Lid- und Augenbeweglichkeit") subsumiert. Eine Fehlstellung bei ungestörter Okulomotorik wird als **Strabismus concomitans** („Begleitschielen") bezeichnet. Der Winkel der Sehachsenabweichung (Schielwinkel) ist hierbei weitgehend konstant und nicht *wesentlich* von der Blickrichtung abhängig.

Der **primäre** Strabismus concomitans wird als eine bislang nicht lokalisierbare sensorische bzw. fusionale Störung der Bildverarbeitung beider Augen beschrieben. Beim Strabismus concomitans werden wegen der Unterdrückung (Suppression) von Seheindrücken des abweichenden Auges keine Doppelbilder wahrgenommen. Eine dauernde einseitige Suppression hat bei Kindern eine einseitige Sehschwäche (Amblyopie) zur Folge. Ein **sekundärer** Strabismus kann als Folge der Funktionsstörung eines Auges (Trübung, Tumor, etc.) auftreten.

Wichtigste **Formen** des Strabismus concomitans sind:

- **Frühkindliches Schielsyndrom:** Manifestation in den ersten 6 Lebensmonaten, Strabismus convergens, latenter Nystagmus (bei Abdecken eines Auges), fehlendes Binokularsehen, dissoziiertes Höhenschielen (Höhenabweichung des abgedeckten Auges).
- **Mikrostrabismus:** Schielen mit einem Winkel < 5°.
- **Strabismus divergens:** Primäres Außenschielen geht häufig mit einer wechselnden Fixation (alternierendes Schielen) einher, daher ist eine einseitige Amblyopie nicht die Regel. Auszuschließen ist immer ein sekundärer

Strabismus divergens (Folge eines Organbefundes).

- **Normosensorisches Spätschielen:** plötzliches Auftreten eines Einwärtsschielens (meist nach dem 3. Lebensjahr) bei bis dahin normaler Binokularfunktion. Initial Doppelbildwahrnehmung; unverzügliche Behandlung erforderlich.
- **Latentes Schielen:** durch Fusion kompensierte Tendenz zu Stellungsabweichungen, die sich bei Unterbrechung fusionaler Impulse oder in Belastungssituationen (Müdigkeit, Alkoholeinfluss) vorübergehend manifestiert.

Therapeutische Prinzipien:

- Ausgleich von Refraktionsfehlern
- bei Kindern zeitweise Okklusion des besseren Auges (Amblyopiebehandlung)
- operative Stellungskorrektur (in der Regel vor der Einschulung, beim normosensorischen Spätschielen frühzeitig)

Funktionsstörungen und Erkrankungen der Sehbahn

Art und Lokalisation funktionsmindernder Läsionen der Sehbahn lassen sich in den meisten Fällen durch biomorphologische und funktionelle Untersuchungsmethoden (Funduskopie, Fluoreszenzangiographie, Visusprüfung, Gesichtsfeldprüfung, Farbensehen, Echographie, VECP und ERG) abklären oder weitgehend eingrenzen. Eine Synopsis der wichtigsten charakteristischen Gesichtsfeldaus-

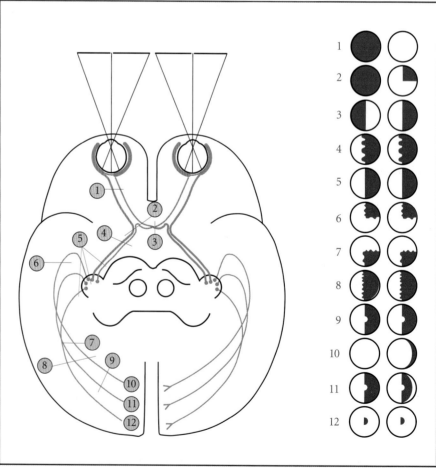

Abb. 3.7-2. Neurologisch-topische Zuordnung typischer Gesichtsfelddefekte (mod. nach Collins u. Augustin 1997).

fälle in Relation zur Läsionstopologie ist in Abbildung 3.7-2 dargestellt.

Erkrankungen des Augenhintergrundes

Ätiologie sehr variabel; es gelten folgende Regeln: hereditäre Erkrankungen stellen sich überwiegend symmetrisch hinsichtlich der Sehschärfenverminderung und der Gesichtsfeldeinschränkungen dar. Erworbene Defekte sind überwiegend einseitig lokalisiert mit unregelmäßigen, sehr unterschiedlichen Gesichtsfeldausfällen.

Erkrankungen der Sehnerven

Pathologischen Veränderungen der Sehnerven kann ein breitgefächertes ätiologisches Spektrum zugrunde liegen. Eine Zuordnung bedarf häufig multidisziplinärer Bemühungen. Wichtigste Erkrankungen:

- **Glaukom:** Sehnervenschädigung durch individuell zu hohen Augeninnendruck. Progressive Exkavation der Papille mit Axonschädigung. Initial insel- oder bogenförmige Gesichtsfeldausfälle in der Exzentrizität des physiologischen blindes Flecks mit Tendenz zur Ausdehnung bis zur Erblindung.
- **Stauungspapille:** meist beidseitiges Papillenödem bei erhöhtem Hirndruck. Vollbild: Randunschärfe, Prominenz (Maßeinheit: Dioptrien), Hyperämie, radiäre Blutungen, Kapillardilatation. Initial Randunschärfe nasal, dann unten und oben. Meist langsame Entwicklung (mehrere Tage); bei Hirnblutungen schneller (unter Umständen nach mehreren Stunden). Rückbildung nach Hirndrucksenkung sehr langsam (mehrere Wochen). Typischerweise kein Funktionsverlust (außer Vergrößerung des blinden Flecks, manchmal in der Frühphase transiente Verdunkelungen). Bei chronischer Stauungspapille: Entwicklung einer Optikusatrophie mit größeren Gesichtsfelddefekten. Bei vorbestehender Optikusatrophie wird eine Hirndrucksteigerung nicht mehr zur Ausbildung einer Stauungspapille führen. Eine Stauungspapille ist wichtiges Leitsymptom im Rahmen einer idiopathischen Hirndrucksteigerung (Pseudotumor cerebri).
- **Neuritis nervi optici (NNO):** sichtbare („Papillitis") oder obskure („Retrobulbärneuritis") Sehnervenentzündung. Etwa ein Drittel aller Patienten entwickelt eine Encephalomyelitis disseminata (ED), knapp die Hälfte aller ED-Patienten zeigt eine NNO. Weitere Ursachen: lokale oder fortgeleitete Infektionen, Autoimmunerkrankungen, toxische Sehnervenschädigungen. Leitsymptome: Sehschärfenverminderung, Zentralskotom (minimal: relatives Farbskotom), Bewegungsschmerz, afferente Pupillenstörung, VECP-Latenzverzögerung (initial auch Amplitudenreduktion). Funktionell häufig gute Restitution bei partieller Optikusatrophie.
- **Anteriore ischämische Optikoneuropathie (AION):** ischämisches Papillenödem auf arteriosklerotischer oder entzündlicher (Arteriitis temporalis → erhöhte BSG) Basis. Plötzliche Sehschärfenminderung und segmentale oder ausgedehnte Gesichtsfelddefekte. Bei Arteriitis temporalis (Biopsie) systemische Corticosteroidtherapie (Dosis nach BSG-Befund) zur Prophylaxe einer bilateralen Manifestation.
- **Hereditäre Optikusatrophien:**
  - **Dominant infantile Optikusatrophie** (häufigste Form): Manifestation im 4. bis 8. Lebensjahr, kleines Skotom (papillozentral), Blau-Gelb-Störung, Sehschärfe 0,1 bis 0,5.
  - **Leber'sche Optikusatrophie:** Verlauf ähnlich wie Neuritis nervi optici, mäßige Restitution mit verbleibendem großen Zentralskotom, finale Sehschärfe unter 0,1. Folge mitochondrialer Gendefekte.
- **Tumoren:**
  - **Optikusscheidenmeningeom:** Klinik: progressiver Sehschärfen- und Gesichtfeldverlust (häufig unregelmäßig begrenzt), Papillenschwellung/-atrophie (im Frühbefund eventuell normal), typische optikoziliäre Shunt-Gefäße im Fluoreszenzangiogramm, Hyperopisierung (Bulbusverformung), afferente Pupillenstörung, häufig Beweglichkeitsstörung, ggf. Protrusio bulbi, tubuläre Auftreibung des N. opticus. Therapie: Ziel in der Regel nicht Funktionserhalt/-gewinn der betroffenen Seite, sondern Vermeidung einer extraorbitalen Ausbreitung bzw. Bewahrung der Funktion des anderen Auges (Chiasmabeteiligung!). Indikation zur Resektion (ggf. Bestrahlung, Chemotherapie) abhängig von Lage, Größe und Progression.
  - **Optikusgliom:** überwiegend frühe Manifestation (90 % bis 20. Lebensjahr). Klinisches Bild ähnlich wie Optikuscheidenmeningeom; in der Bildgebung typischer fusiformer, glatt begrenzter Tumor. Histologisch Astrozytom, nicht selten Assoziation mit Neurofibromatose Typ 1. Progressionstendenz sehr variabel. Therapie: bei rein orbitaler Ausdehnung Beobachtung möglich. Indikationen zur chirurgischen Therapie (mit Erhalt des Bulbus) bei deutlicher Progression und Gefahr der extraorbitalen Infiltration. Radiatio und Chemotherapie werden als Ultima Ratio bei Beteiligung von Chiasma und Hypothalamus diskutiert. Seltene maligne Gliome des N. opticus zeigen rasche Progression, Prognose dabei sehr ungünstig.
- **Trauma:** siehe Abschnitt „Traumatologie, Orbita".
- **Intoxikationen:** progressive Sehschärfenverminderung und Abblassung der Papille. Zahlreiche Stoffe und Medikamente kommen ätiologisch in Betracht: Schwermetalle, Methylalkohol, Medikamente: Ethambutol (relativ akute Symptomatik, ähnlich dem Bild einer Neuritis n. optici), Isoniazid, Chloramphenicol, D-Penicillamin, Lösungsmittel etc. Die sog. Tabak-Alkohol-Amblyopie geht überwiegend auf einen Vitamin- (B_{12}, B_1) bzw. Proteinmangel zurück und kann durch minderwertige Tabaksorten (Zyanidgehalt) verstärkt werden (gute Restitution bei hochdosierter Vitaminsubstitution und Diät).

Erkrankungen der Orbita

Endokrine Orbitopathie. Lymphozytäre Infiltration, Glukosaminglykanablagerung und Spätfibrose im Bereich der Orbita bei Schilddrüsenfunktionsstörungen. Klinische Symptome: Exophthalmus, Lidretraktion, Motilitätsstörung (vor allem

Hebung und Konvergenz), unter Umständen Sehschärfenverminderung durch Kompression; Verdickung der Augenmuskeln. Therapie: Behandlung der Grunderkrankung, systemische Corticosteroidgabe, Orbitabestrahlung, lidchirurgische Eingriffe, ggf. chirurgische Orbitaentlastung.

Orbitalphlegmone. Meist singuen fortgeleitete Infektion (Säuglinge: Zahnkeimentzündung). Klinische Symptome: Exophthalmus, Lidschwellung, Bindehautschwellung, eingeschränkte Augenbeweglichkeit. Wichtige Komplikationen: Erblindung, Sinus-cavernosus-Thrombose. Therapie: hochdosierte Antibiotikatherapie, ggf. Orbitaentlastung, Nebenhöhlensanierung.

Pseudotumor orbitae. Idiopathische, in der Regel einseitige lymphozytäre Infiltration und Raumforderung. Klinische Symptomatik: Exophthalmus, Lid- und Bindehautschwellung sowie Beweglichkeitsstörung, meist schmerzhaft. Therapie: systemische Corticosteroide oder Bestrahlung (Biopsie!).

Karotis-Kavernosus-Fistel. Siehe Kapitel 4.6.

Tumorerkrankungen der Orbita. Klinische Leitsymptome: Exophthalmus, Beweglichkeitseinschränkung, Sehschärfenverminderung. Häufigste Tumoren: Hämangiome, Dermoide, Neurofibrome, Lymphome, leukämische Infiltrate, Rhabdomyosarkome (häufigster maligner Orbitatumor im Kindesalter), Metastasen. Therapie abhängig von Art, Größe, Funktionseinschränkung und Lokalisation.

Verletzungen der Orbita. Siehe Abschnitt „Traumatologie".

Funktionsausfälle im Bereich des Chiasma opticum

Leitsymptome von Chiasmaläsionen:
- heteronyme Gesichtsfeldausfälle
- Störungen des Farbensehens, Sehschärfenverminderung
- Optikusatrophie

Topographie. Im Chiasma kreuzen die Axone aus der nasalen Netzhauthälfte (temporale Gesichtsfeldhälfte). Axone von nasal unten schlagen im Chiasma eine Bogen in den hinteren Teil des kontralateralen N. opticus (vorderes Willbrand-

Knie). Axone von nasal oben schlagen im Chiasma vor der Kreuzung einen Bogen in den ispilateralen Tractus opticus (hinteres Willbrand-Knie). Axone von nasal unten verlaufen im Chiasma vorn unten. Daher tritt bei Schädigung durch Raumforderung von unten (Hypophysentumoren) zunächst ein Ausfall in den beiden temporal oberen Gesichtsfeldquadranten (bitemporale Quadrantenanopsie) auf; bei Fortschreiten kommt es auch zur Beteiligung der temporal unteren Gesichtsfeldquadranten (bitemporale Hemianopsie), Beeinträchtigung der Sehschärfe und Optikusatrophie. Leicht nachweisbar ist die unterschiedliche Farbempfindung (subjektiv empfundene Sättigung der Farben) im nasalen und temporalen Gesichtsfeldbereich (Konfrontationstest).

Axone von nasal oben verlaufen im Chiasma oben hinten. Diese werden primär durch Raumforderungen von oben geschädigt (z. B. Kraniopharyngeom), die sich initial in einem temoral unten gelegenen Quadrantendefekt beider Gesichtsfelder (bitemporale Quadrantenanopsie) manifestiert. Seitliche Kompressionen der Sehnervenkreuzung (z. B. Aneurysma der A. carotis interna) führen initial zu einem nasalen Gesichtsfelddefekt des ipsilateralen Auges, der in eine binasale Hemianopsie übergehen kann (selten).

Variable Gesichtsfelddefekte treten bei topologisch unterschiedlich lokalisierten Raumforderungen (z. B. Menigeomen) der Chiasmaregion auf. Abweichungen der Seiten- und Mittellinienzuordnung können dabei durch die Anatomie des vorderen und hinteren Willbrand-Knies bedingt sein. Grundsätzlich ist eine große Variabilität des Erscheinungsbildes von Gesichtsfeldausfällen bei Raumforderungen im Chiasmabereich festzustellen. Ursachen hierfür sind: räumlich variable anatomische Lagebeziehung von Hypophyse und Chiasma opticum, seitendifferente Chiasmaläsionen, variable Beteiligung des hinteren N.-opticus- und vorderen Tractus-opticus-Verlaufes. Bei Raumforderungen im Chiasmabereich sollten Motilitätsstörungen ausgeschlossen werden (anatomische Nähe der okulomotorischen Hirnnerven).

Funktionsausfälle durch retrochiasmale Sehbahnläsionen

Leitsymptom der retrochiasmalen Sehbahnläsionen ist der homonyme Gesichtsfeldausfall.

Schädigungen im Tractus opticus (vor dem Corpus geniculatum laterale). Homonyme (inkongruente) Hemianopsie nach kontralateral (räumliche Distanz der Axone beider Augen), partielle (segmentierte) beidseitige Optikusatrophie, hemianopischer afferenter Ausfall der Pupillenreaktion (Belichtung der betroffenen Gesichtsfeldhälfte).

Schädigungen in der Sehstrahlung (hinter dem Corpus geniculatum laterale). Homonyme (kongruente) Gesichtsfeldausfälle (Kongruenzgrad nach hinten zunehmend). Wegen der räumlichen Auffächerung der Sehbahn sind oft nur Teile des Hemifeldes betroffen. Es findet sich in der Regel keine Optikusatrophie.

Funktionsausfälle der Sehrinde. Überwiegend Folge von Perfusionsstörungen. Die Topographie der Gesichtsfeldrepräsentanz und Aufteilung der Gefäßprovinzen führt häufig zu einer Trennung makulärer (posterior: A. cerebri media) und äußerer Gesichtsfelddefekte (anterior: A. cerebri posterior). Defekte der Sehrinde können von gestalteten visuellen Halluzinationen begleitet sein. Nicht selten findet sich auch subjektiv ein Verneinen des Funktionsausfalls.

Traumatologie (Auszug handlungsrelevanter Verletzungen)

Grundsätzlich gilt, dass auch bei scheinbar minimalen Verletzungen der vorderen Augenabschnitte und Augenumgebung eine Bulbusverletzung, tiefe Orbitaverletzungen (Pfählung) oder eine transorbitale Eröffnung des Neurokraniums auszuschließen sind.

Lider

Nach Möglichkeit mikrochirurgische Versorgung unter dem Operationsmikroskop. Besondere Sorgfalt erfordern:

- Lidkantenverletzungen
- Verletzungen der ableitenden Tränenwege
- Vermeidung sekundären Narbenzugs (Narbenektropium)

Bulbus oculi

Eröffnende Verletzungen bedürfen einer möglichst umgehenden mikrochirurgischen Versorgung; bis dahin Schutz des Auges vor mechanischen Einwirkungen (Augenkapsel). Bei stumpfem Trauma ist die Möglichkeit einer gedeckten Ruptur zu beachten. Bei Contusio bulbi muss an die Gefahr einer irreversiblen Mydriasis (Verletzung des M. sphincter pupillae) durch medikamentöse Pupillenerweiterung gedacht werden. Auszuschließen sind unter anderem ein postkontusioneller Anstieg des Augeninnendrucks sowie die Entwicklung einer Netzhautablösung (Orariss, Oradialyse etc.).

Orbita

Verletzungen der Orbita und ein ggf. damit verbundenes Polytrauma machen häufig ein interdisziplinäres Vorgehen (Unfallchirurgie, Neurochirurgie, Ophthalmologie, HNO-Heilkunde, Kieferchirurgie, Radiologie, Anästhesiologie, Intensivmedizin) erforderlich. Das Spektrum von Handlungsszenarien ist anhand von Leitprinzipien zu strukturieren:

- Vorrang vitaler Gefährdungen
- Festlegung der Rangreihenfolge der wichtigsten Verletzungen bzw. Gefährdungen
- Festlegung der Reihenfolge von Therapiemaßnahmen

Bei isolierter Betrachtung orbitaler Verletzungen steht im Vordergrund:

- sensorische Funktion (Bulbuszustand, Sehnervenverletzung)
- Erhalt der Augenbeweglichkeit
- kosmetische Aspekte

Die primäre Befunderhebung hat zu beachten: Verletzungsmechanismus, beteiligte Kompartimente, Fremdkörper (Lage, Größe, Material; bis zur definitiven Versorgung belassen), funktionsrelevante knöcherne Verletzungen (Fragmente, Zustand des Canalis opticus), funktionsrelevante Hämatome (intrakonal, extrakonal, Optikusscheide).

Isolierte Orbitawandfrakturen (Blow-out-Frakturen). Es handelt sich um Frakturen der knöchernen Orbitabegrenzung (meistens des Orbitabodens) ohne Beteiligung des knöchernen Rahmens. Ursache ist in der Regel eine stumpfe Gewalteinwirkung von vorn (Ballverletzung, Faustschlag etc.). Klinische Symptome: Lid-/Bindehautblutungen, Ödem, ggf. Emphysem (Fraktur der medialen Wand, Knistern bei Palpation. Schnäuzverbot!), Enophthalmus (häufig erst nach einigen Tagen wegen möglicher Raumfüllung durch Blutung oder Ödem, dadurch primär unter Umständen Exophthalmus), Sensibilitätsausfall des N. infraorbitalis, Motilitätsstörung (unspezifisch bei Ödem und Blutung), Hebungs-Senkungs-Defizit mit Doppelbildwahrnehmung durch Prolaps bzw. Einklemmung von Fettgewebe, Bindegewebe oder des M. rectus inferior im Bereich der Fraktur. Bildgebung: Im Sinus maxillaris zeigt sich ein „hängender Tropfen" (Dach) und/oder Spielgelbildung bzw. Komplettverschattung durch Blutung. Präzise Darstellung im Schädel-CT (bevorzugt koronare Schichtung). Operationsindikation: persistierendes Beweglichkeitsdefizit (vor allem im Gebrauchsblickfeld), kosmetisch auffälliger Enophthalmus (> 2 mm), große Frakturfläche (> 50 % des Orbitabodens). Die operative Versorgung sollte innerhalb der ersten 2 Wochen nach Auftreten des Traumas erfolgen.

Sehnerv

Sehnervenschädigungen können auftreten durch direkte (Fremdkörper, Knochensplitter etc.) oder indirekte (innere Rhexis bei Schleuderbewegungen) mechanische Wirkungen oder Beeinträchtigung der Perfusion (Optikusscheidenhämatom, Retrobulbärhämatom etc.). Selten Aus-/Einriss des Sehnerven am Bulbuseintritt (Avulsio nervi optici). Klinische Symptomatik: plötzliche Erblindung oder erhebliche Sehschärfeverminderung (teilweise verzögerte Funktionseinschränkung innerhalb des ersten Tages bei Optikusscheidenhämatom oder -ödem), afferente Pupillenstörung (Differenzialdiagnose einer efferenten Pupillenstörung durch Beachtung der konsensuellen Lichtreaktion). Die Papille ist häufig unauffällig, ggf. spontane Gefäßpulsation oder Sistieren der Perfusion, Ödem, Blutungen (häufig latente Optikusatrophie nach > 3 Wochen); ggf. Exophthalmus, Lidschwellung/-hämatom, Beweglichkeitseinschränkung des Bulbus. In der bildgebenden Diagnostik Nachweis von Raumforderungen, knöchernen Verletzungen. Therapie: Hochdosierte systemische Corticosteroidtherapie; chirurgische Entlastung empfehlenswert bei direkter Einwirkung von Knochenfragmenten oder verzögertem Sehschärfenverlust. Operativer Zugang nach individuell kritischer Abwägung; heute überwiegend transethmoidal, sofern das Verletzungsmuster keinen anderen chirurgischen Zugang nahelegt.

Literatur

Bron AJ, Tripathi RC, Tripathi BJ (1997) Wolff's Anatomy of the Eye and Orbit. 8th ed. London: Chapman & Hall Medical.

Collins JF, Augustin AJ (Hrsg) (1997) Augenheilkunde. Berlin: Springer.

Kanski JJ (2003) Clinical Ophthalmology. 5th ed. Barrington: Harcourt Publishers Ltd.

Miller NR, Newman NJ, Fletcher Hoyt W, Burton F (eds) (1998) Walsh and Hoyt's Clinical Neuro-Ophthalmology. 5th ed. Hagerstown: Lippincott, Williams & Wilkins.

Schiefer U, Wilhelm H, Zrenner E, Burk A (2003) Praktische Neuroophthalmologie. Heidelberg: Kaden.

Tasman W, Jaeger EA (2001) Duane's Clinical Ophthalmology, Vol 1–6. Revised ed. 2002. Philadelphia: Lippincot, Williams & Wilkins.

Tasman W, Jaeger EA (2001) Duane's Foundations of Clinical Ophthalmology. Vol 1–3. Revised Edition 2002. Philadelphia: Lippincott, Williams & Wilkins.

Yanoff M, Dukes JS (eds) (2003) Ophthalmology. St. Louis: Mosby.

3.8 Psychiatrie und Psychotherapie

Patricia Ohrmann, Volker Arolt

Inhalt

Einleitung

Mehr als ein Drittel aller Krankenhauspatienten leidet neben ihrer körperlichen Erkrankung an einer behandlungsbedürftigen psychischen Störung. Bei jüngeren Patienten kommen am häufigsten Anpassungsstörungen, Depressionen, Abhängig-keits- oder Angsterkrankungen vor, bei älteren Patienten akute psychoorganische Störungen, Demenzen und Depressionen. Das Vorliegen einer psychiatrischen Komorbidität kann die Ausprägung der körperlichen Erkrankung verstärken, den Verlauf beeinflussen und die Letalität erhöhen. Die frühzeitige, fachgerechte Diagnostik und Therapie der psychischen Erkrankung sind daher von besonderer Bedeutung und führen zu einer Qualitätsverbesserung der ärztlichen Behandlung mit direkten Auswirkungen auf den Gesundheitszustand des Patienten.

Die **Aufgabe des Konsiliarpsychiaters** besteht zunächst in der psychiatrischen Diagnostik des jeweiligen Patienten, dann aber auch in der Beratung des behandelnden Arztes hinsichtlich weiterer Diagnostik und therapeutischer Interventionsmöglichkeiten. Aufgabe des behandelnden Arztes des jeweiligen Fachbereiches ist es, das Vorliegen einer psychischen Störung zu erkennen und die Notwendigkeit einer psychiatrischen Diagnostik und ggf. Intervention einzuschätzen – davon ist derzeit nur in etwa einem Drittel der Fälle auszugehen.

Ziel dieses Kapitels ist es, sowohl grundsätzliche Aspekte der psychiatrischen Diagnostik zu erläutern als auch spezielle psychiatrische Fragestellungen, die in der Behandlung neurochirurgischer Patienten eine Rolle spielen können. Hiermit soll dem Neurochirurgen eine schnelle und praktisch handhabbare Orientierungshilfe zur Verfügung gestellt werden. Vollständigkeit wird nicht angestrebt; auf die Psychotherapie wird nur kursorisch eingegangen. Zu psychiatrischen Lehrbüchern siehe Literaturverzeichnis.

Psychopathologische Befunderhebung und diagnostische Einordnung psychiatrischer Befunde nach ICD-10

Grundlage der psychiatrischen Diagnostik ist die psychopathologische Befunderhebung (ergänzt durch Fremdanamnese, Laborchemie, Bildgebung, ggf. Neuropsychologie). Folgende Ebenen der Befunderhebung werden unterschieden:

- **Symptome:** Psychopathologische Symptome werden vom Patienten beschrieben und als kleinste Beschreibungseinheiten psychisch abnormer Phänomene erfasst (z. B. Wahrnehmung, Denken, Affekte).
- **Verhalten:** Normabweichendes Verhalten wird von der Umgebung und zum Teil auch vom Patienten beobachtet und steht meist im Kontext mit bestimmten Symptomen bzw. Syndromen.
- **Syndrome:** Sie bezeichnen Symptomkomplexe, d. h. Symptome, die überzufällig häufig in einer bestimmten Kombination zu finden sind (z. B. das depressive oder das paranoide Syndrom). Hierzu stehen bestimmte Verhaltensauffälligkeiten in Beziehung.
- **Krankheitseinheiten:** Auf der Diagnosenebene erfolgt derzeit die psychiatrische Diagnose nach der ICD-10 (International Statistical Classification of Diseases, Injuries and Causes of Death), die eine Integration von Symptomen, Syndromen und weiteren Kriterien (Verlauf, Zeitdauer) beinhaltet.

Die ICD-10 ist weitgehend deskriptiv. Aufgegeben wurden die Begriffe psychogen, psychosomatisch, das Neurosenmodell sowie das Endogenitäts- bzw. Exogenitätsprinzip bei der Einteilung psychischer Störungen. Das **DSM-IV** der American Psychiatric Association (APA) ist neben der ICD-10 ein weiteres international anerkanntes Klassifikationssystem.

Beide Klassifikationssysteme sind gekennzeichnet durch:
* operationalisierte Diagnostik
* multiaxiale Diagnostik
* Komorbiditätsprinzip

Im Rahmen der **operationalisierten Diagnostik** in der Psychiatrie werden diagnostische Kriterien zu Ein- und Ausschluss vorgegeben, d.h. eine Verbindung von Symptom-, Verlaufs- und Zeitkriterien sowie diagnostischen Entscheidungs- und Verknüpfungsregeln. Bei den Symptomkriterien handelt es sich in der Regel um die klassischen psychopathologischen Symptome.

Allgemeiner Grundgedanke der **multiaxialen Diagnostik** ist der Versuch, der

Tab. 3.8-1. Systematik der psychiatrischen Diagnosegruppen nach ICD-10

F0	organische einschließlich symptomatischer psychischer Störungen
F1	psychische und Verhaltensstörungen durch psychotrope Substanzen
F2	Schizophrenie, schizotype und wahnhafte Störungen
F3	affektive Störungen
F4	neurotische, Belastungs- und somatoforme Störungen
F5	Verhaltensauffälligkeiten mit körperlichen Störungen und Faktoren
F6	Persönlichkeits- und Verhaltensstörungen
F7	Intelligenzminderungen
F8	Entwicklungsstörungen
F9	Verhaltens- und emotionale Störungen mit Beginn in der Kindheit und Jugend

Komplexität klinischer Bedingungen eines Patienten gerecht zu werden. **Komorbidität** bedeutet das gemeinsame Auftreten verschiedener psychiatrischer Erkrankungen bei einer Person (da bestimmte Störungen überzufällig häufig gemeinsam auftreten). Die psychischen Störungen sind in der ICD-10 durch den Buchstaben F gekennzeichnet (Tab. 3.8-1).

Da aufgrund des bisherigen Wissenstandes in der Psychiatrie ein einheitliches Einteilungssystem in Sinne von nosologischen Entitäten noch nicht möglich ist, sind die diagnostischen Kriterien überwiegend deskriptiv. Um auch als Nicht-Psychiater diagnostische Zuordnungen durchführen zu können, sind Kenntnisse der Psychopathologie elementar. Nach Einführung der DRGs, bei denen Komorbiditäten eine große Rolle in der Gesamtbeurteilung der stationären Behandlungsnotwendigkeit eines Patienten spielen, kann eine zusätzliche psychiatrische Erkrankung höchst relevant werden. Aus diesem Grund werden die diagnostischen Grundlagen hier ausführlich dargestellt.

Die **Psychopathologie** ist die Lehre von den psychisch abnormen Phänomenen und ihrer Beziehung zu den psychiatrischen Erkrankungen. Die wichtigsten psychischen Funktionen sind:
* Bewusstsein und Orientierung
* kognitive Funktionen
* Psychomotorik
* Affektivität und Stimmung
* Antrieb
* Denken: formale und inhaltliche Denkstörungen, Sprache
* Wahrnehmungsstörungen
* Ich-Störungen
* Fähigkeit zur kritischen Reflexion

Eine exakte psychopathologische Befunderhebung ist die Grundlage der psychiatrischen Diagnostik. Zusammen mit der Anamnese und den somatischen Befunden erfolgt die diagnostische Einordnung, wobei umschriebene Syndrome für die Diagnose wegweisend sein können.

Die **quantitative Bewusstseinsstörung** ist durch Verminderung der Vigilanz bedingt und wird unterteilt in:
* Somnolenz (leicht erweckbar, schläfrig)
* Sopor (nur durch Schmerzreize erweckbar)
* Koma (auf Schmerzreize nicht erweckbar, bewusstlos)

Qualitative Bewusstseinsstörungen sind z.B. Bewusstseinsverschiebung oder Bewusstseinseinengung. Die **Orientierung** wird zu den Qualitäten Zeit, Ort, Situation und Person geprüft.

Kognitive Funktionen können im Rahmen einer klinischen Untersuchung bezüglich der folgenden Funktionsbereiche erfasst werden: Aufmerksamkeit, Konzentration, Auffassung, Gedächtnis (Immediat-, Kurzzeit- und Langzeitgedächtnis).

Störungen der **Psychomotorik** können zu einer pathologischen Zu- oder Abnahme der normalen, durch das psychische Befinden gesteuerten Motorik führen: Hyperkinese, Akinese, Stupor, Stereotypien, Manierismen.

Störungen der **Affektivität** umfassen traurige oder gedrückte, aber auch reizbare oder euphorische Verstimmungen sowie Affektlabilität, Affektarmut, Parathymie und Angst. Der **Antrieb** kann gesteigert oder vermindert sein.

Störungen des Denkens werden üblicherweise in Störungen des formalen Denkvorgangs und Störungen der Gedankeninhalte unterteilt. Formale Denkstörungen werden unterschieden in: Denkhemmung, Verlangsamung, Gedankensperre, Gedankenabreißen, Einengung, Weitschweifigkeit, Perserverationen, Gedankendrängen, Ideenflucht, Vorbeireden, Inkohärenz (bei psychoorganischen Störungen), assoziative Lockerung und Zerfahrenheit (bei Schizophrenien). Inhaltliche Denkstörungen beinhalten überwertige Ideen, Wahneinfälle, Wahnausgestaltungen, aber auch Zwangsgedanken.

Wahrnehmungsstörungen beinhalten verändertes Realitätserleben mit oder ohne entsprechende Sinnesreize: Illusionen und Halluzinationen (optisch, akustisch, taktil).

Unter **Ich-Störungen** werden Veränderungen im Erleben der personalen Identität im Zeitverlauf oder in der Abgrenzung zu anderen Personen verstanden: Entfremdungserlebnisse, Beeinflussungserlebnisse, Autismus.

Auf die Fähigkeit zur **kritischen Reflexion** (Kritikfähigkeit) der Krankheitssituation, aber auch der eigenen Person sollte stets geachtet werden. Hierzu gehört auch die Problematik der Suizidgefährdung!

Psychische Erkrankungen aufgrund einer umschriebenen Schädigung oder Funktions- störung des Gehirns

Dies umfasst organische einschließlich symptomatischer psychischer Störungen (ICD-10 F0; Tab. 3.8-2). Der Begriff der organischen Störung ist nach den Krite- rien der ICD-10 so definiert, dass be- stimmte psychopathologische Syndrome einer diagnostizierbaren zerebralen oder systemischen Krankheit zugeordnet wer- den können.

Neben den Demenzen, dem amnesti- schen Syndrom und dem Delir beinhalten

Tab. 3.8-2. ICD-10 F0: organische ein- schließlich symptomatischer Störungen

F00	Demenz bei Alzheimer-Erkrankung
F01	vaskuläre Demenz
F02	Demenz bei anderorts klassifizier- ten Krankheiten
F03	nicht näher bezeichnete Demenz
F04	organisches amnestisches Syndrom, nicht durch Alkohol oder sonstige psychotrope Substanzen bedingt
F05	Delir, nicht durch Alkohol oder andere psychotrope Substanzen bedingt
F06	sonstige psychische Störungen aufgrund einer Schädigung oder Funktionsstörung des Gehirns oder einer körperlichen Erkrankung
F07	Persönlichkeits- und Verhaltens- störungen aufgrund einer Krankheit, Schädigung oder Funktionsstörung des Gehirns

die ICD-10-Kriterien eine Auflistung psy- chopathologischer Störungsmuster (ICD- 10: F06) sowie die organische Persönlich- keitsstörung (ICD-10: F07) bei organi- schen Erkrankungen. Grundsätzlich muss davon ausgegangen werden, dass ein psy- chopathologischer Befund für eine organi- sche Erkrankung allenfalls typisch, jedoch nie spezifisch ist.

Störungen, die unter der Diagnose **Demenz** zusammengefasst werden, sind durch die Entwicklung multipler kogniti- ver Defizite (inklusive Gedächtnis) ge- kennzeichnet, die auf die direkte kör- perliche Wirkung eines medizinischen Krankheitsfaktors, auf die anhaltende Wirkung einer Substanz oder auf multiple Ätiologien zurückgehen. Die Störungen weisen somit gemeinsame Symptome auf, werden jedoch hinsichtlich ihrer Ätiologie unterschieden. Eine Vielzahl neurologi- scher, internistischer oder neurochirurgi- scher Erkrankungen kann mit einem Ab- bau kognitiver Leistungen einhergehen. Abhängig von der zugrunde liegenden Pa- thologie kann der intellektuelle Abbau in Bezug auf das Profil kognitiver und emo- tionaler Auffälligkeiten variieren. So ist der Verlauf der senilen Demenz vom Alz- heimer-Typ durch eine langsam progre- diente Entwicklung von Gedächtnisstö- rungen, aphasischen und apraktischen Defiziten, Schwierigkeiten des Planens und abstrakten Denkens sowie Störungen des Antriebs und Affektes gekennzeichnet.

Das **amnestische Syndrom** im engeren Sinne, das durch eine Beeinträchtigung der Neugedächtnisbildung in Verbindung mit einer mehr oder weniger stark aus- geprägten Altgedächtnisstörung bei erhal- tenen intellektuellen Fähigkeiten, Kurz- zeitgedächtnisleistungen und impliziten Gedächtnisfunktionen gekennzeichnet ist, wird bei Läsionen des medialen Tempo- rallappens, der damit verbundenen Struk- turen des Dienzephalons und nach Schädigungen des basalen Frontalhirns beobachtet. Unilaterale Läsionen gedächt- nisrelevanter Strukturen führen nicht zu einem globalen amnestischen Syndrom. Differenzialursachen des amnestischen Syndromes sind Traumata, Operationen, Entzündungen, Ischämien, Hämorrha- gien, Degenerationen, Stoffwechselstörun- gen wie z. B. Thiaminmangel, Alkoholis- mus.

Die diagnostische Kategorie des **Delirs** umfasst alle akuten, organisch bedingten psychischen Syndrome, die mit einer Bewusstseinsveränderung einhergehen. Hauptmerkmal des Delirs ist der akute Beginn mit einer fluktuierenden Bewusst- seins- und Aufmerksamkeitsstörung, die in der Regel mit kognitiven und psycho- motorischen Auffälligkeiten und Verände- rungen zusammenfällt. Die Speicherung von Gedächtnisinhalten ist gestört, das Denken ist desorganisiert und zusammen- hangslos. Oft finden sich lebhafte, meist optische Halluzinationen. Störungen des Schlaf-Wach-Rhythmus sind ebenfalls häufig. Differenzialursachen eines Delirs sind: Entzug psychotroper Substanzen (s. Alkoholentzugsdelir), vaskuläre und metabolische Störungen, akute intrakra- nielle Erkrankungen und Medikamente wie Anticholinergika, Antiparkinsonmit- tel, Digitalis, Aminophyllin, Corticosteroi- de, Cimetidin, Lithium, Barbiturate, Ben- zodiazepine. Durch medikamentöse Kom- binationsbehandlungen, hepatorenale Er- krankungen und Störungen im Wasser- Elektrolyt-Haushalt kann es zu Konzen- trationsänderungen von Medikamenten im Serum kommen.

Postoperativ wird die Häufigkeit von Delirien mit einer Inzidenz von bis zu etwa 40 % angegeben. Das Zusammenwir- ken von Stress, postoperativen Schmerzen, Blutverlust, Fieber, Elektrolytschwankun- gen und Infektionen wird als ursächlich angesehen. Prädisponierende Faktoren sind hohes Lebensalter, zerebrale Vorschä- digungen sowie metabolische Störungen, z. B. Diabetes mellitus.

Die Prognose und der Verlauf der nicht durch Alkohol bedingten Delirformen korrelieren stark mit der zugrunde liegen- den Erkrankung. Grundsätzlich gilt: ein Delir ist ein potenziell lebensbedrohlicher Zustand und erfordert sofortige Notfall- maßnahmen:

- Absetzen aller möglicherweise verursa- chenden Medikamente
- Überwachen der Vitalparameter
- ausführliche Diagnostik

Angesichts der Vielzahl möglicher Ursa- chen gibt es kein einheitliches pathophy- siologisches Konzept des Delirs, wahr- scheinlich ist eine multifaktorielle Genese mit Beteiligung mehrerer Transmittersysteme (Dopamin, Serotonin, GABA [γ-Amino-Buttersäure] etc.).

Pharmakologisch eignen sich zur symptomatischen **Therapie** stark antipsychotisch wirksame Neuroleptika vom Butyrophenontyp (Haloperidol), eventuell in Kombination mit Benzodiazepinen, sowie schwach bis mittelpotente, stärker sedierend wirkende Neuroleptika wie Perazin, Pipamperon und Melperon. Zur Behandlung des Alkoholentzugsdelirs sollten mittelpotente Neuroleptika jedoch nicht eingesetzt werden, sondern alternativ Clomethiazol, Benzodiazepine oder Clonidin, jeweils bei Bedarf in Kombination mit Haloperidol.

Im klinischen Alltag sind es häufig die **aggressiven** oder auch **akut verwirrten** Patienten, deren Betreuung und Behandlung Schwierigkeiten bereitet. Akute Verwirrtheits- und Erregungszustände sind Notfallsituationen. Neben der Diagnostik, die in der akuten Situation häufig nicht möglich ist, ist ein rasches therapeutisches Vorgehen notwendig, da die Patienten sich sowohl selbst (durch aktive und passive Verweigerung der notwendigen Behandlung, z. B. Entfernen von Verbänden, Venekathetern etc.) aber auch andere, z. B. Mitpatienten, gefährden können. Bei allen **Erregungszuständen** ist ein sicheres und ruhiges Auftreten notwendig. Der Patient sollte direkt angesprochen werden, notwendige Maßnahmen sollten erklärt werden. Je erregter der Patient, desto weniger ist er in der Lage, Kontakt zu den Behandelnden aufzunehmen und seine Situation realistisch einzuschätzen. Meistens wird eine sedierende Medikation notwendig, wobei die orale Einnahme oft verweigert wird. Solange auch die Möglichkeit einer Intoxikation als Ursache der Symptomatik besteht, sollte auf Benzodiazepine oder niederpotente Neuroleptika verzichtet werden. In diesen Fällen ist Haloperidol das Mittel der ersten Wahl. Bei intravenöser Gabe tritt die Wirkung am schnellsten ein; 5–10 mg i.v. (oder oral) sind in der Regel initial ausreichend. Bei einer Kombination mit Benzodiazepinen ist die Gefahr der Atemdepression mit zu berücksichtigen, bei vorgeschädigtem Gehirn oder bei älteren Patienten kann es zu paradoxen Reaktionen kommen.

Alkoholerkrankungen

Die Alkoholabhängigkeit ist eine der häufigsten chronischen Erkrankungen in Deutschland. Nach einer Studie des Bundesministeriums für Gesundheit sind etwa 3 % der erwachsenen Bevölkerung über 18 Jahren (1,5 Millionen) alkoholabhängig, weitere 5 % (2,4 Millionen) betreiben einen Alkoholmissbrauch. Männer trinken durchschnittlich dreimal so viel Alkohol wie Frauen. Insgesamt sterben in Deutschland jährlich ca. 70.000 Menschen an den Folgen ihres Alkoholkonsums. Die Mortalitätsraten bei Alkoholabhängigen schwanken in verschiedenen Untersuchungen zwischen 7,6 und 18 % innerhalb eines Zeitraums von 4 Jahren. Bis heute ist in der Bevölkerung eine ambivalente Einstellung gegenüber Alkoholproblemen zu verzeichnen: Einerseits ist Alkoholabhängigkeit seit 1968 als Krankheit anerkannt, andererseits werden Alkoholprobleme weiterhin als schuldhaftes Fehlverhalten angesehen. Unter Krankenhauspatienten muss bei etwa 15% mit einer Alkoholproblematik gerechnet werden, bei etwa 5% mit einer manifesten Abhängigkeit.

Angesichts der schwerwiegenden physischen, psychischen und sozialen Folgen sollte die Diagnose von Alkoholabhängigkeit und -missbrauch möglichst frühzeitig erfolgen. Beides wird aber oft verkannt, obwohl typische Symptome zur Krankenhauseinweisung führen. Erschwert wird die Diagnose durch die oft ungenauen, zum Teil bagatellisierenden Angaben der Patienten. Bewährt haben sich sog. **Selbst-Rating-Skalen** wie CAGE (*c*ut down, *a*nnoyed by criticism, *g*uilty about drinking, *e*ye opener drinks), Münchner Alkoholismus Test (MAST) sowie Michigan Alcoholism Screening Test (MALT) mit Fragen für den Arzt und Patienten. Grundsätzlich kann durch kurze Screenings jedoch keine Differenzierung zwischen Alkoholmissbrauch und -abhängigkeit erfolgen.

In der ICD-10 werden unter **F1** „psychische und Verhaltensstörungen durch psychotrope Substanzen" zusammengefasst. Unter **F10** werden die Störungen durch Alkohol aufgeführt (Tab. 3.8-3).

Unter **schädlichem Gebrauch** versteht man ein Konsumverhalten, das zu einer Gesundheitsschädigung führt. Die Diagnose nach ICD-10 erfordert eine tatsächliche Schädigung der psychischen oder physischen Gesundheit des Konsumenten.

Alkoholabhängig sind Menschen, die die **Kriterien der Abhängigkeit** erfüllen. Drei oder mehr der folgenden Kriterien sollten zusammen mindestens 1 Monat lang bestanden haben (nach ICD-10 F1x.2):

- starkes Verlangen oder eine Art Zwang, die Substanz zu konsumieren
- verminderte Kontrolle über den Substanzgebrauch, d. h. über den Beginn, Beendigung oder die Menge des Konsums
- körperliches Entzugssyndrom, wenn die Substanz reduziert oder abgesetzt wird, mit den für die Substanz typischen Entzugssymptomen; auch nachweisbar durch den Gebrauch derselben oder einer sehr ähnlichen Substanz, um Entzugssymptome zu mildern oder zu vermeiden
- Toleranzentwicklung gegenüber den Substanzeffekten

Tab. 3.8-3. ICD-10: psychische und Verhaltensstörungen durch Alkohol

F10.0	akute Intoxikation
F10.1	schädlicher Gebrauch
F10.2	Abhängigkeitssyndrom
F10.3	Entzugssyndrom
F10.4	Entzugssyndrom mit Delir
F10.5	psychotische Störung
F10.6	durch Alkohol bedingtes amnestisches Syndrom
F10.7	durch Alkohol bedingter Restzustand und verzögert auftretende psychotische Störung
F10.8	andere durch Alkohol bedingte psychische oder Verhaltensstörungen
F10.9	nicht näher bezeichnete, durch Alkohol bedingte psychische oder Verhaltensstörungen

- Einengung auf den Substanzgebrauch, deutlich an der Aufgabe oder Vernachlässigung anderer wichtiger Vergnügungen oder Interessensbereiche wegen des Substanzgebrauchs; oder es wird viel Zeit darauf verwandt, die Substanz zu bekommen, zu konsumieren oder sich davon zu erholen
- anhaltender Substanzgebrauch trotz eindeutig schädlicher Folgen, deutlich an dem fortgesetzten Gebrauch, obwohl der Betreffende sich über Art und Ausmaß des Schadens bewusst war

Neben einer ausführlichen Anamnese mit direkter Erfragung der Trinkgewohnheiten geben die folgenden körperlichen Symptome und Erkrankungen Hinweise auf eine Alkoholerkrankung:

- Gewichtsverlust
- Inappetenz
- gerötete Gesichtshaut mit Teleangiektasien
- Spidernävi
- Gastroenteritiden
- Ösophagusvarizen
- Leberzirrhose
- Pankreatitiden
- Störungen des Vitaminhaushaltes
- erhöhte Infektanfälligkeit
- Gerinnungsstörungen mit erhöhter Blutungsgefahr (cave: Sturz)
- Schlafstörungen
- Potenzstörungen

Pathologische Veränderungen von Laborparametern weisen auf erhöhten Alkoholkonsum hin, eine Unterscheidung von Missbrauch und Abhängigkeit ist damit jedoch nicht möglich. Die γ-Glutamyl-Transferase (γ-GT) ist bei 70–80 % der Alkoholkranken erhöht, sinkt jedoch bei Abstinenzphasen innerhalb von wenigen Wochen ab. Bei chronischen Leberschädigungen kann sie trotz Alkoholkonsums im Normbereich liegen. Die Erhöhung der GPT und GOT hat wenig diagnostische Spezifität.

Die Bestimmung des **Carbohydrate Deficient Transferrin** (CDT) ermöglicht den Nachweis eines aktuell erhöhten Alkoholkonsums und, in Kombination mit anderen Leberwerten, die Differenzierung von nichtalkoholischen Leberschäden in einem Zeitfenster von etwa 10 Tagen nach dem letzten Alkoholkonsum. Der CDT-Wert hat eine hohe Spezifität; pathophy-

siologisch wird eine alkoholspezifische Inhibition verschiedener Glykosyltransferasen diskutiert. Das **mittlere korpuskuläre Erythrozytenvolumen** (MCV) kann ebenfalls hinzugezogen werden, es ist bei mehr als zwei Drittel aller Alkoholabhängigen auch nach einer mehrwöchigen Abstinenz noch erhöht.

Wird ein Patient stationär aufgenommen, z. B. nach einem Trauma, ohne dass eine Alkoholabhängigkeit bzw. ein schwerer Missbrauch erkannt wird, kann es zu einer **Entzugssymptomatik**, in schweren Fällen zu einem Entzugsdelir kommen. Das unkomplizierte Alkoholentzugssyndrom setzt 8–12 h nach Abbau des noch vorhandenen Alkohols im Blut ein (Reduktion von 0,1 ‰/h) ein, erreicht nach 24–36 h seinen Höhepunkt und klingt normalerweise innerhalb von einigen Tagen bis auf innere Unruhe und Schlafstörungen wieder ab. Führendes Symptom aller akuten Entzugssyndrome ist der Tremor. Weitere Befunde sind Übelkeit, Tachykardien, Hypertonie, Hyperhidrose, Unruhe, gelegentlich auch generalisierte Krampfanfälle.

Das **Delir** ist durch die Orientierungs- und Bewusstseinsstörung klar vom rein vegetativen Alkoholentzugssyndrom abzugrenzen. Zusätzlich treten Halluzinationen und oft starke Erregung auf. Die beim Vollbild des Entzugsdelirs hinzutretende vegetative Entgleisung mit Hyperthermie und kardiovaskulären Störungen ist lebensbedrohlich. Das Vollbild entwickelt sich meistens am 2. bis 3. Tag der Entgiftung, ein Delir kann sich aber auch ohne Reduktion des Alkoholkonsums entwickeln.

Ziel der pharmakologischen **Behandlung** ist die Verhinderung generalisierter Krampfanfälle, die Vermeidung der Entwicklung eines Delirs und, bei einem bereits bestehenden Delir, die Reduktion der Symptomatik. In Deutschland haben sich in erster Linie Clomethiazol, aber auch Benzodiazepine in der Behandlung des Delirs bewährt. Beide Medikamente haben allerdings ebenfalls ein Suchtpotenzial und sollten möglichst nicht über einen mehrwöchigen Zeitraum gegeben werden.

Clomethiazol hat GABAerge und glycinerge Eigenschaften, es wirkt antikonvulsiv, sedierend und erhöht die Krampfschwelle. Günstig ist die Pharmakokinetik, die einen raschen Wirkungseintritt und

eine gute Steuerbarkeit auch bei oraler Gabe zeigt. Insbesondere nach parenteraler Applikationen in hoher Dosis besteht jedoch die Gefahr der Atemdepression, der Atemwegsverlegung infolge bronchialer Hypersekretion und massiver hypotoner Blutdruckkrisen, so dass die parenterale Gabe intensivmedizinische Bedingungen erfordert.

Benzodiazepine sind gut verträglich, haben eine große therapeutische Breite und erhöhen die Krampfschwelle. Eine Delirbehandlung mit Benzodiazepinen oder Clomethiazol kann bei ausgeprägten Halluzinationen durch die Gabe von Haloperidol ergänzt werden. Bei schweren hypertonen und tachykarden Entgleisungen ist die zusätzliche Gabe von postsynaptischen α₂-Rezeptor-Agonisten erforderlich, z. B. Clonidin.

Eine Alternativstrategie in der Delirbehandlung stellt außerdem die hoch dosierte Gabe von **Clonidin** in Kombination mit Haloperidol dar.

Relativ häufige schwerwiegende **Folgeerkrankungen** der Alkoholabhängigkeit auf psychiatrischem Fachgebiet können sein:

- **Alkoholhalluzinose:** Sie ist charakterisiert durch überwiegend akustische Halluzinationen und sollte neuroleptisch behandelt werden.
- **Wernicke-Enzephalopathie:** Sie ist gekennzeichnet durch akut auftretende Augenmuskelparesen, Nystagmus, vegetative Dysregulation mit Hypothermie und Hypotension, epileptische Anfälle, Verwirrtheit, Desorientiertheit sowie Schläfrigkeit bis zum Koma. Ursache ist immer ein Thiaminmangel, die parenterale Gabe von Thiamin ist zwingend erforderlich!
- **Korsakow-Syndrom:** Es ist ebenfalls eine Folge des Thiaminmangels. Häufig tritt das Syndrom gemeinsam mit der Wernicke-Enzephalopathie auf. Gekennzeichnet ist es durch einen weitreichenden Verlust des Lang- und Kurzzeitgedächtnisses sowie einer Unfähigkeit zur Aufnahme neuer Gedächtnisinhalte. Konfabulationen treten häufig als Ersatzinhalte auf.
- **Alkoholinduzierte Demenz:** Die klinische Symptomatik zeigt chronisch progrediente kognitive Defizite, verbunden mit Kritiklosigkeit, Affektlabilität und Antriebsminderung. Ursächlich ist die

neurotoxische Wirkung des Alkohols, die zu einem neuronalen Zellverlust führt, der unter Abstinenzbedingungen zumindestens teilweise reversibel zu sein scheint.

Weitere zentrale neuropsychiatrische Folgeerkrankungen sind: die alkoholtoxische Kleinhirnatrophie, die zentrale pontine Myelinolyse, das Marchiafava-Bignami-Syndrom und die Tabak-Alkohol-Amblyopie.

Ziel der Behandlung alkoholabhängiger Menschen ist letztlich die Abstinenz, d.h. ein Leben ohne jeglichen Alkoholkonsum.

Bei sehr schweren, therapieresistenten Verläufen können allerdings auch die Lebenserhaltung sowie eine Verringerung der körperlichen und sozialen Folgeschäden zum primären Therapieziel werden.

> Die Einstellung, dass jemand „erst ganz am Boden sein muss", um zu einer Entzugsbehandlung motiviert werden zu können, ist heute obsolet.

Je früher und konsequenter der Alkoholkonsum reduziert werden kann, desto besser sind die Chancen für eine Verminderung der zum Teil nicht reversiblen physischen, psychischen und sozialen Schäden. Voraussetzung einer jeden therapeutischen Intervention ist die Entgiftung. Erst danach sind psychotherapeutische Behandlungen möglich; mit alkoholisierten Patienten Gespräche über ihren Alkoholkonsum zu führen, ist wenig sinnvoll!

Nur ausnahmsweise und in Notfallsituationen ist bei Patienten, die aufgrund einer körperlichen Erkrankung stationär aufgenommen werden und bei denen eine Entzugssymptomatik erwartet wird, die Gabe von Alkohol gerechtfertigt. Bei Beachtung der klinisch-pharmakologischen Richtlinien zur Entzugsbehandlung ist eine Entgiftung in jeder somatischen Abteilung möglich (Brandt et al. 1998). Es ergibt sich gleichzeitig eine Chance für den Betroffenen, gemeinsam mit dem behandelnden Arzt seinen Alkoholkonsum zu reflektieren und, im günstigsten Fall, weitere therapeutische Maßnahmen in Anspruch zu nehmen. Voraussetzung dafür ist ein Klima, in dem es dem Patienten trotz Schuld- und Schamgefühlen möglich ist, über seinen Alkoholkonsum

zu sprechen. Auf Seiten des Arztes ist es wichtig, dass dieser eine persönliche Kompetenz in Bezug auf Alkoholerkrankungen vermittelt und Verständnis für die mit einer Suchterkrankung verbundenen Probleme hat. Wenn möglich, sollte auch der Kontakt zu fachärztlichen psychiatrischen Kollegen hergestellt werden.

Depression

Affektive Störungen, insbesondere Depressionen, sind die häufigsten psychiatrischen Erkrankungen in der Allgemeinbevölkerung. Studien der WHO zeigen, dass affektive Störungen weltweit so häufig sind wie Herz-Kreislauf- und Krebserkrankungen und damit als „Volkskrankheit" angesehen werden können. Die Punktprävalenz in der Allgemeinbevölkerung beträgt ca. 5 %, die Lebenszeitprävalenz etwa 15–20 %, wobei Frauen etwa 2,5-mal häufiger erkranken als Männer. In Allgemeinarztpraxen und Krankenhausabteilungen sind etwa 15 % aller Patienten aktuell von affektiven Störungen betroffen. Die Gruppe der älteren Menschen hierunter wird ständig größer, die Prävalenz depressiver Symptome bei Menschen über 65 Jahren wird mit 15–20 % angegeben.

In den Klassifikationssystemen der ICD-10 und des DSM-IV wird auf ätiopathogenetische Modelle der Depression wie „endogen" oder „neurotisch" verzichtet, statt dessen werden die Kategorien Symptomatologie, Schweregrad und Krankheitsdauer der Klassifizierung zugrunde gelegt. Die meisten depressiven Erkrankungen werden unter den affektiven Störungen (ICD-10 F3) zusammengefasst (Tab. 3.8-4).

Unabhängig von der jeweiligen diagnostischen Zuordnung lässt sich ein **depressives Kernsyndrom** herausarbeiten, dass aus drei Symptomen bzw. Verhaltensgruppen besteht:

- Störungen des Affekts im Sinne von Bedrücktheit, Traurigkeit oder sogar affektiver Entleerung
- Störungen des Antriebs im Sinne einer Verminderung von Interesse bzw. Motivation und Schwung
- Störungen der Psychomotorik im Sinne einer mimischen und gestischen Verarmung, aber auch insgesamt einer Ver-

langsamung und Ausdrucksverarmung psychischer und motorischer Abläufe

Die Störungen der **Affektivität** beinhalten also Bedrücktheit, Traurigkeit, Niedergeschlagenheit, Gefühle der inneren Leere, Verlust der affektiven Schwingungsfähigkeit, aber auch Hoffnungslosigkeit und Verzweiflung. Häufig bestehen Insuffizienzgefühle mit starken Selbstwertzweifeln.

Der **Antrieb** ist meistens hinsichtlich seiner Teilfunktionen Interesse und Schwung deutlich reduziert, kann aber auch manchmal (bei der „agitierten Depression") gesteigert sein und sich in ständiger motorischer Unruhe äußern, oft mit dem Gefühl quälender innerer Anspannung.

Störungen der **Psychomotorik** können sich in einer Bewegungsarmut und Verlangsamung bis zum Stupor äußern, verbunden mit einer Hypo- bis Amimie. Die psychomotorische Agitiertheit kann in Extremfällen zu raptusartigen Erregungszuständen führen.

Der formale Gedankengang ist verlangsamt. Das **Denken** ist inhaltlich häufig auf die Erkrankung eingeengt; bei den wahnhaften Depressionen herrschen die Themen Verarmung, Versündigung oder hy-

Tab. 3.8-4. Klassifikation depressiver Störungen gemäß der ICD-10

F30	manische Episode
F31	bipolare affektive Störung
F32	depressive Episode
F33	rezidivierende depressive Störungen
F34	anhaltende affektive Störung (Dysthymia)
F38	andere affektive Störungen
F39	nicht näher bezeichnete affektive Störung
F43.2	Anpassungsstörung: depressive Reaktion
F06.32	organisch bedingte depressive Störung

pochondrische Befürchtungen vor. Auch können Zwangsgedanken, meist im Sinne von Zwangsgrübeln vorkommen. Oft wird über kognitive Einbußen geklagt, die zum Teil auch objektivierbar sind, sich von denen bei demenziellen Entwicklungen jedoch deutlich unterscheiden.

> **Cave:** Suizidgedanken werden häufig erst auf Nachfragen angegeben und sollten zu einer schnellstmöglichen psychiatrischen Behandlung führen (s. Abschnitt „Suizidalität").

Zum depressiven Kernsyndrom können **fakultativ weitere Syndrome** hinzukommen:

- vegetatives Syndrom mit multiplen Körpermissempfindungen, Druckgefühl im Brust- und Bauchbereich, Verdauungsbeschwerden, Abgeschlagenheit, Müdigkeit
- kognitives Syndrom mit Konzentrationsstörungen, Störungen der exekutiven Funktionen sowie Merkfähigkeitsstörungen
- melancholisches (ICD-10: „somatisches") Syndrom mit Interessenverlust, frühmorgendlichem Erwachen, Morgentief, ausgeprägter psychomotorischer Hemmung, Appetit- und Gewichtsverlust, Libidoverlust

Diagnostisch sollten nach einer ausführlichen Anamneseerhebung sowie einer qualifizierten psychiatrischen, neurologischen und körperlichen Untersuchung sowohl Laborparameter bestimmt als auch weitere apparative Untersuchungen, insbesondere bildgebende Verfahren, eingesetzt werden. Die differenzialdiagnostische Abklärung muss eine Abgrenzung zwischen einer organisch bedingten depressiven Störung (ICD-10 F06) und nichtorganischen Depressionen leisten, wobei für die organisch bedingte depressive Störung das Vorliegen objektivierbarer kognitiver Einbußen in Aufmerksamkeit, Auffassung und Gedächtnis wegweisend ist. Diese Differenzierung kann jedoch in der Praxis schwierig sein. Gerade bei Vorliegen körperlicher Erkrankungen ist zu beachten, dass allein durch die körperliche Grunderkrankung Gefühle von Mattigkeit, Müdigkeit und Schwunglosigkeit hervorgerufen werden („sickness behaviour"), die mit einer depressionsbedingten Antriebsstö-

rung konfundiert sein können. In diesem Zusammenhang sind für die Diagnose der Depression eher psychopathologische Störungen der Stimmung sowie der Gedankeninhalte von Bedeutung.

Ätiopathogenetisch spielen Störungen des **Neurotransmitterstoffwechsels**, insbesondere von Serotonin, Noradrenalin und Dopamin eine Rolle. So wird primär von einem Monoaminmangel im synaptischen Spalt ausgegangen. Mittelfristig kommt es jedoch auch zu einer Veränderung der Empfindlichkeit prä- und postsynaptischer Rezeptoren, mittel- und längerfristig zu einer verminderten Sprossungsfähigkeit von Synapsen und sogar zu entsprechenden degenerativen Vorgängen sowie möglicherweise zu einer reduzierten Neuroneogenese. Nachdem man viele Jahre überzeugt war, dass eine Neurogenese im Erwachsenengehirn nicht vorkommt, hat sich inzwischen gezeigt, dass einzelne Hirnareale auch beim Menschen dazu in der Lage sind. Für den Hippokampus konnte z. B. nachgewiesen werden, dass Antidepressiva die Neurogenese in diesem Hirnareal verstärken.

Epidemiologische Untersuchungen zeigen, dass nur ca. 15 % der Patienten mit Depressionen adäquat diagnostiziert und behandelt werden. Für die Behandlung depressiver Erkrankungen wurden in den letzten 40 Jahren eine Reihe wirksamer Medikamente entwickelt. Während die älteren Präparate (**tri-** und **tetrazyklische Antidepressiva**) bei guter antidepressiver Wirksamkeit durch insbesondere anticholinerge, aber auch antihistaminerge Nebenwirkungen (unter anderem orthostatische Dysregulationen, kardiale Erregungsleitungsstörungen, Mundtrockenheit, zum Teil deutliche Sedierung) gekennzeichnet sind, erweisen sich die neueren, hoch rezeptorselektiven Antidepressiva wie die **selektiven Serotoninwiederaufnahmehemmer** (Citalopram, Fluoxetin, Sertralin), die selektiven Noradrenalinwiederaufnahmehemmer (Reboxetin) sowie die selektiven Noradrenalin-Serotoninwiederaufnahmehemmer (Venlafaxin) als wesentlich besser verträglich.

Die medikamentöse Behandlung einer depressiven Erkrankung kann nur gelingen, wenn eine ausreichend hohe Dosierung ausreichend lange gegeben wird. Eine **psychotherapeutische Intervention** ist nahezu immer empfehlenswert, wobei im

Gesamtkontext der Behandlung abgewogen werden muss, welche Behandlungsform zu wählen ist, z. B.:

- supportive Therapie, bei der der Aufbau einer guten Arzt-Patient-Beziehung im Vordergrund steht und die Interventionen einen überwiegend situativ-unterstützenden und beratenden Charakter haben
- kognitiv-behaviorale Therapie, die unter anderem aus lerntheoretischen Kenntnissen entwickelt wurde und die Veränderungen des Verhaltens und der persönlichen Überzeugungen (Kognitionen) als Zielsetzung hat
- psychodynamische Therapie, die, auf der Neurosenlehre basierend, schwerpunktmäßig konfliktorient arbeitet und durch Veränderungen des Erlebens zu Änderungen des Verhalten führt

Leider stehen psychotherapeutische Möglichkeiten oft nicht in ausreichendem bzw. ausreichend qualifiziertem Umfang zur Verfügung.

Suizidalität

Im Jahr sterben in Deutschland ca. 13.000 Menschen durch Suizid. Suizidversuche sind mutmaßlich 10- bis 20-mal häufiger (hohe Dunkelziffer). Männer töten sich häufiger selbst als Frauen, Frauen versuchen es aber häufiger. Die Rate der Selbsttötung steigt für beide Geschlechter ab dem 60. Lebensjahr.

Die Ursachen für Selbsttötungen sind vielfältig. Vorausgehend ist fast immer ein ausgeprägtes depressives Syndrom. Bereits dabei handelt es sich grundsätzlich um einen lebensbedrohlichen Zustand im Rahmen subjektiven oder objektiven Leidens, häufig vor dem Hintergrund einer psychischen Erkrankung oder einer psychosozialen Krisensituation. Suizidales Handeln ist in der Regel nicht Ausdruck freier innerer Wahlmöglichkeit, sondern Folge einer inneren Einengung durch subjektiv nicht mehr zu ertragende Not bzw. psychische oder physische Befindlichkeit. Bei einigen psychiatrischen Erkrankungen sind die Lebenszeitsuizidraten hoch: unter anderem bei affektiven Erkrankungen, bei schizophrenen Psychosen und bei Suchterkrankungen. Aus soziodemographischer

Sicht gibt es weitere Risikogruppen: Jugendliche, alte Menschen, vereinsamte Menschen.

Die aktuellen **Motive** können sehr unterschiedlich sein und sich in der konkreten Situation überlagern, am häufigsten handelt es sich um:

- Appelle an andere bei Einsamkeit, Selbstwertproblemen, Kränkung
- autoaggressive Handlungen nach Kränkung bzw. Enttäuschung
- Wunsch nach Ruhe, einmal „abschalten" zu können, in einer nicht lösbar erscheinenden Situation
- Wunsch, tatsächlich tot zu sein

Im Rahmen der Suizidforschung, insbesondere der Suizidprävention, ist der Zeitraum vor der tatsächlichen suizidalen Handlung von großer Wichtigkeit. Der Begriff des **präsuizidalen Syndroms** wurde 1953 von Ringel eingeführt und hat sich in der Klinik praktisch bewährt. Hierin enthalten sind:

- emotionale, gedankliche und situative Einengung: der Betroffene bewegt sich in einem immer enger werdende Weg auf die suizidale Handlung zu, es kommt zu einem zunehmenden Verlust von inneren und äußeren Verhaltensmöglichkeiten
- weiterhin Suizidgedanken und Suizidpläne
- Wendung der Aggression gegen das eigene Selbst, z. B. in Form eines übertriebenen Schulderlebens

Suizidgefährdete durchlaufen meist ein Stadium der **Ambivalenz**, in dem sowohl suizidale Impulse als auch der Wunsch zu leben und das Leben zu ändern vorhanden sind. In diesem Zustand äußern viele Menschen ernst zu nehmende Appelle an ihr Umfeld.

> Es ist grundsätzlich geboten, suizidale Gedanken, Pläne und Impulse ernst zu nehmen und aktiv anzusprechen.

Die Beurteilung der aktuellen Situation sollte sich an folgenden Fragen orientieren:

- Wie waren die Umstände des Suizidversuches (unter anderem vorangegangene Ereignisse, Kränkungen(!), Enttäuschungen, Vorbereitungen und Art des Suizidversuchs, vorangegangene Suizidversuche)?
- Wie ist die aktuelle psychische Symptomatik? Liegt eine psychiatrische Erkrankung vor (affektive Störung, Suchterkrankung, Persönlichkeitsstörung)?
- Wie ist die Lebenssituation (privat, beruflich), gibt es stabile Bindungen?

Neben den direkten Fragen nach Suizidalität sollte immer die Frage der Zugehörigkeit zu einer Risikogruppe sowie die Frage der aktuellen Risikopsychopathologie geklärt werden. Es gibt keinen Test oder biologischen Marker, mit dem in einer solchen Situation das Suizidrisiko eines Menschen bestimmt werden kann. Die einzige diagnostische Möglichkeit ist das direkte und offene Gespräch, das, wenn möglich, von einem Arzt mit diesbezüglichen Kompetenzen durchgeführt werden sollte. Grundsätzlich gilt für den Umgang und die Gesprächsführung mit suizidalen Patienten:

- Gesprächsmöglichkeit und -atmosphäre schaffen
- Suizidalität offen und direkt ansprechen, ernst nehmen und nicht bagatellisieren
- eventuell Bezugspersonen mit einbeziehen
- aktuelle Behandlungsmöglichkeiten (z. B. psychotherapeutische Intervention, Medikation [Benzodiazepine, ggf. Antidepressiva], stationäre psychiatrische Behandlung) klären

Bei akuter Suizidalität ist eine Unterbringung in einer Klinik für Psychiatrie nach den jeweils geltenden Unterbringungsgesetzen der Bundesländer immer dann notwendig, wenn eine psychische Erkrankung zugrunde liegt und der Patient zu einer freiwilligen Behandlung nicht bereit ist. Auch dem nicht psychiatrisch tätigen Arzt kommt in diesem Fall eine Garantenpflicht zu! (s. Abschnitt „Fragen zur Einwilligungsfähigkeit, Betreuung und Unterbringung").

Somatoforme und dissoziative Störungen

Dies umfasst die ICD-10-Punkte F44 und F45.

Die historischen Wurzeln der heutigen Krankheitskategorien der somatoformen und dissoziativen Störungen liegen in der Beschreibung der **Hysterie** (Seidler 1996). Erste Darstellungen hysterischer Phänomene finden sich bereits in der ägyptischen Kultur, aus dieser Zeit stammt die Vorstellung, dass eine „im Körper umherwandernde" Gebärmutter körperliche Beschwerden machen könne. Somit wurden hysterische Symptome zunächst nur bei Frauen diagnostiziert. 1859 beschrieb der französische Psychiater Briquet im Sinne einer ersten Operationalisierung die polysymptomatische Hysterie, deren Diagnose gestellt werden konnte, wenn Patienten einen Symptomenkatalog von 25 unterschiedlichen Symptomen erfüllten. Dieser Katalog wurde in den 1960er-/70er-Jahren als Briquet-Syndrom oder Hysterie wieder aufgegriffen und fand 1980 seinen Eingang in die modernen Klassifikationssysteme als Somatisierungsstörung.

Das Konzept der **Dissoziation** ist eng mit dem französischen Psychiater Janet verbunden, der in der Abspaltung bestimmter Erlebnisanteile aus dem Bewusstsein den entscheidenden Pathomechanismus der Dissoziation sah (1889). Ursächlich sei der „Verbrauch" der psychischen Energie, die für die Integration aller mentalen Funktionen zuständig sei. Freud beschrieb etwas später die Dissoziation als einen psychodynamisch begründeten Abwehrvorgang. Der Konversionsbegriff wurde 1893/94 von Freud geprägt, um körperliche Symptombildungen im Rahmen der Hysterie verständlich zu machen: Bei einem nicht lösbaren, intrapsychischen Konflikt werden die Triebregungen in ein Körpersymptom umgewandelt, das den Konflikt symbolhaft darstellt.

> Leitmerkmal aller dissoziativen und somatoformen Störungen sind körperliche oder psychische Symptome ohne organisches Korrelat.

Sowohl die ICD-10 als auch das DSM IV haben sich von dem als diskriminierend betrachteten Diagnosebegriff „Hysterie" und den damit verbundenen psychodynamischen Modellen getrennt, wobei die beiden Klassifikationssysteme zu unterschiedlichen Einteilungen kommen, auf die hier nicht näher eingegangen werden kann. In der ICD-10 finden sich drei **Störungskategorien**:

- dissoziative Störungen mit den rein psychischen dissoziativen Phänomenen und den pseudoneurologischen Störungen
- somatoforme Störungen mit der Somatisierungsstörung, den somatoformen autonomen Funktionsstörungen, der anhaltenden somatoformen Schmerzstörung und der Hypochondrie
- histrionische Persönlichkeitsstörung

Die Prävalenz **dissoziativer Störungen** ist aus methodischen Gründen schwer zu ermitteln. In der Allgemeinbevölkerung wird von 1,1–4,6 % ausgegangen, wobei Frauen im Verhältnis 3:1 häufiger betroffen sind. In Studien konnte eine gehäufte Komorbidität von dissoziativen Störungen mit Persönlichkeitsstörungen, Angsterkrankungen und somatoformen Störungen gezeigt werden.

Zu den **pseudoneurologischen Störungen** gehören die dissoziativen Bewegungsstörungen, bei der die gesamte Willkürmotorik betroffen sein kann. Wie bei den dissoziativen Sensibilitätsstörungen entsprechen die Verteilungsmuster häufig nicht den anatomischen und physiologischen Gegebenheiten. Die dissoziativen Krampfanfälle sind epileptischen Anfällen sehr ähnlich, schwierig wird die Diagnose beim gleichzeitigen Vorliegen einer Epilepsie und dissoziativen Krampfanfällen. Bei der dissoziativen Amnesie liegt ein vollständiger oder teilweiser Erinnerungsverlust für bestimmte (häufig belastende) Ereignisse vor. Bei der dissoziativen Fugue kommt es zu einem zielgerichteten Ortswechsel über den täglichen Aktionsradius hinaus, wobei in dieser Zeit das persönliche Identitätserleben gestört ist. Für den Zeitraum der Fugue besteht oft ein Amnesie. Weiterhin unterschieden werden dissoziativer Stupor, dissoziative Trance und dissoziative Besessenheitszustände. Ebenfalls hier klassifiziert wird die multiple Persönlichkeitsstörung (dissoziative Identitätsstörung), deren nosologische Entität umstritten ist.

Der Abwehrmechanismus „Dissoziation" wird als Grundlage aller dissoziativen Störungen angesehen, weiterhin spielen lerntheoretische Modelle eine Rolle. Dissoziative Phänomene korrelieren mit der Häufigkeit von (frühen) Traumatisierungen. In den letzten Jahren wurden einige spezifische Interviews und Selbstbeurteilungsskalen zur Diagnostik dissoziativer Störungen entwickelt, da diese nicht allein aufgrund des klinischen Bildes von somatischen Erkrankungen zu unterscheiden sind.

Somatisierung kommt bei einer insgesamt inhomogenen Gruppe von Patienten mit sehr unterschiedlichen Symptomkonstellationen vor. Die Somatisierungsstörung ist gekennzeichnet durch multiple, wechselnde körperliche Beschwerden, die zu häufigen, unbefriedigenden Arztkonsultationen führen. Bei den somatoformen autonomen Störungen sind vegetative Beschwerden des kardiovaskulären, des gastrointestinalen, des respiratorischen bzw. urogenitalen Systems vorherrschend. Bei der anhaltenden somatoformen Schmerzstörung muss ein anhaltender, schwerer Schmerz über mindestens 6 Monate bestanden haben, der nicht durch eine körperliche Ursache zu erklären ist. Menschen mit einer hypochondrischen Störung sind davon überzeugt, an einer schweren körperlichen Erkrankung zu leiden, wobei ärztliche Untersuchungen, die keinen pathologischen Befund ergeben, nur für eine sehr kurze Zeit zu einer Beruhigung dieser Angst führen. Menschen mit einer dysmorphophoben Störung sind der Überzeugung, an einer Missbildung oder Entstellung eines Körperteils zu leiden.

Frauen leiden häufiger an somatoformen Störungen als Männer, weiterhin ist die Somatisierungsstörung eher mit einem niedrigen Bildungsniveau verbunden. Die somatoformen Störungen sind von der Simulation, bei der der Betreffende typischerweise ein bestimmtes Ziel verfolgt, sowie von den artefiziellen Störungen abzugrenzen (s. Abschnitt „Artifizielle Störungen").

Die Prävalenz der **histrionischen Persönlichkeitsstörung** beträgt in der Normalbevölkerung 1,3–3 %. Die ICD-10 verlangt das Vorliegen von drei der folgenden Verhaltensmuster:

- Dramatisierung der eigenen Person, theatralisches Verhalten, übertriebener Ausdruck von Gefühlen
- Suggestibilität, leichte Beeinflussbarkeit durch andere Personen oder Umstände
- oberflächliche und labile Affektivität
- andauerndes Verlangen nach Aufregung, Anerkennung durch andere und Aktivitäten, bei denen die eigene Person im Mittelpunkt der Aufmerksamkeit steht
- unangemessen verführerisch im Auftreten und Verhalten
- übermäßiges Interesse an körperlicher Attraktivität

Es besteht eine hohe Komorbidität mit den dissoziativen und somatoformen Störungen, aber auch mit Depressionen und Suchterkrankungen.

Sowohl bei den dissoziativen als auch bei den somatoformen Störungen ist die Diagnostik der psychiatrischen Komorbidität (Depressionen, Persönlichkeitsstörungen, Suchterkrankungen) von erheblicher Bedeutung, da sie wichtige Implikationen für das weitere therapeutische Vorgehen beinhaltet. So erfordert z. B. eine Schmerzmittel- oder Benzodiazepinabhängigkeit eine Entgiftungs- und Entwöhnungsbehandlung, depressive Störungen müssen adäquat pharmakologisch behandelt werden.

Der Krankheitsverlauf sowohl dissoziativer (hauptsächlich pseudoneurologischer) als auch somatoformer Störungen ist gekennzeichnet durch wiederholte umfangreiche somatische Diagnostik und ein häufig schwieriges Arzt-Patient-Verhältnis, das auf beiden Seiten gekennzeichnet ist durch Enttäuschungen: Der Patient ist enttäuscht, dass man ihm trotz intensiver Bemühungen nicht hat helfen können, der Arzt ist enttäuscht, dass er trotz intensivster Bemühungen dem Patienten nicht helfen konnte. Die häufig erst nach Abschluss der somatischen Diagnostik stattfindenden Überlegungen einer psychischen Genese werden von dem Patienten als kränkend erlebt, der Kontakt zum Psychiater erfolgt daraufhin oft nur gegen massive Widerstände des Patienten. Aus diesem Grund ist eine möglichst frühzeitige Hinzuziehung des Konsiliars aus dem psychiatrisch-psychotherapeutischen oder psychosomatisch-psychotherapeutischen Fachgebiet sinnvoll. Hinweise auf eine dissoziative und somatoforme Störung können sein:

- langwieriger Krankheitsverlauf mit vielen operativen Eingriffen in unterschiedlichen Kliniken, die nach initialer Besserung sehr rasch keinen Erfolg mehr zeigen
- sehr untypische oder auch häufiger wechselnde Darstellung der Symptomatik
- ausgeprägte Entwertung der bisherigen diagnostischen und therapeutischen Maßnahmen der vorbehandelnden Ärzte durch den Patienten

Konfrontationen und Entwertungen („Sie haben nichts" oder „Wir finden nichts") durch den behandelnden Arzt sind zu vermeiden; der Patient sollte sowohl mit seinen Beschwerden als auch mit seinem Krankheitskonzept ernst genommen werden. Erst wenn eine diesbezüglich gute Arzt-Patient-Beziehung entstanden ist, ist es möglich, mit dem Patienten ein neues Krankheitsmodell zu entwickeln, bei dem psychische Aspekte eine tragende Rolle spielen. Ziel der psychiatrisch-psychotherapeutischen Behandlung ist es, nach Entwicklung eines psychosomatischen Krankheitsverständnisses eine verhaltenstherapeutische oder psychodynamische Psychotherapie durchzuführen.

Artifizielle Störung

Hierzu gehören absichtliches Erzeugen oder Vortäuschen von körperlichen oder psychischen Symptomen, Münchhausen-Syndrom sowie offene und heimliche Selbstbeschädigung (ICD-10 F68.1).

1951 beschrieb Asher mit dem Terminus „Münchhausen-Syndrom" einen Patienten, der bei sich durch Selbstmanipulation verschiedenste Körpersymptome erzeugte, mit denen er die behandelnden Ärzte zu zahlreichen, auch invasiven diagnostischen Maßnahmen zwang. Seit vielen Jahren ist das Krankheitsbild häufig als Einzelfalldarstellung publiziert und mit den unterschiedlichsten Namen bezeichnet worden: artifizielle Störung, Hospital-Hopper-Syndrome, Operationssucht, Factitious Disease. Abhängig vom Krankheitsverhalten kann man in der Praxis zwei

Syndrome unter den artifiziellen Syndromen subsumieren:

- Beim **Münchhausen-Syndrom** kommt es zu einem sehr häufigen Klinikenwechsel, die Patienten stellen sich mit erfundenen oder inszenierten, häufig sehr akuten Beschwerden vor, immer mit dem Wunsch nach diagnostischen oder therapeutischen Eingriffen. Hierbei kann es mit der Zielsetzung weiterer ärztlicher Betreung auch zu selbstverletzendem Verhalten kommen.
- Patienten, die zur Kerngruppe **artifizieller Störungen** gehören, fügen sich selbst immer wieder schwerwiegende Schäden zu, ohne dass ärztliche Betreuung gewünscht oder eingefordert wird. Selbstverletzendes Verhalten kommt z. B. im Rahmen der Borderline-Persönlichkeitsstörung vor (Schnitte an Armen und Beinen, Verbrennungen durch Zigaretten). Patientinnen berichten dabei häufig von einer inneren Spannungslösung und Affektabfuhr durch die Selbstverletzungen.

In den Forschungskriterien der ICD-10 werden die oben genannten Störungen folgendermaßen definiert:

- anhaltende Verhaltensweisen, mit denen Symptome erzeugt oder vorgetäuscht werden, und/oder Selbstverletzungen, um Symptome herbeizuführen
- keine äußere Motivation nachweisbar (finanzielle Entschädigung, Flucht etc) (Wenn ein solcher Hinweis gefunden wird, sollte die Kategorie Z76.5 verwendet werden.)
- häufigstes Kriterium: Fehlen einer gesicherten körperlichen oder psychischen Störung, die die Symptome erklären könnte

Es gibt keine exakten Angaben zur Prävalenz der artifiziellen Störung und des Münchhausen-Syndroms. Schätzungen gehen von 1–5 % aller Patienten in Großkliniken aus. Patienten mit Münchhausen-Syndrom sind überwiegend männlichen Geschlechts und meist zwischen 25 und 40 Jahren alt. Ihr Ausbildungsniveau ist eher niedrig, sie gelten häufig als sozial desintegriert. Demgegenüber sind Patienten mit artifiziellen Störungen im engeren Sinne überwiegend weiblich, ihr Bildungsniveau weicht nicht von der Allgemeinbevölkerung ab. Unter ihnen sind Patienten mit

medizinischen Assistenzberufen deutlich überrepräsentiert. Die Komorbidität mit Persönlichkeitsstörungen, Essstörungen und Suchterkrankungen ist hoch. Insgesamt gibt es nur wenig Informationen über den Verlauf artifizieller Störungen. Aufgrund einer zunehmenden Invalidisierung kann es jedoch zu schweren Beeinträchtigungen im sozialen und beruflichen Bereich kommen.

Diagnostisch lassen sich folgende **Subgruppen** anhand der Selbstschädigungsart bilden:

- Erfinden oder Inszenieren von Symptomen
- Fälschen des Krankenblattes oder Manipulation an medizinischen Geräten
- Manipulation von Körpersekreten
- Einwilligung zu Eingriffen unter Verschweigen von Kontraindikationen
- Einnahme pharmakologisch wirksamer Substanzen
- direkte nichtchirurgische Manipulation am eigenen Körper
- direkte chirurgische Manipulation am eigenen Köper

Die wahrscheinlich häufigste Art der Selbstschädigung besteht im Einbringen von pharmakologisch wirksamen Substanzen in den Körper.

Grundsätzlich kann man davon ausgehen, dass artifizielle Störungen heimlich erzeugt werden. Sowohl die selbst- als auch die fremdschädigenden Handlungen werden zumindest teilweise in einem Zustand **qualitativer Bewusstseinsveränderung** unternommen, der als hochgespannter, dissoziierter Bewusstseinszustand beschrieben werden kann. Sie unterliegen daher Verleugnungs- und Abspaltungsprozessen und sind dem Patienten oft nicht bewusst. Aus psychodynamischer Sicht stellen die selbstschädigenden Handlungen der Patienten unter anderem Reinszenierungen realer Traumata dar. Die Vorgeschichte ist dementsprechend häufig durch schwere Misshandlungen und soziale Deprivation in der frühen Entwicklung gekennzeichnet.

Den Patienten gelingt es in der Behandlungssituation häufig, den behandelnden Arzt in ein komplexes Beziehungsgeflecht zu verwickeln. Dabei zeigen die Patienten vordergründig eine hohe Behandlungsmotivation auf somatischer Ebene, verbunden mit der Bereitschaft, auch schwerere körperliche Eingriffe an sich vornehmen zu lassen. Der Misserfolg der somatischen Maßnahmen führt im weiteren Verlauf dann jedoch zunehmend zu einem Misstrauen auf Seiten des Arztes sowie des Pflegeteams, die daraufhin zum Teil mit nahezu detektivischen Fähigkeiten versuchen, die Manipulationen bzw. Selbstverletzungen aufzudecken. Aggressive Konfrontationen des Patienten durch den sich getäuscht fühlenden Arzt führen dann zu einem Beziehungsabbruch durch den Patienten, der in der Regel einen neuen Arzt aufsucht.

Der einzig mögliche Schritt zu einer Behandlung der zugrunde liegenden artifiziellen Störung liegt im Aufbau einer guten Arzt-Patient-Beziehung, die ohne direkte Konfrontation gemeinsam mit dem Patienten ein psychisches Krankheitsmodell entwickelt, in der die körperliche Symptomatik Teil einer komplexen Störung ist. Dabei sollte grundsätzlich versucht werden, die Bereitschaft des Patienten für eine längerfristige stationäre und/oder ambulante psychiatrisch-psychotherapeutische Behandlung zu fördern.

Fragen zu Einwilligungsfähigkeit, Betreuung und Unterbringung

Jeder nach den Regeln der ärztlichen Kunst durchgeführte Eingriff in die körperliche Integrität einer Person erfüllt juristisch den Tatbestand der Körperverletzung (§ 823 Abs. 1 BGB bzw. § 223 StGB) und bedarf grundsätzlich einer doppelten Rechtfertigung: der **medizinischen Indikation** und der **Einwilligung des Patienten** nach dessen Aufklärung. Nur im Notfall sind bei einem nicht einwilligungsfähigen Patienten Diagnostik und Therapie als Geschäftsführung ohne Auftrag im Sinne des rechtfertigenden Notstandes (§ 34 StGB) zu betrachten. Ist in diesem Fall nach gezielter Information und Aufklärung keine Einwilligungserklärung zu erhalten, muss der Patient so behandelt werden, wie er zu gesunden Zei-

ten für sich selbst wahrscheinlich entscheiden würde (**mutmaßlicher Wille**).

Dies gilt nicht für die Beurteilung und Handlungskonsequenzen von Suizidimpulsen und **suizidalem Verhalten**, auch wenn diese einem natürlichen Willen des Patienten entsprechen sollten und ggf. sogar schriftlich als Willenserklärung niedergelegt werden. In einer Notsituation, in der ein Arzt zu einem suizidgefährdeten Patienten gerufen wird, ist niemals mit endgültiger Sicherheit zu entscheiden, ob Suizidgedanken oder -impulse oder abgelaufene Suizidhandlungen sog. freie Willensentscheidungen sind oder aufgrund einer psychischen Erkrankung erfolgen; in der weit überwiegenden Anzahl der Fälle ist jedoch Letzteres der Fall.

Grundsätzlich wird bei volljährigen Personen die **Geschäftsfähigkeit** vorausgesetzt, also die Fähigkeit, durch eigenes Denken die eigenen Rechte und Pflichten wahrzunehmen und zu begründen, um damit alle Rechtsgeschäfte eingehen zu können. Geschäftsunfähig (§ 104 BGB) ist:
- wer nicht das 7. Lebensjahr vollendet hat
- wer sich in einem die freie Willensbestimmung ausschließenden Zustand krankhafter Störung der Geistesfähigkeit befindet, sofern nicht der Zustand seiner Natur nach nur ein vorübergehender ist (§ 105 BGB)

Einwilligungsfähigkeit und Geschäftsfähigkeit sind medizinrechtlich nicht identisch. Für ärztliche Maßnahmen relevant ist die Einwilligungsfähigkeit, diese ist grundsätzlich bei jeder Aufklärung über eine ärztlich indizierte diagnostische oder therapeutische Maßnahme oder eine stationäre Aufnahme zu prüfen. Für eine **rechtswirksame Einwilligung** nach Aufklärung sind mindestens vier Funktionsbereiche zu beurteilen: die Informationsvermittlung, das Informationsverständnis, die Freiwilligkeit, die Einwilligungsfähigkeit.

Durch das seit dem 1. Januar 1992 geltende Gesetz zur Reform des Rechts der Vormundschaft und Pflegschaft für Volljährige (Betreuungsgesetz, BtG) wurde eine umfassende Änderung des vorher geltenden Rechts vorgenommen. Das Ziel des neuen **Betreuungsrechtes** war es, die Entmündigung abzuschaffen, die mit der früheren Vormundschaft verbunden war.

Anstelle der Vormundschaft ist die Betreuung getreten. Diese beinhaltet, dass einem Volljährigen, der an einer psychischen Krankheit oder einer körperlichen, geistigen oder seelischen Behinderung leidet, ein Betreuer für einen genau festgelegten Bereich bestellt werden kann. Als psychische Erkrankungen (§ 1896 Abs.1 BGB) gelten:
- körperlich nicht begründbare Psychosen
- seelische Störungen als Folge von Krankheiten oder Verletzungen des Gehirns, von Anfallsleiden oder anderen Erkrankungen oder körperlichen Beeinträchtigungen
- Abhängigkeitserkrankungen sowie Neurosen und Persönlichkeitsstörungen

Der Betreuungstatbestand ist zweigliedrig: Zum einen muss eine medizinischer Diagnose wie oben genannt vorliegen, zum anderen muss dieser Befund dazu führen, dass der Volljährige bestimmte Angelegenheiten nicht mehr selbstständig erledigen kann und es keine anderen Möglichkeit gibt, diese zu erledigen. Der Betreuer darf nur für die Bereiche bestellt werden, für die eine Betreuung auch erforderlich ist (§ 1896 Abs. 2 Satz 1 BGB). Die Bestellung eines Betreuers hat keinen Einfluss auf die Geschäftsfähigkeit, der Betroffen wird grundsätzlich wie eine voll geschäftsfähige Person behandelt.

Für die Praxis bedeutet dies: Besteht bei einer Person aufgrund einer psychischen Erkrankung oder Behinderung keine Einwilligungsfähigkeit in eine geplante und notwendige ärztliche Maßnahme, wobei immer die konkrete Situation zu beurteilen ist, muss eine Betreuung für den Bereich der Gesundheitsfürsorge eingerichtet werden, ggf. auch als Eilbetreuung. Dieses geschieht auf Antrag z. B. der behandelnden Ärzte durch das Vormundschaftsgericht. Der Betreuer kann dann für den Betreuten in eine Maßnahme einwilligen, außer es handelt sich dabei um eine Maßnahme, die mit einer großen Gefahr für das Leben oder die Gesundheit des Betreuten verbunden ist. Dann ist nach § 1904 BGB die Genehmigung des Vormundschaftsgerichtes erforderlich. Somit können bei der Frage der Einwilligungsfähigkeit bei Menschen mit bestehender Betreuung im Bereich Gesundheitsfürsorge folgende Sachverhalte vorliegen:

- Der Betroffene ist trotz seiner psychischen Behinderung und trotz der Anordnung einer Betreuung in der Lage, über den medizinischen Eingriff selbst zu entscheiden.
- Der Betroffene besitzt diese Einwilligungsfähigkeit nicht. Dann muss an seiner Stelle die Einwilligung von dem bereits bestellten oder aus dem gegebenen Anlass zu bestellenden Betreuer erteilt werden.
- Handelt es sich um einen besonders gravierenden, risikoreichen Eingriff, bedarf es zusätzlich zur Einwilligung des Betreuers der vormundschaftsgerichtlichen Genehmigung gemäß § 1904 BGB.

Die **Unterbringung** im Rahmen des Betreuungsgesetzes (§ 1906) darf nur bei Selbstgefährdung und zur Durchführung ärztlicher Maßnahmen erfolgen. Sie ist nicht erlaubt zum Schutze Dritter oder zum Schutz des öffentlichen Interesses. Ist eine Fremdgefährdung gegeben, erfolgt die Unterbringung im Rahmen der Unterbringungsgesetze der Bundesländer. Die Entscheidung über die Unterbringung kann nur nach Einholung eines Sachverständigengutachtens erfolgen. Dabei genehmigt das Vormundschaftsgericht die vom Betreuer beabsichtigte Maßnahme der Unterbringung.

Die Unterbringung psychisch Kranker in einer Klinik für Psychiatrie ist dem Polizeirecht zuzuordnen und durch die **Unterbringungsgesetze** der einzelnen Bundesländer geregelt. Die Unterbringung kann bei einer vom Patienten ausgehenden Gefahr für sich selbst oder für die öffentliche Sicherheit und Ordnung vom Vormundschaftsgericht angeordnet werden, und zwar nach Begutachtung durch einen psychiatrischen Sachverständigen. In Nordrhein-Westfalen z.B. gilt das Gesetz über Hilfen und Schutzmaßnahmen bei psychischen Krankheiten vom 17. Dezember 1999. Darin heißt es (§ 11: Voraussetzungen der Unterbringung): „Die Unterbringung Betroffener ist nur zulässig, wenn und solange durch deren krankheitsbedingtes Verhalten gegenwärtig eine erhebliche Selbstgefährdung oder eine erhebliche Gefährdung bedeutender Rechtsgüter anderer besteht, die nicht anders abgewendet werden kann. Die fehlende Bereitschaft, sich behandeln zu lassen, rechtfertigt alleine keine Unterbringung."

Von einer gegenwärtigen Gefahr ist dann auszugehen, wenn ein schadensstiftendes Ereignis unmittelbar bevorsteht oder sein Eintritt zwar unvorhersehbar, wegen besonderer Umstände aber jederzeit zu erwarten ist.

Notwendigkeit und Sinn einer psychiatrischen (Zusatz-) Begutachtung bei neurochirurgischen Patienten

Viele **Sozialleistungen** – z.B. Renten der gesetzlichen Renten- und Unfallversicherung – können ohne sachkundige ärztliche Mithilfe durch Begutachtung von Krankheit, Behinderung, Pflegebedürftigkeit, Unfall- und Schädigungsfolgen oder Rehabilitationsmöglichkeiten nicht entschieden werden. Dabei kommt es häufig vor, dass Erkrankungen und Behinderungen mehrere medizinische Fachdisziplinen betreffen.

Jegliche Schädigung bzw. Verletzung des Gehirns kann entsprechend der Lokalisation und des Ausmaßes der Schädigung Beeinträchtigungen auf psychiatrischem Fachgebiet zur Folge haben. Alle Aspekte des psychischen Befindens können so schwer verändert sein, dass sie die Kriterien einer psychiatrischen Störung erfüllen: Es kann zu psychotischen Störungen, affektiven Störungen, aber auch Antriebsstörungen, kognitiven Defiziten und Veränderungen der Persönlichkeit im Sinne einer organischen Persönlichkeitsstörung (ICD-10 F07.0) kommen. Insbesondere weniger auffällige, gleichwohl unter Umständen sehr bedeutsame Einschränkungen sind für den ungeschulten Beobachter oft nicht leicht zu erkennen. Besondere Berücksichtigung sollten auch die Probleme der Aggravation (Handlungen und Verhaltensweisen, die die subjektive Schwere der Symptomatik unterstreichen sollen) und Simulation (das bewusste Vortäuschen von Symptomen), aber auch der Fehlattribution (subjektive, falsche Ursachenzuschreibung) finden. Grundlage einer Beurteilung dieser Bereiche sollte immer ein psychiatrisches Gutachten sein, das durch eine neuropsychologische Testuntersuchung (zur weiteren Präzisierung und Objektivierung kognitiver Funktionsstörungen) ergänzt werden kann.

Weitere Begutachtungsaspekte auf psychiatrischem Fachgebiet sind die durch die Erkrankung bzw. das Trauma verursachten Belastungsreaktionen. Entsprechend der individuellen Kompensationsmöglichkeiten können alle **schwereren körperlichen Erkrankungen** zu einer deutlichen psychischen Beeinträchtigung führen, wobei depressive und Angstsyndrome am häufigsten auftreten (Anpassungsstörungen ICD-10 F43.2).

Bei Ereignissen, bei denen Menschen entweder ihr eigenes oder auch das Leben anderer als akut bedroht oder gefährdet angesehen haben oder auch den Tod anderer miterlebt haben, kann es zu einer **posttraumatischen Belastungsstörung** kommen (PTSD ICD-10 F43.1). Diese ist gekennzeichnet durch das wiederholte Erleben des Traumas in sich aufdrängenden Erinnerungen, Träumen bzw. Alpträumen bei einem gleichzeitig vorherrschenden Gefühl von Betäubtsein, Gleichgültigkeit bzw. Teilnahmslosigkeit. Aktivitäten und Situationen, die Erinnerungen an das Trauma hervorrufen können, werden vermieden; es besteht eine vegetative Übererregbarkeit mit ausgeprägter Schreckhaftigkeit und Schlafstörungen. Angst und Depressivität sind häufig, es kann zu Suizidalität kommen. Die Störung kann mit einer Latenz von mehreren Monaten nach dem auslösenden Ereignis auftreten und bedarf einer möglichst raschen Psychotherapie. In einigen Fällen kann es zu einer andauernden Persönlichkeitsveränderung kommen.

Die fachgerechte Diagnostik dieser psychischen Folgeerkrankungen ist durch ein psychiatrisches Zusatzgutachten möglich und kann neben der **Beantwortung sozialrechtliche Fragestellungen** in manchen Fällen auch noch zu einer **adäquaten Therapie** führen. Eine Chronifizierung der Beschwerden kann einen wesentlich schlechteren Krankheits- bzw Heilungsverlauf mit zum Teil irreversiblen Schädigungen zur Folge haben. So weiß man z. B., dass die erhöhten Plasmacortisolkonzentrationen bei der posttraumatischen Belastungsstörung neuronale Schädigungen des Hippokampus verursachen können.

Literatur

Arolt V, Dilling H, Reimer C (2004) Basiswissen Psychiatrie und Psychotherapie. 5. Aufl. Berlin: Springer.

Berger M (1999) Psychiatrie und Psychotherapie. München: Urban & Schwarzenberg.

Brandt T, Dichgans J, Diener HC (Hrsg) (2003) Therapie und Verlauf neurologischer Erkrankungen. 4. Aufl. Stuttgart: Kohlhammer.

Förstl H (Hrsg) (2000) Klinische Neuro-Psychiatrie. Neurologie psychischer Störungen und Psychiatrie neurologischer Erkrankungen. Stuttgart: Thieme

Freyberger HJ, Schneider W, Stieglitz RD (Hrsg) (2002) Kompendium Psychiatrie, Psychotherapie, Psychosomatische Medizin. 11. Aufl. Basel: Karger.

Gaebel W, Müller-Spahn F (Hrsg) (2002) Diagnostik und Therapie psychischer Störungen. Stuttgart: Kohlhammer.

Gaspar MT, Kasper S, Linden M (Hrsg) (2001) Psychiatrie und Psychotherapie. 2. Aufl. Wien: Springer.

Huber G (2004) Psychiatrie. 7. Aufl. Stuttgart: Schattauer.

Machleidt W, Bauer M, Lamprecht F, Rose HK, Rohde-Dachser C (Hrsg) (1999) Psychiatrie, Psychosomatik, Psychotherapie. 6. Aufl. Stuttgart: Thieme.

Mann K, Buchkremer G (Hrsg) (1996) Sucht. Grundlagen Diagnostik Therapie. Stuttgart: Fischer.

Möller H-J, Laux G, Kapfhammer H-P (Hrsg) (1999) Psychiatrie und Psychotherapie. Berlin: Springer.

Möller H-J, Laux G, Deister A (2001) Psychiatrie und Psychotherapie (Duale Reihe). 2. Aufl. Stuttgart: Thieme.

Reimer C, Eckert J, Hautzinger M, Wilcke E (Hrsg) (2000) Psychotherapie. 2. Aufl. Berlin: Springer.

Scharfetter C (2002) Allgemeine Psychopathologie. 5. Aufl. Stuttgart: Thieme.

Seidler GH (Hrsg) (1996) Hysterie heute. Stuttgart: Enke.

Senf W, Broda M (Hrsg) (1996) Praxis der Psychotherapie. Stuttgart: Thieme.

Tölle R (2003) Psychiatrie. 13. Aufl. Berlin: Springer.

Wetterling T, Veltrup C (1997) Diagnostik und Therapie von Alkoholproblemen. Berlin: Springer.

3.9 Konventionelle Strahlentherapie und intraoperative Bestrahlung

Ulrich Schäfer, Normann Willich

Inhalt

Allgemeine Strahlentherapie

Definition

Die Strahlentherapie ist neben der Chirurgie und der Chemotherapie die wichtigste Therapiemethode bösartiger Erkrankungen. In der Regel ist sie eine regionale Maßnahme, das bedeutet, dass eine unmittelbare therapeutische Wirkung nur in dem durchstrahlten Körperbereich auftritt.

Strahlenarten in der Tumortherapie

In der Therapie von Krebserkrankungen kommen zwei verschiedene Gruppen von Strahlenarten zur Anwendung: elektromagnetische Strahlen und Teilchenstrahlen.

- **Elektromagnetische Strahlen** mit einem sehr hohen Energiegehalt (ultraharte Röntgenstrahlen und Gammastrahlen, zusammengefasst auch Photonenstrahlen genannt) sind in der Lage, auch tief im Körper gelegene Tumoren zu erreichen, während gleichzeitig oberflächlich gelegene Organe relativ gering belastet werden. Diese Strahlenart ist die hauptsächlich bei der Strahlentherapie eingesetzte. Generiert wird sie zum einen durch Geräte, die radioaktive Stoffe (^{60}Kobalt, Telegammageräte) nutzen. Zum anderen werden Elektronenbeschleuniger verwendet, die durch Abbremsung vorher beschleunigter, negativ geladener Teilchen (Elektronen) eine hochenergetische elektromagnetische Bremsstrahlung (= ultraharte Röntgenstrahlen) erzeugen. Die Elektronen können auch direkt in der Therapie eingesetzt werden, mit dem Vorteil einer genau bestimmbaren Eindringtiefe. Die ultraharten Röntgenstrahlen der Beschleuniger unterscheiden sich von den Gammastrahlen des ^{60}Kobalt im Wesentlichen durch ihre Eindringtiefe, was therapeutisch von Nutzen sein kann.
- Mit **Teilchenstrahlen** sind geladene Atome (Schwerionen und Protonen, Ionenbestrahlung) und die ungeladenen Bausteine des Atomkerns, die Neutronen, gemeint. Im Vergleich zu Photonen- oder Elektronenstrahlen verursachen die Neutronenstrahlen eine höhere Zahl an Zellschädigungen im bestrahlten Gebiet und werden in

ihrer Wirksamkeit weniger durch den Sauerstoffgehalt des Gewebes beeinflusst. Der wesentliche Vorteil der Protonenstrahlung liegt in ihrer genauen Platzierbarkeit. Daher eignet sich diese Methode besonders für Tumoren in der Nähe von Risikoorganen.

Neben den Protonen werden in experimentellen Anordnungen noch weitere Teilchen verwendet, z. B. pi-Mesonen (Pionen) oder Schwerionen (Neon-, Kohlenstoff-, Silicium- und Argonionen). Insgesamt ist die Herstellung solcher Teilchen sehr aufwändig. Weltweit gibt es nur wenige Zentren, die diese Form der Therapie überhaupt erproben können.

Strahlenwirkung

Die Wirkung ionisierender Strahlung auf biologische Gewebe beruht darauf, dass sie beim Durchtritt durch Materie einen Teil ihrer Energie durch Absorption auf das Gewebe überträgt. Angegeben wird die übertragene Energie (**Energiedosis**) in der Einheit Gray (Gy; 1 Gy entspricht der Energie in Joule [J], die von 1 kg Materie aus der Strahlung absorbiert wird: 1 Gy = 1 J/kg).

Man unterscheidet indirekte und direkte Strahlenwirkungen.

- Durch die **indirekte Strahlenwirkung** (hauptsächlicher Wirkmechanismus der elektromagnetischen Strahlen) verliert ein Wassermolekül ein Bindungselektron, wird zum hochreaktiven Radikal und holt sich ein Elektron aus einem organischen Molekül. Meist sind Nukleotidbasen betroffen. Hieraus ergibt sich ein Verlust der biologischen Wirksamkeit vorwiegend von DNA und RNA. Können diese Schäden nicht repariert werden, kann die Zelle ihren Teilungszyklus nicht durchlaufen und stirbt ab. Das Ausmaß der Strahlungswirkung hängt von verschiedenen Faktoren ab, z. B. dem Sauerstoffgehalt des Gewebes. Normale Zellen können Schäden an DNA und RNA reparieren. Diese Möglichkeit wird z. B. in der Strahlentherapie im Rahmen der fraktionierten Bestrahlung ausgenutzt: Durch Gabe mehrerer, nur mäßig hoher Einzeldosen können sich gesunde Gewebe, nicht aber die Tumorzellen von den schädigenden Strahlenwirkungen erholen, sodass bei hoher Wirkung am Tumor eine geringere Belastung des gesunden Gewebes resultiert.

- Bei der **direkten Strahlenwirkung** („Treffertheorie") werden durch die ionisierende Strahlenwirkung eines oder mehrere Bindungselektronen aus einem DNA-Molekül herausgelöst. Hieraus resultieren ein Verlust der biologischen Eigenschaften der Moleküle und bei Schäden an lebenswichtigen Zentren Absterben der Zelle. Die direkte Strahlenwirkungen ist der Hauptwirkmechanismus geladener und ungeladener Teilchenstrahlen und wird durch Vorhandensein von Sauerstoff wenig beeinflusst.

Bestrahlungstechniken

Perkutane Bestrahlung

Die perkutane Bestrahlung ist die häufigste Form der Bestrahlung. Hierbei befindet sich die Strahlenquelle außerhalb des Körpers. Die Strahlung gelangt durch die Haut und darunter liegendes gesundes Gewebe zum Zielort. Bei der perkutanen Strahlentherapie ist es üblich, eine exakte räumliche **Bestrahlungsplanung** durchzuführen. Sinn der Planung ist es, den Tumor durch die Bestrahlung genau, vollständig und homogen zu erfassen und gleichzeitig das umliegende gesunde Gewebe und lebenswichtige Organe (Risikoorgane) zu schonen. Mit speziellen Maskensystemen wird eine exakte und reproduzierbare Patientenlagerung erzielt (Abb. 3.9-1). Unter Verwendung bildgebender Untersuchungen (CT, MRT) kann in einem Planungscomputer eine Dosisverteilung im dreidimensionalen Raum (3-D-Planung) für verschiedene Einstrahlrichtungen und Bestrahlungsfeldgrößen errechnet werden. Hierdurch wird es möglich, das Zielvolu-

men zu bestrahlen und die Risikoorgane zu schonen (Abb. 3.9-2). Mit Hilfe besonderer Durchleuchtungsgeräte (Simulator) können anhand dieser Rechnung die Position von Lagerungsmarkierungen (s. Abb. 3.9-1) und Bestrahlungsfelder auf die Maske übertragen werden.

Die Bestrahlung wird mit Einzeldosen von meist 1,8–2 Gy fünfmal pro Woche durchgeführt (**fraktionierte Bestrahlung**). In den 24-stündigen Pausen zwischen den Bestrahlungen kann sich das gesunde Gewebe wesentlich rascher und vollständiger erholen als das Tumorgewebe. Im Durchschnitt sind insgesamt zwischen 25 und 35 Bestrahlungen nötig. Die genaue Zahl hängt von der Art und Beschaffenheit des Tumors, von der Höhe der Strahlendosis einer Sitzung sowie von der Strahlentoleranz des gesunden Gewebes ab. Die Bestrahlung erfolgt meist ambulant. Änderungen im zeitlichen Ablauf und in der Dosierung der Bestrahlung werden derzeit getestet, z. B. Bestrahlung in kürzeren Abständen bei geringeren Einzeldosen (**Hyperfraktionierung**).

Bei der oben dargestellten Bestrahlungstechnik sind aufgrund von Lagerungsungenauigkeiten und Gerätetoleranzen zusätzliche Sicherheitsabstände von ca. 1 cm um ein Tumorvolumen notwendig. Eine Steigerung der Präzision der perkutanen Bestrahlung ermöglicht die **stereotaktische Radiotherapie** (s. Kap. 3.10).

Brachytherapie

Eine andere Form der Bestrahlungstechnik ist die Brachytherapie. Wesentliches Merkmal gegenüber der perkutanen Bestrahlung ist die kurze Reichweite der benutzten Strahlung. Vorteil ist, dass das umliegende Gewebe gut geschützt werden kann. Hierzu ist es aber notwendig, die Strahlenquelle direkt an oder in das Tumorgewebe zu bringen, was in Form einer **interstitiellen Brachytherapie** realisiert werden kann (s. Kap. 3.10).

Intraoperative Strahlentherapie

Die intraoperative Strahlentherapie (IORT) mit **Elektronen** wurde im Wesentlichen in Japan entwickelt (Abe et al. 1980). Das Prinzip der IORT bei Hirntu-

moren besteht darin, nach der Kraniotomie und unter Ausnutzung des freien Zuganges den Tumor oder das Tumorbett während der Operation direkt zu bestrahlen (Abb. 3.9-3, 3.9-4). Durch die Verwendung von Elektronen lässt sich die Eindringtiefe der Strahlung relativ genau bestimmen. Hierdurch kann eine hohe Bestrahlungsdosis unter Schonung des normalen Gewebes erreicht werden.

Günstige **Voraussetzungen** für eine IORT maligner Gliome sind: supratentorielle, periphere Lage, größter Tumordurchmesser unter 5 cm sowie ein präoperativer Karnofsky-Index von mehr als 60 % (Wagner et al. 1995). Unter Berücksichtigung dieser günstigen Kriterien sind Überlebenzeiten von 2 Jahren bei Glioblastomen von 61 % beschrieben (Matsutani et al. 1994). Allerdings gehört die IORT wie die Brachytherapie zu den Sondertechniken und wird bisher nur an wenigen Tumorzentren durchgeführt.

Zielvolumina

Grundsätzlich werden bei der perkutanen Bestrahlung je nach Erkrankung unterschiedliche Zielvolumina behandelt:

- **Lokalbehandlung** (erweiterte Tumorregion): niedrig- und hochmaligne Gliome, Ependymom ohne Liquoranschluss, subtotal resezierte bzw. inoperable benigne Tumoren (Hypophysenadenome, Meningeome, Kraniopharyngeome)
- **Ganzhirnbestrahlung:** maligne Systemerkrankungen (lymphoblastische Leukämien), primäre Lymphome des ZNS, Hirnmetastasen (ggf. mit Boost-Bestrahlung vorhandener Herde)
- **Behandlung des gesamten Liquorraums** (Neuroachse): Medulloblastom, Tumoren im Pinealisbereich (Keimzelltumoren, Pinealoblastom), primitiver neuroektodermal Tumor (PNET), Ependymome mit Anschluss an das Liquorsystem, Meningeosis neoplastica

Maßnahmen vor Beginn der Radiotherapie

Vor einer Therapieentscheidung ist eine eingehende neuroradiologische Diagnostik Voraussetzung für ein adäquates Vorgehen. Für die Radiotherapie sind die Computertomographie und die Kernspintomographie die wichtigsten bildgebenden Verfahren. In Fällen einer vorhergehenden Operation des Hirntumors ist neben der präoperativen auch die postoperative Schnittbilduntersuchung notwendig. Eine histologische Diagnosesicherung sollte außer bei Verdacht auf multiple Metastasen jeder Strahlentherapie vorausgehen. Operative Eingriffe können zur Reduzierung eines erhöhten intrakraniellen Druckes oder zur Tumorverkleinerung sinnvoll sein.

Maßnahmen während der Radiotherapie

Patienten mit Hirndrucksymptomatik bzw. neurologischen Ausfällen werden primär einer Behandlung mit **Corticoiden** zugeführt. Bei akut erhöhtem Hirndruck empfiehlt sich die Applikation von 20–40 mg Dexamethason i.v. (cave: Phosphatbelastung – zu schnelle Gabe kann zu Erbrechen führen), gefolgt von Tagesdosen von 24–32 mg, die in drei bis vier Einzeldosen i.v. oder oral täglich (unter Magenschutz) verabreicht werden.

Eine prophylaktische Gabe von Steroiden bei symptomlosen Patienten ist umstritten. Bei der adjuvanten Strahlentherapie ohne Nachweis von Ödemzonen kann deshalb darauf häufig verzichtet werden. Nach einem Krampfanfall können auch unter einer Radiotherapie **Antiepileptika** zum Einsatz kommen, wobei sich die Dosierung an den Serumkonzentrationen,

Abb. 3.9-1. Patientenfixation mittels thermoplastischer Maske, Markierung des seitlichen Isozentrums.

Abb. 3.9-2. Dosisverteilung: CT-Schicht mit verschiedenfarbigen Isodosenlinien, die das Zielvolumen (transparente gelbe Fläche) eng umgeben.

Abb. 3.9-3. Bestrahlungssituation bei einer intraoperativen Strahlentherapie am Hirn (interdisziplinäre Kooperation der Kliniken für Strahlentherapie – Radioonkologie, Neurochirurgie und Anästhesiologie, Universitätsklinikum Münster): Nach mikroneurochirurgischer Tumorentfernung wird das Operationsgebiet steril abgeklebt und der intubierte, narkotisierte Patient vom Operationsraum in die Bestrahlungseinheit transportiert.

Abb. 3.9-4. Detailaufnahme bei einer intraoperativen Strahlentherapie am Hirn (interdisziplinäre Kooperation der Kliniken für Strahlentherapie – Radioonkologie, Neurochirurgie und Anästhesiologie, Universitätsklinikum Münster): Der Elektronentubus ist über der steril abgedeckten Knochenlücke platziert. Die Trepanation wird bei Anwendung dieses Verfahrens etwas großzügiger gewählt, damit es nicht zu radiogenen Osteonekrosen am Trepanationsrand kommt. Die Galea ist hier noch zurückgeschlagen. Die Tumorhöhle ist mit einer getränkten Kompresse ausgelegt. Nach Abschluss der Bestrahlung wird der weiterhin narkotisierte Patient wieder in den Operationsraum transportiert. Dort wird neu steril abgedeckt, der Lokalsitus kontrolliert und die Kraniotomie in üblicher Weise verschlossen.

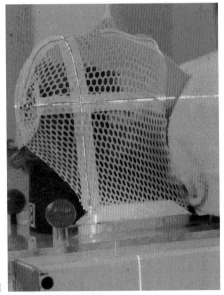

1

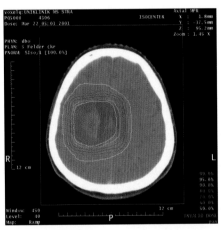

2

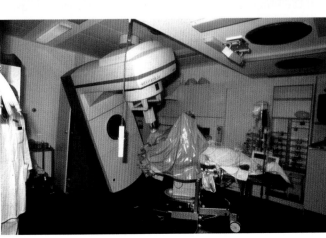

3

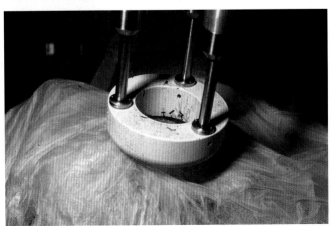

4

dem EEG-Befund und der klinischen Wirkung orientiert.

Akute und späte Nachwirkungen der Strahlentherapie

Aufgrund ihres ausgereiften Zustandes zählen die Neuronen und Ganglien im ZNS zu den besonders strahlenresistenten Zellsystemen beim Menschen. Als verwundbare Anteile des zentralen Nervensystems sind die proliferierenden Zellen der Neuroglia und die myelinproduzierenden Oligodendrozyten sowie das die Nervenzellen ernährende gefäßführende Gliagewebe anzusehen. Bei der Bewertung der Strahlentoleranz des Gehirns sind vor allem die Größe des bestrahlten Volumens, die Fraktionierung und die Höhe der Einzel- bzw. Gesamtdosen zu berücksichtigen.

Die Strahlenreaktionen des Gehirns lassen sich in drei Phasen unterteilen:

- Die **akute Phase** (Frühreaktion) entwickelt sich innerhalb weniger Stunden bis Wochen, in der Regel allerdings nur nach Bestrahlungen mit hohen Einzel- oder Gesamtdosen. Die Patienten klagen über Kopfschmerzen, Übelkeit und Erbrechen als Zeichen der radiogen induzierten Hirndrucksteigerung infolge eines intra- und extrazellulären Ödems. Dieses klinische Beschwerdebild ist in der Regel vollständig reversibel.
- Die **frühe Spätphase** kann durch uncharakteristische neurologische Symptome wie Somnolenz und Lethargie, Übelkeit und Erbrechen wenige Wochen bis Monate nach Abschluss der Bestrahlung auftreten. Als Ursache werden herdförmige Demyelinisierungen verantwortlich gemacht. Auch diese Veränderungen bilden sich innerhalb weniger Wochen nach Auftreten gewöhnlich zurück. Werden Kinder am Schädel bestrahlt (besonders bei der prophylaktischen Schädelbestrahlung der kindlichen akuten lymphatischen Leukämie), beobachtet man klinisch gelegentlich ein Somnolenzsyndrom, verursacht durch eine Leukoenzephalopathie. Die Patienten können in ein Apathiesyndrom verfallen und ein pathologisches EEG zeigen, das sich innerhalb weniger Wochen wieder normalisiert.
- Bleibende Schäden kommen selten vor. Diese als **späte Spätphase** (Spätnekrose) bezeichnete Strahlenreaktion zeichnet sich durch einen progredienten Verlauf aus. Nach einer Latenzzeit von mehreren Monaten bis zu Jahren klagen die Patienten plötzlich über Symptome, die je nach Lokalisation der Radionekrose auf eine intrakranielle Raumforderung hinweisen. Auch neuroradiologisch und nuklearmedizinisch ist eine Abgrenzung gegenüber einem erneuten Tumorwachstum nicht immer möglich. Histologisch handelt es sich um eine Schädigung der weißen Substanz. Gelegentlich lässt sich durch eine operative Entfernung der nekrotischen Areale die Prognose günstig beeinflussen.

Zusätzliche typische Nebenwirkungen können in einem **Erythem** der Haut bestehen. Falls sich das Ohr im Bestrahlungsfeld befindet, muss mit einem **Mittelohrerguss** gerechnet werden, bei Vorschäden auch mit einer dauerhaften Verschlechterung des Gehörs. Im bestrahlten Gebiet fallen in der Regel die Haare durch Schädigung der Haarwurzeln aus (eventuell reversibel).

Das subakut auftretende **Lhermitte-Syndrom** zeigt sich gelegentlich bei spinalen Bestrahlungen. Klinisch führend sind plötzlich einschießende Parästhesien entlang der Wirbelsäule, die in die Extremitäten ausstrahlen können. Histopathologisch liegt eine vorübergehende Demyelinisierung vor. Das klinische Erscheinungsbild ist reversibel.

Chronisch progressive Myelopathien werden selten beobachtet. Die Symptome treten im Mittel zwischen 1 und 3 Jahren nach Strahlenbehandlung auf. Das klinische Erscheinungsbild beginnt zuerst mit dissoziierten Empfindungsstörungen durch Beeinträchtigung sensibler Leitungsbahnen. Fortschreitende spastische oder schlaffe Paresen können ebenso wie Störungen der Blase und der Mastdarmfunktion folgen. Das Risiko einer Myelopathie hängt vor allem von der Höhe der Einzeldosis sowie der Gesamtbehandlungszeit und der Gesamtdosis ab.

Spezielle Strahlentherapie

Die Radiotherapie von primären Hirntumoren stellt neben den neurochirurgischen Verfahren die wirksamste Behandlungsmodalität dar.

Intrakranielle Tumoren

Niedriggradige Gliome

Der Wert einer postoperativen Strahlenbehandlung bei niedriggradigen Gliomen (Astrozytomen und Oligodendrogliomen WHO Grad I und II) ist derzeit umstritten (Karim et al. 1996). Aufgrund retrospektiver Untersuchungen kann eine Bestrahlung nach inkompletter Resektion oder bei inoperablem Rezidiv angezeigt sein.

Maligne Gliome

Eine Bestrahlung führt bei höhergradigen Gliomen (Astrozytomen und Oligodendrogliomen WHO Grad III sowie Glioblastomen) zu einer Verlängerung der postoperativen Überlebenszeit. In randomisierten Studien kam es zu einer Verdoppelung des medianen Überlebens, absolut zu einer Zunahme um 4 bis 5 Monate. Eine Beziehung zwischen Überleben und Höhe der Strahlendosis ist belegt, sodass bei konventioneller Fraktionierung Gesamtdosen von 60 Gy empfohlen werden (Walker et al. 1979). Damit wird die Strahlentoleranz des gesunden Hirngewebes ausgeschöpft. Die Therapie dauert insgesamt 6 Wochen bei werktäglich einer Bestrahlungsfraktion. Ein nennenswerter Anteil an Kranken, die 3 Jahre überleben, findet sich jedoch bisher nur bei anaplastischen Astrozytomen (WHO Grad III).

Gegenstand laufender Untersuchungen ist, ob durch eine zusätzliche lokale Dosiserhöhung (IORT, stereotaktische Radiotherapie und Radiochirurgie) die Überlebensrate verbessert werden kann.

Behandlung von vorbestrahlten Rezidivtumoren

Für die Behandlung des rezidivierenden malignen Glioms können allgemeingültige Empfehlungen nicht gegeben werden. Die Therapieentscheidung wird individuell getroffen. Denkbare Optionen sind bei kleinen Befunden eine erneute Resektion, die idealerweise mit einer IORT verbunden werden kann. Ebenso können gezielte stereotaktische Strahlenbehandlungen mittels Brachytherapie oder Konvergenzbestrahlung zur Anwendung kommen. Bei größeren Tumorvolumina ist der Einsatz einer alleinigen Chemotherapie zu erwägen, bei schlechtem Allgemeinzustand auch ausschließlich symptomatische Maßnahmen. Insgesamt muss aber in der Rezidivsituation das erhöhte radiogene Risiko gegenüber den individuellen Wünschen des Patienten und seiner Familie stärkere Beachtung finden, zumal die zu erwartende Überlebenszeit bei wenigen Monaten liegt.

Meningeome

Nach einer kompletten Resektion (gemäß Grad I nach Simpson) von Meningeomen des Grades I nach WHO ist mit einer lokalen Tumorkontrolle von über 90 % zu rechnen. Eine routinemäßige postoperative Strahlentherapie ist deshalb nicht angezeigt. Ob nach einer subtotalen Resektion die Nachbestrahlung ein sinnvoller Ansatz ist, ist unklar (Carella et al. 1982). Bei **Inoperabilität** dagegen erscheint die primäre Strahlentherapie als einzig sinnvolle Maßnahme zur lokalen Tumorkontrolle. Allgemein wird bei malignen Meningeomen (jenseits Grad II nach WHO und Meningosarkomen) eine Nachbestrahlung immer empfohlen, obwohl auch für diese Situation nur wenige sichere Daten vorliegen. Wie die malignen Meningeome werden auch die selteneren meningealen Sarkome behandelt.

Optikusscheidenmeningeome befallen als seltene Form der Meningeome isoliert den N. opticus. Da bei einer Operation ein vollständiger Visusverlust droht, kann eine definitive perkutane (stereotaktische) Strahlentherapie in Erwägung gezogen werden (Eng et al. 1992).

Akustikusneurinom

Bei kleineren Akustikusneurinomen bietet die Strahlentherapie in Form der stereotaktischen Einzeitbestrahlung eine Alternative zu mikrochirurgischen Verfahren (Flickinger et al. 1993), wobei bei größeren Akustikusneurinomen eher eine fraktionierte, stereotaktische Konformationsbestrahlungen empfohlen wird.

Esthesioneuroblastom

Das Esthesioneuroblastom ist ein seltener Tumor, der in der Neuralleiste der Nasenhaupthöhle, vorwiegend in der Region des N. olfactorius entsteht. Die Neigung zur Fernmetastasierung wird je nach Autor zwischen 24 und 48 % der Fälle angegeben. Aufgrund der engen anatomischen Verhältnisse ist eine ausreichende Resektion nur selten zu erreichen, sodass eine postoperative Bestrahlung sinnvoll ist (Foote et al. 1993). Auch bei lokal inoperablen Tumoren kann eine lang anhaltende Tumorkontrolle durch eine Bestrahlung mit ausreichenden Dosen erreicht werden.

Zerebrales Chordom

Im Vordergrund der Behandlung zerebraler Chordome steht die operative Tumorentfernung, die jedoch wegen der Lokalisation und des infiltrativen Wachstums nur selten vollständig gelingt. Nach inkompletter Resektion oder Inoperabilität sollte deshalb eine Strahlenbehandlung angestrebt werden. Die besten Therapieergebnisse werden wegen des steilen Dosisabfalls bisher für die Behandlung mit geladenen Teilchen beschrieben. Allerdings ist diese Behandlungsmodalitäten nur wenigen Zentren vorbehalten.

Primäre Lymphome des ZNS sowie ZNS-Befall bei malignen Systemerkrankungen

In der Therapie primärer Lymphome des ZNS wird zunehmend eine kombinierte Chemo-Radiotherapie empfohlen, es sei denn, dass Alter, Allgemeinzustand oder Kontraindikationen nur die Durchführung einer alleinigen Schädelbestrahlung erlauben. Auch bei AIDS-assoziierten zerebralen Lymphomen stellt sich die Indikation zur alleinigen Radiatio.

Die Behandlung zerebraler Manifestationen im Rahmen einer systemischen Lymphomerkrankung oder einer Leukämie ist innerhalb interdisziplinärer chemo-radiotherapeutischer Konzepte zu sehen und wird häufig entsprechend verschiedener Studienprotokolle gehandhabt.

Hypophysenadenome

Klinisch symptomatische, endokrin inaktive Makroadenome werden operativ behandelt. Eine postoperative Bestrahlung endokrin inaktiver Makroadenome ist indiziert bei invasiv wachsenden, subtotal resezierten Adenomen bzw. Rezidiven. Hierbei kann eine anhaltende Tumorkontrolle erreicht werden.

Da Prolaktinome oder STH-produzierende Tumoren einer Systemtherapie mit Dopaminagonisten unterzogen werden können, ist eine Strahlentherapie gewöhnlich nicht angezeigt. Bei Makroprolaktinomen und STH-produzierenden Tumoren, die nicht auf die medikamentöse Therapie ansprechen, kann aber eine Bestrahlung erwogen werden, sofern sich keine operative Option ergibt.

Ähnlich kann auch die Indikation gesehen werden bei ACTH-sezernierenden Hypophysenadenomen (Cushing-Erkrankung), z.B. bei unverändert hoher postoperativer ACTH-Produktion, Rezidiven oder inoperablen Patienten.

Hirnmetastasen solider Tumoren

Siehe dazu auch Kapitel 7.8.

Unbehandelt sterben fast alle Patienten mit Hirnmetastasen innerhalb kurzer Zeit nach Diagnosestellung. Beim Vorliegen multipler zerebraler Filiae steht deshalb grundsätzlich die **palliative Ganzhirnbestrahlung** im Vordergrund. Bei 70–90 % aller Patienten beobachtet man ein Ansprechen der neurologischen Symptomatik. Bei zerebral metastasierenden Keimzelltumoren sind kurative Behandlungen möglich. Solitäre Hirnmetastasen können zuvor – sei es zur Diagnosesicherung oder zur Tumorreduktion – operativ entfernt werden. Alternativ zur Resektion kann bei kleineren solitären Befunden und kontrolliertem Primärtumor auch eine Einzeitbestrahlung erfolgen, ggf. mit anschließender Radiotherapie des gesamten Hirns.

Prophylaktische Hirnbestrahlung

Allgemein wird eine prophylaktische Ganzhirnbestrahlung bei Patienten empfohlen, die nach chemotherapeutischer Behandlung eines **kleinzelligen Bronchialkarzinoms** im initialen Tumorstadium „limited disease" eine Vollremission erfahren haben. Die prophylaktische Schädelbestrahlung (30 Gy) senkt das Risiko der ZNS-Metastasierung auf ein Drittel und verlängert das Überleben. Die Schädelbestrahlung ist somit Teil der Standardtherapie (Auperin et al. 1999). Zur Reduzierung der Neurotoxizität sollte die Einzeldosis von 2 Gy (Gesamtdosis 30 Gy) nicht überschritten werden.

Meningeosis neoplastica

Die Bestrahlung der **Neuroachse** hat einen festen Platz in der Therapie der Meningeosis neoplastica. Wichtig ist, dass eine effektive Erfassung des gesamten Liquorraumes sichergestellt wird. Dieses erreicht man mittels spezieller Lagerungsvorrichtungen (Gipsschale). Beachtet werden sollte allerdings die geringe Knochenmarkreserve, die onkologische Patienten aufgrund vorangegangener Chemotherapien aufweisen können. Alternativ wird deshalb auch empfohlen, eine Kombination von Radio- und Chemotherapie durchzuführen, die neben der intrathekalen Zytostatikagabe lediglich eine Ganzhirnbestrahlung beinhaltet bzw. eine gezielte Bestrahlung des für die Hauptsymptomatik verantwortlichen neurologischen Fokus.

Spinale Tumoren

Siehe dazu auch Kapitel 10.8.

Astrozytome WHO Grad II und III, Glioblastome

Intramedulläre Astrozytome und die selteneren Glioblastome werden in der Regel neurochirurgisch angegangen, um mit einer möglichst vollständigen Tumorresektion eine Dekompression zu erzielen. Wegen des nicht unerheblichen Morbiditätsrisikos beschränkt sich aber in vielen Fällen der operative Eingriff auf eine Biopsie. Aufgrund der erhöhten Empfindlichkeit des Rückenmarkes kann bei hoch malignen Gliomen die lokale Strahlentherapie nur mit limitierten Bestrahlungsdosen eingesetzt werden und bleibt somit palliativ. Die lokale Rückfallrate beträgt 100 % und die mittlere Überlebenszeit kaum ein Jahr.

Ependymome

Eine Strahlentherapie bei inkompletter Resektion von Ependymomen wird als sinnvoll angesehen (Whitaker et al. 1991). Da anaplastische Ependymome zur Liquoraussaat neigen, wird an vielen Zentren eine Strahlentherapie der Neuroachse mit Aufsättigung der Tumorregion durchgeführt. Diese Strategie wird auch bei niedrig malignen Ependymomen mit positiver Liquorzytologie empfohlen.

Seltene gutartige Tumoren

Benigne Schwannome (Neurinome), Meningeome, Dermoide und Lipome sind selten. Meningeome niedriger Malignität und Neurinome lassen sich in den meisten Fällen komplett resezieren. Eine postoperative Strahlenbehandlung sollte nur bei Rezidiven, malignen Formen oder nach inkompletter Resektion eingesetzt werden.

Extradurale Tumoren und Wirbelkörpermetastasen

Neben den seltenen primär extraduralen Tumoren (Sarkomen, Chordomen, Riesenzellgeschwülsten, Lymphomen) spielen für die Strahlentherapie vor allem **Wirbelkörpermetastasen** eine wichtige Rolle. Wirbelkörpermetastasen können zu einer Infiltration oder Kompression von Ner-

venwurzeln und Rückenmark führen und damit erhebliche neurologische Ausfallserscheinungen verursachen.

Folgendes Vorgehen hat sich bewährt: Rasch auftretende neurologische Ausfallserscheinungen sollten als Notfall aufgefasst werden. Erste therapeutische Maßnahme ist bei einer Kompression des Spinalkanales die Applikation hoher Dosen von **Steroiden** (z. B. 3×4 bis 4×8 mg Dexamethason). Gleichzeitig erfolgt die Vorstellung in einer neurochirurgischen Klinik; sofern Stabilitätsprobleme der Wirbelsäule zu befürchten sind, kann neben einer Dekompression auch die simultane Stabilisierung durch einen diesbezüglich Erfahrenen erwogen werden.

Laminektomien bzw. ausgedehnte operative Verfahren sollten vor der Notfallbestrahlung bei Patienten mit zunehmender oder kurzzeitig bestehender Querschnittssymptomatik erfolgen.

Operationen können auch erforderlich sein, wenn die Rückenmarkkompression durch einen Tumor unbekannter Histologie bzw. durch die Metastase eines unbekannten Primärtumors hervorgerufen wird und eine histologische Abklärung des Befundes notwendig ist. Eine anschließende Bestrahlung der Tumorregion ist sinnvoll, da der Tumor in der Regel nicht komplett reseziert werden kann. Die alleinige Strahlentherapie bei bestehender Querschnittssymptomatik sollte den Fällen vorbehalten sein, bei denen eine neurochirurgische Maßnahme nicht möglich ist. Begonnen wird in der Regel mit hohen Einzeldosen. Eine Besserung der neurologischen Symptomatik kann erreicht werden, hängt jedoch stark vom frühzeitigen Zeitpunkt des Bestrahlungsbeginns ab.

Tumoren des Zentralnervensystems im Kindes- und Jugendalter

Die Tumoren des Zentralnervensystems sind nach den Leukämien die zweithäufigste Malignomerkrankung im Kindesalter. Da trotz kompletter Resektion Lokalrezidive oder Absiedelungen im ZNS häufig sind, schließt sich meist die postoperative Strahlenbehandlung an. Hierbei ist allerdings zu beachten, dass das ZNS des Kindes in seinem unausgereiften

Zustand besonders vulnerabel ist und irreversible Schäden wie geistige Retardierung oder endokrine Funktionsstörungen auftreten können.

> Bei Kindern unter 3 Jahren sollte deshalb nach Möglichkeit auf eine Radiotherapie verzichtet bzw. durch eine postoperative Chemotherapie die Zeit bis zur Radiotherapie hinausgezögert werden.

Grundsätzlich werden Kinder mit Tumorerkrankungen in onkologischen Zentren vorgestellt und wenn möglich dort behandelt. Deshalb sei an dieser Stelle nur kurz auf den bekanntesten kindlichen Hirntumor eingegangen, das **Medulloblastom.** Das Medulloblastom zeichnet sich durch rasches, infiltratives Wachstum mit Invasion des Subarachnoidalraumes sowie Metastasierung über den Liquorweg aus. Den ersten therapeutischen Schritt bildet die Operation mit dem Ziel einer möglichst weitgehenden Resektion der Tumormasse. Daran schließt sich eine Bestrahlung des gesamten Liquorraums an, gefolgt von einer lokalen Aufsättigung (boost) der hinteren Schädelgrube. Der Wert einer zusätzlichen Chemotherapie liegt nahe und wird weiterhin innerhalb

von Studien untersucht. Insbesondere bei Kindern unter 3 Jahren lässt sich damit die Zeit bis zur Bestrahlungsfähigkeit überbrücken (Kühl 2002).

Literatur

Abe M, Takahashi M, Yabumoto E et al. (1980) Clinical experiences with intraoperative radiotherapy of locally advanced cancers. Cancer 45: 40–8.

Auperin A, Arriagada R, Pignon JP et al. (1999) Prophylactic cranial irradiation for patients with small-cell lung cancer in complete remission. Prophylactic Cranial Irradiation Overview Collaborative Group. N Engl J Med 341: 476–84.

Carella RJ, Ransohoff J, Newall J (1982) Role of radiation therapy in the management of meningioma. Neurosurgery 10: 332–9.

Eng TY, Albright NW, Kuwahara G et al. (1992) Precision radiation therapy for optic nerve sheath meningiomas. Int J Radiat Oncol Biol Phys 22: 1093–8.

Flickinger JC, Lunsford D, Linskey ME et al. (1993) Gamma knife radiosurgery for acoustic tumors: multivariate analysis of four year results. Radiother Oncol 27: 91–8.

Foote RL, Morita A, Ebersold MJ et al. (1993) Esthesioneuroblastoma: the role of adju-

vant radiation therapy. Int J Radiat Oncol Biol Phys 27: 835–42.

Karim AB, Maat B, Hatlevoll R et al. (1996) A randomized trial on dose-response in radiation therapy of low-grade cerebral glioma: European Organization for Research and Treatment of Cancer (EORTC) Study 22844. Int J Radiat Oncol Biol Phys 36: 549–56.

Kühl J (2002) Medulloblastom im Kindes- und Jugendalter. Interdisziplinäre Leitlinie der Deutschen Krebsgesellschaft und der Deutschen Gesellschaft für Pädiatrische Onkologie. http://www.uni-duesseldorf.de/WWW/AWMF/ll/ponk-206.htm (Zugriff am 07.10.03).

Matsutani M, Nakamura O, Nagashima T et al. (1994) Intra-operative radiation therapy for malignant brain tumors: rationale, method, and treatment results of cerebral glioblastomas. Acta Neurochir (Wien) 131: 80–90.

Wagner W, Schüller P, Willich N et al. (1995) Intraoperative Strahlentherapie (IORT) maligner Hirntumoren. Strahlenther Onkol 171: 154–64.

Walker MD, Strike TA, Sheline GE (1979) An analysis of dose-effect relationship in the radiotherapy of malignant gliomas. Int J Radiat Oncol Biol Phys 5: 1725–31.

Whitaker SJ, Bessell EM, Ashley SE et al. (1991) Postoperative radiotherapy in the management of spinal cord ependymoma. J Neurosurg 74: 720–8.

3.10 Grundzüge der stereotaktischen Bestrahlung: Radiochirurgie und interstitielle Bestrahlung

Jürgen Voges, Volker Sturm

Inhalt

Begriffsbestimmung und historische Erstbeschreibung

Radiochirurgie: Der schwedische Neurochirurg Lars Leksell prägte 1951 diesen Begriff überwiegend physikalisch. Er verstand darunter die Fokussierung energiereicher Strahlung aus einer externen Strahlenquelle zur Gabe einer hohen Einzeldosis auf einen stereotaktisch definierten Zielpunkt bei gleichzeitiger optimaler Schonung des umliegenden Gewebes durch einen steilen Dosisgradienten.

Gamma-Knife-Radiochirurgie: Hierbei handelt es sich um eine radiochirurgische Bestrahlungseinheit, die hochenergetische Photonenstrahlen nutzt. Im Jahre 1968 wurde erstmalig von Leksell und Mitarbeitern ein Gamma-Knife zur klinischen Routineanwendung installiert.

Linac-Radiochirurgie: Dieser Begriff beschreibt eine radiochirurgische Behandlungseinheit auf der Basis modifizierter Linearbeschleuniger (*linear accelerator*), d. h. unter Verwendung hochenergetischer Röntgenstrahlen. Erste Systeme wurden am Übergang der 1970er- und -80er-Jahre unabhängig voneinander durch verschiedene Arbeitsgruppen entwickelt.

Stereotaktische Bestrahlung: Abweichend vom Einzeldosiskonzept wird unter Verwendung von Linac-Systemen sowie stereotaktischer Behandlungsplanungs- und Zielpunktlokalisationsverfahren eine fokussierte Strahlendosis fraktioniert gegeben.

Interstitielle Bestrahlung: Lokale Strahlenbehandlung solider Tumoren durch stereotaktisch implantierte, umschlossene Radionuklide. Die erste intraoperative Radiumeinlage zur Therapie eines zerebralen Glioms wurde im Jahr 1914 von Frazier durchgeführt. Vorteile in Bezug auf Strahlenschutz und -biologie waren die wesentlichen Faktoren, die seit den 1970er-Jahren das Radionuklid ^{125}I in Seed-Form als geeignete Strahlquelle zur interstitiellen Bestrahlung intrazerebraler Tumoren favorisierten.

Intrakavitäre Bestrahlung: Lokale Bestrahlung zystischer Kraniopharyngeomanteile durch stereotaktisch instillierte, kolloidale Radionuklide (^{90}Y, ^{32}P). Dieses Verfahren wurde 1953 durch Leksell und Liden initiiert und in den darauf folgenden Jahren durch Backlund zur standardisierten Anwendung weiterentwickelt.

Apparative Voraussetzungen

- Zuverlässige Fixierung des Patientenkopfes im stereotaktischen Rahmen
- Integration von hoch auflösenden, dreidimensionalen CT- und/oder MRT-Bildern (im Falle arteriovenöser Gefäßmalformationen auch der digitalen Subtraktionsangiographie) in das stereotaktische Koordinatensystem
- rechnergestützte dreidimensionale Behandlungsplanung

Allgemeine physikalisch-technische Aspekte

Theoretisch besitzen Protonen bzw. Schwerionen attraktive physikalische Eigenschaften zur Durchführung radiochirurgischer Behandlungen. Forschungsschwerpunkte zur Radiochirurgie unter Verwendung dieser Strahlung wurden in den USA bereits in den 1950er- und -60er-Jahren gegründet. Geräte, die Protonen bzw. schwere Ionen generieren (Zyklotron bzw. Synchrotron), sind jedoch extrem teuer und stehen weltweit nur in wenigen Institutionen zur Verfügung, sodass sich dieses Kapitel auf die Radiochirurgie unter Verwendung von Photonen konzentrieren wird.

Abhängig vom Ursprung der **Photonen** wird zwischen **Gammastrahlung** (natürlicher radioaktiver Zerfall, Gamma-Knife) und **Röntgenstrahlung** (künstlich erzeugte Bremsstrahlung, Linac) unterschieden. Die typischerweise zur radiochirurgischen Behandlung generierten Photonen (Energie 0,5–5 MeV) können im Gewebe bis zu einer Strecke von 20–30 cm ohne Energieverlust wandern und transferieren dann durch den sog. Compton-Effekt ihre Energie zunächst auf ein einzelnes Elektron. Dieses Compton-Elektron wiederum deponiert seine Energie durch Ionisierung (Verhey u. Smith 1995).

Radiochirurgie: Systemkomponenten

Leksell Gamma Knife®

Strahlenquelle. In diese (ausschließlich für Radiochirurgie entwickelte) Behandlungseinheit sind 201 ^{60}Kobalt-Quellen integriert. Während des natürlichen Zerfalls von ^{60}Co entsteht eine Photonenstrahlung mit einer mittleren Energie von 1,5 MeV. Die Halbwertzeit (HWZ) von ^{60}Co beträgt 5,6 Jahre, d.h. mit etwa jedem HWZ-Intervall verdoppelt sich die notwendige Bestrahlungszeit, sodass jeweils 7 bis 10 Jahre nach Installation der Strahlenquelle ein Austausch erforderlich wird.

Bestrahlungstechnik (Abb. 3.10-1). Die Strahlenquellen befinden sich in einer Halbkugel, an deren Innenseite symmetrisch verteilt 201 Öffnungen derart konzentrisch angebracht sind, dass sich die Achsen der emittierten Strahlung an einem bestimmten Punkt – dem Dosismaximum – schneiden. Strahlenquellen und Öffnungen bilden zusammen die eigentliche Bestrahlungseinheit. Der an die Patientenliege adaptierte Kollimatorhelm bestimmt die definitive Größe des Bestrahlungsfeldes. Über austauschbare Kollimatoren lassen sich vier verschiedene Feldgrößen (Durchmesser 4, 8, 14 und 18 mm) generieren. Zur Behandlung der mit seinem Kopf im stereotaktischen Rahmen fixierte Patient auf der Patientenliege positioniert und der Stereotaxierahmen so im Helm befestigt, dass der errechnete Zielpunkt mit dem geometrischen Dosismaximum übereinstimmt. Nach Öffnen des Verschlusses der Bestrahlungseinheit fährt die Patientenliege in die Behandlungsposition, wobei der Kollimator präzise mit der Bestrahlungseinheit verbunden wird.

Linearbeschleuniger

Strahlenquelle. Linearbeschleuniger (Linac), die üblicherweise zur konventionellen, fraktionierten Bestrahlung eingesetzt werden, generieren hochenergetische Photonenstrahlung in zwei Schritten: Zuerst

werden Elektronen bis zu einer bestimmten Energie (etwa 6 MeV) beschleunigt und dann auf ein Target (z.B. Wolfram) fokussiert. Dort wird im zweiten Schritt durch den Vorgang der „Bremsstrahlung" die Energie der Elektronen in Röntgenstrahlung konvertiert, d.h. in Photonenstrahlung, die in diesem Beispiel eine mittleren Energie von 2 MeV besitzt. Die im Linac vorkollimierte Strahlung wird für die Radiochirurgie zusätzlich durch sog. tertiäre Kollimatoren eingeblendet.

Bestrahlungstechnik. Die Gantry rotiert in einer vertikalen Ebene und trägt den Bestrahlungskopf. Der emittierte Strahl besitzt ein virtuelles Energiemaximum (= Isozentrum), das sich unabhängig vom Rotationswinkel der Gantry immer an derselben Stelle befindet. Die Patientenliege rotiert um eine horizontale Ebene und lässt sich zusätzlich durch Schrittmotoren in den drei Raumachsen bewegen. Der Stereotaxierahmen ist ent-

Abb. 3.10-1. Schematischer Aufbau eines Leksell Gamma Knife®: A: Bestrahlungseinheit, B: Verschluss der Bestrahlungseinheit, C: Kollimatorhelm und Stereotaxierahmen, D: bewegliche Patientenliege.

Abb. 3.10-2. Schematische Darstellung der Funktionsweise eines Linearbeschleunigers zur Durchführung von Radiochirurgie: A = Rotationsachse der Patientenliege, B = Rotationsachse des Bestrahlungskopfes (Gantry), C = Dosismaximum (Isozentrum) der aus dem Bestrahlungskopf emittierten Photonen.

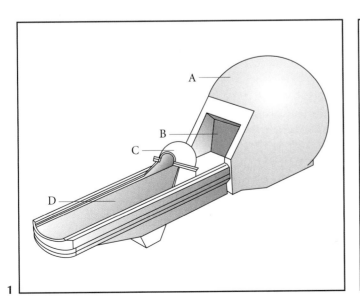

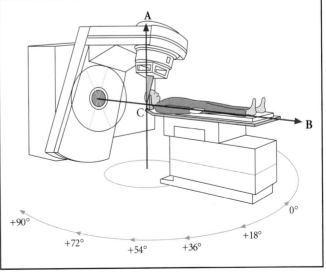

1

2

weder fest mit der Patientenliege verbunden (Abb. 3.10-2) oder wird durch eine auf dem Fußboden stehende Halterung („floor stand") unterstützt.

Zur radiochirurgischen Behandlung wird mit Hilfe eines Positionierers und durch Bewegung der Patientenliege der individuell errechnete Zielpunkt in das Isozentrum des Linac justiert. Bei gleichzeitiger Dosiskonvergenz im Zielvolumen wird dann in mehreren Tischpositionen bzw. mit unterschiedlichen Rotationswinkeln der Gantry bestrahlt.

Tertiäre Kollimatoren mit kreisförmiger Öffnung generieren eine kugelförmige Dosisverteilung. Flexibler als mit dem Leksell Gamma Knife® kann ein Set von mehreren Kollimatoren genutzt werden, sodass die Felddurchmesser in kleinen Schritten von 4–40 mm zunehmen.

Eine Verbesserung der Dosisanpassung ermöglichen die seit einigen Monaten verfügbaren Mikro-Multileaf-Kollimatoren. Diese bestehen aus multiplen (etwa 40) dünnen Wolframlamellen (Lamellendicke etwa 1 mm), deren Stellung in den einzelnen Gantry- bzw. Tischpositionen entweder mechanisch oder durch Schrittmotoren an die jeweilige Form der Tumoroberfläche angepasst wird.

Wesentliche Unterschiede der Systeme

Das Leksell Gamma Knife® ist eine präzise, speziell zur Radiochirurgie entwickelte Bestrahlungseinheit. Aufgrund seiner Exklusivität wie auch bedingt durch die vergleichsweise geringe Zahl und Größe der Bestrahlungsfelder ist der Einsatz dieses Gerätes limitiert.

Linearbeschleuniger sind allgemein verfügbar, besitzen aber im Gegensatz zum Leksell Gamma Knife® bewegliche Teile und erfordern daher eine aufwendigere Betreuung durch qualifizierte Medizinphysiker. Linac-Systeme sind insgesamt flexibler (Feldgröße und -zahl, Multileaf-Kollimator) und haben ein höheres Entwicklungspotenzial (z. B. extrakranielle Radiochirurgie bzw. Koppelung des Linac an Robotersysteme). Bei sachgerechter Anwendung entsprechen sich Linac und Leksell Gamma Knife® bezüglich mechanischer Präzision, Integraldosis im Zielvolumen und Steilheit des Dosisabfalls.

Interstitielle und intrakavitäre Bestrahlung

^{125}I-Seed. Für die intratumorale Anwendung wird ^{125}I an Ionenaustauschharz gebunden und zusammen mit einem Röntgenmarker in einer Titankapsel eingeschweißt. Dieses sog. „Seed" hat eine Länge von 4,5 mm und einen Außendurchmesser von 0,8 mm. Emittiert wird eine extrem niederenergetische Gammastrahlung (Tab. 3.10-1). Aufgrund der relativ langen HWZ von ^{125}I (60,2 Tage) sind die Seeds sowohl für lang protrahierte (über mehrere Monate) als auch für temporäre Bestrahlungen (Tage bis wenige Wochen) geeignet (Hilaris 1968). Die üblicherweise applizierte Tumoroberflächendosis beträgt 50–65 Gy.

^{90}Y, ^{32}P: In beiden Fällen handelt es sich um Betastrahler, die als kolloidale Lösung erhältlich sind und sich bezüglich HWZ, emittierter Energie sowie Eindringtiefe im Gewebe (ausgedrückt als Halbwertschichtdicke) unterscheiden (s. Tab. 3.10-1). Mit beiden Konstrukten kann eine **extrem hohe lokale Strahlendosis** (etwa 200 Gy) auf die Innenseite einer Zyste appliziert werden.

Klinische Anwendung

Behandlungsrisiko: Radiochirurgie

Normales Hirngewebe. Für normales Hirngewebe liegen zwei Modelle zur Abschätzung des Behandlungsrisikos vor: Nach Voges und Mitarbeitern (1996) führt die Bestrahlung eines Gewebevolumens von mehr als 10 ml mit mindestens 10 Gy mit hoher Wahrscheinlichkeit zu radiogenen Gewebeveränderungen. Die Gruppe um Flickinger (2000), die ihr Modell auf die 12-Gy-Isodose normalisierten, definierten ebenfalls eine Dosis-Volumen-Beziehung. Bei konsequenter Berücksichtigung dieser Vorhersagemodelle tendiert das Risiko für eine radiogene Gewebeschädigung fast gegen Null.

Für **Hirnnerven** werden entsprechende Toleranzdosen in Tabelle 3.10-2 angege-

Tab. 3.10-2. Toleranzdosen für verschiedene Hirnnerven bei radiochirurgischer Behandlung

Hirnnerv	Toleranzdosis bis zum Auftreten radiogener Schäden
II	8 Gy
III, IV, VI	25 Gy
V	13 Gy
VII	15 Gy
VIII	11–13 Gy

Tab. 3.10-1. Wesentliche physikalische Eigenschaften der im Text erwähnten stereotaktisch implantablen Strahlenquellen

	^{90}Y	^{32}P	^{125}I
Emittierte Strahlung	Betastrahlung	Betastrahlung	Gammastrahlung
Halbwertzeit	2,7 Tage	14,3 Tage	60,3 Tage
Maximal emittierte Energie	2,27 MeV	1,7 MeV	28–32 keV
Halbwertschichtdicke für Gewebe (Blei)	1,1 mm	0,8 mm	20 mm (0,025 mm)

ben. Für die Nn. V, VII und VIII sollten zur individuellen Risikominimierung Isoeffektkurven für die Strahlendosis in Abhängigkeit von der bestrahlten Nervenlänge berücksichtigt werden (Flickinger et al. 1996).

Behandlungsrisiko: interstitielle Bestrahlung

Pathophysiologisch ergeben sich Nebenwirkungen im Wesentlichen aus der innerhalb des Zielvolumens applizierten hohen Strahlendosis, die eine radiogene Störung der Blut-Hirn- bzw. Blut-Tumor-Schranke bewirkt und nachfolgend ein vasogenes Ödem induzieren kann. Nach Kreth und Mitarbeitern sind wesentliche Prädiktoren für die Entstehung dieser Veränderungen der Tumordurchmesser sowie das Volumen der 200-Gy-Isodose (Kreth et al. 1995, 1997). Für eine direkte Strahlenwirkung auf Hirnnerven sind keine Toleranzdosen definiert. Erfahrungsgemäß wird vom Chiasma opticum bzw. vom Tractus opticus eine Dosis von 30–40 Gy toleriert, sofern sie diese Strukturen lediglich tangiert.

Indikationen: Radiochirurgie

Arteriovenöse Malformation (AVM). Radiochirurgie ist besonders geeignet für kleine bis mittelgroße AVMs (maximaler Nidusdurchmesser 3 cm) mit Lokalisation in tiefen Hirnstrukturen (Basalganglien, Capsula interna, Thalamus oder Hirnstamm) sowie in kritischen kortikalen Arealen (sensomotorischer oder visueller Kortex). Durch die Gabe einer adäquaten Strahlendosis auf den Nidus wird eine Endothelzellproliferation mit nachfolgender Lumeneinengung und Obliteration der pathologischen Nidusgefäße induziert. Ein vollständiger Verschluss ist mit einer Latenz von 1 bis 3 Jahren nach Radiochirurgie zu erwarten. Die Verschlussraten sind primär abhängig von der Strahlendosis und liegen orientierend nach Gabe von 16, 18 bzw. 20 Gy bei ca. 70, 80 und 90 % (Friedman u. Foote 2000).

Kavernöse Hämangiome. Analog zu dem für AVMs diskutierten Mechanismus induziert die Bestrahlung auch hier einen Verschluss über Endothelproliferation. Bildmorphologisch verändern sich die Kavernome nach Bestrahlung nur unwesentlich, sodass eine Erfolgsbeurteilung anhand klinischer Parameter (z. B. Blutungsfrequenz) vorgenommen wird.

In größeren bisher publizierten Patientenserien konnte durch Bestrahlung die Blutungsfrequenz während der ersten 2 Jahre nach Therapie signifikant reduziert werden. Aufgrund der vergleichsweise hohen Komplikationsrate (10–26 %) ist die Indikation jedoch sehr streng zu stellen (nur Patienten mit symptomatischen Kavernomen, Maximaldurchmesser der Läsion 30 mm). In Einzelfällen ist auch die einzeitige Behandlung mehrerer Läsionen möglich.

Venöse Angiome (neuere Bezeichnung: DVA = developmental venous anomaly). Absolute Kontraindikation zur Bestrahlung.

Meningeome. Ideale Indikationen sind kleine bis mittelgroße, nicht resezierbare oder teilresezierte Meningeome der Schädelbasis bzw. in parasagittaler Lokalisation. Im Bereich der Schädelbasis ist auf einen ausreichenden Sicherheitsabstand (mindestens 2 mm) des Tumors zum vorderen optischen System zu achten (Friedman u. Foote 2000).

Akustikusneurinome. Eine primäre Indikation kann diskutiert werden, wenn die Tumoren nicht oder nur unwesentlich den angrenzenden Hirnstamm komprimieren. Bei größeren raumfordernden Neurinomen ist eine Kombination aus Resektion und Radiochirurgie angemessen. Die lokale Tumorkontrolle nach Bestrahlung beträgt laut Literaturangaben 93–100 % (906 ausgewertete Patienten).

MRT-gestützte Behandlungsplanung sowie eine deutliche Reduktion der therapeutischen Dosis bewirkten während der letzten Jahre eine signifikante Verbesserung der Nebenwirkungsrate. Derzeit wird von einem Risiko für eine Schädigung des N. facialis von 1,8–8 % bzw. einer Trigeminusaffektion von 0–8 % ausgegangen. Das initiale Hörvermögen (I oder II nach Gardner und Robertson, d. h. eine Diskriminationsfähigkeit für Sprache von 70–100 % bzw. von 50–69 %; s. Kap. 3.2) kann bei etwa 70 % der Patienten erhalten

werden (Friedman u. Foote 2000; Gardner u. Robertson 1988).

Hypophysenadenome. Radiochirurgie ist indiziert bei nicht resezierbaren, teilresezierten oder rezidivierenden Makroadenomen mit einem Maximaldurchmesser von ca. 30 mm und einem Abstand von mindestens 2 mm zum vorderen optischen System. Im Falle von hormonaktiven Tumoren, die neurochirurgisch nicht kurativ therapiert werden konnten, muss zuvor die Möglichkeit einer Optimierung der medikamentösen Therapie (besonders beim Prolaktinom oder STH-sezernierenden Adenom) überprüft werden (Engenhart-Cabillic et al. 1999).

Solide Kraniopharyngiome. Einzelfallentscheidungen im Rahmen von Studienprotokollen.

Glomus-jugulare-Tumoren. Aufgrund ihres ausgedehnten extrakraniellen Wachstums ist in Einzelfällen besonders die Linac-Radiochirurgie eine Alternative zur chirurgischen Resektion.

Zerebrale Metastasen. Das Konzept der Bestrahlung von sog. **strahlenresistenten zerebralen Metastasen** wurde von der Gruppe um Sturm (1986) implementiert. Bis 1998 wurden weltweit etwa 2700 solcher Läsionen radiochirurgisch behandelt. Ideal sind Metastasen bis zu einem maximalen Durchmesser von 30 mm. Die einzeitige Behandlung von mehreren Herden ist möglich. Auf eine bioptische Klärung kann dann verzichtet werden, wenn bis zu 3 Jahren nach Erstmanifestation der Grunderkrankung CT- oder MRT-Bilder einen typischen intrazerebralen Befund dokumentieren.

Die lokale Tumorkontrollrate beträgt nach Radiochirurgie etwa 70 %. Die Morbidität ist gering (Strahlennekrose ca. 4 %, Schädigung von Hirnnerven ca. 1 %). Retrospektiven Daten zufolge kann von einer wesentlichen Lebensverlängerung nach Radiochirurgie (Median: 11 bis 16 Monate) ausgegangen werden. Bedeutung und zeitliche Abfolge der Ganzhirnbestrahlung in Zusammenhang mit der Radiochirurgie sind noch nicht hinlänglich durch prospektiv-randomisierte Studien geklärt (Boyd u. Mehta 1999).

Zerebrale Gliome. Wenige klinische Studien mit Integration der Bestrahlung in ein Gesamtkonzept zur Therapie von malignen Gliomen (Boost-Bestrahlung nach Resektion und fraktionierter Bestrahlung) zeigten eine Verbesserung der lokalen Tumorkontrolle. Dieses Ergebnis war jedoch durch eine hohe Rate (30–40%) von operationswürdigen Radionekrosen belastet (Schwartz et al 1996).

Funktionelle Störungen (Schmerzen, Bewegungsstörungen. Erkrankungen des psychiatrischen Formenkreises): Hierbei handelt es sich um eine bisher nicht etablierte Indikation. Funktionelle Stereotaxie erfordert generell intraoperativ die elektrophysiologische bzw. klinische Bestätigung des berechneten Zielpunktes. Dies kann bisher nur durch die klassische, invasive Stereotaxie geleistet werden.

Indikationen: interstitielle Bestrahlung

Zerebrale Gliome. Ideale Indikationen sind bildmorphologisch (MRT) gut abgrenzbare pilozytische Astrozytome (WHO Grad I) oder Gliome WHO Grad II bis zu einem maximalen Durchmesser von 3,5 cm, lokalisiert in tiefen Hirnstrukturen (Basalganglien, Capsula interna, Thalamus oder Hirnstamm) sowie in kritischen kortikalen Arealen (sensomotorischer bzw. visueller Kortex, dominante Hemisphäre) (Kreth et al. 1995; Voges et al. 1993). Bei größeren Tumoren sollte wenn möglich eine Teilresektion mit anschließender interstitieller Bestrahlung kombiniert werden.

Für maligne Gliome (WHO Grad III oder IV) ist die alleinige Bestrahlung mit niederaktiven Seeds nicht ausreichend für eine lokale Tumorkontrolle. In diesen Fällen ist eine Kombination von interstitieller (niederaktive Seeds) und konventioneller Bestrahlung (reduzierte Boost-Dosis von 15–25 Gy) sinnvoll (Koot et al. 2000; Voges et al. 1993). Die Kombination aus konventioneller Bestrahlung mit üblicher Dosis (60 Gy) und Seeds hoher Aktivität verbesserte zwar die lokale Tumorkontrollrate, induzierte aber bei 50–60% der Patienten raumfordernde Radionekrosen (Scharfen et al. 1992).

Zerebrale Metastasen. Die lokale Kontrollrate ist ähnlich gut wie nach Radiochirurgie. Die Indikation wird in der eigenen Klinik für solitäre Läsionen gestellt, bei denen aufgrund eines nicht nachweisbaren Primärtumors die Artdiagnose durch eine stereotaktische Gewebeentnahme geklärt werden muss. Solitäre Metastasen, bei denen aufgrund des Tumordurchmessers (> 3,5 cm), die Radiochirurgie nicht indiziert ist, können in Einzelfällen ebenfalls gut behandelbar sein.

Indikationen: intrakavitäre Bestrahlung

Die Bestrahlung **zystischer Kraniopharyngiomanteile** ist entweder als Initialtherapie bei monozystischen Tumoren oder als Teil eines Gesamttherapiekonzeptes bei Patienten mit rezidivierender Zystenbildung und solidem Tumoranteil möglich. Eine signifikante Verkleinerung der behandelten Zyste wird bei 74–98% der Patienten beobachtet. Radiogene Nebenwirkungen betreffen im Wesentlichen die Funktion der Nn. optici bzw. des Chiasmas (5–6,5%) sowie die hypothalamisch-hypophysären Achsen (4–10%). Durch Instillation von ^{32}P, das im Gegensatz zu ^{90}Y eine geringere Eindringtiefe im Gewebe hat, konnten diese Nebenwirkungen deutlich reduziert werden (Voges et al. 1997).

Literatur

Boyd TS, Mehta MP (1999) Radiosurgery for brain metastases. Neurosurg Clin N Am 10: 337–50.

Engenhart-Cabillic R, Kocher M, Müller RP et al. (1999) Leitlinien zur Strahlentherapie von Hypophysenadenomen. Dtsch Med Wochenschr 124: 1148–52.

Flickinger JC, Kondziolka D, Lunsford LD (1996) Dose and diameter relationship for facial, trigeminal, and acoustic neuropathies following acoustic neuroma radiosurgery. Radiother Oncol 41: 215–9.

Flickinger JC, Kondziolka D, Lunsford LD et al. (2000) Development of a model to predict permanent symptomatic postradiosurgery injury for arteriovenous malformation patients. Arteriovenous Malformation Radiosurgery Study Group. Int J Radiat Oncol Biol Phys 46: 1143–8.

Friedman WA, Foote KD (2000) Linear accelerator radiosurgery in the management of brain tumors. Ann Med 32: 64–80.

Gardner G, Robertson JH (1988) Hearing preservation in unilateral acoustic neuroma surgery. Ann Otol Rhinol Laryngol 97: 55–66.

Hilaris BS (1968) Techniques for interstitial and intracavitary radiation. Cancer 22: 745–51.

Koot RW, Maarouf M, Hulshof MCCM et al. (2000) Brachytherapy: Results of two different therapy strategies for patients with primary glioblastoma multiforme. Cancer 88: 2796–802.

Kreth FW, Faist M, Warnke PC et al. (1995) Interstitial radiosurgery of low-grade gliomas. J Neurosurg 82: 418–29.

Kreth FW, Faist M, Rossner R et al. (1997) The risk of interstitial radiotherapy of low-grade gliomas. Radiother Oncol 43: 253–60.

Scharfen CO, Sneed PK, Wara WM et al. (1992) High activity iodine-125 interstitial implant for gliomas. Int J Radiat Oncol Biol Phys 24: 583–91.

Schwartz MS, Loeffler JS, Black PM et al. (1996) Reoperation following radiosurgery of glioblastoma: Impact on survival and neurologic status. Radiosurgery 1: 141–57.

Verhey LJ, Smith V (1995) The physics of radiosurgery. Semin Radiat Oncol 5: 175–91.

Voges J, Treuer H, Schlegel W et al. (1993) Interstitial irradiation of cerebral gliomas with stereotactically implanted iodine-125 seeds. Acta Neurochir (Wien) 58 (Suppl): 108–11.

Voges J, Treuer H, Sturm V et al. (1996) Risk analysis of linear accelerator radiosurgery. Int J Radiation Oncol Biol Phys 36: 1055–63.

Voges J, Sturm V, Lehrke R et al. (1997) Cystic craniopharyngioma: long-term results after intracavitary irradiation with stereotactically applied colloidal beta-emitting radioactive sources. Neurosurgery 40: 263–9 (discussion: 269–70).

4 Besondere Diagnostik- und Therapieverfahren

4.1 Mikroneurochirurgische Grundsätze

Kirsten Schmieder, Albrecht Günther Harders

Inhalt

In diesem Kapitel wird auf die intrakranielle Mikroneurochirurgie eingegangen. Überlegungen zu deren Einsatz im Bereich der Wirbelsäule finden sich in Kapitel 10.7.

Technische Voraussetzungen der Mikroneurochirurgie

Die operative Behandlung neurochirurgischer Erkrankungen beruht vor allem auf dem Einsatz des Mikroskops, das neben stereoskopischem Sehen vor allem eine optimale Ausleuchten tief liegender Prozesse gewährleistet (s. Abb. 4.1-1b). Dementsprechend werden intradurale Eingriffe unter dem **Mikroskop** durchgeführt. Es ergeben sich folgende Vorteile: Ausleuchtung und Vergrößerung des Operationsgebietes, bessere Assistenzmöglichkeit sowie Ausbildung eines Assistenten. Operationsmikroskope haben neben dem Operationsokular noch eine zweite Einblickmöglichkeit für den Assistenten, allerdings ohne stereoskopisches Sehen. Der dritte Lichtkanal wird für eine Foto- oder Videokamera genutzt. Der optimale Einsatz des Mikroskops setzt eine Tarierungsmöglichkeit voraus, um eine leichte Beweglichkeit – ggf. per Mundschalter – zu gewährleisten.

Eine weitere technische Voraussetzung für mikroneurochirurgische Eingriffe stellt die **Mayfield-Klemme** dar (s. Abb. 4.1-1a). Mit diesem Dreipunkthalter wird der Kopf des Patienten fixiert. Darüber hinaus erlaubt erst die Fixierung des Kopfes eine reproduzierbare Lagerung und damit eine Standardisierung operativer Zugänge. Daher werden intradurale Eingriff mit Fixation des Kopfes durchgeführt. Die Fixationsdorne verursachen lediglich geringfügige Hautläsionen. Nur für Kleinkinder sind spezielle Dorne erforderlich. Darüber hinaus sind Fixationshalterungen als fester Sockel für Referenzierungsutensilien bei Einsatz der Neuronavigation erforderlich.

Der Patient wird mit einer neutralen Elektrode geerdet, um zusätzlich zur bipolaren auch die monopolare Strompinzette gebrauchen zu können. Ein bequem höhenverstellbarer Stuhl mit ebenfalls höhenverstellbarer Armauflage gewährleistet entspanntes Arbeiten mit beiden Händen (Abb. 4.1-1b).

Zusätzlich zu den „klassischen" Instrumenten zur Eröffnung von Haut und Knochen wurden spezielle **Instrumente** zum mikroneurochirurgischen Arbeiten entwickelt. Meist präpariert man arbeitsteilig: die linke Hand führt den bajonettartig gebogenen Sauger (s. Abb. 4.1-1) mit Feinregelung der Saugstärke, und die rechte Hand arbeitet mit einer bipolaren Strompinzette, deren Stromfluss über einen Fußschalter bei Bedarf durch den Operateur aktiviert wird. Ohne Stromfluss dient die Pinzette der Präparation. Unterschiedliche Längen und Dicken müssen vorhanden sein, da die Arbeitstiefe bei Instrumenten, die eine definierte Halteposition in der Hand des Operateurs haben, über einen Wechsel des Instrumentes geändert wird. Gleiches gilt für Tumorfasspinzetten, Mikroscheren und Clip-Zangen, während feine Häkchen, Dissektoren, Kürretten und Mikromesser als stiftförmige Instrumente in ihrer Länge durch den Greifpunkt am Instrumentenschaft festgelegt werden. Beide Instrumentengruppen brauchen eine stabile und feste Auflage der Hand des Operateurs, um die notwendigen feinen Arbeitsbewegungen ermüdungsfrei auch über Stunden zu erlauben. Der trainierte Umgang mit der bipolaren Strompinzette und dem Sauger, ergänzt durch den Einsatz der Schneide- und Präparationsinstrumente, ist die Grundvoraussetzung für eine erfolgreiche mikroneurochirurgische Operation. Wichtig ist dabei auch die gute Zusammenarbeit mit

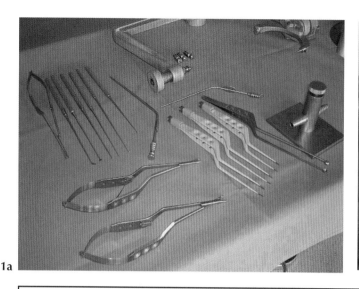

1a

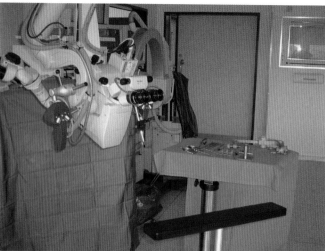

1b

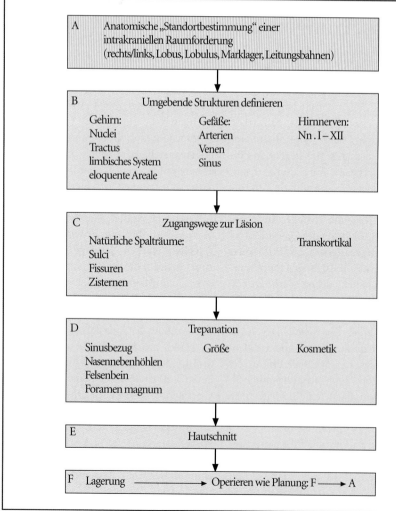

2

Abb. 4.1-1. Mikroneurochirurgische Instrumente, Mikroskop und Armauflage:
a) Aus didaktischen Gründen zusammengelegt wurden: Mayfield-Halterung zur Fixation des Kopfes mit Dornen, Sogreduzierventil mit abgewinkelten Saugerhandstücken, Mikroinstrumente in gerader und bajonettförmiger Ausprägung (Dissektoren, Tumorfasspinzetten), bipolare Koagulationspinzetten mit Isolierschicht, mehrgelenkige Applikationszangen für Aneurysma-Clips;
b) Arrangement von Mikroskop und Armlehne des Operationsstuhls (ohne Bezüge) sowie des Instrumententisches (nach didaktischen Gegebenheiten).

Abb. 4.1-2. Planungsschritte einer mikroneurochirurgischen Operation.

Diagram content:

A — Anatomische „Standortbestimmung" einer intrakraniellen Raumforderung (rechts/links, Lobus, Lobulus, Marklager, Leitungsbahnen)

B — Umgebende Strukturen definieren

Gehirn: / Nuclei / Tractus / limbisches System / eloquente Areale

Gefäße: / Arterien / Venen / Sinus

Hirnnerven: / Nn. I – XII

C — Zugangswege zur Läsion

Natürliche Spalträume: / Sulci / Fissuren / Zisternen

Transkortikal

D — Trepanation

Sinusbezug / Nasennebenhöhlen / Felsenbein / Foramen magnum

Größe

Kosmetik

E — Hautschnitt

F — Lagerung ⟶ Operieren wie Planung: F ⟶ A

dem instrumentierenden Pflegepersonal, da ein Anreichen der Instrumente ohne die Notwendigkeit der visuellen Kontrolle durch den Operator oder eines Nachfassens von entscheidender Bedeutung für ein „rundes Fortschreiten" der Operation ist.

Bei Operationen in tieferen Hirnarealen oder bei der Präparation natürlicher Spalträume erleichtert der Einsatz eines oder zweier **selbsthaltender Spatel** die Arbeit des Operateurs und schützt bei zarter Retraktion das umgebende Hirn vor Verletzung und Austrocknung durch die Wärmewirkung der Lichtquelle des Mikroskops, wenn das nicht operierte Gewebe mit feuchten Watten abgedeckt wird.

Cave: Eine Schädigung des unter dem Spatel liegenden Hirns durch Druck oder Störung der Mikrozirkulation entsteht bei übermäßigem Zug am Spatel unter nicht ausreichend entlasteten Druckverhältnissen. Weiterhin ist die Wahl der Breite des Hirnspatels entscheidend, da ein zu schmaler Spatel einschneiden kann.

Die Haltevorrichtung wird entweder am Operationstisch oder an der Mayfield-Klemme fest angeschraubt. Eine flexible Schlange, deren Haltekraft variiert werden kann und die in der gewünschten Stellung durch Umlegen eines Kippschalters mit Verriegelung der einzelnen kleinen Glieder zueinander arretiert wird, dient zur Führung des Spatels.

Präoperative Planungen

Die Planung eines mikroneurochirurgischen Eingriffes erfolgt am Tag vor der Operation. Eine simulierte Ex-vivo-Operation mit den einzelnen Schritten wird mithilfe der bildgebenden Diagnostik (CT, ggf. dreidimensional; MRT, funktionellem MR; digitaler Subtraktionsangiographie) von jüngeren Kollegen im Beisein eines erfahrenen Operateurs exemplarisch „durchgespielt".

Im ersten Schritt werden **Lage-** und **Nachbarschaftsbeziehung** der Läsion unter Berücksichtigung der Neuroanatomie

definiert. Entscheidend sind Größe, mögliche zystische oder nekrotische Anteile, Ausdehnung, Oberflächenbeziehungen auch in der Tiefe, Verlagerung von Hirnteilen, Gefäßen oder der Ventrikel. Darüber hinaus ist es vor allem in der Tumorchirurgie entscheidend, sich die Wachstumscharakteristik eines Tumors vor Augen zu führen.

Nach einer genauen Beschreibung der Läsion erfolgen die virtuelle Planung und ein „Durchspielen" möglicher **Zugangswege** unter besonderer Berücksichtigung einer atraumatischen und der Läsion angemessenen Strategie. Die endgültige Entscheidung für einen Zugang wird vor allem auch in Kenntnis der jeweiligen Risiken getroffen. Abgesehen von den Risiken des Zugangsweges selbst müssen auch die speziellen Risiken, die durch die Läsion aufgrund ihrer Lage und Größe entstanden sind, berücksichtigt werden. Der ausgewählte Zugang muss dabei nicht der kürzeste, sondern der am wenigsten traumatisierende sein.

In einem letzten Schritt werden die **Trepanation** in ihrer Lage und Größe festgelegt, der Hautschnitt unter dem Gesichtspunkt der Kosmetik und der Blutversorgung sowie die erforderliche Lagerung des Patienten bestimmt (Abb. 4.1-2).

Dieser festgelegte Ablauf zur Planung einer mikroneurochirurgischen Operation ändert sich auch nicht durch den Einsatz der Neuronavigation. Diese bietet eine zusätzliche Sicherheit, aber die intraoperative Einschätzung insbesondere der Größe der Läsion und des Fortschrittes der Operation in dreidimensionaler Hinsicht obliegt dem Operateur.

Prinzipien der Trepanationen im Überblick und deren spezielle Ansprüche an den Operateur

Der knöcherne Zugang soll dem Operateur einen ausreichenden Ein- und Überblick ermöglichen. Eine zu kleine Kraniotomie behindert die freie Beweglichkeit des Operateurs, insbesondere auch das

Einführen und Bewegen von Instrumenten speziell bei Präparationen in größerer Tiefe.

In diesem Kapitel werden die Trepanationen und daraus resultierenden operativen Zugänge vorgestellt, deren sich der Mikroneurochirurg bedient, um sowohl tumoröse als auch vaskuläre Läsionen operativ anzugehen. Für jede dieser Trepanationen existiert eine Vorgabe, die auf den Erstbeschreiber zurückgeht und die mit der Zeit entstandenen Modifikationen berücksichtigt. Diese Vorgabe umfasst

- Lagerung des Patienten auf dem Operationstisch und die Fixierung des Kopfes in der Mayfield-Klemme
- Ausdehnung der Haarrasur und Festlegung des Hautschnitts unter kosmetischen und funktionellen Gesichtspunkten (Blut-, Nervenversorgung)
- Topographie von Bohrlöchern, Verlauf des Sägeschnittes und osteoklastischer Anteile der jeweiligen Trepanation

Die Trepanation zur Freilegung von Kortexanteilen wird nachstehend nicht eigens besprochen – sie stellt vergleichsweise geringe technische Ansprüche an den Operateur.

In unserer Klinik werden alle Eingriffe zur Freilegung der hinteren Schädelgrube, des Kleinhirnbrückenwinkels sowie der supratentoriellen Regio occipitals in halbsitzender bzw. sitzender Lagerung durchgeführt. Ausnahmen existieren bei kleineren Tumoren des Felsenbeins oder bei neurovaskulärer Kompression. Die übrigen der nachstehend geschilderten Operationszugänge werden in Rücklage des Patienten durchgeführt.

Pterionaler Zugang

Der pterionale Zugang erlaubt einen Überblick über die Fissura Sylvii, große Teile der frontalen Schädelbasis und Teile des Frontal- und Temporallappens. Die Eröffnung der Lamina terminalis und damit des III. Ventrikels ist möglich.

Die Hauptindikationen für diesen Zugang sind Aneurysmata des vorderen Hirnkreislaufes, Tumoren der frontalen und temporalen Schädelbasis, bis nach suprasellär reichend sowie intraparenchymale Tumoren des Frontal- und Temporallappens sowie die Epilepsiechirurgie.

Die von Yaşargil beschriebene zweischichtige Präparation der Faszie des M. temporalis zum Schutz des frontalen Astes des N. facialis wird nicht von allen Operateuren durchgeführt und stellt einen speziellen Anspruch an den Zugang dar, weil man gerade durch diese Präparationstechnik auch einen Nerven schädigen kann. Die Entfernung des Keilbeinflügels – unter Umständen mit Teilen des Orbitadachs und des vorderen Klinoidfortsatzes – ist entscheidend, um einen basisnahen Arbeitskorridor zu schaffen und eine unnötige Retraktion des Gehirns zu vermeiden.

Frontolateraler Zugang

In Abwandlung des pterionalen Zugangs beschränkt sich der frontolaterale Zugang auf den frontalen Anteil der dort eingesetzten Trepanation, der je nach Bedarf erweitert wird. Er erlaubt einen Überblick über das Orbitadach der jeweiligen Seite der frontalen Schädelbasis und lateral auf die Fissura Sylvii. Eröffnungen der Lamina terminalis und damit des III. Ventrikels sind möglich.

Hauptindikationen für diesen Zugang sind Aneurysmata des vorderen Hirnkreislaufes, Tumoren der frontalen Schädelbasis, bis nach suprasellär reichend sowie intraparenchymale Tumoren des Frontallappens.

Der spezielle Anspruch liegt zum einen in der eventuell unvermeidbaren Eröffnung der Stirnhöhle, um den Schädel hinreichend basal zu eröffnen, mit der konsekutiven Erfordernis einer Kranialisation. Unter **Kranialisation** versteht man das Verschließen der eröffneten Nasennebenhöhlenanteile durch Aufsteppen eines (ggf. gestielten) Galeaperiostlappens über das freigelegte Stück bis hinunter zur Dura. Zum anderen wird eine Entfernung knöcherner Unregelmäßigkeiten des Orbitadaches mithilfe der Kugelfräse häufig notwendig, um einen möglichst freien basalen Einblick zu erlauben.

Subfrontaler Zugang

Der subfrontale Zugang mit Heraussägen der Stirnhöhlenvorderwand und Resektion der Stirnhöhlenhinterwand erlaubt einen Überblick über die gesamte frontale Schädelbasis bis zur Sellaregion. Die Eröffnung der Lamina terminalis und damit des III. Ventrikels ist möglich.

Hauptindikationen sind Aneurysmata des vorderen Hirnkreislaufes, Meningeome der frontalen Schädelbasis bis zum Diaphragma sellae, Kraniopharyngeome und die Deckung frontobasaler Duraverletzungen.

Der spezielle Anspruch liegt zum einen in der Duraeröffnung unter Durchtrennung des frontalen Falxansatzes mit Unterbindung des Beginns des Sinus sagittalis superior. Zum anderen wird bei der Präparation in die Tiefe ein- oder beidseitig der N. olfactorius aus seiner arachnoidalen Schicht präpariert, um bei der Anhebung des Frontallappens eine Schädigung zu verhindern. Darüber hinaus erfolgt am Ende der Operation eine Kranialisation der Stirnhöhle beidseits mit einem Galeaperiostlappen.

Paramedian-interhemispärisch frontaler, parietaler oder okzipitaler Zugang

Der paramedian-interhemispärisch frontale, parietale oder okzipitale Zugang erlaubt einen Überblick über den Kortex im Mittelspalt sowie über den Sinus, die Falx bis hinunter zum Balken und das Ventrikelsystem. Hauptindikationen sind parasagittale Falxmeningeome, Tumoren in den mittelspaltnahen Hirnanteilen von frontal bis okzipital sowie Tumoren im Ventrikelsystem.

Der spezielle Anspruch liegt zum einen in der Platzierung der Bohrlöcher auf dem Sinus mit der potenziell notwendigen Versorgung eventueller Verletzungen. Zum anderen bedarf es einer Eröffnung der Dura unter Schonung der einmündenden Brückenvenen sowie der Pacchioni-Granulationen.

Subtemporaler Zugang

Der subtemporale Zugang erlaubt einen Überblick über die temporale Schädelbasis und die in der Tiefe lokalisierte Cisterna ambiens sowie die angrenzenden Anteile des Mittelhirns. Hauptindikationen sind Meningeome der temporalen Schädelbasis einschließlich des Tentoriumschlitzes, Prozesse an der Felsenbeinspitze, lateralisierte Kavernome des Mittelhirns und Basilariskopfaneurysmata.

Der spezielle Anspruch liegt zum einen in der möglichst basalen, unter Umständen felsenbeinnahen Lage der Trepanation. Zum anderen verlangt die subtemporale Präparation in die Tiefe selbst bei Unterstützung durch eine lumbale Liquordrainage ein vorsichtiges Vorgehen unter Schonung der basalen, den Temporallappen drainierenden Venen (vor allem der V. Labbé).

Subokzipital lateraler Zugang

Der subokzipital laterale Zugang erlaubt je nach Ausdehnung in der Längsachse einen Überblick über den gesamten Kleinhirnbrückenwinkel vom Tentorium bis zum Foramen magnum. Hauptindikation sind Meningeome des Kleinhirnbrückenwinkels, Vestibularis-Schwannome und neuovaskuläre Kompressionssyndrome der Nn. trigeminus und facialis.

Der spezielle Anspruch liegt zum einen in der teilweisen Entfernung des Mastoids mit dem Ziel einer nur geringen Retraktion des Kleinhirns. Dies verlangt die Freilegung des Sinus transversus und des Sinus sigmoideus, mit der Gefahr der Eröffnung des Sinus oder angrenzender knöcherner lakunärer Venen. Die Versorgung derartiger Verletzungen dient zur Blutstillung und bei sitzender Lagerung der Vermeidung einer Luftembolie. Die spätere Abdeckung der eröffneten Anteile des Mastoids mit Muskel und Fibrinkleber (z. B. Beriplast P®)soll eine Liquorrhoe verhindern.

Suprazerebellärer paramedianer Zugang

Der suprazerebelläre paramediane Zugang erlaubt einen Überblick über die Kleinhirnoberfläche, die Unterfläche des Tentoriums sowie in der Tiefe über die Cisterna laminae quadrigeminae. Hauptindikationen sind Tumoren des Oberwurms, Prozesse in der Pinealisregion und im hinteren Anteil des III. Ventrikels.

Der spezielle Anspruch liegt zum einen in der Darstellung des Sinus transversus und des Confluens sinuum mit einer sinusnahen Duraeröffnung, wobei das häufige Vorliegen eines Sinus suboccipitalis oder anderer sinusoidaler Abflüsse diese Duraeröffnung erschweren. Zum anderen müssen bei der Präparation in die Tiefe oberhalb des Kleinhirns die Drainagevenen zum Tentorium entweder geschont oder gezielt koaguliert werden, um Blutungen oder Luftembolien zu vermeiden.

Subokzipitaler medianer Zugang

Der subokzipitale mediane Zugang unter Einbeziehung des Foramen magnum erlaubt einen Überblick über die dorsalen Kleinhirnanteile, einen Einblick in den unteren Anteil des IV. Ventrikels sowie nach Präparation zwischen Wurm und Tonsille einen Überblick über den Boden der Rautengrube und teilweise über die Lateralfläche der Medulla oblongata.

Hauptindikationen sind Tumoren, die von dorsal Kontakt zum IV. Ventrikel

haben, Tumoren und Kavernome der Rautengrube selbst, Aneurysmata der Aa. vertebralis und cerebelli inferior posterior sowie Meningeome des kraniozervikalen Überganges (s. Kap. 9.1).

Der spezielle Anspruch liegt zum einen in der Duraeröffnung unter gezielter Behandlung eröffneter Anteile eines Sinus suboccipitalis oder angrenzender sinusoidaler duraler Drainagevenen auch auf Höhe des Foramen magnum. Zum anderen verlangt die Präparation zwischen Wurm und Tonsille oder lateral der Medulla oblongata die unbedingte Schonung der arteriellen und venösen Gefäße und die nur geringe Manipulation der kaudalen Hirnnerven.

Präparation in natürlichen arachnoidalen Spalträumen

Die Planung der Operation und die Trepanationen berücksichtigen vor allem Lage, Ausdehnung und Erreichbarkeit natürlicher Spalträume des Gehirns. Darüber hinaus sorgt die Trepanation dafür, durch Resektion knöcherner Anteile mehr Platz zur Präparation zu erhalten. Allgemeines Prinzip bei intrakraniellen Eingriffen ist es, durch Lagerungstechniken und die Außenableitung von Liquor entspannte Verhältnisse zu schaffen und dadurch den Spateldruck so gering wie möglich zu halten. Kortikale Sulci unterscheiden sich in ihrer Ausdehnung und Tiefe. In Abhängig-

keit davon ist auch die Präparation zwischen den Arachnoidalschichten mehr oder weniger gut möglich (Abb. 4.1-3).

Die **Fissura Sylvii** ist der wichtigste natürliche Spaltraum bei Läsionen des medialen Frontal- und Temporallappens sowie des Inseloberfläche. Die Präparation erlaubt neben der Gewinnung von Liquor nicht nur die Darstellung der dort verlaufenden A. cerebri media mit ihren Ästen sowie der Sylvischen Venen, sondern auch eine spannungsarme Trennung des Frontal- und Temporallappens. Dies erlaubt eine breite Übersicht über die medialen sellären und parasellären Strukturen.

Über Zugänge des **Mittelspaltes** wird meist erst bei Erreichen der Balkenzisterne Liquor gewonnen. Bei deren Eröffnung besteht eine gute Übersicht über die A. pericallosa und eine Aufsicht auf den Balken mit den damit verbundenen Zugangsmöglichkeiten zu Seitenventrikeln bzw. III. Ventrikel.

Die Präparation dieser Spalträume verlangt ein hohes Maß an technischem Können und spezielle Instrumente. Die Eröffnung der obersten Arachnoidalschicht kann entweder mit einem Mikromesser erfolgen, mit zwei kleinen anatomischen Pinzetten unter Zug oder mit einer spitzen Mikroschere (s. Abb. 4.1-2). Die weitere Präparation zwischen den Arachnoidalschichten erfolgt meist mit der bipolaren Pinzette, unterstützt durch den gezielten Einsatz der stumpfen oder spitzen Mikroschere. Entscheidend ist dabei die möglichst breitflächige Präparation, um bei einem Einsatz des Spatels zu einem späteren Zeitpunkt keine Quetschung des Hirns oder ein Ein- bzw. Abreißen von kleinen Gefäßen zu verursachen.

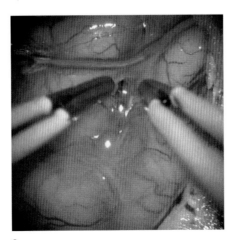 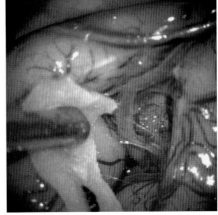

Abb. 4.1-3. Arachnoidale Präparationstechnik, Präparation der Arachnoidalschichten des Windungstals:
a) Nach Inzision lässt sich die Arachnoidea – Arachnoidelbrücken in wechselnder Ausprägung auseinanderdrängend – präparieren.
b) Nach scharfer Durchtrennung von Briden gelangt man entlang der Gefäße in die Tiefe.

a   b

Mikroneuro-chirurgische Tumorentfernung

Bezüglich der Strategie der operativen Tumorentfernnung bestehen konzeptionelle Unterschiede zwischen der Neurochirurgie und den meisten nicht-neurochirurgischen Disziplinen. Dabei haben in jüngerer Zeit auch nicht-neurochirurgisch Schädelbasisoperateure neurochirurgische Operationsprinzipien übernommen und dadurch in ihrem Fachgebiet Fortschritte erzielt (s. Kap. 3.3).

Im Rahmen der Entfernung intrakranieller Tumoren wird meist unabhängig von deren Oberflächenbeziehung eine **intratumorale Aushöhlung** vorgenommen. Dann werden die verbliebenen Kapselanteile in den gewonnen Raum gezogen und schonend von der umliegenden Grenzschicht oder vom nicht befallenen Hirn gelöst. Eine **Tumorresektion „weit im Gesunden"** – wie sie in anderen chirurgischen Disziplinen erforderlich sein kann – kommt für die Neurochirurgie nicht in Betracht. Historisch sind für (bösartige) Gliome viele Resektionskonzepte jenseits der makroskopischen Tumorgrenzen ohne erkennbaren Vorteil für den Patienten durchgeführt und heute sämtlich verlassen worden.

Die Duraeröffnung muss eine möglichst gute **Readaptation der Dura** am Operationsende erlauben. Die Abdichtung der vernähten Dura unter Aufbringen von sog. Fibrinklebern (z. B. Beriplast P®) und Kollagen findet breite Anwendung.

Bei **extraaxialen kortikalen Tumoren** soll nach gezielter Ausschaltung der duralen Tumorversorgung durch durale Blutgefäße die Duraeröffnung nur bis zum Rand des Tumors geführt werden, da es sonst unter Umständen zu einem Hervorquellen von Hirngewebe am Rand des Tumors am Übergang zum Durarand kommen kann. Das Eingehen in den Tumor ist der nächste Schritt. Zunächst wird der Tumor gehöhlt, d. h. es wird je nach Konsistenz mit dem Sauger, der Tumorfasspinzette oder mit dem Ultraschallaspirator (z. B. CUSA®) eine zentrale Volumenreduktion durchgeführt. Die verbleibende Tumorrestschale wird dann aus den angrenzenden gesunden Hirnarealen herauspräpariert. Dabei kann der Tumor in den entstandenen Resektionsbereich hineingedrückt werden, um einen Präparationsraum zu schaffen. Die Präparation unter leichtem Zug bietet sich an; z. B. mit einer Tumorfasspinzette und einer Präparationspinzette ohne Sauger. Nach vollständiger Tumorentfernung erfolgen Spülung der Resektionshöhle und sorgfältige, vorwiegend aktive Blutstillung (Abb. 4.1-4).

Bei **extraaxialen Tumoren der Schädelbasis** beinhaltet das Erreichen und Darstellen des Tumors einen wesentlichen Schritt, nämlich die Gewinnung von Liquor aus den angrenzenden basalen Zisternen. Die dadurch bedingte Druckentlastung mit einem konsekutiven Zurückweichen des angrenzenden Hirns erlaubt eine bessere Übersicht und eine Schonung des Hirns. Die „Abnabelung", d. h. die gezielte schrittweise Unterbindung der tumorversorgenden Gefäße, die zumeist

von der Dura des jeweiligen Abschnitts der Schädelbasis kommen, ist der entscheidende und erste Schritt der Operation. Nach kompletter Abnabelung des Tumors erfolgt die Höhlung unter Verwendung des CUSA® oder bei sehr weichen Tumoren des Saugers. Eine Hauptschwierigkeit besteht in möglichen Adhärenzen an wichtigen Gefäßen des Circulus arteriosus Willisii und den an der Basis verlaufenden Hirnnerven, bis hin zu deren kompletter Ummauerung. Dies kann insbesondere bei einer Kombination mit schlecht erhaltenen arachnoidalen Schichten die Präparation erschweren. Die schrittweise, konsequente Resektion des Tumors mit Präparation unter Zug ist die einzige Möglichkeit, die Gefahr einer Gefäß-Nerven-Verletzung zu minimieren, ggf. muss ein Tumorrest belassen werden.

Bei **intraaxialen Läsionen** mit kortikaler Manifestation erfolgt das Eingehen in die betroffene Hirnoberfläche. Nach zentraler Volumenreduktion wird schrittweise der Tumorrand dargestellt. Dabei werden tumorversorgende Gefäße koaguliert und mit der Schere durchtrennt. Bei subkortikalen Läsionen ist nach der Duraer-

Abb. 4.1-4. Operationsschritte bei der Resektion eines Konvexitätsmeningeoms:
a) Duraeröffnung über den Rand des Tumors hinaus, zur Darstellung der duralen Ausziehungen (meningeal tail);
b) Tumoraushöhlung mit dem Ultraschallaspirator (z. B. CUSA®);
c) Präparation der peritumoralen Arachnoidalschichten.

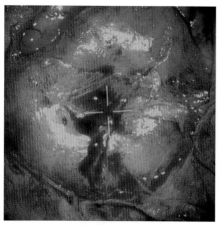

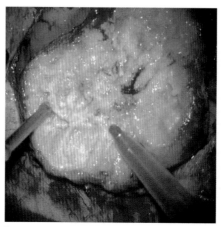

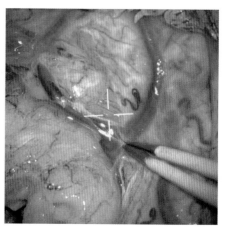

a   b   c

öffnung keine Veränderung sichtbar. Entsprechend der präoperativen Planung, ggf. mit Unterstützung durch die Neuronavigation, wird der ausgewählte Sulcus präpariert. In der Tiefe wird dann der Tumor lokalisiert, teilweise durch direkte Zeichen wie eine veränderten Hirnoberfläche, aber auch durch indirekte Hinweise wie eine Rarefizierung der oberflächlichen Gefäße durch die darunterliegende Raumforderung. Nach Inzision der Kortex- bzw. Tumoroberfläche erfolgt wiederum zuerst ein Eingehen in den Tumor mit dem Ziel, diesen auszuhöhlen und zu verkleinern, zumal bei der Präparation in der Tiefe aufgrund der Raumverhältnisse weniger Spielraum für die Präparation der Tumorrestschale besteht. Erleichternd wirkt sich dabei der im umliegenden Hirn bestehende Druck durch die Tumorraumforderung aus, die zu einem Nachrücken von Tumor in die geschaffene Resektionshöhle führt. Die sofortige gute Blutstillung mit der bipolaren Pinzette unter Verwendung von Hirnwatten ist entscheidend, da eine spätere Inspektion der gesamten Resektionshöhle durch deren teilweises Kollabieren nur unter Inkaufnahme einer Traumatisierung des Hirns möglich ist.

Tumoren in **tiefen Hirnarealen** werden zumeist nach Präparation der Fissura Sylvii, des Mittelspaltes zwischen Wurm und Tonsille im Bereich der hinteren Schädelgrube oder durch schädelbasisnahe Präparation entlang des Hirns erreicht. Dieses Erreichen und Darstellen des Tumors beinhaltet einen wesentlichen Schritt, nämlich die Gewinnung von Liquor aus den angrenzenden basalen Zisternen. Die dadurch bedingte Druckentlastung mit einem konsekutiven Zurückweichen des angrenzenden Hirns erlaubt eine bessere Übersicht und eine Schonung des Hirns. Zuerst erfolgt ein Eingehen in die Tumoroberfläche, um durch Eröffnung von Tumorzysten oder zentralen Nekrosen eventuell eine Volumenreduktion zu erzielen. Dann wird eine maximale zentrale Verkleinerung des Tumors angestrebt, um schließlich die Tumorrestschale aus dem angrenzenden Hirngewebe zu präparieren. Bei Tumoren mit kontinuierlichem Übergang in die Stammganglien oder den Boden der Rautengrube muss die Tumorresektion an einer Projektionslinie aus dargestellten anatomischen Orientierungspunkten (etwa Unterhorn – Fissura

Sylvii) beendet werden. Da die Blutstillung innerhalb des Tumors erfolgt, ist sie insbesondere bei malignen Tumoren mit stark veränderter Gefäßwandarchitektur erschwert. Unter Spülung, Verwendung von Hirnwatte und mithilfe der bipolaren Pinzette werden Blutungen sorgfältig gestillt, da eine Nachblutung in diesen tiefen Hirnarealen den Patienten maximal gefährden kann.

Intraventrikuläre Tumoren stellen einen hohen Anspruch an die Präparationstechniken des Operateurs. Die Seitenventrikel werden transkortikal über einen Mittelspaltzugang interhemisphärisch transkallosal erreicht. Der III. Ventrikel wird operativ entweder über einen Mittelspaltzugang mit interfornikaler, interseptaler (Septum pellucidum) oder transventrikulärer transforaminaler (Monroi) oder translaminärer (Lamina terminalis, Lamina quadrigemina) Präparation erreicht. Das Unterhorn kann entweder über die Fissura Sylvii oder transkortikal temporal angegangen werden. Das Kammerdreieck wird transsulkal, transparenchymal von lateral angegangen. Der IV. Ventrikel wird von kaudal zwischen Wurm und Tonsille oder transvermikal mit Spaltung des Velum medullare dargestellt.

Während die Präparation des jeweiligen Zugangsweges ausreichend breitflächig erfolgen sollte, um in der Tiefe einen ausreichenden Arbeitsraum zu gewährleisten, sind die Verhältnisse nach Erreichen des Ventrikelsystems durch das Ablassen von Liquor entspannt. Nach der Darstellung von Orientierungspunkten (Plexus, Venen) erfolgt die schrittweise Resektion des Tumors unter fortschreitender Verkleinerung. Besteht ein diffuser Übergang in das angrenzende Parenchym, so wird die Resektion an konstruierten Resektionsgrenzlinien anhand anatomischer Fixpunkte beendet, z. B. Achse der Rautengrube – Foramen magnum – Bregma. Die Blutstillung nach Resektion intraventrikulärer Tumoren erfolgt eher passiv mittels Spülung, da die am Boden des Ventrikelsystems verlaufenden arteriellen und venösen Gefäße den Stammganglien oder dem Hirnstamm zugehörig sind und geschont werden müssen. Darüber hinaus werden blutende Anteile des Plexus gezielt koaguliert, um eine weitere Traumatisierung des sehr vulnerablen Plexus zu vermeiden. Eine ausgedehnte Koagulation

kann Ischämien durch Läsionen der Aa. choroidea anterior oder posteriores nach sich ziehen.

Mikrochirurgische Ausschaltung von Gefäßmalformationen

Siehe dazu auch Kapitel 6.5.

Die vaskulären Malformationen des Gehirns unterliegen in Bezug auf die präoperative Eingriffsplanung denselben Kautelen wie die tumorösen Läsionen.

Aneurysmata

Unabhängig vom gewählten Zugang und der Lage des Aneurysmas besteht der erste Schritt in der Präparation der aneurysmaversorgenden Gefäße, um bei möglicher Ruptur im Rahmen der Präparation die proximale Kontrolle zu ermöglichen. Die Gefäßpräparation erfolgt auf dem Gefäß selbst, weil nur dadurch eine Verletzung kleiner abgehender Äste durch Lösung angrenzender arachnoidaler Schichten vermieden wird. Bei der Darstellung des Aneurysmas liegt das Hauptaugenmerk auf der Präparation des Halses mit der Darstellung benachbarter perforierender Arterien, die unbedingt geschont werden müssen. Herrschen übersichtliche Verhältnisse, erfolgt die Ausschaltung des Aneurysmas mit Clip, gefolgt von einer Koagulation des Aneurysmasacks mit schwachem, breitflächig aufgebrachtem Strom. Diese Schrumpfung des Aneurysmasacks erlaubt unter Umständen eine Veränderung der Clip-Lage mit Hilfe eines kleineren Clips und die Inspektion des Halses. Mithilfe der intraoperativen Doppler-Sonographie wird darüber hinaus die Durchgängigkeit der angrenzenden Gefäße überprüft.

Bei unübersichlichen Verhältnissen wird zunächst ein temporäres Clipping des aneurysmatragenden Gefäßes durchgeführt, um durch ein Schrumpfen des Aneurysmasacks eine bessere Übersicht über den Hals zu ermöglichen. Außerdem erlaubt die Druckentlastung innerhalb des Aneurysmas eine Lösung von Adhärenzen an angrenzende Gefäßen und dann die Ausschaltung des Aneurysmas.

Bei Auftreten einer intraoperativen Ruptur wird zunächst mit dem Sauger und durch Auflage von Hirnwatte eine vorübergehende Blutstillung erreicht, die durch Aufbringen eines oder mehrerer temporärer Clips unterstützt wird. Parallel dazu kann auch das Aufbringen eines Clips auf den rupturierten Anteil des Aneurysmasacks die Blutung stillen. Die schrittweise Kombination dieser Maßnahmen sollte eine ausreichende Übersicht und damit die definitive Ausschaltung des Aneurysmas erlauben.

Arteriovenöse Malformationen

Siehe dazu auch Kapitel 6.5.

In Abhängigkeit von der Größe, Ausdehnung und Gefäßversorgung des Angioms erfolgt zunächst eine präoperative **endovaskuläre Embolisation**. Die operative Entfernung nach entsprechender Planung erfolgt bei kortikalen Angiomen über eine ausreichend große Trepanation, bei tief liegenden Angiomen unter Verwendung eines standardisierten Zugangs. Die Präparation erfolgt zirkulär um das Angiom herum, mit gezielter Koagulation der unterschiedlich großkalibrigen versorgenden Gefäße (feeder). Die bipolare Strompinzette, meist mit breiten Bran-

chen, wird für die notwendige langstreckige Koagulation der sehr dünnenwandigen Angiom-Feeder verwandt. Bei Misslingen der Koagulation werden kleine Aneurysma-Clips verwandt, um so eine Blutstillung zu erzielen. Mit fortschreitender Ausschaltung des Angioms verändert die Drainagevene ihre Farbe durch den nunmehr fehlenden arterialisierten Blutanteil. Ein zu frühes Verschließen der angiomdrainierenden Venen muss unbedingt vermieden werden. Nach kompletter Angiomausschaltung erfolgt eine Blutstillung in den angrenzenden Hirnanteilen.

Kavernome

Die genaue präoperative Lokalisation und Zugangsplanung ist entscheidend für eine erfolgreiche operative Entfernung, zumal Kavernome gehäuft in Kombination mit DVAs (developmental venous anomalies, früher: venöse Angiome) auftreten. Diese gesundes Hirnparenchym drainierende Fehlbildung muss bei der Operation unbedingt erhalten werden. Die operative Strategie nach Lokalisation umfasst eine Koagulation mit dem Ziel einer Schrumpfung des Kavernoms. Bei größeren Kavernomen erfolgen Verkleinerung und die zirkuläre Präparation mit kompletter Entfernung des Kavernoms. Die gliös veränderten Hirnanteile der unmittelbaren Umgebung werden mit entfernt, da diese für die Epilepsie verantwortlich sein können und man darüber hinaus sicher sein muss, dass keine versprengten Kavernomanteile mehr

vorhanden sind. Bei Hirnstammkavernomen wird diese Schicht belassen, um keine neurologischen Defizite zu verursachen.

Schlussbemerkung

Das Erlernen der mikroneurochirurgischen Arbeitsweise zum Wohle der Patienten setzt – wie wohl sonst nirgendwo in einer medizinischen Disziplin – zwei Dinge voraus, deren Grundlagen außerhalb des Operationssaales liegen und die in einem Lehrbuch grundsätzlich nicht vermittelt werden können: Zum einen das mikroanatomische Selbststudium (s. Kap. 1.2) sowie zum anderen ein vertrauensvolles „Schüler-Lehrer"- bzw. „Lehrer-Schüler-Verhältnis".

Literatur

Seeger W (1980) Microsurgery of the Brain. Vol I, II. Stuttgart, New York: Thieme.

Seeger W (1985) Differential Approaches in Microsurgery of the Brain. Stuttgart, New York: Thieme

Seeger W (1986) Planning Strategies of Intracranial Microsurgery. Stuttgart, New York: Thieme.

Yaşargil G (ed) (1984–96) Microneurosurgery I (1984), II (1984), IIIa (1987), IIIb (1988), IV a (1994), IV b (1996) Stuttgart, New York: Thieme.

4.2 Dekompressive Kraniektomie aus neurochirurgischer Sicht

Jens Peter Regel, Dietmar Stolke

Definition

Durch die dekompressive Kraniektomie mit Eröffnung und Erweiterungsplastik der Dura (z. B. durch Galeaperiostlappen, z. B. Tutopatch®, ggf. verstärkt durch Fibrinkleber, z. B. Beriplast P®) ohne Wiedereinsetzen des Knochens wird dem schwellenden Hirn Platz gegeben. Hierdurch sollen mögliche Folgeschäden minimiert werden. Solche Hirnschwellungen können verschiedene Ursachen haben. Indikationen zur dekompressiven Kraniektomie ergeben sich für verschiedene Krankheiten der Neuromedizin, z. B. konservativ nicht kontrollierbarer Hirndruck beim Schädel-Hirn-Trauma (SHT) (Abb. 4.2-1), maligner Hirninfarkt (Abb. 4.2-2; s. Abb. 4.2-3, 4.2-4), Enzephalitis, Schwellungen nach subarachnoidaler und intrazerebraler Blutung, selten beim Reye-Syndrom.

Historie, Entwicklungen

Supratentorielle Eingriffe

Erste Ansätze für ein Konzept der dekompressiven Kraniektomie lassen sich bis zu den Ägyptern und bis zu Hippokrates zurückverfolgen. Eine recht differenzierte Darstellung zu pathophysiologischen Herleitungen, Indikationen und handwerklichen Aspekten der Autoren Wagner, Doyen, Marcotte (1896) und anderen findet sich schon bei Kocher (1901). Cushing berichtete 1905 über Dekompressionsoperationen.

Es wurden verschiedene Formen beschrieben: Zirkuläre Kraniotomien (Bauer 1932; Clark et al. 1968) wurden wieder verlassen. Cushing (1905) beschrieb die subtemporale Kraniektomie zur Druckentlastung bei inoperablen Tumoren, wobei es hier oftmals zu Herniation und Nekrose des Temporallappens kam. Kjellberg und Prieto (1971) und andere Auto-

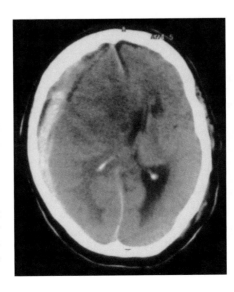

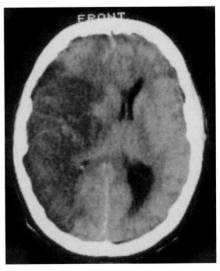

Abb. 4.2-1. Nativ-CT eines Patienten mit schwerem Schädel-Hirn-Trauma und akutem Subduralhämatom rechts fronto-temporoparietal mit deutlicher Mittellinienverlagerung.

Abb. 4.2-2. Nativ-CT eines Patienten mit akutem Infarkt im Versorgungsgebiet der nichtdominanten A. cerebri media mit deutlicher Raumforderung und Mittellinienverlagerung.

ren berichteten über unterschiedliche Ergebnisse nach bifrontalen Kraniektomien. Marcotte beschrieb 1896 die fronto-temporo-parietale Kraniektomie, die heute bevorzugt in der Traumachirurgie und bei malignen supratentoriellen Hirninfarkten entweder uni- oder bilateral, durchgeführt wird.

Die Literatur bis in die 1980er-Jahre belegt zwar schlechte Ergebnisse nach dekompressiver Kraniektomie, verwirft sie aber nicht grundsätzlich als Alternative zur medikamentösen Therapie. Daten der wichtigsten Arbeiten der letzten Jahre zeigt Tabelle 4.2-1. Wesentlich bei der Literaturanalyse ist, dass sich nicht alle Mitteilungen auf vergleichbare Einteilungen des Erholungszustandes beziehen (z. B. Glasgow Outcome Score [GOS]). Oft wird lediglich ein „gutes Outcome" ohne nähere Beschreibung angegeben. Bisweilen fehlt auch die präoperative Beschreibung der Patienten bzw. die Indikation zur Dekompression.

Infratentorielle Eingriffe

Die Druckerhöhung im infratentoriellen Kompartiment ist nur bedingt mit den supratentoriellen Verhältnissen vergleichbar. Es handelt sich im Wesentlichen um eine eigene Pathophysiologie. Dekompressionsverfahren werden hier ggf. auch mit Resektionen kombiniert, z. B. von ischämischem Kleinhirngewebe – ein Konzept also, das supratentoriell nicht durchgehend akzeptiert ist. Zur Therapie von anderweitig nicht beherrschbaren Druckerhöhungen in der hinteren Schädelgrube wird der potenzielle Nutzen einer Entlastungskraniektomie weniger kontrovers diskutiert als für das supratentorielle Kompartiment.

Tab. 4.2-1. Literaturauswahl zur dekompressiven Kraniektomie (supratentoriell)

Erstautor	Jahr	Patienten	Methode	Ergebnis	Besonderheiten
Clark et al.	1968	2	zirkulär	beide Patienten verstorben	
Kerr	1968	1	bifrontal	verstorben	
Kjellberg u. Prieto	1971	73	bifrontal	18% überlebt, 12% gutes Outcome	
Venes u. Collins	1975	13	bifrontal, bitemporal	1 Überlebender mit gutem Outcome	
Gerl u. Tavan	1980	30	bitemporo-parietal	5 Patienten voll rehabilitiert	
Pereira et al.	1977	12		5 Patienten mit gutem Outcome	
Makino u. Yamaura	1979	207	verschiedene, uni- und bilateral	83% mit gutem Outcome	keine Beschreibung des präoperativen Zustandes der Patienten
Fisher u. Ojemann	1994	3	ausgedehnt bilateral	gutes Outcome aller Patienten	nur Patienten mit Subarachnoidalblutung
Polin et al.	1997	35	bifrontal	gut ein Drittel mit gutem Outcome	Patienten mit Schädel-Hirn-Trauma
Schwab et al.	1998	63	fronto-temporo-parietal	nur 13% der 46 überlebenden Patienten mit schwerem neurologischem Defizit	nur Patienten mit malignem Hirninfarkt
Kleist-Welch Guerra et al.	1999	57	fronto-temporo-parietal, uni- und bilateral	über die Hälfte der Patienten mit guter Erholung oder leichter Behinderung (GOS 4 und 5)	erstmals Leitlinien zur dekompressiven Kraniektomie bei Schädel-Hirn-Trauma (s. Tab. 4.2-2)
Münch et al.	2000	49	fronto-temporo-parieto-okzipital	kein signifikanter Effekt auf Outcome insgesamt; Besserung der Mittellinienverlagerung	Patienten unter 50 Jahren mit signifikant besserem Outcome als Ältere
Caroli et al.	2001	95	verschiedene	gute Methode, Hirndruck zu reduzieren und Letalität zu senken	Effekt nur nach sorgfältiger Indikationsstellung
Taylor et al.	2001	27		deutlich besseres Outcome der operierten Patienten, jedoch ohne Signifikanz	einzige randomisierte Studie, nur Kinder

Die Gruppe um Ogasawara (1995) berichtete über gute postoperative Ergebnisse bei sieben Patienten nach dekompressiver Kraniektomie wegen Kleinhirninfarkten. Hornig und Mitarbeiter (1994) konnten zeigen, dass es bei gut einem Drittel der bewusstlosen Patienten nach dekompressiver Kraniektomie bei raumforderndem Kleinhirninfarkt zu einem guten Erholungszustand kam. Heros (1992) sowie die Gruppe um Chen (1992) berichteten über gute klinische Ergebnisse in Verlaufsuntersuchungen nach Ventrikulostomie mit nachfolgender dekompressiver Kraniektomie. Mohsenipour und Mitarbeiter (1999) konnten bei einer Serie von 100 Patienten über eine Senkung der Letalität des Kleinhirninfarktes um 15 % nach subokzipitaler Dekompression sowie über ein signifikant besseres Outcome berichten.

Datenlage

Bis auf die Pilotstudie von Taylor und Mitarbeitern (2001) (s. Tab. 4.2-1) gibt es in der Literatur keine prospektiv randomisierte Untersuchung zur dekompressiven Kraniektomie gegenüber anderen Therapieformen. Wegen der geringen Patientenzahl (n = 27) lässt aber auch diese Publikation (erwartetermaßen) keine allgemeingültige Strategieplanung zu.

Therapiemaßnahmen

Indikation

Die Indikation zur dekompressiven Kraniektomie wird letztlich vom Neurochirurgen gestellt und zwar – wegen derzeit fehlender gesicherter Erkenntnisse, die Verallgemeinerungen zulassen würden – nach **individuellen Kriterien**, die der Operateur verantwortet. Günstig ist es, entsprechende Patienten in neuromedizinischen Zentren interdisziplinär zu betreuen. Hilfreich ist es auch, wenn ein Neurochirurg die Krankheitsentwicklung mitverfolgen kann und den Patienten kennenlernt, wenn die Indikation noch fraglich ist – ggf. besucht der Neurochirurg den Patienten in der kritischen Phase mehrfach täglich.

Als **Altersbeschränkung** für die dekompressive Kraniektomie (z. B. nach Schädel-Hirn-Trauma, malignem Hirninfarkt) wird nach oben das 55. Lebensjahr angegeben (Holtkamp et al. 2001; Kleist-Welch Guerra et al. 1999; Münch et al. 2000), Altersbeschränkungen nach unten hin sind nicht bekannt. Genau wie für andere neurochirurgische Entitäten mit erhöhtem Hirndruck wird man die Indikation nicht ausschließlich vom chronologischen Lebensalter abhängig machen, sondern zumindest auch wesentliche Komorbiditäten und Komedikationen mit berücksichtigen.

Bei Hinweisen auf ausgedehnte **irreversible Hirnschäden** werden Indikationen zurückhaltender und in dubio allenfalls

für sehr junge Patienten gestellt. Grundsätzlich stellt die fixe Mydriasis keine Kontraindikation zur dekompressiven Kraniektomie dar. Falls sie aber längerfristig, von unsicherer Dauer oder beidseits besteht, relativiert sich die Prognose erheblich, insbesondere bei älteren Patienten.

Praktischer Hinweis: Bezüglich der gerinnungsphysiologischen Voraussetzungen für eine dekompressive Kraniektomie wird man nach individueller Prüfung des klinischen Zustandes des Patienten die modifizierte „60er-Daumenregel" anwenden:
- Quickwert über 60 %
- PTT unter 60 s
- Thrombozytenkonzentration (deutlich) über 60.000/µl

Bei anamnestischen Hinweisen auf Thrombozytenaggregationshemmung: Gabe von Desmopressin (z. B. Minirin®), ggf. von Thrombozytenkonzentraten erwägen.

Konservative Optionen zur Hirndrucksenkung werden prächirurgisch ausgeschöpft (ggf. im Operationssaal unter Hirndruckmessung in Kooperation mit dem Neuroanästhesisten). Die dekompressive Kraniektomie stellt eine Ultima Ratio dar. In Einzelfällen kann bei jungen Schlaganfallpatienten eine dekompressive Kraniektomie frühzeitig, vor Ausschöpfen aller übrigen Maßnahmen, durchgeführt werden. Wissenschaftlich ungeklärt ist, welche Subgruppe davon profitiert, wenn eine dekompressive Kraniektomie bei noch nicht bewusstlosen Patienten durchgeführt wird.

Bei Patienten mit **zerebralen Ischämien** ist es hilfreich, wenn anhand neuroradiologischer und/oder nuklearmedizinischer Untersuchungen schon zu einem sehr frühen Zeitpunkt das Ausmaß der zu erwartenden Hirngewebekompromittierung vorhergesagt werden kann, also bevor sich ausgedehnte Hypodensitätszonen im CT demarkieren (Abb. 4.2-3, 4.2-4). Die zeitliche Einschätzung, ob es ein Patient noch ohne Operation schafft oder ob er tatsächlich vor dem Komaeintritt operiert werden soll, erfordert zum einen etwas Fingerspitzengefühl und zum anderen wiederholte Befunderhebungen durch den Neurochirurgen – also auch zu einem Zeitpunkt, zu

Tab. 4.2-2. Empfehlungen zur Indikation und Durchführung einer dekompressiven Kraniektomie

- Dekompression vor Eintritt wesentlicher Folgeschäden!
- intrakranielle Raumforderungen zunächst entfernen
- bei Schädel-Hirn-Trauma und malignem Hirninfarkt: Alter unter 55 Jahren, bei Kindern unter 17 Jahren großzügigere Indikationsstellung, bei sonstigen Erkrankungen keine Altersbegrenzung
- *keine* dekompressive Kraniektomie bei primärem Hirnstammschaden mit irreversiblen Einklemmungszeichen
- konservativ therapierefraktärer Hirndruck über 35 mm Hg
- intrakranielle Drucksteigerung mit klinischer (GCS, Streckmechanismen, weite Pupille), radiologischer oder elektrophysiologischer Verschlechterung
- Die dekompressive Kraniektomie sollte auf der Seite der Hirnschwellung fronto-temporo-parietal ausreichend groß mit Eröffnung der Dura bzw. einer Duraerweiterungsplastik erfolgen. Wenn man sich zur Operation entschließt, darf die Kraniektomie nicht zu klein ausfallen; anschließend steriler Verband, wattegepolstert, und Redon-Drainage ohne Sog.

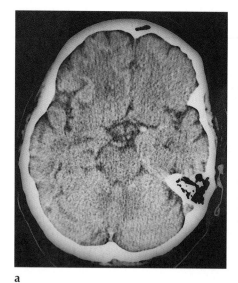

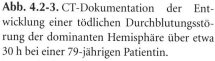

a

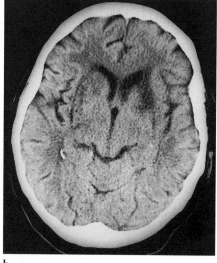

b

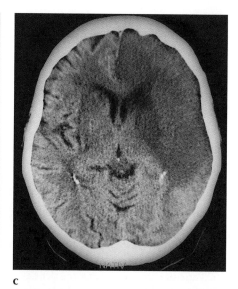

c

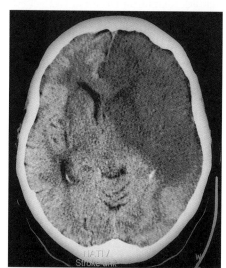

d

Abb. 4.2-3. CT-Dokumentation der Entwicklung einer tödlichen Durchblutungsstörung der dominanten Hemisphäre über etwa 30 h bei einer 79-jährigen Patientin.
Vorgeschichte: Polymyalgia rheumatica, Hypertonus, allgemeine Vaskulopathie, Zustand nach Myokardinfarkt und dreifachem aortokoronarem Bypass vor 4 Jahren; intermittierendes Vorhofflimmern; bis 3 Tage vor Notfalleinweisung selbstständige Lebensführung; dann Zeichen eines fieberhaften Harnwegsinfektes (multiresistenter E. coli). Am Aufnahmetag: plötzlich hochgradige Hemiparese rechts (Spontan-Babinski) und Dysarthrie bei gutem Sprachfluss und erhaltenem Sprachverständnis; Anosognosie; Hemineglekt nach rechts; homonyme Hemianopsie nach rechts; Hemihypästhesie rechts; Blickdeviation nach links.
a) Natives axiales CT bei Klinikaufnahme mit hyperdensem Signal im Gabelbereich der linken A. carotis interna. Dieser Befund lässt bereits an die Entwicklung einer ausgedehn-

ten Mangeldurchblutung im Versorgungsbereich der Aa. cerebri anterior und media denken (klinisch: GCS 14).
b) Natives axiales CT (zeitgleich zu Abbildungsteil a, kranialere Schicht) mit umschriebener Hypodensität im Bereich des Kopfes des Nucleus caudatus bis zum vorderen Schenkel der Capsula interna (im Übrigen: Zeichen der allgemeinen Enzephalopathie mit polytopen Hypodensitäten).
c) Natives axiales CT (analog zu Abbildungsteil b) nach 19 h mit ausgedehnten Hypodensitäten im Versorgungsgebiet der linken Aa. cerebri anterior und media (klinisch: GCS 13).
d) CT etwa 30 h nach Klinikaufnahme (zu Abbildungsteil b und c analog): mittlerweile raumfordernde Hypodensität wie bei einem Karotisgabelverschluss links (klinisch: GCS 7; Periodenatmung).
(Die Abbildung wurden dankenswerterweise aus dem Universitätsklinikum Münster zur Verfügung gestellt. Diagnostizierende bzw.

behandelnde Ärzte der Nachbardisziplinen waren: Prof. Dr. W. Heindel, PD Dr. M. Weckesser, Prof. Dr. Dr. O. Schober, Prof. Dr. E.-B. Ringelstein, Prof. Dr. F. Stögbauer.)

dem noch gar nicht ausgemacht ist, ob der Patient einmal operiert werden wird.

Engelhorn und Mitarbeiter (1998) konnten – allerdings tierexperimentell – zeigen, dass eine frühzeitige Entlastungstrepanation die Infarktgröße signifikant reduziert und die Erholung begünstigt.

Es ist auch nicht geklärt, ob man bei Verdacht auf ausgedehnte Minderperfusionen der mutmaßlich **dominanten**

Hemisphäre grundsätzlich nicht dekomprimieren soll oder ob man nicht doch insbesondere junge Patienten – selbst bei gesichertem Befall der dominanten Hemisphäre – unter Annahme einer neuralen Plastizität operiert. Für diese Argumentation werden meist kasuistisch Patienten mit unerwartet guter Erholung oder guter Bewältigung des erheblichen Handicaps genannt (s. Abb. 3.4-4).

Methode der fronto-temporo-parietalen dekompressiven Kraniektomie

Der Patient wird auf den Rücken gelagert, der Kopf zur Gegenseite gedreht. Die Linea temporalis bildet den höchsten

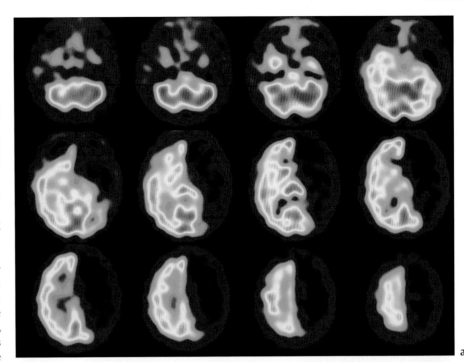

a

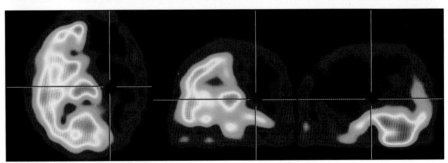

b

Abb. 4.2-4. Nuklearmedizinische Hirndurchblutungsuntersuchung der 79-jährigen Patientin aus Abb. 4.2-3. ^{99m}Tc-ECD-SPECT etwa 15 h nach Klinikaufnahme, zeitlich also zwischen den CT-Aufnahmen aus 4.2-3b und c. Art und Ausmaß der fehlenden Aufnahme des Tracers legen einen definitiven Funktionsverlust der nicht anreichernden Areale mit malignem Verlauf nahe. Solche Befunde können schon frühzeitig zur Indikationsstellung für eine dekompressive Kraniektomie herangezogen werden.

Im vorliegenden Fall waren sich die Kinder der Patientin bezüglich eines operativen Behandlungsversuches uneinig. Nach interdisziplinärem ärztlichem Konsil wurde eine neurochirurgische Indikation nicht gestellt, insbesondere wegen des Zusammentreffens von Alter, Befall der dominanten Hemisphäre und Ausdehnung des Befundes. Die Patientin verstarb knapp 2 Tage nach Beginn der neurologischen und etwa 5 Tage nach Beginn der Fiebersymptomatik.

(Die Abbildungen wurden dankenswerterweise aus dem Universitätsklinikum Münster zur Verfügung gestellt. Diagnostizierende bzw. behandelnde Ärzte der Nachbardisziplinen waren: Prof. Dr. W. Heindel, PD Dr. M. Weckesser, Prof. Dr. Dr. O. Schober, Prof. Dr. E.-B. Ringelstein, Prof. Dr. F. Stögbauer.)

Bereich. Der Kopf wird in der Mayfield-Klemme fixiert (Dornposition: Einzeldorn auf der zu operierenden Seite retroaurikulär oberhalb des Mastoids, Doppeldorn auf der gegenüberliegenden Seite im frontotemporalen Übergang oberhalb der Linea temporalis), die ipsilaterale Schulter unterlagert. Anatomische Leitstrukturen zeigt Tabelle 4.2-3.

Da die Kraniektomie zur Druckentlastung möglichst groß sein sollte (mindestens 10–12 cm im Durchmesser), wird der Hautschnitt entsprechend geplant: Der Inzisionsbeginn (wie bei der pterionalen Kraniotomie) erfolgt vor dem Tragus, anschließend nach okzipital und parietal, leicht paramedian zur kontralateralen Stirnhaargrenze (Abb. 4.2-5). Die A. temporalis superficialis und die Rr. zygomatici des N. facialis werden bei der Präparation

vor dem Tragus geschont. Anschließend wird der Hautlappen per Raspartorium zur Basis hin scharf mobilisiert, in feuchte Kompressen eingeschlagen und mit Tuchklemmen fixiert. Nach Blutstillung werden die Bohrlöcher im Verlauf der Inzision angelegt: ein erstes Bohrloch in Höhe der Linea temporalis direkt oberhalb der Sutura frontozygomatica, ein zweites frontal oberhalb des Orbitarandes und außerhalb der Stirnhöhle, weitere Bohrlöcher im Verlauf der Inzision parietal und temporal. Die Bohrlöcher werden verbunden (Kraniotom, Gigli-Säge); bei ausgedehnter Hirnschwellung wegen eines Mediainfarktes kann optional auch eine mittellinienübergreifende dekompressive Kraniektomie erfolgen (Abb. 4.2-6). Nicht empfehlenswert ist dies nach Schädel-Hirn-Trauma. Es erfolgt die osteoklas-

tische Erweiterung der dekompressiven Kraniektomie zur Basis (Luer-Zangen, Stanzen) zur temporobasalen Dekompres-

Tab. 4.2-3. Anatomische Leitstrukturen bei der fronto-temporo-parietalen Dekompression

- Tragus
- A. und V. temporalis superficialis
- M. temporoparietalis
- Os zygomaticum
- N. auriculotemporalis
- Rr. zygomatici nervi facialis
- A. und V. meningea media (Rr. frontalis und parietalis)
- Dura mater
- V. media superficialis cerebri
- A. cerebri media (Rr. temporales)
- V. anastomotica inferior (Labbé-Vene)
- Sinus sagittalis superior

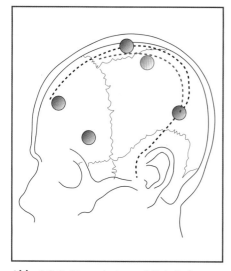

Abb. 4.2-5. Hautschnitt und Bohrlöcher zur fronto-temporo-parietalen Dekompressionskraniektomie. Schwarz: Hautschnitt und Bohrlöcher bei raumforderndem Infarkt der A. cerebri media. Rot: Hautschnitt und Bohrloch beim Schädel-Hirn-Trauma.

sion. Der entnommene Schädelknochen wird kryokonserviert (−80 °C) oder alternativ in derselben Sitzung heterotop autolog implantiert (subkutanes Bauchfett).

Die bogenförmige Durainzision wird nach medial zum Sinus sagittalis hin gestielt und temporobasal durch mehrere Längsinzisionen erweitert. Es werden Durahochnähte angelegt(Abb. 4.2-7) und eventuelle subdurale und/oder intrazerebraler Hämatome entfernt. Optional kann eine Temporal- oder Frontalpolresektion bei massiver Hirnprotrusion in den Knochendefekt durchgeführt werden sowie eine Venenpolsterung am Duraeröffnungsrand durch resorbierbare fibrinhaltigen Schwämmchen (z. B. Curaspon®) (Csokay et al. 2001). Es folgt eine großzügige Duraerweiterungsplastik mit Galeaperiostlappen oder Duraersatzmaterialien. Der M. temporalis wird auf die Duraerweiterungsplastik aufgelagert und hier

fixiert (Schichtenwahrung zur späteren Präparation des Muskels bei der Knochenreimplantation). Zum Abschluss wird eine Redon-Drainage ohne Sog angelegt und die Wunde durch Galea- und Hautnähte verschlossen (Abb. 4.2-8).

Methode der subokzipitalen dekompressiven Kraniektomie

Bei der subokzipitalen Dekompression wird der Patient in der Concorde-Position (Bauchlage mit leicht nach ventral flektiertem Kopf) oder halbsitzend gelagert, mit scharfer Fixierung des Kopfes in der Mayfield-Klemme (Risiko der Luftembolie bei halbsitzender Position). Anatomische Orientierungspunkte zeigt Tabelle 4.2-4.

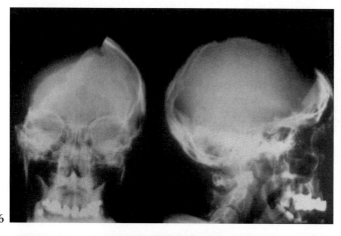

6

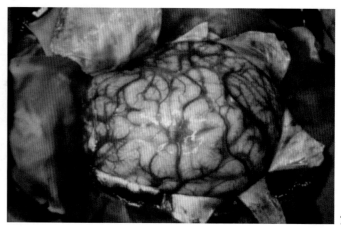

7

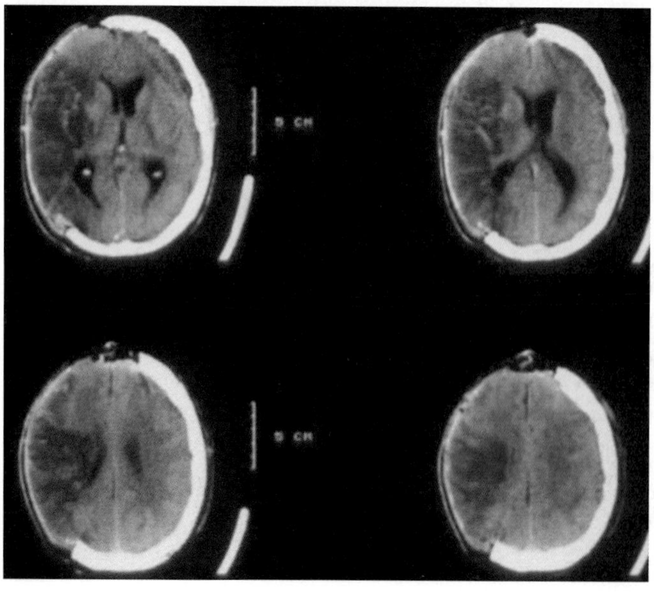

8

Abb. 4.2-6. Natives Röntgenübersichtsbild des Schädels in zwei Ebenen nach ausgedehnter dekompressiver Kraniektomie wegen Hirnödem nach Infarkt der A. cerebri media der nichtdominanten Seite. Man beachte die sinusübergreifende Trepanation.

Abb. 4.2-7. Intraoperativer Aspekt nach Eröffnung der Dura mit Entlastungsinzisionen im Rahmen der dekompressiven Kraniektomie (mit freundlicher Genehmigung von Dr. F. Rauhut).

Abb. 4.2-8. Postoperatives Nativ-CT nach dekompressiver Kraniektomie und Duraerweiterungsplastik nach nichtdominantem Mediainfarkt (s. auch Kap. 3.4).

Tab. 4.2-4. Anatomische Leitstrukturen bei der subokzipitalen Dekompression

- Protuberantia occipitalis externa
- Processus spinosus axis
- V. azygos nuchae
- Squama occipitalis
- Arcus posterior atlantis
- Linea nuchae superior et inferior
- M. trapezius
- Confluens sinuum
- Sinus transversus
- Aa. vertebrales
- Dura mater
- Kleinhirnhemisphären und -tonsillen

Der Kopf wird in der Concorde-Position leicht nach unten gekippt. Der Hautschnitt (gerade oder S-förmig) erfolgt von der Protuberantia occipitalis externa zum Processus spinosus axis. Das Nackenband wird median durchtrennt, die Muskulatur nach lateral und bis an den Rand des Foramen magnum abgeschoben. Es werden zwei paramediane Bohrlöcher in der Squama occipitalis angelegt (Distanz zum Sinus etwa 2 cm). Die Hinterhauptsschuppe wird osteoklastisch eröffnet, unter Ausnutzung der Bohrlöcher (mit Stanzen, Zangen, ggf. Fräse). Das Foramen magnum wird eröffnet, optional der Atlasbogen reseziert (cave: lateral liegen die Aa. vertebrales). Die Dura wird Y-förmig inzidiert, Raumforderungen (ischämisches oder haemorrhagisches Kleinhirngewebe) werden beseitigt. Es erfolgen Duraerweiterungsplastiken mittels Galeaperiostlappen (alternativ z. B. Tutopatch®) und der wasserdichte Verschluss. Abschließend wird die Blutstillung durchgeführt, ggf. eine Redon-Drainage ohne Sog eingelegt und die Haut schichtweise verschlossen.

Gefahren der dekompressiven Kraniektomie

Bei zu kleiner Trepanation besteht das Risiko einer Hirnherniation und einer marginalen Venenstauung . Dadurch wird ein Teufelskreis in Richtung malignes Hirnödem begünstigt. Es kann außerdem zu Verletzungen wichtiger Gefäßstruktu-ren (der Aa. vertebrales, cerebri media; venöser Blutleiter) kommen. Eine unzureichende Blutstillung kann raumfordernde Hämatome zur Folge haben.

Komplikationen. Eine Zusammenstellung von Komplikationen im Rahmen von dekompressiven Kraniektomien findet sich bei Grumme und Kolodziejczyk (1995). Die Gruppe um Schwab (1998b) berichtete über vier Patienten, bei denen eine dekompressive Kraniektomie zur Behandlung eines deutlich erhöhten Hirndruckes (zwei Patienten postmeningitisch, einer nach intrazerebraler Blutung und einer nach Infarkt der A. cerebri media) durchgeführt wurde, bei denen es entweder postoperativ nach Lumbalpunktion oder nach Kopfhochlagerung zu einer transtentoriellen, paradoxen Herniation gekommen war. Nach Kopftieflagerung und Flüssigkeitszufuhr kam es bei allen vier Patienten zu einer sofortigen Besserung der Symptomatik, und man entschloss sich zur frühzeitigen Implantation des Eigenknochens (s. unten). Sonstige Komplikationen beinhalten Liquorkissen und Wundheilungsstörungen.

Zeitpunkt, Therapiegrenzen, Kontraindikationen

Die dekompressive Kraniektomie erfolgt nach klarer Indikationsstellung so früh wie möglich, um sekundäre Hirnschädigungen zu vermeiden oder zu minimieren.

Therapiegrenzen deuten sich sicherlich für folgende Patienten aufgrund des Risikos eines apallischen vegetativen Syndroms an: eindeutige transtentorielle Einklemmungszeichen, mutmaßliche Hirnstammschädigung, höheres Lebensalter, nicht kompensierbare Blutgerinnungsstörung.

Kontraindikationen zur dekompressiven Kraniektomie ergeben sich aus einer sorgfältigen Indikationsstellung (s. oben).

Die **Reimplantation des Eigenknochens** bzw. eines alloplastischen Ersatzes wird in Abhängigkeit vom klinischen Befund geplant. Hierbei wird in der Regel der tiefgefrorene Eigenknochen des Patienten wieder eingesetzt: Es ist wissenschaftlich nicht geklärt, wie lange nach dem Ersteingriff dies mit vertretbarem Risiko (Infektion, Demineralisation) geschehen kann. Alternativ kann auch eine Ersatzplastik erfolgen (etwa Methylacrylat z. B. Palacos®) oder in einigen ausgewählten Fällen mit mittels CAD-CAM (Computer-Assisted-Design – Computer-Assisted-Modelling) vermessenen Titanimplantaten. Diese individuell angefertigten Implantate sind jedoch sehr teuer (derzeit um 7.500 EUR), und die Kosten werden nur selten von den gesetzlichen Krankenkassen übernommen. Die Indikation hierzu sollte daher sehr eng gestellt werden.

Absehbare zukünftige Entwicklungen

Immer wieder werden neue Methoden zur Senkung eines konservativ nicht beherrschbaren Hirndruckes untersucht, z. B. kontrollierte Lumbaldrainage. Levy und Mitarbeiter (1995) konnten zeigen, dass es nach Anlage einer lumbalen Drainage bei gleichzeitiger externer Ventrikeldrainage und kontrolliertem Liquorabfluss über die lumbale Drainage zu einem deutlichen Abfall des intrakraniellen Druckes bei 14 von 16 Patienten kam. Eine Herniation wurde bei keinem der Patienten beobachtet. 57 % zeigten einen gutes Outcome. Ergebnisse an größeren Patientenkollektiven bleiben abzuwarten.

Literatur

Anonymus (1988) Cranial decompression. Editorial. Lancet i: 1204.

Bauer KH (1932) Die zirkuläre Kraniotomie als Entlastungstrepanation bei drohender Turmschädelerblindung und bei nicht lokalisierbaren Hirngeschwülsten. Deutsch Z Chir 237: 402–21.

Burkert W, Plaumann H (1989) Der Wert der großen druckentlastenden Trepanation beim therapieresistenten Hirnödem. Zentralbl Neurochir 50: 106–8.

Caroli M, Locatelli M, Campanella R et al. (2001) Multiple intracranial lesions in head injury: clinical considerations, prognostic factors, management, and results in 95 patients. Surg Neurol 56: 82–8.

Chen HJ, Lee TC, Wei CP (1992) Treatment of cerebellar infarction by decompressive suboccipital craniectomy. Stroke 23: 957–61.

Chesnut RM (1996) Treating raised intracranial pressure in head injury. In: Narayan RK, Wilberger JE, Povlishock JT (eds) Neurotrauma. New York: McGraw-Hill; 461–2.

Clark K, Nash TM, Hutchinson GC (1968) The failure of circumferential craniotomy in acute traumatic cerebral swelling. J Neurosurg 29: 367–71.

Cooper PR, Rovit RL, Ransohoff J (1976) Hemicraniectomy in the treatment of acute subdural hematoma: a re-appraisal. Surg Neurol 5: 25–8.

Csokay A, Nagy K, Pentelenyi T (2001) "Vascular Tunnel" formation to improve the effect of decompressive craniectomy in the treatment of brain swelling caused by trauma and hypoxia. Acta Neurochir (Wien) 143: 173–5.

Cushing H (1905) The establishment of cerebral hernia as a decompressive measure of inaccessible brain tumors; with the description of intermuscular methods of making the bone defect in temporal and occipital regions. Surg Gynecol Obstet 1: 297–314.

Dam Hieu P, Sizun J, Person H et al. (1996) The place of decompressive surgery in the treatment of uncontrollable post-traumatic intracranial hypertension in children. Childs Nerv Syst 12: 270–5.

Doerfler A, Forsting M, Reith W et al. (1996) Decompressive craniectomy in a rat model of "malignant" cerebral hemispheric stroke: experimental support for an aggressive therapeutic approach. J Neurosurg 85: 853–9.

Engelhorn T, Doerfler A, Egelhof T et al. (1998) Magnetresonanztomographisches Verlaufsmonitoring nach Entlastungstrepanation beim experimentellen Mediainfarkt. Zentralbl Neurochir 59: 157–65.

Fisher CM, Ojemann RG (1994) Bilateral decompressive craniectomy for worsening coma in acute subarachnoid hemorrhage. Observations in support of the procedure. Surg Neurol 41: 65–74.

Fleck JD, Biller J, Loftus CM (1999) Medical and surgical management of stroke and extracranial carotid artery disease. In: Grossman RG, Loftus CM (eds) Principles of Neurosurgery. 2nd ed. Philadelphia: Lippincott – Raven; 293–4.

Forsting M, Reith W, Schaebitz WR et al. (1995) Decompressive craniectomy for cerebral infarction. An experimental study in rats. Stroke 26: 259–64.

Gaab MR, Rittierodt M, Lorenz M et al. (1990) Traumatic brain swelling and operative decompression: a prospective investigation. Acta Neurochir (Wien) Suppl 51: 326–8.

Gerl A, Tavan S (1980) Die bilaterale Kraniektomie zur Behandlung des schweren traumatischen Hirnödems. Zentralbl Neurochir 41:125–38.

Gower DJ, Lee KS, McWhorter JM (1988) Role of subtemporal decompression in severe closed head injury. Neurosurgery 23: 417–22.

Grumme T, Kolodziejczyk D (Hrsg) (1995) Komplikationen in der Neurochirurgie, Bd 2. Berlin, Wien: Blackwell; 200, 206.

Hase U, Reulen HJ, Meinig G et al. (1978) The influence of the decompressive operation on the intracranial pressure and the pressure-volume relation in patients with severe head injuries. Acta Neurochir (Wien) 45: 1–13.

Hatashita S, Hoff JT (1987) The effect of craniectomy on the biomechanics of normal brain. J Neurosurg 67: 573–8.

Heros RC (1992) Surgical treatment of cerebellar infarction. Stroke 23: 937–8.

Holtkamp M, Buchheim K, Unterberg A et al. (2001) Hemicraniectomy in elderly patients with space occupying media infarction: improved survival but poor functional outcome. J Neurol Neurosurg Psychiatry 70: 226–8.

Hornig CR, Rust DS, Busse O et al. (1994) Space-occupying cerebellar infarction. Clinical course and prognosis. Stroke 25: 372–4.

Kerr FW (1968) Radical decompression and dural grafting in severe cerebral edema. Mayo Clin Proc 43: 852–64.

Kjellberg RN, Prieto A (1971) Bifrontal decompressive craniectomy for massive cerebral edema. J Neurosurg 34: 488–93.

Kleist-Welch Guerra W, Gaab MR, Dietz H et al. (1999) Surgical decompression for traumatic brain swelling: indications and results. J Neurosurg 90: 187–96.

Kleist-Welch Guerra W, Piek J, Gaab MR (1999) Decompressive craniectomy to treat intracranial hypertension in head injury patients. Intensive Care Med 25: 1327–9.

Kocher T (1901) Hirnerschütterung, Hirndruck und chirurgische Eingriffe bei Hirnkrankheiten. Wien: Alfred Hölder; 388 (Die Eröffnung des Schädels), 445 (Die ausgedehnten Schädelresectionen).

Kondziolka D, Fazl M (1988) Functional recovery after decompressive craniectomy for cerebral infarction. Neurosurgery 23: 143–7.

Levy DI, Rekate HL, Cherny WB et al. (1995) Controlled lumbar drainage in pediatric head injury. J Neurosurg 83: 453–60

Makino H, Yamaura A (1979) Assessment of outcome following large decompressive craniectomy in management of serious cerebral contusion. A review of 207 cases. Acta Neurochir (Wien) Suppl 28: 193–4.

Marcotte CA (1896) De l'hémicrâniectomie temporaire. Paris. Thèse médicale.

Mohsenipour I, Gabl M, Schutzhard E et al. (1999) Suboccipital decompressive surgery in cerebellar infarction. Zentralbl Neurochir 60: 68–73.

Münch E, Horn P, Schürer L et al. (2000) Management of severe traumatic brain injury by decompressive craniectomy. Neurosurgery 47: 315–23.

Nadkarni TD, Rekate HL (1998) Management of intractable intracranial hypertension in severly head-injured patients: second tier therapy. Crit Rev Neurosurg 8: 323–32.

Neuwelt EA (1988) Comment on: Kondziolka D, Fazl M (1988) Functional recovery after decompressive craniectomy for cerebral infarction. Neurosurgery 23: 143–7.

Ogasawara K, Koshu K, Nagamine Y et al. (1995) Surgical decompression for massive cerebellar infarction. No Shinkei Geka 23: 43–8.

Pereira WC, Neves VJ, Rodrigues Y (1977) Bifrontal decompressive craniectomy as the treatment for severe cerebral edema. Arq Neuropsiquiatr 35: 99–111.

Polin RS, Shaffrey ME, Bogaev CA et al. (1997) Decompressive bifrontal craniectomy in the treatment of severe refractory post-traumatic cerebral edema. Neurosurgery 41: 84–94.

Ransohoff J, Benjamin V, Gage EL Jr et al. (1971) Hemicraniectomy in the management of acute subdural hematoma. J Neurosurg 34: 70–6.

Schwab S, Erbguth F, Aschoff A et al. (1998b) Paradoxe Herniation nach Entlastungstrepanation. Nervenarzt 69: 896–900.

Schwab S, Steiner T, Aschoff A et al. (1998a) Early hemicraniectomy in patients with complete middle cerebral artery infarction. Stroke 29: 1888–93.

Shigemori M, Syojima K, Nakayama K et al. (1979) Outcome of acute subdural haematoma following decompressive hemicraniectomy. Acta Neurochir (Wien) Suppl 28: 195–8.

Taylor A, Butt W, Rosenfeld J et al. (2001) A randomized trial of very early decompressive craniectomy in children with traumatic brain injury and sustained intracranial hypertension. Childs Nerv Syst 17: 154–62.

Venes JL, Collins WF (1975) Bifrontal decompressive craniectomy in the management of head trauma. J Neurosurg 42: 429–33.

4.3 Allgemeine Stereotaxie für Neurochirurgen

Karl Dieter Lerch, Dirk Schaefer

Inhalt

Definition

Stereotaxie (griech.: στερεοστασζζειν) bedeutet: den Raum betreffend, räumlich, dreidimensional.

Neben der **funktionellen Stereotaxie** (Behandlung von zentralen Schmerzzuständen und Bewegungsstörungen, z. B. Parkinson-Krankheit mittels Thermoläsion und Tiefenhirnstimulation), der **Radiochirurgie** (stereotaktisch geführte einzeitige Hochdosisbestrahlung mit Linearbeschleunigern und Leksell Gamma Knife®) und der stereotaktisch geführten Implantation von Radionukliden in Hirntumoren, der sog. **interstitiellen Brachytherapie** verbleibt ein weites Feld stereotaktischer Operationsindikationen bei zerebralen Raumforderungen und Läsionen. Im Hinblick auf das Primat einer patientennahen Versorgung erhalten Letztgenannte insbesondere für Kliniken der regionalen Versorgung ihre Bedeutung. Eine solche „allgemeine" Stereotaxie umfasst Indikationen wie Hirn(tumor)-biopsien, Drainage von Hirnabszessen und zystischen Prozessen, Entlastung von intrazerebralen Blutungen (ICBs), Führung (Navigation) von endoskopischen Eingriffen, Ventrikulozisternostomien, stereotaktisch navigierte Mikroresektionen sowie einige seltenere Indikationen.

Historie, Entwicklungen

Wesentliche Entwicklungsstationen der Stereotaxie sind in Tabelle 4.3-1 zusammengefasst.

Bis zur Einführung der Computertomographie (CT) 1973 durch Hounsfield war die Anwendung stereotaktischer Operationsverfahren überwiegend auf die funktionellen Indikationen aus dem Bereich der Schmerz- und Psychochirurgie sowie aus dem Formenkreis der Bewegungsstörungen beschränkt. Führende bildgebende Verfahren waren die invasive und aufwendige Tele-Pneumenzephalographie und -Angiographie mit nur indirekter Darstellung von Hirnprozessen anhand von Verlagerungszeichen von Ventrikel bzw. Zisternen und Gefäßen. Darüber hinaus wurden statistisch elaborierte anatomisch-topographische Daten in das Pneumenzephalogramm übertragen. Bedingt durch den großen technischen Aufwand war die Durchführung solcher Eingriffe nur wenigen Zentren vorbehalten. Die CT ermöglichte nun nicht nur eine direkte unmittelbare Darstellung weichteildichter Strukturen und ihrer pathologischen Veränderungen, sondern obendrein eine volumetrische bzw. dreidimensionale Definition von Läsionen im Rahmen einer rechtwinkligen Bildmatrix, die sich zur Gewinnung von kartesianischen, d. h. rechtwinkligen Zielpunktkoordinaten für die Stereotaxie anbot. Eine der ersten Konsequenzen war eine rasche Zunahme stereotaktischer Hirn(tumor)-biopsien, die durch ihre wesentlich geringere Invasivität und höhere reproduzierbare Genauigkeit bei der Prozesslokalisation der offenen Hirnbiopsie überlegen waren.

Die mittlerweile in den meisten Kliniken nahezu uneingeschränkte Verfügbarkeit von CT und MRT sowie die Entwicklung neuer Stereotaxiesysteme haben den operativ-instrumentellen Ablauf so vereinfacht, dass die stereotaktische Operationsmethode nun im Prinzip allen

Tab. 4.3-1. Wesentliche Entwicklungsstationen der Stereotaxie

Entwicklungsschritt	Beschreiber
Neurophysiologische Tierexperimente	Dittmar 1873, Zernov 1889, Horsley-Clarke 1908
Erste Anwendung am Menschen	Mussen 1918
Überwiegend funktionelle Indikationen	Kirschner 1933, Spiegel-Wycis 1947, Leksell 1949, Riechert 1955, Talairach 1957, Schaltenbrand 1959, Todd-Wells 1972
Umstellung der Systeme auf CT-Führung	Riechert-Mundinger 1976, Brown-Robert-Wells 1979
Mikrochirurgische Navigation	Kelly 1980, Lerch 1986, Leksell 1988 (micro-frame), Cosman-Robert-Wells 1989, Zamorano-Dujovny 1990, BRAIN-LAB 1994

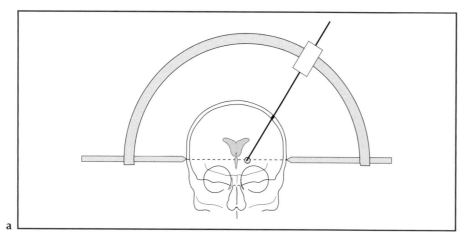

a

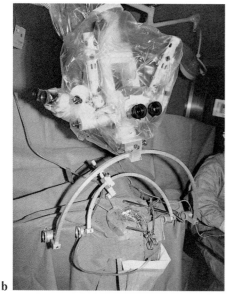

b

Abb. 4.3-1. Prinzipien der Centre-of-Arc-Stereotaxie nach Leksell 1949 (a) und Lerch 1986 (b):
a) Originalzeichnung von Leksell;
b) mikrochirurgischer Eingriff unter Nutzung zweier Halbkreisbügel mit konfokalem Zielpunkt. Der (optionale) große Bügel dient zur direkten Adaptierung des Operationsmikroskopes; der Zentralstrahl des Mikroskopes entspricht der eingestellten Zieltrajektorie. Der kleine Bügel dient der Halterung von Instrumenten wie Zielsonde, Endoskop etc.

neurochirurgischen Kliniken zugänglich geworden ist. Als besonders geeignet erwiesen sich Stereotaxiesysteme, die nach dem von Leksell 1949 eingeführten **Centre-of-Arc-Prinzip** arbeiten. Damit wird ohne Umrechnung in Polarkoordinaten und ohne Verwendung von Zielpunktsimulatoren eine Direktübertragung der rechtwinkligen Zielpunktkoordinaten möglich und gleichzeitig eine freie und flexible Zugangswahl gewährleistet. Unter dem Prinzip des „Mittelpunkts des Bogens" (centre of arc) versteht man, dass bei wechselndem Einfallwinkel der Zieltrajektorie der zuvor eingestellte Zielpunkt stets im Mittelpunkt des halbkreisförmigen Zielbügels bleibt (Abb. 4.3-1).

Als weiterer Indikationsschwerpunkt erwiesen sich die stereotaktische Evakuierung von spontanen intrazerebralen Hämatomen mit anschließender lokaler Fibrinolyse sowie die gezielte Punktion und

Drainage von Abszessen. Die Endoskopie unter stereotaktischer Führung bietet zusätzliche Sicherheit bei der Ventrikulozisternostomie sowie bei der Biopsie von intraventrikulären Zysten und Tumoren. Eine mikrochirurgische Orientierung ist ohne anatomische Leitstrukturen erschwert. Dies ist bei tief intrazerebral bzw. subkortikal liegenden Prozessen der Fall. Hier bietet die CT- bzw. MRT-geführte Stereotaxie durch ihre präzise geometrische dreidimensionale Vermessung eine Navigationshilfe. Obwohl bereits 1960 Guiot und 1964 Riechert (Vor-CT-Ära) vorgeschlagen hatten, die Stereotaxie als Führungsinstrument zum Erreichen einer angiomspeisenden Arterie zu benutzen, war auch für diese Indikation die Einführung der CT von entscheidender Bedeutung, sodass im Wesentlichen erst Kelly 1991 und Lerch 1994 die außergewöhnlichen Möglichkeiten der Kombination von

Stereotaxie mit mikrochirurgischen Techniken durch ihre Erfahrung belegen konnten.

Die **Ergänzung der Mikrochirurgie durch stereotaktische Führung** (Navigation) als wesentliches Argument für die Reintegration der Stereotaxie in die allgemeine Neurochirurgie war bei der Entwicklung des Dortmunder Mikrostereotaxiesystems (Lerch 1986) eine der wesentlichen Zielvorgaben. Insbesondere galt es, das System zu optimieren in Bezug auf eine vollständig freie Lagerungsmöglichkeit der Patienten und freie Zugangswahl ohne Beschränkung durch Rahmenbestandteile. Außerdem war eine Trennung von steriler und unsteriler Seite anzustreben.

Unter dem Gesichtspunkt der Traumaminimierung ermöglicht die stereotaktische Mikrochirurgie eine Miniaturisierung der Operationszugänge auf beinahe endoskopisches Niveau und damit die schonende Entfernung von tief liegenden Prozessen. Bekannte konventionelle Zugänge wurden verkleinert bzw. gezielter angewendet und unkonventionelle neue, zum Teil transparenchymatöse Zugänge adaptiert (Lerch 1995).

Im Zeitraum von 1986 bis 2002 führten wir an der Neurochirurgischen Klinik Dortmund über 2.500 stereotaktische Eingriffe durch, davon ca. 60 % Hirnbiopsien, 20 % stereotaktisch navigierte Mikroexstirpationen zerebraler Raumforderungen, 10 % stereotaktische Blutungsentlastungen und 10 % Eingriffe andere Indikationen.

Vorgehen und Ergebnisse bei verschiedenen Indikationen

Hirntumorbiopsien

Eine Indikation zur Hirntumorbiopsie ergibt sich bei **Prozessen unklarer Dignität.** Auch mithilfe der aktuellen bildgebenden Verfahren ist es häufig unmöglich, eine eindeutige Diagnose zu stellen. So sind z. B. Metastasen, Lymphome, Abszesse und anaplastische Gliome nicht mit hinreichender Sicherheit zu unterscheiden; gleiches gilt z. B. für die niedriggradigen Gliome, Enzephalitisherde und unspezifische Gliosen. Da sich das therapeutische Vorgehen in Abhängigkeit von der Diagnose erheblich unterscheidet, erscheint die feingewebliche Untersuchung stereotaktisch gewonnener Tumorbiopsate unabdingbar.

Allerdings setzt die Auswertung der relativ kleinen, transtumoral entnommenen Probenzylinder (Saug-Schnitt-Biopsie nach Sedan; 1,5 mm Durchmesser, 1 cm Länge) einen Neuropathologen oder entsprechend versierten Allgemeinpathologen mit der Zusatzbezeichnung Neuropathologie voraus. Unter diesen Voraussetzungen – und in differenzierteren Fällen unter Zuhilfenahme eines neuropathologischen Referenzzentrums – kann bei Paraffinschnitten eine eindeutige histologische Diagnose in über 97 % der Fälle gestellt werden. In wenigen Fällen wird eine zweite stereotaktische Biopsie notwendig. Eine parallele intraoperative Gewinnung von sog. Quetschpräparaten gibt zusätzliche Sicherheit und erhöht die Trefferquote. Fehldiagnosen sind äußerst selten (Kiessling et al. 1988; Ostertag et al. 1980).

Hinsichtlich der **Gliomgraduierung** ergeben sich durch die geringe Quantität der Materialen Einschränkungen. So ist unbedingt eine transtumorale Gewinung der Probenzylinder erforderlich, insbesondere um unterschiedliche Wachstumszonen des Tumors histologisch dreidimensional darzustellen (Tab. 4.3-2, 4.3-3).

Tab. 4.3-2. Befundlokalisation Hirn(tumor)biopsien (mod. nach Kiessling et al. 1988)

Lokalisation		Anteil [%]
Supratentoriell	kortikal und subkortikal	71
	Stammganglien	20
	Mittelhirn und Pinealis	5,3
Infratentoriell	Hirnstamm	2,4
	Kleinhirn	1,3

Tab. 4.3-3. Prozentuale Häufigkeit der histologischen Diagnosen bei Hirn(tumor)biopsien (mod. nach Kiessling et al. 1988) nach WHO

Gliome	70%	Grad I und II	15,6%
		Grad III	25,6%
		Grad IV	58,9%
Sonstige Tumoren	20%	Metastasen	62,4%
		Lymphome	25,7%
		Germinom	2,0%
		gutartige	9,9%
Andere Prozesse	10%	Gliose	35,3%
		alte Blutung	11,8%
		Abszess	5,9%
		Infarkt	7,8%
		Entzündung (Enzephalitis, HIV, Toxoplasmose etc.)	29,4%
		sonstige	9,8%

Hirnabszesse

Die stereotaktisch geführte Abszesspunktion, Aspiration (einschließlich Probeentnahme für die Mikrobiologie) und abschließend Einlage einer Drainage bzw. eines Spülkatheters ist eine elegante, nur minimal invasive und äußerst effektive Methode zur Behandlung und Ausheilung von Hirnabszessen und damit die Methode der ersten Wahl (Abb. 4.3-2). Ein Keim einschließlich Resistogramm lässt sich damit in fast allen Fällen ermitteln. Tägliches Spülen der Abszesshöhle mit NaCl und Gentamicinlösung (z. B. Refobacin-L®-Präparation) und gezielte systemische Antibiotikagabe bringen die Läsio-

nen in der Regel zur Ausheilung. CT-Verlaufskontrollen zeigen eine Abnahme der Abszessgröße und der ringförmigen Kontrastmittelanreicherung bis zum Verschwinden. Eine operative Entfernung der sog. Abszessmembran erübrigt sich. Nach Ausheilung kann eine winzige Narbe verbleiben, die nur in Ausnahmen im Langzeitverlauf epileptogen wirkt.

Nach Hasdemir und Ebeling (1993) (24 Fälle) sowie unseren eigenen Erfahrungen (27 Fälle) lag die Letalität (für Abszess und Eingriff) bei 4 %, die Mehrzahl der Patienten (96 %) erholte sich bis auf diskrete oder geringe Defizite völlig. Mitentscheidend für den Erholungszustand ist der präoperative Status, besonders kritisch zu

werten sind Bewusstseinsstörung oder Bewusstseinsverlust.

Cave: Bei Hirnabszessen in unmittelbarer Nähe zu den Ventrikeln besteht die Gefahr der Abszessperforation und Keimstreuung in das Liquorsystem.

Zystische Prozesse

Zystische Prozesse jeder Art können stereotaktisch drainiert und mit Drainagekatheter versehen werden (eventuell mit subgalealem Rickham-Reservoir® zur Möglichkeit der wiederholten Aspiration bei erneuter Flüssigkeitsansammlung in

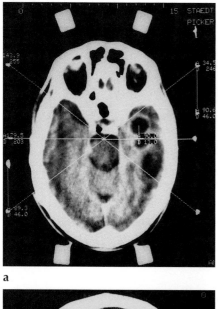

a

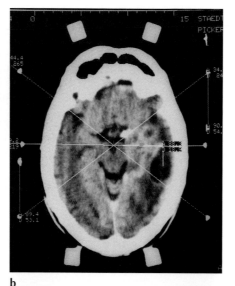

b

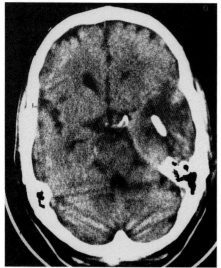

c

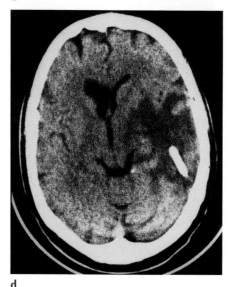

d

▲

Abb. 4.3-2. Drei temporale Hirnabszesse: stereotaktisch geführte Sanierung über einen Zugangsweg vor (a, b) und nach (c, d) dem Eingriff:

a, b) Native CTs (axial, basal) zur Errechnung der Koordinaten von Zielpunkt, Zieltrajektorie und temporookzipitalem Eintrittspunkt zur sukzessiven Sanierung von drei Hirnabszesshöhlen über einen Arbeitsgang;

c, d) native CTs (axial, etwas höher) zur postinterventionellen Dokumentation des Behandlungsergebnisses nach Abszessentleerung und -spülung mit Gentamicin (mikrobiologisch: Actinomyces sp.); Katheter in situ, kollabierte Höhlen, umliegende Hypodensität als Ausdruck eines reaktiven Hirnödems mit raumforderndem Charakter.

der Zyste). Falls notwendig, kann Zystenwand in eine Sedan-Biopsienadel aspiriert und entnommen werden. Beispiele sind zystische Anteile von Kraniopharyngeomen zur Volumenreduktion vor Radikaloperation, zystische Metastasen, raumfordernde Pinealiszysten, zystische inoperable Gliome etc.

Intrazerebrale Blutungen

Eine stereotaktische (**Blutungs-)Evakuation** und **lokale Fibrinolyse** (SELF engl.: stereotactic evacuation and local fibrinolysis) sind eine gute Therapieoption bei tief liegenden Blutungen in der Putamen- und Thalamusregion sowie für massive intra-

ventrikuläre Blutungen (sog. „Haematocephalus totalis") (Abb. 4.3-3). In diesen Regionen sind die Nachblutungsraten und die Begleitschäden einer offenen neurochirurgischen Blutungsevakuation so erheblich, dass das Ergebnis im Vergleich zur konservativen Behandlung sich allenfalls in einer etwas niedrigeren Gesamtletalität unterscheidet (Mohadjer 1992). Für subkortikale bzw. lobäre Blutungen ist die mikrochirurgische Exstirpation überlegen aufgrund der Blutstillung unter Sicht (Nachblutungsrate 1–2%), der Möglichkeit zur Exstirpation angiographisch okkulter Gefäßmalformationen sowie aufgrund der stets möglichen sofortigen vollständigen Blutstillung.

Bei den von uns mit SELF (nach angiographischem Ausschluss von Gefäßfehlbildungen) behandelten spontanen Hämatomen waren 70% im Putamen und 30% im Thalamus lokalisiert; ein Ventrikeleinbruch der Blutung bestand bei 55% der Patienten. Das mittlere Blutungsvolumen ohne intraventrikuläre Anteile betrug 38 ml (CT-volumetrisch geschätzt nach dem Ovaloidalgorithmus: Länge x Breite x Höhe : 2). In allen Fällen bestanden eine Bewusstseinstörung und ein fokales neurologisches Defizit. Der Glasgow Coma Score betrug im Mittel 9 Punkte, das mittlere Alter der Patienten 58 Jahre. Patienten über 70 Jahren wurden nicht operiert. Patienten mit akuter Einklemmungssymptomatik wurden kraniotomiert. Die Operationen erfolgten mit dem Mikrostereotaxiesystem nach Lerch, die Fibrinolyse mit Urokinase (10.000 I.U., Spülung in 2-h-Intervallen).

Eine 90%ige Blutungsentlastung wurde bei 87% der Patienten innerhalb von 1 bis 2 Tagen erreicht. Im Intervall von 7 Tagen nach der Operation konnten wir feststellen: Erholung der Bewusstseinslage bei 54% (gemessen am Glasgow Coma Score im Mittel um 4 Punkte), Besserung von fokalen neurologischen Defiziten bei 42% (hauptsächlich Hemiparese, Aphasie). Die operative Letalität betrug 4% und die Morbidität ebenfalls 4%. Nach einem Monat betrugen die Gesamtletalität 12,5% und die Gesamtmorbidität 6%. Je früher die Hämatomentlastung durchgeführt werden konnte (Minimum 6 h nach dem Ereignis), desto besser war die neurologische Erholungsfähigkeit. Patienten ohne Beatmung waren in der Regel 3 Tage inten-

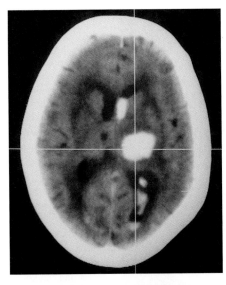

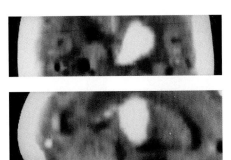

◄▼ a   c ▶

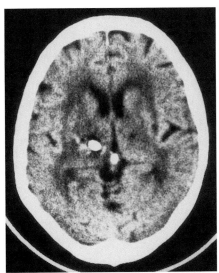

b

Abb. 4.3-3. Thalamusblutung: stereotaktische Evakuation und lokale Fibrinolyse (SELF):

a) CT-geführte Definition der rechtwinkligen Zielpunktkoordinaten inmitten der Blutung sowie einer Zieltrajektorie, die der Hauptausdehnungsachse der Blutung entsprechen sollte (rechts im Bild ist rechte Seite des Patienten). Verifikation dieses Einfallwinkels mit koronaren und sagittalen Bildrekonstruktionen.

b) Situationsdokument der Intervention im CT: Die CT-Liege wird hierbei zur Rückseite der Gantry vorgeschoben. Nach Sterilabdeckung perkutane Trepanation mit einem Kirschner-Draht. Vorteil der Operation im CT: intraoperative Kontrolle des Situs bezüglich Entlastungserfolg, eventueller Nachblutung etc. möglich.

c) Die postoperative Verlaufskontrolle bestätigt die Entlastung des Hämatoms bei noch liegendem Silikonkatheter (links im Bild ist rechte Seite des Patienten).

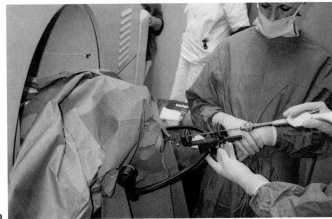

sivpflichtig; Patienten mit initialer Beatmungspflichtigkeit konnten in 58 % (durchschnittlich am 4. Tag) extubiert werden und durchschnittlich am 6 Tag die Intensivstation verlassen (Schaefer et al. 1997).

Schlussfolgerungen: Zwei Drittel unser Patienten mit Putamen- oder Thalamusblutung zeigten innerhalb der 1. Woche nach Hämatomentlastung durch SELF eine meist deutliche neurologische Verbesserungstendenz. Vor allem die Bewusstseinslage zeigte einen klaren „Normalisierungstrend". Demgegenüber zeigt die klinische Erfahrung bei konservativ behandelten Patienten in der Regel in der 1. Behandlungswoche einen stabilen Neurostatus oder eine Verschlechterungstendenz durch Zunahme des Umgebungsödems. Ausmaß und Dauer der Intensivbehandlung konnten reduziert werden. Eine akute und rasche SELF-Intervention zeigte die besten Resultate. Die Komplika-

tionsrate ist nicht unerheblich und überwiegend durch Nachblutungen bedingt, sie konnte mit zunehmender Erfahrung auf unter 5 % reduziert werden. Die kumulierte Mortalität und Morbidität unserer Patientengruppe liegt unter der vergleichbarer konservativ behandelter Kollektive (Schütz 1988). Die Gesamtprognose dieser Patientengruppe hängt weiterhin ab von: Alter, Blutungsgröße, Ventrikeleinbruch, initialem neurologischem Status sowie Begleiterkrankungen (vor allem Lungen-, Leber-, Nierenschädigungen, Hypertonus etc.).

Ventrikulozisternostomien

Die intrakranielle Endoskopie ist hinsichtlich ihres unmittelbaren Einsatzortes abhängig von anatomisch oder patholo-

gisch präformierten, mit Flüssigkeit gefüllten Räumen. Im Wesentlichen sind dies alle Teile des Ventrikelsystems, Zysten und zystische Tumore. Wir setzten demzufolge die stereotaktische Endoskopie oder besser Ventrikuloskopie überwiegend bei **Verschlusshydrozephalus** infolge nicht tumorös bedingter Aquäduktstenose ein, und zwar im Sinne einer Ventrikulozisternostomie zur Beseitigung des Hydrozephalus (Abb. 4.3-4). Bei den Aquäduktstenosen unklarer Ätiologie wurde präoperativ eine computertomographische liquordynamische Untersuchung angefertigt, um einen Hydrocephalus communicans bzw. malresorptivus auszuschließen.

Alle Operationen wurden mit konventionellen starren Endoskopen von 4–6 mm Schaftdurchmesser über ein frontokoronares Bohrloch durchgeführt.

Im Falle der Ventrikulozisternostomien wurde der Zielpunkt in die Cisterna praepontis unmittelbar neben die A. basilaris

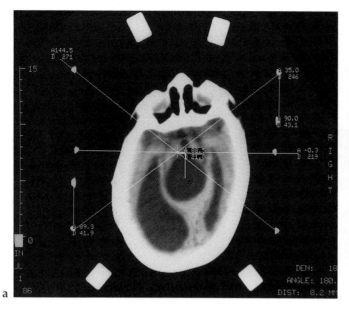

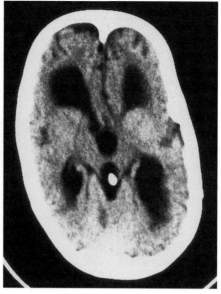

Abb. 4.3-4. Arachnoidalzyste der hinteren Schädelgrube und konsekutivem Verschlusshydrozephalus bei einem Säugling: **a)** Zielfindungs-CT; **b)** CT nach stereotaktisch geführter Rekonstruktion des Aquaeductus mesencephali und Zystenentlastung (Silikonkatheter in situ).

und der Eintrittspunkt ins Foramen interventriculare Monroi gelegt, um nicht unnötig den Thalamus zu tangieren oder zu perforieren. Falls in gleicher Sitzung eine Biopsie vorgenommen werden soll, wird eine zusätzliche Zieltrajektorie gewählt. Nach Anlegen des Bohrloches und Inzision der Dura wird die Arachnoidea koaguliert und der Kortex inzidiert. Das Endoskop wird durch den Hirnmantel mithilfe des Instrumententrägers des Stereotaxiesystems vorgeschoben. Nach Eintritt in das Vorderhorn des jeweiligen Seitenventrikels erfolgen die Darstellung des Foramen Monroi und anschließend der Durchtritt durch das Foramen sowie die Darstellung des Bodens des III. Ventrikels, durch den häufig schon die A. basilaris hindurchschimmert. Der Ventrikelboden wird perforiert und die Perforationsstelle dilatiert. Ein an seiner Spitze multiperforierter Silikonschlauch wird als Platzhalter für die Ventrikulozisternostomie eingelegt und subgaleal im Bohrlochbereich mit einem Rickham-Reservoir® oder einem Selker-Reservoir® konnektiert. Zuletzt wird die Funktion mit selektiver Ventrikulozisternographie unter C-Bogen-Durchleuchtung überprüft.

Wenngleich das Verfahren der Ventrikulozisternostomie – von Dandy 1926 mit intraoperativer Fluoroskopie eingeführt – auch ohne Stereotaxie und Endoskopie jahrzehntelang relativ sicher eingesetzt wurde, erscheint uns die stereotaxiegeführte Endoskopie wesentlich sicherer, insbesondere um das operative Trauma zu

reduzieren und unter direkter Sicht Blutungen zu vermeiden. Bei unseren Patienten ergaben sich keine operativen Komplikationen. Bei 4 % erwies sich die Liquordrainage über die technisch einwandfreie Zisternostomie als unzureichend. Diese Patienten wurden mit einem Liquor-Shunt versorgt.

Stereotaktische Mikroresektionen

Die nichtfunktionelle oder allgemeine Stereotaxie, geführt durch CT, MRT und/oder DSA-Technik bietet eine präzise geometrische und volumetrische Definition von zerebralen raumfordernden Läsionen. Moderne Mikrostereotaxiegeräte erlauben bei freier Lagerungsmöglichkeit der Patienten bei der Operation eine unbeschränkte Zugangswahl aus allen Richtungen nach dem Centre-of-Arc-Prinzip. So kann der am wenigsten traumatische Zugang gewählt werden.

Kernpunkt der Planung des operativen Zugangs ist die Nutzung anatomisch präformierter Strukturen, um genügend Raum für die Präparation und Entfernung von tief liegenden Läsionen zu gewinnen (Lerch 1995). Solche präformierte Strukturen sind der Subarachnoidalraum in radiären, tiefen bzw. zur jeweiligen Läsion reichenden Sulci über den gesamten Hirnkonvexität, der Interhemisphärenspalt, die drei temporalen Fissuren, der Raum unter

Abb. 4.3-5. Hämangiöses Kavernom des rechten Unkus von etwa 1 cm Durchmesser im MRT: axial T2-gewichtet (a, c) sowie koronar T1-gewichtet (b, d); und zwar vor (a, b) und nach (c, d) stereotaktisch geführter Exstirpation. Der mikrochirurgischer Zugang wurde transsulkal zwischen oberem und mittlerem temporalem Gyrus, via Temporalhorn zum Unkus gewählt. Die postoperativen Kontrollen (c, d) bestätigen das geringe Ausmaß der Gewebetraumatisierung.

Abb. 4.3-6. Rasch progrediente Hemiparese und zystische Raumforderung der Stammganglien (Durchmesser 4 cm) bei einem 13-jährigen Jungen: **a, b)** Vor stereotaktisch geführter mikrochirurgischer Exstirpation; **c)** 1 Woche nach dem Eingriff (komplette Erholung). Histologie: pilozytisches Astrozytom.

den Hirnlappen und die verschiedenen Teile des Ventrikelsystems. Um einen tief reichenden Sulkus mit seiner Beziehung zur Läsion darzustellen und als Eintrittspunkt für eine schmale stereotaktische Kraniotomie auszuwählen, erweist sich die Kernspintomographie insbesondere mit ihren koronaren Schichten als große Hilfe. Ebenso erscheint ein MR-Phlebogramm mit Darstellung der kortikalen Venen im Fall von Interhemissphärenzugängen unerlässlich, obwohl intraoperativ eine Verschiebung der Zugangstrajektoric nach dem Centre-of-Arc-Prinzip problemlos durchzuführen ist.

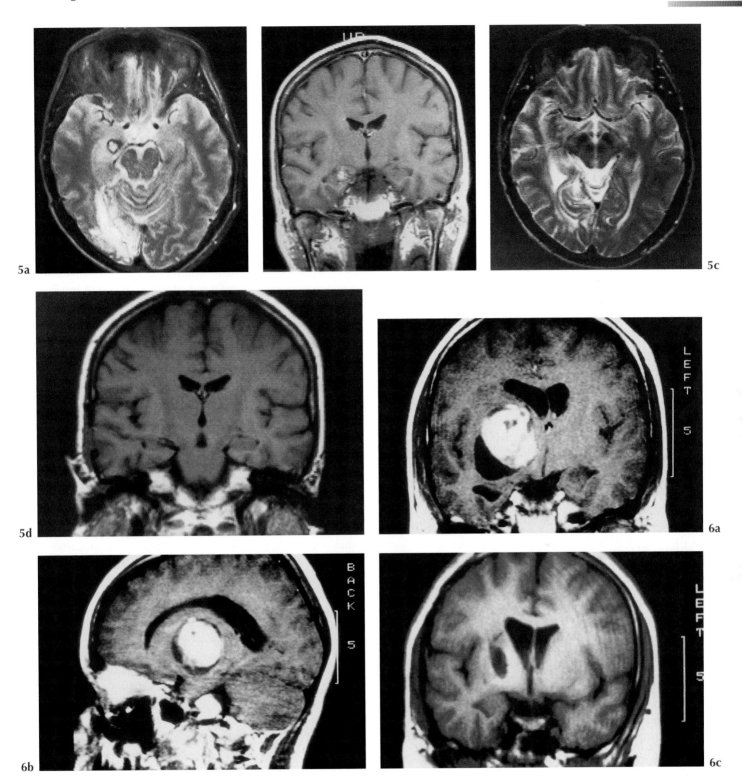

Die Zugänge zu Läsionen bis zu 3 cm Durchmesser können auf 10–20 mm kortikalen Tunneldurchmesser reduziert werden. Praktisch wird zunächst die Stereotaxiezielsonde bis zum Zielpunkt vorgeschoben. Dann werden zwei schmale Selbsthaltespatel links und rechts neben der Zielsonde in Richtung Läsion eingesetzt und vorsichtig bis auf die nötige Zugangsgröße von 10–20 mm dilatiert. Zur raumfordernden Läsion hin kann der Zugang je nach dessen Größe konisch etwas erweitert werden, um genug Platz für die Dissektion zu erhalten (Abb. 4.3-5).

Der Erfolg der Traumaminimierung durch die verkleinerten Zugänge zeigt sich am deutlichsten bei der perioperativen (2

Wochen) Morbidität und Letalität. So lag für **gutartige Prozesse** wie SCVM (small cerebrovascular malformations) die Morbidität bei 2,1 und die Letalität bei 0 %. Ein vorbestehendes Anfallsleiden konnte bei 86 % der Patienten sicher und ohne weitere antikonvulsive Medikation beseitigt werden, im Falle von temporalen Angiomen kombiniert mit einer selektiven, „en passant" durchgeführten Hippokampektomie, während 14 % antikonvulsiv weiterbehandelt wurden (Lerch u. Schaefer 1994).

Für tief liegende **solitäre Hirnmetastasen** lag die Morbidität bei 3 und die Letalität bei 1 % (Nachblutung). Bei 56 % der Patienten mit exstirpierter Solitärmetastase zeigte sich 2 Wochen postoperativ ein gebessertes oder reversibles neurologisches Defizit; ein Drittel der Patienten mit solitärer Hirnmetastase hatte prä- und postoperativ kein neurologisches Defizit. Der Langzeitverlauf war bestimmt durch

Tab. 4.3-4. Ätiologie der stereotaktisch mikrochirurgisch exstirpierten Prozesse

Diagnose	Häufigkeit [%]
Solitäre Hirnmetastasen	33 %
Mikroangiome (SCVM)	24 %
Gliome	28 %
Kolloidzysten	4 %
Kraniopharyngeome	2 %
Hypophysenadenome	2 %
Aneurysmata	5 %
Verschiedene	3 %

eine 1-Jahres-Überlebensrate von 27 %, die mittlere Überlebenszeit betrug etwa 11 Monate. Die Todesursache war bei 58 % extrazerebral und bei 42 % zerebral durch lokale und weitere zerebrale Metastasen bestimmt.

Im Falle von **niedriggradigen Gliomen** stellt die stereotaktische Mikroresektion eine Alternative zur interstiellen Therapie mit Jod-Seeds dar. Invasivität und Hospitalisierungszeit sind für beide Methoden gleich, ein sich rasch entwickelndes neurologisches Defizit kann mit der stereotaktischen Mikroresektion jedoch besser beherrscht werden (Abb. 4.3-6).

Bei **anaplastischen Gliomen** (mit sicherer Rezidivneigung) kann das Ziel nur in einer maximalen Zytoreduktion (für eine anschließende Bestrahlungstherapie) unter gleichzeitiger Vermeidung neurologischen Defizits bestehen (perioperative Morbidität 7 %).

Bei **Kolloidzysten** des III. Ventrikels und den gemischt zystisch-soliden **Kraniopharyngeomen** gab es keine operative Morbidität oder Letalität. Die alleinige stereotaktische Punktion von Kolloidzysten oder deren unvollständige endoskopische Entfernung ist nach unserer Erfahrung – aber auch der anderer Autoren (Kondziolka et al. 1991) – unzureichend. Allein die vollständige Exstirpation schützt vor Rezidiven und führt zu einer verlässlichen Wiedereröffnung der Liquorpassage. Zudem lässt sich das Zugangstrauma (erweitertes frontokoronares Bohrloch und Mikrotunnel von 10 mm Durchmesser) auf endoskopisches Maß reduzieren, ebenso wie die Blutungsgefahr durch Verletzung der V. thalamostriata.

Einen Überblick über die Ätiologie der operierten Prozesse gibt Tabelle 4.3-4, über stereotaktisch geführte Mikrozugänge Tabelle 4.3-5.

Operative Diagnostik

Die für die Stereotaxie von Beginn an definitionsgemäße und unabdingbare Notwendigkeit der Bildführung „image guidance" ist mittlerweile zum Credo der gesamten Neurochirurgie geworden, die führenden Verfahren sind CT und MRT. Der operative Ablauf (geschildert am Beispiel des Dortmunder Mikrostereotaxiesystems nach Lerch) sieht zunächst das Anbringen des Grundrahmens am Patientenkopf vor; dies kann je nach Indikation sowohl in Lokalanästhesie und intravenöser Sedierung mit z. B. Benzodiazepinen als auch in Vollnarkose geschehen. Jeweils zwei frontale und zwei okzipitale perkutan-selbstperforierende Schrauben mit Titanspitzen sorgen für einen unverrückbaren Sitz des Rahmens in der Lamina externa der Schädelkalotte und gewährleisten die Reproduzierbarkeit von präoperativ in CT oder MRT ermittelten Zielpunktkoordinaten während der eigentlichen Operation. Der Grundrahmen wird am CT-Tisch befestigt; die Zielplatten mit Markierungsstäben werden aufgesteckt, und die CT-Untersuchung wird durchgeführt. Hierzu wird die CT-inhärente Vermessungssoftware eingesetzt (s. Fallbeispiele in Abb. 4.3-2 bis 4.3-4). Darüber hinaus ist bei allen modernen Stereotaxiesystemen eine dreidimensionale Bilddatenaufbereitung einschließlich der Vereinigung von CT- und MRT-Information mittels spezieller 3-D-Software möglich (sog. Image-Fusion).

Eine Operation im CT ist im Falle von Biopsien und SELF möglich (Lerch et al. 1993). Vorteile sind:
- unmittelbare intraoperative Kontrolle des Biopsiesitus
- Erfolgskontrolle der Blutungsevakuierung in Bezug auf Volumenreduktion bzw. eventuelle Nachblutung (s. Abb. 4.3-3b)

Falls nicht im CT-Untersuchungsraum operiert wird, wird der Patient anschließend in den Operationssaal transportiert und der Grundrahmen am Mayfield-Halteapparat befestigt. Die Zielpunktkoordinaten werden auf Z-Pfosten, X-Y-Ausleger und Grundrahmen übertragen. Danach

Tab. 4.3-5. Stereotaktisch geführte Mikrozugänge

- transsulkal – transkortikal über der gesamten Konvexität
- transsulkal – transkortikal – transventrikulär zu Foramen interventrikulare Monroi und dem vorderen Abschnitt des III. Ventrikels
- interhemisphärisch – transkallosal zu vorderen und hinteren Abschnitten des III. Ventrikels und zum suprasellären Raum
- interhemispärisch über der gesamten sagittalen Schädelzirkumferenz
- transsulkal (Sulcus parietooccipitalis) – transventrikulär (trigonal) zum hinteren Thalamusbereich
- transtemporal – transsulkal – transventrikulär (zwischen T1/T2 oder T2/T3) zu Unkus und Hirnstamm

erfolgen Hautdesinfektion, sterile Abdeckung und Aufstecken des halbrunden Zielbügels mit dem Instrumententräger für Biopsiesonde, Endoskop, Führungssonde einschließlich selbsthaltender Hirnspatel für mikrochirurgische Navigation etc.

Typische Komplikationen und Aufklärungssituation

Das Hauptrisiko bei Hirn(tumor)biopsien besteht in der Verursachung von **Blutungen**; bei supratentoriellen Prozessen mit einer Letalität von 0,4 %, bei infratentoriellen Prozessen einschließlich Pons und Medulla von 4 %. Vermeidungsstrategien beziehen sich auf die Verwendung von möglichst wenig traumatisierenden Sonde, bzw. Mikrozangen. Die von uns bevorzugte Saug-Schnitt-Biopsiesonde nach Sedan erlaubt eine durchgehend transtumoröse Probeentnahme zur entsprechenden histologischen 3-D-Darstellung des jeweiligen Prozesses. Pro Entnahme erhält man einen 10 mm langen Biopsatzylinder von 1 mm Durchmesser. Grundsätzlich gilt jedoch die Devise: so viel wie nötig, so wenig wie möglich!

Weitere Komplikationen können in der Entstehung von Hirnödem und Auslösung von Anfällen bestehen.

Bei vorbestehendem Anfallsleiden erfolgt eine Hirnbiopsie grundsätzlich in Vollnarkose.

Bei der Aufklärung wird neben der Auflistung der Risiken auf die eindeutige Feststellung geachtet, dass es sich bei einer stereotaktischen Biopsie um einen diagnostischen Eingriff ohne direkte kurative Möglichkeiten handelt (Ausnahme: große Tumornekrosezysten, die temporär entlastet werden können).

Risiken für SELF und stereotaktische Endoskopie und Mikrochirurgie: siehe oben.

Literatur

Bosch DA (1986) Stereotactic Techniques in Clinical Neurosurgery. Berlin, Heidelberg, New York: Springer.

Guiot G, Rougerie J, Sachs M et al. (1960) Repérage stéréotaxique de malformations vasculaires profondes intra-cérébrales. Sem Hôp (Paris) 36: 1134–43.

Hasdemir MG, Ebeling U (1993) CT-guided stereotactic aspiration and treatment of brain abscesses. An experience with 24 cases. Acta Neurochir (Wien) 125: 58–63.

Hounsfield GN (1973) Computerized transverse axial scanning (tomography): Part 1. Description of system. Br J Radiol 46: 1016–22.

Kelly PJ (1991) Tumor Stereotaxis. Philadelphia: Saunders.

Kiessling M, Ostertag CB, Volk B (1988) Stereotaktische Hirntumorbiopsien. Aktuel Neurol 15: 68–74.

Kondziolka D, Lunsford LD (1991) Stereotactic management of colloid cysts: factors predicting success. J Neurosurg 75: 45–51.

Leksell L (1949) A stereotactic apparatus for intracerebral surgery. Acta Chir Scand 99: 229–33.

Lerch KD (1986) CL 2001 – A New Arc-centered Microstereotactic System. User's Manual. München: Zeppelin.

Lerch KD (1995) Stereotactically guided microsurgical resection of deep-seated brain-lesions: minimization of established and development of new unconventional approaches. Minim Invas Neurosurg 38: 60–78.

Lerch KD, Schaefer D (1994) Stereotactic microresection of small cerebral vascular malformations. Acta Neurochir (Wien) 130: 28–34.

Lerch KD, Schaefer D, Uelzen J (1993) Stereotactic evacuation and local fibrinolysis of spontaneous intracerebral hematomas. In: Lorenz K, Klinger M, Brock M (eds) Advances in Neurosurgery, Vol 21. Berlin: Springer; 93–9.

Mohadjer M (1992) CT-stereotactic fibrinolysis of spontaneous intracerebral hematomas. Neurosurg Rev 15: 105–10.

Ostertag CB, Mennel HD, Kiessling M (1980) Stereotactic biopsy of brain tumors. Surg Neurol 14: 275–83.

Riechert T, Mundinger F (1964) Combined stereotactic operation for treatment of deep-seated angiomas and aneurysms. J Neurosurg 21: 358–63.

Schaefer D, Abdallah Y, Lerch KD (1997) Neurological recovery in 80 cases of rapid stereotactic evacuation and local fibrinolysis in spontaneous hematomas of putamen and thalamus. Proceedings of 11th International Congress of Neurological Surgery; July 6–11; Amsterdam, Netherlands, 1997. Bologna: Monduzzi Editore.

Schütz H (1988) Spontane intrazerebrale Hämatome. Pathophysiologie, Klinik und Therapie. Berlin: Springer.

Thomas DGT (1993) Stereotactic and Image Directed Surgery of Brain Tumours. Edinburgh, London: Churchill Livingstone.

4.4 Endoskopie für Neurochirurgen

Dieter Hellwig

Warum Neuroendoskopie?

Endoskopie heißt „hineinschauen" oder besser „von innen betrachten". Dieses Ansinnen erscheint zunächst bei einem weitestgehend soliden Organ wie dem Gehirn oder dem Rückenmark absurd. Dennoch bieten physiologische Hohlräume des zentralen Nervensystems wie das Ventrikelsystem und der Subarachnoidalraum, aber auch pathologische Hohlraumbildungen wie intrazerebrale zystische Veränderungen oder Aufweitungen des spinalen Zentralkanals optimale Bedingungen für die Anwendung neuroendoskopischer Operationstechniken in Diagnostik und Therapie.

Historisches

Zu Beginn des 20. Jahrhunderts wurden endoskopische Techniken in die Neurochirurgie eingeführt. 1910 war V. L'Espinasse aus Chicago der erste Chirurg, der die Pioniertat vollbrachte, bei zwei Säuglingen eine **Ventrikuloskopie** und die Behandlung des kommunizierenden Hydrozephalus durchzuführen, um den Plexus choroideus zu veröden. Einer der beiden Patienten verstarb postoperativ aus ungeklärter Ursache, der zweite 5 Jahre nach der Operation.

Am 3. April 1922 berichtete Walter E. Dandy vor der Johns Hopkins Hospital Medical Society über zwei von ihm durchgeführte Ventrikuloskopien. Diese dienten in erster Linie diagnostischen Zwecken. Dandy beschrieb die topographischen Verhältnisse in den Seitenventrikeln, die Lokalisation des Foramen interventriculare, das Septum pellucidum und den Plexus choroideus. Bereits damals stellte Dandy fest:

„How useful the operating ventriculoscopy will be, can scarcely be predicted!"

Dandy kam mit dieser Veröffentlichung Fay und Grant aus der Neurochirurgischen Klinik Philadelphia zuvor. Sie schrieben 1923 in ihrem Case Report, dass von ihnen bereits im September 1921 vorgeschlagen worden war, die Ventrikuloskopie als Mittel zur Darstellung pathologischer Veränderungen im Ventrikelsystem anzuwenden. Aus ihren Untersuchungen zogen Fay und Grant die folgenden Erkenntnisse, die auch heute noch bei Anwendung der modernen Neuroendoskopie ihre Gültigkeit haben:

- Die intraventrikuläre Fotografie und Ventrikuloskopie sind bei vorliegenden erweiterten Ventrikeln möglich.
- Dieser Operation folgt eine geringe oder keine Reaktion, wenn sie nach den Regeln der Kunst durchgeführt wird.
- Der diagnostische Wert liegt in der direkten Inspektion der Ventrikelhöhle und der Bestimmung von Lokalisation und Wachstumsausmaß ventrikelnaher Prozesse, die Deformitäten der Ventrikel hervorrufen.

Am 6. Februar 1923 führte William J. Mixter aus Boston die erste **endoskopische Ventrikulostomie** bei einem Kind mit angeborenem Hydrozephalus durch. Der Boden des III. Ventrikels wurde mit einem Urethroskop aufgesucht und danach mit einer flexiblen Sonde perforiert. Nach Mixters Angaben verlief diese Operation ohne Komplikationen. Er empfahl daher die Ventrikulostomie als eine Therapiemöglichkeit des Hydrozephalus.

Als alternative Behandlungsmethode zur Ventrikulostomie erlangte in diesen Jahren, aus Mangel an anderen suffizienten Therapiemöglichkeiten, die **ventrikuloskopische Choroidplexusresektion** zur Behandlung des „kommunizierenden Hydrozephalus" Bedeutung. In seinem Vortrag vor der Boston Society of Neurology and Psychiatry am 17.04.1934 schlug Tracy J. Putnam vor, dieses Verfahren unter endoskopischer Kontrolle durchzuführen. Er benutzte ein eigens hierzu entwickeltes „Koagulationsendoskop". Das Koagulationsmanöver am Plexus dauerte mit diesem Instrument üblicherweise zwischen 5 und 20 min. In einer Sitzung wurde der Plexus beider Seitenventrikel soweit wie möglich verödet. Die Operationsergebnisse bei sieben Kindern mit kommunizierendem Hydrozephalus, die durch endoskopische Plexuskoagulation behandelt wurden, wurden von Putnam als „overall encouraging" beschrieben.

John E. Scarff vom Department of Neurological Surgery der Columbia University New York veröffentlichte 1936 seine ersten Erfahrungen mit der **endoskopischen Kauterisierung des Plexus choroideus.** Das wesentlich Neue an seiner Operationstechnik war die permanente direkte Kommunikation zwischen Ventrikel und einem am Endoskop angebrachten Spülsystem mit physiologischer Kochsalzlösung. Hierdurch sollte während der Operation ein konstanter intraventrikulärer Druck aufrechterhalten werden, um auf diese Weise den Ventrikelkollaps und die damit verbundenen möglichen postoperativen Komplikationen zu vermeiden. Von 20 Kindern, die von Scarff endoskopisch operiert wurden, starben drei Kinder unmittelbar postoperativ, sieben überlebten ohne Beseitigung der Hirndrucksymptomatik. Bei zehn Kindern konnte durch die Operation eine dauernde Minderung des Hirndrucks erreicht werden.

1952 konnte Scarff über eine zweite Serie mit weiteren 19 Kindern berichten, die er im Zeitraum zwischen 1946 und 1951 operiert hatte. Hier waren die Operationsergebnisse aufgrund der größeren Routine bei der Anwendung der neuen Operationsmethode deutlich besser. Ein Kind verstarb an den Folgen der Operation, drei überlebten ohne dauernden Erfolg. Bei 15 Kindern wurde die Hirndrucksymptomatik dauerhaft beseitigt.

Die Revolution auf dem Gebiet der Endoskopie und damit auch für die Neuroendoskopie erfolgte 1960 durch Hopkins mit der Entwicklung eines sog. **Luftlinsensystems,** durch das es möglich wurde, die äußeren Durchmesser der starren Endoskope auf unter 3 mm zu senken, bei zehnmal höherer Lichtleitung und grö-

ßerem Blickwinkel (bis zu 70°) als bei den herkömmlichen Endoskopen. Im Gegensatz zum Aufbau des bekannten Nitze-Endoskops bestand das **Hopkins-System** aus einer Reihe von luftgefüllten Hülsen, die in einem Glasstab eingebettet waren, was zu einer deutlich besseren Lichtleitung führte. Durch die Einführung der „Kaltlichtbeleuchtung", die die bis dahin gebräuchliche Mignonlampenbeleuchtung ersetzte, konnte das neue endoskopische System optimiert und das bis dahin übliche Indikationsspektrum für neuroendoskopische Eingriffe erweitert werden.

G. Guiot aus Paris führte bereits 1963 neben ventrikuloskopischen Eingriffen die endoskopische Hypophysektomie und die Evakuation von intrazerebralen zystischen Prozessen durch. Das Neue an seiner operativen Technik war, dass die Eingriffe unter binokulärer Sichtkontrolle erfolgen konnten.

H. B. Griffith führte mit der neuen Generation von Endoskopen in den Jahren zwischen 1972 und 1983 bei 71 Patienten Eingriffe zur Behandlung eines vorbestehenden Hydrozephalus mit Plexuskoagulation durch. Weitere Indikationen für die Anwendung des „Hopkins-Endoskopes" sah er in der Biopsie intraventrikulärer Tumoren und in der Ventrikulo-Zisternostomie. Er nannte dieses Verfahren „**Endoneurochirurgie.** L. M. Auer verhalf mit seinen endoskopischen Eingriffen bei intrazerebralen Hämatomen und anderen intrazerebral raumfordernden Prozessen der endoskopischen Neurochirurgie mit starren Endoskopen zu weiterer Anerkennung.

Es war wiederum Hopkins, der durch die Anordnung kongruenter Glasfaserbündel die Grundlage für die Produktion von sog. **Fiberskopen** lieferte, den Vorläufern der heute üblichen flexiblen Endoskope. Diese neue Technologie wurde in erster Linie durch die optische Industrie in Japan weiterentwickelt. T. Fukushima beschrieb 1973 den Prototyp eines flexiblen „Ventriculofiberscopes". Es glich in seinen Spezifikationen denen der heute in der endoskopischen Neurochirurgie venwendeten flexiblen Endoskope. Auch das zusätzliche Instrumentarium mit Lichtquelle, Videokamereinheit und Videomonitor entsprach den Anforderungen, die heute an ein suffizientes Neuroendoskopiesystem gestellt werden.

Mit der Entwicklung spezieller starrer und flexibler Neuroendoskope und geeigneter Zusatzinstrumente konnte zwischen 1985 und 1990 der Durchbruch der Endoskopie in der Neurochirurgie bei eng umschriebenen Indikationen erreicht werden (Bauer u. Hellwig 1992, 1994; Gaab u. Schroeder 1998; Grotenhuis 1995, 1998; Hellwig u. Bauer 1998a; Perneczky u. Fries 1998).

Als Resumée dieses historischen Überblickes lässt sich feststellen, dass seit der ersten bekannten endoskopischen Hirnoperation immerhin 90 Jahre ins Land gingen, bis diese neurochirurgische Operationsmethode Anerkennung fand. Dies ist sicherlich durch den damaligen Mangel an für die Hirnendoskopie brauchbarem Instrumentarium begründet. Gegenwärtig und für die Zukunft eröffnen sich dem endoskopisch tätigen Neurochirurgen durch die Verfügbarkeit modernster Operationstechnologien wie Neuronavigation und Roboter breite Betätigungsfelder. Wichtig im jetzigem Entwicklungsstadium ist die gezielte Ausbildung in diesem Operationsverfahren durch Fortbildungsveranstaltungen und Kurse. Mittlerweile gibt es operative Standards und evaluierte Ergebnisse, sodass die Endoskopie innerhalb der Neurochirurgie einen festen Stellenwert eingenommen hat.

Die Geschichte der Neuroendoskopie wurde von der Gruppe um Duffner (1998) in einer umfassenden Arbeit beschrieben. Auch in der Habilitationsschrift des Autors (1994) ist die Geschichte der Neuroendoskopie im Detail abgehandelt. Die Zitate wurden diesen beiden Schriften entnommen.

Anatomische Erwägungen

In Zeiten der Neuronavigation, an die die Neuroendoskopie mittlerweile hervorragend angebunden ist, fällt es schwer, darauf hinzuweisen, dass anatomisch-topographische Grundkenntnisse, insbesondere des Ventrikelsystemes, für die Anwendung der Neuroendoskopie unabdingbar sind. Learning by doing kann in vivo fatale Folgen nach sich ziehen – umso mehr, als die Interventionsmöglichkeiten über einen Bohrlochzugang intraoperativ wenig Manipulationsalternativen bieten. Das heißt, eine optimale Zielpunktlandung ist erwünscht, ohne wesentliche funktionell wichtige Strukturen zu tangieren oder zu verletzen.

Die anatomisch-topographischen Kenntnisse müssen in den regelmäßig angebotenen neuroendoskopischen Kursen vermittelt und erworben werden. Die wichtigsten **anatomisch-topographischen Orientierungspunkte**, die der Facharzt kennen und endoskopisch identifizieren können sollte, sind (Perneczky et al. 1993; Riegel et al. 1994):

- Vorderhorn (ohne Plexus)
- Foramen Monroi mit Venenwinkel und Plexus
- Plexusverlauf in das Hinterhorn
- Septum pellucidum (erkennbar an der Gefäßstrukturierung, beim Hydrozephalus oft rarefiziert)
- Columnae fornicis
- vordere Kommissur
- Corpora mamillaria als hintere Begrenzung bei der endoskopischen Drittventrikulostomie (ETV)
- Recessus infudibularis und Recessus opticus als vordere Orientierung bei ETV
- Adhaesio interthalamica (Massa intermedia) im mittleren Anteil des III. Ventrikels (nicht immer vorhanden)
- Striae medullares am Dach des III. Ventrikels
- hintere Kommissur und Habenula als hintere Begrenzung des III. Ventrikels
- Recessus pinealis und suprapinealis, oben hinten, oft mit Plexus ausgefüllt
- rautenförmiger Eingang des Aquädukts unten hinten

Sollte es gelingen, mit einem flexiblen steuerbaren Endoskop über den Aquädukt in den IV. Ventrikel zu gelangen (Indikation: Aquäduktoplastie), dienen die Colliculi superiores et inferiores als hintere Leitstruktur. Die Foramina Luschkae und Magendii sind wiederum von Plexus umrahmt und auf diese Weise zu identifizieren.

Bei zystischen raumfordernden Prozessen wie Arachnoidalzysten sollten sich die Planung des Zugangs und das intraoperative Vorgehen an individuellen anatomisch-topographischen Punkten orientieren. Hier ist die Neuronavigation, ggf. in Kombination mit Ultraschall, äußerst hilfreich. Eine neuere Methode ist die sog. **virtuelle Neuroendoskopie**, bei der der neuroendoskopische Eingriff auf der Basis von dreidimensional rekonstruierten MRT-Daten bereits präoperativ simuliert werden kann.

Schließlich muss noch einmal betont werden, dass durch den Einsatz bildgebender Verfahren die neuroendoskopische Zugangsplanung und die intraoperative Orientierung erheblich erleichtert werden. Dies bedeutet allerdings nicht, dass auf den Erwerb grundlegender anatomisch-topographischer Kenntnisse verzichtet werden kann. Abbildung 4.4-1 stellt die typische anatomisch-topographische Konfiguration im Bereich des Foramen Monroi dar. Der operative Zugang wurde dreidimensional mit der Neuronavigation geplant.

Instrumentarium

Neuroendoskope

Es stellt sich immer wieder die Frage nach dem besten Neuroendoskop und ob es spezifische Endoskope für unterschiedliche Indikationen gibt. Hier muss zunächst zwischen der Neuroendoskopie als alleiniger Operationstechnik und der **endoskopieunterstützten Mikrochirurgie** unterschieden werden. Bei Letzterer wird das Endoskop als mikrochirurgisches Operationsinstrument konzipiert und angewandt, z. B. als „sehender Dissektor" in der hirnarteriellen Aneurysmachirurgie. Mit diesen Instrumenten ist es auch möglich, um Ecken herum den operativen Situs einzusehen. Es versteht sich von selbst, dass die Durchmesser der Endoskope bei Anwendung über den mikrochirurgischen Zugang klein gehalten werden können, da Arbeitskanäle nicht notwendig sind.

Anders ist es bei den „reinen" Neuroendoskopen. Zur Zeit stehen zahlreiche Neuroendoskope von verschiedenen Anbietern mit hervorragenden optischen Eigenschaften zur Verfügung, sodass auf diesem Gebiet wenig Verbesserungsbedarf besteht. Um mit ihnen bimanuell arbeiten zu können, vergleichbar der mikrochirurgischen Operationstechnik, sind zwei Arbeitskanäle notwendig, zusätzlich ein Spül- und Saugkanal. Dies geht auf Kosten der Instrumentendurchmesser. Hier gilt es, einen Kompromiss zwischen einerseits möglichst geringem Zugangstrauma durch das Hirnparenchym und andererseits möglichst effektiver operativer Manipulationsmöglichkeit zu finden. Endoskopdurchmesser zwischen 3 und 6 mm sind zurzeit Standard. Durchmesser von mehr als 8 mm sind nicht tolerabel, da sie keine geeignete Alternative zur mikrochirurgischen Operationstechnik bieten. Es ist außerdem notwendig, Endoskope mit unterschiedlichem Blickwinkel, d. h. abgewinkelten Optiken zu verwenden, die intraoperativ ausgetauscht werden können, um den operativen Situs aus verschiedenen Perspektiven inspizieren zu können.

Ein spezifisches Problem kann bei neuroendoskopischen Eingriffen bei **Frühgeborenen** oder **Säuglingen** auftreten. Es besteht bei Anwendung der Erwachsenenendoskope mit großen Durchmessern die Gefahr, dass sich über den Stichkanal eine perkutane Liquorfistel ausbilden kann. Hier hat sich der Einsatz von Kinderurethroskopen mit Durchmessern von 2–3 mm mit zwei Arbeitskanälen und hervorragender optischer Qualität bewährt.

Die Diskussion **starres** versus **flexibles Endoskop**, die in den ersten Jahren nach Etablierung der Operationstechnik immer wieder entfacht wurde, ist müßig. Bei den meisten Indikationen ist der Einsatz starrer Endoskope möglich. Typische Indikationen für die Anwendung flexibel steuerbarer Endoskope sind Eingriffe im hinteren Anteil des III. Ventrikels, die Aquäduktoplastie, der multilokuläre Hydrozephalus und ggf. multizystische spinale Prozesse (endokavitäre Syringostomie). Für Letztere wurden sogar sog. **Spinaloskope** entwickelt.

Folgende Endoskope sollten in Zentren, die Neuroendoskopie in ihrem Operationspektrum anbieten, vorgehalten werden:

- starres Endoskop mit mindestens zwei Arbeitskanälen und unterschiedlich abgewinkelten Optiken
- flexibel steuerbares Endoskop
- „Mini-Endoskop" für Eingriffe bei Frühgeborenen und Säuglingen
- eventuell optische Instrumente für endoskopieassistierte Mikrochirurgie

Abb. 4.4-1. Anatomische Orientierungspunkte bei der endoskopischen Drittventrikulostomie (ETV): Foramen Monroi mit Plexus choroideus, ypsilonförmiger Venenwinkel (Vv. thalamostriata und septalis). Blick auf die Corpora mamillaria am Boden des III. Ventrikels. ▶

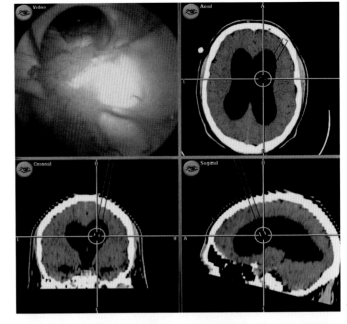

1

Abb. 4.4-2. Instrumentarium:
a) Starres Endoskop mit zwei Arbeitskanälen für bimanuelles Arbeiten;
b) Arbeitsinstrumente: Fasszangen, Biopsiezangen, Mikroscheren, flexible bipolare Koagulationssonde;
c) bipolare Fass- und Dissektionszange;
d) flexible bipolare Koagulations- und Schneidesonde. ▼

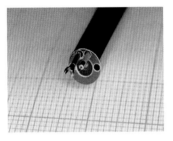
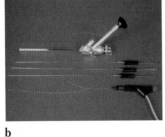
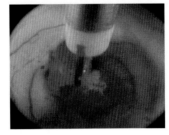
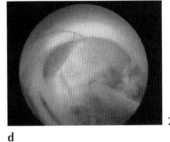

a   b   c   d   2

Arbeitsinstrumente

Nachdem zunächst kein einheitliches Arbeitsinstrumentarium für neuroendoskopische Eingriffe zur Verfügung stand, ist jetzt klar definiert, welche Basisinstrumente unbedingt benötigt werden (Abb. 4.4-2). Hierzu gehören:

- Greif- und Fasszangen
- Biopsiezangen
- Mikroscheren
- Mikrospül- und -absaugkatheter
- bipolare Koagulations- und Schneideelektroden
- Ballonkatheter

Neuroendoskopische Blutstillung

Jeder Operateur mit neuroendoskopischer Erfahrung fürchtet besonders das sog. „Red out" auf dem Videoschirm. Dies bedeutet, dass das endoskopische Bild durch ein blutendes Gefäß vollständig verdeckt wird, eine intraoperative Orientierung somit nicht mehr möglich ist. Was ist zu tun? Die einzige Möglichkeit zur Blutstillung ist die Anwendung von **Spülungen**. Dies kann permanent mit einem Spül-Saug-System geschehen oder aber als Bolus über eine Spritze am Spülkanal des Endoskopes. Der Spülvorgang kann zeitaufwendig sein und erfordert enorme Geduld. Die Blutstillung durch bipolare Elektrokoagulation gelingt meist nur bei Mikroblutungen, die die Sicht nicht erschweren.

Um Blutungen zu vermeiden, empfiehlt es sich immer, kleinere Gefäße, z. B. im Boden des III. Ventrikels oder in Zysten-

membranen, primär zu koagulieren (Hellwig et al. 1999a).

Halte- und Führungsinstrumente

Die stabile intraoperative Fixierung des Endoskops ist unbedingt erforderlich, um eine ungewollte Traumatisierung funktionellen Hirngewebes zu vermeiden. Es genügt nicht, dass der Assistent das Instrument hält, während der Operateur die Manipulation durchführt. Zurzeit gibt es unterschiedliche **Haltearmsysteme** verschiedener Anbieter, die in ihrer Funktionsweise ähnlich sind. Die starren Endoskope werden fixiert und können dann über spezielle Vorschubvorrichtungen zur Zielregion geleitet werden. Bei flexiblen Endoskopen gibt es die Möglichkeit, über Führungshülsen (z. B. peel-away sheet) das Ventrikelsystem zu erreichen, um dann mit dem steuerbaren Ende des Endoskopes den Eingriff fortzuführen.

Neuro-endoskopische Zugangsplanung und intraoperative Orientierung

Die exakte dreidimensionale Zugangsplanung, d. h. Definition der Bohrlochlokalisation, Bestimmung der Zugangstrajektorie und des Zielpunktes, kann entweder stereotaktisch oder mithilfe der Neuronavigation durchgeführt werden (Grunert et al. 1997). Der Vorteil der Neuronavigation gegenüber dem stereotaktischen Vorgehen liegt darin, dass der Operateur bei der Handhabung des Endoskopes mehr Spielraum hat, da dieses nicht am Ring fixiert ist. Die Kombination von Neuroendoskopie und Neuronavigation ist heute Standard (Alberti et al. 2001) (Abb. 4.4-3). Beim ausgeprägtem Hydrozephalus ist die Neuronavigation nicht notwendig, da die Punktion der Ventrikelssystemes unproblematisch ist und die intraoperative Orientierung an anatomischen Orientierungspunkten erfolgt.

Bei intraventrikulären Eingriffen empfiehlt es sich, eine **Fluoroskopie** vorzuhalten. Insbesondere bei Ventrikulomegalie oder septierten Ventrikeln kann die intraoperative Orientierung erschwert sein, sodass die **Durchleuchtung** von großem Nutzen ist. Gleichzeitig können Ventrikulographien zur Überprüfung der Durchgängigkeit von Ventrikulostomata auch als dynamisches Subtraktionsverfahren durchgeführt werden.

> Bei endoskopisch-neurochirurgischen Eingriffen wird prä- oder intraoperativ ein C-Bogen bereit gehalten und ggf. eingefahren.

Indikationen für intrakranielle endoskopische Eingriffe

Die Indikationen für neuroendoskopische Operationen sind in den letzten Jahren standardisiert worden. Es handelt sich hierbei in erster Linie um Eingriffe an präformierten oder pathologischen Hohlräumen des zentralen Nervensystemes. Es sollte unterschieden werden zwischen der „rein" endoskopischen Neurochirurgie, wie sie bei der endoskopischen Ventrikulostomie (Bauer u. Hellwig 1995) zum Tragen kommt, und der endoskopieassistierten Mikrochirurgie, z. B. in der Aneurysmachirurgie oder bei Eingriffen im Kleinhirnbrückenwinkel (Grotenhuis 1998; Perneczky et al. 1998).

Rein neuroendoskopische Operationen am Schädel werden durchgeführt:
- beim Hydrozephalus
- bei intrakraniellen Zysten: Kolloidzysten, Arachnoidalzysten, Pinealiszysten
- zur Biopsie, Teilresektion, selten Resektion intraventrikulärer solider Tumoren
- zur Resektion von Hypophysenadenomen
- selten: bei Hirnabszessen, beim septierten chronisch subduralen Hämatom

Endoskopie-assistierte mikrochirurgische Interventionen werden durchgeführt:
- bei Aneurysma-Clipping-Operationen
- bei mikrovaskulären Dekompressionen oder Resektion von Kleinhirnbrückenwinkeltumoren

- zur Resektion von Hypophysenadenomen, wenn sich intraoperativ herausstellt, dass der Eingriff rein neuroendoskopisch nicht möglich ist

Hydrozephalus

Die Behandlung des Hydrozephalus ist die Domäne der Neuroendoskopie, weil durch diese Operationstechnik natürliche Liquorableitungswege geschaffen oder wiederhergestellt werden können und so die Platzierung eines Shunt-Sytems und damit Fremdkörpermaterials vermieden werden kann. Nicht alle Formen des Hydrozephalus sind für neuroendoskopische Eingriffe geeignet. **Indikationen** sind:
- akuter oder chronischer Verschlusshydrozephalus
- multilokulärer Hydrozephalus
- isolierter Ventrikel
- postmeningitischer oder posthämorrhagischer Hydrozephalus im Einzelfall

Als neuroendoskopische **Verfahren** werden angewandt:
- Drittventrikulostomie
- Zystoventrikulostomie
- Zysto-Ventrikulo-Zisternostomie

Abb. 4.4-3. Neuronavigationsunterstützte Endoskopie:
a) Der Schädel des Patienten wird im Vakuumkissen fixiert.
b) Der operative Bohrlochzugang wird dreidimensional geplant.
c) Das Endoskop wird unter Navigationskontrolle zur Zielregion vorgeschoben.
d) Am Bildschirm wird die endgültige Position des Endoskops angezeigt. Gleichzeitig dient das aktuelle endoskopische Bild des Situs als Lokalisationskontrolle.

▼

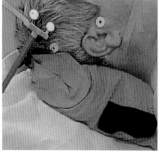 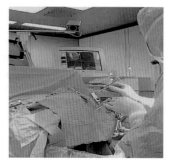 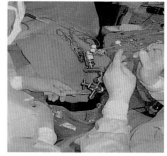 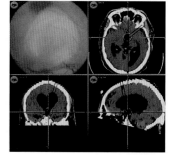

a   b   c   d

- Septostomie
- Aquäduktoplastik
- Bergung von frei flottierenden oder festgewachsenen Ventrikelkathetern

Es soll hier im Detail die endoskopische Drittventrikulostomie beschrieben werden, da sie zur Standardtherapie bei der Behandlung des Verschlusshydrozephalus geworden ist und vom neurochirurgischen Facharzt beherrrscht werden muss.

Endoskopische Drittventrikulostomie

Das Ventrikelsystem bietet sich als präformiertes Hohlraumsystem bei pathologischen Veränderungen wie dem Hydrozephalus besonders für neuroendoskopische Interventionen an. Die häufigen Komplikationen, die mit der Implantation von Shunt-Systemen verbunden sein können, wie Dysfunktion, Thrombosierung, Infektion, Überdrainage und Schlitzventrikelsyndrom, haben die endoskopische Drittventrikulostomie (ETV) als Behandlungskonzept des Verschlusshydrozephalus in den letzten Jahren wieder in die Diskussion kommen lassen. Mit der Verfügbarkeit moderner Endoskopietechnologie wurden instrumentelle Probleme weitestgehend ausgeräumt und das Operationsverfahren standardisiert (Hopf et al. 1999; Teo 1998).

Beim Verschlusshydrozephalus sind die Resorptionsmechanismen für den Liquor cerebrospinalis intakt. Es ist daher folgerichtig, sog. „innere Shunt-Methoden" anzuwenden.

Operationstechnik

Der operative Zugang kann mithilfe der Neuronavigation geplant werden (Abb. 4.4-4).

Die Bohrlochlokalisation wird loco typico am Kocher-Punkt durchgeführt (Krause u. Heymann 1914). Die Endoskopieführungshülse wird eingeführt und das Foramen Monroi anhand seiner typischen Orientierungspunkte (V. thalamostriata, V. septalis, Plexus choroideus) identifiziert. Nach Passage des Foramen interventriculare sind am Boden die Corpora mamillaria sichtbar. Beim chronischen Verschlusshydrozephalus ist der Boden des III. Ventrikels meist tropfenförmig ausge-

walzt und durchscheinend, sodass die Gefäße der Fossa interpeduncularis identifizierbar sind. Beim akuten Hydrozephalus, bei dem der Boden nicht transparent ist, muss der Operateur sich zwangsläufig an den anatomischen Orientierungspunkte orientieren. Das Stoma sollte möglichst weit entfernt von den Mamillarkörpern angelegt werden, unmittelbar hinter dem Dorsum sellae (Hellwig et al. 1998b).

Eröffnung des Bodens des III. Ventrikels. Hierzu sind in der Literatur unterschiedliche Techniken beschrieben, die stumpfe Eröffnung mit dem Endoskop oder die Ventrikulostomie unter Anwendung von Laserenergie (Grotenhuis 1999; Kehler et al. 1998). Wir bevorzugen die Koagulation der Ventrikelbodens durch bipolare Elektrosonden, die Eröffnung mithilfe von Mikroscheren oder Fasszangen und schließlich die Aufweitung des Stomas durch einen Ballonkatheter. Die Fossa interpeduncularis sollte inspiziert werden, um bei vorhandener Liliequist-Membran diese ebenfalls endoskopisch zu eröffnen (Abb. 4.4-5). Der freie Abfluss des Liquors kann bei persistierender Membran behindert sein.

Am Ende der Operation ist es sinnvoll, eine Subtraktionsventrikulographie durchzuführen, um die Durchgängigkeit des Stomas und damit den Operationserfolg zu dokumentieren. Postoperativ ist es

angeraten, in regelmäßigen Abständen MRT-Liquorflussstudien durchzuführen.

Einige weitere Fragen, die immer wieder diskutiert werden, sollen hier noch beantwortet werden.

- **Wie groß sollte das Stoma sein?** Je nach anatomischer Konstellation zwischen 4 und 6 mm im Durchmesser.
- **Können sich Ventrikulostomata wieder verschließen, und was ist dann zu tun?** Die Verschlussrate liegt bei etwa 2 %. Sollte sich ein Ventrikelstoma wieder verschließen, ist es selbstverständlich gut möglich, dieses in einem zweiten endoskopischen Eingriff wieder zu eröffnen.
- **Wie hoch ist die Langzeiterfolgrate der Drittventrikulostomie beim Verschlusshydrozephalus?** Die Erfolgsraten, d. h. Shunt-Unabhängigkeit, liegen zwischen 70 und 90 % (Cinalli et al. 1999; Fukuhara et al. 2000; Wellons et al. 2002).
- **Ab welchem Alter ist die Drittventrikulostomie indiziert?** Diese Frage wird kontrovers diskutiert (Buxton et al. 1998; Fritsch u. Mehdorn 2002). Die Morbiditäts- und Letalitätsrate sowie die Stomaverschlussrate liegen bei Säuglingen und Kleinkindern nicht höher als bei Erwachsenen. Wesentlich für die Indikationsstellung ist die Ätiologie des Hydrozephalus. Beim Verschlusshydrozephalus besteht immer

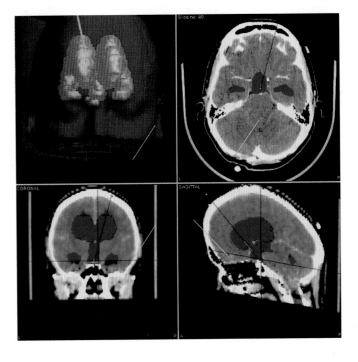

Abb. 4.4-4. Neuronavigationsplanung der endoskopischen Drittventrikulostomie (ETV).

die Indikation für die Drittventrikulostomie.

- **Können primär mit einem Shunt versorgte Patienten bei mehrfacher Shunt-Komplikation endoskopisch behandelt werden?** Diese Frage ist zu bejahen. Es gibt neuere Publikationen darüber, dass Patienten, deren Hydrozephalus mit einem Shunt versorgt war, nach mehrfacher Shunt-Dysfunktion erfolgreich neuroendoskopisch behandelt wurden, also ohne Shunt auskamen. Bei Patienten, bei denen eine Revisionsoperation mit erheblichen Risiken und Komplikationswahrscheinlichkeit verbunden ist, sollte der endoskopische Eingriff als Ultima Ratio in jedem Fall versucht werden. Dies gilt auch für den posthämorrhagischen und postmeningitischen Hydrozephalus. Die Regel „einmal Shunt – immer Shunt" gilt so nicht mehr (Boschert et al. 2003; Siomin et al. 2002).

Weitere endoskopische Eingriffe beim Hydrozephalus

Auf die Zystoventrikulostomie und Zysto-Ventrikulo-Zisternostomie wird im Rahmen der endoskopischen Behandlung zystischer Prozesse eingegangen (s. unten).

Die **Septostomie** wird in der Regel bei isoliertem Seitenventrikel oder beidseitigem Foramen-Monroi-Verschluss durchgeführt. Der Bohrlochzugang sollte hierbei weiter lateral als bei der ETV gewählt werden, um das Septum interventriculare möglichst im rechten Winkel zu treffen. Empfehlenswert ist die Verwendung abgewinkelter Optiken. Das Septum sollte in seinem vorderen Anteil geöffnet werden, da im mittleren und hinteren Anteil wichtige kommissurale Verbindungen verlaufen können. Die Eröffnung wird wie bei der ETV mittels bipolarem Schneidestrom durchgeführt. Gefäße, die das Septum durchziehen, können koaguliert werden. Die Öffnung sollte so groß wie möglich gestaltet werden.

> Bei der Septostomie sucht der Operateur in jedem Fall mit dem Endoskop den kontralateralen Ventrikel auf und inspiziert ihn.

Die sog. **Aquäduktoplastie** wird äußerst selten durchgeführt und sollte neuroendoskopischen Spezialisten vorbehalten werden. Indikation für dieses Verfahren ist der Verschlusshydrozephalus bei membranöser Aquäduktstenose. Es wird hierbei mit einem flexibel steuerbaren Endoskop der hintere Anteil des dritten Ventrikels aufgesucht, der Eingang des Aquäduktes lokalisiert und die meist dünne durchscheinende Membran am Eingang des Aquäduktes oder im Aquädukt selbst stumpf durch einen Ballonkatheter eröffnet. Es gibt wenig publizierte Ergebnisse zu diesem Verfahren. Die Wiederverschlussrate ist nach persönlichen Mitteilungen im Vergleich zu den Ventrikulostomien höher. Dies kann durch die Platzierung eines Stents vermieden werden. Auf diese Weise kann auch ein durch tumorösen Verschluss des Foramen Monroi behinderter Liquorfluss wiederhergestellt werden (Tirakotai et al. 2004) Allerdings kann die endoskopische Einlage eines Silikon-Stents in den Aquädukt mit Komplikationen wie Dislokation oder Läsionen im

Abb. 4.4-5. Operationstechnik bei der Drittventrikulostomie:
a) Koagulation des Bodens des III. Ventrikels zwischen den Corpora mamillaria und dem Recessus opticus;
b) stumpfe Eröffnung des Bodens;
c) Aufdehnung und Vergrößerung des Stomas mit einem Ballonkatheter;
d) endgültiger Situs mit Einblick in die Fossa interpeduncularis.

Abb. 4.4-6. Endoskopische Entfernung eines festgewachsenen Ventrikelkatheters:
a) Zugangsplanung mit Neuronavigation;
b) intraoperative Lokalisation des Katheters;
c) postoperatives CT nach Katheterentfernung.

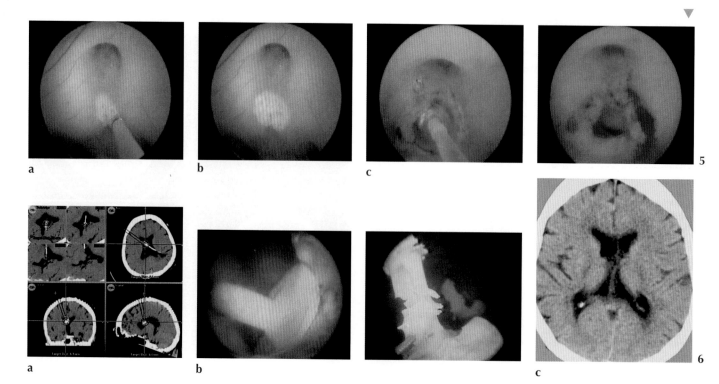

a   b   c   5

a   b   c   6

Bereich der Vierhügelplatte verbunden sein.

> Beim Verschlusshydrozephalus durch membranöse Aquäduktstenose wird der endoskopischen Drittventrikulostomie der Vorzug gegenüber der Aquäduktoplastie gegeben.

Bergung von frei flottierenden oder festgewachsenen Ventrikelkathetern. Die Bohrlochtrepanation wird mithilfe der Neuronavigation festgelegt. Die meist am Plexus festgewachsenen Ventrikelkatheter werden durch Elektrokoagulation gelöst. Sind sie frei beweglich, werden sie mit speziellen Instrumenten (z. B. Steingreifern aus der Allgemeinchirurgie) gefasst und gemeinsam mit dem Endoskop aus dem Situs zurückgezogen (Abb. 4.4-6). Aus persönlicher Erfahrung macht es wenig Sinn, den Ventrikelkatheter über den Arbeitskanal des Endoskops zu entfernen, da er sich meist am distalen Ende des Endoskops abschert.

Intrakranielle Zysten

Intrazerebrale Zysten sind für die Anwendung neuroendoskopischer Techniken besonders geeignet. Bei Kolloidzysten, Arachnoidalzysten und Pinealiszysten kann durch den endoskopischen Eingriff eine kurative Therapie erreicht werden. Bei zystischen Kraniopharyngeomen, dysontogenetischen Tumoren, Gliomen und Metastasen handelt es sich um eine kombinierte Therapie, gemeinsam mit mikrochirurgischer Resektion, Radiatio und adjuvanter medikamentöser Therapie (Abb. 4.4-7).

Kolloidzysten

Kolloidzysten bieten mit ihrer intraventrikulären Lokalisation eine klassische Indikation für die Anwendung neuroendoskopischer Techniken. Operiert werden Patienten, bei denen Symptome eines Verschlusshydrozephalus bestehen. Bei asymptomatischen Patienten kann die Operationsindikation gestellt werden, wenn die Größe der Zyste dazu geeignet ist, einen akuten Verschluss des Foramen Monroi mit konsekutiven Verschlusshydrozephalus herbeizuführen. Berichte über den plötzlichen Tod bei nachgewiesener Kolloidzyste rücken den Präventiveingriff in den Vordergrund.

> Cave: Asymptomatische Kolloidzysten können durch Verschluss der Foramina Monroi einen akuten Hydrozephalus und damit den plötzlichen Tod provozieren.

Der operative Zugang wird mithilfe der Neuronavigation geplant. Das Bohrloch sollte weit präkoronar und lateral durchgeführt werden, umso auch Anteile des Zyste am Dach des III. Ventrikels erreichen zu können.

Bei der Operationsplanung muss bedacht werden, dass es unmöglich sein kann, die Zyste in endoskopischer Technik zu resezieren, sei es wegen der harten Konsistenz des Zysteninhaltes, sei es wegen der Zystenlokalisation. Dann sollte die Operation in mikrochirurgischer Technik weitergeführt werden. Das heißt, dass bei der

Abb. 4.4-7. Endoskopische Interventionen bei intrakraniellen Zysten.

Abb. 4.4-8. Operationstechnik bei der endoskopischen Ausräumung einer Kolloidzyste des III. Ventrikels:
a) Das Foramen interventriculare ist durch die Kolloidzyste vollständig verlegt.
b) Die Zystenwand wird unter Einsatz der bipolaren Sonde koaguliert und eröffnet.
c) Der Absaugkatheter wird in die Zyste eingeführt.
d) Der Zysteninhalt wird abgesaugt.
e) Am Ende der Operation wird die Zystenwand koaguliert.
f) Der Boden des III. Ventrikels muss nach Zystenresektion gut sichtbar sein.

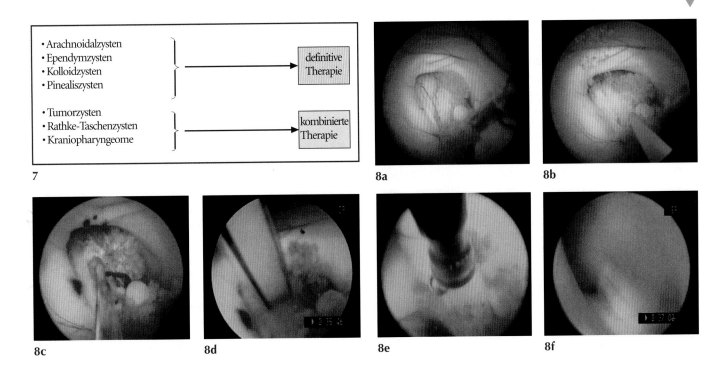

7

8a

8b

8c

8d

8e

8f

Lokalisation des Hautschnitts und der Bohrlochtrepanation diese Situation mit einkalkuliert werden muss.

Die endoskopische Resektion der Kolloidzyste verläuft nach Bohrlochtrepanation in den in Abbildung 4.4-8 dargestellten Schritten.

Zur Kontrolle der Normalisierung des Liquorflusses kann eine intraoperative dynamische Ventrikulographie durchgeführt werden. Bei langjährig bestehenden Kolloidzysten kann das Septum pellucidum rarefiziert sein, es besteht also eine Verbindung beider Seitenventrikel. Ist dies nicht der Fall, sollte eine Septostomie durchgeführt werden.

Muss die Zyste in toto entfernt werden, um das Rezidivwachstum zu vermeiden? Es ist in vielen Fällen nicht möglich, nach Evakuierung des Zysteninhaltes die Kapselanteile in toto zu entfernen. Es können besonders am Dach des III. Ventrikels Membrananteile verbleiben, da es selbst mit abgewinkelten Optiken äußerst schwierig ist, diese zu lösen. Kontusionen im Bereich des Foramen Monroi (Fornix) und Verletzungen der Venen sowie des Plexus werden vermieden.

Die Ergebnisse der endoskopischen Kolloidzystenresektion ist in den letzten Jahren Thema vieler Publikationen gewesen (Decq et al. 1998). Leider existieren nur Publikationen, in denen die mikrochirurgische Zystenentfernung mit der endoskopischen Resektion verglichen wird. Zusammengefasst sind die Ergebnisse des endoskopischen Verfahrens nicht schlechter bezüglich Morbiditäts-, Letalitäts- und Rezidivraten. In unserer Serie von 20 endoskopisch operierten Kolloidzysten kam es, obwohl die Mehrzahl nicht in toto entfernt wurde, bei nur einem Patienten zu einem Zystenrezidiv (Hellwig et al. 2003a).

In einigen Publikationen werden kürzere Operations- und Krankenhausaufenthaltszeiten bei endoskopisch operierten Patienten mitgeteilt als bei mikrochirurgisch operierten (Kehler et al. 2001; Lewis et al. 1994).

Arachnoidalzysten

Arachnoidalzysten werden als Zysten definiert, die intraarachnoidal lokalisiert und mit Liquor gefüllt sind. Die genaue Lokali-sation dieser Zysten ist vielfältig. Da es sich meist um große Hohlräume in unmittelbarer Nachbarschaft des Ventrikelsystemes oder der Zisternen handelt, sind sie für neuroendoskopische Eingriffe besonders geeignet.

Die **Operationsindikation** besteht bei symptomatischen Zysten, die über eine Erhöhung des intrakraniellen Druckes zu Kopfschmerzen oder neurologischen Symptomen geführt haben.

Als endoskopische **Techniken** werden angewandt:
- Zystoventrikulostomie
- Zystozisternostomie
- Zysto-Ventrikulo-Zisternostomie
- endoskopieassistierte Mikrochirurgie

Operationstechnik. Der Eingriff sollte in jedem Fall unter Zuhilfenahme der Neuronavigation erfolgen. Insbesondere bei großen temporalen Arachnoidalzysten, in denen anatomische Orientierungspunkte fehlen, ist die Lokalisation der mittelliniennahen Zystenmembran und damit der Zugang zu den basalen Zisternen schwierig.

Das Bohrloch wird am höchsten Punkt angelegt, damit wenig Flüssigkeit aus der Zyste verloren geht. Damit werden ein Zystenkollaps und die Gefahr eines Subduralhämatoms weitgehend vermieden. Die Zystozisternostomie kann meist nur punktgenau über wenige Millimeter erfolgen. Da die zu öffnende Membran pulssynchrone Bewegungen durchführt, muss bimanuell operiert werden. Mit einer Fasszange wird die perlmuttartige Arachnoidalmembran festgehalten und mit bipolaren Strom oder mit der Mikroschere eröffnet.

> **Cave:** Bei der endoskopischen Operation einer Arachnoidalzyste kann die Entfernung zu anatomischen Strukturen unter der Membran (meist nur wenige Millimeter) falsch eingeschätzt werden, insbesondere bei frei flottierendem Gewebe.

Sollte es nicht gelingen, die Zystozisternostomie in Endoskopietechnik durchzuführen, kann zur Endoskopie-assistierten Mikrochirurgie übergegangen werden. Der Bohrlochzugang wird dann erweitert, und das Endoskop kann während des mikrochirurgischen Eingriffes als zusätzli-ches Beleuchtungs- und Sehinstrument benutzt werden (Hopf et al. 1998).

Suprasellärre Arachnoidalzysten

Jede zehnte Arachnoidalzyste ist suprasellär lokalisiert. Sie bedürfen einer speziellen Erwähnung, da die endoskopische Operationstechnik variabel ist (Caemaert et al. 1992; Pierre-Khan et al. 1990). Diese Zysten liegen in unmittelbarer Beziehung zu Sella turcica, N. opticus, Hypophysenstiel und A. basilaris. Sie wölben sich in den III. Ventrikel vor und können zum Verschlusshydrozephalus führen. Kopfschmerz, Ataxie, Hormonstörungen und Augenmotilitätsstörungen sind die häufigsten Symptome.

Operationstechnik. Der endoskopische Zugang ist der Standardzugang zum III. Ventrikel (s. Abschnitte „Endoskopische Drittventrikulostomie" und „Kolloidzyste").

Die perlmuttartige Membran wird zunächst mittellinienfern eröffnet (Zystoventrikulostomie). Dies reicht allerdings nicht aus. Zusätzlich muss auch die mittelliniennahe Zystenmembran (Liliequist-Membran) eröffnet werden (Zysto-Ventrikulo-Zisternostomie). Dies geschieht entweder mit dem Mikroscherchen oder der Mikrobipolarschneideelektrode zwischen Klivus und A. basilaris. Zur Sicherheit sollte hierbei der knöcherne Kontakt gesucht werden (Abb. 4.4-9). Intraoperativ kann der Erfolg des Eingriffs mit einer digitalen Ventrikulographie überprüft werden.

Die postoperativen Ergebnisse endoskopischer Eingriffe bei Arachnoidalzysten sind mit denen der mikrochirurgischen Interventionen vergleichbar (Schroeder u. Gaab 1998). Etwa 75 % der Patienten profitieren von der Operation, wobei die Zystengröße nicht immer rückläufig sein muss.

Weitere intrakranielle Zysten, die endoskopisch oder endoskopisch assistiert mikrochirurgisch behandelt werden können sind: Pinealiszysten, Epidermoid- oder Dermoidzysten, Ependymzysten, Rathke-Zysten, zystische Kraniopharyngeome und andere zystische Tumore. Die endoskopische Operationstechnik entspricht im Wesentlichen der bei Kolloidzysten und Arachnoidalzysten beschriebenen (Hellwig et al. 2000a).

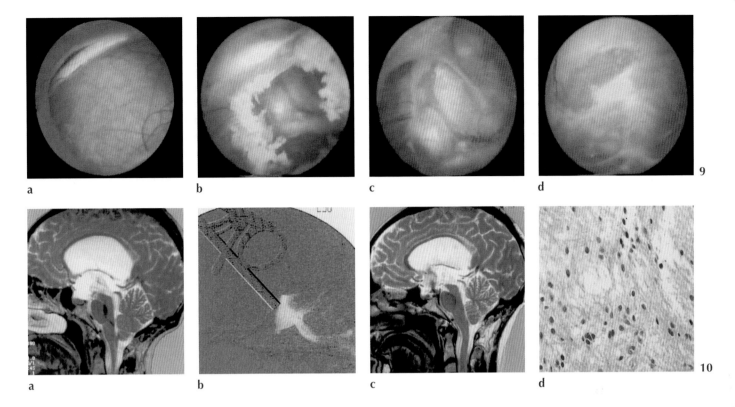

Abb. 4.4-9. a b c d 9

a b c d 10

Abb. 4.4-9. Endoskopische Fensterung einer suprasellären Arachnoidalzyste:
a) Die Zyste wölbt sich in das Foramen Monroi und hat zu einem Hydrocephalus occlusus geführt.
b) Die Zystenwand wird mit bipolarem Strom gefenstert.
c) Die A. basilaris, Hypophysenstiel und Hypophyse werden identifiziert.
d) Die Liliequist-Membran als untere Begrenzung muss eröffnet werden.

Abb. 4.4-10. Endoskopische Biopsie und Drittventrikulostomie:
a) Präoperatives MRT: Tumor im hinteren Anteil des III. Ventrikels, deutlicher Verschlusshydrozephalus, der Ventrikelboden ist abgesenkt.
b) Die intraoperative dynamische Subtraktionsventrikulographie zeigt den Fluss des Kontrastmittels in die Fossa interpeduncularis.
c) Im postoperativen MRT ist als Zeichen des funktionierenden Ventrikulostomas ein Verlust des Fließsignals des Liquors („flow-void") im Bereich des Bodens des III. Ventrikels nachweisbar. Der Ventrikelboden ist angehoben.
d) Die histopathologische Diagnose der gewonnenen Gewebeproben ergibt ein niedriggradiges Astrozytom.

Solide intraventrikuläre Tumoren

Auch solide intraventrikuläre Tumoren bieten sich für endoskopische Eingriffe an. Allerdings können sie unter Anwendung der derzeitigen Operationstechnik nur im Einzelfall vollständig entfernt werden. Die Domäne ist daher die endoskopische Biopsie.

Bei intraventrikulären Tumoren bestehen folgende **Indikationen:**

● endoskopische Biopsie, ggf. mit Drittventrikulostomie
● endoskopische Tumorteilresektion mit Wiederherstellung normaler Liquorabflussverhältnisse
● endoskopische Tumoresektion im Einzelfall

Die **Biopsie** diagnostisch unklarer solider Ventrikeltumoren in endoskopischer Technik ist der stereotaktisch „blinden" Technik vorzuziehen. Besonders im Bereich der Foramen Monroi, aber auch bei Pinealistumoren im hinteren Anteil des III. Ventrikels bietet die Biopsie unter direkter Sicht wesentliche Vorteile (Ferrer et al. 1997; Hellwig et al. 1998b). Ventrikuläre Gefäße und funktionell wichtige Strukturen können intraoperativ lokalisiert und so Verletzungen vorgebeugt werden. Der Ort der Tumorbiopsie wird exakt bestimmt, wobei vaskularisierte Oberflächenanteile gemieden werden. Kommt es dennoch zu postbioptischen Blutungen, kann die Blutstillung unter Sicht vorgenommen werden.

Hat der Tumor zu einem Verschlusshydrozephalus geführt (hinterer Anteil des III. Ventrikels), wird in derselben Sitzung eine Drittventrikulostomie oder eine Stent-Einlage durchgeführt (Abb. 4.4-10).

Endoskopische Teilresektionen von intraventrikulären Tumoren dienen in erster Linie der Sicherung der Artdiagnose und der Wiederherstellung der Liquorzirkulation. In seltenen Fällen gelingt es, kleine Ventrikeltumoren (Subependymome, Plexustumoren) in endoskopischer Technik komplett zu entfernen (Gaab u. Schroeder 1998). Wichtig ist hierbei, jederzeit eine ausreichende Blutstillung zu erreichen.

Auch bei intraparenchymatösen zystisch-soliden Tumoren kann die endoskopische Zystenpunktion und Biopsie indiziert sein. Sie ersetzt natürlich nicht die primäre mikrochirurgische Tumorresektion.

Neuroendoskopie-assistierte Mikrochirurgie

Bei mikrochirurgischen Operationen, insbesondere von Aneurysmata, mikrovaskulären Dekompressionen und Kleinhirnbrückenwinkelprozessen, können Endoskope als Arbeitsinstrumente verwendet werden (Fries u. Perneczky 1998; Tatagiba et al. 1996). Es gibt unterschiedliche Designs für verschiedene Indikationen. Wichtig ist die Option, auch um die Ecke oder hinter den entsprechenden Prozess schauen zu können. So wird die optimale Clip-Position kontrolliert oder aber die Gefäßschlinge, die den N. trigeminus komprimiert, von allen Seiten inspiziert (Abdeen et al. 2000). Oppel und Mulch haben bereits 1979 die neuroendoskopische Technik bei Operationen im Kleinhirnbrückenwinkel angewandt.

Es handelt sich bei der Neuroendoskopie-assistierten Mikrochirurgie im Gegensatz zur „reinen Neuroendoskopie" also um eine Operationstechnik, für die keine spezielle endoskopische Ausbildung erforderlich ist.

Endoskopische Hypophysenchirurgie

Guiot war 1963 der Erste, der ein Endoskop für Hypophyseneingriffe benutzte. In den letzten Jahren hat diese Technik bei der Adenomresektion erheblich an Bedeutung gewonnen, wobei eine Standardisierung bisher noch nicht erreicht wurde. Der operative Zugang ist einfach, schnell und mit wenig Komplikationen verbunden. Mittlerweile stehen auch genügend Instrumente zur Verfügung, um im engen Zugangsbereich effizient arbeiten zu können (Cappabianca et al. 2001; s. Kap. 7.3). Die operativen Schritte werden wie folgt zusammengefasst:

- Zugang über ein Nasenloch
- Resektion der mittleren Nasenmuschel
- Eröffnung der Keilbeinhöhle
- Lokalisation und Eröffnung des Sellabodens
- Resektion des Adenoms unter Verwendung unterschiedlich abgewinkelter Optiken

- Hämostase
- keine Nasentamponade

Wichtig ist, dass der Operateur, der die endoskopische Technik anwendet, den mikrochirurgischen transsphenoidalen Zugang beherrscht, um bei schwierigen anatomischen oder operativen Verhältnissen wechseln zu können. Langzeitergebnisse bei endoskopischer Adenomresektion liegen zurzeit noch nicht vor. Aus ersten Publikationen und persönlichen Mitteilungen können folgende Schlüsse gezogen werden:

- Die Operationszeit kann reduziert werden.
- Das operative Trauma ist geringer.
- Intra- und postoperative Komplikationen sind selten.
- Die postoperative Liegezeit wird verkürzt.

Andere intrakranielle Indikationen

Erwähnt werden sollen noch zwei weitere Indikationen für die intrakranielle Anwendung der Neuroendoskopie, die allerdings zurzeit nicht routinemäßig verwendet werden, sich aber als alternative Therapieoption anbieten:

- endoskopische Evakuation von septierten, chronischen Subduralhämatomen
- endoskopische Ausräumung von Hirnabszessen

Hirnabszesse, insbesondere wenn sie oberflächenfern liegen, stellen ebenfalls eine Indikation für den Einsatz von Neuroendoskopen dar. Das liegt daran, dass Abszesse durch Kapselbildung eine pathologische Kavität bilden, die nach Evakuation des Eiters gut einsehbar ist, d. h. eine Kontrolle direkt intraoperativ möglich ist (Hellwig u. Riegel 1998). Falls eine Drainageneinlage erforderlich ist, erfolgt diese unter direkter Sicht. Der operative Zugang wird dreidimensional durch Neuronavigation geplant. Der Abszess wird dann mit der Endoskopieführungshülse punktiert. Das starre Endoskop wird eingeführt und der Abszessinhalt abgesaugt. Die Abszesshöhle wird abschließend gespült. Die weitere Therapie erfolgt anschließend medi-

kamentös gemäß Antibiogramm (Abb. 4.4-11).

Die endoskopische Eingriff bei septierten, **chronischen Subduralhämatomen** (cSDH) wird dann durchgeführt, wenn die Therapie mittels Bohrlochdrainage erfolglos geblieben ist, d. h. wenn Septen, die das cSDH durchziehen, den Abfluss der Hämatomflüssigkeit verhindern. Verwendet wird das flexible Endoskop. Der operative Zugang entspricht dem der Bohrlochdrainagen (Abb. 4.4-12). In den meisten Fällen gelingt es eine aufwendige Kraniektomie-Membranektomie-Behandlung zu vermeiden (Hellwig et al. 2000b).

Spinale Neuroendoskopie

Auch die spinale Neuroendoskopie kann auf eine lange Geschichte zurückblicken. Im Jahr 1931 hat Burmann die ersten spinalendoskopischen Studien durchgeführt. Mittlerweile haben sich zahlreiche minimalinvasive endoskopische Operationen innerhalb der Wirbelsäulen- und Rückenmarkchirurgie etabliert. Eine ausgezeichnete Übersicht über die Geschichte und den derzeitigen Stand der Technik bietet das Supplement-Heft Neurosurgery 51 (Fessler 2002).

In der spinalen Neuroendoskopie sind im Wesentlichen zwei unterschiedliche Operationsarten zu unterscheiden:

- Eingriffe an der Wirbelsäule
- Eingriffe am Rückenmark

Endoskopische Interventionen an der Wirbelsäule

Die Indikationen für neuroendoskopische Eingriffe an der Wirbelsäule sind eng umschrieben. Die **perkutane endoskopische Nukleotomie** ist Patienten mit nichtsequestrierten symptomatischen Bandscheibenvorfällen vorbehalten. Über einen kleinen Hautschnitt wird unter Durchleuchtungskontrolle das Endoskop in den betroffenen Bandscheibenraum vorgeschoben. Das prolabierte Bandscheibenmaterial wird dann in unterschiedlicher

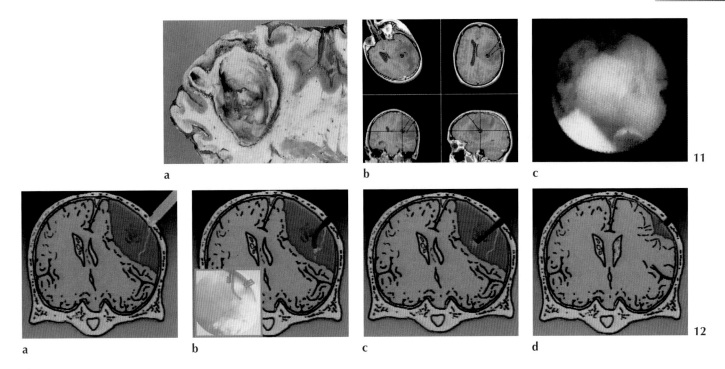

Abb. 4.4-11. Endoskopische Behandlung des Hirnabszesses:
a) Als pathologische Höhlenbildung bietet sich der Hirnabszess für neuroendoskopische Eingriffe an.
b) Die Zugangsplanung geschieht über eine dreidimensionale Neuronavigationsberechnung.
c) Endoskopische Darstellung der Abszesshöhle mit Knochenimprimat nach Bolzenschussverletzung.

Abb. 4.4-12. Endoskopische Behandlung des septierten chronischen subduralen Hämatoms:
a) Bohrlochtrepanation und Eröffnung der Hämatomkapsel;
b) Einführen des flexiblen Endoskopes in die Hämatomhöhle;
c) Inspektion der Hämatomhöhle und Eröffnung der Septen;
d) Entfernung des Endoskopes und Anlage der Drainage.

Technik reseziert. Es kann mittels Laser vaporisiert oder mit speziellen „Shavern" abgetragen werden.

Obwohl endoskopische Verfahren in der Bandscheibenchirurgie in der Öffentlichkeit viel diskutiert werden, gibt es keine prospektiven randomisierten Studien, die den Vorteil dieses Verfahrens gegenüber konservativer Therapie oder mikrochirurgischen Verfahren überprüft haben. Für dieses „minimalinvasive" Operations-

verfahren kommt ohnehin nur ein begrenzter Teil der Patienten infrage (geschätzter Anteil etwa 10–15 %). Es sind dies Patienten mit Bandscheibenprotrusionen oder nichtsequestriertem, nichtperforiertem Nucleus-pulposus-Prolaps, bei denen konservative Therapiemaßnahmen auch zum Behandlungserfolg führen können.

Auf endoskopische transthorakale Wirbelsäuleneingriffe soll hier wegen deren Spezifität nicht näher eingegangen werden. Sie werden in erster Linie bei thorakalen Bandscheibenvorfällen, Fusionsoperationen, Wirbelsäulentumoren und Wirbelsäulenfrakturen teilweise auch gemeinsam mit mikrochirurgischen Zugängen angewendet. Näheres ist bei Rosenthal und Mitarbeitern (1998) nachzulesen.

Endoskopische Interventionen am Rückenmark

Endoskopische Eingriffe am Rückenmark werden äußerst selten durchgeführt. Trotzdem wurden hierzu spezielle sogenannte **Spinaloskope** entwickelt. Es handelt sich dabei um Mikroendoskope, die flexibel und steuerbar sind. Das Arbeitsinstrumentarium entspricht dem, das bei intrakraniellen Eingriffen verwendet wird.

Indikationen für den Einsatz neuroendoskopischer Techniken in der spinalen Neurochirurgie können sein (Hellwig et al. 1999b):
- Evakuation mehrsegmentaler epiduraler Abszesse und Hämatome (Epiduroskopie)
- Adhäsiolyse bei adhäsiver Arachnopathie (Subduroskopie)
- endokavitäre Syringostomie (Myeloskopie) (Zur Einordnung dieses Konzept sei auf Kap. 8.2 verwiesen.)

Epiduroskopie

Bei mehrsegmentalen epiduralen **Abszessen** oder epiduralen **Hämatomen** kann der Versuch von Nutzen sein, über einen Hemilaminektomie- oder Laminektomiezugang den pathologischen Prozess unter Spülung in endoskopischer Technik abzusaugen. Dies gelingt natürlich nur, wenn er liquide ist. Das Verfahren hat den Vorteil, dass man dem Patienten eine Mehrhöhenlaminektomie erspart.

Subduroskopie

Wie bei der Epiduroskopie wird bei der Subduroskopie zunächst ein minimalinvasiver einsegmentaler Zugang verwendet. Die Dura wird über wenige Millimeter eröffnet, und es wird versucht, die Adhäsionen durch Vorschieben des flexiblen Spinaloskops stumpf zu lösen. Gelingt dies nicht, kann die Adhäsiolyse auch unter Anwendung von bipolarem Schneidestrom mit der flexiblen Sonde vorgenommen werden. Wichtig ist, dass zur intraoperativen Höhenlokalisationskontrolle die Fluoroskopie immer bereitsteht.

Myeloskopie

Die endokavitäre Syringostomie wurde durch Hüwel et al. eingeführt (Hüwel et al. 1993). Ausgedehnte Syringomyelien können durch Septen gekammert sein. Hier kann im Rahmen des mikrochirurgischen Operationsverfahrens (Dekompression mit Erweiterungsplastik, Anlage eines syringosubarachnoidalen Shunts) mit dem Spinaloskop versucht werden, die unterschiedlichen Kompartimente miteinander zu verbinden (zur Differenzialindikation bzw. -kontraindikation s. Kap. 8.2).

Langzeitergebnisse über dieses Verfahren liegen nur vereinzelt vor. Aus der eigenen Erfahrung muss betont werden, dass das endoskopische Verfahren bei dieser besonderen Form von Syringomyelie von Nutzen ist (Hellwig et al. 2003b).

Endoskopische Karpaltunnel-operationen

In Kliniken, in denen Karpaltunnelsyndrome konventionell operiert werden, sollte auch alternativ die endoskopische Operationsmethode angeboten werden. Diese Operation erfordert sehr viel operative Erfahrung (Operationskurse werden regelmäßig durchgeführt). Von unterschiedlichen Anbietern werden komplette (kostspielige) Einmaloperationssets vertrieben, die sicherlich auch (kostengünstiger) selbst zusammengestellt werden können.

Man unterscheidet den **uniportalen** (proximal des Handgelenkes) und den **biportalen** Zugang (zweiter Hautschnitt in der Hohlhand).

- Die Indikation zur endoskopischen Spaltung des Retinaculum flexorum besteht bei allen Patienten, bei denen klinisch und elektrophysiologisch ein Karpaltunnelsyndrom nachgewiesen wurde.
- Kontraindikationen sind ein zu enger Karpaltunnel und eine vorangegangene diesbezügliche Operation.

Obwohl auch zu dieser Operationsmethode nur wenig randomisierten Studien vorliegen und der Nutzen gegenüber der herkömmlichen offenen Operationsmethode stark in der Kritik steht (Brüser u. Larkin 1998) scheinen die Vorteile der endoskopischen Methode folgende zu sein (Senyurt u. Thal 1998):

- besseres kosmetisches Ergebnis
- frühere Belastbarkeit der operierten Hand
- geringere postoperative Schmerzen

Zusammenfassung und Ausblick

In den letzten 10 Jahren nach Wiedereinführung der Endoskopie in die Neurochirurgie haben sich umschriebene Standardindikationen entwickelt. Es sind dies die endoskopische Behandlung des Hydrozephalus, intrazerebraler Zysten sowie Eingriffe an soliden intraventrikulären Tumoren. Diese muss der angehende Facharzt kennen. Die Vorteile der endoskopieassistierten Mikrochirurgie als Ergänzung der alleinigen Mikrochirurgie sind offensichtlich und müssen allgemein bekannt sein. Ob sich das Konzept der endoskopischen Chirurgie der Sellaregion durchsetzen wird, ist noch offen, viele Publikationen der letzten Jahre mit positiven Ergebnissen sprechen dafür.

Indikationen für endoskopische Eingriffe an der Wirbelsäule und am Rückenmark sind selten und umstritten. Die endoskopische Karpaltunneloperation ist etabliert und weit verbreitet und gehört genuin ins Fachgebiet der Neurochirurgie.

Indikationen wie etwa die Evakuation von septierten chronisch subduralen Hämatomen oder Hirnabszessen sollten gekannt werden, wenngleich es sich hierbei sicherlich nicht um Standardoperationen handelt.

Für die Zukunft wird die intensivierte Anbindung der Neuroendoskopie an die Neuronavigation (Rohde et al. 1998; Schroeder et al. 2001) und im Speziellen an die Robotik (Wapler et al. 1999) weitere Fortschritte bringen. Die **virtuelle Neuroendoskopie** ist momentan in den Anfängen (Burtscher et al. 1999). Mit ihr werden zukünftig Operationsplanung und -durchführung für angehende Fachärzte möglich werden, ohne direkt am Patienten operieren zu müssen.

Zusammengefasst ist die Neuroendoskopie in ihren Anwendungsmöglichkeiten entwicklungsfähig. Einige Indikationsstellungen müssen in den nächsten Jahren in ihrem Nutzen gegenüber etablierten Operationsmethoden weiter kritisch überprüft werden. Für eine Fachkunde „Endoskopische Neurochirurgie" ist es heute sicherlich noch zu früh, dennoch ist sie in Zukunft vorstellbar.

Addendum: Dieser Beitrag wurde im Wesentlichen auf der Grundlage 10-jähriger persönlicher Erfahrung mit der Neuroendoskopie verfasst. Die meisten der zitierten Autoren sind dem Verfasser über die Jahre zu Freunden geworden und haben durch ihr Engagement und durch ihren kritischen Umgang mit dieser neuen Operationsmethode entscheidend zur Etablierung und Weiterentwicklung der Endoskopie innerhalb der Neurochirurgie beigetragen. Der Autor ist jederzeit bereit, dem Facharztkandidaten durch persönliche Ratschläge bei der Vorbereitung zur Facharztprüfung behilflich zu sein.

Literatur

Abdeen K, Kato Y, Kiya N et al. (2000) Neuroendoscopy in microvascular decompression for trigeminal neuralgia and hemifacial spasm: technical note. Neurol Res 22: 522–6.

Alberti O, Riegel T, Hellwig D (2001). Frameless navigation and endoscopy. J Neurosurg 95: 541–3.

Bauer BL, Hellwig D (eds) (1992) Minimally invasive neurosurgery I. Acta Neurochir (Wien) Suppl 54.

Bauer BL, Hellwig D (eds) (1994) Minimally invasive neurosurgery II. Acta Neurochir (Wien) Suppl 61.

Bauer BL, Hellwig D (1995) Minimal invasive endoskopische Neurochirurgie (MIEN). Dtsch Aerztebl 92: B-2062–77.

Boschert J, Hellwig D, Krauss JK (2003) Endoscopic third ventriculostomy for shunt dysfunction in occlusive hydrocephalus: long-term follow-up and review. J Neurosurg 98: 1032–9.

Brüser P, Larkin G (1998) The dilemma of treating carpal tunnel syndrome: open versus endoscopic release. In: Hellwig D, Bauer BL (eds) Minimally Invasive Techniques for Neurosurgery. Berlin, Heidelberg, New York: Springer; 167–71.

Burtscher J, Dessl A, Maurer H et al. (1999) Virtual neuroendoscopy, a comparative magnetic resonance and anatomical study. Minim Invasiv Neurosurg 42: 113–7.

Buxton N, Macathur D, Mallucci C et al. (1998) Neuroendoscopic third ventriculostomy in patients less than 1 year. Pediatric Neurosurg 29: 73–6.

Caemaert J, Abdullah J, Calliauw L et al. (1992) Endoscopic treatment of suprasellar arachnoid cysts. Acta Neurochir (Wien) 119: 68–73.

Cappabianca P, Alferie A, De Divitis E et al. (eds) (2001) Atlas of Endoscopic Anatomy for Endonasal Intracranial Surgery. Wien, New York: Springer.

Cinalli G, Sainte-Rose C, Chumas P et al. (1999) Failure of third ventriculostomy in the treatment of aqueductal stenosis in children. J Neurosurg 90: 448–54.

Decq P, Brugieres P, Le Guerinel C et al. (1998) Endoscopic management of colloid cysts. Neurosurgery 42: 1288–94 (discussion 1294–6).

Duffner F, Freudenstein D, Wacker A et al. (1998) 75 Jahre nach Dandy, Fay und Mixter – Ein Rückblick auf die Geschichte der Neuroendoskopie. Zentralbl Neurochir 59: 121–8.

Ferrer E, Santamarta D, Garcia-Fructuoso G et al. (1997). Neuroendoscopic management of pineal region tumours. Acta Neurochir (Wien) 139: 12–20 (discussion 20–1).

Fessler RG (ed) (2002) Minimally invasive surgery of the spine. Neurosurgery 51 (Suppl 5).

Fries G, Perneczky A (1998) Endoscope-assisted brain surgery. Part 2. Analysis of 380 procedures. Neurosurgery 42: 226–31 (discussion: 231–2).

Fritsch MJ, Mehdorn M (2002) Endoscopic intraventricular surgery for treatment of hydrocephalus and loculated CSF space in children less than one year of age. Pediatr Neurosurg 36: 183–8.

Fukuhara T, Vorster SJ, Luciano MG (2000). Risk factors for failure of endoscopic third ventriculostomy for obstructive hydrocephalus. Neurosurgery 46: 1100–09 (discussion: 1109–11).

Gaab MR, Schroeder HWS (1998). Neurodoscopic approach to intraventricular lesions. J Neurosurg 88: 496–505.

Grotenhuis JA (ed) (1995) Manual of Endoscopic Procedures in Neurosurgery. Nijmegen: Uitgeverij Machaon.

Grotenhuis JA (ed) (1998) Endoscope-Assisted Microneurosurgery. A Concise Guidebook. Nijmegen: Uitgeverij Machaon.

Grotenhuis JA (1999) How to avoid complications of endoscopic third ventriculostomy. In: Ferrer E (ed) Minimally Invasive Neurosurgery. Bologna: Monduzzi Editore; 43–7.

Grunert P, Hopf N, Perneczky A (1997) Frame-based and frameless endoscopic procedures in the third ventricle. Stereotact Funct Neurosurg 68: 80–9.

Hellwig D (1994) Minimal Invasive Endoskopische Neurochirurgie unter Anwendung flexibler steuerbarer Endoskope. Habilitationsschrift. Philipps-Universität Marburg.

Hellwig D, Bauer BL (eds) (1998) Minimally Invasive Techniques for Neurosurgery. Berlin, Heidelberg, New York: Springer.

Hellwig D, Riegel T (1998) Stereotactic endoscopic treatment of brain abscess. In: Jimenez DF (ed) Intracranial Endoscopic Neurosurgery. Chapter 14. Lebanon, New Hampshire: AANS – Neurosurgical Topics; 199–207.

Hellwig D, Riegel T, Bertalanffy H (1998a) Neuroendoscopic techniques in treatment of intracranial lesions. Minim Invasive Ther Allied Technol 7: 123–35.

Hellwig D, Heinemann A, Riegel T (1998b) Endoscopic third ventriculostomy in treatment of obstructive hydrocephalus caused by primary aqueductal stenosis. In: Hellwig D, Bauer BL (eds) Minimal Invasive Techniques for Neurosurgery. Berlin, New York: Springer; 65–71.

Hellwig D, Haag R, Bartel V et al. (1999a) Application of new electrosurgical devices and probes in endoscopic neurosurgery. Neurol Res 21: 67–72.

Hellwig D, Riegel T, Benes L et al. (1999b) Neuroendoscopy of the spinal canal. Historical review, indications and results. In: Ferrer E (ed) Minimally Invasive Neurosurgery. Bologna: Monduzzi Editore; 101–7

Hellwig D, Bauer BL, Riegel T et al. (2000a) Surgical treatment of arachnoid, suprasellar, and Rathke's cleft cyst. In: Schmiedek HH, Sweet WH (eds) Operative Neurosurgical Techniques. 3rd ed. Philadelphia: WB Saunders; 513–2.

Hellwig D, Heinze S, Riegel T et al. (2000b) Neuroendoscopic treatment of loculated chronic subdural hematoma. Neurosurg Clin N Am 11: 525–34.

Hellwig D, Bauer BL, Schulte DM et al. (2003a) Neuroendoscopic treatment for colloid cysts of the third ventricle: the experience of a decade. Neurosurgery 52: 525–32 (discussion 532–3).

Hellwig D, Krause M, Rohlfs J et al. (2003b) Die nichttraumatische Syringomyelie. In: Grüninger W, Pott M (Hrsg) Nichttraumatische Querschnittslähmungen. Darmstadt: Steinkopff; 80–1.

Hopf NJ, Resch KDM, Ringel K et al. (1998) Endoscopic management of intracranial arachnoid cysts. In: Hellwig D, Bauer BL (eds) Minimally Invasive Techniques for Neurosurgery. Berlin, New York: Springer; 111–9.

Hopf NJ, Grunert P, Fries G et al. (1999) Endoscopic third ventriculostomy. Outcome analysis of 100 consecutive procedures. Neurosurgery 44: 795–804.

Hüwel N, Perneczky A, Urban V (1993) Neuro-endoscopic techniques in operative treatment of syringomyelia. Acta Neuochir (Wien) 123: 216.

Kehler U, Glimroth J, Knopp U et al. (1998) How to perforate safely a resistant floor of the 3rd ventricle. Technical note. Neurosurgery 18: 791–4.

Kehler U, Brunori A, Gliemroth J et al. (2001) Twenty colloid cysts – comparison of endoscopic and microsurgical management. Minim Invas Neurosurg 44: 121–7.

Krause F, Heymann E (1914) Lehrbuch der Chirurgischen Operationen an der Hand klinischer Beobachtungen für Ärzte und Studierende. Berlin, Wien: Urban & Schwarzenberg; 567–8.

Lewis AI, Crone KR, Taha J et al. (1994) Surgical resection of third ventricle colloid cysts. Preliminary results comparing transcallosal microsurgery with endoscopy. J Neurosurg 81: 174–8.

Oppel F, Mulch G (1979) Selective trigeminal root section via an endoscope transpyramidal retrolabyrinthine approach. Acta Neurochir (Wien) Suppl 28: 565–71.

Perneczky A, Fries G (1998) Endoscope-assisted brain surgery. Part 1. Evolution, basic concept, and current technique. Neurosurgery 42: 219–25.

Perneczky A, Tschabitscher M, Resch KDM (eds) (1993) Endoscopic Anatomy for Neurosurgery. Stuttgart: Thieme.

Pierre-Kahn A, Capelle L, Brauner R et al. (1990) Presentation and management of suprasellar arachnoid cysts. Review of 20 cases. J Neurosurg 73: 355–9.

Riegel T, Hellwig D, Bauer BL (1994) Endoscopic anatomy of the third ventricle. Acta Neurochir (Wien) 61: 54–6.

Rohde V, Reinges MH, Krombach GA et al. (1998) The combined use of image guided frameless stereotaxy and neuroendoscopy for surgical management of occlusive hydrocephalus and intracranial cysts. Br J Neurosurg 12: 531–8.

Rosenthal D, Dickman CA (1998) Thoracoscopic microsurgical excision of herniated thoracic discs. J Neurosurg 89: 224–35.

Schroeder HWS, Gaab MR (1998) Neuroendoscopic treatment of arachnoid cysts. In: Jimenez DF (ed) Intracranial Endoscopic Neurosurgery. Chapter 73. Lebanon, New Hampshire: AANS – Neurosurgical Topics; 111–23.

Schroeder HWS, Gaab MR (1999) Intracranial endoscopy. Neurosurg Focus 6: 1–11.

Schroeder HWS, Wagner W, Gaab MR et al. (2001) Frameless neuronavigation in intracranial neurosurgery. J Neurosurg 94: 72–9.

Senyurt H, Thal HU (1998) Limitations of endoscopic release of the carpal ligament in carpal tunnel syndrome. In: Hellwig D, Bauer BL (eds) Minimally Invasive Techniques for Neurosurgery. Berlin, Heidelberg, New York: Springer; 161–5.

Siomin V, Cinalli G, Grotenhuis JA et al. (2002) Endoscopic third ventriculostomy in patients with cerebrospinal fluid infection and/or hemorrhage. J Neurosurg 97: 519–24.

Tatagiba M, Matthies C, Samii M (1996) Microendoscopy of the internal auditory canal in vestibular schwannoma surgery. Neurosurgery 38: 737–40.

Teo C (1998) Third ventriculostomy in treatment of hydrocephalus: Experience with more than 120 cases. In: Hellwig D, Bauer BL (eds) Minimally Invasive Techniques for Neurosurgery. Berlin, Heidelberg, New York: Springer 73–6.

Tirakotai W, Riegel T, Schulte DM et al. (2004) Neuroendoscopic stent procedure in obstructive hydrocephalus because of both foramina of Monro occluding craniopharyngeoma: Technical note. Surg Neurol (in press).

Wapler M, Braucker M, Durr M et al. (1999) A voice-controlled robotic assistant for neuroendoscopy. Stud Health Technol Inform 62: 384–7.

Wellons JC, Tubbs RS, Banks JT et al. (2002) Long-term control of hydrocephalus via endoscopic third ventriculostomy in children with tectal gliomas. Neurosurgery 51: 63–7.

4.5 Orbitachirurgie aus neurochirurgischer Sicht

Werner-Erwin Hassler, Uta Schick

Inhalt

Definition

Die Orbita ist ein pyramidenförmiger Raum mit knöcherner Außenbegrenzung und nach vorne durch den Bulbus oculi abgeschlossen. Die Wände sind von einer periostalen Membran, der Periorbita, ausgekleidet. An der Orbitaspitze ist die Dura von zwei Öffnungen durchbrochen, der Fissura orbitalis superior und dem Canalis opticus. Die Orbita beinhaltet neben Bindegewebe, Fett, Muskeln und Blutgefäßen auch die Tränendrüse sowie Anteile des zentralen und peripheren Nervensystems, einschließlich des autonomen Nervensystems.

Historische Erstbeschreibung

Extrakranielle Zugänge zur Orbita über eine laterale Orbitotomie wurden bereits 1889 von Krönlein, 1947 von Stallard und 1953 von Berke beschrieben. Maroon und Kennerdell griffen 1976 diesen Zugang wieder auf. Niho wählte 1961 einen transethmoidalen, Colohan 1985 einen frontalen transsinusoidalen und Hassler 1994 einen transkonjunktivalen Zugangsweg zur Orbita.

Transkranielle Zugänge auf subfrontalem Weg wurden 1941 von Dandy und 1969 sowie 1978 von Housepian angewandt. Naffziger versuchte 1948 einen frontolateralen (pterionalen) Zugang, der 1943 bereits von Welti und Offret beschrieben wurde. Yaşargil berichtete 1964 und 1975 über denselben Zugangsweg. Auch Maroon und Kennerdell operierten über diesen frontolateralen Weg. Seeger und Hassler wandten 1983 und 1985 einen pterionalen extraduralen Zugang an. Hassler beschrieb 1994 schließlich noch einen pterional kontralateralen Zugang.

Leitsymptome

Die häufigsten Leitsymptome eines Orbitatumors finden sich in Tabelle 4.5-1.

Doppelbilder sind meist Folge der mechanischen Einschränkung der Bulbusbeweglichkeit und seltener auf eine echte Okulomotoriusparese bei Tumoren mit Beteiligung der Fissura orbitalis superior, des Sinus cavernosus oder des Apex zurückzuführen. Eine **Pupillenerweiterung** spricht für eine Affektion des Ganglion ciliare. Bei Kindern kommt es durch die Protrusio bulbi und die Veränderung der Bulbusachse zu einer funktionellen Amblyopie und zum **Strabismus**. Bei

ausgedehntem Befall benachbarter Strukturen kann es auch zu Deformitäten des Mittelgesichts führen.

Dringlichkeit der Abklärung

Bei progredientem Visusverlust oder entzündlich bedingter Schwellung sollte eine rasche Abklärung erfolgen. Ansonsten handelt es sich immer um planbare elektive Eingriffe.

Differenzialdiagnose anhand der klinischen Symptome

Eine Zusammenstellung der relevanten **Ursachen einer Visusminderung** findet sich in Tabelle 4.5-2.

Tab. 4.5-1. Leitsymptome eines Orbitatumors

Leitsymptome	Häufigkeit [%]
Protrusio bulbi, schmerzlos	92
Gesichtsfelddefekt, Visusminderung	74
Doppelbilder, Schielen	66
Schmerzen im Augenbereich	34
Tränenfluss	23
Konjunktivales Ödem	22
Entzündung, Chemosis	13

Tab. 4.5-2. Differenzialdiagnostische Ursachen einer Visusminderung

Differenzialursache	Fachgebiet
• maligne und entzündliche retrobulbäre Erkrankungen • Optikusgliom • Meningeom • Benigne Prozesse (Hypophysenadenome)	Neurochirurgie
• Optikusneuropathie (entzündlich, ischämisch, hereditär, nutritiv, toxisch)	Neurologie, Augenheilkunde
• Glaukom • Makula-Erkrankung	Augenheilkunde

Schmerzen stehen hauptsächlich bei entzündlichen Erkrankungen (96 %) und bei Malignomen (70 %) im Vordergrund. Im Falle von Optikusgliomen muss nach Hautveränderungen im Sinne einer Neurofibromatose (v. Recklinghausen-Erkrankung) gesucht werden. Bei schleichender beidseitiger Visusminderung muss immer an ein Meningeom (Tuberculum sellae) gedacht werden.

Die Anamnesedauer beträgt bei malignen intraorbitalen Tumoren durchschnittlich 4 Monate, bei Gliomen 15 Monate und bei Meningeomen 28 Monate. Das Durchschnittsalter bei Optikusgliomen liegt mit 19 Jahren deutlich unter dem bei Neurinomen (42 Jahre) oder Meningeomen (54 Jahre).

Anatomie

Siehe hierzu auch Rhoton und Natori (1996).

Die Orbita entspricht einer vielseitigen Pyramide, deren Dach vorne von der Pars orbitalis ossis frontalis und hinten von der Ala minor ossis sphenoidalis gebildet wird. An der lateralen Wand sind das Os zygomaticum und die Ala major ossis sphenoidalis beteiligt. Der Boden wird vorn von der Facies orbitalis des Processus orbitalis maxillae und hinten vom Processus orbitalis ossis palatini gebildet. Die mediale Wand wird von der Lamina ossis ethmoidalis, vom Os lacrimale und Os sphenoidale begrenzt.

Über die Fissura orbitalis superior besteht eine Verbindung zur mittleren Schädelgrube, wodurch im lateralen Abschnitt die V. ophthalmica superior zum Sinus cavernosus, der N. lacrimalis, der N. frontalis (V$_1$, N. ophthalmicus) und der N. trochlearis (IV) ziehen. Medial verlaufen der N. abducens (VI), der N. oculomotorius (III) und der N. nasociliaris (V$_1$). Durch die Fisssura orbitalis inferior ziehen der N. zygomaticus und der N. infraorbitalis (V$_2$) mit Begleitgefäßen zur Flügelgaumengrube. Darüber befindet sich der Canalis opticus, durch den der N. opticus (II) mit der A. ophthalmica tritt.

Die oberen Äste des N. oculomotorius ziehen zum M. levator palpebrae superioris und M. rectus superior, die unteren zum M. rectus medialis, inferior und M. obliquus inferior. Bereits in der Fissur zweigt der parasympathische Anteil zum Ganglion ciliare ab, das dem N. opticus anliegt. Vom Ganglion ziehen postganglionäre Fasern für die Innervation des M. ciliaris und M. sphincter pupillae zum Bulbus oculi. Bei einer kompletten Schädigung steht das Auge unten außen mit einer Mydriasis, Ausfall des Lichtreflexes und Beeinträchtigung von Konvergenz und Akkomodation. Der N. trochlearis innerviert den M. obliquus superior, dessen Ausfall eine Abweichung des erkrankten Auges nach oben und innen bewirkt. Der M. rectus lateralis wird vom N. abducens versorgt. Bei einer Schädigung kann das Auge nicht nach außen bewegt werden. Es resultiert ein Strabismus convergens. Der N. lacrimalis innerviert die Tränendrüse im lateralen Augenwinkel.

Die zugehörigen Nerven zu den verschiedenen Rektusmuskeln und dem M. obliquus superior durchbohren die Muskeln etwa 26 mm hinter deren Muskelansatz. Der Nerv zum M. obliquus inferior tritt in diesen an der Kreuzungsstelle zum M. rectus inferior ein. Dies liegt etwa 12 mm hinter dem Ansatz des M. rectus inferior.

Die intraokuläre Blutversorgung kommt von der A. centralis retinae, die den N. opticus von unten 12–15 mm hin-

Tab. 4.5-3. Topographische Einteilung der Orbitaerkrankungen

Lokalisation	Häufigste Histologie
Intrakonale Prozesse des N. opticus	Optikusgliom, Lymphom, Optikusscheidenmeningeom
Intrakonale Prozesse (sonstige)	Kavernom, Neurinom, Metastase
Extrakonale Prozesse	Dermoid, pleomorphes Adenom der Tränendrüse
Subperiostales Kompartiment	Mukozele
Keilbeinflügel, orbitaler Knochen	Osteom, Malignom, fibröse Dysplasie, Keilbeinflügelmeningeom
Orbitatrichter, Fissura orbitalis superior, Sinus cavernosus	Meningeom
Intrakranielle periorbitale Dura in Richtung N. opticus	Optikusscheidenmeningeom, Tuberculum-sellae-Meningeom, mediales Keilbeinflügelmeningeom, Sinus-cavernosus-Meningeom
Tränendrüse und Tränengangsystem	pleomorphes Adenom, Karzinom
Augenmuskel und endokrine Orbitopathien	Rhabdomyosarkom
Präseptales Segment (Lidbereich)	Lymphom

Tab. 4.5-4. Orbitaprozesse nach Lebensdekaden und absteigender Häufigkeit

0–10 Jahre	11–20 Jahre	21–30 Jahre	31–40 Jahre	41–50 Jahre	51–60 Jahre	> 60 Jahre
Kapilläres Hämangiom	Rhabdomyosarkom	Mukozele	Meningeom	Meningeom	Lymphom	Lymphom
Optikusgliom	Dermoidzyste	Entzündung	Kavernom	Mukozele	Meningeom	Metastase
Rhabdomyosarkom	Neurofibrom	adenoid-zystisches Karzinom	adenoid-zystisches Karzinom	Kavernom	Mukozele	Meningeom
Neuroblastom	Optikusgliom	Meningeom	Entzündung	Lymphom	Adeno-karzinom	Adeno-karzinom

ter dem Bulbus durchbohrt, und von den Aa. ciliares posteriores, die hinter dem Bulbus temporal lokalisiert sind.

Der Intrakonalraum ist durch den bindegewebigen Konus definiert, der die vier geraden Augenmuskeln verbindet. Die Hauptstruktur des intrakonalen Kompartiments ist der Sehnerv. Das extrakonale Kompartiment nimmt innerhalb der Orbita nur einen kleinen Raum ein und liegt schlauchartig um den Muskelkonus herum. Das subperiostale Kompartiment ist als der Spaltraum zwischen Periost und der knöchernen Orbita definiert. Die Tränendrüse liegt dem Bulbus kappenförmig von kraniolateral auf. Sie besteht aus einem ventral-kranial gelegenen palpebralen Lappen und einem dorsal-kaudal gelegenen orbitalen Lappen. Der Bulbus zeigt von außen nach innen einen Schichtaufbau, unterteilt in Sklera, Uvea und Retina. Der Glaskörper wird von Bulbuswandschichten umschlossen. Präseptale Veränderungen betreffen das Ober- und Unterlid.

Eine topographische Einteilung der Orbitaerkrankungen findet sich in Tabelle 4.5-3.

Histologie

Einen Überblick über häufige histologische Befunde bei Orbitaprozessen und deren unterschiedliches Auftreten in den verschiedenen Lebensdekaden zeigen die Tabellen 4.5-4 und 4–5-5.

Der häufigste intraorbitale Tumor ist das gutartige langsam wachsende **Menin-**

geom, das vom medialen Keilbeinflügel (Abb. 4.5-1), Klinoidfortsatz oder der Optikusnervenscheide aus wächst. Der Altersgipfel liegt zwischen dem 30. und 50. Lebensjahr. Frauen sind häufiger betroffen. Im Kindesalter kann es im Rahmen einer Neurofibromatose vorkommen und verhält sich aggressiver im Wachstum. Klinisch macht es sich durch eine schleichende Visusminderung mit Optikusatrophie oder Protrusio bulbi bemerkbar. Bei bereits präoperativ bestehendem Visusverlust bestehen nur geringe Chancen auf eine Besserung. Die operative Erweiterung des Canalis opticus kann eine drohende Erblindung hinausschieben. Bei en plaque wachsenden Meningeomen liegt ein flächenhaftes Wachstum mit Hyperostose besonders des Keilbeinflügels vor. Neben der ausgedehnten Knochen- und Durabeteiligung ist eventuell auch eine Muskelinfiltration vorhanden, die eine ebenso ausgedehnte Resektion erforderlich machen. Die meisten Meningeome wachsen entlang des medialen Keilbeinflügels bis nach intraorbital vor. Umgekehrt gibt es auch zahlreiche Optikusscheidenmeningeome, die entlang des Optikuskanals nach intrakraniell wachsen (s. Abb. 4.5-1).

Von allen intraorbitalen Pathologien sind **vaskuläre Prozesse** im Erwachsenenalter am zweithäufigsten. Im Kindesalter liegen am häufigsten kapilläre Hämangiome (gutartige Hämangio-Endotheliome). Eine Augenlidbeteiligung ist meist vorhanden. Bei gleichbleibend gutem Visus kann eine abwartende Haltung eingenommen werden, da sie sich nach 1 bis 2 Jahren spontan zurückbilden können.

Zwischen dem 30. und 50. Lebensjahr stehen **Kavernome** (Abb. 4.5-2) an zweiter bzw. dritter Stelle der Orbitaprozesse. Aufgrund des langsamen Wachstums kann es zu Deformitäten der knöchernen Orbita kommen. Eine plötzlich auftretende Protrusion ist Hinweis auf eine akute Blutung. Nicht selten handelt es sich aber um Zufallsbefunde im Rahmen einer bildmorphologischen Abklärung. Die neurochirurgische Exzision im Falle einer klinischen Symptomatik muss vollständig sein, da die Kavernome ansonsten weiterwachsen.

Hämangioperizytome sind Gefäßwandtumoren des Erwachsenenalters. Sie verhalten sich aggressiver und können auch malignisieren. Bei früher Diagnose und chirurgischer Komplettresektion sind sie aber prognostisch günstig.

Bei unseren Patienten fanden sich auch zahlreiche **ophthalmische Aneurysmata** und einige **venöse Malformationen** (Varix, Varikozele, venöses Angiom). Keine Operationsindikation besteht nur für die intrakraniellen DVAs (developmental venous anomalies). Orbitale venöse Malformationen (Varixknoten, Varikozelen, venöse Angiome) werden nach einer Blutung, bei starken Schmerzen oder einer signifikanten kosmetischen Beeinträchtigung operiert.

Optikusgliome (juvenile pilozytische Astrozytome) kommen gehäuft im Kindesalter vor, insbesondere im Rahmen einer Neurofibromatose. Beidseitige Optikusgliome sind geradezu pathognomonisch für eine Neurofibromatose. Erstsymptom ist meist ein amblyoper Strabismus. Das Wachstum ist langsam und schmerzlos. Asymptomatische Tumo-

Tab. 4.5-5. Histologiebefunde von 420 Patienten, die wegen eines raumfordernden Orbitaprozesses operiert wurden (eigene Patienten)

Meningeome insgesamt	194
• en plaque und medialer Keilbein-flügel	90
• Optikusscheide	68
• Klinoidfortsatz	36
Metastasen	38
Ophthalmische Aneurysmata	32
Lymphoproliferative und leukämische Prozesse	20
Fremdkörper und Traumata	17
Kavernome	16
Pleomorphe Adenome	15
Optikusgliome	12
Entzündungen	11
Epidermoide, Dermoide	10
Pneumatosis dilatans	9
Hämangioperizytome	9
Osteome	8
Fibröse Dysplasien	4
Neurinome	4
Mukozelen	4
Venöse Malformationen	4
Kapilläre Hämangiome	2
Rhabdomyosarkome	2
Neurogene Sarkome	2
Adenoidzystische Karzinome	2
Riesenzysten	2
Dysontogenetische Zyste	1
Osteopetrosis	1
Lipom	1

ren werden nur beobachtet. Meist kommt es aber zu einem nicht aufzuhaltenden progredienten Visusverlust. Bei Wachstum durch den Canalis opticus und Visusver-schlechterung wird der N. opticus hinter dem Bulbus und kurz vor dem Chiasma abgesetzt. Bei Beteiligung des Chiasmas bleibt nur die Strahlentherapie als therapeutische Option. Bei Beteiligung des Hypothalamus steigt die Letalität von 5 auf 50 %.

Neurinome kommen meist im Erwachsenenalter und **Neurofibrome** im Kindesalter vor. Bei multiplen Tumoren liegt eine Neurofibromatose Typ II vor. Die Nervenscheidentumoren verursachen keine Schmerzen und wachsen entlang des N. supraorbitalis, N. trochlearis und selten entlang des N. infraorbitalis. Eine neurochirurgische Komplettresektion im Frühstadium wird angestrebt.

Die **fibröse Dysplasie** (Jaffé-Lichtenstein) betrifft meist das knöcherne Orbitadach. Das Wachstum ist langsam, mit häufiger Beteiligung des Canalis opticus. Bei Symptomatik erfolgt die Dekompression des N. opticus im Optikuskanal.

Osteome entstehen meist im Bereich des Knochens der Nebenhöhlen. Selten betreffen sie primär den orbitalen Knochen. Im Rahmen des autosomal dominant vererbten Gardner-Syndroms können sie mit Darmpolyposis (maligne Entartung möglich) oder Hyperplasie des retinalen Pigmentepithels vorkommen. Sie werden nur bei Symptomatik entfernt.

Pleomorphe Adenome sind gemischte gutartige Tumoren. Sie sind der häufigste gutartige epitheliale Tumor der Tränendrüse und treten bei Erwachsenen im mittleren Lebensalter auf. Eine Knochenbeteiligung kann vorliegen. Eine Heilung ist durch Komplettresektion unter Erhalt der Kapsel wahrscheinlich. Verbliebene Reste können sekundär malignisieren.

Das **Rhabdomyosarkom** ist der häufigste maligne Orbitatumor bei Kindern. Erstsymptom ist meist die erhebliche Protrusio bulbi. Der Tumor kann sämtliche Nachbarstrukturen befallen und hämatogen metastasieren. Er kann sekundär nach Radiatio eines Retinoblastoms auftreten. Nach bioptischer Sicherung schließt sich eine kombinierte Radio-Chemotherapie an. Eine Exenteratio orbitae stellt die chirurgische Maximaltherapie dar.

Karzinome treten im mittleren Lebensalter als adenoidzystisches Karzinom der Tränendrüse auf. Das infiltrierende Wachstum in Nerven verursacht Schmer-zen. Diese Tumore sind prognostisch trotz radikaler neurochirurgischer Sanierung ungünstig und sprechen nur schlecht auf Strahlentherapie an. Chemotherapie sollte in fortgeschrittenen Fällen erwogen werden.

Selten kommen primäre **Orbitamelanome** vor. Sie sind meist gut abgegrenzt und sollten komplett entfernt werden, da sonst mit einer Metastasierung gerechnet werden muss.

Lymphome der Orbita sind eine Erkrankung des höheren Lebensalters mit intrakonaler Lokalisation. Sie kommen als solitäre Orbitatumoren oder als Sekundärbeteiligung bei primär extraorbitalen Lymphomen vor. Neben einer Protrusio bulbi kommt es zu Verlagerungen des Auges. Der vordere Augenabschnitt muss nach möglichen Infiltrationen abgesucht werden. Nach bioptischer Sicherung erfolgt eine systemische Abklärung. In Abhängigkeit davon schließt sich eine Radio- und/oder Chemotherapie an. Die Prognose für den Visus ist günstig, quoad vitam aber von der Malignität abhängig.

Metastasen können im Kindesalter im Rahmen eines Retinoblastoms, Neuroblastoms oder Neurosarkoms auftreten. Die Aussaat erfolgt hämatogen. Schmerzen, Motilitätsstörungen und eine rasch auftretende Protrusio bulbi kennzeichnen die Klinik. Bei Erwachsenen ist der Primärtumor in Brust, Lunge, Prostata, gastrointestinal oder in der Niere zu suchen. Die Diagnose wird mittels Biopsie gesichert.

Entzündungen (Abb. 4.5-3) kommen gehäuft im mittleren Lebensalter vor, aber auch bei Kindern. Als nichtgranulomatöse Form ist die endokrine Orbitopathie (Graves 1835) die häufigste Entzündung. Sie betrifft die Augenmuskeln. Klinisch liegt eine ein- oder beidseitige Protrusio bulbi, eine Retraktion des Augenlids, ein konjunktivales Ödem oder eine Rötung des Auges vor. Bildmorphologisch zeigt sich eine Verdickung der Rektusmuskeln ohne Beteiligung der Sehnen oder des Orbitafetts. Bei fortgeschrittenem Krankheitsbild kann eine Orbitadekompression durchgeführt werden, üblicherweise über einen extraduralen pterionalen Zugang. In früheren Stadien wird eine Corticoidtherapie, Radiatio oder Lidverlängerung durchgeführt. Granulomatöse Entzündungen (z. B. Sarkoidose, Tolosa-Hunt-Syndrom,

Abb. 4.5-1. Keilbeinflügelmeningeom rechts:
a) Präoperativer Aspekt;
b) CT und MRT präoperativ;
c) postoperativ nach intra- und extraduralem pterionalem Zugang.

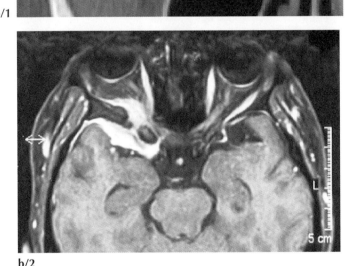

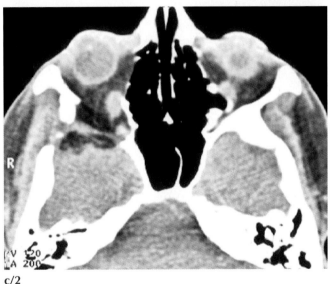

Tuberkulose) werden bioptisch gesichert und medikamentös weiterbehandelt.

Unter den **Zysten** sind die Dermoidzysten am häufigsten. Sie sind angeboren und werden im Kindes- und frühen Erwachsenenalter manifest. Meist liegen sie oberhalb der Sutura frontozygomatica, können aber auch an anderen knöchernen Strukturen oder dem orbitalen Weichteilgewebe auftreten. Der Zugang ist transkonjunktival oder bei tiefer gelegenen Zysten über eine laterale Orbitotomie. Die Zyste sollte dabei nicht eröffnet werden, um eine Entzündungsreaktion zu vermeiden.

Die **Mukozele** ist eine Zyste, die Schleim enthält. Dieser kann sich sekundär infizieren. Ursprung ist der Sinus frontalis oder ethmoidalis, die Orbitabeteiligung erfolgt sekundär. In der Vorgeschichte besteht meist eine chronische Sinusitis. Das weitere Vorgehen besteht in einer neurochirurgischen Exzision, kalkulierter Gabe von Antibiotika und eventuell Drainage des Prozesses.

Apparative Diagnostik

Die **Computertomographie** dient der Darstellung der knöchernen Strukturen und dem Nachweis von Kalk, was bei Veränderungen des Sehnervs (Optikusscheidenmeningeom) wegweisend sein kann. Im Bereich der Orbitaspitze kann das CT zusätzliche Informationen bei der Frage nach einer Sehnervenkompression liefern.

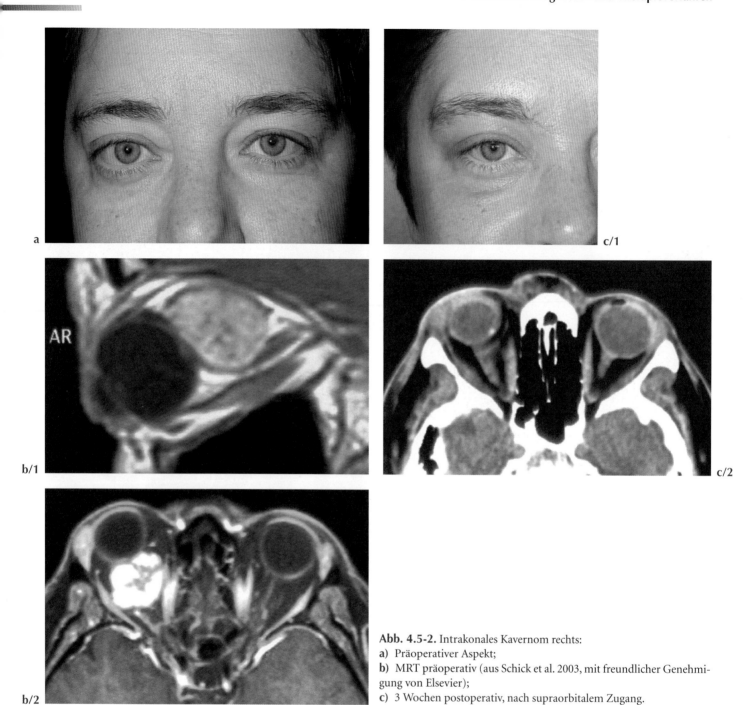

Abb. 4.5-2. Intrakonales Kavernom rechts:
a) Präoperativer Aspekt;
b) MRT präoperativ (aus Schick et al. 2003, mit freundlicher Genehmigung von Elsevier);
c) 3 Wochen postoperativ, nach supraorbitalem Zugang.

Das Spiral-CT erzeugt heute Volumendatensätze und erlaubt das Berechnen von Schnittbildern in beliebiger Schichtorientierung.

Die **Kernspintomographie** (MRT) ist in der Darstellung der Weichteile der Computertomographie überlegen und stellt die Beziehungen zu anderen Nachbarstrukturen dar. Bei endokriner Orbitopathie erlaubt das MRT sogar eine Aussage über den Akuitätsgrad der Erkrankung. In der T1-gewichteten Sequenz wird fetthaltiges Gewebe und in einer T2-gewichteten Sequenz wasserhaltiges Gewebe signalreich (hell) dargestellt. Der Knochen kommt in allen Gewichtungen signalarm (dunkel) zur Darstellung. Oberflächenspulen haben die Ortsauflösung des MRTs erheblich verbessert. Eine Orbitaspule wird bei Raumforderungen des N. opticus, bei endokrinen Orbitopathien und ggf. bei Protrusio bulbi oder Raumforderungen der Tränendrüse neben der Bulbusspule eingesetzt. Zum Nachweis von Raumforderungen des Bulbus wird die Bulbusspule verwendet. Eine Kopfspule kommt bei Beteiligung beider Orbitae oder zur Erfassung des Retroorbitalraums zum Einsatz.

Eine **Angiographie** ist bei vaskulären Läsionen oder Beteiligung vaskulärer Strukturen erforderlich.

Die Augenärzte führen zudem eine **sonographische Diagnostik** durch, wobei

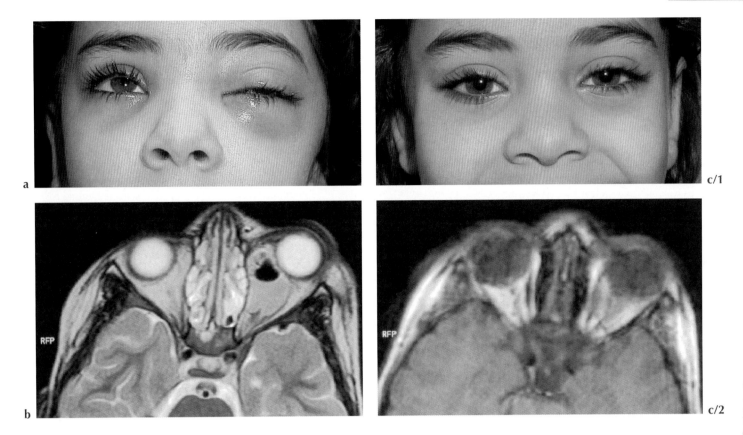

▲

Abb. 4.5-3. Intraorbitaler Abszess im Kindesalter (aus Schick u. Hassler 2003, mit freundlicher Genehmigung des Karger-Verlags):
a) Präoperativer Aspekt;
b) MRT präoperativ;
c) postoperatives Ergebnis nach transkonjunktivalem Zugang.

auch Hinweise auf entzündliche oder muskuläre Erkrankungen gewonnen werden können.

Schnittpunkte zu Nachbardisziplinen

Jeder Patient mit einem Orbitatumor wird zur augenärztlichen Diagnostik vorgestellt. Abgeklärt werden: Visus, Gesichtsfeld, Motilität, Augenhintergrund und eine mögliche Beteiligung des vorderen Augenabschnitts.

Der transkonjunktivale Zugang sollte zumindest zu Beginn zusammen mit den Augenärzten durchgeführt werden. Transfaziale Zugänge werden üblicherweise in Zusammenarbeit mit HNO- oder kieferchirurgischen Kollegen operiert. Der transethmoidale Weg wird meist nur von HNO-Kollegen gewählt. Tumoren der Tränendrüse werden in Zusammenarbeit mit Augenärzten operiert, Tumoren der Nasennebenhöhlen oder der Schädelbasis mit Orbitabeteiligung in Zusammenarbeit mit HNO- oder kieferchirurgischen Kollegen.

Große Keilbeinflügelmeningeome sollten präoperativ von den Neuroradiologen embolisiert werden. Venöse Malformationen oder Aneurysmata bedürfen häufig einer gemeinsamen endovaskulären und operativen Therapie.

Je nach histologischem Befund erfolgt eine Weiterbehandlung von Tumoren mit Radio- und/oder Chemotherapie durch onkologische Kollegen.

Die stereotaktische dreidimensionale Konformationsbestrahlung gewinnt einen zunehmenden Stellenwert in der Behandlung der rein intraorbitalen Optikusscheidenmeningeome.

Grundzüge der operativen Behandlung

Die Wahl des Zugangs hängt von der Lokalisation, der Größe, der Abgrenzung und Art des Prozesses ab. Die Mehrzahl der Orbitatumoren ist gutartig, sodass eine Totalentfernung angestrebt werden sollte. Dabei sollte der am wenigsten traumatisierende Zugangsweg gewählt werden. Generell kann man zwischen transkraniellen und direkt extrakraniellen Zugängen zur Orbita unterscheiden. Transkranielle Zugänge werden für Prozesse mit retroorbitaler intrakranieller Ausdehnung, Prozesse im Canalis opticus oder der Fissura orbitalis superior bevorzugt. Rein intraorbitale Prozesse können über zahlreiche extrakranielle Zugänge geringer Invasivität erreicht werden. Neben der lateralen Orbitotomie finden auch transethmoidale, transkonjunktivale Zugänge oder der frontal transsinusoidale Weg Anwendung. Die jeweiligen Vor- und

Tab. 4.5-6. Extrakranielle Zugänge zur Orbita

Zugang	Indikation	Kontraindikation	Vorteil	Nachteil
Laterale Orbitotomie	gut abgegrenzte periorbitale und intrakonale Tumoren, dorsal, basal, lateral des. N. opticus; Tränendrüsentumoren	Orbitaspitzentumore oder medial bzw. mediobasal des N. opticus gelegene Prozesse	gute Übersicht, gut tolerierter Eingriff	sichtbare Narbe
Transethmoidal	extrakonale Tumoren medial des N. opticus, traumatische Verletzung des Optikuskanals	kraniale, basale und laterale Orbitatumoren, intrakonale Prozesse	gut tolerierbar, meist von HNO-Chirurgen angewandt, extrakranieller Zugang ohne Hirnretraktion	begrenzte Übersicht, Zugang durch unsterile Nebenhöhlen; stärkere Blutung
Durch die Stirnhöhle	Tumore, Verletzungen der Stirnhöhle, Retentionszysten mit orbitaler Beteiligung, Prozesse mit Kontakt zur Stirnhöhle (rostral, dorsal, extrakonal)	ausgedehnte frontobasale Verletzung, intrakonale Tumoren	minimal invasiv, besonders bei Retentionszysten	sichtbare Narbe, Infektionsrisiko, begrenzte Indikation
Transkonjunktival	basale, mediale intra- und extrakonale Tumoren, Biopsie intrakonaler Prozesse	sehr kleine Prozesse, Orbitaspitzentumoren, laterale, kraniale extrakonale Tumoren	minimal invasiv, ideal für Kavernome, exzellentes kosmetisches Ergebnis	erhöhter Zeitaufwand durch interdisziplinäres Vorgehen
Trans- und supraorbital über Augenbrauenschnitt	gut abgegrenzte intra- und extrakonale Prozesse oberhalb des N. opticus	Prozesse unterhalb des N. opticus	minimal invasiver extraduraler Zugang mit minimaler Orbita- und Hirnretraktion, keine Limitierung durch Größe des Prozesses, exzellentes kosmetisches Ergebnis	bleibendes frontales hypästhetisches Areal

Tab. 4.5-7. Transkranielle Zugänge zur Orbita

Zugang	Indikation	Kontraindikation	Vorteil	Nachteil
Subfrontal	intraorbitale Optikusgliome mit Wachstum nach intrakraniell, mediale und laterale Tumoren des N. opticus	Orbitaspitzentumoren, Tumoren unterhalb des N. opticus, komplexe Tumoren mit knöcherner Infiltration	gute Übersicht	traumatisierender Zugang mit Hirnretraktion
Frontolateral, pterional	idealer Zugang für Tumoren der Fissura orbitalis superior, des Optikuskanals, der Orbitaspitze; Tumoren des intraorbitalen N. opticus, Tumoren dorsal des N. opticus; laterale, extra- und intrakonale Tumoren	Tumoren medial und basal des N. opticus, Tränendrüsentumoren	breite Übersicht, minimale Hirnretraktion, gute Freilegung des extra-, intraduralen und intraorbitalen Kompartiments	keine
Pterional-extradural	ideal für Dekompressionen des N. opticus im Optikuskanal; gut geeignet für periorbitale Tumoren, Tumoren nahe der Fissura orbitalis superior und inferior, des Sinus cavernosus	Prozesse im vorderen Bereich der Orbita	gut tolerierbar, keine Hirnretraktion, klare Übersicht	detaillierte anatomische Kenntnisse erforderlich
Pterional-kontralateral	Tumoren der medialen Orbitaspitze, ophthalmische Aneurysmata	nicht geeignet für andere Prozesse	direkter Zugang zu medialen Prozessen	schwierig ohne Navigation, Verletzung des N. olfactorius möglich, beträchtliche Hirnretraktion

Nachteile können den Tabellen 4.5-6 und 4.5-7 entnommen werden.

Der Standardzugang ist der klassisch **pterionale Zugang**, der einen sehr guten Überblick über die oberen und lateralen Anteile der hinteren Orbita bietet. Sowohl der Canalis opticus als auch die Fissura orbitalis superior und der vordere Teil der Fossa temporalis können dargestellt werden. Zusätzlich kann der obere Teil der medialen Orbita freigelegt werden. Tumoren, die den N. opticus intraorbital befallen, können über diesen Zugang bis nach intradural verfolgt werden. Bezieht der Tumor hingegen die hintere mediale Orbita inferiormedial des N. opticus mit ein, ist ein pterionaler Zugang von kontralateral erforderlich.

Präoperativ empfiehlt sich die Anlage einer Lumbaldrainage, um durch Ablassen von Liquor Platz zu gewinnen. Der halbbogenförmige Hautschnitt erfolgt vom Jochbogen bis zur Mittellinie dicht hinter der Stirn-Haar-Grenze. Der inzidierte Temporalismuskel wird mit dem Hautlappen abgeschoben und mittels Haken weggehalten. Drei Bohrlöcher werden frontal oberhalb der Sutura frontozygomatica, parietal in Höhe der Linea temporalis und temporal angelegt. Der Knochendeckel wird mit dem Kraniotom bis zur Mitte der Orbitaspange ausgesägt und der Keilbeinflügel abgefräst.

Beim **intraduralen Zugang** wird nach halbbogenförmiger Eröffnung und Hochnaht der Dura der N. opticus dargestellt und die Arachnoidea um N. opticus und A. carotis eröffnet. Die proximale Fissura Sylvii wird gespalten. Nach Gewinnung von Liquor kann der Frontallappen allmählich angehoben und der Vorderrand des Chiasmas, beide Nn. optici und Karotiden dargestellt werden. Falls erforderlich kann der ipsilaterale Canalis opticus eröffnet werden. Die ersten 5–10 mm sind rein fibrös und können einfach eröffnet werden. Die knöchernen Anteile werden am besten mit einer Hochgeschwindigkeitsfräse abgetragen.

Der **rein extradurale pterionale Zugang** (s. Tab. 4.5-7) ist geeignet zur Dekompression des N. opticus im Optikuskanal und in der Fissura orbitalis superior, zur Entfernung oder Biopsie von Tumoren im Bereich der Fissura orbitalis superior und inferior oder des Sinus cavernosus.

Alternativen in Verfahren und Zugang, Komplikationen

Die **laterale Orbitotomie** (Abb. 4.5-4; s. Tab. 4.5-6) ist geeignet für Tumoren unter dem N. opticus. Sie erlaubt eine sehr übersichtliche Freilegung des oberen temporalen Orbitaabschnitts und des lateralen Apex. Der Hautschnitt beginnt oben und lateral im Bereich der Augenbraue und wird hinten entlang des Os zygomaticum fortgeführt. Die Temporalisfaszie, nicht jedoch der Muskel, wird im mittleren Bereich des Jochbogens inzidiert und die

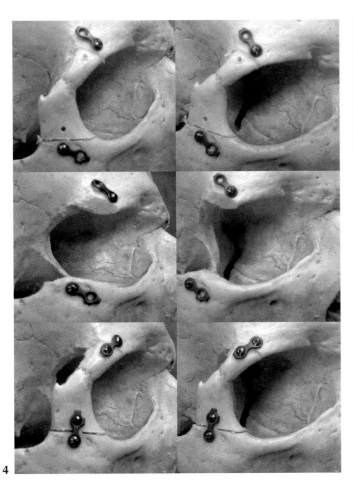

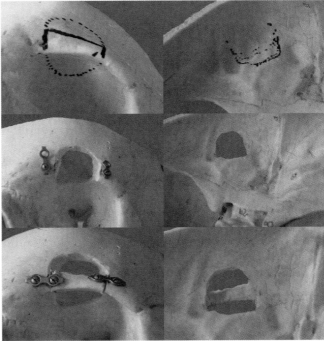

5

Abb. 4.5-4. Laterale Orbitotomie am Schädelknochen seitlich (links) und in Schrägansicht (rechts) (aus Schick et al. 2003, mit freundlicher Genehmigung von Elsevier).

Abb. 4.5-5. Supraorbitaler Zugang zur Orbita am Schädelknochen von außen (links) und von innen (rechts) gesehen (aus Schick et al. 2003, mit freundlicher Genehmigung von Elsevier).

Inzision entlang des Hautschnitts fortgesetzt. Dann erfolgt eine bogenförmige Inzision des Periosts des Jochbogens. Die periorbitale Faszie wird von der Innenfläche der lateralen Orbitawand abgeschoben und die Periorbita zum Schutz mit einem Spatel weggehalten. Der Muskel in der Fossa temporalis wird dann subperiostal abpräpariert und nach hinten gezogen, um die Außenseite der lateralen Orbita darzustellen. Die A. zygomatica und der meningeale Ast der A. lacrimalis können koaguliert werden. Die laterale Orbitaspange wird unmittelbar oberhalb der Sutura frontozygomatica mit einer oszillierenden Säge eingeschnitten. Die Vorderkante der Ala maior ossis sphenoidalis kann mit der doppelt übersetzten Hohlmeißelzange nach Luer weiter abgetragen werden. Der Zugang zur medialen Orbita ist nun zwischen den Mm. rectus lateralis und superior möglich. Am Ende wird eine Duraersatzplastik (z. B. Tutopatch®, ggf. verstärkt durch Beriplast P®) lateral der Orbita eingebracht, um Verwachsungen zu vermeiden. Der Jochbogen wird wieder mittels Lochplatten und Schrauben fixiert.

Der **transkonjunktivale Zugangsweg** (s. Tab. 4.5-6) führt zum vorderen intrakonalen Orbitaabschnitt. Dieser Zugang ist sowohl kosmetisch elegant als auch funktionserhaltend. Im Vergleich zu den anderen Zugängen können hier der Boden der Orbita, das intrakonale Gebiet und die Orbitaspange besser eingesehen werden. Die postoperative Narbenbildung ist minimal. Der Patient wird mit leicht angehobenem Kopf in einer Kopfschale gelagert. Die Konjunktiva wird unten entlang der Korneagrenze eingeschnitten und der Lappen nach unten geschwenkt. Eine Verletzung des M. rectus inferior und M. obliquus inferior muss vermieden werden. Der M. rectus inferior wird mit einer Naht angeschlungen und nach lateral und der M. obliquus inferior nach kaudal retrahiert. Das Bindegewebe und orbitale Fett werden bis zum Erreichen des Herdes präpariert. Am Ende wird der M. rectus inferior wieder zurückverlagert und die Konjunktiva mit einer 10–0 Naht verschlossen.

Über diesen Zugang können keine Orbitaspitzenprozesse oder obere extrakonale Läsionen erreicht werden. Darüber können auch Tumoren, die über Bulbusgröße liegen, entfernt werden, ohne dass Knochen geopfert wird.

Über den **trans-** und **supraorbitalen Zugang** via Augenbrauenschnitt (Abb. 4.5-5; s. Tab. 4.5-6) können Prozesse oberhalb des N. opticus sowohl intra- als auch extrakonal erreicht werden. Dabei wird ein Schnitt in der nicht rasierten Augenbraue von 4 cm Länge durchgeführt, der N. supraorbitalis freigelegt und koaguliert. Der mittlere Teil der Orbitaspange wird mit einer oszillierenden Säge entnommen und beidseits mit Miniplättchen versehen. Danach wird eine 2 × 3 cm große frontobasale Trepanation durchgeführt. Bei Eröffnung der Stirnhöhle wird diese von der Schleimhaut befreit und der nasale Anteil mit Fett ausgestopft. Die basale Dura des Frontallappens wird abgeschoben und das Orbitadach entfernt. Der neurochirurgische Zugangsweg hat nun einen Durchmesser von 3 cm. Mit Hilfe der Neuronavigation wird nun die Periorbita eröffnet, und der M. levator palpebrae superioris sowie der M. rectus superior werden dargestellt. Mit einem kleinen Spatel kann das intrakonale Kompartiment erreicht werden. Der Tumor wird koaguliert und schrittweise verkleinert. Zum Verschluss der Periorbita können ein Durapatch und Fibrinkleber verwandt werden. Die Orbitaspange wird mittels Miniplattenosteosynthese wieder verschraubt. Die kleine basale Trepanation kann mit Palacos® aufgefüllt werden. Einziger Nachteil ist die bleibende Hypästhesie im Versorgungsgebiet der N. supraorbitalis.

Komplikationen durch den Zugang sind eher selten in Form einer partiellen Ptosis oder beim pterionalen Zugang in Form von Liquorfisteln, die meist konservativ beherrschbar sind. Beim transkonjunktivalen Zugang kommt es bei bis zu 5 % der Patienten postoperativ zu vorübergehenden Augenmuskelstörungen. Ein Visusverlust tritt nach Verletzung der A. centralis retinae oder der A. ciliaris posterior sowie nach Schädigung des N. opticus (Blutung, Ödem) oder bei Bulbuskompression auf.

Postoperative plötzlich neu auftretende Schmerzen oder eine Protrusio bulbi können auf eine orbitale Blutung hinweisen. Bei retrobulbären Blutungen ist die Augenmotilität stark eingeschränkt und das Augenlid massiv geschwollen. Systemische Applikationen von Mannitol (3 × 125 ml/Tag) und Corticosteroiden (Dexamethason, 4 × 4–8 mg/Tag) helfen in diesen Fällen gegen das intraorbitale Tumorödem und den dadurch bedingt erhöhten intraorbitalen Druck. Routinemäßig werden keine Medikamente eingesetzt. Im Falle einer tumorbedingten progredienten Visusminderung werden die Patienten präoperativ mit Dexamethason abgedeckt und schnellstmöglich einer Operation zugeführt.

Eine Ophthalmoplegia interna mit Pupillenerweiterung ist ein Hinweis auf eine Verletzung des Ganglion ciliare oder des N. oculomotorius. Eine Ophthalmoplegia externa mit Doppelbildern resultiert aus einer Muskel- oder Nervenverletzung. Eine Verletzung des N. supraorbitalis führt zu einer Hypästhesie im Stirnbereich. Eine Verletzung des N. nasociliaris an der Orbitaspitze kann eine Keratopathie verursachen.

Eine Ptosis resultiert aus einer mechanischen Schädigung des M. levator palpebrae superioris oder des zugehörigen Ligaments. Eine Fehlstellung des Auges (Ektropium, Entropium) kann bei fehlerhaftem Wundverschluss oder durch Adhäsionen zwischen dem Augenlid und der Orbitaspange entstehen.

Besondere **Schwierigkeiten** stellen aber nach wie vor Tumoren mit Infiltration des Canalis opticus, der Fissura orbitalis superior und des Sinus cavernosus sowie der temporalen Schädelbasis dar. Diese können aufgrund des infiltrativen Wachstums bei bestmöglicher Funktionserhaltung häufig nur subtotal reseziert werden.

Literatur

Casper DS, Chi TL, Trokel SL (1993) Orbital Disease: Imaging and Analysis. Stuttgart, New York: Thieme.

Hassler WE, Eggert H (1985) Extradural and intradural microsurgical approaches to lesions of the optic canal and the superior orbital fissure. Acta Neurochir (Wien) 74: 87–93.

Henderson JW, Campbell RJ, Farrow GM, Garrity JA (1993) Orbital Tumors. New York: Raven Press.

Mauriello JA, Flanagan JC (1990) Management of Orbital and Ocular Adnexal

Tumors and Inflammations. Berlin, Heidelberg, New York: Springer.

Rhoton AL, Natori Y (1996) The Orbit and Sellar Region: Microsurgical Anatomy and Operative Approaches. Stuttgart, New York: Thieme.

Rootman J (1988) Diseases of the Orbit. Philadelphia: JB Lippincott.

Schick U, Dott U, Hassler W (2003) Surgical treatment of orbital cavernomas. Surg Neurol 60: 234–44.

Schick U. Hassler W (2003) Pediatric tumors of the orbit and optic pathway. Ped Neurosurg 38: 113–21.

Shields JA, Shields CL (1999) Atlas of Orbital Tumors. Philadelphia, Baltimore, New York: Lippincott Williams & Wilkins.

4.6 Endovaskuläre Behandlung neurochirurgischer Erkrankungen

Hans Henkes, Dietmar Kühne

Inhalt

Einleitung

Das Konzept der Behandlung von Gefäßerkrankungen des Gehirns und Rückenmarks auf dem Weg der vorgegebenen vaskulären Strukturen fand in den 1960er- und 1970er-Jahren Eingang in die klinische Praxis. Luessenhop behandelte 1960 zerebrale arteriovenöse Malformationen (AVM) durch Injektion von röntgendichten Silikonkugeln in die extrakranielle A. carotis interna. Luessenhop und Velasquez (1964) führten erste Kathetersondierungen intrakranieller Gefäße durch. Serbinenko (1974) konnte durch Ballons, die auf Mikrokathetern ablösbar montiert waren, intrakranielle Aneurysmata endovaskulär ausschalten. Debrun (1978) verwendete ähnliche Ballons zum Verschluss direkter Karotis-Sinus-cavernosus-Fisteln.

In den 1980er-Jahren wurden die aus der Chirurgie bekannten Zyanoakrylatklebstoffe intraarteriell zur präoperativen Embolisation zerebraler AVMs verwendet. Die Einbringung erfolgte wahlweise nach Kathetersondierung oder intraoperativ nach Gefäßkanülierung. Hilal (1988) verwendete Ende der 1980er-Jahre die abgetrennten Platinwendeln, aus denen die Spitzen von Mikrokatheterführungsdrähten gefertigt waren, als gefäßokklusives Embolisat.

Viele dieser Entwicklungen wurden maßgeblich von Neurochirurgen beeinflusst. Beispielhaft seien hier C. Drake (London, Ontario), G. Yaşargil (Zürich; heute Little Rock, Arkansas) und C. Wilson (San Francisco) genannt. Unter weitgehend neurologischem Einfluss entstanden dagegen Bemühungen, Patienten im Frühstadium eines ischämischen Insultes endovaskulär zu behandeln (H. Zeumer, Aachen; heute Hamburg).

Die technischen Voraussetzungen für die kontrollierbare und sichere Durchführung neuroendovaskulärer Eingriffe wurden durch die **digitale Subtraktionsangiographie** (DSA) und durch die **hoch auflösende digitale Röntgendurchleuchtung** geschaffen. Seit 1980 wurde die Herstellung der Katheter, der Führungsdrähte und der Gefäßimplantate, die über viele Jahre in den betreffenden Zentren lokal unter laborähnlichen Bedingungen erfolgt war, in hohem Maße industrialisiert. Mit der kontinuierlichen Weiterentwicklung dieser Produkte kommt es zu einer sich immer mehr beschleunigenden Veränderung der endovaskulären Behandlungstechniken und Konzepte.

Biologisch aktive Implantate und solche mit spezifisch modifizierten Oberflächen werden die überwiegend mechanische Funktionsweise der heute gebräuchlichen Platinspiralen, partikulären Embolisate und Gefäßendoprothesen (Stents) erweitern.

Eine gemeinsame Behandlung (Neurochirurgie, interventionelle Neuroradiologie, Anästhesie, Intensivmedizin) empfiehlt sich bei Patienten mit folgenden Diagnosen:
- intrakranielles Aneurysma
- zerebrale AV-Malformation
- kraniale und spinale durale AV-Fistel
- hypervaskularisierte Tumoren und Metastasen
- spinale AV-Fisteln und Malformationen

Die interventionelle Neuroradiologie ist eine „junge" Subspezialisierung, die überwiegend in entsprechend ausgerichteten

Zentren vertreten ist. Sofern einer neurochirurgischen Klinik keine interventionell-neuroradiologische Klinik in demselben Klinikum zur Verfügung steht, ist es sinnvoll, feste Zuweisungsstrukturen zu etablieren. Innerhalb solcher Strukturen stellt sich in kurzer Zeit Einvernehmen darüber ein, welche Voruntersuchungen zur Verlegung erforderlich sind. Folgende Daten werden routinemäßig mitgeteilt:

- Anamnese
- aktuelles Routinelabor einschließlich Gerinnung und Retentionswerten
- CT und/oder MRT, MRA
- übliche Medikation

Die Durchführung einer diagnostischen DSA-Untersuchung ist meist nicht erforderlich.

> Die selektive Sondierung intrakranieller Gefäße mit einem Mikrokatheter ohne unmittelbar therapeutische Absicht ist sinnlos und gefährlich.

Soweit einwilligungsfähige Patienten behandelt werden, ist es sinnvoll, bereits in der zuweisenden Klinik alle Behandlungsoptionen mit Patienten und Angehörigen zu besprechen. Bei elektiven Eingriffen wird mit dem Patienten vor der stationären Aufnahme ein Vorgespräch geführt, durch das der erste persönliche Kontakt zustande kommt. Da in interventionell-neuroradiologischen Zentren meist eine geringe Bettenkapazität einer großen Anzahl zugewiesener Patienten gegenübersteht, ist es grundlegende Voraussetzung, dass übernommene Patienten nach der Behandlung zeitnah zurückverlegt werden können.

Strukturelle Voraussetzungen

Eine umfassende neurovaskuläre Patientenversorgung setzt heute voraus, dass grundsätzlich das gesamte Spektrum der mikrochirurgischen, endovaskulären und radiochirurgischen Behandlungsoptionen zur Verfügung steht.

> **Strukturproblem:** Insbesondere hinsichtlich der Behandlung von Aneurysmapatienten ist zu unterstellen, dass die personellen und apparativen Gegebenheiten dem tatsächlichen Bedarf derzeit nicht entsprechen. Es existieren nicht in ausreichender Anzahl interventionell ausgebildete Neuroradiologen, und es besteht eine Unterrepräsentation interventionell ausgerichteter neuroradiologischer Abteilungen, vor allem auch an den Universitätskliniken.

Vor diesem Hintergrund ist im vergangenen Jahrzehnt eine Zuweisungspraxis entstanden, bei der zahlreiche Kliniken jeweils wenigen endovaskulär ausgerichteten Zentren ihre Patienten vorstellen.

Methodische Grundlagen

Endovaskuläre Behandlungen haben den Verschluss oder die Wiedereröffnung von Gefäßen des Gehirns, des Rückenmarks oder der jeweiligen Umgebungsstrukturen zum Ziel. Die Eingriffe beruhen auf dem Ergebnis der angiographischen Darstellung der betreffenden Gefäßstrukturen und erfolgen unter Durchleuchtungskontrolle. Eine **hoch auflösende digitale Angiographieanlage** mit elektronischer „Pfadfindertechnik" (road map) ist nach heutigen Maßstäben erforderlich.

Mit Ausnahme der endovaskulären Coil-Okklusion intrakranieller Aneurysmata können die meisten Prozeduren bei kooperationsfähigen Patienten in Lokalanästhesie erfolgen. Der Eingriff beginnt mit der Einführung einer Katheterschleuse vorzugsweise in die rechte A. femoralis. Alternativ kommen unter entsprechenden Umständen die rechte V. femoralis (für transvenöse Behandlungen), die linke A. bzw. V. femoralis, die jeweilige A. axillaris und die A. carotis communis durch Direktpunktion in Frage.

Als **Führungskatheter** werden meist 6-F-Systeme verwendet (4–8 F; 1 F = $^1/_3$ mm). Durch den Führungskatheter wird koaxial ein **Mikrokatheter** bis in das jeweilige Zielgefäß eingeführt.

Es wird unterschieden zwischen Mikrokathetern, die mit einem dünnen Füh-

rungsdraht gesteuert werden, und solchen, die beim Bestehen einer arteriovenösen Shunt-Verbindung dem beschleunigten Blutfluss folgen: Flussgesteuerte Mikrokatheter sind nahezu ausschließlich bei der Behandlung von zerebralen AVM einsetzbar, erlauben hier aber meist eine schnelle, atraumatische und weit periphere Gefäßsondierung.

In der heutigen Praxis neuroendovaskulärer Behandlungen werden gefäßokklusive Eingriffe weitaus häufiger durchgeführt als gefäßrekonstruktive Eingriffe.

Die zum **Verschluss von Gefäßen** geeigneten Embolisate und Implantate zeigt im Überblick Tabelle 4.5-1.

Partikel

Am häufigsten wird **Polyvinylalkohol** (PVA) verwendet. Alternative Produkte sind größenidentische Kügelchen aus Kollagen (**Embospheres**).

Embolisationspartikel werden in definierten Partikelgrößen angeboten. Die verwendete **Partikelgröße** bestimmt das Niveau des Gefäßverschlusses. Partikel mit einem Durchmesser von weniger als 200 μm erreichen und verschließen die Gefäßkapillaren. Sie sind geeignet zur Devaskularisation von Tumoren (z. B. Meningeomen) und Knochenmetastasen. Die Injektion größerer Partikel (verfügbar bis etwa 1.100 μm) führt zum präkapillären Gefäßverschluss. Solche Partikel können zur Unterbrechung arteriovenöser Shunt-Verbindungen verwendet werden.

Embolisationspartikel sind selbst nicht röntgendicht. Sie werden daher zur Injektion in Röntgenkontrastmittel suspendiert. PVA-Partikel sind technisch vergleichsweise einfach handhabbare Embolisate. Nachteilig sind die fehlende Röntgendichte und die damit verbunden fehlende direkte Kontrolle des Verbleibs der injizierten Partikel. Im Verlauf von mehreren Wochen (abhängig von Partikelgröße und Verschlussebene) kann es zur Rekanalisation von Gefäßen kommen, die durch PVA-Partikel verschlossen wurden, sodass diese Partikel meist dann eingesetzt werden, wenn eine präoperative Devaskularisation angestrebt wird.

Tab. 4.6-1. Materialien für gefäßokkludierende endovaskuläre Eingriffe

Material	Art	Indikation	Vorteile	Nachteile
Embolisations-partikel	PVA, Embospheres®	• Partikelgröße < 200 µm: kapillärer Verschluss, Devaskularisation von Tumoren (Meningeomen, Hämangioblastomen) und Knochenmetastasen • Partikelgröße > 200 µm: präkapillärer Verschluss und Okklusion arteriovenöser Shunt-Verbindungen	einfache Handhabung, gut geeignet für präoperative Embolisation	nicht röntgendicht, Rekanalisation (nach Wochen bis Monaten)
Flüssige Embolisate	Histoacryl®, Ethibloc®, Onyx®	AVM, durale AV-Fisteln, Aneurysmata (bisher nur Onyx zugelassen)	weit kapillärer Verschluss bei Einbringung in piale Gefäße, permanenter Gefäßverschluss	technisch anspruchsvoll; Katheterfixierung bei Embolisatreflux; Blutung nach venöser Passage bzw. Verschluss; Embolie in nutritive Gefäße
Ballons	Latex, Silikon	• ablösbar: Verschluss aneurysmatragender Gefäße und Okklusion direkter Karotis-Sinus-cavernosus-Fisteln; (obsolet sind: intrasakkulärer Aneurysmaverschluss, Verschluss intrakranieller, z. B. AVM-versorgender Gefäße) • nicht ablösbar: Ballontestokklusion vor Verschluss aneurysmatragender Gefäße	gut geeignet zum schnellen Verschluss großer Gefäße, preisgünstig, relativ geringe Emboliegefahr	Gefäßdissektion, Gefäßruptur, vorzeitige Ballonentleerung, ggf. erschwerte Manipulation des ballontragenden Mikrokatheters, Gefahr vorzeitiger Ballonablösung, Ballonverlagerung während der Ablösung
Platin-Coils	frei, elektrolytisch ablösbar, elektrothermisch ablösbar, mechanisch ablösbar, hydraulisch ablösbar	mechanischer Gefäßverschluss: Aneurysmata, großlumige AV-Verbindungen, Verschluss venöser Gefäße	gut kontrollierbar, technisch relativ einfache Handhabung, in vielfältigen Formen und Größen verfügbar	Embolie, Gefäßperforation, Gefäßverschluss durch Coil-Fehllage, Zusammenlagerung und Einwanderung in intraaneurysmatischen Thrombus, geringe Thrombogenität unbeschichteter Coils

AV = arteriovenös(e); AVM = arteriovenöse Malformation; PVA = Polyvinylalkohol.

Flüssige Embolisate

Unterschieden wird zwischen aushärtenden (polymerisierenden) und ausfällenden (präzipitierenden) Flüssigkeiten. Das am häufigsten eingesetzte **Polymerisat** ist n-Butyl-2-Cyanoacrylat (Histoacryl®). Die beiden **Präzipitate** Ethibloc® (Maisprotein, Amidotrizoat, Oleum papaveris, Propylenalkohol in 60%igem Alkohol) und EVAL (Ethylen-Vinyl-Alkohol-Kopolymer, Onyx®) sind weniger verbreitet. **Flüssige Embolisate** werden erfolgreich bei der endovaskulären Behandlung zerebraler AVM eingesetzt. Die Ausfüllung intrakranieller Aneurysmata mit flüssigem Embolisat ist technisch anspruchsvoll und zumindest gegenwärtig noch nicht Teil der klinischen Routine. Flüssige Embolisate können einen kapillären Gefäßverschluss herbeiführen. Bei Reflux des Embolisats um die Spitze des Mikrokatheters kann dieser im sondierten Gefäß fixiert werden. Venöse Passage von Flüssigembolisat bei der Behandlung zerebraler AVM und distale Embolie bei der ballonassistierten Behandlung intrakranieller Aneurysmata sind weitere mögliche Risiken.

Ballons

Verfügbar sind **ablösbare Ballons** aus Latex und Silikon. Diese sind mit einem kleinen integrierten Ventil versehen und können auf das distale Ende eines Mikrokatheters montiert werden. Die Ablösung erfolgt, indem der Ballon am Zielort durch Injektion von Röntgenkontrastmittel entfaltet und damit im Gefäßlumen fixiert wird, sodass der Mikrokatheter zurückgezogen und dabei vom Ballon abgelöst werden kann. Ablösbare Ballons können zum Verschluss größerer Gefäße (z. B. einer aneurysmatragenden A. carotis interna) und großlumiger arteriovenöser Fistelverbindungen verwendet werden. Der Ballonverschluss von Aneurysmata (intrasakkulär) und intrakraniellen Gefäßen (z. B. versorgende Gefäße von AVMs) wurde verlassen.

Tab. 4.6-2. Materialien für die endovaskuläre Wiedereröffnung und Rekonstruktion von Gefäßen

Art	Substanz, Material	Indikation	Vorteile	Nachteile
(LIF)	Urokinase, rt-PA	• BA-Verschluss: kein Zeitlimit aufgrund der schlechten Prognose, Kontraindikationen: tiefes Koma, CT-nachweisbare Läsionen in Kleinhirn bzw. Hirnstamm • vordere Zirkulation: z. B. Verschluss der proximalen MCA • embolische Komplikationen der endovaskulären Therapie	• weniger systemische Nebenwirkungen als bei i.v. Lyse • bessere Prognose bei frühem Therapiebeginn und ausgeprägter Kollateralversorgung	• Einblutung in ischämisch geschädigtes Hirngewebe • systemische Blutungen
Mechanische Gefäßrekanalisation	zahlreiche Systeme in Erprobung	intrakranielle thromboembolische Gefäßverschlüsse	• keine systemische Wirkung • schnelle Rekanalisation	• Gefahr der Gefäßverletzung • Embolie in periphere Gefäße
Stentimplantation	Nitinol (selbstexpandierbar), ggf. mit sekundärer Ballondilatation	• VA: Stenose bei Hypoplasie oder Verschluss der kontralateralen VA • (ACI): symptomatische Stenose > 70%; hochgradige Stenose bei Verschluss der kontralateralen ACI; Tandemstenose (zervikal und intrakraniell), Rezidivstenose nach Thrombendarteriektomie	• hohe Sicherheit • technisch einfach • vermutlich der gefäßchirurgischen Behandlung gleichwertig	• Gefahr intrakranieller Embolien • Reperfusionstrauma mit intrazerebraler Blutung
	Edelstahl (ballonexpandierbar mit 3–4 atm Entfaltungsdruck)	• A. subclavia: Ischämie der oberen Extremität, Hirnstammsymptomatik bei Subclavian-steal-Syndrom • intrakranielle, > 70%ige Stenosen (ACI, M1 der MCA, V4 der VA, BA), die unter adäquater medikamentöser Behandlung symptomatisch sind	• hohe Sicherheit (vertretbare Komplikations- und geringe Rezidivrate) • technisch anspruchsvoll, Durchführung nur in spezialisierten Zentren	• Fehlplatzierung des Stents • Dissektion, Ruptur, Stentverlagerung (wenn unterdimensioniert), Thrombembolien

ACI = A. carotis interna; BA = A. basilaris; i.v. = intravenös; LIF = lokale intra-arterielle Fibrinolyse; M1 = proximaler MCA-Abschnitt vor erster Teilung; MCA = A. cerebri media; VA = A. vertebralis; rt-PA = recombinant tissue plasminogen activator; V4 = distaler VA-Abschnitt, intraduraler Verlauf bis zur Vereinigung beider VA zur BA.

Nicht ablösbare Ballons können für den probeweisen Verschluss von Gefäßen verwendet werden (Ballontestokklusion). Bei Mikrokathetern mit einem montierten Ballon auf der Katheterspitze kann ein Führungsdraht nicht distal der Katheterspitze eingeführt werden. Das Einbringen eines ballontragenden Mikrokatheters in weit periphere Gefäße kann daher problematisch sein. Die Entfaltung eines Ballons in einem intrakraniellen Gefäße ist grundsätzlich mit der, wenn auch geringen, Gefahr einer Gefäßdissektion oder -ruptur verbunden.

Platinspiralen

Platinspiralen (Coils) können frei oder ablösbar zum Gefäßverschluss verwendet werden. Sie werden jeweils in definierter Gesamtlänge und als gerade Wendel oder mit einer thermisch aufgeprägten Sekundärhelix hergestellt. Platin selbst aktiviert nur in geringem Ausmaß die Blutgerinnung, sodass Platinspiralen zu einem überwiegend mechanischen Gefäßverschluss führen. Die Thrombogenität von Platinspiralen kann erhöht werden, indem

zwischen die Drahtwendel Kunststofffäden (Faser-Coils) befestigt werden.

Freie Coils werden mit einer Einführhilfe in das Zielgefäß eingebracht oder vorsichtig durch den Mikrokatheter injiziert. Solche Coils können, einmal freigesetzt, nicht wieder in den Mikrokatheter zurückgezogen werden. **Ablösbare Coils** sind an einem Einführdraht befestigt, von dem sie nach Erreichen der gewünschten Position abgetrennt werden können. Die Abtrennung erfolgt bei den am häufigsten eingesetzten Systemen durch elektrolytische Auflösung einer metallischen Verbindung. Mechanische Ablösesysteme basieren z. B. auf einer Gewindeverbindung, die durch Drehen des Einführdrahtes gelöst wird, oder auf einer Kunststoffmanschette, die durch druckgesteuerte Flüssigkeitsinjektion geöffnet wird.

Platinspiralen sind gut kontrollierbare, in ihrem Verhalten relativ verlässlich vorhersehbare Implantate, die zur intrasakkulären Behandlung intrakranieller Aneurysmata, zur Okklusion großlumiger arteriovenöser Verbindungen und zur Ausfüllung krankhaft veränderter Venen gut geeignet sind. Gegenwärtige Entwicklungen betreffen die Veränderung der Oberfläche solcher Spiralen mit dem Ziel, deren biologische Eigenschaften günstig zu beeinflussen. Bei der Einbringung von Coils kann es grundsätzlich zur Gefäßperforation kommen. Durch Fehllage oder Verlagerung von Coils können thrombembolische oder ischämische Komplikationen entstehen.

Zur **Wiedereröffnung und Rekonstruktion von Gefäßen** sind die im Folgenden besprochenen Prozeduren und Implantate geeignet (Tab. 4.6-2).

Thrombolyse

Die Wiedereröffnung thrombotisch oder embolisch verschlossener Gefäße kann durch die lokale Applikation thrombolytisch wirksamer Substanzen erfolgen. Indikationen für die **lokale intraarterielle Fibrinolyse** (LIF) sind der thrombembolische Verschluss der A. basilaris und der proximalen A. cerebri media sowie thrombembolische Komplikationen bei endovaskulären Behandlungen.

Zur Durchführung der LIF wird das betreffende supraaortale Gefäß mit einem Führungskatheter sondiert. Durch diesen hindurch wird koaxial ein Mikrokatheter in das verschlossene Gefäß eingeführt. Die maschinell gesteuerte Infusion des Fibrinolytikums erfolgt wahlweise aus einer Position der Spitze des Mikrokatheters unmittelbar distal, in Höhe oder proximal des Thrombus. **Urokinase** wird als wässrige Lösung in einer Konzentration von 500.000 IE/50 ml infundiert. Die Substanz aktiviert mit einer Halbwertzeit von etwa 12 min Plasminogen zu Plasmin und beschleunigt damit die Spaltung von Fibrin und Fibrinogen. Die Standarddosierung bei der LIF beträgt 600.000 IE Urokinase/h bis zu einer Maximaldosierung von 1,2 Millionen IE. **Gewebe-Plasminogenaktivator** (tissue type plasminogen activator, t-PA) aktiviert ebenfalls die Umwandlung von Plasminogen in Plasmin, hat aber eine kürzere Halbwertszeit von unter 10 min.

Aus dem Wirkmechanismus der verwendeten Fibrinolytika ergibt sich, dass die Auflösung des Thrombus mehrere Minuten, aber auch bis zu 1 oder 2 h dauern kann. Die erfolgreiche Durchführung einer LIF setzt voraus, dass die Behandlung möglichst frühzeitig nach dem Eintreten des Gefäßverschlusses begonnen wird. Die Erfolgsaussichten sind umso besser, je ausgeprägter die Kollateralversorgung des Hirnareals ist, das von dem zu behandelnden Gefäßverschluss betroffen ist. Ist das von dem verschlossenen Gefäß versorgte Hirngewebe bei Eintreten der Rekanalisation bereits ischämisch geschädigt, erhöht sich die Gefahr einer Einblutung. Die LIF ist daher nur innerhalb eines engen Zeitintervalls nach dem Gefäßverschluss sinnvoll.

> Bei Gefäßverschlüssen der vorderen Zirkulationen werden 4–6 h als Grenze für eine Thrombolyse betrachtet. Wegen der schlechten Prognose der unbehandelten Basilaristhrombose gilt hier kein festes Zeitlimit. Tiefes Koma und der CT-Nachweis von Läsionen in Kleinhirn und Hirnstamm gelten als Kontraindikationen.

Ballondilatation und Stentimplantation

Die Erweiterung atherosklerotisch stenosierter supra-aortaler und intrakranieller Gefäße gewinnt zunehmend an Bedeutung. Dabei wurde die ausschließliche Ballondilatation (perkutane transluminale Angioplastie, PTA) inzwischen weitgehend durch die Stentimplantation ersetzt, da durch den Stent die Gefahr akuter Komplikationen wie Dissektion und Gefäßverschluss, aber auch die Wahrscheinlichkeit einer erneuten Gefäßstenosierung verringert wird. Typische Indikationen sind:

- **A. subclavia:** ischämische Symptome von Arm und Hand; Hirnstammsymptomatik infolge einer Perfusionsstörung des Hirnstamms bei einem Anzapfphänomen mit retrogradem Blutfluss in derjenigen A. vertebralis, die distal der Stenose aus der A. subclavia entspringt (subclavian steal phenomenon)
- **A. vertebralis:** Stenose einer A. vertebralis (meist proximal im V1-Abschnitt) bei Stenose, Hypoplasie oder Verschluss der kontralateralen A. vertebralis
- **A. carotis interna** (ACI): symptomatische Stenose mit einer Einengung des Gefäßlumens um mehr als 70 %, als Alternative zur gefäßchirurgischen Rekonstruktion (Abb. 4.6-1); hochgradige Stenose bei Verschluss der kontralateralen ACI oder A. carotis communis; Stenose im zervikalen und intrakraniellen Abschnitt (Tandemstenose); Rezidivstenose nach Thrombendarteriektomie
- **Intrakranielle Gefäße** (ACI, proximale A. cerebri media [M1], distale A. vertebralis [V4], A. basilaris): hochgradige (> 70 %) symptomatische Stenose, mit rezidivierenden Symptomen unter

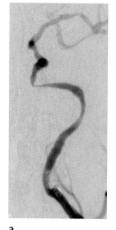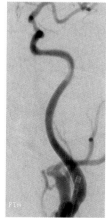

a   b

Abb. 4.6-1. Symptomatische atherosklerotische Stenosen der linken A. carotis interna im extra- und intrakraniellen Verlauf:
a) Digitale Subtraktionsangiographie (DSA) vor der endovaskulären Behandlung.
b) DSA nach endovaskulärer Behandlung: Der wandveränderte zervikale Verlaufsabschnitt wurde durch Einbringen eines selbstexpandierenden Nitinolstents verstärkt und die intrakranielle Stenose dann mit einem ballonexpandierbaren Stent beseitigt.

adäquater medikamentöser Behandlung

Extrakranielle neurovaskuläre Stent-PTAs können in Lokalanästhesie durchgeführt werden. Wegen der erforderlichen Präzision sollten intrakranielle Stentimplantationen generell in Intubationsnarkose erfolgen.

Für die extrakraniellen Stenosen haben sich selbstexpandierende **Nitinolstents** bewährt. Soweit erforderlich, kann die Stenose vor oder nach der Stentimplantation mit einem Ballonkatheter dilatiert werden. Für intrakranielle Stenosen werden heute sehr flexible ballonexpandierbare Stents verwendet, die mit relativ geringen Drucken von 3–4 atm entfaltet werden können.

Zur Vermeidung thromboembolischer Komplikationen müssen vor und nach der Stentimplantation **thrombozytenaggregationshemmende Medikamente** verabreicht werden. Folgendes Schema ist derzeit akzeptiert:

● Prämedikation (oral): 3 Tage vor dem Eingriff beginnend, mit einer Einzelgabe von 300 mg Clopidogrel und 500 mg Acetylsalicylsäure (ASS), dann 75 mg Clopidogrel und 100 mg ASS. Bei Patienten, die als Sekundärprophylaxe nach einem ischämischen Insult PTT-wirksam Heparin erhalten, wird die Heparingabe bis zur Stentimplantation fortgesetzt.
● Nachbehandlung (oral): 75 mg Clopidogrel täglich für die Dauer von 6 Wochen und 100 mg ASS dauerhaft.

Die Stent-PTA von Stenosen der A. subclavia und der proximalen A. vertebralis ist mit hoher Sicherheit bzw. einer sehr geringen Rate von akuten Komplikationen und Rezidivstenosen möglich. Bei der Stent-PTA der proximalen ACI-Stenose handelt es sich um ein Behandlungsverfahren, das hinsichtlich seiner Sicherheit und langfristigen Wirksamkeit im Vergleich zur gefäßchirurgischen Behandlung noch nicht abschließend beurteilt werden kann. Hauptgefahr ist die Embolie in intrakranielle Gefäße.

Die Stent-PTA intrakranieller Gefäßstenosen kann technisch anspruchsvoll sein und sollte mit sehr strenger Indikationsstellung in spezialisierten Zentren durchgeführt werden. Risiken sind die Gefäßdissektion und -ruptur, thrombo-embolische Komplikationen und die Verlagerung eines unterdimensionierten Stents.

Endovaskuläre Behandlung intrakranieller Aneurysmata

Die endovaskuläre Behandlung intrakranieller Aneurysmata hat sich seit Mitte der 1980er-Jahre zu einer etablierten Therapieoption entwickelt. In vielen endovaskulär spezialisierten Kliniken werden heute Aneurysmabehandlungen häufiger durchgeführt als alle anderen Eingriffe. Die technischen Voraussetzungen hierfür werden kontinuierlich weiterentwickelt, sodass eine weitere Verbesserung der Behandlungsresultate erwartet werden kann.

Die endovaskuläre Behandlung eines intrakraniellen Aneurysmas ist grundsätzlich möglich durch:

● Verschluss des aneurysmatragenden Gefäßes (parent vessel occlusion)
● Rekonstruktion des aneurysmatragenden Gefäßes
● endosakkuläre Okklusion

Indikation, Kontraindikationen

Bei der Entscheidung, ob ein intrakranielles Aneurysma operativ oder endovaskulär behandelt werden soll, sind verschiedene Gesichtspunkte zu berücksichtigen, von denen hier nur einige diskutiert werden.

Alter und klinischer Zustand des Patienten beeinflussen die Indikationsstellung. Patienten im höheren Lebensalter und/oder in schlechtem klinischem Zustand werden bevorzugt für die endovaskuläre Behandlung ausgewählt, da sie als weniger belastend gilt. Grundsätzlich muss jedoch bedacht werden, dass die Voraussetzungen und Ergebnisse der endovaskulären Behandlung bei jungen Aneurysmapatienten, ähnlich wie bei der mikrochirurgischen Behandlung, besser sind als bei Patienten mit stark atherosklerotisch veränderten Gefäßen und internistischen Begleiterkrankungen. Jedenfalls sind hohes Alter und schlechter klinischer Zustand keine Argumente für eine endovaskuläre Behandlung.

Differenzialtherapeutische Erwägung: Hinsichtlich der Aneurysmalokalisation zeichnet sich ein Trend ab, Aneurysmata an Gefäßen der hinteren Zirkulation überwiegend, wenn nicht ausschließlich, endovaskulär zu behandeln und bei Aneurysmata an den Gefäßen der vorderen Zirkulation individuell zu entscheiden.

Größe und Morphologie des Aneurysmas sind wesentliche Entscheidungskriterien für die Differenzialtherapie. Bei folgenden Aneurysmata kann die Erwartung operationstechnischer Probleme Anlass sein, dem Patienten bzw. den Angehörigen a priori eine endovaskuläre Behandlung zu empfehlen:

● Aneurysmata mit mehr als 20 mm Durchmesser
● Verkalkung der Aneurysmawand im Halsbereich
● mehrfache Blutungen oder vorangegangene Operationen mit Umlagerung des Aneurysmas (sog. Wrapping), sodass mit Verklebungen in der Umgebung des Aneurysmas zu rechnen ist

Dabei muss jedoch berücksichtigt werden, dass kleine Aneurysmata mit engem Hals ohne intraaneurysmatischen Thrombus operativ und endovaskulär mit gleichermaßen guter Erfolgsaussicht behandelt werden können.

Die Präferenzen des Patienten und seiner Angehörigen sind ein wichtiger Gesichtspunkt bei der Aufklärung. Eine Darstellung, die möglichst sachlich die Chancen und Risiken der jeweiligen Behandlungsoptionen schildert und dennoch mit einer klaren Empfehlung verbunden ist, dürfte den Erfordernissen der Aufklärungssituation am besten gerecht werden. In der Notfallsituation sollte das Vorgespräch mit dem Patienten und seinen Angehörigen von Neurochirurgen und Neuroradiologen gemeinsam geführt werden. Vor elektiven Eingriffen kann man die Patienten in gemeinsamen oder getrennten Sprechstunden beraten.

Die endovaskuläre Behandlung eines intrakraniellen Aneurysmas kann technisch problematisch bzw. unmöglich oder aus anderen Gründen kontraindiziert sein.

Wenn nach einer **Subarachnoidalblutung** (SAB) ein hochgradiger Vasospasmus besteht, kann die zur Angiographie erforderliche Kontrastmittelinjektion bereits zur klinischen Verschlechterung führen. Die intraarterielle Injektion größerer Kontrastmittelmengen, wie sie zur endovaskulären Behandlung erforderlich sein können, sollte dann vermieden werden. Solche Patienten wird man mit besseren Ergebnissen zu einem späteren Zeitpunkt endovaskulär behandeln, nach Rückbildung des Vasospasmus. Während dieser Wartephase besteht sicher die Gefahr einer Rezidivblutung. Statistisch betrachtet ist diese Gefahr in den ersten Tagen nach der ersten Blutung jedoch am größten. Wenn mit der typischen Latenz von 3 bis 4 Tagen der blutungsbedingte Vasospasmus einsetzt, nimmt das statistische Risiko einer Rezidivblutung bereits wieder ab, sodass man vermuten muss, dass die Gefährdung durch den Vasospasmus für viele Patienten letztlich größer ist als die Gefahr der Rezidivblutung in der Wartephase. Diese gesamte Problematik wird am ehesten dadurch einer Lösung zugeführt, wenn Patienten möglichst frühzeitig nach dem Blutungseintritt behandelt werden.

Bei sehr **kleinen Aneurysmata** (1–2 mm) können die Sondierung mit einem Mikrokatheter und das Einbringen einer Platinspirale erschwert sein. Kleinste Aneurysmata werden häufig besser mikrochirurgisch behandelt. Dies könnte sich durch die Einführung entsprechender Mikrostents in naher Zukunft ändern.

Wenn die zuführenden Gefäße proximal des Aneurysmas hochgradig **atherosklerotisch** verändert oder verschlossen sind, kann das Aneurysma endovaskulär unerreichbar sein. Unter Umständen kann hier die Stent-PTA die Bedingungen verbessern.

Diffuse aneurysmatische Gefäßerweiterungen sind häufig für eine endovaskuläre Behandlung ungeeignet. Hier kann unter Umständen eine mikrochirurgische Rekonstruktion zu besseren anatomischen und klinischen Ergebnissen führen.

Die endovaskuläre Behandlung ist aus allgemein-ärztlichen Gründen kontraindiziert, wenn der betreffende Patient so schwer vorgeschädigt ist, dass auch bei technischem Erfolg der Aneurysmabehandlung eine Rekonvaleszenz bis zu einer bewussten Lebensführung nicht erwartet

werden kann. Bei betagten Patienten und solchen in sehr schlechtem klinischen Zustand nach einer Aneurysmablutung wird man die Therapieentscheidung kritisch abwägen.

Algorithmus

Der Prozess der Therapieentscheidung beginnt meist mit dem Nachweis eines intrakraniellen Aneurysmas. Erfolgt dieser durch CT-Angiographie oder MRT bzw. MRA, werden Neurochirurgen und Neuroradiologen konsultiert. In der Notfallsituation nach einer SAB erfolgt der primäre Kontakt meist über den Neurochirurgen, der Neuroradiologe wird dann während der weiteren Diagnostik hinzugezogen.

Interdisziplinäre Konzeption: Es gibt wohl kaum primär „neurochirurgische" oder „neuroradiologische" SAB-Patienten mit entsprechend präjudiziertem Prozedere. In interdisziplinären Zentren ist die gemeinsame Indikationsstellung die Regel.

Von solchen therapeutischen Vorentscheidungen ausgenommen sind aus nahe liegenden Gründen solche Patienten, die von dritter Seite gezielt zur operativen oder endovaskulären Behandlung solchen Zentren zugewiesen wurden.

Sobald intrakranielle Aneurysmata angiographisch dargestellt sind, sollten in diesem Sinne die weiteren Behandlungsoptionen diskutiert werden. Die endgültige Entscheidung ist das Ergebnis eines jeweils individuellen Prozesses, für den kaum allgemeingültige Empfehlungen gegeben werden können.

Timing

Die Behandlung eines rupturierten intrakraniellen Aneurysmas sollte möglichst zeitnah zu Ruptur und Aneurysmanachweis erfolgen. Ähnlich wie für die Operation bieten sich zwei Vorgehensweisen an:
- Behandlung unmittelbar nach der Angiographie, d. h. in derselben Sitzung
- Behandlung während der nächsten regulären Dienstzeit

Hier sind vor allem logistische Aspekte zu berücksichtigen.

Nicht rupturierte Aneurysmata sollten immer unter optimierten Bedingungen behandelt werden, d. h. mit ausführlicher Aufklärung des Patienten, mit allen erforderlichen Voruntersuchungen, in Zentren mit möglichst umfangreicher Erfahrung, mit bester neuroanästhesiologischer Vorbereitung, mit Verfügbarkeit des gesamten Spektrums eventuell erforderlicher Katheter, Coils und Stents.

Verschluss des aneurysmatragenden Gefäßes

Die Behandlung eines intrakraniellen Aneurysmas durch Verschluss des Trägergefäßes setzt voraus, dass für die Gefäße distal der Verschlussebene eine **ausreichende Kollateralversorgung** besteht. In Ausnahmefällen kann der Verschluß eines Trägergefäßes erwogen werden, wenn das umgebende Hirngewebe bereits ischämisch geschädigt ist und lediglich die von dem Aneurysma ausgehende Blutungsgefahr oder raumfordernde Wirkung beseitigt werden soll.

Typische **Indikationen** für den Verschluss eines aneurysmatragenden Gefäßes sind breitbasige und fusiforme Aneurysmata
- der A. carotis interna (ACI), bei ausreichendem Kaliber der A. communicans anterior und/oder posterior
- der A. vertebralis im V4-Abschnitt, bei ausreichendem Kaliber der kontralateralen A. vertebralis
- der mittleren A. basilaris, bei ausreichender Kollateralversorgung über die Ae. communicantes posteriores
- distale entzündungsbedingte Aneurysmata nach septischen Embolien mit ischämischer Schädigung des umgebenden Hirngewebes

Die im Folgenden beschriebenen Testokklusionen werden mit fest montierten oder ablösbaren Silikonballons in Lokalanästhesie, die Okklusionen von Aneurysma und Trägergefäß überwiegend mit ablösbaren Platinmikrospiralen durchgeführt. Der Verschluss eines aneurysmatragenden Gefäßes kann je nach Kooperationsfähigkeit des Patienten in Lokalanästhesie oder Intubationsnarkose erfolgen.

Bei **kavernösen Aneurysmata der ACI** ist das primäre Ziel der Behandlung meist die Verminderung der raumfordernden Wirkung des Aneurysmas und der daraus resultierenden Kompression der Hirnnerven in der Wand des Sinus cavernosus. Durch den Verschluss der ACI kommt es zur Schrumpfung des Aneurysmas innerhalb weniger Wochen, sofern die Aneurysmawand nicht verkalkt ist.

Die Behandlung beginnt mit der angiographischen Darstellung des Aneurysmas selbst und der Kollateralversorgung. Zur Darstellung der Aa. communicantes sind DSA-Serien mit manueller Kompression oder Ballonokklusion des eventuell zu verschließenden Gefäßes erforderlich. Sind die Aa. communicantes nicht oder nur mit geringem Durchmesser angelegt, ist die Durchführung einer Ballontestokklusion meist nicht sinnvoll. Bei Aa. communicantes mit ausreichendem Durchmesser wird eine **Ballontestokklusion** durchgeführt. Dazu kann ein Katheter mit integriertem Ballon und spülbarem Innenlumen verwendet werden. Wenn aufgrund der anatomischen Verhältnisse erwartet werden kann, dass die Ballontestokklusion mit hoher Wahrscheinlichkeit toleriert wird, kann auch ein Mikrokatheter mit ablösbarem Ballon eingesetzt werden. Dieser Ballon kann dann zum Probeverschluss und zur permanenten Okklusion der ACI verwendet werden.

Während der Testokklusion muss durch **Antikoagulation** ein ausreichender Schutz vor thromboembolischen Komplikationen gewährleistet werden. Nach Entfaltung des Ballons (typischerweise im petrösen Verlauf der ACI) wird der Patient wiederholt klinisch untersucht. Für die Testokklusion ist eine Verschlussdauer von 15–20 min meist ausreichend. Treten hierbei neurologische Defizite oder starke Kopfschmerzen auf, wird der Okklusionsballon sofort entleert.

Da bei einigen Patienten trotz klinisch tolerierter Ballontestokklusion nach permanentem Verschluss der ACI dennoch ein hämodynamisch bedingtes neurologisches Defizit auftritt, wurde nach ergänzenden Untersuchungen während der Testokklusion gesucht, um die Toleranz gegenüber einem permanenten Verschluss der ACI besser voraussagen zu können.

Eine einfache und aussagekräftige Methode ist die angiographische Darstellung der kontralateralen ACI.

> **Praktischer Hinweis:** Wenn im Angiogramm die Kontrastierung des Hirnparenchyms und die phlebographische Phase in beiden Großhirnhemisphären synchron ablaufen, darf man eine ausreichende arterielle Kollateralversorgung annehmen.

Andere **ergänzende Untersuchungen** während der Testokklusion der ACI sind die transkranielle Doppler-Sonographie der A. cerebri media im Seitenvergleich, die Bestimmung des regionalen zerebralen Blutflusses durch ^{99m}Tc-HMPAO-SPECT mit Injektion des Tracers während der Testokklusion und die Messung des intravasalen Blutdruckes in der ACI distal der Okklusionsstelle („**stump pressure**").

Wird die Testokklusion nicht toleriert, kann die hämodynamische Situation durch die operative Anlage eines temporalen extra-intrakraniellen Bypasses verbessert werden (s. Kap. 6.6).

Bei tolerierter Testokklusion erfolgt der Verschluss des Trägergefäßes durch einen oder mehrere Ballons und/oder durch Platinmikrospiralen. Wenn die Verschlussebene zu weit proximal des Aneurysmas gewählt wird, kann es aufgrund eines residuellen Blutflusses durch Kollateralen aus der ACI zu Thromboembolien in distale Gefäße kommen. Der Ballonverschluss der ACI proximal und distal des Aneurysmas („**trapping**") ist insbesondere bei größeren Aneurysmata meist nicht möglich, da ein Ballon selten am Aneurysma vorbei manövriert werden kann. Eine Alternative ist die lichte Ausfüllung des Aneurymas mit Platinmikrospiralen und dabei bereits der Verschluss des Trägergefäßes, das dann mit weiteren Platinspiralen mit Faserbesatz proximal des Aneurysmaursprungs verschlossen werden kann. Distale Embolien können dabei vermieden werden, indem ein ablösbarer Ballon, an dem vorbei ein Mikrokatheter bis in das Aneurysma eingeführt ist, zunächst zur Testokklusion proximal entfaltet wird. Er bleibt, sofern dies vom Patienten toleriert wird, während des gesamten Eingriffs entfaltet und wird nach Rückzug des Mikrokatheters zwischen Ballon und Gefäßwand von dem Trägerkatheter abgelöst.

Nach dem Verschluss der ACI ist für einige Tage eine engmaschige Überwachung auf einer Intensivstation oder Stroke Unit erforderlich. In dieser Zeit werden – bis zur hämodynamischen Anpassung der Hirnperfusion – Blutdruckabfälle vermieden oder rasch medikamentös korrigiert. Weitere Verlaufsuntersuchungen können durch MRT und MRA erfolgen. Nach etwa 6 Monaten sollte eine Größenreduktion des Aneurysmas erkennbar sein. Nach 3 bis 5 Jahren (eventuell später) sind MRA-Kontrollen sinnvoll, um die hämodynamisch bedingte Entstehung eines Aneurysmas an der A. communicans anterior auszuschließen. Abbildung 4.6-2 zeigt die angiographischen Befunde bei der endovaskulären Behandlung fusiformer Aneurysmata der linken ACI durch Verschluss des Trägergefäßes.

Bei **fusiformen Aneurysmata der A. vertebralis** im intraduralen Verlauf, die meist dissektionsbedingt sind, kann die A. vertebralis dann verschlossen werden, wenn das kontralaterale Gefäß ausreichend kräftig angelegt ist (Abb. 4.6-3). In diesem Fall wird man auf eine Probeokklusion verzichten können. Auch hier ist der Gefäßverschluss mit ablösbaren Platinspiralen meist technisch einfacher und sicherer als die Ballonokklusion.

Bei fusiformen Aneurysmata der mittleren A. basilaris ist vor dem Verschluss des Trägergefäßes die Ballontestokklusion zwingend erforderlich. Die Testokklusion wird mit einem weichen, kurzen Silikonballon mit 4–5 mm Durchmesser unmittelbar vor dem Aneurysma durchgeführt. Durch zeitgleiche Injektion von Kontrastmittel in die ACI wird dabei die Kollateralversorgung der oberen A. basilaris über die Aa. communicantes posteriores dargestellt. Nach tolerierter Ballontestokklusion erfolgt die Okklusion von Aneurysma und Trägergefäß durch Platinspiralen.

Entzündungsbedingte Aneurysmata entstehen meist, nachdem ein Gefäß durch einen bakterientragenden Embolus passager verschlossen gewesen war. Quelle solcher Embolien ist meist eine bakterielle Endokarditis. Selten können auch Pilze (z. B. Pseudallescheria boydii) metastatisch zur Ausbildung eines echten „mykotischen Aneurysmas" führen (Fallbeobachtung Moskopp 2000). Im klinischen Alltag fasst man alle entzündlich metastatischen

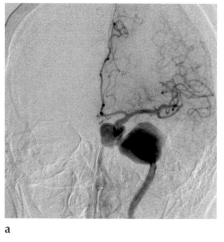

2

a

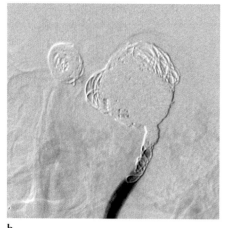

b

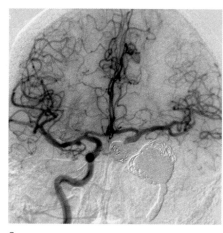

c

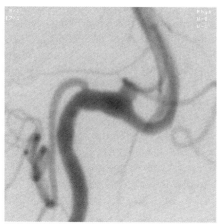

3

a

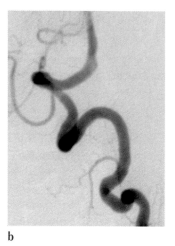

b

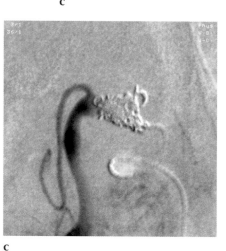

c

Abb. 4.6-2. Aneurysmabehandlung durch Verschluss des Trägergefäßes. Die 67-jährige Patientin war durch eine linksseitige Okulomotoriusparese symptomatisch geworden:
a) Ein fusiformes paraophthalmisches und ein kavernöses Aneurysma der linken A. carotis interna (ACI).
b) Nach gut tolerierter Ballontestokklusion der linken ACI wurden unter Vollheparinisierung nacheinander beide Aneurysmata sondiert und zusammen mit der ACI durch Platinmikrospiralen ausgefüllt.
c) Die anschließende Injektion von Kontrastmittel in die rechte ACI zeigt die Versorgung der linken vorderen Zirkulation über die A. communicans anterior.

Abb. 4.6-3. 52-jähriger Patient mit Subarachnoidalblutung (SAB), als deren Ursache ein dissektionsbedingtes Aneurysma im rechten intraduralen Abschnitt der A. vertebralis nachgewiesen wurde (a). Da die linke A. vertebralis zwar atherosklerotische Veränderungen, im Übrigen aber ein ausreichendes Kaliber aufwies (b), wurde der rechte intradurale Abschnitt der A. vertebralis zusammen mit dem Aneurysma durch Platinspiralen verschlossen (c).

Aneurysmata unter dem Begriff „mykotisches Aneurysma" zusammen, was streng genommen etwas irreführend ist.

Entzündungsbedingte Aneurysmata neigen in besonderem Maße zu Ruptur und Blutung. Sie können sich unter antibiotischer Behandlung innerhalb von Tagen oder Wochen zurückbilden. Während dieser Zeit besteht jedoch unvermindert die Gefahr einer Aneurysmablutung. Insbesondere wenn solche Aneurysmata im Gefäßverlauf distal lokalisiert sind und das umgebende Hirngewebe bereits durch eine vorangegangene Embolie ischämisch geschädigt ist, können periphere entzündungsbedingte Aneurysmata durch Verschluss des Trägergefäßes behandelt werden. Dies kann wahlweise durch Platinspiralen oder durch Histoacryl® und Lipiodol® erfolgen.

Rekonstruktion des aneurysmatragenden Gefäßes

Die Ausschaltung eines intrakraniellen Aneurysmas durch Rekonstruktion der Wand des aneurysmatragenden Gefäßes erfordert gegenwärtig die Implantation eines **Stents**. Ursprünglich standen hierfür nur flexible **ballonexpandierbare** Koronarstents zur Verfügung. Inzwischen sind auch modifizierte neurovaskuläre Mikrostents verfügbar, die ebenfalls mit einem Ballon implantiert werden.

Alle heute verfügbaren Stents sind mit grundsätzlichen Nachteilen behaftet. Aufgrund der Materialeigenschaften von Stent und Ballon ist die Flexibilität des Ensembles Stent-Ballon begrenzt, sodass sehr elongierte Gefäße häufig nicht ausreichend weit distal sondiert werden können. Bei der Freisetzung des Stents wird der Ballon mit 3–4 atm entfaltet. Dabei kann es zu einer unerwünschten Begradigung und dadurch zu einer Verletzung des Gefäßes kommen. Selbst eine nur geringe Überdimensionierung des Stents kann zur Gefäßruptur führen. Poröse Stents üben aufgrund ihrer großen Maschenweite nur einen relativ geringen hämodynamischen Effekt auf das überbrückte Aneurysma aus. Die Gefahr des unerwünschten Verschlusses von eventuell durch den Stent überbrückten Seitenästen ist zwar gering, andererseits ist die Stentimplantation allein meist nicht ausreichend, um ein Aneurysma blutungsprotektiv aus der Zirkulation auszuschalten.

Die neu entwickelten, **selbstexpandierenden Mikrostents** sind wesentlich flexibler als ballonexpandierbare Stents und können atraumatisch implantiert werden. Ihr hämodynamischer Effekt ist aber ebenfalls ungenügend. Daher muss nach der Implantation eines solchen Stents das Aneurysma selbst mit Platinspiralen oder einem aushärtenden flüssigen Embolisat ausgefüllt werden.

Beschichtete Stents (stent graft) würden grundsätzlich eine Rekonstruktion der Kontinuität der Gefäßwand erlauben. Der heute verfügbare Stent Graft, der grundsätzlich in intrakranielle Gefäße eingebracht werden kann (Stent Graft®, Jomed), ist sehr rigide und erfordert zur vollständigen Entfaltung einen Ballondruck von 16 atm. Bei der Implantation von Stent Grafts ist weiterhin zu bedenken, dass eventuell von dem Stent überdeckte Seitenäste verschlossen werden.

Die Implantation eines Stent Grafts in ein intrakranielles Gefäß ist ein technisch anspruchsvoller, komplexer endovaskulärer Eingriff. Wegen der Steifigkeit des Stent Grafts muss ein sehr starrer Führungskatheter verwendet werden. Alternativ kann auch eine 5-F-Schleuse direkt in die ACC eingeführt werden. Bei dem erforderlichen Entfaltungsdruck von 16 atm besteht eine erhebliche Gefahr der Gefäßverletzung, insbesondere durch die proximal und distal den Stent überragenden Ballonenden. Daher kann es ratsam sein, zuerst einen längeren porösen Stent zu implantieren und den Stent Graft in diesen koaxial einzusetzen.

Perspektive: Die Rekonstruktion eines intrakraniellen aneurysmatragenden Gefäßes durch ausschließliche Stentimplantation ist ein überzeugendes Konzept, dessen technische Voraussetzungen noch nicht realisiert sind. Hier sind für die kommenden Jahre wegweisende Neuerungen zu erwarten.

Endosakkuläre Okklusion

Coils und flüssige Embolisate

Das am längsten und heute am häufigsten eingesetzte Embolisat zur endosakkulären Aneurysmabehandlung sind **elektrolytisch ablösbare Platinmikrospiralen.** Dabei ist ein Einführungsdraht aus Edelstahl durch eine Kontaktstelle mit einer Spirale aus Platin verbunden. Diese Verbindung kann durch Anlage von Gleichstrom in kurzer Zeit unterbrochen werden. Solange die Verbindung besteht, kann die Spirale im Aneurysma manipuliert, ihre Position verändert oder ggf. auch aus dem Aneurysma entfernt werden.

Alternative Mechanismen der Ablösung wurden realisiert. Beschrieben und zum Teil verfügbar sind Produkte, bei denen die Verbindung elektrothermisch, laseroptisch, hydraulisch oder mechanisch durch ein Gewinde unterbrochen wird.

Konzepte der endovaskulären Aneurysmabehandlung, bei denen flüssige Embolisate eingesetzt werden, sind in der Entwicklung und teilweise bereits in der klinischen Erprobung, können aber noch nicht abschließend beurteilt werden.

Technik der endosakkulären Coil-Okklusion

Präprozedurale Diagnostik. Nach dem angiographischen Nachweis eines intrakraniellen Aneurysmas muss aufmerksam nach weiteren Aneurysmata gesucht werden. Multiple Aneurysmata finden sich bei etwa einem Viertel aller Patienten, die eine aneurysmabedingte SAB erleiden.

Wenn dies der Fall ist, sollte anhand der CT-Aufnahmen, die die Blutverteilung zeigen, und soweit dann noch erforderlich anhand der Angiographieaufnahmen entschieden werden, welches Aneurysma wahrscheinlich die Blutung verursacht hat. Dieses Aneurysma sollte zuerst behandelt werden.

Cave: Wenn bei einer Subarachnoidalblutung angiographisch kein Aneurysma gefunden wird und die Blutverteilung eine aneurysmabedingte Blutung vermuten lässt, sollte die erste angiographische Kontrolle spätestens nach 2 Wochen vorgenommen werden.

Ist auch diese Angiographie negativ, sind weitere Untersuchungen 4 Wochen und 6 Monate nach der Blutung sinnvoll. Dabei sollte in die ACI und die A. vertebralis beidseits Kontrastmittel injiziert und der abhängige intrakranielle Gefäßbereich biplan dargestellt werden. Bei in der Angiographie negativer SAB und Symptombeginn mit Rückenschmerzen oder ungewöhnlich tief liegenden Knochenschmerzen wird ggf. durch MRT eine spinale Blutungsquelle ausgeschlossen. Von diesem Schema kann bei solchen Patienten abgewichen werden, bei denen sich Blut überwiegend in den perimesenzephalen Zisternen findet und die in gutem klinischen Zustand sind.

Die Konstellation „singuläre perimesenzephale Blutung, guter klinischer Ausgang und negative Angiographie" beschreibt ein wenig verstandenes Krankheitsbild, das als **„benigne perimesenzephale SAB"** bezeichnet wird. Unter diesen Umständen ist *eine* angiographische Nachuntersuchung 6 Monate nach der Blutung ausreichend.

Periprozedurale Diagnostik. Sobald festgelegt ist, welches Aneurysma endosakkulär behandelt werden soll, ist seine optimale angiographische Untersuchung erforderlich. Vorrangiges Ziel ist dabei, die Beziehung zwischen Aneurysma und aneurysmatragendem Gefäß, den Halsabschnitt des Aneurysmas und den Aneurysmasack möglichst überlagerungsfrei und ohne projektionsbedingte Verkürzung darzustellen. Aufnahmen in Schrägprojektion, mit primärer und sekundärer Vergrößerung, mit Mikrofokus und mit erhöhter Bildfrequenz sind dabei hilfreich. Unter günstigen Umständen wird man eine Projektion finden, die die zu sondierenden proximalen Gefäße, das aneurysmatragende Gefäß, den Halsabschnitt und das Aneurysma selbst zeigt.

Die gesamte periprozedurale Diagnostik wird wesentlich abgekürzt, wenn eine dreidimensionale Angiographie zur Verfügung steht. Dabei wird mit einer Kontrastmittelinjektion eine DSA-Serie angefertigt, bei der ein oder zwei C-Bögen etwa um 90° um einen gemeinsamen Mittelpunkt rotieren. Aus diesen Daten kann anschließend ein dreidimensionales Bild des Aneurysmas errechnet werden. Die computergestützte Darstellung erlaubt dann, innerhalb weniger Minuten die für die endovaskuläre Behandlung ideale Projektion zu definieren.

Endovaskulärer Eingriff. Die endovaskuläre Aneurysmabehandlung erfolgt meist in Intubationsnarkose. In der geeigneten Projektion wird das Aneurysma für die nachfolgende Behandlung dargestellt. Dazu wird in der Regel ein 6-F-Führungskatheter transfemoral in die betreffende ACI oder A. vertebralis eingeführt. Durch diesen Katheter hindurch wird ein Mikrokatheter drahtgesteuert in das Aneurysma vorgeschoben. Bei der Positionierung des Mikrokatheters sollte darauf geachtet werden, dass die Wand des Aneurysmas und vor allem eine ggf. vorhandene Rupturstelle (das sog. Babyaneurysma) nicht berührt wird.

Die erste Platinspirale wird so ausgewählt, dass der ihr thermisch aufgeprägte Durchmesser dem Durchmesser des Aneurysmas entspricht. Für die Bestimmung des Aneurysmadurchmessers stehen verschiedene Hilfstechniken zur Verfügung, auf die man im seltenen Zweifelsfall zurückkommen kann. Die Verwendung einer ersten Coil mit einer aufgeprägten dreidimensionalen Form hat sich als hilfreich erwiesen, da sich diese Spiralen der Innenkontur des Aneurysmas besonders gut anpassen und eine korbartige Struktur bilden, deren Inneres dann im weiteren Behandlungsverlauf ausgefüllt wird. Die Ausfüllung des Aneurysmas mit weiteren Coils sollte möglichst homogen und dicht erfolgen. Günstig ist dabei auch ein dichtes Ausfüllen der halsnahen Anteile des Aneurysmas. In der Regel wird man ein Aneurysma (nahezu) vollständig mit Platinspiralen ausfüllen können, wobei man sich bemühen wird, im Halsbereich die Wand des aneurysmatragenden Gefäßes mit Platinspiralen zu rekonstruieren (Abb. 4.6-4).

Ergänzende Techniken

Die Grundidee des endovaskulären Ausfüllens eines Aneurysmas durch Platinspiralen basiert auf der einfachen anatomischen Gegebenheit, dass die Coils in einem sackförmigen Aneurysma mit engem Hals mechanisch festgehalten werden. Je mehr die Anatomie eines Aneurysmas von diesem Ideal abweicht, umso problematischer ist das sichere und stabile Einbringen von Coils. Die folgenden Techniken wurden zur endovaskulären Behandlung breitbasiger Aneurysmata entwickelt und haben sich bewährt.

Dreidimensionale (3-D-)Coils. Im Unterschied zu den herkömmlichen Spiralen wird den 3-D-Coils im Herstellungsprozess eine dreidimensionale Struktur aufgeprägt. Sobald die im Mikrokatheter gestreckte Coil distal ausgeführt wird, wird sie diese dreidimensionale Form annehmen. Die Handhabung von 3-D-Coils unterscheidet sich im Detail von der herkömmlicher Spiralen. Durch ihre Verwendung können aber bei der Behandlung breitbasiger Aneurysmata deutlich bessere Ergebnisse erzielt werden.

Zwei-Katheter-Technik (dual catheter technique). Diese Technik ist geeignet zur Behandlung von Aneurysmata mit einem weiten Halsabschnitt, bei denen aber eine Fixierung von Coils im Aneurysma ohne äußere Hilfsmittel möglich ist. Es können „side-wall-" und Bifurkationsaneurysmata behandelt werden. Dabei werden zwei Mikrokatheter in das Aneurysma eingeführt. Durch einen Katheter wird eine Coil eingeführt, die erst im weiteren Verlauf abgelöst wird. Diese Coil wird verwendet, um weitere Spiralen an ihr zu befestigen, die durch den zweiten Mikrokatheter eingeführt werden. Bei der Zwei-Katheter-Technik ersetzt man die Stabilisierung, die bei einem engen Aneurysmahals durch diesen gewährt wird, durch einen passager eingeführten zweiten Mikrokatheter.

Mit dieser Mehode können auch breitbasige Aneurysmata in Lokalisationen behandelt werden, bei denen ein Ballon-Remodelling (s. unten) oder eine Stentimplantation nicht primär geeignet ist (z. B. proximale Aneurysmata der A. cerebelli superior).

TriSpan®-Coil. Bei einer Modifikation der Zwei-Katheter-Technik wird eine TriSpan®-Coil verwendet. Dabei handelt es sich um eine ablösbare Spirale, die aus drei Nitinolschlingen besteht. Diese entfalten sich bei der Ausführung aus dem Mikrokatheter in der Form eines Blütenblattes. Bei der Verwendung einer TriSpan®-Coil wird diese zuerst in Höhe der Eingangsebene des Aneurysmas entfaltet. Dann wird ein Mikrokatheter zwischen den Flügeln der TriSpan®-Coil hindurch geführt und das Lumen zwischen der TriSpan®-Coil und dem Aneurysmadom mit herkömmlichen Coils ausgefüllt. Durch die TriSpan®-Coil werden die herkömmlichen Coils einerseits im Aneurysma verankert. Andererseits schlingen sich immer einige Windungen dieser Coils um die TriSpan®-Coil, sodass diese ihrerseits im Aneurysma fixiert wird. Diese Methode hat sich besonders bewährt zur Behandlung breitbasiger Aneurysmata der Spitze der A. basilaris, der Teilungsstelle der ACI, der A. communicans anterior und der Mediateilungsstelle.

Die Zwei-Katheter-Technik und die Verwendung einer TriSpan®-Coil verbessern die Bedingungen unmittelbar während der Behandlung großer, breitbasiger Aneurysmata. Es muss aber beachtet werden, dass solche Aneurysmata in erhöhtem Maße zu Rezidiven neigen und dass diese Techniken die Zusammenlagerung von Coils und deren Einwanderung in einen ggf. vorhandenen intraaneurysmatischen Thrombus nicht verhindern.

Ballon-Remodelling. Die Remodelling-Technik bietet sich vor allem bei breitbasigen Aneurysmata der ACI an. Es wird dabei ein Mikrokatheter in das Aneurysma eingeführt und zugleich ein nicht ablösbarer Ballon so in dem aneurysmatragenden Gefäß positioniert, dass die Entfaltung des Ballons zur passageren Überbrückung des Aneurysmahalses führt. Die längere Entfaltung des Ballons, sofern sie erforderlich ist, setzt ausreichende distale Kollateralen voraus. Bei der Entleerung des Ballons besteht eine gewisse Gefahr der sekundären Verlagerung von Coils in das Trägergefäß.

Bislang war die Remodelling-Technik nur bei „Side-Wall"-Aneurysmata anwendbar. Durch die jetzt verfügbar gewordenen Ballons mit komplexer Form kann die Methode auch bei typischen Bifurkationsaneurysmata eingesetzt werden.

Stentassistierte Coil-Okklusion. Durch die Implantation eines Stents in ein aneurysmatragendes Gefäß kann eine künstliche Grenzfläche zwischen Aneurysma und Trägergefäß geschaffen werden. Heute sind ballonexpandierbare (Abb. 4.6-5) und selbstexpandierende Stents (Abb. 4.6-

6) verfügbar. Das Ausfüllen des Aneurysmas erfolgt dann durch Coils, die mit einem Mikrokatheter eingebracht werden. Der Mikrokatheter kann wahlweise nach der Implantation des Stents durch dessen Maschen hindurch in das Aneurysma eingeführt werden, oder das Aneurysma wird zuerst sondiert, der Mikrokatheter dann überstentet und nach der Coil-Okklusion zurückgezogen.

Die Implantation eines Stents in ein aneurysmatragendes Gefäß ist mit einem erhöhten Risiko behaftet. Bei ballonexpandierbaren Stents kann es zur Dissektion oder Ruptur des Gefäßes kommen. Durch den Führungsdraht, der zur Stentimplantation erforderlich ist, können distale Gefäßverletzungen entstehen. Die Sondierung des Aneurysmas kann problematisch sein, und allgemein scheint das

Abb. 4.6-4. Coil-Okklusion eines Aneurysmas der rechten A. carotis interna (ACI) am Abgang der A. communicans posterior. Die 32-jährige Patientin wurde wenige Stunden nach Eintreten der spontanen Subarachnoidalblutung (Stadium I nach Hunt und Hess) angiographiert und wünschte nach umfassender gemeinsamer Aufklärung durch Neurochirurgen und Neuroradiologen die endovaskuläre Behandlung.
a) Die Kontrastmittelinjektion zeigt in der rechten ACI das im Durchmesser etwa 4 mm große Aneurysma mit einem Hals von etwa 2 mm und einer nach kaudal weisenden Rupturstelle. Es kommt spontan zur Kontrastierung der A. communicans posterior, deszendierend der A. basilaris und der A. cerebri posterior.
b) Das Aneurysma wurde durch Einbringen weniger fasertragender, elektrolytisch ablösbarer Platinspiralen vollständig ausgefüllt. Wegen des kräftigen rechten P1-Segmentes wurden keine Anstrengungen unternommen, den Abgang der A. communicans posterior zu erhalten.

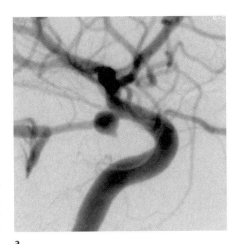

a

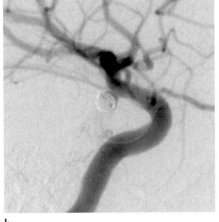

b

4

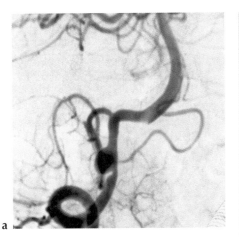

a

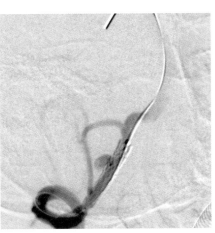

b

5

Abb. 4.6-5. Stentassistierte Coil-Okklusion eines Aneurysmas der intrakraniellen A. vertebralis (V4). 32-jähriger Patient mit Ehlers-Danlos-Syndrom.
a) Das inzidentell nachgewiesene Aneurysma entspringt im V4-Abschnitt, proximal des Abgangs der A. vertebralis. Als Hinweis auf eine zugrunde liegende Dissektion besteht eine Einengung des Gefäßlumens unmittelbar proximal des Aneurysmas.
b) Das Aneurysma wurde mit einem ballonexpandierbaren Stent überbrückt.
c) Anschließend wurde es durch die Stentmaschen hindurch sondiert und mit Platinspiralen ausgefüllt.

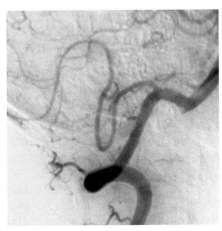

c

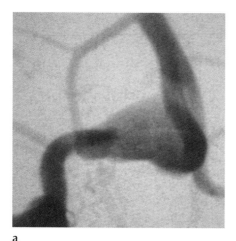

a

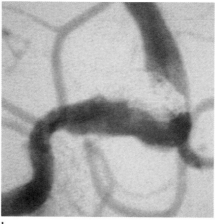

b

Abb. 4.6-6. Fortgeschrittene Atherosklerose der extra- und intrakraniellen Gefäße bei einem 58-jährigen Patienten:
a) Fusiformes, mutmaßlich dissektionsbedingtes, asymptomatisches Aneurysma der rechten A. vertebralis (V4).
b) Es wurden koaxial drei selbstexpandierende intrakranielle Nitinolstents (Neuroform®) implantiert, durch die das Aneurysma in seiner gesamten Länge überbrückt wurde. Die Gefäßwandaussackung wurde dann mit Platinspiralen ausgefüllt.

Risiko thromboembolischer Komplikationen etwas erhöht. Die Kombination eines selbstexpandierenden Stents mit der Coil-Okklusion ist besonders erfolgversprechend. Die vorangehende Stentimplantation kann auch das Ausfüllen eines Aneurysmas mit einem flüssigen Embolisat wesentlich begünstigen.

Erweist sich die endovaskuläre Behandlung als nicht durchführbar und gibt es sinnvolle operative Optionen, kann bei entsprechender Aufklärung der operative Eingriff in derselben Narkose erfolgen. Wenn der Verdacht besteht, dass bereits der fehlgeschlagene endovaskuläre Behandlungsversuch zu einer eventuell klinisch relevanten Komplikation geführt haben könnte, kann es aus haftungsrechtlichen Gründen ratsam sein, die operative Behandlung in einer zweiten Narkose durchzuführen.

Komplikationen und deren Management

Aneurysmaperforation. Bei der endovaskulären Behandlung kann eine Aneurysmaperforation ausgelöst werden durch den Mikroführungsdraht, durch den Mikrokatheter oder durch eine Platinspirale. Das Risiko ist erhöht nach einer unmittelbar vorangegangenen Aneurysmablutung, bei sehr elongierten Gefäßen, bei sehr kleinen Aneurysmata und offensichtlich auch bei der Verwendung bestimmter Führungsdrähte und Mikrokatheter. Die Häufigkeit periprozeduraler Aneurysmaperforationen wird in größeren Serien mit 2–4 % angegeben.

Ist es zur Aneurysmaperforation gekommen, sind folgende Maßnahmen hilfreich, um die Extravasation größerer Blut- und Kontrastmittelmengen zu verhindern:
● Antagonisierung einer ggf. begonnenen Heparinisierung mit Protamin
● Vertiefung der Narkose und Komplettierung der Muskelrelaxation
● Blutdrucksenkung
● Sondieren des Aneurysmas (soweit noch nicht erfolgt) und rasche Coil-Okklusion (z. B. mit fasertragenden Coils)
● Sondieren des Aneurysmas mit einem zweiten Mikrokatheter und hierüber Coil-Okklusion, bevor der erste Mikrokatheter und/oder Draht zurückgezogen werden; Voraussetzung: sicher extravasale Lage der Spitze des Mikrokatheters oder Führungsdrahtes, aber keine oder nur eine geringe Extravasation
● Anlage einer externen Ventrikeldrainage nach einer umfangreicheren Extravasation

Thromboembolische Komplikationen. Überschießende Thrombusbildung im Aneurysma und Embolie von Katheter- und Coil-Oberflächen in distale Gefäße sind bei der endovaskulären Coil-Okklusion möglich. Die Häufigkeit thromboembolischer Ereignisse wird in größeren Serien mit 10–15 % angegeben. Viele dieser Komplikationen verlaufen allerdings ohne bleibendes neurologisches Defizit. Prophylaktisch werden regelhaft zu Beginn des Eingriffs 3.000–5.000 IE Heparin i.v. verabreicht. Bei einer großen Kontaktfläche zwischen den Spiralen und dem

vorbeifließenden Blut kann die intravenöse Gabe von 500 mg Acetylsalicylsäure i.v. (z. B. Aspisol®) sinnvoll sein. Die Häufigkeit einer überschießenden Thrombusbildung scheint erhöht, wenn nur ein loses Ausfüllen des Aneurysmas erreicht wurde.

Zur unmittelbaren Behandlung thrombembolischer Komplikationen bei solchen Eingriffen kann eine lokale intraarterielle Fibrinolyse mit Urokinase oder rt-PA durchgeführt werden. Diese muss möglichst frühzeitig begonnen werden und setzt voraus, dass möglichst alle Aneurysmata versorgt sind.

Nachuntersuchungen

Wegen der Gefahr einer Reperfusion des Aneurysmas sind bei endovaskulär behandelten Patienten systematische Kontrolluntersuchungen erforderlich:
● Nach der vollständigen Ausschaltung eines Aneurysmas mit bis zu 10 mm Durchmesser wird routinemäßig nach 12 Monaten eine MRA und nach 24 Monaten eine Katheterangiographie durchgeführt.
● Von diesem Schema wird man umso eher zugunsten einer früheren Angiographie abweichen, je ungewisser das primäre Behandlungsergebnis und der weitere Verlauf erscheinen. Bei großen Aneurysmata (mehr als 15 mm Durchmesser des Fundus), solchen mit weitem Hals (mehr als 5 mm), mit intra-aneurysmatischem Thrombus und/oder primär unvollständiger Ausfüllung sollte die erste angiographische

Nachuntersuchung bereits nach 6 Monaten erfolgen.

- MRA-Untersuchungen können in Time-of-Flight-Technik durchgeführt werden. Dabei sollten vor allem die Quelldatenaufnahmen ausgewertet werden.
- DSA-Untersuchungen können ambulant mit 4-F-Systemen vorgenommen werden. Dabei müssen obligat Vergrößerungsaufnahmen angefertigt werden, die auch solche in der ursprünglichen Behandlungsprojektion einschließen.

Erneute Behandlung

Nach der endovaskulären Aneurysmabehandlung sind **Rezidive** möglich durch:

- Zusammenlagerung der eingebrachten Platinspiralen (coil-packing)
- Einwanderung der Platinspiralen in einen intraaneurysmatischen Thrombus
- Größenzunahme des Aneurysmas
- Ausbildung einer neuen Gefäßwandaussackung

Es gibt derzeit keine gesicherten Daten dafür, unter welchen Umständen ein endovaskulär behandeltes Aneurysma erneut behandelt werden muss. Die erneute Behandlung ist nach allgemein akzeptierter Auffassung indiziert, wenn:

- eine ausgedehnte Reperfusion des Aneurymas eingetreten ist
- die Reperfusion den Aneurysmadom erreicht
- ein Tochteraneurysma (das immer eine mögliche Rupturstelle bildet), nicht (mehr) von Platinspiralen ausgefüllt ist

- das Aneurysma nicht ausreichend hämodynamisch beeinflusst ist und es daher an Größe zunimmt

Unklar ist dagegen die Bedeutung eines geringen Wiedereinstroms im unmittelbaren Halsbereich des Aneurysmas. Das gilt auch für halsnahe Anteile des Aneurysmas, die bereits bei der Behandlung nicht okkludiert wurden. Ebenfalls nicht bekannt ist, ob es bei einem zapfenförmigen Einstrom zwischen die im Aneurysmasack befindlichen Coils zu einer Aneurysmaruptur kommen kann.

Die erneute Behandlung reperfundierter Aneurysmata erfolgt in derselben Technik wie die Erstbehandlung (Abb. 4.6-7).

Bei **mehrfachen Rezidiven** oder bei ungünstigen anatomischen Voraussetzungen für eine endovaskuläre Behandlung sollte ein mikrochirurgisches Clipping erwogen werden. Neurochirurgisch problematische Aneurysmata bleiben dies auch nach einer partiellen Coil-Okklusion. In der Regel können aber partiell mit Platinspiralen ausgefüllte Aneurysmata geclippt werden, solange der Halsabschnitt frei ist – was in der Regel Anlass gibt, die operative Behandlung zu erwägen.

Bei Rezidiven **breitbasiger Aneurysmata** ist zukünftig eine wesentliche Verbesserung der Behandlungsaussichten durch selbstexpandierbare Stents zu erwarten.

Die **Komplikationsrate** ist bei der endovaskulären Rezidivbehandlung nicht per se höher als bei der Erstbehandlung. Da aber v. a. breitbasige Aneurysmata zu Rezidiven neigen, handelt es sich statistisch um eine negative Vorauswahl von Aneurysmata mit ungünstigen anatomischen Eigenschaften. Man wird bei der

Indikationsstellung zur erneuten Behandlung sehr kritisch die mutmaßlichen Risiken des Rezidiveinstroms den absehbaren Chancen und Risiken der Behandlung gegenüber stellen müssen.

Ergebnisse

Die Gruppe um Brilstra (1999) wertete 48 Publikationen aus, die zwischen 1990 und 1997 erschienen waren und in denen Ergebnisse der endovaskulären Behandlung intrakranieller Aneurysmata mit Platinmikrospiralen beschrieben wurden. Bei 1256 Patienten mit 1310 Aneurysmata (davon 78 % rupturiert) waren ablösbare Coils verwendet worden. Die häufigsten Aneurysmalokalisationen waren die A. communicans anterior (20 %), die ACI (28 %) und die A. basilaris (35 %). Als „klein" wurden von den jeweiligen Autoren 62 % der Aneurysmata gewertet.

Die Komplikationsrate betrug insgesamt 12 %, davon 2,4 % periprozedurale Aneurysmaperforationen und 8,5 % ischämische Komplikationen. Die Rate „permanenter Komplikationen" wurde mit 3,7 % angegeben. Eine Okklusion des Aneurysmas zu über 90 % gelang in 87,9 %, eine vollständige Okklusion in 53,4 %. Von den Patienten, zu denen Verlaufsdaten mitgeteilt wurden, waren 89,6 % nicht behindert, 5,1 % behindert und 5,3 % verstorben, wobei 1,1 % der Todesfälle behandlungsbedingt waren. Bei 19 Patienten kam es nach der Aneurysmabehandlung zu einer SAB (davon 16 Rezidivblutungen). Bei der statistischen Auswertung fanden die Autoren dieser Metaanalyse keine Korrelation zwischen der Aneurysmaloka-

Abb. 4.6-7. Rezidiv eines 23 Monate zuvor endovaskulär behandelten Aneurysmas der A. communicans anterior.
a) Die Kontrastmittelinjektion in die rechte ACI zeigt die partielle Reperfusion vor allem im Halsbereich durch Zusammenlagerung der Platinspiralen.
b) Dieser Anteil des Aneurysmas wurde erneut sondiert und mit Platinspiralen ausgefüllt.
ACI: A. carotis interna; ACM: A. cerebri media; A1: präkommunikaler Abschnitt der A. cerebri anterior; A2: postkommunikaler Abschnitt der A. cerebri anterior.

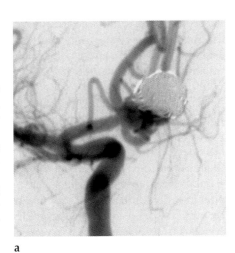

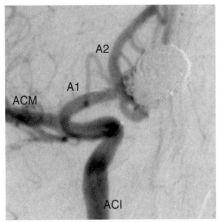

a   b

lisation, -größe und -halsweite einerseits und dem Auftreten permanenter Komplikationen, dem erreichten Verschlussgrad und dem klinischen Erholungszustand andererseits.

Ein wesentlicher Einfluss auf die klinische Praxis wird von den Ergebnissen des „International Subarachnoid Aneurysm Trial" (ISAT) zu erwarten sein (Molyneux et al. 2002). Ziel der Studie war ein Vergleich von Wirksamkeit und Sicherheit der mikrochirurgischen bzw. endovaskulären Behandlung rupturierter intrakranieller Aneurysmata. Von 1994 bis 2002 wurden 2.143 Patienten aus einer Gesamtgruppe von knapp 10.000 Patienten mit aneurysmabedingter SAB randomisiert. Das Ergebnis nach 2 Monaten und nach 1 Jahr wurde anhand der Daten von 959 bzw. 801 Patienten im endovaskulären und 947 bzw. 793 Patienten im neurochirurgischen Arm ermittelt. Die nach der Studie behandelten Aneurysmata waren in 97,3 % in der vorderen Zirkulation lokalisiert, da in den meisten Zentren Aneurysmata der hinteren Zirkulation primär endovaskulär behandelt werden und daher nicht randomisiert werden konnten.

Zwei Monate nach der Behandlung waren im endovaskulären Arm 25,4 %, im neurochirurgischen Arm 36,4 % der Patienten behindert oder verstorben. Ein Jahr nach der Behandlung waren im endovaskulären Arm 23,7 %, im neurochirurgischen Arm 30,6 % der Patienten behindert oder verstorben. Vor der endovaskulären Behandlung kam es bei 14 Patienten, vor der operativen Behandlung bei 23 Patienten zu Rezidivblutungen. Von 20 Patienten, die im endovaskulären Arm innerhalb von 30 Tagen eine Rezidivblutung erlitten, war nur bei drei Patienten eine komplikationslose und vermeintlich vollständige Coil-Okklusion vorangegangen. Bei drei der sechs Patienten im neurochirurgischen Arm galt das Aneurysma, das innerhalb von 30 Tagen zu einer Rezidivblutung geführt hatte, als vollständig ausgeschaltet.

Clip oder Coil? Zusammenfassend zeigen die Ergebnisse von ISAT, dass nach der endovaskulären Behandlung rupturierter Aneurysmata der vorderen Zirkulation der klinische Zustand nach 2 Monaten und 1 Jahr besser ist als nach der entsprechenden operativen Behandlung.

Hierbei ist mit berücksichtigt, dass Rezidivblutungen nach endovaskulärer Behandlung etwas häufiger auftreten als nach neurochirurgischer Behandlung. In der wissenschaftlichen Diskussion der ISAT-Ergebnisse wurden von neurochirurgischer Seite Bedenken geäußert, die sich vor allem auf das bislang kurze Nachbeobachtungsintervall von 1 Jahr, auf die Frage des dauerhaften Blutungsschutzes und auf methodische Details der Studie beziehen (Raabe et al. 2003). Derdeyn et al. (2003) begründen, warum:

- auch eventuelle Nachblutungen im endovaskulären Studienarm im weiteren Verlauf die Kernaussagen der ISAT-Studie nicht beeinflussen
- nordamerikanische Neurochirurgen vermutlich keine besseren Ergebnisse im chirurgischen Arm erzielt hätten
- die Randomisierungsrate von nur 22 % der Gesamtgruppe von knapp 10.000 Patienten die Aussagekraft der Studie nicht einschränkt
- eine Wiederholung der Studie nicht sinnvoll, wenn nicht sogar unethisch ist

Grundsätzlich, und hier besteht vermutlich Einvernehmen, sollten Aneurysmapatienten über beide Therapieoptionen aufgeklärt und in spezialisierten neurovaskulären Zentren behandelt werden.

Eine Zwischenauswertung der seit 1992 von uns endovaskulär behandelten 1.148 Patienten mit 1378 intrakraniellen Aneurysmata ergab folgende Ergebnisse: Die Aneurysmata waren in 67 % in der vorderen, in 33 % in der hinteren Zirkulation lokalisiert. Die Behandlung erfolgte bei 983 Aneurysmata (71 %) nach einer intrakraniellen Blutung, bei 120 Aneurysmata (9 %) aufgrund anderweitiger Symptome, und 275 Aneurysmata (20 %) waren als Zufallsbefund nachgewiesen worden. Von den Patienten, die nach einer SAB behandelt wurden, waren nur 21 % in einem schlechten klinischen Zustand (Stadium IV oder V nach Hunt und Hess).

Durch die endovaskuläre Coil-Einlage wurde nach angiographischen Kriterien eine 100 %ige Okklusion bei 820 Aneurysmata (60 %) erreicht, eine 90- bis 99 %ige Okklusion bei 255 Aneurysmata (19 %). Damit wurden knapp 80 % der Aneurysmata in der ersten Behandlungssitzung in der angestrebten Weise hämodynamisch beeinflusst. Hinzu kommen Aneurysmata,

bei denen das Trägergefäß verschlossen wurde, und solche, die in nachfolgenden Behandlungssitzungen ausgeschaltet wurden.

Der technische Erfolg der endovaskulären Aneurysmabehandlung ist wesentlich beeinflusst von der Größe und der Halsweite des Aneurysmas. Die in unserer Serie zu 90–100 % mit Platinspiralen verschlossenen Aneurysmata wiesen einen Durchmesser des Halses von im Mittel 3,6 mm und einen mittleren Durchmesser des Fundus von 7,9 mm auf. Die 132 Aneurysmata (9 %), die nur zu 50–89 % ausgefüllt wurden, waren im Vergleich mit einer mittleren Halsweite von 6,3 mm und einem mittleren Durchmesser des Fundus von 12,4 mm signifikant größer. Bei den zu weniger als 50 % ausgefüllten Aneurysmata betrug der Durchmesser des Halses im Mittel 7,6 mm und der des Fundus 18,9 mm.

Die Behandlungen verliefen bei 83 % der Aneurysmata ohne technische Komplikation, bei 3 % kam es zur periprozeduralen Aneurysmaruptur, und bei 14 % traten thromboembolische bzw. ischämische Komplikationen auf. Zu einem transienten behandlungsbedingten neurologischen Defizit kam es bei 6 % der Patienten. Permanent bestehende Defizite wurden bei jeweils 3 % der Patienten als geringgradig bzw. als hochgradig bewertet. Bei 1 % der Aneurysmatabehandlungen kam es behandlungsassoziiert zum Tode. 10 % der Patienten wiesen vor der Behandlung bereits ein neurologisches Defizit auf. Behandlungsunabhängig kam es im Verlauf der Erkrankung bei 2 % der Patienten zu einem geringgradigen, bei 6 % der Patienten zu einem hochgradigen neurologischen Defizit. 2 % der Patienten verstarben aufgrund von Ursachen, die von der endovaskulären Behandlung unabhängig waren.

Nach der endovaskulären Behandlung kam es bei 18 Patienten zu intrakraniellen Blutungen, die mit dem betreffenden Aneurysma in Zusammenhang zu bringen waren. Neun Aneurysmata wurden nach der endovaskulären Behandlung mikrochirurgisch geclippt. Bei 110 Aneurysmata (8 %) wurde eine erneute endovaskuläre Behandlung durchgeführt.

Die systematischen Nachuntersuchungen umfassten bei unseren Patienten bisher im Mittel 31 ± 22 Monate.

Management nicht rupturierter Aneurysmata

Das Stroke Council der American Heart Association und die Sektion Vaskuläre Neurochirurgie der Detuschen Gesellschaft für Neurochirurgie (Raabe et al. 2000) haben auf der Grundlage epidemiologischer Daten zum Spontanverlauf unrupturierter intrakranieller Aneurysmata sowie anhand von Untersuchungen zum Ausgang der neurochirurgischen und endovaskulären Behandlung Empfehlungen zum Management von Patienten mit nicht rupturierten intrakraniellen Aneurysmata erarbeitet:

- Bei kleinen Aneurysmata im kavernösen Abschnitt der ACI ist eine Behandlung meist nicht indiziert (extradurale Lage, keine SAB zu befürchten).
- Große symptomatische Aneurysmata in dieser Lokalisation sollten auf der Basis einer individuellen Risikoabwägung behandelt werden. Vor allem bei älteren Patienten wird hier eine konservative Haltung empfohlen.
- Alle symptomatischen intraduralen Aneurysmata sollten behandelt werden, wobei auf die erhöhte Morbidität und Letalität bei der operativen Behandlung von großen und riesenhaften Aneurysmata hingewiesen wird.
- Nicht rupturierte Aneurysmata bei Patienten, die bereits eine SAB aus einem anderen Aneurysma erlitten haben, sollten wegen der erhöhten Blutungsgefahr behandelt werden.
- Aneurysmata der Basilarisspitze sollten wegen der erhöhten Blutungsgefahr ebenfalls behandelt werden.
- Die Indikationsstellung ist bei inzidentellen Aneurysmata mit einem Durchmesser von weniger als 10 mm dadurch erschwert, da es epidemiologische Hinweise auf eine relativ geringe Rupturhäufigkeit solcher Aneurysmata gibt. Von der hier generell empfohlenen konservativen Haltung wird man jedoch abweichen bei jungen Patienten, bei Aneurysmata, deren Größe sich dem arbiträren Grenzwert von 10 mm nähert, bei Aneurysmata mit einem sog. „Baby-" oder „Tochteraneurysma", bei Aneurysmata, deren Größenzunah-

me im Verlauf dokumentiert wird, und bei Patienten mit SAB in der Familienanamnese. Zusätzliche Indikationsstellungen sind nach individueller Sachlage vertretbar.
- Asymptomatische Aneurysmata mit einem Durchmesser von mehr als 10 mm sollten behandelt werden.

Ergänzend sollte bei der Indikation zur Behandlung nicht rupturierter Aneurysmata berücksichtigt werden, dass die Rupturrate bei länglichen Aneurysmata mit engem Hals größer zu sein scheint (Weir et al. 2003).

Endovaskuläre Behandlung von Vasospasmus nach Subarachnoidalblutung

Symptomatische Vasospasmen zerebraler Gefäße nach SAB können medikamentös durch die Gabe von **Calciumkanalblockern** und durch die systemische Verbesserung der Bedingungen der zerebralen Zirkulation (**Triple-H**: induzierte arterielle Hypertonie, Hämodilution, Hypervolämie) behandelt werden. In der Vergangenheit wurde die endovaskuläre Behandlung meist erst dann erwogen, wenn es unter maximaler konservativer Behandlung zu ischämisch bedingten Symptomen kam. Eine Rückbildung solcher Symptome kann unter günstigen Umständen auch dann noch erreicht werden, wenn computertomographisch bereits hypodense Läsionen erkennbar sind. Der frühzeitige Einsatz der endovaskulären Behandlung bei Patienten mit asymptomatischem Vasospasmus dürfte allerdings deren Prognose verbessern. Die nach einigen Tagen einsetzenden morphologischen Veränderungen der Wand reaktiv verengter Gefäße vermindern die Erfolgschancen und vergrößern die Risiken einer endovaskulären Vasospasmusbehandlung.

Die endovaskuläre Erweiterung zerebraler Gefäße, die durch Vasospasmus verengt sind, kann durch Ballondilatation und/oder durch die lokale intraarterielle

Infusion von Papaverin erfolgen. Die Behandlung erfordert Intubationsnarkose.

Bei der **Ballondilatation** wird ein Führungskatheter transfemoral bis in das betreffende supraaortale Gefäß eingeführt. Koaxial wird dann ein ballontragender Mikrokatheter eingebracht. Die Ballonangioplastie kann bei sehr engen Gefäßen von proximal nach distal oder, bei weniger ausgeprägtem Vasospasmus, von distal nach proximal vorgenommen werden. Die verwendeten Mikrokatheter werden drahtgesteuert eingeführt. Der Ballon wird dann unter Röntgendurchleuchtung vorsichtig durch Kontrastmittelinjektion entfaltet. Der Effekt der Ballonangioplastie hält länger an als die Gefäßerweiterung nach Papaverininfusion. Die Gefäßruptur infolge einer Überdehnung führt zur subarachnoidalen und/oder intrazerebralen Blutung.

Zur medikamentösen Gefäßerweiterung wird das betreffende Gefäß, dessen abhängige intrakranielle Gefäße durch Vasospasmus verengt sind, mit einem Mikrokatheter sondiert. Dann werden bis zu 300 mg **Papaverin** in einer Dosierung von maximal 9 mg/min intraarteriell infundiert. Die dadurch erzielte Gefäßerweiterung ist angiographisch oft beeindruckend, meist aber nur kurz anhaltend und muss daher eventuell mehrfach wiederholt werden. Da es unter der Papaverininfusion zu retinalen Embolien und Erblindung kommen kann, darf die Infusion nur distal des Abgangs der A. ophthalmica erfolgen. Zusammen mit Heparin und Röntgenkontrastmitteln kann es zur Ausbildung von Mikrokristallen kommen. Eine paradoxe Zunahme des Vasospasmus unter der Infusion von Papaverin ist möglich. Eine bekannte Nebenwirkung von Papaverin ist die Zunahme des intrakraniellen Drucks, die zu einer Beeinträchtigung der zerebralen Zirkulation führen kann. Bei der Papaverininfusion in die Gefäße der hinteren Zirkulation kann es zu signifikanten vegetativen Phänomenen kommen (EKG-Veränderungen, arterielle Hypo- und Hypertension).

Die intraarterielle Injektion von Röntgenkontrastmittel zur Angiographie und ggf. zur endovaskulären Aneurysmabehandlung kann bei Patienten mit sehr ausgeprägtem Vasospasmus zur Zunahme der Gefäßeinengung führen. Bei solchen Patienten ist daher individuell zu entscheiden, inwieweit die Rückbildung des Vasospasmus abgewartet werden kann.

Embolisation zerebraler arteriovenöser Malformationen

Siehe dazu auch Kapitel 6.5.

Zerebrale arteriovenöse Malformationen (AVM) sind relativ seltene, entwicklungsbedingte angeborene direkte Verbindungen zwischen pialen Arterien und den die betreffende Hirnregion genuin drainierenden Venen. In Nordeuropa und den USA beträgt die Inzidenz zerebraler AVM etwa ein Zehntel derjenigen intrakranieller Aneurysmata.

Zerebrale AVM können intrazerebrale, weniger häufig auch subarachnoidale und intraventrikuläre Blutungen verursachen. Die Prognose dieser Blutungen ist wesentlich besser als die von aneurysmabedingten Blutungen. Bei einer individuellen Blutungsrate von etwa 3–4% pro Jahr beträgt die Letalität der ersten Blutung nur etwa 10%. Etwa 30–50% aller AVM-Patienten erleiden im Verlauf ihres Lebens einen oder mehrere zerebrale Krampfanfälle oder entwickeln eine Epilepsie. Chronische Kopfschmerzen werden besonders häufig bei Patienten mit Angiomversorgung durch durale Gefäße beobachtet. Bei okzipital lokalisierten AVM werden gehäuft migräneartige Kopfschmerzen beschrieben. Ein chronisch progredientes neurologisches Defizit ist meist assoziiert mit großen AVM der Stammganglien, des Hirnstamms oder des sensomotorischen Kortex. Inzidentell nachgewiesene AVM können bei kritischer Lokalisation hinsichtlich der Therapieentscheidung besonders problematisch sein.

Die **Indikation zur endovaskulären Behandlung** einer zerebralen AVM ist das Ergebnis eines komplexen Entscheidungsprozesses, bei dem die klinische Manifestation, der aus der Literatur bekannte natürliche Verlauf, die Präferenzen des jeweiligen Patienten sowie die anatomischen Gegebenheiten Berücksichtigung finden. Generell sollte die endovaskuläre

Behandlung Teil eines Gesamttherapiekonzeptes sein, dessen Ziel in der Regel die vollständige Ausschaltung der betreffenden Gefäßmissbildung ist. Eine endovaskuläre Behandlung sollte nicht begonnen werden, wenn der betreffende Patient durch frühere Blutungen der AVM oder durch von dieser unabhängige Erkrankungen in seiner Lebensqualität und -erwartung stark beeinträchtigt ist oder wenn aufgrund der Größe und/oder Lokalisation der Gefäßmissbildung eine Heilung oder ein palliativer Effekt nicht mit ausreichender Wahrscheinlichkeit erwartet werden kann.

Das primäre Behandlungsziel ist die Beseitigung des von der Malformation ausgehenden Blutungsrisikos. Wenn eine vollständige Ausschaltung der AVM nicht möglich ist, kann eine Teilembolisation unter bestimmten Umständen dennoch sinnvoll sein. Die endovaskuläre Ausschaltung duraler Feeder wirkt häufig günstig auf Kopfschmerzen, eine Obliteration großlumiger AV-Fisteln vermindert intrakraniell die venöse Druck- und Volumenbelastung. Die endovaskuläre Ausschaltung prä- und intranidaler Aneurysmata reduziert das Blutungsrisiko. Inwieweit eine Teilembolisation den natürlichen Verlauf einer zerebralen AVM beeinflusst, ist nicht gesichert.

Das vorrangige **Ziel der endovaskulären Behandlung** ist die Vorbereitung einer nachfolgenden mikrochirurgischen Exstirpation oder stereotaktischen Bestrahlung. Eine kurative Embolisation gelingt in unselektierten Kollektiven nur bei 15–20% der Patienten.

Zur Embolisation zerebraler AVM können grundsätzlich blutflussgesteuerte und drahtgesteuerte Mikrokatheter verwendet werden. Flussgesteuerte Katheter können nur dann eingesetzt werden, wenn ein ausreichender AV-Shunt mit entsprechender präferenzieller Beschleunigung des Blutflusses in angiomversorgende Gefäße vorhanden ist. Unter diesen Umständen erlauben flussgesteuerte Katheter eine schnelle und atraumatische Sondierung bis weit distal. Wegen des geringen Innendurchmessers dieser Katheter sind sie vor allem zum Einbringen von flüssigen Embolisaten geeignet. Drahtgesteuerte Katheter sind auch dann verwendbar, wenn der Blutfluss in dem Zielgefäß kaum beschleunigt ist. Sie sind mit unterschied-

lichen Innendurchmessern verfügbar und können so gewählt werden, dass auch Platinmikrospiralen oder PVA-Partikel eingebracht werden können. Das Sondieren mit diesen Kathetern ist mit einem gering höheren Risiko der Gefäßdissektion oder -perforation behaftet und kann schmerzhaft sein.

Die **präoperative Embolisation** ist indiziert bei (mittel-)großen AVM mit mehr als 2 cm Durchmesser. Kleinere AVM können primär endovaskulär behandelt werden, wenn dadurch eine vollständige Ausschaltung möglich erscheint. Bei der präoperativen Embolisation werden in meist mehreren Sitzungen jeweils einzelne oder mehrere arterielle Gefäße der AVM transfemoral mit einem Mikrokatheter sondiert und durch Einbringung von flüssigem oder partikulärem Embolisat verschlossen (Abb. 4.6-8).

Neben der allgemeinen Shunt-Reduktion ist vor allem die Ausschaltung von versorgenden Gefäßen, die in der Tiefe des Gehirns verlaufen, anzustreben, um die Präparation der AVM-Gefäße bei der anschließenden Operation möglichst zu begünstigen. Als besonders hilfreich hat sich die Ausschaltung lentikulostriärer Gefäße erwiesen. Durch die Shunt-Reduktion kann es auch zu einer Thrombosierung einzelner Drainagevenen kommen, die dann intraoperativ nicht bis zur Ausschaltung aller arterieller Feeder erhalten werden müssen. Durch die mit der schrittweisen Verminderung des AV-Shunts verbundene Normalisierung der zerebralen Hämodynamik wird die Gefahr intra- und postoperativer Blutungen sowohl intrazerebral als auch in das Angiombett vermindert. Die heute gebräuchlichen Embolisate behindern dabei nicht die Präparation der Gefäße.

Die endovaskuläre Ausschaltung leptomeningealer Kollateralen kann zwar zur Shunt-Reduktion beitragen, der Gefäßverschluss erfolgt jedoch meist mit erheblicher Distanz vom Angiomnidus und verursacht dadurch unvermeidbar eine kortikale Devaskularisation. Bei arteriellen Gefäßen, die sich in Äste zum Angiomnidus und in solche zum zerebralen Kortex aufteilen (En-passant-Feeder), muss die selektive Sondierung des Angiom-Feeders angestrebt werden. Wenn dies nicht möglich ist, sollte vorab geprüft werden, inwieweit intraoperativ der nutritive Anteil des

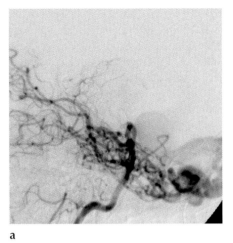

a

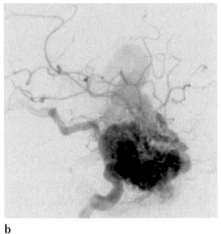

b

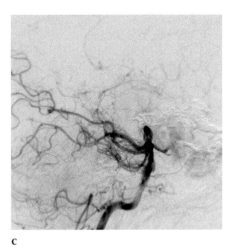

c

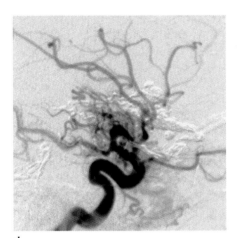

d

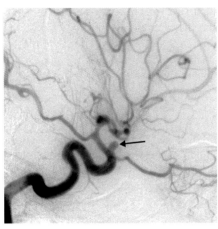

e

Abb. 4.6-8. Präoperative Embolisation einer zerebralen arteriovenösen Malformation (AVM). 39-jähriger Patient mit psychomotorischen zerebralen Krampfanfällen.

a, b) AV-Malformation rechts temporal, versorgt von temporalen Endästen der rechten Aa. cerebri media und posterior und der A. carotis externa (ACE).

c, d) In mehreren präoperativen Behandlungssitzungen wurde durch Embolisation mit Histoacryl® und Lipiodol® eine erhebliche Shunt-Reduktion erzielt.

e) Nach der vollständigen mikrochirurgischen Exstirpation der AVM erkannte man zusätzlich ein zuvor nicht wahrgenommenes kleines Aneurysma der A. carotis interna in paraklinoidaler Lokalisation (Pfeil).

betreffenden Gefäßes erhalten werden kann. Arterielle Feeder, die durch ein permanentes Embolisat verschlossen sind, können intraoperativ belassen werden. Dadurch kann unter günstigen Umständen die Präparation näher am Nidus erfolgen.

Bei etwa 20 % aller AVM-Patienten finden sich an den angiomversorgenden Gefäßen sog. **hämodynamische Aneurysmata**, die unter dem direkten hämodynamischen Einfluss der AVM stehen. Solche Aneurysmata können sich vollständig zurückbilden, nachdem der AV-Shunt beseitigt wurde. Andererseits steigt durch die endovaskuläre und/oder operative Shunt-Reduktion der intravasale Druck im aneurysmatragenden Gefäß und damit zumindest vorübergehend auch die Gefahr der Aneurysmaruptur. Wenn solche Aneurysmata einer endovaskulären oder operativen Behandlung zugänglich sind, sollten sie vor der Angiomembolisation und

-exstirpation aus der Zirkulation ausgeschaltet werden.

Die Embolisationsbehandlung verursacht unvermeidbar, wenn auch geringe und lokal begrenzte ischämische und evtl. auch entzündliche Veränderungen im angiomnahen Hirngewebe. Wenn endovaskulär eine vollständige Unterbrechung des AV-Shunts nicht gelungen ist, kann es innerhalb von Wochen und Monaten zur Ausbildung neuer Blutgefäße kommen (**Neovaskularisation**). Die dabei in großer Anzahl entstehenden Gefäße mit jeweils geringem Kaliber können die Präparation bei der Operation einer AVM erschweren. Aus diesem Grund sollte die endovaskuläre Behandlung wenn möglich in wenigen Sitzungen durchgeführt werden und die operative Behandlung zeitnah dazu erfolgen.

Bei der Behandlung großer AVM kann es durch die Embolisation zur Fragmentation eines zuvor kompakten oder zusam-

menhängenden Nidus kommen. Um zu vermeiden, dass bei der Operation kleine Kompartimente der AVM belassen werden, ist die intraoperative Angiographie hilfreich. Die vollständige operative Ausschaltung einer AVM muss grundsätzlich angiographisch gesichert werden. Wenn sich dabei kleine Reste des Angiomnidus finden, können diese häufig mit guter Erfolgsaussicht stereotaktisch bestrahlt werden. In den ersten Wochen nach der Exstirpation einer AVM findet man angiographisch häufig noch die hypertrophierten, zuvor angiomversorgenden Gefäße und eine vermehrte zarte, rauchartige Kontrastmittelanfärbung des umliegenden Hirnparenchyms (Parenchym-Blush). Unter diesen Umständen kann eine zweite angiographische Nachuntersuchung 1 bis 2 Jahre postoperativ hilfreich sein.

Die **prä-radiochirurgische Embolisation** ist angezeigt bei AVMs, die aufgrund ihrer Lokalisation nicht mit vertretbaren

Risiken exstirpiert werden können, für eine primäre Bestrahlung aber zu groß sind. Die stereotaktische Bestrahlung von Angiomen geht aufgrund des steilen Dosisabfalls zwischen dem Rand des Angiomnidus und dem umgebenden Hirngewebe nicht mit einer Schädigung des angiomnahen Gewebes einher. Daher können auch AVM im sensomotorischen Kortex, in den Stammganglien und im Hirnstamm stereotaktisch bestrahlt werden. Durch die Bestrahlung werden in den exponierten Gefäßen entzündliche und reparative Vorgänge ausgelöst, die im Verlauf von 2 bis 3 Jahren zum Gefäßverschluss führen. Bis zur vollständigen Obliteration aller Gefäße einer AVM ist das Risiko einer intrakraniellen Blutung zwar eventuell verringert, aber sicher nicht eliminiert.

Die **Obliterationsrate** nach der stereotaktischen Bestrahlung zerebraler AVM ist von der jeweils applizierten Strahlendosis abhängig. Die Strahlentoleranz des Hirngewebes nimmt mit der Größe des Zielvolumens ab. Daher können nur AVM mit einem Maximaldurchmesser von 2,5–3 cm mit einer ausreichenden Dosis bestrahlt werden. Da die Gefäßobliteration nach der Bestrahlung durch eine langsam fortschreitende Verdickung der Gefäßwand erfolgt, ist der vollständige Gefäßverschluss bei arteriovenösen Fisteln mit großem Durchmesser unwahrscheinlich. Bei AVM, die anteilig oder (z. B. beim Verschluss der direkt zuführenden Gefäße) ausschließlich von leptomeningealen Kollateralen versorgt werden, ist die Obliterationsrate nach stereotaktischer Bestrahlung gering. Ursache hierfür könnte sein, dass die genaue Festlegung des Zielvolumens für die Bestrahlung unter diesen Umständen erschwert ist.

Aufgrund des während der Latenzzeit zwischen Bestrahlung und Gefäßobliteration fortbestehenden Risikos einer **Angiomblutung** ist es bedeutsam, bei der angiographischen Diagnostik solche Strukturelemente einer AVM zu identifizieren, die bekanntermaßen mit einem erhöhten Blutungsrisiko einhergehen. Dazu gehören basisnahe, peri- und intranidale Aneurysmata, nach vorangegangenen Blutungen entstandene Pseudoaneurysmata sowie variköse Erweiterungen der Drainagevenen. Die Unterscheidung zwischen intranidalen Aneurysmata mit einer umgebenden Gefäßwand gegenüber einem Hämatom mit Anschluss an die Blutzirkulation ohne umgebende Gefäßwand (Pseudoaneurysma) und der umschriebenen Erweiterung einer Drainagevene (Varix) setzt häufig das Vorliegen einer supraselektiven Mikrokatheterangiographie voraus, kann selbst dann problematisch sein, hat aber nur geringe Bedeutung für das weitere therapeutische Vorgehen.

Die endovaskuläre Größenreduktion kann die Obliterationsrate zerebraler Malformationen nach stereotaktischer Bestrahlung erhöhen. Voraussetzung dafür ist, dass durch die Embolisationsbehandlung eine Verkleinerung des Zielvolumens für die Bestrahlung erreicht wird. Dies setzt die Verwendung permanent wirksamer Embolisate voraus. Eine Fragmentation der AVM anstelle einer Volumenreduktion muss möglichst vermieden werden.

Aus den oben genannten Gründen ist die endovaskuläre Ausschaltung makrofistulöser AV-Verbindungen und soweit möglich auch der leptomeningealen Kollateralen anzustreben. Peri- und intranidale Aneurysmata und Pseudoaneurysmata können häufig gezielt endovaskulär ausgeschaltet werden. Eine weitgehende Shunt-Reduktion ist unter Umständen ausreichend, um varikös erweiterte Drainagevenen zur sekundären Thrombosierung zu bringen.

Vor der endovaskulären Behandlung kleiner AVM, die bereits primär für eine Bestrahlung geeignet wären, muss sorgfältig zwischen den möglichen Risiken einer Embolisationsbehandlung und dem günstigen Effekt einer Größenreduktion für die nachfolgende Bestrahlung abgewogen werden.

Die teilweise enttäuschenden Ergebnisse der kombinierten Angiombehandlung durch Embolisation und Radiochirurgie dürften ihre Hauptursache darin haben, dass letztlich zu große Zielvolumina mit zu geringer Dosis bestrahlt wurden.

Nach der Bestrahlung werden in den ersten 5 Jahren in Abständen von 6 Monaten kernspintomographische Untersuchungen durchgeführt. Sollte sich dabei eine lokale Ödembildung finden (was bei bis zu 30 % der Patienten der Fall ist), kann eine kurzfristige Gabe von Corticoiden erwogen werden (z. B. 3×8 mg Dexamethason pro Tag per os für die Dauer von etwa 10 Tagen). Etwa 2 bis 3 Jahre nach der Bestrahlung erfolgt eine angiographische Nachuntersuchung. Nur sie kann die vollständige Unterbrechung des AV-Shunts sicher nachweisen.

Bei einigen Patienten findet man eine Obliteration der vorbestehenden Gefäße des Angiomnidus, aber noch eine vorzeitige Venenkontrastierung. Es ist derzeit unklar, inwieweit in dieser Situation noch ein Blutungsrisiko gegeben ist. Wenn dagegen der Angiomnidus selbst und die Drainagevene(n) weiterhin zur Darstellung kommen, ist von einer fortbestehenden Blutungsgefahr auszugehen. In dieser Situation kommen die erneute stereotaktische Bestrahlung, eine Embolisationsbehandlung und ggf. die mikrochirurgische Exstirpation in Betracht. Bei der Operation zuvor bestrahlter AVM wird es gelegentlich als günstig empfunden, dass die kleinen Gefäße in der Umgebung des Angiomnidus rarefiziert erscheinen.

Die **kurative Embolisation** (vollständige endovaskuläre Unterbrechung des AV-Shunts) gelingt meist nur bei kleinen AVM mit wenigen versorgenden und drainierenden Gefäßen. Im Idealfall eines kleinen Angioms mit einem Feeder-Gefäß und einer Drainagevene erfolgt die endovaskuläre Ausschaltung, indem mit flüssigem Embolisat der nidusnahe Anteil der Drainagevene, der Nidus selbst und der pränidale Abschnitt des Feeders ausgefüllt wird (Abb. 4.6-9, 4.6-10). Auch wenn der AV-Shunt unmittelbar nach Einbringen des Embolisats nicht mehr darstellbar ist, muss durch angiographische Nachuntersuchungen die persistierende Ausschaltung der AVM gesichert werden.

Mögliche Komplikationen der Embolisation zerebraler AVM sind unter anderem:

- **Ischämie** des umgebenden Hirngewebes durch den endovaskulären Verschluss nutritiver Gefäße
- Auslösung einer **intrakraniellen Blutung** durch den Verschluss von Drainagevenen bei erhaltenem arteriellem Zufluss
- **Perforation** intrakranieller Gefäße
- **Fixation des Mikrokatheters** im sondierten Gefäß durch Reflux und Aushärten von flüssigem Embolisat um die Katheterspitze während der Injektion

- **retrograde Thrombosierung** distal verschlossener Angiom-Feeder mit Ischämie des abhängigen Hirngewebes
- **überschießende Thrombosierung** von Drainagevenen mit kongestionsbedingter Durchblutungsstörung und eventuell auch Einblutung in das Hirnparenchym

Die Angiomblutung infolge der Embolisationsbehandlung ist als lebensbedrohlicher Zwischenfall zu betrachten und erfordert meist die sofortige operative Entleerung des Hämatoms und wenn möglich auch die Exstirpation der AVM. Ischämische Komplikationen treten häufiger auf, sind einer spezifischen Behandlung nicht zugänglich, haben aber meist auch eine gute Prognose. Bei der Perforation eines Angiom-Feeders ist ein unter Umständen nidusferner Verschluss des betreffenden Gefäßes nur erforderlich, wenn die Blutextravasation nicht innerhalb weniger Minuten spontan sistiert. Bei der Fixation des Mikrokatheters im son-

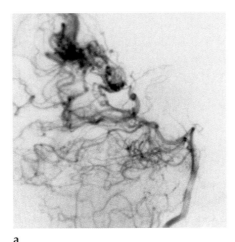

a

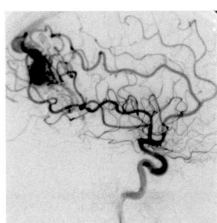

b

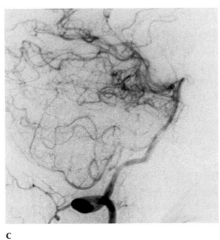

c

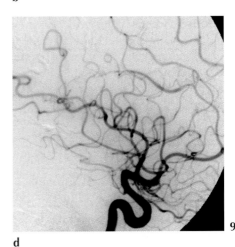

d

9

Abb. 4.6-9. Kurative Embolisation einer zerebralen arteriovenösen Malformation (AVM). 36-jährige Patientin mit seltenen, einfach fokalen zerebralen Krampfanfällen.
a, b) Linksparietal lokalisierte AVM, versorgt von parietalen Endästen der Aa. cerebri anterior, media und posterior.
c, d) Die AVM wurde in einer Embolisationssitzung in Lokalanästhesie durch intranidale Injektion von Histoacryl® und Lipiodol® ausgeschaltet. Die persistierende Unterbrechung der arteriovenösen Shunt-Verbindung muss durch mindestens eine angiographische Nachuntersuchung nach 6 bis 12 Monaten gesichert werden.

Abb. 4.6-10. Kurative Embolisation einer makrofistulösen zerebralen arteriovenösen Malformation (AVM). 16-jähriger Junge mit Kopfschmerzen. Die AVM wurde inzidentell nachgewiesen.
a) Bei Kontrastmittelinjektion in die linke A. vertebralis kommt es über die hypertrophierte A. cerebelli inferior posterior (PICA) zur Darstellung der direkten Fistelverbindung mit der varikös erweiterten Drainagevene.
b) Die Varix und der Endabschnitt der PICA wurden mit Platin-Coils ausgefüllt und die AV-Fistel so verschlossen.

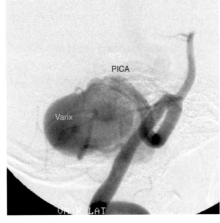

a

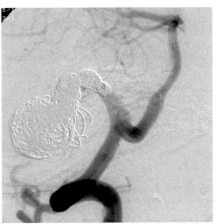

b

10

dierten Gefäß kann durch vorsichtigen, fortgesetzten Zug am Katheter versucht werden, diesen wieder aus dem Embolisat zu lösen. Wenn dies nicht gelingt, werden die Katheterschleuse und der Führungskatheter femoral entfernt, der Schaft des Mikrokatheters unter Zug im Hautniveau durchtrennt und in der A. femoralis versenkt. Die Patienten werden für etwa 5 Tage heparinisiert. Der belassene Mikrokatheter wird im Verlauf der folgenden Monate in die Gefäßwand inkorporiert.

Die endovaskuläre Behandlung zerebraler AVM sollte heute in erfahrener Hand in größeren Patientenserien mit einer Letalität und schwerwiegenden Morbidität von deutlich unter 10 % angeboten werden können.

Durale arteriovenöse Fisteln

Von den im Hirngewebe lokalisierten pialen AVM sind nach anatomischen, pathogenetischen und klinischen Kriterien durale arteriovenöse Fisteln (dAVF) zu unterscheiden. Da die Mehrzahl dieser Gefäßläsionen erworben ist, sollte der Begriff der „duralen arteriovenösen Malformation" vermieden werden. Durale AVF sind in der Regel in der Dura der venösen Sinus lokalisiert. Ursächlich besteht gelegentlich ein Zusammenhang mit vorangegangenen Sinusthrombosen. In der Vorgeschichte einiger Patienten findet sich in engem zeitlichem Zusammenhang mit der Symptomatik einer duralen AV-Fistel ein vorangegangener neurochirurgischer Eingriff, eine Schädelverletzung oder eine entzündliche Veränderung des Schädels.

Die klinische Symptomatik und die Spontanprognose sind von der Lokalisation einer dAVF und von Beschaffenheit und Verlauf der Drainagevenen abhängig. Durale AVF werden gelegentlich als Zufallsbefund nachgewiesen, können aber auch zu gravierenden Symptomen und zu schweren intrakraniellen Blutungen führen.

Die Klassifikation dAVF erfolgt am sinnvollsten nach der Lokalisation der Fistelverbindung.

Karotis-Sinus-cavernosus-Fisteln

Karotis-Sinus-cavernosus-Fisteln (CCF) sind direkte Verbindungen der Aa. carotis interna und externa mit dem Sinus cavernosus. CCF werden nach der von Barrow vorgeschlagenen Systematik klassifiziert:

- **Typ A:** direkte arteriovenöse Verbindung zwischen der ACI im kavernosalen Verlaufsabschnitt und dem Sinus cavernosus
- **Typ B:** Versorgung durch meningeale Äste der ACI
- **Typ C:** Versorgung durch meningeale Äste der A. carotis externa (ACE)
- **Typ D:** Versorgung durch meningeale Äste der ACI und der ACE

Typ-A-Fisteln sind meist traumatischen Ursprungs oder entstehen nach der Ruptur eines kavernösen Aneurysmas der ACI. Durale AV-Fisteln (Typ B, C, D) am Sinus cavernosus werden von duralen Ästen der ACI und/oder ACE unterhalten. Dabei kommt es zu einer AV-Verbindung zwischen diesen duralen Ästen und dem Sinus cavernosus.

Die arteriovenöse Kurzschlussverbindung verursacht eine Drucksteigerung im Sinus cavernosus. Der Abstrom aus dem Sinus erfolgt meist über die Vv. ophthalmica superior und inferior, die petrösen Sinus, den Sinus sphenoparietalis und ggf. über kortikale Venen.

Durch die Erhöhung des intraluminalen Druckes im Sinus cavernosus kommt es zu **okulären Symptomen.** Diese sind vor allem Chemosis, Erhöhung des Augeninnendruckes mit nachfolgender Visusminderung bei retinalen Durchblutungsstörungen und Papillenödem, Vorwölbung des Bulbus und Augenbewegungsstörungen durch Störung optomotorischer Nerven.

Die venöse Drainage über Venen auf der Oberfläche des Gehirns (kortikale Drainage) kann zu **intrakraniellen Blutungen** führen. Patienten mit direkten CCF bemerken häufig ein pulssynchrones Gefäßgeräusch. Dies ist bei duralen CCF selten.

Das Vorliegen einer CCF kann meist anhand der klinischen Symptomatik bereits vermutet werden. Durch kontrastmittelunterstützte CT und MRT kann die Erweiterung der V. ophthalmica superior als typischer Befund erhoben werden. Die endgültige Diagnose und die Planung des therapeutischen Vorgehens beruhen auf der angiographischen Diagnostik.

Die **Behandlung** hat die völlige Ausschaltung der arteriovenösen Kurzschlussverbindung zum Ziel. Nur dadurch können Visusminderung, permanente Augenmotilitätsstörung und intrakranielle Blutung dauerhaft verhindert werden.

Die Indikation zur Behandlung einer CCF ist praktisch immer gegeben, sofern nicht schwere Allgemeinerkrankungen dem entgegenstehen. Bei Erhöhung des Augeninnendruckes mit Visusminderung und bei kortikaler Drainage ist die Behandlung dringlich indiziert. Die Spontanthrombosierung einer CCF, z. B. nach der angiographischen Untersuchung oder nach digitaler Kompression der A. carotis communis bzw. der V. jugularis interna, ist die Ausnahme. Die digitale Kompression der A. carotis communis und der V. jugularis interna mit der gegenseitigen Hand, die vom Patienten mehrmals stündlich jeweils für etwa 3 min durchgeführt werden soll, ist beschwerlich und nur gelegentlich hilfreich.

Die Behandlung von CCF erfolgt heute endovaskulär. **Direkte CCF** werden in der Regel durch arterielles Einbringen von ablösbaren Silikonballons behandelt. Solche Ballons werden auf einen Mikrokatheter ablösbar montiert und über die ACI und die arteriovenöse Fistelverbindung im kavernosalen Verlaufsabschnitt des Gefäßes bis in den Sinus cavernosus eingebracht. Hier wird der Silikonballon über den Mikrokatheter mit isoosmolarem Röntgenkontrastmittel gefüllt, sodass nach Möglichkeit die AV-Fistel-Verbindung verschlossen ist und dabei die Durchgängigkeit der betroffenen ACI erhalten bleibt. Bei anatomisch und funktionell ausreichender Kollateralversorgung der abhängigen Großhirnhemisphäre kann zusammen mit dem Verschluss der AV-Fistel auch ein Verschluss der ACI erfolgen.

Alternativ kommt die transvenöse Behandlung der direkten CCF in Betracht. Sie kann technisch schwieriger sein und erweist sich in der Regel als sehr zeitaufwändig. Dabei wird der Sinus cavernosus auf der fisteltragenden Seite über den Sinus petrosus inferior sondiert und durch

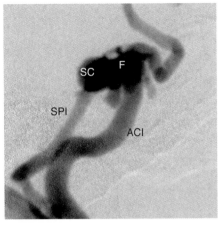

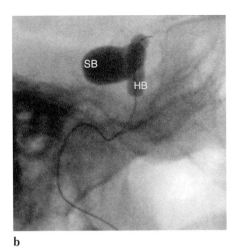

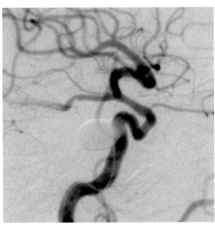

11

a

b

c

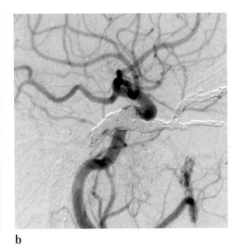

12

a

b

freie oder elektrolytisch ablösbare Platinmikrospiralen soweit ausgefüllt, dass die arteriovenöse Shunt-Verbindung unterbrochen wird.

Abbildung 4.6-11 illustriert die typische Behandlung einer direkten traumatischen CCF (Typ A nach Barrow) durch Ballonokklusion.

Die Behandlung **duraler AV-Fisteln am Sinus cavernosus** kann transarteriell und transvenös erfolgen. Bei der arteriellen Embolisation kann eine deutliche Shunt-Reduktion, aber nur bei wenigen Patienten eine vollständige Ausschaltung der AV-Fistel herbeigeführt werden. Dabei wird in der Regel das fistelversorgende Gefäß der ACE einer oder beider Seiten selektiv mit einem Mikrokatheter sondiert. Es werden dann PVA-Partikel mit einer Größe zwischen 150 und 500 µm in geeigneter Kontrastmittelsuspension bis zum distalen Gefäßverschluss injiziert. Bei kavernosalen dAVF mit multipedikulärer Versorgung ist die arterielle Embolisationsbehandlung jedoch nur dann erforderlich, wenn eine

transvenöse Behandlung nicht oder nicht sofort möglich ist oder wenn kurzfristig eine erhebliche Shunt-Reduktion herbeigeführt werden kann und soll.

Die Ausschaltung einer duralen AVF am Sinus cavernosus gelingt am häufigsten durch eine transvenöse Coil-Einbringung in den Sinus cavernosus. Sie erfolgt meist über den Sinus petrosus inferior. Dieser kann auch dann vom Bulbus der V. jugularis interna aus sondiert werden, wenn er teilthrombosiert ist und bei der Angiographie nicht kontrastiert wird. Wenn der Sinus petrosus inferior auf der fisteltragenden Seite thrombosiert ist und nicht mit einem Mikrokatheter sondiert werden kann, gelingt es häufig, den entsprechenden kontralateralen Sinus zu sondieren und den fisteltragenden Abschnitt des betroffenen Sinus cavernosus über den Sinus intercavernosus anterior oder posterior von kontralateral zu erreichen.

Wenn der fisteltragende Sinus cavernosus mit einem Mikrokatheter sondiert ist, werden die V. ophthalmica superior und

Abb. 4.6-11. Direkte Karotis-Sinus-cavernosus-Fistel. Die Patientin hatte mehrere Monate zuvor ein offenes Schädel-Hirn-Trauma überlebt. Im weiteren Verlauf traten eine Protrusio des rechten Auges und eine ausgeprägte Chemosis auf. Ein pulssynchrones Gefäßgeräusch konnte über der rechten Orbita auskultiert werden.

a) Die angiographische Darstellung der rechten A. carotis interna (ACI) zeigte eine direkte Fistelverbindung (F) zum Sinus cavernosus (SC) mit Drainage unter anderem über den Sinus petrosus inferior (SPI).

b) In den Sinus cavernosus wurde ein ablösbarer Silikonballon eingebracht (SB) und während der Ablösung das Lumen der ACI durch einen nicht ablösbaren Halteballon (HB) geschützt.

c) Durch Füllung und Ablösung des Ballons im Sinus cavernosus konnte die direkte arteriovenöse Fistel vollständig verschlossen werden.

Abb. 4.6-12. Endovaskuläre Behandlung einer duralen Karotis-Sinus-cavernosus-Fistel durch transvenöse Coil-Okklusion. 62-jährige Patientin mit geringer Protrusion des rechten Auges, deutlicher Chemosis, Abduzensparese rechts, Erhöhung des Augeninnendrucks auf 29 mmHg und Visusminderung rechts (0,6 cc).

a) Die Kontrastmittelinjektion in die A. carotis communis zeigt vor der Behandlung die vorzeitige Kontrastierung des fisteltragenden Sinus cavernosus (SC), der V. ophthalmica superior (VOS) und der V. ophthalmica inferior (VOI).

b) Durch Coil-Okklusion dieser venösen Gefäße wurde die Fistelverbindung zwischen duralen Ästen aus der A. carotis interna und externa unterbunden. Die Chemosis bildete sich bereits innerhalb weniger Tage nach dem Eingriff zurück. Die Rückbildung der Abduzensparese und der Visusminderung erfolgte im Verlauf mehrerer Wochen.

der gesamte Sinus cavernosus mit fasertragenden freien, mit faserlosen oder idealerweise mit fasertragenden elektrolytisch ablösbaren Platinmikrospiralen ausgefüllt (Abb. 4.6-12).

Wenn eine transvenöse Sondierung des Sinus cavernosus über den Sinus petrosus inferior nicht möglich ist, kommt als alternativer Weg die perkutane Sondierung über die Vv. jugularis externa und facialis in Betracht. In seltenen Fällen kann die Sondierung über den Plexus pterygoideus inferior erfolgen. Bei freiem Abfluss von der V. ophthalmica superior in die V. angularis kann der Endabschnitt der V. ophthalmica superior oberhalb des Augenlides chirurgisch freigelegt und mit einem kurzen Mikrokatheter dann der Sinus cavernosus kanüliert werden.

Wenn durch den endovaskulären Eingriff die vollständige Coil-Okklusion des fisteltragenden Sinus cavernosus und damit die Unterbrechung der arteriovenösen Shunt-Verbindung gelingt, sind angiographische Nachuntersuchungen bei klinischer Besserung einer vorbestehenden okulären Symptomatik nicht zwingend erforderlich. Angiographische Verlaufsuntersuchungen sollten allerdings dann erfolgen, wenn eine Drainage über kortikale Venen bestand und nicht sicher endovaskulär beseitigt werden konnte.

Die Behandlung von CCF durch **stereotaktische Bestrahlung**, z.B. am Leksell Gamma Knife®, ist möglich. Problematisch ist hierbei aber die Bestimmung des Zielvolumens für die Bestrahlung in der Nähe des N. opticus bzw. des Chiasmas mit der Gefahr einer radiogenen Schädigung dieser Strukturen sowie die Latenz von bis zu 2 oder 3 Jahren nach der Bestrahlung bis zum Eintritt der angestrebten Gefäßobliteration.

Okzipitale durale AV-Fisteln

So genannte okzipitale durale AV-Fisteln (dAVF) sind in der Dura des Sinus transversus und/oder des Sinus sigmoideus lokalisiert. Die häufigste klinische Symptomatik ist ein pulssynchrones Ohrgeräusch, das bei der Mehrzahl dieser Patienten auch auskultiert werden kann. Bei einer Drainage über Venen, die auf der Hirnoberfläche verlaufen, kann es zu einer intrakraniellen bzw. intrazerebralen Blutung kommen.

Die Beseitigung eines Tinnitus und die Prävention einer (ggf. erneuten) intrakraniellen Blutung sind die beiden Hauptindikationen für die Behandlung einer solchen okzipitalen dAVF. Die **Behandlungsstrategie** hängt vom angiographischen Ausgangsbefund ab. Bei Fisteln, die ausschließlich über die A. occipitalis oder andere Externaäste versorgt werden, kann die arterielle Embolisation zur klinischen Besserung und unter Umständen zur vollständigen Ausschaltung der dAVF führen. Wenn dagegen schlecht sondierbare, durale Äste der A. vertebralis und zerebraler Gefäße an der Fistelversorgung beteiligt sind und wenn der fisteltragende Sinusabschnitt thrombosiert ist, kann die transvenöse Embolisation ausschließlich oder in Kombination mit der arteriellen Embolisation erwogen werden.

Bei der transvenösen Embolisation wird der fisteltragende Abschnitt des Sinus sigmoideus bzw. transversus von ipsilateral oder kontralateral mit einem Mikrokatheter sondiert und mit Platinmikrospiralen vollständig ausgefüllt. Dabei ist zu beachten, dass Septierungen und Taschenbildungen im Sinus bestehen können. Auch solche Taschen und ggf. die Anfangsabschnitte kortikal drainierender Venen müssen bei der transvenösen Behandlung mit verschlossen werden. Ein Verschluss der Mündungsstellen normaler, in orthograder Richtung drainierender Hirnvenen muss zwingend vermieden werden. Die Kompromittierung normaler Hirnvenen bei solchen Eingriffen kann zu gravierenden intrazerebralen Stauungsblutungen führen.

Durale AV-Fisteln anderer Lokalisationen

Durale AV-Fisteln zum Sinus sagittalis superior können sehr ausgedehnt sein. Durch den erheblichen Shunt arteriellen Blutes in das intrakranielle Venensystem kann es zur Störung der Liquorzirkulation und dadurch zur chronischen intrakraniellen Drucksteigerung kommen. Durale AVF am Rand des Tentoriums werden meist durch Blutungen aus varikös erwei-

terten Drainagevenen symptomatisch. In ähnlicher Weise führen dAVF am Boden der vorderen Schädelgrube häufig zu intrazerebralen Blutungen.

Aufgrund der Lokalisation und Gefäßversorgung ist bei Fisteln am Sinus sagittalis superior, am Tentoriumrand und bei ethmoidalen dAVF eine endovaskuläre Ausschaltung häufig erschwert. Fisteln in diesen Lokalisationen sind aber häufig einer mikroneurochirurgischen Ausschaltung zugänglich. Dabei kann die vorangehende endovaskuläre Teilausschaltung einer solchen dAVF die Operation begünstigen. Bei sehr umschriebenen Fisteln, die nicht zu einer intrakraniellen Blutung geführt haben, kann zusätzlich die stereotaktische Bestrahlung mit dem Gamma-Knife erwogen werden. Hier sind also kombinierte Behandlungskonzepte Erfolg versprechend.

Durale AVF am Foramen occipitale magnum können durch die Abflussstörung in den Venen des oberen Spinalkanals zu einer medullären Symptomatik führen.

Spinale durale AV-Fisteln

Zu diesem Thema siehe auch Kapitel 10.9.

Spinale dAVF sind in Höhe des Foramen intervertebrale lokalisiert. Der arterielle Zufluss erfolgt über einen radikulomeningealen Ast einer Segmentarterie. Ein feines Netzwerk pathologischer Gefäße steht in fistulöser Verbindung zu epiduralen Venen. Die Druckerhöhung in den spinalen epiduralen Gefäßen stört die Drainage des Myelons. Klinisch kommt es zu Sensibilitätsstörungen, die nicht radikulär angeordnet sind, zu Paraparese und Paraspastik sowie zu Blasen- und Mastdarmstörungen. Die MRT zeigt in T2-gewichteter Sequenz die Auftreibung des Rückenmarks und die signalreich dargestellte Ödembildung im Myelon. Kontrastmittelunterstützte, T1-gewichtete Aufnahmen können die Störung der Schrankenfunktion zwischen Blutgefäßen und Rückenmarkgewebe zeigen. Sie sind aber insbesondere zum Nachweis der erweiterten und mit vermehrter Schlängelung verlaufenden Venen dorsal des Myelons hilfreich.

Die Kongestion des Rückenmarks kann zu dauerhafter Schädigung und Funktionsstörung führen. Die Behandlung sollte daher möglichst frühzeitig durchgeführt werden. Die Ausschaltung einer spinalen dAVF kann endovaskulär oder mikrochirurgisch erfolgen. Häufig kann das versorgende meningoradikuläre Gefäß aus der entsprechenden Segmentarterie ausreichend weit distal sondiert werden. Durch die Injektion von Histoacryl® und Lipiodol® wird dann die Verbindung von Arterie und Vene so verschlossen, dass der Anfangsabschnitt der Vene mit erreicht und okkludiert wird. Die endovaskuläre Behandlung ist mit erheblichen Risiken für die normale Blutversorgung des Rückenmarks behaftet, wenn die fistelversorgende Arterie und Zuflüsse zur A. spinalis anterior oder zur A. spinalis posterolateralis derselben Segmentarterie entspringen. Unter diesen Umständen oder wenn ein vorangehender endovaskulärer Behandlungsversuch nicht zur vollständigen Ausschaltung der spinalen dAVF geführt hat, bietet sich die operative Behandlung an.

Embolisation von Tumoren

Die präoperative Embolisation hypervaskularisierter Tumoren der Schädelkalotte (meist Metastasen), der Meningen (Meningeome und weniger häufig meningeale Metastasen) und der Schädelbasis (etwa Esthesioneuroblastome) ist heute ein allgemein akzeptiertes Routineverfahren. Diese Tumoren können so gefäßreich sein, dass ein erheblicher intraoperativer Blutverlust zu befürchten ist.

Die **präoperative Embolisation** ist möglich, wenn eine Tumorversorgung aus der A. carotis externa (ACE) besteht. Tumorversorgende Gefäße werden dann selektiv mit einem Mikrokatheter sondiert. Durch Injektion kleinster PVA-Partikel (40–110 µm) kann das Tumorgewebe kapillär devaskularisiert werden. Dieser Effekt bleibt mehrere Wochen bestehen, bevor es langsam zu einer Rekanalisation der verschlossenen Gefäße kommt. Entsprechend sollte die operative Weiterbehandlung innerhalb von etwa 3 Wochen nach der Partikelembolisation erfolgen.

Komplikationen der Tumorembolisation können durch die Verschleppung von PVA-Partikeln über Anastomosen in nutritive Gefäße entstehen. Nach der Meningeomembolisation kann es zu einer vorübergehenden Zunahme der Raumforderungswirkung durch Tumorschwellung kommen. Eine seltene Komplikation ist die Entstehung eines akuten epiduralen Hämatoms durch Verletzung der A. meningea media, das notfallmäßig operativ entleert werden muss.

Endovaskuläre Behandlung traumatischer Läsionen extra- und intrakranieller Gefäße

Extrakranielle Gefäßverletzungen

Verletzungen der A. carotis communis und der ACI (weniger häufig der A. vertebralis) führen meist zur **Dissektion** dieser Gefäße. Offene Gefäßverletzungen sind weitaus seltener. Die primäre Behandlung der Gefäßdissektion, die zu thromboembolischen Komplikationen führen kann, besteht in der wirksamen Antikoagulation für die Dauer von etwa 4 bis 6 Monaten. Der Stellenwert der Stentimplantation in ein akut disseziertes Gefäß ist gegenwärtig nicht gesichert. Häufig ist dieser Eingriff jedoch technisch einfach durchzuführen, sodass er im Einzelfall erwogen werden kann.

Zeigen die erforderlichen Verlaufsuntersuchungen, dass es im Bereich der Dissektion zu einer Gefäßstenose, zu einem persistierenden Intima-Flap oder zur Ausbildung eines dissektionsbedingten Aneurysmas gekommen ist, ist die endovaskuläre Behandlung indiziert. Stenose und Intima-Flap können durch die Implantation eines selbstexpandierenden oder ballonexpandierbaren **Stents** beseitigt werden. Ein dissektionsbedingtes Aneurysma kann mit einem porösen Stent überbrückt

und dann mit Platinspiralen ausgefüllt werden. Alternativ kommt hier und bei der offenen Gefäßverletzung die Implantation eines beschichteten Stents (Stent Graft) in Betracht.

Der endovaskuläre Verschluss verletzter extrakranieller Gefäße durch Platinspiralen oder Ballons kann meist vermieden werden, bleibt bei ausreichender Kollateralversorgung aber als letzte Option.

Intrakranielle Gefäßverletzungen und spontane Dissektion

Die spontane Dissektion intrakranieller Gefäße ist häufiger als die traumatische Gefäßschädigung. Eine intrakranielle Gefäßdissektion kann zu thromboembolischen bzw. ischämischen Komplikationen führen. Kommt es in diesem Zusammenhang zu einer signifikanten Gefäßstenose, kann diese meist durch Stent-PTA beseitigt werden. Die lokale Fibrinolysebehandlung unter diesen Umständen ist problematisch, da von der Gefäßdissektion die Gefahr einer Rupturblutung ausgeht.

Traumatische intrakranielle Aneurysmata an den Gefäßen der vorderen Zirkulation sind häufig distal des Circulus Willisii lokalisiert. Sie können, wenn ein ausreichend enger Halsabschnitt zwischen aneurysmatragendem Gefäß und Aneurysmafundus besteht, mit guter Erfolgsaussicht durch Coil-Okklusion behandelt werden. Dissektionsbedingte Aneurysmata an den Gefäßen der hinteren Zirkulation sind mit einem erhöhten Rupturrisiko belastet. Eine zugrunde liegende Dissektion ist zu vermuten, wenn bei einem breitbasigen oder fusiformen Aneurysma unmittelbar vor dem Ursprung des Aneurysmas eine umschriebene Gefäßeinengung zu erkennen ist. Solche breitbasigen oder fusiformen Aneurysmata erfordern häufig eine stentassistierte Behandlung. An der intrakraniellen A. vertebralis wird man, sofern das kontralaterale Gefäß mit ausreichendem Kaliber angelegt ist, den Verschluss des aneurysmatragenden Gefäßabschnitts bevorzugen. Selbstexpandierende Mikrostents und Stent Grafts werden in naher Zukunft die Ergebnisse der endovaskulären Behandlung dieser Aneurysmata verbessern.

Tab. 4.6-3. Endovaskulär zugängliche spinale Gefäßerkrankungen

Lokalisation	Charakteristika	Klinischer Befund	Bildgebende Diagnostik	Therapie
Paravertebrale arteriovenöse Malformation und AV-Fistel	selten; kongenital oder traumatisch	bei Drainage durch spinale epidurale Venen Kompression bzw. venöse Kongestion des Myelons	• DSA: Nachweis erweiterter paravertebraler Gefäße mit AV-Shunt • MRT: erweiterte intraspinale Venen, Myelonödem	primär endovaskulär (Coils, Histoacryl®), ggf. in Kombination mit Operation
Spinale durale AV-Fistel	relativ häufig; erworbene fistulöse oder mikroplexiforme AV-Verbindung in der Dura einer Wurzeltasche zwischen einer meningoradikulären Arterie und epiduralen Venen; am häufigsten untere BWS oder obere LWS; meist geringer AV-Shunt	Manifestation im späten Erwachsenenalter; Foix-Alajouanine-Syndrom: Paraparese der Beine, Sensibilitätsstörungen, Blasen- und Mastdarmstörungen und sexuelle Funktionsstörungen; große Unterschiede im zeitlichen Verlauf	• DSA: selektive Injektion ggf. aller Gefäße, von denen spinale durale Endäste entspringen (thorakale und lumbale Segmentarterien, Bronchialarterien, Aa. sacrales, Vertebralarterien etc.), Darstellung der arteriovenösen Shunt-Verbindung und der erweiterten intraspinalen Venen • MRT: T2-gewichtet: Myelonödem; T1-gewichtet mit Kontrastmittel (KM): erweiterte dorsale epidurale Venen, KM-Anreicherung des Myelons • Myelographie: KM-Aussparung durch erweiterte und vermehrt geschlängelte epidurale Venen	• meist primär endovaskulär: Histoacryl®-Embolisation in die radikulomeningeale Arterie mit Verschluss von Fistel und proximalem Abschnitt der Drainagevene • keine Embolisation, wenn die A. radicularis magna oder A. posterolateralis aus der selben Segmentarterie versorgt wird • operative Ausschaltung, wenn die Fistel endovaskulär nicht zugänglich ist oder die Embolisationsbehandlung nicht zur vollständigen Ausschaltung geführt hat • Prognose abhängig von frühzeitiger Therapie!
Perimedulläre AV-Fistel	• selten • angeborene direkte fistulöse AV-Verbindung ohne Nidus • intradural auf der Oberfläche des Myelons • individuell sehr variables Shunt-Volumen, Korrelation zwischen Shunt-Volumen und Durchmesser der Feeder • erweiterte arterielle Gefäße ggf. mit Aneurysma	• Manifestation meist im frühen Erwachsenenalter • Foix-Alajouanine-Syndrom (s. o.) • spinale Subarachnoidalblutung	• DSA: Darstellung der versorgenden und drainierenden Gefäße, genaue Lokalisation der AV-Fistel • MRT: Darstellung des Myelonödems und der pathologischen intraspinalen Gefäße • CT: Nachweis oder Ausschluss einer spinalen Subarachnoidalblutung	• von der jeweiligen Anatomie bestimmtes, individuelles Therapiekonzept • bei geringem Shunt und wenig erweiterten Gefäßen vorzugsweise Operation • bei großem Shunt-Volumen und stark erweiterten Gefäßen vorzugsweise Embolisation (Coils, Histoacryl®)
Intramedulläre AV-Fistel	• selten • angeboren • Morphologie: Glomustyp: umschriebener intramedullärer Nidus; juveniler Typ: diffuses Gefäßnetz	• Manifestation im Jugend- oder frühen Erwachsenenalter • intramedulläre Blutung oder spinale Subarachnoidalblutung (SAB) • mechanische Kompression des Myelons durch erweiterte Drainagevenen • weniger häufig Foix-Alajouanine-Syndrom	• DSA: Darstellung der versorgenden und drainierenden Gefäße, genaue Lokalisation des Nidus • MRT: Darstellung einer intramedullären Blutung, der pathologischen intraspinalen Gefäße und ggf. des Myelonödems • CT: Nachweis oder Ausschluss einer intramedullären Blutung bzw. einer spinalen SAB	• bei stark erweiterten arteriellen Gefäßen eventuell kurative Embolisation mit Histoacryl® möglich • Glomustyp: präoperative Partikelembolisation und mikrochirurgische Exstirpation • juveniler Typ: konservative Behandlung

Embolisation spinaler Gefäßmissbildungen

Zu diesem Thema siehe auch Kapitel 6.5. Eine systematische Darstellung der Morphologie, Klinik und Therapie spinaler Gefäßläsionen mit arteriovenöser Shunt-Verbindung zeigt Tabelle 4.6-3.

Endovaskuläre Behandlung nicht neurochirurgischer Erkrankungen

Epistaxis

Die Indikation zur endovaskulären Behandlung des Nasenblutens ist dann gegeben, wenn Nasentamponaden und äußere Maßnahmen wie Elektrokoagulation nicht zur Blutstillung führen. Mögliche Ursachen der unstillbaren Epistaxis sind Gesichtstrauma, Tumoren der Nasenhaupthöhle und Gefäßmissbildungen der nasalen Mukosa. Häufig jedoch kann die Blutungsursache nicht identifiziert werden (idiopathische Epistaxis).

Die endovaskuläre Behandlung erfolgt vorzugsweise in Intubationsnarkose mit belassener Tamponade. Ähnlich wie die chirurgische Ligatur führt der proximale Verschluss der betreffenden Gefäße nicht zu einer dauerhaften Kontrolle der Epistaxis. Statt dessen müssen meist beidseits die möglichen versorgenden Arterien der Nasenschleimhaut selektiv sondiert werden. Dies ist in erster Linie die A. sphenopalatina aus der A. maxillaris. Eine zusätzliche Versorgung kann von den vorderen und hinteren ethmoidalen Ästen der A. ophthalmica, von der A. palatina ascendens und der A. labialis superior (aus der A. facialis), von der A. pharyngea ascendens und von der A. meningea accessoria ausgehen. Über diese Gefäße kann durch selektive Einbringung von PVA-Partikeln der Größe 45–250 μm eine wirksame Devaskularisation der nasalen Mukosa erreicht werden. Bei Patienten mit hereditärer hämorrhagischer Teleangiektasie (Osler-Erkrankung) müssen diese Behandlungen meist wiederholt durchgeführt werden (Abb. 4.6-13). Bei den übrigen Formen der Epistaxis ist eine Behandlungssitzung in der Regel ausreichend.

Mögliche Komplikationen sind meist durch eine Partikeleinbringung in nutritive Gefäße verursacht. Besonders kritisch ist die Injektion von PVA über Kollateralgefäße in die A. centralis retinae, die zur Erblindung des betreffenden Auges führt.

Sinusvenenthrombose

Die Behandlung der Sinusvenenthrombose erfolgt primär durch PTT-wirksame **Heparinisierung**, auch wenn bereits intrazerebrale Stauungsblutungen eingetreten sind. Kommt es darunter nicht zur ausreichenden Rekanalisierung des verschlossenen Sinus, kann eine transvenöse lokale Fibrinolyse mit Urokinase oder rt-PA durchgeführt werden. Wenn nach der Teilrekanalisation eines Sinus eine symptomatische oder aufgrund von anatomischen Gegebenheiten kritische Sinusstenose verbleibt, kann diese am Sinus transversus durch Stentimplantation beseitigt werden.

Skalpfistel

Bei lazerierenden Verletzungen der Gesichts- und Kopfweichteile können direkte arteriovenöse Verbindungen entstehen. Im Verlauf von Monaten und Jahren kann es durch den AV-Shunt zu einer Hypertrophie der zuführenden Gefäße, zu varikösen Veränderungen der drainierenden Venen und zur Rekrutierung zahlreicher arterieller Gefäße aus der Umgebung der AV-Fistel kommen. Die damit verbundene Schwellung der Gesichts- bzw. Kopfweichteile kann entstellend sein. Im weiteren Verlauf können durch die Atrophie der überdehnten Haut offene Wundareale, aber auch akut lebensbedrohliche Blutungen auftreten.

Die Behandlung beginnt mit einer möglichst umfangreichen endovaskulären Shunt-Reduktion, wahlweise durch arterielle Sondierung und/oder durch Direktpunktion der erweiterten Venen. Eine dauerhafte Heilung ist bei größeren Skalpfisteln nur möglich, wenn das gesamte Gefäßkonvolut anschließend exstirpiert wird. Proximale Gefäßligaturen sind wirkungslos, behindern eine effiziente Behandlung und müssen vermieden werden.

Abb. 4.6-13. Epistaxis bei hereditärer hämorrhagischer Teleangiektasie (Osler-Erkrankung). 60-jähriger männlicher Patient. Rezidivierende Epistaxis nach früherer endovaskulärer Behandlung.
a) Die Kontrastmittelinjektion in die rechte A. carotis interna zeigt pathologische Gefäße in der Nasenschleimhaut (*).
b) Nach selektiver Partikelembolisation über die A. maxillaris waren diese Gefäße obliteriert.

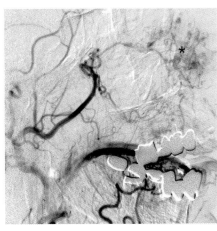
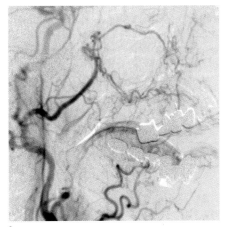

a   b

Tumorembolisation

Nach den oben beschriebenen Prinzipien sind auch juvenile Nasen-Rachen-Fibrome und Paragangliome (Glomustumoren) in den typischen Lokalisationen (Glomus tympanicum, Glomus jugulare, Glomus caroticum [Abb. 4.6-14] und Glomus vagale) einer präoperativen Embolisation zugänglich. Hier werden wahlweise PVA-Partikel oder flüssige Embolisate verwendet.

Bei der Arrosion supraaortaler Gefäße, insbesondere der Aa. carotis communis und interna, durch maligne Tumoren kann der endovaskuläre Verschluss des Gefäßes oder die Überbrückung des arrodierten Gefäßsegmentes mit einem beschichteten Stent (Stent Graft) einen lebensbedrohlichen Blutverlust verhindern.

Vertebrojuguläre Fistel

Unter einer vertebrojugulären Fistel versteht man eine angeborene oder traumatisch erworbene Verbindung zwischen der A. vertebralis und der V. jugularis interna. Hoch zervikal lokalisierte Fisteln können ein pulssynchrones Ohrgeräusch verursachen. Der endovaskuläre Fistelverschluss kann durch Einbringen eines ablösbaren Ballons in die Fistelstelle erfolgen. Alternativ kann die Fistel wahlweise von der arteriellen oder von der venösen Seite aus mit Platinmikrospiralen okkludiert werden. Darüber hinaus eignen sich vertebrojuguläre Fisteln, die in einem geraden Verlaufsabschnitt der A. vertebralis lokalisiert sind, für den Verschluss durch Überbrückung mit einem beschichteten Stent. Sowohl bei der Ballonokklusion als auch bei der Stenteinbringung muss ein Verschluss der aus der mittleren A. vertebralis entspringenden A. spinalis anterior vermieden werden.

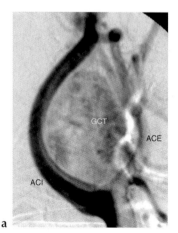 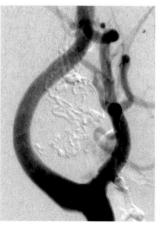

a   b

Abb. 4.6-14. Präoperative Embolisation eines Glomus-caroticum-Tumors. 48-jährige Patientin mit einer derben Schwellung der rechten Halsseite.
a) Die angiographische Kontrastmittelinjektion in die A. carotis communis (ACC) zeigt die Aufspreizung der Karotisbifurkation. Zwischen der A. carotis interna (ACI) und der A. carotis externa (ACE) besteht eine Raumforderung (GCT).
b) Durch Injektion von Histoacryl® und Lipiodol® über tumorversorgende Äste der ACE wurde präoperativ eine weitgehende Devaskularisation des Tumors erzielt.

Literatur

Brilstra EH, Rinkel GJ, van der Graaf Y et al. (1999) Treatment of intracranial aneurysms with coils: a systematic review. Stroke 30: 470–6.

Byrne JV, Guglielmi G (1998) Endovascular Treatment of Intracranial Aneurysms. Berlin, New York: Springer.

Connors JJ, Wojak JC (1999) Interventional Neuroradiology. Strategies and Practical Techniques. Philadelphia: WB Saunders.

Derdeyn CP, Barr JD, Berenstein A et al. (2003) The International Subarachnoid Aneurysm Trial (ISAT): a position statement from the Executive Committee of the American Society of Interventional and Therapeutic Neuroradiology and the American Society of Neuroradiology. AJNR 24: 1404–8.

Molyneux A, Kerr R, Stratton I et al. (2002) International Subarachnoid Aneurysm Trial (ISAT) of neurosurgical clipping versus endovascular coiling in 2143 patients with ruptured intracranial aneurysms: a randomised trial. Lancet 360: 1267–74.

Morris P (2002) Interventional and Endovascular Therapy of the Nervous System. A Practical Guide. New York: Springer.

Raabe A, Schmiedek P, Seifert V et al. (2003): German Society of Neurosurgery Section on Vascular Neurosurgery: position statement on the International Subarachnoid Hemorrhage Trial (ISAT). Zentralbl Neurochir 64: 99–103.

Raabe A, Seifert V, Schmiedek P et al. (2002) Empfehlungen zum Management nicht rupturierter intrakranieller Aneurysmen. Zentralbl Neurochir 63: 70–6.

Tomsick TA (1997) Carotid Cavernous Fistula. Cincinnati: Digital Educational Publishing, ISBN 1–882–576–13–6.

Valavanis A (ed) (1993) Interventional Neuroradiology. Berlin, New York: Springer.

Viñuela F, Halbach VV, Dion JE (eds) (1992) Interventional Neuroradiology. Endovascular Therapy of the Central Nervous System. New York: Raven Press.

Weir B, Amidei C, Kongable G et al. (2003) The aspect ratio (dome/neck) of ruptured and unruptured aneurysms. J Neurosurg 99: 447–51.

5 Schädel-Hirn-Traumata

5.1 Koma

Raimund Firsching

Vorbemerkungen

Die Begriffe Bewusstsein, Erweckbarkeit, Wachheit, geistige Wahrnehmung und Erkenntnis werden allgemein unterschiedlich aufgefasst. Auch die Umkehrung dieser Begriffe, die Bewusstlosigkeit, das Koma, die Bewusstseinstrübung werden nicht nur in unterschiedlichen Sprachen verschieden gebraucht, es hat auch in den letzten Jahrzehnten einen Bedeutungswandel des Begriffes „Koma" in der Medizin gegeben (Marshall et al. 1996). Mit den Veröffentlichungen zum Begriff „Coma" (Brihaye et al 1978; Frowein 1976) und eines „Glossary of Neurotraumatology" (Anonymus 1979) wurden erstmals Versuche einer internationalen Vereinheitlichung unternommen. Die damals formulierten Definitionen sind zwar willkürlich, spiegeln aber einen bis heute nicht infrage gestellten internationalen neurochirurgischen Konsensus wider. Sie sind daher Grundlage für die nachfolgenden Definitionen und Erläuterungen.

Definition „Koma". Koma ist bedeutungsgleich mit Bewusstlosigkeit. Bewusstlosig-keit ist der unerweckbare Zustand der geistigen Wahrnehmungslosigkeit der Umgebung und seiner selbst (Frowein et al. 1977).

Klinische Zeichen des Komas (Bewusstlosigkeit). Der bewusstlose Patient öffnet die Augen weder spontan noch auf Anruf oder Schmerzreiz. Aufforderungen werden nicht befolgt. Bewegungen auf Schmerzreiz oder spontan sind möglich (Brihaye et al 1978; Frowein 1976; Frowein et al. 1977).

Bewusstseinszustände außerhalb des Komas:
- „Bewusstseinstrübung": Definition: Zustand verminderter Wachheit und eingeschränkter Wahrnehmung. Klinische Zeichen: Der Patient kann seine Augen spontan oder auf Schmerzreize öffnen und/oder Aufforderungen befolgen. Verbale Äußerungen sind möglich. Der Patient ist nicht orientiert zu Person, Ort oder Zeit.
- „Bewusstseinsklarheit": Definition: Zustand der ungestörten Wachheit und Wahrnehmung seiner selbst und der Umgebung. Klinische Zeichen: Der Patient ist ohne Einschränkung orientiert zu Person, Ort und Zeit.

Historie

Der griechische Begriff „Koma" (fester Schlaf, Schlafsucht) bezeichnet in der Medizin Bewusstlosigkeit. Das Bewusstsein ist als geistige Wahrnehmung seiner selbst und seiner Umgebung aufzufassen (Frowein et al. 1977). Da das Bewusstsein des Patienten durch den untersuchenden Arzt nie direkt erfasst, sondern nur über Äußerungen des Patienten abgeschätzt werden kann, ist die Beurteilung des Bewusstseins an die Fähigkeit des Patienten, sich zu äußern, gebunden.

Schaltete man die Fähigkeit, sich zu äußern, pharmakologisch durch ein Muskelrelaxans isoliert aus (bei einem bewusstseinsklaren Patienten), so bliebe der Patient zwar weiter bewusstseinsklar, aber er könnte sich nicht bewegen und so sein Bewusstsein zum Ausdruck bringen. Er würde fälschlich für bewusstlos gehalten werden. Eine neurologische Störung, die ähnlich einer Curareintoxikation ausschließlich den Verlust der Willkürmotorik bewirkte, hätte denselben Effekt: Das Bewusstsein wäre nicht mehr durch den Untersucher beurteilbar. Das Bewusstsein eines Patienten kann also nur näherungsweise, in manchen klinischen Situationen überhaupt nicht abgeschätzt werden. Die klinischen Zeichen, die den Zustand der Bewusstlosigkeit anzeigen, sind willkürlich gewählt und können nur annäherungsweise gelten. Diese klinischen Zeichen haben offensichtlich in den letzten Jahrzehnten eine Wandlung durchgemacht. Zunächst bezeichnete man mit Koma den Zustand des Patienten, der äußere Stimuli nicht spüre und daher nicht darauf reagierte und keine Spontanaktivitäten des Nervensystems zeigte (Gwinn et al. 1986).

Differenziertere Darstellungen der Bewusstseinstörungen aus medizinischer Sicht wurden nach dem 2. Weltkrieg zunächst von Tönnis (1959) und von Plum und Posner (1966) publiziert.

Inzwischen hat sich die Bedeutung des Begriffes Koma gewandelt. Allgemein verstehen Kliniker darunter einen Zustand der Unerweckbarkeit, in dem der Patient die Augen nicht öffnet und Aufforderun-

Tab. 5.1-1. Verschiedene Skalen zur Komagraduierung

Glasgow Coma Scale (GCS) (Teasdale u. Jennett 1976)	**Augen öffnen:**	
	• spontan:	4 Punkte
	• auf Ansprache:	3 Punkte
	• auf Schmerzreiz:	2 Punkte
	• gar nicht:	1 Punkt
	Beste sprachliche Äußerung:	
	• orientiert:	5 Punkte
	• verwirrt:	4 Punkte
	• unangemessen:	3 Punkte
	• unverständliche Laute:	2 Punkte
	• keine:	1 Punkt
	Beste motorische Antwort der Arme	
	• befolgt Aufforderungen:	6 Punkte
	• lokalisiert Schmerzen:	5 Punkte
	• zurückziehende Bewegung:	4 Punkte
	• Beugesynergismen:	3 Punkte
	• Strecksynergismen:	2 Punkte
	• keine:	1 Punkt
Summe GCS	mindestens 3, maximal 15	
Brüsseler Komagrad (BCG) (Brihaye et al. 1978)	**Bewusstseinsklarheit:** orientiert ohne Einschränkungen	
	Bewusstseinstrübung: nicht orientiert, Augen werden geöffnet (spontan oder auf Anruf oder Schmerzreiz) oder Aufforderungen werden befolgt	
	Bewusstlosigkeit (Koma): Augen werden weder spontan noch auf Anruf oder Schmerzreiz geöffnet, Aufforderungen werden nicht befolgt	
	• Grad I:　Koma ohne neurologische Krankheitszeichen	
	• Grad II:　Koma und Seitenzeichen, Anisokorie, Hemiparese	
	• Grad III:　Koma und Strecksynergismen	
	• Grad IV:　Koma und lichtstarre Pupillen	

gen nicht nachkommt (Marshall u. Marshall 1996). Eine erste Klassifizierung der Bewusstseinsstörungen in einem Punktesystem (Score) zwischen 3 und 14 Punkten wurde 1974 von Teasdale und Jennett vorgeschlagen (Teasdale u. Jennett 1974). Wesentlich und neu waren hierbei die Unterscheidung und Qualifizierung der drei Kategorien: Augenöffnen, verbale Äußerungen und Motorik. Zwei Jahre später wurde eine zusätzliche Unterscheidung der motorischen Bewegung in Beugemassenbewegungen und wegziehende Bewegungen auf Schmerzreiz hinzugefügt, womit sich die Skala auf 15 Punkte erweiterte (Teasdale u. Jennett 1976; Tab. 5.1-1). Diese nüchterne Zuordnung von Punkten ergab eine hohe Zuverlässigkeit und Konstanz auch bei unterschiedlichen Untersuchern. Sie ermöglichte auch die vereinfachte Erfassung eines komplizierten neurologischen Befundes für elektronische Datenverarbeitung. Die „Glasgow Coma Scale" (GCS) hat seit 3 Jahrzehnten weltweite Akzeptanz gefunden. Die Skala wurde in Deutschland in die Protokollbögen der Notärzte aufgenommen und hat sich in der Dokumentation im deutschen Rettungswesen etabliert.

In der praktischen Anwendung ergeben sich jedoch auch Schwierigkeiten. Zunächst fehlt der GCS jedwede Definition des Begriffes „Koma". In späteren Publikationen (Briggs et al. 1984) wird zwar eine GCS-Punktzahl von 3 bis 7 dem Koma gleichgesetzt. Damit entfällt aber für eine sog. „Koma"-Skala ein großer Bereich (mindestens GCS 9 bis 15) auf Zustände, bei denen keine Bewusstlosigkeit anzunehmen ist.

Gar nicht berücksichtigt wurde 1974 bei der Erstellung der GCS ein Phänomen, über das zwar schon seit 1966 berichtet wurde, das jedoch selten zu beobachten war (Bronisch 1969; Butenuth 1970; Duven u. Kollrack 1970; Frowein 1969; Mantz 1966; Müller 1966; Rohrer 1969; Robert u. Mumenhaler 1977; Ropper 1984; Schneider 1970): Mit der Verbesserung der Intensivmedizin wurde es erforderlich, ein **Konzept des Hirntodes** zu entwickeln. Dabei wich man bald von der ursprünglichen Gleichsetzung mit dem Funktionsverlust (vollständig, zweifelsfrei, unwiederbringlich) des gesamten ZNS ab (Harvard-Kriterien; Beecher 1968) und bezog sich nur auf das intrakranielle ZNS. Demnach widerspricht eine Restaktivität von zentralnervösen Neuronen kaudal der Ebene des Hinterhauptsloches dem Hirntodkonzept nicht. In wenigen Einzelfällen konnte also nach dem Nachweis des Hirntodes nicht nur das Phänomen von reflektorischen Abwehrbewegungen auf Schmerzreize, sondern auch das der Spontanbewegungen auf spinalem Niveau beobachtet werden.

Cave: Da dem Hirntodkonzept das Vorhandensein spinal vermittelter Spontanbewegungen nicht widerspricht, kann das Phänomen der motorischen Bewegung nicht als Kriterium zur Differenzierung von Bewusstseinszuständen herangezogen werden.

Da im Hirntod also „zurückziehende Bewegungen" beobachtet wurden, sind im Hirntod noch 6 Punkte auf der GCS erreichbar.

Praktischer Hinweis: Eine äußerlich nachvollziehbare Unterscheidung, ob eine „zurückziehende Bewegung auf Schmerzreiz" spinal oder zerebral gesteuert wird, ist nicht sicher möglich.

Da bei mehr als 7 Punkten auf der GCS (je nach Auffassung auch mehr als 8) keine Bewusstlosigkeit mehr anzunehmen ist, wird offensichtlich, dass die GCS inhaltlich weniger eine gute Einteilung des Komas darstellt, sondern zum Großteil nichtkomatöse Zustände differenziert. Dies mag auch die immer wieder nachgewiesene, relativ geringe prognostische Wertigkeit der GCS in der Frühphase ver-

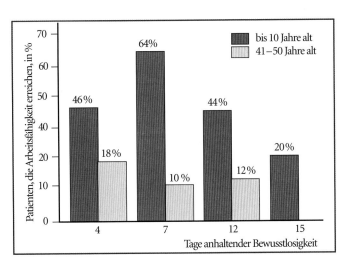

Abb. 5.1-1. Verhältnis zwischen Komadauer und später erlangter Arbeitsfähigkeit in Prozent der jeweiligen Subgruppe. Verlaufsbeobachtung bei 339 Überlebenden einer schweren Schädel-Hirn-Verletzung mit einer Bewusstlosigkeit von mindestens 24 Stunden (aus Frowein und Firsching 1990).

ständlich. In Deutschland fand man sogar innerhalb von 256 Traumapatienten mit dem besten GCS zwischen 3 und 7 am Aufnahmetag, dass der formal schlechteste Punktrang (GCS 3) kollektiv gesehen eine bessere Prognose hatte als GCS-Werte von 4 und 5 (Moskopp et al. 1995).

Eine weitere Schwierigkeit im Umgang mit der GCS ist die Beurteilung der Punktsumme, die bei höheren Summenzahlen sehr unterschiedliche Krankheitszeichen beschreiben können. Die Möglichkeiten, aus denen sich ein „Summenscore" von 10 Punkten zusammensetzt, können in der Praxis eine hohe Querschnittslähmung bei guter Bewusstseinslage bedeuten, gleichzeitig aber auch eine hochgradige Bewusstseinstrübung ohne Querschnittssymptomatik.

Neben der Atemfunktion ist bei Bewusstlosigkeit die **Pupillenfunktion** von höchster klinischer Tragweite. Diese wird innerhalb der GCS nicht berücksichtigt. Es hat daher weitere Bemühungen gegeben, Bewusstseinsstörungen zu klassifizieren und zu benennen (Frowein u. Firsching 1990).

Eine erstmals durch eine internationale Forschergruppe formulierte Definition des Begriffes Koma wurde 1976 vorgeschlagen (Anonymus 1979; Brihaye et al 1978; Frowein 1976; s. Tab. 5.1-1). Andere Definitionsversuche sind bisher nicht bekannt geworden. Koma wird hier in allgemeiner Form als unerweckbarer Zustand der geistigen Wahrnehmungslosigkeit aufgefasst (Anonymus 1979). Die willkürlich definierten klinischen Zeichen, die diesen Zustand kennzeichnen, sind:

- Augen werden weder spontan noch auf Schmerzreiz geöffnet.
- Aufforderungen werden nicht befolgt.
- Bewegungen spontan oder auf Schmerzreize sind möglich.

Diese Definition des Komas gilt nicht nur nach Schädel-Hirn-Verletzungen oder bei einer neurologischen Erkrankung, sondern grundsätzlich und uneingeschränkt. Sie stellt auch eine Spezifizierung der für die Subarachnoidalblutungen wichtigsten und verbreitetesten Risikoklassifizierung nach Hunt und Hess dar, in der der Stufe V „tiefes Koma" zugeordnet wird, ohne dass der Begriff Koma selbst definiert wird. Die Komagrenze dürfte nach der Originalpublikation mitten durch den Hunt-und-Hess-Grad IV laufen.

> Eine einheitliche Definition der klinischen Zeichen ist von fundamentaler Bedeutung, da das Krankheitszeichen Koma isoliert betrachtet das Zeichen mit der schlechtesten Prognose aller neurologischen Symptome darstellt.

Koma ist neben der Hirnnervenareflexie und der Apnoe die wesentliche Voraussetzung für die Feststellung des Hirntodes. Daher muss jeder Neurochirurg in der Lage sein, das Krankheitszeichen Koma zu erkennen.

Prognose

Im langjährigen Untersuchungen von großen Zahlen Schädel-Hirn-Verletzter konnte gezeigt werden, dass bei solchen Verletzten, die über 48 h bewusstlos bleiben, eine zehn- bis 100fach höhere Letalität zu erwarten ist als bei Patienten, die innerhalb von 48 h beginnen, die Augen zu öffnen (Frowein u. Firsching 1990). Die maximal mögliche Dauer der Bewusstlosigkeit, ab der keine Erholung mehr wahrscheinlich ist, ist altersabhängig (Abb. 5.1-1). Es zeigt sich, dass Kinder unter 10 Jahren bei gleicher Komadauer eine schlechtere Prognose haben als junge Erwachsene, die wiederum bei gleicher Komadauer eine bessere Prognose hatten als alte Menschen.

Abgrenzung des Komas von koma-ähnlichen Syndromen

Komaähnliche Zustände haben eine Vielzahl von Bezeichnungen erhalten: Katatonie, zerebraler Mutismus, Sopor, Stupor etc. (Muller 1976). Das **apallische Syndrom** (Gerstenbrand 1967), in der angelsächsischen Literatur als „Persistent vegetative State" (Jennett u. Plum 1972) bezeichnet, meint Patienten, die nicht auf ihre Umwelt reagieren, die Spontanatmung ist in der Regel erhalten. Blickfolgebewegungen sind meist nicht möglich. Es zeigt sich jedoch ein Schlaf-Wach-Rhythmus, mit geöffneten oder geschlossenen Augen.

> Die Tatsache, dass im apallischen Syndrom die Augen geöffnet werden, widerspricht der willkürlichen Festlegung, dass die Unfähigkeit zur Augenöffnung ein klinisches Zeichen des Komas wäre.

Damit sind das apallische Syndrom, „**Coma vigile**", „Persistent vegetative State" nicht als komatöse Zustände zu bezeichnen. Dies begründet sich aus der Überlegung, dass Koma die Voraussetzung der Unerweckbarkeit beinhaltet. Das Augenöffnen der apallischen Patienten zeigt zumindest einen klinisch feststellbaren Grad der Wachheit. Damit kann eine generelle Wahrnehmungslosigkeit zumindest seiner selbst bei dem Patienten nicht unterstellt werden. Da sich diese Patienten jedoch infolge ihrer neurologischen Störungen nicht äußern können, kann das Ausmaß ihres Bewusstseins nicht ergründet werden. Sie fallen somit in die grobe Kategorie der Bewusstseinstrübung.

Ursachen der Bewusstlosigkeit

In neuropathologischer und histopathologischer Hinsicht gibt es unterschiedliche Auffassungen. Während Oppenheimer (1968) die Ansicht vertrat, Bewusstlosigkeit werde durch eine Störung innerhalb des Hirnstammes verursacht, vertrat die Gruppe um Adams (1977) die Auffassung, Bewusstlosigkeit sei Folge einer diffusen allgemeinen Hirnschädigung, die v. a. in der weißen Substanz zu suchen wäre.

Neuere radiologische Untersuchungen sprechen eher dafür, dass ein lang andauerndes Koma durch eine **Schädigung des Hirnstammes** und nicht der weißen Substanz der Hemisphären hervorgerufen wird (Firsching et al. 2001).

Als äußere Ursachen einer Bewusstlosigkeit werden die **primären** Hirnschädigungen (Trauma, Blutung, Liquorzirkulationsstörungen) von **sekundären** (Hypoxie infolge vorübergehenden Herz-Kreislauf-Stillstandes, CO-Vergiftung) getrennt. Andere Ursachen der Bewusstlosigkeit sind z. B. das endokrine und metabolische Koma sowie Intoxikationen und die Hypothermie.

Die Ursache der Bewusstlosigkeit ist von entscheidender Bedeutung für das diagnostische Vorgehen bei der Feststellung des Hirntodes (Wissenschaftlicher Beirat 1998; s. Kap. 16.6).

Literatur

Adams H, Mitchell DE, Graham DI et al. (1977) Diffuse brain damage of immediate impact type. – Its relationship to „primary brainstem damage" in head injury. Brain 100: 489–502.

Anonymus (1979) Glossary of neurotraumatology. Acta Neurochir (Wien) Suppl. 25: 60.

Beecher HK (1968) A definition of irreversible coma: report of the Ad Hoc Commitee of the Harvard Medical School to examine the definition of brain death. JAMA 205: 307–40.

Brihaye J, Frowein RA, Lindgren S et al. (1978) Report on the meeting of the W.F.N.S. Neuro-Traumatology Committee, Brussels, 19.–23. September 1976. Acta Neurochir (Wien) 40: 181–6.

Briggs M, Clarke P, Crockard A et al. (1984) Guidelines for initial management after head injury in adults. Suggestions from a group of neurosurgeons. Br Med J 288: 983–5.

Bronisch FW (1969) Zum Reflexverhalten im Hirntod. Nervenarzt 40: 592–3.

Butenuth J, Schneider H, Schneider V (1970) Spinale Mechanismen in einem Fall von Hirntod nach Cyanidvergiftung. Dtsch Z Nervenheilk 197: 255–84.

Duven HE, Kollrack HW (1970) Areflexie: kein obligatorisches Symptom bei dissoziiertem Hirntod. Dtsch Med Wochenschr 95: 1346–8.

Firsching R, Woischneck D, Klein S et al. (2001) Classification of severe head injury based on magnetic resonance imaging. Acta Neurochir (Wien) 143: 263–71.

Frowein RA (1969) Diskussion: Reflexverhalten beim Hirntod. In: Penin H, Käufer C (Hrsg) Der Hirntod. Stuttgart: Thieme; 113–4.

Frowein RA (1976) Classification of coma. Acta Neurochir (Wien) 34: 5–10.

Frowein RA, Firsching R (1990) Classification of head injury. In: Vinken PJ, Bruyn GW (eds) Handbook of Clinical Neurology, Vol 57, Revised Series Vol 13. Amsterdam: Elsevier Science Publishers; 101–22.

Frowein RA, Karimi A, Nittner K et al. (1977) Verletzungen des Kopfes. In: Zenker R, Deucher F, Schink W (Hrsg) Chirurgie der Gegenwart. München, Wien: Urban & Schwarzenberg; 1–80.

Gerstenbrand F (1967) Das traumatische apallische Syndrom. Wien: Springer.

Gwinn RP, Swanson CE, Goetz PW (eds) (1986) Coma. Encyclopedia Britannica. 15th ed. Chicago, Auckland, Geneva: 477–8.

Hunt WE, Hess RM (1968) Surgical risk as related to time of intervention in the repair of intracranial aneurysms. J Neurosurg 28: 14–20.

Jennett B, Plum F (1972) Persistent vegetative state after brain damage. A syndrome in search of a name. Lancet i: 734–7.

Kelly DF, Niklas DL, Becker DP (1996) Diagnosis and treatment of moderate and severe head injuries in adults. In: Youmans JR (ed). Neurological Surgery, Vol 3. 4ᵗʰ ed. Philadelphia, London, Toronto: Saunders; 1618–718.

Mantz JM, Storck JD, Tempe JB et al. (1966) Le coma dépassé. In: Paget M, Hartmann L (eds) Les Comas, Etudes Cliniques et Biologiques. Paris: L'Expansion; 235.

Marshall LF, Marshall SB (1996) Differential diagnosis of altered states of consciousness. In: Youmans JR (ed) Neurological Surgery, Vol 1. 4th ed. Philadelphia, London, Toronto: Saunders; 61–70.

Moskopp D, Stele C, Wassmann H (1995) Problems of the Glasgow Coma Scale with early intubated patients. Neurosurg Rev 18: 253–7.

Müller HR (1966) Zur Problematik der flachen Hirnstromkurve und der Diagnose „Hirntod" nach akuter zerebraler Anoxie. Med Klin 61: 1955–9.

Muller GE (1976) Classification of head injuries. In: Vinken PJ, Bruyn GW (eds) Handbook of Clinical Neurology, Vol 23: Injuries of the brain and skull, Part. I. Amsterdam: North-Holland Publishing Co; 1–22.

Oppenheimer DR (1968) Microscopic lesions in the brain following head injury. J Neurol Neurosurg Psychiatry 31: 299–306.

Plum F, Posner JB (eds) (1980) The Diagnosis of Stupor and Coma. 3rd e. Philadelphia: FA Davis Co.

Robert F, Mumenthaler M (1977) Kriterien des Hirntodes. Schweiz Med Wochenschr 107: 335–41.

Rohrer H (1969) Elektromyographie und Todzeitbestimmung? In: Penin H, Käufer C (Hrsg) Der Hirntod. Stuttgart: Thieme; 86–8.

Ropper AH (1984) Unusual spontaneous movements in brain-dead patients. Neurology 34: 1089–92.

Schneider H (1970) Hirntod und „moelle isolée". Dtsch Med Wochenschr 95: 1538.

Teasdale G, Jennett B (1974) Assessment of coma and impaired consciousness. A practical scale. Lancet ii: 81–4.

Teasdale G, Jennett B (1976) Assessment of coma after head injury. Acta Neurochir (Wien) 34: 45–55.

Tönnis W (1959) Pathophysiologie und Klinik der intrakraniellen Drucksteigerung. In: Olivecrona H, Tönnis W (Hrsg) Handbuch der Neurochirurgie, Band I/1. Berlin, Göttingen, Heidelberg: Springer; 304–445.

Wissenschaftlicher Beirat der Bundesärztekammer (Hrsg) (1998) Richtlinien zur Feststellung des Hirntodes. Dritte Fortschreibung 1997 mit Ergänzungen gemäß Transplantationsgesetz (TPG). Dt Ärztebl 95: B-1509–16

5.2 Allgemeines zum Schädel-Hirn-Trauma

Raimund Firsching

Inhalt

Definition

Unter einem Schädel-Hirn-Trauma (SHT) versteht man eine durch äußere Gewalteinwirkung entstandene strukturelle Verletzung des Schädels und/oder des Gehirns mit oder ohne nachweisbare Hirnfunktionsstörung.

Praktischer Hinweis: Wenn ein Patient nach Trauma einmal bewusstlos war, sollte man nur dann von „fehlenden Zeichen einer Hirnverletzung" sprechen, wenn dies auf einer angemessenen diagnostischen Ebene ausgeschlossen wurde (CT, MRT, neuropsychologische Tests).

Das Kriterium für ein **offenes SHT** besteht in der Verletzung der liquorumhüllenden Hirnhäute; praktisch spricht man also von einer offenen Verletzung, wenn die Dura ebenfalls verletzt ist. Die **Schwere eines SHT** wird bestimmt durch die Art und Dauer der neurologischen Störung (Frowein et al. 1977; Tönnis u. Loew 1953).

Historie

Verletzungen des Schädels wurden bereits an prähistorischen Funden gesehen. Schon seit vorchristlicher Zeit aus Ägypten und insbesondere seit dem 16. Jahrhundert (Paré) gibt es ausführliche Berichte und Empfehlungen zur Behandlung (Frowein u. Firsching 1990). Es ist bemerkenswert, dass die älteren Einteilungen die Dauer der Funktionsstörungen berücksichtigen. Commotio, Contusio und Compressio werden seit dem 17. Jahrhundert unterschieden.

Während in England die posttraumatische Amnesie als Maßstab für eine Hirnschädigung empfohlen wurde, wurde in Deutschland in der Zeit nach dem 2. Weltkrieg die Dauer sämtlicher neurologischer Störungen zur Grundlage für die Beurteilung der Hirnschädigungen angesehen. Eine teilweise noch gebräuchliche Einteilung von Tönnis und Loew (1953) unterteilt Hirnschädigungen in:
- **Grad I:** vollständig reversibel innerhalb von 4 Tagen, einschließlich vegetativer Störungen
- **Grad II:** Rückbildung innerhalb von 3 Wochen
- **Grad III:** persistierende Störungen über die 3. Woche hinaus

Versuche, die Hirnfunktionsstörungen zum Untersuchungszeitpunkt abzuschätzen, wurden durch einen Vorschlag von Teasdale und Jennett (1974) angestoßen. Sie schlugen eine Punkteskala zur Klassifizierung eines momentanen neurologischen Befundes vor, die „Glasgow Coma Scale" (GCS). Die GCS beinhaltet eine Differenzierung in 3 bis 14 Punkte, die 1976 auf 15 Punkte erweitert wurde (Teasdale et al. 1976). Diese Klassifizierung erwies sich als zuverlässig reproduzierbar auch in unterschiedlichen Untersuchungen und von prognostischer Bedeutung.

Die wichtigste Hirnfunktionsstörung ist die Bewusstlosigkeit (= Koma) (s. Kap. 5.1). Eine Definition von Koma wurde 1976 als „Brüsseler Komagrad" vorgeschlagen, die besonders in der Notversorgung auch ohne Punkteskala praktikabel ist (Brihaye et al. 1978; Frowein 1976).

Epidemiologie

In der Bundesrepublik Deutschland wurden 1996 auf 100.000 Einwohner 340 SHT behandelt (Firsching et al. 2001). Es handelt sich hierbei aber um eine sehr allgemeine Angabe: Da bei der Erhebung keine Unterscheidung der Bewusstseinslage und der Dauer einer Störung getroffen wurde, ist die Zahl der leichten, mittleren und schweren SHT bis auf den heutigen Tag ungewiss. In einer örtlich definierten Studie konnte man schätzen, dass jährlich ca. zehn schwere SHT mit anhaltender Bewusstlosigkeit auf 100.000 Einwohner anfallen (Bouillon et al. 1998). Das SHT gilt als häufigste Todesursache im Kindesalter.

Symptome

Es werden äußere Verletzungen der Kopfhaut, des Knochens und der Hirnhaut von den Verletzungen des Gehirns differenziert. Daraus ergeben sich die unterschiedlichen Symptome:
- Schwellung bzw. Blutung aus einer Verletzung der Kopfhaut, Blutung aus Nasen- und Rachenraum oder Gehör-

gang; der offensichtliche Austritt von Liquor aus dem Nasen-Rachen-Raum oder dem Gehörgang bzw. Austritt von Hirngewebe sind ein sicheres Zeichen für ein offenes SHT.

- Die neurologischen Symptome einer Hirnschädigung sind Bewusstseinstörung, Anfälle, vegetative Regulationsstörungen, Lähmungen und ggf. andere Hirnfunktionsstörungen.
- Das schwerwiegendste Symptom ist die Bewusstlosigkeit.

Die Differenzierung eines SHT gegenüber einer inneren Erkrankung ist häufig am ehesten durch die sorgfältige Erhebung der Vorgeschichte möglich. Es ist die Pflicht des Arztes, der Frage nachzugehen, ob ein offensichtliches SHT Folge einer Bewusstseinsstörung aus internistischer Ursache ist, die zu einem Sturz bzw. Unfall geführt hat.

Als **traumaunabhängige Ursache für Bewusstlosigkeit** kommen infrage: Anfallsleiden, intrazerebrale Blutung, Subarachnoidalblutung, Schlaganfall, Venenthrombose, Herzerkrankungen, Hirntumor, entzündliche Erkrankung, akuter Verschlusshydrozephalus, endokrine und metabolische Störungen, Intoxikationen und Hypothermie (s. unten).

Diagnostik der Schädel-Hirn-Verletzung

Die Versorgung Schädel-Hirn-Verletzter Patienten gliedert sich in Diagnostik und Therapie. Anhand der Akutversorgung dieser lebensbedrohlich Verletzten lässt beispielhaft die Relativität evidenzbasierter Methoden erkennen: Die notwendige Reihenfolge der zu ergreifenden Maßnahmen ist größtenteils wissenschaftlich nicht eindeutig bestimmt (mittels der anerkannten Methoden prospektiver doppelblinder randomisierter kontrollierter Studien) (Brain Trauma Foundation 1995). Allerdings wird die Notwendigkeit, ein akutes epidurales Hämatom bei beginnenden Zeichen der Einklemmung zu entlasten, derart uneingeschränkt von allen neurochirurgischen Kollegen getragen, dass

sie nicht mehr in Frage gestellt und als gesichert angenommen wird (Fernandez et al. 1997).

Die spezifische Diagnostik bei Verdacht auf SHT erfordert zunächst eine auf das Wesentliche beschränkte **körperliche** und **neurologische Untersuchung**. Untersucht werden Atmung, Herz-Kreislauf-Funktion und äußere Verletzungszeichen. Bei der neurologischen Untersuchung eines Verletzten mit Bewusstseinsstörung müssen die Bewusstseinslage, die Pupillenfunktion und die Motorik dokumentiert werden. Das weitere diagnostische Vorgehen unterscheidet sich je nach Bewusstseinslage des Verletzten und Begleitverletzungen. Die Indikationen zur stationären Aufnahme sind in Tabelle 5.2-1 und für die Indikationen zu einem Schädel-CT in Tabelle 5.2-2 dargestellt.

Diagnostik bei Bewusstseinsklarheit

Der bewusstseinsklare Patient ist bei der Untersuchung zu Ort, Zeit und Person orientiert. Bestehen Symptome wie Übelkeit oder Erbrechen, zeigen sich auch nur minimale äußere Verletzungszeichen (Beulen, Schrammen am Kopf) oder gibt es irgendwelche Zweifel bezüglich der geklagten Schädel-Hirn-Verletzung (z. B. bei einem verwirrten Patienten), so ist – in Einrichtungen, in denen kein Schädel-CT verfügbar ist (Fernandez et al. 1997) – mindestens eine Röntgenübersichtsaufnahme des Schädel in zwei Ebenen angezeigt, ggf. mit Hinterhaupteinstellung

Tab. 5.2-1. Kriterien für die stationäre Aufnahme bei Verdacht auf Schädel-Hirn-Trauma

- Bewusstseinstrübung oder Bewusstlosigkeit oder andere neurologische Störungen, auch wenn sie nur flüchtig waren
- offene Schädel-Hirn-Verletzung
- Schädelfraktur
- Liquorfistel
- behandlungspflichtige andere Störungen
- im Zweifelsfall

(sog. Towne-Projektion). Wenn ein Schädel-CT durchgeführt wird, ist routinemäßig keine zusätzliche Röntgenübersichtsaufnahme erforderlich. Bei Nachweis von intrakranieller Luft liegt ein offenes SHT vor. Bei Bewusstseinsklarheit muss, wenn eine Fraktur in der Röntgenschädelaufnahme gefunden wird, eine Schädel-CT-Untersuchung angeschlossen werden oder, wenn nicht verfügbar, eine engmaschige klinische Überwachung stattfinden. Wenn möglich, erfolgt die Verlegung in eine neurochirurgische Klinik.

Diagnostik bei Bewusstseinstrübung

Können Fragen zu Person, Ort und Zeit nicht präzise beantwortet werden, obgleich der Patient noch in der Lage ist, zumindest die Augen spontan, auf Anruf oder Schmerzreiz zu öffnen oder Aufforderungen zu befolgen, so liegt eine Bewusstseinstrübung vor. In diesem Fall sowie bei einem Krampfanfall oder Lähmungen nach einem SHT muss durch ein Schädel-CT eine operationspflichtige intrakranielle Verletzungsfolge entweder ausgeschlossen oder nachgewiesen und sofort behandelt werden.

Tab. 5.2-2. Indikation für eine Schädel-CT-Untersuchung bei Schädel-Hirn-Trauma

- Bewusstlosigkeit
- Bewusstseinstrübung bzw. zunehmende Eintrübung
- neurologische Störungen
- Krampfanfall
- Schädelfraktur
- offene Schädel-Hirn-Verletzung, penetrierende Verletzungen
- Verdacht auf Liquorfistel
- Differenzialdiagnose zu Alkohol- oder anderen Intoxikationen
- im Zweifelsfall
- Verlaufs-CT bei anhaltender Bewusstlosigkeit oder fehlender Erholung innerhalb von 12 h empfehlenswert

Auch bei leichter Bewusstseinstrübung sollte möglichst ein Schädel-CT durchgeführt werden, damit Kontusionen dokumentiert werden können und ggf. eine Verlaufsbeobachtung ermöglicht wird.

Diagnostik bei Bewusstlosigkeit (Koma)

In allen Fällen primärer und/oder sekundärer Bewusstlosigkeit nach SHT ist nach Intubation und Erstversorgung ein CT des Schädels dringlich. Ebenfalls dringlich ist das CT bei Bewusstseinstrübung mit Tendenz zur Verschlechterung. Es sollte nicht mehr als 1 h zwischen Unfall und erstem CT vergehen, da chirurgisch relevante Blutungen nach einem Unfall ab der 2. Stunde zu erwarten sind (Firsching et al. 1997; Frowein u. Firsching 1990). Große raumfordernde subdurale Hämatome, die sich in der 1. Stunde entwickeln, werden in der Regel wegen der begleitenden Hirngewebeverletzungen nicht überlebt. Epidurale Hämatome erreichen in der Regel erst nach 1 h raumfordernden Charakter. Allerdings ist die Entlastung ab der 2. Stunde dringlich, da mit zunehmendem Intervall die Letalität steigt.

Ist ein erstes CT des Schädels unauffällig und hält die Bewusstlosigkeit dennoch an, so ist ein erneutes CT nach etwa 6–8 h oder sofort erforderlich, wenn klinische Zeichen der Verschlechterung beobachtet werden: Pupillenstörungen, Paresen oder Strecksynergismen. Bei anhaltender Bewusstlosigkeit sollte ein Kontroll-CT nach 6–12 h erfolgen, da die Wahrscheinlichkeit einer Größenzunahme oder Neuentstehung intrakranieller Hämatome (Kontusion, epidurales Hämatom) am ehesten in diesem Zeitraum zu erwarten ist (Frowein et al. 1991).

Die Differenzialdiagnosen der Bewusstlosigkeit (Koma) infolge eines primären SHT sind: intrakranielle Hämatome aufgrund internistischer Ursachen, Tumoren, Liquorzirkulationsstörungen, endokrines oder metabolisches Koma, Intoxikation, Hyper- oder Hypothermie, entzündliche Erkrankungen, Durchblutungsstörung und hypoxischer Hirnschaden.

Diagnostik bei Verdacht auf Mehrfachverletzungen des bewusstlosen Patienten

Der ansprechbare Mehrfachverletzte kann oft selbst wichtige Hinweise bezüglich Funktionsstörungen und Schmerzen geben. Bei Bewusstlosigkeit müssen die vom Arzt als notwendig erachteten diagnostischen Maßnahmen in einer Reihenfolge durchgeführt werden, die ihrer Dringlichkeit entspricht. Folgende Rangordnung ist bei Bewusstlosigkeit mit Verdacht auf Mehrfachverletzungen angezeigt (Fernandez et al. 1997):

1. Bei Bewusstlosigkeit wird der Patient intubiert, ggf. beatmet. Er wird auskultiert, bei Pneumothorax oder Hämatothorax wird eine Drainage gelegt.
2. Offensichtliche Blutungen werden sofort gestillt: Tourniquet an Extremitäten, Tamponade im Nasen-Rachen-Raum, Kompressionsverband.
3. Die Herz-Kreislauf-Funktion wird durch großlumige intravenöse Zugänge zur Volumensubstitution und Medikamentengabe aufrechterhalten.
4. „Innere Blutungen" in große Körperhöhlen (Schädelinnenraum, Thorax, Abdomen) sind sofort entweder zu identifizieren oder auszuschließen. Am besten geeignet, weil am wenigsten zeitaufwendig, ist hierfür ein Spiral-CT für alle drei Körperhöhlen. Ersatzweise können eine Röntgenaufnahme des Thorax und ein Sonogramm des Abdomens angefertigt werden. Ein CT des Schädels ist jedoch unabdingbar. Da sowohl intrakranielle als auch intrathorakale oder intraabdominelle Blutungen unmittelbar lebensbedrohlich sein können und sofort behandelt werden müssen (verzögertes Auftreten im Einzelfall!), richtet sich die Reihenfolge der Untersuchung nach Hinweisen aus dem Unfallhergang, dem ersten Untersuchungsbefund und vor allem den Kreislaufwerten: Bei stabiler Herz-Kreislauf-Funktion und regelrechter Beatmung hat das Schädel-CT beim bewusstlosen Verletzten Vorrang vor der Untersuchung anderer Organe.

5. Die Diagnostik von nicht unmittelbar vital bedrohlichen Verletzungen (Extremitätenverletzungen, Mittelgesichtsfrakturen, Wirbelsäulen- und Beckenfrakturen, Schädelbasisfrakturen, Verletzungen des Urogenitalsystems, Augenverletzungen, Pfählungsverletzungen, Stichverletzungen) erfolgt nach Ausschluss bzw. Nachweis einer Blutung in die großen Körperhöhlen.
6. Nach der Akutphase: Weitere Untersuchungen nach SHT werden mit aufgeschobener Dringlichkeit nach Stabilisierung des Zustandes des Patienten durchgeführt.

Für frontobasale Verletzungen ist ein Knochen-CT des Schädels in Knochenausspielung und eine CISS-Sequenz der Kernspintomographie zum Nachweis einer Flüssigkeitsstraße angezeigt (CISS = constructive interference steady state). Die Isotopendiagnostik und die CT-Zisternographie scheinen nun durch die Kernspintomographie abgelöst zu werden. Bei Verdacht auf Hirnabszess in der Folge eines SHT sind ein Kontrastmittel-CT sowie laborchemische Untersuchungen erforderlich. Ein EEG ist bei einem Verdacht auf Anfallsleiden angezeigt.

Therapie

Operative Maßnahmen bei Schädel-Hirn-Trauma

Nach Diagnose eines intrakraniellen raumfordernden Hämatoms (epidural, subdural oder seltener intrazerebral), Sicherstellung von Atmung und Kreislauf, ggf. Intubation und möglichst Anlage eines zentralen Venenkatheters ist ggf. eine Operation angezeigt (Tab. 5.2-3). Für Einzelheiten siehe entsprechende Kapitel (5.3 bis 5.6). Nach Entlastung eines Hämatoms kommen als weitere operative Maßnahmen in Betracht:

Dekompressionskraniektomie (s. Kap. 4.2). Bei zunehmenden neurologischen Störungen (Koma mit Anisokorie, Hemiparese, Strecksynergismen, lichtstarren Pupillen) wurde in Einzelfällen nach gro-

Tab. 5.2-3. Allgemeine Indikationen für einen neurochirurgischen Eingriff bei Schädel-Hirn-Trauma

- intrakraniell raumfordernde Blutung, soweit mit vertretbarem Risiko erreichbar

- offene Impressionsfrakturen (cave: venöse Sinus)

- geschlossene Impressionsfrakturen mit raumforderndernder Auswirkung

- frontobasale Frakturen und Liquorfistel (mit aufgeschobener Dringlichkeit, soweit es neurologischer und allgemeiner Befund erlauben)

- in der Regel penetrierende Verletzungen

Tab. 5.2-4. Empfehlung zur intensivmedizinischen Behandlung nach Schädel-Hirn-Verletzung mit Bewusstlosigkeit

- gezielte Überwachung des zerebralen Perfusionsdruckes (CPP)

- Beeinflussung des CPP durch Senkung des intrakraniellen Druckes (ICP) oder Anhebung des Blutdruckes

- Vermeidung extremer Hyperventilation

- Normovolämie

- hinreichende kalorische Versorgung

- Sedierung: Benzodiazepine, Opioide und andere

- Oberkörperhochlagerung bis 30°

- 2-stündliche Umlagerung und Dekubitusprophylaxe (je nach Begleitverletzungen)

ßer Trepanation mit Entfernung des Kalottenstückes über Erfolge berichtet. Es ist Gegenstand wissenschaftlicher Untersuchungen, welche Patientengruppe zu welchem Zeitpunkt von dieser Maßnahme profitiert.

Ist bei Bewusstlosigkeit nach SHT eine Anisokorie aufgetreten und ist eine Röntgendiagnostik nicht verfügbar, so ist eine Trepanation auf der Seite der Okulomotoriusparese im Nofall gerechtfertigt (ggf. Krönlein-Schema, s. Kap. 5.3).

Drucksonden. Formal werden verschiedene Sonden zur Messung des intrakraniellen Druckes unterschieden (intraventrikuläre, intraparenchymatöse, subdurale, epidurale; s. Kap. 2.5). Mit geeigneten Apparaturen kann dann der intrakranielle Druck (ICP) gemessen, aufgezeichnet, gespeichert und ggf. zu anderen biologisch repräsentativen Parametern (z. B. mittlerer arterieller Blutdruck, MAP) dauerhaft in Beziehung gesetzt werden. Der zerebrale Perfusionsdruck (CPP) berechnet sich aus der Differenz von arteriellem Mitteldruck und intrakraniellem Druck (CPP = MAP – ICP). Das Optimum des CPP und seiner Rahmenbedingung sind aktuell noch Gegenstand wissenschaftlicher Diskussionen (Lund-Konzept, Alabama-Konzept). Beeinflussen kann man den CPP entweder durch medikamentöse Anpassung des Blutdruckes oder durch Senkung des intrakraniellen Druckes (Tab. 5.2-4) (Fernandez et al. 1997). Da länger wirksame hirndrucksenkende Medikamente fehlen, ist der Effekt dieser Maßnahmen jedoch begrenzt. (s. Kap. 2.5, 2.6, 3.1).

Die Warnfunktion der ICP-Messung zum frühestmöglichen Erkennen einer verzögert auftretenden und operationspflichtigen Blutung, sodass rechtzeitig ein Verlaufs-CT angefertigt werden kann, ist ein Argument für die Implantation einer Drucksonde, insbesondere, wenn eine Sedierung wegen Begleitverletzungen (z. B. Thoraxtrauma) eine enge klinische Verlaufskontrolle erschwert. Insgesamt ist der Wert der ICP-Messung jedoch mit wissenschaftlichen Methoden („evidenzbasiert") nicht bewiesen, sodass zurzeit keine Rechtsansprüche geltend gemacht werden können, wenn sie nicht vorgenommen wurde. Die beste Methode der intrakraniellen Druckmessung ist ebenfalls umstritten. Die intraventrikuläre Messung hat den Vorteil, dass Liquor zur Druckentlastung abgelassen werden kann.

Andere intrazerebrale Messsonden. Von Messsonden, die in gesundes oder verletztes Hirngewebe eingebracht werden und punktuelle Untersuchung diverser Parameter erlauben (Sauerstoff, Lactat), wird Aufschluss über den Verlauf von Hirnverletzungen erwartet.

Inwieweit der Nutzen dieser punktuellen Messdaten für den Patienten diese invasiven Maßnahmen rechtfertigt und

eine gezielte Behandlung veranlassen kann, ist zurzeit noch Gegenstand der Forschung (s. auch Kap. 2.6).

Operative Behandlung einer Liquorfistel

Eine Liquorfistel liegt vor, wenn nach SHT aus Schädelwunden, Nase oder Ohr Liquor austritt, intrakranielle Luft oder eine Meningitis beobachtet wird. Eine posttraumatische Meningitis kann allerdings auch metastatisch antero- und retrograd sowie per Durchwanderung nach gedecktem SHT entstehen (Moskopp 1985). Das Infektionsrisiko nach offenem SHT in den ersten 4 Wochen nach SHT wird auf 3 % beziffert (Loew et al. 1981).

Operationspflichtig sind insbesondere die Verletzungen in der vorderen Schädelgrube und offene Verletzungen an der Konvexität. Die neurochirurgische Deckung ist erforderlich wegen des nicht abschätzbaren Risikos einer auch nach Latenz von Monaten und Jahren auftretenden Meningitis. Der Zeitpunkt der Deckung sollte mit aufgeschobener Dringlichkeit (nicht im akuten Zustand der Bewusstlosigkeit) gewählt werden, da das traumatisch geschwollene oder ödematöse Hirngewebe die Versorgung erschwert (Loew at al. 1981).

Die **Methoden der Deckung** sind unterschiedlich. Es wird abhängig vom Einzelfall ein gestielter Galea-Periost-Lappen, ein freier Lappen oder ein endoskopischer Verschluss mit Fibrinkleber infrage kommen. Bei Felsenbeinfrakturen verhält man sich in der Regel abwartend, sofern die Liquorrhoe nach 2 bis 3 Wochen sistiert.

Einige Neurochirurgen nehmen grundsätzlich von einer operativen Deckung Abstand, wenn das spontane Sistieren der Fistel nach Lumbaldrainage nachgewiesen werden konnte. Dies wird jedoch kontrovers beurteilt, weil die „Liquorabdichtung" Folge einer Impaktierung von Hirngewebe in den Bruchspalt sein kann. Dann sind prinzipiell ZNS-Anteile weiterhin ungeschützt der Kontamination durch die Flora der Nasennebenhöhlen ausgesetzt.

Impressionsfrakturen

Wenn eine Impressionsfraktur das Ausmaß der Kalottendicke übersteigt, muss mit überwiegender Wahrscheinlichkeit damit gerechnet werden, dass die Dura verletzt ist (Frowein et al. 1977). Es wird daher bei **Impressionsfrakturen über Kalottendicke** die Operation empfohlen.

Dies gilt besonders für Impressionsfrakturen der hirnnahen Wandungen der Nasennebenhöhlen (NNH), selbst dann, wenn noch kein Liquorabfluss beobachtet worden ist, da der Durariss anfangs verlegt sein oder der Liquor nicht aus der Nase, sondern den Rachen hinunterlaufen kann. Die Meinungen bei Frakturen über den großen Blutleitern (Sinus sagittalis, Sinus transversus) sind geteilt, gute Erfolge bei konservativem Vorgehen wurden mitgeteilt (Braakman u. Jennett 1976).

Schussverletzungen

Die Diagnose Schussverletzung ist in der Regel aufgrund der Vorgeschichte eindeutig. Schussverletzungen gehören zu den häufigsten Verletzungen bei Suizidanten und Mordversuchen. Prinzipiell werden Durchschuss, Steckschuss und Streifschuss unterschieden. Auch Streifschüsse mit minimaler Hautverletzung können Impressionsfrakturen oder ausgedehnte Hirngewebezerstörungen verursachen.

Das Projektil verursacht neben der unmittelbaren Hirngewebezerreißung entlang des Schusskanals Schockwellen, die auch in Entfernung vom Schusskanal ausgedehnte Gewebezerstörungen verursachen. Das Ausmaß der zu empfehlenden operativen Maßnahmen wird kontrovers angegeben. Neben dem Debridement wird teilweise das Entfernen des Projektils und der Knochensplitter empfohlen, es wird aber gleichfalls über gute Ergebnisse auch bei konservativem Vorgehen berichtet (Kelly et al. 1996). Raumfordernde intrakranielle Blutungen werden entfernt. Eine Antibiotikaprophylaxe erscheint sinnvoll. Insgesamt liegt die Letalität in größeren Serien bei ca. 50 %.

Diffuse Hirnschädigung

Verletzung von weißer Substanz und Hirnstamm. Die histologische Ursache der Bewusstlosigkeit wird bis heute kontrovers diskutiert. Nachdem 1956 von Sabina Strich diffuse axonale Schäden beschrieben worden waren, wurde diskutiert, ob derartige Schäden die Ursache einer Bewusstlosigkeit sein können (s. Kap. 5.7). Während einerseits von Neuropathologen vermutet wurde, dass fokale Hirnstammschäden die Ursache der Bewusstlosigkeit wären (Oppenheimer 1968), wurde von anderen gefolgert, dass die Bewusstlosigkeit auf diffuse Hirnschädigungen zurückzuführen wäre (Adams et al. 1977; Mitchell u. Adams 1973).

Nachdem man nach Einführung der **zerebralen CT** häufiger Verläufe beobachten konnte, bei denen wenig auffällige Verletzungen im CT zu sehen waren, die Patienten jedoch lang anhaltend bewusstlos blieben und teilweise starben, wurde vermutet, dass den diffusen Hirnschädigungen eine große klinische Bedeutung zukäme. Daher forderte Gennarelli (1982), dass eine diffuse Hirnschädigung zu unterstellen sei, wenn der Patient mehr als 6 h bewusstlos bliebe, im CT jedoch keine Massenläsion sichtbar wäre.

Die Gruppe um Marshall (1992) schlug eine Klassifikation des SHT anhand computertomographischer Befunde vor. Es konnte jedoch in der Folge niemals überzeugend gezeigt werden, dass anhand von CT-Befunden allein eine sichere Einschätzung der Prognose erfolgen kann. Auch grobe Verletzungen der Hemisphären waren nicht notwendigerweise mit einem tödlichen Verlauf verbunden, und relativ unspektakuläre CT-Aufnahmen nach dem Unfall waren mit einem tödlichen Verlauf verbunden.

Daher wurden bei hirnverletzten Patienten zusätzlich zum CT auch **Kernspintomogramme** durchgeführt, die eine unerwartet hohe Beteiligung des Hirnstammes bei den schweren Schädel-Hirn-Verletzten mit länger anhaltender Bewusstlosigkeit darstellen konnte (Firsching et al. 1998; Moskopp et al. 1989). In einer größeren Serie konnte gezeigt werden, dass die im Kernspintomogramm identifizierte Lokalisation der traumatischen Läsionen mit dem Behandlungsergebnis korreliert war. War der Hirnstamm

nicht betroffen, so lag die Letalität bei 14 %, war die Brücke beidseits betroffen, lag die Letalität bei 100 %.

Dies führte zu einer Klassifikation des schweren Schädel-Hirn-Traumas anhand der magnetischen Resonanzbildgebung. Es werden vier Schweregrade unterschieden:
- **Grad I:** Läsionen der Hemisphären bei intaktem Hirnstamm
- **Grad II:** unilaterale Läsionen des Hirnstammes in beliebiger Höhe zusätzlich zu Läsionen der Hemisphären
- **Grad III:** beidseitige mesenzephale Läsionen zusätzlich zu unilateralen Hirnstammläsionen in beliebiger Segmenthöhe zusätzlich zu Läsionen der Hemisphären
- **Grad IV:** Läsionen des Pons beidseits zusätzlich zu beliebigen anderen Störungen des Hirnstammes und der Hemisphären

Im Vergleich zu den kernspintomographischen Daten zeigt sich, dass praktisch 90 % der Hirnstammschädigungen, die verlaufsbestimmend sind, im CT nicht identifiziert werden können (Firsching et al. 2001).

> Die kernspintomographischen Daten mit ihrer besseren Darstellung der Weichteilverletzungen ermöglichen auch ein besseres Verständnis der bisherigen neuropathologischen Befunde, da sie auch zeigen, welche Verletzungen überlebt werden können.

Operation nicht vital bedrohlicher Begleitverletzungen

Der Zeitpunkt der operativen Versorgung nicht vital bedrohlicher Begleitverletzungen wird kontrovers diskutiert. Es sollten bei bewusstlosen Patienten mehrstündige Operationen so lange zurückgestellt werden, bis die Patienten entweder nicht mehr bewusstlos sind oder bis ein klinisch stabiler Zustand erreicht ist. Maßnahmen bis zu 1 h ohne signifikanten Blutverlust und Hypotension – Fixateur externe, Versorgung von offenen Frakturen und Gefäßverletzungen – erscheinen jederzeit vertretbar. Längere Eingriffe sollten vermieden werden, weil in Einzelfällen eine weitere neurologische Verschlechterung nach mehrstündigen, nicht vital erforderlichen Operationen beobachtet wurde (Fernandez et al. 1997).

Nichtoperative Therapie – neurochirurgische Intensivmedizin

Beatmung

Der bewusstlose Patient nach SHT wird grundsätzlich intubiert (Aspirationsprophylaxe, Freihalten der Atemwege). Der nicht bewusstlose Patient kann in der Regel extubiert werden, wenn dem nicht andere Gründe entgegenstehen (z.B. hoher Querschnitt, Lungenverletzung/-erkrankung, instabiler Thorax). Die Übergänge sind fließend.

Über die Formen der Beatmung nach SHT gehen die Meinungen auseinander. Es scheint jedoch nach der bisherigen Literatur wahrscheinlich, dass eine anhaltende starke Hyperventilation ($p_aCO_2 < 25$ mm Hg) trotz ggf. einer anfänglichen Senkung des ICP eher nachteilig für die Hirndurchblutung und den Gesamtzustand des Patienten ist (Brain Trauma Foundation 1995; Laffey u. Kavanagh 2002).

Das möglichst frühzeitige Entwöhnen von der kontrollierten Beatmung gehört zu den wichtigsten und schwierigsten neurochirurgischen intensivmedizinischen Maßnahmen. Bei Störungen des Atemantriebes mit Hyperventilation ist häufig eine Sedierung erforderlich: Effiziente Substanzen hierfür sind z.B. Benzodiazepine, Opioide, Propofol und Phenothiazine.

Lagerung

Da die Literatur widersprüchlich ist, können nur allgemeine Empfehlungen gegeben werden. Eine Hochlagerung des Oberkörpers um 20–30° ist wegen eines geringeren ICP gegenüber der Flachlagerung vorzuziehen, auch wenn sich rechnerisch keine eindeutige Besserung des CPP ergibt. – Bei instabilen Patienten mit „überschießendem" ICP-Anstieg nach Lagerungswechsel wird nach Güterabwägung vorübergehend auf Lagerungswechsel verzichtet (minimal handling).

Ernährung

In der Literatur finden sich unterschiedliche Einstellungen. Nachdem in früheren Arbeiten zeitweise über einen sehr hohen Kalorienverbrauch bewusstloser Patienten berichtet wurde, zeigten spätere Arbeiten, dass der durchschnittliche Bedarf in der Regel nicht wesentlich über dem normalen Verbrauch liegt.

Die teilweise geforderte Restriktion der Flüssigkeitszufuhr bei erhöhtem ICP hat die Wirkung einer Blutdrucksenkung, sodass der resultierende CPP nicht notwendigerweise verbessert wird. Daher wird die Ansicht vertreten, dass eine Normovolämie anzustreben sei (Fernandez et al. 1997).

Medikamentöse Behandlung

Sedierung. Bewusstlose, ateminsuffiziente Patienten sind häufig so unruhig, dass eine effiziente Beatmung nur unter Sedierung möglich ist. Empfehlenswert sind Phenothiazine, Benzodiazepine, Opioide und Propofol. Eine wichtige Nebenwirkung dieser Medikamente ist der Blutdruckabfall. Eine arterielle Hypotension sollte bei erhöhtem ICP aber vermieden werden (Brain Trauma Foundation 1995), sodass bei Sedierung häufig gleichzeitig Medikamente zur Anhebung des Blutdrucks gegeben werden müssen.

Die Hypothese, dass eine Sedierung über eine Verminderung des Hirnstoffwechsels eine protektive Wirkung („Heilkoma") haben könnte oder eine anhaltende Senkung des ICP zustande käme, konnte trotz intensiven Bemühens wissenschaftlich nicht nachgewiesen werden (Brain Trauma Foundation 1995). Dagegen sind die Nachteile einer Sedierung über das für eine adäquate Beatmung notwendige Maß hinaus offensichtlich. Bei verlängerten Beatmungszeiten sind vermehrte pulmonale Komplikationen zu befürchten. Noch gravierender ist jedoch die erschwerte klinisch-neurologische Beurteilbarkeit, sodass möglicherweise behandelbare intrakranielle Komplikationen, die verzögert auftreten, später erkannt werden als bei geringerer Sedierung (Fernandez et al. 1997)

ICP-Senkung. Ein wirksames Mittel für eine Senkung des ICP ist die intravenöse Infusion von Mannitol, der Effekt ist osmotisch bedingt. Er hält jedoch kaum 1 h an und verbraucht sich bei wiederholter Anwendung rasch.

Weitere Mittel sind Diuretika, hypertone Kochsalzlösung und andere osmotisch wirksame Substanzen. Die Wertigkeit der Barbiturate zur ICP-Senkung ist wegen der Flüchtigkeit der Wirkung und der erheblichen Nebenwirkungen umstritten (Moskopp et al. 1991). Die effektivste Möglichkeit, eine ICP-Senkung zu erreichen, ist die Kraniektomie.

Antibiotika. In der Literatur finden sich divergierende Ansichten zur primären Indikation einer ungezielten Antibiotikagabe, allein auf der Grundlage eines offenen SHT:

- Eine Gruppe empfiehlt Breitbandantibiotika „prophylaktisch" auch ohne Keimsicherung (Nachteil: Resistenzzüchtung, Ineffektivität, Kosten).
- Eine andere Gruppe empfiehlt, primär die Besiedelung der Nasennebenhöhlen (NNH) durch Abstriche zu erfassen und ggf. nach Resistogramm gezielt antibiotisch zu behandeln; diese Gruppe weist auch auf die aus der transsphenoidalen Hypophysenchirurgie bekannte Tatsache hin, dass die offene Verbindung zwischen dem Liquorraum und den nicht keimfreien NNH nicht häufig zu einer manifesten Infektion führt.

Antikonvulsiva. Während der Langzeitnutzen von Antikonvulsiva nach Schädel-Hirn-Verletzungen nicht gesichert ist, wird die Frequenz von Frühanfällen sicher reduziert.

Neuroprotektion. Nicht nur von Sedativa, sondern auch von anderen Substanzen hat man sich eine schützende Wirkung nach Schädel-Hirn-Verletzung versprochen, teilweise aus Hinweisen in Tierversuchen. Beim Menschen konnte bisher noch kein solcher Effekt überzeugend nachgewiesen werden. Zu den Medikamenten und Maßnahmen, die untersucht werden, gehören unter anderem Nimodipin, Indometacin, Betarezeptorenblocker, Ergotamin, Glutamatantagonisten und Hypothermie.

Prognose

Klinische Faktoren, denen im Rahmen eines SHT – neben der arteriellen Hypotonie und Hypoxämie – eine hohe prognostischer Bedeutung zukommt, sind **Komagrad**, **Alter** und **Komadauer**.

Diejenigen Patienten, die durchgehend 2 Tage nach Schädel-Hirn-Verletzung als bewusstlos anzunehmen sind (bei Reduktion der Sedierung auf das für eine effektive Beatmung erforderliche Maß), haben als Gruppe eine durchschnittliche Letalität von ca. 50 % (Frowein u. Firsching 1990; Kelly et al. 1996).

Der prognostische Wert des Komagrades und der begleitenden neurologischen Störungen nimmt mit zunehmendem Zeitabstand zum Unfallereignis zu (Braakman u. Jennett 1980). Die maximale Dauer einer Bewusstlosigkeit, die noch überlebt werden kann, ist darüber hinaus altersabhängig. Ein 70-jähriger Patient, der 5 Tage bewusstlos bleibt, hat statistisch eine ähnliche Überlebenswahrscheinlichkeit wie ein 20-jähriger Patient, der 17 Tage bewusstlos blieb (s. Kap. 5.1, Abb. 5.1-1).

Exzessiv **hohe ICP-Werte** über 60 mm Hg haben eine hohe prognostische Bedeutung bezüglich eines tödlichen Ausgangs, die Korrelation ist sonst eher geringer als die von Komagrad, Komadauer und Alter.

Somatosensibel evozierte Potenziale haben eine hohe prognostische Bedeutung. Der beidseitige Ausfall der kortikalen somatosensibel evozierten Potenziale signalisiert eine Letalität von 95 %, demgegenüber bedeutet der beidseitige Erhalt dieser Potenziale bei bewusstlosen Patienten eine Letalität von 25 % (Firsching u. Frowein 1990) (s. Kap. 2.7).

Die prognostische Bedeutung der intrazerebralen Sauerstoff- und Lactatmessungen ist zur Zeit Gegenstand wissenschaftlicher Untersuchungen. Unter den bildgebenden Verfahren ist die prognostische Bedeutung des CTs gering. Zu den frühen MRT-Untersuchungen liegen bisher wenige Daten vor. Es zeichnet sich ab, dass die Letalität eng mit dem Kriterium einer Hirnstammschädigung korreliert (Firsching et al. 1998). Supratentorielle Läsionen sind, auch wenn sie sehr ausgedehnt sind, für sich genommen nicht eng mit der Letalität korreliert.

Schäden des Hirnstammes werden bei 24 h anhaltender Bewusstlosigkeit innerhalb von 7 Tagen nach dem Trauma in ca. 60 % im frühen MRT nachgewiesen.

Eine Graduierung des **Langzeitbehandlungsergebnisses** wurde von Jennett und Bond (1975) vorgeschlagen. Sie ist als **Glasgow Outcome Scale** (GOS) bekannt geworden und kategorisiert den Erholungszustand nach Art einer Rangskala in fünf Klassen:

- 1: tot
- 2: apallisch
- 3: behindert, abhängig
- 4: behindert, unabhängig
- 5: nicht behindert

Gutachterliche Fragestellungen

Zur Einarbeitung in die komplexe Problematik der gutachterlichen Fragestellungen wird hier auf die weiterführende Literatur verwiesen, z. B. auf die monographischen Werke von Marx und Klepzig (1998) sowie auf Mollowitz (1998).

Es gilt weiterhin die Empfehlung vom Anfang des Kapitels: Heute kann man einen hirnverletzten Patienten, der zu irgendeinem Zeitpunkt einmal stark bewusstseinsgetrübt war, kaum ohne neuropsychologische Zusatzuntersuchung und ohne Schädel-MRT (Gradienten-Echo-Sequenzen etc.) angemessen gutachterlich beurteilen.

Literatur

Adams H, Mitchell DE, Graham DI et al. (1977) Diffuse brain damage of immediate impact type. – Its relationship to ‚primary brainstem damage' in head injury. Brain 100: 489–502.

Bouillon B, Fach H, Buchheister B et al. (1998) Inzidenz des Schädel-Hirn-Traumas – Ergebnisse einer epidemiologischen Analyse über 7 Jahre. Zentralbl Neurochir 59: 280.

Braakman R, Jennett B (1976) Depressed skull fracture (non missile). In: Vinken PJ, Bruyn GW (eds) Handbook of Clinical Neurology, Vol 23. Amsterdam: North Holland Publishing Co; 403–15.

Braakman R, Gelke G, Habbema JD et al. (1980) Systematic selection of prognostic features in patients with severe head injury. Neurosurgery 6: 362–70.

Brain Trauma Foundation (1995) Guidelines for the Management of Severe Head Injury. New York: Brain Trauma Foundation.

Brihaye J, Frowein RA, Lindgren S et al. (1978) Report on the meeting of the W.F.N.S. Neuro-Traumatology Committee, Brussels, 19.–23. September 1976. Acta Neurochir (Wien) 40: 181–6.

Fernandez R, Firsching R, Lobato R et al. (1997) Guidelines for treatment of head injury in adults. Opinions of a group of neurosurgeons. Zentralbl Neurochir 58: 72–4.

Firsching R, Frowein RA (1990) Evoked potentials in head injury. In: Vigouroux RP (ed). Advances in Neurotraumatology, Vol III. Wien. New York: Springer; 229–56.

Firsching R, Woischneck D (2001) Present status of neurosurgical trauma in Germany. World J Surg 25: 1221–3.

Firsching R, Heimann M, Frowein RA (1997) Early dynamics of acute extradural and subdural hematomas. Neurol Res 19: 257–60.

Firsching R, Woischneck D, Diedrich M et al. (1998) Early magnetic resonance imaging of brainstem lesions after severe head injury. J Neurosurg 89: 707–12.

Firsching R, Woischneck D, Klein S et al. (2001) Classification of severe head injury based on magnetic resonance imaging. Acta Neurochir (Wien) 143: 263–71.

Frowein RA (1976) Classification of coma. Acta Neurochir (Wien) 34: 5–10.

Frowein RA, Firsching R (1990) Classification of head injury. In: Vinken PJ, Bruyn GW (eds) Handbook of Clinical Neurology, Vol 57, Revised Series Vol 13. Amsterdam: Elsevier Science Publishers; 101–22.

Frowein RA, Karimi A, Nittner K et al. (1977) Verletzungen des Kopfes. In: Zenker R, Deucher F, Schink W (Hrsg) Chirurgie der Gegenwart. München, Wien: Urban & Schwarzenberg; 1–80.

Frowein RA, Stammler U, Firsching R et al. (1991) Early dynamic evolution of cerebral contusions and lacerations. Clinical and radiological findings. In: Vigouroux RP (ed). Advances in Neurotraumatology. Wien, New York: Springer; 201–28.

Gennarelli T (1982) Cerebral concussion and diffuse brain injuries. In: Cooper P (ed). Head Injury. Baltimore, London: Williams & Wilkins; 83–97.

Jennett B, Bond M (1975) Assessment of outcome after severe brain damage. A practical scale. Lancet i: 480–4.

Kelly DF, Niklas DL, Becker DP (1996) Diagnosis and treatment of moderate and severe head injuries in adults. In: Youmans JR (ed). Neurological Surgery, Vol 3. 4th ed. Philadelphia, London, Toronto: Saunders; 1618–718.

Laffey JG, Kavanagh BP (2002) Medical progress: Hypocapnia. N Engl J Med 347: 43–53.

Loew F, Herrmann HD (1966) Die Schädelhirnverletzungen. In: Bürkle de la Camp H, Schwaiger M (Hrsg) Handbuch der gesamten Unfallkunde. Stuttgart: Enke; 123–66.

Loew F, Pertuiset B, Chaumier EE et al. (1981) Traumatic, spontaneous and postoperative CSF rhinorrhea. Adv Techn Stand Neurosurg 11: 169–207.

Marshall LF, Marshall SB (1996) Differential diagnosis of altered states of consciousness. In: Youmans JR (ed). Neurological Surgery, Vol 1. 4th ed. Philadelphia, London, Toronto: Saunders; 61–70.

Marshall LF, Marshall SB, Klauber MR et al. (1992) The diagnosis of head injury requires a classification based on computed axial tomography. J Neurotrauma 9 (Suppl 1): S287–92.

Marx HH, Klepzig H (Hrsg) (1998) Basiswissen Medizinische Begutachtung. Stuttgart: Thieme.

Mitchell DE, Adams H (1973) Primary focal impact damage to the brain stem in blunt head injuries. Does it exist? Lancet ii: 215–8.

Mollowitz GG (Hrsg) (1998) Der Unfallmann – Begutachtung der Folgen von Arbeitsunfällen, privaten Unfällen und Berufskrankheiten. Berlin, Heidelberg: Springer.

Moskopp D (1985) Septischer Hirnabszeß nach gedecktem Schädel-Hirn-Trauma mit Steroidtherapie. Neurochirurgia (Stuttg) 28: 147–51.

Moskopp D, Dewes W, Solymosi L et al. (1989) Comparison of magnetic resonance imaging, X-ray computed tomography, electroencephalography, and long-term outcome after head injury: a prospective reexamination of 55 patients. In: Frowein RA, Brock M, Klinger M (eds) Advances in Neurosurgery 17. Berlin, Heidelberg, New York: Springer; 27–35.

Moskopp D, Ries F, Wassmann H et al. (1991) Barbiturates in severe head injury? Neurosurg Rev 14: 195–202.

Oppenheimer DR (1968) Microscopic lesions in the brain following head injury. J Neurol Neurosurg Psychiatry 31: 299–306.

Strich S (1956) Diffuse degeneration of the cerebral white matter in severe dementia following head injury. J Neurolog Neurosurg Psychiatry 19: 163–85.

Teasdale G, Jennett B (1974) Assessment of coma and impaired consciousness. A practical scale. Lancet ii: 81–4.

Teasdale G, Jennett B (1976) Assessment of coma after head injury. Acta Neurochir (Wien) 34: 45–55.

Tönnis W, Loew F (1953) Einteilung der gedeckten Hirnschädigungen. Aerztl Praxis (München) 5: 13–4.

5.3 Epidurale Hämatome

Gabriele Schackert, Anton Steinmetz, Stephan Sobottka

Inhalt

Definition

Unter einem Epiduralhämatom (engl.: extradural haematoma; EDH) versteht man eine Blutung außerhalb der Dura mater. Intrakraniell entwickelt es sich zwischen Dura mater cerebralis und Schädelkapsel und intraspinal zwischen dem Stratum meningeale und periostale der spinalen Dura (sog. Endorhachis; Clara 1942).

Historie

Seit Jahrhunderten ist bekannt, dass intrakranielle EDH operiert werden können.

Der schottische Chirurg Hill 1772 hat wohl als Erster ein epidurales Hämatom operativ efolgreich entfernt. Da anfängliche Operationstechniken (z. B. Kalottenperforationen entlang einer Frakturlinie) nur selten zu einem guten Ergebnis führten, gab es im 18. Jahrhundert vehemente Gegner der Operation. Neben der Schwierigkeit der Blutstillung bestand vor allem ein hohes Infektionsrisiko (Dionis: „Le trépan est plus heureux dans certains pays que dans d'autres ...". Zit. nach Kocher 1901). Petit beschrieb 1844 den typischen klinischen Verlauf des EDHs mit primärer Bewusstlosigkeit, gefolgt von einem Intervall der Bewusstseinsklarheit und nachfolgender erneuter Bewusstseinseintrübung. Hewett erkannte, dass die meisten Fälle extraduraler Blutungen auf eine Verletzung der A. meningea media zurückzuführen sind (Hewett 1861). Ein Hauptproblem der erfolgreichen Behandlung von EDH lag in den unzureichenden diagnostischen Möglichkeiten. Der anatomische Verlauf der A. meningea media war ein zentrales Thema.

Seit dem Beginn des 20. Jahrhunderts erfuhr die Behandlung von EDH immer mehr Beachtung. Es wurden verschiedene Blutungsquellen beschrieben (venöse Sinus, Arterien, Knochen). Mehrere operative Möglichkeiten wurden diskutiert: Krönlein schlug vor, über der erwarteten Astaufteilung der A. meningea media fünf Bohrlöcher anzulegen („Krönlein-Schema" 1895). Cushing und Krause empfahlen die osteoplastische Kraniotomie (Krause 1930).

Epidemiologie und Risikofaktoren

Häufigkeit. EDH werden bei 1–3 % der Schädel-Hirn-Verletzungen (SHT) diagnostiziert (Bushe u. Weiss 1982; Pia u. Schoenmayr 1980). Sie können sekundär zur Compressio cerebri führen.

EDH treten seltener auf als Subduralhämatome (SDH) (Häufigkeitsverhältnis 1:10). Männer sind viermal häufiger betroffen als Frauen. Der Erkrankungsgipfel liegt im jungen Erwachsenenalter. Vor dem 2. Lebensjahr und nach dem 60. Lebensjahr sind EDH selten (Greenberg 2001).

Ätiologie und Pathogenese. EDH entstehen meist **traumatisch** (Sturz, Schlag auf den Kopf, Verkehrsunfall). Im Rahmen von Geburtstraumata oder im Säuglingsalter sind sie selten: In diesem Alter werden häufiger subgaleale oder subdurale Hämatome beobachtet (Verformbarkeit des Schädelknochens und der Knochenlamellen zueinander, feste Anheftung der Dura an den Schädelnähten) (Jamjoom et al. 1994). Auch nach dem 60. Lebensjahr treten EDH selten auf (verstärkte Adhärenz der Dura am Schädelknochen).

Nach starker Gewalteinwirkung auf den Schädel kommt es meist zur Verletzung der **A. meningea media**, die mit 85 % die häufigste Blutungsursache für EDH darstellt (Abb. 5.3-1). Die Blutung wird dabei in der Regel durch eine Fraktur ausgelöst, bei der es zur Abscherung des Gefäßes kommt. Auch eine Verletzung eines Sinus durae matris durch Impressions- oder Berstungsfrakturen über dem Sinus mit Zerreißung der Sinuswand oder eine Blutung aus den Diploevenen und den Vv. emissariae eines Frakturspaltes der Schädelkalotte können ein Hämatom hervorrufen.

Als Sonderfälle treten EDH in Form von Entlastungsblutungen nach ventrikulo-peritonealem oder ventrikulo-atrialem Shunt bei zuvor ausgeprägtem Hydrozephalus auf (Pereira et al. 1998). Sie werden auch durch Bagatelltraumen bei Schädeldachmetastasen hervorgerufen.

Lokalisation. Nach der Lokalisation liegen mit ca. 75 % die häufigsten Hämatome **temporal.** Jeweils 10 % der Blutungen sind parietal und frontal zu finden, 5 % okzipital, 4 % jeweils doppelseitig und im

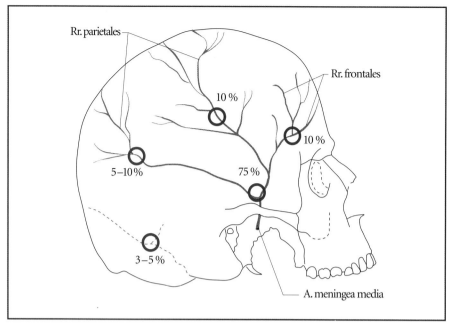

Abb. 5.3-1. Häufigkeitsverteilung der epiduralen Hämatome nach ihrer Lokalisation. Die roten Kreise zeigen die typische Anlage von Bohrlöchern entsprechend dem Krönlein-Schema.

Bereich der hinteren Schädelgrube (Jamieson u. Yelland 1968) (s. Abb. 5.3-1).

Klinische Symptomatologie

Akuter Verlauf

Die Art der Verletzung bestimmt den klinischen Verlauf. Bei **arteriellen Blutungsquellen** oder Verletzungen **großer venöser Blutleiter** entwickelt sich ein akuter Verlauf mit rascher Bewusstseinseintrübung bis zur Bewusstlosigkeit. Mit den Symptomen ist innerhalb der ersten Stunden nach dem Trauma zu rechnen. Zeichen der Mittelhirneinklemmung treten auf, wenn die Blutung nicht rechtzeitig entlastet wird.

Cave: Die klassische Trias (Petit 1844) im klinischen Verlauf eines epiduralen Hämatoms: initiale Bewusstlosigkeit – freies Intervall – erneute Bewusstseinstrübung bis zum Koma, ist nicht die Regel und wird maximal bei einem Drittel der Patienten beobachtet.

Besondere Aufmerksamkeit muss bei diesem Verlauf unruhigen oder auffallend schläfrigen Patienten gewidmet werden. Auch ein Wechsel der Bewusstseinslage von sehr unruhig zu schläfrig bis stark bewusstseinsgetrübt ist verdächtig auf das Entstehen einer intrakraniellen Blutung.

Die rasch progrediente Verschlechterung bis hin zur Mittelhirneinklemmung mit ipsilateral weiter Pupille und Streckspasmen ist bekannt.

Cave: Bei etwa einem Zehntel der Patienten kann im Verlauf einer transtentoriellen Herniation eine kontralaterale Mydriasis mit kontralateralem Klivuskantensyndrom und der Gefahr einer falschen Lateralisierung auftreten. Dieses Phänomen wurde von Kernohan bei Tumoren beschrieben (Kernohan's notch phenomenon), kann jedoch auch bei Hämatomen beobachtet werden (Kernohan u. Woltman 1929).

Präoperativ wird daher ein CT des Schädels durchgeführt (Hämatomlokalisation). Bei Anisokorie erfolgt die Operation unmittelbar. Die Zeitspanne zwischen Pupillenerweiterung und Kraniotomie sollte in der Regel 70 min nicht wesentlich überschreiten (Cohen et al. 1996).

Hämatome über der **hinteren Schädelgrube** bieten nach einer symptomarmen Phase das klinische Bild einer rasch eintretenden lebensbedrohlichen Hirndrucksteigerung mit Ausbildung eines Hydrocephalus occlusus durch Kompression des IV. Ventrikels. Gleichzeitig besteht die Gefahr eines akuten Atemstillstandes durch Hirnstammkompression. Typische Kleinhirnzeichen fehlen häufig (Bozbuga et al. 1999). Eine frühzeitige Intubation und maschinelle Beatmung sind notwendig, um Sekundärschäden wie eine generalisierte Hypoxie zu vermeiden. Letztlich wird bei allen bewusstseinsgestörten Patienten die Indikation zur Intubation großzügig gestellt, um einer Aspirationspneumonie vorzubeugen und eine optimale Sauerstoffversorgung des Gehirns aufrechtzuerhalten.

Cave: Im Säuglings- und Kleinkindesalter (etwa bis zum 2. Lebensjahr) kann der Blutverlust eines intrakraniellen Hämatoms, so auch eines epiduralen, zum Volumenmangelschock führen (Dhellemes et al. 1985).

Aufgrund der offenen Fontanellen und Schädelnähte kann ein hoher Blutverlust eintreten, bevor klinische Zeichen der Compressio cerebri evident werden. Ursächlich sind dabei die Relation von Gesamtblutvolumen des Körpers zu Hämatomvolumen.

Jugendliche und Erwachsene entwickeln infolge einer intrakraniellen Blutung keinen Volumenmangelschock. Bei entsprechender Schocksymptomatik werden extrazerebrale Verletzungen gesucht (z.B. Verletzungen von Bauchgefäßen, Milzruptur, Frakturen des Beckens oder der großen Röhrenknochen).

Subakuter Verlauf

Mit subakuten Verläufen ist bei **Frakturspalthämatomen** zu rechnen (etwa 10% der EDH). In diesen Fällen entwickeln sich die klinischen Symptome schleichend innerhalb der ersten 3 Tage nach dem Trauma. Nicht selten klagt der Patient über zunehmende Kopfschmerzen, gibt Schwindel und Unwohlsein an oder erbricht. Eine kontralaterale Halbseitensymptomatik mit zentraler Fazialisparese und Hemiparese kann beobachtet werden. Bei initial unauffälligem Weichteilbefund im CT wird diese Diagnostik wiederholt (cave: sekundäre EDH-Entwicklung unter Frakturspalt). Bei konsequenter Überwachung des Patienten mit frühzeitigem Reagieren auf neurologische Verschlechterungen mit Herdsymptomen und Bewusstseinseintrübung können vital bedrohliche Zustände vermieden werden.

Cave: Bei bewusstseinsgetrübten Traumapatienten mit initial „unauffälligem" CT wird das CT nach etwa 8–12 h wiederholt, bei Besonderheiten früher. Analog werden Traumapatienten mit bekannter Kalottenfraktur kontrolliert (Lee et al. 1995).

Für den klinischen Verlauf ist die Lokalisation des Hämatoms von Bedeutung. Frontobasale oder temporobasale Hämatome können klinisch symptomarm bleiben. Bei einem Hämatom in der Haubenregion können neurologische Ausfälle im Sinne eines Mantelkantensyndroms ausgebildet werden.

Chronischer Verlauf

Chronische Verläufe eines Epiduralhämatoms sind selten. Sie werden bei zunächst kleinen, nicht raumfordernden Hämatomen beobachtet, bei denen auf eine operative Evakuation verzichtet wurde. Sie können gelegentlich sekundär raumfordernd wirken oder im Laufe von Jahren durch Verkalkung zu einem epileptogenen Fokus führen.

Apparative Diagnostik

Röntgennativdiagnostik

Der Schädel wird im konventionellen Röntgenbild üblicherweise a.p. und seitlich dargestellt. Bei Patienten mit EDH wird intraoperativ in über 80 % der Fälle eine Kalottenfraktur verifiziert. Zur falsch

negativen Einschätzung kann es präoperativ kommen, wenn der Frakturverlauf quasi parallel zur Gantry-Kippung des axialen CTs verläuft, ein Röntgenübersichtsbild nicht angefertigt wurde und die Fraktur für den Scout-View des CTs zu fein ist.

Typisch sind Frakturlinienverläufe, die das Gefäßbett der A. meningea media kreuzen. Solche Befunde können wegweisend sein (ähnliches gilt für sinusnahe Berstungs- und Impressionsfrakturen). Ein fehlender Frakturnachweis durch ein alleiniges Röntgennativbild schließt das Vorliegen eines EDH selbstredend nicht aus, da bei 40 % der Epiduralhämatome in der konventionellen Röntgendiagnostik keine Fraktur gefunden wird. Bei einem Frakturnachweis ist das Risiko für die Entwicklung einer intrakraniellen Blutung im Verlauf allerdings etwa 20fach höher, als wenn eine solche Fraktur nicht vorliegt.

Röntgenaufnahmen in Standardprojektion projizieren die Hinterhauptsschuppe nicht frei. Zu einer Beurteilung des okzipitalen Bereiches ist die halbaxiale **Aufnahme nach Towne** notwendig.

Der Wert der Röntgendiagnostik relativiert sich im Zeitalter der computergestützen Bildgebung infolge einer hohen Unsicherheitsrate. Dennoch sollte sie nicht ganz in Vergessenheit geraten. Sie kann von orientierender Bedeutung sein, wenn kein CT zur Verfügung steht (z. B. initiale Intensivobservation von wenig beeinträchtigten Traumapatienten mit Schädelfraktur im initialen Röntgenbild).

Computertomographie

Das CT ist für die Traumadiagnostik wesentlich. Typischerweise imponieren EDH im Nativ-CT hyperdens als **bikonvexe Raumforderung** (kalottenanliegend) (Abb. 5.3-2, 5.3-3). Bei primär unauffälligem CT sollte bei nachgewiesener Kalottenfraktur eine Überwachung des Patienten erfolgen und eine CT-Kontrolle nach 12 h oder bei Besonderheiten durchgeführt werden.

Schwieriger ist die Diagnose bei temporobasal gelegenen EDH, die unter Umständen das Bild einer intrazerebralen Blutung vortäuschen können (Abb. 5.3-4). Auch bei in der Mittellinie über dem Sinus

sagittalis superior gelegenen Haubenhämatomen kann die Diagnose unerkannt bleiben, wenn die Schichtung nicht bis in die obersten Regionen durchgeführt wurde (koronare Schichten analysieren). Blutungen über der hinteren Schädelgrube können ebenfalls zu differenzialdiagnostischen Problemen Anlass geben. Gelegentlich kann eine Abgrenzung gegenüber subduralen Hämatomen oder Konvexitätsmeningeomen schwierig sein (Abb. 5.3-5).

Differenzialdiagnose

Klinisch sind differenzialdiagnostisch alle akut oder subakut einsetzenden Bewusstseinsstörungen nach Traumata zu erwägen. Neben akuter Hirndrucksymptomatik mit Bewusstseinsstörungen und zerebraler Einklemmungssymptomatik können auch weniger pathognomonische Symptome wie Kopfschmerzen und Anfälle auftreten.

Differenzialdiagnose des EDH in der bildgebenden Diagnostik. Differenzialdiagnostisch ist bei nicht typischer Ausprägung der Linsenform im CT auch ein subdurales Hämatom (SDH) oder die Kombination von EDH und SDH zu erwägen. Auch eine extradurale Schädeldachmetastase (Simmons et al. 1999) kann das Bild eines EDH vortäuschen, insbesondere wenn die diagnostische Abklärung anlässlich eines Traumas eingeleitet wird. Hier sollte jedoch die Destruktion des Knochens wegweisend sein.

Der seltene Fall eines Mastozytoms bei einem Kind von 11 Jahren täuschte bei einem unserer Patienten das Bild eines EDH vor. Das Kind war zuvor gestürzt. Bildgebend zeigte sich eine bikonvexe Raumforderung über der linken Hemisphäre (Abb. 5.3-6).

Therapiemaßnahmen

Ein EDH wird grundsätzlich rasch operativ entfernt. Über eine osteoplastische Trepanation (zentriert über dem Maximum

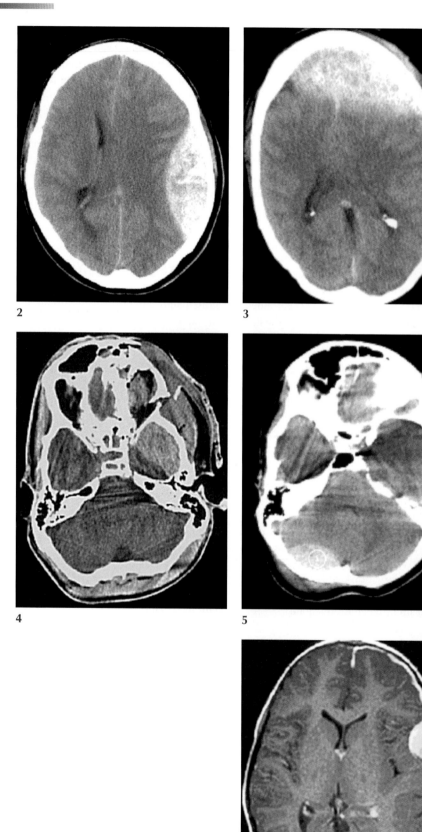

2

3

4

5

6

Abb. 5.3-2. Temporoparietales epidurales Hämatom im Nativ-CT (Weichteilfenster) in axialer Schichtung (26-jähriger Patient mit progredienter Bewusstseinsverschlechterung nach Verkehrsunfall). Die Blutung ist hyperdens zum Hirngewebe und stellt sich geometrisch bikonvex dar. Der linke Seitenventrikel ist vollständig komprimiert. Deutliche Mittellinienverlagerung.

Abb. 5.3-3. Großes bifrontales epidurales Hämatom (EDH) über dem Sinus sagittalis superior im Nativ-CT (Weichteilfenster) in axialer Schichtung. 40-jähriger Patient, intubiert und beatmet, 3 h nach Schädel-Hirn-Trauma. Initial GCS 7, Entwicklung einer diskreten Anisokorie (links > rechts) 2 h nach Trauma. Das EDH stellt sich als linksbetonte, bifrontale, linsenförmige Hyperdensität mit Verdrängung der Vorderhörner der Seitenventrikel dar. Deutlich aufgebrauchte äußere Liquorräume und Unterbrechung der Kalottenkontinuität links als Zeichen einer Kalottenfraktur mit darüber liegender subgalealer Weichteilverletzung. Aufgrund der klinischen Einklemmungssymptomatik ist eine sofortige operative Hämatomentlastung über eine bifrontale Trepanation indiziert. Intraoperativ Bereitstellung von Blutkonserven bei zu erwartender Verletzung des Sinus sagittalis superior.

Abb. 5.3-4. Ausgedehnte Mittelgesichtsfrakturen bei einem 57-jährigen alkoholisierten Patienten nach schwerem Schädel-Hirn-Trauma. Klinisch Brillenhämatom und Blutung aus Mund und Nase. Im CT ausgedehnte Schädelbasisfrakturen mit Orbita- und Siebbeinbeteiligung. Temporobasal ausgedehntes epidurales Hämatom (intraoperativ verifiziert).

Abb. 5.3-5. Bikonvexes epidurales Hämatom im CT als homogene Hyperdensität über der rechten Kleinhirnhemisphäre mit über dem Sinus transversus gelegener Fraktur (43-jähriger Patient nach Sturz auf den Hinterkopf). Die basalen Zisternen sind als Folge der Hirndrucksteigerung verstrichen. Aufgrund der limitierten Kompensationsräume im Bereich der hinteren Schädelgrube sollte eine großzügige Indikation zur operativen Behandlung gestellt werden.

Abb. 5.3-6. Durales Mastozytom im T1-gewichteten Schädel-MRT nach Gadoliniumgabe in axialer Schichtung (11-jähriges Mädchen). Im CT bestand der Verdacht auf ein epidurales Hämatom nach leichtem Schädel-Hirn-Trauma.

der Raumforderung) wird das Hämatom möglichst vollständig dargestellt (nicht zu klein trepanieren).

Die häufigste Blutungsquelle bildet die **A. meningea media**. Bei typischer Frakturlinie frontotemporal wird der Hautlappen nach frontal gestielt, um die Arterie sicher bei ihrem Austritt aus dem Knochenkanal erreichen zu können (Abb. 5.3-7). Nach der Entfernung des Hämatoms und Stillung der Blutungsquelle werden epidurale Hochnähte in engem Abstand angelegt (Abb. 5.3-8). Sofern sich nach Entfernung des EDH noch eine auffallende Duravorwölbung darstellt, wird der intradurale Raum inspiziert, um ein SDH auszuschließen. Der Knochen wird anschließend wieder eingesetzt. Subgaleal wird eine Redon-Drainage eingelegt.

Bei **venösen Sinusblutungen** als Ursache eines EDH werden Trepanationen sinusübergreifend angelegt, um die Blutungsquelle suffizient zu versorgen (s. Abb. 5.3-3) Cave: Es besteht ein erhöhter technischer Schwierigkeitsgrad: ggf. Operationspflegekraft frühzeitig informieren, Tamponadematerial und Hochnähte bereithalten. Der Anästhesist sollte ggf. ebenfalls frühzeitig auf die Möglichkeit eines starken zusätzlichen Blutverlustes hingewiesen werden.

Impressionsfrakturen, die Kalottenbreite überschreiten und zu einer Verletzung des Sinus mit Ausbildung eines Epiduralhämatoms geführt haben, werden operativ gehoben. Hebelbewegungen über dem Sinus werden vermieden, um Risse im Sinus nicht noch zu vergrößern. Bei imprimiertem Knochenstück ist eine osteoklastische Trepanation mit Stanze oder Luer zu bevorzugen. Die Rekonstruktion des Blutleiters kann mit Naht oder Aufkleben eines Muskelstückchens vorgenommen werden. Auf die Hebung eines Imprimates über dem Sinus kann verzichtet werden, wenn die Impression Kalottenbreite nicht überschritten hat und eine Sinuskompression ausgeschlossen werden kann.

Eine **Entlastungstrepanation** (ohne Wiedereinsetzen des Knochens, mit Duraerweiterungsplastik) ist beim isolierten EDH nicht notwendig. Sie wird nur dann durchgeführt, wenn simultan raumfordernde Kontusionen dies gebieten. In solchen Fällen ist die zusätzliche Anlage einer intrakraniellen Drucksonde (intra-parenchymatös, intraventrikulär) zu empfehlen.

Explorative Bohrlochtrepanationen nach dem Krönlein-Schema (s. Abb. 5.3-1) sollten heute nur noch dann vorgenommen werden, wenn eine Lokalisationsdiagnostik durch CT nicht möglich ist, eine Verlegung in eine Spezialklinik aufgrund einer Mittelhirneinklemmung nicht mehr durchgeführt werden kann und die vitale Bedrohung des Patienten zum Handeln zwingt.

Eine Indikation zur **konservativen Therapie** ergibt sich bei schmalen, nicht raumfordernden EDH (< 1 cm dick), bei älteren Patienten mit den Zeichen einer ausgeprägten Hirnatrophie und unauffälliger klinischer Symptomatik sowie bei EDH-Sitz fronto- und temporopolar oder in der Haubenregion. Konservativ behandelte EDH bergen eine gewisse Gefahr der Verkalkung (potenziell epileptogener Fokus). In Zweifelsfällen kann die Operationsindikation vom EEG abhängig gemacht werden (z. B. Herdbefund bei kleinem EDH). Bei Auftreten von zerebralen Anfällen muss im Einzelfall über eine antiepileptische Medikation entschieden werden. Zur Indikation einer prophylaktischen antikonvulsiven Therapie liegen keine gesicherten Daten vor.

> **Cave:** Angesichts der limitierten intrakraniellen Kompensationsräume sollte bei pädiatrischen Patienten auch bei kleinen epiduralen Hämatomen eine großzügige Indikation zur Operation gestellt werden.

Prognose

Bei frühzeitiger Entlastung eines EDH und dem Fehlen weiterer zerebraler Verletzungen ist die Prognose gut. Klinisch ist hinsichtlich neuropsychologischer Testverfahren eine Restitutio ad integrum zu erwarten. Weder im CT noch im MRT (Gradienten-Echo-Sequenz!) sollten Defektzustände nachweisbar sein. Routinemäßig wird eine EEG-Untersuchung initial und nach etwa 6 Monaten empfohlen, um die **Frage von epileptogenen Schäden** abschätzen zu können. Sind beide Befunde unauffällig, kann auf weitere Kontrollen

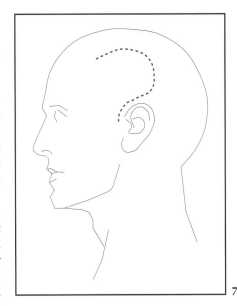

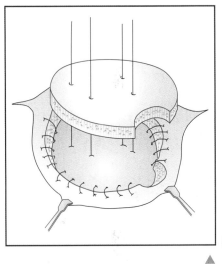

Abb. 5.3-7. Typische Schnittführung zur operativen Entlastung eines frontotemporal gelegenen epiduralen Hämatoms bei Ruptur der A. meningea media. Eine nach basal gezogene Trepanation erlaubt die Freilegung und Koagulation der A. meningea media bis in den Bereich des Foramen spinosum.

Abb. 5.3-8. Anlage von randständigen und zentralen Durahochnähten nach Hämatomentlastung zur Prävention einer Rezidivblutung.

verzichtet werden. Bei auffälligen Herdbefunden oder epileptogenen Foci sind weitere Kontrollen notwendig. Alte Patienten benötigen in der Regel eine längere Rehabilitationsphase.

Entscheidend für die Prognose der Patienten ist das Zeitintervall zwischen

Komabeginn und Operation. Ist die Zeitspanne kürzer als 2 h, beträgt die Letalität 17%, darüber hinaus ergibt sich ein Anstieg der Todesrate auf 65% (Haselsberger et al. 1988). Nach einer Mittelhirneinklemmung ist die Prognose hierbei besonders schlecht. Nach Ergebnissen einer amerikanischen Multicenter-Studie starben 41% der ins Koma geratenen Patienten, wenn verzögerte Diagnostik und Transport in neurochirurgische Fachkliniken zur Entwicklung von zerebralen Einklemmungszeichen führten (Seelig et al. 1984).

Häufig treten EDH nicht im Rahmen eines isolierten Schädel-Hirn-Traumas auf. Bei 34% der Patienten sind sie vergesellschaftet mit Kontusionen, traumatischer Subarachnoidalblutung oder subduralem Hämatom (Komatsu et al. 1993). In diesen Fällen ist die Prognose wesentlich ungünstiger (Rivas et al. 1988).

Gutachterliche Fragestellung

Zerebrale EDH treten in der Regel nicht spontan auf, sondern sind Folge einer Gewalteinwirkung. Damit sollte ein ursächlicher Zusammenhang nachweisbar sein. Im Kindesalter können EDH auch ein Hinweis auf Kindesmisshandlung sein (Shugerman et al. 1996).

Bei Bewusstseinsverschlechterung hängt die Prognose der Patienten entscheidend vom Zeitintervall bis zur operativen Versorgung ab. Zeichen einer vital bedrohlichen Hirnstammkompression mit ein- oder beidseitig weiten lichtstarren Pupillen erfordern eine sofortige operative Entlastung. In solchen Fällen ist der Chirurg verpflichtet, so rasch wie möglich, notfalls unter sehr behelfsmäßigen Umständen, über eine Bohrlochtrepanation eine operative Entlastung vorzunehmen. In allen protrahiert verlaufenden Fällen ist jedoch eine sorgfältige Diagnostik durch CT und eine Operation anzustreben (Mollowitz 1998).

Spinales Epiduralhämatom

Epidemiologie. Mit über 200 Fallberichten in der Weltliteratur ist das spinale Epiduralhämatom (sEDH) eine seltene Erkrankung. Jedes Lebensalter kann betroffen sein. Das sEDH tritt spontan oder nach Traumen auf. Es entsteht nach Antikoagulanzientherapie, bei Gefäßmissbildungen, bei hämorrhagischer Diathese oder Hämophilie (s. Kap. 6.2). Es kann iatrogen durch Lumbalpunktion oder nach Periduralanästhesie hervorgerufen werden (Dickman et al. 1990). Nach chiropraktischen Manövern werden zervikale spinale Hämatome beschrieben (Zupruk u. Mehta 1989).

Klinische Symptomatik. Die Blutung kann in allen Bereichen des Spinalkanals vorkommen. Die häufigste Lokalisation findet sich aufgrund der Weite des Spinalkanals thorakal. Blutungsquellen sind die epiduralen Venen oder angiomatöse Gefäßmissbildungen. Charakteristische Merkmale sind das akute Auftreten und eine rasch einsetzende Querschnittssymptomatik. Die Blutung beginnt oft mit heftigen Rückenschmerzen und Schmerzausstrahlung in die Extremitäten. Es folgen Lähmungen, Gefühls- und Blasenstörungen. Eine Paraparese entwickelt sich gewöhnlich binnen 3 h nach akutem Schmerzereignis.

Apparative Diagnostik. Die Diagnose wird durch MRT gesichert. In T1-gewichteten Aufnahmen kann das akute sEDH iso- oder hyperintens zum Myelon erscheinen (Abb. 5.3-9). In T2-gewichteten Aufnahmen zeigt sich das sEDH vornehmlich hyperintens zum Myelon (Sklar et al. 1999). Invasive Verfahren wie die Myelographie sollten aufgrund des erhöhten Blutungsrisikos vermieden werden.

Differenzialdiagnose. Krankheitsbilder, die eine akute Querschnittssymptomatik hervorrufen, sind zu berücksichtigen:
- spinale Tumoren
- spinaler Abszess
- A.-spinalis-anterior-Syndrom
- Guillain-Barré-Syndrom
- Myelitis transversa
- traumatische Querschnittssymptomatik
- akuter Bandscheibenvorfall

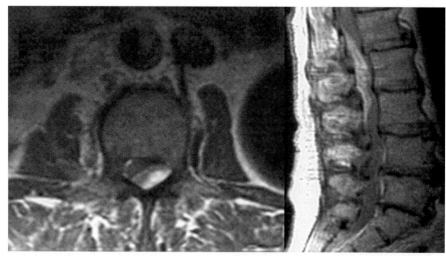

Abb. 5.3-9. Spinales epidurales Hämatom (EDH) in Höhe des ersten bis dritten Lendenwirbelkörpers (LWK) in Form einer hyperintensen spinalen Raumforderung im T1-gewichteten MRT in transversaler (links) und sagittaler (rechts) Schnittführung bei einem 76-jährigen Mann nach vorausgegangener Antikoagulanzientherapie und Periduralanästhesie. Das EDH liegt dem Duralschlauch linksbetont dorsal auf und imprimiert die neuralen Strukturen. Die präoperativ bestehende inkomplette Querschnittslähmung mit Paraparese zeigte sich nach Gerinnungsfaktorensubstitution und operativer Entlastung über eine Laminektomie bei LWK 2 postoperativ rückläufig.

Therapie. Die sofortige Operation ist die Therapie der Wahl bei akut einsetzender Querschnittssymptomatik infolge eines sEDH. Die Gerinnungsfähigkeit des Blutes wird ggf. rekompensiert (cave: Thrombozytenfunktion ist schwer messbar). Präoperativ anzustreben sind: Prothrombinzeit nach Quick über 60 %, Thrombozyten über 60.000/µl, PTT unter 60 s.

Meist ist eine (Hemi-)Laminektomie notwendig, bisweilen muss multisegmental vorgegangen werden. Das Blut im Spinalkanal zwischen der knöchernen Lamina und dem Bandapparat wird entfernt. Als Option erwägt mancher Neurochirurg eine postoperative Steroidtherapie mit Methylprednisolon nach länger dauernder Rückenmarkkompression (Lawton et al. 1995), obwohl die American Association of Neurological Surgeons in ihren jüngsten Richtlinien (2002) ausführt, dass in der Literatur eine höhere Evidenz für die Nebenwirkungen der Steroide als für deren günstige Wirkungsamkeit vorliegt.

Prognose. Für die Prognose entscheidend sind das Ausmaß der präoperativen Ausfälle und der Zeitfaktor bis zur Entlastung des sEDH. Je geringer die präoperativen Ausfälle sind und je schneller eine operative Entlastung möglich ist, umso besser ist die Prognose des Patienten (Boukobza et al. 1994). Bei über längere Zeit (mehr als 24 h) bestehender kompletter Paraplegie ist die Prognose bezüglich der Funktionsrückkehr als schlecht einzustufen. Die Komorbidität des Patient ist ein weiterer wesentlicher Parameter, der die Prognose beeinflusst.

Gutachterliche Fragestellung. In der gutachterlichen Beurteilung werden insbesondere die individuellen Begleiterkrankungen der Patienten berücksichtigt, die mit einem erhöhten Risiko für ein Auftreten von sEDH verbunden sind. Es kann auch eine Beurteilung hinsichtlich der Notwendigkeit einer Antikoagulanzientherapie bzw. einer sachgerecht durchgeführten Lumbalpunktion oder Periduralanästhesie relevant werden.

Literatur

American Association of Neurological Surgeons (2002) Pharmacological therapy after acute cervical spinal cord injury. Neurosurgery 50 (Suppl): S63–72.

Boukobza M, Guichard JP, Boissonet M et al. (1994) Spinal epidural haematoma: report of 11 cases and review of the literature. Neuroradiology 36: 456–9.

Bozbuga M, Izgi N, Polat G et al. (1999) Posterior fossa epidural hematomas: observations on a series of 73 cases. Neurosurg Rev 22: 34–40.

Bushe KA, Weiss KH (1982) Schädel-Hirn-Trauma. Melsungen: Bibliomed.

Clara M (1942) Das Nervensystem des Menschen. Leipzig: Johann Ambrosius Barth; 667.

Cohen JE, Montero A, Israel ZH (1996) Prognosis and clinical revelance of anisocoria – craniotomy latency for epidural hematoma in comatose patients. J Trauma 41: 120–2.

Dhellemmes P, Lejeune JP, Christiaens JL et al. (1985) Traumatic extradural hematomas in infancy and childhood. Experience with 144 cases. J Neurosurg 62: 861–4.

Dickman CA, Shedd SA, Spetzler RF et al. (1990) Spinal epidural hematoma associated with epidural anaesthesia complications of systemic heparinization in patients receiving peripheral vascular thrombolytic therapy. Anesthesiology 72: 947–50.

Greenberg MS (2001) Handbook of Neurosurgery. 5th ed. New York: Thieme; 660–2.

Haselsberger K, Pucher R, Auer LM (1988) Prognosis after acute subdural or epidural haemorrhage. Acta Neurochir (Wien) 90: 111–6.

Hewett P (1861) Injuries to the head. In: Holmes T (ed). A System of Surgery. London: Parker, Son & Bourn 2; 96–196.

Hill J (1772) Cases in surgery particularly of cancer and disorder of the head from external violence with observations. Edinburgh: J Balfour; 263.

Jamieson KG, Yelland JD (1968) Extradural hematoma: Report of 167 cases. J Neurosurg 29:13–23.

Jamjoom A, Cummins B, Jamjoom ZA (1994) Clinical characteristics of traumatic extradural hematoma: a comparison between children and adults. Neurosurg Rev 17: 277–81.

Kernohan JW, Woltman HW (1929) Incisura of the crus due to contralateral brain tumor. Arch Neurol Psychiatr 21: 274.

Kocher T (1901) Hirnerschütterung, Hirndruck und chirurgische Eingriffe bei Hirnkrankheiten. Wien: Alfred Hölder; 391.

Komatsu Y, Matsumara A, Meguro K et al. (1993) MR imaging of associated brain injuries in cases with acute extradural hematoma. No Shinkei Geka 21: 775–80.

Krause F (1930) Die Spezielle Chirurgie der Gehirnkrankheiten, Bd 1. Stuttgart: Enke; 614.

Krönlein RU (1895) Weitere Bemerkungen über die Lokalisation der Hämatome der A. meningea media und deren operative Behandlung. Bruns Beitr Klin Chir 13: 466–77.

Lawton MT, Porter RW, Heiserman JE et al. (1995) Surgical management of spinal epidural hematoma: relationship between surgical timing and neurological outcome. J Neurosurg 83: 1–7.

Lee ST, Liu TN, Wong CW et al. (1995) Relative risk of deterioration after mild closed head injury. Acta Neurochir (Wien) 135: 136–40.

Mollowitz GG (Hrsg) (1998) Der Unfallmann. Berlin: Springer; 232.

Pereira CU, Porto MW, Holanda RRD et al. (1998) Epidural hematoma after ventriculoperitoneal shunt surgery. Report of two cases. Arq Neuropsiquiatr 56: 629–32.

Petit JL (1844) Oeuvres Completes de J.L. Petit. Maladies des Os, Maladies Chirurgicales. Paris: Frédéric Prévost; 882.

Pia HW, Schoenmayr R (1980) Traumatische intrakranielle Hämatome. Langenbecks Arch Chir 351: 199–214.

Rivas JJ, Lobato RD, Sarabia R et al. (1988) Extradural hematoma: analysis of factors influencing the courses of 161 patients. Neurosurgery 23: 44–51.

Seelig JM, Marshall LF, Toutant SM (1984) Traumatic acute epidural hematoma: unrecognized high letality in comatose patients. Neurosurgery 15: 617–20.

Shugerman RP, Paez A, Grossman DC et al. (1996) Epidural hemorrhage: is it abuse? Pediatrics 97: 664–8.

Simmons NE, Elias WJ, Henson SL et al. (1999) Small cell lung carcinoma causing epidural hematoma: case report. Surg Neurol 51: 56–9.

Sklar EM, Post JM, Falcone S (1999) MRI of acute spinal epidural hematomas. J Comput Assist Tomogr 23: 238–43.

Zupruk GM, Mehta Z (1989) Brown-Séquard syndrome associated with posttraumatic cervical epidural hematoma: case report and review of the literature. Neurosurgery 25: 278–80.

5.4 Akutes Subduralhämatom

Winfried Burkert

Einordnung des Begriffes

Definitionsgemäß wird mit dem Ausdruck „akutes Subduralhämatom" (aSDH) eine rasch entstehende Einblutung zwischen Dura und Arachnoidea verstanden. Der Terminus ist aber nicht selbsterklärend, weil im Unterschied zum sprachlich ähnlich gebildeten Ausdruck „akutes Epiduralhämatom" (aEDH) Besonderheiten gegeben sind: Mit dem Wort aEDH wird meist die gesamte pathologische Entität beschrieben (s. Kap. 5.3). Der Terminus aSDH beschreibt in einem Teil der Fälle zwar ebenfalls die pathologische Entität (z. B. wenn nach vergleichsweise geringerem Trauma ein Brückenveneneinriss zugrunde liegt), in der Mehrzahl der Fälle beschreibt der Ausdruck aber nur eine Epiphänomen einer sehr viel weitergehenden intrakraniellen Pathologie, die Boris Klun einmal „Polytrauma des Gehirns" genannt hat (Klun 1989).

Man kann sich diesen Umstand auch anhand der klinischen Erfahrung verdeutlichen, dass die rechtzeitige operative Beseitigung eines aEDH meist tatsächlich das klinische Gesamtproblem beseitigt und der Patient sich weitgehend ad integrum erholen kann. Bei den aSDH ist es oft trotz raschester Trepanation und Hämatomentfernung nicht möglich, den Patienten zu retten, weil eben die zugrunde liegende oder begleitende allgemeine Hirnpathologie durch die Operation nur bedingt beeinflusst werden kann. Frowein hat belegt, dass diejenigen Patienten, die innerhalb der ersten posttraumatischen Stunde mit Mydriasis dekompensieren, praktisch nicht zu retten sind (Frowein et al. 1978).

Ätiopathogenese

Viele aSDH werden im Bereich der Kontusionsherde gefunden, wo sie außer durch Brückenvenenabrisse auch noch infolge einer Sickerblutung durch Verletzung kleinerer kortikaler Venen und Arterien entstehen. Die aSDH können weiterhin sowohl postoperativ als auch nach regelmäßiger Einnahme von Antikoagulanzien ohne Trauma auftreten: Das entsprechende Risiko sei bei Männern unter oralen Antikoagulanzien um den Faktor 7 und bei Frauen um den Faktor 26 erhöht (Wintzen u. Tijssen 1982; s. Kap. 6.2). Etwa 10 % aller schweren Schädel-Hirn-Verletzungen (SHT) werden von aSDH begleitet.

Erstversorgung

Die Erstversorgung des Patienten mit SHT beginnt bereits am Unfallort durch den Notarzt mit Sicherung der Vitalfunktionen wie Atmung und Kreislauf. Dabei erfolgen in der Regel eine endotracheale Intubation mit Analgosedierung und Anlage eines venösen Zuganges für die Volumensubstitution mit dem Ziel der Aufrechterhaltung eines ausreichenden zerebralen Perfusionsdruckes (CPP). Weil in der posttraumatischen Phase die zerebrale Autoregulation häufig gestört und der intrakranielle Druck (ICP) erhöht ist, wird der Erhaltung eines optimalen arteriellen Blutdruckes große Bedeutung zugeschrieben. Die Indikation zur Intubation wird auch bei primär noch wachen Patienten aufgrund einer möglichen raschen Verschlechterung der Bewusstseinslage häufig großzügig gestellt. Weiterhin werden vom Erstuntersucher die Bewusstseinslage, neurologischer Status und Verletzungsmuster beurteilt.

Klinische Symptomatik

Durch die Blutansammlung im Subduralraum kommt es zu einer Kompression der zugehörigen Großhirnhemisphäre mit raschem Anstieg des intrakraniellen Druckes. Die Kompression des Großhirns bewirkt bei den Verletzten, die meist primär bewusstlos sind und bleiben, unter Umständen eine Vertiefung der Bewusstlosigkeit, Ausbildung einer Halbseitensymptomatik und schließlich einer ipsilateralen Mydriasis. Diese beruht auf der Einklemmung des N. oculomotorius zwischen der Felsenbeinkante und dem in den Tentoriumschlitz hineingepressten medialen Temporalhirnanteil infolge der axialen Hirnmassenverschiebung. Trotzdem kann die rein klinische Diagnostik eines aSDH sehr problematisch sein: Gründe dafür sind die Schwere des SHT und der neurologischen Symptomatik, häufig mit tiefer Bewusstlosigkeit. Deshalb ist eine notfallmäßige **kraniale Computertomographie** notwendig, da Patienten mit schwerem SHT zum Einweisungszeitpunkt ins Krankenhaus meist analgosediert und beatmet sind und dadurch keine korrekte neurologische Beurteilung des Verletzten mehr möglich ist.

Akute Diagnostik

Für den Klinikarzt bleibt nur das CT als zuverlässiges diagnostisches Mittel zur Indikationsstellung für eine Nottrepanation, unabhängig vom klinischen Status des Patienten. Da viele Einrichtungen über einen Computertomographen verfügen, aber keine eigene neurochirurgische Abteilung führen, ist für den konsultierten Neurochirurgen die Fähigkeit einer raschen und kompetenten Interpretation des übermittelten Bildes von großer Bedeutung.

Die CT-Untersuchung zeigt das aSDH als einen **hyperdensen Bezirk über der Großhirnrinde** mit Verlagerung der Mittellinie, wobei im Gegensatz zu epiduralen Hämatomen häufig die Fissura Sylvii als Ausbuchtung des Hämatoms zu erkennen ist. Die aSDH können auch interhemispheriell und infratentoriell auftreten – Letzteres meist bei antikoagulierten Patienten. Die Dicke und Ausdehnung des Hämatoms, deren Relation zur Mittellinienverlagerung, Hirnödem, Nachweis einer zusätzlichen Kontusionsblutung oder subarachnoidalen Einblutung, Verhältnisse der basalen Liquorräume und Schädelfrakturen sind weitere Kriterien, die für die Therapieentscheidung und prognostische Abschätzung eine wichtige Rolle spielen. Beispiel-CTs sind in den Abbildungen 5.4-1 bis 5.4-4 dargestellt.

Cave: CTs zeigen die Dicke eines akuten Subduralhämatoms meist geringer als diese tatsächlich sind, sodass man schon bei CT-Verdacht (z. B. mäßige Mittellinienverlagerung und nur ein schmaler Hämatomsaum) eine Trepanation durchführen sollte, ggf. mit ICP-Messung.

In wenigen Einrichtungen wird eine kraniale Magnetresonanztomographie (MRT) primär durchgeführt. Die MRT-Untersuchung ermöglicht neben einer genaueren Darstellung des Hämatoms in verschiedenen Ebenen auch den Nachweis einer Hirnstammkontusion, die prognostisch eine sehr ungünstige Rolle spielt (s. Kap. 5.2).

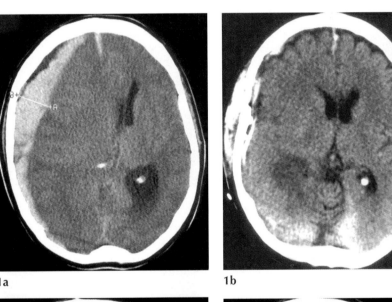

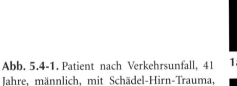

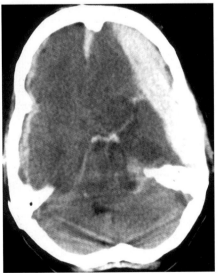

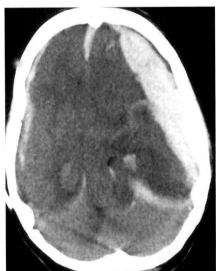

Abb. 5.4-1. Patient nach Verkehrsunfall, 41 Jahre, männlich, mit Schädel-Hirn-Trauma, primär bewusstlos:
a) Schädel-CT: massives akutes Subduralhämatom mit extremer Verlagerung der Mittellinie;
b) Postoperatives CT-Bild von demselben Patienten.

Abb. 5.4-2. Eine 54-jährige Patientin mit Schädel-Hirn-Trauma durch Sturz, rasch danach bewusstlos. Bei Einlieferung Pupillenstarre links. Im Schädel-CT: ausgeprägtes akutes Subduralhämatom (aSDH) mit extremer Verlagerung der Mittellinie, geringes aSHD auf der Gegenseite und interhemisphäriell, zusätzliche subarachnoidale Einblutung. Postoperativ bihemisphärielles Hirnödem mit therapieresistenten intrakraniellen Druckwerten. Letaler Ausgang.

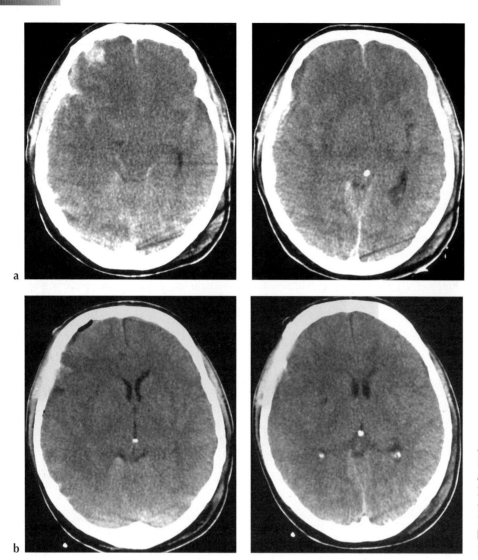

a

b

Abb. 5.4-3. 40-jähriger Patient, Schädel-Hirn-Trauma durch Sturz mit dem Fahrrad:
a) Schädel-CT: relativ schmales Subdural-hämatom im Vergleich zu der deutlichen Mittellinienverlagerung; zusätzlich eine kleine Kontusionsblutung frontal;
b) postoperative CT-Aufnahmen desselben Patienten.

Therapie

Die neurochirurgische Behandlung eines aSDH besteht in der sofortigen **großen Trepanation**, Entfernung des Hämatoms und Stillung eventuell blutender Gefäße oder Kontusionsherde. Eine große Trepanation ist von Vorteil für eine bessere Übersicht und sofortige Druckentlastung bei meist ausgeprägtem Hirnödem. Dieses Verfahren ist aber oft nicht unproblematisch, da es an den Trepanationsrändern zu Infarzierung des prolabierenden Gehirns kommen kann.

> Bei massivem Hirnödem ist es ratsam, kleinere Duraöffnungen auszuführen, um keinen Hirnprolaps zu provozieren.

Die adäquate Behandlung der Patienten mit einem aSDH erfordert neben einer schnellen neurochirurgischen Versorgung noch umfangreiche grundlegende Kenntnisse über die Pathophysiologie des zerebralen Metabolismus, des erhöhten intrakraniellen Druckes, dessen Registrierung, Auswertung und nach Möglichkeit auch dessen Beeinflussung, wenn der ICP über 20 mm Hg steigt oder die Tendenz dazu erkennbar ist. Die **ICP-Messung**, meistens über eine intraparenchymale oder seltener über eine intraventrikuläre Druckmesssonde (dann mit Möglichkeit zur Liquor-

drainage) und CPP-Berechnung, gilt als ein etabliertes Monitoring-Verfahren. Therapieziele sind die Senkung des ICP (< 20 mmHg) und Erhöhung des CPP (50–70 mmHg).

Die Entstehung **sekundärer ischämischer Hirnschäden** beruht auf der sehr geringen Toleranz der Neurone gegenüber Hypoxämie und Hypoglykämie. Wird die untere Schwelle der zerebralen Autoregulation unterschritten, kommt es zunächst zu reversiblen – unbehandelt oder nicht erkannt zu irreversiblen Hirnschäden. Zunächst sollten Maßnahmen wie 30°-Hochlagerung des Oberkörpers mit Optimierung des zerebrovenösen Abflusses, Applikation von Mannitol, Diuretika, hypertonen Lösungen oder Anlage einer Liquordrainage erfolgen.

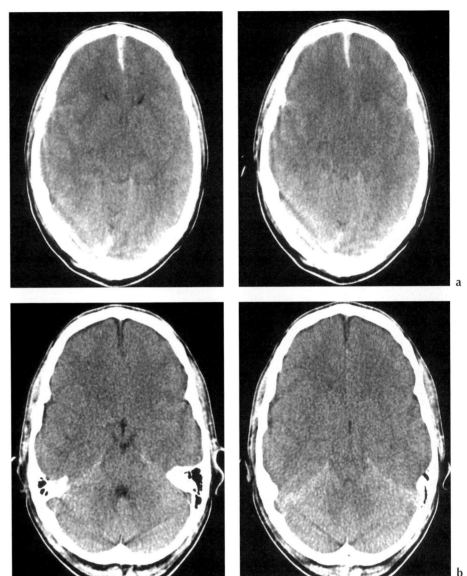

Abb. 5.4-4. 28-jähriger Patient, Treppensturz unter Alkoholeinfluss. Bei Einlieferung somnolent, keine neurologische Ausfälle:
a) Schädel-CT: eine „Sonderform" eines akuten Subduralhämatoms interhemisphäriell, ohne wesentliche Raumforderung, beidseitiges Hirnödem. Konservative Behandlung;
b) Kontroll-Schädel-CT desselben Patienten 9 Tage später, unauffälliger neurologischer Befund.

Wenn der ICP unter diesen Maßnahmen nicht abfällt, kann eine zeitlich begrenzte mäßige Hyperventilation ($p_a CO_2$ 30–35 mm Hg) zu Reduktion des zerebralen Blutvolumens (CBV) erfolgen, allerdings mit dem Risiko einer kritischen Abnahme des zerebralen Blutflusses (CBF) durch Vasokonstriktion. Simultan sollte ein CPP von 70 mmHg angestrebt werden. Mögliche extrakranielle Einflussfaktoren wie instabile Kreislaufsituation, insuffiziente Oxygenierung, unzureichende Menge von Sauerstoffträgern (kritische Hämoglobinkonzentration < 10 g/dl) und venöse Abflussstörung werden beseitigt. Schließlich kann eine dekompressive Kraniektomie mit Duraplastik unter Berücksichtigung von Patientenalter und Verlauf in Erwägung gezogen werden, wenn die somatosensibel evozierten Potenziale noch erhalten sind (s. Kap. 4.2).

Postoperative Betreuung

Für das postoperative Neuromonitoring eignen sich neben ICP-Messung und CPP-Berechnung noch weitere Verfahren. Deren Aussagekraft ist aber zum Teil noch nicht gesichert (s. Kap. 2.6). Es deutet sich an, dass deutlich verminderte intraparenchymale O_2-Partialdrucke und Glucosekonzentrationen bei gleichzeitig erhöhten CO_2-Partialdrucken eine enge Korrelation mit einem schlechten Outcome der Patienten besitzen, sodass diese Messungen zur Wichtung anderer Untersuchungsverfahren herangezogen werden.

Prognose

Prognostisch spielen im Wesentlichen das Ausmaß der primären Hirnstamm- und Kortexverletzung und die sekundäre Hirnschädigung infolge von Ischämie durch erhöhten ICP eine wichtige Rolle. Die mechanische Schädigung der Neurone kann auch zu einer axonalen Degeneration führen, die durch Ableitung somatosensorisch evozierter Potenziale (SEP) oder akustisch evozierter Hirnstammpotenziale (BAEP) nachgewiesen werden kann (s. Kap. 2.7).

> **Praktischer Hinweis:** Bezüglich der elektrophysiologischen Messungen müssen hinsichtlich der somatosensorisch evozierten Medianuspotenziale eine Plexusverletzung (häufig bei Motorradunfall!) und bei der Messung der akustisch evozierten Hirnstammpotenziale otobasale Frakturen ausgeschlossen sein.

Die Ableitung der SEPs ermöglicht als einziges elektrophysiologisches Verfahren die Beurteilung der Funktion von Hirnstamm und Kortex bei bewusstlosen Patienten, unabhängig von der Analgosedierung. Ein primär beidseitiger Ausfall der kortikalen SEP-Antwort bei Reizung des N. medianus ist ein extrem ungünstiger Faktor; ein einseitiger Ausfall weist eher auf eine fokale Läsion hin. Die Aussagekraft von SEPs kann durch vergleichende Verlaufuntersuchungen und Erhebung der Fremdanamnese erhöht werden.

Wenn sich im CT zusätzlich zum aSDH primär ausgeprägte Mittellinienverlagerungen, Anzeichen für eine traumatische Subarachnoidalblutung (trSAB) und zusätzliche Kontusionsblutungen finden, signalisiert dies meist eine ungünstige Prognose. An CT-Studien wurde eine deutliche Steigerung der Letalität gezeigt, wenn die Mittellinienverlagerung (in Millimetern) größer ist als das subdurale Hämatom an der dicksten Stelle. Auch eine präoperativ über 3 h bestehende Pupillenstarre und konstant hoher postoperativer ICP (35–40 mm Hg) waren oft mit tödlichem Ausgang verbunden. Diese Tatsachen werden von einigen Studien mit großen Patientenkollektiven übereinstimmend belegt, sodass trotz der verbesserten und flächendeckenden Rettungsmedizin, Notfalldiagnostik und optimaler neurochirurgischer Versorgung in publizierten Serien eine perioperative Gesamtletalität von etwa 50–80 % festzuhalten ist. Zumkeller und Mitarbeiter (1996) fanden eine

über 50 %ige Letalität, wenn die Dicke des Hämatoms 18 mm erreicht oder die Mittellinienverlagerung (MLV) ca. 20 mm beträgt. Eine MLV ab 28 mm war mit dem Leben nicht mehr vereinbar.

Einige Faktoren scheinen jedoch einen **prognostisch positiven Einfluss** zu haben:

- schnellstmögliche Diagnostik und operative Entlastung innerhalb von 3–4 h mit entsprechender postoperativer Überwachung
- niedriges Patientenalter
- primärer Glasgow Coma Score (GCS) von mehr als 6
- freies Intervall bis zum Auftreten der neurologischen Symptomatik
- blutfreier subarachnoidaler Raum im CT, da dadurch der Kontakt neurotoxischer und vasoaktiver Blutabbauprodukte zu Kortex und basalen Hirnarterien verhindert wird

Für Patienten mit aSDH, aber ohne trSAB erscheint die Entwicklung von Vasospasmen und Hirnödemen geringer. Die Häufigkeit einer sekundären Hirnschädigung war bei dieser Gruppe, im Vergleich zur Patientengruppe mit einer zusätzlichen traumatischen subarachnoidalen Einblutung, deutlich geringer. Die Letalität war ohne Nachweis einer SAB dreifach geringer. Deshalb werden regelmäßig transkranielle Doppler-Sonographien (TCD) zur Erfassung von Vasospasmen (erhöhte Fließgeschwindigkeit und Gefahr einer regionalen Minderperfusion) durchgeführt. Die TCD – als eine nichtinvasive und einfach handzuhabende Methode – ermöglicht wiederholte Untersuchungen des Patienten am Bett und eine grobe Abschätzung des CBF.

> **Praktischer Hinweis:** Als Warnsignal für eine Senkung der zerebralen Durchblutung dient die in der transkraniellen Doppler-Sonographie festgestellte pathologische Verminderung der diastolischen Fließgeschwindigkeit mit Pulsatilitätsindices (PI) von mehr als 1,5. Daraus darf man aber bei normalem PI nicht umgekehrt schlussfolgern, dass ein ausreichender zerebraler Blutfluss vorliegt.

Auch der CPP ist ein wichtiger Parameter in der Überwachung des CBF. Die Aussagekraft der TCD kann zusätzlich durch die Berücksichtigung von Anamnese, klinischem Status und der Kenntnis von ICP, CPP sowie Befunden der bildgebenden Verfahren gestützt werden.

Literatur

Britt RH, Hamilton RD (1978) Large decompressive craniotomy in the treatment of acute subdural hematoma. Neurosurgery 2: 195–200.

Bull HG, Ganzer U, Grüntzig J, Schirmer M (Hrsg) (1987) Der Schädelbruch. München: Urban & Schwarzenberg; 137–40.

Domenicucci M, Strzelecki JW, Delfini R (1998) Acute posttraumatic subdural hematomas: „intradural" computed tomographic appearance as a favorable prognostic factor. Neurosurgery 42: 51–5.

Frowein RA, Steinmann HW, Auf der Haar K et al. (1978) Limits to classification and prognosis of severe head injury. In: Frowein RA, Wilcke O, Karimi-Nejad A et al. (eds) Advances in Neurosurgery, Vol 5. Berlin: Springer; 16–26.

Gennarelli TA, Spielman GM, Langfitt TW et al. (1982) Influence of the type of intracranial lesion on outcome from severe head injury. J Neurosurg 56: 26–32.

Haselsberger K, Pucher R, Auer LM (1988) Prognosis after acute subdural or epidural hemorrhage. Acta Neurochir (Wien) 90: 111–6.

Klun B (1989) Acute subdural hematoma – an unsolved neurosurgical problem. In: Frowein RA, Brock M, Klinger M (eds) Advances in Neurosurgery, Vol 17. Berlin: Springer; 53–6.

Langfitt TW, Gennarelli TA (1982) Can the outcome from head injury be improved? J Neurosurg 56: 19–25.

Sakas DE, Bullock MR, Teasdale GM (1995) One-year outcome following craniotomy for traumatic hematoma in patients with fixed dilated pupils. J Neurosurg 82: 961–5.

Servadei F, Nasi MT, Cremonini AM et al. (1998) Importance of reliable admission Glasgow Coma Scale score for determining the need for evacuation of posttraumatic subdural hematomas: a prospective study of 65 patients. J Trauma 44: 868–73.

Servadei F, Nasi MT, Giuliani G et al. (2000) CT prognostic factors in acute subdural haematomas: the value of the "worst" CT scan. Br J Neurosurg 14: 110–6.

Steiger HJ, Aaslid R, Stooss R et al. (1994) Transcranial Doppler monitoring in head injury: relation between type of injury, flow velocities, vasoreactivity and outcome. Neurosurgery 34: 79–86.

Wilberger JE Jr, Harris M, Diamond DL (1990) Acute subdural hematoma: morbidity and mortality related to timing of operative intervention. J Trauma 30: 733–6.

Wilberger JE Jr, Harris M, Diamond DL (1991) Acute subdural hematoma: morbidity, mortality and operative timing. J Neurosurg 74: 212–8.

Wintzen AR, Tijssen JG (1982) Subdural hematoma and oral anticoagulation therapy. Arch Neurol 39: 69–72.

Zauner A, Doppenberg EM, Woodward JJ et al. (1997) Continuous monitoring of cerebral substrate delivery and clearance: initial experience in 24 patients with severe acute brain injuries. Neurosurgery 41: 1082–93.

Zumkeller M, Behrmann R, Heissler HE et al. (1996) Computed tomographic criteria and survival rate for patients with acute subdural hematoma. Neurosurgery 39: 708–13.

5.5 Chronisches Subduralhämatom

Frank Rommel, Wolfgang Joachim Bock, Dag Moskopp

Inhalt

Definition

Unter einem chronischen Subduralhämatom (cSDH) versteht man eine Blutung in die Schicht zwischen Dura mater und Arachnoidea (Spatium subdurale). Oft sind die betroffenen Patienten älter (s. unten) und haben Begleiterkrankungen. Nicht selten wird ein vorangegangenes Bagatelltrauma angegeben, das Wochen bis Monate zurückliegen kann. Bisweilen beschreiben Patienten oder Angehörige diese Gegebenheit nur unscharf. Manchmal wird die Frage nach der ursächlichen Beziehung Gegenstand eines gutachterlichen Verfahrens (s. unten).

Die klinische Unterscheidung zwischen einem akuten, einem subakuten und einem chronischen Subduralhämatom basiert auf dem **Zeitpunkt des Auftretens** klinischer Symptome nach einem Trauma. Die hierzu angegebenen Zeitspannen enthalten oftmals Ermessen, Unschärfen und Uneinheitlichkeiten (Frowein 1976; Greenberg 2001; McKissock et al. 1960). Die Empfehlung von Braakman (1996) geht sogar so weit, auf quantifizierende Festlegung von Tagen zu verzichten.

Für die Begrifflichkeit des „subakuten Subduralhämatoms" gibt Frowein (1976) eine Zeitspanne von 2 bis 10 Tagen zwischen Trauma und klinischer Manifestation an, Greenberg (2001) 4 Tage bis 3 Wochen. Vom „chronischen Subduralhämatom" spricht Frowein, wenn die vorgenannte Zeitspanne mehr als 10 Tage beträgt, Greenberg bei mehr als 3 Wochen.

Der Bezeichnung „**Pachymeningeosis/-meningitis haemorrhagica interna**" (Schmidt 1930) liegt eine alte Konzeption zugrunde: Man verstand hierunter das Auseinanderdrängen der Durablätter durch eine Blutung. Diese Auffassung hat sich als unzutreffend erwiesen. Die solchermaßen beschriebenen Pathologien sind weder klinisch noch morphologisch von einer chronischen Subduralblutung zu differenzieren. Die Bezeichnung ist demnach obsolet (Jänisch et al. 1990).

Epidemiologie

Die jährliche Inzidenz des cSDH beträgt derzeit etwa 2:100.000 Einwohner der Allgemeinbevölkerung. In der 8. Dekade vervierfacht sich dieser Quotient (Foelholm u. Waltimo 1975). Drei Viertel der Patienten sind älter als 50 Jahre, der Inzidenzgipfel liegt um das 65. Lebensjahr (cave: Neuropädiatrisch besteht eine eigene Entität). Bei einem Viertel bis der Hälfte der Patienten wird kein anamnestisches Trauma angegeben.

Symptomatologie

Die Symptomatik der cSDH ist grundsätzlich vielgestaltig. Es wurde als „der große Imitator" bezeichnet (Potter u. Fruin 1977). Ein pathognomonisches klinisches Zeichen existiert nicht. Meist entwickeln sich die Symptome langsam progredient. In acht von zehn Fällen werden Kopfschmerzen als Leitsymptom angegeben (Cameron 1978; Luxon u. Harrison 1979; McKissock et al. 1960). Weitere Symptome sind Wesensänderung (bis zu Demenz, Lethargie), Gedächtnisstörungen, Vigilanzstörungen, Übelkeit, Erbrechen, Sehstörungen, Sprachstörungen, Hemiparesen und zerebrale Krampfanfälle (Cameron 1978; Ishikawa et al. 2002; Luxon u. Harrison 1979; McKissock et al. 1960; Potter u. Fruin 1977; Richter et al. 1984).

Bei jedem zehnten Patienten kommt es zu einer *plötzlich* einsetzenden klinischen Symptomatik. Unter Umständen liegt eine sekundäre Einblutung in ein vorbestehendes cSDH vor (s. Abb. 5.5-2). Vor allem bei Selbstmedikationen mit thrombozytenaggregationshemmenden Kopfschmerzmitteln kann eine Art „Teufelskreis" entstehen. Die Hälfte der Patienten zeigt bei Klinikaufnahme Symptome eines erhöhten intrakraniellen Drucks. Bei jüngeren Patienten können die fokal-neurologischen Defizite führend sein. Je nach Kompression des Gehirns sind motorische Ausfälle (inkonstant bei 24–62%) zu beobachten (Cameron 1978; Luxon u. Harrison 1979; McKissock et al. 1960). Bei bis zu 7% der Patienten ist eine fortschreitende Einklemmungssymptomatik zu beobachten (Kotwica u. Brzezinski 1991).

Differenzialdiagnose

Da die Symptomatik vielgestaltig sein kann, ist im Einzelfall auch die Differenzialdiagnose mehrschichtig. Verwechseln kann man die Erscheinungen – insbesondere bei älteren Patienten – mit zerebralen Abbauprozessen auf der Ebene von Myelinisierungs- und Durchblutungsstörungen sowie Alzheimer-Läsionen. Vaskuläre und onkologische Erkrankungen können sich ebenfalls derart äußern. Metabolische und weitere, schwer fassbare Phänomene können zu Hygromen führen. Asymptomatisch vorbestehende Arachnoidalzysten können symptomatisch werden.

Pathophysiologie

Die Mechanismen bei der Entstehung des cSDH sind noch nicht vollständig geklärt. Bei etwa fünf bis acht von zehn Patienten lässt sich ein **Schädel-Hirn-Trauma**, auch in Form eines Bagatelltraumas, als ursächlich für das cSDH nachweisen (Foelholm u. Waltimo 1975; Stroobandt et al. 1995).

Denkbar ist der Beginn mit einer kleineren, akuten Blutung. Das Blut innerhalb des Subduralraumes führt zu einer unspezifischen Granulationsreaktion mit Einwanderung von Fibroblasten. Dieser Vorgang zieht die Bildung einer inneren kortikalen und einer äußeren duralen Membran nach sich, die das Blut abkapseln. Durch enzymatische Fibrinolyse wird das Hämatom verflüssigt. Innerhalb der Membranen bilden sich neue, äußerst fragile Kapillaren, die bereits bei geringer mechanischer Beanspruchung zu bluten beginnen.

Es wird angenommen, dass durch die Sekretion von gerinnungshemmenden Substanzen aus den kapillären Endothelzellen der Hämatommembranen Gerinnungsfaktoren gespalten werden und damit eine Koagulation des Hämatoms verhindert wird. Aufgrund von persistierenden Blutungen aus der Hämatomkapsel und dem Ausbleiben der Koagulation des Hämatoms kommt es zu einer stetigen Zunahme der Raumforderung innerhalb der Kapsel (Crooks 1991; Drapkin 1991; Labadie 1990; Murakami et al. 2002; Murata 1993). Möglicherweise spielen auch Permeabilitätsphänome der Hämatommembranen mit Aufbau eines osmotischen Gradienten und einem konsekutiven Wasserzug zum Hämatom hin eine Rolle, wie es seit Beginn der 1930er-Jahren von den Autoren Gardner, Zollinger, Gross und anderen vermutet wird.

Zu den **prädisponierende Faktoren** für ein cSDH gehören die chronische Alkoholkrankheit, Diabetes mellitus und die Hirnatrophie. Selten wird ein cSDH nach Anlage eines Liquor-Shunts oder nach einer lumbalen Liquorpunktion beobachtet. Auch Einblutungen in subdurale Hygrome sind beschrieben (Park et al. 1994; Yamada et al. 1980). Uneinheitlich ist die Datenlage bezüglich der Einnahme von Antikoagulanzien als Risikofaktor für die Entstehung eines cSDH (Grisoli et al. 1988; Hamilton et al. 1993; Reymond et al. 1992; Stroobandt et al. 1995; Yamada et al. 1980; s. Kap. 6.2). Bei 13–16 % aller Patienten ist eine Einnahme von Thrombozytenaggregationshemmer zu verzeichnen (Reymond et al. 1992; Stroobrandt et al. 1995).

Eine wesentliche Begleitursache dürfte in der im Alter zunehmenden Atrophie des Gehirns liegen, sodass der Raum zwischen Arachnoidea und Dura größer wird und die Brückenvenen gespannter verlaufen. So können sie bereits bei einem Bagatelltrauma einreißen (Abb. 5.5-1; s. Kap. 14.4).

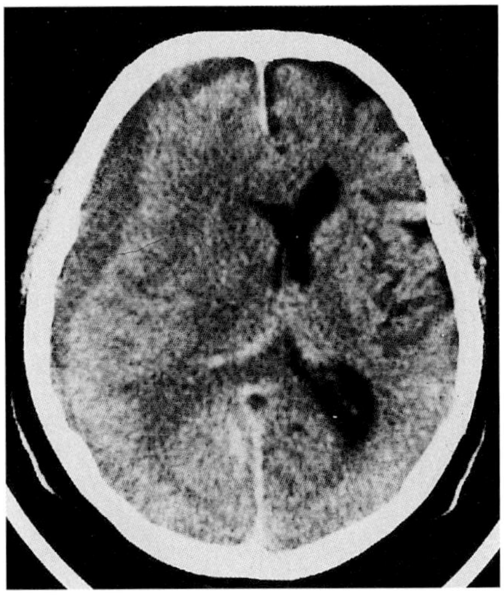

Abb. 5.5-1. Chronisches Subduralhämatom bei Hirnatrophie im Nativ-CT. 60-jähriger Patient mit sichelförmiger Hypodensität über der rechten Hemisphäre; allgemeine Hirnatrophie mit deutlich erweiterten äußeren Liquorräumen kontralateral und verstrichenen Furchen ipsilateral; Raumforderung mit Ventrikelkompression ipsilateral und Verschiebung der Mittellinie nach kontralateral. (Der Hrsg. DM dankt den Herrn Drs. Ho, Kaiser und Meckling, Radiologen und Neuroradiologen in Münster, für die Überlassung der computergestützten Schichtbildgebung der Abb. 5.5-1 bis 5.5-5.)

Apparative Diagnostik

Bei klinischem Verdacht auf das Vorliegen eines cSDH stellt derzeit zunächst das **CT ohne Kontrastmittel** die diagnostische Methode der ersten Wahl dar (s. Abb. 5.5-1 bis 5.5-3, 5.5-5). Die Dichtewerte der Subduralhämatome im CT korrelieren mit ihrem Alter und der Konsistenz der Hämatome. Dieser Umstand ist wegweisend für die Differenzialtherapie (Fobben et al. 1989; Scotti et al. 1977).

Die Subduralhämatome stellen sich innerhalb der 1. Woche nach einem Trauma im CT hyperdens dar (Abb. 5.5-2). Im subakuten Stadium erscheinen sie isodens (s. Abb. 5.5-3 bis 5.5-5). Nach 3 bis 4 Wochen, also im chronischen Stadium, kommen sie hypodens zur Darstellung (s. Abb. 5.5-1) (Haar et al 1977; Scotti et al 1977). In einigen Fällen kommen cSDH mit hypo-, iso- und hyperdensen Anteilen im CT zur Darstellung (Stroobandt et al. 1995). Meist finden sich Zeichen einer

Raumforderung mit Mittellinienverlagerung, Kompression der Seitenventrikel (s. Abb. 5.5-1, 5.5-2, 5.5-5) und ein Verstreichen der Hirnwindungen (s. Abb. 5.5-2, 5.5-4, 5.5-5).

Bei etwa einem Fünftel der Patienten mit cSDH findet sich ein beiderseitiges Auftreten (Cameron 1978; McKissock et al. 1960; Richter et al. 1984) (Abb. 5.5-3, 5.5-4). Eine fehlende Mittellinienverlagerung ist dann nicht unbedingt gleichbedeutend mit fehlendem Hirndruck.

Am häufigsten wird das cSDH in der 2. und 3. Woche nach einem Trauma übersehen, weil sie zu diesem Zeitpunkt hirnisodens sind (s. Abb 5.5-3 bis 5.5-5). Vor allem wenn sie bilateral auftreten und es trotz erhöhtem Hirndruck nicht zu einer Mittellinienverlagerung kommt, sind sie schwierig zu erkennen (s. Abb. 5.5-3, 5.5-4). In Verdachtsfällen hilft hier ein MRT weiter (s. Abb. 5.5-4, 5.5-5).

Bei nicht klarer Aussage anhand des nativen CTs kann eine **Kontrastmittelgabe**

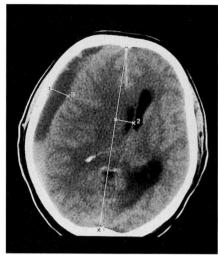

Abb. 5.5-2. Chronisches Subduralhämatom mit frischerer Einblutung und starker Raumforderung im Nativ-CT. 65-jähriger Patient mit seit 3 Jahren bekanntem IgG-Plasmozytom, Stadium IIB mit IgG-Kappa-Paraproteinämie. Zustand nach zwölf Zyklen zytoreduktiver Chemotherapie, bis 2 Monate zuvor mit partieller Remission; kein erinnerliches Trauma. Seit dem Vorabend Kopf- und Nackenschmerz; morgens bewusstlos von Ehefrau im Bett vorgefunden, GCS 3 mit erhaltener Spontanatmung; Pupille rechts etwas weiter als links. Sichelförmige Hypodensität über der rechten Hemisphäre, nach okzipital zu Spiegelbildung gegen einen isodensen Hämatomanteil, vereinbar mit jüngerer Einblutung; Kompression des Seitenventrikels, Verdacht auf Liquorabflussstörung aus dem kontralateralen Seitenventrikel sowie Mittellinienverlagerung. Zeichen der allgemeinen Hirnatrophie wie in Abbildung 5.5-1 sind nicht auszumachen. Therapie: erweiterte Bohrlochtrepanation; neuropathologisch ohne Plasmozytomhinweis in den Asservaten der Hämatomkapsel (Prof. Paulus, Münster). Bei der Kontrolluntersuchung nach einem Vierteljahr (klinisch, elektrophysiologisch, bildgebend): neurochirurgisch unauffällig.

hilfreich sein, weil sich die stark vaskularisierte Hämatomkapsel oft gut darstellen lässt. Im Zweifel kann durch Dichtemessungen im CT zwischen Hygromen, Arachnoidalzysten und cSDH unterschieden werden.

Das **MRT** ist sensitiver als das CT. Abbauprodukte des zerfallenden Hämoglobins (vor allem das Methämoglobin) führen zu einer hyperintensen Darstellung

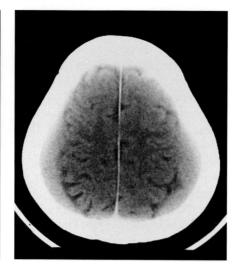

Abb. 5.5-3. Beidseitiges, isodenses chronisches Subduralhämatom (cSDH) im Nativ-CT. 72-jähriger Patient. Akute lymphatische Leukämie (Erstdiagnose vor 10 Jahren); maligne Histiozytosis im Kieferwinkelbereich (Erstdiagnose vor 8 Jahren); Plattenepithelkarzinom und Bowen-Erkrankung am Ohr. Zustand nach Chemotherapie, Schädelbestrahlung und lokalen Operationen. Schleichende Symptomatik ohne erinnerliches Trauma: Vergesslichkeit, Konzentrationsschwäche, gelegentliche Kopfschmerzen. Auf der dargestellten parietalen Schicht könnte unter Umständen der beidseitige Befund übersehen werden. Die sichelförmigen Hämatome haben mindestens eine anderthalbfache Kalottenstärke, sind aber auf dem Originalfilm hirnisodens und verursachen keine Mittellinienverlagerung. Therapie: erweiterte Bohrlochtrepanationen, Drainage für 4 Tage. Im Kontroll-CT nach 2 Wochen: Resterguss links, der transkutan punktiert wird (30 ml). Nach 6 Jahren Wiedervorstellung ohne cSDH im MRT, aber mit Zeichen einer supraaquäduktalen Ventrikelerweiterung.

in den T2-betonten Aufnahmen (Abb. 5.5-4 u. 5). In den T1-Wichtungen erscheinen sie isointens. Im MRT lassen sich die einzelnen Blutbestandteile in allen Stadien einer subduralen Blutung gut differenzieren (Lukas 1996).

Die früher zur Diagnostik angewandte **Angiographie** spielt zur Diagnosestellung eines cSDH heute nur noch ausnahmsweise eine Rolle.

Therapie

Konservative Maßnahmen

Die spontane Resorption chronischer Subduralhämatome ist selten. Eine konservative Therapie mit Dexamethason, Mannitol oder Glycerol hat sich als ineffektiv erwiesen; sie ist zusätzlich zu ihren Nebenwirkungen mit den Komplikationsmöglichkeiten durch die Immobilisierung bei neurologischen Ausfällen und Persistieren des erhöhten intrakraniellen Drucks behaftet (Gjerris u. Schmidt 1974). Sind die Hämatome symptomatisch geworden, bedürfen sie der operativen Behandlung (Cooper 1993). Bei asymptomatischen cSDH mit einer Ausbreitung von weniger als Kalottendicke kann zunächst abgewartet werden.

Operative Therapie

Präoperative Vorbereitungen. Vor der ersten Operation wird neben der üblichen Analyse der Blutgerinnung auch nach der Einnahme von Thrombozytenaggregationshemmern gefragt, deren Wirkung sich laborchemisch schwer fassen lässt. Falls Thrombozytenfunktionshemmer innerhalb 1 Woche vor dem Eingriff eingenommen wurden, sollte zumindest bekannt sein, ob ggf. auch Thrombozytenkonzentrate verfügbar sind.

Obwohl Einigkeit darüber besteht, dass die Behandlung symptomatischer cSDH operativ erfolgt, wird über das optimale Operationsverfahren weiterhin diskutiert. Am wenigsten invasiv sind die sog. „Kraniostomie" und die **Bohrlochtrepanation**. Der Terminus „Kraniostomie" findet sich bisher kaum in Wörterbüchern, hat sich aber im publizierten Schrifttum für die kleinste Form der Trepanation (ggf. mit Handdrill am Krankenbett) durchgesetzt.

Bei beiden Verfahren wird die „maschinenölfarbene Flüssigkeit" abgelassen, ausgespült und ggf. mittels eines Tropfkammersystems nach außen abgeleitet. Bei mehrfach gekammerten Hämatomen kann es notwendig sein, die Bohrlochtrepanation an zwei verschiedenen Lokalisa-

Abb. 5.5-4. Beidseitiges chronisches Subduralhämatom (cSDH) im Nativ-MRT (T2-Wichtung) (im CT isodens). 72-jähriger Patient. Seit 12 Jahren symmetrische Polyneuropathie bekannt; knapp 6 Wochen vor Aufnahme Leitersturz im Ausland mit Bewusstseinstrübung über Sekunden, okzipitaler Platzwunde, rückläufigen Kopfschmerzen. Sekundärverschlechterung 2 Wochen vor Aufnahme (Übelkeit, Erbrechen; im CT: isodense Hämatome mit „Hasenohrphänomen" = Aufrichtung der Vorderhörner der Seitenventrikel); seit 1 Woche vor Aufnahme Gangstörung mit Fallneigung, seit 2 Tagen Doppelbilder, Verlangsamung, Desorientierung. Bei Aufnahme: wach, orientiert, mobilisiert, Doppelbilder. Gute Abgrenzbarkeit des beidseitigen cSDH ohne Mittellinienverlagerung im MRT, erhebliche Raumforderung. Therapie: beidseitige erweiterte Bohrlochtrapanation. In Kontroll-CTs nach 2 Wochen unbedeutende Restergüsse, nach 6 Wochen keine Restergüsse.

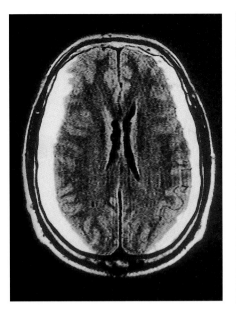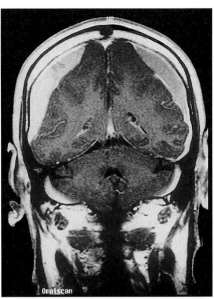

4

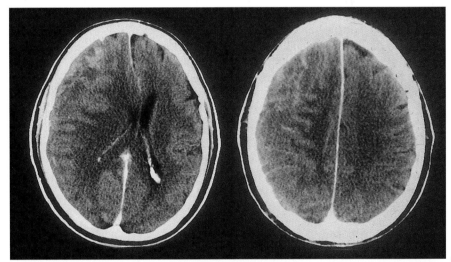

5a

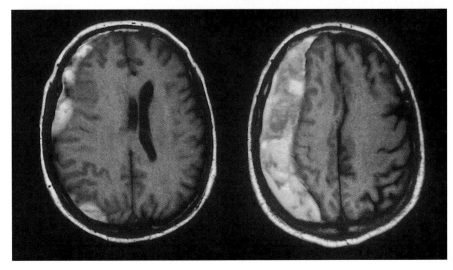

Abb. 5.5-5. Vergleich eines CT-isodensen chronischen Subduralhämatoms im MRT (T2-Wichtung). Beispielhaft tritt vor Augen, dass man ein isodenses Hämatom im Nativ-CT (**a**) übersehen kann, wohingegen es im MRT (**b**) desselben Patienten (69 Jahre) leicht zu erkennen ist.

5b

tionen durchzuführen. Ob ein Ablassen der Flüssigkeit allein ausreicht oder ob immer eine Außenableitung angelegt werden muss, ist umstritten. Wir bevorzugen die gleichzeitige Anlage einer externen Drainage. Als günstig wird es angesehen, die viszerale Membran zum Liquorraum hin zu fenstern. Dadurch soll eine Art innerer Abfluss möglich sein oder eine Prophylaxe gegen die Ausbildung osmotischer Kompartimente.

> **Cave:** In Einzelfällen ist eine Membranfensterung nicht oder nur mit unvertretbarem Risiko (Kortexblutung) durchführbar.

Drainagen können auch mit leichtem Sog angelegt werden. Übermäßiges Eindringen freier Luft in den vormaligen Hämatomraum ist eher ungünstig.

Die Ausdehnungstendenz des Hirns in den entlasteten Hämatomraum ist unterschiedlich. Oft legt sich der Kortex nicht vollständig der Dura an. Der verbliebene Raum wird mit plasmaisotoner, körperwarmer Ringer-Lösung aufgefüllt. Ob die früher geübte, retrograde Auffüllung des Liquorraumes von lumbal Vorteile bietet, ist nicht zweifelsfrei belegt. Rasche und ausgiebige Veränderungen der intrakraniellen Raumverhältnisse können Probleme machen, z. B. intrazerebrale und subdurale Nachblutungen und Krampfanfälle.

Kommt es erneut zum **Nachlaufen des Hämatoms**, kann man die Entlastung über ein erweitertes Bohrloch wiederholen. Nach Literaturlage kommt es in etwa einem Drittel der Fälle zum Nachweis von Resthämatomen und Rezidiven (Rohde et al. 2002). Erst nach mehrmaligen erfolglosen Entlastungsversuchen und bei dicker Hämatomkapsel sowie erneuter Verschlechterung der klinischen Symptomatik ist eine Kraniotomie zur Membranektomie indiziert (s. unten).

In Ausnahmefällen kann bei rezidivierendem cSDH auch die Anlage eines **subduro-peritonealen Shunts** sinnvoll sein, vor allem dann, wenn die Wiederausdehnung der imprimierten Hemisphäre ausbleibt (Stroobandt et al. 1995).

Wenn möglich, sollte von der Kapsel eine Gewebeprobe zur histopathologischen Aufarbeitung entnommen werden, auch um unerwartete Befunde auszuschließen oder zu verifizieren, z. B. eine

Metastase als seltene Ursache eines cSDH (Bergmann et al. 1992; s. Kap. 3.5).

Eine Orientierung, wie man das cSDH und seine Rezidive behandeln kann, findet sich in Tabelle 5.5-1.

Kraniostomie

Die Kraniostomie erfolgt in der Regel in Lokalanästhesie. Nach Teilrasur und einer Stichinzision im Bereich der maximalen Hämatomausdehnung erfolgt die Schädeleröffnung mittels eines Handbohrers. Dura und parietale Hämatomkapsel werden mit einer Nadel penetriert, und anschließend wird zum Ablassen des Hämatoms eine Kanüle eingeführt, die mit ihrer Spitze knapp unterhalb der Tabula interna zu liegen kommt. Manche Autoren empfehlen die Hämatomevakuation in einer Kopftieflagerung von 30° nach Trendelenburg. Nach Sistieren des Hämatomabflusses wird die Haut mit einer durchgreifenden Naht verschlossen. Alternativ kann auch eine weiche Drainage mit geschlossenem Ablaufsystem eingebracht werden.

Die Kraniostomie kann am Patientenbett durchgeführt werden. Dies ist aufgrund der Infektionsgefahr jedoch nicht unproblematisch. Angestrebt werden sollte deshalb die Anlage im Operationssaal. Eine mit der Dekompression assoziierte intrazerebrale oder akut subdurale Blutung als Komplikation ist bei dieser Methode sehr selten (Reinges et al. 2000).

Bohrlochtrepanation

Der Eingriff kann grundsätzlich Lokalanästhesie durchgeführt werden. „Komfortabler", insbesondere bei ängstlichen oder unkooperativen Patienten, ist die Operation in Intubationsnarkose.

Die Trepanation erfolgt über der größten Hämatomausdehnung. Häufigster Trepanationsort ist der sog. Cushing-Kocher-Punkt: dicht vor bzw. auf der Kranznaht, ca. 3–4 cm paramedian. Der Hautschnitt sollte so angelegt werden, dass bei einer später eventuell notwendigen Kraniotomie der Hautschnitt die alte Narbe mit einbezieht. Im Anschluss an die Bohrlochtrepanation ist die Dura mater freigelegt und wird mit bipolarer Elektro-

Tab. 5.5-1. Behandlung des rezidivierenden chronischen Subduralhämatoms in drei Schritten

Schrittfolge	Operative Maßnahme
1. Schritt	Bohrlochtrepanation oder Kraniostomie mit oder ohne Ableitung
2. Schritt	Wiederholung von Schritt 1
3. Schritt	Kraniotomie, Hämatomentfernung, Kapselexstirpation

koagulation oder Stichinzision eröffnet, schließlich auch die äußere Hämatomkapsel. Es kommt zum Abfließen der Hämatomflüssigkeit. Dann kann ein externer Drainageschlauch eingelegt werden, um Hämatomreste herauszuspülen. Der Schlauch wird kulissenförmig unter einer möglichst langen Hautbrücke nach außen geführt und an ein geschlossenes Tropfkammersystem – ggf. mit einem Sog von einigen Zentimetern Wassersäule – angeschlossen. Zu beachten ist dabei, dass die Drainage nicht das Hirnparenchym penetriert, z. B. im Sichtschatten des Bohrloches.

Bilaterale cSDH werden in einer Sitzung entlastet, da sonst mit einer raschen Größenzunahme des nicht operierten Hämatomes gerechnet werden muss. Das größere Hämatom wird zuerst entlastet.

Manche Operateure bevorzugen die Durchführung einer **erweiterten Bohrlochtrepanation**. Dabei werden bis zu drei Bohrlöcher direkt nebeneinander angelegt und die dazwischen liegenden Knochenbrücken mittels Stanzen entfernt. Hierdurch wird nach Entfernung der parietalen Kapsel in diesem Bereich und Ausspülen des Hämatoms eine bessere Sicht auf die viszerale Kapsel ermöglicht, die dann gefenstert werden kann (Kautelen: s. oben).

Kraniotomie

Die Kraniotomie ist nur dann indiziert, wenn ein cSDH mit den oben beschriebenen Verfahren nicht entlastet werden kann. Die weniger invasiven Methoden sind nicht weniger effektiv. Das Ausmaß der Hämatomentlastung, die Rezidivrate und die Rückentwicklung neurologischer Ausfälle sind bei den genannten Methoden gleich (Hamilton et al. 1993; Reinges et al. 2000; Smely et al. 1997).

Besonders vorsichtig geht man bei der Fensterung der viszeralen Kapsel zum Liquorraum vor, um Verletzungen des Kortex zu vermeiden. Wenn die viszerale Hämatomkapsel mit dem Kortex verwachsen ist, sollte sie nicht entfernt werden, da hierdurch kortikale Blutungen ausgelöst werden können. Auch an ihrer Umschlagfalte sind die Membranen oft mit Brückenvenen verwachsen. Ein Einreißen – insbesondere im Sichtschatten des operativen Zuganges – kann unangenehme Folgeblutungen nach sich ziehen. Es sollte deshalb nicht unter Zug an der Kapsel gearbeitet werden. Eine ausreichende Übersicht ist notwendig. Die Kapselentfernung muss stets unter optischer Kontrolle möglich sein. Entnommene Kapselanteile werden zur neuropathologischen Begutachtung gegeben (s. Kap. 3.5)

Postoperative Betreuung

Nach der operativen Entlastung wird die isoosmolare Hydratation angestrebt. Subdurale Ablaufdrainagen sollen in Abhängigkeit von der Fördermenge so bald wie möglich entfernt werden. Meist ist eine Drainagezeit von bis zu 48 h ausreichend. Grundsätzlich sollte der Patient unmittelbar postoperativ mobilisiert werden. Eine antikonvulsive Therapie ist nicht regelmäßig notwendig, da postoperative epileptische Anfälle bei Patienten, die niemals zuvor einen Krampfanfall erlitten haben, selten sind. Lediglich bei Patienten, die bereits präoperativ an Krampfanfällen litten, und bei Patienten mit chronischem Alkoholabusus empfiehlt sich ggf. die perioperative Gabe von Antikonvulsiva (Rohde et al. 2002; Rubin u. Rappaport 1993; Stroobandt et al. 1995).

Nach Entfernung der Drainagen oder zumindest vor der Entlassung des Patienten wird der intrakranielle Befund per CT kontrolliert (Wiederholung nach 6 Wochen). Weitere Kontrollen hängen dann vom klinischen und aktuell bildgebenden Befund ab.

Lumbale intrathekale Infusionen mit physiologischer Kochsalzlösung haben keinen langfristigen Effekt auf die Reexpansion des Gehirns (Markwalder 1981; Moussa u. Joshy 1982).

Nach einer Kraniotomie wegen ausgeprägter rezidivierender Hämatome – insbesondere im Senium – kann es zunächst zu einer klinischen Verschlechterung kommen, die oft eine Intensivpflegemaßnahme und ggf. eine maschinelle Beatmung erforderlich macht. Auch diese Erfahrung bietet ein Argument dafür, zunächst einen Behandlungsversuch mit der geringst invasiven Methode zu unternehmen.

Verlauf und Prognose

Eine Besserung der klinischen Symptomatik wird bei etwa zwei Drittel der Patienten erreicht. Bei etwa 15–30 % kommt es nicht zu einer Besserung und bei ca. 1–3 % sogar zu einer Verschlechterung der neurologischen Ausfälle (Reinges et al. 2000; Rohde et al. 2002). Neuropsychiatrische Symptome können bei etwa der Hälfte der Patienten gebessert werden (Ishikawa et al. 2002). Die Letalität der Erkrankung wird zwischen 1 und etwa 13 % angegeben (Rohde et al. 2002; Stroobandt et al. 1995; zum erhöhten Risiko von cSDH unter oralen Antikoagulanzien Besonderheiten: s. Kap. 6.2).

Nach der operativen Entlastung des Hämatoms findet sich bei einer Reihe von Patienten noch ein Resthämatom, das sich erst über längere Zeit zurückbildet, meist bei Beschwerdefreiheit (s. oben). Die vollständige Rückbildung des Hämatoms kann mehrere Monate dauern. Nur bei klinischer Verschlechterung ist ein erneuter neurochirurgischer Handlungsbedarf gegeben, z. B. bei erneuter Zunahme des Hämatoms und Ausbildung neuer Symptome.

Die Erfolgsrate nach einmaliger Entlastung chronischer Subduralhämatome mittels Bohrlochtrepanation und Anlage einer Ablaufdrainage liegt bei etwa 75 %. Nach einer weiteren Entlastungsoperation mit derselben Methode ist die Gesamterfolgsrate in bis zu neun von zehn Fällen festzustellen. Insgesamt lassen sich 90 % der cSDH über erweiterte Bohrlochtrepanationen erfolgreich behandeln. Die Rezidivrate bei denjenigen Patienten, die das 70. Lebensjahr überschritten haben, ist deutlich höher. Eine Kraniotomie ist nur in. ca. 1,5 % der Fälle notwendig (Stroobandt et al. 1995).

Komplikationen

Eine ausführliche Darstellung der Komplikationen im Rahmen der Behandlung von chronischen Subduralhämatomen findet sich bei Grumme und Kolodziejczyk (1995). Schwere operative Komplikationen nach Entlastung cSDH mittels Bohrlochtrepanation oder Kraniostomie sind selten. Hierzu gehören unter anderem subdurale Empyeme (ca. 2 %), intrazerebrale Blutungen (ca. 2 %) und Spannungspneumozephali (ca. 1 %). Häufiger sind fokale oder generalisierte Krampfanfälle, die bei bis zu einem Siebtel der Patienten beobachtet werden (Rohde et al. 2002).

Die Angaben über die Häufigkeit der neurochirurgischen Komplikationen insgesamt schwankt in der Literatur von ca. 3–28 % (Harders et al. 1982; Kolodziejcyk u. Grumme 1988; Moringlane u. Samii 1981). Aufgrund des meist hohen Alters der Patienten mit cSDH liegt auch die Häufigkeit der medizinisch-internistischen Komplikationen mit 16 % hoch. Am häufigsten hierunter ist die Pneumonie (Rohde et al. 2002).

Gutachterliche Fragestellungen

Nicht selten wird man als Neurochirurg gebeten, gutachterlich zur Frage des ursächlichen Zusammenhangs zwischen einem Unfall und dem in der Regel zweizeitigen, oft sehr viel späteren Nachweis eines chronisch subduralen Hämatoms Stellung zu nehmen. In jedem Einzelfall ist es notwendig, gewissenhaft der Sachverhalt zu prüfen (Mollowitz 1998). Es kann hilfreich sein, die Wahrscheinlichkeiten anhand der nachstehenden Fragen abzuwägen:

- Welches Maß an Sicherheit für die Kausalität wird gefordert?
  - Möglichkeit (ca. 30 % Sicherheit)
  - einfache Wahrscheinlichkeit (> 50 % Sicherheit; also: es spricht mehr dafür als dagegen)
  - überwiegende Wahrscheinlichkeit (> 75 % Sicherheit)
  - an Sicherheit grenzende Wahrscheinlichkeit (> 97 % Sicherheit)
- In welchem Ausmaß sind frühere ähnliche Ereignisse oder unfallunabhängige Komorbiditäten und Komedikationen zu berücksichtigen, insbesondere eine Herabsetzung der Blutgerinnung aus endogener oder exogener Ursache? Gibt es konkurrierende Ursachen für die Hämatomenstehung?
- Werden Entscheidungen nach Art eines Ja-Nein-Urteils gefordert oder ist auch die Einordnung als Teilursache möglich (überwiegend, richtungsgebend, verlaufsbestimmend, vorübergehend verschlimmernd etc.)? Letzteres wird insbesondere immer dann zu erwägen sein, wenn erhebliche Komorbiditäten, Komedikationen und ein biologisch höheres Lebensalter vorliegen.
- Wie war der Verlauf? Gibt es sog. Brückensymptome zwischen Unfall und Hämatomnachweis?
- Kann eventuell durch ein neuropathologisches Zusatzgutachten geklärt werden, ob sich anhand des histologischen Befundes der Kapselanteile (Organisationsgrad) etwas über das Alter des Hämatoms aussagen lässt? Oder ob die zu beurteilende Zeitspanne zwischen dem mutmaßlich kausalen Trauma und dem Nachweis bzw. der Therapie des Hämatoms in Widerspruch steht?

Literatur

Bergmann M, Puskas Z, Kuchelmeister K (1992) Subdural hematoma due to dural metastases: case report and review of the literature. Clin Neurol Neurosurg 94: 235–40.

Braakman R (1996) Comment to the chapter "Chronic subdural hematoma". In: Palmer JD (ed) Manual of Neurosurgery. New York: Churchill Livingstone; 548.

Cameron MM (1978) Chronic subdural haematoma: a review of 114 cases. J Neurol Neurosurg Psychiatry 41: 834–9.

Cooper PR (1993) Post-traumatic intracranial mass lesions. In: Cooper PR (ed) Head Injury. 3rd ed. Baltimore: Williams & Wilkins; 275–369.

Crooks DA (1991) Pathogenesis and biomechanisms of traumatic intracranial haemorrhages. Virchows Arch A Pathol Anat Histopathol 418: 479–83.

Drapkin AJ (1991) Chronic subdural hematoma: pathophysiological basis for treatment. Br J Neurosurg 5: 467–73.

Fobben ES, Grossman RI, Atlas SW et al. (1989) MR characteristics of subdural hematomas and hygromas at 1.5 T. Am J Roentgenol 153: 589–95.

Foelholm R, Waltimo O (1975) Epidemiology of chronic subdural haematoma. Acta Neurochir (Wien) 32: 247–50.

Frowein R (1976) Classification of coma. Acta Neurochir (Wien) 34: 5–10.

Gjerris F, Schmidt K (1974) Chronic subdural hematoma: Surgery or mannitol treatment. J Neurosurg 40: 639–42.

Greenberg MS (2001) Handbook of Neurosurgery. 5th ed. New York: Thieme; 662–6.

Grisoli F, Graziani N, Peragut JC et al. (1988) Perioperative lumbar injection of Ringer's lactate solution in chronic subdural hematomas: a series of 100 cases. Neurosurgery 23: 616–21.

Grumme T, Kolodziejczyk D (Hrsg) (1995) Komplikationen in der Neurochirurgie, Bd 2. Berlin, Wien: Blackwell; 252–62.

Haar FL, Lott TM, Nichols P Jr (1977) The usefulness of CT scanning for subdural hematomas. Neurosurgery 1: 272–5.

Harders A, Eggert HR, Weigel K (1982) Treatment of chronic subdural haematoma by closed external drainage. Neurochirurgia (Stuttg) 25:147–52.

Hamilton MG, Frizzell JB, Tranmer BI (1993) Chronic subdural hematoma: the role for craniotomy reevaluated. Neurosurgery 33: 67–72.

Ishikawa E, Yanaka K, Sugimoto K et al. (2002) Reversible dementia in patients with chronic subdural hematomas. J Neurosurg 96: 680–3.

Jänisch W, Schreiber D, Warzok R (Hrsg) (1990) Neuropathologie – Pathomorphologie und Pathogenese neurologischer Krankheiten. Stuttgart: Gustav Fischer; 319.

Kolodziejczyk D, Grumme T (1988) Komplikationen bei chronisch subduralen Häm-

atomen. In: Bock WJ, Schirmer M (Hrsg) Komplikationen bei neurochirurgischen Eingriffen. München: Zuckschwerdt; 82–6.

Kotwica Z, Brzezinski J (1991) Clinical pattern of chronic subdural haematoma. Neurochirurgia (Stuttg) 34: 148–50.

Labadie EL (1990) Fibrinolysis in the formation and growth of chronic subdural hematomas. In: Sawaya R (ed) Fibrinolysis and the Central Nervous System. Philadelphia: Hanley and Belfus; 141–8.

Lukas P (1996) Schädel-Hirn-Trauma und -Blutung. In: Mödder U (Hrsg) MRT und MRA des Kopfes. Stuttgart: Thieme; 150–66.

Luxon LM, Harrison MJ (1979) Chronic subdural haematoma. Q J Med 48: 43–53.

Markwalder TM (1981) Chronic subdural hematomas: a review. J Neurosurg 54: 637–45.

McKissock W, Lond MS, Richardson A et al. (1960) Subdural hematoma: A review of 389 cases. Lancet i: 1365–9.

Mollowitz GG (Hrsg) (1998) Der Unfallmann. Berlin, Heidelberg: Springer; 233.

Moringlane JR, Samii M (1981) Contribution to the surgical treatment of haematoma and hygroma in adults. Neurochirurgia (Stuttg) 24: 128–62.

Moussa AH, Joshy N (1982) The impact of computed tomography on the treatment of chronic subdural haematoma. J Neurol Neurosurg Psychiatry 45: 1156–8.

Murakami H, Hirose Y, Sagoh M et al. (2002) Why do chronic subdural hematomas continue to grow slowly and not coagulate? Role of thrombomodulin in the mechanism. J Neurosurg 96: 877–84.

Murata K (1993) Chronic subdural hematoma may be preceded by persistent traumatic subdural effusion. Neurol Med Chi (Tokyo) 33: 691–6.

Park CK, Choi KH, Kim MC et al. (1994) Spontaneous evolution of posttraumatic subdural hygroma into chronic subdural haematoma. Acta Neurochir (Wien) 127: 41–7.

Potter JF, Fruin AH (1977) Chronic subdural hematoma: The "great imitator". Geriatrics 32: 61–6.

Reinges MHT, Hasselberg I, Rohde V (2000) Prospective analysis of bedside percutaneous subdural tapping for the treatment of chronic subdural haematoma in adults. J Neurol Neurosurg Psychiatry 69: 40–7.

Reymond MA, Marbet G, Radü EW et al. (1992) Aspirin as a risk factor for hemorrhage in patients with head injuries. Neurosurg Rev 15: 21–5.

Richter HP, Klein HJ, Schafer M (1984) Chronic subdural haematomas treated by enlarged burr-hole craniotomy and closed system drainage. Retrospective study of 120 patients. Acta Neurochir (Wien) 71: 179–88.

Rohde V, Graf G, Hassler W (2002) Complications of burr-hole craniostomy and closed-system drainage for chronic subdural hematomas: a retrospective analysis of 376 patients. Neurosurg Rev 25: 89–94.

Rubin G, Rappaport ZH (1993) Epilepsy in chronic subdural haematoma. Acta Neurochir (Wien) 123: 39–42.

Schmidt H (1930) Pachymeningitis haemorrhagica interna. In: Krause F (Hrsg) Die Spezielle Chirurige der Gehirnkrankheiten, Bd 1. Stuttgart: Enke; 563–94.

Scotti G, Terbrugge K, Melancon D et al. (1977) Evaluation of the age of subdural hematomas by computerized tomography. J Neurosurg 47: 311–5.

Smely C, Madlinger A, Scheremet R (1997) Chronic subdural haematoma – a comparison of two different treatment modalities. Acta Neurochir (Wien) 139: 818–26.

Stroobandt G, Fransen P, Thauvoy C et al. (1995) Pathogenetic factors in chronic subdural haematoma and causes of recurrence after drainage. Acta Neurochir (Wien)137: 6–14.

Yamada I, Watanabe T, Murata S et al. (1980) Developmental process of chronic subdural collections of fluid based on CT scan findings. Surg Neurol 13: 441–8.

5.6 Traumatische zerebrale Parenchymblutungen

Dirk Freudenstein, Bernd E. Will, Alexandra Wagner

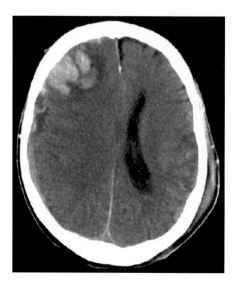

Abb. 5.6-1. Epikranielle Weichteilschwellung nach Schädel-Hirn-Trauma an der Stelle der Gewalteinwirkung im CT. Darunter finden sich links parietale Kontusionen und rechts frontal in distanter Lage ein intrazerebrales Hämatom mit erheblicher raumfordernder Wirkung (Kompression des rechten Seitenventrikels und Mittellinienverlagerung).

Abb. 5.6-2. Verlauf intrazerebraler Kontusionen:
a) Im initialen CT etwa 1 h nach dem Trauma zeigte sich ein traumatisches Subduralhämatom ohne Nachweis intrazerebraler Kontusionen.
b) Im Kontroll-CT 6 h nach dem Trauma fand sich rechts frontobasal ein Kontusionsherd mit einem typischen Mischbild von Einblutungen (hyperdens), Ödem und Nekrose (hypodens).
c) 2 Wochen nach dem Trauma waren die hyperdensen Anteile im CT nicht mehr nachweisbar, die Einblutungen befanden sich im Stadium der Resorption.

Abb. 5.6-3. Mäßig ausgeprägte Kontusionen links temporal nach Schädel-Hirn-Trauma im initialen CT:
a) Aufgrund der ausgeprägten, generalisierten traumatischen Schwellung wurde eine beidseitige Entlastungskraniektomie vorgenommen.
b) 48 h später zeigte sich links temporal ein verzögertes traumatisches intrazerebrales Hämatom. Das Hämatom stellt sich weitgehend homogen und hyperdens dar, die vorderen Anteile des linken Temporallappens sind kontusioniert. Posttraumatische frontobasale Kontusionen und Blutauflagerungen auf dem Tentorium sind ebenfalls zu sehen.
c) Aufgrund der ausgeprägten raumfordernden Wirkung mit unkaler Herniation wurde die Indikation zur operativen Therapie mit Hämatomevakuierung und „Nekrosektomie" gestellt. Im Bild zeigt sich der Zustand nach Entfernung des links-temporalen Hämatoms und Resorption der frontobasalen Kontusionen.

Definition

Unter dem Begriff der traumatischen zerebralen Parenchymblutung werden die **Kontusionsblutung** (= Rindenprellungsherde der älteren Nomenklatur) sowie das akute und das verzögerte **traumatische intrazerebrale Hämatom** (trICB) zusammengefasst (ICD-10: S06.3). Beide sind Folge einer starken Gewalteinwirkung auf den Gehirnschädel mit Zerreißung von Gewebe und Gefäßen. In postmortalen Untersuchungen zeigten sich bei 89 % der Patienten, die an einem Schädel-Hirn-Trauma (SHT) verstarben, Hirnkontusionen (Chesnut u. Servadei 1999). In der CT-Diagnostik bei Patienten mit schwerem SHT finden sich in bis zu 60 % der Fälle Kontusionen und trICB, von denen in der Ausprägung der Symptomatik wie auch im zeitlichen Verlauf etwa zwei Drittel operativ behandelt werden müssen (Sumas u. Narayan 1999). Da das klinische Bild erheblich variieren kann, ist eine genaue Diagnose der Erkrankung erst mit der Einführung der CT-Diagnostik in den 1970er-Jahren möglich geworden. Der Übergang zwischen Kontusion und trICB ist fließend. Eine definitive Abgrenzung ist auch anhand neuroradiologischer Kriterien nicht möglich.

Im kranialen CT (Abb. 5.6-1, 5.6-2) stellen sich **Kontusionen** als inhomogene, nur ungenau abgrenzbare Areale von höherer Dichte dar (Blut entsprechend), umgeben und durchsetzt von Gebieten geringerer Dichte (Ödem und Nekrose entsprechend) (Haubitz 1996). Kontusionen können in Hirnarealen unmittelbar unter der Stelle der Hauptgewalteinwirkung sowie entfernt davon auftreten. Früher wurden diese als Coup- und Contre-Coup-Herde bezeichnet. Unter Berücksichtigung biomechanischer Kriterien ist diese Bezeichnung irreführend, da entfernte Kontusionen nicht nur auf der Gegenseite der Gewalteinwirkung auftreten (Teasdale u. Mathew 1996).

Traumatische intrazerebrale Hämatome sind insgesamt seltener als Kontusionen und entstehen bei stärkerer Gewalteinwirkung mit Zerreißung größerer Gefäße. Im CT stellen sie sich als homogenere Areale von höherer Dichte durch einen höheren Blutanteil dar (Abb. 5.6-3, 5.6-4). Kontusionen können im Verlauf von wenigen Stunden bis Tagen zu Hämatomen konfluieren. Man spricht dann von einem verzögerten trICB (Cohen u. Gudeman 1996).

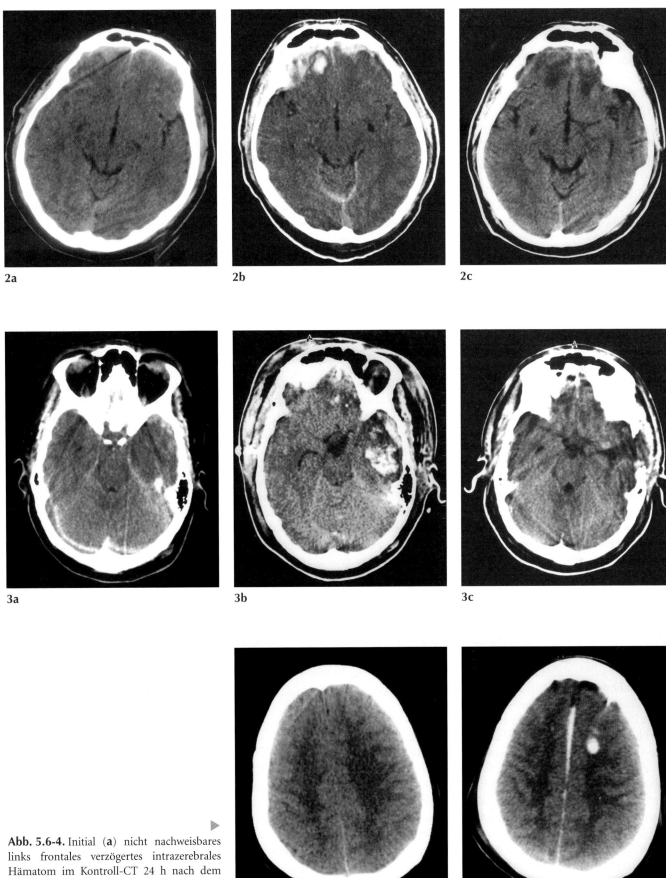

2a

2b

2c

3a

3b

3c

Abb. 5.6-4. Initial (**a**) nicht nachweisbares links frontales verzögertes intrazerebrales Hämatom im Kontroll-CT 24 h nach dem Trauma (**b**). Aufgrund der fehlenden raumfordernden Wirkung keine Operationsindikation.

4a

4b

Klinischer Befund

Das klinische Bild ist bei Patienten mit SHT sehr unterschiedlich ausgeprägt und korreliert im Ausmaß häufig nicht mit dem Ausmaß der Verletzungsfolgen im initial angefertigten CT. Die Patienten können nach dem klinischen Bild in der Notaufnahme orientierend in drei Gruppen eingeteilt werden:

- Zur ersten Gruppe gehören wache und allseits orientierte Patienten ohne neurologisches Defizit und größere Begleitverletzungen. Es werden allenfalls Kopfschmerzen angegeben, in der Anamnese ergibt sich meist kein Hinweis auf einen Bewusstseinsverlust oder eine Amnesie.
- Die zweite Gruppe ist inhomogen und daher für den Arzt im Schockraum schwierig zu beurteilen. Dazu gehören Patienten, die im Rahmen der Primärversorgung nicht intubiert und analgosediert wurden. Die Vigilanz ist in unterschiedlichem Maße herabgesetzt, Aufforderungen werden nur mäßig oder gar nicht befolgt, fokal-neurologische Defizite können nicht sicher beurteilt und komplizierende Begleitverletzungen nicht ausgeschlossen werden.
- Zur dritten Gruppe zählen Patienten, die im Rahmen der Primärversorgung am Unfallort bei instabilen Kreislauf- und Atmungsverhältnissen bereits intubiert und analgosediert wurden.

Erschwerend kommt häufig hinzu, dass die Anamnese außer bei Patienten der ersten Gruppe nur unvollständig zu erheben ist und wichtige Hinweise auf das Unfallereignis und den unmittelbar folgenden Zeitraum fehlen.

Es gibt somit **keinen typischen klinischen Befund** bei traumatischen intrazerebralen Kontusionen und Hämatomen. Dieser ist abhängig von der Lokalisation der Blutung, der Größe des Hämatoms, der sekundären raumfordernden Wirkung durch Ödembildung und von möglichen Begleitverletzungen. Entscheidend ist der klinische Verlauf, der oft eine rasche Progredienz der Symptomatik mit akuter Verschlechterung vor allem der Vigilanz zeigen kann. Dies ist häufig bei Patienten zu beobachten, die in der initialen klinischen Untersuchung relativ unauffällig sind, im Gegensatz zum CT-Befund (Gudeman et al 1979).

Die Anamneseerhebung und klinische Untersuchung werden der Situation in der Notaufnahme angepasst.

Am dringlichsten ist die Stabilisierung der Vitalfunktionen, anschließend kann die klinische Untersuchung erfolgen und davon ausgehend die weitere kranielle und extrakranielle apparative Diagnostik (s. Kap. 5.2).

Mehr als die Hälfte der Patienten mit trICB sind initial bewusstlos (Jamieson u. Yelland 1972). Bei der Beurteilung vor allem vigilanzgeminderter Patienten hat sich die **Glasgow Coma Scale** (GCS, s. Kap. 5.1) für die initiale und auch für die Verlaufsbeurteilung bewährt. Sie wird in verschiedenen Richtlinien zur Einteilung und Behandlung von SHT berücksichtigt und hat seit ihrer Einführung 1974 und Modifikation 1976 breite Anwendung gefunden (Teasdale u. Jennett 1976). Zusätzlich sollte die neurologische Untersuchung auch bei bewusstlosen Patienten eine Beurteilung der Pupillenfunktion, der Hirnstammreflexe und des Reflexstatus am Körper umfassen.

Entscheidend ist bei der Betreuung von Patienten mit SHT nicht nur das initiale klinische Bild, sondern der Verlauf. Dieser kann eine erhebliche Dynamik entwickeln. Besonders eine Veränderung der Vigilanz, der Pupillenweite oder eine zunehmende Halbseitensymptomatik können Hinweis auf eine rasch zunehmende Raumforderung, z. B. durch eine intrakranielle Blutung, sein.

Daher ist ein Patient mit traumatischen Kontusionen oder trICB der intensiven und engmaschigen Kontrolle zuzuführen.

Zum Management von Patienten mit SHT siehe Abbildung 5.6-5.

Pathologie

Die anatomischen und physiologischen Veränderungen, die bei einem SHT auftreten, werden durch die Einwirkung einer äußeren Kraft auf den Schädel ausgelöst. Entscheidend sind hierbei folgende Faktoren:

- Ausmaß der Krafteinwirkung
- Art der Einwirkung: diffus oder umschrieben
- Lokalisation der Einwirkung und Beschaffenheit des darunter liegenden Gewebes

Dabei können verschiedene Traumafolgen entstehen: Frakturen, epi- und subdurale Hämatome sowie intrazerebrale Verletzungen wie Kontusionen, Hämatome und axonale Schädigungen.

Kontusionen entstehen durch Zerreißung von Gewebe und kleinen Blutgefäßen. Dabei wirken durch äußere Gewalteinwirkung auf den Schädel Scherkräfte auf das Hirngewebe ein. Der Schädel kehrt anschließend rasch in seine Ausgangslage zurück, und zwischen Schädel und Gehirn entsteht ein negativer Druck, der bei entsprechender Ausprägung zur Zerreißung von Gefäßen und Gewebe führt. Der negative Druck zwischen Schädel und Gehirn durch die relative Bewegung des Gehirns zu Hirnhäuten und Schädel kann sich entfernt von der Einwirkstelle der Kraft auswirken und dort zu Kontusionen führen. Kleine, harte Gegenstände lösen durch die lokale Krafteinwirkung eher Läsionen im direkt anliegenden Gewebe aus, breitflächige Krafteinwirkungen bewirken dagegen häufiger distantere Schädigungen. Kontusionen sind häufig multipel und stellen in ihrer Gesamtheit oft ein Mischbild mit Läsionen an verschiedenen Lokalisationen dar. Ein trICB entsteht bei Zerreißung größerer intrazerebraler Gefäße, eine genau definierte Abgrenzung gegenüber Kontusionen existiert in der Literatur letztlich nicht (Halliday 1999).

Intrazerebrale Verletzungen treten vor allem temporal und frontal auf. Einerseits wirken viele Traumata dort ein, andererseits können sich die Scherkräfte dort am ehesten auswirken, da das Gehirn nur wenig geschützt unter der Schädelkalotte liegt und entlang des Bodens der vorderen und mittleren Schädelgrube knöcherne Erhebungen zu Verletzungen führen können (Ommaya 1995). Bei Schädelfrakturen können trICB auch durch Knochenfragmente hervorgerufen werden.

Die entscheidenden pathophysiologischen Vorgänge nach einem SHT, die durch eine **sekundäre Schädigung** noch gesunden Hirngewebes für die langfristige Prognose des Patienten entscheidend sind, laufen in einem Zeitraum von mehreren Tagen bis Wochen ab. Ihr Verständnis ist wichtig für die Therapie, da diese auf das

Verhindern der sekundären Schädigung abzielt.

Kontusionen können innerhalb von wenigen Tagen zu verzögerten trICB konfluieren (Cohen u. Gudeman 1996; Elsner et al. 1990; Oertel et al. 2002). Ein Faktor hierfür ist eine gestörte lokale und systemische Blutgerinnung bei Patienten mit SHT (Kushimoto et al. 2001; Olson et al. 1989). Der Anstieg von PTT und Fibrinogenspaltprodukten korreliert positiv mit einer Zunahme der Blutung oder einem Neuauftreten von Kontusionen an anderen Stellen (Oertel et al. 2002; Olson et al. 1989). Ein weiterer Faktor ist der lokale Verlust der Autoregulation zerebraler Blutgefäße mit Hyperperfusion der betroffenen Areale und Austritt von Blut aus dem geschädigten Kapillarbett im Bereich der Kontusionen (Gudeman et al. 1979). Durch Resorptionsödeme kann die raumfordernde Wirkung zunehmen und zum kritischen Anstieg des ICP mit konsekutiver Beeinträchtigung der Hirnperfusion und hypoxischen Folgeschäden führen.

Im traumatisierten Gewebe kommt es zu **neurochemischen Veränderungen** im Transmitter- und Mineralstoffhaushalt sowie zur Bildung von freien Radikalen und Proteinen wie Wachstumsfaktoren und Zytokinen (McIntosh 1994). Exzitatorische Aminosäuren und endogene Opioide führen über den Einstrom von Chlorid, Natrium und (verzögert) Calcium zum Zelltod (Choi et al. 1987). Freie Radikale entstehen in ischämischem Gewebe wahrscheinlich auch nach Stimulation durch die genannten Proteine. Sie werden aus den Mitochondrien freigesetzt und induzieren den Zelltod (Kontos 1989). Verschiedene Wachstumsfaktoren, die posttraumatisch in erhöhter Konzentration im Liquor nachgewiesen werden können, zeigten bei therapeutischer Gabe in Tierexperimenten einen Schutz vor sekundärer Gewebeschädigung (McDermott et al. 1997). Schon innerhalb weniger Stunden nach dem Trauma können Ablagerungen von β-Amyloid-Protein im gesamten Gehirn gefunden werden, die denen bei der Alzheimer-Erkrankung entsprechen (Graham et al. 1995; Roberts et al. 1994). Dies geschieht vor allem bei genetischer Disposition und stellt ein erhöhtes Risiko für eine demenzielle Entwicklung dar (Graham et al. 1999).

Die Einwirkung einer äußeren Kraft auf den Schädel kann zu einer Vielzahl von unterschiedlichen intrakraniellen Verletzungen führen, die therapeutisch und prognostisch sehr verschieden zu beurteilen sind. Die pathophysiologischen Vorgänge, die die Prognose des Patienten im Hinblick auf eine funktionelle Erholung entscheidend beeinflussen, erstrecken sich über einen Zeitraum von bis zu mehreren Wochen. In der Behandlung von Patienten mit SHT ist die Verhinderung von solchen sekundären Schäden das vorrangige Ziel der therapeutischen Maßnahmen.

Diagnostik

Bei Patienten mit SHT muss bereits der Notarzt am Unfallort entscheiden, ob das Verletzungsmuster eine Einweisung in ein neurotraumatologisches Zentrum mit den entsprechenden diagnostischen und therapeutischen Möglichkeiten erforderlich macht. Im Rahmen von Multicenter-Studien wurden Leitlinien erarbeitet, wann eine bildgebende Diagnostik beim Patienten mit SHT sinnvoll und notwendig ist (Bullock et al 1996; Servadei et al 1995). Eine routinemäßige kranielle Bildgebung ist aus organisatorischen und ökonomischen Überlegungen nicht bei jedem Patienten durchführbar.

Ein klinisch asymptomatischer, wacher und allseits orientierter Patient (GCS 15) ohne Bewusstseinsverlust oder Amnesie in der verlässlich erhobenen Anamnese muss in der Regel bei fehlenden extrakraniellen Verletzungen keiner weiteren neurochirurgischen Diagnostik zugeführt werden. Er kann ggf. die Klinik unter Aufsicht eines Angehörigen verlassen mit dem Hinweis, sich bei Verschlechterung des Zustandes erneut vorzustellen. Hierbei sollte vor allem auf folgende „**Warnsymptome**" hingewiesen werden: Vigilanzstörungen, sich verschlimmernde Kopfschmerzen, Übelkeit und Erbrechen, Krampfanfälle, Austritt von Liquor oder Blut aus Nase oder Ohren, eine motorische oder sensible Halbseitensymptomatik und Persönlichkeitsveränderungen.

Bei allen anderen Patienten erfolgt eine Abklärung mit **kranialer CT**. Weitere apparative Untersuchungen beim Patienten mit SHT hängen von möglichen Begleitverletzungen ab (s. Kap. 5.2).

In der Beurteilung der CT-Befunde bei Patienten mit SHT werden fünf Schweregrade und der Zustand nach neurochirurgischer Intervention unterschieden (Marshall et al. 1992) (Tab. 5.6-1). Die raumfordernde Wirkung entscheidet über das therapeutische Vorgehen: Größe der Kontusion oder Blutung, Verlagerung der Mittellinie, Abgrenzbarkeit der basalen Zisternen und Hinweise auf eine unkale – vor allem bei temporalen Hämatomen – oder subfalziale Herniation. Häufig finden sich bei Patienten mit SHT multiple intrakranielle Läsionen. In etwa der Hälfte dieser Unfälle treten Kontusionen zusammen mit einem subduralen Hämatom auf (Caroli et al. 2001).

Tab. 5.6-1. Orientierende Einteilung der Schädel-Hirn-Traumata im kranialen CT (nach Marshall et al. 1992)

Diffuse Verletzung I	• normales CT
Diffuse Verletzung II	• basale Zisternen abgrenzbar • Mittellinienverlagerung < 5 mm • keine intrazerebrale Raumforderung > 5 ml
Diffuse Verletzung III	• basale Zisternen nicht abgrenzbar • Mittellinienverlagerung < 5 mm • keine intrazerebrale Raumforderung > 25 ml
Diffuse Verletzung IV	• Mittellinienverlagerung > 5 mm • keine intrazerebrale Raumforderung > 25 ml
Raumforderung (nicht operiert)	• intrazerebrale Raumforderung > 25 ml, nicht operiert
Raumforderung (operiert)	• Zustand nach neurochirurgischer Therapie einer raumfordernden intrazerebralen Läsion

Kontusionen stellen sich im nativen kranialen CT als inhomogenes Areal höherer Dichte dar mit umgebenden weniger dichten Anteilen. Innerhalb der Kontusion finden sich teilweise auch kleine, sehr dichte und punktförmige Anteile. Dieses Bild entspricht kleinen Einblutungen in das Parenchym mit umgebendem Ödem. Der Rand ist oft nicht klar abgegrenzt. Die raumfordernde Wirkung kann unterschiedlich stark ausgeprägt sein, je nach Größe der Kontusion und des umgebenden Ödems. Häufig sind die Kontusionen frontotemporal ausgebildet, in der Mehrzahl der Fälle an multiplen Stellen. Im zeitlichen Verlauf zeigen sich meist eine Zunahme der hyperdensen Areale, ein Konfluieren zu trICB sowie eine Zunahme des umgebenden Ödems. Dies geschieht zu einem großen Teil in den ersten 72 h nach dem Ereignis, kann jedoch auch noch Tage später auftreten (Chesnut u. Servadei 1999) (zum Verlauf trICB im CT s. Abb. 5.6-2).

Ein trICB stellt sich im CT als homogeneres Areal mit höherer Dichte und schärferen Rändern dar. Die Abgrenzung gegenüber Kontusionen ist jedoch nicht klar definiert. Es ist ebenfalls vorwiegend im Frontal- und Temporallappen lokalisiert, jedoch nur in einem Fünftel der Fälle an multiplen Lokalisationen (Chesnut u. Servadei 1999) (zu CT bei trICB s. Abb. 5.6-3, 5.6-4).

Wenn differenzialdiagnostisch aufgrund der Anamnese eine spontane ICB, eine Blutung aus einer Gefäßfehlbildung oder eine Tumoreinblutung nicht ausgeschlossen werden können, werden als weitere diagnostische Maßnahmen MRT oder Angiographie eingesetzt.

In der primären Diagnostik von Kontusionen und trICB wird die **MRT** nur sehr selten durchgeführt, da sie im Vergleich zur CT teuer und nicht entsprechend schnell verfügbar ist. In der akuten Phase stellen sich Kontusionen in T1-gewichteten Aufnahmen hypointens, in T2-gewichteten Aufnahmen hyperintens dar. Mit der Ausbildung von Methämoglobin wird das Signal in T1-gewichteten Aufnahmen hyperintens. In der Nachweisbarkeit von Kontusionen ist das MRT dem CT überlegen, eine Beurteilung des klinischen Gewinns steht noch aus (Haubitz 1996).

Auch wenn der Patient neurologisch stabil ist, muss im weiteren Verlauf eine CT-Kontrolle erfolgen. Es können neue Kontusionen oder verzögerte trICB auftreten (Elsner et al. 1990). In fast der Hälfte der Fälle können im Kontroll-CT neue oder vergrößerte Kontusionen nachgewiesen werden, die Wahrscheinlichkeit hierfür ist noch höher, wenn das erste CT innerhalb von 2 h nach dem Trauma vorliegt (Oertel et al. 2002). Bei bereits initial vorhandenen Kontusionen wird eine CT-Kontrolle innerhalb der ersten 12 h empfohlen (Servadei et al. 1995). Bewusstlose oder intubierte und analgosedierte Patienten sollten aufgrund der fehlenden neurologischen Beurteilbarkeit spätestens nach 6 h per CT kontrolliert werden (Piek et al. 1999). Ungeachtet dessen erfordert jede Verschlechterung des neurologischen Status eine sofortige Bildgebung.

Therapie

Die primäre Schädigung von Hirngewebe durch das Trauma ist therapeutisch nicht zu beeinflussen. Die Therapie des SHT muss eine Verhinderung von Sekundärschäden durch Zunahme der raumfordernden Wirkung und Hypoxie sowie durch posttraumatische neurochemische Veränderungen und neu aufgetretene Einblutungen zum Ziel haben.

Das Management von Patienten mit traumatischen intrazerebralen Verletzungen beginnt, nach der Erstversorgung am Unfallort, mit der initialen klinischen Beurteilung und der kraniellen CT (Abb. 5.6-5). Diese Befunde entscheiden, ob eine spezifische Therapie notwendig ist und wie engmaschig weitere Verlaufskontrollen geplant werden. Weiter ist das Management stark beeinflusst vom klinischen Verlauf beim einzelnen Patienten, vor allem in den ersten 72 h nach dem Trauma.

Es gibt Leitlinien, die eine Einteilung der Patienten mit SHT anhand klinischer Merkmale in drei Gruppen vornehmen und sich dabei an der GCS orientieren (Bullock et al. 1996; Piek et al. 1999). Die GCS hat sich größtenteils als verlässliche Skala mit gut reproduzierbaren Ergebnissen bewährt. Anhand einer solchen Einteilung kann eine grobe Entscheidung des Managements getroffen werden (Tab. 5.6-2). Im Gegensatz zur GCS orientiert sich die im deutschen Sprachraum geläufige Einteilung des SHT in drei Schweregrade

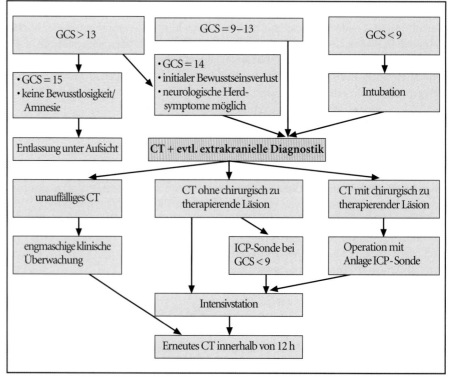

Abb. 5.6-5. Management von Patienten mit Schädel-Hirn-Trauma. GCS: Glasgow Coma Scale; ICP: intrakranieller Druck.

an der Dauer des Bewusstseinsverlustes (Keidel u. Poremba 1998). Diese 1953 durch Tönnis und Loew eingeführte Klassifizierung konnte sich, insbesondere international, nicht gegen die umfassendere und eher zur Verlaufsbeurteilung geeignete GCS durchsetzen (s. Kap. 5.1).

Bei **leichten SHT** dauert die Bewusstlosigkeit kürzer als 5 min mit nachfolgendem GCS über 13. Es kann eine kurz dauernde antero- oder retrograde Amnesie für das Ereignis auftreten. Zu dieser Gruppe gehören wahrscheinlich etwa 80 % aller Patienten mit SHT (s. Kap. 5.1, 5.2). Trat initial keine Bewusstlosigkeit oder Amnesie auf und ist der Patient neurologisch unauffällig, kann auf eine Bildgebung verzichtet und der Patient (von neurochirurgischer Seite aus) nach Hause entlassen werden, mit dem Hinweis an ihn und seine Angehörigen, sich bei jeder Verschlechterung und dem Auftreten von Warnsymptomen (s. oben) sofort wieder in der Klinik zu melden. Bei allen anderen Patienten ist die Anfertigung eines kranialen CTs zum Ausschluss intrakranieller Verletzungen indiziert. Diese sollte auch bei nur geringem pathologischen Befund wegen der Gefahr neu auftretender oder sich vergrößernder Kontusionen oder Hämatome innerhalb von 6–12 h wiederholt werden (Servadei et al. 1995).

Bei einem GCS von 9 bis 13 mit meist initial kurzer Bewusstlosigkeit oder länger anhaltender Vigilanzminderung und Amnesie für das Ereignis spricht man von einem **mittelgradigen SHT**. Dazu gehören etwa 10 % der Patienten. Diese sind zumeist deutlich vigilanzgemindert und können allenfalls noch einfache Aufforderungen befolgen. Sie müssen in ein neurotraumatologisches Zentrum verlegt werden. Die initiale Diagnostik nach Stabilisierung der Vitalfunktionen umfasst eine kraniale CT und ggf. noch eine weitere Bildgebung anhand des vorliegenden Verletzungsmusters. Der Patient wird auch bei unauffälliger CT stationär aufgenommen und intensivmedizinisch überwacht. Innerhalb der ersten 12 h oder bei klinischer Verschlechterung wird ein erneutes CT angefertigt.

Zur intensivmedizinischen Betreuung gehören Überwachung und ggf. Therapie der kardiovaskulären Situation, der O_2-Sättigung, von Anämie und Infektionen, von pathologischen Veränderungen im Wasser- und Mineralstoffhaushalt und in der Lunge. Über die Notwendigkeit weitere Maßnahmen wie ICP-Messung und hirndrucksenkende Therapie oder eine operative Behandlung wird anhand des klinischen und radiologischen Befundes entschieden.

Das Vorliegen einer andauernden Bewusstlosigkeit (s. Kap. 5.1) kennzeichnet ein **schweres SHT**. Hiervon sind ebenfalls etwa 10 % der Patienten betroffen. In der Literatur wird die Häufigkeit von begleitenden extrakraniellen Verletzungen mit über 50 % angegeben (Miller et al. 1978). Die Prognose wird jedoch vor allem durch das Ausmaß der intrakraniellen Verletzungen bestimmt. Entscheidend ist bei diesen Patienten eine rasche Stabilisierung von Atmung und Kreislauf mit Intubation, gefolgt von der Notfalldiagnostik mit kranialer CT und ggf. weiterer apparativer Diagnostik. Beim SHT findet sich aufgrund der Freisetzung von gerinnungsaktivierenden Substanzen eine gestörte lokale und systemische Gerinnung. Ein Anstieg von PTT und Fibrinogenspaltprodukten korreliert mit einer schlechten Prognose (Oertel et al. 2002; Olson et al. 1989). Es müssen daher eine engmaschige Kontrolle der Gerinnungsparameter und ggf. frühzeitige Substitution von Frischplasma bzw. Gerinnungsfaktoren erfolgen. Zur Überwachung des intrakraniellen Druckes (ICP) wird eine ICP-Sonde implantiert. Anhand der Befunde wird die Indikation zu konservativer oder operativer Therapie gestellt.

Hirndruckmessung und -therapie

Die Prognose für den Patienten hängt neben der primären Schädigung entscheidend von der Entwicklung eines erhöhten ICP mit Ausbildung von hypoxischen Folgeschäden ab. Etwa die Hälfte der Patienten mit schwerem SHT entwickelt einen ICP-Anstieg über 20 mm Hg. Morbidität und Letalität nach SHT korrelieren eng mit dem intrakraniellen Druck (Gopinath u. Robertson 1999). Die Indikation zur invasiven Messung des ICP wird daher großzügig gestellt. Wesentliche Kontraindikationen außer einer nicht rekompensierbaren Gerinnungsstörung gibt es nicht.

Die Deutsche Gesellschaft für Neurochirurgie hat in Zusammenarbeit mit der Deutschen Gesellschaft für Anästhesiologie und Intensivmedizin und der Deutschen Interdisziplinären Vereinigung für Intensiv- und Notfallmedizin **Leitlinien zum ICP-Monitoring** herausgegeben, die auf Angaben aus der internationalen Literatur basieren (Arbeitsgemeinschaft Intensivmedizin 1997, Karimi u. Dick 2000, Narayan et al. 1982). Eine Indikation zur ICP-Messung besteht bei allen Patienten mit folgenden Merkmalen:

- primäre oder sekundäre Bewusstlosigkeit (GCS < 9) mit pathologischem initialen CT oder Bewusstseinsverlust nach mehr als 6 h
- Zustand nach Entlastungskraniotomie bei intubierten und analgosedierten Patienten
- mehrfach verletzte Patienten vor einem länger dauernden extrakraniellen Eingriff

Tab. 5.6-2. Orientierende Einteilung des klinischen Schweregrades nach Schädel-Hirn-Trauma (SHT) (nach Bullock et al. 1996). GCS: Glasgow Coma Score

Leichtes SHT	• GCS > 13 • Bewusstseinsverlust < 5 min • kurze antero- oder retrograde Amnesie • keine fokal-neurologische Symptomatik
Mittleres SHT	• GCS 9–13 • initialer Bewusstseinsverlust > 5 min • Vigilanzminderung • fokal-neurologische Symptomatik möglich
Schweres SHT	• GCS < 9 • Bewusstlosigkeit anhaltend

Falls aus therapeutischer Indikation ohnehin trepaniert wird, erfolgt die Anlage der ICP-Sonde im Operationssaal, bei allen anderen Patienten in der Notaufnahme oder auf der Intensivstation. Im Idealfall erfolgt die Messung über einen **Ventrikelkatheter mit lokalem Druckaufnehmer**, der neben einer zuverlässigen Messung auch ein therapeutisches Ablassen von Liquor ermöglicht. Dies ist jedoch meistens aufgrund enger Ventrikel bei erhöhtem ICP nach SHT nicht möglich. Alternativ kommen intraparenchymale Sonden zur Anwendung (s. Kap. 2.5). Epidurale Messungen können nicht mehr als Methode der Wahl empfohlen werden.

Bei persistierend erhöhtem ICP über 20 mm Hg über mehr als 15 min (nicht während der Lagerung des Patienten gemessen) ist nach CT-Ausschluss einer operativen Therapieindikation eine konservative hirndrucksenkende Therapie notwendig (Gopinath u. Robertson 1999). Allgemeine Maßnahmen umfassen eine adäquate Sedierung (vor allem während der Lagerung des Patienten), Stabilisierung der Kreislaufverhältnisse mit Normotonie unter Berücksichtigung des zerebralen Perfusionsdruckes und Lagerung auf dem Rücken mit um 30–45° erhöhtem Oberkörper.

Osmotische Diuretika wie Mannitol können den ICP innerhalb von Minuten für mehrere Stunden senken. Bei guter Nierenfunktion und einer Serumosmolalität von weniger als 315 mosm/l werden initial 0,5–1 g/kg KG Mannitol i.v. als Bolus über 15 min gegeben. Die Gabe kann alle 6 h in abnehmender Dosierung wiederholt werden (Cochrane 2003 CD 001049). Eine kontinuierliche Mannitolgabe soll wegen der erhöhten Gefahr einer Flüssigkeitsextravasation in das Hirngewebe vermieden werden (sog. rebound).

Durch **mäßige Hyperventilation** (p_aCO_2 30–35 mm Hg) kann ggf. kurzfristig eine Senkung des ICP erzielt werden. Dies sollte nicht länger als 1 h erfolgen, da sonst die Gefahr eines Rebound-Effektes besteht. Stärkere Hyperventilation führt zur einer Abnahme der Hirnperfusion und wird therapeutisch zur Senkung des ICP nicht angewendet.

Barbiturate bewirken keine Verbesserung hinsichtlich Morbidität und Letalität bei der Therapie eines erhöhten ICP (Roberts 2000). Sie senken zwar den ICP, gelegentlich durch einen reduzierten Hirnstoffwechsel und eine dadurch erniedrigten Hirndurchblutung. Limitierend wirkt sich jedoch die Senkung des systemischen Blutdruckes aus. Bei Nichtansprechen auf die zuvor erwähnten Maßnahmen kann eine Barbiturattherapie unter kontinuierlicher Kontrolle des systemischen Blutdruckes erwogen werden.

> Cave: Glucocorticosteroide tragen nicht zur Senkung eines traumatisch, ischämisch oder hämorrhagisch bedingt erhöhten ICP bei und werden zur Therapie auch wegen der begleitenden Effekte (erhöhte Infektionsgefahr, Hyperglykämie und Blutungsrisiko) nicht empfohlen (Sumas et al 1999).

Operative Therapie

Die Entscheidung zur operativen Therapie bei Kontusionen und trICB ist im Hinblick auf die Prognose des Patienten oft schwierig und hängt von mehreren Faktoren ab. In der Literatur wird die Indikationsstellung zur operativen Therapie hauptsächlich anhand der **raumfordernden Wirkung** empfohlen. Diese wird in erster Linie durch CT-Befunde (Verlagerung der Mittellinie um mehr als 5 mm und Hämatomdurchmesser über 2 cm) und ICP (ICP > 30 mm Hg nach Ausschöpfung der konservativen Therapiemöglichkeiten) definiert (Gallbraith u. Teasdale 1981; Sumas u. Narayan 1999). Eine angemessene Indikationsstellung zur operativen Therapie hinsichtlich der zu erwartenden Morbidität muss jedoch auch die **Lage der Läsion** und eventuelle multiple **intrakranielle Traumafolgen** unter funktionellen Aspekten berücksichtigen. So wird etwa die Indikation zur operativen Entlastung einer linkshemisphärischen Blutung zurückhaltender gestellt als die zu einer rechts frontobasalen Kontusion. Bei temporalen ICB wird die Indikation zur Operation wegen der Gefahr einer unkalen Herniierung großzügiger gestellt.

Die Entscheidung für oder gegen eine operative Therapie, vor allem im Hinblick auf die zu erwartende Morbidität, ist für den Arzt oft sehr schwierig. Jedoch muss auch in der Notfallsituation ein sorgfältiges Abwägen vor der Entscheidung weiterer Maßnahmen erfolgen.

Die Entfernung von stark geschädigtem Hirngewebe (Hypodensität im CT) soll auch einer sekundären Schädigung primär noch intakten Gewebes durch die Freisetzung von toxischen Stoffen wie freien Radikalen und exzitatorischen Aminosäuren aus dem geschädigten Gewebe entgegenwirken (Chesnut et al. 1999). Diese **protektive Wirkung** der neurochirurgischen Therapie wird noch weiter untersucht und wird möglicherweise das operative Vorgehen in Zukunft beeinflussen.

Zur operativen Therapie sollte der Patient in einer scharfen Kopfhalterung fixiert werden (Mayfield- oder Sugita-Klemme). Bei den häufigen frontotemporalen Kontusionen oder Hämatomen wird eine große dekompressive Trepanation vorgenommen. Eine eventuelle Resektion von Hirngewebe sollte sich im Hinblick auf eine bestmögliche Erhaltung der Funktion streng am Hämatom oder dem mutmaßlich irreversibel geschädigten Hirngewebe orientieren, bei multiplen Läsionen wird man nur solche mit erheblicher raumfordernder Wirkung resezieren.

Die **Blutstillung** im pathologischen Hirnparenchym ist oft schwierig. Einige Patienten mit SHT weisen eine lokale und systemische Gerinnungsstörung auf. Im Gehirn findet sich eine hohe Konzentration gerinnungsaktivierender Stoffe, die zu einer Verbrauchskoagulopathie führen können (Kushimoto et al. 2001; Olson et al. 1989). Es ist daher häufig eine bedarfsangepasste Substitution von Gerinnungsfaktoren und/oder Thrombozyten erforderlich.

Aufgrund der oft erheblichen traumatischen Hirnschwellung sollte die Indikation für eine **Duraerweiterungsplastik** mit autologem Gewebe oder, falls dies nicht möglich ist, mit synthetischem Material großzügig gestellt werden (z.B. Tutopatch®), ohne Reimplantation des Knochens. Der therapeutische Gewinn einer dekompressiven Kraniektomie ist allerdings nicht sicher allgemein belegt. Sofern die primäre zerebrale Schädigung sehr ausgedehnt ist, kann lediglich ein Überleben der Patienten mit schlechtem funktionellen Ergebnis erzielt werden (Chesnut et al. 1999).

Traumatische Läsionen in der **hinteren Schädelgrube** machen nur 5 % aller traumatischen Raumforderungen aus. Dabei sind epidurale Hämatome am häufigsten, traumatische intrazerebelläre Hämatome sind sehr selten (Rivano et al. 1980). Sie können jedoch aufgrund ihrer Lage durch Kompression des Hirnstammes und sekundären Liquoraufstau eine sehr rasche klinische Verschlechterung des Patienten bewirken. (**Cave:** Primärer Atemstillstand als klinisches Erstzeichen!) Die Indikation zur operativen Therapie wird hier großzügig gestellt, eventuell wird die temporäre Anlage einer supratentoriellen externen Ventrikeldrainage bei Liquorzirkulationsstörung notwendig. Der Patient wird zur Operation in scharfer Fixierung gelagert, zumeist auf dem Bauch, und die Blutung über eine osteoklastische Trepanation evakuiert. Insbesondere im Bereich der hinteren Schädelgrube sollte grundsätzlich eine Duraerweiterungsplastik erfolgen.

Weitere Therapiemaßnahmen

Der prophylaktische Einsatz von **Antiepileptika** bei Patienten mit SHT ist über einen Zeitraum von 1 Woche optional. Zur i.v.-Applikation stehen Phenytoin (z. B. Phenhydan®) und Valproat (z. B. Orfiril®; cave: Anstieg der eventuellen Barbituratkonzentration im Serum möglich) zur Verfügung. Aufgrund der Gefahr eines Blutdruckabfalles erfolgt die Injektion langsam. Perorale Alternativen sind Carbamazepin oder ebenfalls Valproat. Einschränkungen liegen in der langen Dauer bis zum Erreichen einer wirksamen Serumkonzentration.

Beim bewusstlosen Patienten oder beim Auftreten von Krampfanfällen im weiteren Verlauf wird die Therapie weitergeführt. Posttraumatische Krampfanfälle werden eingeteilt in *früh einsetzende* (bis zu 7 Tage nach dem Trauma) und *spät auftretende*. Bei bis zu 25 % der Patienten treten nach schwerem SHT frühe und bei bis zu 40 % späte Krampfanfälle auf (Temkin et al. 1991). Durch eine prophylaktische antiepileptische Medikation konnte die Inzidenz der frühen, nicht jedoch der späten posttraumatischen Krampfanfälle gesenkt werden (Bullock et al. 1996).

Bei vielen Therapieansätzen klafft eine Lücke zwischen experimenteller und klinischer Evidenz bezüglich der Wirkung (Laurer u. McIntosh 2001).

Prognose

Entscheidend für den Patienten ist die Prognose hinsichtlich der funktionellen Erholung und der Wiedereingliederung in sein bisheriges Leben und seinen Beruf. Bei polytraumatisierten Patienten ist das Ausmaß der zerebralen Beteiligung oft entscheidend für die Prognose. Diese ist initial schwierig zu beurteilen, weil häufig wichtige Angaben zum initialen Verlauf fehlen (z. B. über eine länger anhaltende Bewusstlosigkeit oder Hypoxie) und es sehr unterschiedliche Verläufe gibt. Innerhalb der ersten 3 Monate zeigen sich meistens die entscheidenden funktionellen Verbesserungen und erlauben eine Abschätzung des weiteren Verlaufes.

Bei optimaler medizinischer Versorgung liegt heute die Letalität bei einem schweren SHT (initial GCS < 9) bei 24 % (Penrod 1999). Jedoch auch bei Patienten mit mittlerem und leichtem SHT wird häufig keine völlige Genesung erreicht. Etwa 10 % der Patienten mit leichtem und mehr als 60 % der Patienten mit mittlerem SHT leiden unter einer dauerhaften Behinderung (Sumas u. Narayan 1999).

Folgende Faktoren haben sich als **prognostisch ungünstig** erwiesen (Penrod 1999):

- persistierend erhöhter ICP über 20 mm Hg trotz Therapie (vor allem in den ersten 24 h)
- höheres Alter
- initial gestörte Pupillenfunktion
- erniedrigter systolischer Blutdruck unter 90 mm Hg
- Hypoxämie
- traumatische Raumforderungen, die eine neurochirurgische Therapie erfordern
- initial nicht evozierbare somatosensible oder akustische Potenziale

Die Prognose bei intrazerebralen Kontusionen und Hämatomen hängt einerseits von der raumfordernden Wirkung mit entsprechender sekundärer Schädigung des primär noch gesunden Hirngewebes ab, auf der anderen Seite von der Lokalisation der Läsion. Die häufig frontal gelegenen, oft bilateralen Kontusionen können höhere kognitive und intellektuelle Fähigkeiten dauerhaft beeinflussen. Temporale Läsionen führen häufig zu einer Störung des Kurzzeitgedächtnisses von unterschiedlicher Ausprägung. Entsprechend kann bei anderen Lokalisationen ein unterschiedliches Muster an neurologischen Defiziten entstehen.

Neben den direkten Auswirkungen durch die intrazerebralen Verletzungen können im weiteren Verlauf **Spätkomplikationen** entstehen, die einer weiteren Therapie bedürfen. Dazu gehören spät auftretende Krampfanfälle, ein Hydrocephalus aresorptivus, ein posttraumatisches Syndrom mit Kopfschmerzen, Hirnnervenstörungen, Demenz und psychiatrischen Symptomen (Kraus 1999).

Trotz entscheidender Verbesserung der diagnostischen und therapeutischen Möglichkeiten bei Patienten mit SHT in den vergangenen 3 Jahrzehnten, vor allem seit Einführung der CT, findet sich bei Kontusionen und traumatischen intrazerebralen Hämatomen immer noch eine hohe Morbidität und Letalität. Bei Patienten unter 45 Jahren ist das SHT die häufigste Todesursache und der häufigste Grund für eine dauerhafte Invalidität (Kraus et al. 1996). Entscheidend für die Prognose sind die rasche Diagnostik und ggf. Therapie in einem neurotraumatologischen Zentrum zur Verhinderung von sekundär auftretenden Schäden. Ebenso wichtig für den weiteren Verlauf ist ein weiterer Ausbau der rehabilitativen Zentren, um eine bestmögliche Wiedereingliederung der Patienten in die Gesellschaft zu ermöglichen.

Literatur

Arbeitsgemeinschaft Intensivmedizin und Neurotraumatologie der Deutschen Gesellschaft für Neurochirurgie und Wissenschaftlicher Arbeitskreis Neuroanästhesie der Deutschen Gesellschaft für Anästhesiologie und Intensivmedizin (1997). Empfehlungen zur Primärversorgung von Patienten mit Schädel-Hirntrauma. Zentralbl Neurochir (Leipzig) 58: 13–7.

Bullock R, Chesnut RM, Clifton G et al. (1996) Guidelines for the management of severe head injury. Brain Trauma Foundation. Eur J Emerg Med 3: 109–27.

Caroli M, Locatelli M, Campanella R et al. (2001) Multiple intracranial lesions in head injury: clinical considerations, prognostic factors, management, and results in 95 patients. Surg Neurol 56: 82–8.

Chesnut RM, Servadei F (1999) Surgical treatment of post-traumatic mass lesions. In: Marion DW (ed) Traumatic Brain Injury. New York: Thieme; 81–99.

Choi DW, Maulucci-Gedde M, Kriegstein AR (1987) Glutamate neurotoxicity in cortical cell culture. J Neurosci 7: 357–68.

Cohen TI, Gudeman SK (1996) Delayed traumatic intracranial hematoma. In: Narayan RK, Wilberger J, Povlishock JT (eds) Neurotrauma. New York: McGraw-Hill; 689–701.

Elsner H, Rigamonti D, Corradino G et al. (1990) Delayed traumatic intracerebral hematomas: "Spät-Apoplexie". Report of two cases. J Neurosurg 72: 813–5.

Gallbraith S, Teasdale G (1981) Predicting the need for operation in the patient with an occult traumatic intracranial hematoma. J Neurosurg 55: 75–81.

Gopinath SP, Robertson CS (1999) Intensive care unit management. In: Marion DW (ed) Traumatic Brain Injury. New York: Thieme; 101–18.

Graham DI, Gentleman SM, Lynch A et al. (1995) Distribution of beta-amyloid protein in the brain following severe head injury. Neuropathol Appl Neurobiol 21: 27–34.

Graham DI, Gentleman SM, Nicoll JA et al. (1999) Is there a genetic basis for the deposition of beta-amyloid after fatal head injury? Cell Mol Neurobiol 19: 19–30.

Gudeman SK, Kishore PR, Miller JD et al. (1979) The genesis and significance of delayed traumatic intracerebral hematoma. Neurosurgery 5: 309–13.

Halliday AL (1999) Pathophysiology. In: Marion DW (ed) Traumatic Brain Injury. New York: Thieme; 29–39.

Haubitz B (1996) Traumafolgen. In: Sartor K (Hrsg) Neuroradiologie. Stuttgart: Thieme; 53–64.

Jamieson KG, Yelland JD (1972) Traumatic intracerebral hematoma. Report of 63 surgically treated cases. J Neurosurg 37: 528–32.

Karimi A, Dick W (Hrsg) (2000) Deutsche Interdisziplinäre Vereinigung für Intensiv- und Notfallmedizin (DIVI) Stellungnahmen, Empfehlungen zu Problemen der Intensiv- und Notfallmedizin zur Erstversorgung des Patienten mit Schädel-Hirn-Trauma bei Mehrfachverletzung, 4. Aufl., asmuth druck, Köln, pp 85–98.

Keidel M, Poremba M (1998) Schädel-Hirn-Trauma. In: Brandt D, Dichgans J, Diener HC (Hrsg) Therapie und Verlauf neurologischer Erkrankungen. Stuttgart: Kohlhammer; 569–86.

Kontos HA (1989) Oxygen radicals in CNS damage. Chem Biol Interact 72: 229–55

Kraus JF, McArthur DL, Silverman TA et al. (1996) Epidemiology of brain injury. In: Narayan RK, Wilberger JE, Povlishock JT (eds) Neurotrauma. New York: McGraw-Hill; 13–30.

Kraus MF (1999) Neuropsychiatric sequelae: Assessment and pharmacologic interventions. In: Marion DW (ed) Traumatic Brain Injury. New York: Thieme; 173–86.

Kushimoto S, Yamamoto Y, Shibata Y et al. (2001) Implications of excessive fibrinolysis and alpha(2)-plasmin inhibitor deficiency in patients with severe head injury. Neurosurgery 49: 1084–9.

Laurer HL, McIntosh TK (2001) Pharmacologic therapy in traumatic brain injury: update on experimental treatment strategies. Curr Pharm Des 7: 1505–16.

Marshall LF, Marshall SB, Klauber MR et al. (1992) The diagnosis of head injury requires a classification based on computed axial tomography. J Neurotrauma 9 (Suppl 1): S287–92.

McDermott KL, Raghupathi R, Fernandez SC et al. (1997) Delayed administration of basic fibroblast growth factor (bFGF) attenuates cognitive dysfunction following parasagittal fluid percussion brain injury in the rat. J Neurotrauma 14: 191–200.

McIntosh TK (1994) Neurochemical sequelae of traumatic brain injury: therapeutic implications. Cerebrovasc Brain Metab Rev 6: 109–62.

Miller JD, Sweet RC, Narayan R et al. (1978) Early insults to the injured brain. JAMA 240: 439–42.

Narayan RK, Kishore PR, Becker DP et al. (1982) Intracranial pressure: to monitor or not to monitor? A review of our experience with severe head injury. J Neurosurg 56: 650–9.

Oertel M, Kelly DF, McArthur D et al. (2002) Progressive hemorrhage after head trauma: predictors and consequences of the evolving injury. J Neurosurg 96: 109–16.

Olson JD, Kaufman HH, Moake J et al. (1989) The incidence and significance of hemostatic abnormalities in patients with head injuries. Neurosurgery 24: 825–32.

Ommaya AK (1995) Head injury mechanisms and the concept of preventive management: a review and critical synthesis. J Neurotrauma 12: 527–46.

Penrod LE (1999) Prognosis. In: Marion DW (ed) Traumatic Brain Injury. New York: Thieme; 135–40.

Piek J, Jantzen JP et al. (1999) Empfehlungen zur Erstversorgung des Patienten mit Schädel-Hirn-Trauma bei Mehrfachverletzung. DGNC Mitteilungen 10: 11–8.

Rivano C, Borzone M, Carta F et al. (1980) Traumatic intracerebral hematomas. 72 cases surgically treated. J Neurosurg Sci 24: 77–84.

Roberts GW, Gentleman SM, Lynch A et al. (1994) Beta amyloid protein deposition in the brain after severe head injury: implications for the pathogenesis of Alzheimer's disease. J Neurol Neurosurg Psychiatry 57: 419–25.

Roberts I (2000) Barbiturates for acute traumatic brain injury. Cochrane Database Syst Rev 2: CD000033.

Servadei F, Ciucci G, Loroni L et al. (1995) Diagnosis and management of minor head injury: a regional multicenter approach in Italy. J Trauma 39: 696–701.

Sumas ES, Narayan RK (1999) Head injury. In: Grossman RG, Loftus CM (eds) Principles of Neurosurgery. Philadelphia: Lippincott-Raven; 117–72.

Teasdale G, Jennett B (1976) Assessment of coma after head injury. Acta Neurochir (Wien) 34: 45–55.

Teasdale G, Mathew P (1996) Mechanisms of cerebral concussion, contusion, and other effects of head injury. In: Youmans J (ed). Neurological Surgery, Vol 3. 4th ed. Philadelphia: WB Saunders; 1533–48.

Temkin NR, Dikmen SS, Winn HR (1991) Management of head injury. Posttraumatic seizures. Neurosurg Clin N Am 2: 425–35.

5.7 Diffuse axonale Schädigung

Bernd E. Will, Dirk Freudenstein, Eckart Grönewäller

Einleitung und Definition

Bei Patienten, die ein schweres Schädel-Hirn-Trauma (SHT) erlitten und lange Zeit überlebt hatten, beschrieb Sabina Strich (1956) bei der Autopsie eine schwere Degeneration der weißen Substanz. Sie nahm an, dass die Schädigung im Augenblick des Traumas erfolgte und machte eine Scherverletzung der Nervenfasern als Ursache verantwortlich. In der Folgezeit wurden Bezeichnungen wie „Scherverletzung", „diffuse Schädigung der weißen Substanz" oder „inneres Hirntrauma" zur Unterscheidung dieses pathologischen Befundes von den Rindenkontusionen verwendet. Schließlich hat sich „diffuse axonale Schädigung" (diffuse axonal injury, DAI) international durchgesetzt. Der Interessierte sei insbesondere auf die quasi monographische Arbeit von Sahuquillo und Poca (2002) hingewiesen.

Epidemiologie und Pathogenese

Ätiologie. Nachdem anfangs die traumatische Genese dieser „Scherverletzung" bezweifelt und Ischämie oder Hypoxie als Ursache angeführt wurde, konnten inzwischen aufgrund experimenteller Studien (auch an subhumanen Primaten) und feingeweblicher Untersuchungen bei früh verstorbenen Patienten die traumatische Genese und die typische Entität gesichert werden (Erb u. Povlishock 1988; Gennarelli et al. 1982).

Inzidenz. Diffuse Axonalschäden findet man bei etwa der Hälfte der Patienten mit schwerem SHT; sie sind verantwortlich für 35 % der Todesfälle nach Hirntrauma (McLellan et al. 1986).

Abb. 5.7-1. Verteilungsmuster kleiner Parenchymeinblutungen beim diffusen Axonalschaden, die in der Regel keinen raumfordernden Charakter haben und nicht immer mit messbaren Anstiegen des intrakraniellen Druckes einhergehen (mod. nach Osborne 1994):
a) Aufsicht auf das Großhirn und Hirnstammanteile von unten, Schnitt in Höhe des Mittelhirns;
b) axialer Schnitt in Höhe des Thalamus;
c) medianer Sagittalschnitt.

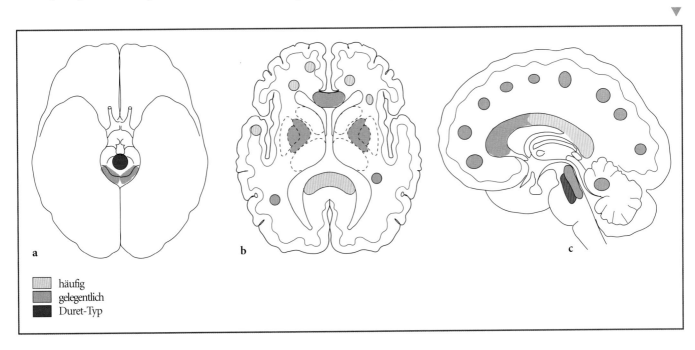

häufig
gelegentlich
Duret-Typ

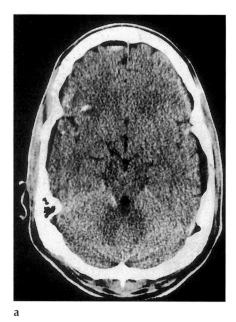

a

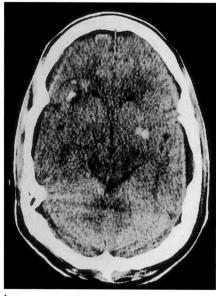

b

Abb. 5.7-2. Nativ-CT (axial) eines 20-jährigen Komapatienten nach Schädel-Hirn-Verletzung. Verletzungsdaten: Motorradunfall; initial GCS 10, dann GCS 3 bis 6 für 6 Tage; Frakturen von Mandibula links und Metacarpale II rechts; Gehörgangverletzung rechts; intermittierende periphere Fazialisparese rechts; Kniebandläsion rechts; CPP durchgehend > 60 mm Hg:
a) CT-Morphologie am 1. posttraumatischen Tag: vielfältige, nicht raumfordernde Parenchymeinblutungen entsprechend dem Verteilungsmuster aus Abbildung 5.7-1 für einen diffusen Axonalschaden;
b) Erholungszustand nach 18 Monaten: peritraumatische Amnesie etwa 7 Wochen; selbstständige Lebensführung, Studium, kein fokalneurologisches Defizit; leichte neuropsychologische Einschränkungen (Langzeitgedächtnis, Konzentration).

Pathoanatomie

Histopathologie

Ultrastrukturelle Untersuchungen haben gezeigt, dass die Axone nicht unbedingt beim Trauma zerreißen müssen (s. Abb. 5.7-4). Es wird angenommen, dass es durch die Zugkräfte zu Schädigungen am Axolemm kommt. Diese können im gesamten Verlauf des Axons auftreten, bevorzugt sind aber die Ranvier-Schnürringe.

Tab. 5.7-1. Typische Lokalisationen der diffusen axonalen Schädigung (nach Gennarelli 1993)

- Dorsalseite von Mittelhirn und Brücke
- Corpus callosum
- Wand und Plexus choroideus im dritten Ventrikel
- parasagittales Marklager
- Hippokampus
- Wände der Seitenventrikel
- Septum pellucidum
- Plexus choroideus der Seitenventrikel
- Fornix
- Cingulum
- Thalamus
- Ventralseite von Mittelhirn und Brücke
- Basalganglien

In den ersten 6 h nach dem Trauma zeigen sich Faltungen, nach 12–24 h kolbenförmige Auftreibungen und dann Zerreißungen der Axone. Die entstehenden kolbigen Strukturen sind auch lichtmikroskopisch in der Silberfärbung sichtbar und werden **Retraktionskugeln** (Ovoide, retraction balls) genannt. Die so geschädigten Axone unterliegen also Degenerationsvorgängen wie von Waller 1850 beschrieben. Innerhalb von Wochen bildet sich dann eine Gliose aus (Gultekin u. Smith 1994).

Makropathologie

Die makroskopischen Veränderungen am Gehirn können so gering sein, dass sie bei der Autopsie übersehen werden. Sie zeigen allerdings meist ein typisches Verteilungsmuster. Diese Muster sind anhand von Abbildung 5.7-1 schematisch und in Abbildung 5.7-2 in ihrer Verteilung im Nativ-CT zu erkennen. Ein typisches neuropathologisches Verteilungsmuster findet sich in den Makropräparaten der Abbildung 5.7-3. Durch geeignete histologische und feingewebliche Untersuchungen lassen sich die Traumafolgen noch differenzierter nachweisen (Abb. 5.7-4) (Adams et al. 1985). Die Lokalisation dieser Läsionen in absteigender Wahrscheinlichkeit listet Tabelle 5.7-1 auf (nach Gennarelli 1993).

Abb. 5.7-3. Makroskopische Hirnpräparate ▷ von Verstorbenen mit diffusem Axonalschaden. (Der Herausgeber DM bedankt sich für die freundliche Überlassung von Demonstrationsmaterialien bzw. deren Aufarbeitung bei Professor Hume Adams, M. D., Glasgow, Professor David Graham, M. D., Glasgow, Professor Dr. Werner Paulus, Münster, Privatdozent Dr. Gerhard Schuierer, Regensburg, bzgl. Abb. 5.7-2 u. 5.7-4):
a) Koronarer Schnitt mit typischem Verteilungsmuster der nicht raumfordernden Blutungen eines diffusen Axonalschadens;
b) axialer Schnitt durch rhombenzephale Strukturen eines Verstorbenen mit typischem Verteilungsmuster von nicht raumfordernden Blutungen im Rahmen eines diffusen Axonalschadens.

Abb. 5.7-4. Histologiepräparate von Patienten, die an einem diffusen Axonalschaden verstorben sind.
a) Hämatoxylin-Eosin-Färbung zur Darstellung der rundflächigen Axonalauftreibung;
b) Versilberungsfärbung nach Bodian. Zu sehen sind die „angeschwärzten Retraktionskugel" als Ausdruck aufgetriebener Axone mit mutmaßlich gestautem axoplasmatischem Fluss.

Tab. 5.7-2. Signalverhalten von Hirnparenchymblutungen im MRT (mod. nach Bradley 1985)

Stadium	Alter	Kompartiment	Hämabbau-produkt	Signalintensität gegenüber Hirngewebe		
				T1	T2	T2*
Perakut	wenige S-tunden	intrazellulär (intakte Erythrozyten)	Oxyhämoglobin	isointens	↑	↓↓↓
Akut	1 bis 3 Tage	intrazellulär (Erythrozyten)	Desoxyhämoglobin	isointens bis ↓	↓↓	↓↓↓
Subakut • früh	Methämoglobin					
• spät	• 1 bis 4 Wochen	• extrazellulär (lysierte Erythrozyten)	• Methämoglobin	↓↓	↓↓	↓↓↓
Chronisch • früh	• Monate	• zunehmend intrazellulär (Makrophagen)	• Hemichrome zentral, Hämosiderin peripher	• zentral?, peripher?	• zentral?, peripher??	↓↓↓
• spät	• Monate bis Jahre	• vorwiegend intrazellulär (Makrophagen)	• Hämosiderin	↓	↓↓	↓↓↓

↑: erhöht; ↑↑: deutlich erhöht; ↓: vermindert; ↓↓: deutlich vermindert; ↓↓↓: stark vermindert

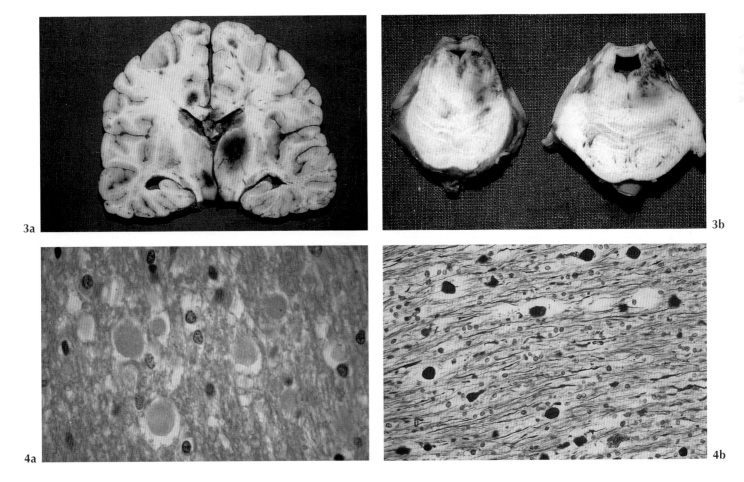

3a 3b

4a 4b

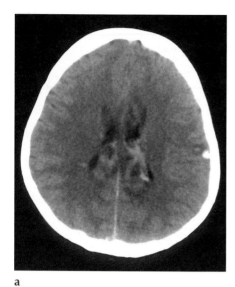

a

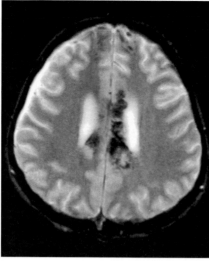

b

Abb. 5.7-5. Knapp 21-jährige Patientin, die in der 12. Schwangerschaftswoche bei einem schweren Autounfall verletzt wurde (Mitfahrer sofort tot). Sie selbst war tief bewusstlos mit Strecksynergismen (GCS 4), Pupillen seitengleich eng, Oberschenkelfraktur. Erhöhte intrakranielle Druckwerte über 2 Wochen (konservativ therapiert), Minderbeweglichkeit links. Augenöffnen und Reaktion auf Angehörigenkontakt nach 4 Wochen. Anschließend Rehabilitationsbehandlung. Erholungszustand: Entbindung vom Kind, selbstständige Haushaltsführung und Kindesversorgung, Fahrtauglichkeit, fortbestehende leichte Hemiparese links. Die nachstehenden CTs sind vom posttraumatischen Tag 4 und die MRTs vom Tag 44.
a) Axiales Nativ-CT in Höhe von Balkenstamm und oberer Cella media der Seitenventrikel mit Zeichen der diffusen axonalen Schädigung in Marklager, Balken sowie frontal;
b) MRT analog zu Abbildungsteil a in spezieller T2-Wichtung.

Apparative Bildgebung

Im **CT** stellt sich die DAI weniger spektakulär dar als die Rindenkontusionsherde (s. Abb. 5.7-5a, 5.7-6a). Es finden sich hypo- oder hyperdense kleine Läsionen im Marklager, besonders an der Mark-Rinden-Grenze, im Balken oder im oberen Hirnstamm (Osborne 1994). Ähnlich wie bei den Rindenkontusionen können die Läsionen erst im zweiten Untersuchungsgang zu erkennen sein oder im Zeitverlauf zunehmen.

Auch die **Kernspintomographie** (MRT) ist sensitiv für die genannten Läsionen, im Augenblick aber wegen des höheren Zeitbedarfs und des größeren Aufwandes vor allem bei beatmeten Patienten nicht Teil der klinischen Routine (Abb. 5.7-5b, 5.7-6b, c). Wesentlich sind MRT-Untersuchungen aber unter wissenschaftlichen und gutachterlichen Gesichtspunkten. Dies ist vor allem deshalb der Fall, weil die abgelaufenen Mikroblutungen im MRT grundsätzlich auch dann noch nachweisbar bleiben, wenn im CT die Läsionen bereits hirnisodens sind. Auch im Bereich des Corpus callosum und des Hirnstammes ist das MRT deutlich sensitiver als das CT (Moskopp et al. 1989).

Nach Einblutungen kommt es zu Signalalterationen, die vom Alter der Blutabbauprodukte und deren intra- oder extrazellulärer Lage bestimmt wird (Bradley 1985; Osborne 1994). In den ersten Wochen, in denen in der Regel kein MRT erfolgt, ist das Signalverhalten der Hämorrhagien sehr komplex (Tab. 5.7-2). Nach Monaten oder Jahren imponieren die Hämorrhagien hauptsächlich als T2-signalgemindert. In T1-Wichtung können die Läsionen aufgrund des Methämoglobins im subakuten Stadium (4 Tage bis 4 Wochen) hyperintens erscheinen. In den gegenüber Magnetfeldinhomogenitäten empfindlicheren Gradientenechosequen-zen (T2*-gewichtet) führen die Einblutungen bereits ab dem perakuten Stadium zu Signalauslöschungen.

In der Nachweisbarkeit von Kontusionen ist das MRT in den T2- und T2*-gewichteten Aufnahmen dem CT überlegen, eine Beurteilung des klinischen Gewinns steht noch aus.

Klinisches Bild

Patienten mit DAI sind meist primär bewusstlos und haben eine schlechtere Prognose als Patienten, die nur Kontusionen aufweisen (Adams et al. 1989). Sie haben seltener Frakturen und Hämatome als Patienten, die Rindenprellungsherde aufweisen. Meist tritt die DAI bei Schädel-Hirn-Traumata auf, die sich im Rahmen von Verkehrsunfällen ereignen.

Behandlung

Eine spezifische Behandlung gibt es derzeit nicht. Patienten mit DAI werden behandelt wie andere Patienten mit schwerem Schädel-Hirn-Trauma auch. Die Tatsache aber, dass ein Teil der Axone erst im Verlauf von 6–12 h nach dem Trauma zerreißt, lässt hoffen, dass es für diese Patienten ein therapeutisches Fenster gibt, das durch weitere Forschung in der Zukunft genutzt werden kann.

Prognose

Die Gruppe um Jenkins (1986) konnte zeigen, dass das Ausmaß dieser Verletzungen, wie es sich im MRT darstellt, mit der Prognose korreliert.

Gennarelli (1993) und seine Arbeitsgruppe (Gennarelli et al. 1992) bilden nach dem **klinischen Erscheinungsbild** drei Gruppen von Patienten mit DAI anhand der Dauer der Bewusstlosigkeit:

- Die Gruppe mit milder Schädigung zeigt eine initiale Bewusstlosigkeit von 6–24 h. In dieser Gruppe versterben 15 %, und über die Hälfte zeigt eine gute Erholung.

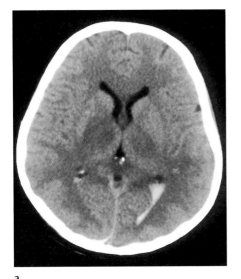
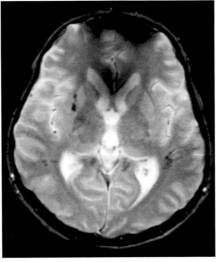
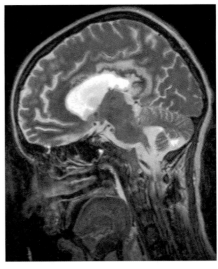

a b c

Abb. 5.7-6. Dieselbe Patientin wie in Abbildung 5.7-5:
a) Axiales Nativ-CT in Höhe der Basalganglien mit den Zeichen der Ventrikeleinblutung im Hinterhornbereich links;
b) MRT analog zu Abbildung 5.7-5a mit zusätzlich deutlichen Zeichen multipler Blutungsresiduen (schwarze Suszeptibilitätsartefakte);
c) leicht paramediane Sagittalschicht im MRT, insbesondere zur Darstellung der Signalveränderungen im Balken.

● Bei deutlicherer Schädigung – die initiale Bewusstlosigkeit beträgt über 24 h und die posttraumatische Amnesie mehrere Tage – verstirbt ein Viertel, und nur 38 % zeigen gute Erholung.
● In der Gruppe mit schwerer Schädigung – hier dauert die primäre Bewusstlosigkeit Tage bis Wochen – versterben über die Hälfte der Patienten, nur 15 % zeigen eine gute Erholung, die übrigen überleben mit zum Teil schweren kognitiven Defiziten oder im apallischen Syndrom.

Eine andere Gradierung nimmt aufgrund der Verteilung des **histopathologischen Befundes** die Gruppe um Adams (1985) vor:
● Bei Grad 1 wurde eine axonale Schädigung nur in der weißen Substanz ohne Betonung des Balkens oder des Hirnstamms gefunden.

● Bei Grad 2 fand sich zusätzlich eine Schädigung im Balken.
● Bei Grad 3 fanden sich Schädigungen auch in den dorsalen Anteilen des rostralen Hirnstammes.

In dieser Arbeit werden auch DAI bei Patienten beschrieben, die primär nicht bewusstlos waren – ein Sachverhalt, der schon durch die Beobachtungen von Oppenheimer (1968) gestützt wurde. Er fand eine axonale Schädigung bei Patienten, die nach leichtem SHT an einer begleitenden Verletzung verstarben und deren Hirne deshalb untersucht werden konnten.

> Eine diffuse axonale Schädigung muss nicht immer mit einer primären Bewusstlosigkeit einhergehen.

Soll der Schweregrad eines mittelschweren oder schweren SHT gutachterlich beurteilt werden, so ist die Durchführung eines MRT auch mit T2*-Wichtung obligat, da dort die DAI im chronischen Stadium am deutlichsten nachgewiesen werden kann (s. Tab. 5.7-2).

Literatur

Adams JH, Doyle D, Graham DI et al. (1985) Microscopic diffuse axonal injury in cases of head injury. Med Sci Law 35: 265–9.

Adams JH, Doyle D, Ford I et al. (1989) Diffuse axonal injury in head injury: Definition, diagnosis and grading. Histopathology 15: 49–59.

Bradley WG (1985) MR appearance of hemorrhage in the brain. Radiology 189: 15–26.

Erb DE, Povlishock JT (1988) Axonal damage in severe traumatic brain injury: An experimental study in the cat. Acta Neuropathol (Berl) 76: 347–58.

Gennarelli TA (1993) Cerebral concussion and diffuse brain injuries. In: Cooper PR (ed) Head Injury. 3rd ed. Baltimore: Williams & Wilkins; 137–58.

Gennarelli TA, Thibault LE, Adams JH et al. (1982) Diffuse axonal injury and traumatic coma in the primate. Ann Neurol 12: 564–74.

Gennarelli TA, Spielman G, Langfitt TW et al. (1992) The influence of the type of intracranial lesion on outcome from severe head injury: a multicenter study using a new classification system. J Neurosurg 56: 26–32.

Gultekin SH, Smith TW (1994) Diffuse axonal injury in craniocerebral trauma: A comparative histologic and immunohistochemical study. Arch Pathol Lab Med 118: 168–71.

Jenkins AL, Teasdale G, Hadley DM et al. (1986) Brain lesions detected by magnetic resonance imaging in mild and severe head injury. Lancet ii: 445–6.

McLellan DR, Adams ICH, Graham DI (1986) The structural basis of the vegetative state and prolonged coma after non-missile injury. In: Papo I, Cohadon F, Massarotti M (eds) Le Coma Traumatique. Padova: Liviana Editrice; 165–85.

Moskopp D, Dewes W, Solymosi L et al. (1989) Comparison of magnetic resonance imaging, X-ray computed tomography, electroencephalography, and long-term outcome after head injury: a prospective reexamination of 55 patients. In: Frowein RA, Brock M, Klinger M (eds) Advances in Neurosurgery 17. Berlin: Springer; 27–35.

Oppenheimer DR (1968) Microscopic lesions in the brain after head injury. J Neurol Neurosurg Psychiatry 31: 299–306.

Osborne AG (1994) Diagnostic Neuroradiology. St. Louis: Mosby.

Sahuquillo J, Poca MA (2002) Diffuse axonal injury after head trauma. A review. Adv Tech Stand Neurosurg 27: 23–86.

Strich SJ (1956) Diffuse degeneration of the cerebral white matter in severe dementia following head injury. J Neurol Neurosurg Psychiatry 19: 163–85.

6 Intrakranielle Blutungen und Gefäßleiden

6.1 Spontane intrazerebrale Blutungen

Wolfgang Deinsberger, Dieter-Karsten Böker

Inhalt

Einleitung

Spontane intrazerebrale Blutungen (ICB) stellen mit einem Anteil von 10–15 % die zweithäufigste Ursache aller Schlaganfälle dar. Die Inzidenz der ICB beträgt ca. 12–15/100.000 Einwohner pro Jahr. Die Prognose ist trotz therapeutischer Fortschritte insgesamt schlecht. Etwa die Hälfte der Patienten stirbt an den Folgen der Blutung, meist innerhalb der ersten 30 Tage, in einzelnen Subgruppen versterben sogar bis zu 70 %.

Ätiologie

Unter dem Begriff „Spontane intrazerebrale Blutung" versteht man die Einblutung ins Gehirnparenchym ohne vorangegangenes Trauma.

Grundsätzlich unterscheidet man die **primäre ICB**, die im Wesentlichen der hypertensiven intrazerebralen Blutung entspricht (70–90 % aller primären spontanen ICB), von der **sekundären ICB,** bei der es im Rahmen einer anderen Erkrankung zur Einblutung ins Hirnparenchym kommt. Diese beiden Entitäten sind streng voneinander zu trennen, da sich auch ihre Behandlung wesentlich unterscheidet. Bei der sekundären ICB richtet sich die Behandlung in erster Linie nach der Grundkrankheit (s. jeweiliges Kapitel). Auch diese Patienten können eine arterielle Hypertonie haben, die aber in diesen Fällen nicht ursächlich für das Blutungsereignis ist. Die spontane intrazerebrale Blutung wird im allgemeinen Sprachgebrauch mit „primäre ICB" gleichgesetzt.

Primäre intrazerebrale Blutung

Bis heute ist die exakte Ursache der spontanen ICB ungeklärt; es ist umstritten, ob ICBs durch Ruptur kleiner Aneurysmata oder durch das Zusammenfließen kleiner Sickerblutungen entstehen.

Die Theorie der **zerebralen Mikroaneurysmata** wurde 1868 von Charcot und Bouchard begründet. Die mit freiem Auge an den lentikulostriären Gefäßen sichtbaren, ca. 0,2–1 mm großen miliaren Aneurysmata sollen durch Ruptur zu einer ICB führen. Diese Theorie wurde 1963 von Ross Russell wieder aufgegriffen (Ross Russell 1963, 1984). Die Mikroaneurysmata treten bevorzugt an kleinen Hirnarteriolen mit einem Gefäßdurchmesser unter 250 μm, vereinzelt auch in Arteriolen bis 500 μm auf. Abgesehen von den Stammganglien kommen sie vor allem im subkortikalen Marklager und dem Pons, seltener auch in den Kleinhirnhemisphären vor. Ein häufiger pathologischer Befund, vor allem bei Patienten mit arteriellem Hypertonus, ist die Degeneration der Gefäßwand mit Einlagerung fibrinoiden Materials (Lipohyalinose). Dies kann entweder durch fortschreitende Verdickung der Gefäßwand zum Gefäßverschluss führen, der dann in einen lakunären Hirninfarkt mündet, oder zur Ausbildung von Mikroaneurysmata, die durch Ruptur schließlich zur Blutung führen. Prädilektionsstellen für diese degenerativen Gefäßprozesse sind Bereiche, an denen kleine Arteriolen rechtwinklig aus großen Arterien entspringen und somit einem höheren intravasalen Druck standhalten müssen; dies sind in erster Linie die lentikulostriären und pontinen Gefäße. Auf diese Weise lässt sich das Verteilungsmuster der spontanen intrazerebralen Blutungen erklären.

Demgegenüber vertrat Fisher die sog. **Dominotheorie,** in der er die Entstehung der ICB auf das an einer Stelle beginnende, serienweise Abreißen kleiner Hirnarterien zurückführte. Dabei stützt er sich auf den Nachweis von kleinen, in der Randzone der Blutungshöhle gelegenen Fibrinkugeln. Diese bestehen aus einem zentralen, das rupturierte Gefäß direkt verschließenden Thrombozytenaggregat und einer Schale von roten Blutkörperchen. Eine hypertone Blutung beginnt demnach mit der Ruptur einer kleinen Arteriole mit einem Durchmesser von 200–500 µm und degenerierter Gefäßwandmuskulatur. Die ausströmende Blutmasse zerreißt schließlich, nach Art des Dominoeffektes, in der Nähe liegende kleine Arterien, die die ICB weiter speisen. Diese Theorie wird durch elektronenmikroskopische Untersuchungen unterstützt. Auch diese Theorie setzt die hypertoniebedingte Lipohyalinose der Gefäßwand voraus, die die Ruptur der Arteriolen erleichtert.

Unbestritten ist, dass ein länger bestehender arterieller **Hypertonus** einen wesentlichen Risikofaktor in der Genese intrazerebraler Blutungen darstellt, insbesondere bei älteren Patienten. Jedoch kann auch ein Blutdruckanstieg aus anderer Ursache eine ICB auslösen. So wurden z. B. ICBs nach Drogenkonsum, Reizung des N. trigeminus bei zahnärztlicher Behandlung, körperlicher Aktivität und extremer Kälteexposition beschrieben.

Sekundäre intrazerebrale Blutung

Zerebrale Amyloidangiopathie. Die zerebrale Amyloidangiopathie oder kongophile Angiopathie wird bei 7–17 % aller intrazerebralen Blutungen als Ursache angenommen. Sie wird mit zunehmendem Alter häufiger. Die Blutungen liegen lobär, häufig direkt subkortikal. Morphologisch ist die zerebrale Amyloidangiopathie durch Amyloidablagerungen in der Wand (Media und Adventitia) kleiner und mittelgroßer Arterien des Gehirns und der Leptomeningen gekennzeichnet, die zu starren und fragilen Rohren deformiert werden. Auch diese Patienten haben häufig, aber nicht immer, eine Hypertonieanamnese. Rezidivblutungen, auch mehrfache, treten bei ungefähr 10% der Patienten auf.

Gefäßanomalien und intrakranielle Aneurysmata. Vaskuläre Malformationen (arteriovenöse Malformationen, Kavernome, Durafisteln, okkulte vaskuläre Malformationen und die sehr seltenen DVAs = developmental venous anomalies) liegen ungefähr 5% aller intrazerebralen Blutungen zugrunde. Sie treten häufiger bei jungen Patienten auf und liegen meist subkortikal. Die Diagnose wird mittels Angiographie und Kernspintomographie gesichert.

Die Ruptur eines intrakraniellen Aneurysmas führt normalerweise zu einer Blutung in den Subarachnoidalraum, lediglich in seltenen Fällen kann es zur Einblutung in das Ventrikelsystem und/oder Hirnparenchym kommen. Diese sog. „angiopositiven" Blutungen sind typischerweise im Frontal- oder im Temporallappen lokalisiert und stehen in Beziehung zu den großen Gefäßen. Die Lokalisation der Blutung im CT sowie die fast immer zusätzlich vorhandene Subarachnoidalblutung legen in den meisten Fällen die aneurysmatische Genese der intrazerebralen Blutung nahe (s. Kap. 6.3).

Gerinnungsstörung. Gerinnungsstörungen sind die Ursache von ca. 7–10 % aller intrazerebralen Blutungen, meist infolge von Antikoagulation nach Beinvenenthrombose oder bei Arrhythmia absoluta (s. Kap. 6.2). Typische Kennzeichen dieser ICB sind die lobäre Lokalisation und das meist sehr große Hämatomvolumen. Die Inzidenz der ICB unter oraler Antikoagulation liegt für jeden Patienten bei etwa 0,6–2 % pro Behandlungsjahr.

Einblutung in einen Gehirninfarkt. Hämorrhagische Infarkte sind im CT meist an fleckförmigen, nicht zusammenhängenden Einblutungen in ein hypodenses Areal zu erkennen. Häufig handelt es sich um die hämorrhagische Transformation des Infarktareals als Folge der Reperfusion des ischämisch geschädigten Gewebes. Wenn es sich um eine kompakte intrazerebrale Einblutung handelt, kann diese auch als primäre ICB verkannt werden.

Andere seltene Ursachen. ICBs können als Folge von intrakraniellen Tumoren, Sinusvenenthrombosen, Leukämien, Eklampsien, Arteriitiden, Moya-Moya-Syndrom und infolge sog. „mykotischer" Aneurysmata bei Endokarditis auftreten.

Pathophysiologie

Die initiale Gefäßruptur führt zur Extravasation von Blut in das Hirnparenchym. Die ICB bedingt eine lokale Raumforderung, die zur Ruptur von Gefäßen in der Umgebung führt, sodass sich die ICB wie ein „rollender Schneeball" vergrößert. Sie breitet sich vorzugsweise entlang von Faserbündeln aus, drängt diese auseinander und nimmt dabei den Weg des geringsten Widerstandes. Wenn supratentorielle ICBs einen Durchmesser von 3–4 cm erreichen, kommt es, abhängig vom Ausmaß einer eventuell vorbestehenden Hirnatrophie, zum Anstieg des intrakraniellen Drucks. Für den Stillstand der Blutung sind, neben der Hämostase, ein mit der Blutungsgröße zunehmender Gegendruck durch den lokalen Gewebedruck und bei großen Blutungen der generalisierte Hirndruckanstieg verantwortlich.

Im angrenzenden Gewebe entsteht eine Randzone kompletter Ischämie, umgeben von einem Gebiet relativer Ischämie, vergleichbar der Penumbra bei ischämischen Infarkten. Die **Ischämie** ist einerseits Folge einer mechanischen Kompression der perifokalen Mikrozirkulation und andererseits der Freisetzung vasokonstriktorisch wirksamer Substanzen aus dem Hämatom. Das ischämische Areal kann hierbei weit größer sein als die eigentliche Blutung. Ein typisches Beispiel für diesen „Scheinwerfereffekt" ist die vorübergehende Aphasie bei Stammganglienblutungen. Kommt es bei sehr großen Hämatomen zusätzlich zu einem Anstieg des intrazerebralen Drucks, so sinkt der zerebrale Perfusionsdruck weiter.

Das Blutungsereignis wird als monophasisches akutes Ereignis interpretiert. Herbstein und Schaumburg konnten mit ihren Experimenten zeigen, dass die „aktive Blutungszeit" weniger als 2 h beträgt. Sie verabreichten elf Patienten (noch vor der CT-Ära) zwischen 2 und 5 h nach Beginn des Ereignisses ^{51}Cr-markierte Erythrozyten. Postmortal konnte in keinem der Patienten Radioaktivität im Hämatom nachgewiesen werden, sehr wohl jedoch in den sekundären Einblutungen in den Hirnstamm, die als Folge der Einklemmung auftraten (Herbstein u. Schaumburg 1974).

Das CT erlaubte erstmals serielle Untersuchungen an Patienten mit ICB. Dabei stellte sich heraus, dass es in den ersten Stunden nach dem Ereignis noch zu einer erheblichen Größenzunahme der Blutung kommen kann, dass jedoch die Wahrscheinlichkeit der weiteren Größenzunahme des Hämatoms mit der Zeit abnahm. Die meisten Blutungen haben sich 6 h nach Beginn der Symptomatik stabilisiert.

Die Ischämie führt nach 24–48 h zu einem **zytotoxischen Hirnödem**, das noch über einige Tage zunehmen und einen progredienten ICP-Anstieg verursachen kann. Neben der Ischämie werden noch eine Reihe weiterer Faktoren wie Immunphänomene, Leukotriene und exzitatorische Transmitter, vor allem Glutamat, für die Entstehung des perifokalen Hirnödems verantwortlich gemacht.

Hämatom-lokalisation

Die spontanen ICBs werden nach ihrem Entstehungsort in Putamen-, Thalamus-, Lobär-, Kleinhirn- und Ponshämatome eingeteilt. Diese auf Fisher (1961a, b) zurückgehende Klassifizierung geht davon aus, dass die intrazerebralen Blutungen dort entstehen, wo die Lipohyalinose der kleinen Hirnschlagadern am stärksten ausgeprägt ist. Über diese Einteilung hinaus hat es sich bewährt, ausgedehnte Hämatome, die vom Inselkortex bis zur Ventrikelwand reichen und bei denen

Tab. 6.1-1. Relative Häufigkeit der einzelnen Lokalisationen bei spontaner intrazerebraler Blutung

Hämatomlokalisation	Häufigkeit [%]
Putamen	23–55
Thalamus	10–35
Stammganglien (total)	4–8
Lobär	8–41
Kleinhirn	3–12
Pons	2–12

nicht zu entscheiden ist, ob sie vom Thalamus oder vom Putamen ausgehen, als **totale Stammganglienhämatome** zusammenzufassen. Die relative Häufigkeit der einzelnen Lokalisationen wird in Tabelle 6.1-1 angegeben.

Symptomatik

Die Symptome hängen von Größe und Lokalisation der ICB ab. Anamnese und klinische Untersuchung erlauben vor allem bei kleineren ICBs keine sichere Abgrenzung von ischämischen Hirninfarkten. Die neurologischen Defizite entwickeln sich bei ICBs im Vergleich zu Infarkten häufig schlagartig und sind oft mit starken Kopfschmerzen verbunden. Eine langsame Progredienz der Symptomatik ist jedoch ebenfalls möglich.

Die Manifestationen **lobärer Blutungen** variieren je nach Lokalisation stark. Kleine Blutungen können asymptomatisch sein oder Einzelsymptome wie homonyme Hemianopsie, Monoparesen oder Aphasie verursachen.

Stammganglienblutungen präsentieren sich in Abhängigkeit von Lokalisation und Größe der Blutung mit kontralateraler sensomotorischer Hemiparese, homonymer Hemianopsie, konjugierter Blickparese zur Gegenseite sowie – bei Lage in der dominanten Hemisphäre – mit aphasischen Störungen. Bei Thalamusblutungen steht meist eine kontralaterale sensible Hemisymptomatik im Vordergrund. Eine Ausbreitung der ICB in die subthalamischen Kerngebiete und das Mittelhirn verursacht typische Störungen der Blickmotorik wie vertikale Blickparese, eine Blickdeviation nach unten oder eine Miose. Auch bei kleinen Thalamusblutungen kann es durch Beteiligung des rostralen retikulären aktivierenden Systems zu einer Bewusstseinstrübung kommen.

Bewusstseinstrübung, Pupillenstörungen und respiratorische Insuffizienz infolge transtentorieller Herniation können bei raumfordernden supratentoriellen Blutungen sehr schnell auftreten. Manche Patienten erreichen die Klinik nicht mehr lebend oder tief komatös.

Pontine Blutungen verursachen meist schwere Defizite mit Bewusstseinstrübung, Störungen der Pupillomotorik,

Hirnnervenausfälle, Hemi- bzw. Tetraparese mit Beuge- oder Streckmechanismen.

Charakteristische Symptome einer **Kleinhirnblutung** sind Übelkeit und Erbrechen, Schwindel sowie in Abhängigkeit von der Lokalisation im Kleinhirn eine Extremitäten- oder Stand- und Gangataxie. Bei einer raumfordernden Wirkung der Kleinhirnblutung auf den Hirnstamm oder bei Kompression des IV. Ventrikels mit nachfolgender Liquorzirkulationsstörung kommen eine oft rasch progrediente Bewusstseinstrübung und variable andere Hirnstammsymptome hinzu.

Patienten mit rein **intraventrikulären Blutungen** präsentieren sich in der Regel uncharakteristisch mit akut einsetzenden heftigen Kopfschmerzen, gelegentlich mit Meningismus. Bei Behinderung des Liquorabflusswegs resultiert ein Hypdrocephalus obstructivus.

Diagnostik

Bei Schlaganfallpatienten ist die rasche Differenzierung zwischen ischämischem Infarkt und ICB für das weitere Vorgehen unabdingbar. Nach Sicherung der Vitalfunktionen muss auch bei gering ausgeprägter Symptomatik ohne Verzögerung eine radiologische Diagnostik erfolgen. Die **CT** reicht meist aus, wenn eine Bluthochdruckanamnese besteht und die Blutung „typisch" lokalisiert (d.h. Stammganglien, Kleinhirn, Pons) und konfiguriert ist. Bei atypisch lokalisierter Blutung oder fehlender Hypertonusanamnese ist die Nativ-CT zur Klärung der weiteren Differenzialdiagnose nicht ausreichend. Bei einigen Patienten, z.B. bei großer arteriovenöser Malformation, wird bereits die kontrastmittelangehobene CT die Diagnose sichern können, oft wird aber eine MRT oder eine Angiographie notwendig sein, um behandelbare Blutungsursachen möglichst schnell zu sichern.

Der Wert der nichtinvasiven **MR-Angiographie** ist derzeit noch nicht klar. Wenn ein geübter Neuroradiologe verfügbar ist, sollte die Indikation zur zerebralen Angiographie bei unklarer Blutungsursache großzügig gestellt werden. Vor allem bei jüngeren Patienten wird die Indikation weit gestellt, da hier häufig auch bei scheinbar bekannter Ätiologie, z. B. anamnestischer Drogenkonsum, vaskuläre Ursachen gefunden werden. Eine sofortige Katheterangiographie ist bei Verdacht auf zerebrale Aneurysmata indiziert, zumindest eine CT-Angiographie. Der Verdacht ergibt sich bei Blutungen in den Vorzugslokalisationen wie Temporallappen und Fissura Sylvii, medianer Frontallappen und Interhemisphärenspalt sowie bei begleitender Subarachnoidalblutung.

Bei Verschlechterung der Bewusstseinslage oder Progredienz der neurologischen Defizite wird eine CT-Verlaufsuntersuchung durchgeführt, um schnell auf eine Liquorzirkulationsstörung oder eine Nachblutung reagieren zu können. Bei allen ICBs mit Ventrikeleinbruch oder mittelliniennahen Blutungen mit Gefahr einer Behinderung des Liquorabflusses führen wir eine Verlaufs-CT nach 1 bis 3 Tagen durch. Bei kleinen lobären ICBs ohne Ventrikeleinbruch ist eine Verlaufs-CT nicht erforderlich. Die transkranielle B-Mode-Sonographie als Bedside-Monitoring von ICBs wird noch nicht routinemäßig eingesetzt; erste Ergebnisse mit dieser Methode sind jedoch viel versprechend.

Therapie

Konservative Behandlungsprinzipien

Ziele der konservativen Therapie sind Aufrechterhaltung der Vitalfunktionen, Optimierung des Sauerstoffangebotes im Gehirn, Kontrolle der Risikofaktoren für eine Nachblutung und Senkung des intrakraniellen Drucks.

Operative Therapie primärer intrazerebraler Blutungen

Die bisher vorliegenden tierexperimentellen Ergebnisse zeigen, dass durch Entleerung einer ICB die pathophysiologischen Vorgänge nicht aufgehalten werden kön-

nen und im Hinblick auf diesen Aspekt die Hämatomentleerung keinen Vorteil bringt.

Weder hinsichtlich der Indikation noch der Operationstechnik besteht ein verbindlicher Konsens. In den zahlreichen Studien werden divergierende Ergebnisse berichtet: Insgesamt gelang es bisher nicht, einen positiven Effekt einer Hämatomentlastung auf das Behandlungsergebnis bei supratentoriellen Blutungen nachzuweisen.

Die Resultate der operativen Behandlung der ICBs tendieren bei globaler Betrachtung der Gesamtkollektive zu einem schlechteren Abschneiden der operierten Patienten sowohl bezüglich der Überlebensrate als auch des funktionellen Endergebnisses.

Als **Operationsverfahren** stehen neben der konventionellen Hämatomausräumung über eine Kraniotomie die CT-geführte stereotaktische Hämatomaspiration, meist mit lokaler Fibrinolytikaapplikation, die endoskopische Hämatomausräumung und die geschlossene externe Ventrikeldrainage bei Liquorzirkulationsstörung zur Verfügung.

Operationsindikationen

Supratentorielle spontane Intrazerebralblutungen

Die Frage der Operationsindikation supratentorieller spontaner ICBs ist ein in der Literatur kontrovers diskutiertes Thema. Bisher wurden zu diesem Thema lediglich vier prospektiv randomisierte Studien durchgeführt.

Ein eindeutiges Ergebnis brachte die erste große prospektiv randomisierte Studie von der Gruppe um McKissock (1961). In der Studiengruppe von 180 Patienten war die Letalität mit 65 % in der operativen Gruppe höher als in der konservativen Gruppe mit 55 %. Auch in den verschiedenen Untergruppen fanden sich keine Hinweise für eine Überlegenheit der operativen Therapie. Dieses Ergebnis bestimmte die zurückhaltende Indikationsstellung der meisten Neurochirurgen in den folgenden 2 Jahrzehnten. Diese Studie wurde allerdings noch vor breiterer Einführung der CT durchgeführt, die erst eine exakte

Diagnose, Lokalisation und Größenbestimmung erlaubte.

Auch in der prospektiv randomisierten Studie der Arbeitsgruppe Juvela (1989) wurde keine Überlegenheit der operativen Therapie gefunden: Von den 52 Patienten, bei denen innerhalb von 48 h die operative bzw. die konservative Behandlung begonnen wurde, verstarben in der operativen Gruppe 46 %, während in der konservativen Gruppe 38 % verstarben. Lediglich in der Gruppe der Patienten mit einem Glasgow Coma Score von 7 bis 10 verstarben in der operativen Gruppe weniger Patienten als in der konservativ behandelten Gruppe, wobei alle Überlebenden dieser Subgruppe schwer behindert blieben.

Die prospektiv randomisierte Studie von Batjer und Mitarbeitern (1990) wurde aufgrund der mangelnden Patientenrekrutierung und der hohen Letalität in der operativen und der konservativen Gruppe vorzeitig abgebrochen. Die Untersucher wollten in einer dreiarmigen Studie die operative Therapie mit der konservativen Therapie und der konservativen Therapie mit zusätzlicher Hirndruckmessung vergleichen. In die Studie eingeschlossen wurden Patienten mit einer Stammganglienblutung mit einem Mindestdurchmesser von 3 cm. Die Letalität in der operativen Gruppe (vier von acht Patienten) unterschied sich nicht von der Letalität der konservativen Gruppe (sieben von neun Patienten) und der Gruppe mit zusätzlichem Hirndruckmonitoring (alle vier Patienten).

Zur selben Zeit wurde die prospektiv randomisierte Studie der Gruppe um Auer (1989) veröffentlicht. In dieser Studie wurde die endoskopische Hämatomevakuation mit der konservativen Therapie verglichen. Durch die endoskopische Hämatomevakuation konnte die Letalitätsrate gesenkt und das funktionelle Ergebnis im Vergleich zur konservativen Gruppe verbessert werden. Bei Analyse von Untergruppen fand sich, dass insbesondere Patienten mit einem Hämatomvolumen unter 50 ml, Patienten, die präoperativ wach oder somnolent waren, sowie Patienten unter 60 Jahren von dem operativen Eingriff profitierten. Bei Betrachtung der einzelnen Lokalisationen fand sich nur in der Gruppe der subkortikalen Blutungen, deren Anteil in dieser Studie mit 43 % sehr hoch war, ein Vorteil bei operativer Intervention. Für Stammganglien- und Thalamusblutungen fand sich kein Vorteil durch die endoskopische Hämatomevakuation.

Die **Prognose** der Erkrankung sollte man als weiteren Faktor bei der Indikationsstellung zur Operation berücksichtigen.

Broderick und Mitarbeiter fanden 1997 bei einer Analyse aller Patienten mit einer spontanen ICB (Raum Cincinnati, 1988), dass das Hämatomvolumen der wichtigste Faktor für Vorhersage der 30-Tage-Letalität ist. Dies gilt für alle Lokalisationen von Blutungen. Die Gruppe teilte die Hämatomvolumina in drei Gruppen ein: 0–30 ml, 31–60 ml und über 60 ml. Wenn zusätzlich der Glasgow Coma Score (GCS) bei Aufnahme mit einbezogen wurde, konnte die 30-Tage-Letalität mit einer Sensitivität von 96 % und einer Spezifität von 98 % vorhergesagt werden. Patienten mit einer ICB über 60 ml und einem GCS von 8 oder weniger hatten eine 30-Tage-Letalität von 91 %, Patienten mit einer Blutung von weniger als 30 ml und einem GCS von 9 oder mehr eine von 19 %. Nur ein Patient von 71 Jahren mit einem Hämatomvolumen von über 30 ml war nach 30 Tagen von fremder Hilfe unabhängig. Nach 30 Tagen lebte lediglich ein Patient von 76 Patienten mit einer tief liegenden Blutung über 60 ml Volumen.

Aus allen bisher vorliegenden Daten kann man Patientengruppen definieren, für die eine Operationsindikation und solche für die keine Operationsindikation besteht:

Operationsindikation:
- Patienten mit mittelgroßen lobären Blutungen
- Patienten, die sich sekundär klinisch verschlechtern

Keine Operationsindikation:
- Patienten mit kleinen ICBs (unter 10 ml)
- Patienten ohne oder mit nur geringem neurologischen Defizit
- tief bewusstlose Patienten (GCS 3 bis 4)
- Patienten mit Thalamusblutungen

Bei Patienten mit lobären ICBs wird die Operationsindikation gestützt durch das Ergebnis einer randomisierten klinischen Studie. Außerdem ist bei dieser Blutungsform zu beachten, dass besonders sorgfältig nach einer eventuell vorhandenen Blutungsursache gefahndet werden muss, ggf. mittels Angiographie.

Für alle anderen Blutungen gibt es bisher keinen Beweis, dass die Operation einen Vorteil erbringt. Dies gilt vor allem für tief liegende Hämatome. Insbesondere Thalamusblutungen führen bereits ab einer geringen Größe zu einem schlechten Erholungszustand. Übereinstimmend wird in der Literatur eine Operationsindikation bei Hirnstamm- und Thalamusblutungen abgelehnt. Lediglich die Implantation einer externen geschlossenen Ventrikeldrainage (z. B. Hanni Set®) wird dann für sinnvoll gehalten, wenn eine durch Einbruch kleinerer Blutungen in das Ventrikelsystem verursachte Liquorzirkulationsstörung für eine sekundäre klinische Verschlechterung verantwortlich gemacht werden kann.

Für **tief liegende ICBs** kommen am ehesten stereotaktische Verfahren in Betracht. Solange der Beweis aussteht, dass diese Behandlung auch zu einem besseren klinischen Ergebnis führt, haben diese Therapieformen in der klinischen Routine noch keinen Platz (s. Kap. 4.3).

Bei großen ICBs kann man durch akute Intervention sicherlich die Überlebensrate verbessern, ohne jedoch ein gutes funktionelles Ergebnis zu erreichen. Auch diese Tatsache wird durch randomisierte Studien belegt. Diese ICBs werden mit dem Ziel operiert, eine kritische Erhöhung des intrakraniellen Druckes mit Hirnstammeinklemmung abzuwenden. Diejenigen Studien, die dieses Patientenkollektiv gezielt untersuchen, zeigen jedoch, dass zwar die Letalität gesenkt werden kann, die funktionellen Behandlungsergebnisse zumindest für Patienten mit Putamenhämatomen aber in aller Regel schlecht sind. Diese Patienten sind nahezu ausnahmslos auf permanente Pflege angewiesen oder überleben in vegetativem Zustand.

Günstiger stellt sich die Prognose bei **Marklagerhämatomen** dar, die unter den genannten Kriterien operiert werden. Bei diesen Patienten kann bei kritischer Indikationsstellung mit einem funktionell guten Behandlungsergebnis bei knapp der Hälfte der Patienten gerechnet werden, wobei bislang keine zusätzlichen Prädiktoren bekannt sind, die bereits präoperativ eine verlässliche Abschätzung des funktionellen Endergebnisses erlauben. Hier ist die Frage der Operationsindikation im Einzelfall zu entscheiden, und andere prognostische Parameter wie Bewusstseinslage, Alter und Lokalisation der Blutung sind mit in Betracht zu ziehen.

Ein Faktor, den man allerdings berücksichtigen sollte, ist die **sekundäre klinische Verschlechterung**. Diese Verschlechterung ist in erster Linie durch eine Zunahme des perifokalen Ödems zu erklären. Es gibt Hinweise, dass das Ausmaß der perifokalen Ödems durch die Hämatomevakuation beeinflusst wird. Ob auf diese Weise behandelte Patienten jedoch unter entsprechender konservativer Therapie nicht gleich gut oder besser abschneiden würden, ist bislang ungeklärt.

In Übereinstimmung mit neueren pathophysiologischen Erkenntnissen über die Entwicklung von hämatomassoziierten Sekundärschäden wird vor allem von japanischen Autoren zunehmend darauf hingewiesen, dass im Falle der Entscheidung für eine Operation diese möglichst frühzeitig erfolgen sollte.

Spontane Kleinhirnblutungen

Im Gegensatz zu den supratentoriellen ICBs gilt die Operationsindikation bei gewissen Kleinhirnblutungen als **unbestritten**. Als Kriterien einer Operationsindikation werden in der Literatur allgemein angesehen: ein Hämatomdurchmesser von mehr als 3 cm mit Raumforderungszeichen (Kompression und/oder Verlagerung des IV. Ventrikels, einseitige Zisternenkompression), beginnende Bewusstseinsstörung und Hirnstammzeichen (Antriebsstörung, Schluckstörung, einseitige Pupillenstörung, Abduzensparese, Blickparese, positives Babinski-Zeichen etc.). Aufgrund der oft raschen klinischen Verschlechterung, der guten funktionellen Ergebnisse und der geringen Operationsrisiken sollte die Operationsindikation bei CT-nachgewiesenen Raumforderungszeichen eher großzügig gestellt werden. Eine externe Liquorableitung wird durch die direkte Hämatomausräumung in den meisten Fällen überflüssig und sollte als einzige operative Behandlungsmaßnahme auf die Fälle mit kleinen ICBs beschränkt bleiben, in denen der klinische Zustand nicht durch die lokale Raumforderung, sondern ausschließlich durch die Liquorzirkulationsstörung bestimmt wird. Patienten mit primär tiefem Koma und fixierten Hirnstammschädigungen, insbesondere doppelseitiger Pupillenstörung, profitieren in der Regel nicht mehr von einer Operation.

Operative Verfahren

Offene Operation

Die Prizipien des operativen Vorgehens sind möglichst vollständige Entfernung der ICB und, wenn erforderlich, Ausschalten der Blutungsquelle bei größtmöglicher Schonung des das Hämatom umgebenden Gewebes.

Die Kraniotomie wird in der Regel dort angelegt, wo die ICB auf kürzestem oder schonendstem Weg zu erreichen ist. Nach Eröffnung der Dura wird die Blutung (ggf. ultraschallgeführt) mit der stumpfen Cushing-Kanüle punktiert. Dies erlaubt, den flüssigen Hämatomanteil durch vorsichtige Aspiration zu entfernen, und führt zu einer messbaren und an der verstärkten Pulsation des Kortex auch sichtbaren Senkung des intrakraniellen Drucks. Nach einer sparsamen Inzision des Kortex wird mit Spateln das Parenchym auseinandergedrängt und die Blutungshöhle dargestellt. Die ICB wird nun durch Spülen und Saugen entleert. Festere Koagel werden mit der Fasszange entfernt, wobei darauf zu achten ist, dass die Koagel nicht an der Blutungswand anhaften, da durch forcierte Entfernung neue Blutungen ausgelöst werden können. Um eine bessere Ausleuchtung der Blutungshöhle zu gewährleisten, lohnt sich in vielen Fällen der Einsatz des Operationsmikroskops.

Die Wand der Blutungshöhle ist äußerst verletzlich, besteht sie doch in der Akutphase aus ödematös aufgelockertem weichem Hirngewebe. Auch bei schonender Operation wird man manchmal ödematöses Hirngewebe absaugen, das noch nicht irreversibel geschädigt ist. Auch ist, vor allem bei tiefer liegenden Hämatomen, das zusätzliche Gewebetrauma des operativen Zugangs mit in Betracht zu ziehen.

Endoskopische Hämatomevakuation

Um das Operationstrauma zu minimieren, wurde von der Gruppe um Auer (1989) die endoskopische Hämatomeva-kuation propagiert. Dabei wird die Hämatomhöhle mit einem 6 mm dicken, starren Endoskop ultraschallgeführt punktiert. Unter ständiger Beobachtung auf dem Videomonitor wird das Hämatom durch kontinuierliches Saugen und Spülen entleert. Die Blutungsquelle oder andere kleine blutende Gefäße können mit einer Neodym-YAG-Lasersonde oder einer bipolaren Elektrode koaguliert werden.

Stereotaktische Aspiration und Fibrinolyse

Bereits 1965 entwickelte Benes eine neuartige Technik, bei der er nach einer Bohrlochtrepanation mit einer stereotaktischen Apparatur und einem Röntgengerät das Hämatom mit einer Kanüle punktieren und durch Aspiration mit einer Spritze flüssige Hämatomanteile und kleinere Koagel aspirieren konnte (Benes et al. 1965). Der Anteil des so entfernbaren Hämatomanteils war jedoch gering, da das Hämatom zum Zeitpunkt der Operation meist koaguliert war. Um die intrazerebralen Gerinnsel mechanisch zu zerkleinern und so den entfernbaren Anteil des Hämatoms zu vergrößern, entwickelten Backlund und Holst (Minakawa et al. 1995) sowie Higgins und Nashold (1980) eine doppelläufige 4-mm-Kanüle mit eingebauter Archimedes-Schraube. Kaufmann et al. (1989) und Nguyen et al. (1992) schließlich verwendeten ein modifiziertes Nukleotom (Surgical Dynamics, San Leandro, California), um CT-kontrolliert ICBs mechanisch zu entfernen. Nukleotome wurden ursprünglich für die minimal invasive lumbale Bandscheibenchirurgie entwickelt. Unter kontinuierlichem Sog wird in eine 2-mm-Kanüle Gewebe eingesaugt, durch ein rotierendes Messer abgeschnitten und durch Spülen abtransportiert. Die große Gefahr dieser Methode besteht darin, daß ein Blutgefäß angesaugt und abgetrennt wird.

Die Schwierigkeit, die meist festen Koagel durch mechanische Verfahren ausreichend zu zerkleinern, führte bereits 1980 durch Doi und Mitarbeiter zum Einsatz fibrinolytisch aktiver Substanzen unter der Vorstellung, hierdurch das Gerinnsel aufzulösen und aspirierbar zu machen. Matsumoto und Hondo führten diese Technik 1983 international ein (Matsumoto u. Hondo 1984). Nach stereotaktisch geführ-ter Punktion wird ein weicher, 3,5 mm dicker Silikonkatheter in die Hämatomhöhle eingelegt. Nach vorsichtiger Aspiration der flüssigen Hämatomanteile wird Urokinase in 6- bis 12-stündlichen Abständen instilliert, bis ein ausreichender Teil des Hämatoms (> 80 % des initialen Volumens) entfernt ist. Mit dieser Methode gelang es, innerhalb von 2 bis 4 Tagen das Hämatom zu entleeren. Die Verwendung von rekombinantem Gewebe-Plasminogenaktivator (rt-PA) zur Fibrinolyse stellt eine wirksame Alternative dar.

Schlussfolgerungen für die operative Therapie

Die Wirksamkeit einer operativen Behandlung supratentorieller, spontaner ICBs ließ sich ganz allgemein und ohne Differenzierung des ICB-Typs anhand von Studien bisher nicht belegen. Dies gilt auch für die jüngste, prospektiv randomisierte Erhebung der ISTICH-Studie (International Surgical Trial in IntraCerebral Haemorrhage; Gregson et al. 2003, Mendelow et al. 2003, 2004). – Auf diesem Hintergrund lassen sich bisher nur Empfehlungen formulieren:

- Keine Operationsindikation wird i.Allg. bei Hirnstamm- und Thalamusblutungen gesehen.
- Bei Putamen- und Marklagerhämatomen bilden Bewusstseinslage und Hämatomgröße die wichtigsten Beurteilungskriterien. Wache Patienten mit Hämatomvolumina unterhalb einer kritischen Grenze von ca. 30 ml (Putamen) und 40–50 ml (Marklager) sollten konservativ behandelt werden. Die Prognose primär bewusstloser Patienten, insbesondere von solchen mit Hirnstammsymptomen, sehr großen Blutungen und fortgeschrittenem Lebensalter, ist infaust. Bei Patienten mit sich verschlechternder Bewusstseinslage und mittelgroßen ICBs oberhalb des sog. kritischen Volumens kann eine möglichst frühzeitige konventionelle Hämatomevakuation als lebensrettende Maßnahme erfolgen. Im Einzelfall ist allerdings hierbei zu berücksichtigen, dass bei Putamenblutungen in nahezu allen Fällen, bei Marklagerblutungen in über der Hälfte der Fälle mit

einem funktionell schlechten Behandlungsergebnis zu rechnen ist.

- Die Erwartung, dass stereotaktische Aspirations- und Lysetechniken eine schonendere Behandlung darstellen als die offene Operation und zu besseren funktionellen Ergebnissen führen, konnte bislang nicht gesichert werden. Diese Verfahren stehen aufgrund ihrer protrahierten hämatomverkleinernden Wirkung im Widerspruch zu der pathophysiologisch gut begründeten Forderung, sekundäre Gewebeschäden durch eine möglichst frühe (und vollständige) Hämatomentleerung so gering wie möglich zu halten.

- Konsens besteht darin, zerebelläre Hämatome oberhalb eines kritischen Durchmessers von 3 cm bzw. eines kritischen Volumens von 20 ml spätestens dann operativ zu entfernen, wenn die ersten Zeichen einer Hirnstammkompression zu bemerken sind. Da die klinische Verschlechterung oft rasch eintritt, sollte bei entsprechenden Raumforderungscharakteristika in der CT (Kompression bzw. Verlagerung des IV. Ventrikels, einseitige Zisternenkompression) eher „prophylaktisch" operiert als zu lange gewartet werden. Meist ist bei diesen Patienten mit guten Resultaten zu rechnen. Tief bewusstlose Patienten mit länger bestehenden Hirnstammschädigungszeichen sollten aufgrund der infausten Prognose nicht operiert werden.

- Die Indikation für eine externe Liquorableitung über eine geschlossene Ventrikeldrainage wird allgemein befürwortet, wenn eine klinische Verschlechterung hauptsächlich auf die Liquorzirkulationsstörung infolge Ventrikeleinbruchsblutung zurückgeführt wird und nicht auf den destruierenden Effekt der Blutung selbst. Bei Kleinhirnhämatomen mit Liquorzirkulationsstörung kann eine Ventrikeldrainage im Akutfall die Zeit bis zur Hämatomevakuation überbrücken, keinesfalls jedoch die Ausräumung raumfordernder Kleinhirnhämatome ersetzen.

Literatur

Auer LM, Deinsberger W, Niederkorn K et al. (1989) Endoscopic surgery versus medical treatment for spontaneous intracerebral hematoma: a randomized study. J Neurosurg 70: 530–5.

Batjer HH, Reisch JS, Allen BC et al. (1990) Failure of surgery to improve outcome in hypertensive putaminal hemorrhage. Arch Neurol 47: 1103–6.

Benes V, Vladyka V, Zverina E (1965) Stereotaxic evacuation of typical brain hemorrhage. Acta Neurochir (Wien) 13: 419–26.

Broderick JP, Brott T, Zuccarello M (1997) Management of intracerebral hemorrhage. In: Batjer HH (ed) Cerebrovascular Disease. Philadelphia, New York: Lippincott Raven; 611–27.

Castel JP, Kissel P (1990) Spontaneous intracerebral and infratentorial hemorrhage. In: Youmans JR (ed). Neurological Surgery. Philadelphia: Saunders; 1890–917.

Charcot JM, Bouchard C (1868) Nouvelles recherches sur la pathogénie de l'hémorrhagie cérébrale. Arch Physiol (Paris) 1: 110–27.

Deinsberger W, Schwarz S, Krone A, Böker DK (1999) Spontane intrazerebrale Blutungen. In: Schwab S, Krieger D, Müllges W et al. (Hrsg) Neurologische Intensivmedizin. Berlin, Heidelberg: Springer; 386–403.

Doi E, Moriwaki H, Komai N (1980) Stereotaxic operation for hypertensive intracerebral hemorrhage – especially for thalamic hemorrhage. Neurol Med Chir (Suppl) 20: 124–5(Abstract).

Fisher CM (1961a) Clinical syndroms in cerebral hemorrhage. In: Fields WS (ed) Pathogenesis and Treatment of Cerebrovascular Disease. Springfield: Thomas.

Fisher CM (1961b) The pathology and pathogenesis of intracerebral hemorrhage. In: Fields WS (ed). Pathogenesis and Treatment of Cerebrovascular Disease. Springfield: Thomas.

Gregson BA, Mendelow AD; STICH Investigators (2003) International variations in surgical practice for spontaneous intracerebral hemorrhage. Stroke 34: 2593–8.

Hankey GJ, Hon C (1997) Surgery for primary intracerebral hemorrhage: Is it safe and effective? A systematic review of case series and randomized trials. Stroke 28: 2126–32.

Herbstein DJ, Schaumburg HH (1974) Hypertensive intracerbral hematoma. An investigation of the initial hemorrhage and rebleeding using chromium Cr 51-labeled erythrocytes. Arch Neurol 30: 412–4.

Higgins AC, Nashold BS (1980) Modification of instrument for stereotactic evacuation of intracerebral hematoma. Technical note. Neurosurg 7: 604–5.

Juvela S, Heiskanen O, Poramen A et al. (1989) The treatment of spontaneous intracerebral hemorrhage. A prospective randomized trial of surgical and conservative treatment. J Neurosurg 70: 755–8.

Kaufman HH (ed) (1992) Intracerebral Hematomas. New York: Raven Press.

Kaufman HH, Herschberger JE, Maroon JC et al. (1989) Mechanical aspiration of hematomas in an in vitro model. Neurosurgery 25: 347–50.

Kase CS, Mohr JP, Caplan LR (1992) Intracerebral hemorrhage. In: Barnett HJM, Mohr JP, Stein BM, Yatsu FM (eds) Stroke, Pathophysiology, Diagnosis and Management. 2nd ed. New York: Churchill Livingstone; 561–616.

McKissock W, Richardson A, Taylor J (1961) Primary intracerebral hemorrhage: a controlled trial of surgical and conservative treatment in 180 unselected cases. Lancet ii: 221–6.

Matsumoto K, Hondo H (1984) CT-guided stereotaxic evacuation of hypertensive intracerebral hematomas. J Neurosurg 61: 440–8.

Mendelow AD (1991) Spontaneous intracerebral haemorrhage. J Neurol Neurosurg Psychiatry 54: 193–5.

Mendelow AD, Teasdale GM, Barer D et al. (2003) Outcome assignement in the International Surgical Trial in Intracerebral Haemorrhage. Acta Neurochir (Wien) 145: 679–81.

Mendelow AD, Gregson BA, Fernandez HM et al (2004, submitted) International Surgical Trial in IntraCerebral Haemorrhage (ISTICH): a randomised trial of a policy of "early surgery" versus a policy of „initial conservative treatment" in patients with spontaneous intracerebral haemorrhage. Lancet.

Minakawa T, Takeuchi S, Sasaki O et al. (1995) Surgical experience with massive lobar haemorrhage caused by cerebral amyloid angiopathy. Acta Neurochir (Wien) 132: 48–52.

Nguyen JP, Decq P, Brugieres P et al. (1992) A technique for stereotactic aspiration of deep intracerebral hematomas under computed tomographic control using a new device. Neurosurgery 31: 330–5.

Qureshi AI, Tuhrim S, Broderick JP et al. (2002) Spontaneous intracerebral hemorrhage. N Engl J Med 344: 1450–60.

Ross Russell RW (1963) Observations on intracerebral aneurysms. Brain 86: 425

Ross Russell RW (1984) Pathological changes in small cerebral arteries causing occlusion and hemorrhage. J Cardiovasc Pharmacol 6: 691–695

Schütz H (1988) Spontane intrazerebrale Hämatome. Pathophysiologie, Klinik und Therapie. Berlin, Heidelberg: Springer.

6.2 Neurochirurgisch relevante Blutungen unter Vitamin-K-Antagonisten

Dag Moskopp, Gerd Sandvoß

Inhalt

Historische Herleitung der Problematik

Warfarin, der älteste therapeutisch genutzte Vitamin-K-Antagonist, wurde infolge veterinärmedizinischer Blutungskomplikationen (als Rinderfutter verwendete verdorbene Süßkleesilage, die ein Cumarinderivat enthielt) entwickelt und zunächst als Rattengift eingesetzt (Abell et al. 1994; Link 1944; Schofield 1924).

Schon bald nach seiner humanmedizinischen Anwendung als orales Antikoagulans (OAC) ist über Blutungskomplikationen in fast allen Organsysteme berichtet worden – für das intrakranielle Kompartiment zuerst von Shlevin und Lederer 1944 und für das intraspinale als Erstes von Devanney, Osher und Aring 1952 (zit. nach Alderman 1956; Moskopp et al. 1987). In den USA werden mehr als 1 Million Menschen mit Warfarin behandelt (Cannegieter et al. 1995; Fihn et al. 1993). Für Deutschland wird angenommen, dass etwa 400.000 Menschen unter einer Dauerbehandlung mit Phenprocoumon stehen, bei weiteren etwa 200.000 Menschen pro Jahr werde das Medikament vorübergehend eingesetzt (pers. Mitt. der Fa. Roche). Für die Schweiz und Holland wird eine Dauerantikoagulation bei etwa 4 % der Bevölkerung jenseits des 50. Lebensjahres angenommen (Mattle et al. 1989).

Das Akronym OAC ist im Folgenden für den deutschsprachigen Raum weitgehenden mit Phenprocoumon (z. B. Marcumar®), für den nichtdeutschsprachigen Raum mit Warfarin oder Acenocoumarol gleichzusetzen.

Rolle des Neurochirurgen innerhalb der Problematik

Aus folgenden Gründen ist die Datenlage (innerhalb und außerhalb von Studien) aus neurochirurgischer Sicht trotz einer immensen Datenfülle (Levine et al. 1998) schwierig und keinesfalls zweifelsfrei beurteilbar:

- Derzeit werden weniger als 1 % der neurochirurgisch relevanten Blutungskomplikationen im ZNS als Verdacht einer OAC-bedingten Blutung an das Bundesinstitut für Arzneimittel und Medizinprodukte (BfArM) in Bonn bzw. an die Arzneimittelkommission der deutschen Ärzteschaft (AkdÄ) in Köln gemeldet (Moskopp et al. 2003). Sowohl das Arzneimittelgesetz (§§ 62, 63a) als auch die ärztliche Berufsordnung (§ 6) verpflichten prinzipiell einen Arzt zur Meldung des Verdachts auf eine unerwünschte Arzneimittelwirkung (Arzneimittelgesetz 1998; Berufsordnung der Ärztekammer Westfalen-Lippe 2000; Krappweis, pers. Mitt., 2002; Sandvoß et al. 1999).

- Zu den intraspinalen Blutungen liegen fast nur Kasuistiken oder Kleingruppenberichte vor, sodass repräsentative Aussagen hierzu besonders schwierig sind (Alderman 1956, Buhl u. Kretschmer 1998; Busse et al. 1972; Dabbert et al. 1970; Mattle et al. 1987; Morandi et al. 2001; Moskopp et al. 1987, Oldenkott u. Driesen 1966, Phuong et al. 1999; Piotrowski et al. 1979; Pullarkat et al. 2000; Sandvoß et al. 1999; Tomarken 1985; Weigert 1961; Zeidman u. Olivi 1993).

- Selbst wenn von Neurochirurgen über größere Zahlen solcher sporadischer Komplikationen in nicht-angloamerikanischen Publikationen berichtet wird, werden diese Mitteilung selten zitiert: So wurde etwa ein – in der Medline-Datenbank international verfügbarer – Bericht über 63 schwerwiegende Blutungskomplikationen (Moskopp et al. 1987) in 15 Jahren nur viermal von deutschen und dreimal von nichtdeutschen Autoren zitiert.

- Die Häufigkeitsangaben zu neurochirurgisch relevanten Blutungen unter OAC aus randomisierten Studien schwanken mit Inzidenzen von

0,3–4,2 % pro Behandlungsjahr um den Faktor 14 (Levine et al. 1998; SPAF 1996). Es liegt der Verdacht nahe, dass die anhand von Studienpatienten ermittelten Inzidenzen für Patienten außerhalb von Studien zu niedrig sind. Der Anteil von Studienpatienten an der Gesamtzahl der Patienten, denen auf Dauer eine OAC verabreicht wird, liegt (zum Zeitpunkt der Studie) wahrscheinlich deutlich unterhalb des Promillebereiches. Es stellt sich also die Frage der epidemiologischen Repräsentativität und auch Validität der verfügbaren Studiendaten.

Neurochirurgen werden in der Regel befragt, ob der Zustand eines Patienten mit einer ZNS-Blutung unter OAC durch eine Operation gebessert werden kann. Meist liegt dann eine komplexe Konstellation vor (Greenberg u. Edgar 1996):

- Der Patient ist meist in oder jenseits der 7. Lebensdekade, chronisch (und meist multipel) vorerkrankt, gelegentlich primär am Nervensystem. Die Verflechtungen dieser Erkrankung(en) kann ein Neurochirurg unter Zeitdruck manchmal nicht hinreichend ergründen.
- Oft ist die Gerinnungsphysiologie unübersichtlich. Insbesondere können zusätzlicher Alkoholgenuss und die Einnahme von Thrombozytenaggregationshemmern eine Einschätzung erschweren. Meist kann nicht operiert werden, ohne Gerinnungsfaktoren in irgendeiner Form zu substituieren.
- Der Patient ist in der Regel allein durch die zentralnervöse Einblutung vital bedroht.
- Zumeist war der Patient über zentralnervöse Blutungskomplikationen unter OAC *nicht* aufgeklärt (Sandvoß et al. 1999). Sein mutmaßlicher Wille ist aktuell kaum eruierbar. Und Angehörige – wenn sie denn zur Verfügung stehen – sind in einer Weise emotional involviert, dass sie kaum verstandesgemäß entscheiden können. In etwa der Hälfte der Fälle geben sie sehr viel später an, dass es sehr wohl „Vorbotenerscheinungen" gab (Kopfschmerzen, „Aussetzer" etc.), die aber nicht abgeklärt wurden (Greenberg u. Edgar 1996; Mattle et al. 1989).

In solchen Notfallsituationen ergibt sich – meist unter Zeitdruck und bei erheblicher Konkurrenz um die Belegung von Intensivbetten – die Erfordernis, konkurrierende Behandlungsprinzipien für das kardiovaskuläre und das zentrale Nervensystem miteinander in Einklang zu bringen (Wijdicks et al. 1998).

In dieser Akutsituation wird dem Neurochirurgen meist die Rolle des Letztverantwortlichen angedient. Er benötigt aber für seine (oft vergeblichen) Rekompensationsversuche Zeit. Neurochirurgisch relevante Blutungskomplikationen werden bei Patienten außerhalb von Studien weniger systematisch publiziert als analoge Komplikationen bei Patienten innerhalb von Studien (Moskopp et al. 2003).

Publizierte Daten zu offenen Fragen aus neurochirurgischer Sicht

Nachstehend sollen näherungsweise einige Daten zu offenen Fragen zusammengetragen werden:

- Inzidenz der nichttraumatischen intrakraniellen Blutungen (ICB) ohne orale Antikoagulation
- Inzidenz der ICB unter OAC
- Risikofaktoren für eine ICB unter OAC
- frühere Indikationen für OAC bei Patienten mit aktueller ICB
- klinischer Befund und Bildgebung der Notfallpatienten mit ICB unter OAC
- Gerinnungsphysiologie zum Zeitpunkt der Notfallaufnahme
- neurochirurgische Therapie
- Defektzustände nach ICB unter OAC

Die formale Einteilung der **nichttraumatischen intrakraniellen Blutungen** in primäre und sekundäre (Tab. 6.2-1) wird in der Literatur nicht durchgehend beibehalten. So werden ICBs unter OAC zum Teil als primäre ICB abgehandelt (Anderson et al. 1994). Es wird auch nicht immer zwischen intra*kraniellen* und intra*zerebralen* Blutungen unterschieden. Gelegentlich werden auch die Subduralhämatome nicht in chronische und akute unterteilt. Die Kürzel „ICB" wird im Folgenden übergeordnet für alle „intrakraniellen Blutungen" gebraucht. Innerhalb dieser Blutungsformen sind die chronischen Subduralhämatome gesondert zu betrachten: Deren Letalität beträgt nur etwa ein Drittel der übrigen intrakraniellen Blutungen (Moskopp et al. 2003).

Inzidenz der nichttraumatischen intrazerebralen Blutung

Nichttraumatische intrazerebrale Blutungen machen 10–15 % der sog. Schlaganfälle aus (Anderson et al. 1994; Qureshi et al. 2001; Rådberg et al. 1991). Die allgemeine Inzidenz dieser intrazerebralen Blutung wird – mit ethnischen Unterschieden – zwischen 10 und 50 pro 100.000 Einwohner und Jahr angegeben (Anderson et al. 1994; Qureshi et al. 2001). Männer – vor allem farbige – scheinen bevorzugt betroffen zu sein. Offenbar ist in den letzten Jahren entweder die Inzidenz oder der Nachweis von ICBs gestiegen (Berwaerts et al. 2000a; Gonugunta u. Buxton 2001). Insbesondere wegen der Verschiebung der „Alterspyramide" wird mit einer Verdopplung der Fallzahl in den nächsten 50 Jahren gerechnet. Insgesamt überleben nur knapp 40 % aller ICB-Patienten das 1. Jahr nach dem Ereignis (Qureshi et al. 2001).

Tab. 6.2-1. Formen der nichttraumatischen intrazerebralen Blutungen (ICB) (nach Qureshi et al. 2001)

ICB-Typ	Häufigkeit	Ursachen
Primär	85 %	arterielle Hypertonie, Amyloidangiopathie
Sekundär	15 %	arteriovenöse Fehlbildung, Tumore, OAC

Inzidenz intrazerebraler Blutungen unter oralen Antikoagulanzien

Das Risiko, unter OAC eine intrazerebrale Blutung zu erleiden, wird im Vergleich zum naturgegebenen Risiko ohne OAC um etwa 5- bis 20fach erhöht angegeben (Bertram et al. 2000; Hart 2000; Hart et al. 1995; Moskopp et al. 1987, 2003; Qureshi et al. 2001; Verstraete u. Vermylen 1988). Dabei soll sich das Risiko jeweils verdoppeln, wenn die INR (international normalized ratio) um 0,5 steigt (Hylek u. Singer 1994). Der Anteil intrazerebraler Blutungen unter OAC wird mit etwa 3–15 % aller intrazerebralen Blutungen angegeben (Anderson et al. 1994; Busse et al. 1972; Moskopp et al. 1987, 2003; Radberg et al. 1991). Der Anteil der **intraspinalen Blutungen** unter OAC am Gesamtanteil aller nichttraumatischen Intraspinalblutungen wird zwischen einem Sechstel und einem Drittel angegeben (Dabbert et al. 1970; Mattle et al. 1987; Phuong et al. 1999; Piotrowski et al. 1979).

Unter allen neurochirurgisch relevanten Blutungen unter OAC beträgt die summarische Jahresletalität aller Intrazerebralblutungen etwa 60 % (Moskopp et al. 1987, 2003). Im publizierten Schrifttum machen die ICBs von allen „tödlichen plus hospitalisationspflichtigen Blutungskomplikationen" gut ein Drittel aus (Palareti et al. 1996; Torn et al. 2001). Diese Rate steht im Einklang mit dem prozentualen Anteil gemeldeter Blutungslokalisationen innerhalb des ZNS (d.h. ein Drittel von 441 Gesamtmeldungen in 10 Jahren unter dem Verdacht einer unerwünschten Arzneimittelwirkung an das Bundesinstitut für Arzneimittel und Medizinprodukte in Bonn; Krappweis, pers. Mitt., 2002). Dennoch wird in der aktuellen Fachinformation zu Marcumar® unter den Möglichkeiten einer tödlichen Blutung das Kompartiment Gehirn erst an sechster Stelle aufgeführt (BPI 2001).

Das Risiko, im 1. Behandlungsjahr unter OAC eine ICB zu erleiden (bei INR-Werten zwischen 2 und 4,5), wird anhand von Studiendaten zwischen 0,3 und 4,2 Prozent angegeben (Berwaerts et al. 2000b; Blackshear et al. 1996; Boysen 1993; Cannegieter et al. 1995; Fihn et al. 1993; Gorter 1999; Greenberg u. Edgar 1996; Hart 2000; Hart et al. 1995; Kottkamp et al. 1993; Levine et al. 1998; Palareti et al. 1996; SPAF 1996; Wijdicks et al. 1998). Trotz des nicht unerheblichen Risikos neurochirurgisch relevanter Blutungen unter OAC wird innerhalb einer Publikation von 330 Seiten (Supplement to Chest, Vol 114, 1998) zur jüngsten Consensus Conference des American College of Chest Physicians (ACCP) zur antithrombotischen Therapie („the most comprehensive guide for the clinical management of patients requiring antihrombotic therapy") dem Thema „ICB unter OAC" nur etwa eine halbe Seite gewidmet (Laupacis et al. 1998; Levine et al. 1998).

Die Inzidenz, unter OAC eine intraspinale Blutung zu erleiden, wurde vor 15 Jahren auf 1:1 Million Einwohner pro Jahr geschätzt. Das analoge Risiko für intrazerebrale Blutungen war damals mit 0,7 pro 100.000 Einwohner pro Jahr anzunehmen (Moskopp et al. 1987). Diese Rate ist heute um einen Faktor drei bis vier nach oben zu korrigieren (Cartmill et al. 2000; Moskopp et al. 2003). Das naturgegebene Risiko einer intrazerebralen Blutung beträgt 10 bis 50 pro 100.000 Einwohner pro Jahr (Qureshi et al. 2001). Das Risiko einer intrazerebralen Blutung beträgt etwa 200 pro 100.000 mit oralen Antikoagulanzien behandelte Patienten pro Jahr. Auf der Grundlage medizinischer Dissertationsarbeiten aus einem Einzugsgebiet von etwa 2 Millionen Einwohnern (1997–2001) sind für Deutschland jährlich mindestens 1920 neurochirurgisch relevante Blutungen unter OAC anzunehmen (Moskopp et al. 2003). Die in dieser 5-Jahres-Periode dem BfArM gemeldeten 66 Verdachtsfälle entsprechen einem „Under-Reporting" von über 99 % (Krappweis, pers. Mitt. 2002). Unter Extrapolation einer summarischen Letalität von knapp 50 % aller neurochirurgisch relevanten Blutungen unter OAC wären dann für Deutschland jährlich etwa 750 entsprechende Todesfälle anzunehmen (Moskopp et al. 2003).

Die Angaben zur **Dynamik der ICB-Inzidenz** unter OAC über die Jahre sind uneinheitlich: Berichte über fallende (Kawamata et al. 1995; Palareti et al. 1996) und steigende Häufigkeiten von sporadischen Fällen (Mathiesen et al. 1995) sind publiziert. Einigkeit besteht in der Vermutung, dass Letzteres zum Teil auf eine breiter verfügbare und bessere Bildgebung zurückzuführen ist. Vor drei Jahrzehnten wurde die sporadische Blutungsrate in das Nervensystem anhand von 7627 Behandlungsfällen mit 0,01 % angegeben (Busse 1972). Demgegenüber stehen insbesondere jüngere Publikationen aus Nottingham: Aus einem Einzugsgebiet von 4 Millionen Einwohnern wurden der dortigen Neurochirurgie im Zeitraum von 1994–1999 jährlich zwischen 20 und 60 Patienten mit Blutungskomplikationen unter OAC zugewiesen, die einer dringlichen operativen Intervention bedurften (Cartmill 2000). Hieraus ergibt sich eine Inzidenz, die etwa um das Doppelte höher liegt (0,5–1,5:100.000 pro Jahr) als die eigene Schätzung von vor 15 Jahren (Moskopp et al. 1987). Noch eindrucksvoller erscheint die Vergleichsanalyse der dortigen Patienten mit chronischen Subduralhämatomen (cSDH) als Blutungskomplikation unter OAC. Analysiert wurden die Periode 1990–1992 im Vergleich zu 1995–1997. Zwischen diesen Perioden hatte sich die Inzidenz aller Patienten mit cSDH vervierfacht (n: 34 → 150) und die Zahl der cSDH unter OAC um den Faktor 7,5 gesteigert (n: 4 → 30) (Gonugunta u. Buxton 2001).

Für das **Lebensalter ab der 8. Dekade** wurde der Anteil der Patienten unter OAC am Kollektiv der Schädel-Hirn-Verletzten mit CT-Morphologie einer ICB mit knapp 10 % angegeben. Dabei war es bei ca. 25 % dieser Patienten wahrscheinlich, dass eine spontane ICB für das Trauma ursächlich war (Karni et al. 2001).

Risikofaktoren für eine intrazerebrale Blutung unter oraler Antikoagulation

Diejenigen Faktoren, die für eine ICB unter OAC ganz allgemein prädisponieren können, sind in Tabelle 6.2-2 zusammengefasst. Die Literaturreferenzen beziehen sich dabei auf Arbeiten, die dieses Risiko benennen und zum Teil wesentlich exakter quantifizieren. Zu vielen der aufgelisteten Risikofaktoren existieren jeweils eine Fülle von hier nicht systematisch zitierten Arbeiten, die diesen Faktor entweder nicht erwähnen oder kein entsprechendes Risi-

Tab. 6.2-2 Risikofaktoren für eine intrazerebrale Blutung unter oraler Antikoagulation: Literaturdaten

Risikofaktoren	Literaturreferenz
Höheres Lebensalter (ab 65. oder 75. Lebensjahr)	Blackshear et al. 1996; Busse et al. 1972; Ernestus et al. 1994; Gorter 1999; Hart et al. 1995; Levine et al. 1998; Moskopp et al. 1987; Palareti et al. 1996; SPAF 1996; Verstraete u. Vermylen 1988
INR > 4	Cannegieter et al. 1995; Fihn et al. 1993; Hylek u. Singer 1994; Kienast et al. 1997; Palareti et al. 1996; SPAF 1996
Stark schwankende INR in der Anamnese	Fihn et al. 1993; SPAF 1996
Klinisch: zerebrovaskuläre Erkrankung, Arteriosklerose	Hylek u. Singer 1994; Palareti et al. 1996
Amyloidangiopathie, Apolipoprotein E ε4- oder ε2-Allel	Greenberg 2001; Greenberg u. Edgar 1996; Rosand et al. 2000
Bildgebung (MRT/CT): Leukoaraiosis, periventrikuläre Siganalveränderung	Gorter 1999; Greenberg u. Edgar 1996; Hachinski et al. 1987; Kim et al. 2002; Roob et al. 1999; SPIRIT 1997
Arterielle Hypertonie	Blackshear et al. 1996; Ernestus et al. 1994; Gorter 1999; Moskopp et al. 1987; Rådberg et al. 1991
Alkoholismus	Budde 1998; Greenberg 2001; Moskopp et al. 1987
Diabetes mellitus	Blackshear et al. 1996; SPAF 1996
Einnahme von Thrombozyten-aggregationshemmern	Greenberg 2001; Hart 2000
Einnahme von OAC > 1 Jahr	Fihn et al. 1993; Moskopp et al. 1987, Rådberg et al. 1991
Erstes Vierteljahr einer Neuantikoagulation	Fihn et al. 1993; Kawamata et al. 1995; Palareti et al. 1996; Rådberg et al. 1991
Sonographie: Mikroembolien ins ZNS	Blackshear et al. 1996
Echokardiographie: vergrößerter linker Vorhof	Blackshear et al. 1996
Linksventrikuläre Dysfunktion	Blackshear et al. 1996
Vorbotenblutungen (kutan, ophthalmologisch, Gastrointestinaltrakt)	Moskopp et al. 1987; Sandvoß et al. 1999
Niereninsuffizienz	Landefeld u. Goldman 1989
Alloplastische Herzklappe	Hylek u. Singer 1994; Moskopp et al. 1987; Wijdicks et al. 1998
Komorbidität (ab drei der genannten Risikofaktoren)	Fihn et al. 1993
Komedikation (ab drei zusätzlichen Medikamenten)	Gorter 1999; SPAF 1996

ko gefunden haben (Levine et al. 1998). Auch bei OAC unter klinischen Bedingungen ist die Komplikationsrate nicht gering (Berwaerts et al. 2000b).

Anamnestische Indikationen für orale Antikoagulation bei Patienten mit neurochirurgisch relevanter Blutung

Anhand der Literaturdaten ist nicht immer zu entscheiden, ob eine frühere Indikation für OAC zum Zeitpunkt der Blutungskomplikation noch als gegeben anzunehmen war (zu etwa 80% kardiale und extrakraniell vaskuläre Indikationen). Die Rate von schwer bis nicht nachvollziehbaren Indikationen wird zum Zeitpunkt der neurochirurgisch relevanten Blutungskomplikation in der Größenordnung von einem Viertel bis einem Drittel angegeben (Mattle et al. 1989; Moskopp et al. 1987, 2003). Die Häufigkeitsverteilung der angegebenen Indikationen für OAC findet sich in Tabelle 6.2-3.

Klinischer Befund und Bildgebung der Notfallpatienten mit neurochirurgisch relevanter Blutung unter oraler Antikoagulation

Klinischer Zustand

Knapp die Hälfte der Patienten mit Verdacht auf ICB unter OAC wird im Koma eingeliefert; diese Komapatienten versterben zu 80% (Ernestus et al. 1994; Moskopp et al. 1987, 2003). Jeder fünfte Patient mit cSDH unter OAC kommt bewusstlos zur Aufnahme. Die Jahresletalität der Patienten mit cSDH unter OAC beträgt etwa 20% (Gonugunta u. Buxton 2001; Moskopp et al. 2003).

Eine Serie älterer Traumapatienten unter OAC gibt einen mittleren Glasgow Coma Score von 11 an; die Letalität in dieser Serie betrug dennoch 50% (Karni et al. 2001). Insgesamt wird eine Traumaanamnese bei etwa einem Drittel der Patienten gefunden, davon zur Hälfte ein Bagatelltrauma (Moskopp et al. 1987, 2003). Für die extrazerebralen intrakraniellen Blutungen unter OAC liegt die Rate der anamnestischen Traumata noch höher (Mattle et al. 1989).

Die Rate der bleibenden Paraplegien der Patienten mit intraspinalen Blutungen unter OAC ist mit etwa 7 von 10 anzunehmen (Moskopp et al. 1987).

Bildgebung anhand computergestützter Schichtbildverfahren (CT, MRT)

Intrakranielle Blutungen unter OAC unterscheiden sich in der Bildgebung nicht mit wesentlicher neurochirurgischer Konsequenz von denjenigen ohne OAC (Berwaerts et al. 2000b). Auf eine formal-morphologisch besondere Grenzschichte zwischen ungeronnenem Blut und flüssiger Umgebung im Akutstadium wird seit zwei Jahrzehnten hingewiesen (Livoni u. McGahan 1983).

Eine CT-Bildgebung, die auf eine unizentrische Entstehung (wegen einer eher flächig-homogenen Hyperdensität) hinweist, lässt ätiopathogenetisch auch an eine Hypertonie als Begleitursache denken und ist operationstechnisch (falls nicht zu groß) unter Umständen einfacher zu beherrschen. Dabei ist allerdings das „bessere postoperative CT" nicht unbedingt mit einem „besseren klinischen Zustand" gleichzusetzen.

Hinter multizentrischen Hyperdensitäten oder Mischtypen zwischen hyper- und hypodensen Arealen können sich Einblutungen in vorbestehende (eventuell multiple) Ischämiezonen (ggf. mit Begleitödem) verbergen. Solche Pathologien sind neurochirurgisch schwierig zu rekompensieren.

Multizentrische „wurst"- oder „schlangenförmige" Hyperdensitäten (aus unbekannter Ursache vorwiegend parietookzipital) werden vorwiegend bei zugrunde

Tab. 6.2-3. Häufigkeitsverteilung der angegebenen Indikationen für OAC: Literaturdaten

Indikation für OAC	Häufigkeit [%]	Literaturreferenz
Vorhofflimmern	10–70	Karni et al. 2001; Kawamata et al. 1995
Herzklappenersatz	10–70	Karni et al. 2001; Kawamata et al. 1995; Mathiesen et al. 1995; Mattle et al. 1989; Moskopp et al. 1987; Sandvoß et al. 1999
Thrombose/Embolie	12–33	Karni et al. 2001; Mattle et al. 1989; Moskopp 1987; Palareti et al. 1996
Myokardischämie	20	Mattle et al. 1989; Moskopp et al. 1987
Nichtischämische Herzkrankheit	10–17	Palareti et al. 1996; Sandvoß et al. 1999
Arterielle Verschlusskrankheit	10–20	Mattle et al. 1989; Moskopp et al. 1987
Hirnmangeldurchblutung	3–10	Karni et al. 2001; Mattle et al. 1989

liegender Amyloidangiopathie beobachtet, bei der kongophiles Amyloid in die Lamina media kleiner Hirnarterien und -arteriolen eingelagert wird. Auch an vom akuten Blutungsgeschehen entfernteren Stellen können hierbei schärfer demarkierte Hypodensitäten imponieren, die eventuelle Äquivalente anamnestisch abgelaufener, pathologischer zerebrovaskulärer Ereignisse repräsentieren.

Insbesondere nach Traumata älterer Patienten unter OAC kann im CT ein „Polytrauma des Gehirns" zur Darstellung kommen, mit simultaner Manifestation von Einblutungen in mehrere intrakranielle Kompartimente: epidural, subdural, intrazerebral, intraventrikulär, subarachnoidal und in den Hirnstamm. Patienten mit derartigen Mischblutungen sind meist nicht zu retten, in Einzelfällen versucht man ggf. eine externe Ventrikeldrainage über ein Bohrloch.

Einblutungen in den **Hirnstamm** unter OAC werden in der Regel nicht operativ angegangen. Sie können im Einzelfall unter dem klinischen Bild einer „inneren Enthauptung" oder später auch eines „Locked-in-Syndroms" mit all seinen Implikationen imponieren.

Eine Indikation zur CT-Kontrolle im Verlauf von etwa 6 Stunden wird man im Zweifelsfall liberal stellen, weil sich ICBs auch ohne OAC postakut vergrößern können.

Die verschiedenen Typen einer ICB unter OAC sind in Tabelle 6.2-4 angegeben.

Gerinnungsphysiologie zum Zeitpunkt der Notfallaufnahme

Vielfach wurde für den Zeitpunkt der neurochirurgisch relevanten Blutung ein Quick-Wert innerhalb des verabredeten Zielbereiches gefunden (INR unabdingbar erforderlich!) (Busse et al. 1972; Cartmill et al. 2000; Hart 2000; Karni et al. 2001; Kawamata et al. 1995; Mattle et al. 1989; Moskopp et al. 1987, 2003; Pullarkat et al. 2000; Rådberg et al. 1991). In der Kölner Serie hatten 40% der Patienten einen Quick-Wert unter 15% (Ernestus et al. 1994). In der Meppener Serie fand sich bei über 40% eine INR über 4,5 (Sandvoß et al. 1999).

Neurochirurgische Therapie

Im Hinblick auf den **Nutzen einer Operation von Hirnblutungen** im Allgemeinen besteht weltweit eine Unsicherheit. Zur Strukturierung dieser Unsicherheit wurde eine Multicenter-Studie durchgeführt (Surgical Treatment of IntraCerebral Hemorrhage = STICH). Innerhalb dieser Studie wurden Patienten mit Blutungsvolumina zwischen 20 und 80 ml, von Oxford aus randomisiert, einer neurochirurgischen oder konservativen Therapie zugeführt (s. Kap. 6.1, S. 354).

Ein Neurochirurg kann bei ICB unter OAC immer nur versuchen, sekundäre neuronale Schäden zu minimieren, den primären Schaden kann er nicht rückgängig machen. Intraspinale Blutungen wurden meist über Laminektomien entfernt. Bei intrakraniellen Blutungen wurde in etwa einem Drittel der Fälle in der Literatur konservativ vorgegangen (davon etwa zu einem Teil wegen offenkundiger Ausweglosigkeit und zu zwei Teilen wegen günstiger Prognose). In einem weiteren Drittel wurden über Bohrlochtrepanationen entweder die Hirnventrikel oder ein cSDH drainiert. Im verbliebenen Drittel wurden Trepanationen zur Blutungsexstirpation angelegt (Ernestus et al. 1994; Gonugunta u. Buxton 2001; Kawamata et al. 1995; Mattle et al. 1989; Moskopp et al. 1987; 2003). Bei isolierter Betrachtung der Patienten mit cSDH unter OAC liegt dieser Rate höher (Gonugunta u. Buxton

2001; Mattle et al. 1989). Als riskant für **Nachblutungen** haben sich besonders begleitende Niereninsuffizienzen, besonders bei Dialysepflicht, oder die vorherige Einnahme jüngerer Thrombozytenaggregationshemmer (Clopidogrel) erwiesen.

Im Akutfall werden Gerinnungskomponenten „maßgeschneidert" substituiert. Es empfiehlt sich eine besondere Sorgfalt der Hämostase in der Blutungshöhle. Als günstig hat sich die Auskleidung mit Hämostyptika erwiesen (z. B. Fibrinkleber, Beriplast P®, alternativ Kollagenvlies, TachoComb®). Es besteht ein erhöhtes Operationsrisiko, wenn akut und für die nächsten Tage folgende Richtwerte nicht annähernd erreicht werden:

- Quick-Wert > 60%
- PTT < 50 s
- Thrombozyten > 90.000/µl, wobei sich die biologische Thrombozytenfunktion meist erst intraoperativ zeigt

In der Regel sind mindestens 2.000 Einheiten PPSB®-Komplex erforderlich; ggf. müssen auch Plättchenkonzentrate gegeben werden. Zur Verhinderung einer disseminierten intravasalen Gerinnung wird je nach Maßgabe (eventuell bereits simultan) kontinuierlich low-dose heparinisiert. Erfahrungsgemäß kann, insbesondere nach alloplastischem Herzklappenersatz nach interdisziplinärer Absprache, über 1–2 Wochen vollständig auf OAC verzichtet werden (Kienast et al. 1997; Maeda et al. 2001; Wijdicks et al. 1998). Das weitere neurochirurgische Vorgehen entspricht

Tab. 6.2-4. Häufigkeiten einiger Typen einer intrakraniellen Blutung (ICB) unter oraler Antikoagulation (OAC); hierbei wurden alle ICB unter OAC der betreffenden Studien jeweils als 100% dieser Studie gesetzt

Typ der ICB unter OAC	Häufigkeit [%]	Literaturreferenz
Intrazerebral	25–85	Gorter 1999; Hylek u. Singer 1994; Kawamata et al. 1995; Moskopp et al. 1987; SPAF 1996; Wijdicks et al. 1998
Alle subduralen	35–50	Hylek u. Singer 1994; Mattle et al. 1989; Moskopp et al. 1987; Wijdicks et al. 1998
Hirnstamm, hintere Schädelgrube	7–16	Kawamata et al. 1995; Moskopp et al. 1987
Subarachnoidal	3–11	Kawamata et al. 1995; Moskopp et al. 1987

demjenigen bei dem jeweiligen Blutungstyp ohne OAC, wobei postoperativ bildgebende Kontrollen in der Regel etwas großzügiger indiziert werden.

Defektzustände nach intrakranieller Blutung unter oraler Antikoagulation

Blutungen in das zentrale Nervensystem unter der Langzeitanwendung von oralen Antikoagulanzien haben eine sehr ernste Prognose. Die Angaben zur **allgemeinen Letalitätsrate** liegen zwischen 33 und 77%; die Hälfte dieser Patienten verstirbt innerhalb der ersten 4 Tage nach Klinikeinweisung (Greenberg 2001; Greenberg 2002, pers. Mitt.; Hart et al. 1995; Karni et al. 2001; Mathiesen et al. 1995; Moskopp et al. 1987, 2003; Palareti et al. 1996; Rådberg et al. 1991; Sandvoß et al. 1999; Wijdicks et al. 1998). Auch an der Harvard-University (Boston) ist die Überlebenswahrscheinlichkeit für 3 Monate bei ICB-Patienten unter OAC nur 50% (Greenberg 2002, pers. Mitt.).

Bei isolierter Betrachtung der Patienten mit cSDH unter OAC wird eine Letalitätsrate zwischen 0 und 30% angegeben (Gonugunta u. Buxton 2001; Mathiesen et al. 1995; Mattle et al. 1989; Moskopp et al. 1987, 2003).

Zum Risiko, unter OAC an einer ICB zu versterben, wurde eine kumulative Rate von 1% pro Jahr bzw. 2% pro 3 Jahre angegeben (Fihn 1993). Ein hoher Anteil von Patienten mit intraspinalen Komplikationen unter OAC bleibt quer-

schnittgelähmt (Moskopp et al. 1987, 2003). Details zu Begleitumständen mit hohem Letalitätsrisiko finden sich in Tabelle 6.2-5.

Die Rate akzeptabler Erholungszustände (z.B. Rückkehr ins Berufsleben) wird zwischen 12 und 16% angegeben, wobei eine vollständige Restitutio ad integrum die Ausnahme darstellt (Greenberg 2002: pers. Mitt.; Moskopp et al. 1987, 2003; SPAF 1996).

Schlussfolgerung

Solange die Meldungsrate des **Verdachts auf unerwünschte Arzneimittelwirkungen** an das Bundesinstitut für Arzneimittel und Medizinprodukte in Bonn (Fax 0228/207 6207) bzw. an die Arzneimittelkommission der deutschen Ärzteschaft in Köln (Fax 0221/4004539) unterhalb des Prozentbereichs liegt, kann über den Wert einer Langzeitantikoagulation mit Vitamin-K-Antagonisten aus neurochirurgischer Sicht kaum angemessen Stellung genommen werden. Der Quick-Wert sagt nicht unbedingt etwas über die Gefährdung der Patienten aus (Busse et al. 1972); er sollte nicht mehr als Richtwert herangezogen werden (INR erforderlich). Das individuelle Risiko, unter Langzeitantikoagulation eine schwere Blutungskomplikation (auch außerhalb des ZNS) zu erleiden, wird mit 30–50% angegeben (Fihn et al. 1993; Hylek u. Singer 1994).

Eine angemessene Bewertung der OAC (z.B. im Sinne eines Nettoertrags gegenüber dem Risiko ischämischer Komplikationen) erscheint aus neurochirurgischer

Sicht in allgemeiner Form derzeit unmöglich, weil die unklaren Daten zu den unerwünschten Wirkungen nicht in eine wirklichkeitsnahe Beziehung zu den erwünschten Wirkungen (Verhütung zerebrovaskulärer Insulte, Lungenembolien etc.) gesetzt werden können (Fihn et al. 1995; Greenberg 2002, pers: Mitteilung; Hart u. Helperin 1994; Inci et al. 1995; Kottkamp et al. 1993, 1998; Schwab et al. 1998).

Als Folge einer stetigen Sacharbeit innerhalb der Arzneimittelkommission der deutschen Ärzteschaft seit etwa 1 Jahrzehnt hat es bereits eine Modifikation zur Empfehlung bezüglich der angestrebten INR in der Fachinformation zur Marcumar® gegeben: Früher wurde dort noch ein INR von 2,5–5 empfohlen. Dies wurde ab August 2001 modifiziert auf eine **INR von 2–3** (bei mechanischen Herzklappen 3,5) (BPI 2001). Diese jüngere Modifikation hat aber bereits zur Ausdehnung der Indikation von OAC geführt, sowohl innerhalb der jeweiligen Altersgruppen und in den Bereich des höheren Lebensalters hinein als auch hin zur zeitlich längeren Verabreichung (Cartmill, pers. Mitt., 2002; Hart 2000; Palareti et al. 1996).

Besondere Sorgfalt ist bereits zum Zeitpunkt der Indikationsstellung geboten. Die Indikation wird ggf. noch einmal überdacht, wenn folgende Gegebenheiten vorliegen:

- mangelnde Compliance, Alkoholismus, soziale Vereinsamung
- Lebensalter jenseits der mittleren Lebenserwartung
- vorangegangene Manifestation nennenswerter zerebrovaskulärer Insuffizienzen

Entsprechend der üblichen Gepflogenheit, über Komplikationen einer ärztlichen Maßnahme im Prozentbereich aufzuklären, wenn sie bei Eintreten von Belang sind, müsste jeder Patient vor der Behandlung mit Vitamin-K-Antagonisten über das Risiko einer tödlichen Hirnblutung aufgeklärt werden. Eine jüngere Erhebung an 119 Patienten hat eindrücklich belegen können, dass etwa Patienten, die wegen Vorhofflimmerns oral antikoaguliert werden, weit weniger sowohl über ihre Grunderkrankung als auch über die möglichen Folgen der Einnahme von Vitamin-K-Antagonisten wissen, als dies die behan-

Tab. 6.2-5. Begleitumstände von ZNS-Blutungen unter oraler Antikoagulation mit jeweiliger Letalitätsrate

Begleitumstand	Letalität [%]	Literaturreferenz
ICB-Volumen > 80 ml	100	Radberg et al. 1991
Begleitender Alkoholismus	100	Moskopp et al. 1987
Akute Subdural-hämatome	37–100	Hylek u. Singer 1994; Mattle et al. 1989; Moskopp et al. 1987
Männer > 65 Jahre	90	Moskopp et al. 1987
Koma bei Aufnahme	80	Moskopp et al. 1987, 2003

delnden Ärzte einschätzen (Lip et al. 2002; McAlister 2002).

Aus neurochirurgischer Sicht erscheint es darüber hinaus unvertretbar, den Patienten zu sagen, „Kleinere Blutungskomplikation sind normal." (Fihn et al. 1993). Kleinere Komplikationen deuten vielmehr grundsätzlich auf ein inneres Ungleichgewicht hin, sind zunächst mehrdeutig und bedürfen der Abklärung: Haut- und Schleimhautblutungen lassen an eine Überdosierung denken. Kleinere, vorübergehende „Aussetzer" können sowohl das Erstzeichen einer „Vorbotenblutung" als auch einer thromboembolischen Ischämie sein. Die therapeutischen Konsequenzen sind verschieden. Das alleinige EEG im Intervall ist oftmals unergiebig. Nicht immer klärt die sonographische Untersuchung der hirnversorgenden Gefäße die Pathologie. Im Zweifel empfiehlt sich die computergestützte Schichtbildgebung (CT oder MRT).

Die Vielzahl der Publikationen zur zweifelhaften Prognose nicht abgeklärter intrakranieller Pathologien macht nachdenklich, ob vor einer Langzeitantikoagulation ein Schädel-MRT anzufertigen sei (konventionell und Gradientenecho): Stumme Tumoren, periventrikuläre Signalveränderungen sowie eine bis dahin nicht diagnostizierte Amyloidangiopathie stellen nicht unerhebliche Risikofaktoren für Einblutungen unter OAC dar (Gorter 1999; Greenberg 2001; Greenberg u. Edgar 1996; Hachinski et al. 1987; Kim et al. 2002; Palareti et al. 1996; Roob et al. 1999; Rosand et al. 2000; SPIRIT 1997).

Bei zeitlich befristeten Gaben von OAC wird zu Beginn der Dosierung die Einnahmedauer der Medikation genau festgelegt. Verabredet wird eine INR nicht wesentlich über 3 (Cannegieter et al. 1995; Kienast et al. 1997; Kottkamp et al. 1998), bei Patienten jenseits des 70. Lebensjahres nicht über 2 (Karni et al. 2001).

Neben dem Bestreben um eine Vervollkommnung der Erfassung von Blutungskomplikationen wäre es begrüßenswert (weil vorsorgend), die Bearbeitung eines interdisziplinär zu akzeptierenden Standards zur Langzeitanwendung von Vitamin-K-Antagonisten in Angriff zu nehmen, besonders unter Würdigung der von Neurochirurgen publizierten, erheblichen Nebenwirkungen.

Literatur

Abell TL, Merigian KS, Lee JM et al. (1994) Cutaneous exposure to warfarin-like anticoagulant causing an intracerebral hemorrhage: a case report. J Toxicol Clin Toxicol 32: 69–73.

Alderman DB (1956) Extradural spinal-cord hematoma. Report of a case due to dicumarol and review of the literature. N Engl J Med 255: 839–42.

Anderson CS, Chakera TM, Stewart-Wynne EG, Jamrozik KD (1994) Spectrum of primary intracerebral haemorrhage in Perth, Western Australia, 1989–1990: incidence and outcome. J Neurol Neurosurg Psychiatry 57: 936–40.

Aring CD (1952) Neurological clinical pathological conference of the Cincinatti General Hospital. Dis Nerv Syst 13: 53–60.

Arzneimittelgesetz (Gesetz über den Verkehr mit Arzneimitteln, AMG). Zehnter Abschnitt: Beobachtung, Sammlung und Auswertung von Arzneimittelrisiken: §§ 62, 63a Bundesgesetzblatt, Fassung vom 11.12.1998.

Barthels M, Poliwoda H (1998) Gerinnungsanalysen. 6. Aufl. Stuttgart, New York: Thieme; 203–9.

Bertram M, Bonsanto M, Hacke W, Schwab S (2000) Managing the therapeutic dilemma: patients with spontaneous intracerebral hemorrhage and urgent need for anticoagulation. J Neurol 247: 209–14.

Berufsordnung der Ärztekammer Westfalen-Lippe vom 25. 11. 2000, § 6: Ärztinnen und Ärzte sind verpflichtet, die ihnen aus ihrer ärztlichen Behandlungstätigkeit bekanntwerdenden unerwünschten Arzneimittelwirkungen der Arzneimittelkommission der deutschen Ärzteschaft mitzuteilen (Fachausschuß der Bundesärztekammer).

Berwaerts J, Robb OJ, Dykhuizen RS, Webster J (2000a) Course, management and outcome of oral-anticoagulant related intracranial haemorrhages. Scott Med J 45: 105–9.

Berwaerts J, Robb OJ, Jeffers TA, Webster J (2000b). Intracerebral haemorrhages and oral anticoagulation in the north of Scotland. Scott Med J 45: 101–4.

Blackshear JL, Kopecky SL, Litin SC et al. (1996) Management of atrial fibrillation in adults: prevention of thromboembolism and symptomatic treatment. Mayo Clin Proc 71: 150–60.

Boysen G (1993) Anticogulation for atrial fibrillation and stroke prevention. Neuroepidemiology 12: 280–4.

Budde T (1998) Hirnblutung unter Cumarintherapie. Dtsch Med Wochenschr 1998; 123: 1431.

Buhl R, Kretschmer H (1998) Spontane spinale epidurale Hämatome: gute Ergebnisse auch nach verzögerter Behandlung. Zentralbl Neurochir 59: 109–12.

Bundesverband der Pharmazeutischen Industrie (BPI) (2001) Fachinformation Marcumar®. Aulendorf: editio cantor; 1.

Busse O, Hamer J, Paal G, Piotrowski W (1972) Spontane epidurale spinale Hämatome während und nach Antikoagulationenmedikation. Nervenarzt 1972; 43: 318–22.

Cannegieter SC, Rosendaal FR, Wintzen AR et al. (1995) Optimal oral anticoagulant therapy in patients with mechanical heart valves. N Engl J Med 333: 11–7.

Cartmill M, Dolan G, Byrne JL, Byrne PO (2000) Prothrombin complex concentrate for oral anticoagulant reversal in neurosurgical emergencies. Br J Neurosurg 14: 458–61.

Dabbert O, Freeman DG, Weis AJ (1970) Spinal meningeal hematoma, warfarin therapy, and chiropractic adjustment. JAMA 214: 2058.

EAFTSG – European Atrial Fibrillation Trial Study Group (1995) Optimal oral anticoagulant therapy in patients with non-rheumatical atrial fibrillation and recent cerebral ischemia. N Engl J Med 333: 5–10.

Ernestus RI, Speder B, Pakos P et al. (1994) Intracerebral hemorrhage during treatment with oral anticoagulants. Risk factors, therapy and prognosis. Zentralbl Neurochir 55: 24–8.

Fagan SC, Kertland HR, Tietjen GE (1994) Safety of combination aspirin and anticoagulation in acute ischemic stroke. Ann Pharmacother 28: 441–3.

Fihn SD (1995) Aiming for the safe anticoagulation N Engl J Med 333: 54–5.

Fihn SD, McDonell M, Martin D et al. for the Warfarin Optimized Outpatient Follow-up Study Group (1993) Risk factors for complications of chronic anticoagulation: a multicenter study. Ann Intern Med 118: 511–20.

Gitter MJ, Jaeger TM, Petterson TM et al. (1995) Bleeding and thromboembolism during anticoagulant therapy: a population-based study in Rochester, Minnesota. Mayo Clin Proc 70: 725–33.

Gonugunta V, Buxton N (2001) Warfarin and chronic subdural haematomas. Br J Neurosurg 15: 514–7.

Gorter JW (1999) Major bleeding during anticoagulation after cerebral ischemia: patterns and risk factors. Stroke prevention in reversible ischemia triaal (SPIRIT) European Atrial Fibrillation Traial (EAFT) study groups. Neurology 53: 1319–27.

Greenberg MS (2001) Handbook of Neurosurgery. 5th ed. New York: Thieme; 819.

Greenberg SM, Edgar MA (1996) Cerebral hemorrhage in a 68-year-old woman receiving warfarin. Case records of the Massachusetts General Hospital. Case 22–1996. N Engl J Med 335: 189–96.

Hachinsiki VC, Potter P, Merskey H (1987) Leuko-araiosis. Arch Neurol 44: 21–3.

Hamilton MG, Hull RD, Pineo GF (1994) Venous thromboembolism in neurosurgery and neurology patients: a review. Neurosurgery 34: 280–96.

Hart RG (2000) What causes intracerebral hemorrhage during warfarin therapy? Neurology 10: 947–51; Kommentar: 907–8.

Hart RG, Helperin JL (1994) Atrial fibrillation and stroke. Revisiting the dilemmas. Stroke 25: 1337–41.

Hart RG, Boop BS, Anderson DC (1995) Oral anticoagulants and intracranial hemorrhage. Facts and hypothesis. Stroke 26: 1471–7.

Hohler T, Becker J, Meyer zum Buschenfelde KH, Rittner C (1996) Fatal cerebellar haemorrhage due to phenprocoumon poisoning. Int J Legal Med 108: 268–71.

Hylek EM, Singer DE (1994) Risk factors for intracranial hemorrhage in outpatients taking warfarin. Ann Intern Med 120: 897–902.

Inci S, Erbengi A, Berker M (1995) Pulmonary embolism in neurosurgical patients. Surg Neurol 43: 123–9.

Karni A, Holtzman R, Bass T et al. (2001) Traumatic head injury in the anticoagulated elderly patient: a lethal combination. Am Surg 67: 1098–100.

Kawamata T, Takeshita M, Kubo O et al. (1995) Management of intracranial hemorrhage associated with anticoagulant therapy. Surg Neurol 44: 438–43.

Kienast J, Ringelstein EB, Borggrefe M (1997) Gibt es Richtlinien für den Zeitpunkt der Wiederaufnahme der Antikoagulation mit Marcumar bei Patienten mit künstlichen Herzklappen bei Zustand nach intrazerebraler Blutung (Schlaganfall, SAB, subdurales Hämatom)? Internist 38: 83–5.

Kim DE, Bae HJ, Lee SH et al. (2002) Gradient echo magnetic resonance imaging in the prediction of hemorrhagic vs ischemic stroke: a need for the consideration ot the extent of leukoariosis. Arch Neurol 59: 425–9.

Kottkamp H, Willems S, Hindricks G et al. (1993) Orale Anticoagulation zur Thromboembolieprophylaxe bei nicht rheumatischem Vorhofflimmern: Indikationen, Effektivität und Risiko. Z Kardiol 82: 667–73.

Kottkamp H, Hindricks G, Breithardt G (1998) Role of anticoagulant therapy in atrial fibrillation. J Cardiovasc Electrophysiol 9 (Suppl 8): S86–96.

Landefeld CS, Goldman L (1989) Major bleedings in outpatients treated with warfarin: incidence and prediction by factors known at the start of outpatient therapy. Am J Med 87: 144–52.

Laupacis A, Albers G, Dalen J et al. (1998) Antithrombotic therapy in atrial fibrillation. Chest 114: 579S–89S.

Levine MN, Raskob G, Landefeld S, Kearon C (1998) Hemorrhagic complications of anticoagulant treatment. Chest 114: 511S–23S.

Link KP (1994) Anticoagulant from spoiled sweet clover hay. Harvey Lect 39: 162–216.

Lip GYH, Kamath S, Jafri M et al. (2002) Ethnic differences in patient perceptions of atrial fibrillation and anticoagulation therapy – The West Birmingham Atrial Fibrillation Project. Stroke 33: 238–44.

Livoni JP, McGahan JP (1983) Intracranial fluid-blood levels in the anticoagulated patient. Neuroradiology 25: 335–7.

Maeda K, Gotoh H, Chikui E, Furusawa T (2001) Intratumoral hemorrhage from a posterior fossa tumor after cardiac valve surgery – case report. Neurol Med Chir 41: 548–50.

Mathiesen T, Benediktsdottir K, Johnsson H et al. (1995) Intracranial traumatic and non-traumatic haemorrhagic complications of warfarin treatment. Acta Neurol Scand 91: 208–14.

Mattle H, Kohler S, Huber P et al. (1989) Anticoagulation-related intracranial extracerebral haemorrhage. J Neurol Neurosurg Psychiatry 52: 829–37.

Mattle H, Sieb JP, Rohner M, Mumenthaler M (1987) Non-traumatic spinal epidural and subdural haematomas. Neurology 37: 1351–6.

McAlister FA (2002) Atrial fibrillation, shared decision making, and the prevention of stroke. Editorial Comment. Stroke 33: 243.

Morandi X, Riffaud L, Chabert E, Brassier G (2001) Acute nontraumatic spinal subdural hematomas in three patients. Spine 26: E547–51.

Moskopp D, Brassel F, Ries F (1987) Intrakranielle und intraspinale Blutungen unter Behandlung mit Cumarinderivaten. Klin Wochenschr 65: 781–90.

Moskopp D, Freese W, Grychtol L et al. (2003) Neurochirurgisch relevante Blutungen unter oralen Antikoagulantien (sog. Marcumar®-Blutungen ICD 10: D 68.3) – Retrospektive Analyse von 219 Fällen aus 5 Jahren. http://www.medicstream.de/ movie/dgnc2003/pdf/vortrag/ mi%2005–06.pdf (Zugriff 21.06.2004)

Nakagawa T, Kubota T, Handa Y et al. (1995) Intracranial hemorrhage due to long-term anticoagulant therapy in patients with prosthetic heart valves – four case reports. Neurol Med Chir 35: 156–9.

Oldenkott F, Driesen W (1996) Spontanes epidurales Haematom im Brustwirbelkanal während Antikoagulantien-Langzeitbehandlung. Med Welt 17: 305–7.

Palareti G, Leali N, Coccheri S et al. (1996) Bleeding complications of oral anticoagulant treatment: an inception – cohort, prospective collaborative study (ISOCOAT). Lancet 348: 423–8.

Phuong LK, Wijdicks EF, Sanan A (1999) Spinal epidural hematoma an high thromboembolic risk: between Scylla and Charybdis. Mayo Clin Proc 74: 174–9.

Piotrowski W, Kröger M, Tornow K (1979) Das spinale epidurale Hämatom. Nervenarzt 50: 426–31.

Pullarkat VA, Kalapura T, Puncus M, Baskharoun R (2000) Intraspinal hemorrhage complicating oral anticoagulant therapy: an unusual case of cervical hematomyelia and a review of the literature. Arch Intern Med 160: 237–240.

Quick AJ, Stanley-Bown M, Bancroft FW (1935) A study of the coagulation defect in hemophilia and in obstructive jaundice. Amer J Sci 190: 501–11.

Qureshi AI, Tuhrim S, Broderick JP et al. (2001) Spontaneous intracerebral hemorrhage. N Engl J Med 344: 1450–60.

Rådberg JA, Olsson JE, Rådberg CT (1991) Prognostic parameters in spontaneous intracerebral hematomas with special reference to anticoagulant treatment. Stroke 22: 571–6.

Roob G, Schmidt R, Kapellar P et al. (1999) MRI evidence of past cerebral microbleeds in a healthy elderly population. Neurology 52: 991–4.

Rosand J, Hylek EM, O'Donnell HC, Greenberg SM (2000) Warfarin-associated hemorrhage and cerebral amyloid angiopathy: a genetic and pathologic study. Neurology 55: 947–51.

Sandvoss G, Erlenbruch W, Krischek B (1999) Phenprocoumon from a neurosurgical perspective. Semin Thromb Hemost 25: 73–7.

Schofield FW (1924) Damaged sweet clover: The cause of a new disease in cattle simulating hemorrhagic septicemia and blackleg. J Am Vet Med Assoc 64: 553–75.

Schwab S, Steiner T, Aschoff A et al. (1998) Early hemicraniectomy in patients with complete middle cerebral artery infarction. Stroke 29: 1888–93.

Shlevin EL, Lederer M (1944) Uncontrollable hemorrhage after dicoumarol therapy with autopsy findings. Ann Intern Med 21: 332–42.

SPAF – Stroke Prevention in Atrial Fibrillation Investigators (1996) Bleeding during antithrombotic therapy in patients with atrial fibrillation. Arch Intern Med 156: 409–16.

SPIRIT – Stroke Prevention in Reversible Ischemia Trial Study Group (1997) A randomized trial of anticoagulants versus aspirin after cerebral ischemia of presumed arterial origin. Ann Neurol 42: 857–65.

Teasdale G, Jennett B (1976) Assessment of coma after head injury. Acta Neurochir (Wien) 34: 45–55.

Tomarken JL (1985) Spinal subdural hematoma. Ann Emerg Med 14: 261–3.

Torn M, Algra A, Rosendaal FR (2001) Oral anticoagulation for cerebral ischemia of arterial origin: high initial bleeding risk. Neurology 57: 1993–9.

Van der Meer FJM, Rosendaal FR, Vandenbroucke JP, Briet E (1993) Bleeding complications in oral anticoagulant therapy. Arch Intern Med 153: 1557–62.

Verstraete M, Vermylen J (1988) Drugs affecting blood coagulation and hemostasis. In: Dukes MNG, Beeley L (eds) Side Effecs of Drugs, Annual 12. Amsterdam: Elsevier Science Publ; 309–15.

Wagner C, Dati F (1998) Thromboplastinzeit. In: Thomas L (Hrsg) Labor und Diagnose. Indikation und Bewertung von Laborbefunden für die medizinische Diagnostik. 5. Aufl. Frankfurt/Main: Th-Books Verlagsgesellschaft; 613–6.

Weigert M (1961) Akutes, spinales, epidurales Hämatom als Folge von Behandlung mit Antikoagulantien. Nervenarzt 32: 85–9.

Wijdicks EF, Schievink WI, Browin RD, Mullany CJ (1998) The dilemma of discontinuation of anticoagulation therapy for patients with intracranial hemorrhage and mechanical heart valves. Neurosurgery 42: 769–73.

Zeidman SM, Olivi A (1993) Cervical intramedullary hemorrhage as a result of anticoagulant therapy. J Spinal Disord 6: 456–8.

6.3 Aneurysmata der Hirnarterien

Hans G. Böcher-Schwarz, Axel Perneczky

Inhalt

▶

Abb. 6.3-1. Spontanverlauf rupturierter hirnarterieller Aneurysmata. SAB: Subarachnoidalblutung.

Definition, Einordung der Problematik, Epidemiologie

Bei der akuten, **nichttraumatischen Subarachnoidalblutung** (SAB) handelt es sich in etwa acht von zehn Fällen um eine arterielle Blutung aus einem Aneurysma einer hirnversorgenden Arterie in den mit Liquor cerebrospinalis gefüllten Raum zwischen Arachnoidea und Pia mater. In einigen Fällen ist das Aneurysma partiell eingebettet in Hirngewebe, und seine Ruptur führt zu einer intrazerebralen Blutung (ICB) mit oder gelegentlich auch ohne SAB. Auch SABs mit Einbruch in das Ventrikelsystem sind nicht selten.

Neben der Aneurysmaruptur sind in seltenen Fällen intrakranielle oder spinale arteriovenöse Malformationen (s. Kap. 6.5), Vaskulitiden, arterielle Dissektionen oder Koagulopathien ursächlich für eine SAB. In etwa ein bis zwei von zehn Fällen findet sich unter klinischen Bedingungen keine Ursache für die SAB.

Patienten, die eine akute SAB erleiden, haben unbehandelt eine hohe Letalität (Abb. 6.3-1). Sie beträgt etwa 75 % innerhalb von 2 Jahren nach dem Blutungser-

eignis. Auch danach beträgt die Sterberate noch ca. 1 % pro Jahr.

Die **Inzidenz** der spontanen SAB liegt in Mitteleuropa bei ca. 100 Fällen pro 1 Million Einwohner pro Jahr. In bestimmten ethnischen Populationen, z. B. in Finnland, Ungarn und Japan, ist die Inzidenz aus unbekannter Ursache deutlich höher. Das Verhältnis zwischen Frauen und Männer beträgt ca. 3:2. Eine Aneurysmaruptur kann in jedem Lebensalter auftreten (auch bei Kindern); am häufigsten kommt es aber zur SAB zwischen dem 40. und 60. Lebensjahr.

Die **Prävalenz** intrakranieller Aneurysmata ist unklar (s. Abschnitt „Inzidentelle Aneurysmata" in diesem Kap. und Kap. 4.6). Je nach Studiendesign (retro- oder prospektive Obduktions- oder Angiographiestudie) reichen die Angaben von 0,2–9 % (Rinkel et al. 1998; Winn 2002). Bei ca. 20–30 % der Patienten finden sich multiple Aneurysmata.

Als **Risikokonstellation** für eine SAB aus einem bisher nicht rupturierten Aneurysma haben sich verschiedene Einflussfaktoren abgezeichnet. Im Einzelnen lassen sich aus vielen Studien folgende identifizieren (Raabe et al. 2002):

- stattgehabte Ruptur eines zusätzlichen Aneurysmas
- Symptomatik (Raumforderung)
- Größe

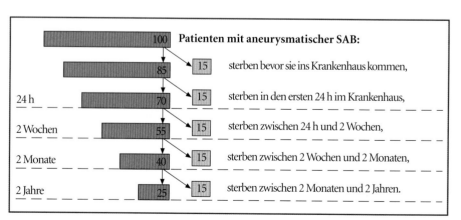

Patienten mit aneurysmatischer SAB:

100	
85	15 sterben bevor sie ins Krankenhaus kommen,
24 h — 70	15 sterben in den ersten 24 h im Krankenhaus,
2 Wochen — 55	15 sterben zwischen 24 h und 2 Wochen,
2 Monate — 40	15 sterben zwischen 2 Wochen und 2 Monaten,
2 Jahre — 25	15 sterben zwischen 2 Monaten und 2 Jahren.

- Lage
- angiographische Konfiguration und Größenzunahme des Aneurysmas
- genetische, familiäre oder individuelle Disposition

Laut einer internationalen Multicenter-Studie aus dem Jahre 1998 (Anonymus 1998, sog. ISUIA-Studie) hat der asymptomatische Träger eines angiographisch einfach konfigurierten intrakraniellen Aneurysmas ein Risiko von ca. 1 % pro Jahr, eine akute SAB zu erleiden, sofern der Aneurysmadurchmesser zwischen 1 und 2,5 cm liegt.

Deutlich geringer sei die Rupturrate bei kleineren Aneurysmata. Sie wird in der oben erwähnten Studie mit lediglich 0,5 ‰ pro Jahr angegeben. Diese Angabe setzt sich deutlich und unverständlich von der Erfahrung der Autoren, der Herausgeber und vieler anderer Neurochirurgen ab: Gerade rupturierte Aneurysmata zeigen nicht selten Durchmesser zwischen 5 und 10 mm. Die Studienergebnisse sind bereits mehrfach kritisiert worden, und die Schlussfolgerungen aus den Daten bedürfen der Modifikation.

Eine realitätsnähere Beschreibung liefert die Gruppe um Weir (2003): In ihrem retrospektiv aufgearbeiteten Kollektiv betrug der mittlere Durchmesser von nicht rupturierten Aneurysmata 7 mm und von rupturierten 8 mm. Insofern werden auch die Empfehlungen der Sektion Vaskuläre Chirurgie der Deutschen Gesellschaft für Neurochirurgie weiterer Fortschreibungen bedürfen (Raabe et al. 2002).

Patienten mit multiplen Aneurysmata, die bereits eine SAB in der Anamnese haben, sind im Vergleich zu einem Träger eines singulären Aneurysmas stärker gefährtet, eine erneute SAB aus einem der bisher nicht rupturierten Aneurysmata zu erleiden. Ein ebenfalls höheres Rupturrisiko ergibt sich bei symptomatischen Aneurysmata (Hirnnervensymptome durch die vorhandene Raumforderung), angiographisch multilobulären Aneurysmata und bei solchen der hinteren Zirkulation.

Ging man früher davon aus, dass die Anlage zur Entwicklung eines Aneurysmas angeboren ist, so ist man heute der Überzeugung, dass ursächlich eher ein **erworbener Gefäßwanddefekt** anzunehmen ist (s. Abschnitt „Pathogenese"). Somit gibt es eine hohe Wahrscheinlichkeit für die Entwicklung von sog. De-novo-Aneurysmata bei einem bekannten Aneurysmaträger. Laut den wenigen vorliegenden Studien beträgt die Wahrscheinlichkeit hierfür um 1 % pro Jahr (Tsutsumi et al. 2001). Eine generelle Empfehlung zur Durchführung regelmäßiger Kontrollangiographien bei bekannten ehemaligen Aneurysmapatienten wird derzeit aber wegen des hiermit verbundenen Untersuchungsrisikos noch nicht gegeben. Im Zuge der zunehmenden Etablierung weniger invasiver Untersuchungstechniken wie CT- und MR-Angiographie (s. unten) muss sicherlich eine Neubewertung stattfinden.

Historie intrakranieller Aneurysmata

Siehe hierzu auch Ljunggren et al. 1993.

Die erste kausale Zuordnung klinischer Zeichen und dem pathoanatomischen Befund einer SAB aus einem rupturierten Hirnarterienaneurysma erfolgte durch den englischen Arzt John Blackall 1813. Im Jahre 1932 stellten die Portugiesen Moniz und Lima erstmals angiographisch ein intrakranielles Aneurysma dar.

Die erste therapeutische Intervention bei intrakraniellen Aneurysmata war eher zufälliger Natur: Victor Horsley führte 1885 eine beidseitige Unterbindung der A. carotis am Hals durch, nachdem er bei der Anhebung des Frontallappens, unter der Vorstellung, einen Hypophysentumor zu finden, ein Aneurysma erkannte. Der Patient überlebte diesen Eingriff mehrere Jahre. Eine Obduktion Jahre später bestätigte Horsleys intraoperative Diagnose.

Mehr als 100 Jahre nach der Erstbeschreibung einer aneurysmatischen SAB (Blackall 1813) führte der schottische Chirurg Norman Dott 1931 in Edinburgh die erste geplante operative Therapie eines rupturierten intrakraniellen Aneurysmas durch. Der Patient wurde am 2. Tag nach der zweiten Nachblutung operiert. Dott legte ein Aneurysma der A. cerebri media frei und umhüllte es zur Blutungsprophylaxe mit freiem Muskelgewebe (sog. Wrapping). Der Patient überlebte den Eingriff, hatte keine schwerwiegenden Ausfälle und klagte in erster Linie nur über Schmerzen im Bein, wo der Muskel entnommen worden war. Er verstarb 11 Jahre später an einem Myokardinfarkt und hatte bis zu diesem Zeitpunkt keine weitere SAB.

Die erste operative Ausschaltung eines intrakraniellen Aneurysmas mittels Clip erfolgte 1937 durch Walter Dandy in Baltimore, USA (sog. Clipping).

Die Geschichte der Aneurysmatherapie ist mit den Fortschritten der radiologischen Diagnostik verbunden (s. Kap. 4.6). Nachdem die angiographische Kathetertechnik seit Moniz verbessert wurde (z. B. durch Seldinger 1953), reifte schon früh der Gedanke, ein Aneurysma endovaskulär auszuschalten, ohne Eröffnung des Schädels. Schon Anfang der 1960er-Jahre wurden ersten Versuche durch Luessenhop und Velasquez unternommen (s. Kap. 4.6). In den 1970- und 1980er-Jahren erfolgten dann Versuche, Aneurysmata endovaskulär mit Ballons zu verschließen. Wegen technischer Probleme und einer relativ hohen Letalität und Morbidität wurde diese Methode seit Einführung der Coil-Technik Anfang der 1990er-Jahre praktisch verlassen. Das sog. Coiling eines Aneurysmas wurde im Wesentlichen durch Guido Guglielmi in Los Angeles entwickelt.

Leitsymptome

Das Leitsymptom der akuten SAB ist fast immer der plötzlich auftretende **schwere Kopfschmerz** (Vernichtungskopfschmerz). Selbst Patienten mit langjähriger Migräneanamnese beschreiben den Kopfschmerz bei SAB als den schlimmsten ihres Lebens. Weitere Symptome, mehr oder weniger ausgeprägt, sind Übelkeit, Erbrechen und nach einigen Stunden Nackensteifigkeit sowie Lichtscheu.

In vielen Fällen kommt es zum akuten **Bewusstseinsverlust**, oft nur vorübergehend, bei schwerer SAB oder großem raumforderndem intrazerebralem Hämatom aber auch mit anhaltendem Koma und den Zeichen der Dezerebration bis hin zum akuten Tod. Sekundäre Eintrübungen nach SAB können Hinweis auf eine Nachblutung, meist aber auf eine Liquorzirkulationstörung sein (etwa jeder fünfte Patient). Dabei ist entweder die

Tab. 6.3-1. Klassifikation des neurologischen Status nach akuter Subarachnoidalblutung (Hunt u. Hess 1968)

Grad nach Hunt u. Hess	Symptomatik
0	nicht rupturiertes Aneurysma
I	asymptomatisch oder nur leichter Kopfschmerz mit diskreter Nackensteifigkeit
Ia	fixiertes neurologisches Defizit (z. B. Parese des N. oculomotorius) ohne meningeale Reizzeichen
II	moderate bis schwere Kopfschmerzen, Nackensteifigkeit, kein neurologisches Defizit mit der Ausnahme von Hirnnervenparesen
III	Somnolenz, Verwirrtheit oder leichtes fokales neurologisches Defizit
IV	Sopor, moderate bis schwere Hemiparese, beginnende Dezerebration, vegetative Störungen
V	tiefes Koma, manifeste Zeichen der Dezerebration, moribundes Erscheinungsbild

Schwere Systemerkrankungen führen zu einer Verschlechterung der Einteilung um jeweils eine Stufe.

Tab. 6.3-2. Klassifikation der World Federation of Neurological Surgeons (WFNS) des neurologischen Status nach akuter Subarachnoidalblutung (Hunt et al. 1988)

WFNS-Klassifikation	Glasgow Coma Score	Motorisches Defizit
I	15	nicht vorhanden
II	13–14	nicht vorhanden
III	13–14	vorhanden
IV	7–12	vorhanden oder nicht vorhanden
V	3– 6	vorhanden oder nicht vorhanden

Liquorrückresorption gestört oder es liegt ein Verschlusshydrozephalus bei Ventrikeleinblutung vor.

Bei Verletzungen des Kortex (bei ICB) können fokale neurologische Ausfälle und/oder epileptische Anfälle auftreten.

Bei etwa jedem fünften Patienten mit SAB kommt es zu einer ein- oder beidseitigen akuten okulären Blutung intra- und/oder subretinal bzw. im Glaskörper (Terson-Syndrom). Die Ursache hierfür ist unklar. Die Prognose bezüglich des Sehvermögens ist in acht von zehn Fällen günstig. In seltenen Fällen muss eine Vitrektomie vorgenommen werden.

Im Rahmen einer akuten SAB kommt es häufig zu einer „**reaktiven arteriellen Hypertonie**", auch bei Patienten ohne vorbekannten Hypertonus. Praktisch alle Formen der EKG-Veränderungen sind bekannt (cave: Verwechslung mit Myokardinfarkt möglich!).

Nur die einseitige, spontan auftretende **Okulomotoriusparese** kann als Warnsymptom für eine drohende SAB gewertet werden: Ursächlich nimmt man einen lokaler Druck auf den N. oculomotorius an, z. B. durch ein sich vergrößerndes Aneurysma der A. carotis interna am Abgang des A. communis posterior (sog. paralytisches Aneurysma, mutmaßlich auch als Folge einer intramuralen, gedeckten Einblutung).

Weitere Warnsymptome sind leichte Kopfschmerzattacken in den Tagen vor einer akuten SAB. Diese könnten durch kleinere freie oder intramurale Blutungsereignisse (sog. Vorbotenblutungen) bedingt sein.

Große Aneurysmata (z. B. Riesenaneurysmata von > 25 mm Duchmesser) können **lokal raumfordernd** wirken. Bekannt sind Gesichtfelddefekte bei großen Aneurysmata der A. carotis interna oder des A.-cerebri-anterior-Komplexes oder Trigeminusneuralgien bei Aneurysmata der A. cerebelli superior.

Die klinische Symptomatik nach SAB wird entweder traditionell klassifiziert, nach der weit verbreiteten Einteilung von **Hunt und Hess** 1968 (Tab. 6.3-1), oder nach der moderneren Einteilung der **World Federation of Neurological Surgeons** (Hunt et al. 1988; Tab. 6.3-2).

Wichtiger als die Klassifikation des klinischen Zustandes eines Patienten mit Subarachnoidalblutung ist die genaue Dokumentation des neurologischen Untersuchungsbefundes in der Krankengeschichte. Die alleinige Angabe einer numerischen Klassifikation ist unzureichend.

Dringlichkeit der Abklärung

Aufgrund der hohen Letalität der akuten SAB in den ersten Stunden nach der Blutung (s. Abb. 6.3-1) muss jedes akute heftige Kopfschmerzereignis (Vernichtungskopfschmerz) notfallmäßig diagnostisch abgeklärt werden. Dasselbe gilt für jede spontan aufgetretene einseitige Okulomotoriusparese.

Differenzialdiagnose anhand der klinischen Symptome

Die unserer Erfahrung nach häufigste fatale Fehlannahme nach akuter spontaner SAB liegt in der Vermutung traumatischer, degenerativer oder „rheumatischer" Ursachen für die akute Zervikonuchalgie. Jährlich kommen mehrere Patienten erst einige Tage nach dem akuten Ereignis zur stationären Aufnahme – oft erst nach Nachblutung oder mit sekundären neurologischen Ausfällen, nicht selten nach tagelanger orthopädischer und/oder chiropraktischer Behandlung. Die Fehldiagnosen Migräne oder Meningitis sind im Vergleich zur Zervikalgie eher selten. Auch ein Meningitisverdacht muss notfallmäßig abgeklärt werden.

Pathoanatomie

Intrakranielle Aneurysmata sind im Gegensatz zu extrakraniell gelegenen in der Regel sackförmige Aufweitungen an Arteriengabelungen. Sie finden sich häufig bei unvollständigen Varianten des Circulus arteriosus Willisii (unvollständig geschlossene Ringe, z. B. Fehlen einer A. communicans posterior oder des A1-Segmentes der A. cerebri anterior einer Seite). Sie variieren im Durchmesser von wenigen Millimetern bis mehreren Zentimetern. Aneurysmata über 25 mm im Durchmesser werden als **Riesen-** oder **gigantische Aneurysmata** bezeichnet.

Die Anzahl intrakranieller Seitenwandaneurysmata ist gering. Sie finden sich häufig bei Patienten mit schwersten allgemeinen Gefäßveränderungen.

Dissezierende Aneurysmata (< 1 % aller intrakraniellen Aneurysmata) entstehen häufig in Folge eines Traumas. Die Arterienwände werden im Bereich ihres Durchtrittes durch die Schädelbasis bzw. Dura mater mechanisch verletzt. Ein Aneurysma dissecans der A. vertebralis kann z. B. Folge eines schweren Schleudertraumas sein.

Sog. „mykotische" Aneurysmata (ca. 3 % aller intrakranieller Aneurysmata) sind meistens weit peripher gelegene Seitwandaneurysmata der intrakraniellen Endarterien. Ursächlich sind in der Regel Gefäßwandinfektionen mit Bakterien oder Pilze (z. B. Pseudallescheria boydii). Mit Pseudallescheria boydii werden z. B. Patienten nach Süßwasseraspiration infiziert. Dieser Pilz muss konsequent und längerfristig antimykotisch behandelt werden. Andernfalls können sich am gesamten Gefäßsystem echte und mykotische Aneurysmata ausprägen – meist mit letalem Ausgang (Fallbeobachtung Moskopp 2000).

Typische intrakranielle sakkuläre Bifurkationsaneurysmata finden sich in der Regel im Bereich des Circulus arteriosus Willisii und seiner großen zuführenden und abführenden Arterien.

Die häufigste Lokalisation zeigt Tabelle 6.3-3.

Pathogenese

Die genauen Ursachen für die Ausbildung eines intrakraniellen Aneurysmas sind unklar.

War man früher der Meinung, die Ursache für ein intrakranielles sakkuläres Aneurysma wäre ein angeborener Defekt in der arteriellen Tunica media, so ist man heute eher davon überzeugt, dass ein **erworbener Defekt in der Lamina elastica interna** für die Mehrzahl der Fälle verantwortlich sein könnte. Hierfür spricht auch die Tatsache, dass eher ältere Menschen, Hypertoniker und Raucher eine Aneurysmaruptur erleiden. Aus der allgemeinen Histologie ist bekannt, dass den Hirnarterien – im Gegensatz zu denjenigen Arterien, die Längsspannungen ausgesetzt sind – physiologischerweise die Lamina elastica externa (fast komplett) fehlt. (Bloom u. Fawcett 1975; Bucher 1977).

Eine **genetische Disposition** scheint aber ebenso eine Rolle zu spielen. Außer dass es in bestimmten ethnischen Populationen (Japan, Finnland, Ungarn) vermehrt intrakranielle Aneurysmata gibt, sind auch familiäre Häufungen bekannt. Im Vergleich zur übrigen Bevölkerung ist die Wahrscheinlichkeit des Auftretens eines intrakraniellen Aneurysmas 2,5- bis vierfach größer bei den erstgradigen Verwandten eines Patienten mit SAB. Eine genetische Untersuchung bei japanischen Zwillingen mit intrakraniellen Aneurysmata zeigte Mutationen auf dem Chromosom 7 im Bereich der Elastasegene (Onda et al. 2001). Eine Multicenter-Studie aus Europa (Hofer et al. 2003) konnte den beschriebenen Elastasepolymorphismus allerdings nicht bestätigen.

Intrakranielle Aneurysmata sind häufig assoziiert mit verschiedenen erblichen Bindegewebeerkrankungen (Ehlers-Danlos-Syndrom Typ IV, Marfan-Syndrom) sowie der autosomal dominant vererbten polyzystischen Nierenerkrankung (PKD). Bei der PKD finden sich je nach Typ entsprechende Mutationen auf den Chromosomen 16 oder 4.

Tab. 6.3-3. Häufigste Lokalisation intrakranieller Aneurysmata

Lokalisation	Häufigkeit [%]
A. cerebri anterior (insbesondere A. communicans anterior)	35–40
A. carotis interna	ca. 30
A. cerebri media	20–25
Hintere Zirkulation	ca. 10

Diagnostik der Subarachnoidalblutung

Klinische Diagnostik

Ergibt sich aus den Leitsymptomen (s. oben) der Verdacht auf eine SAB, so erfolgt am Notfallort eine kurze neurologische Einschätzung durch den Notarzt und beim Eintreffen des Patienten in der Klinik die zielgerichtete neurologische Untersuchung durch den aufnehmenden Neurochirurgen.

Wichtig ist die Beurteilung der **Bewusstseinslage**: Ist der Patient ansprechbar, öffnet er die Augen, befolgt er Auf-

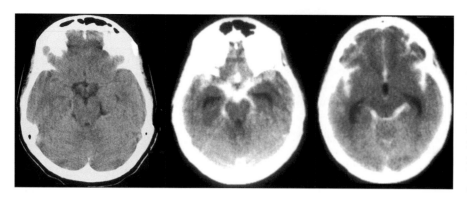

Abb. 6.3-2. Links: CT-Bild der basalen Zisternen. Der Liquor cerebrospinalis ist hypodens dargestellt.
Mitte und rechts: CT-Bild wenige Stunden nach einer akuten Subarachnoidalblutung. Die basalen Zisternen, die Fissura Sylvii beiderseits und der Interhemispärenspalt sind mit hyperdensem Blut ausgefüllt. Es gibt keinen Hinweis auf die Lokalisation des rupturierten Aneurysmas. Die Temporalhörner des Ventrikelsystems sind erweitert im Sinne einer akuten Liquorzirkulationsstörung.

Tab. 6.3-4. Klassifikation des Ausmaßes einer Subarachnoidalblutung (SAB) im CT nach Fisher et al. (1980)

Fisher-Grad	Befund im CT
1	kein Blut sichtbar
2	diffus Blut sichtbar oder lokalisierte Blut-Clots von < 1 mm Dicke in der Inselzisterne, der Cisterna ambiens oder im Interhemispärenspalt
3	Blut-Clots von > 1 mm Dicke in der Inselzisterne, der Cisterna ambiens oder im Interhemispärenspalt
4	intrazerebrale oder intraventrikuläre Blut-Clots mit und ohne SAB

forderungen, ist er verwirrt? Bestehen Paresen oder andere **fokal-neurologische Defizite**, z. B. eine Aphasie? Beim bewusstlosen Patienten wird die **Reaktion auf Schmerzreiz** festgestellt: gezielte oder ungezielte Abwehr, Streck-Beuge-Synergismen. Bestehen Pyramidenbahnzeichen (Babinski-Zeichen)? Sofern ein Trauma (insbesondere ein Halswirbelsäulentrauma) sicher ausgeschlossen ist, muss beim Verdacht auf SAB das Vorliegen einer Nackensteifigkeit überprüft werden.

Apparative Diagnostik

Kranielle Computertomographie (CT):
- Das native CT ist die Diagnostik der Wahl bei klinischem Verdacht auf das Vorliegen einer akuten SAB. Frisches subarachnoidales Blut stellt sich hierbei hyperdens (weiß) in den basalen Zisternen und gelegentlich in den kortikalen Sulci dar (Abb. 6.3-2). Eventuell ist zusätzlich intraventrikuläres Blut und/

oder ein intrazerebrales Hämatom (ICB) nachweisbar.
- Die Klassifikation des Ausmaßes der SAB im CT erfolgt nach Fisher und Mitarbeitern (1980) (Tab. 6.3-4).
- Kommt im CT zusätzlich zur SAB eine raumfordernde intrazerebrale Blutung (ICB) zu Darstellung, wird hierdurch der Zeitpunkt und die Strategie der Aneurysmaoperation entscheidend beeinflusst. Je nach Lage und Ausmaß der ICB wird zunächst im Hinblick auf die Prognose entschieden, ob aktuell eine invasive Therapie angemessen ist. Bei einer Entscheidung zur Therapie wird schnellstmöglich angiographiert und operiert. Im Einzelfall kann es sinnvoll sein, ein Aneurysma im Rahmen der Angiographie mit Coils zu stabilisieren. Eine intraoperative Aneurysmaruptur ist bei der Hämatomentleerung nicht selten. Häufig erscheint ein primäres Aneurysma-Clipping kaum angezeigt (Hirnödem, schlechter klinischer Zustand etc.).

- Das CT gibt Auskunft über das eventuelle Vorliegen einer akuten Liquorzirkulationsstörung, sei es durch eine blutungsbedingte Rückresorptionsstörung oder durch einen supratentoriellen Verschlusshydrozephalus aufgrund von frischem Blut im Aquaeductus Sylvii.
- Das CT kann erste Hinweise auf die Lage des rupturierten Aneurysmas geben (z. B. einseitig betonter Blutnachweis in der Fissura Sylvii als Hinweis auf ipsilaterales Aneurysma der A. cerebri media oder vermehrt infratentorielles Blut als Hinweis auf ein vertebrobasiläres Aneurysma).
- Im CT mit Kontrastmittel gelingt gelegentlich die direkte Darstellung des Aneurysmasackes, insbesondere von solchen mit großen Durchmessern. Eine Weiterentwicklung hiervon ist die zerebrale CT-Angiographie (CTA, s. unten).

Lumbalpunktion (LP). Vor den 1970er-Jahren, als CTs noch nicht verfügbar waren, stellte die LP die einzige Möglichkeit zur sicheren Diagnose einer akuten SAB dar. Heute kommt der LP dann eine wichtige Rolle zu, falls im CT kein frisches Blut nachweisbar ist. Folgende Ursache für eine Diskrepanz zwischen klinischem SAB-Verdacht und negativem CT sind möglich:
- zu geringe Blutmenge
- zu langes Zeitintervall zur Akutblutung (isodense Phase etwa nach 1 Woche)
- spinale Ursache der SAB
Durch die Lumbalpunktion wird Liquor cerebrospinalis gewonnen, der auf die Zeichen einer abgelaufenen SAB untersucht wird. Hierbei zählt nicht der Befund von frischem Blut im Liquor (häufig artifiziell bedingt durch das Anstechen einer spina-

len Vene), sondern der **Nachweis von Blut-abbauprodukten**, die bereits wenige Stunden nach der Blutung nachweisbar sind. Am einfachsten ist der Nachweis von Bilirubin durch die Inspektion des Liquors, der dann eine typische gelbe Farbe (xanthochrom) hat. Bei erheblichen frischen Blutbeimengungen im Punktat ist die Beurteilung manchmal schwierig. In diesen Fällen sollte das Punktat zentrifugiert und der Überstand beurteilt werden. Bilirubin ist meist für mehrere Tage im Liquor nachweisbar. Noch einige Wochen nach einer SAB finden sich im Liquor Makrophagen mit Eiseneinschlüssen (siderofere Makrophagen).

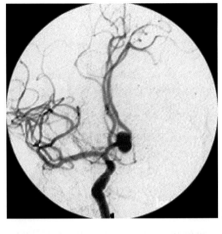

Abb. 6.3-3. Digitale Subtraktionsangiographie (a.p. Projektion) der rechten A. carotis interna mit Darstellung eines Aneurysmas der A. communicans anterior.

Abb. 6.3-4. CT-Angiographie (links) und MR-Angiographie (rechts) eines Aneurysmas der A. communicans anterior.

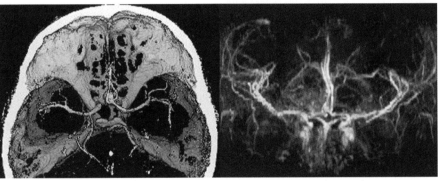

Die Lumbalpunktion bei der frischen Subarachnoidalblutung (SAB) kann beim Vorliegen eines Verschlusshydrozephalus (bei intraventrikulärem Blut) den klinisch neurologischen Zustand eines Patienten verschlechtern (Einklemmungsgefahr). Deshalb: Bei Verdacht auf SAB immer zuerst ein CT anfertigen!

Kernspintomographie (MRT). Die Kernspintomographie spielt derzeit kaum eine Rolle in der Diagnostik der akuten SAB.

Diagnostik intrakranieller Aneurysmata

Der Goldstandard der Diagnostik intrakranieller Aneurysmata ist die **arterielle Panangiographie** (Vier-Gefäß-Angiographie) der Hirngefäße, eingeführt von Egas Moniz in den 1920er-Jahren. Die erste angiographische Darstellung eines intrakraniellen Aneurysma gelang Egas Moniz und Almeida Lima im Jahre 1932 (Ljunggren et al. 1993).

Nach dem computertomographischen Nachweis einer akuten SAB sollte umgehend eine zerebrale Katheterangiographie durchgeführt werden, sofern es der klinische Zustand des Patienten zulässt und aus dem Angiographiebefund eine unmittelbare therapeutische Konsequenz gezogen wird. Bei klinisch sehr schlechtem Zustand des Patienten kann die Durchführung der Angiographie aufgeschoben werden.

Da bei ca. 20–30 % der Patienten mit SAB angiographisch multiple Aneurysmata nachgewiesen werden und nur im Ausnahmefall die Lage des gebluteten Aneurysmas aufgrund des CT-Befundes sicher zugeordnet werden kann, sollten in der Regel immer alle hirnversorgende Gefäße dargestellt werden (Panangiographie). Im Einzelfall, z. B. beim älteren Menschen mit eindeutig supratentoriellem Maximum der SAB, kann auf die Darstellung einer A. vertebralis verzichtet werden, wenn über die andere A. vertebralis die Abbildung der A. basilaris gelingt.

Angiographisch erfahrene Neuroradiologen und in der Aneurysmachirurgie erfahrene Neurochirurgen sollten die kompletten Angiographiebilder eines Patienten nach SAB immer gemeinsam beurteilen. Hierzu sollten beide Aa. carotides internae (selektiv) und beide Aa. vertebrales a.p. und im seitlichen Strahlengang sowie in zwei horizontalen Schrägachsen abgebildet sein. Am günstigsten erfolgt die gemeinsame Besprechung der Bilder direkt am Angiographietisch, da dort (bei liegender Schleuse) ggf. noch weitere (etwa vertikal gekippte) Schrägaufnahmen angefertigt werden können.

Trotz technisch einwandfrei durchgeführter Panangiographie und guter Darstellung aller Hirngefäße (ohne Vasospasmus oder Gefäßabbruch) in mehreren Achsen ist bei ca. 15–20 % aller Patienten mit SAB die Erstangiographie ohne Aneurysmanachweis. In diesen Fällen sollte nach ca. 2 bis 3 Wochen und bei weiter unauffälligem Befund nach ca. 6 Wochen jeweils eine Kontrollangiographie erfolgen. Die Erfordernis von Dreifachangiographien als grundsätzliche Empfehlung wird nicht von allen Neuromedizinern akzeptiert.

Bei einem Großteil der Patienten mit akuter SAB und **negativem Angiographiebefund** fand sich im zuvor angefertigten Notfall-CT lediglich eine umschriebene Blutansammlung in der Nähe der Basilariskopfes (umschriebene perimesenzephale SAB), meist fast ausschließlich in der Cisterna interpeduncularis. Sind die Angiographiebilder in diesen Fällen vollständig und von guter Qualität, ist die Notwendigkeit einer Kontrollangiographie umstritten (McMahon et al. 1999).

Auch die seltenen angeborenen **spinalen Gefäßanomalien** können eine SAB auslösen. Bei negativem Angiographiebefund sollte daher im Zweifelsfall zum Ausschluss einer spinalen Gefäßmalformation eine Kernspintomographie des Spinalkanals durchgeführt werden. Dies gilt insbesondere bei jüngeren Patienten (die klinische Erstmanifestation bei Patienten über 40 Jahren ist selten) mit akutem Schmerzbeginn im Bereich der Wirbelsäule (Nacken).

Die **digitale Subtraktionsangiographie** (DSA) in mehreren Ebenen ist der derzeitige technische Standard (Abb. 6.3-3). Eine Weiterentwicklung sind 3-D-angiographische Bildstudien, die bereits in einigen neuroradiologischen Zentren im Routineprogramm angefertigt werden können.

Eine zunehmende Bedeutung kommt sicherlich zukünftig der nichtinvasiven **MR-Angiographie** (MRA) und der zerebralen **CT-Angiographie** (CTA) zu (Abb. 6.3-4). Insbesondere letztere Methode hat durch ihre gute Auflösung einen hohen Qualitätsstandard erreicht. In einigen neurochirurgischen Kliniken wird derzeit versuchsweise, bei positivem CTA-Befund, auf die zusätzliche konventionelle arterielle Panangiographie verzichtet. Darüber hinaus kann die CTA mit 3-D-Rekonstruktionen oftmals zusätzliche Hinweise auf die Beziehung zwischen Aneurysmasack und den zu- und abführenden Gefäßen liefern, insbesondere bei großen Aneurysmata.

Grundzüge der Therapie rupturierter intrakranieller Aneurysmata

Bei der Behandlung des rupturierten Hirnarterienaneurysmas ist zu unterscheiden zwischen der Therapie des Aneurysmas selbst und der Therapie der Folgen der Subarachnoidalblutung. Letztere bezieht sich in erster Linie auf die Behandlung der posthämorrhagischen Liquorzirkulationsstörung und des intrakraniellen Vasospasmus. Wesentliche Aspekte finden

sich in dem Standardwerk von Yaşargil (1984–1988).

Aneurysmatherapie

Die akute Nachblutung aus einem rupturierten Aneurysma (Letalität 60–90 %) ist die Ursache für die hohe Gesamtletalität der SAB innerhalb der ersten Tage nach dem primären Blutungsereignis (s. Abb. 6.3-1). Primäres Ziel der Behandlung des rupturierten Hirnarterienaneurysmas muss deshalb dessen möglichst schnelle Ausschaltung sein. Die grundsätzliche Spätoperation eines Aneurysmas in der 3. Woche nach der Blutung, nach dem Abklingen der Blutungsfolgen, ist heute allenfalls von historischem Interesse. Zur Systematik der Datenlage zur Frühoperation siehe Whitefield und Kirkpatrick (2001).

Bis zu den Veröffentlichungen der internationalen kooperativen Studie zum Timing der Aneurysmachirurgie (Haley et al. 1992; Kassell et al. 1990a, b) war der „richtige" Zeitpunkt zur operativen Versorgung eines rupturierten Aneurysmas strittig. Für die sog. **Spätoperation** (> 10 Tage nach SAB) spricht, dass die akuten Blutungsfolgen (z. B. Ödem) dann abgeklungen sind und dadurch das Gehirn weniger verletzlich ist, was für den individuellen Patient ein besseres Ergebnis möglich macht. Andererseits erleiden viele Patienten in der Wartezeit eine Nachblutung, was zu einer Verschlechterung des Gesamt-Outcomes führt.

Zeigten die ersten Ergebnisse der internationalen Studie (Kassell et al. 1990a, 1990b) im Ergebnis nach 6 Monaten keinen Unterschied zwischen Früh- (0 bis 3 Tage nach SAB) und Spätoperation (11 bis 14 Tage nach SAB), so ließ sich doch in der großen Untergruppe für Nordamerika (Haley et al. 1992) eine hoch signifikante Differenz zugunsten der Frühoperation nachweisen. Ein weiteres Studiendetail wies nach, dass die schlechtesten Operationsergebnisse zwischen dem 7. und 10. Tag nach SAB erzielt wurden (s. Abschnitt „Vasospasmus").

Die **Frühoperation** ist insbesondere für die große Zahl der Patienten ohne neurologisches Defizit nach SAB angezeigt. Für Patienten, die infolge eines Hirnödems komatös sind, erscheint auch heute noch

eine Frühoperation nicht indiziert. In diesen Fällen ist nach Möglichkeit eine endovaskuläre Therapie (s. unten) anzustreben. Ähnliches gilt auch für jene Patienten, die erst mehrere Tage nach der SAB, dann oftmals mit einem schweren Vasospasmus, in die Klinik eingeliefert werden.

Zur Therapie eines Aneurysmas bieten sich heute grundsätzlich zwei konkurrierende, teilweise sich aber auch ergänzende Behandlungsmethoden an. Zu unterscheiden sind der operative mikrochirurgische Verschluss des Aneurysmahalses mit einem Clip (**Clipping**) und die interventionelle endovaskuläre Embolisation des Aneurysmasackes mittels Platinspiralen (**Coiling**) (s. Kap. 4.6).

Weitere Methoden zur Behandlung von Aneurysmata sind das operative „Wrapping" (Umhüllung) und das „Trapping". Letzteres kann sowohl operativ als auch endovaskulär erfolgen.

> Da nach Subarachnoidalblutung angiographisch oft multiple Aneurysmata gefunden werden und computertomographisch (wegen der diffusen Blutverteilung) häufig das rupturierte Aneurysma nicht sicher bestimmt werden kann, sollte therapeutisch immer die Ausschaltung aller Missbildungen angestrebt werden.

Dies kann im Idealfall während eines Eingriffes, sogar oftmals operativ über einen Zugang erfolgen. Häufig sind aber auch mehrere Eingriffe, verschiedene Zugänge oder die Kombination von Operation und endovaskulärer Therapie notwendig.

Clipping

Ziel des Clippings ist der vollständige **Verschluss des Aneurysmahalses** und damit die definitive Trennung des Aneurysmasackes vom Blutstrom, unter Erhaltung bzw. Rekonstruktion des Aneurysmaträgergefäßes. Bei nicht optimalem Sitz des Aneurysma-Clips kommt es entweder zu einer Stenosierung des Trägergefäßes, oder es verbleibt ein Aneurysmarest, aus dem sich im weiteren Verlauf ein neues Aneurysma entwickeln kann. Im Zweifelsfall sollte eine postoperative Kontrollangiographie erfolgen. Die Indikation hierzu sollte großzügig gestellt werden.

Seit dem ersten Clipping eines intrakraniellen Aneurysmas durch Walter Dandy 1937 sind zahlreiche Aneurysma-Clips verschiedenster Konstruktionen, Formen, Größen und Winkel entwickelt worden. Diese Entwicklung und die allgemeine Verbesserung der Operationstechniken – hier sei insbesondere die Einführung des Operationsmikroskopes erwähnt – ermöglichen es heute, jedes intrakranielle Aneurysma zu erreichen und in einem Großteil der Fälle auch mittels Clip zu verschließen. Bei Aneurysmata der hinteren Zirkulation ergibt sich hierbei eine höhere operationsbedingte Morbidität. Eine ebenfalls deutlich erhöhte Morbidität findet sich beim einem blutungsbedingten Hirnödem oder Vasospasmus (s. unten).

Bei bestimmten Aneurysmalokalisationen wurden bis vor wenigen Jahren standardisierte **operative Zugänge** empfohlen. Zu erwähnen sind hier vor allem der pterionale Zugang zu ipsilateralen Aneurysmata der A. cerebri anterior, der A. cerebri media und der A. carotis interna sowie der subtemporale Zugang zu den Aneurysmata der A. basilaris (Yaşargil 1984, Bd. 1, pp 215 ff).

Gerade in den letzten beiden Jahrzehnten konnten die operativen Zugänge durch einen der beiden Autoren (A.P.), im Sinne der minimal invasiven Neurochirurgie, zunehmend bis hin zur „Schlüssellochchirurgie" verkleinert werden (van Lindert et al. 1998). Dieses verlangt aber für jeden Aneurysmapatienten eine konsequente Zugangsplanung in Abhängigkeit von der individuellen Anatomie, dargestellt im Bildmaterial. Dies gilt insbesondere dann, wenn multiple Aneurysmata vorliegen. Deren Verschluss ist natürlich grundsätzlich über verschiedene operative Zugänge durchführbar. Durch genaue Operationsplanung und -strategie ist es aber oftmals möglich, alle, auch kontralateral zur Kraniotomie gelegene Aneurysmata, über einen Zugang zu erreichen (Abb. 6.3-5) und mittels Clip zu verschließen.

Wrapping

Bei Aneurysmata, aus deren Sack wichtige Gefäße entspringen, ist ein Clip-Verschluss vielfach nicht möglich. In diesen

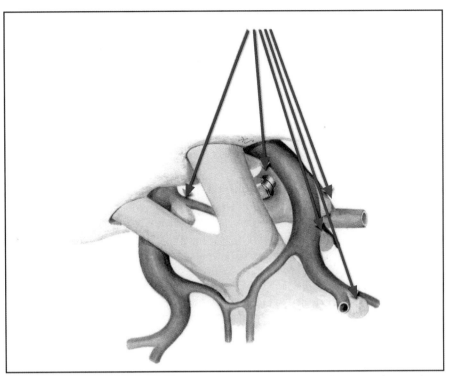

Abb. 6.3-5. Perspektivische Darstellung der Sicht des Operateurs auf den Circulus arteriosus cerebri über eine rechtsseitige supraorbitale Kraniotomie. Zwischen der ipsilateral zum Zugang gelegenen A. carotis interna rechts und dem N. opticus sind zum Teil die kontralateralen Gefäße der hinteren Zirkulation sichtbar. Die eingetragenen Pfeile kennzeichnen die Blick- bzw. Arbeitsrichtungen zu den verschiedenen Aneurysmata.
Darstellung der Clip-Abfolge bei einer jungen Frau mit akuter SAB (selbe Patientin wie in Abb. 6.3-2 Mitte und rechts). Die Panangiographie ergab als mögliche Ursache für die Blutung fünf verschiedene Aneurysmata. Die Patientin wurde von einem (A.P.) der beiden Autoren operiert. Die von ihm gewählte Clip-Reihenfolge ergab sich nur aus der Lage der Aneurysmata, unabhängig davon, welches nun geblutet hatte (A. cerebelli superior links).
Der Verschluss der fünf verschiedenen Aneurysmata erfolgte über eine einzige supraorbitale Kraniotomie rechts. Das kontralateral zum Zugang tief gelegene Aneurysma der A. cerebelli superior links ist im Bild bereits mit einem Clip verschlossen. Als nächstes folgte das Aneurysma der kontralateralen A. communicans posterior. Erst danach dann Clipping der relativ oberflächlich gelegenen Aneurysmata der A. carotis interna (A. choroidea anterior, A. communicans posterior) und der A. cerebri media der Zugangsseite. Durch die gewählte Reihenfolge ergab sich keine Behinderung der Clip-Applikation durch bereits gesetzte Clips.

Fällen wird der Aneurysmasack mit Gewebe umhüllt. Das Wrapping eines Aneurysmas kann erfolgen mit autologem Gewebe (Muskel, Faszie) oder mit nichtresorbierbarem Fremdgewebe wie Gaze, Leinen, Kunststoff etc. Infolge des umhüllenden Fremdmaterials kommt es zur bindegewebigen Wandverstärkung des Aneurysmas.

Durch Wrapping wird ein Aneurysma nicht definitiv ausgeschaltet. Eine Größenzunahme im Verlauf ist möglich. Der protektive Effekt des Wrappings zur Vermeidung einer Aneurysmaruptur ist deshalb umstritten (Cossu et al. 1993; David et al. 1999).

Trapping

Beim Trapping eines Aneurysmas (meist fusiforme Riesenaneurysmata) wird das Trägergefäß unmittelbar proximal und distal der Missbildung entweder operativ mit Clips oder endovaskulär mit absetzbaren Ballons verschlossen. Der **Gefäßverschluss** setzt eine ausreichende Kollateralversorgung des abhängigen Hirngewebes voraus (gegebenenfalls müssen extraintrakranielle Bypässe angelegt werden) und ist deshalb mit deutlichen Risiken verbunden. Zur Minimierung des Risikos sind oft umfangreiche präoperative Hirndurchblutungs- und Funktionstests notwendig.

Als einfache, aber sehr aussagekräftige Methode bietet sich der zunächst nur temporäre Ballonverschluss (wenn klinisch vertretbar etwa für 1 h) der betroffenen Arterie unter klinischer Kontrolle des Patienten an. Ergänzend können vor und während der Ballontestokklusion transkranielle Doppler-Untersuchungen der Hirnarterien oder Hirndurchblutungsmessungen ohne und mit Belastungstests (z. B. mit Acetazolamid = Diamox®) durchgeführt werden. Durch die selektive Injektion eines kurz wirksamen Barbiturates in das Aneurysmaträgergefäß (modifizierter Wada-Test von 1960) können weitere Informationen über die Funktionen des betroffenen Hirnareals gesammelt werden.

Coiling

Zu diesem Thema siehe auch Kapitel 4.6.

Anfang der 1990er-Jahre erfolgten die ersten Coil-Embolisationen beim Menschen mit elektrolytisch ablösbaren Coils durch Guido Guglielmi (Guglielmi et al. 1991). Hierbei wird der Aneurysmasack mittels Platinspiralen endovaskulär nach radiologischen Kriterien komplett ausgefüllt.

Die Möglichkeit des Coilings ist abhängig von der **Aneurysmageometrie**. Die Weite des Aneurysmahalses muss in einem definierten Verhältnis zur Aneurysmasackgröße stehen. Die Coil-Embolisation ist deshalb nicht bei jedem Aneurysma möglich.

Der Aneurysmaverschluss erfolgt akut durch eine Coil-induzierte Thrombose im Aneurysmasack. Wie tierexperimentell und vereinzelt beim Menschen gezeigt werden konnte, kommt es dann im Verlauf zur partiellen Rekanalisation der Aneurysmata. Eine Fremdkörperreaktion auf die Platin-Coils führt anschließend aber zu einer deutlichen Wandverdickung, die dann möglicherweise im weiteren Verlauf vor der Ruptur schützt (Böcher-Schwarz et al. 2002). Klinische Langzeitbeobachtungen fehlen. Kontrollangiographien sind zwingend notwendig. Die erste sollte bereits noch vor der Entlassung des Patienten aus der stationären Behandlung erfolgen. Weitere Untersuchungen sind notwendig (s. Kap. 4.6). Bei radiologisch sichtbar werdender Rekanalisation ist ein Recoiling oder eine operative Versorgung notwendig.

Soll ein Aneurysma nun mittels Coiling oder Clipping therapiert werden?

Wie bereits oben erwähnt, können Aneurysmata mit beiden Therapieoptionen behandelt werden, sodass eine scheinbare Konkurrenz der Methoden besteht. In der klinschen Praxis zeigt sich jedoch eher, dass sich beide Therapien oftmals optimal ergänzen.

Wegen der Aneurysmakonfiguration ist Coiling nicht in jedem Fall möglich. Aneurysmata mit einem weiten Hals können dagegen meistens mittels Clipping verschlossen werden. Beim Coiling von Aneurysmata der hinteren Zirkulation ergibt sich, anders als beim Clipping, keine erhöhte Morbidität. Des Weiteren ist Coiling auch bei Hirnödem und unter bestimmten Bedingungen auch bei Vasospasmus möglich. In manchen komplizierten Fällen ist eine Kombination von Clipping und endovaskulärem Coiling in getrennten Sitzungen notwendig.

In jedem Einzelfall sollten die vorliegenden CT- und Angiographiebilder von Neurochirurgen und Neuroradiologen gesehen werden. Gemeinsam sollte dann für den individuellen Patienten die optimale Therapiestrategie festgelegt werden (Molyneux et al. 2002).

Behandlung der posthämorrhagischen Liquorzirkulationsstörung

Die akute Form der Liquorzirkulationsstörung nach SAB ist bereits wenige Stunden nach dem Ereignis im CT nachweisbar. Klinisch ist sie bei wachen Patienten meist mit einer langsamen Eintrübung verbunden. Im CT muss zwischen einem akuten Verschlusshydrozephalus durch Blut im Ventrikelsystem mit einer isolierten Aufweitung der drei supratentoriellen Hirnkammern und einer akuten Liquorrückresorptionsstörung (Aufweitung aller Hirnkammern) unterschieden werden. Nur Letztere kann und darf mit einer **lum-**balen Drainage behandelt werden. Im Zweifelsfalle muss immer das Vorliegen eines Verschlusshydrozephalus angenommen werden. Dieser bedarf dann einer offenen Ableitung mittels **Ventrikeldrainage.**

Patienten mit Verschlusshydrozephalus sind akut gefährdet und bedürfen der unmittelbaren Behandlung auch vor der notwendigen Angiographie. Durch die Therapie des Hydrozephalus sind dramatische Besserungen des klinischen Zustandes nach SAB möglich. Dieser Umstand muss deshalb bei der Prognosestellung unbedingt berücksichtigt werden.

Je nach Angaben benötigen zwischen 3 und 20 % aller Patienten (etwa jeder Zehnte der von den Autoren behandelte) nach SAB eine dauerhafte Liquorableitung, meist im Sinne eines ventrikuloperitonealen Shunts (VP-Shunt). Es ergibt sich hierbei ein eindeutiger Zusammenhang zwischen dem Ausmaß der im CT sichtbaren SAB und der Wahrscheinlichkeit der späteren Shunt-Pflichtigkeit. Ob durch die neurochirurgische Entfernung oder die Lyse (z. B. mit rt-PA) von Blut-Clots aus den basalen Zisternen ein günstiger Einfluss auf die Shunt-Pflichtigkeit genommen werden kann, ist unklar.

Ist es infolge einer Ventrikeleinblutung zu einem eindeutigen Verschlusshydrozephalus gekommen, ist eine endoskopische **Ventrikulozisternostomie** indiziert.

Behandlung des Vasospasmus

Bei ca. 30–70 % der Patienten mit SAB kommt es zwischen dem 3. und 14. Tag nach dem Blutungsereignis zu einer angiographisch (Goldstandard) oder Dopplersonographisch nachweisbaren spastischen Einengung von intrakraniellen Hirnarterien (Vasospasmus). Etwa die Hälfte der Patienten mit apparativ nachweisbarem Vasospasmus entwickelt dann auch klinisch ein mehr oder weniger stark ausgeprägtes, passageres oder permanentes ischämisches Defizit (symptomatischer Vasospasmus). Bei ca. 7 % aller Patienten mit SAB kommt es infolge des Vasospasmus zu ausgeprägten Hirninfarkten mit insgesamt fatalem Ausgang. Der zerebrale Vasospasmus ist deshalb die zweithäufigste Ursache für ein schlechtes Outcome nach SAB neben dem akuten Blutungsereignis selbst.

Die genaue **Ursache** für den Vasospasmus ist unklar. Es wird angenommen, dass er durch Zerfallsprodukte des Blutes im Subarachnoidalraum ausgelöst wird. Es besteht ein eindeutiger Zusammenhang zwischen der Menge des Blutes im Subarachnoidalraum und dem Ausmaß des Vasospasmus (Fisher et al. 1980). Dass durch die neurochirurgische Entfernung oder die Lyse (z. B. mit rt-PA) von Blut-Clots aus den basalen Zisternen ein günstiger Einfluss auf den Vasospasmus ausgeübt werden kann, ist wahrscheinlich.

Die medikamentöse Therapie des Vasospasmus ist in der Diskussion. Weitgehend akzeptiert wird die Behandlung des symptomatischen Vasospasmus mit hypervolämischer, hypertoner Hämodilution (**Triple-H-Therapie**). Hierbei wird mit Vasopressoren (z. B. Noradrenalin) ein mittlerer arterieller Druck von ca. 10 % über dem Normaldruck des Patienten und durch Kolloide ein zentralvenöser Druck von über 10 mm Hg sowie ein Hämatokrit von 30–35 % angestrebt.

Die Behandlung des Vasospasmus mit dem Calciumkanalblocker **Nimodipin** ist umstritten. Die Erhaltungsdosis beträgt in der Regel 30 µg/kg KG/h intravenös. Laut Hersteller sollte die Dauer der intravenöse Therapie ca. 10 bis 14 Tage nach SAB betragen. Im Anschluss sollte eine orale Weiterbehandlung für ca. 1 Woche mit 6 × 60 mg Nimodipin erfolgen (nicht mörserbar).

Die Dauer der intravenösen Behandlung mit Nimodipin in den Kliniken der Autoren richtet sich individuell nach dem klinischen und dem transkraniellen Doppler-Befund und kann daher 2 Wochen unter- oder überschreiten.

Da die Wirksamkeit von Nimodipin in einer großen Studie (Pickard et al. 1989) nur für die orale Applikation nachgewiesen wurde, wird dieses Medikament in einigen Kliniken nur in dieser Form verabreicht. Andere Kliniken verzichten (oft nach jahrelangen Erfahrungen mit Nimodipin) zwischenzeitlich auf dessen Anwendung, weil das Medikament teuer und umstritten bezüglich seiner Wirkung und Wirksamkeit ist (Rinkel et al. 2002). Nach Meinung der Autoren ist aber durchaus ein positiver Effekt vorhanden, sodass

Nimodipine derzeit in den Kliniken der Autoren noch weiter verwendet wird.

Bei schwerem Vasospasmus kommt, falls nur wenige Gefäßabschnitte betroffen sind, die **endovaskuläre Angioplastie** zur Anwendung. Hierbei werden die betroffenen arteriellen Segmente mit einem Ballon mechanisch wieder erweitert. Diese nicht wenig risikoreiche Behandlung (Gefäßruptur!), bleibt derzeit noch Ausnahmefällen vorbehalte. Alternativ oder ergänzend zur mechanischen Erweiterung können selektiv auch **vasodilative Substanzen** wie Papaverin selektiv endovaskulär appliziert werden.

Inzidentelle Aneurysmata

Als Folge der steigenden Frequenz kranieller kernspintomographischer Untersuchungen kommt es in den letzten beiden Jahrzehnten zunehmend zum Nachweis inzidenteller intrakranieller Aneurysmata.

Die genaue Prävalenz intrakranieller Aneurysmata ist unklar. Die Literaturangaben aus Obduktionsstudien reichen von 0,2–9 % der Verstorbenen (Winn et al. 2002). In einer kürzlich publizierten retrograden Analyse von 4.568 Angiogrammen konnte die Gruppe um Winn (2002) eine Prävalenz von 0,65 % feststellen.

Eine Prävalenz zwischen 0,2 und 9 % entspräche einer Anzahl von 2.000 bis 90.000 Aneurysmaträger unter 1 Million Einwohnern. Diese Daten bedürfen der Validierung, insbesondere im Hinblick auf eine überregional vergleichsweise stabile, empirische Inzidenz der spontanen SAB von ca. 100 Fällen pro 1 Million Einwohner pro Jahr in Mitteleuropa.

Zusammenfassung und Ausblick

Beträgt die Letalität der unbehandelten SAB innerhalb der ersten 2 Jahre ca. 75 % (s. Abb. 6.3-1), so kann diese durch die moderne Medizin auf ca. 40–50 % mit letalem Ergebnis reduziert werden. Der größte Teil dieser Patienten verstirbt oder

erleidet das schwere neurologische Defizit vor dem Eintreffen im Krankenhaus.

Die optimale Behandlung des Hirnarterienaneurysmas muss deshalb vor dem Zeitpunkt der Ruptur einsetzen, d. h. bei der Therapie des als Zufallsbefund nachgewiesenen Aneurysmas. Bedingt durch die zweifellos vorhandenen Behandlungsrisiken, wird die Therapienotwendigkeit aber gerade dieser Aneurysmata im neurologischen Kollegenkreis oftmals bestritten. Ziel der zukünftiger Entwicklungen, sei es operativ oder endovaskulär, muss es deshalb sein, die behandlungsbedingte Morbidität von nicht rupturierten Aneurysmata soweit zu senken, dass diese deutlich geringer ist als die des natürlichen Verlaufes der Erkrankung. In diesem Sinne spielen die sog. minimal invasiven Techniken (Schlüssellochchirurgie, Neuroendoskopie, endovaskuläre Methoden) eine zunehmende Rolle.

Literatur

Anonymus (1998) Unruptured intracranial aneurysms – risk of rupture and risks of surgical intervention. N Engl J Med 339: 1725–33 (Erratum: Vol. 340: 744; Comments: Vol. 339: 1774–5; Vol. 340: 1439–2; Vol. 342: 1454–6)

Bloom W, Fawcett DW (1975) A Textbook of Histology. 10th ed. Philadelphia, London, Toronto: Saunders; 403–6.

Böcher-Schwarz HG, Ringel K, Bohl J et al. (2002) Histological findings in coil-packed experimental aneurysms 3 months after embolization. Neurosurgery 50: 379–85.

Bucher O (1977) Cytologie, Histologie und mikroskopische Anatomie des Menschen. 9. Aufl. Bern: Huber; 234.

Cossu M, Pau A, Turtas S et al. (1993) Subsequent bleeding from ruptured intracranial aneurysms treated by wrapping or coating: A review of the long-term results in 47 cases. Neurosurgery 32: 344–7.

David CA, Vishteh AG, Spetzler RF et al. (1999) Late angiographic follow-up review of surgically treated aneurysms. J Neurosurg 91: 396–401.

Fisher CM, Kistler JP, Davis JM (1980) Relation of cerebral vasospasm to subarachnoid hemorrhage visualized by CT scanning. Neurosurgery 6: 1–9.

Guglielmi G, Viñuela F, Dijon J et al. (1991) Electrothrombosis of saccular aneurysms via endovascular approach. Part 2: Preliminary clinical experience. J Neurosurg 75: 8–14.

Haley EC Jr, Kassell NF, Torner JC et al. (1992) The international cooperative study on the timing of aneurysm surgery. The North American experience. Stroke 23: 205–14.

Hofer A, Hermans M, Kubassek et al. (2003) Elastin polymorphism haplotype and intracranial aneurysms are not associated in Central Europe. Stroke 34: 1207–11.

Hunt WE, Hess RM (1968) Surgical risk as related to time of intervention in the repair of intracranial aneurysm. J Neurosurg 28: 14–20.

Hunt WE, Kassell N, Pertuiset B et al. (1988) Report of the World Federation of Neurological Surgeons Committee on a universal subarachnoid haemorrhage grading scale. J Neurosurg 68: 985–6.

Kassell NF, Torner JC, Haley EC Jr et al. (1990a) The international cooperative study on the timing of aneurysm surgery. Part 1: Overall management results. J Neurosurg 73: 18–36.

Kassell NF, Torner JC, Jane JA et al. (1990b) The international cooperative study on the timing of aneurysm surgery. Part 2: Surgical results. J Neurosurg 73: 37–47.

Lindert E van, Perneczky A, Fries G et al. (1998) The supraorbital keyhole approach to supratentorial aneurysms: concept and technique. Surg Neurol 49: 481–9.

Ljunggren B, Sharma S, Buchfelder M (1993) Intracranial aneurysms. Neurosurgery Quarterly 3: 120–52.

McMahon J, Dorsch N (1999) Subarachnoid haemorrhage of unknown aetiology: what next? Crit Rev Neurosurg 9: 147–55.

Molyneux A, Kerr R, Stratton I et al. (2002) International Subarachnoidal Aneurysm Trial (ISAT) of neurosurgical clipping versus endovascular coiling in 2143 patients with ruptured intracranial aneurysms: a randomised trial. Lancet 360: 1267–74.

Onda H, Kasuya H, Yoneyama T et al. (2001) Genomewide-linkage and haplotype-association studies map intracranial aneurysm to chromososme 7q11. Am J Hum Genet 69: 804–19.

Pickard JD, Murray GD, Illingworth R et al. (1989) Effect of oral nimodipine on cerebral infarction and outcome after subarachnoid haemorrhage: British aneurysm nimodipine trial. BMJ 298: 636–42.

Raabe A, Seifert V, Schmiedek P et al. (2002) Empfehlungen zum Management nichtrupturierter intrakranieller Aneurysmen. Zentralbl Neurochir 63: 70–6.

Rinkel GJ, Djibuti M, Algra A et al. (1998) Prevalence and risk of rupture of intracranial aneurysms: a systematic review. Stroke 29: 251–6.

Rinkel GJ, Feigin VL, Algra A et al. (2002) Calcium antagonists for aneurysmal subarachnoidal hemorrhage. Cochrane Database Syst Rev: CD 000277.

Tsutsumi K, Ueki K, Morita A et al. (2001) Risk of aneurysm recurrence in patients with clipped cerebral aneurysms: results of long-term follow-up angiography. Stroke 32: 1191–4.

Wada J, Rasmussen T (1960) Intracranial injection of amytal for the lateralization of cerebral speech dominance. J Neurosurg 17: 266–82.

Weir B, Amidei C, Kongable G et al. (2003) The aspect ratio (dome/neck) of ruptured and unruptured aneurysms. J Neurosurg 99: 447–51.

Whitfield PC, Kirkpatrick PJ (2001) Timing of surgery for aneurysmal subarachnoidal hemorrhage. Cochrane Database Syst Rev: CD 001697.

Winn HR, Jane JA Sr, Taylor J et al. (2002) Prevalence of asymptomatic incidental aneurysms: review of 4568 arteriograms. J Neurosurg 96: 43–9.

Yaşargil MG (1984–1988) Microneurosurgery, Vol 1–3b. Stuttgart: Thieme.

6.4 Hypothermie und extrakorporale Zirkulation bei Operationen hirnarterieller Aneurysmata

Alexander Brawanski

Inhalt

Einleitung

Ziel der Behandlung von intrakraniellen Aneurysmata ist es, die Aneurysmata als Blutungsquellen unter Erhalt des tragenden Gefäßes auszuschalten und bei einem großen Aneurysma oder raumfordernden ICBs darüber hinaus die Raumforderung zu beseitigen (s. Kap. 4.6, 6.3). Um ein Aneurysma erfolgreich operieren zu können, sind gewisse technische Vorausset-

zungen nötig. Der wichtigste Gesichtspunkt ist, dass der Operateur den Hals des Aneurysmas eindeutig beurteilen können muss, um das Aneurysma sicher und vollständig zu clippen, ohne dabei in der Nähe liegende Gefäße mit auszuschalten oder das aneurysmatragende Gefäß zu obliterieren.

Bei der Operation sind gewisse anatomische und physiologische Vorgaben zu berücksichtigen. So findet die Präparation in oft nur wenige Millimeter weiten Räumen statt, sodass nur eine eingeschränkte Übersicht besteht. Dabei müssen die umgebenden Hirnstrukturen respektiert werden und können nicht, um Platz zu gewinnen, einfach reseziert werden. Alle Gefäße, die in der Nähe des Aneurysmas liegen, werden erhalten (Endstromgebiete!). Schließlich ist die Ischämietoleranz des Gehirns mit großer individueller Variabilität und in Abhängigkeit vom jeweiligen Gefäßgebiet begrenzt.

Es können Situationen absehbar sein, bei denen die intraoperative Übersicht durch passageres Clipping der zuführenden Gefäße allein nicht erreicht werden kann oder die normale Ischämietoleranz des Gehirns lediglich ein passageres Clipping erlaubt, das für die definitive Versorgung des Aneurysmas zu kurz ist. Letzteres ist insbesondere für große und Riesenaneurysmata zu erwarten. Einerseits fehlt hier durch die Größe des Aneurysmadomes die Übersicht, andererseits liegen oft komplizierte Verhältnisse im Halsbreich vor, oder es existiert eine partielle Thrombosierung, die ein passageres Clipping oder die Eröffnung des Aneurysmadomes nötig machen. Aus diesem Grund hat man schon relativ früh nach Wegen gesucht, um die operativen Möglichkeiten zur Versorgung von intrakraniellen Aneurysmata zu erweitern. Eine Möglichkeit ist der Einsatz der tiefen Hypothermie (TH) und der extrakorporalen Zirkulation (EKZ). Durch die tiefe Hypothermie wird die

Ischämietoleranz des Gehirns verlängert. Außerdem kann man durch den Einsatz der EKZ die Kreislaufsituation kontrollieren und hat die Möglichkeit, in vollständiger Blutleere zu operieren.

Definitionen:
- großes Aneurysma: Durchmesser 15–25 mm
- Riesenaneurysma: Durchmesser über 25 mm
- tiefe Hypothermie: Abkühlen der Körperkerntemparatur auf 18–20 °C (milde Hypothermie: 32–33 °C)
- extrakorporale Zirkulation: Übernahme der Kreislauffunktion und der Oxygenierung des Blutes durch eine Herz-Lungen-Maschine unter Sistieren der Herzaktion.

Klassifikationen:
- Aneurysma: ICD-10: I 67.1
- Subarachnoidalblutung: ICD-10: I 60.9
- Aneurysma-Clipping: OPS-301: 5–025

Historischer Überblick

Bereits in den 1960er-Jahren begannen Uihlein und Mitarbeiter (1966) an der Mayo-Klinik, die TH und EKZ zur Versorgung von intrakraniellen Aneurysmata einzusetzen. Anfangs wurde hierbei neben einer Kraniotomie eine Thorakotomie zur Kanülierung der großen Herzgefäße für das Anlegen der extrakorporalen Zirkulation vorgenommen („Zweihöhleneingriff"). Durch grundlegende Arbeiten von Patterson und Ray (z. B. 1962) wurde der femoro-femorale Bypass entwickelt und klinisch eingesetzt, sodass sich die Thorakotomie erübrigte.

Die Ergebnisse der Aneurysmaversorgung selbst waren unter diesen Bedingungen zwar nicht schlecht, die technischen Probleme der TH und EKZ bezüglich der Kontrolle der Gerinnung und des venösen Rückflusses bei femoro-femoraler Kanülierung waren damals aber so gravierend, dass man Ende der 1960er-Jahre die EKZ bei Aneurysmaoperationen nicht mehr einsetzte und andere Techniken zur Verbesserung der Aneurysmachirurgie entwickelt wurden (mikrochirurgische Operationstechniken, Einführung abschwellender Maßnahmen, passageres Clipping, systemische Hypotension etc.).

In den folgenden Jahren wurde die Technik der TH und EKZ insbesondere durch die Herz-Thorax-Gefäß-Chirurgie weiterentwickelt, sodass die EKZ besser gesteuert werden konnte und die Gerinnungsvorgänge unter hypothermen Bedingungen besser verstanden wurden. Anfang der 1980er-Jahre veröffentlichte die Gruppe um Baumgartner (1983) eine Serie von Aneurysmaoperationen in EKZ, die respektable klinische Ergebnisse zeigte, sodass dieses Verfahren sich an mehreren Zentren zunehmend etablierte. Es liegen nun größere Serien der Arbeitsgruppen von Spetzler (1988), Ausman (1993), Solomon (1991) und Aebert (1998) mit guten Erfolgen vor, sodass dieses Verfahren als Möglichkeit zur Versorgung von intrakraniellen Aneurysmata einen festen Platz hat.

Physiologische Grundlagen der Hypothermie

Nach einer retrospektiven Arbeit von Samson und Mitarbeitern (1994) scheint der sichere Bereich für ein passageres Clipping von Hirngefäßen unter konventionellen intraoperativen Bedingungen mit Schutz durch Etomidate unter 14 min zu liegen, wobei aber interindividuelle Unterschiede bestehen. Auch der Einsatz von Barbituraten, Vitamin E, Mannitol oder Calciumkanalblockern bringt keine Verlängerung dieser Zeitspanne. Außerdem zeigen verschiedene Gefäßabschnitte unterschiedliche Ischämietoleranzen.

Ziel der tiefen Hypothermie ist es, den Stoffwechsel des Körpers, vor allem des Zielorganes Gehirn, soweit zu senken, dass die Ischämietoleranz verlängert wird. Dies wird bewirkt durch eine **Senkung des Sauerstoffverbrauches** ($CMRO_2$). Im Vergleich zu normaler Körpertemperatur und normalen Stoffwechselbedingungen beträgt der Sauerstoffverbrauch bei einer Körperkerntemperatur von 30 °C nur noch etwa 50 %, bei 25 °C liegt er bei 25 %, bei 20 °C bei etwa 15 %. Bei einer Kerntemperatur von 18–20 °C beträgt die Ischämietoleranz des Gehirns 50–60 min.

Da bei Körperkerntemperaturen von unter 28–30 °C das Herz nicht mehr schlägt, ist der Einsatz einer **Herz-Lungen-Maschine** notwendig. Sie übernimmt die Funktion des Herzens und der Lunge, indem sie den Kreislauf aufrechterhält und das Blut oxygeniert. Gleichzeitig ergibt sich der Vorteil, dass man vollständige Kontrolle über den Kreislauf hat: Der Blutfluss kann gedrosselt oder sogar für maximal 50–60 min vollständig abgestellt werden, sodass das Aneurysma in vollständiger Blutleere versorgt werden kann.

Ablauf der tiefen Hypothermie und der extrakorporalen Zirkulation

Voruntersuchungen des Patienten

Wir sehen als wesentliche Voraussetzungen an, dass der Patient herzgesund ist und insbesondere keine Koronarerkrankung vorliegt, die Probleme für das Herz während der hypothermen Phase oder Schwierigkeiten beim Aufwärmen verursachen könnte. Außerdem dürfen keine Herzklappeninsuffizienzen vorliegen, speziell der Aortenklappe, um eine Überdehnung des Herzens während der extrakorporalen Zirkulation zu vermeiden. Erkrankungen der Leber und der Lunge, Gerinnungsstörungen und Kälteagglutinine müssen ausgeschlossen werden.

Vorgehen

Nach Einleitung der Anästhesie mit Fentanyl, Etomidat und Pancuronium wird die Narkose mit Isofluran weitergeführt. EKG-, EEG- sowie Temperatursonden werden in der Blase und paratympanal im äußeren Gehörgang angebracht. Außerdem werden Elektroden für die externe Defibrillation auf dem Thorax aufgeklebt. Die hämodynamische Überwachung erfolgt über eine arterielle Kanüle in der A. radialis und einen Swan-Ganz-Katheter. Wir platzieren zur Ergänzung des zerebralen Monitorings Elektroden für somatosensibel evozierte Potenziale (SSEP) und eine Sonde zur Messung der Oxygenierung des Hirngewebes (INVOS-Sonde), in einigen Fällen auch einen Bulbus-jugularis-Katheter zur Messung der jugularvenösen Sauerstoffsättigung.

Danach wird der Patient für den intrakraniellen Zugang so gelagert, dass zusätzlich beide Leisten und der Thorax erreichbar sind. Die Leisten, der Thorax und der Kraniotomiebereich werden desinfiziert und steril abgedeckt. Die Kraniotomie wird unter sorgfältigster Blutstillung durchgeführt und das Aneurysma so weit freigelegt wie gefahrlos möglich. Während der intrakraniellen Präparation wird zusätzlich eine intrakranielle Temperatursonde etwas abseits in den Liquorraum gelegt. Zu diesem Zeitpunkt wird entschieden, ob TH und EKZ eingesetzt werden sollen. Wenn ja, werden Aprotinin und Heparin zur Aufhebung der Gerinnung gegeben. Gleichzeitig werden über eine Inzision die Leistengefäße dargestellt und die femoralen Katheter platziert. Dabei wird der venöse Katheter über die V. iliaca bis in den rechten Vorhof vorgeschoben.

Anschließend wird die EKZ mit einer voreingestellten Temperatur von 5 °C aktiviert. Zusätzlich wird Thiopental bis zum Burst-Suppression-Muster im EEG gegeben. Während der Abkühlphase wird Nitroprussidnatrium appliziert, falls der arterielle Mitteldruck über 50 mm Hg liegt. Kontinuierliche arterielle und venöse Blutgasanalysen werden durchgeführt. Bei etwa 28 °C fibrilliert das Herz. Falls die Fibrillation persistiert, wird sie mit KCl beendet. Die EEG-Aktivität erlischt bei einer Kerntemperatur ab 25 °C, die SSEP verschwinden erst bei einer Temperatur von 18–20 °C.

Ist die Zieltemperatur von 18 °C erreicht, wird die intrakranielle Operation fortgeführt und das Aneurysma versorgt. Ein totaler Kreislaufstillstand von 50–60 min ist möglich. Unter EKZ ist die Zeit nicht limitiert, da ja eine Sauerstoffversorgung auf niedrigem Niveau gegeben ist, d. h. man kann durch intermittierendes Ab- und Anstellen der EKZ die Zeit totalen Kreislaufstillstands verkürzen. Wir haben in einigen Fällen die zuführenden Gefäße dargestellt und passager geclippt, während die EKZ lief, sodass der Kreislaufstillstand nur auf ein umschriebenes Hirnareal begrenzt war. Wir versuchen prinzipiell, die Kreislaufstillstandzeit so kurz wie möglich zu halten (Abb. 6.4-1).

Als Besonderheit wird bei neurochirurgischen Eingriffen in den venösen Schenkel der EKZ eine Zentrifugalpumpe zwischengeschaltet, die einen zusätzlichen Sog ermöglicht, um das Gefäßsystem leerlaufen zu lassen und damit das Aneurysma zu entlasten. Während der hypothermen Phase beträgt der mittlere arterielle Blutdruck etwa 50 mm Hg, das maximale Herzminutenvolumen liegt bei etwa 5 l/min.

Ist das Aneurysma verschlossen, wird der Verschluss unter maximal möglicher Kreislaufbelastung getestet und dann der Patient langsam wieder aufgewärmt. Hierbei ist es wichtig, den mit der Temperatur steigenden Stoffwechselbedarf hämodynamisch auszugleichen. Sollte das Herz seinen Eigenrhythmus nicht aufnehmen oder nur fibrillieren, wird kardiovertiert. Falls dies nicht hilft, muss thorakotomiert werden, um die Herzaktion offen zu normalisieren. Liegt die Kerntemperatur bei etwa 35 °C und ist die Herzleistung ausreichend und stabil, wird die EKZ beendet, die femoralen Kanülen werden entfernt und das Heparin mit Protaminsulfat antagonisiert. Das restliche Blut in der EKZ wird gewaschen und reinfundiert. Danach werden die Wunden in der Leiste und die Kraniotomie unter sorgfältigster Blutstillung verschlossen.

Der Patient kommt zur weiteren Überwachung auf die Intensivstation und wird für eine Nacht sediert. Am nächsten Morgen wird eine kranielle CT durchgeführt; bei unauffälligen Verhältnissen wird die Sedierung langsam ausgeschlichen.

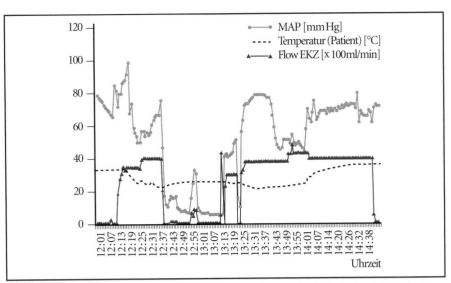

Abb. 6.4-1. Darstellung des arteriellen Flows der extrakorporalen Zirkulation (EKZ), des Blutdrucks (MAP) und der Kerntemperatur des Patienten bei Ausschaltung eines intrakraniellen Aneurysmas. Besonders sei auf die wechselnden Phasen zwischen totalem Kreislaufstillstand und laufender EKZ hingewiesen.

Nebenwirkungen der extrakorporalen Zirkulation und Operationsrisiken

Risiken der EKZ. Neben der Senkung des Stoffwechsels hat die tiefe Hypothermie Einfluss auf die Sauerstoffdissoziationskurve, den Glucosestoffwechsel und die Gerinnung. Auch können durch den Einsatz der Pumpen der EKZ die korpuskulären Bestandteile des Blutes geschädigt werden. Dies kann speziell negative Auswirkungen auf die Gerinnung (Thrombozyten!) haben. Schließlich werden vermehrt tiefe Venenthrombosen durch die femorale Kanülierung beschrieben. Diese Besonderheiten machen klar, dass eine multidisziplinäre Kooperation und ein eingespieltes Team bei solchen Eingriffen unabdingbar sind. Insgesamt liegt das kumulierte Risiko der EKZ für neurochirurgische Eingriffe weit unter 1 %.

Operative Risiken und Besonderheiten. Da die Gerinnung unter TH und EKZ durch Heparinisierung vollständig aufgehoben ist, ist es schwierig, Parenchymblutungen oder Blutungen aus der Schädelbasis zu stillen. Das muss beim operativen Vorgehen unbedingt mit berücksichtigt werden. Das Aneurysma sollte vor Einleitung der Hypothermie so weit wie möglich dargestellt werden. Weiterhin können kleine und kleinste Gefäße im vollständigen Kreislaufstillstand und bei Exsanguination des Patienten wie arachnoidale Briden aussehen. Keinesfalls dürfen diese Gefäße fehlinterpretiert und durchtrennt werden. Man muss sich deshalb den Situs in durchblutetem Zustand merken, um diese Gefäße als solche identifizieren zu können.

Bei der Eröffnung des Aneurysmas in Kreislaufstillstand ist die Inzision so anzulegen, dass das Gefäß auch nach Wiedereinsetzen der Zirkulation sicher verschlossen werden kann. Es ist weiterhin nicht immer zu erwarten, dass unter tiefer Hypothermie das Aneurysma kollabiert und man gleich die erhoffte Übersicht hat. Vielmehr kann auch hier noch ausgiebige Präparationsarbeit notwendig sein.

Schließlich ist zu berücksichtigen, dass in tiefer Hypothermie der mittlere Blutdruck etwa bei 50 mm Hg liegt: Das Aneurysma muss also, insbesondere wenn es einen sehr breiten Hals hat, mit mehreren Clips ausgeschaltet werden, um sicher zu sein, dass es bei normalen Blutdruckverhältnissen auch verschlossen bleibt. Der sichere Aneurysmaverschluss muss intraoperativ überprüft werden (Blutdruckanhebung).

Das größte postoperative Risiko ist die Nachblutung, teilweise dadurch bedingt, dass die Thrombozytenfunktion durch die Herz-Lungen-Maschine beeinträchtigt werden kann. Wir sedieren deshalb, wie oben beschrieben, den Patienten über Nacht und kontrollieren am nächsten Tag computertomographisch die intrakraniellen Verhältnisse. Außerdem wird bei allen diesen Patienten postoperativ der intrakranielle Druck kontinuierlich gemessen.

Präoperative Diagnostik und wesentliche Befunde

Die definitive Indikationsstellung zur Aneurysmaoperation setzt eine exzellente Darstellung der Gefäßverhältnisse voraus. Hierzu gehören eine detaillierte angiographische Untersuchung und eine dreidimensionale Rekonstruktion des Gefäßbaumes durch eine CT-Angiographie. Außerdem ist eine Kernspintomographie zur Darstellung umgebender Strukturen und eventueller Begleiterkrankungen erforderlich. Wesentlich bei der Beurteilung sind folgende Gesichtspunkte:

Eine eindeutige Abklärung der **Kollateralversorgung** ist notwendig, da bei ausreichender Versorgung über die kontralaterale Hemisphäre je nach Lage des Aneurysmas die tiefe Hypothermie mit Kreislaufstillstand gar nicht notwendig sein muss.

Weiterhin müssen die anatomischen Verhältnisse am **Aneurysmahals** und die Beziehung des aneurysmatragenden Gefäßes zum Aneurysmahals eindeutig geklärt werden können. Die beiden möglichen Extreme hierbei sind einerseits ein kleiner wohldefinierter Hals, der aus dem aneurysmatragenden Gefäß abgeht, andererseits ein sich ektatisch erweiterndes Gefäß, das völlig in dem Aneurysma aufgeht. Im ersteren Fall wird man sich überlegen, ob nicht schon ein kurzzeitiges passageres Clipping die Versorgung des Aneurysmas ermöglicht, wogegen im letzteren Fall die Rekonstruktion eines aneurysmatragenden Gefäßes erfolgen muss, die entsprechend lange Clipping-Zeiten mit sich bringt.

Ein weiterer wesentlicher Gesichtspunkt ist die **Wandbeschaffenheit** des Aneurysmas. Diese kann von einem dünnen, durchscheinenden Aneurysmabalg bis zu einer mit skleratheromatösen Plaques durchsetzten harten Struktur reichen, die möglicherweise auch noch teilthrombosiert ist. Es ist präoperativ wichtig zu wissen, wie sich die Aneurysmastruktur intraoperativ verhalten wird, um abzuschätzen, was durch den Einsatz der tiefen Hypothermie und der extrakorporalen Zirkulation erreicht werden kann. Ein dünnwandiges Aneurysma wird unter vollständigem Kreislaufstillstand kollabieren und dann leichter zu versorgen sein. Ein hartes verkalktes Aneurysma wird keinerlei Formänderung zeigen. Es muss vielmehr eröffnet werden, um Teile davon resezieren, einen Hals rekonstruieren und diesen dann clippen zu können, was lange dauern kann.

Ebenfalls wesentlich ist die Berücksichtigung **weiterer Gefäße**, die in unmittelbarer Nähe des Aneurysmas entspringen, und ihr Bezug zum Aneurysma. So ist es insbesondere wichtig zu wissen, ob aus dem Hals oder gar aus dem Aneurysmadom andere Gefäße abgehen, die eigens rekonstruiert werden müssten. All diese Informationen sind zur differenzierten Indikationsstellung der Versorgung in TH und EKZ essenziell.

Die Operationsindikation wird in enger Absprache und Kooperation mit dem interventionell tätigen Neuroradiologen gestellt (s. Kap. 4.6). Interventionelle Verfahren können eine Alternative zur Operation in Hypothermie und extrakorporaler Zirkulation sein. Außerdem ist an die chirurgische permanente Unterbindung von Gefäßen zu denken (**Hunterian Ligation**).

Ergebnisse aus größeren Serien

Spetzler und Mitarbeiter (1988) veröffentlichten eine Serie von sieben Patienten mit Basilaris-Riesenaneurysmata. Ein Patient verstarb, vier zeigten einen exzellenten Erholungszustand, und die restlichen zwei Patienten hatten ein gutes und mäßiges Outcome. Über spezielle schwerwiegende Komplikationen durch die EKZ und TH wird nichts berichtet. Eine Abhängigkeit der Ergebnisse vom klinischen Zustand (Hunt-Hess-Grad) vor der Operation wurde nicht gefunden.

Die Gruppe um Solomon (1991) berichtet über 14 Patienten. Neun hatten ein Riesenaneurysma im hinteren Anteil des Circulus arteriosus Willisii, fünf im vorderen Abschnitt. Alle Patienten überlebten den Eingriff, sieben mit sehr gutem Ergebnis, vier mit moderaten Einschränkungen aufgrund der Schädigung durch die Subarachnoidalblutung, und drei lebten abhängig. Fünf Patienten hatten kleinere Komplikationen wie Thrombosen und Wundinfektionen im Leistenbereich, die ebenfalls mit der EKZ in Verbindung zu bringen waren. Ansonsten wurden keine schwerwiegenden Komplikationen durch die EKZ beschrieben.

Ausman und Mitarbeiter (1993) behandelten neun Patienten, von denen sieben ein Riesenaneurysma in der hinteren Zirkulation hatten, zwei im Stromgebiet der A. cerebri media. Vier zeigten einen exzellenten Erholungszustand, zwei einen zufrieden stellenden, und drei verstarben, wobei diese negativen Verläufe nicht mit der EKZ direkt in Verbindung gebracht wurden. Ein Patient hatte eine Beinvenenthrombose.

Wir selbst haben Erfahrung mit 13 Fällen, von denen vier Aneurysmata in der hinteren Zirkulation gelegen waren. Alle Patienten haben den Eingriff überlebt, alle können sich jetzt mindestens 6 Monate nach dem Eingriff selbst versorgen und führen ein normales Leben (Aebert et al. 1998). Zwei Patienten hatten eine Nachblutung, und ein Patient eine Beinvenenthrombose.

Diese Serien zeigen, dass die Komplikationen, die alleine auf die EKZ zurückgeführt werden können, gering sind. Am häufigsten sind Thrombosen und Nachblutungen. Die restlichen Probleme sind auf die Subarachnoidalblutung und Komplexität des Aneurysmas zurückzuführen und könnten bei konventionellen Operationstechniken ebenfalls auftreten. Die Indikationsstellung bezüglich des Zeitpunktes des Eingriffs nach Subarachnoidalblutung unterscheidet sich nicht wesentlich von der bei anderen Aneurysmata. Allerdings sind aufgrund des größeren technischen Aufwandes hierbei auch logistische Gesichtspunkte zu berücksichtigen.

Indikationstellung zu tiefer Hypothermie und extrakorporaler Zirkulation

Eine standardisierte Indikationsstellung existiert zu TH und EKZ nicht. Spetzler hat eine Serie von großen und Riesenaneurysmata der hinteren Zirkulation veröffentlicht (Spezler et al. 1988). Solomon und Ausman berichten über Erfahrungen sowohl in der vorderen als auch in der hinteren Zirkulation (Ausman et al. 1993; Solomon et al. 1991). Wir haben ebenfalls eine Serie, die beide Gefäßbereiche betrifft. Andere neurochirurgische Zentren, die viel Erfahrung mit vaskulären Eingriffen haben, sind gegenüber der EKZ sehr zurückhaltend und bevorzugen vor der kompletten Ausschaltung des zuführenden Gefäßes die Anlage von Gefäßumgehungen (Bypass) (Batjer et al. 1994). Außerdem entwickeln sich interventionelle Verfahren zunehmend weiter, sodass auch hier eine Erweiterung in der Indikationsstellung für diese Verfahren zu erwarten ist.

Generell wird die Indikationsstellung zur tiefen Hypothermie und EKZ von zwei Faktoren abhängen, nämlich der Erfahrung und Einschätzung des Neurochirurgen und der des interventionellen Neuroradiologen. Beide müssen die bestehenden Alternativen erwägen. Einige spezielle Gesichtspunkte wurden oben angesprochen.

Nach heutigem Stand kann festgestellt werden, dass bei sorgfältiger Indikationsstellung und entsprechender Infrastruktur die Versorgung von intrakraniellen großen und Riesenaneurysmata in tiefer Hypothermie und unter extrakorporaler Zirkulation ein adäquates und sicheres Verfahren ist. Die interventionelle Versorgung ist in Entwicklung, Langzeitergebnisse fehlen für diese Technik, und nach bisherigen Erfahrungen sind hier oft mehrfache Eingriffe mit nicht immer sicherem Ausgang notwendig. Auch das Anlegen von Umgehungskreisläufen vor dem permanenten Gefäßverschluss birgt Risiken.

Bei der Erstellung eines Therapiekonzeptes ist jeweils das kumulative Risiko aller Maßnahmen zu berücksichtigen. Hierzu liegen aber nur bedingt Zahlen vor. Eine gute Übersicht gibt das Buch von Awad und Barrow (1995).

Oft wird auf den Aufwand und die Risiken des Hypothermieverfahrens hingewiesen. Hierzu soll in diesem Zusammenhang angemerkt werden, dass diese Methode tagtäglich routinemäßig in der Herzchirurgie bei herz- und kreislaufkranken Patienten mit schlechterer Ausgangssituation als bei den neurochirurgischen Patienten mit gutem Erfolg eingesetzt wird. Außerdem muss berücksichtigt werden, dass die Gefäßfehlbildungen, die bei den neurochirurgischen Patienten behandelt werden, Extremfälle darstellen, deren Behandlung an sich schon erhöhte Risiken mit sich bringt. Wie aus den bisherigen, wenn auch limitierten, Langzeitbeobachtungen von unbehandelten Riesenaneurysmata hervorgeht, ist deren Verlauf nicht benigne. Die Blutungsrate liegt nicht niedriger als bei kleinen Aneurysmata, und die meisten Patienten mit einem symptomatischen Riesenaneurysma versterben innerhalb einiger Jahre an dieser Erkrankung, sodass es das Ziel sein sollte, ein solches kurativ zu behandeln. Ein Weg hierzu ist der Einsatz der tiefen Hypothermie und extrakorporalen Zirkulation als Hilfsmittel bei der Versorgung dieser komplexen Fehlbildungen.

Zusammenfassung

Durch den Einsatz der tiefen Hypothermie und der extrakorporalen Zirkulation lässt sich die Ischämietoleranz des Gehirns auf 50–60 min verlängern. Diese Zeit kann genutzt werden, um komplexe oder große Aneurysmta zu versorgen. Zur technischen Durchführung ist ein multidisziplinäres Team erforderlich (Neurochirurgie, Herz-Thorax-Gefäß-Chirurgie, Anästhesie/Intensivmedizin, Neuroradiologie). Ergebnisse aus Literatur und eigener Anwendung zeigen, dass bei Erfahrung mit dieser Technik gute Operationsergebnisse resultieren und kein unvertretbar hohes Risiko zu fürchten ist. Allerdings sind die Komplikationen durch die Grunderkrankung zu berücksichtigen.

Literatur

Aebert H, Brawanski A, Philipp A et al. (1998) Deep hypothermia and circulatory arrest for surgery of complex intracranial aneurysms. Eur J Cardiothorac Surg 13: 223–9.

Ausman JI, Malik GM, Tomecek FJ et al. (1993) Hypothermic circulatory arrest and the management of giant and large cerebral aneurysms. Surg Neurol 40: 289–98.

Awad IA, Barrow DL (1995) Giant Intracranial Aneurysms. Park Ridge, Illinois: American Association of Neurological Surgeons.

Batjer HH, Kopitnik TA, Giller CA et al. (1994) Surgery for paraclinoidal carotid artery aneurysms. J Neurosurg 80: 650–8.

Baumgartner WA, Silverberg GD, Ream AK et al. (1983) Reappraisal of cardiopulmonary bypass with deep hypothermia and circulatory arrest for complex neurosurgical operations. Surgery 94: 242–9.

Brawanski A (2003, im Druck) Treatment of complicated intracranial aneuryms in deep hypothermia and cardiac arrest. Hannover: Congress in honour of Professor Samii 2002.

Drake CG, Peerless SJ, Ferguson GG (1994) Hunterian proximal arterial occlusion for giant aneurysms of the carotid circulation. J Neurosurg 81: 656–65.

Lauterbach G (Hrsg) (2002) Handbuch der Kardiotechnik. München: Urban & Fischer.

Lawton MT, Raudenz PA, Zabramski JM et al. (1998) Hypothermic circulatory arrest in neurovascular surgery: evolving indications and predictors of patient outcome. Neurosurgery 43: 10–20 (discussion: 20–1).

Patterson RH, Ray BS (1962) Profound hypothermia for intracranial surgery: laboratory and clinical experience with extracorporal circulation by peripheral cannulation. Ann Surg 156: 377–93.

Samson D, Batjer HH, Bowman G et al. (1994) A clinical study of the parameters and effects of temporary arterial occlusion in the management of intracranial aneurysms. Neurosurgery 34: 22–9.

Solomon RA, Smith CR, Raps EC et al. (1991) Deep hypothermic circulatory arrest for the management of complex anterior and posterior circulation aneurysms. Neurosurgery 29: 732–38.

Spetzler RF, Hadley MN, Rigamonti D et al. (1988) Aneurysms of the basilar artery treated with circulatory arrest, hypothermia, and barbiturate cerebral protection. J Neurosurg 68: 868–79.

Uihlein A, MacCarty CS, Michenfelder JD et al. (1966) Deep hypothermia and surgical treatment of intracranial aneurysms. A five-year study. JAMA 195: 639–41.

6.5 Arteriovenöse Missbildungen des ZNS

Werner-Erwin Hassler, Uta Schick

Inhalt

Definition

Zerebrale Gefäßfehlbildungen sind angeboren und bestehen aus umschriebenen Ansammlungen arterieller, venöser und kapillärer Gefäße. Ihre Entstehung wird in den Zeitraum zwischen der 4. und 8. Embryonalwoche datiert und auf persistierende Verbindungen zwischen der künftigen arteriellen und venösen Seite des primitiven fetalen Gefäßplexus zurückgeführt. Sie werden unterteilt in kapilläre Teleangiektasien, Kavernome, DVAs (developmental venous anomalies, sog. venöse Angiome), arteriovenöse Angiome und die Sturge-Weber-Dimitri-Erkrankung (s. Kap. 14.1).

Kapilläre Teleangiektasien, auch Mikroangiome genannt, bestehen aus umschriebenen, meist solitären Anhäufungen erweiterter Kapillaren. Meist werden sie nur als Zufallsbefund oder autoptisch entdeckt und bleiben in der Mehrzahl asymptomatisch. Sie werden nur im Falle einer selten auftretenden Blutung behandlungsbedürftig.

Kavernöse Angiome oder Kavernome bestehen aus einem Konvolut sinusoidal erweiterter Hohlräume, die mit einem Kapillarsystem in Verbindung stehen. Makroskopisch imponieren sie als dunkelblaue, beerenförmige, scharf begrenzte Gebilde von 1,5–3 cm Größe. In der Umgebung trifft man regelmäßig auf Hämosiderinablagerungen als Hinweis auf Mikroblutungen. Vorzugslokalisation sind die weiße Substanz mit Beziehung zu Windungstälern und Ventrikelwand. Sie kommen auch in der Orbita und parenchymatösen Organen vor. Sie werden häufig in Kombination mit DVAs angetroffen. Meist werden sie durch Krampfanfälle und Kopfschmerzen auffällig, seltener durch Blutungen (0,25–0,7 % pro Jahr, nach Blutung 1,5–4,5 % pro Jahr). Nativdiagnostisch imponieren im CT häufig Verkalkungen. Im MRT zeigt sich ein signalintensiver Herd, der in den T2-gewichteten Aufnahmen von einem signalarmen Ring (Hämosiderinablagerung) umgeben ist (Abb. 6.5-1). Angiographisch stellen sie sich in über 60 % nicht dar, nur teilweise findet sich eine drainierende Vene. Bei Auftreten von Blutungen oder Anfällen sollten Kavernome operativ entfernt werden. In der Regel ist lediglich das Auffinden schwierig und wird durch die Neuronavigation heutzutage problemlos. In besonderen Lokalisationen (Hirnstamm) sollte die Operation nur von sehr erfahrenen Operateuren durchgeführt oder der Spontanverlauf abgewartet werden.

DVAs bestehen aus einem Netzwerk feiner Medullarvenen tief im Marklager, die in größere Sammelvenen einmünden und in Brückenvenen und Sinus drainieren. Es handelt sich hier um Anomalien bei persistierender embryonaler Gefäßarchitektur. Sie sind autoptisch die häufigsten Gefäßfehlbildungen, werden aber nur selten durch Krampfanfälle oder Blutungen symptomatisch. Meist bleiben sie lebenslang asymptomatisch. Angiographisch stellen sie sich in der venösen Phase als Caput medusae mit feinen, radiär verlaufenden Gefäßen und Einmündung in eine erweiterte Sammelvene dar. Diese erscheint erst in der Spätphase als Zeichen der verlangsamten Drainage (Abb. 6.5-2). DVAs werden nicht operativ angegangen, da sie einen Teil der physiologischen venösen Drainage darstellen, die entwicklungsgeschichtlich veraltet ist. Lediglich raumfordernde Blutungen werden ausgeräumt.

Die **Sturge-Weber-Dimitri-Erkrankung**, auch Angioma capillare et venosum calcificans genannt, gehört zu den neuroektodermalen Dysplasien (Phakomatosen) und beruht auf der Persistenz des embryonalen pialen Gefäßplexus. Diese oft sehr ausgedehnte kapillar-venöse Fehlbildung ist mit einem Naevus flammeus der homolateralen Gesichtshälfte und einem Angiom der Aderhaut kombiniert. Im Röntgennativbild finden sich ausgedehnte Verkalkungen und computertomographisch zusätzlich eine Hirnatrophie. Eine operative Konsequenz ergibt sich daraus nicht.

Arteriovenöse Angiome gehören zu den wichtigsten Gefäßfehlbildungen. Das weitere Kapitel bezieht sich ausschließlich auf deren Behandlung.

Zu **duralen arteriovenösen Fisteln** s. Abschnitt am Ende des Kapitels.

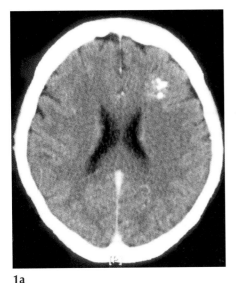

1a

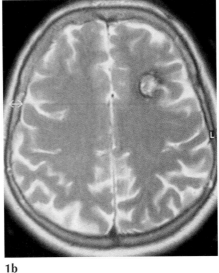

1b

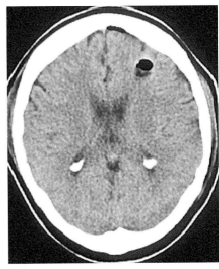

1c

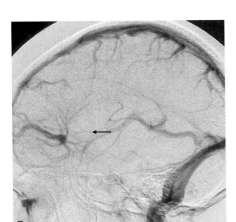

2

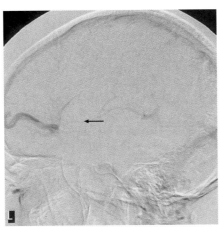

Abb. 6.5-1. Kavernom links frontal bei einer 45-Jährigen mit Kopfschmerzen:
a) CT mit Verkalkungen;
b) präoperatives MRT mit signalarmem Hämosiderinring;
c) postoperatives CT mit Lufteinschluss und kleinem hypodensem Defekt im Operationsgebiet.

Abb. 6.5-2. Sog. „venöses Angiom" (Developmental venous anomaly, DVA) mit radiär verlaufenden Venen als Zufallsbefund. Rechts Darstellung der verzögerten pathologischen venösen Drainage (meist klinisch asymptomatisch).

Historische Erstbeschreibung

Erste Beschreibungen vaskulärer Gefäßfehlbildungen erfolgten durch Hunter (1762) und Luschka (1854), die eine abnorme Verbindung von Arterien und Venen vermuteten. Anhand pathologisch-anatomischer Untersuchungen teilte Virchow (1863) diese in kavernöse, teleangiektatische, razemöse und lymphatische Formen ein. Die chirurgische Therapie zerebraler Angiome begann mit Pean (1889). Weitere Allgemeinchirurgen wie Giordano (1889) und von Bergmann (1901) folgten. Der erste Bericht eines Neurochirurgen stammt von Fedor Krause (1907). Auch Cushing (1928) und Dandy (1928) führten derartige Eingriffe durch.

Die Einführung der zerebralen Angiographie (Moniz 1927) legte den Grundstein für eine erfolgreichere operative Behandlung. Die Letalität sank von 50–60 % auf unter 20 % (Olivecrona 1934, 1948; Penfield 1941; Norlén 1949; Tönnis 1953; Parkinson 1958). Die Einführung der Mikrochirurgie erlaubte eine weitere Senkung der Letalität unter 10 % (Drake 1975; Yaşargil 1976, 1987; Pertuiset 1979; Wilson 1979; Spetzler 1986, 1987). Die Entwicklung superselektiver Katheterisierungstechniken (Seldinger 1953; Djindjian 1962) führte zu einem besseren Verständnis der Angioarchitektur und schließlich zu ersten Embolisationsversuchen (Djindjian 1962; Debrun 1982; Picard 1984; Valavanis 1987). Doppler-Sonographie und Druckmessungen ermöglichten ein besseres Verständnis für Durchblutungs- und Druckverhältnisse von angiom- und hirn-

versorgenden Gefäßen. Daraus ergaben sich Fortschritte für die operative und postoperative Behandlungsstrategie (Feindel 1971; Spetzler 1978; Nornes 1980; Hassler 1986).

Leitsymptome arteriovenöser Angiome

Die klinische Manifestation hat ihren Häufigkeitsgipfel um die 3. Lebensdekade.

Mit 49 % steht die **akute Blutung** an erster Stelle der Symptome bei Erstvorstellung, gefolgt von Krampfanfällen (37 %), Kopfschmerzen (20 %), neurologischen

Ausfällen (13 %) und neuropsychologischen Defiziten (8 %). Selbst wahrgenommene Strömungsgeräusche oder eine kardiale Belastung durch das Blutvolumen sind eher selten. 8 % der Patienten sind völlig asymptomatisch und reine Zufallsbefunde.

Angiome sind in ca. 13 % der Fälle mit Aneurysmata vergesellschaftet und in seltenen Fällen mit der Moya-Moya-Erkrankung, Kavernomen, venösen Angiomen oder treten mit Vasospasmen auf (jeweils unter 1 %).

Die jährliche **Blutungsrate** beträgt 1,5–3 % und steigt nach einer stattgehabten Blutung auf 6 % an, fällt aber in den Folgejahren wieder auf 1,5–3 % ab (Marciano et al. 2000). Angiomblutungen werden in der Literatur mit einer Letalität von 0–10 % und einer Morbidität von 20–35 % angegeben. Die Letalität steigt mit jeder stattgehabten Blutung weiter an. Die Inzidenz neurologischer Defizite beträgt 50 % pro Blutungsereignis. In der Regel sind es Marklagerblutungen venösen Ursprungs. Subarachnoidalräume und Ventrikel können beteiligt sein. In 10 % liegt eine primäre Ventrikelblutung vor. Kleine Angiome mit einem Durchmesser unter 2 cm bluten deutlich häufiger als große. Angiome in der hinteren Schädelgrube sind prognostisch ungünstiger. Die Blutungshäufigkeit steigt mit einer Thrombose oder Stenose im Bereich der venösen Drainage.

Dringlichkeit der Abklärung

Die Behandlung eines arteriovenösen Angioms ist ein **elektiver Eingriff,** der unter optimalen Bedingungen erfolgen sollte, d. h. bei bestmöglichem Zustand des Patienten, nach umfassender Diagnostik und optimaler Vorbereitung. Nur im Falle einer größeren raumfordernden Blutung wird diese zunächst ausgeräumt. Im Falle eines angiographisch nachgewiesenen kleinen Angioms kann dieses direkt mitoperiert werden. Große Angiome sollten aber erst zu einem späteren Zeitpunkt angegangen werden. Bei kleineren Blutungen empfiehlt sich eine Wartefrist von 1 bis 2 Wochen, bis die Schwellung des umgebenden Hirnparenchyms abgenom-

men hat. Bei begleitendem Aneurysma im Bereich der angiomzuführenden Arterie und wahrscheinlicher Blutung aus dem Aneurysma sollte dieses zunächst ausgeschaltet werden.

Differenzialdiagnose anhand der klinischen Symptome

Blutungen, die ohne Hypertonus in der Vorgeschichte, insbesondere bei jüngeren Patienten, in atypischer Lage auftreten, müssen weiter abgeklärt werden. Neben Angiomblutungen kommen auch Blutungen aus Kavernomen, duralen AV-Fisteln oder Tumoreinblutungen (Metastasen, Glioblastom) infrage. **Epileptische Anfälle** kommen bei allen Raumforderungen vor, insbesondere bei Tumoren. **Kopfschmerzen** treten gehäuft bei Angiomen mit größeren meningealen Feeder-Gefäßen auf. Okzipital gehen sie oft mit migräneartigen Kopfschmerzen und optischen Anfällen einher und müssen davon abgegrenzt werden.

Durch den chronisch venösen Überdruck kann ein Hydrocephalus malresorptivus entstehen.

Pathoanatomie

Die arteriovenösen Angiome bestehen aus einem Netzwerk zuführender Arterien und drainierender Venen. Durch die fehlende Ausdifferenzierung des Kapillarbetts entsteht ein schneller Blutfluss vom arteriellen in den venösen Schenkel. Dieser Kurzschluss führt zu einer Minderdurchblutung des umgebenden Hirngewebes mit gliös-zystischen Veränderungen, Hämosiderinablagerungen und Rarefizierung der Nervenzellen. Die erweiterten zu- und abführenden Gefäße sind histologisch noch als Arterien und Venen identifizierbar, die dazwischengeschalteten Gefäßabschnitte zeigen aber einen unterschiedlichen Wandaufbau. Elastika und Muskelschicht können verdickt oder verdünnt sein bzw. ganz fehlen. Daneben bestehen sekundäre Veränderungen in Form von Fibrose, Atheromatose, Kalkablagerung und lokaler Thrombose. Teilweise besteht eine Atrophie in den benachbarten Hirnwindungen.

Die Angiome sind in etwa gleicher Häufigkeit frontal, parietal, temporal und etwas seltener okzipital lokalisiert (Tab. 6.5-1, Abb. 6.5-3). Die Mehrzahl befindet sich supratentoriell. Sie werden in absteigender Häufigkeit von der mittleren, der hinteren und der vorderen Hirnarterie versorgt.

Tab. 6.5-1. Lokalisation von zerebralen arteriovenösen Angiomen (n = 231, eigene Patienten)

Lokalisation	Anzahl	Prozent	Rechts	Links
Frontal	59	25,5	30	29
Temporal	59	25,5	30	29
Parietal	52	22,5	25	27
Okzipital	27	11,7	12	15
Zerebellär	18	7,8		
Stammganglien	5	2,2		
Corpus callosum	5	2,2		
Vierhügelregion	4	1,7		
V. Galeni	2	0,9		

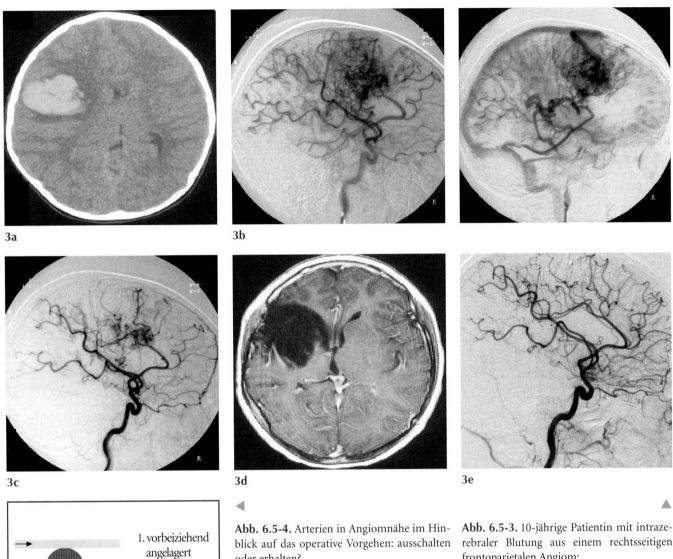

3a   3b

3c   3d   3e

4

1. vorbeiziehend angelagert
2. echte Feeder
3. „en-passant-feeder"

Abb. 6.5-4. Arterien in Angiomnähe im Hinblick auf das operative Vorgehen: ausschalten oder erhalten?
Gefäße unter 1 müssen unbedingt erhalten werden;
Gefäße unter 2 müssen unbedingt zur Exstirpation verödet werden;
Gefäße unter 3 müssen unbedingt im AVM-speisenden Arm verödet und im hirnversorgenden Teil erhalten werden.

Abb. 6.5-3. 10-jährige Patientin mit intrazerebraler Blutung aus einem rechtsseitigen frontoparietalen Angiom:
a) CT. Zunächst operative Ausräumung der Blutung. Klinisch besteht eine armbetonte Hemiparese links (Kraftgrad 3/5 nach British Medical Research Council 1943);
b) seitliche Angiographie mit links dargestellter arterieller Phase und rechts venöser Phase. Auffüllung des Nidus über Media- und Anterioräste;
c) Kontrollangiographie nach fünfter Embolisationsbehandlung mit Histoacryl® mit Restzuflüssen aus frontopolaren, lentikulostriären und Mediaästen. Eine Behandlung mit dem Leksell Gamma Knife® wurde von den Eltern abgelehnt;
d) MRT mit Kontrastmittel vor Operation mit ausgedehntem rechtsseitigem frontolateralem Defekt;
e) Kontrollangiographie postoperativ mit vollständiger Ausschaltung des Angioms. Klinisch unveränderte Hemisymptomatik.

Tab. 6.5-2. Architektonische Struktur von Hochrisikoangiomen

Feeder-Gefäße	• En-passant-Feeder • tiefe perforierende Arterien • Aneurysmata
Nidus	• diffus, ohne klare Grenze • mehrere Kompartimente • tiefe Lokalisation • Aneurysmata
Venöse Drainage	• zerebrale Varikosis • ektatische lange drainierende Venen • venöse Thrombose

Der arterielle Zufluss kann rein angiomversorgend oder angiom- und hirnversorgend sein, wie in Abbildung 6.5-4 verdeutlicht.

Die Größe der angiomspeisenden Gefäße (feeder) variiert zwischen kleinen oder großen Feedern oder einer Mischung aus beiden. Der Angiomnidus selbst kann kleine oder große arteriovenöse Shunts aufweisen, einheitlich aufgebaut oder kompartimentiert sein. Ebenso können unterschiedliche Fisteltypen in Form einer Mischung aus arteriovenöser Fistel oder Aneurysma und Angiom oder einer arteriovenösen Fistel vorliegen. Die venöse Drainage kann ausschließlich das Angiom drainieren, aber auch in unterschiedlichem Ausmaß das Hirn. Ferner kann eine Thrombose großer drainierender Venen vorliegen (Yaşargil 1987).

Das **Blutungsrisiko** steigt mit einer tiefen venösen Drainage, Zuflüssen aus Perforatoren, intranidalen Aneurysmen, multiplen Aneurysmen, Zufluss aus dem vertebrobasilären System, Lage in den Stammganglien oder Drainage über nur eine Vene (Tab. 6.5-2).

Pathophysiologie

Die hämodynamischen Besonderheiten der Angiome liegen in einer hohen Flussgeschwindigkeit und niedrigem Druck im Bereich der arteriellen Feeder, während die drainierenden Venen eine hohe Flussgeschwindigkeit und erhöhten Druck zeigen. Die Gefäße selbst sind erweitert. Infolge der fehlenden Kapillarfunktion kommt es in vivo zu einem Druckabfall. Durch die Sogwirkung zum Angiom herrscht in den hirnversorgenden Arterien ein erniedrigter Druck. Man dachte früher, dadurch käme es zu Verteilungsstörungen des Blutes und zu Steal-Effekten, die zur Minderperfusion des Hirnparenchyms führen und so fokal neurologische Defizite verursachen können. Der wissenschaftliche Nachweis eines Steal-Phänomens ist jedoch bis heute nicht erbracht (Taylor et al. 2002). Neuere Studien haben gezeigt, dass der reduzierte Perfusionsdruck in den meisten Fällen gut kompensiert ist und keine Minderperfusion des umgebenden Kortex vorliegt (Meyer et al. 1999). Die sog. **klinischen Steal-Phänomene** können

daher nicht auf das Vorliegen kortikaler Ischämien zurückgeführt werden.

Nach Ausschaltung eines Angioms ändert sich die hämodynamische Situation des Gehirns entscheidend. Die daraus entstehenden Probleme und Komplikationen sind **Nachblutungen** und **Schwellung**. Die pathophysiologischen Vorgänge wurden früher in der sog. „Normal Perfusion Pressure Breakthrough Theory" beschrieben. Es wurde eine gestörte Autoregulation angenommen, wodurch sich die Widerstandsgefäße der benachbarten Hirnregion nach Ausschalten des Angioms nicht mittels Vasokonstriktion auf den normalen Perfusionsdruck adaptieren können. Dadurch soll Blut unter erhöhtem Druck in das weit gestellte Kapillarendstromgebiet einströmen und zu Flüssigkeitsaustritt und Gefäßrupturen führen. Im Widerspruch dazu stehen spätere intraoperative Messungen, die eine intakte Autoregulation nachweisen.

Die transkranielle Doppler-Sonographie bestätigt diesen Befund. Vor Ausschaltung des Angioms beträgt die Fließgeschwindigkeit das Zwei- bis Dreifache der normalen Gefäße, um dann nach Ausschaltung unter den Normbereich abzufallen und sich innerhalb von Tagen bis Wochen wieder zu normalisieren. Eine **postoperative reaktive Hyperämie** lässt sich in allen Fällen nachweisen. Dies ist in der Mehrheit der Fälle durch intakte Feedback-Mechanismen gut kompensiert und ohne klinisches Korrelat. In den wenigen Fällen mit hämodynamischen Komplikationen kommt es dagegen zu einer massiven Hyperperfusion (Meyer et al. 1999; Young et al. 1996).

Als Ursachen für derartige Komplikationen gelten eine falsche Operationsstrategie mit zu frühem Ausschalten zuführender Arterien oder drainierender Venen, eine unvollständige Ausschaltung des Angioms sowie ein druckpassives Aufplatzen dünnwandiger fehlgebildeter Gefäßstümpfe. Eine Thrombose in den sehr langsam durchflossenen und erweiterten Venen oder in den ehemals angiomversorgenden Arterien (stagnierenden Arterien) war als ursächlich für postoperative Komplikationen in der sog. „Occlusive Hyperemia Theory" angenommen worden. Neuere Untersuchungen haben aber gezeigt, dass stagnierende Arterien keine postoperative kortikale Ischämie anzeigen, son-

dern im Gegenteil auf eine Hyperperfusion hinweisen (Meyer et al. 2001). Ebenfalls ist die angiographische Nichtdarstellbarkeit ehemals drainierender Venen ein sehr häufiges Phänomen und nicht ursächlich für diese postoperativen Komplikationen.

Apparative Diagnostik

Die **Computertomographie** ist die erste Methode zum Nachweis einer abgelaufenen Blutung (s. Abb. 6.5-3). Größere Angiome stellen sich bereits im Nativ-CT als Raumforderung inhomogen erhöhter Dichte dar. Mit Kontrastmittel können darüber hinaus der kompakt wirkende Nidus und größere Gefäße als geschlängelte hyperdense Strukturen erfasst werden. Die Venen stellen sich als hyperdense, girlandenförmige Bänder im Bereich der Windungstäler dar.

Die **Kernspintomographie** dient der Darstellung der genauen anatomischen Lokalisation mit Darstellung der topographischen Beziehung zu den Nachbarstrukturen (Abb. 6.5-5). Schnell durchflossene Gefäße imponieren als Signalauslöschung. Ferner kann das Alter einer Blutung abgeschätzt werden.

Mithilfe der präoperativ mit Markern durchgeführten CT- oder besser MR-Neuronavigation können intraoperativ die Angiome aufgesucht und abgegrenzt werden.

Angio-CT und Angio-MR sind nach wie vor der konventionellen **Vier-Gefäß-Standardangiographie** unterlegen. Die Angiographie zeigt den Angiomnidus als dichtmaschiges Netzwerk, die stark erweiterten zuführenden Arterien und die atypisch verlaufenden drainierenden Venen. Die hyperselektive Angiographie ermöglicht die Darstellung und ggf. auch Embolisation kleinerer Feeder.

Mittels **transkranieller Doppler-Sonographie** können Fließgeschwindigkeit, Strömungswiderstand und ggf. CO_2-Reaktivität gemessen werden.

Schnittpunkte zu Nachbardisziplinen

Die Behandlung der Angiome erfolgt interdisziplinär. Kleine Angiome mit günstiger Lokalisation sollten primär operiert werden. Die mittleren und großen Gefäßfehlbildungen werden vom interventionell tätigen Neuroradiologen zunächst in einer oder mehreren Sitzungen verkleinert und so häufig erst in einen operablen Zustand transformiert. Nur eine geringe Anzahl (ca. 15 %) kann mittels Embolisation alleine behandelt werden. Bei kleinen Angiomen in ungünstiger Lokalisation empfiehlt sich eine Gamma-Knife-Therapie. Diese wird auch zur Behandlung kleiner Restangiome angewandt.

Weitere Ausführungen finden sich im Abschnitt „Alternativen in Verfahren und Zugang", da es sich bei der Embolisation und Radiochirurgie bei kleinen Angiomen um echte alternative oder ansonsten ergänzende Behandlungsverfahren handelt.

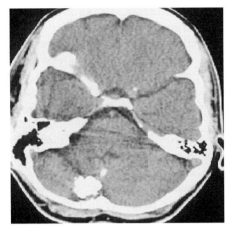
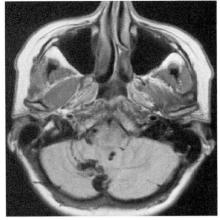

a

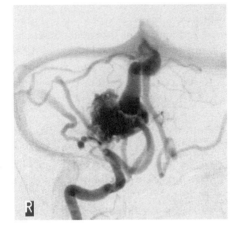
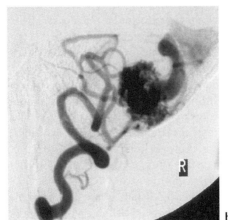

b

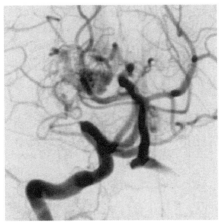
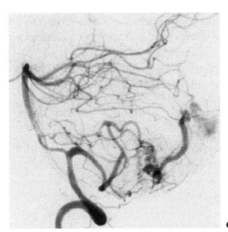

c

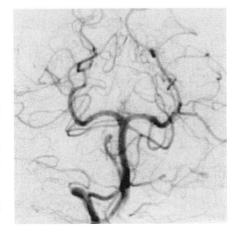
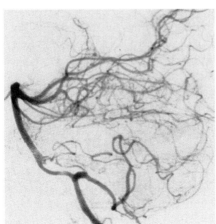

d

Abb. 6.5-5. 34-Jährige mit Angiom im Kleinhirn rechts. Klinisch nur Kopfschmerzen, keine Blutung.
a) CT und MRT;
b) initiale Angiographie mit Angiom, Hauptversorgung über A. cerebelli inferior posterior, Drainage über obere Wurmvene in den Sinus rectus;
c) nach Embolisation noch Darstellung eines kleinen Restangioms über die rechte A. vertebralis;
d) postoperative Angiographiekontrolle ohne Angiomnachweis, kein neurologisches Defizit.

Grundzüge der operativen Behandlung

Eine erfolgreiche mikroneurochirurgische Behandlung erfordert im Vorfeld einen interventionell tätigen Neuroradiologen und einen erfahrenen Neurochirurgen. Die Graduierung des AV-Angioms mit der Kenntnis der genauen Angioarchitektur ist für das postoperative Ergebnis ebenso ausschlaggebend wie ein erfahrener Neuroanästhesist und eine mit dem Krankheitsbild vertraute Intensivstation.

Spetzler hat ein **Graduierungsverfahren** eingeführt, das die Größe des Angioms, die Funktionalität des umgebenden Hirnparenchyms und die venöse Drainage berücksichtigt (Tab. 6.5-3). Die Graduierung und damit der Schwierigkeitsgrad für die chirurgische Behandlung ergibt sich aus der Summe der Bewertungspunkte (Tab. 6.5-4).

Günstige Faktoren für eine operative Behandlung sind kleine und mittelgroße Angiome mit gut abgegrenztem Nidus in nichteloquentem Gebiet und einzelnem Feeder sowie nur wenigen oberflächlich drainierenden Venen. Eine stattgehabte Blutung grenzt den Rand des Angioms in diesem Bereich ein. Günstig wirkt sich

natürlich auch das Fehlen von Begleiterkrankungen aus.

Ungünstig sind große Angiome mit mehr als einem Nidus und unklaren Grenzen. Eine tiefe Lokalisation, Lage in einer eloquenten Region, multiple Feeder mit Kollateralen, tiefe zuführende Perforatoren, venöse Ektasien, Aneurysmen, eine tiefe venöse Drainage und ein multimorbider älterer Patient erhöhen jeweils das operative Risiko erheblich.

Therapieempfehlung für intrakranielle Angiome in Abhängigkeit vom Spetzler-Martin-Grad (1986) auf der Grundlage von 231 operativ behandelten eigenen Patienten:

- Asymptomatische Patienten mit intrakraniellem Angiom und einem Alter über 55 Jahre sollten nicht operiert werden, weil sich erfahrungsgemäß die Risiken von Operation und Blutung die Waage halten.
- Patienten mit Angiomen der Grade I und II sollten einer operativen Therapie zugeführt werden, sofern Grad-II-Angiome nicht in eloquentem Gebiet liegen.
- Patienten mit Angiomen der Grade III und IV sollten erst nach vorheriger Embolisation neurochirurgisch behandelt werden, sofern sie in nichteloquenten Arealen liegen, geblutet haben oder mit einem fluktuierenden neurologischen Defiziten einhergehen.

- Patienten mit Grad-V-Angiomen sollten nur im Falle mehrerer lebensbedrohlicher Blutungen oder im Falle eines schweren und progredienten neurologischen Defizits operativ behandelt werden.

Die Kraniotomie sollte möglichst großzügig erfolgen. Die weitere operative Strategie ist durch die folgenden Schritte charakterisiert (Hassler u. Zentner 1993):
1. Aufsuchen des Angiomnidus durch retrogrades Verfolgen der großen drainierenden Venen
2. Skelettierung zuführender Arterien und drainierender Venen
3. Identifizierung von auch hirnversorgenden (en passant) Feedern durch deren Darstellung distal und proximal des Angioms
4. Isolierung des Nidus vom umgebenden Hirnparenchym, solange der Perfusionsdruck noch niedrig ist
5. Durchtrennung kleiner Feeder und Venen
6. Ausschalten der großen Feeder erst zum Ende der Präparation, wenn das Angiom komplett vom Parenchym abpräpariert ist

Die **Blutstillung** bei Angiomen ist oft schwierig und langwierig, da die kleinen zwischengeschalteten Gefäße keine Muskelschicht aufweisen und nur durch lange

Tab. 6.5-3. Graduierung zerebraler arteriovenöser Angiome nach Spetzler und Martin (1986)

Kriterium		Bewertungspunkte
Größe des Angioms	klein, < 3 cm	1
	mittel, 3–6 cm	2
	groß, > 6 cm	3
Funktionalität der Hirnregion	gering	0
	hoch	1
Venöse Drainage	oberflächlich	0
	tief	1

Tab. 6.5-4. Schwierigkeitsgrad für die neurochirurgische Behandlung eines zerebralen arteriovenösen Angioms, berechnet aus der Summe der Bewertungspunkte nach dem Graduierungsverfahren von Spetzler und Martin (s. Tab. 6.5-3)

Graduierung (Summe der Bewertungspunkte)	Neurochirurgisches Risiko
I	gering
II	mäßig
III	mittel
IV	größer
V	groß

Tab. 6.5-5. Erholungszustand der 231 operierten Angiomen (eigene Patienten) in Abhängigkeit des Spetzler-Martin-Grades (s. Tab. 6.5-3, 6.5-4)

Grad	Anzahl	Unverändert [%]	Neu aufgetretenes Defizit [%]	Exitus [%]
I	42	100	0	0
II	48	98,3	1,7	0
III	65	96,9	3,1	0
IV	43	76,7	18,6	4,7
V	23	69,6	26,1	4,3

bipolare Koagulation verschlossen werden können. Größere Gefäßstümpfe können mit Hämo-Clips gesichert werden.

Ergebnisse. Die Letalität nach neurochirurgischer Behandlung schwankt in der Literatur zwischen 0,5 und 12,5 % bei einer Morbidität zwischen 2 und 25,3 %. Die durchschnittlichen Werte liegen bei 9 % für die Letalität und bei 10 % für die postoperative Morbidität. Bei unseren Patienten steigen die Raten für Morbidität und Letalität ab dem Grad IV nach Spetzler und Martin (Tab. 6.5-5).

Die von uns operierten Angiome (n = 231) konnten zu 96 % komplett entfernt werden. Davon wurden 91 % der Patienten in einer Sitzung, 7 % in zwei Sitzungen und 2 % in drei Sitzungen operiert.

Alternativen in Verfahren und Zugang

Neben neurochirurgischen Maßnahmen kommen in Abhängigkeit von Größe, Lokalisation und hämodynamischen Eigenschaften zwei alternative Behandlungsverfahren in Betracht: die superselektive Embolisation und die Strahlentherapie.

Ziel der **Embolisation** ist die Obliteration des Angiomnidus oder der Feeder. Bei der superselektiven angiographischen Gefäßdarstellung wird dabei über Mikrokatheter das Embolisationsmaterial (z. B. Isobutyl-2-Cyanoacrylat, Histoacryl®, Ethibloc®) appliziert. Diese flüssigen polymerisierenden Substanzen

gehen bei Kontakt mit ionischen Lösungen wie Blut in einen festen Zustand über und verschließen den vaskulären Raum. Durch Addition von öligem Kontrastmittel (z. B. Lipiodol®) kann die Polymerisationszeit verzögert und so der Embolisationsvorgang gesteuert werden.

Die Embolisation erlaubt im günstigsten Fall bei 6–15 % aller Patienten die komplette Ausschaltung kleiner bis mittelgroßer Angiome in einer oder mehreren Sitzungen.

Eine präoperative Embolisation ist für den Neurochirurgen erforderlich bei mittleren und großen Angiomen, besonders in eloquenten Arealen. So werden zum Teil auch ehemals inoperable Angiome durch Verkleinerung des Angiomnidus in ggf. mehreren Embolisationssitzungen und durch Reduktion des Shunt-Volumens in einen operablen Zustand überführt. Auch tiefe kleine Feeder können darüber erreicht und Angiomanteile in der Nachbarschaft funktionell hochwertiger Hirnareale ausgeschaltet werden.

Ziel der **präoperativen Embolisation** ist die Verbesserung der neurochirurgischen Bedingungen. Günstigerweise sollte der Nidus klarer abgrenzbar werden, und die Größe des Angioms sollte um mehr als die Hälfte reduziert werden (s. Abb. 6.5-5). Die tiefen Zuflüsse sollten ausgeschaltet werden. Dadurch verringern sich der intraoperative Blutverlust und die Operationsdauer. Problematisch wird eine Operation aber, wenn durch die Embolisation die Abgrenzung des Angioms (durch Embolisierung kleiner venöser Kompartimente, Kollateralisierung über neue Feeder, Embolisierung großer Feeder und perinidale Embolisation der Feeder) schwieriger wird.

Bei inoperablen Angiomen kann in mehreren Embolisationssitzungen als Palliation eine Nidusobliteration von bis zu 70–80 % erreicht werden. Durch eine Teilausschaltung lassen sich Kopfschmerzen und fokale neurologische Ausfälle häufig bessern.

Strahlentherapeutische Verfahren (in der Vergangenheit Protonenstrahler, heute Linearbeschleuniger und Leksell Gamma Knife®) ergänzen die Behandlungsmöglichkeiten. Die Wirkung beruht auf einer Schädigung des Gefäßendothels, was schließlich zur langsamen Obliteration der Gefäße führt. Bei der **Protonenstrahlentherapie** erfolgt die Bestrahlung mit schweren Partikeln, die mittels eines Zyklotrons gewonnen und fokussiert an den Angiomnidus gebracht werden. Damit können 60 % der kleinen Angiome ausgeschaltet werden. Die Wirkung tritt aber erst nach 1 bis 2 Jahren ein. Insbesondere kleinere mittelliniennahe Angiome in eloquenten Arealen werden heute einer **Leksell Gamma Knife®-Behandlung** zugeführt. Mit einer Kobaltquelle werden dabei 30–120 Gy stereotaktisch auf den Angiomnidus platziert. Nach 1 Jahr sind hiermit 65 %, nach 2 Jahren 80 % und nach 3 Jahren 95 % der kleinen Angiome obliteriert. Bis dahin besteht allerdings weiterhin ein Blutungsrisiko von 2–3 % pro Jahr. Die Ergebnisse eines hoch fokussierenden **Linearbeschleunigers**, mit dem 20–70 Gy auf den Angiomnidus appliziert werden können, sind damit vergleichbar. Die Erfolgsrate nach 2 Jahren liegt für kleine Angiome unter 2 cm ebenfalls bei 80 %.

Unsere Patienten wurden zu 45 % präoperativ embolisiert, 7 % wurden bestrahlt, und 3,5 % erhielten eine Embolisation und Bestrahlung.

Komplikationen

Risikofaktoren für eine postoperative Nachblutung sind:
- Alter über 50 Jahre
- vorbestehender arterieller Hypertonus
- chronischer Alkoholabusus
- Diabetes mellitus

Als Hauptursachen für eine **Nachblutung** werden der erhöhte Perfusionsdruck in verschlossenen Gefäßen, eine postoperative Thrombose in Arterien und Venen und der iatrogene Verschluss von Gefäßen angesehen. Bei 6 % unserer Patienten kam es zu einer Nachblutung, die meist in den ersten 2 postoperativen Tagen auftrat. Eine Infektion kam bei 3,5 %, ein Infarkt bei 1,3 %, ein Vasospasmus bei 0,9 % und ein Exitus letalis bei 1,3 % vor.

Bei 5 % unserer Patienten traten postoperativ neue Krampfanfälle auf. Die Hälfte der 85 Patienten mit präoperativen Anfällen verlor diese völlig nach der Operation, bei 15 Patienten verringerte sich deren Häufigkeit, die übrigen blieben unverändert.

Eine neuropsychologische Verschlechterung fand sich bei 7,4 % der Patienten nach der Operation, 32,9 % waren unverändert und die Mehrzahl der Patienten war deutlich besser (58,4 %).

Sonderfall: Kraniale durale arteriovenöse Fisteln

Definition

Durale arteriovenöse Fisteln (dAVF) machen 10–15 % der arteriovenösen Malformationen des Schädelinneren aus. Es handelt sich um arteriovenöse Shunts zwischen der arteriellen Versorgung der Dura und der duralen venösen Drainage. Die arterielle Zufuhr stammt von einem oder mehreren extrakraniellen Gefäßen oder meningealen Ästen intrakranieller Gefäße (Aa. carotides et vertebralis). Der Fistelpunkt liegt innerhalb der Dura. Die venöse Drainage kann über durale Venen, zerebrale und piale Venen oder über einen Hirnsinus erfolgen.

Historische Erstbeschreibung

Erste klinische Fallbeschreibungen reichen in die 1930er-Jahre zurück. Die erste topographische Klassifikation wurde erst 1973 von Aminoff vorgeschlagen.

Die gebräuchlichste **Klassifikation** ist die Einteilung nach Djindjian und Merland (1978) in vier Gruppen:
- **Typ 1:** Drainage in Sinus oder leptomeningeale Venen mit orthograder Flussrichtung
- **Typ 2:** Drainage in Sinus, Reflux in kortikale Venen oder andere Sinus
- **Typ 3:** direkte Drainage in kortikale Venen mit retrogradem Fluss
- **Typ 4:** Drainage in venöse durale Ektasien.

Die modifizierte Klassifikation der Gruppe um Cognard (1995) korreliert diese Klassifikation mit dem klinischen Verlauf und fügt eine fünfte Gruppe mit der Sonderform der intrakraniellen Drainage in perimedulläre spinale Venen hinzu.

> Reflux und Drainage von duralen arteriovenösen Fisteln in kortikale Venen sind Risikofaktoren eines aggressiven klinischen Verlaufs.

Leitsymptome

Das **Blutungsrisiko** eines individuellen Patienten liegt kumulativ bei 1,6 % pro weiterem Lebensjahr. Etwa ein Drittel der Patienten stirbt an der ersten Blutung. Ohne leptomeningeale Drainage liegt kein nennenswertes Blutungsrisiko vor, es kann aber zu fokal-neurologischen Defiziten aufgrund einer venösen Abflussstörung mit Erhöhung des Hirndrucks, einer lokalen raumfordernden Wirkung, vaskulärem Steal-Phänomen oder sekundärem Hydrozephalus kommen. **Pulssynchroner Tinnitus** ist das klinische Hauptsymptom, meist bei Lokalisation im Sinus transversus und/oder sigmoideus. Kopfschmerzen werden häufig beklagt, die durch einen Zug an der Dura oder erhöhten Hirndruck verursacht werden. Krampfanfälle können vorkommen. Exophthalmus, Augenmuskellähmungen, Sekundärglaukom, Chemosis, Stauungspapille und Amaurosis sind Zeichen einer Karotis-Sinus-cavernosus-Fistel.

Je nach Lokalisation finden sich unterschiedliche klinische Leitsymptome. In der vorderen Schädelgrube und im Bereich des Tentoriums findet sich die subarachnoidale Blutung an erster Stelle, gefolgt von der intrazerebralen Blutung. Im Bereich des Sinus sigmoideus steht der Tinnitus an erster Stelle, gefolgt von Kopfschmerzen. Exophthalmus, gefolgt von Augenmuskellähmungen und Strömungsgeräuschen sind die Hauptsymptome der Fisteln im Sinus cavernosus (Lasjaunias et al. 1986).

Dringlichkeit der Abklärung

Eine definitive Behandlung muss nur im Falle aggressiver Symptome (Blutung, Hirndruck, fokal-neurologische Defizite, Epilepsie, psychische Veränderungen, Herzinsuffizienz, Myelopathie) angestrebt werden. Der Tinnitus allein gilt als benignes Symptom, rechtfertigt aber eine Behandlung, wenn dieser in seiner Intensität das tägliche Leben beeinträchtigt.

Aggressive Symptome liegen überwiegend bei Lokalisation in der Incisura tentorii (31:1), der Sylvischen Fissur, der mittleren Schädelgrube (2,5:1) und der orbitalen vorderen Schädelgrube (2,1:1) vor. Diese Typen drainieren überwiegend in kortikale Venen. Dagegen hält sich aggressives gegenüber nichtaggressivem Verhalten bei einer Lokalisation in der Konvexität (1:1) die Waage. Im Bereich des Sinus cavernosus (1:6,5) und der Sinus transversus und/oder sigmoideus (1:8,8) überwiegt eindeutig das nichtaggressive Verhalten (Awad et al. 1990).

Das aggressive Verhalten nimmt zu mit einer leptomenigealen retrograden Drainage, einer variküsen oder aneurysmatisch erweiterten venösen Struktur und einer Drainage in die V. Galeni. Die Anzahl der Shunt-Gefäße oder eine kontralaterale arterielle Zufuhr haben keinen Einfluss.

Differenzialdiagnose anhand der klinischen Symptome

Eine **Blutung** kann intraventrikulär, intrazerebral, subarachnoidal oder subdural erfolgen und muss entsprechend von anderen Ursachen (z. B. Kavernome, Angiome, Aneurysmata) abgegrenzt werden.

Essenziell für den Nachweis ist die angiographische Darstellung der Äste der A. carotis externa.

Fokal-neurologische Defizite müssen von anderen Raumforderungen (z. B. Tumoren) abgegrenzt werden.

Pathoanatomie

Die häufigste Lokalisation liegt mit 63 % im Bereich des **Sinus transversus** und **sigmoideus**. Danach folgt der Sinus cavernosus mit 12 %. Andere seltene Lokalisationen sind in absteigender Reihenfolge die Incisura tentorii, der Sinus sagittalis, das orbitojugulare Areal und die mittlere Schädelgrube im Bereich der Sylvischen Fissur (Awad et al. 1990).

Pathophysiologie

Durale arteriovenöse Fisteln sind meist **erworben** und nur selten angeboren (V.-Galeni-Malformation, dAVF der vorderen Schädelgrube oder petrotentoriell). Meist treten sie nach einer Sinusthrombose auf (bedingt durch Koagulopathie). Eine venöse Hypertension soll zur aberranten Angiogenese führen. Ferner werden neben einer traumatischen Genese eine Wiedereröffnung primitiver vaskulärer Verbindungen oder eine infektiöse Genese diskutiert. Frauen jenseits des 40. Lebensjahres sind dreimal häufiger betroffen. Eine Assoziation mit Aneurysmata, der fibromuskulären Dysplasie, Ehlers-Danlos-Syndromen und der Neurofibromatose Typ 1 wurden beschrieben.

Apparative Diagnostik

Die **Katheterangiographie** stellt das entscheidende diagnostische Verfahren dar. Dabei muss die A. carotis externa unbedingt mit dargestellt werden. Häufig zeigen sich die Fisteln in einer frühen arteriellen Phase. Kernspintomographisch können eine Sinusvenenthrombose, dilatierte intraparenchymatöse Venen, ein Hirnödem oder ältere Blutungen nachgewiesen werden. Das CT zeigt frische Blutungen am besten. Laborchemisch muss nach einer Koagulopathie gesucht werden.

Schnittpunkte zu Nachbardisziplinen

Transarterielle oder transvenöse **Embolisationen** stellen die primäre Therapie dar. Bei Erfolglosigkeit der endovaskulären Therapie sollten Fisteln mit leptomenigealer Drainage operativ ausgeschaltet werden. In einigen Fällen kann der durale Nidus radiochirurgisch sklerosiert und obliteriert werden, was sekundär zur Thrombose der Fistel führt.

Grundzüge der operativen Behandlung

Eine Blutung, ein neurologisches Defizit oder ein hohes Risiko der vorliegenden Pathoanatomie erfordern eine Behandlung, die eine Kombination aus neuroradiologischer Intervention und Operation darstellt.

Fisteln in der vorderen Schädelgrube sollten wegen der Versorgung aus der A. ophthalmica operativ angegangen weden. Bei Fisteln im Bereich der Incisura tentorii erfolgt eine Operation nach vorangegangener Embolisation. Fisteln im Sinus transversus und/oder sigmoideus werden nur bei unvollständiger Embolisation operiert. Andere Formen werden primär nur embolisiert.

Operativ werden die arteriellen Feeder-Gefäße ausgeschaltet, und das erkrankte Venensegment wird reseziert, ohne Behinderung der normalen venösen Drainage. Im Falle einer retrograden Drainage mit Verschluss des Sinus kann eine Unterbrechung der retrograd drainierenden Vene ausreichend sein.

Im Falle der häufigen Fisteln des Sinus transversus und/oder sigmoideus (Abb. 6.5-6) erfolgt die Kraniotomie mit Fräse und Einsatz von Knochenwachs, um die Blutung zu minimieren. Das Sinusknie und ein Teil des Sinus transversus wird weit freigelegt. Die Dura wird oberhalb und unterhalb parallel zum Sinus transversus koaguliert und eingeschnitten, um Übersicht über die Zuflüsse zu gewinnen. Der Okzipitallappen wird angehoben bzw. das Kleinhirn nach unten retrahiert. Der betroffene Sinusabschnitt wird proximal und distal verschlossen und exzidiert. Dabei wird das Tentorium mit koaguliert und eingeschnitten (ggf. Hämo-Clips), um tentorielle Zuflüsse auszuschalten. Arterialisierte und diesen Abschnitt drainierende Venen werden koaguliert und abgetrennt. Der mediale Sinusanteil wird vernäht, der distale Sinus sigmoideus bei Einbeziehung in die Fistel ebenfalls exzidiert, ansonsten nach Einbringen von thrombogenem Material (z. B. Marbagelan®) nur vernäht.

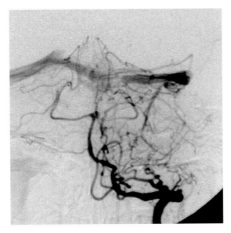 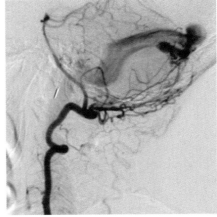

Abb. 6.5-6. Präoperative Katheterangiographie einer duralen arteriovenösen Fistel in die Sinus transversus et sigmoideus.

Alternativen in Verfahren und Zugang

Fisteln mit othogradem Fluss (Typ 1) sollten möglichst nicht operativ angegangen werden, da das Risiko mit Fehlen der venösen Arterialisation höher als bei den anderen Typen liegt. Sie stellen primär eine Domäne der interventionellen Neuroradiologie dar. Mittels transarterieller Embolisation kann das Shunt-Volumen deutlich verkleinert werden und zu einer Symptomreduktion führen. Teils wird auch eine transvenöse Route gewählt.

Fisteln mit angiographisch nachgewiesenem niedrigem Risiko ohne kortikale venöse Drainage und nur milder oder blander klinischer Symptomatik werden konservativ behandelt.

In der Vergangenheit wurden auch Kompressionsbehandlungen der zuführenden Gefäße durchgeführt.

Patienten ohne Blutung mit kleiner fokaler Fistel können mit dem Leksell-Gamma-Knife® behandelt werden. Die Radiotherapie wird unter folgenden Gegebenheiten mit einer neuroradiologischen Intervention kombiniert, um einige Symptome zu mildern:

- High-Flow-Fisteln (mit leptomenigealer Drainage)
- Chemosis und Exophthalmus
- durale kavernöse AVF
- schwerer Tinnitus bei Fisteln des Sinus transversus und oder sigmoideus

Komplikationen

Operativ kann es zu einem erheblichen, lebensbedrohlichen **Blutverlust** kommen. Dieser kann durch eine vorherige Teilembolisation deutlich verringert werden.

Die alleinige Unterbrechung der arteriellen Zufuhr führt in der Hälfte der Fälle zu einer Revaskularisierung.

Literatur

Awad IA, Barrow DL (1993) Dural arteriovenous malformations. Park Ridge: American Association of Neurosugery.

Awad IA, Little JR, Akarawi PW et al. (1990) Intracranial dural arteriovenous malformations: factors predisposing to an aggressive neurological course. J Neurosurg 72: 839–50.

Cognard C, Gobin YP, Pierot L et al. (1995) Cerebral arteriovenous fistulas: clinical and angiographic correlation with a revised classification of venous drainage. Radiology 194: 671–80.

Djindjian R, Merland JJ (1978) Super-selective Arteriography of the External Carotid Artery. New York: Springer.

Hassler W, Zentner J (1993) Klinik und Behandlung intrakranieller Gefäßfehlbidungen. In: Hopf HC, Poeck K, Schliack H (Hrsg) Neurologie in Praxis und Klinik, Bd 3. Stuttgart: Thieme; 2.26-2.63.

Lasjaunias P, Chiu M, ter Brugge K et al. (1986) Neurological manifestations of intracranial arteriovenous malformations. J Neurosurg 64: 724–30.

Marciano FF, Vishteh AG, Apostolides PJ et al. (2000) Arteriovenous malformations. In: Kaye AH, Black PM (eds) Operative Neurosurgery, Vol 2. London, Edinburgh: Churchill Livingstone; 1079–106.

Meyer B, Schaller C, Frenkel C et al. (1999) Distributions of local oxygen saturations and its response to changes of mean arterial blood pressure in the cortex adjacent to arteriovenous malformations. Stroke 30: 2623–30.

Meyer B, Urbach H, Schaller C et al. (2001) Stagnating flow in former feeding arteries does not indicate cerebral hypoperfusion after resection of arteriovenous malformations. Neurosurgery 95: 36–43.

Spetzler RF, Martin NA (1986) A proposed grading system for arteriovenous malformations. J Neurosurg 65: 476–93.

Taylor CL, Selman WR, Ratcheson RA (2002) Steal affecting the central nervous system. Neurosurgery 50: 679–89.

Van Lindert E, Hassler W, Kühne D et al. (2000) Combined endovascular-microsurgical treatment of tentorial-incisural dural arteriovenous malformations. Minim Invasive Neurosurg 43:138–43.

Yaşargil M (1987/1988) Microneurosurgery, Vol III A & III B. Stuttgart: Thieme.

Young WL, Kader A, Ornstein E et al. (1996) Cerebral hyperemia after arteriovenous malformation resection is related to „breakthrough" complications but not to feeding artery pressure. Neurosurgery 38: 1085–95.

6.6 Extra-intrakranielle arterielle Bypass-Chirurgie

Peter Horn, Peter Vajkoczy, Peter Schmiedek

Inhalt

Bei neurochirurgischen Patienten kann eine Vielzahl pathophysiologischer Bedingungen zu einer inadäquaten zerebralen Perfusion und in der Folge zum Auftreten eines ischämischen zerebralen Insultes führen. Eine erfolgreiche Prävention solcher sekundären Ischämien ist teilweise mithilfe gezielter zerebraler Revaskularisierungsoperationen möglich. So stellt die extra-intrakranielle Bypass-Chirurgie einen integralen Bestandteil zur Behandlung chronischer zerebraler Ischämien, komplexer intra- und extrakranieller Aneurysmata, und Tumoren dar. Darüber hinaus ergeben sich vereinzelt Indikationen innerhalb der Neurotraumatologie und pädiatrischen Neurochirurgie.

Aufgrund der vielfältigen Anwendungsmöglichkeiten sind die Kenntnis der Indikationen, der grundlegenden operativen Techniken, der Risiken und der zu erwartenden Langzeitergebnisse zerebraler Revaskularisierungsoperationen zur effektiven Behandlungsplanung und -durchführung unverzichtbar. Das folgende Kapitel gibt einen Überblick über die aktuellen Indikationen zur extra-intrakraniellen Bypass-Chirurgie und stellt die Grundzüge der klinischen und apparativen Diagnostik sowie der operativen Technik dar.

Definition

Extra-intrakranielle (EC/IC) arterielle Bypass-Chirurgie beinhaltet die mikrochirurgische Revaskularisierung eines oder mehrerer zerebraler Stromgebiete mit bestehender oder zu erwartender Minderperfusion unter Verwendung extrakranieller arterieller Versorgungsquellen. Hierbei erfolgt die Verbesserung der regionalen zerebralen Perfusion durch die direkte Verbindung der extrakraniellen Zirkulation mit der intrakraniellen. In Abhängigkeit von anatomischen, physiologischen und pathophysiologischen Randbedingungen stehen unterschiedliche, den individuellen Erfordernissen angepasste Techniken der Revaskularisierung zur Verfügung.

Geschichte der extra-intrakraniellen Bypass-Chirurgie

Das Konzept der direkten zerebralen Revaskularisierung zur Behandlung zerebraler Ischämien wurde erstmals von C. M. Fisher (1951) erörtert. Über die erfolgreiche klinische Umsetzung dieser Idee konnte jedoch erst im Jahre 1969 berichtet werden, nach Entwicklung grundlegender mikrochirurgischer Operationstechniken durch Jacobson und Suarez (1960), Yaşargil (1967) und Donaghy (Yaşargil 1969). Aufgrund der in den ersten Berichten dargestellten klinischen Erfolge zur Prävention eines ischämischen Schlaganfalls bei atherosklerotisch bedingter stenookklusiver Erkrankung, der hohen Bypass-Zuverlässigkeit und der geringen operationsassoziierten Morbidität und Letalität wurde die mikrochirurgische Bypass-Operation rasch als probates neurochirurgisches Therapiekonzept zur Behandlung zerebraler Ischämien angesehen (Austin 1983; Samson et al. 1979).

Parallel zu der stetig wachsenden Zahl durchgeführter Operationen kam es zur Erweiterung des Indikationsspektrums, sodass die Operation oftmals unabhängig von der zugrunde liegenden Pathologie und dem klinischen Zustand des Patienten erfolgte (Latchaw et al. 1979; Lee et al. 1979; Lindberg 1980; Samson et al. 1979, 1980; Schuler et al. 1983). Die in den 1970er- und 1980er-Jahren publizierten klinischen Studien konnten infolgedessen, bei methodischen und inhaltlichen Unzulänglichkeiten, die Überlegenheit der operativen Therapie ischämischer zerebrovaskulärer Erkrankungen nicht eindeutig zeigen. Aufgrund dieser Konstellation erfolgte im Jahr 1977 die Initiierung einer internationalen, randomisierten Studie zum Vergleich von medikamentöser und chirurgischer Therapie zur Behandlung stenookklusiver zerebrovaskulärer Erkrankungen. In dieser konnte die Effizienz der EC/IC-Bypass-Chirurgie zur Prävention und Therapie eines ischämischen Insultes nicht gezeigt werden, sodass die Bypass-Chirurgie zur Behandlung chronischer und akuter zerebraler Ischämien nach 1985 nahezu vollständig verlassen wurde (The EC/IC Bypass Study Group 1985).

Die negativen Ergebnisse der Bypass-Studie führten, unter Beachtung ihrer methodischen Unzulänglichkeiten (Ausman u. Diaz 1986; Awad u. Spetzler 1986), in den folgenden Jahren zur Entwicklung einer neurochirurgischen Therapie chronischer zerebraler Ischämien, die auf dem pathophysiologischen Konzept der hämodynamischen Insuffizienz basierte (Bishop et al. 1987; Leinsinger et al. 1988; Powers et al. 1989; Schroeder 1986; Vorstrup et al. 1986; Yonas et al. 1993). Den zahlreichen Veröffentlichungen, welche die Effizienz der EC/IC-Bypass-Chirurgie zur Prävention eines ischämischen Insultes auf dem Boden einer hämodynamischen Insuffizienz bei stenookklusiver zerebrovaskulärer Erkrankung nahelegten (Gibbs et al 1984; Tsuda et al 1994; Schmiedek et al 1994; Nussbaum et al 2000), folgte im Jahr 2000 die Initiierung einer neuen prospektiven, randomisierten, multizentrischen Bypass-Studie (Adams et al. 2001), deren Ergebnisse jedoch erst in einigen Jahren zu erwarten sind.

Neben der Therapie chronischer zerebraler Ischämien kam es im Zuge der allgemeinen Entwicklung der Mikroneurochirurgie zu einer immer breiteren Anwendung von EC/IC-Bypass-Techniken (Sekhar et al. 1999; Spetzler u. Chater 1974; Weill et al. 1998). So stellt die Bypass-Operation eine etablierte Vorbereitungsmaßnahme bei der Behandlung komplexer zerebraler Aneurysmata und Tumoren der Schädelbasis dar. Aufgrund ständig wachsender diagnostischer und apparativer Möglichkeiten, die neben einer genauen Planung des operativen Ablaufes auch eine Abschätzung des zerebralen Perfusionsbedarfs erlauben, wurde darüber hinaus die Entwicklung verschiedener, den individuellen Bedürfnissen angepassten, technischer Modifikationen der ursprünglich beschriebenen Bypass-Technik möglich (Jacobson u. Suarez 1960; Yaşargil 1967). So etablieren sich, neben der Standard-EC/IC-Anastomose als sog. „Low-Flow"-Bypass, in zunehmendem Maße auch „High-Flow"-Bypässe, wobei meist autologe Venen als Spendergefäße bzw. Interponate verwendet werden (Sekhar et al 1999; Tulleken u. Verdaasdonk 1995).

Leitsymptome und Indikationsstellung

EC/IC-Bypass-Chirurgie bei hämodynamischer zerebrovaskulärer Insuffizienz

Der Erfolg der EC/IC-Bypass-Operation bei zerebrovaskulärer Insuffizienz ist in entscheidendem Maße von der Anwendung strikter Patientenauswahlkriterien abhängig, wobei hier sowohl die klinische Symptomatik und allgemeinmedizinische Kriterien als auch bildgebende und apparative bzw. funktionelle Befunde entscheidend sind.

Grundsätzlich besteht das Anliegen der Operation in der **Prävention eines progressiven ischämischen zerebralen Insultes** auf dem Boden einer stenookklusiven Erkrankung bei gleichzeitig vorhandener hämodynamischer Insuffizienz durch die Verbesserung der regionalen zerebralen Perfusion (rCBF). Dabei wird die Indikation hierfür fast ausschließlich für das Karotisstromgebiet in Erwägung gezogen; die Bypass-Operation im Bereich des vertebro-basilären Stromgebietes bleibt Einzelfällen vorbehalten (Spetzler u. Chater 1974). Das Ausmaß der hämodynamischen Beeinträchtigung innerhalb des abhängigen zerebralen Gefäßterritoriums stellt hierbei das entscheidende Kriterium zur Identifikation von Patienten mit erhöhtem Schlaganfallsrisiko dar (Yamauchi et al. 1999; Yonas et al. 1993).

Zur Beurteilung der hämodynamischen Zustandes wird in der Regel die Berechnung der sog. **zerebrovaskulären Reservekapazität** (CVRC) durchgeführt. Hierbei erfolgt nach Messung der rCBF für das entsprechende vaskuläre Stromgebiet unter Ruhebedingungen und nach Stimulation des rCBF (z.B. mittels Acetazolamid oder Kohlendioxidinhalation) die Berechnung der CVRC (Abb. 6.6-1). Bei nachgewiesener Einschränkung der CVRC, d.h. bei nicht ausreichender Stimulierbarkeit des rCBF (CVRC < 30%) oder paradoxer Verminderung der regionalen Durchblutung nach Stimulation (CVRC $\leq$ 5%), besteht, unter Beachtung klinischer, allgemeinmedizinischer und bildgebender Befunde, die Indikation zur Operation (Abb. 6.6-2) (Vajkoczy et al. 1999).

Eine EC/IC-Bypass-Operation führt nach dem heutigen Kenntnisstand bei Patienten mit fixiertem fokal-neurologischem Defizit zu keiner Verbesserung des neurologischen Befundes und ist somit für diese Patientengruppe nicht indiziert, wie auch bei Vorliegen eines Territorialinfarktes oder akuter, emboligener Ischämie (Batjer u. Samson 1986). Darüber hinaus ist die EC/IC-Bypass-Chirurgie zur Therapie des ischämisch-neurologischen Defizites, das im Rahmen eines Vasospasmus nach aneurysmatischer Subarachnoidalblutung auftritt, nicht geeignet (Batjer et al. 1986).

EC/IC-Bypass-Chirurgie in der Aneurysma- und Tumorneurochirurgie

Die Anwendung extra-intrakranieller Revaskularisierungstechniken dient in der Aneurysma- und Tumorneurochirurgie der **Aufrechterhaltung des rCBF** nach Operationen bzw. interventionell-radiologischen Prozeduren, bei denen eine signifikante Beeinträchtigung der zerebralen Perfusion zu erwarten ist und somit das Risiko eines akuten ischämischen Insultes besteht.

Hierbei handelt es sich in der Regel um komplexe intrakranielle, aber auch extradural gelegene Aneurysmata sowohl der anterioren als auch der posterioren Zirkulation. Seltener geht es um tumoröse Prozesse im Bereich der Schädelbasis (Sekhar et al. 1999).

Die Indikation zur Bypass-Anlage orientiert sich hierbei an den individuellen, unter Umständen erst intraoperativ zu erkennenden anatomischen Verhältnissen (z.B. Konfiguration des Aneurysmas) und, im Falle von Eingriffen mit geplanter Gefäßokklusion (z.B. Riesenaneurysmata im Bereich der Schädelbasis), an den Ergebnissen klinischer und funktioneller Voruntersuchungen wie Ballonokklusionstest (BOT) mit Stimulation und funktionellem Monitoring (Bestimmung des rCBF, transkranielle Doppler-Sonographie, sensorisch evozierte Potenziale, EEG).

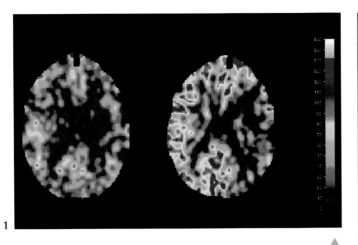

Abb. 6.6-1. Abschätzung der hämodynamischen Beeinträchtigung mittels stabiler Xenon-CT.
Links: rCBF-Messung [ml/100 g/min] unter Ruhebedingungen: rechtshemisphärisch normale Perfusion, linkshemisphärisch diskrete Reduktion des rCBF im Bereich des vorderen Mediastromgebietes.
Rechts: Bestimmung des rCBF nach Acetazolamidstimulation: fehlende rCBF-Antwort im linken Mediastromgebiet als Ausdruck einer erschöpften zerebrovaskulären Reserve bei symptomatischem linksseitigem Karotisverschluss.

Abb. 6.6-2. Diagnostischer Algorithmus zur Untersuchung von Patienten mit Verdacht auf hämodynamische zerebrovaskuläre Insuffizienz und zur Identifikation von Patienten, die für eine Bypass-Operation geeignet sind. STA: A. temporalis superficialis; MCA: A. cerebri media; rCBF: regionale Hirndurchblutung (vgl. Abb. 6.7-4, S. 404).

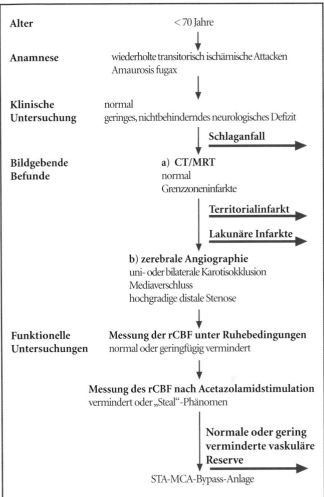

Anhand der Ergebnisse der Voruntersuchungen lässt sich bei einer Reihe von Patienten bereits präoperativ das Ausmaß der zu erwartenden Änderung der zerebralen Zirkulationsverhältnisse abschätzen. Hieraus ergibt sich die Möglichkeit einer individualisierten Therapie mit Anwendung einer selektiven, an die Bedürfnisse des Patienten angepassten Revaskularisierungstechnik, z.B. „High-Flow"-Bypass (Tulleken u. Verdaasdonk 1995).

Dringlichkeit der Abklärung

Für Patienten mit symptomatischer, unilateraler Okklusion der A. carotis interna (ACI) besteht trotz medikamentöser Therapie ein jährliches Risiko für einen ipsilateralen ischämischen Insult von 5,9% (Hankey u. Warlow 1991). Für Patienten mit hochgradiger Stenosierung intrakranieller Gefäße oder bilateralem ACI-Verschluss ist dieses Risiko nicht sicher abzuschätzen. Bei nachgewiesener hämodynamischer Insuffizienz steigt das Schlaganfallrisiko, je nach Ausmaß der Beeinträchtigung, auf bis zu 57% pro Jahr (Yamauchi et al 1999; Yonas et al 1993). Aus den Untersuchungen zum natürlichen Verlauf folgt, dass eine absolut dringliche diagnostische Abklärung nicht erforderlich ist. Aufgrund des hohen jährlichen Schlaganfallrisikos bei hämodynamischer Insuffizienz sollte die apparative Diagnostik bei entsprechendem Verdacht jedoch zügig erfolgen.

Bei Indikation zur Operation erfolgt der operative Eingriff, insbesondere bei Patienten mit PRIND (prolongiertem ischämischem, reversiblem, neurologischem Defizit), frühestens 4 Wochen nach der letzten klinisch nachgewiesenen ischämischen Episode.

Differenzialdiagnose

Das zur Diagnosesicherung führende Leitsymptom sind rezidivierende transitorische ischämische Attacken (TIA) und PRIND bzw. Amaurosis-fugax-Attacken. Entsprechend der möglichen zugrunde liegenden Pathomechanismen sollte in erster Instanz, die wesentlich häufigere **embolische Genese** der ischämischen Symptome in Betracht gezogen werden. Nach Ausschluss dieser ist bei bildgebend gesicherter stenookklusiver Erkrankung der Ausschluss systemischer oder lokaler inflammatorischer und/oder immunvermittelter Erkrankungen (z.B. Vaskulitiden, Anti-Phospholipid-Antikörper-Syndrom, Sarkoidose) erforderlich.

Angestrebt werden sollte im jedem Falle eine ätiologische Einordnung der zur klinischen Symptomatik führenden morphologischen Befunde. Die häufigste Ursache stenookklusiver Erkrankungen im Bereich der hirnversorgenden Arterien sind progrediente atherosklerotische Veränderungen der Gefäße, während ätiologisch unklare Erkrankungen (z. B. Moya-Moya-Erkrankung, Quasi-Moya-Moya) wesentlich seltener anzutreffen sind. Darüber hinaus tritt eine hämodynamische Insuffizienz vereinzelt aufgrund intrakranieller Stenosierungen nach Bestrahlung im Bereich des Sinus cavernosus, bei fibromuskulärer Dysplasie, aber auch nach Karotisdissektion auf.

Pathologie und apparative Diagnostik

Die Fähigkeit der zerebralen Gefäße zur Kompensation einer Minderperfusion ist für die Verhinderung eines ischämischen Schlaganfalls entscheidend. Bei Auftreten einer akuten Minderdurchblutung (z. B. akuter Mediahauptstammverschluss) sind wirksame zerebrale Kompensationsmechanismen in der Regel nicht vorhanden, sodass das Auftreten eines ischämischen Infarktes unterschiedlichen Ausmaßes oftmals nicht verhindert werden kann. Im Falle langsam progredienter Stenosierungen bzw. Verschlüsse zerebraler Gefäße existiert eine Reihe von physiologischen Kompensationsmechanismen, die zunächst die Aufrechterhaltung des rCBF innerhalb der zerebralen Autoregulation ermöglichen. Erst nach Ausschöpfung dieser zerebralen „Reserve" besteht ein erhöhtes Risiko für das Auftreten eines hämodynamischen ischämischen Insultes. So wurde eine Reihe von indirekten Methoden zur Abschätzung des zerebralen hämodynamischen Status entwickelt, welche die Untersuchung einzelner physiologischer zerebraler Regulationsmechanismen und somit eine Abschätzung des Schlaganfallrisikos ermöglichen sollen.

Unter physiologischen Bedingungen, d.h. normalen zerebralen Perfusionsverhältnissen, erfolgt die Regulation des rCBF durch Änderung des Durchmessers parenchymaler Arteriolen. Unter diesen Bedingungen besteht darüber hinaus eine am Bedarf orientierte enge Kopplung zwischen rCBF und dem basalen zerebralen Sauerstoffmetabolismus ($CMRO_2$). Das entscheidende Maß für eine intakte Regulation zwischen Metabolismus und rCBF stellt die **Sauerstoffextraktionsrate** (oxygen extraction fraction, OEF) des Hirngewebes dar, die unter physiologischen Bedingungen nahezu konstant ist (Derdeyn et al. 1999).

Bei Vorliegen einer stenookklusiven Erkrankung kommt es bei unzureichender zerebraler Kollateralisierung innerhalb des abhängigen Gefäßterritoriums zu einem progredienten Abfall des zerebralen Perfusionsdruckes (CPP). Dies führt zunächst zu einer kompensatorischen Vasodilatation, wodurch die Aufrechterhaltung des rCBF gewährleistet werden kann (Autoregulation). Gleichzeitig steigt das zerebrale Blutvolumen (CBV), die OEF bleibt normal (**hämodynamische Beeinträchtigung Grad I** = „mild hemodynamic compromise") (Derdeyn et al. 1999).

Bei weiterer Reduktion des CPP versagen die autoregulativen Funktionen, und der rCBF fällt ab. Zu diesem Zeitpunkt ist eine weitere Vasodilatation nicht mehr möglich (aufgebrauchte zerebrovasuläre Reserve). Kompensatorisch findet sich eine verstärkte Sauerstoffausschöpfung aus dem Blut, d.h. ein Anstieg der OEF (**hämodynamische Beeinträchtigung Grad II** = „severe hemodynamic compromise") (Derdeyn et al. 1999). Diese Regulationsmechanismen erlauben unter Ruhebedingungen meist die Aufrechterhaltung der Funktion und Integrität des Hirngewebes.

Im Falle einer weiteren CPP-Reduktion oder eines erhöhten Bedarfes kann es dagegen zur Unterschreitung der kritischen Ischämieschwelle kommen – klinische Symptome treten auf. Bei rezidivierendem Auftreten von TIA und PRIND ist somit von einer kritischen Minderperfusion auszugehen und das Risiko eines Schlaganfalls als hoch einzuschätzen (Yamauchi et al. 1999; Yonas et al. 1993).

In der klinischen Praxis kommen verschiedene Techniken zur **Abschätzung der hämodynamischen Beeinträchtigung** zur Anwendung. Quantitative und qualitative Methoden der Messung des rCBF (SPECT, [133]Xenon, D-SPECT, stabiles Xenon-CT) erlauben bei Durchführung von Doppeluntersuchungen, d.h. Messung des rCBF unter Ruhebedingungen und nach Stimulation (Bestimmung der CVRC), die Abschätzung der hämodynamischen Insuffizienz Grad I (s. Abb. 6.6-1). Diese funktionellen Methoden werden auch zur Bestimmung der Perfusionsreserve im Rahmen eines BOT vor geplanter Gefäßokklusion angewendet.

Die **Bestimmung der OEF** und somit die Charakterisierung der Insuffizienz II. Grades, kann lediglich mithilfe der Positronenemissionstomographie (PET) erfolgen, die trotz ihrer Vorteile, wie der Möglichkeit zur quantitativen Bestimmung von rCBF, CBV, $CMRO_2$ und OEF, aufgrund methodischer und finanzieller Einschränkungen nicht uneingeschränkt zur Anwendung kommt. Alternative Methoden zur Messung bzw. Abschätzung des CBF, die für funktionelle Untersuchungen genutzt werden, sind thermodiffusionsbasierte intraparenchymale rCBF-Mikrosonden (Vajkoczy et al. 2000) und die transkranielle Doppler-Sonographie (TCD) (Silvestrini et al. 2000).

Trotz einheitlicher pathophysiologischer Konzepte existieren methodenabhängig eine Reihe von Grenz- bzw. Schwellenwerten für die „normale" bzw. „pathologische" CVRC, sodass bis heute insgesamt keine verbindlichen Kriterien zur Abschätzung der hämodynamischen zerebrovaskulären Insuffizienz vorliegen.

Operative Technik und Komplikationen

Die Auswahl der Bypass-Technik richtet sich neben der entsprechenden Indikation nach den individuellen anatomischen Gegebenheiten und dem zu erwartenden Perfusionsbedarf des zu revaskularisierenden Hirnparenchyms.

Zur Anwendung kommen neben dem häufig eingesetzten „Low-Flow"-Bypass (Anastomosierung der A. temporalis superficialis [STA] mit der A. cerebri media [MCA] oder der A. occipitalis mit der A. cerebri posterior) mit einer Fördermenge von 25–45 ml/min (Spetzler u. Chater 1976) auch „High-Flow"-Anastomosen (z. B. Anastomosen zwischen A. carotis communis und A. cerebri media), die über einen Volumenfluss von bis zu 1 8 0 ml/min verfügen können (Tulleken u. Verdaasdonk 1995).

Die Anastomosierung der STA mit einem kortikalen Ast der MCA, im Sinne einer **Standard-STA-MCA-Anastomose**, stellt die am häufigsten angewandte operative Technik in der EC/IC-Bypass-Chirurgie dar. Hierbei erfolgt die Anlage einer End-zu-Seit-Anastomose in mikrochirurgischer Technik über eine temporal gelegene, ca. 3 cm messende osteoklastische Trepanation. Der Patient wird hierfür in Rückenlage mit Unterpolsterung der ipsilateralen Schulter gelagert. Nach Fixierung des Kopfes in der Mayfield-Klemme und Identifizierung des geeigneten Spendergefäßes (frontaler oder parietaler Ast der STA) erfolgt die Planung eines ca. 8 cm langen, dem Verlauf des Spendergefäßes folgenden, präaurikulär im Bereich des STA-Hauptstamm beginnenden Hautschnittes.

Nach Präparation des Spendergefäßes und Anlage der Kraniotomie wird ein geeignetes Empfängergefäß identifiziert. Hierbei handelt es sich meist um kortikale oder intrasylviisch gelegene M3-Segmente. Grundsätzlich sind hierbei die infra- und die suprasylvische Anastomosierung (in Abhängigkeit von der anatomischen Entwicklung des Empfängergefäßes) möglich. Des Weiteren besteht die Möglichkeit der syndromen und der antidromen Flussorientierung der Anastomose, wobei bei Ersterer die Blutflussrichtungen in Spender- und Empfängergefäß gleichgerichtet sind. Unter den erwähnten Optionen scheinen die suprasylvisch gelegenen, syn-

dromen Anastomosen die höchste primäre Bypass-Funktion aufzuweisen.

Für die Effizienz bzw. die Funktion des geplanten Bypasses sind neben der angewendeten mikrochirurgischen Technik auch Größe und Kompatibilität von Spender- und Empfängergefäß, das Ausmaß möglicher atherosklerotischer Gefäßveränderungen und der individuelle Perfusionsbedarf entscheidend. Nach Durchführung einer entsprechenden Arteriotomie erfolgt die Schaffung des Bypasses unter Anwendung mikrochirurgischer Techniken (Yonekawa et al. 1999), wobei am häufigsten Einzelknopfnähte (10–0 Monofilament Nylon) verwendet werden (Abb. 6.6-3). Nach Sicherstellung der Bypass-Funktion mittels direkter Testung oder Mikro-Doppler erfolgt innerhalb der ersten 3 Tage nach Operation die nicht PTT-wirksame Antikoagulation mittels Heparin; nach anschließender angiographischer Kontrolle der Bypass-Funktion (Abb. 6.6-4), die lebenslange Gabe eines Thrombozytenaggregationshemmers.

Die primäre Bypass-Funktion beträgt je nach Anastomose ca. 95 %, wobei sich im Rahmen von Nachuntersuchungen vereinzelt auch eine suffiziente Funktion früh postopertiv verschlossener Bypässe nachweisen ließ. Die operationsassoziierten Risiken, wie intraoperative Ischämie, Nachblutung, Infektion, sind bei Beachtung der Einschlusskriterien und Besonderheiten der anästhesiologischen Betreuung als insgesamt gering einzuschätzen.

Seit der Entwicklung neuer Techniken in der vaskulären Neurochirurgie kann in zunehmendem Maße auch die Anlage von EC/IC-Bypässen mit hoher Förderleistung

erfolgen. Besonders zu erwähnen ist hierbei die **Excimer-Laser-assistierte Bypass-Chirurgie**, bei der die Anastomosierung großer Gefäße, z. B. A. carotis communis und distale ACI oder proximale MCA (M1-Segment), unter Verwendung venöser Spendergefäße erfolgt. Mithilfe des Lasers ist es nun möglich, die Anastomosierung im Bereich der intrakraniellen Gefäße ohne temporäre Okklusionszeit und damit bei deutlich reduzierter Gefahr einer perioperativen Ischämie durchzuführen. Somit kann die sichere Anlage sowohl extra-intrakranieller als auch intra-intrakranieller Anastomosen mit geringer operationsassoziierter Morbidität erfolgen (Tulleken u. Verdaasdonk 1995).

Alternative Bypass-Techniken beinhalten die Verwendung peripherer Arterien als Gefäßinterponate (z. B. A. radialis) (Tachibana et al. 2000) oder die Implantation synthetischer Materialen.

Abb. 6.6-3. Vergrößerte intraoperative Ansicht einer Standardanastomose zwischen A. temporalis superficialis und A. cerebri media, die mittels Einzelknopfnähten in End-zu-Seit-Technik geschaffen wird.

Abb. 6.6-4. Angiographische Kontrolle nach Anastomose von A. temporalis superficialis und A. cerebri media rechts (selektive Injektion in die A. carotis externa):
a) anterior-posteriore, **b)** laterale Projektion: Kontrastierung zahlreicher kortikaler Gefäße des rechten Mediastromgebietes nach Bypass-Anlage unter Verwendung des frontalen Astes der A. temporalis superficialis.

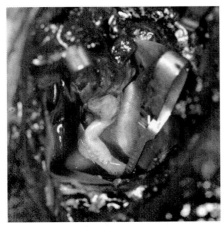

3

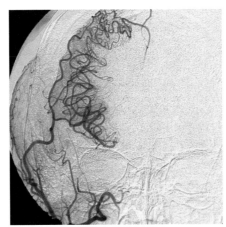

4a

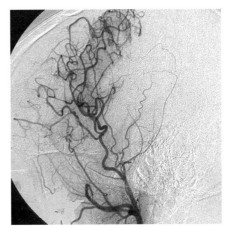

4b

Zusammenfassung

Unter Beachtung strikter Einschlusskriterien scheint die gezielte arterielle extra-intrakranielle Revaskularisation ein erfolgversprechendes Therapiekonzept zur Behandlung chronischer, hämodynamisch bedingter zerebraler Ischämien darzustellen. Eine definitive Aussage über die Wertigkeit dieser Behandlung zur Prävention eines Schlaganfalls ist jedoch erst nach Abschluss der zweiten Bypass-Studie möglich.

Die EC/IC-Bypass-Chirurgie ist zur effektiven Behandlung komplexer Aneurysmata und Schädelbasisprozesse unerlässlich. Die Behandlung dieser sollte nach Möglichkeit in vaskulär orientierten Zentren mit entsprechender Erfahrung erfolgen.

Literatur

Adams A, Powers WJ, Grubb RL Jr et al. (2001) Preview of a new trail of extracranial-to-intracranial arterial anastomosis. Neurosurg Clin N Am 12: 613–24.

Ausman JI, Diaz FG (1986) Critique of the extracranial-intracranial bypass study. Surg Neurol 26: 218–21.

Austin SM (ed) (1983) Microneurosurgical Anastomoses for Cerebral Ischemia. Springfield, IL: Charles C Thomas.

Awad IA, Spetzler RF (1986) Extracranial-intracranial bypass surgery: a critical analysis in light of the International Cooperative Study. Neurosurgery 19: 655–64.

Batjer H, Samson D (1986) Use of extracranial-intracranial bypass in the management of symptomatic vasospasm. Neurosurgery 19: 235–46.

Batjer H, Mickey B, Samson D (1986) Potential roles for early revascularization in patients with acute cerebral ischemia. Neurosurgery 18: 283–91.

Bishop CC, Burnand KG, Brown M et al. (1987) Reduced response of cerebral blood flow to hypercapnia: restoration by extracranial-intracranial bypass. Br J Surg 74: 802–4.

Derdeyn CP, Shaibani A, Moran CJ et al. (1999) Lack of correlation between pattern of collateralization and misery perfusion in patients with carotid occlusion. Stroke 30: 1025–32.

Fisher M (1951) Occlusion of the internal carotid artery. Arch Neurol Psychiatry 65: 346–50.

Gibbs JM, Wise RJ, Leenders KL et al. (1984) Evaluation of cerebral perfusion reserve in patients with carotid-artery occlusion. Lancet i: 310–4.

Hankey GJ, Warlow CP (1991) Prognosis of symptomatic carotid occlusion: An overview. Cerebrovasc Dis 1: 245–56.

Jacobson SH, Suarez E (1960) Microsurgery in anastomosis of small vessels. Surg Forum 11: 243–5.

Latchaw RE, Ausman JI, Lee MC (1979) Superficial temporal-middle cerebral artery bypass. A detailed analysis of multiple pre- and postoperative angiograms in 40 consecutive patients. J Neurosurg 51: 455–65.

Lee MC, Ausman JL, Geiger JD et al. (1979) Superficial temporal to middle cerebral artery anastomosis. Clinical outcome in patients with ischemia of infarction in internal carotid artery distribution. Arch Neurol 36: 1–4.

Leinsinger G, Schmiedek P, Kreisig T et al. (1988) ^{133}Xe-DSPECT: Bedeutung der zerebrovaskulären Reservekapazität für Diagnostik und Therapie der chronischen zerebralen Ischämie. Nuklearmedizin 27: 127–34.

Lindberg B (1980) Acute carotid occlusion. Indication for surgery? J Cardiovasc Surg (Torino) 21: 315–20.

Nussbaum ES, Erickson DL (2000) Extracranial-intracranial bypass for ischemic cerebrovascular disease refractory to maximal medical therapy. Neurosurgery 46: 37–42 (discussion: 42–3).

Powers WJ, Tempel LW, Grubb RL Jr (1989) Influence of cerebral hemodynamics on stroke risk: one-year follow-up of 30 medically treated patients. Ann Neurol 25: 325–30.

Samson DS, Hodosh RM, Clark WK (1979) Microsurgical treatment of transient cerebral ischemia. Preliminary results in 50 patients. JAMA 241: 376–8.

Samson DS, Neuwelt EA, Beyer CW et al. (1980) Failure of extracranial-intracranial arterial bypass in acute middle cerebral artery occlusion: case report. Neurosurgery 6: 185–8.

Schmiedek P, Piepgras A, Leinsinger G (1994) Improvement of cerebrovascular reserve capacity by EC-IC arterial bypass surgery in patients with ICA occlusion and hemodynamic cerebral ischemia. J Neurosurg 81: 236–44.

Schroeder T (1986) Cerebrovascular reactivity to acetazolamide in carotid artery disease. Enhancement of side-to-side CBF asymmetry indicates critically reduced perfusion pressure. Neurol Res 8: 231–6.

Schuler JJ, Flanigan DP, DeBord JR et al. (1983) The treatment of cerebral ischemia by external carotid artery revascularization. Arch Surg 118: 567–72.

Sekhar LN, Bucur SD, Bank WO et al. (1999) Venous and arterial bypass grafts for difficult tumors, aneurysms, and occlusive vascular lesions: evolution of surgical treatment and improved graft results. Neurosurgery 44: 1207–23 (discussion: 1223–4).

Silvestrini M, Vernieri F, Pasqualetti P et al. (2000) Impaired cerebral vasoreactivity and risk of stroke in patients with asymptomatic carotid artery stenosis [see comments]. JAMA 283: 2122–7.

Spetzler R, Chater N (1974) Occipital artery–middle cerebral artery anastomosis for cerebral artery occlusive disease. Surg Neurol 2: 235–8.

Spetzler R, Chater N (1976) Microvascular bypass surgery. Part 2: physiological studies. J Neurosurg 45: 508–13.

Tachibana E, Suzuki Y, Harada T et al. (2000) Bypass surgery using a radial artery graft for bilateral extracranial carotid arteries occlusion. Neurosurg Rev 23: 52–5.

The EC/IC Bypass Study Group (1985) Failure of extracranial-intracranial arterial bypass to reduce the risk of ischemic stroke. Results of an international randomized trial. N Engl J Med 313: 1191–200.

Tsuda Y, Yamada K, Hayakawa T et al. (1994) Cortical blood flow and cognition after extracranial-intracranial bypass in a patient with severe carotid occlusive lesions. A three-year follow-up study. Acta Neurochir (Wien) 129: 198–204.

Tulleken CA, Verdaasdonk RM (1995) First clinical experience with Excimer assisted high flow bypass surgery of the brain. Acta Neurochir (Wien) 134: 66–70.

Vajkoczy P, Horn P, Schmiedek P (1999) Standard superficial temporal artery – middle cerebral artery Bypass surgery in hemodynamic cerebral ischemia: indication and technique. Techn Neurosurg 2: 106–15.

Vajkoczy P, Roth H, Horn P et al. (2000) Continuous monitoring of regional cerebral blood flow: experimental and clinical validation of a novel thermal diffusion microprobe. J Neurosurg 93: 265–74.

Vorstrup S, Brun B, Lassen NA (1986) Evaluation of the cerebral vasodilatory capacity by the acetazolamide test before EC-IC bypass surgery in patients with occlusion of the internal carotid artery. Stroke 17: 1291–8.

Weill A, Cognard C, Levy D et al. (1998) Giant aneurysms of the middle cerebral artery trifurcation treated with extracranial-intracranial arterial bypass and endovascular occlusion. Report of two cases. J Neurosurg 89: 474–8.

Yamauchi H, Fukuyama H, Nagahama Y et al. (1999) Significance of increased oxygen extraction fraction in five-year prognosis of major cerebral arterial occlusive diseases. J Nucl Med 40: 1992–8.

Yaşargil MG (1967) Experimental small vessel surgery in the dog including patching and grafting of cerebral vessels and the formation of functional extra-intracranial shunts. In: Donaghy RMP, Yaşargil MG (eds) Micro-vascular Surgery. Stuttgart: Thieme; 372–7.

Yaşargil MG (1969) Diagnosis and indications for operations in cerebrovascular disease. In: Yaşargil MG (ed). Microsurgery Applied to Neurosurgery. Stuttgart: Thieme; 95–118.

Yonas H, Smith HA, Durham SR et al. (1993) Increased stroke risk predicted by compromised cerebral blood flow reactivity. J Neurosurg 79: 483–9.

Yonekawa Y, Frick R, Roth P et al. (1999) Laboratory training in microsurgical techniques and microvascular anastomosis. Techn Neurosurg 2: 149–58.

6.7 Obstruktive zerebrovaskuläre Erkrankungen – Stenose der A. carotis interna

Hansdetlef Wassmann, Stefan Palkovič, Christoph Greiner, Bernhard Fischer

Inhalt

Definition

Als **Apoplex** bezeichnet man das akute Auftreten von neurologischen Ausfallerscheinungen ohne äußeren Anlass. Hirngefäßerkrankungen sind zu 95% als Ursache zu finden, die in 15% zu Hirnblutungen und in 85% zu ischämischen Hirninfarkten geführt haben. Die häufigste Ursache (60%) des Schlaganfalls sind obliterative Veränderungen der extrakraniellen hirnversorgenden Gefäße.

Historie

Bereits um 400 v. Chr. beschrieb Hippokrates auf der griechischen Insel Kos Patienten, die ohne äußeren Anlass akut eine Halbseitenschwäche oder den Verlust des Sprachvermögens erlitten, was den Eindruck erweckte, als ob diese Patienten niedergeschlagen worden wären (apoplesso). Er bezeichnete daher dieses Ereignis als Apoplexia.

Jakob Wepfer, ein Schaffhausener Stadtarzt, veröffentlichte 1650 eine Monographie über die Apoplexie mit dem Untertitel „Observationes anatomicae ex cadaveribus eorum, quos sustulit apoplexia", da er bei anatomischen Studien an Patienten mit erlittenem Apoplex die Feststellung machen konnte, dass die Ruptur oder die Verstopfung eines größeren Hirngefäßes die Ursache der Krankheit war.

Victor Horsley führte 1886 in London eine Karotisoperation bei einem blutenden Hirngefäßaneurysma durch. Die Karotisdesobliteration in der heutigen Form wurde erstmals 1953 von de Bakey ausgeführt und von Eastcott 1954 als erfolgreiche Operation beschrieben (Eastcott et al. 1954).

Epidemiologie

Zerebrovaskuläre Erkrankungen stellen in Deutschland die dritthäufigste Todesursache dar. Etwa 40% der Patienten versterben nach einem Schlaganfall, weitere 40% der überlebenden Patienten bedürfen einer intensiven häuslichen Pflege. Jährlich werden in Deutschland 185.000 Patienten wegen einer Apoplexie stationär behandelt. Hierbei handelt es sich nach einer kooperativen Studienregistrierung in 84% der Fälle um ischämische Ereignisse und in 16% um hämorrhagische Schlaganfälle (Mohr et al. 1978). Es wird angenommen, dass der Schlaganfall in bis zu 60% durch obstruktive Veränderungen der A. carotis bedingt ist.

Die Prävalenz von hämodynamisch wirksamen Stenosen der A. carotis liegt ab dem 65. Lebensjahr bei ca. 3% (ICD-10: I63.2, I65.2). Die Erkennung der Warnsymptome, eine rechtzeitige Diagnostik und Behandlung kann das Eintreten eines Schlaganfalls verhindern, sodass nicht nur Letalität und Morbidität, sondern auch Kosten im Gesundheitssystem gesenkt werden können.

Leitsymptome

Die im Rahmen einer Vorsorgeuntersuchung nachgewiesene asymptomatische Karotisstenose (klinisches **Stadium I**) geht im Spontanverlauf mit einer jährlichen Apoplexierate von 5% einher. Nach Diagnosestellung wird diese unter optimaler konservativer Therapie auf jährlich 2% gesenkt (ACAS 1995).

Die symptomatische Karotisstenose (**Stadium II**) äußert sich in transitorisch ischämischen zerebralen Attacken (TIA) von weniger als 24 h Dauer oder bei verlangsamter Rückbildung über mehrere Tage als prolongiertes reversibles ischämisches neurologisches Defizit (PRIND). Solche Attacken stellen die Warnsymptome eines drohenden Schlaganfalles dar und sollten in der Anamnese erfragt werden. Es handelt sich typischerweise um Sehstörungen, Schwächegefühle, Taubheitsgefühle oder Sprachstörungen, die Minuten oder bis zu 24 h andauern.

Das **Stadium III** beschreibt einen manifesten Insult mit zu- oder abnehmender neurologischer Symptomatik.

Als **Stadium IV** bezeichnet man den abgelaufenen zerebralen Insult mit bleibender neurologischer Ausfallssymptomatik unterschiedlicher deutlicher Ausprägung.

Diagnostik

Die Auskultation der Karotisbifurkation als eine Routinemaßnahme bei der körperlichen Untersuchung des Patienten kann auf eine Karotisstenose hinweisen. Geringgradige oder höchstgradige Stenosen verursachen in der Regel kein systolisches Strömungsgeräusch.

Zuverlässige diagnostische Verfahren sind (s. Kap. 2.2):

- Die **Ultraschall-Doppler-Untersuchung** der großen hirnversorgenden Gefäße einschließlich der transkraniellen Dopplersonographie (TCD) ermöglicht die Einschätzung der intrakraniellen Zirkulation, insbesondere die seitenübergreifende Kollateralversorgung.
- Die **Duplexsonographie** identifiziert auch die arteriosklerotischen Plaques mit ulzerierender Oberfläche, die als Quelle für arterielle Mikroembolien anzusehen sind.
- Die **Magnetresonanzangiographie** (MRA) gestattet die Festlegung des Stenosegrades, der Stenosemorphologie und die Unterscheidung zwischen Stenose und Verschluss mit einer Sensitivität von 92 % und einer Spezifität von 74 % (Jansen et al. 2002).
- Die kraniale **Computertomographie** (CT) gibt Auskunft über frische oder ältere ischämische Herde und kann andere Ursachen, z. B. Blutung oder Tumoren, ausschließen.
- Die **Spiral-CT-Untersuchung** ermöglicht bei gleichzeitiger Applikation eines intravenösen Kontrastmittelbolus die Berechnung von **CT-Angiogrammen,** womit Gefäßverschlüsse auf der Ebene des Circulus Willisii relativ verlässlich dargestellt werden.
- Bei der **Perfusions-CT** werden Spiraltechnik und Kontrastmittelbolusgabe benutzt, um Perfusionsbilder vom Hirngewebe zu erstellen. Minderfundierte Areale können damit erfasst werden. Jenseits des 2-h-Fensters können Aussagen über das Vorliegen einer Ischämie und das Ischämieareal gemacht werden.
- Die **perfusionsgewichtete Magnetresonanztomographie** kann nach Kontrastmittelgabe in einem sehr frühen Stadium der zerebralen Ischämie semiquantitativ den Blutfluss durch das Gehirnparenchym darstellen (Gilman 1998).
- Die **diffusionsgewichtete Magnetresonanztomographie** ist ein Verfahren, mit dem Informationen zur Braun-Molekularbewegung der extrazellulären Protonen gewonnen werden. Bei der akuten arteriellen zerebralen Ischämie kommt es rasch zum Versagen der Natrium-Kalium-Pumpe und nachfolgend zum Wassereinstrom in die ischämiegeschädigten Zellen; es entwickelt sich ein zytotoxisches Ödem. Das Volumen der Zellen nimmt auf Kosten des Extrazellulärraums zu, mit konsekutiver Einschränkung der Beweglichkeit der extrazellulären Protonen. Bei einer akuten Hirndurchblutungsstörung werden bereits wenige Minuten später diese auf den diffusionsgewichteten Bildern nachweisbar (Wutke et al. 2002).
- Die **intravenöse digitale Subtraktionsangiographie** gestattet bei normalem Herzzeitvolumen die orientierende Einschätzung des Stenosegrades, der Morphologie und der Ausdehnung der Stenose. Eine Einschätzung der intrakraniellen Strombahn ist in der Regel nicht möglich.
- Die **intraarterielle digitale Subtraktionsangiographie** (DSA) gilt als „Goldstandard" in der Diagnostik. Sie erlaubt die Einschätzung des Stenosegrades, der Morphologie und Ausdehnung der Stenose und zusätzlich eine Beurteilung des Zustandes der intrakraniellen Gefäßstrombahn sowie der Kollateralversorgung bei obstruktiven Gefäßveränderungen. Diese Untersuchung ist mit dem Risiko eines permanenten neurologischen Defizits von 0,3 % belastet, in ihrer selektiven Form von 1,2 % (Abb. 6.7-1).

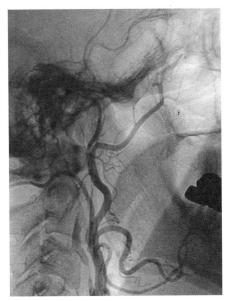
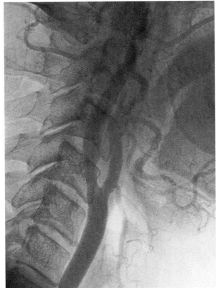

Abb. 6.7-1. Intraarterielle Karotisdarstellung eines Patienten mit langstreckiger filiformer Stenose der A. carotis interna vor (**a**) und nach Operation (Karotisdesobliteration) (**b**).

a
b

Dringlichkeit der Abklärung

Patienten mit rezidivierenden ischämischen Attacken und/oder hochgradigen Karotisstenosen mit der Symptomatik eines Apoplexes werden unverzüglich stationär aufgenommen und mit einer intravenösen Heparintherapie behandelt, sodass die Thromboplastinzeit um das etwa Anderthalbfache erhöht wird, bis die Ursache der neurologischen Symptomatik beseitigt ist.

Der Patient, der die Symptomatik des Schlaganfalles erlitten hat (completed stroke), ist ebenso wie ein Patient mit rezidivierenden TIAs, die in ihrer Schwere und Frequenz zunehmen (Crescendo-TIAs), oder ein Patient, dessen neurologische Ausfallserscheinungen sich in einem kurzen Zeitraum über Minuten oder Stunden verschlechtern (stroke in evolution), als dringender Notfall anzusehen und sollte sofort in eine Akutklinik eingeliefert werden, die über sämtliche diagnostische und therapeutische Möglichkeiten verfügt.

Hierzu wird die Einrichtung von **Schlaganfallspezialstationen** (stroke units) erprobt. Nach Ausschluss einer intrazerebralen Blutung durch ein CT und Nachweis eines Hirngefäßverschlusses hat die frühstmögliche (möglichst innerhalb von 3 h nach Auftreten der Symptomatik)

Anwendung von rt-PA (recombinant tissue plasminogen activator, Gewebe-Plasminogenaktivator) einen positiven Effekt auf den Krankheitsverlauf. Beim frühen Nachweis eines hyperdens dargestellten größeren Hirngefäßes im CT als Zeichen des thrombotischen Gefäßverschlusses (s. auch Abb. 3.4-4) vor Auftreten von Hirnparenchymveränderungen wird die Anwendung zerebroprotektiver Substanzen erprobt (Wassmann et al. 1996) sowie eine lokale interventionelle Thrombolyse versucht.

Indikation zur Karotisdesobliteration

Im **Stadium I** wird ein Vorteil der Operation für die Patienten nur bei hochgradigen asymptomatischen Stenosen (> 70 %) bei sehr niedriger Komplikationsrate erreicht. Die Apoplexierate im Spontanverlauf beträgt bei maximaler konservativer Therapie laut ACAS 2 % und nach operativer Behandlung 1 % pro Jahr (vgl. Halliday et al. 2004).

Eine klare Indikation ergibt sich im **Stadium II** bei hochgradiger symptomatischer Stenose. Der Spontanverlauf geht laut NASCET mit einer jährlichen Apoplexierate von 15 % einher. NASCET zeigt bei konservativ behandelten Patienten eine Apoplexierate von 26 %, in der operierten Gruppe von 9 % nach 2 Jahren, d. h. es erfolgt eine Absenkung des relativen Risikos um 65 % (NASCET 1991). Die perioperative Apoplexierate soll 3 % für ein permanentes neurologisches Defizit und 1 % für die Letalität nicht übersteigen, damit das therapeutische Ziel für den Patienten (Senkung der Apoplexierate durch die Operation) erreicht wird.

Im **Stadium III**, dem akuten (frischen) Schlaganfall (frank stroke) ist eine Operationsindikation nur ausnahmsweise, bei fehlender Bewusstlosigkeit und intakter Blut-Hirn-Schranke, gegeben. Innerhalb eines Zeitintervalls zwischen Insult und Operation von nicht mehr als 4–6 h bilden sich nach operativer Behandlung bei bis zu 50 % der Patienten die neurologischen Ausfälle zurück, jedoch ist die Letalität mit 9 % hoch. Die Wertigkeit einer lokalen Lyse bei kranialem Gefäßverschluss ist noch nicht gesichert.

Im **Stadium IV** ergibt sich die Indikation zur Operation einer Karotisstenose nur bei Patienten, bei denen sich die neurologische Symptomatik weitgehend zurückgebildet hat. Der Operationszeitpunkt orientiert sich am CT-Befund. Bei intakter Blut-Hirn-Schranke und filiformer Stenose kann eine Operation bereits nach 2 bis 3 Wochen erfolgen.

Therapie

Die Karotisoperation sollte – auch entsprechend den amerikanischen „Guidelines" – in einem erfahrenen neuromedizinischen Zentrum durchgeführt werden und kann in Allgemeinanästhesie oder in Lokal- bzw. Regionalanästhesie erfolgen. Das klassische Operationsverfahren, die **Thrombendarteriektomie** (TEA) besteht

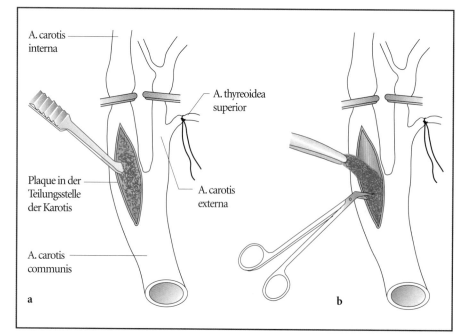

A. carotis interna

A. thyreoidea superior

Plaque in der Teilungsstelle der Karotis

A. carotis externa

A. carotis communis

a   b

Abb. 6.7-2. Technik der Karotisdesobliteration (mod. nach Wassmann, in Schirmer 1998).

in der Längsinzision der A. carotis communis in die A. carotis interna hinein mit direkter Ausräumung des stenosierenden Verschlussmaterials, ein Verfahren, bei dem in gleicher Weise auch die A. carotis externa desobliteriert werden kann (Abb. 6.7-2).

Die sog. „Eversionsthrombendarteriektomie", bei der die A. carotis interna an der Karotisgabel abgetrennt und durch Eversion von dem Verschlussmaterial befreit und danach wieder replantiert wird, hat sich nicht durchgesetzt. Das Einbringen eines **temporären Shunts** zur Minimierung der erforderlichen Abklemmzeit ist hierbei wesentlich schwieriger. Bei der herkömmlichen Karotisdesobliteration ist die Shunt-Anlage problemlos. Eine sichere Verbesserung der Ergebnisse durch Einlegen eines Shunts ist nicht durch Studien gesichert. Die Verwendung eines Shunts wird jedoch insbesondere bei supraaortalen Mehrfachläsionen (hochgradige Stenose oder Verschluss der kontralateralen A. carotis interna und/oder zusätzliche Erkrankung der Vertebralarterien) empfohlen, insbesondere intraoperativ bei EEG-Veränderungen während der Probeabklemmung.

Nicht gesichert ist eine Verbesserung der Langzeitergebnisse durch Verwendung einer **Streifenplastik** statt der direkten Naht der Inzision bei der herkömmlichen Karotis-TEA. Es wird jedoch empfohlen, bei einem Gefäßdurchmesser von weniger als 5 mm eine Streifenplastik zu wählen,

die zur Vermeidung einer späteren aneurysmatischen Dilatation schmal, ovalär und lanzettförmig sein sollte. Ungesichert ist noch, ob ein Kunststoff-Patch, der relativ oft Verwendung findet, im Spätverlauf eine höhere Komplikationsrate aufweist als eine Venenstreifenplastik. Gefäßnähte werden durch Aufbringen von Fibrinkleber gesichert (z. B.. Beriplast P®).

Zur Vermeidung der Ausbildung intraarterieller Thromben wird der Eingriff in Vollheparinisierung durchgeführt.

Folgende intraoperative Maßnahmen werden durchgeführt, um das embolische und ischämische **Hirninfarktrisiko zu minimieren:**

- Perioperativ wird eine **Heparinisierung** (partielle Thromboplastinzeit PTT 40–50 s) durchgeführt.
- Es wird selektiv ein **Shunt** angelegt, falls prä- und intraoperativ bei einer Probeabklemmung Zeichen einer unzureichenden zerebrovaskulären Reserve bestehen (Abklemmen der A. carotis für 3 min führt trotz Anhebung des systolischen Blutdruckwertes um 30–40 mm Hg zu deutlichen EEG-Veränderungen, die intraoperative transkranielle Doppler-Sonographie zeigt eine deutliche Signalabnahme) (Wassmann u. Fischdick 1985),
- Es wird eine „Barbituratprotektion" mit einem Bolus Methohexital vorgenommen bis zum Erreichung eines EEG-Burst-Suppression-Musters über ca. 20 s (Wassmann et al. 1984). Die

Barbituratgabe wird unter Aufrechterhaltung dieses EEG-Musters fortgeführt, bis zur erfolgreichen Wiederherstellung der orthograden Blutversorgung über die Karotis.

- Als zuverlässiges Monitoring-Verfahren zur Erfassung der elektrischen Hirnaktivität hat sich die **EEG-Überwachung** des Patienten erwiesen (Wassmann et al. 1984). Die Messung der somatosensibel evozierten Potenziale (SSEPs) oder des Karotisstumpfdrucks nach Abklemmen der A. carotis erlaubt keine zuverlässige Aussage über eine ausreichende Kollateralversorgung.
- Die **intraoperative Doppler-sonographische** Kontrolle (Wassmann u. Fischdick 1985) mit der mikrovaskulären Sonde lässt den Erfolg der Karotisdesobliteration erkennen und zeigt die Qualität des Strömungsprofils nach Abschluss der Gefäßnaht an.
- Die Karotisdesobliteration sowie die Gefäßnaht werden in **mikrochirurgi-**

Abb. 6.7-3. a) Intraarterielle digitale Subtraktionsangiographie (DSA) eines Patienten mit symptomatischer Pseudookklusion der A. carotis interna links bei filiformer Restfüllung.
b) Versorgung der linken A. cerebri media über die rechte A. carotis interna als Zeichen der hämodynamischen Wirksamkeit der linksseitgen Karotisokklusion (crossflow).
c) Zustand nach operativer Rekanalisation der linken A. carotis intena.

▼

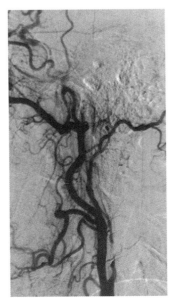
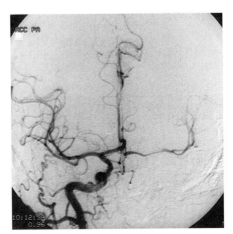
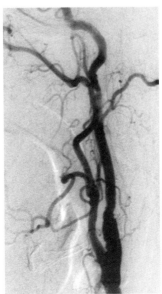

a   b   c

scher Technik (6–0-Prolene-Naht) durchgeführt, um die Notwendigkeit einer Patch-Anwendung auf ein Minimum zu reduzieren.

- Bei langstreckigen oder nicht direkt angehbaren distalen Stenosen der Karotis, funktionellen Verschlüssen und Pseudookklusionen führen wir zusammen mit dem Neuroradiologen unter angiographischer Kontrolle eine „offene Angioplastie" zur Rekanalisation durch (Wassmann u. Solymosi 1985; Greiner, Wassmann 2004) (Abb. 6.7-3).

Komplikationen

Ernsthafte Komplikationen nach Karotisdesobliteration bestehen in einer **Embolie** aus der atherosklerotischen Plaque während der Operation oder aus einer **Thrombose** der Karotis im postoperativen Verlauf mit distaler Embolisation.

Es ist daher wichtig, dass der Patient postoperativ während der ersten 24 h auf einer Intensiveinheit überwacht wird, mit Kontrolle einer ausreichenden Oxygenation, der Blutdruckwerte und des neurologischen Befundes.

Werden neue neurologische Ausfallerscheinungen bemerkt, erfolgt eine sofortige CT- und angiographische Abklärung der Ursache. Wird hierbei ein Karotisverschluss nachgewiesen, wird der Patient unverzüglich erneut in den Operationssaal gebracht und die betroffene Karotis wiedereröffnet, sodass der Thrombus möglichst in toto extrahiert werden kann, bis ein Reflux aus dem distalen Versorgungsgebiet der A. carotis interna wiederhergestellt ist; dabei können distale Thromben retrograd ausgeschwemmt werden. Zum sicheren Ausschluss eines distalen Embolus in der A. carotis interna oder A. cerebri media kann intraoperativ eine selektive Angiographie durchgeführt werden, die eine lokale thrombolytische Therapie mit einem Plasminogeninhibitor ermöglicht. Hierzu ist eine Kooperation mit einem Neuroradiologen sinnvoll.

Patienten mit einer kritischen zerebralen Autoregulation durch eine filiforme Karotisstenose können nach Desobliteration für einige Tage unter einer **Hyperperfusion** der ipsilateralen Hemisphäre leiden, bis sich die Autoregulation wieder

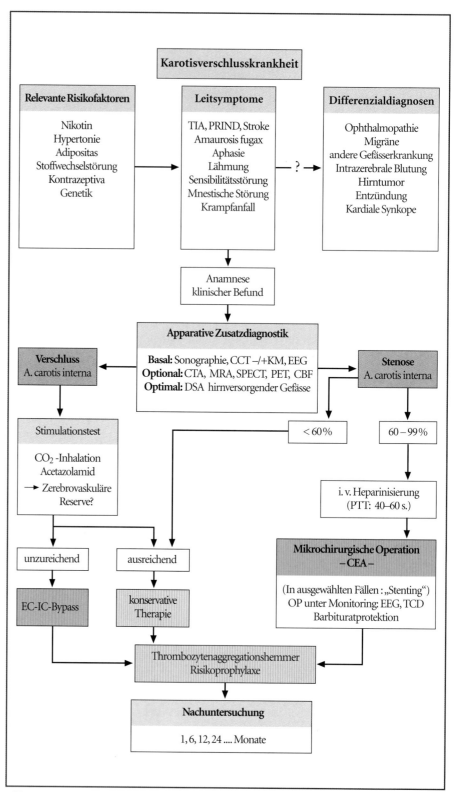

Abb. 6.7-4. Diagnostik und Therapie bei Obstruktionen der A. carotis interna in einem neuromedizinischen Zentrum in Leitlinienform. CBF = Messung des zerebralen Blutflusses; CCT = Computertomogramm des Kopfes; CEA = Karotisendarteriektomie; CTA = CT-Angiographie; DSA = digitale Subtraktionsangiographie; EC-IC = extra-intrakranieller arterieller Bypass (s. Kap. 6.6); EEG = Elektroenzephalogramm; i.v. = intravenös; KM = Kontrastmittel; MRA = Kernspintomographie; OP = Operation; PET = Protonen Emissions Tomographie (s. Kap. 3.6); PRIND = verlängertes, reversibles neurologisches Defizit, PTT = partielle Thromboplastinzeit (s. Kap. 2.9); TCD = transkranielle Dopplersonographie (s. Kap. 2.1); TIA = transitorisch ischämische Attacke (vgl. Abb. 6.6-2, S. 395).

erholt hat. Hier ist eine sorgfältige Kontrolle der Blutdruckwerte erforderlich, um eine hämorrhagische Infarzierung zu vermeiden.

Andere operative Komplikationen betreffen die Läsion von karotisnahen **Hirnnerven**: N. hypoglossus, N. facialis, N. vagus sowie des N. auricularis magnus (Plexus cervicalis).

Eine Rezidivstenose der A. carotis interna tritt bei ca. 15–20 % der Patienten innerhalb von 2 Jahren auf, ist allerdings nur bei 2–3 % symptomatisch. Hierbei handelt es sich vorwiegend um eine myointimale Hyperplasie, sodass interventionelle neuroradiologische Verfahren (Stentimplantation) erprobt werden (CAVATAS 2001).

Nachsorge

Unmittelbar postoperativ soll eine „**Low-Dose-Heparinisierung**" erfolgen. Die Langzeittherapie mit **Acetylsalicylsäure** oder **Clopidogrel** ist konsequent durchzuführen.

Ambulante Kontrollen des Patienten mittels direktionalem **cw-Doppler** und **Duplexsonographie** zur Erkennung der Ausbildung einer Restenose oder einer kontralateralen Stenose sollte im 1. Jahr in vierteljährlichen Abständen erfolgen (s. Kap. 2.2). Findet sich nach 1 Jahr keine Restenose, genügen weitere Kontrolluntersuchungen nach jeweils 12 Monaten in den folgenden 5 Jahren. Um eine langfristige Qualitätskontrolle zu sichern, sollten diese Untersuchungen durch die Klinik, die die operative Behandlung vornahm, oder durch einen neurologisch-angiologisch erfahrenen Arzt mit Weitergabe der Befunde an Hausarzt und Operateur erfolgen.

Um die jeweiligen Therapieeffekte bei obstruktiven zerebrovaskulären Erkrankungen zu erfassen, wird in einem Diagramm die Morbiditäts-Letalitäts-Rate für die jeweilige operative Therapie eingetragen und mit der Kurve der bestmöglichen konservativen Therapie verglichen. Der Schnittpunkt dieser Linien zeigt, ob und ab wann eine Therapieform der anderen überlegen ist.

Die **Karotisangioplastie mit Stentimplantation** ist derzeit ein Verfahren, dessen Nutzen weder für den Patienten noch für den Kostenträger nachgewiesen ist, sodass die Durchführung der Methode in klar definierter Studien erfolgt.

Für Patienten mit Symptomen durch obstruktive, nicht rekonstruierbare Hirngefäßerkrankungen (z. B. Verschluss der A. carotis interna, Stenose der A. cerebri media) bei eingeschränkter zerebrovaskulärer Reservekapazität stellt die Durchführung eines **extra-intrakraniellen arteriellen Bypasses** eine Maßnahme zur Verbesserung der Kollateralversorgung dar und kann das Eintreten eines schweren Schlaganfalles verhindern (s. Kap. 6.6).

Den derzeitig als günstig erachteten Ablauf der durchzuführenden Maßnahmen von Diagnostik über Therapie bis zur Nachbeobachtung bei Patienten mit obstruktiven zerebrovaskulären Erkrankungen ist in Abbildung 6.7-4 in Form einer Leitlinie dargestellt.

Literatur

ACAS – Asymptomatic Carotid Atherosclerosis Study Executive Committee (1995) Endarterectomy for asymptomatic carotid artery stenosis. JAMA 273: 1421–8.

CAVATAS Investigators (2001) Endovascular versus surgical treatment in patients with carotid stenosis in the Carotid and Vertebral Artery Transluminal Angioplasty Study (Cavatas): a randomized trial. Lancet 357: 1729–37.

Eastcott HMG, Pickering GW, Rob CG (1954) Reconstruction of internal carotid artery in a patient with intermittent attacks of hemiplegia. Lancet 267: 994–6.

Gilman S (1998) Imaging the brain. N Engl J Med 338: 812–20.

Greiner C, Wassmann H, Palkovič S, Gauss C (2004) Revascularization procedures in internal carotid artery pseudo-occlusion. Acta Neurochir (Wien) 146: 237–43.

Hacke W, Kaste M, Fieschi C et al. (1995) Intravenous thrombolysis with recombinant tissue activator for acute hemispheric stroke. The European Cooperative Acute Stroke Study (ECASS). JAMA 274: 1017–25.

Halliday A, Mansfield A, Marro J et al. (2004) Prevention of disabling and fatal strokes by successful carotid endarterectomy in patients without recent neurological symptoms: randomised controlled trial. Lancet 363: 1491–502 (vgl. S. 1486–7).

Jansen O, Schellinger PD, Fiebach JB et al. (2002) Magnetresonanztomographie beim akuten Schlaganfall: Möglichkeiten, Ergebnisse und Perspektiven. Dtsch Aerztebl 99: A 1361–70.

Loftus CM (1999) Carotid Artery Surgery. New York: Thieme.

Mohr JP, Caplan LR, Melski JW et al. (1978) The Harvard Cooperative Stroke Registry: a prospective registry. Neurology 28: 754–62.

NASCET – North American Symptomatic Carotid Endarterectomy Trial Collaborators (1991) Beneficial effect of carotid endarterectomy in symptomatic patients with high-grade stenosis. N Engl J Med 325: 445–53.

Schirmer M (2004) Neurochirurgie. München: Urban & Fischer. 10. Auflage.

Wassmann H, Fischdick G (1985) Ultrasonic Doppler assessment of hemodynamics and flow volume in cerebrovascular neurosurgery. In: Hartmann A, Hoyer S (eds) Cerebral Blood Flow and Metabolism Measurement. Berlin: Springer; 603–7.

Wassmann H, Solymosi L (1985) Revaskularisation langstreckig stenosierter oder nahezu verschlossener Karotiden. Neurochirurgia (Stuttg) 28: 131–3.

Wassmann H, Fischdick G, Jain KK (1984) Cerebral protection during carotid endarterectomy – EEG monitoring as a guide to the use of intraluminal shunts. Acta Neurochir (Wien) 71: 99–108.

Wassmann H, Fromm G, Nadstawek J et al. (1989) The influence of barbiturate on cerebral metabolism in patients with borderline cerebrovascular reserve during transient carotid occlusion. Br J Neurosurg 3: 429–34.

Wassmann H, Moskopp D, Woesler B et al. (1996) Repetitive hypoxic exposure of brain slices and electrophysiological responses as an experimental model for investigation of cerebroprotective measurements. Neurol Res 18: 367–9.

Wutke R, Lang W, Fellner C et al. (2002) High-resolution, contrast-enhanced magnetic resonance angiography with elliptical centric k-space ordering of supra-aortic arteries compared with selective X-ray angiography. Stroke 33: 1522–9.

7 Intrakranielle Tumoren

7.1 Intrazerebrale Tumoren

Dieter-Karsten Böker

Inhalt

Einleitung

Hier werden Grundzüge der Diagnostik, Therapie und Prognose primärer intrazerebraler Tumoren (im Wesentlichen neuroepitheliale Tumoren) gemäß der WHO-Klassifikation der Tumoren des Nervensystems abgehandelt (zu speziellen Lokalisationen und Metastasen s. Kap. 7.5 bis 7.8, 9.1, 10.8, 14.3).

Der Häufigkeit und Wichtigkeit dieser Tumoren entsprechend nehmen die Gliome den größten Teil dieses Kapitels ein. Seltene Tumoren werden lediglich erwähnt, ohne auf eventuelle Besonderheiten einzugehen. Zur vollständigen Auflistung der primär intrazerebralen Tumoren (einschließlich histologischer und klinischer Charakterisierung) siehe das Taschenbuch der Deutschen Krebsgesellschaft (Böker et al. 2002). Zur Historie wird auf die „Klassiker" verwiesen (Bailey 1948; Cushing 1935; Greenblatt 1997; Krause 1908, 1911).

Definition

Der **Malignitätsbegriff** aller intrakraniellen, speziell aber der intrazerebralen Tumoren ist anders zu verstehen als bei Tumoren peripherer Körperorgane: Alle wachsenden Raumforderungen führen zu Funktionsausfällen und letztlich zum Tod, wenn sie nicht beseitigt werden. Diese Tatsache stellt besondere Herausforderungen an die Therapie, die gleichzeitig, neben der Entfernung der bedrohlichen Raumforderung, nach Möglichkeit auch funktionserhaltend sein soll.

Die Klassifikation der Tumoren des Zentralnervensystems (ZNS) basiert primär auf einer konventionell lichtmikroskopischen Beurteilung der den Tumor bildenden Zellen (zytogenetische Grundlage) und ihrer Wachstumsmuster. Das 1968 von Zülch und Wechsler im Auftrag der WHO erarbeitete Klassifikationssystem geht auf die grundlegenden Arbeiten von Bailey und Cushing (1926) zurück. Zülch (1986) schlug eine Einteilung der Tumoren in vier Malignitätsgrade vor, die ausschließlich auf histologischen Kriterien begründet war. Derzeit liegt die 3. Auflage der WHO-Klassifikation vor, die die vierstufige Malignitätseinteilung im Prinzip beibehalten hat, sie aber auch einem anderen Grading-System gegenübergestellt, dem St.-Anne-Mayo-System (Daumas-Duport et al. 1988; Kleihues u. Cavenee 2000; zum Wesentlichen dieser Klassifikation: Tab. 7.1-1).

Zunehmend werden auch immunzytochemische, -histologische und molekulargenetische Befunde in die Klassifikation mit einbezogen. Hinsichtlich der Kriterien des Gradings wird auf das Kapitel 3.5, „Neuropathologie", verwiesen. Mit dem Grading der Tumoren korreliert die Überlebenszeit der Patienten (prognostische Relevanz). Ebenso kann die Wahl der Therapie durch die Gradeinteilung beeinflusst werden.

Weitere, überwiegend historisch interessante Gradeinteilungen wurden von Kernohan 1949 und Ringertz 1950 vorgeschlagen (Böker et al. 2002; Kleihues u. Cavanee 2000; Schlegel et al. 2003).

Tumorarten im Einzelnen

Gliome

Allgemeines

Den Gliomen werden – entsprechend ihrer zytogenetischen Herkunft – Astrozytome, Oligodendrogliome und Ependymome zugerechnet. Mischtumoren mit unterschiedlich großen Anteilen der beiden Komponenten kommen als Astrooligodendrogliome oder Oligoastrozytome in ca. 10–15 % aller Gliome vor. Das **Glioblastom** (GBM) stellt die bösartigste Variante (immer Grad IV) dar. Es kann als primäres GBM entstehen oder durch sekundäre Malignisierung aus einem Tumor niedrigeren Malignitätsgrades hervorgehen. Sowohl die Astrozytome wie die Oligodendrogliome können wegen der Migration von Tumorzellen in auch weit entfernte Hirnareale nicht im strengen Sinn radikal entfernt werden (Abb. 7.1-1).

Die Tumorzellen migrieren in der Regel entlang vorgegebener Bahnen, z. B. entlang der Balkenstrahlung in die kontralaterale Hemisphäre (Schmetterlingsgliom) oder entlang den Fasern des Fasciculus uncinatus (frontotemporale Gliome). Aus diesem Grunde ist auch nach „vollständiger" operativer Tumorentfernung (z. B. nach MR-Kriterien) eine adjuvante Behandlung sinnvoll, wenn der Tumor einer solchen zugänglich ist. Die Migrationsfähigkeit der Gliomzellen erklärt auch das regelhafte Auftreten von Rezidiven bei „normalen" Astrozytomen und Oligodendrogliomen.

Das **pilozytische Astrozytom** und das sehr seltene **subependymäre Riesenzellastrozytom** entsprechen dem Grad I der WHO-Klassifikation. Bei ihrer vollständigen Entfernung ist dauerhafte Rezidivfreiheit möglich. Insofern nehmen sie unter den Gliomen eine Sonderstellung ein.

Vorschlag zum Sprachgebrauch: Die Bezeichnung „gutartige" oder „bösartige" Hirntumoren basiert allein auf histologischen Kriterien! Für die nach WHO Grad II–IV klassifizierten Tumoren gilt regelhaft, dass sie unabhängig von der gewählten Therapie rezidivieren und damit für den Patienten schicksalhaft sind. Insofern sollte besser von „langsam wachsenden" und „schnell wachsenden" Hirntumoren gesprochen werden.

Intrazerebrale **Ependymome** sind relativ selten, dagegen stellen Ependymome weitaus die meisten intramedullären Tumoren dar (Kap. 10.8). Sie sind besser abgegrenzt und insofern meist auch besser vollständig entfernbar als Astrozytome und Oligodendrogliome. Die Ependymzellen haben nicht die Fähigkeit der Migration. Daher ist die Prognose der Ependymome grundsätzlich besser als die der Astrozytome und Oligodendrogliome.

Epidemiologie

Gliome machen etwa 30–50 % der intrakraniellen Tumoren aus (Bernstein u. Berger 2000; Zülch 1986). Für die USA, Nordeuropa und Israel werden Neuerkrankungsraten von sieben bis elf pro 100.000 Einwohner und Jahr beschrieben, dagegen etwa für Indien und die Philippinen lediglich zwei bis vier. Inwieweit hier ethnische Einflüsse oder nur die allgemeine Verfügbarkeit medizinischer Versorgung von Bedeutung sind, bleibt unklar.

Etwa 50 % der Gliome sind Glioblastome. Astrozytome (WHO Grad I–III) ma-

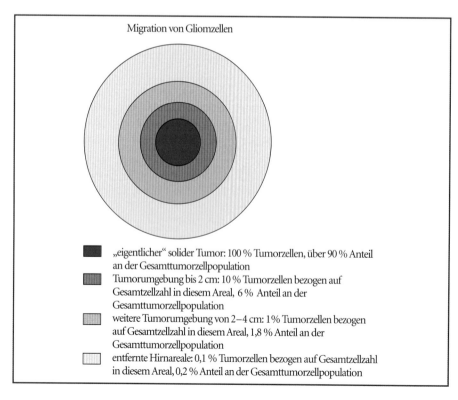

Migration von Gliomzellen

"eigentlicher" solider Tumor: 100 % Tumorzellen, über 90 % Anteil an der Gesamttumorzellpopulation

Tumorumgebung bis 2 cm: 10 % Tumorzellen bezogen auf Gesamtzellzahl in diesem Areal, 6 % Anteil an der Gesamttumorzellpopulation

weitere Tumorumgebung von 2–4 cm: 1 % Tumorzellen bezogen auf Gesamtzellzahl in diesem Areal, 1,8 % Anteil an der Gesamttumorzellpopulation

entfernte Hirnareale: 0,1 % Tumorzellen bezogen auf Gesamtzellzahl in diesem Areal, 0,2 % Anteil an der Gesamttumorzellpopulation

Abb. 7.1-1. Migration von Gliomzellen.

chen etwa 25 % der Gliome aus und Oligodendrogliome weniger als 5–18 %. Ependymome werden mit einer Häufigkeit von 2–9 %, angegeben (Russell u. Rubinstein 1989; Zülch 1986). Über die Inzidenz der Gliome, unterteilt nach Altersklassen, informiert Abbildung 7.1-2. Männer sind häufiger von Gliomen betroffen als Frauen (je nach Unterart 1,2–1,9:1). Im Unterschied dazu sind Frauen häufiger von Meningeomen betroffen (Raten von 3:2 bis 2:1). Die der

Tab. 7.1-1. Auszug aus der WHO-Klassifikation der Tumoren des Nervensystems

Neuroepitheliale Tumoren	astrozytäre Tumoren	• diffuses Astrozytom (Grad II) • anaplastisches Astrozytom (Grad III) • Glioblastom (Grad IV) • pilozytisches Astrozytom (Grad I) • pleomorphes Xanthoastrozytom (Grad II) • subependymäres Riesenzellastrozytom (Grad I)
	oligodendrogliomatöse Tumoren	• Oligodendrogliom (Grad II) • anaplastisches Oligodendrogliom (Grad III)
	Mischgliome	• Oligoastrozytom (Grad II) • anaplastisches Oligoastrozytom (Grad III)
	ependymäre Tumoren	• Ependymom (Grad II) • anaplastisches Ependymom (Grad III) • myxopapilläres Ependymom (Grad I) • Subependymom (Grad I)
	Choroidalplexustumor	• Plexuspapillom (Grad I) • Plexuskarzinom (Grad III)
	gliöse Tumoren ungeklärter Abstammung	• Astroblastom (Grad?) • Gliomatosis cerebri (Grad III) • chordoides Gliom des III. Ventrikels
	neuronale und gemischt neuronal-gliöse Tumoren	• Gangliozytom (Grad I) • Gangliogliom (Grad I–II) • anaplastisches Gangliogliom (Grad III) • zentrales Neurozytom (Grad II)
	neuroblastische Tumoren	• olfaktorisches Neuroblastom (Esthesioneuroblastom) (Grad?) • olfaktorisches Neuroepitheliom (Grad?)
	Pinealisparenchymtumoren	• Pineozytom (Grad II) • Pineoblastom (Grad IV) • Pinealisparenchymtumor intermediärer Differenzierung
	embryonale Tumoren	• Medulloepitheliom (Grad IV) • Ependymoblastom (Grad IV) • Medulloblastom (Grad IV) • supratentorieller primitiver neuroektodermaler Tumor (PNET) (Grad IV)
Tumoren peripherer Nerven		
Tumoren der Meningen	v. a. Tumoren unsicherer Histogenese	• Hämangioblastom (Grad I)
Lymphome und hämatopoetische Tumoren		
Keimzelltumoren		
Tumoren der Sellaregion		
Metastatische Tumoren		

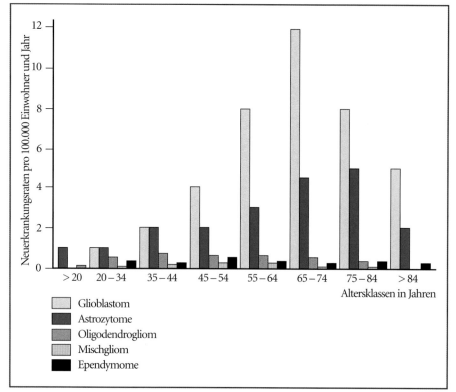

Abb. 7.1-2. Inzidenz verschiedener Gliome, aufgeteilt nach Altersklassen (Daten nach Central Brain Tumour Registry of the United States, CBTRUS, 1990–1994).

Abbildung 7.1-2 zugrunde liegenden Daten beruhen auf Erhebungen des Central Brain Tumour Registry of the United States (CBTRUS).

Die Begriffe „multilokuläre Gliome", „multiple Gliome", „multizentrische Gliome" und „multifokale Gliome" werden synonym gebraucht für das gleichzeitige Auftreten gliomatöser Tumoren in verschiedenen Lokalisationen. Inwieweit es sich hier um tatsächlich isolierte, multilokuläre Tumoren handelt oder um eine diffuse Gliomatose mit multifokaler nodulärer Manifestation, bleibt offen. Wahrscheinlich treffen beide Möglichkeiten zu. Das Auftreten **multizentrischer Gliome** wird mit 2–20 % aller Gliome angegeben, wobei der obere Wert sicher zu hoch liegt. Eine gewisse Häufung wird im Rahmen der Neurofibromatose und der tuberösen Sklerose beobachtet. Eine Aussaat auf dem Liquorweg, meningeal und ventrikulär ist für Gliome Grad III und IV in 10–25 % beschrieben worden. Eine systemische Aussaat ist sehr selten.

Die **Genese** von Gliomen ist derzeit unbekannt. Überzeugende Beweise für die Bedeutung äußerer Faktoren (z. B. Mobil-telefon, Hochspannungsleitungen) auf die Entstehung fehlen bis heute. Als auslösende Faktoren ernster zu nehmen sind allerdings chronische Expositionen gegen petrochemische Stoffe.

Das Gen **MDM2** reguliert die Aktivität des Tumorsuppressorgens p53 (TP53) in einer Rückkopplungsschleife. Amplifikation oder Überexpression von MDM2 kann die normale, die Zellproliferation regulierende Wirkung (Apoptoseinduktion) von TP53 außer Kraft setzen und damit zur unkontrollierten Proliferation glialer Zellen beitragen. Primäre Glioblastome – solche ohne TP53-Mutation – haben in einem hohen Prozentsatz Amplifikationen oder Überexpressionen von MDM2.

Viele in höhergradigen Gliomen gefundene Genamplifikationen betreffen das Gen des **Tyrosinkinaserezeptors**, bekannt auch als „Epidermal Growth Factor Receptor" (EGFR), der in der Malignomentstehung eine wichtige Rolle spielt. Amplifikationen und Überexpressionen des EGFR-Gens werden bei einem Drittel der Glioblastome gefunden. Auch eine Anzahl von **Wachstumsfaktoren** und ihren Rezeptoren sind in Gliomen überexprimiert, so

der „Platelet derived Growth Factor" (PDGF), der „Fibroblast Growth Factor" (FGF) und der „Vascular endothelial Growth Factor" (VEGF). Diese Rezeptoren spielen in der Transduktion von Signalen, die zur Mitoseeinleitung führen, eine Rolle. PDGF-Liganden und -Rezeptoren sind in Astrozytomen aller Malignitätsgrade exprimiert, was darauf hindeutet, dass diese Überexpression in den Initialstadien der Astrozytomentwicklung von Bedeutung ist.

Möglicherweise könnte die Gliomtherapie durch die **Induktion von Apoptose** verbessert werden. Relevant sind hierbei: der sog. Fas-Rezeptor, sein Ligand FasL sowie die Proteine BAX und BCL-2; sie liegen an der Zelloberfläche. Es gibt Hinweise, dass die Zytostatikaresistenz von Glioblastomen durch den Verlust der normalen p53-Funktion oder durch herabregulierte Expression von BCL-2 oder Fas bedingt ist. Durch Eingriffe in diese Systeme könnte die Zytostatikasensitivität von Glioblastomen verbessert werden (Kleihues u. Cavanee 2000).

Molekulargenetische Untersuchungen an Gliomen haben Mutationen in einer Anzahl von Genen nachgewiesen. Häufig werden in Gliomen Mutationen des **Tumorsuppressorgens p53** gefunden, die sowohl für die Entstehung von niedergradigen Gliomen als auch für die Progression zu (sekundären) Glioblastomen von Bedeutung zu sein scheinen (Bernstein u. Berger 2000; Ganten u. Ruckpaul 1998).

Spezielles

Niedergradige Gliome (fibrilläre Astrozytome, Oligodendrogliome, Mischtumoren) manifestieren sich etwa 10 bis 20 Jahre früher als die Gliome Grad III und IV. Sie kommen im gesamten ZNS vor. Die mediane Überlebenszeit wird mit 4 bis 7 Jahren angegeben (Einzelserien bis 10 Jahre). Die 10-Jahres-Überlebensrate liegt bei 15–45 %.

Die **Therapie** niedriggradiger Gliome wird derzeit uneinheitlich gehandhabt:
- Einige Autoren schlagen vor, solche Tumoren auch ohne weitere histologische Sicherung nur mittels bildgebender Verfahren zu kontrollieren.
- Angesichts der Tatsache, dass ein sicheres Grading der Tumoren allein auf

radiologischer Grundlage nicht möglich ist, wird das abwartende Verhalten von anderen Autoren abgelehnt. Dabei wird auch darauf hingewiesen, dass es sich bei den niedergradigen Gliomen um Tumoren handelt, die eine mediane Überlebenszeit vergleichbar der des Mammakarzinoms haben.

Ein weiteres Problem ist die nicht zu unterschätzende Gefahr des Übergangs in ein höhergradiges Gliom. Angesichts der in einzelnen Tumorabschnitten sehr unterschiedlich ausgeprägten Dignität erscheint auch die histologische Sicherung der Diagnose auf der Basis einer stereotaktischen Biopsie problematisch. Es können unter Umständen malignere Tumoranteile in der Biopsie nicht erfasst und der Tumor daher ungerechtfertigt niedrig maligne klassifiziert werden.

> **Cave:** Die Prognose eines Glioms wird durch seinen bösartigsten Anteil bestimmt.

Es ist auch zu bedenken, dass bei den niedergradigen Gliomen in den Tumoren noch funktionstragende Neurone eingeschlossen sein können, was bei der von manchen Autoren favorisierten „Totalentfernung" zu berücksichtigen ist. Studien, die den Nutzen der „vollständigen" Tumorentfernung hinsichtlich der Verlängerung der Überlebenszeit zeigen, sind sämtlich retrospektiv. Auch hinsichtlich des Nutzens einer postoperativen Bestrahlung liegen nur retrospektive Untersuchungen vor, von denen einige eine Verlängerung der medianen Überlebenszeit beschreiben, andere aber keinen Vorteil finden konnten.

Nach Ansicht des Autors kann eine abwartende Haltung bei einem vermutlich niedergradigen Gliom nur infrage kommen, wenn der Tumor keine Symptomatik bewirkt und nicht raumfordernd wirkt. Wird eine Bestrahlung in Betracht gezogen, muss zumindest über eine stereotaktische Biopsie die histologische Diagnosesicherung angestrebt werden. Bei Tumoren in operabler Lokalisation bevorzugen wir die sog. „Totalexstirpation" nach bildgebenden Kriterien (z. B. MRT). Bei Tumoren, die eloquente Hirnareale (mit-)betreffen, kann die Kombination von operativer Teilentfernung und interstitieller Bestrahlung erwogen werden. Für Tumoren mit einer Ausdehnung von weniger als 3 cm kommt auch die alleinige interstitielle Bestrahlung infrage.

Pilozytische Astrozytome sind eher Tumoren des Kindes- und Jugendalters; nur 25 % treten nach dem 18. Lebensjahr auf. Typische Lokalisationen sind das Kleinhirn, die vordere Sehbahn (Optikusgliome), der Hypothalamus sowie der Hirnstamm; sie können aber im gesamten ZNS auftreten. Die Tumoren neigen zur Zystenbildung. Im Gegensatz zu den „gewöhnlichen" niedergradigen Gliomen haben die pilozytischen Astrozytome keine nennenswerte Neigung zur malignen Transformation. Diese kann aber auch nach vielen Jahren noch auftreten, häufig dann nach vorausgegangener Bestrahlung.

Wann immer möglich, sollte die vollständige mikrochirurgische Entfernung angestrebt werden, da sie bei diesen Tumoren langdauernde **Rezidivfreiheit** bringen kann. Es sind für vollständig entfernte supratentorielle Tumoren 10-Jahres-Überlebensraten von 80–100 % beschrieben worden. Eine bis 95%ige 25-Jahres-Rezidivfreiheit wurde beschrieben. Auch bei subtotaler Resektion beträgt die 10-Jahres-Überlebensrate 75–85 %.

Für die Therapie von **Rezidiven** kommt je nach Lokalisation die Reoperation, die Bestrahlung oder die Kombination beider Methoden infrage. In Anbetracht der geringen Proliferationsrate dieser Tumoren wird der interstitiellen Bestrahlung der Vorzug gegenüber der externen fraktionierten Radiotherapie zu geben sein. Für sehr junge Kinder, für die eine Bestrahlung noch nicht infrage kommt, sind Chemotherapieschemata erprobt worden, die ein gewisses Ansprechen der Tumoren zeigen. Ein Teil der Kinder kann mit dieser Therapie in ein „bestrahlungsfähiges" Alter (ca. 3. bis 4. Lebensjahr) gebracht werden.

Schnell wachsende („maligne") Astrozytome entsprechen dem WHO-Grad III (anaplastische Astrozytome) bzw. IV (Glioblastome). Das durchschnittliche Manifestationsalter der Glioblastome liegt mit rund 55 Jahren 10 Jahre über dem der anaplastischen Astrozytome. Die präoperative Anamnesedauer liegt bei 5 bzw 15 Monaten. Beide Tumorvarianten kommen am häufigsten supratentoriell vor, infratentorielle Glioblastome sind selten.

> Glioblastome sind die häufigsten primären intrazerebralen Tumoren und zugleich die bösartigsten.

Prognose von schnell wachsenden Gliomen. Drei voneinander unabhängige Faktoren bestimmen wesentlich die Prognose der Patienten mit schnell wachsenden Gliomen:
- Alter des Patienten
- histologisches Grading
- klinischer Zustand bei Diagnosestellung

Quantitative Betrachtungen zur mikroneurochirurgischen Gliomoperation

Gliome haben bei Diagnosestellung etwa 10^{12} Zellen. Man kann davon ausgehen, dass durch eine unter Sicht des Operationsmikroskops vollständige Tumorresektion die Tumormasse um 90–95 %, also etwa um ein bis zwei Zehnerpotenzen reduziert wird. Damit bleiben aber noch 10^{10} Zellen, die eine adjuvante Therapie erfordern.

Das Operationsziel besteht in der Beseitigung der raumfordernden Tumormasse unter Vermeidung operationsbedingter Morbidität – eingedenk der Tatsache, dass eine Heilung nicht zu erreichen ist und die Überlebenszeiten von Patienten mit malignen Gliomen ohnehin sehr begrenzt ist. Dem Patienten soll auf diese Weise eine möglichst hohe Lebensqualität ermöglicht werden.

Eine Bestrahlung mit 60–64 Gy auf das Tumorbett gilt als Standard. Inwieweit in die Gesamtdosis eine Teildosis als Ganzhirnbestrahlung einbezogen werden sollte, ist in der Diskussion (s. Kap. 3.9, 3.10).

Tumoren des Plexus choroideus

Die Gruppe der Tumoren des Plexus choroideus umfasst die **Plexuspapillome** und die **Plexuskarzinome**. Sie stellen etwa 0,5 % aller intrakranieller Tumoren, aber 2–4 % der kindlichen Hirntumoren.

Papillome sind rund fünfmal so häufig wie Plexuskarzinome. Lokalisation: zur

Hälfte in den Seitenventrikeln, 40 % im IV. Ventrikel, jeweils 5 % im III. Ventrikel bzw. in mehreren Ventrikeln, ausnahmsweise auch im Kleinhirnbrückenwinkel. Es findet sich keine eindeutige Geschlechtsbevorzugung. Klinisch werden sie meist auffällig durch Verlegung der Liquorzirkulation und Entwicklung eines Hydrozephalus. Die Aussaat auf dem Liquorweg ist auch bei Plexuspapillomen in bis zu 20 % möglich. Die Therapie der Plexuspapillome mit operativer Totalentfernung erreicht 5-Jahres-Überlebensraten von 80 % ohne adjuvante Therapie. Der Wert einer postoperativen Radiatio ist unklar. Die Bestrahlung des spinalen Liquorraums wird von manchen Autoren empfohlen.

Die Prognose der **Plexuskarzinome** ist schlecht. Auch für sie ist die möglichst vollständige operative Entfernung die Therapie der Wahl. Ob eine postoperative Bestrahlung die Ergebnisse verbessert, ist wegen der Seltenheit dieser Tumoren unklar.

Neuronale und gemischt neuronal-gliöse Tumoren

Zur Gruppe der neuronalen und gemischt neuronal-gliösen Tumoren zählen unter anderen die Gangliozytome, Gangliogliome und zentralen Neurozytome.

Gangliogliome und **Gangliozytome** zusammen machen etwa 1,3 % der primären intrazerebralen und 0,4 % der intrakraniellen Tumoren aus. Die Patienten sind bei Diagnose meist Jugendliche. Diese Tumoren können im gesamten ZNS vorkommen, die Vorzugslokalisation ist temporal. Entsprechend besteht die klinische Symptomatik häufig in epileptischen Anfällen. Therapie der Wahl ist die mikrochirurgische „Totalexstirpation". 95 % der Patienten erreichen damit ein ereignisfreies 5-Jahres-Überleben. 5 % der Gangliogliome sind anaplastisch. Für sie wird eine postoperative Nachbestrahlung empfohlen. Die Wertigkeit dieser Empfehlung ist aber ebenso wie die der Chemotherapie nicht abschließend geklärt.

Zentrale Neurozytome sind seltene Tumoren, die typischerweise im vorderen Abschnitt eines Seitenventrikels mit Ausdehnung in den III. Ventrikel lokalisiert

sind. Entsprechend werden sie klinisch durch Zeichen des erhöhten intrakraniellen Drucks oder hormonelle Dysfunktionen auffällig. Therapie der Wahl ist die mikrochirurgische Exstirpation. Die Rolle der adjuvanten Strahlentherapie ist unklar.

Pinealisparenchymtumoren

In die Gruppe der Pinealisparenchymtumoren gehören die Pineozytome, die Pinealisparenchymtumoren intermediärer Differenzierung und die Pineoblastome. Tumoren der Pinealisregion machen weniger als 1 % der intrakraniellen Tumoren aus. Bis zu 30 % der Tumoren dieser Region sind Pinealisparenchymtumoren, von denen etwa 45 % Pineozytome sind. Gleichfalls etwa 45 % der Pinealisparenchymtumoren sind Pineoblastome, 10 % der Tumoren haben eine intermediäre Differenzierung. Pineoblastome haben ihren Häufigkeitsgipfel in der ersten Lebensdekade, Pineozytome zwischen dem 25. und 35. Lebensjahr.

Die klinische Symptomatik ist durch die Lokalisation bedingt und besteht entsprechend häufig in Zeichen des erhöhten intrakraniellen Drucks durch Verlegung der Liquorzirkulation oder in einer Beeinträchtigung benachbarter Strukturen mit neuroophthalmologischen Störungen (Parinaud-Syndrom, Störungen der Pupillomotorik, Augenkoordinationsstörungen) und Zeichen der Hirnstammbeeinträchtigung. Seltener treten endokrine Störungen oder hypothalamische Zeichen auf.

Für alle Pinealisparenchymtumoren gilt die mikrochirurgische Totalentfernung als die Therapie der Wahl, für Pineoblastome mit Nachbestrahlung. Spinale Bestrahlung ist bei Nachweis von Absiedlungen unumstritten, als prophylaktische Maßnahme zweifelhaft. Für Tumoren intermediärer Differenzierung ist die Rolle der Bestrahlung nicht geklärt, bei Pineozytomen ist nach Totalentfernung die Bestrahlung entbehrlich. Nach Totalentfernung sind für diese Tumoren 1-, 3- bzw. 5-Jahres-Überlebensraten von 100, 100 bzw. 67 % beschrieben.

Embryonale Tumoren

Aus der Gruppe der embryonalen Tumoren sollen hier nur die Medulloblastome und die supratentoriellen primitiven neuroektodermalen Tumoren (PNETs) erwähnt werden. Beide Tumorentitäten entsprechen dem WHO-Grad IV, und beide betreffen das Kindes- bzw. Jugendalter mit einem Häufigkeitsgipfel um das 7. Lebensjahr.

Medulloblastome machen etwa 25 % der Gehirntumoren bei Kindern aus. Mindestens 75 % haben ihren Ursprung im Kleinhirnwurm, die Lokalisation in den Kleinhirnhemisphären nimmt mit dem Alter des Patienten zu. 80 % der Medulloblastome betreffen Patienten unter 16 Jahren, ein zweiter Altersgipfel liegt zwischen 21 und 40 Jahren. Die jährliche Inzidenz beträgt etwa 0,5:100.000 Kinder. Das männliche Geschlecht ist mit 65 % der Erkrankungen deutlich häufiger betroffen. Entsprechend der Lokalisation stehen klinische Zeichen des erhöhten intrakraniellen Druckes, Rumpfataxie und Gangstörungen im Vordergrund. Bei bis zu einem Drittel der Patienten besteht bei Diagnose bereits eine spinale Aussaat. Therapeutisch ist eine mikrochirurgische, möglichst vollständige Tumorentfernung wünschenswert. Unter adjuvanter kraniospinaler Bestrahlung – falls das Alter des Patienten diese erlaubt – und Chemotherapie sind 5-Jahres-Überlebensraten von 50–70 % beschrieben worden.

Supratentorielle primitive neuroektodermale Tumoren sind selten; sie ähneln histologisch den Medulloblastomen. Sie machen etwa 15 % aller Tumoren mit den histologischen Charakteristika primitiver neuroektodermaler Tumoren aus. Klinisch machen sie sich durch Hirndruckzeichen, epileptische Anfälle und fokal-neurologische Ausfälle bemerkbar. Die Therapie der Wahl besteht in einer möglichst vollständigen mikrochirurgischen Exstirpation, wenn möglich mit adjuvanter Bestrahlung und Chemotherapie. Auch unter maximaler Therapie ist die Prognose aus unbekannten Gründen schlechter als bei Medulloblastomen.

Angioblastome

Alle vorgenannten Tumoren zählen zu den neuroepithelialen, denen im engeren Sinn dieses Kapitel gilt. Aus rein pragmatischen Gründen werden die Angioblastome an dieser Stelle mit abgehandelt. In der WHO-Klassifikation werden sie in der Untergruppe „Tumoren unsicherer Histogenese" der „Tumoren der Meningen" geführt. Da die intrakraniellen Angioblastome eine intraparenchymale Lage haben, wenn auch mit Oberflächenbeziehung, werden sie hier wie „intrazerebrale Tumoren" behandelt.

Sie machen weniger als 2 % der intrakraniellen Tumoren aus und sind praktisch immer im Kleinhirn lokalisiert. Eine supratentorielle Lokalisation ist die Ausnahme. Ein spinales Vorkommen ist möglich. Sie kommen als solitäre Tumoren sporadisch oder im Rahmen des dominant vererblichen v. Hippel-Lindau-Syndroms vor, dann auch multipel. Bei den sporadischen Tumoren liegt der Altersgipfel in der 5. Dekade, beim v.-Hippel-Lindau-Syndrom früher. Die meist zystischen Tumoren werden entweder durch eine Kleinhirnsymptomatik oder wegen Verlegung der Liquorzirkulation durch eine Hirndrucksymptomatik klinisch relevant.

Die operative Entfernung ist die Therapie der Wahl. Bei vollständiger Exstirpation ist mit dauerhafter Heilung zu rechnen. Im Rahmen einer v.-Hippel-Lindau-Erkrankung muss jedoch mit dem Auftreten von Zweittumoren gerechnet werden. Neben klinischer Untersuchung des Patienten auf sonstige Manifestationen des Syndroms (Retinaangiome, Leber-, Nieren-, Pankreas-, Nebenhodenzysten, Nierenkarzinome, intramedulläre Angioblastome) sollte die genetische Sicherung (Familienuntersuchung mit Erhebung von Anamnesen und körperlichen Befunden sowie humangenetische Beratung) angestrebt werden.

Lymphome

Primäre Lymphome des ZNS haben in den letzten Jahren – neben der durch verbesserte Diagnostik bedingten – auch eine echte Zunahme der Häufigkeit erfahren. Sie betreffen meist das fortgeschrittene Erwachsenenalter (Häufigkeitsgipfel 6. bis 7. Dekade). Die jährliche Inzidenz beträgt 0,1:100.000 Einwohner. Patienten unter Immunsuppression (therapeutisch, HIV-Infektion) haben ein erhöhtes Erkrankungsrisiko. Die Verdachtsdiagnose wird aufgrund des computer- oder MR-tomographischen Bildes gestellt und durch stereotaktische Biopsie gesichert.

Unbehandelt beträgt die mittlere Überlebenszeit zwischen 3 und 5 Monaten. Die neurochirurgische Entfernung verbessert die Prognose nicht wesentlich. Der Nutzen der Strahlentherapie wird kontrovers diskutiert, die Modalitäten der Strahlentherapie gleichfalls. Am aussichtsreichsten scheint derzeit eine Chemotherapie zusätzlich zur Bestrahlung zu sein, mit mittleren Überlebenszeiten von über 40 Monaten. (Einige Studien zur Therapie der primären ZNS-Lymphome sind noch nicht abgeschlossen.)

Klinische Symptomatik der intrakraniellen Tumoren

Die häufigsten Zeichen eines intrakraniellen Tumors sind progrediente neurologische Ausfälle, Kopfschmerzen und Krampfanfälle (Tab. 7.1-2). Hypophysenadenome nehmen eine Sonderstellung ein, da sie neben den Zeichen des raumfordernden Prozesses auch noch endokrinologische Probleme bewirken können (s. Kap. 7.2, 7.3).

Die intrazerebralen Tumoren sind in den meisten Fällen von einem **Ödem** umgeben, das individuell sehr unterschiedlich ausgeprägt sein kann. Es verstärkt die von dem Tumor ausgehende raumfordernde Wirkung und damit auch in gewissem Ausmaß die Symptomatik. Als Anhalt kann man davon ausgehen, dass das Ödem umso kräftiger ausgeprägt ist, je maligner der Tumor ist. Typisch für intrazerebrale Metastasen ist bei in der Regel begrenzter Tumorgröße ein sehr ausgedehntes Ödem. Allerdings neigen auch manche Meningeome zur Ausbil-

Tab. 7.1-2. Initialsymptome bei intrakraniellen Tumoren

Symptomatik	Häufigkeit [%]
Kopfschmerz	50
Krampfanfälle	20–60
Fokal-neurologisches Defizit	bis zu 70
Wesensänderung	15–30
Trias aus Kopfschmerz, Übelkeit, Erbrechen	unter 10

dung sehr ausgeprägter perifokaler Ödeme (s. Kap. 7.7).

Die **neurologischen Ausfälle** sind bedingt durch direkte Tumorwirkung auf die Hirnsubstanz (Destruktion), Nachbarschaftsreaktionen (Druck des Tumors auf benachbarte Strukturen, zusätzliche raumfordernde Wirkung des Ödems, ggf. auch Tumoreinblutung) sowie durch Kompression von Hirnnerven. Die fokal-neurologischen Symptome eines Tumors sind somit weitgehend durch seine Lokalisation bedingt. Bei etwa zwei Drittel der Patienten sind sie die Erstsymptome. Prozesse der Kleinhirnhemisphären können Intentionstremor, Dysmetrie und Ataxie der Extremitäten bewirken, Prozesse des Kleinhirnwurms dagegen eine Rumpfataxie und breitbasigen Gang. Störungen mehrerer Hirnnerven und Zeichen der Störung der langen Bahnen deuten auf eine Hirnstammbeteiligung hin. Bei den supratentoriellen Prozessen weisen Paresen, Sensibilitätsstörungen und Gedächtnisstörungen auf die Lokalisation hin. Einen relativ hohen lokalisatorischen Wert haben Sprachstörungen.

Allgemeinsymptome intrakranieller Raumforderungen sind Wesensänderungen, Verwirrtheit, Merkfähigkeits- und psychische Störungen.

Kopfschmerzen sind bei rund der Hälfte der Patienten bei Diagnosestellung vorhanden. Als Symptom bei intrazerebralen Tumoren sind sie in den meisten Fällen Ausdruck des erhöhten intrakraniellen Drucks. Die **intrakranielle Druckerhöhung** ist bedingt durch den Masseneffekt des Tumors, durch das peritumorale Ödem und bei einem Teil der Patienten –

häufiger bei Tumoren der hinteren Schädelgrube – durch einen Hydrozephalus bei Verlegung der Liquorpassage. Intrakranielle Druckerhöhungen können zur Ausbildung von Stauungspapillen und Erbrechen führen. Nicht selten lassen die Kopfschmerzen nach dem Erbrechen vorübergehend nach. Typischerweise sind sie morgens betont. Die auf einen Hirntumor hinweisende Kombination von Kopfschmerzen, Stauungspapillen und Übelkeit bzw. Erbrechen wird häufiger bei infratentoriellen Tumoren gefunden. Die Kopfschmerzen können auch als Sekundärfolge von Sehstörungen entstehen.

Bei einem Viertel bis über der Hälfte der Patienten gehören **epileptische Anfälle** zu den Initialsymptomen intrazerebraler Tumoren. Sie sind Zeichen supratentorieller Raumforderungen und werden bei Prozessen der hinteren Schädelgrube nur ausnahmsweise beobachtet. Anfälle treten doppelt so häufig bei langsam wachsenden als bei schnell wachsenden Tumoren auf.

Infolge von **Tumoreinblutungen** kann eine apoplektiforme Symptomatik auftreten oder verstärkt werden. Einblutungen sind prinzipiell in alle Tumoren möglich, werden aber bei steigender Malignität häufiger beobachtet.

Dringlichkeit der Abklärung

Cave: Das erstmalige Auftreten eines epileptischen Anfalls bei einem Erwachsenen weckt den Verdacht auf das Vorliegen eines intrakraniellen Tumors. Dies wird durch neurologische Untersuchung und computergestützte Bildgebung abgeklärt.

Dasselbe gilt bei Vorliegen der Trias Kopfschmerzen, Übelkeit bzw. Erbrechen und Stauungspapille, die schon fast für einen erhöhten intrakraniellen Druck beweisend ist und daher dringlich der Abklärung bedarf.

Cave: Prozesse der hinteren Schädelgrube können infolge einer Verlegung der Liquorpassage schnell zu lebensbedrohenden Situationen führen. Ein Atemstillstand kann das erste klinische Zeichen sein!

Differenzialdiagnose anhand der klinischen Symptome

Eine progrediente klinische Symptomatik sollte immer den Verdacht auf das Vorliegen eines intrakraniellen Tumors wecken. Sie kann aber in der gleichen Form auch durch ein chronisches Subduralhämatom bedingt sein. Der abrupte Beginn einer neurologischen Symptomatik legt zunächst den Verdacht auf ein vaskuläres Geschehen nahe (ischämisch oder hämorrhagisch), kann aber auch durch eine Tumoreinblutung bedingt sein. Bei Vorliegen von Kopfschmerzen und Erbrechen wird man insbesondere bei Kindern einen Infekt mit gastrointestinaler Beteiligung in Erwägung ziehen müssen. Bei raschem Auftreten einer herdförmigen Symptomatik ist auch eine multiple Sklerose auszuschließen.

Pathophysiologie

Die intrakraniellen Tumoren, speziell die intrazerebralen, stellen eine Besonderheit dar durch die Tatsache, dass sie in ringsum knöchern begrenzten Räumen wachsen und damit dem Zentralorgan nur beschränkte Ausweichmöglichkeiten gegeben sind. Durch Druck auf das umgebende Hirngewebe oder durch seine Destruktion können Funktionen gestört werden, im ersten Fall reversibel bei Entfernung der Raumforderung, im zweiten Fall irreversibel.

Durch das zusätzlich entstandene Volumen und durch das mehr oder weniger stark ausgeprägte, den Tumor umgebende Ödem resultiert eine Drucksteigerung im Schädelinnenraum nach Aufbrauchen der Reserveräume (**Monro-Kellie-Doktrin**), die entsprechend auch durch eine Verlegung der Liquorabflusswege und nachfolgenden Liquoraufstau bedingt sein kann. Der Liquor ist das am leichtesten zu verschiebende Kompartiment des Schädelinhalts. Eine Volumenzu- oder -abnahme des Gehirns wird daher am schnellsten und zuerst durch eine Veränderung der

Liquorverteilung und Liquormenge kompensiert. Dagegen spielt die Änderung des intrakraniellen Blutvolumens eine untergeordnete Rolle: Die Sinus verändern ihr Volumen praktisch nicht, nur die Venen können komprimiert werden. Kompression der Arterien infolge allgemein erhöhten intrakraniellen Drucks ist mit dem Leben nicht vereinbar. Das Gehirn selbst verliert an Volumen – außer durch hier nicht zu behandelnden primär atrophischen Prozesse – zunächst über Flüssigkeitsaustritt infolge örtlich und längere Zeit einwirkenden Drucks und erst sekundär über Gewebeabbau (Abb. 7.1-3). Dies trifft eher für extra- als die primären intraparenchymalen Tumoren zu. Die Drucksteigerung bewirkt die oben beschriebene **Hirndrucksymptomatik**.

Die Ausbildung einer Raumforderung führt zu charakteristischen Massenverlagerungen mit **Herniation von Hirnanteilen**, die in Abbildung 7.1-4 nach Lokalisation der Raumforderung schematisch gezeigt sind. Bei einer supratentoriellen Raumforderung wird zunächst die Herniation des Gyrus cinguli unter der Falx zur Gegenseite eintreten, ehe eine Abwärtsverlagerung medialer Temporallappenanteile mit Herniation über den Tentoriumrand in den infratentoriellen Raum eintritt. Klinisches Korrelat – dann als Alarmzeichen! – ist die Ausbildung einer ipsilateralen Mydriasis. Auch die A. cerebri posterior kann am Tentoriumrand kom-

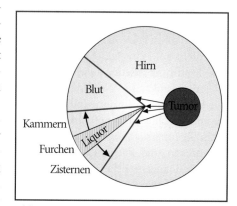

Abb. 7.1-3. Der Schädelinnenraum ist durch Hirngewebe, Blut und Liquor ausgefüllt. Bei starrer knöcherner Begrenzung muss ein zusätzlich entstehendes Volumen, z. B. durch Tumorwachstum, durch Veränderungen der physiologischen Kompartimente kompensiert werden (etwa der Realität entsprechende Volumenanteile) (mod. nach Kautzky et al. 1976).

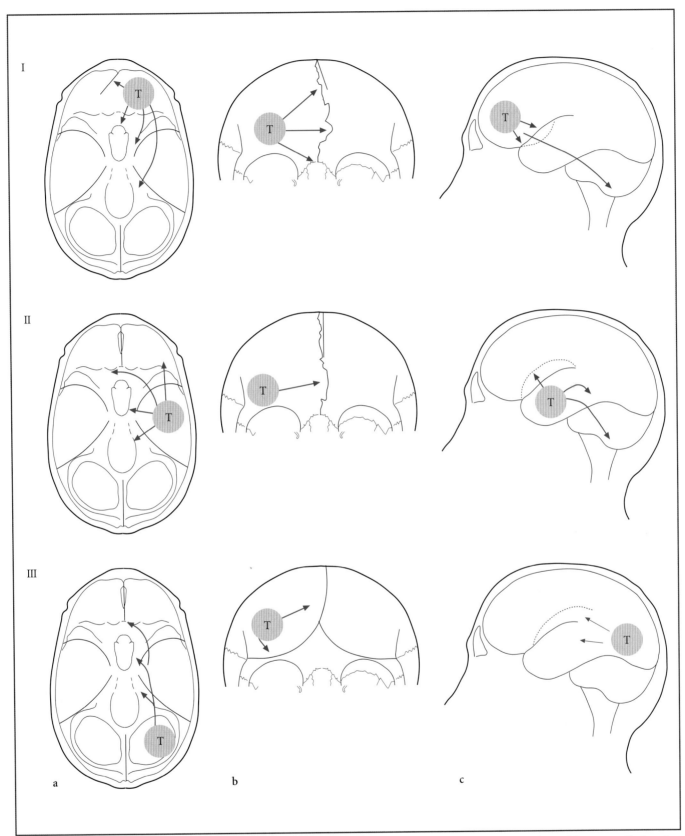

Abb. 7.1-4. Massenverschiebungen bei frontalen, temporalen und okzipitalen Raumforderungen in axialer, koronarer und sagittaler Ansicht. Ein frontaler Tumor (**I**) führt zur Schrägstellung der Falx frontal, verschiebt Teile des Frontallappens über den Keilbeinflügel und bewirkt schließlich ein axiale Verschiebung des Hirnstamms. Eine temporale Raumforderung (**II**) hebt die Fissura Sylvii und basale Teile des Frontallappens an. Der Uncus gyri parahippocampalis herniert über den Tentoriumrand. Ein okzipital gelegener Tumor (**III**) führt zur Massenverlagerung nach frontal und Anheben hinterer Anteile der Fissura Sylvii (mod. nach Kautzky et al. 1976).

primiert werden, sodass ein Infarkt in ihrem Versorgungsgebiet resultiert. Im weiteren Verlauf tritt die Kaudalverlagerung von Anteilen des Kleinhirns und Hirnstamms mit Ausbildung eines sog. Druckkonus und Einklemmung der Medulla oblongata sowie der Kleinhirntonsillen im Foramen magnum ein. Diese Situation ist gekennzeichnet durch Störung der Kreislauf- und Atemzentren in der Medulla, ggf. bis hin zum vollständigen Ausfall.

Neben dem volumenbeanspruchenden Effekt des Tumors verstärkt bei diesen Vorgängen das peritumorale Ödem die Raumforderung. Abhängig von der Aggressivität des Tumorwachstums und der dadurch bedingten Neoangiogenese ist das Ödem unterschiedlich stark ausgeprägt: Schnell wachsende intrazerebrale Tumoren verursachen in der Regel ein ausgeprägteres Ödem als langsam wachsende.

Apparative Diagnostik

Für die Diagnostik intrazerebraler Tumoren spielt heute die **MR-Tomographie** (MRT) die überragende Rolle. Wegen ihrer breiteren Verfügbarkeit wird aber auch heute noch die **Computertomographie** (CT) häufig bei Verdacht auf eine intrakranielle Raumforderung am Anfang der Diagnostik stehen. Beide Untersuchungen müssen bei entsprechender Fragestellung vor und nach intravenöser Kontrastmittelgabe durchgeführt werden.

Auch bei bereits mit der MRT geführtem Nachweis eines intrazerebralen Tumors kann die Computertomographie wertvolle ergänzende Informationen liefern. So gelingt mit der CT der Nachweis von Verkalkungen im Tumoren leichter. Es können so Hinweise auf die Tumorart gewonnen werden, die die Therapieentscheidungen beeinflussen können. Für die Operationsplanung ist die MRT überlegen, da sie ohne Qualitätsverluste Abbildungen in beliebigen Ebenen des Raums erlaubt. Wegen der besseren Abbildung anatomischer Details ist eine genaue Lagebestimmung des Tumors mit seinen Beziehungen zu bestimmten Hirnstrukturen besser möglich als in der CT. Die funktionelle MRT erlaubt es darüber hinaus, bei

Anwendung entsprechender Paradigmen die Lokalisation verschiedener Funktionen sichtbar zu machen. Auf diese Weise können z. B. das Handareal, aber auch Sprachregion etc. in ihrer Lagebeziehung zum Tumor definiert werden.

Charakteristika der wichtigsten Tumoren in der apparativen Diagnostik

Die wichtigsten Kriterien für einen Tumornachweis in CT oder MRT sind:
- Dichte- bzw Signalintensitätsunterschiede gegenüber dem normalen Gehirngewebe
- raumfordernder Effekt
- Anzeichen für eine Störung der Blut-Hirn-Schranke

Ein „normaler" MRT-Befund schließt das Vorliegen eines intrazerebralen Tumors mit größerer Sicherheit aus als ein „normaler" CT-Befund.

Intrazerebrale Tumoren sind in den meisten Fällen von einem vasogenen **Ödem** unterschiedlicher Ausprägung umgeben. Durch eine tumorbedingte Störung der Blut-Hirn-Schranke treten Plasmaproteine in den Extrazellulärraum aus und führen so zu einer interstitiellen Flüssigkeitsansammlung, die ohne Therapie in der Regel progredient ist. Das vasogene Ödem betrifft den Kortex nicht und breitet sich „fingerförmig" entlang der U-Fasern und Bogenfasern aus. Der Balken und andere Kommissurensysteme sind von dem Ödem oft weniger betroffen. Die MRT ist der CT hinsichtlich der Ödemdarstellung überlegen: Insbesondere in T2-gewichteten Aufnahmen kommt das Ödem sehr deutlich zur Darstellung. Allerdings kann es hier auch von dem Tumorgewebe kaum zu differenzieren sein. In diesem Fall muss dann über den Vergleich mit anderen Sequenzen, insbesondere T1-gewichteten Aufnahmen nach Kontrastmittelgabe, die Abgrenzung vorgenommen werden.

Tumorassoziierte Zysten sind in der Regel Folge von Flüssigkeitstranssudation und keine Liquorretentionen. Dennoch können sich Zysten in der MRT im Signal-

verhalten wie Liquor darstellen. Ihre Erkennung kann für die Operationsstrategie von Bedeutung sein: Punktion und Entlastung der Zyste vor Duraeröffnung kann zur Reduktion des intrakraniellen Drucks und Verringerung der Raumforderung und somit zur Erleichterung des operativen Vorgehens beitragen.

Verkalkungen sind für intrazerebrale Tumoren nicht spezifisch, kommen aber dennoch bei 10–20 % der intrakraniellen Tumoren vor. Sie stellen damit ein wichtiges radiologisches Kriterium dar und werden zuverlässiger in der CT als in der MRT erkannt.

Spontane **Blutungen** in Hirntumoren treten bei rund 15 % aller intrazerebralen Tumoren auf. Am häufigsten sind sie bei Metastasen mit 50 %; bei den primären Gehirntumoren liegen die Mischgliome mit rund 30 % an der Spitze. Sie sind meist auf den Tumor beschränkt, können aber auch dessen Umgebung betreffen oder in das Ventrikelsystem einbrechen, den Subarachnoidalraum und sogar den Subduralraum erreichen. In der CT erkennt man Blutungen in der Regel eher als in der MRT. Bei kleineren Blutungen stellt sich die Differenzialdiagnose zu Verkalkungen.

Niedergradige Gliome erscheinen in der CT als unregelmäßig begrenzte Areale unterschiedlich ausgeprägter Dichteminderung. Sie können in unterschiedlicher Intensität Kontrastmittel anreichern. Die Unterscheidung zwischen Tumor und Ödem kann schwierig bis unmöglich sein. Es besteht keine strikte Korrelation zwischen Grad der Kontrastmittelaufnahme und Ausmaß der Entdifferenzierung des Tumors. Oberflächlich gelegene, sehr langsam wachsende Tumoren können zu einer lokalen Druckusur der Kalotte führen.

Höhergradige Gliome haben in der Regel in der Nativ-CT ein inhomogeneres Bild. Solide Tumoranteile sind i.Allg. dem umgebenden Hirngewebe iso- bis leicht hyperdens. Nekrotische und zystische Tumoranteile sind hypodens. Tumoreinblutungen sind deutlich hyperdens. Das den Tumor umgebende Ödem ist bei den schnell wachsenden Formen ausgeprägter als bei den langsam wachsenden Gliomen. In der kontrastmittelverstärkten CT stellen sich die Glioblastome meist als eine stark hyperdense, irregulär gestaltete Ringstruktur mit zentraler Hypodensität dar. Das Vorliegen eines Oligodendrogli-

Tab. 7.1-3. MRT-Kriterien zur Graduierung von Gliomen nach WHO. KM: Kontrastmittel

Grad	MRT-Kriterien			
	Raumforderung	Ödem	Native Signalintensität	KM-Aufnahme
I	lokal	gering oder fehlend	hypo- oder hyperintens	ja
II	lokal	gering	hypointens	nein
III	regional	mäßig ausgeprägt	wechselnd	ausgedehnt
IV	regional	ausgeprägt	zentral hypo-, peripher hyperintens	ringförmig

oms kann bei Nachweis von Tumorverkalkungen in der CT zumindest vermutet werden. Diese kommen allerdings auch bei Gangliogliomen vor, die oft dem Gehirngewebe isodens sind und auch zystische Anteile enthalten. Sie nehmen seltener Kontrastmittel auf als die Oligodendrogliome. Gangliozytome dagegen sollen (nach Literaturangaben) hyperdens sein, mit geringer Kontrastmittelanreicherung und nicht ausgeprägtem raumforderndem Effekt.

In der MRT stellen sich Gliome als Bezirke abnormer Signalintensität mit raumforderndem Charakter dar. In der T1-Wichtung sind sie meist leicht hypointens, in Protonendichte-gewichteten Aufnahmen leicht bis mäßig hyperintens und in T2-gewichteten Bildern kräftig hyperintens. In der T2-Wichtung stellen sie sich größer dar, da sowohl Tumor als auch perifokales Ödem hyperintens sind und oft nicht voneinander differenziert werden können. Die wahre Tumorausdehnung kann auch nach Kontrastmittelgabe schwer zu bestimmen sein.

Die **Dignität** eines Glioms ist nur bedingt aus der MRT vorhersagbar (Tab. 7.1-3), obwohl langsam wachsende Gliome besser abgegrenzt erscheinen als schnell wachsende. Je höhergradig ein Gliom ist, desto polymorpher stellt es sich gewöhnlich dar. Eine unscharfe, „fransige" Begrenzung oder ein ausgeprägtes perifokales Ödem spricht für ein höhergradiges Gliom. Eine Tumorausdehnung über den Balken in die kontralaterale Hemisphäre tritt zwar eher bei Glioblastomen auf, wird aber auch bei langsamer wachsenden Gliomen oder Lymphomen gesehen. Zystische

Transformation wird eher bei langsam wachsenden Tumoren beobachtet, kann sich aber auch bei ausgedehnt nekrotisch zerfallenen Glioblastomen darstellen. Ausgeprägte Kontrastmittelaufnahme und deutlicher nekrotischer Zerfall sprechen eher für ein Glioblastom, während eine Kontrastmittelanreicherung mit wenig ausgeprägten nekrotischen Arealen für einen anaplastischen Tumor (WHO-Grad III) sprechen. Fehlende Kontrastmittelanreicherung bei fehlenden Nekrosearealen ist charakteristisch für ein niedriggradiges Gliom. Aber eine Kontrastmittelaufnahme kann auch bei bis zu 25 % der Gliome, die sich histologisch als Grad III nach WHO erweisen, fehlen.

In Abbildung 7.1-5 werden einige charakteristische Beispiele für das **MRT-Erscheinungsbild von Gliomen** unterschiedlichen Malignitätsgrades gezeigt. In der MRT stellen sich pilozytische Astrozytome (WHO-Grad I) oft als zystische Raumforderungen dar, deren solide Tumoranteile Kontrastmittel anreichern. Die Tumoren sind von einem in der Regel nicht sehr ausgeprägten Ödem umgeben (s. Abb. 7.1-5a). Niedergradige Astrozytome oder Oligodendrogliome (WHO-Grad II) sind in der MRT meist recht homogen hypointens gegenüber dem Hirngewebe. Sie sind relativ scharf begrenzt, reichern kein Kontrastmittel an und haben nur ein wenig ausgeprägtes peritumorales Ödem (s. Abb. 7.1-5b).

Abbildung 7.1-5c zeigt einen kräftig Kontrastmittel anreichernden intrazerebralen Tumor mit ausgeprägtem perifokalen Ödem. Der Tumor weist keine ausgedehnten Nekroseareale auf. Dieses Bild ist

typisch für einen Tumor Grad III nach WHO, in diesem Fall ein Gangliogliom. Eine eher ringförmige Kontrastmittelanreicherung, zentral ausgedehnte Nekrosezonen und ein ausgeprägtes peritumorales Ödem sind typisch für Glioblastome (s. Abb. 7.1-5d).

Cave: Die Tatsache, dass ein intrazerebraler Tumor kein Kontrastmittel anreichert, berechtigt nicht zu der sicheren Annahme, dass er als ein Grad-II-Tumor anzusehen sei. Etwa 25 % der nicht kontrastmittelaufnehmenden intrazerebralen Tumoren werden histologisch als Grad III nach WHO klassifiziert.

Die zerebrale **Angiographie** ist in der Tumordiagnostik auch heute noch bei besonderen Fragestellungen angezeigt. Während sie früher überhaupt dem Nachweis und der Lokalisation eines Tumors sowie der Artdiagnose diente, wird sie heute angewendet, wenn die Gefäßversorgung eines Tumors genauer untersucht werden soll. Ausnahmsweise kann sie als Ersatz für CT und MRT dienen. Für die Operationsplanung kann sie von Bedeutung sein, wenn z. B. bei Zugängen über den Interhemisphärenspalt genauere Kenntnis zur Lage der Brückenvenen gewünscht wird. Die **MR-Angiographie** mit ihren vielfältigen technischen Möglichkeiten erlaubt diese Darstellungen in einer noch weit informativeren Weise. Hierzu muss wieder auf die einschlägige Literatur verwiesen werden.

Die langsam wachsenden intrazerebralen Tumoren können im Angiogramm bei fehlender pathologischer Vaskularisierung lediglich durch Verlagerung normaler hirnversorgender Arterien und auch der Venen erkannt und lokalisiert werden (Abb. 7.1-6), während die schnell wachsenden Tumoren zusätzlich zu den Zeichen der Raumforderung eine **pathologische Vaskularisierung** aufweisen. Sie können direkt durch eine Tumoranfärbung dargestellt werden.

Charakteristisches Zeichen eines Glioblastoms in der Angiographie ist die sog. „frühe Vene", d. h. die Darstellung einer oder mehrerer den Tumoren drainierender Venen schon in der arteriellen oder spätestens in der kapillären Phase des Angiogramms.

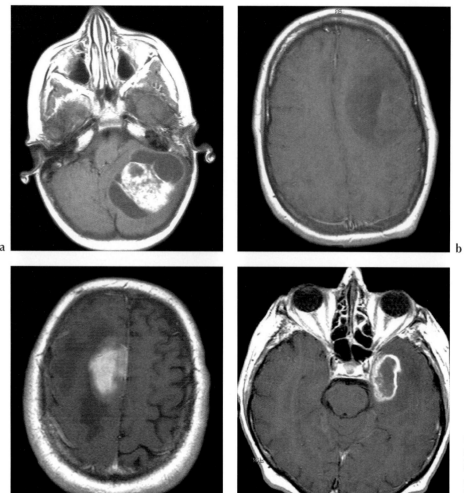

Abb. 7.1-5. Gliome in der MRT:
a) Pilozytisches Astrozytom (WHO-Grad I);
b) Oligodendrogliom (WHO-Grad II);
c) anaplastisches Gangliogliom (WHO-Grad III);
d) Glioblastom (WHO-Grad IV).

In die klinische Routine haben Untersuchungen mit radioaktiven Markern bislang keinen breiteren Eingang gefunden. Sowohl die **Positronenemissionstomographie (PET)** wie **die Single Photon Emission Computed Tomography (SPECT)** dienen eher wissenschaftlichen Fragestellungen oder werden zur Klärung sehr spezieller Probleme eingesetzt. Mit der PET-Untersuchung kann z. B. besser als mit der funktionellen MRT die Lokalisation der Sprachregion in Beziehung zu einem Tumor bestimmt werden, was für Therapieentscheidungen von Bedeutung sein kann. Bei Verwendung entsprechender Marker, z. B. ^{123}J-Methyltyrosin, kann eine malignitätsabhängige Anreicherung im SPECT nachgewiesen werden, was eine präoperative Abschätzung des Malignitätsgrades eines Glioms erlaubt. Die Methode muss in ihrer Zuverlässigkeit noch abschließend validiert werden. Zusätzliche Informationen über die Dignität von Glio-

men sind aber gerade bei Tumoren in kritischen Lokalisationen wünschenswert, da in bis zu 30 % der Fälle die Dignitätsabschätzung eines Tumors nach MRT-Kriterien zu einer zu niedrigen Einstufung führt.

Röntgennativaufnahmen des Schädels haben zur Diagnostik intrazerebraler Tumoren nur noch einen sehr geringen Wert. Sie lassen gelegentlich intratumorale Verkalkungen erkennen, die aber zuverlässiger in der CT gesehen werden. Als sog. „Wolkenschädel" können sie Hinweise auf einen schon lange Zeit erhöhten intrakraniellen Druck geben. Sie helfen Osteolysen auszuschließen, wenn der Kopf des Patienten für die Operation in der Mayfield-Klemme fixiert werden soll.

Die **Elektroenzephalographie** (EEG) spielt in der Diagnosestellung intrazerebraler Tumoren kaum mehr eine Rolle. Sie ist aber nach wie vor von Bedeutung bei Tumoren, die mit epileptischen Anfällen

einhergehen, insbesondere zur Therapiekontrolle, aber auch zur Einschätzung von Fahrtauglichkeit oder beruflichen Einschränkungen.

Liquoruntersuchungen bei raumfordernden intrakraniellen Prozessen sind problematisch. Sie können im Ausnahmefall zur Klärung der Differenzialdiagnose (entzündliche Veränderungen) indiziert sein.

Therapie

Grundzüge der operativen Behandlung

Neuere Untersuchungen haben gezeigt, dass die z. B. nach MRT-Kriterien vollständige operative Entfernung die Prognose des Patienten verbessert (Albert et al. 1994;

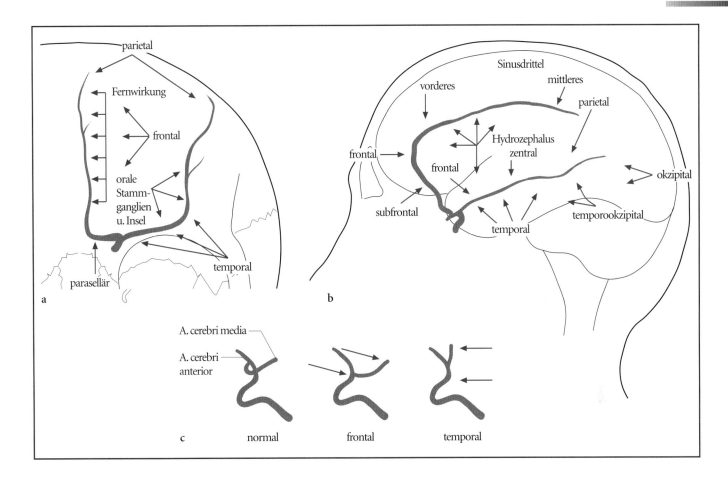

Abb. 7.1-6. Verlagerung der zerebralen Gefäße durch intrazerebrale Raumforderungen (schematische Darstellung, mod. nach Kautzky et al. 1976):
a) a.p. Ansicht;
b) seitliche Ansicht;
c) Deformation des Karotissiphons und Verlagerung der A. cerebri media (M1) durch Raumforderungen unterschiedlicher Lokalisation.

Becker et al. 1999; Wirtz et al. 2000). Damit ist die früher, teilweise auch heute noch vertretene Auffassung widerlegt worden, dass das Ausmaß der Tumorresektion prognostisch irrelevant sei. Für die Gliome WHO-Grad I gilt, dass bei vollständiger Entfernung dauerhafte Rezidivfreiheit erreicht werden kann. Für alle anderen Gliome kann die rezidivfreie Zeit signifikant verlängert werden.

Ziel der operativen Behandlung sollte also die **möglichst vollständige Tumorentfernung** sein, wenn diese aufgrund der Lokalisation und der Wachstumsform möglich erscheint, ohne unvertretbare Risiken hinsichtlich einer dauerhaften Morbidität einzugehen. Wünschenswert ist daher die intraoperative Kontrolle der Radikalität der Tumorentfernung. Dazu stehen Ultraschall und die offene MRT zur Verfügung. Neuerdings gibt es auch mobile und somit auch intraoperativ einsetzbare Computertomographen, deren Rolle hinsichtlich der Beurteilbarkeit der Radikalität der Entfernung von langsam wachsenden Gliomen aber noch nicht evaluiert ist.

Als Faktoren von prognostischem Wert haben sich auch der Allgemeinzustand, z.B. beurteilt nach dem Karnofsky-Score, und das Alter des Patienten erwiesen.

Operationsvorbereitung

Zur Vorbereitung auf eine Kraniotomie gehört die Säuberung des Haars durch eine gründliche Wäsche. Die **Rasur** des ganzen Kopfes kann in bestimmten Fällen sinnvoll sein, wird aber heutzutage in der Regel nicht mehr angewendet. Wir verzichten bei linearen Hautinzisionen für Kraniotomien völlig auf eine Rasur, bei bogenförmigen Hautschnitten zur Bildung eines Hautlappens wird entsprechend der geplanten Schnittführung das Haar in einer Breite von ca. 2 cm entfernt. Entsprechende Desinfektion der Haut und der Haare ist selbstverständlich. Die sterile Abdeckung muss so angelegt werden, dass keine Haare in das Operationsfeld ragen.

Wir verwenden für Kraniotomien routinemäßig eine **Antibiotikaprophylaxe** als Single-Shot-Gabe eines Cephalosporins der zweiten Generation im Rahmen der anästhesiologischen Einleitung, mit Wiederholung im Vierstundenrhythmus solange die Wunde offen ist.

Eine **antiödematöse Therapie** mit Dexamethason ist schon präoperativ in einer Dosierung von 3×4–8 mg pro Tag sinnvoll. Sie kann intraoperativ durch Lagerungsmaßnahmen, Hyperventilation, Bolusgabe von Dexamethason und osmotische Therapie ergänzt werden. Die Dexamethasontherapie wird bei uns üblicherweise postoperativ für einige Tage fortgeführt und dann zügig schrittweise beendet.

Die routinemäßige prophylaktische Anwendung von **Antikonvulsiva** bei Tumorexstirpationen wird kontrovers diskutiert. Bei Tumoren, die durch epileptische Anfälle symptomatisch geworden sind, sollte sie konsequent durchgeführt und auch postoperativ für etwa 3 Monate fortgesetzt werden. Sind bis dahin keine Anfälle aufgetreten und zeigt das EEG keine erhöhte Krampfbereitschaft, kann die antikonvulsive Medikation schrittweise unter wiederholter EEG-Kontrolle abgesetzt werden.

Die **Lagerung** des Patienten auf dem Operationstisch richtet sich nach der Lokalisation des Tumors und dem geplanten Zugang. Wenn immer möglich, sollte der Kopf so positioniert werden, dass die geplante Kraniotomie an der höchsten Stelle des Kopfes liegt. Bei halbsitzender Lagerung ist dies natürlich nicht möglich. Es ist günstig, den Kopf in der Mayfield-Klemme in der gewählten Position zu fixieren. Insbesondere die modernen Na-vigationsverfahren erfordern eine **Fixierung des Kopfes**, die eine Positionsänderung ausschließt. Die Lagerung des Patienten schließt auch eine Polsterung der Unterlage mit ein, um bei länger dauernden Eingriffen Druckschädigungen zu vermeiden. Bei der Lagerung der Arme ist gleichfalls auf die Vermeidung von Druck- oder Zugschäden der Nerven zu achten. Die Abdeckung des Patienten muss einerseits dem Anästhesisten genügend freien Zugang zum Patienten gewähren, sollte aber auch überflüssige Auskühlung des Patienten vermeiden helfen.

Operationstechnik und Zugänge

Der operative Zugang muss individuell für den einzelnen Patienten geplant werden. Die Tabelle 7.1-4 soll einen Anhalt geben, der je nach Bedarf variiert werden kann.

Zur **Reduzierung der Blutungsneigung** empfiehlt sich die Infiltration der Haut im Bereich des geplanten Hautschnitts mit einem Lokalanästhetikum mit Adrenalinzusatz. Die Haut wird einschließlich Galea durchtrennt. Anwendung von Raney-Clips oder Fassen der Galea mit Dandy-Klemmen reduziert den Blutverlust aus dem Hautrand weiter. Über der hinteren Schädelgrube ist die Versorgung von Blutungen aus der Haut mit bipolarer Diathermie vorzuziehen. Wir benutzen in dieser Lokalisation auch Michel-Klemmen zur gleichzeitigen Blutstillung und Abdeckung des Hautrandes.

Der Hautlappen wird einschliesslich Galea und Periost zurückgeschlagen und mit einem geeigneten Haltesystem fixiert. Die Anzahl der zu setzenden **Bohrlöcher** hängt von der Lokalisation der Trepanation, ihrer Ausdehnung und der Adhärenz der Dura am Knochen ab. Das Ablösen der Dura von der Kalotte erfolgt z. B. mittels der Gigli-Sonde. Danach wird das Kalot-

Tab. 7.1-4. Operative Zugangsmöglichkeiten bei der Resektion von Hirntumoren

Zielgebiet	Hautschnitt	Zugang
Basaler Frontallappen und paraselläre Region	bikoronar bzw. bogenförmig frontotemporal	ein- oder beidseitig subfrontal oder pterional
Frontallappen	linear, bogenförmig	frontal
Vorderer Temporallappen	linear	anterotemporal
Hinterer Temporallappen	linear, bogenförmig	posterotemporal
Parietallappen	linear, bogenförmig	parietal
Okzipitallappen	linear, bogenförmig	okzipital
Ventrikel (Trigonum)	linear, bogenförmig	je nach Tumorausdehnung parietal, temporal (über mittlere Temporalwindung) latero-temporo-okzipital, okzipital
Vorderer III. Ventrikel	linear, S-förmig	frontal parasagittal oder mittellinienübergreifend, transkortikal oder transkallosal
Hinterer III. Ventrikel	linear, S-förmig,	subokzipital, transtentoriell
Pinealisregion	bogenförmig	suprazerebellär infratentoriell, interhemisphärisch, transkallosal, parietal, transkortikal
Hintere Schädelgrube	linear, medial oder lateral	subokzipital bzw. retrosigmoidal

Abb. 7.1-7. a u. b) Schematische Darstellung einer frontalen Trepanation (mod. nach Connolly et al. 2002).

Abb. 7.1-8. a–c) Schematische Darstellung einer pterionalen Trepanation (mod. nach Connolly et al. 2002).

Abb. 7.1-9. Schematische Darstellung möglicher Hautschnittführungen für temporale Trepanationen (mod. nach Connolly et al. 2002).

Abb. 7.1-10. Schematische Darstellung einer medianen subokzipitalen Trepanation (mod nach Schirmer 1998).

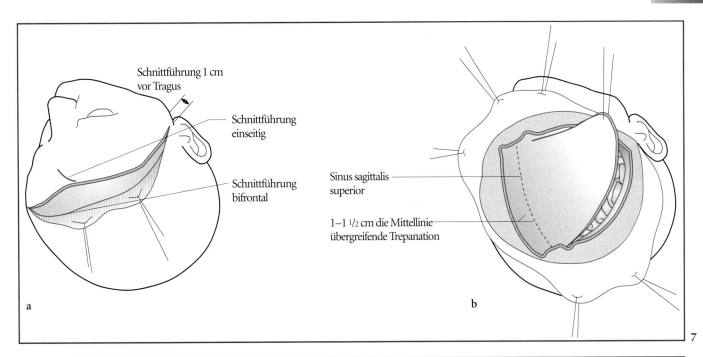

Schnittführung 1 cm
vor Tragus

Schnittführung
einseitig

Schnittführung
bifrontal

Sinus sagittalis
superior

1–1 1/2 cm die Mittellinie
übergreifende Trepanation

a

b

7

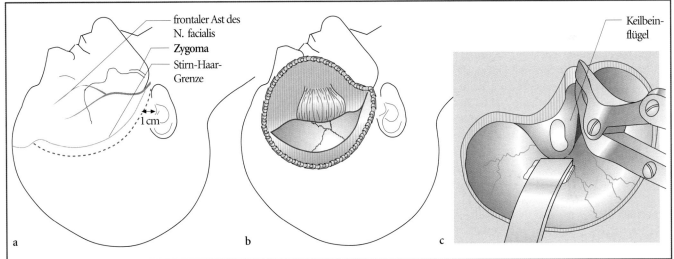

frontaler Ast des
N. facialis

Zygoma

Stirn-Haar-
Grenze

1 cm

Keilbein-
flügel

a

b

c

8

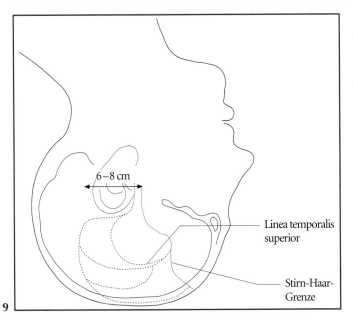

6–8 cm

Linea temporalis
superior

Stirn-Haar-
Grenze

9

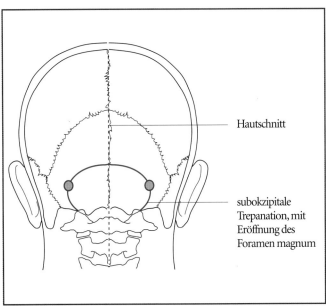

Hautschnitt

subokzipitale
Trepanation, mit
Eröffnung des
Foramen magnum

10

tenstück mit dem Kraniotom ausgesägt (Gigli-Säge je nach Bedarf). Material zur Blutstillung (Gelatineschaum, Knochenwachs, Hirnwatte etc.) muss bereitliegen.

Nach Entfernung des Knochens erfolgt die Versorgung von **Blutungen** aus dem Trepanationsrand mit Knochenwachs, aus der Dura mit bipolarer Diathermie. Stärkere Blutungen aus verletzten Sinus oder aus Pacchioni-Granulationen werden besser mit Gelatineschaum oder Oxyzellulose und Hirnwatten unter leichter Kompression abgedeckt. Der Versuch, diese Blutungen mit bipolarer Diathermie zu versorgen, kostet nur unnötig Zeit und Blutverlust. Vor Duraeröffnung werden schon die Durahochnähte am Trepanationsrand angelegt, um intraoperative Blutungen aus der sich von der Kalotte lösenden Dura nach Eintreten einer intrakraniellen Druckentlastung zu vermeiden.

Die **Dura** wird zunächst mit einem spitzen Messer inzidiert, leicht angehoben und mit einer Schere in der geplanten Weise bogenförmig oder türflügelartig eröffnet. Die Durainzision sollte nicht zu nahe am Knochenrand liegen, um beim Verschluss genügend Platz zum Nähen zu haben. Der Duraverschluss erfolgt mit Einzelknopfnähten zur Adaptation der Dura und fortlaufender Naht zum wasserdichten Verschluss.

> **Praktischer Hinweis:** Der wasserdichte Duraverschluss ist wichtig zur Vermeidung von Liquorpolstern! Eventuell vorhandene Dehiszenzen werden mit Muskelstückchen oder kleinen Galeatransplantaten übernäht.

Vor dem **Wiedereinfügen des Kalottenstücks** werden eine oder mehrere zentrale Hochnähte angelegt, worauf bei Trepanationen der hinteren Schädelgrube verzichtet werden kann. Osteoplastische Trepanationen sind auch über der hinteren Schädelgrube vorzuziehen, falls möglich, da postoperative Kopfschmerzen gemildert werden. Der Knochendeckel kann mit nichtresorbierbaren Fäden an der Kalotte fixiert werden. In diesem Fall sind die Nähte schon vor Duraeröffnung mit den Hochnähten zu legen. Sicherer wird der Knochen durch Metallimplantate unterschiedlicher Konfiguration fixiert. Wir

verzichten über der hinteren Schädelgrube und auch bei linearen Hautschnitten supratentoriell auf eine subgaleale Drainage, legen sie sonst aber regelmäßig. Sie wird am 1. postoperativen Tag wieder entfernt. Die Haut wird schichtweise genäht.

> **Praktischer Hinweis:** Die Entfernung *aller* Raney-Clips oder Dandy-Klemmen vor Beginn der Hautnaht führt zu unnötigem Blutverlust. Entsprechend sollte immer nur ein Teil entfernt und der Hautabschnitt genäht werden.

Die häufig angewendeten frontalen, pterionalen, temporalen und subokzipitalen Trepanationen sind schematisch in den Abbildungen 7.1-7 bis 7.1-10 dargestellt. Zu Einzelheiten der Durchführung wird auf entsprechende weiterführende Literatur verwiesen (Connolly et al. 2002).

Tumorentfernung

Die Exstirpation intrazerebraler Tumoren folgt anderen Regeln, als sie in der chirurgischen Onkologie gelten. Wegen der Vulnerabilität des Gehirns und der Lokalisation wichtiger Funktionen auf engstem Raum ist in der Regel eine En-bloc-Resektion nicht möglich, und die Exstirpation eines Tumors „weit im Gesunden" verbietet sich wegen der damit verbundenen operationsbedingten Morbidität. Man wird also die Tumorentfernung so vollständig, aber auch so selektiv wie möglich anstreben. Bei diesem Konzept verbleiben notwendigerweise die vom eigentlichen Tumor in die Peripherie migrierten Zellen. Diese müssen durch die anzuschließende adjuvante Therapie soweit wie möglich eliminiert werden.

> Um den schädigenden Einfluss auf die den Tumor umgebenden Hirnstrukturen so gering wie möglich zu halten, folgt die Tumorentfernung dem Prinzip „Wechsel zwischen Präparation an der Tumorzirkumferenz und innerer Aushöhlung".

Vielfach erreichen Gliome die Hirnoberfläche in dem Bereich *einer* Hirnwindung, die unter Umständen monströs aufgetrieben sein kann. Man hat dann Gelegenheit, den Tumor oberflächennah, den begren-

zenden Sulci folgend, subpial zu präparieren, ehe sich in der Tiefe die Tumorgrenze unschärfer darstellt. Der Gefäßreichtum schnell wachsender Gliome erschwert die Tumorentfernung nach dem hier skizzierten Prinzip, da die Gefäße üblicherweise sehr vulnerabel sind und sich schlecht mit bipolarer Diathermie versorgen lassen. Entsprechend kann es bei der Aushöhlung eines solchen Tumors zu sehr heftigen Blutungen kommen, die die Übersicht behindern. Da die Gefäße oft schlecht koagulierbar sind, ist meist das Auskleiden der bis dahin im Tumor erreichten Resektionshöhle mit Hirnwatte aussichtsreicher, da nach gewisser Zeit die Blutung spontan sistiert. Dann kann die Tumorexstirpation im Wechsel zwischen innerer und äußerer Präparation weitergeführt werden. Bei „vollständiger" Tumorentfernung sistieren auch noch so heftige Blutungen weitgehend, sodass die definitive Blutstillung kein Problem mehr darstellt. Schwierig ist sie dagegen bei – gewollter oder ungewollter – unvollständiger Tumorentfernung. Die Resektionshöhle kann mit Oxyzellulose ausgekleidet werden.

> **Praktischer Hinweis:** Bei zystischen Gliomen, auch den pilozytischen Astrozytomen, empfiehlt sich eine Resektion der Zystenwand auch dann, wenn im MRT eine Kontrastmittelaufnahme nicht nachgewiesen werden kann, da bei der histologischen Untersuchung dieses Gewebes regelmäßig gliomatöses Gewebe zumindest in Teilen der Zystenwand nachgewiesen wird. Die Resektion der Zystenwand bei Hämangioblastomen (Lindau-Tumoren) ist dagegen nicht notwendig, da sie regelmäßig tumorfrei ist.

Eine subtile Blutstillung im Subduralbereich ist notwendig, um Nachblutungen zu vermeiden, die mit einer hohen Morbidität und Letalität behaftet sind.

Komplikationen

Komplikationen im Zusammenhang mit der operativen Therapie intrazerebraler Tumoren können in der Operationsvorbereitung, bei der Operation selber und in der postoperativen Phase auftreten.

Bedingt durch die gute Durchblutung der Kopfhaut und den häufigen Gefäßreichtum intrazerebraler Tumoren kann es bei der Entfernung zu beträchtlichen **Blutverlusten** kommen, die das postoperative Allgemeinbefinden des Patienten beeinträchtigen. Sind zum Ausgleich des Blutverlustes Transfusionen von Fremdblut notwendig, ist die Gefahr der Übertragung von Infektionen, insbesondere Hepatitis oder HIV in einer Häufigkeit von ca 1 : 500.000 bzw 1 : 1.000.000 übertragener Erythrozytenkonzentrate gegeben.

Eine sehr seltene, dafür juristisch aber sehr relevante Komplikation ist die Trepanation auf der falschen Seite des Schädels, für die eine Häufigkeit von etwa 0,05 % angegeben wird (Grumme u. Kolodziejczyk 1995). Häufiger ist dagegen die **nicht korrekte Platzierung der Trepanation**, sodass das Zielgebiet nicht oder nur teilweise im Trepanationsbereich liegt. Hiermit ist bei etwa 3–5 % der Eingriffe zu rechnen. Die modernen Hilfsmittel, insbesondere die Neuronavigation, werden diese Komplikation seltener werden lassen.

Nekrosen des Hautrandes treten bei ca. 1,5 % der Patienten auf. Sie können die Wundheilung beeinträchtigen und durch sekundäre Superinfektion zu weiteren Komplikationen Anlass geben. Sie werden am sichersten durch gewebeschonendes Präparieren, sparsamen Umgang mit der bipolaren Diathermie und vorsichtigen Einsatz von Wundsperren vermieden. Bei der Bildung von Hautlappen zur Trepanation muss die Gefäßversorgung der Kopfhaut berücksichtigt werden, da insbesondere zu schmalbasig angelegte Hautlappen schlecht durchblutet sein können und dann die Gefahr der glücklicherweise sehr seltenen Hautlappennekrose besteht.

In ähnlicher Weise muss der Verlauf der **Nerven der Kopfhaut** berücksichtigt werden. Durchtrennung des N. auriculotemporalis, des N. auricularis magnus, der Nn. occipitales maior und minor oder des R. supraorbitalis führen zu ausgedehnteren und störend empfundenen Sensibilitätsminderungen der Kopfhaut. Der Stirnast des N. facialis kann bei pterionalen oder frontotemporalen Trepanationen durch Schnittführung zu weit vor dem Tragus geschädigt werden, sodass eine kosmetisch relevante Parese des Venter frontalis des M. epicranius resultiert. Eine weitere Ursache ist die getrennte Präparation von Hautlappen und Faszie des Temporalmuskels. Hier sind in bis zu 30 % der Fälle allerdings nicht immer bleibende Schädigungen des Fazialisstirnastes beschrieben worden.

Bei der Trepanation selber kann es zu **Verletzungen** der Dura und ihrer Gefäße, sogar zu Verletzungen des Kortex und kortikaler Gefäße kommen. Bei rund 25 % der ungewollten Duraperforationen kommt es zu Kontusionen des darunter gelegenen Kortex. Insbesondere bei älteren Patienten ist die Dura fest an der Innenfläche der Kalotte adhärent und kann gleichzeitig atrophisch sein, sodass sie bei der Ablösung von der Kalotte oder bei der Kraniotomie selber zerreißt bzw zerschnitten wird. Mit Duraverletzungen im Rahmen der Trepanation ist bei ca. 10 % der Patienten zu rechnen. Temporale und subokzipitale Trepanationen haben ein höheres Risiko der Duraverletzung als solche in anderen Lokalisationen.

Bohrlöcher für Trepanationen müssen möglichst so gelegt werden, dass durch sie eine Verletzung der duralen Sinus ausgeschlossen wird. Dennoch besteht bei sinusübergreifenden Trepanationen die Gefahr der **Sinusverletzung** beim Ablösen des Knochendeckels von der Dura. Eine Ligatur des Sinus sagittalis superior kann nur im vorderen Drittel vorgenommen werden, sollte nach Möglichkeit aber vermieden werden. Vorzuziehen ist die Rekonstruktion des Sinus bzw das Übernähen einer Lazeration zur definitiven Versorgung am Ende der Operation mit einem Galealappen etc.

Die postoperative Morbidität infolge der Lokalisation von Tumoren in kritischen Arealen wird präoperativ abgeschätzt, und die Operationsindikation sowie die Operationsstrategie werden danach ausgerichtet. So muss präoperativ erkannt werden, ob z.B. eine Parese nur durch eine mittelbare Einwirkung des Tumors auf das benachbarte Hirnareal oder durch Einwachsen in relevante Strukturen bedingt ist. Entsprechend wird entschieden, ob ein Tumor überhaupt bei vertretbarem Risiko operabel ist oder ob nur eine Teilresektion vorgenommen werden soll. Hier können insbesondere die funktionelle MRT und PET wertvolle Informationen liefern.

Insbesondere die subtotale Tumorentfernung ist oft mit Schwierigkeiten bei der Blutstillung kombiniert, so dass in diesen Fällen das Risiko einer **Nachblutung** in das Parenchym oder die Resektionshöhle ansteigt. Bei intrazerebralen Tumoren ist häufig der Einsatz von Spateln zur Retraktion des Parenchyms nicht zu vermeiden. Zur Vermeidung von **Kontusionen** wird der Zug des Spatels so gering wie möglich gehalten. Es ist ein Trugschluss, wenn man meint, ein möglichst schmaler Spatel sei besonders schonend: Der Spatel darf nicht in das Parenchym einschneiden. Er sollte breit genug gewählt und immer mit einer Hirnwatte unterlegt werden. Die Häufigkeit von Lazerationen des Parenchyms durch Spateldruck wird in der Literatur mit 0,8 % angegeben.

Der **Duraverschluss** nach Tumorentfernung erfolgt wasserdicht, um die Ausbildung einer Liquorfistel zu vermeiden. Um dies zu erreichen, wird einerseits dafür gesorgt, dass die Dura während des subduralen Eingriffs nicht schrumpft. Dies geschieht durch ausreichende Anlage von Haltenähten, durch Vermeiden von bipolarer Koagulation zur Versorgung von Durablutungen sowie durch Vermeidung der Austrocknung der Dura. Treten dennoch Duradehiszenzen auf, werden sie zweckmäßigerweise mit Muskelstückchen übernäht oder bei größeren Defekten mit einem freien Galeatransplantat verschlossen. In der Literatur werden postoperative Liquorfisteln supratentoriell bei etwa 6 %, infratentoriell bei bis zu 50 % der Patienten beschrieben.

Zur Vermeidung **epiduraler Nachblutungen** werden ausreichend Durahochnähte angelegt, einschließlich einer zentralen Hochnaht in der Mitte des reimplantierten Knochens. Ursache einer epiduralen Nachblutung ist meist ein nicht ausreichend versorgtes arterielles durales Gefäß, seltener eine Blutung aus dem Knochenrand. Das allgemeine Risiko intrakranieller Nachblutungen wird in der Literatur mit 0,8–1,5 % angegeben, wobei hier intraparenchymale, sub- und epidurale Blutungen erfasst sind. Nach der Literatur sind rund 60 % der Nachblutungen intrazerebral, 30 % epidural und 10 % subdural lokalisiert. Knapp 20 % der Blutungen treten entfernt von der primären Trepanation auf. Eine subgaleale Drainage verringert die Gefahr einer relevanten epiduralen oder subgalealen Nachblutung, stellt aber keinen sicheren Schutz dar.

Im postoperativen Verlauf ist mit **thromboembolischen Komplikationen** zu rechnen. Das Risiko einer tödlich verlaufenden Lungenembolie liegt ohne Thromboseprophylaxe bei etwa 1%. Tiefe Beinvenenthrombosen, die meist klinisch stumm verliefen, wurden bei bis zu 34% neurochirurgischer Patienten ohne Prophylaxe nachgewiesen. Durch Gabe von jeweils 5.000 I.E. Heparin prä- und postoperativ konnte das Risiko auf 6% gesenkt werden.

Kardiovaskuläre Probleme mit Tachykardie, arterieller Hypo- oder Hypertension, Extrasystolie oder Bradykardie werden bei über 30% der Patienten mit supratentorieller Trepanation beschrieben. Intestinale Blutungen aus **Ulzera** wurden mit einer Häufigkeit zwischen 4 und 10% beschrieben. Als Todesursache wurden massive Blutungen bei knapp 5% verstorbener neurochirurgischer Patienten identifiziert.

Nosokomiale Infektionen im postoperativen Verlauf treten bei bis zu 30% der neurochirurgischen Patienten auf Intensivstationen auf. Dies ist der Häufigkeit von Infektionen bei Intensivpatienten anderer Fachgebiete vergleichbar. Perioperative Antibiotikaprophylaxe soll die Pneumoniehäufigkeit um etwa die Hälfte reduzieren (zur detaillierteren Information s. Grumme u. Kolodziejczyk 1995).

Intraoperative Hilfsmittel

Technische Hilfsmittel, die die Tumorentfernung erleichtern bzw. erst ermöglichen, sollen nicht Gegenstand dieses Kapitels sein (s. Kap. 2.8). Die Beurteilung der Vollständigkeit einer Gliomexstirpation kann auch dem erfahrenen Operateur trotz Hilfe des Operationsmikroskops Schwierigkeiten bereiten. Hier sind intraoperative bildgebende Kontrollen hilfreich. Wegen der damit verbundenen hohen Investitionskosten wird das offene MRT nur wenigen Zentren vorbehalten bleiben. Leichter zu handhaben und in der Hand des Erfahrenen genauso aussagefähig ist die intraoperative Ultraschallkontrolle. Überdies ist das Verfahren wegen der ohnehin gegebenen weiten Verbreitung von Ultraschallgeräten breit einsetzbar (s. Kap. 2.3).

Postoperative Behandlung und Überwachung

Die postoperative Überwachung der Patienten nach Exstirpation eines intrazerebralen Tumors dient im Wesentlichen der frühzeitigen Erkennung und rechtzeitigen Therapie von Komplikationen. Dazu sind Kenntnis des präoperativen Zustandes des Patienten und des Verlaufs sowohl der Narkose als auch der eigentlichen Operation vonnöten. Eine entsprechende, auch aus forensischen Gründen schriftlich fixierte Weitergabe von Informationen muss gewährleistet sein. Eine möglichst frühzeitige klinische Beurteilung des Patienten hinsichtlich Bewusstseinslage, Pupillenreaktion, Motorik, Sensorik und Sprache ist anzustreben.

Praktischer Hinweis: Wenn nicht gewichtige Gründe dagegen sprechen, sollte der Patient nach Exstirpation eines intrazerebralen Tumors bereits im Operationssaal extubiert werden und somit auf der Intensivstation ständig klinisch beurteilbar sein. Ein derartiges Vorgehen spart Nerven sowohl des Operateurs wie des Personals der Intensivstation, aber auch Kosten durch apparative Kontrollen.

Die postoperative **antikonvulsive Behandlung** von Patienten nach Exstirpation eines intrazerebralen Tumors wird kontrovers diskutiert. Der Nutzen einer routinemäßigen Gabe von Antikonvulsiva bei allen Patienten ist nicht belegt. Sinnvoll scheint uns die antikonvulsive Prophylaxe nach Operationen in „anfallsgeneigten" Lokalisationen, so z.B. den mesiobasalen Temporallappenanteilen. Wenn ein Patient durch epileptische Anfälle klinisch auffällig geworden ist oder präoperativ bereits auf Antikonvulsiva eingestellt war, ist die antikonvulsive Therapie in jedem Fall ratsam. Medikament der ersten Wahl ist Carbamazepin (z.B. Tegretal®). Wenn eine orale Gabe nicht infrage kommt, bietet sich zur frühen postoperativen Einstellung des Patienten Phenytoin oder Valproat intravenös an. Wenn man sich zu einer antikonvulsiven Medikation entschliesst, sollte diese für etwa 3 Monate beibehalten

werden, ehe bei Anfallsfreiheit für diesen Zeitraum und hinsichtlich Krampfbereitschaft unauffälligem EEG über eine Beendigung der Therapie nachgedacht wird.

Eine **Thromboseprophylaxe** kann unter verschiedenen Gesichtspunkten erfolgen: Einmal ist bekannt, dass Patienten nach intrazerebralen Eingriffen ein erhöhtes allgemeines Thromboserisiko haben. Andererseits können Manipulationen an größeren Gefäßen mit Irritation der Intima oder Alteration des Gefäßlumens ein erhöhtes lokales Thromboserisiko bedeuten. Feste Regeln zum sicheren Beginn einer Thromboseprophylaxe gibt es nicht. Wir beginnen in speziellen Situationen nach subtiler intrakranieller und besonders intrazerebraler Blutstillung unmittelbar postoperativ in einer Heparindosierung von zunächst 800–1.000 I.E./h (bis zu einer PTT von etwa 40 s). Unter dieser Therapie haben wir bislang keine relevanten Nachblutungen erlebt. In Ausnahmefällen haben wir bereits die gesamte Operation unter einer derartigen Thromboseprophylaxe ohne Zwischenfälle durchgeführt.

Adjuvante Tumortherapie

Bestrahlung

Die Strahlentherapie stellt in der Behandlung primärer intrazerebraler Tumoren in der Regel eine die operative Therapie ergänzende Behandlungsform dar (s. Kap. 3.9, 3.10). Nur selten ist sie die primäre Behandlungsmodalität. Die Indikation hängt im Wesentlichen von der histologischen Klassifikation des Tumors, seiner Lokalisation und seiner Ausdehnung ab. Entsprechend muss grundsätzlich vor der Einleitung einer Strahlentherapie die histologische Diagnose geklärt werden, sei es durch (ggf. partielle) Tumorexstirpation, sei es durch stereotaktische Biopsie (s. Kap. 4.3; zu Metastasen s. Kap. 7.8).

Für Germinome stellt die Strahlentherapie bei gesicherter Diagnose die primäre Behandlung dar. Bei inoperablen schnell wachsenden Gliomen kann sie nach Diagnosesicherung gleichfalls als primäre Be-

Tab. 7.1-5. Mediane Überlebenszeiten (in Jahren) bei Hirntumoren unter „optimaler" Therapie

Grad	Astrozytom	Oligodendrogliom
I	8–10	
II	7–8	4–15
III	2–4	3
IV	1	1,5

(Überlebenszeit soll bei Glioblastoma multiforme mit erkennbarer oligodendroglialer Genese etwas besser sein)

Tab. 7.1-6. 1-, 2-, 5- und 10-Jahres-Überlebensraten (in Prozent) bei intrazerebralen Tumoren unter „optimaler" Therapie

	1 Jahr	2 Jahre	5 Jahre	10 Jahre
Astrozytom Grad III	60–70	40–50		
Glioblastom	35	10		
Oligodendrogliom Grad II			40–60	20
Oligodendrogliom Grad III			30	10
Pineozytom Grad II	100	100	70	
Pineoblastom Grad IV	85	70	60	

handlung indiziert sein. Grenzen können der Bestrahlung durch einen ausgeprägt raumfordernden Charakter des Tumors und ein zusätzliches ausgeprägtes Ödem gesetzt sein. Dann muss vor Einleitung der Strahlentherapie das Ödem behandelt werden. Der Nutzen einer fraktionierten Strahlentherapie bei niedriggradigen Gliomen ist weder als Primärtherapie noch als adjuvante Maßnahme erwiesen, während bei schnell wachsenden Gliomen durch die Kombination von möglichst vollständiger Tumorentfernung und postoperativer fraktionierter Bestrahlung signifikante Verlängerungen der rezidivfreien Zeit erzielt werden können. Für niedriggradige Gliome kommt eine interstitielle Bestrahlung infrage, ggf. nach operativer Tumorverkleinerung.

Trotz einer optimalen multimodalen Tumortherapie lassen sich für die meisten intrakraniellen Tumoren keine dauerhaften Heilungen, sondern lediglich mehr oder weniger ausgeprägte Verlängerungen der Überlebenszeit erreichen (Tab. 7.1-5, 7.1-6). Insbesondere bei den schnell wachsenden Gliomen kann die Verlängerung der Überlebenszeit nicht *das* Kriterium hinsichtlich der erfolgreichen Therapie sein. Bei ohnehin begrenztem Zugewinn an Überlebenszeit muss ebenso auf die Erhaltung oder gar Verbesserung der Lebensqualität abgezielt werden.

Chemotherapie

Die Chemotherapie stellt die dritte etablierte Behandlungsmöglichkeit für primäre intrazerebrale Tumoren dar. Gegenüber Operation und Strahlentherapie ist sie derzeit von untergeordneter Bedeutung. Da aber operative Techniken ebenso wie die perkutanen Bestrahlungstechniken so ausgereift sind, dass von ihnen keine wesentlichen Verbesserungen der insgesamt unbefriedigenden Ergebnisse der Therapie schnell wachsender Gliome zu erwarten ist, stellen künftige Entwicklungen der Chemotherapie eine Hoffnung auf Verbesserung dar. Auch wenn die Chemotherapie der Gliome von manchen Autoren sehr stark in den Vordergrund gestellt wurde, sind nennenswerte Erfolge in den letzten 20 bis 30 Jahren ausgeblieben. In großen, randomisierten, kontrollierten Studien hat sich eine statistisch zwar signifikante, letztlich aber unbedeutende Verlängerung der Überlebenszeit bei zusätzlicher Chemotherapie mit dem BCNU-Schema gegenüber alleiniger Operation und Bestrahlung von 36 auf 51 Wochen zeigen lassen. Allerdings sind in diese Studie sowohl Patienten mit anaplastischen Gliomen (WHO-Grad III) und Glioblastomen, auch Oligodendrogliomen, eingeschlossen worden. In diesen Studien hat sich gezeigt, dass nur etwa 25 % der Patienten von der Chemotherapie profitieren, bei den anderen Patienten die Überlebenszeit vollständig unbeeinflusst bleibt.

Es haben sich in den letzten Jahren **Gruppen von Tumoren** identifizieren lassen, die auf eine Chemotherapie besser ansprechen: Ein Anteil von ca. 15 % der Glioblastome, der aber weder radiologisch noch histologisch identifizierbar ist, spricht gut auf eine Chemotherapie an. Möglicherweise können molekulargenetische Untersuchungen das Ansprechen auf eine Chemotherapie vorhersagen. Systematische Untersuchungen hierzu sind noch nicht abgeschlossen. Als weitere gut auf Chemotherapie ansprechende Tumorentitäten haben sich die primären ZNS-Lymphome, anaplastische Oligodendrogliome sowie ein Teil der Medulloblastome herausgestellt. Auch ein Teil der Patienten mit anaplastischen Astrozytomen scheint von einer Chemotherapie zu profitieren.

Empfehlungen zu Chemotherapieschemata beruhen häufig auf Vorlieben von Autoren, teilweise auch auf den Ergebnissen von Therapiestudien. In manchen Kliniken wird versucht, mittels Chemosensitivitätstestungen die Chemotherapie auf eine rationale Basis zu stellen. Mit den In-vitro-Testungen scheint eine sehr sichere Vorhersage der Resistenz von Tumoren gegenüber bestimmten Substanzen möglich zu sein, während die Vorhersage der Empfindlichkeit nur eine Verlässlichkeit von rund 50 % hat. Das hat seinen Grund wahrscheinlich in der polyklonalen Zusammensetzung maligner Gliome mit unterschiedlich empfindlichen oder resistenten Zellpopulationen.

Eine weitere Schwierigkeit der Chemotherapie von Hirntumoren im Vergleich zu Tumoren peripherer Körperorgane stellt die **Blut-Hirn-Schranke** dar, die zwar in schnell wachsenden Gliomen teilweise gestört, aber entgegen vielfach vertretener Auffassung bei weitem nicht aufgehoben ist. Die wasserlöslichen Zytostatika werden von einer intakten Blut-Hirn-Schranke effektiv an einem Verlassen der Blutbahn gehindert. Lipophile Zytostatika gelangen zwar durch Diffusion auch bei intakter Blut-Hirn-Schranke in den extravasalen Raum, sind dabei aber von der Tumordurchblutung abhängig. Auch wenn der intraoperative Eindruck manches Mal anders ist, sind schnell wachsende Gliome in weiten Teilen, insbesondere in der peripheren Proliferationszone, schlecht durchblutet.

Versuche mit **intraarterieller Applikation** von Zytostatika zur Erreichung höherer Konzentrationen als bei der üblichen intravenösen Applikation oder oralen Gabe haben teilweise nicht tolerable toxische Nebeneffekte gehabt, sodass diese Therapieform sich nicht durchgesetzt hat. Die **intrathekale Gabe** von Zytostatika spielt in der Therapie von Lymphomen eine gewisse Rolle, nicht aber in der Gliomtherapie. In letzter Zeit ist die lokale Anwendung von ACNU in Form von „Tabletten" zur Auskleidung der Resektionshöhle propagiert worden. Es soll damit eine signifikante Verlängerung der Überlebenszeit erreicht worden sein. Erfahrungen an größeren Fallzahlen fehlen bislang noch. Inwieweit mit dieser Therapie eine erhöhte lokale Komplikationsrate einhergeht, ist gleichfalls noch offen.

Derzeit kann keine allgemeine Empfehlung zur Chemotherapie bei **Glioblastomen** ausgesprochen werden. Sie sollte aber bei Glioblastomen, die histologisch identifizierbar oligodendroglialer Genese sind, durchgeführt werden. In diesen Fällen und bei anaplastischen Oligodendrogliomen gilt die Chemotherapie nach dem sog. **PCV-Schema** (Procarbazin, CCNU, Vincristin) als am aussichtsreichsten, ebenso wie bei anaplastischen Astrozytomen. Eine Alternative stellt Temozolomid dar.

Eine Chemotherapie z. B. mit Vincristin und CCNU ist indiziert bei **Medulloblastomen** zusätzlich zu Operation und Bestrahlung. Bei Kindern vor Abschluss der ZNS-Reifung (3 bis 4 Jahre) muss auf die Bestrahlung verzichtet werden. Bei **primären ZNS-Lymphomen** kommt eine Chemotherapie mit Methotrexat (auch intrathekal), Cytosin-Arabinosid und Dexamethason in Frage. Keimzelltumoren werden bei nachgewiesen nur lokalem Auftreten lediglich bestrahlt, bei liquorgener Aussaat zusätzlich mit einer Polychemotherapie (Carboplatin, Bleomycin, Etoposid) behandelt.

Immuntherapie

Das Gehirn galt lange Zeit als „immunologisch privilegiertes" Organ, an und in dem keine Immunreaktionen ablaufen. Basis für diese These ist das Fehlen eines Lymphsystems und die Tatsache, dass normalerweise keine lymphatischen Zellen im Hirnparenchym vorkommen. Mittlerweile ist aber die Rolle der Mikroglia – analog der von Makrophagen, mit denen sie auch ihren zytogenetischen Ursprung gemeinsam hat – als antigenpräsentierende Zellen nachgewiesen worden. Auch verschiedene, an Immunreaktionen beteiligte Zytokine werden von der Mikroglia produziert (TNF-α, Interleukin 1). Auch Gliazellen und selbst Gliomzellen sind in der Lage, verschiedene Zytokine zu bilden, wobei die Gliomzellen hauptsächlich solche sezernieren, die zu Abschwächungen von Immunreaktionen führen (TGF-β_2).

Letzteres resultiert darin, dass bei Patienten mit schnell wachsenden Gliomen eine verminderte immunologische Kompetenz gefunden wird, insbesondere für zelluläre Immunreaktionen. Es sind daher Ansätze zur Therapie von Gliomen mit Zytokinen, lymphokinaktivierten Killerzellen, tumorinfiltrierenden Lymphozyten, zytotoxischen Lymphozyten, Verfahren der aktiven spezifischen Immunisierung und mit monoklonalen Antikörpern untersucht worden, wobei Letztere mit Zytostatika, Toxinen oder Radionukliden kombiniert wurden. Bislang haben die klinischen Ergebnisse enttäuscht, da einerseits die Nebenwirkungen häufig und in ihrer Ausprägung nicht zu vernachlässigen waren, andererseits die gewünschten Effekte durchaus begrenzt waren. Derzeit muss die Immuntherapie von intrazerebralen Tumoren somit noch als experimentell angesehen werden, wenn sie auch ein beträchtliches Potenzial bei weiterer Entwicklung haben dürfte.

Gentherapie

Tumoren entstehen, vereinfacht gesagt, durch das infolge von Mutationen eintretende Unwirksamwerden von Genen, die die Tumorentstehung (unkontrollierte Zellproliferation) verhindern (Tumorsuppressorgene) oder durch das übermäßige Wirksamwerden von Genen, die Tumorentstehung fördern (Onkogene).

Entsprechend kann ein Ansatz sein, die normalen Funktionen der **Suppressorgene** (z. B. p53) wieder herzustellen. Zur Einschleusung der Gene bedient man sich viraler Systeme, z. B. Adenoviren, die einerseits eine hohe Infektiosität haben sollen, andererseits aber auch als Viren harmlos und nicht ihrerseits krankmachend sein dürfen. Der andere Ansatz wäre die Ausschaltung der überaktiven Onkogene (z. B. erb-B1).

Ein anderer Ansatz für die Gentherapie ist das Einschleusen von Genen in die Tumorzellen, die dann mittelbar zur Aktivierung von Vorstufen von zytotoxischen Substanzen und damit zur Tumorzellabtötung führen. Das bekannteste derartige System ist das **Thymidinkinasegen**, das mit dem Herpes-simplex-Virus in die Tumorzellen eingeschleust wird. Nach erfolgter Transfektion der Tumorzellen wird das Medikament Ganciclovir appliziert, das in der Tumorzelle in eine zytotoxische Substanz umgewandelt wird und so zur Abtötung der Zelle führt. Mehrere derartige Systeme sind in der Entwicklung.

Ein anderer Ansatz verfolgt die Verhinderung der für das Tumorwachstum essenziell wichtigen Angiogenese durch **Ausschaltung des Vascular Endothelial Growth Factor** (VEGF).

Die bisherigen Erfahrungen sind in ihren klinischen Ergebnissen enttäuschend. Bei überzeugenden theoretischen Konzepten ist noch viel Entwicklungsarbeit notwendig, ehe die derzeit als rein experimentell anzusehende Gentherapie für einen klinischen Einsatz infrage kommen kann.

Andere Methoden

Von den experimentellen Therapieformen werden nachstehend lediglich drei erwähnt, um auf Entwicklungen aufmerksam zu machen, von denen der Facharzt für Neurochirurgie gehört haben sollte, da Patienten immer häufiger auch nach alternativen, in ihren Augen schonenderen Therapiemethoden fragen (zur Bewertung dieser Therapieansätze s. weiterführende Literatur, z. B. Bernstein u. Berger 2000; Schlegel u. Westphal 2003).

Phytotherapie

Pflanzliche *Inhalts*stoffe (nicht notwendigerweise *Wirk*stoffe) werden gelegentlich angesichts der nicht befriedigenden Ergebnisse der „schulmedizinischen Therapie" intrazerebraler Tumoren propagiert. Ihnen fehlt bisher der Nachweis einer Wirksamkeit. Vielleicht noch am besten untersucht sind die **Boswelliasäuren**, die den wesentlichen Bestandteil von Extrakten aus dem **indischen Weihrauch** darstellen (z. B. H15). Boswelliasäuren sind Hemmer der Leukotriensynthese. Sie haben eine nachgewiesene antiödematöse Wirkung und können insofern eine Alternative zu der etablierten Dexamethasontherapie darstellen. In vitro haben sie auch einen antiproliferativen Effekt, der vielleicht durch experimentelle Befunde erklärt wird. Es gibt Hinweise darauf, dass Gliomzellen Leukotriene bilden, die ihrerseits proliferationsfördernd wirken. In Tiermodellen haben Therapien mit Weihrauchextrakten signifikante Verlängerungen der Überlebenszeit bewirkt.

Hyperthermie

Eine Hyperthermie steigert die Empfindlichkeit von Tumorzellen gegenüber Zytostatika und auch Bestrahlung. Die Möglichkeiten dieser Therapieform werden begrenzt durch die geringe Toleranz des gesunden Hirngewebes gegenüber einer Hyperthermie. Im Wesentlichen technische Schwierigkeiten in der räumlichen Begrenzung der Hyperthermie haben diese Therapiemöglichkeit bislang nicht über ein experimentelles Stadium hinauskommen lassen.

Photodynamische Therapie

Dem Ansatz der photodynamischen Therapie liegt die Erkenntnis zugrunde, dass **Porphyrine** vorwiegend von Tumorzellen aufgenommen werden. Eine anschließende Applikation von Licht einer bestimmten, auf das jeweilige Porphyrin abstimmten Wellenlänge bewirkt Energiefreisetzungen, die zur selektiven Zerstörung der Tumorzellen führen sollen. Die notwendige spezifische Aufnahme der Porphyrine in die Tumorzellen und die exakte Abstimmung der Wellenlänge des applizierten Lichts sind ungelöste technische Probleme, die die Anwendung dieser Therapieform gleichfalls noch experimentell machen.

Literatur

Albert FK, Forsting M, Sartor K et al. (1994) Early postoperative magnetic resonance imaging after resection of malignant glioma: objective evaluation of residual tumor and its influence on regrowth and prognosis. Neurosurgery 34: 45–61.

Bailey P (1948) Intracranial Tumors. Springfield: Charles C Thomas.

Bailey P, Cushing H (1926) A Classification of Tumors of the Glioma Group. Philadelphia: Lippincott.

Becker G, Hofmann E, Woydt M et al. (1999) Postoperative neuroimaging of high-grade gliomas: comparison of transcranial sonography, magnetic resonance imaging, and computed tomography. Neurosurgery 44: 469–78.

Bernstein M, Berger MS (2000) Neuro-oncology. The Essentials. New York: Thieme.

Böker DK, Mennel HD, Hermanek P et al. (2002) Klassifikation maligner Tumoren des ZNS und der Augen. Berlin, Heidelberg: Springer.

Connolly ES, McKhann GM II, Huang J et al. (2002) Fundamentals of Operative Techniques in Neurosurgery. New York: Thieme.

Cushing H (1935) Intrakranielle Tumoren. Berlin: Springer.

Daumas-Duport C, Scheithauer B, O'Fallon J et al. (1988) Grading of astrocytomas. A simple and reproducible method. Cancer 62: 2152–65.

Ganten D, Ruckpaul K (1998) Handbuch der molekularen Medizin: Tumorerkrankungen. Berlin, Heidelberg: Springer.

Greenberg MS (ed) (2001) Handbook of Neurosurgery. 5th ed. New York: Thieme.

Greenblatt SH (ed) (1997) A History of Neurosurgery. Park Ridge, Ill: The American Association of Neurosurgeons.

Grumme T, Kolodziejczyk D (Hrsg) (1995) Komplikationen in der Neurochirurgie, Bd 2. Berlin, Wien: Blackwell.

Kautzky R, Zülch KJ, Wende S, Tänzer A (1976) Neuroradiologie auf neuropathologischer Grundlage. 2. Aufl. Berlin: Springer.

Kleihues P, Cavenee WK (eds) (2000) Pathology and Genetics of Tumours of the Nervous System. Lyon: IARC Press.

Krause F (1908, 1911) Chirurgie des Gehirns und Rückenmarks. Berlin, Wien: Urban & Schwarzenberg.

Levine AJ, Schmidek HH, Schmidek HM (eds) (1993) Molecular Genetics of Nervous System Tumors. New York: Wiley-Liss Inc.

Parney IF, Hao C, Petruk KC (2000) Glioma immunology and immunotherapy. Neurosurgery 46: 778–92.

Russell DS, Rubinstein LJ (1989) Pathology of Tumours of the Nervous System. 5th ed. Baltimore: Williams & Wilkins.

Sartor K (1992) MR Imaging of the Skull and Brain. Berlin, Heidelberg, New York: Springer.

Schlegel U, Weller M, Westphal M (Hrsg) (2003) Neuroonkologie. 2. Aufl. Stuttgart: Thieme.

Schirmer M (2004) Neurochirurgie. 10. Aufl. München: Urban & Fischer.

Wirtz CR, Knauth M, Staubert A et al. (2000) Clinical evaluation and follow-up results for intraoperative magnetic resonance imaging in neurosurgery. Neurosurgery 46: 1112–22.

Zülch KJ (1986) Brain Tumors. Their Biology and Pathology. Berlin, Heidelberg, New York: Springer.

7.2 Endokrine Störungen bei sellären Läsionen

Michael Buchfelder

Inhalt

Die normale zentrale Regulation endokriner Funktionen ist an die anatomische Integrität des hypothalamo-hypophysären Systems gebunden. Wenn diese Strukturen durch intrinsische oder extrinsische Läsionen beeinträchtigt werden, können endokrine Funktionsstörungen auftreten. Diese sind am wahrscheinlichsten dann zu erwarten, wenn die Läsionen direkt von den hypophysären Zellen oder vom Infundibulum ausgehen, also bei **Hypophysenadenomen** und **Kraniopharyngeomen** (s. Kap. 7.3).

Endokrine Störungen sind im Sinne einer Unter- oder Überfunktion möglich. Weil hypophysäre (und auch hypothalamische) Hormone episodisch und pulsatil ausgeschüttet werden, kann sich deren Konzentration spontan schnell ändern. Punktuelle Blutabnahmen lassen deshalb nicht immer ausreichend zuverlässige Aussagen über die Integrität des hypothalamisch-hypophysären Systems zu, so dass man deshalb **dynamische endokrinologische Funktionstests** anwendet. In diesem Beitrag sollen die für die neurochirurgische Praxis relevanten Grundsätze der Diagnostik und Therapie dargestellt werden. Die Abklärung der endokrinen Funktionen ist bei raumfordernden Prozessen im Sellabereich in jedem Fall notwendig. Ein endokrinologisches Konsil wird deshalb grundsätzlich empfohlen.

Allgemeine Prinzipien endokrinologischer Funktionsuntersuchungen

Klinische Untersuchung

Die Anamneseerhebung und klinische Untersuchung kann zum Nachweis von hormonellen Störungen aussagekräftiger sein als jede laborchemische Hormonbestimmung oder Funktionstestung. So dokumentiert z. B. eine sekundäre Amenorrhoe eine funktionell wichtige Störung der Hypothalamus-Hypophysen-Gonaden-Achse einer Frau im geschlechtsreifen Alter mit hoher klinischer Relevanz, wenngleich in einem derartigen Fall im Stimulationstest mit Gonadotropin-releasing-Hormon (GnRH) durchaus basale Normalwerte und eine normale Sekretionsdynamik der Gonadotropine vorliegen können.

Eine verminderte Leistungsfähigkeit, die Minderung von Libido und Potenz beim Mann bzw. Zyklusstörungen bei der Frau, eine blasse Haut und eine Kälteintoleranz sind typische Symptome einer Hypophysenvorderlappeninsuffizienz. Der phänotypische Aspekt des Patienten kann den Verdacht auch auf Hypersekretionssyndrome wie Akromegalie, Gigantismus oder Cushing-Erkrankung lenken. Größe und Gewicht, die Dokumentation der aktuellen medikamentösen Therapie sowie Informationen über die allgemeine körperliche Leistungsfähigkeit des Patienten und seine sexuelle Aktivität sollten bei allen Patienten mit Läsionen im Bereich der Sella turcica bei der Aufnahmeuntersuchung und jeder ambulanten oder stationären Kontrolle erhoben werden. Gerade die Entwicklung der subjektiven Befindlichkeit und des Körpergewichtes stellen nämlich wichtige klinische Parameter bei der Steuerung der Medikation dar, insbesondere von Corticosteroiden (Brabant u. Buchfelder 2000).

Labordiagnostik von Hormonen

Hormone werden im Serum oder im Plasma heute üblicherweise mit **Radioimmunoassays** (RIA), **immunoradiometrischen Assays** (IRMA) oder **Enzyme-linked-Immunosorbent-Assays** (ELISA) bestimmt. Jedes Labor hat seine eigenen Normalwerte, die entweder in Nanogramm pro Milliliter (ng/ml), Nanomol pro Milliliter (nmol/ml) oder Mikromol pro Milliliter (μmol/ml) angegeben und umgerechnet werden. So entspricht z. B. bei der Bestimmung von Prolaktin im Serum 1 ng/ml zumeist 20 μU/ml.

Um die Einflüsse des zirkadianen Rhythmus bei den Blutabnahmen möglichst gering zu halten und eine gute Vergleichbarkeit der einzelnen basalen Hormonkonzentrationen im Serum zu gewährleisten, werden Blutabnahmen üblicherweise morgens am nüchternen Patienten durchgeführt, also zwischen etwa 8.30 Uhr und 10.00 Uhr.

Hormone wie Thyroxin (T_4), Testosteron, Estradiol und der Insulin-like Growth Factor 1 (IGF-1) unterliegen weniger starken Schwankungen und lassen deshalb gute diagnostische Rückschlüsse auf die Integrität der entsprechenden hypothalamisch-hypophysären Achse aus einer einzigen punktuellen Blutabnahme zu. Wegen der episodischen Hormonsekretion sind dagegen bei Prolaktin, Wachstumshormon, Cortisol, Thyreoidea-stimulierendem Hormon (TSH) und den Gonadotropinen wie luteotropem Hormon (LH) und follikelstimulierendem Hormon (FSH) unter Umständen sogar erhebliche Abweichungen der Basalwerte innerhalb eines relativ geringen Zeitraums, d.h. innerhalb weniger Minuten möglich. Hier ist bei der Interpretation der Befunde also entsprechende Vorsicht geboten.

Dynamische Funktionstests

Generell werden **Stimulationstests** eingesetzt, wenn sich die Frage nach einer möglichen Unterfunktion einzelner oder aller Achsen des hypothalamisch-hypophysären Systems stellt. **Suppressionstests** werden angewendet, wenn eine Überfunktion dokumentiert werden soll.

Ein Stimulationstest, der ein spezifisches Releasing-Hormon verwendet, untersucht in der Regel eine einzelne hypophysäre Achse. Ein derartiger Test kann entweder alleine oder auch in Kombination mit anderen Releasing-Hormonen durchgeführt werden. So werden relativ häufig der TRH-(Thyreotropin-releasing-Hormon-) und der GnRH-Test miteinander kombiniert. Die Releasing-Hormone können in einer Bolusspritze gemischt werden. Nicht ungewöhnlich sind andere Kombinationen, unter anderem auch die

Tab. 7.2-1. Hierarchische Gliederung des Hypothalamus-Hypophyse-Endorgan-Systems. ACTH: adrenocorticotropes Hormon; CRH: Corticotropin-releasing-Hormon; FSH: follikelstimulierendes Hormon GH: Growth Hormone (Wachstumshormon); GHRH: Growth-Hormone-releasing-Hormon; LH: luteotropes Hormon; LHRH: Luteinisierungshormon-releasing-Hormon; TRH: Thyreotropin-releasing-Hormon; TSH: Thyreoidea-stimulierendes Hormon

Hypothalamus	GHRH	TRH	CRH	LHRH
Hypophysen-vorderlappen	GH	TSH	ACTH	LH, FSH
Endokrine Drüse		Schilddrüse	Nebenniere	Gonaden
Hormon		Thyroxin (T_4), Trijodthyronin (T_3)	Cortisol	Testosteron/Estradiol, Progesteron

Überprüfung aller Achsen mit dem CRH[1]-GHRH[2]-GnRH[3]-TRH[4]-Test (Tab. 7.2-1).

Hypophysenvorderlappeninsuffizienz

Eine Hypophysenvorderlappeninsuffizienz kann vielfältige Ursachen haben. Am häufigsten findet sich ein **hormoninaktives Makroadenom der Hypophyse**, das durch lokale Kompression die sekretorische Leistung des Hypophysenvorderlappens vermindert. Es kommt zu einem partiellen oder vollständigen Ausfall der Sekretion eines oder mehrerer Hypophysenvorderlappenhormone. Am sensitivsten reagiert die **Wachstumshormonsekretion**. Bei Kindern und Adoleszenten kann es deshalb zu einer Wachstumsverzögerung oder zum Wachstumsstillstand kommen.

Frühsymptome hypophysärer Erkrankungen sind auch Zyklusstörungen bei der Frau und eine Minderung von Libido und Potenz beim Mann. Mögliche Folge einer Störung der Hypothalamus-Hypophysen-Gonaden-Achse ist auch eine Infertilität. Schließlich kommt es zu einer verminderten Achsel- und Schambehaarung. Entwickelt sich eine ausgeprägte Hypophysenvorderlappeninsuffizienz, kommen Symptome einer Hypothyreose (Kälte-

---

1 Corticotropin-releasing-Hormon
2 Growth-Hormone-releasing-Hormon
3 Gonadotropin-releasing-Hormon
4 Thyreotropin-releasing-Hormon

intoleranz, Neigung zu Obstipation, trockene und schuppige Haut) und einer Nebennierenrindeninsuffizienz (bleiche Haut, Schwäche, Müdigkeit, Apathie, Gewichtsverlust, Übelkeit und Erbrechen in Stresssituationen, Neigung zu Hypoglykämie) hinzu.

Die Hypophysenvorderlappeninsuffizienz ist laborchemisch charakterisiert durch pathologisch niedrige periphere Zielhormone bei gleichzeitig inadäquat niedrigen hypophysären Hormonen. Entsprechend der klinischen Symptomatik kann die Laborkonstellation zur Diagnose einer Hypophysenvorderlappeninsuffizienz ausreichen. Für differenziertere Fragestellungen stehen die nachfolgend beschriebenen dynamischen Funktionstests zur Verfügung.

Insulinhypoglykämietest

Das sensitivste Testverfahren, das auch diskrete Störungen des hypothalamo-hypophysären Systems nachweisen kann, ist der Insulinhypoglykämietest. Er stellt nach wie vor den Goldstandard dynamischer endokrinologischer Funktionstests dar, wenn Störungen der Hypophysen-Nebennieren-Achse oder der Wachstumshormonsekretion mit bestmöglicher Sicherheit auszuschließen oder nachzuweisen sind.

Angriffspunkt ist das zentrale Nervensystem (Abb. 7.2-1) Durch eine Bolusinjektion von Humaninsulin (z.B. Actrapid®) 0,15 IE/kg KG wird eine Hypoglykämie induziert. Blutabnahmen erfolgen zu den Zeitpunkten −15, 0, 15, 30, 45, 60 und 90 min. Bestimmt werden Glucose,

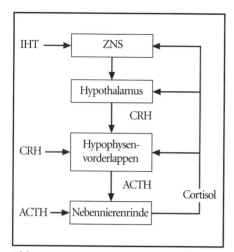

Abb. 7.2-1. Angriffspunkte unterschiedlicher Testverfahren zur Untersuchung der Hypothalamus-Hypophysen-Nebennieren-Achse. Während der Insulinhypoglykämietest (IHT) über das zentrale Nervensystem auf den Hypothalamus einwirkt, stimuliert CRH (Corticotropin-releasing-Hormon) direkt den Hypophysenvorderlappen. ACTH (adrenocorticotropes Hormon) dagegen wirkt unmittelbar auf die Nebennierenrinde.

Cortisol und Wachstumshormon. Die Patienten müssen während des gesamten Test durch einen Arzt überwacht werden. Auf Zeichen der Hypoglykämie (Schwitzen, Tachykardien, Müdigkeit) ist zu achten. Klinische Hinweise auf eine ausgeprägte Hypoglykämie (Bewusstseinstrübung, Anfälle) können es notwendig machen, den Test zu beenden. Beim Auftreten dieser Zeichen ist üblicherweise die erwünschte Hypoglykämie, mit einer Blutglucosekonzentration von unter 40 mg/dl erreicht. Man kann den Test dann durch eine Infusion von 250 ml einer 40%igen Glucoselösung beenden, sollte zuvor aber noch eine letzte Blutabnahme nach dem Auftreten der Hypoglykämiezeichen durchführen. Man erwartet als Normalbefund ein Ansteigen der Cortisolkonzentration von mehr als 12 μg/dl und der Wachstumshormonkonzentration von mehr als 7 ng/ml.

Bei folgenden Erkrankungen ist der Test streng **kontraindiziert**: koronare Herzerkrankung, schwere zerebrovaskuläre Erkrankungen, bekanntes Anfallsleiden, jahrelange Medikation mit potenten Corticosteroiden in therapeutischen Dosen (Abboud 1995; Fahlbusch u. Buchfelder 2000).

ACTH-Stimulationstest

Da eine Störung der zentralen Steuerung der Hypothalamus-Hypophysen-Nebennieren-Achse letztlich zu einer mehr oder weniger ausgeprägten Nebennierenrindenatrophie führt, kann in den meisten Fällen eine **Nebennierenrindeninsuffizienz** auch viel weniger aufwändig durch einen Stimulationstest mit synthetischen ACTH (Synacthen®-Test) nachgewiesen werden (s. Abb. 7.2-1).

Der Patient muss dazu nicht unbedingt nüchtern sein. Der Test sollte jedoch, da die Sekretion von ACTH und Cortisol einen ausgeprägten Tagesrhythmus unterliegt, am frühen Morgen durchgeführt werden. Nach einer Blutabnahme werden 0,25 mg $ACTH_{1-24}$ (Synacthen®) injiziert werden. 30 min später wird eine weitere Blutabnahme durchgeführt. Man erwartet einen Anstieg des Plasmacortisols auf über 18 μg/dl (500 nmol/l) bzw. einen Anstieg von Cortisol von mehr als 7 μg/dl, wenn die Basalkonzentrationen schon relativ hoch sind.

Wegen seiner Einfachheit eignet sich dieser Test besonders für ambulante Verlaufsuntersuchungen. Er kann in den meisten Situationen den Insulinhypoglykämietest ersetzen. Vorsicht ist jedoch geboten, wenn sich akute Veränderungen der hypothalamischen oder hypophysären Steuerung der Nebennierenachse ergeben, die Nebennierenrinde selbst jedoch noch vollständig intakt ist. So kann dieser Test, wenn er kurz nach einer Hypophysenoperation durchgeführt wird, zu Missinterpretationen Anlass geben. Vorsicht ist deshalb geboten, wenn einige Tage nach einer Intervention die basale Cortisolkonzentration niedrig ist, sich aber durch ACTH (noch) gut stimulieren lässt.

Der Test wird auch in einer Variante mit einer sehr niedrigen Dosis von nur 1 μg ACTH durchgeführt. Hierbei wird beim Gesunden ebenfalls ein Anstieg auf 18 μg/dl (500 nmol/l) nach 30 min erwartet (Fahlbusch u. Buchfelder 2000).

TRH-Stimulationstest

Die Diagnose einer **Schilddrüsenunter-** oder **-überfunktion** wird anhand der Konzentration der freien Schilddrüsenhormone Trijodothyronin (T_3) und Thyroxin (T_4) gestellt. Wenn die freie T_4-Konzentration eindeutig normal ist, kann man in fast allen Fällen davon ausgehen, dass eine Euthyreose und eine intakte Regulation der Hypophysen-Schilddrüsen-Achse vorliegen.

Probleme kann es geben, wenn grenzwertig niedrige Konzentrationen der Schilddrüsenhormone eine **Hypothyreose**, also eine Schilddrüsenunterfunktion nahelegen. Hierbei erfolgt die Differenzierung zwischen der ursächlichen Störung im Bereich der Schilddrüse, Hypophyse oder des Hypothalamus durch die Bestimmung von TSH bzw. den TRH-Test. Nach einer basalen Blutabnahme am frühen Morgen (wobei der Patient nicht unbedingt nüchtern zu sein braucht) werden 200 μg TRH (Relefact®) injiziert. Üblicherweise wird nach 30 min (gelegentlich wird eine weitere Blutabnahme nach 60 min empfohlen) der Basalwert von TSH im Serum bestimmt. Vorübergehende Nebenwirkungen wie Hitzegefühl, leichte Übelkeit, Hautrötung, Harndrang oder ein „komischer Geschmack im Mund" sind häufig, halten aber meist nur wenige Minuten an.

Die normalen Basalwerte für TSH liegen zwischen 0,3 und 3,5 μIE/ml. Nach TRH-Injektion wird ein Anstieg von über 2,7 μIE/ml nach 30 min erwartet. Eine unzureichende Stimulierbarkeit von TSH nach TRH-Gabe deutet bei einem Patienten mit niedrigen basalen Schilddrüsenhormonen eine **hypophysäre Störung** an. Eine verzögerte TSH-Antwort, wobei die TSH-Konzentration nach 60 min höher ist als die nach 30 min, wird als charakteristisch für eine **hypothalamische Dysfunktion** angesehen, wurde von uns aber auch gelegentlich bei hypophysären Erkrankungen und primärer Hypothyreose beobachtet. Ist die Hormonsynthese in der **Schilddrüse selbst** gestört, ist das TSH bei niedrigen basalen Schilddrüsenhormonen erhöht. Bei primärer Hyperthyreose ist die basale TSH-Konzentration auf ein fast nicht mehr messbares Maß supprimiert und steigt auch nach TRH-Gabe kaum an.

Cave: Vorsicht beim TRH-Test ist geboten, wenn große Makroadenome der Hypophyse vorliegen. Hierbei wurde während des Tests eine Hypophysenapoplexie beschrieben.

Obwohl diese Komplikation außerordentlich selten ist und der Test immer noch als Standarduntersuchung verwendet wird, um eine Störung der Hypophysen-Schilddrüsen-Achse zu untersuchen, wird in diesen Fällen heute nur eine Bestimmung der basalen freien Schilddrüsenhormone (fT$_3$ und fT$_4$) sowie der basalen TSH-Konzentration empfohlen (Abboud 1995; Fahlbusch u. Buchfelder 2000).

LRH-Stimulationstest

Die Diagnose eines **Hypogonadismus**, also einer Unterfunktion der Hypophalamus-Hypophysen-Gonaden-Achse, wird aufgrund der Basalwerte der Sexualsteroide gestellt. Während die bei Männern relevante Testosteronkonzentration relativ stabil ist und daher die Diagnose eines Hypogonadismus leicht anhand einer niedrigen Testosteronkonzentration gestellt werden kann, unterliegt die Sekretion von Estradiol starken zyklusabhängigen Schwankungen. Daher ist die Zyklusphase für die Interpretation der basalen Estradiolkonzentration wichtig. Wenn bei einer prämenopausalen Frau die Serumestradiolkonzentration niedrig ist, ohne gleichzeitige Erhöhung der Gonadotropine, kann man von einem Hypogonadismus ausgehen. Schwieriger wird es bei postmenopausalen Frauen, die immer ein erniedrigtes Serumestradiol haben und bei denen eine reaktive Erhöhung der Gonadotropine normal ist.

Bei Interpretationsschwierigkeiten der Basalwerte kann der LRH-(Luteinisierungshormon-releasing-Hormon-)Test (GnRH-Test) helfen, bei dem ähnlich wie bei beim TRH-Test morgens eine Blutabnahme für die Basalkonzentration erfolgt und eine weitere Blutabnahme 30 min nach der Injektion von 100 µg GnRH (Relefact®). Diesem Test werden generell keine Nebenwirkungen zugeschrieben. Da jedoch die wenigen Patienten, die eine Hypophysenapoplexie hatten, überwiegend eine Kombination von TRH und GnRH erhielten, ist es unmöglich, das für die Hypophysenapoplexie verantwortliche Agens sicher zu identifizieren. Es wird also empfohlen, auch diesen Test bei Patienten mit großen Makroadenomen der Hypophyse nicht durchzuführen.

In den Serumproben werden **LH** und **FSH** bestimmt. Als Normalwerte werden beim Mann für LH 1–5 mIE/ml und für FSH 1–9 mIE/ml angesehen und bei der prämenopausalen Frau (zyklusabhängig) LH-Konzentrationen von 0,5–73 mIE/ml und FSH-Konzentrationen von 2–18 mIE/ml. Normale Stimulationsantworten sind ein vier- bis fünffacher Anstieg von LH und ein zweifacher Anstieg von FSH, jeweils am Basalwert gemessen. Eine geringere Stimulierbarkeit deutet auf eine primäre hypophysäre Störung hin (Abboud 1995; Fahlbusch u. Buchfelder 2000).

Arginintest

Der Arginintest wird verwendet, wenn der Verdacht auf eine Störung der **Wachstumshormonsekretion** vorliegt, Kontraindikationen aber einen Insulinhypoglykämietest nicht erlauben. Für diesen Test muss der Patient nüchtern sein. Eine 6%ige Argininlösung (30 g Arginin in 500 ml Kochsalzlösung) wird über genau 30 min infundiert. Blutabnahmen erfolgen zu den Zeitpunkten –15, 0, 15, 30, 45, 60, 90 und 120 min. In den Blutproben werden Glucose und Wachstumshormon bestimmt.

Die Wachstumshormonkonzentration sollte auf über 7 ng/ml ansteigen, die Glucose um mehr als 20 mg/dl. Der Test ist sicherer und weniger von Nebenwirkungen belastet, untersucht die Wachstumshormonsekretion aber weniger zuverlässig als der Insulinhypoglykämietest.

GHRH-(GRH-) Stimulationstest

Auch der GHRH-(GRH-)Stimulationstest wird bei dem Verdacht auf eine **Störung der Wachstumshormonsekretion** im Sinne einer Unterfunktion eingesetzt, auch zur Differenzialdiagnose eines isolierten Wachstumshormonmangels (Abb. 7.2-2).

Der Patient muss nüchtern sein. Es werden 50 µg (von manchen Untersuchungen auch 100 µg) synthetisches GHRH (GHRH Ferring®) injiziert und zu den Zeitpunkten –15, 0, 15, 30, 45, 60 und 90 min Blutabnahmen durchgeführt. Außer einer leichten vorübergehenden Hautrötung im Gesicht sind keine relevanten Nebenwirkungen zu befürchten. Als normal wird eine stimulierte Wachstumshormonkonzentration von über 6 ng/ml angesehen (Abboud 1995; Fahlbusch u. Buchfelder 2000; Quabbe et al 1993).

Der CRH-Test wird im Abschnitt „Cushing-Erkrankung" beschrieben. Bezüglich anderer Testverfahren wird auf die Spezialliteratur verwiesen (Abboud 1995; Fahlbusch u. Buchfelder 2000; Quabbe et al. 1993) (Tab. 7.2-2).

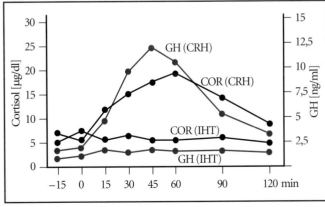

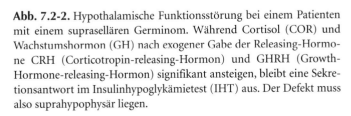

Abb. 7.2-2. Hypothalamische Funktionsstörung bei einem Patienten mit einem suprasellären Germinom. Während Cortisol (COR) und Wachstumshormon (GH) nach exogener Gabe der Releasing-Hormone CRH (Corticotropin-releasing-Hormon) und GHRH (Growth-Hormone-releasing-Hormon) signifikant ansteigen, bleibt eine Sekretionsantwort im Insulinhypoglykämietest (IHT) aus. Der Defekt muss also suprahypophysär liegen.

Tab. 7.2-2. Laboruntersuchungen und Funktionstests bei Hypophysenvorderlappeninsuffizienz für die unterschiedlichen hypophysären Partialfunktionen. ACTH: adrenocorticotropes Hormon; GHRH: Growth-Hormone-releasing-Hormon; IGF: Insulin-like Growth Factor; LHRH: Luteinisierungshormon-releasing-Hormon; TRH: Thyreotropin-releasing-Hormon

Partialfunktion	Basaltest	Stimulationstest	Substitutionstherapie
Antidiuretisches Hormon (ADH)	Ein- und Ausfuhr (Bilanz), Plasma- und Urinosmolarität	Durstversuch	Desmopressin (z. B. Minirin®) intranasal oder s.c.
Hypophysen-Nebennierenrinden-Achse	Cortisol um 9.00 Uhr	Insulinhypoglykämietest, ACTH-Test	Hydrocortison 10–25 mg/Tag p.o.
Wachstumshormon (GH)	IGF-1	Insulinhypoglykämietest, Arginin-Test, GHRH-Test	rekombinantes GH s.c.
Hypophysen-Gonaden-Achse	Testosteron (männlich), Estradiol (weiblich)	LHRH	männlich: Testosteronenanthat 250 mg i.m. alle 3 Wochen weiblich: Ethinylestradiol p.o.
Prolaktin	Prolaktin		
Hypophysen-Schilddrüsen-Achse	Thyroxin (fT$_4$)	TRH	Thyroxin 50–150 µg p.o.

Diabetes insipidus

Ein Diabetes insipidus wird bei Patienten in der Neurochirurgie vermutet, wenn die tägliche Trink- und Ausscheidungsmenge 2500 ml übersteigt. Dabei ist die Plasmaosmolarität üblicherweise erhöht (normal: 280–295 mosmol/kg KG), der Urin ist nicht adäquat konzentriert (spez. Gew. < 1.005). In Zweifelsfällen kann ein Durstversuch durch Wasserdeprivation Klarheit schaffen. Dursten stimuliert die Adiuretin-(Vasopressin-) Reserve, wodurch die Ausscheidungsmenge vermindert und entsprechend die Urinosmolarität in hypertone Werte, gemessen an der Plasmaosmolarität, verändert wird (Fahlbusch u. Buchfelder 2000; Hensen u. Buchfelder 2001).

Durstversuch

Durstversuche sind sehr aufwändig. Sie dauern insgesamt 17 h, nämlich von 19.00 Uhr bis 12.00 Uhr des folgenden Tages. Eine Medikation mit Desmopressin (Minirin®) sollte mindestens 24 h vor dem Test beendet werden. Es ist wichtig, dass Patienten, die gleichzeitig eine Hypophysenvorderlappeninsuffizienz haben, ihre Substitutionstherapie während des Testes beibehalten.

Bei Testbeginn um 19.00 Uhr entleert der Patient seine Blase vollständig. Es werden zum gleichen Zeitpunkt jeweils eine Urinprobe von etwa 10 ml und eine Blutprobe (5 ml) abgenommen und im Kühlschrank aufbewahrt. Der Patient wird zu Beginn und am Ende des Testes gewogen. Damit wird die Compliance dokumentiert. Während des Tests darf nichts getrunken werden.

Urinproben werden in drei Intervallen gesammelt: zwischen 19.00 Uhr und 8.00 Uhr vormittags (also in einer 13-h-Periode), zwischen 8.00 und 10.00 Uhr vormittags und zwischen 10.00 Uhr vormittags und 12.00 Uhr mittags. Das Urinvolumen und das spezifische Gewicht werden in den drei Urinproben bestimmt. Blutproben werden zu Testbeginn, um 9.00 Uhr und 11.00 Uhr vormittags abgenommen. Nach dem Zentrifugieren wird das Serum im Kühlschrank bei 4 °C aufbewahrt.

In den drei Serum- und vier Urinproben wird die Osmolarität bestimmt. Bei einem **zentralen Diabetes insipidus** steigt die Urinosmolarität nicht adäquat an, und das Volumen des Harns bleibt trotz der Durstperiode viel zu hoch. Daher steigt die Plasmaosmolarität am Ende des Tests über 295 mosmol/kg KG. Wenn die Urinosmolarität in einer der beiden morgendlichen Urinproben über 700 mosmol/kg KG ansteigt, kann ein Diabetes insipidus mit Sicherheit ausgeschlossen werden. Werte unter 400 mosmol/kg KG sind eindeutig abnormal und dokumentieren einen Diabetes insipidus (Fahlbusch u. Buchfelder 2000; Quabbe et al. 1993).

Prolaktinome

Im Gegensatz zu allen anderen Hypophysenhormonen steht die Prolaktinsekretion unter einer inhibitorischen hypothalamischen Kontrolle. Dabei kann eine Hypophysenstielkompression zu einer Reduktion der dopaminergen Inhibition und dadurch einer Hyperprolaktinämie führen. Eine mäßige Prolaktinerhöhung kann also nicht als Beweis eines prolaktinsezernierenden Hypophysenadenoms aufgefasst werden. Differenzialdiagnostisch kommen auch medikamentöse Einflüsse (z. B. Neuroleptika) und andere hormonelle Störungen (z. B. Hypothyreose) als Ursache einer Hyperprolaktinämie in Betracht.

Erst Prolaktinkonzentrationen ab etwa 200 ng/ml (4 000 µIE/ml) gelten als beweisend für ein prolaktinsezernierendes Hypophysenadenom (Prolaktinom). Symptome einer Hyperprolaktinämie sind Zyklusstörungen (Oligo-Amenorrhoe) und Galaktorrhoe bei der Frau sowie eine Minderung von Libido und Potenz beim Mann (Molitch 1999). Als Tumormarker und Kriterium für eine erfolgreiche Therapie wird dabei die **basale Serumprolaktinkonzentration** verwendet. Sie wird aus einer morgens abgenommenen Blutprobe mit einem kommerziell erhältlichen Testansatz bestimmt. Um Stresseinflüsse auszuschließen, empfiehlt sich die Abnahme von zwei Proben im Abstand von 15–20 min bei liegender Kanüle.

Die Differenzialdiagnose zwischen einem hormoninaktiven Prozess und einem Prolaktinom hat deshalb große praktische Bedeutung, weil bei Prolaktinomen eine medikamentöse Therapie mit Dopaminagonisten auch antiproliferativ wirksam ist. Eine derartige Behandlung muss heute dem Patienten alternativ zur Operation angeboten werden (Brabant u. Buchfelder 2000; Fahlbusch u. Buchfelder 2000).

Deshalb ist eine Prolaktinbestimmung vor jeder Operation eines raumfordernden Prozesses im Sellabereich essenziell wichtig (Quabbe et al. 1997). In der Vergangenheit wurden eine Reihe von teilweise sehr aufwändigen Funktionstests erprobt, die aber nach der aktuellen Meinung nicht zuverlässig zur Unterscheidung zwischen autonomer Prolaktinsekretion durch ein Prolaktinom und (nichttumoröser) Begleithyperprolaktinämie beitragen können (Brabant u. Buchfelder 2000; Fahlbusch u. Buchfelder 2000; Molitch 1999).

Akromegalie und Gigantismus

Ein Wachstumshormon-sezernierendes Hypophysenadenom führt beim Erwachsenen zur **Akromegalie**. Die Vergrößerung der Hände und Füße sowie die Vergröberung der Gesichtszüge gehen allerdings sehr langsam vor sich und werden daher vom Patienten und seinen Angehörigen oft lange nicht bemerkt. Anamnestisch wegweisend können ein Engerwerden des Eheringes, eine Zunahme der Schuhgröße oder eine notwendige Neuanpassung des Zahnersatzes sein. Typisch sind auch Gewichtszunahme, vermehrtes Schwitzen, Gelenkbeschwerden, Kompressionssyndrome peripherer Nerven (Karpaltunnel) und Schlafapnoe. Bei Frauen kommt es meistens zu Zyklusstörungen. Artikulationsstörungen sind durch die Makroglossie erklärt. Insbesondere die Kardiomegalie führt später zu einer erhöhten Morbidität und Letalität (Hypertonus, Herzrhythmusstörungen, Aorteninsuffizienz) dieser Patienten im Vergleich zu gesunden Normalkollektiven.

Eine pathologische Wachstumshormonsekretion im Kindes- oder Jugendalter, also vor dem Schluss der Epiphysenfugen, führt zum Bild des **Gigantismus**. Dabei können, neben der auffallenden Körpergröße, neben der auffallenden Körpergröße, auch mehr oder weniger diskrete Stigmata der Akromegalie vorliegen.

Das Ausmaß der Übersekretion von Wachstumshormon kann anhand der **basalen Wachstumshormonkonzentration** oder an dem weniger stark variierenden, in der Leber unter dem Einfluss von Wachstumshormon gebildeten **Insulinlike Growth Factor 1** (IGF-1) bestimmt werden (Fahlbusch u. Buchfelder 2000; Giustina et al. 2000; Melmed 1990; Quabbe et al. 1993, 1997). Die Operation ist als primäre Therapie der Wahl akzeptiert (Brabant u. Buchfelder 2000; Giustina et al. 2000; Melmed 1990; Quabbe et al. 1997).

Oraler Glucosetoleranztest

Der nüchterne Patient trinkt nach einer Blutabnahme üblicherweise 100 g Glucose (WHO-Empfehlung: 75 g) in 400 ml Tee innerhalb von etwa 5 min. In der Praxis reicht es meist aus, dass nach 60 min eine einzige weitere Blutabnahme erfolgt. Man bestimmt Glucose, Wachstumshormon und Somatomedin C. Beim Gesunden tritt eine fast vollständige Suppression auf Werte unterhalb des Messbereichs der üblichen Bestimmungsmethoden ein. Die Suppression von Wachstumshormon auf unter 1 ng/ml nach 60 min schließt die

Tab. 7.2-3. Laboruntersuchungen und Funktionsteste bei hormonsezernierenden Hypophysenadenomen. ACTH: adrenocorticotropes Hormon; CRH: Corticotropin-releasing Hormon; GH: Growth Hormone (Wachstumshormon); IGF: Insulin-like Growth Factor; TRH: Thyreotropin-releasing-Hormon; TSH: Thyreoidea-stimulierendes Hormon

Übersekretionssyndrom	Basalwerte	Dynamischer Funktionstest	Medikamentöse Suppressionstherapie
Cushing-Erkrankung (ACTH)	Cortisol um 9.00 Uhr, freies Cortisol im 24-h-Urin	Dexamethasonhemmtest mit 2 mg und 8 mg; CRH-Test	eventuell Adrenolytika
Akromegalie, Gigantismus (GH)	Wachstumshormon um 9.00 Uhr, IGF-1	oraler Glucosetoleranztest	Somatostatinanaloga wie Octreotid (z. B. Sandostatin®)
Prolaktinom (Prolaktin)	Prolaktin		Dopaminagonisten wie Bromocriptin (z. B. Pravidel®) oder Cabergolin (z. B. Dostinex®)
Nelson-Syndrom (ACTH)	ACTH um 10.00 und 16.00 Uhr		
Thyreotropinom (TSH)	TSH, fT$_4$ um 9.00 Uhr	eventuell TRH-Test	Somatostatinanaloga wie Octreotid (z. B. Sandostatin®), eventuell auch Thyreostatika (z. B. Carbimazol)

Diagnose einer aktiven Akromegalie aus und wird daher auch als Therapieziel angestrebt (Giustina et al. 2000; Quabbe et al. 1993).

Bei Patienten mit schwerem Diabetes mellitus sollte dieser Test nicht angewendet werden. Hier beschränkt man sich auf die Bestimmung mehrerer Basalwerte von Wachstumshormon und der IGF-1-Konzentration (Quabbe et al. 1993) (Tab. 7.2-3).

Cushing-Erkrankung

Ursache des endogenen Cushing-Syndroms ist beim Erwachsenen zu 70–80 % ein **ACTH-produzierendes Hypophysenadenom** (Morbus Cushing). Hier handelt es sich in der Regel um Mikroadenome. Charakteristisch sind ein rundes, plethorisches Gesicht (Vollmondgesicht), Akne, Stammfettsucht und Striae rubrae distensae. Oftmals finden sich jedoch weniger eindeutige Hinweise auf einen Hyperkortisolismus. Bei Frauen mit Gewichtszunahme, Zyklusstörungen und zunehmendem Hirsutismus sollte auch an ein Cushing-Syndrom gedacht werden. Auch ein neu entwickelter Hypertonus, eine allgemeine Muskelschwäche und die Neigung zu Hämatomen können ein Hinweis sein. Sehr häufig sind psychiatrische Probleme, zumeist Depressionen (Brabant u. Buchfelder 2000; Newell-Price et al. 1999).

Dexamethasonhemmtest

Bei **Verdacht auf Hyperkortisolismus** wird üblicherweise ein Dexamethasonhemmtest (2 mg Dexamethason, z. B. Fortecortin®) als Screening empfohlen. Nach einer morgendlichen Blutabnahme um 9.00 Uhr verabreicht man um 22.00 Uhr 2 mg Dexamethason oral und nimmt 15 h darauf, um 9.00 Uhr am nächsten Tag, eine erneute Blutprobe ab, in der die Cortisolkonzentration bestimmt wird. Bei Gesunden kommt es zu einer Suppression von Cortisol auf Werte unter 2 μg/dl. Dadurch ist ein aktives Cushing-Syndrom ausgeschlossen (Brabant u. Buchfelder 2000; Fahlbusch u. Buchfelder 2000). Dieser Test ist daher auch gut dazu geeignet, eine erfolgreiche Behandlung eines Cushing-Erkrankung zu dokumentieren. Die Einnahme von oralen Kontrazeptiva kann wegen der Veränderung der Bindungsproteine für Cortisol im Serum eine insuffiziente Suppression vortäuschen.

Aufwändiger, aber gleich aussagekräftig ist die Bestimmung von freiem **Cortisol im 24-h-Urin**, die ebenfalls zum Ausschluss eines Cushing-Syndroms, aber auch zur Dokumentation des Therapieergebnisses verwendet werden kann (Brabant u. Buchfelder 2000; Fahlbusch u. Buchfelder 2000; Newell-Price et al. 1999).

Weil neben einem Mikroadenom des Hypophysenvorderlappens noch andere Ursachen eines Cushing-Syndroms differenzialdiagnostisch infrage kommen, z. B. Hyperkortisolismus durch Nebennierenrindentumoren, bilaterale Nebennierenhyperplasie oder paraneoplastische ACTH-Sekretion durch Lungentumoren, sind (auch wenn der radiologische Nachweis eines Mikro- oder Makroadenoms im MRT die Existenz eines Hypophysenadenoms nahelegt) weitere Testverfahren notwendig, die den Hyperkortisolismus auf die ACTH-Sekretion durch den sellären Prozess zurückführen.

Leider gibt es keinen einzelnen, isolierten Test, der eine Cushing-Erkrankung mit Sicherheit beweisen kann. Allgemein verwendet werden der Dexamethasonhemmtest mit 8 mg, der Stimulationstest mit CRH sowie die venöse Blutabnahme aus dem Sinus petrosus inferior (Brabant u. Buchfelder 2000; Fahlbusch u. Buchfelder 2000; Molitch 1999; Quabbe et al. 1993).

Hoch dosierter Dexamethasonhemmtest

Nach einer Blutabnahme um 9.00 Uhr vormittags werden um 22.00 Uhr 8 mg Dexamethason oral verabreicht. Am nächsten Morgen um 9.00 Uhr, also 15 h später, erfolgt eine erneute Blutabnahme, in der die Cortisolkonzentration bestimmt wird. Im klassischen Fall wird eine Suppression von Cortisol durch die hoch dosierte Dexamethasongabe auf unter 50 % des Ausgangswertes erwartet. Beim ektopen ACTH-Syndrom oder bei Nebennierentumoren kommt es zu keiner Cortisolsuppression. Es gibt allerdings einige Patienten mit nachgewiesener Cushing-Erkrankung, d. h. einem Mikroadenom des Hypophysenvorderlappens, die nur eine relativ geringe Suppression von Cortisol für hoch dosiertes Dexamethason aufweisen.

CRH-Test

Der CRH-Test ist ein weiterer Test, der für die **Differenzialdiagnose des Cushing-Syndroms** verwendet wird. Beim nüchternen Patienten wird die Stimulation von Cortisol und ACTH nach einer Bolusinjektion von 100 μg CRH bestimmt. Blutabnahmen erfolgen zu den Zeitpunkten –15, 0, 15, 30, 45, 60 und 90 min in EDTA-Röhrchen, die gleich in einem Eiswasserbad gelagert werden. Nennenswerte Nebenwirkungen sind nicht zu erwarten. Gelegentlich kommt es kurz nach der Bolusinjektion von CRH zu einer leichten vorübergehenden Gesichtsrötung.

Als normale Stimulationsantwort wird ein Ansteigen der Cortisolkonzentration auf Werte zwischen 15 und 30 μg/dl und von ACTH auf Werte zwischen 28 und 230 pg/ml angenommen. Auch die basalen Konzentrationen von ACTH haben schon eine gewisse Aussagekraft. Sie sind typischerweise bei der Cushing-Erkrankung normal oder nur leicht erhöht. Werte über 500 pg/ml sind typisch für das ektopische ACTH-Syndrom. Supprimierte, nicht messbare ACTH-Plasmakonzentrationen (unter 20 pg/ml) oder sogar unter dem Messbereich liegende Werte sind typisch für Patienten mit cortisolsezernierenden Nebennierentumoren (Fahlbusch u. Buchfelder 2002; Quabbe et al 1993).

Katheterisierung des Sinus petrosus inferior

Wenn der hochdosierte Dexamethasonsuppressionstest und der CRH-Stimulationstest diskordante oder nicht eindeutige Ergebnisse erbringen, Zweifel über die Quelle des ACTH bestehen, besonders aber wenn ein qualitativ hochwertiges MRT der Sellaregion kein umschriebenes Mikroadenom im Hypophysenvorderlappen nachweisen kann, ist die Durchführung einer Katheterisierung des Sinus petrosus inferior ratsam.

Hierbei werden üblicherweise zwei Katheter selektiv beiderseits jeweils in den Sinus petrosus inferior eingeführt sowie ein Katheter peripher in die V. femoralis (Oldfield et al. 1985). Blutabnahmen sollten zum exakt gleichen Zeitpunkt beidseits zentral und peripher erfolgen. Auch diese Blutproben müssen, da darin ACTH estimmt wird, in EDTA-beschichteten Röhrchen abgenommen und möglichst im Eiswasserbad gelagert werden, bevor sie abzentrifugiert werden.

Man erwartet einen **ACTH-Gradienten**, der zumindest von einer zentralen Abnahmestelle den peripheren Wert um den Faktor 1,4 übersteigen soll. Im Falle eines ektopischen ACTH-Syndroms fehlt dieser Gradient, d.h. es besteht kein Unterschied zwischen den zentralen und peripheren ACTH-Konzentrationen. Eine Seitendifferenz der zentralen ACTH-Konzentrationen wird beim fehlenden Nachweis eines ACTH-sezernierenden Hypophysenadenoms während der Sellaexploration als Grundlage einer Hemihypophysektomie auf der entsprechenden Seite des vermuteten ACTH-Exzesses verwendet (Fahlbusch u. Buchfelder 2000; Quabbe et al. 1997).

Nelson-Syndrom (Bronzekrankheit)

Erfolgt bei einer Cushing-Erkrankung als erster Therapieschritt eine bilaterale Adrenalektomie, so ist zwar der Cortisolexzess akut beseitigt. Bei etwa 15–40 % der Patienten kommt es aber nach Monaten oder Jahren zu einer Progression der hypophysären Läsion. Charakteristisch sind ein an Größe zunehmender Hypophysentumor, eine progrediente Hyperpigmentierung des Patienten und laborchemisch ansteigende Plasma-ACTH-Konzentration (> 500 pg/ml).

Alle diese Patienten stehen ja, da sie nach der Entfernung der Nebennieren eine primäre Nebennierenrindeninsuffizienz haben, unter einer Substitutionstherapie mit Cortison. Die übersezernierten ACTH-Konzentrationen lassen sich durch eine großzügige Substitution mit Corticosteroiden bremsen. Deshalb werden als Therapiekontrolle eine Bestimmung der ACTH- und Cortisolkonzentration um 10.00 Uhr vormittags (nach der frühmorgendlichen Einnahme von 10 mg Hydrocortison um 7.00 Uhr) empfohlen und eine weitere Blutabnahme um 16 Uhr, ohne zwischenzeitliche Einnahme von Cortison. So hat man supprimierte und unsupprimierte Vergleichswerte zur Verfügung, die eine Beurteilung des bei diesem Krankheitsbild entscheidenenden Verlaufs erlauben (Fahlbusch u. Buchfelder 2000).

Hypophysentumoren, die mit einem Nelson-Syndrom assoziiert sind, gelten als aggressiv wachsend und haben eine höhere Proliferationstendenz als andere Hypophysentumoren. Durch die operative Therapie dieser Tumoren kommt es niemals zu einer Normalisierung der ACTH-Sekretion, da es sich ja nach wie vor um den Zustand nach bilateraler Adrenalektomie handelt, der mit einer reaktiven ACTH-Übersekretion einhergeht. Die ACTH-Konzentrationen bleiben also erhöht. Die Rezidivneigung ist sehr hoch, weshalb in allen Fällen eine postoperative Radiotherapie gerechtfertigt ist (Brabant u. Buchfelder 2000).

Thyreotropinome

Eine **Hyperthyreose** mit den typischen Symptomen einer Tachykardie, einer Gewichtsabnahme, einer Wärmeintoleranz und einer Neigung zu Diarrhoen kann in seltenen Fällen auch einmal durch ein TSH-sezernierendes Hypophysenadenom (Thyreotropinom) bedingt sein. Charakteristisch ist dann die Laborkonstellation einer sog. „inappropriaten Sekretion von TSH", bei der die basale TSH-Konzentration im oberen Normbereich oder leicht erhöht ist, während die peripheren Schilddrüsenhormone T_3 und T_4 eindeutig erhöht sind (Fahlbusch u. Buchfelder 2000). Bei einer Hyperthyreose, die durch eine Überfunktion der Schilddrüse bedingt ist, ist die TSH-Sekretion dagegen vollständig supprimiert.

Eventuell kommt beim Verdacht auf ein TSH-sezernierendes Hypophysenadenom auch die Anwendung des TRH-Tests in Frage. Neben der operativen Therapie, die generell als Therapie der Wahl angesehen wird, kann man medikamentös auch versuchen, die TSH-Übersekretion durch Somatostatinanaloga zu bremsen bzw. für die Operation eine Euthyreose durch eine vorübergehende, kurzfristige Gabe von Thyreostatika herzustellen (Buchfelder u. Fahlbusch 2001).

Literatur

Abboud C (1995) Anterior pituitary failure. In: Melmed S (ed) The Pituitary. Oxford: Blackwell Science; 341–410.

Brabant G, Buchfelder M (2000) Hypophyse und Hypothalamus. In: Rothmund M (Hrsg) Endokrine Chirurgie. Heidelberg: Springer; 1–25.

Buchfelder M, Fahlbusch R (2001) Thyrotroph adenomas. In: Thapar K, Kovacs K, Scheithauer B, Lloyd RV (eds) Diagnosis and Management of Pituitary Tumors. Totowa: Humana Press; 333–42.

Fahlbusch R, Buchfelder M (2000) Tests of endocrine function for neurosurgical patients. In: Crockard A, Hayward R, Hoff JT (eds) Neurosurgery – The Scientific Basis of Clinical Practice. 2nd ed. Oxford: Blackwell; 936–45.

Giustina A, Barkan A, Casanueva FF et al. (2000) Criteria for cure of acromegaly: a consensus statement. J Clin Endocrinol Metab 85: 526–9.

Hensen J, Buchfelder M (2001) The posterior pituitary and its diseases. In: Pinchera A, Bertagna X, Fischer J, Groop K, Schoemaker J, Sciro M, Wass J (eds) Endocrinology and Metabolism. New York: MacGraw-Hill; 99–115.

Melmed S (1990) Acromegaly. N Engl J Med 322: 966–72.

Molitch ME (1999) Diagnosis and treatment of prolactinomas. Adv Intern Med 44: 117–53.

Newell-Price J, Jœrgensen, Grossman A (1999) The diagnosis and differential diagnosis of Cushing's syndrome. Horm Res 51 (Suppl 3): 81–94.

Oldfield EH, Chrousos GP, Schulte HM et al. (1985) Preoperative lateralization of ACTH-secreting microadenomas by bilateral and simultaneous inferior petrosal sinus sampling. N Engl J Med 312: 100–13.

Quabbe HJ, Müller OA, Oelkers W, Willig RP (1993) Hypothalamus und Hypophyse. In: Ziegler R, Pickardt CR, Willig RP (Hrsg) Rationelle Diagnostik in der Endokrinologie. Stuttgart: Thieme; 1–41.

Quabbe HJ, Fahlbusch R, von zur Mühlen A et al. (1997) Hypothalamus und Hypophyse. In: Ziegler R, Landgraf R, Müller OA, von zur Mühlen A (Hrsg) Rationelle Therapie in der Endokrinologie. Stuttgart: Thieme; 1–33.

7.3 Neurochirurgie der sellären und perisellären Region

Rudolf Fahlbusch, Bernd Hofmann

Inhalt

Definition

Die Neurochirurgie der sellären und perisellären bzw. der hypothalamo-hypophysären Region umfasst intrinsische Tumoren wie Hypophysenadenome, aber auch extrinsische Prozesse, die sich wie die im Sinus cavernosus auftretenden Meningeome in diese Region hinein entwickeln. Zu den selteneren Tumoren gehören Kraniopharyngeome, Zysten der Rathke-Tasche oder Kolloidzysten und sehr seltene Läsionen wie z. B. optiko-hypothalamische Gliome, Chordome etc. Behandlungsmethoden sind operative, medikamentöse und strahlentherapeutische Verfahren. Unter den operativen Verfahren dominieren Eingriffe von transsphenoidal, gefolgt von transkraniellen Zugängen (pterional und seltener von transventrikulär).

Historische Entwicklung

Hypophysentumoren machen je nach Patienten 15–20 % aller intrakraniellen Tumoren aus. Erstmalig wurde eine Operation in der Sellaregion durch Sir Victor **Horsley** 1889 durchgeführt, jedoch erst 1906 veröffentlicht. Horsley benutzte zunächst einen frontalen, später einen temporalen Zugang. Im Rahmen des frontalen Zugangs waren zwei von zehn Patienten verstorben. Er führte dies auf akzidentelle Thrombosierungen bzw. Einrisse frontaler Venen zurück.

Als erster Deutscher entwickelte der Berliner Fedor **Krause** 1900 einen rechts frontalen Zugang zum Foramen des Optikuskanals, um dort ein Geschoss zu entfernen. Wie sich dabei herausstellte, war dieser auch als Zugang für Tumoren in der Sellaregion gut geeignet. Der transkranielle Zugang wurde im weiteren zeitlichen Verlauf zunächst durch Charles Frazier (1910) modifiziert, der einen supraorbitalen, extraduralen Zugang wählte. George Heuer und Walter E. Dandy benutzten 1918 einen frontalen, intraduralen Zugang zur Sellaregion. Später wurde dieser Zugangsweg durch Dandy modifiziert. Im Rahmen des damaligen Erkenntnisstandes wurde der transnasale Zugang noch als vollkommen ungeeignet beschrieben.

Erstmalig wurde der **transnasale Zugang** zur Sella vom Österreicher Hermann Schloffer 1907 durchgeführt. Das Nasenskelett wurde dabei nach rechts disloziert. Im gleichen Jahr führte Anton von Eiselsberg (Wien) erstmalig einen Zugang durch, bei dem das Nasenskelett nach kaudal disloziert wurde. Im deutschsprachigen Raum benutzte erst der Hals-Nasen-Ohren-Arzt Oskar Hirsch 1910 einen Zugang, bei dem keine Dislokation des Nasenskelettes erforderlich war. Er war auch der Erste, der beim submukösen, paraseptalen Zugang ein Spekulum benutzte. Zugänge über die oberen Ethmoidalzellen oder die Kieferhöhlen wurden zwar entwickelt, konnten jedoch niemals etabliert werden.

Der bahnbrechende Durchbruch des **transsphenoidalen Zuganges** zur Sella turcica wird indes Harvey **Cushing** zugeschrieben, der diesen nach ihm benannten Zugang erstmals am 26. März 1909 ausführte. Er kombinierte dabei die Methoden verschiedener Chirurgen, wie die sublabiale Inzision und das submuköse, paraseptale Vorgehen zur Keilbeinhöhle. Dabei benutzte er ein Spekulum und eine Stirnlampe. Da ihm der transkranielle Weg jedoch eine größere Heilungsrate der Sehstörungen und ein geringeres Risiko hinsichtlich einer Reoperation verhieß, verließ Cushing den transsphenoidalen Zugang über die Keilbeinhöhle zur Sella turcica später wieder.

Wiederentdeckt wurde das transsphenoidale Vorgehen von Norman Dott, der etwa 100 Patienten mit einem Hypophysenadenom erfolgreich (ohne Todesfolge oder Rezidiv) operierte. Es schloss sich jedoch eine Bestrahlung der Sellaregion an. Diese Ergebnisse blieben leider unveröffentlicht. Sein Schüler Guiot verfeinerte die Technik. So benutzte er etwa erstmals die halbsitzende Lagerung des Patienten. Von den prominenten Schülern, unter anderem Patrick Derome

(Paris) und Amando Basso (Buenos Aires), hat besonders Jules Hardy für den Durchbruch des Verfahrens gesorgt. Er benutzte erstmals das Operationsmikroskop und brachte eine Vielzahl von Veröffentlichungen über ein umfangreiches Patientenkollektiv hervor. Er war es auch, der als erster die **selektive Adenomektomie** – Entfernung des Adenoms mit Erhalt der Hypophyse – beschrieb.

Im Verlauf der 1990er-Jahre deutete sich erneut ein Wandel in der Behandlung von Hypophysenerkrankungen an. So wurden **medikamentöse Verfahren** zur Hemmung der Hormonsekretion entwickelt, und die **Radiotherapie** erfuhr eine umfangreiche Weiterentwicklung. Eine Technik, die ein genauer eingegrenztes Bestrahlungsfeld zulässt, erlaubt es erstmals, gutartige Tumoren mit dem Ziel der Proliferationshemmung zu bestrahlen, ohne Strahlenschäden in der sensiblen Umgebung der Sellaregion zu hinterlassen.

Dennoch spielte die operative Therapie weiterhin die wichtigste Rolle, wobei sich in den letzten Jahren methodische Verbesserungen durch Einführung der Endoskopie, Navigation und intraoperativen Kernspintomographie einstellten.

Leitsymptome

Spezifische Leitsymptome im Bereich der sellären und perisellären Region sind Hormonsekretions- und Sehstörungen. Erst spät kommt es zu Kopfschmerzen, wenn Tumoren eine bestimmte Größe erreichen, die in der Regel mit einer Blockade der Liquorableitung einhergeht.

Je nach Größe und Lokalisation des Tumors entstehen **Sehstörungen** durch Kompression des Chiasma opticums, aber auch der optomotorischen Hirnnerven. Das Chiasmasyndrom ist gekennzeichnet durch Gesichtsfeldausfälle, Visusminderung und später eine Optikusatrophie. Die rasche Progredienz einer Sehstörung sollte hier zur sofortigen Abklärung und ggf. auch zur raschen Operation des Prozesses führen. Andererseits kann auch eine sehr langsame Verschlechterung der Sehschärfe, z.B. beim Optikusgliom, dazu führen, in Zusammenschau mit den MRT-Befunden den Zeitpunkt der Operation zu pro-

trahieren, um die räumliche Sehfähigkeit des Patienten unter Rücksichtnahme auf den gesunden Sehnerven möglichst lange zu erhalten.

Hypophysenprozesse führen zu **endokrinologischen Ausfallerscheinungen** oder Zeichen einer **Hormonüberproduktion**. Im Einzelnen treten folgende Veränderungen auf:

- Als Zeichen einer **Hypophyseninsuffizienz** ist an erster Stelle der Hypogonadismus zu nennen: Die primäre oder sekundäre Amenorrhoe bei Frauen wird in der Regel früh, eine Libido- und Potenzminderung beim Mann spät gewürdigt. Weitere Zeichen sind eine Adynamie, die häufig jedoch auf unspezifische Ursachen und nicht auf einen Hypophysentumor zurückgeführt wird. Die sekundäre Hypothyreose wird häufig als Folge einer Jodmangelstruma missinterpretiert; sie kann wie die sekundäre Nebennierenrindeninsuffizienz zur Adynamie führen. Der Diabetes insipidus als Zeichen der Hypophysenhinterlappeninsuffizienz führt in den meisten Fällen relativ rasch zur Diagnose eines Kraniopharyngeoms, wird aber auch als eine Polyurie bei Diabetes mellitus fehldiagnostiziert. Der als frühes Ausfallzeichen geltende Hyposomatotropismus macht sich im Kindesalter als Wachstumsretardierung bemerkbar.
- Als Zeichen einer **Hypersekretion** zeigen sich die Symptome einer Galaktorrhoe, einer Akromegalie, die jedoch häufig erst spät diagnostiziert wird, oder die Zeichen eine Cushing-Erkrankung, die aufgrund der Komplexität des Krankheitsbildes oft ebenfalls erst verzögert diagnostiziert wird. Schwierig gestaltet sich auch die Diagnose eines TSH (Thyreoidea-stimulierendes Hormon) produzierenden Hypophysenadenoms mit der typischen, jedoch häufig übersehenen Erhöhung sowohl der peripheren Schilddrüsenhormone als auch der TSH-Serumkonzentration.
- Selten führen auch die Zeichen einer **hypothalamischen Störung** wie Übergewicht, Störung des Tag-Nacht-Rhythmus oder Störungen der Vitalfunktionen bzw. des Wasser- und Elektrolythaushaltes zur Erstdiagnose eines Tumors in der perisellären Region.

Dringlichkeit der Abklärung

Der operativen Therapie eines Hypophysentumors muss eine differenzierte endokrinologische Abklärung vorausgehen: einmal um das Ausmaß der hypophysären Insuffizienz zu dokumentieren, zum anderen um die Ursache eines Hormonexzesses abzuklären. Dies ist insofern von – auch medikolegaler – Wichtigkeit, als bei Prolaktinomen die medikamentöse Therapie mit Dopaminagonisten in der Regel die Therapie der ersten Wahl ist.

Eine dringende Operationsindikation stellen die **Hypophysenapoplexie** (rascher Verlust des Bewusstseins, Kopfschmerzen, Sehstörungen, Hypophyseninsuffizienz) sowie der plötzlich aufgetretene oder rasch progrediente **Visusverlust** dar. Auch bei Dringlichkeit einer Behandlung sollten basale Hormonserumkonzentrationen und ein aktuelles Magnetresonanztomogramm der Sellaregion durchgeführt werden.

Differenzialdiagnose

Differenzialdiagnostisch kommen neoplastische, entzündliche oder vaskuläre Prozesse in Betracht. Einen Einblick, wie umfangreich die Differenzialdiagnose eines Sellaprozesses sein kann, gibt Tabelle 7.3-1, in der alle Sellaprozesse aufgeführt sind, die in den letzten 19 Jahren in der Neurochirurgischen Klinik der Universität Erlangen-Nürnberg operiert wurden. Aus der Vielzahl der Prozesse lässt sich auch erahnen, wie unterschiedlich der Behandlungsrahmen mit Operation, medikamentöser oder strahlen- bzw. chemotherapeutischer Behandlung sein kann.

Betrachtet man zunächst die am häufigsten vorkommenden Prozesse, so sind dies zweifellos die **Hypophysenadenome**. Ihre Inzidenz beträgt in Autopsieserien etwa 25%, sie machen jedoch nur 15(–20)% aller intrakraniellen Tumoren in der neurochirurgischen Praxis aus. Häufig bleiben sie aufgrund fehlender Symptome unbemerkt. Die histologische Klassifikation basiert heute nur auf dem immunhistochemischen Nachweis des jeweils sezernierten Hormons. Am häufigsten sind dabei Prolaktinome und sog. „Nullzelladenome" bzw. hormoninaktive Hypophysenadenome vertreten, gefolgt von Wachstumshormon-, ACTH- und TSH-produzierenden Adenomen. Auch die Sekretion mehrerer Hormone ist möglich, am häufigsten die Kombination von Wachstumshormon und Prolaktin.

Die operative Behandlung stellt in allen diesen Fällen die Therapie der Wahl dar, wobei die suprasellare Ausdehnung für den Zugangsweg entscheidend ist.

Tab. 7.3-1. Sellatumoren: Klassifikation und Inzidenz anhand von 3803 operierten Fällen aus 19 Jahren der Neurochirurgischen Klinik der Universität Erlangen-Nürnberg von Dezember 1982 bis 31.12.2001

I. Häufige Sellatumoren	Anzahl (n = 3627)
Hypophysenadenome	3128
• hormoninaktive	1368
• Akromegalie	727
• Prolaktinome	571
• Cushing-Erkrankung	399
• Nelson-Syndrom	38
• TSH-ome	25
Kraniopharyngeome	264
Supra- und parasellare Meningeome	150
Verschiedene zystische Läsionen	85
• Zysten der Rathke-Tasche	39
• Kolloidzysten	30
• Arachnoidalzysten	16

II. Seltene Sellatumoren	Anzahl (n = 176)
Optikohypothalamische Gliome	43
Metastasen	29
Chordome	26
Entzündliche Läsionen	26
Germinome	15
Hypothalamische Hamartome	5
Chondrome	6
Epidermoide	5
Verschiedene Hypophysentumore	
Granularzelltumor, Paragangliome, Hypophysenkarzinome, Mukozoelen, chiasmatische Kavernome, hypothalamische Lipome, Sarkoidose	21

Hormoninaktive Adenome

Die reinen „Nullzelladenome", deren Zellen keinerlei Hormonexpression aufweisen, machen in der Immunhistochemie oder Zellkultur der hormoninaktiven Hypophysenadenome nur 6% aus. Sie werden in einfache oder onkozytische Nullzelladenome unterteilt, wobei der Unterschied lediglich in einer signifikanten Mehranhäufung von Mitochondrien bei der letzteren Gruppe liegt.

Bei 80% der Patienten, insbesondere bei älteren, exprimieren die sog. hormoninaktiven Adenome Gonadotropine, inklusive α- und β-Untereinheiten dieser Glykoproteine. In 14% der Fälle handelt es sich um sog. „silent secreters": Adenome, die in der Immunhistochemie für verschiedene Hormone, meist Prolaktin, aber auch Wachstumshormon bzw. ACTH positiv sind, diese jedoch in vivo nicht sezernieren.

Tab. 7.3-2. Operationsindikation bei 60 Patienten mit einem Prolaktinom in der Neurochirurgischen Klinik der Universtät Erlangen-Nürnberg von 1997 und 1998

Operationsindikation	Anzahl (n = 60)
Non-Responder auf medikamentöse Therapie	22
Medikamentenunverträglichkeit	14
Leichte Erhöhung der Prolaktinserumkonzentration im Sinne einer Begleithyperprolaktinämie (histologisch Prolaktinom)	11
Patientenwunsch	9
Hypophysenapoplex bei Riesenzelladenom (> 25 mm)	4

Prolaktinproduzierende Adenome

Prolaktinome werden meist aufgrund der verursachten Galaktorrhoe, Amenorrhoe oder Minderung der Libido und Potenz diagnostiziert, wobei die Diagnose bei Frauen früher als bei Männern erfolgt. Die medikamentöse Therapie ist die primäre Behandlung der Wahl (Tab. 7.3-2). Operiert werden Patienten, die nicht auf eine medikamentöse Therapie ansprechen oder diese nicht vertragen. In den letzten Jahren wurde die Operationsindikation von erfahrenen Hypophysenchirurgen auf junge Frauen mit Mikroprolaktinomen erweitert, die eine Operation ausdrücklich wünschen, zumal hier das operative Resultat einer Normoprolaktinämie mit 90% am besten ist. Die Remissionsrate bei operierten Patienten liegt in der Literatur zwischen 54 und 90% (Tab. 7.3-3).

Wachstumshormon (hGH)-produzierende Adenome

Die typischen Zeichen einer **Akromegalie** mit Vergrößerung der Akren, Schwellung der Weichteile, Hyperhidrose, Makroglossie, Prognathie, retroorbitalem Druckschmerz oder Karpaltunnelsyndrom führen zur Diagnose eines Wachstumshormon (hGH) produzierenden Hypophysenadenoms. Tumoren, die Growth Hormone-releasing Hormone (GH-RH) produzieren, oder hGH sezernierende Tumoren der Brust, der Lunge oder der Ovarien sind dagegen sehr selten.

Weitere Probleme dieser Adenome stellen die anabolische, diabetogene und lipolytische Wirkung des Wachstumshormons sowie die Neigung zu einer respiratorischen und kardiologischen Fehlfunktion (bedingt durch eine Kardiomegalie) dar. Die Lebenserwartung wird dadurch deutlich verkürzt. Ebenso ist eine gehäufte

Tab. 7.3-3. Normalisierungsraten bei primär operativ behandelten Prolaktinompatienten in Bezug auf Tumorausdehnung und präoperative basale Prolaktinserumkonzentrationen.
Giant: > 25 mm; is: intrasellär; Makro: 10–25 mm; Mikro: < 10 mm; PRL: Prolaktin (Konzentrationsangabe in der Maßeinheit µU/ml; bei PRL-Angaben in der Maßeinheit ng/ml sind etwa 20fach niedrigere Maßzahlen zu erwarten); ps: parasellär; sphe: sphenoidal; S1: suprasellär ohne Kompression des Chiasma opticum; S2: suprasellär mit Kompression des Chiasma opticum

Tumorausdehnung	Mikro		is	Makro			Giant	Σ
	< 4 000 µU/ml	> 4 000 µU/ml		ps, sphe	S1	S2		
PRL (Norm < 500 µU/ml)	80 %	49 %	50 %	52 %	13 %	17 %	0 %	42 %

Tab. 7.3-4. Normalisierungsraten der Sekretion von Wachstumshormon (hGH) bei primär operativ behandelten Patienten mit Akromegalie in Bezug zu Tumorausdehnung und präoperativen basalen hGH-Serumkonzentrationen. Giant: > 25 mm; is: intrasellär; Makro: 10–25 mm; Mikro: < 10 mm; OGTT: oraler Glucosetoleranztest; ps: parasellär; sphe: sphenoidal; S1: suprasellär ohne Kompression des Chiasma opticums; S2: suprasellär mit Kompression des Chiasma opticums

Tumorausdehnung	Mikro	Makro				Giant	Σ
		is	ps, sphe	S1	S2		
GH (OGTT < 2 ng/ml)	83 %	87 %	67 %	70 %	48 %	20 %	73 %
Präoperative hGH-Spiegel [ng/ml]	< 10	10–30	30–50	50–100	100–200	> 200	Σ
GH (OGTT < 2 ng/ml)	73 %	57 %	51 %	46 %	35 %	25 %	73 %

maligne Entartung von Darmpolypen beschrieben.

Die primäre Behandlungsmethode stellt hier die Operation dar. Alternativ wird heute bereits die medikamentöse Behandlung mit **Somatostatinanaloga** (Octreotid oder Lanreotid) betrachtet, wenngleich diese derzeit noch teurer und eine lebenslange Behandlung ist. **Dopaminagonisten** sind weniger gut wirksam. Beachtet werden sollte bei der Behandlung mit Octreotid oder Lanreotid die Neigung zur Bildung von Gallensteinen, weshalb diese vor Behandlung ausgeschlossen werden sollten. Eine Langzeitkontrolle des GH-Überschusses, sofern er weniger als 3 0 ng/ml beträgt, kann auch von der Radiatio erwartet werden, wenngleich nicht früher als nach 2 bis 3 Jahren. Die in Erprobung stehenden **Wachstumshormon-Rezeptor-Antagonisten** richten sich auf die hohe Rate der erfolgreichen Senkung der IGF-1-Serumkonzentration, bewirken jedoch keine Tumorreduzierung und Senkung der Serumkonzentration des Wachstumshormons. IGF-1 stellt dabei den hauptsächlich von der Leber sezernierten Mediator der Wachstumshormonwirkung an den peripheren Organen dar.

Erfahrungsgemäß können mittels **operativer Therapie** Adenome unter 10 mm und mit initialen Serumhormonkonzentrationen unter 10 ng/ml geheilt werden, während dieses Ziel bei Patienten mit einer basalen Serumkonzentration des Wachstumshormons von mehr als 50 ng/ml nur ausnahmsweise erreicht wird (Tab. 7.3-4). Kriterien für eine Remission bilden basale hGH-Konzentrationen unter 5 ng/ml und unter 2 ng/ml im oralen Glucosetoleranztest (oGTT), wobei striktere Kriterien eine normale IGF-1-Serumkonzentration und eine Supression im oGTT auf unter 1 ng/ml fordern. Die in der Literatur beschriebene Remissionsrate liegt – auch in Abhängigkeit von den Remissionskriterien – nach Operation zwischen 52 und 85 %.

ACTH-produzierende Adenome

Das **Cushing-Syndrom** mit den Zeichen eines Hyperkortisolismus (Gewichtszunahme, Stammfettsucht, Büffelnacken, Akne, Stria distensae, Hirsutismus, Osteoporose, Hypertonus, Diabetes und Störungen der Sexualfunktion, ggf. Depressionen

bis zur Suizidalität) macht aufgrund seiner unterschiedlichen Ursachen eine umfangreiche Diagnostik notwendig. So sind 80 % aller Cushing-Syndrome **ACTH-abhängig.** Davon liegt bei 85 % der Patienten ein Hypophysenadenom (Cushing-Erkrankung), in 15 % der Fälle ein ektoper, ACTH-produzierender Tumor und in weniger als 1 % der Fälle ein CRH-produzierender Tumor zugrunde. Bei 20 % aller Patienten liegt ein **ACTH-unabhängiges** Cushing-Syndrom mit einem Adenom oder Karzinom der Nebenniere vor.

Die **operative Therapie** stellt die Therapie der Wahl dar. Möglicherweise muss bei einem fehlenden Adenomnachweis im MRT je nach Ergebnis der seiten- und höhengetrennten Bestimmung der venösen ACTH-Konzentrationen im Sinus petrosus inferior eine Hemihypophysektomie durchgeführt werden. Die Remissionsraten liegen in der Literatur zwischen 70 und 86 % (Tab. 7.3-5). Trotz der guten primären Ergebnisse kann eine Rezidivquote von 16 % innerhalb von 10 Jahren beobachtet werden, weshalb postoperativ eine engmaschige endokrinologische Kontrolle gewährleistet sein muss. Deshalb und wegen des meist äußerst schlechten präoperativen Zustandes der Patienten

Tab. 7.3-5. Normalisierungsraten der ACTH-Sekretion bei Patienten mit Cushing-Erkrankung nach primärer Operation

Primäroperation bei Cushing-Erkrankung	Anteil (n =347)
Selektive Adenomektomie (295/347)	85 %
• Remission (217/295)	73,5 %
• Persistenz (78/295)	26,5 %
Kein Tumornachweis (52/347)	15 %
Partielle Hypophysektomie n = 31	
• Remission (10/31)	32,3 %
• Persistenz (21/31)	67,7 %

und der spezifischen prä- und postoperativen Therapie sollten diese bevorzugt in spezialisierten Zentren behandelt werden.

Persistiert der Hyperkortisolismus postoperativ, kann dieser durch eine **bilaterale Adrenalektomie** beseitigt werden, seltener kommt eine Rezidivoperation im Falle einer Adenomexstirpation in Betracht. Gerade bei Rezidiven ist eine **Strahlentherapie** indiziert und auch erfolgreich. Eine auf den ACTH-Exzess gerichtete medikamentöse Therapie befindet sich derzeit in der Erprobungsphase. Dabei wird der PPAR[1]-γ-Agonist Rosiglitazon (Avandia®) zur Hemmung der hypophysären ACTH-Sekretion eingesetzt. Die auf die adrenalen Funktionen zielenden Behandlungen, unter anderem mit Ketoconazol, führen in der Regel nur zu einer mehrere Monate bestehenden Besserung, zum Teil auch zu einer Normalisierung des Hyperkortisolismus.

Seltenere Hypophysenadenome

Kann nach der Operation bei Cushing-Erkrankung keine Normalisierung des Hyperkortisolismus erzielt werden und schließt sich die Adrenalektomie an bzw. erfolgt Letztere als primäre Therapie, so kann es aufgrund einer fehlenden Rückkopplung zwischen Nebenniere und Hypophyse zum Auftreten des seltenen. **Nelson-Syndroms** (Hyperpigmentation bei ansteigenden ACTH- und MSH-Konzentrationen) kommen. Dabei führen die explosionsartige Proliferation der Tumorzellen und eine Hyperplasie der „normalen" ACTH-produzierenden Zellen zum Auftreten von großen Hypophysentumoren. Wegen ihrer hohen Proliferationsrate und Neigung zur Invasivität sollten diese Tumoren im Anschluss an eine (ggf. erneute) Operation bestrahlt werden.

Patienten mit einem **TSH-produzierenden Adenom** weisen in der Anamnese meist eine oder mehrere Strumektomien auf, anders als bei der Jodmangelstruma findet sich bei diesen Patienten jedoch auch eine erhöhte TSH-Basalkonzentration. Es sollte hier zunächst eine Therapie mit Octreotid zur Tumorschrumpfung und Normalisierung der Schilddrüsenfunktion erfolgen, dann erst sollten sich die Operation und ggf. eine Bestrahlung anschließen.

Gonadotropinproduzierende Adenome sind äußerst selten und werden häufig erst durch den immunhistochemischen Nachweis von follikelstimulierendem Hormon (FSH) und Luteinisierungshormon (LH) diagnostiziert. Sie können wie auch TSH-produzierende Adenome die α- und β-Untereinheit der Glykoproteine produzieren, dies bleibt jedoch ohne therapeutische Relevanz. In Einzelfällen, insbesondere bei Kindern, können diese Adenome jedoch auch zu einer Pubertas praecox oder einer primären Amenorrhoe führen.

Kraniopharyngeome

Kraniopharyngeome stellen mit 3 % aller intrakraniellen Tumoren den zweithäufigsten Anteil aller Tumoren der Sellaregion dar.

Histologisch unterschieden werden diese in adamantinöse (90 % der Fälle) und papilläre Tumoren. Die **adamantinösen Prozesse** sind normalerweise zystisch, kalzifiziert und enthalten Cholesterolkristalle. Die **papillären Kraniopharyngeome** treten nur beim Erwachsenen auf und betreffen häufig den dritten Ventrikel. 60 % aller Kraniopharyngeome sind zystischer Natur, ein Altersgipfel liegt zwischen dem 15. und 20., ein weiterer zwischen dem 50. und 55. Lebensjahr. Zum Zeitpunkt der Operation sind etwa 40 % aller Kinder unter 16 Jahren.

Klinisches Symptom stellt insbesondere der **Diabetes insipidus** dar, es können aber auch Störungen der Hypophysenvorderlappenfunktion, Sehstörungen oder Störungen der hypothalamischen Funktion vorliegen. Besonders zu erwähnen ist die Dystrophia adiposogenitalis, das sog. **Fröhlich-Syndrom** bei jungen Patienten mit einer hypothalamischen Schädigung.

In der **operativen Behandlung** haben sich in den letzten Jahren zwei Wege herauskristallisiert:

- Im Hinblick auf die immer noch hohe Letalität und Morbidität wird ein konservatives Vorgehen gewählt, mit Zystendrainage, Biopsie und anschließender Strahlentherapie, das eine beachtenswerte Tumorkontrolle bietet, aber keine echte Heilung.

- Zum anderen wird der Tumor möglichst komplett entfernt, wenn sich eine Heilungschance bietet. Immerhin können wir in mehr als 75 % aller „giant craniopharyngeoma" (Durchmesser > 4 cm) eine komplette Tumorentfernung erreichen, ohne dass es postoperativ zu einer wesentlichen Verschlechterung der endokrinologischen Funktion und auch zu keiner wesentlichen Morbidität kommt. Wir haben von 1983 bis 2003 nur 1 von 240 Patienten bei der primären Operation verloren. Re-Operationen sind von höheren Risiken begleitet. Subtotale Resektion und Belassen von Kapselresten am Hypothalamus und an der Hypophyse, gefolgt von einer Bestrahlung führen früher zu symptomatischem Tumorwachstum. Dank vieler Verbesserungen in der Operationstechnik sollte das Ziel einer Operation, die selektive Entfernung des Tumors unter Erhalt der wichtigen Strukturen wie Hypothalamus, Mittelhirn, perforierende Arterien des Circulus Wilisii, Sehbahn, Hypophysenstiel und Hypophyse erreichbar sein. Verschiedene operative Zugangswege bieten sich, je nach Tumorlokalisation, dafür an. Seltener ist auch ein kombinierter transkranieller, transsphenoidaler Zugangsweg Erfolg versprechend. Insbesondere beim transsphenoidalen Zugang sind Letalität und

---

1 peroxisome proliferator activated receptor

Morbidität niedrig. Nach totaler Tumorresektion beträgt die Tumorfreiheit im 10-Jahres-Intervall annähernd 80 %.

Seltenere Tumoren

Obwohl sie 15 % aller intrakraniellen Tumoren ausmachen, kommen nur etwa 10 % der **Meningeome** in der Sellaregion zu liegen. Die supra- und parasellären Meningeome stellen damit den dritthäufigsten Tumor dieser Region dar.

Das vom **Tuberculum sellae** ausgehende Meningeom ist ein klassischer suprasellärer Tumor. Es wird stets zu spät diagnostiziert, da es nur zu Sehstörungen führt. Eine Kompression des Hypophysenstiels mit Hyperprolaktinämie ist oft als einzige Hormonstörung zu finden. Radiologisch besteht häufiger eine Hyperostose mit Ausbreitung in das Planum sphenoidale und den Optikuskanal und damit eine Verlagerung der Aa. carotides internae und cerebri anterior.

Sinus-cavernosus-Meningeome verursachen das sog. Kavernosussyndrom mit Diplopie, Protrusio bulbi, Störungen der optomotorischen Hirnnerven und Hypästhesie im Versorgungsgebiet des N. trigeminus. Der mediale Typ mit Ausbreitung in die Sella kann hypophysäre Störungen hervorrufen.

Optikusscheidenmeningeome führen häufig zu einer progredienten, meist schmerzlosen Visusminderung, obwohl auch periorbitale Schmerzen und eine Ophthalmoplegie möglich sind.

Meningeome des **Klinoidfortsatzes** sind in den suprasellären Zisternen, dem Optikuskanal und invasiv im Sinus cavernosus zu finden. Als seltene Lokalisation sind das **Diaphragma sellae** und die **intraselläre** Lage zu nennen.

Die Tumorlokalisation bestimmt das Ausmaß der **operativen Tumorresektion**, die die Methode der Wahl darstellt. Je nach Ansatzstelle, Ausmaß, Konsistenz, Vaskularisierung und Infiltration von Dura, Knochen und umgebenden Weichteilstrukturen kann eine vollständige Resektion erreicht werden. Typischerweise können supraselläre Meningeome jedoch mit gutem Erfolg und seltener Rezidivierung total entfernt werden. Bei der Therapie der Sinus-cavernosus-Meningeome gibt es dagegen kontroverse Ansichten. Bei Tumoren mit intra- und parasellärer Tumorausdehnung wird hier vom Seniorautor eine schrittweise Tumorresektion bevorzugt. Diese beinhaltet zunächst eine transsphenoidale Entlastung des Sinus cavernosus, es schließt sich dann, beim Auftreten von neurologischen Defiziten, eine transkranielle Tumorresektion an. In den letzten Jahren wurde auch eine milde Chemotherapie zur Tumorschrumpfung mit Hydroxyurea bei einigen Patienten (bis zu 15 %) als hilfreich angesehen.

Zysten der Rathke-Tasche ähneln in ihrer klinischen und radiologischen Erscheinung dem Kraniopharyngeom. Auch histologisch sind sie schwer vom Kraniopharyngeom oder von Kolloidzysten zu differenzieren. Sie bestehen aus epithelialen Zellen mit einer einschichtigen kubischen Zystenwand, die einer Basalmembran aufsitzt. Die Zysten können meist auf transsphenoidalem Wege entfernt werden und weisen auch in Fällen einer inkompletten Resektion nur ausnahmsweise Rezidive auf.

Kolloidzysten der Sella enthalten kolloidartiges Material und besitzen keine Zystenwand. Sie verursachen häufig endokrinologische Ausfallerscheinungen und sind in der Regel auf transsphenoidalem Wege komplett zu entfernen. Hingegen sind die sog. **Arachnoidalzysten**, insbesondere wenn sie suprasellär liegen, nur selten dauerhaft heilbar. Sie führen klinisch zu Kopfschmerzen, Sehstörungen und Hypopituitarismus. Im MRT kommt lediglich Liquor zur Darstellung, man kann sie daher leicht mit einer „empty sella" verwechseln. Während bei Ersteren die von einer verdickten arachnoidalen Membran umgebenen Zysten in der Regel zu einer Kompression des Chiasma opticum und des Sellainhalts führen, das Gewebe also einem erhöhten Druck ausgesetzt ist, ist bei Letzterer lediglich der subarachnoidale Raum erweitert und wölbt sich ohne erhöhten Druck in die Sella vor.

Wir unterscheiden ein primäres und eine sekundäres **„Empty-sella"-Syndrom**. Bei Ersterem tritt eine Zisternenherniation in die sich vergrößernde Sella turcica auf, wobei einmal ein nicht vollständig angelegtes Diaphragma sellae um den Hypophysenstiel verantwortlich sein kann, zum anderen eine Einblutung in ein vorbestehendes Hypophysenadenom. Sekundäre Veränderungen werden als Folge einer operativen oder strahlentherapeutischen Behandlung gesehen. Hypophysäre Störungen sind selten bei der primären, häufiger bei der sekundären Form anzutreffen. Im symptomatischen Fall kann dann eine Metrizamid-Zisternographie weiterhelfen, bevor sich eine transsphenoidale oder transkranielle Operation mit Drainage, Fensterung zu den suprasellären Zisternen und teilweiser Resektion der Zystenwand anschließt.

Seltene Hypophysentumoren stellen das optiko-hypothalamische Gliom, Metastasen und Chordome dar. **Optiko-hypothalamische Gliome** sind meist pilozytische Astrozytome, die vom Sehnerven, dem Chiasma opticum, der Wand des III. Ventrikels oder dem Tuber cinereum ausgehen. Die Neurofibromatose Typ 1 ist bei den Betroffenen häufig. Werden diese Patienten symptomatisch, so weisen sie Visusminderung, Papillenödem, Optikusatrophie oder Gesichtsfeldeinschränkungen auf. Aufgrund der geringen Größe der Tumoren sind hypothalamo-hypophysäre Ausfälle selten. Möglich wären dann Ausfallerscheinungen der Vorder- und Hinterlappenfunktion, Pubertas praecox oder das Russel-Syndrom (hypophysäre Kachexie). Je nach Lokalisation sollte eine komplette Resektion (intraorbitale Gliome), eine Teilresektion der exophytischen Anteile (chiasmatische Gliome), eine Chemotherapie mit Vincristin und Carboplatin oder eine Bestrahlung in Betracht gezogen werden.

Weiterhin **metastasieren** Lungen-, Magen-, Brust- und Prostatakarzinome mit einer Inzidenz von bis zu 27 % in die Sella, wobei sie sowohl den Knochen arrodieren als auch Hypophysengewebe komprimieren. Die Folgen sind endokrinologische und ophthalmologische Störungen. Therapie der Wahl stellt die operative Entlastung und anschließende Bestrahlung dar. Seltener beobachtet werden Lymphome und Plasmozytome, die mit einer schlechten Prognose behaftet sind.

Chordome schließlich stellen histologisch gutartige Tumoren aus Resten der embryonalen Chorda dorsalis dar, die im Bereich des Klivus wachsen, jedoch einen sehr destruktiven Charakter aufweisen. Charakterstisch sind eine Infiltration der Dura und des Sinus cavernosus, eine Destruktion der knöchernen Strukturen und eine komplexe intrakranielle Ausdehnung mit den entsprechenden neurologischen und endokrinologischen Ausfallerscheinungen. Aufgrund des invasiven Tumorwachstums ist eine komplette Resektion nicht möglich, ohne eine hohe Letalität und Morbidität in Kauf zu nehmen. Auch mit anschließender Bestrahlung musste in unserer Serie eine Rezidivquote von 80 % nach 5 Jahren beobachtet werden. Die Überlebensquote nach 10 Jahren lag unter 30 %, wenn auch im Einzelfall eine fehlende Tumorprogredienz nach 15 Jahren beobachtet wurde.

Als **entzündliche Prozesse** sind die Hypophysitis und der Hypophysenabszess zu nennen. Histologisch stellt die **lymphozytäre Hypophysitis** eine Infiltration der Hypophyse mit Lymphozyten und Plasmazellen, begleitet von einer Fibrose dar. Als Ursache wird eine Autoimmunerkrankung und ein Bezug zur Schwangerschaft vermutet. Die **granulomatöse Hypophysitis** zeichnet sich in der histologischen Untersuchung durch Granulome aus Histiozyten, mehrkernigen Riesenzellen und Ansammlungen von Lymphozyten aus. Klinisch gehen beide Erkrankungen mit rezidivierenden Kopfschmerzen, bedingt durch aseptische Meningitiden, Diabetes insipidus, Störungen der Menstruation und Sehstörungen einher. Radiologisch weisen sie in 60 % im MRT einen verbreiterten Hypophysenkörper mit einer zungenförmigen Verbreiterung des Hypophysentiels auf. Nach der Operation kommt es bei 10 % aller Patienten zum Rezidiv; dann sollte sich eine erneute Operation, eine Corticosteroidtherapie oder eine Bestrahlung anschließen.

Die seltenen **Hypophysenabszesse** entwickeln sich vermutlich aus fortgeleiteten bakteriellen Infektionen der Nasennebenhöhlen, wenngleich gelegentlich auch ein vorbestehender Tumor nachzuweisen ist. Radiologisch und endokrinologisch verhalten sich Abszesse wie hormoninaktive Hypophysenadenome, sodass die Diagnose intraoperativ und histologisch gestellt werden muss. Postoperativ sollte sich eine Antibiose anschließen, die Staphylococcus aureus als den häufigsten Erreger bis zur endgültigen mikrobiologischen Begutachtung mit einschließt. Häufig bleibt die Probe jedoch auch steril.

Als Läsionen, die die Sellaregion mit einbeziehen können, sind weiterhin Keimzelltumoren, Epidermoide und hypothalamische Hamartome zu nennen. **Keimzelltumoren** sind in der Mittellinie entwickelt und können die supraselläre Region mit einbeziehen oder sind selten isoliert dort entwickelt. 70 % der Keimzelltumoren stellen die Germinome dar, die ein invasives Wachstumsmuster aufweisen und die umgebenden Strukturen involvieren. Als Symptome treten Sehstörungen, Diabetes insipidus, Hypophysenvorderlappeninsuffizienz oder Hydrozephalus auf. Zur Diagnose führt gelegentlich der Nachweis von α-Fetoprotein oder β-HCG im Liquor. Die übrigen 30 % der Keimzelltumoren machen Teratome, embryonale Karzinome und Chorionkarzinome aus. Meist müssen in all diesen Fällen eine Biopsie zur Diagnosesicherung und eine anschließende Bestrahlung erfolgen.

Epidermoide wachsen langsam, treten in der 5. Lebensdekade auf und führen zu Sehstörungen, Hypophyseninsuffizienz und rezidivierenden aseptischen Meningitiden. Therapie der Wahl stellt die operative Entfernung dar, im Falle einer inkompletten Resektion müssen sich meist Wiederholungsoperationen anschließen.

Hypothalamische Hamartome schließlich stellen neuronale Veränderungen mit axonalem Bindegewebe und astroglioalen Elementen dar. Aufgrund einer hypothalamischen Kompression führten sie in den wenigen bekannten Fällen nur bei Jungen zu einer Pubertas praecox, da die von höheren Zentren ausgehende Hemmung der pulsatilen LH- und FSH-Sekretion aus der Hypophyse unterbrochen ist. Selten konnten in Hamartomen auch Gonadotropin-releasing- oder Somatotropin-releasing-Hormone gefunden werden, die zu einer Hypophysenhyperplasie oder einem Hypophysenadenom geführt haben. Nicht selten führen diese Prozesse auch zum Anfallsleiden. Einer symptomatischen, medikamentösen Therapie ist hier der Vorzug vor einer operativen Behandlung zu geben.

Anatomie und Physiologie

Die richtige Wahl des Zugangs zur Sellaregion basiert auf der Kenntnis der anatomischen Beziehungen zwischen Hypophyse, Hypothalamus, Sehnerv, A. carotis und den benachbarten knöchernen Strukturen.

Den anatomischen Mittelpunkt der Region bildet die **Sella turcica**, die nach vorne und unten durch den knöchernen Sellaboden (Anteile des Os sphenoidale) und den Sinus sphenoidalis begrenzt wird. Die nach hinten begrenzende Struktur ist das Dorsum sellae, nach oben wird die Sella turcica vom Diaphragma sellae begrenzt (zum sog. Empty-sella-Syndrom s. oben).

Umgeben ist die in der Sella liegende Hypophyse vom **Sinus cavernosus**, der in einer konischen Formation von der Fissura orbitalis superior bis zum Apex des Os petrosum reicht. Die beiden Sinus sind wiederum durch Quersinus im vorderen und hinteren Sellabereich verbunden. Hier bestehen Verbindungen zum Sinus petrosus inferior. Am lateralen Rand des Sinus cavernosus verlaufen der III., IV. und VI. Hirnnerv. Dabei liegt der N. oculomotorius im dorsolateralen Abschnitt der Hypophyse am nächsten.

Die **A. carotis interna** tritt am Apex des Os petrosum nach intrakraniell, kreuzt den N. trigeminus in Nähe des Ganglion Gasseri und tritt in den Sinus cavernosus ein. Sie verlässt diesen medial des vorderen Klinoidfortsatzes lateral des N. opticus, der etwa in dieser Gegend das Chiasma opticum mit dem Sehnerven der Gegenseite formt. Aus dem suprasellären Anteil der A. carotis interna gehen verschiedene perforierende Arterien ab. Deren größte stellen die den Thalamus versorgenden Arterien und die mediale posteriore Choroidalarterie dar, die aus dem hinteren Anteil des Circulus arteriosus Willisii abgehen.

Das **Chiasma opticum** selbst liegt ca. 10 mm oberhalb des Diaphragma sellae. Es kann als anatomische Variante vor dem Klinoidfortsatz, direkt oberhalb des Diaphragmas oder oberhalb des Dorsum sellae fixiert sein.

Der **Hypothalamus** liegt zwischen den beiden Tractus optici hinter dem Chiasma und vor den Corpora mamillaria. Er kann in vier Anteile gegliedert werden: den präoptischen, den supraoptischen, den tuberalen und den posterioren. Die verschiedenen Kerne haben Verbindung zum optischen und olfaktorischen System und steuern lebenswichtige Funktionen wie Konstanthaltung der Körpertemperatur,

Nahrungsaufnahme, Schlaf bzw. Tag-Nacht-Rhythmus, reproduktive Funktionen und Verhaltensmuster. Stimulierende oder hemmende Hormone gelangen von hier über das Pfortadersystem in den Hypophysenvorderlappen bzw. über axonalen Fluss als Neurotransmitter in den Hypophysenhinterlappen.

Die **Hypophyse** selbst liegt als ca. 0,5 g schweres, etwa erbsgroßes Organ in der Sella turcica. Sie misst in der Regel etwa 10–12 mm im Quer- und je 8 mm im Längs- und vertikalen Durchmesser. Die arterielle Versorgung erfolgt zum einen über die A. hypophysialis anterior, einen Ast der A. carotis interna, der aus deren paraklinoidalem Anteil entspringt und den Hypophysenstiel und den Hypothalamus versorgt. Der Rest der Hypophyse wird von der A. hypophysialis posterior versorgt, einem Ast des Truncus meningohypophysialis. Der venöse Abfluss erfolgt über laterale Gefäße in den Sinus cavernosus.

Die Drüse selbst besteht aus einem Vorderlappen, der sog. **Adenohypophyse**, der fünf verschiedene Zelltypen enthält. Diese produzieren Wachstumshormon (somatotroph), Prolaktin (laktotroph), ACTH (kortikotroph), LH und FSH (gonadotroph) sowie TSH (thyreotroph). Einen weiteren Teil des Hypophysenvorderlappens stellt die Pars intermedia dar, die als Überbleibsel der Rathke-Tasche anzusehen ist. Der Hinterlappen, die sog. **Neurohypophyse** enthält Adiuretin (ADH, auch als Vasopressin bezeichnet) und Oxytocin, die im Hypothalamus gebildet werden und über den Hypophysenstiel dorthin gelangen.

Pathophysiologie

Pathophysiologische Aspekte ergeben sich aus dem unkontrollierten Wachstum der einzelnen Zellgruppen und der damit verbundenen **Hormonüberproduktion.** Gleichzeitig kann der wachsende Tumor auf Hypophysengewebe drücken und zu einer partiellen oder kompletten Insuffizienz führen. Das Überangebot an einem Hormon führt dazu, dass die gesunden, noch unter einem regulativen Einfluss stehenden Zellen dieser Zellgruppe aufgrund eines negativen Feedbacks ihre Hormon-

produktion partiell oder ganz einstellen. Gleichzeitig kann es durch einen tumorbedingten Druck auf das normale Hypophysengewebe zu einer Verminderung der Hormonproduktion in den übrigen Zellgruppen kommen. Die Folge hiervon ist eine partielle oder komplette **Hypophyseninsuffizienz.**

Ein **zentraler Diabetes insipidus** tritt auf, wenn die ADH-Sekretion im Hypothalamus bzw. der Sekretionsweg über den Hypophysenstiel in den Hypophysenhinterlappen und/oder die dortige Speicherung gestört werden.

Funktionsstörungen im hypothalamohypophysären Bereich und im Bereich der Sehnervenkreuzung sind nicht allein aufgrund direkter Kompression zu erklären, sondern müssen auch als Störung weniger der Makro-, als vielmehr der Mikrozirkulation verstanden werden. Hierbei spielen insbesondere die komplexe Vaskularisierung von Chiasma opticum und Hypophysenstiel, aber auch des Hypothalamus und der sog. perforierenden Arterien eine Rolle.

Hypothalamus, Hypophyse und periphere Drüsen stehen in einem Regelkreis von hemmenden und fördernden Hormonen. So erklärt sich auch die Tatsache, dass nach selektiver Entfernung eines Hypophysentumors die Erholung von Partialfunktionen der Hypophyse zunächst noch ausbleiben kann. Im Falle des Cushing-Syndroms benötigen die komprimierten oder durch negatives Feedback in ihrer Funktion gebremsten Zellgruppen eine gewisse Zeit, um ihre normale Funktion wieder aufzunehmen. Eine engmaschige Kontrolle des Hormonstatus des Patienten, möglicherweise kombiniert mit einer prophylaktischen Substitutionstherapie mit Hydrocortison, erscheint den Autoren deshalb essenziell.

Eine Besonderheit stellt die sog. **Begleithyperprolaktinämie** (Enthemmungsprolaktinämie, non tumorous hyperprolactinemia) dar. Lactotrophe Zellen der Hypophyse werden über eine dopaminerge Hemmung aus dem Hypothalamus über das Pfortadersystem des Hypophysenstiels gehemmt. Komprimiert ein Tumor diese Region, entfällt der Hemmmechanismus, und es kommt zu einer überschießenden Prolaktinsekretion der lactotrophen Zellen, wobei die mäßige Hyperprolaktinämie in der Regel nicht

über dem Vier- bis Fünffachen der Normwerte der Prolaktinproduktion liegt.

Schnittpunkte zu Nachbardisziplinen

Schnittpunkte zu Nachbardisziplinen ergeben sich aus anatomischen Gegebenheiten und endokrinologischen Funktionen. Aufgrund der Nähe zum Sehnerven spielt die **ophthalmologische Beurteilung** der Gesichtsfelder, des Visus und des Augenhintergrundes eine wichtige Rolle. Vor Stellung der Operationsindikation muss eine ausführliche **endokrinologische Testung** vorliegen.

Von Bedeutung sind insbesondere substitutionsbedürftige Hormonausfälle oder die Art der Hormonübersekretion, die Auskunft darüber gibt, ob ein vorhandener Prozess medikamentös behandelbar ist oder ob eine Operation die Therapie der Wahl darstellt. Die Entscheidung hierzu muss der neuroendokrinologisch versierte Neurochirurg zusammen mit dem Endokrinologen treffen. Die Neuroradiologie gibt Hinweise auf die Lokalisation, Ausdehnung, Konsistenz und mögliche Artdiagnose des Hypophysenprozesses, selten ist eine Zusammenarbeit mit Kollegen aus der Hals-Nasen-Ohren-Heilkunde bei Ausbreitung des Tumors in die Keilbeinhöhle indiziert.

Apparative Diagnostik

Grundlage der apparativen Diagnostik bildet in jedem Falle ein **Dünnschicht-MRT der Sellaregion.** Durchgeführt werden sollten hier mindestens T1- und T2-gewichtete Aufnahmen in koronarer und sagittaler Schnittführung. Zumindest die Aufnahmen in T1-Wichtung sollten mit und ohne Kontrastmittel erfolgen, wobei dem erfahrenen Hypophysenchirurgen häufig, insbesondere beim Vorliegen von Hypophysenadenomen, Aufnahmen ohne Kontrastmittel ausreichen können.

Im MRT werden wesentliche Informationen über Tumorgröße, -ausdehnung und -charakteristik wie zystische oder hämorrhagische Veränderungen (T2-Wichtung) gewonnen. Aussagen über die Anatomie der umgebenden Strukturen liefern die T1-gewichteten Aufnahmen mit und ohne Kontrastmittel. Diese sind wichtig zur Abzuschätzung, inwiefern ein Tumor den Sinus cavernosus infiltriert oder diesen nur verdrängt. Eine multinoduläre Darstellung des Tumors ist dabei höchst verdächtig für ein invasives Tumorwachstum. Zu beachten ist, insbesondere bei Hypophysenadenomen, der Aufnahmezeitpunkt nach Gabe des Kontrastmittels. Innerhalb von 5 min nach Applikation färbt sich die Hypophyse verstärkt an, das Adenom wird als Aussparung sichtbar. Nach diesem Zeitraum kehrt sich dieses Verhältnis jedoch um, und es kommt zu einer verstärkten Anfärbung des Adenomgewebes.

In Einzelfällen, z.B. bei Patienten mit Herzschrittmachern, kann das MRT durch ein **Dünnschicht-CT** der Sellaregion ersetzt werden, allerdings sollten dann in jedem Falle **koronare** und **sagittale Rekonstruktionen** vorliegen, die ein genaues Studium der Lagebeziehung zwischen Tumor und knöchernen Strukturen ermöglichen.

Stellt sich die Frage nach einer **Tumorverkalkung**, sollte zusätzlich zum MRT unbedingt ein Dünnschicht-CT der Sellaregion durchgeführt werden. Insbesondere beim Vorliegen von Kraniopharyngeomen kann dies wesentliche Hinweise auf die Artdiagnose, die Ausdehnung und möglicherweise die Resektabilität der Tumorkapsel liefern. Ebenso kann mittels Dünnschicht-CT und Rekonstruktion der Sella möglicherweise der invasive Charakter des Tumors besser als in der Schädelübersichtsaufnahme nachgewiesen werden. Auch der Nachweis einer Septumdeviation oder die Ausdehnung der Pneumatisation der Sella liefern wesentliche Informationen für die Planung des Zugangsweges.

Ophthalmologische Untersuchungen mit Durchführung einer Visusbestimmung, Überprüfung der Gesichtsfelder mittels Goldmann-Perimetrie und der okulomotorischen Nerven sowie einer Spiegelung des Augenhintergrundes zum Nachweis einer Stauungspapille sind essenziell, da Tumoren, die etwa 10–15 mm über die Sellaeingangsebene hinausrei-

chen, meist zu Sehstörungen führen und invasive Tumoren im Sinus cavernosus zur Störung der Okulomotorik führen können.

Der **Hypophysenapoplex** stellt eine besondere Situation dar, bei der es durch eine akute Einblutung oder einen Infarkt eines Hypophysenadenoms ebenso zum Auftreten von Störungen des III., IV. und VI. Hirnnerven wie zu endokrinologischen Ausfallserscheinungen kommen kann. Die ausführliche endokrinologische Diagnostik mittels Bestimmung von Basalkonzentrationen, aber auch die Durchführung von verschiedenen Stimulations- oder Hemmtests spielt nicht zuletzt eine wesentliche Rolle zur Klärung der Operationsindikation (s. Kap. 7.2).

Zur Planung des Zugangsweges können zusätzlich **Röntgenübersichtsaufnahmen des Schädels** in zwei Ebenen durchgeführt werden (Ausdehnung der Sinus). Eine zerebrale **Angiographie** mit Darstellung der Karotiden kommt insbesondere bei Rezidivoperationen zum Ausschluss eines iatrogenen Aneurysmas oder beim Verdacht auf das Vorliegen eines klinoidalen Aneurysmas in Betracht. Die MR-Angiographie übernimmt hier jedoch nach und nach die Rolle der konventionellen Angiographie.

Beim Vorliegen einer Cushing-Erkrankung kommt eine **seitengetrennte Blutabnahme aus dem Sinus petrosus inferior** zur Seitenlokalisation des ACTH-sezernierenden Adenoms zur Anwendung. Der ACTH-Gradient gibt einen indirekten Hinweis auf die Lokalisation des vermuteten Adenoms bei etwa zwei Drittel der Patienten. Findet sich intraoperativ kein Adenom, kann dann die Hemihypophysektomie der betreffenden Seite dazu beitragen, den ACTH-Exzess zu beseitigen. Die venöse ACTH-Etagendiagnostik dient der Differenzialdiagnose von ektopem oder zentralem Cushing-Syndrom.

In Einzelfällen erfolgt die Durchführung von CT-Untersuchungen des Thorax oder des Abdomen zum Nachweis von ektopen Adenomen, z.B. beim Cushing-Syndrom, oder die Durchführung eines Somatostatin-SPECT (Single-Photon-Emissions-Computertomographie) zur Lokalisation okkulter extrasellärer Adenome.

Grundzüge der operativen Behandlung

In 90% der Fälle ist der transsphenoidale, in 10% der Fälle der frontolaterale bzw. pterionale Zugang indiziert. Sind die Tumoren sehr ausgedehnt und asymmetrisch entwickelt, ist zur vollständigen Entfernung die Kombination beider Verfahren als zweizeitiger Eingriff sinnvoll. So können durchaus auch Hypopyhsenadenome, deren suprasellärer Anteil zwei Drittel des gesamten Tumorvolumens ausmacht, noch auf transsphenoidalem Wege (Abb. 7.3-1) operiert werden, während taillierte Tumoren oder Tumoren, die das Diaphragma sellae nach kaudal verlagern, auf transkraniellem Wege (Abb. 7.3-2) angegangen werden müssen.

Transsphenoidaler Zugang

Für den transsphenoidalen Zugang gibt es zwei klassische Lagerungsmethoden, die nach Guiot und Hardy sowie die nach Cushing. Bei der **Technik nach Guiot und Hardy** befindet sich der Patient in einer halbsitzenden Position, wobei der Operateur von schräg vorne zur Nase gelangt. Wir verwenden die Methode nach **Cushing**, dabei ist der Patient in Rückenlage, der Kopf etwa 10° rekliniert. Der Operateur kommt hinter dem Patienten zu stehen.

Je nach Größe und Ausdehnung des Tumors bzw. der anatomischen Verhältnisse des Patienten erfolgt ein Schnitt im Vestibulum nasi oder alternativ sublabial. Entlang des knorpeligen Nasenseptums wird dabei ein einseitiger, paraseptaler Zugang gewählt. Dann erfolgt mittels Rasparatorium die Präparation des Perichondrium und der Schleimhaut vom knorpeligen Nasenseptum. Nun wird, ohne die Kontinuität der Schleimhaut zu verletzen, dieser Spalt zu einem Tunnel vergrößert, wobei die Spina nasalis des Oberkiefers zugunsten eines besseren Einblickes entfernt werden kann. Nach dem Einsetzen eines konischen Spekulums

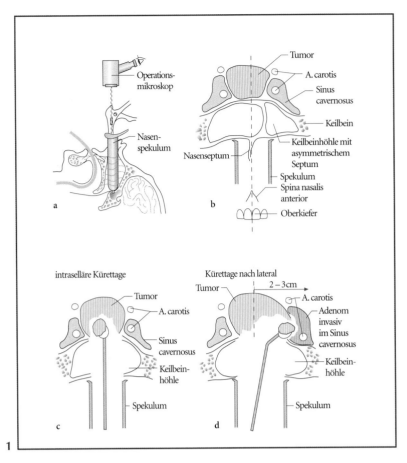

Abb. 7.3-1. Transsphenoidaler Zugang zur Sella turcica. (Nach: Fahlbusch et al. 1992)
a) Zugangsweg zur Keilbeinhöhle (schematisiert);
b) Anatomie (schematisiert);
c) intraselläre Kurettage;
d) paraselläre Kurettage.

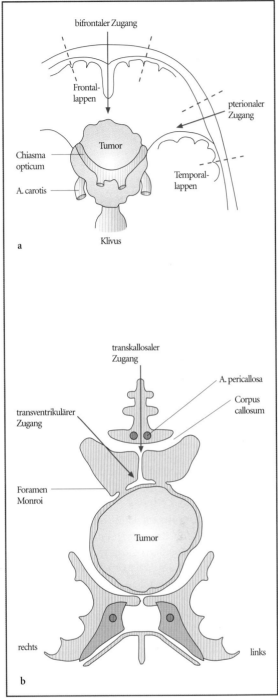

Abb. 7.3-2. Transkranielle Zugangswege zu sellären und perisellären Prozessen:
a) Axiale Projektion;
b) koronare Projektion.

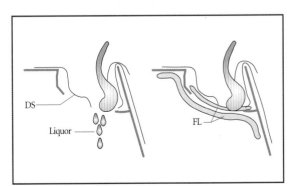

Abb. 7.3-3. Basale Deckung der Sella turcica mit Fascia lata bei Liquorfluss.
FL= Fascia lata; DS= Diaphragma sellae.

nach Cushing wird unter dem Operationsmikroskop das knöcherne Nasenseptum dargestellt, vom knorpeligen Anteil getrennt und in Höhe des Vomer zur Gegenseite verlagert.

Nach einer weiten Eröffnung der Keilbeinhöhle mit dem Diamantbohrer werden ein größeres Selbsthaltespekulum eingesetzt (z. B. Hardy-Spekulum®, Fa. Codman, Fahlbusch-Spekulum®, Fa. Zeppelin) und knöcherne Septen und Schleimhaut aus der Keilbeinhöhle entfernt. Die Sella muss in ihrer gesamten Ausdehnung vom Planum sphenoidale bis zum Klivus zur Darstellung kommen, einschließlich der Protuberanz der A. carotis interna am Klivus. Sollte keine vollständige Pneumatisierung vorliegen, muss die Freilegung mit dem Diamantbohrer entsprechend erweitert werden. Der Sellaboden wird ebenfalls weit bis zur medialen Wand des Sinus cavernosus eröffnet.

Nach Schlitzen des Endostes wird im Laufe der Operation die Dura zunehmend weiter eröffnet und der Tumor mit verschiedenen Küretten stumpf und scharf (stumpf mit Hardy-Kürette®, scharf mit Fischer-Kürette®) entfernt. Die Kürettage sollte dabei stets unterhalb der Sellaeingangsebene erfolgen, und zwar solange, bis das Diaphragma sellae bei suprasellären Tumoren bis auf das Niveau des Sellabodens tiefer tritt. Eventuell kann hier der Einsatz einer PEEP-Beatmung oder die Jugularvenenkompression zur Hilfe genommen werden. Im Falle von Liquorfluss werden zwei Stückchen Fascia lata mit „Fibrinkleber" in die Sella eingelegt (Abb. 7.3-3). Beide Nasenlöcher werden schließlich nach Schleimhautnaht für 24 Stunden tamponiert.

Starre, 4 mm weite **Endoskope** bieten nicht nur einen eindrucksvollen panoramaartigen Überblick in den Sinus cavernosus, den man eingeengt durch den Kanal des Nasenspekulum mit dem Operationsmikroskop nicht erhalten kann. Sie sind auch von Vorteil für den Einblick in paraselläre Strukturen vom Sellaboden aus, sofern sich Tumoren fokal in den Sinus cavernosus ausdehnen. Vornehmlich endoskopisch orientierte Neurochirurgen sehen für den direkten pernasalen Zugang zur Keilbeinhöhle besondere Vorteile in der Lokalisation des lateralen Foramens, von dem aus diese eröffnet wird. Abgesehen davon, dass dieser Zugang durch vorsichtiges Einsetzen eines schmalen Endoskopes zu bewerkstelligen ist, besteht der besondere Vorteil für den Patienten darin, dass Großteile des Nasenseptums mit seiner Schleimhaut unangetastet bleiben. Aufgrund der nun nicht mehr notwendigen Nasentamponade ist der postoperative Komfort des Patienten deutlich erhöht. Der Patient könnte unter diesen Bedingungen die Klinik bereits am 1. postoperativen Tag verlassen. Dem steht, wenn eine engmaschige Kontrolle des Wasser- und Elektrolythaushaltes gewährleistet ist, nichts entgegen.

Wegweisende technische **Neuerungen** sind neben der Endoskopie auch Neuronavigation und intraoperatives Kernspintomogramm. Bei größeren suprasellären Tumoren kann man in 30 % der Fälle und mehr verbleibende Tumorreste erkennen und im Rahmen eines „second look" entfernen.

Transkranieller Zugang

Für den pterionalen Zugang wird eine kleine pterionale Standardtrepanation benutzt, in der Regel auf der rechten Seite. Lediglich im Falle einer Tumorlateralisation mit deutlich schlechterer Funktion des linken N. opticus wird von der Gegenseite operiert. Bei ausgedehnten supra- und insbesondere retrosellären Tumoren (Kraniopharyngeomen) kommt eine frontale Trepanation mit subfrontalem, translaminarem Zugang zur Anwendung. Ist der Tumor in den III. Ventrikel eingewachsen und hat die Blockade der Foramina Monroi bewirkt, kann auch ein transventrikulärer Zugang in Betracht kommen (s. Abb. 7.3-2).

Im Falle eines **pterionalen Zuganges** liegt der Patient mit leicht rekliniertem und gedrehtem Kopf in Rückenlage. Nach Entfernung des Knochendeckels (Bohrloch am Keyhole Orbitapfeiler und Aussägen eines kleinen Knochendeckels) muss der Keilbeinsporn ausreichend weit reseziert werden, damit ein guter Einblick in die basalen Zisternen gewährleistet ist und der Frontallappen nach Duraeröffnung so wenig wie möglich angehoben werden muss. Die basalen Zisternen werden eröffnet, und Liquor wird abgelassen. Die Eröffnung der Fissura Sylvii mit Darstellung der A. carotis interna und ihrer Abgänge (Aa. cerebri media et anterior) ist nur bei ausgedehnten Tumoren erforderlich, kritische anatomische Strukturen sind neben dem Circulus arteriosus Wilisii und den perforierenden Gefäßen insbesondere Sehnerven und Sehnervenkreuzung, die, wie die Tumorkapsel, direkte Gefäßbezüge zur A. carotis interna aufweisen.

Die Tumorentfernung wird mit einer intrakapsulären Verkleinerung begonnen, um umliegende Strukturen zu entlasten und sichtbar zu machen. Verletzungen dieser, wie auch des Hypothalamus, sollten unbedingt vermieden werden. Eine Präparation des am Hypothalamus adhärenten Tumors führt häufig zu hypothalamischen Schäden. Besser sind deshalb eine intrakapsuläre Verkleinerung des Tumors und erst am Ende der Operation eine vorsichtige Mobilisation und Präparation der Tumorkapsel von den umgebenden Strukturen unter Erhalt der perforierenden Arterien zum Hypothalamus und zum Sehnerven.

Begonnen werden sollte die Präparation zunächst im Bereich zwischen den beiden Nn. optici, dann auch im lateralen Anteil zwischen der A. carotis und dem jeweiligen N. opticus. Zuletzt erfolgt dann die Präparation von Hypophysenstiel und Hypothalamus. Der Hypophysenstiel ist dabei durch den Tumor oft verlagert und daher schwer zu identifizieren und zu erhalten, sodass er in Einzelfällen sogar geopfert werden muss. Intrasellär gelegene Tumoranteile können durch Eröffnen der Keilbeinhöhle und der Sella vom Planum sphenoidale her entfernt werden, wobei grundsätzlich zu prüfen ist, ob ein zweizeitiges, transsphenoidales Vorgehen das Risiko einer Liquorfistel nicht deutlich verringert und zudem zu einer besseren Tumorresektion führen kann. Aus dem Sinus cavernosus kann der Tumor häufig nicht oder nur unter Inkaufnahme einer erhöhten Morbidität entfernt werden, z. B. Störung der optomotorischen Funktion. Im Hinblick auf die Lebensqualität sollte insbesondere bei Hypophysenadenomen nicht unbedingt eine vollständige Resektion erzwungen werden, wenn noch medikamentöse oder strahlentherapeutische Therapieoptionen bereitstehen.

Beim **subfrontalen Zugang** liegt der Patient auf dem Rücken, der Kopf ist rekliniert, um die Schwerkraft des Gehirns auszunutzen und eine Retraktion des Frontallappens zu erreichen. Nach Anlage eines Bügelschnittes erfolgt die Trepanation, wobei die Stirnhöhlen eröffnet werden müssen. Bei ausgedehnten Tumoren kann auch der Orbitaring entfernt werden. Dabei muss auf den N. supraorbitalis geachtet werden, der aus seiner knöchernen Rinne gelöst und am Hautlappen belassen werden sollte. Nach der Duraeröffnung und Eröffnung der basalen Zisternen erfolgt die Eröffnung der Lamina terminalis ca. 3–4 mm hinter dem Chiasma opticum, falls es durch die Tumorlokalisation zu einer Ventralverlagerung des Chiasma opticum gekommen ist. Im Falle einer Verlagerung des Chiasmas durch den Tumor nach dorsal kann dieser direkt angegangen werden.

Während des gesamten Vorgehens müssen der meist verlagerte N. opticus und der N. olfactorius geschont werden. Nun kann der Tumor in analoger Weise zum pterionalen Vorgehen reseziert werden. Beachtet werden müssen dabei wiederum der Hypothalamus, aber auch die A. basilaris, die am Hinterrand des Tumors liegen kann und nur schwer eingesehen wird.

Mikroadenome werden selektiv ohne **endokrinologische Ausfälle** entfernt. In größeren Serien werden Hormonausfälle nach transsphenoidaler Operation für Wachstumshormon, TSH und Cortisol in 10 % der Fälle beschrieben. Diese Zahlen erhöhen sich, je größer der Tumor ist. Wenn er transkraniell angegangen werden muss, kann man in einem Drittel der Fälle und mehr mit Ausfällen rechnen. Bei Adenomen gibt es sogar Besserungen von präoperativ bestehenden Ausfällen, diese sind bei Kraniopharyngeomen selten.

Mögliche **Komplikationen** der operativen Behandlung stellen die Liquorfistel und die postoperative Meningitis bei etwa 1 % der Patienten dar. Sehr selten sind Nachblutungen mit einer raschen Visusminderung, die einer sofortigen Reoperation mit Entlastung der Blutung und sorgfältiger Blutstillung bedürfen. Störungen der Okulomotorik nach transsphenoidaler Operation bei invasiven Adenomen im Sinus cavernosus werden in der Literatur selten angegeben und sind bei unseren Patienten nur vorübergehend. Transiente oder dauerhafte Störungen der Hypophysenfunktion können ebenfalls auftreten

und ziehen ggf. eine medikamentöse Behandlung nach sich. Insbesondere sei hier der postoperative Diabetes insipidus oder eine Hyponatriämie genannt. Letztere ist meist spontan, zumindest jedoch unter adäquater Therapie immer reversibel.

Als nichtoperative Behandlungsmethoden seien zuletzt noch die fraktionierte **Strahlentherapie** mit 45–50 Gy und die fokussierte Bestrahlung mittels Gammaknife oder Linearbeschleuniger genannt, die zur Rezidivprophylaxe oder bei Patienten, die anhand internistischer Erkrankungen oder des Alters inoperabel sind, zur Anwendung kommen. Ebenso kommen **medikamentöse Behandlungen** mit Dopaminagonisten beim Prolaktinom und beim hGH-produzierenden Hypophysenadenom in Betracht. Bei Letzterem kann auch eine Therapie mit Somatostatinanaloga erfolgen. In Einzelfällen erfolgt bei der Cushing-Erkrankung die Therapie mit Ketoconazol bzw. die Adrenalektomie. Prognostisch kann die histologische Zellproliferation (DNA-Polymerase-Aktivität, Ki-67, Immunhistochemie mit proliferationsassoziierten Antikörpern und DNA-Flowzytometrie) zur Vorhersage eines Rezidives herangezogen werden.

Literatur

Deutsche Gesellschaft für Neurochirurgie (2000) Leitlinien. Über http://leitlinien.net/ (Zugriff am 27.06.2004).

Engenhart-Cabillic R, Kocher M, Müller RP et al. (1999) Leitlinien zur Strahlentherapie von Hypophysenadenomen. Dtsch Med Wochenschr 124: 1148–52.

Fahlbusch R, Honegger J (1997) Extended transsphenoidal approach to the pituitary region and upper clivus. In: Torrens M, Al-Mefty O, Kobayashi S (eds) Operative Skull Base Surgery. New York: Churchill Livingstone; 69–88.

Fahlbusch R, Schott W (2002) Pterional surgery of meningiomas of the tuberculum sellae and planum sphenoidale: surgical results with special consideration of ophthalmological and endocrinological outcomes. J Neurosurg 96: 235–43.

Fahlbusch R, Thapar K (1999) New developments in pituitary surgical techniques. Baillieres Best Pract Res Clin Endocrinol Metab 13: 471–84.

Fahlbusch R, Honegger J, Buchfelder M (1992) Surgical management of acromegaly. Endocrinol Metab Clin North Am 21: 669–92.

Fahlbusch R, Heigl T, Hirk W et al. (1996) The role of endoscopy and intraoperative MRI in transsphenoidal pituitary surgery. In: von Werder K, Fahlbusch R (eds) Pituitary Adenomas. Amsterdam: Excerpta medica/Elsevier; 237–44.

Fahlbusch R, Honegger J, Paulus W et al. (1999) Surgical treatment of craniopharyngiomas: experience with 168 cases. J Neurosurg 90: 237–50.

Fahlbusch R, Ganslandt O, Buchfelder M et al. (2001) Intraoperative magnetic resonance imaging during transsphenoidal surgery. J Neurosurg 95: 381–90.

Hardy J (1969) Transsphenoidal surgery of the normal and pathological pituitary. Clinical Neurosurgery 16: 182–217.

Hornbostel H, Kaufmann W, Siegenthaler W (1997) Innere Medizin in Klinik und Praxis. Stuttgart: Thieme.

Kovacs K, Horvath E (1986) Tumours of the pituitary gland. In: Atlas of Tumour Pathology. Fascile 21, 2nd series. Washington DC: Armed Forces Institute of Pathology; 1–269.

Landolt AM, Vance ML, Reilly PL (1996) Pituitary Adenoma. New York: Churchill.

Laws ER, Vance M (1999) Radiosurgery for pituitary tumours and craniopharyngiomas. Neurosurg Clin N Am 10: 327–36.

Laws ER, Chanelle AG, Thapar K (1996) Recurrence after transsphenoidal surgery for pituitary adenomas: clinical and basic science aspects. In: von Werder K, Fahlbusch R (eds) Pituitary Adenomas: From Basic Research to Diagnosis and Therapy. Amsterdam: Elsevier; 3–9.

Lüdecke DK, Heinrichs M, Saeger W (1991) Recurrence after transnasal adenomectomy in Cushing's disease. In: Faglia G, Beck Peccoz P, Ambrosi B et al (eds) Pituitary Adenomas: New Trends in Basic and Clinical Research. Amsterdam: Excerpta Medica; 329–36.

Melmed S (2002) The Pituitary. 2nd ed. Cambridge, Mass: BSP Inc.

Rhoton AL Jr, Harris FS, Renn WH (1977) Microsurgical anatomy of the sellar region and the cavernous sinus. Clin Neurosurg 24: 54–84.

Samii M, Tatagiba M, Monteiro ML (1996) Meningiomas involving the parasellar region. Acta Neurochir (Wien) Suppl 65: 63–5.

Thapar K, Kovacs K (1998) Tumours of the sellar region. In: Bigner DD, McLendon RE, Brunner JM (eds) Russel Rubinstein's Pathology of Tumours of the Nervous System. 6th ed. Baltimore: Williams & Wilkins; 561–77.

Ziegler R, Pickhardt CR, Willig RP (1993) Rationelle Diagnostik in der Endokrinologie. Stuttgart: Thieme.

7.4 Schädelbasisprozesse

Volker Seifert, Andreas Raabe

Definition

Unter „Schädelbasisprozessen" versteht man Läsionen der knöchernen oder duralen Schädelbasis der vorderen, mittleren oder hinteren Schädelgrube einschließlich der oberen zwei Drittel des Klivus. Läsionen des unteren Klivusdrittels werden per definitionem zum Foramen magnum gerechnet und dort abgehandelt (s. Kap. 9.1).

Die **häufigsten Läsionen** der Schädelbasis sind Meningeome, gefolgt von benignen und malignen Erkrankungen von Geweben, die am Aufbau der Schädelbasis beteiligt sind (Tab. 7.4-1).

Symptomatik

Die häufigsten Läsionen der Schädelbasis wachsen langsam und werden erst relativ spät, je nach Lokalisation, auffällig durch Kopfschmerz, Zeichen der Raumforderung, Hirnnervenstörungen, Hirnstammkompression oder Hypophyseninsuffizienz (Tab. 7.4-2).

Diagnostik

Die Mehrzahl der Patienten wird bei der Abklärung einer unspezifischen Symptomatik mit Kopschmerzen, Hirnnervenstörungen oder Gangstörungen mittels CT oder MRT untersucht. Für das Management einer Läsion der Schädelbasis sind mindestens notwendig:

- qualitativ hochwertiges MRT in den Standardwichtungen
- Dünnschicht-CT im Knochenfenster
- Angiographie, die idealerweise mit der präoperativen Embolisation von Feeder-Gefäßen hochvaskularisierter Tumoren kombiniert werden sollte; obligatorisch bei Verdacht auf Glomustumor

Therapieoptionen

Die Behandlung von Läsionen der Schädelbasis ist eine interdisziplinäre Aufgabe. Das ergibt sich einerseits aus den verschiedenen Behandlungsoptionen, die zur Verfügung stehen (Chemotherapie, endovaskuläre Eingriffe wie Embolisation oder Chemoembolisation, verschiedene Formen der Radiotherapie, insbesondere die

Tab. 7.4-1. Häufigste Tumoren der Schädelbasis

Sitz des Tumors	Häufigste Tumore

Fossae cranii anterior et media	• Meningeome
	  – en plaque: flächenhafte Tumorausbreitung, Hyperostose, häufig auch Ausdehnung in extrakranielle Räume
	  – en masse: Olfaktoriusrinne, Planum sphenoidale, Tuberculum sellae, sphenokavernös etc.
	• Neubildungen von Knochen und Knorpel
	  – Chordom (Notochordareste)
	  – Chondrosarkom
	  – Chondrom
	  – Osteosarkom
	• Kraniopharyngeome
	• Hypophysenadenome
	• Esthesioneuroblastome
	• juvenile Angiofibrome
	• Plattenepithelzellkarzinome
	• adenoidzystische Karzinome
	• Lymphome
	• Metastasen

Obere zwei Drittel des Klivus und Fossa cranii posterior	• Meningeome • Neurinome (s. Kap. 7.6) • Cholesterolgranulome • Epidermoide • Glomus-jugulare-Tumoren

Radiochirurgie), andererseits auch aus den anatomisch-topographischen Besonderheiten der Schädelbasis bei einem chirurgischen Eingriff. Grundsätzlich gilt, dass je nach histologischer Diagnose die Effektivität der einzelnen Behandlungsverfahren die Reihenfolge der Stufentherapie bestimmt. Für die Mehrzahl der Läsionen der Schädelbasis gilt jedoch, dass die chirurgische Therapie effektiver ist als Radiotherapie und Chemotherapie (Ausnahmen: Prolaktinom, Lymphom, verschiedene Metastasen).

Besonderheiten und Strategien der Schädelbasis-chirurgie

- Das **Prinzip** der Schädelbasistechniken ist „save brain, not bone", da die Retraktion als Möglichkeit zur Freilegung der tiefen Zielstruktur praktisch ausscheidet.
- Während eines neurochirurgischen Eingriffs ist das **Monitoring** von evozierten Potenzialen (somatosensorisch, akustisch) und Hirnnerven (Nn. oculomotorius, abducens, facialis, vagus, accessorius, hypoglossus) zur Minimierung von Hirnnervenausfällen notwendig.
- Die oft ausgedehnten **knöchernen Defekte**, die nach Schädelbasiszugängen oder der Resektion der Läsion entstehen, müssen aus kosmetischen, funktionellen und chirurgischen Gründen verschlossen werden. Dazu wird meist Fett oder Faszie verwendet, die eingenäht oder mit sog. Fibrinkleber (z. B. Beriplast P®) fixiert werden kann. Zur Rekonstruktion von knöchernen Oberflächen bietet sich Titan-Mesh oder Methylmetacrylat an.
- Der **funktionelle Erholungszustand** des Patienten sollte im Mittelpunkt des interdisziplinären Therapiekonzeptes stehen. Trotz der in der Literatur immer wieder gern veröffentlichten hohen Quote des chirurgischen „Erfolges" verbleibt bei genauer neurologischer

und neuropsychologischer Nachuntersuchung eine große Anzahl von Patienten mit einem permanenten Defizit und schweren psychologischen, funktionellen und sozialen Beeinträchtigungen, die zudem noch eine hohe Rate an Rest- oder Rezidivtumor auch bei benigner Histologie aufweisen. Durch die Möglichkeiten adjuvanter Therapien wie z. B. der Radiochirurgie und der hohen Rate einer Lokalkontrolle sollte die Radikalität nicht den Vorzug vor der Funktionalität erhalten.

Tab. 7.4-2. Symptomatik der Schädelbasisläsion in Abhängigkeit von der Lage

Sitz des Tumors	Häufigste lagebezogene Symptomatik
Fossa cranii anterior	• Raumforderung (Wesensveränderung, Hirndrucksteigerung, Nasenhöhlen- und -nebenhöhlenaffektion wie Rhinitis, Nasenbluten, nasale Sprache) • Hirnnervenstörungen: – N. olfactorius: Hyposmie, Anosmie – N opticus: Visusminderung, Gesichtsfeldausfälle
Fossa cranii media	• Hirnnervenstörungen: N opticus: Visusminderung, Gesichtsfeldausfälle • Raumforderung; Nasennebenhöhlenaffektion, Foramen-Monroi-Blockade, Hydrozephalus • Hypophyseninsuffizienz: Abgeschlagenheit, Hypotension, Kälteintoleranz, Amenorrhoe, Infertilität, Diabetes insipidus
Obere zwei Drittel des Klivus	• Hirnnervenausfälle: Nn. oculomotorius, trochlearis, abducens mehr als Nn. trigeminus, facialis, vestibulocochlearis • Hirnstammkompression: Spastik, Gangstörungen, Schwindel, Stand- und Gangataxie • Hydrocephaus occlusus
Fossa cranii posterior	• Foramen-jugulare-Syndrom • Hirnstammkompression • Kleinhirnsymptomatik

Tab. 7.4-3. Häufige Zugänge zur Schädelbasis

Anterozentrale Zugänge (auch kombiniert)	• subfrontal • transethmoidal • transnasal-transseptal • transmaxillär • transoral
Anterolaterale Zugänge	• orbitozygomatisch • pterional-transsylvisch
Laterale Zugänge	• subtemporal • anteriore Petrosektomie (Kawase)
Dorsolaterale Zugänge	• retrosigmoidal subokzipital lateral • präsigmoidal-transpetrosal-retrolabyrinthärer Zugang (= kombiniert supra-infratentoriell), Erweiterungen: translabyrinthär, transkochleär • weit lateral transkondylär

Operative Zugänge

Es gibt keine andere topographische Region in der Neurochirurgie, für die nur annähernd gleichviele chirurgische Zugänge entwickelt, beschrieben und angewendet wurden (Abb. 7.4-1, 7.4-2). Um im Rahmen des Handbuches zu bleiben, sollen hier nur die gebräuchlichen Standardzugänge angeführt werden (Tab. 7.4-3).

Ihr Vorteil besteht darin, dass je nach Tumorausdehnung eine Erweiterung der

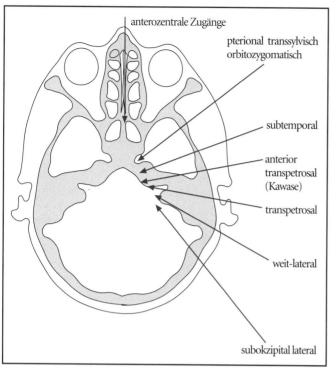

Abb. 7.4-1. Schematische Darstellung häufiger Schädelbasiszugänge.

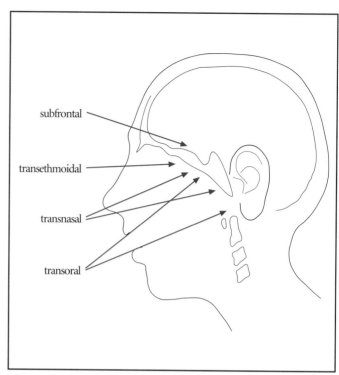

Abb. 7.4-2. Schematische Darstellung häufiger anterozentraler Schädelbasiszugänge.

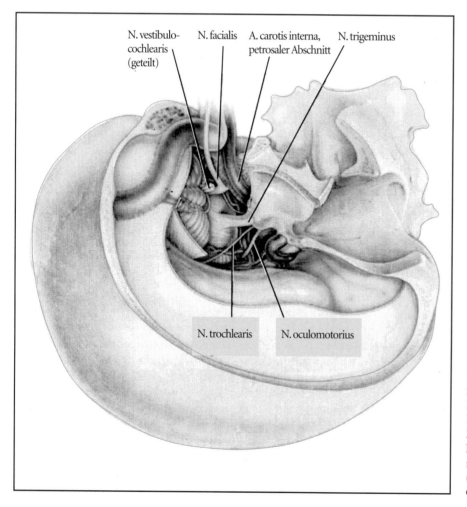

Abb. 7.4-3. Schematische Darstellung der Kombination von verschiedenen Zugängen, mit denen von der vorderen Schädelgrube über die Region des Keilbeinflügels (orbitozygomatischer Zugang), der subtemporalen Region und der infratentoriellen präpontinen Region (kombinierter transpetrosaler Zugang) bis zum Foramen magnum (weit lateraler Zugang) eine Freilegung von Läsionen der Schädelbasis erreicht werden kann (aus David u. Spetzler 1999, mit freundlicher Genehmigung).

chirurgischen Freilegung durch Kombination dieser Zugänge erreicht werden kann (Abb. 7.4-3). Sie stellen auch für andere Läsionen eine hervorragende Alternative dar, z.B. der orbitozygomatische Zugang für Basilarisaneurysmata, Giant-Aneurysmata der A. communicans anterior oder große basale Mittellinientumoren, der transpetrosale Zugang für laterale oder anterolaterale Hirnstammkavernome oder Basilarisstammaneurysmata und der weit laterale Zugang für Hirnstammkavernome oder Aneurysmata der A. vertebralis.

Typische Komplikationen

Liquorfistel. Die Häufigkeit postoperativer Liquorfisteln ist abhängig von der Aggressivität und Radikalität des chirurgischen Vorgehens und der Sorgfalt und Qualität der schichtweisen Rekonstruktion der Schädelbasis oder des Zugangsweges am Ende der Operation. Ein Therapieversuch kann durch lumbale Drainage über 5 bis 7 Tage erfolgen, bei Versagen muss operativ revidiert werden.

Hirnnervenstörungen. Temporäre Hirnnervenstörungen sind bei Eingriffen an der Schädelbasis oft unvermeidbar. Auch permanente Defizite sind relativ häufig, abhängig vom Ausmaß der nötigen und unnötigen Präparation in Hinnervennähe. Jede Läsion ist unterschiedlich adhärent an den Hirnnerven, was erst intraoperativ beurteilbar ist. Neben dem direkten Trauma, das von Neurapraxie bis Neurotmesis reichen kann, ist die Unterbrechung der Blutversorgung ein häufiger Grund für Hirnnervenstörungen. Meningeome und Neurinome haben eine höhere Rate an Hirnnervendefiziten als Chordome, Chondrome oder Chondrosarkome.

Für die Minimierung der Hirnnervenstörungen ist ein engmaschiges **intraoperatives Monitoring** unerlässlich. Präoperative Defizite sind ein ungünstiger prognostische Faktor für die postoperative Hirnnervenfunktion.

Rein motorische Nerven sind relativ resistenter gegenüber Traumata. Funktionell problematisch und oft mit psychologischen Störungen einhergehend sind Läsionen der Nn. oculomotorius und facialis. Die kaudalen Hirnnerven sind ebenfalls häufig von einer postoperativen Störung betroffen, wobei die klinischen Ausfälle auch von der Integrität der kontralateralen **kaudalen Hirnnervengruppe** abhängt. Postoperativ besteht bei diesen Patienten besonders eine Schluckstörung, die in Verbindung mit dem gleichzeitig gestörten Schutzreflex für die Atemwege und der Stimmbandparese eine Aspiration und (längerfristig) eine Malnutrition hervorrufen kann. Therapeutisch wird eine Gastrostomie oder eine Jejunostomie besser toleriert als eine länger liegende Magensonde.

Infektionen. Sie können duch eine perioperative Single-Shot-Antibiotikaprophylaxe minimiert werden. Die Häufigkeit ist ebenfalls abhängig von der Qualität der schichtweisen Rekonstruktion der Schädelbasis oder des Zugangsweges.

Pneumatozephalus. Er wird in schweren Fällen durch eine Bewusstseinsstörung symptomatisch. Die Akuttherapie erfolgt durch Beatmung oder Atmung von 100 % Sauerstoff. Gelegentlich ist eine operative Entlastung über eine Nadelpunktion oder eine Bohrlochtrepanation notwendig.

Häufige Läsionen der Schädelbasis

Petroklivale Meningeome

Meningeome des Klivus und des mesialen Felsenbeins bleiben ein neurochirurgisches Problem. Durch das langsame, über viele Jahre verlaufende Wachstum sind Hirnnerven und vertebrobasiläre Gefäße oft in den Tumor einbezogen. Durch die unmittelbare Nähe dieser Strukturen und des Hirnstammes waren vor der letzten Dekade neurochirurgische Exstirpationsversuche mit einer Letalität von mehr als 50 % assoziiert. Der wichtigste Schritt zur Senkung der perioperativen Morbidität und Letalität bestand in der Entwicklung und Anwendung spezieller Schädelbasis-

zugänge, die die chirurgische Freilegung verbesserten.

Die größte Herausforderung bei der operativen Behandlung besteht darin, dass petroklivale Meningeome sich aus der Sicht des Operateurs hinter den Hirnnerven befinden, also medial. Dadurch muss der Hauptteil der oft stundenlangen chirurgischen Präparation, Dissektion, Koagulation und stückweisen Tumorverkleinerung permanent zwischen den Hirnnerven hindurch vollzogen werden.

Die häufigsten Zugänge sind von subokzipital lateral für kleinere petroklivale Meningeome oder kombiniert transpetrosal bei Tumoren des oberen medialen Klivus mit supratentorieller Ausdehnung und Erweiterungen von weit lateral für Ausdehnungen bis zum Foramen magnum.

Chordome

Chordome stammen aus embryonalen Resten der Notochorda, die sich in der 4. bis 7. Embryonalwoche von der Rathke-Tasche über die spätere Synchondrosis sphenooccipitalis, den Klivus und Dens durch die gesamte Wirbelsäule zieht (sie differenziert sich später normalerweise zum Nucleus pulposus). Tumoren können vorzugsweise an beiden Enden entstehen, also im Bereich des Klivus und sakrokokzygeal. Obwohl sie histologisch benigne sind und nur langsam wachsen, stellen sie aufgrund der hohen Rezidivrate eine Problem dar.

Epidemiologisch sind diese Tumoren am häufigsten in der Altersgruppe von 40 bis 50 Jahren anzutreffen. Differenzialdiagnostisch kommen intrakraniell hauptsächlich ein Chondrom oder ein Chondrosarkom, selterener auch ein Hypophysenadenom oder ein Kraniopharyngeom infrage, spinal eine Metastase, ein Knochenmalignom oder ein Rektumkarzinom. Im CT verhalten sich diese Tumore hypodens, im MRT in T1-Wichtung hypointens und im T2-Bild hyperintens.

Therapeutisch ist die radikale chirurgische Entfernung, die oft nicht erreichbar ist, die einzige realistische Therapieoption. Bei subtotaler Entfernung kann eine Radiotherapie erfolgen (konventionelle Bestrahlung, Protonen, Brachytherapie), obwohl das Chordom nicht zu den strahlensensiblen Tumoren gehört. Die Prognose ist für eine benigne Läsion nicht gut, sie beträgt für die 10-Jahres-Überlebensrate 40 %.

Glomus-jugulare-Tumoren

Glomus-jugulare-Tumoren entstehen aus den **Paraganglionzellen** und nicht, wie früher vermutet, aus den Zellen der Chemorezeptoren. Er ist histologisch benigne, enthält sekretorische Granula (Adrenalin und Noradrenalin), die selten auch abgesondert werden, und wächst in den meisten Fällen langsam (< 2 cm in 5 Jahren).

Der Glomus-jugulare-Tumor tritt üblicherweise in der Nähe des Bulbus jugulare auf, ist hochvaskularisiert aus der A. carotis externa und erhält zusätzliche Feeder aus der Pars petrosa der A. carotis interna. Frauen sind deutlich häufiger betroffen als Männer (6:1).

Die häufigsten **Symptome** sind Hörverlust und pulsativer Tinnitus. Bei weiterer Ausdehnung werden verschiedene Kombinationen von Hirnnervenstörungen beobachtet (Syndrome des Foramen jugulare). Gelegentlich kommt es durch die Kompression im Bereich des Felsenbeines zur peripheren Fazialisparese oder bei massiver Raumforderung mit Kompression des Hirnstammes zu Ataxie und Hydrozephalus. Bei otoskopischer Untersuchung findet sich eine rotblaue Masse hinter dem Trommelfell.

Diagnostisch sollte eine audiometrische und eine Vestibularis-Untersuchung durchgeführt werden. CT und MRT-Diagnostik sind nötig, um die Ausdehnung des Tumors und der knöchernen Destruktion zu erfassen. Eine präoperative Angiographie ist zur Beurteilung der Ausbildung und Durchgängigkeit von kontralateralem Sinus transversus, Sinus sigmoideus und V. jugularis nötig, da operativ oft eine Ligatur des Bulbus jugulare oder der V. jugularis erfolgt. Ist im 24-h-Urin die Konzentration von Vanillinmandelsäure oder der Katecholamine erhöht, kann ein Clonidinsuppressionstest durchgeführt werden (Abfall der Katecholamine bei essenzieller Hypertonie, keine Änderung bei Phäochromozytom oder Paragangliom).

Die alleinige chirurgische Resektion ist die **Therapie** der Wahl bei kleineren Tumoren, die auf das Mittelohr beschränkt sind. Große invasive Tumoren, die ausgedehnte Knochendestruktionen verursachen, können kombiniert durch präoperative Embolisation, chirurgische Exstirpation und Strahlentherapie behandelt werden. Die Rezidivrate ist mit 20–30 % relativ hoch.

Cholesterolgranulome

Bei Cholesterolgranulomen handelt es sich um chronische Entzündungen um Cholesterolzellen in der vorderen Pyramidenspitze, oft als Folge einer Mittelohrinfektion, die gewöhnlich zu einer vestibulokochleären Störung oder einem **Gradenigo-Syndrom** führt (apikale Petrositis), klassische Trias:

- Abduzensparese
- retroorbitaler Schmerz (N. ophthalmicus)
- „laufendes" Ohr

Selten kann zusätzlich eine Fazialisparese auftreten.

Im CT zeigt sich das Cholesterolgranulom homogen und isodens mit Rand-Enhancement und knöcherner Destruktion, im MRT findet sich im T1- und T2-Bild eine hyperintense Struktur. Zur Behandlung reicht im Gegensatz zum Epidermoid oft eine subtotale Entfernung mit anschließender Drainage.

Epidermoide

Epidermoide stellen verlagerte Keimreste dar, wenn ektodermale Anteile zwischen zwei fusionierenden ektodermalen Oberflächen eingeschlossen werden. Die Wachstumsrate dieser Tumoren ist linear und nicht exponentiell wie bei echten Neoplasien. Epidermoide enthalten Keratin, zellulären Detritus, Cholesterol und sind von Plattenepithel ausgekleidet.

Die klinische **Symptomatik** ist vergleichbar mit der jeder anderen verdrängend wachsenden Raumforderung in vergleichbarer Lokalisation, lediglich die Trigeminusneuralgie ist bei Epidermoiden ein häufigeres Symptom. Zusätzlich zu diesen bereits besprochenen Störungen können rezidivierende Episoden einer

aseptischen Meningitis auftreten, die durch Ruptur der Tumormembran und Austreten von Epidermoidanteilen in den Liquor entsteht. Der Liquorbefund zeigt eine Pleozytose, erhöhte Eiweißwerte, negative bakteriologische Kulturen und gelegentlich Cholesterolkristalle.

Die Diagnose des Epidermoids ist mit hoher Wahrscheinlichkeit im MRT (T1 hypointens, T2 hyperintens) zu stellen. Im CT zeigen sich eine hypodense Struktur, leicht dichter als Liquor ohne Kontastmittelanreicherung, und eine Knochenerosion in 30 % der Fälle.

Auch hier stellt die operative Entfernung die **Therapie** der Wahl dar. Die Operation wird wegen der möglichen chemischen Meningitis oft unter Corticoidschutz oder lokaler Corticoidspülung durchgeführt. Aufgrund der oft fest adhärenten Kapsel müssen gelegentlich Anteile in situ belassen werden, was eine gute Prognose dieser Läsionen nicht ausschließt. Es gibt keine Indikation zur Strahlentherapie oder Chemotherapie der Epidermoide.

Esthesioneuroblastom (Olfaktoriusneuroblastom)

Beim Esthesioneuroblastom handelt es sich um einen seltenen, malignen Tumor, der aus dem sensorischen Epithel der Nasenhöhle entsteht und sich durch die Lamina cribrosa über die vordere Schädelbasis nach intrakraniell ausdehnen kann.

Die effektivste Behandlung besteht in einer chirurgischen Tumorresektion über einen kraniofazialen Zugang, kombiniert mit Strahlen- und Chemotherapie. Die Prognose des Patienten ist dabei vom Resektionsausmaß abhängig. Oft werden präoperativ eine Strahlen- und Chemotherapie initiiert, um ein „Downstaging" des Tumors zu erreichen, intraoperativ das Ausmaß der Resektabilität zu vergrößern und das progressionsfreie Intervall zu verlängern. Selbst wenn die intrakranielle Komponente durch diese Maßnahmen nahezu völlig geschrumpft ist, sollte eine chirurgische Exploration der vorderern Schädelbasis erfolgen, um Tumorreste zu entfernen.

Literatur

Al-Mefty O (1991) Meningiomas. New York, Raven Press.

Apuzzo MLJ (ed) (1993) Brain Surgery. Complication Avoidance and Management. New York: Churchill Livingstone; 2167–352.

David CA, Spetzler RF (1999) Petroclival meningeomas. BNI Quarterly 15: 4–14.

Lawton MT, Daspit CP, Spetzler RF (1996) Transpetrosal and combination approaches to skull base lesions. Clin Neurosurg 43: 91–112.

Spetzler RF, Hamilton MG, Daspit CP (1994) Petroclival lesions. Clin Neurosurg 41: 62–82.

Torrens M, Al-Mefty O, Kobajashi S (eds) (1997) Operative Skull Base Surgery. New York: Churchill Livingstone.

7.5 Tumoren des III. Ventrikels und der Pinealisregion

Terttu Aulikki Pietilä, Ute Berweiler, Mario Brock

Embryologie

Der **III. Ventrikel** entwickelt sich am rostralen Ende des Neuralrohres aus dem dienzephalen Vesikel **in der 3. Gestationswoche**. Er wird umgeben von den sich rasch entwickelnden Hirnbläschen.

Die **Glandula pinealis** (Zirbeldrüse) wird aus allen drei Schichten der germinalen Matrix gebildet:

- **neuroektodermale Zellen** aus einer Ausstülpung des Prosenzephalon (Epiphyse)

- **mesodermale Zellen** von der leptomeningealen Oberfläche der Fissura transversa cerebri
- **germinale Zellen** aus dem Dottersackendoderm

Parenchymzellen der Glandula pinealis, die Pinealozyten, sind der Bildungsort des Melatonins.

Anatomische Orientierungspunkte

Der **Boden** des III. Ventrikels erstreckt sich vom Chiasma opticum bis zum Eingang des Aquädukts. Der **rostrale Anteil** wird gebildet von dienzephalen Strukturen: Chiasma, Infundibulum, Tuber cinereum, Corpora mamillaria und Substantia perforata anterior. Der **kaudale Abschnitt** des III. Ventrikels wird von medialen Anteilen der Hirnschenkel (Crura cerebri) und vom Tegmentum gebildet.

Die **rostrale Begrenzung** des III. Ventrikels besteht aus den Columnae fornicis, den Foramina Monroi (Grenze zwischen Dach und Vorderwand), Commissura anterior, Lamina terminalis und Chiasma opticum. Die **laterale Begrenzung** besteht aus der medialen Oberfläche des Thalamus und dem Hypothalamus. Die **dorsale Begrenzung** reicht vom Recessus suprapinealis bis zum Aquädukt.

Das **Dach** des III. Ventrikels ist leicht bogenförmig gewölbt von den Foramina Monroi bis zum Recessus suprapinealis und wird in erster Linie von den Fornices gebildet. Der ventrale Anteil besteht aus dem Corpus fornicis, der dorsale aus den Crura fornicis und der Commissura hippocampi.

Unter den neuralen Strukturen liegen zwei Schichten der Tela choroidea, zwischen denen die Gefäße verlaufen (Velum interpositum). Diese Gefäße sind die A. choroidea posterior medialis und innere Hirnvenen (Abb. 7.5-1).

Anatomische Orientierungspunkte bei Operationen:
- Bei Zugang über den Seitenventrikel wird das Foramen Monroi am leichtesten durch die septale Vene und den Plexus choroideus identifiziert: Der Plexus und die septale Vene „führen" den Operateur zum Foramen, wobei die V. thalamostriata unbedingt zu schonen ist (Abb. 7.5-2).
- Bei kleinen und mittelgroßen Tumoren im Bereich der Glandula pinealis liegt die V. magna Galeni in der Regel kranial zum Tumor (infratentorieller, suprazerebellärer Zugang; s. Abb. 7.5-1, 7.5-3).
- Beiderseits der Glandula pinealis verläuft die V. basalis Rosenthal (infratentorieller, suprazerebellärer Zugang; s. Abb. 7.5-1, 7.5-3).

Wichtige Gefäßversorgungen:
- Äste der **A. cerebri posterior**:
  - A. laminae tecti: Colliculus superior
  - R. choroideus posterior medialis (s. Abb. 7.5-1): Glandula pinealis, Corpora quadrigemina, Thalamus
  - R. choroideus posterior lateralis: Plexus des Seitenventrikels, Corpus geniculatum laterale, Thalamus
  - A. occipitalis media (zu beachten bei supratentoriellen okzipitalen Zugängen): Sulcus calcarinus, Sulcus parietooccipitalis
- **A. cerebelli superior:** Colliculus inferior

Übersicht

Intraventrikuläre Tumoren stellen etwa 10 % aller Raumforderungen des ZNS dar. Ein Drittel davon ist im Bereich des III. Ventrikels lokalisiert. Die häufigsten

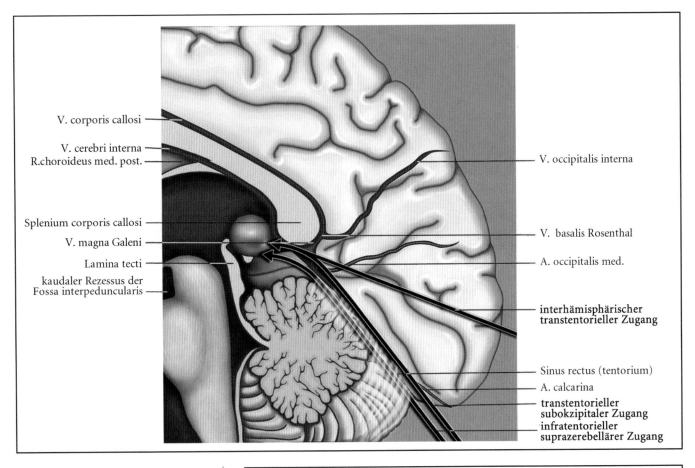

Abb. 7.5-1. Medianer Sagittalschnitt der anatomischen Strukturen um die Glandula pinealis bei supra- und infratentoriellem Zugang.

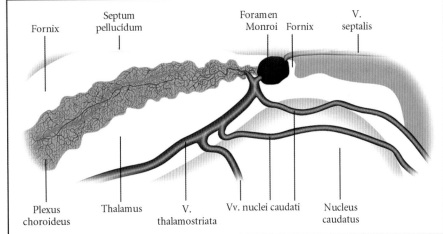

Abb. 7.5-2. Die septale Vene und der Plexus choroideus „führen" den Operateur zum Foramen Monroi, hier bei Zugang durch den rechten Seitenventrikel.

Raumforderungen im Bereich des III. Ventrikels sind in Tabelle 7.5-1 gelistet.

Symptome

Tumoren im Bereich des III. Ventrikels und der Glandula pinealis machen sich meistens durch eine Hydrozephalussymptomatik bemerkbar. Es kommt zu einer Verlegung des Foramen Monroi oder des Aquädukts. Bewegliche Tumoren können einen Ventilmechanismus bewirken, sodass es zu einer intermittierenden Symptomatik kommt. Durch Druck auf die Vierhügelplatte kann sich ein Parinaud-Syndrom entwickeln (vertikale Blicklähmung, Konvergenz- und Akkomodationsschwäche). Tumoren, die keinen Hydrozephalus verursachen, können eine erhebliche Größe erreichen (bis 5 cm Durchmesser), bevor sie symptomatisch werden. Dann kommt es meistens zu einer hypothalamischen oder thalamischen Störung mit Lethargie, Zu- oder Abnahme des Körpergewichtes und Elektrolytstörungen.

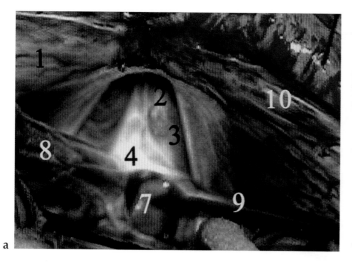

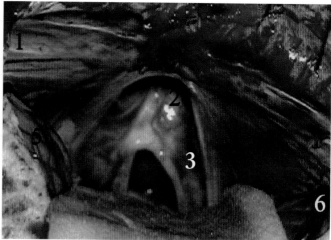

Tab. 7.5-1. Häufigste Raumforderungen im Bereich des III. Ventrikels

Lokalisation	Rostraler Anteil und Foramen Monroi	Kaudaler Anteil und Pinealisregion
Erwachsene	• (Hypophysentumoren) • Kolloidzyste • zentrales Neurozytom • Subependymom • Basilarisaneurysma	• Pinealistumoren • Astrozytom • Metastasen
Kinder	• Germinom • Subependymom • Riesenzellastrozytom • Hypothalamusgliom • Kraniopharyngeom • Plexuspapillom	• Pinealistumoren • Astrozytom • V.-Galeni-Malformation

Abb. 7.5-3. Operationssitus einer Patientin mit einem Pinealistumor während (**a**) und nach (**b**) der Exstirpation bei infratentoriellem suprazerebellärem Zugang; die Patientin ist in sitzender Position gelagert.
1: Tentorium; **2:** V. magna Galeni; **3:** V. basalis Rosenthal; **4:** Arachnoidea; **5:** Kleinhirnoberfläche; **6:** Brückenvene; **7:** Tumor; **8:** Operationssauger (Durchmesser 2,5 mm); **9:** Fasszange (Durchmesser 2 mm); **10:** Sinus transversus.

Die **Neurozystizerkose** (Larven des Schweinebandwurms, Taenia solium) ist in Deutschland extrem selten, jedoch endemisch in Osteuropa, Afrika, Zentral- und Südamerika. Bei Patienten aus diesen Gebieten kommt Zystizerkose differenzialdiagnostisch auch bei Raumforderungen im Bereich des III. Ventrikels in Betracht, wobei zu beachten ist, dass die Inkubationszeit zwischen Monaten und Jahrzehnten betragen kann.

Diagnostik

Röntgenaufnahmen des Schädels können in Missbildungstumoren und Kraniopharyngeomen Verkalkungen zeigen. Bei Kindern mit Tumoren im Bereich des III. Ventrikels oder der Glandula pinealis, die zur chronischen Steigerung des Schädelinnendruckes geführt haben, können die Röntgenaufnahmen einen sog. Wolkenschädel zeigen.

Präoperativ sollten eine **zerebrale Computertomographie** des Gehirns ohne und mit Kontrastmittel sowie eine **Magnetre-**sonanztomographie in drei Ebenen durchgeführt werden.

Die **digitale Subtraktionsangiographie** (DSA) sollte immer angefertigt werden, wenn differenzialdiagnostisch eine Gefäßmissbildung nicht ausgeschlossen werden kann oder wenn der arterielle oder der venöse Gefäßverlauf für die Wahl des operativen Zuganges bestimmend oder hilfreich ist. Die Kenntnis des Verlaufes der A. pericallosa und der A. callosomarginalis sowie der Venen zum Sinus sagittalis superior ist z. B. beim transkallosalen Zugang wichtig. Bei dem supra- und infratentoriellen dorsalen Zugang ist es bedeutsam, vor der Operation den Verlauf der V. magna Galeni und der Vv. basales Rosenthal zu kennen. Es ist auch wichtig, ob ein Sinus occipitalis oder ein asymmetrischer Sinus transversus existiert. Bei den selten verwendeten transtemporalen Zugängen sind Verlauf und Kaliber der V. Labbé von Bedeutung. Bei großen, nach okzipital ausgedehnten Tumoren zeigt die Angiographie, ob die Aa. cerebri posteriores und cerebelli superiores durch den Tumor verlaufen oder ob sie lediglich verlagert sind und ob der Tumor hauptsächlich kranial oder basal der V. magna Galeni lokalisiert ist.

Eine Untersuchung des Serums und Liquors auf **Tumormarker** ist bei Verdacht auf einen Keimzelltumor indiziert.

Tumoren der Pinealisregion

Wegen der zellulären Vielfalt im Bereich der Pinealis kommen auch Tumoren unterschiedlichen Ursprungs vor:

- **Pinealisgewebe:** Pinealozytom, Pinealoblastom
- **Gliazellen:** Astrozytom, Oligodendrogliom
- **Arachnoidalzellen:** Arachnoidalzyste, Meningeom
- **Ependym:** Ependymom
- **sympathische Nerven:** Chemodektom
- **Keimzellreste:** Keimzelltumoren wie Germinom oder Dysgerminom, Chorionkarzinom, embryonales Karzinom, Teratom, Endodermalsinustumor

Im Pinealis-Bereich ist die **Blut-Hirn-Schranke durchlässig.** Es kann zu Ansiedlungen von Metastasen kommen.

Häufigkeit

Tumoren in der Pinealisregion kommen häufiger bei Kindern vor (5 % aller kindlichen Hirntumoren) als bei Erwachsenen (≤ 1 % der Hirntumoren). Am häufigsten sind **Keimzelltumoren,** überwiegend Germinome, seltener Teratome und maligne Keimzelltumore.

Keimzelltumoren kommen im Bereich der Mittellinie, suprasellär und im Pinealisbereich vor. Mit Ausnahme der benignen Teratome sind alle intrakraniellen Keimzelltumore bösartig und können über die Liquorwege metastasieren. Die Überlebenszeit der Patienten mit Germinomen ist deutlich länger als die der Patienten mit embryonalem Karzinom und Chorionkarzinom.

Gliome verschiedener Malignitätsstufen machen 5–10 % der Tumoren in der Pinealisregion aus.

Nur ca. 5 % sind Tumoren des Pinealisparenchyms, d. h. **Pinealozytome** und **Pinealoblastome** (s. Abb. 7.5-6).

Pinealozytome sind gut differenzierte Tumore, die vom Pinealisepithel stammen.

Pinealoblastome gehören zu den primitiven neuroektodermalen Tumoren (PNET) mit malignem Charakter.

Alle anderen Tumoren kommen erheblich seltener vor: Epidermoide und Dermoide, Meningeome und Metastasen.

Zysten verschiedener Größe im Bereich der Glandula pinealis kommen sehr häufig vor (5 % der MRT-Untersuchungen). Sie sind benigne Ansammlungen xanthochromer oder hämorrhagischer Flüssigkeit, eventuell als Folge einer glialen Degeneration oder von Pinealisdivertikeln. Sie verursachen in der Regel keinerlei Symptomatik und bedürfen deshalb keiner Therapie. Ist die Zyste sehr groß, kann sie raumfordernd wirken und sollte dann durch eine stereotaktisch geführte Punktion oder durch eine offene Operation entweder entleert oder exstirpiert werden.

Tumormarker

Bei Verdacht auf einem Keimzelltumor sollte sowohl Serum als auch Liquor auf α-Fetoprotein (α-FP) und humanes β-Choriongonadotropin (β-hCG) untersucht werden. α-FP ist bei Tumoren des endodermalen Sinus, bei Embryonalkarzinomen und gelegentlich bei Teratomen erhöht. Erhöhte **β-hCG-Werte** kommen bei Chorionkarzinomen, aber auch bei 10 % der Patienten mit einem Germinom vor.

Wenn Marker nachzuweisen sind, können Kontrollen im späteren Verlauf einen Hinweis auf ein Tumorwachstum oder einen Rezidivtumor bzw. die Wirksamkeit der Therapie geben. Eine Diagnose kann jedoch nicht an Hand eines Tumormarkerbefundes gestellt werden.

Therapie

Hydrozephalus. 80 % der Patienten mit Tumoren im Pinealisbereich zeigen Symptome eines Hydrozephalus. Bei etwa 15 % ist perioperativ eine passagere externe Drainage ausreichend. Bei der Behandlung mit einer ventrikuloperitonealen oder -atrialen Ableitung ist die Metastasierung auf dem Liquorwege selten.

Operative Behandlung. Eine Indikation zur operativen Behandlung besteht bei symptomatischen Pinealistumoren, die benigne und scharf abgegrenzt sind. Maligne Keimzelltumore sollten operativ lediglich dann behandelt werden, wenn keine Metastasierung vorliegt. Die Letalitätsrate bei operativer Behandlung von Pinealistumoren wird in der Literatur zwischen unter 0,5 und 10 % angegeben.

Strahlentherapie. Bei Germinomen ist die Strahlentherapie die Therapie der Wahl. Sie kann erfolgreich mit einer Chemotherapie kombiniert werden.

Pinealozytome und Pinealoblastome (s. Abb. 7.5-6) sind strahlensensibel. Wie bei anderen malignen Tumoren in der Pinealisregion wird die Strahlentherapie je nach Größe des Tumors und Ausprägung der klinischen Symptomatik meistens postoperativ angewandt.

Stereotaxie. Wenn keine primäre offene operative Behandlung indiziert ist, wird die Diagnose durch eine stereotaktische Biopsie gesichert (s. Kap. 14.3). Sie gelingt bei etwa 95 % der Fälle. Die Komplikationsrate ist jedoch mit einer Letalität von bis zu 1,5 % und einer Morbidität von 7 % relativ hoch.

Durch die stereotaktische Punktion können auch Zysten entleert werden. Bei erhöhter Tumorkonsistenz und Schwierigkeit, die Tumoroberfläche zu perforieren (Teratome, Meningeome, Pinealozytome), sollte eine offene Biopsie, ggf. Exstirpation, durchgeführt werden.

Bei speziellen Fällen ist eine stereotaktische Strahlentherapie indiziert.

Kolloidzysten

Kolloidzysten sind benigne, langsam wachsende, mit kristalloider Flüssigkeit gefüllte Raumforderungen im kranialen Anteil des III. Ventrikels, ausgehend von der Region kaudal der Foramina Monroi.

Die genaue Inzidenz dieser Tumoren ist nicht bekannt, weil sie häufig asymptomatisch sind. Meistens werden sie bei einer Größe über 1,5 cm Durchmesser symptomatisch. Kolloidzysten machen etwa

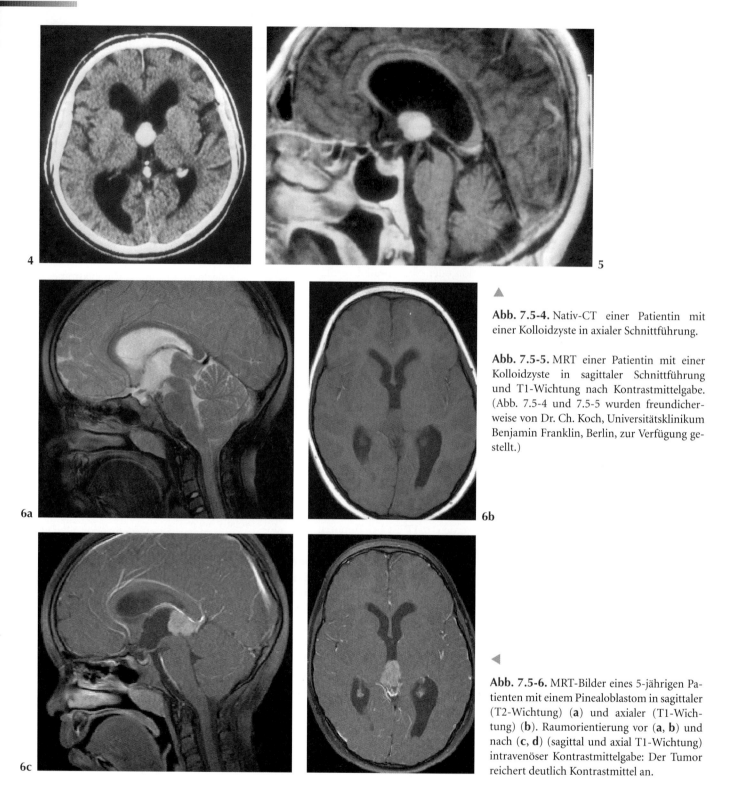

4

5

Abb. 7.5-4. Nativ-CT einer Patientin mit einer Kolloidzyste in axialer Schnittführung.

Abb. 7.5-5. MRT einer Patientin mit einer Kolloidzyste in sagittaler Schnittführung und T1-Wichtung nach Kontrastmittelgabe. (Abb. 7.5-4 und 7.5-5 wurden freundicherweise von Dr. Ch. Koch, Universitätsklinikum Benjamin Franklin, Berlin, zur Verfügung gestellt.)

6a

6b

Abb. 7.5-6. MRT-Bilder eines 5-jährigen Patienten mit einem Pinealoblastom in sagittaler (T2-Wichtung) (**a**) und axialer (T1-Wichtung) (**b**). Raumorientierung vor (**a, b**) und nach (**c, d**) (sagittal und axial T1-Wichtung) intravenöser Kontrastmittelgabe: Der Tumor reichert deutlich Kontrastmittel an.

6c

0,2–2 % aller intrakraniellen und 15 % der intraventrikulären Raumforderungen aus.

Sie sind im CT ohne Kontrastmittelgabe in 50 % der Fälle hyperdens (Abb. 7.5-4, 7.5-5) und reichern meistens Kontrastmittel an.

Kolloidzysten manifestieren sich meistens im Alter zwischen 20 und 50 Jahren. Sie können durch einen Hydrocephalus occlusus symptomatisch werden. Die Symptomatik kann intermittierend auftreten und der Diagnosestellung unter Umständen Jahre vorausgehen. Der Verlauf kann aber auch perakut mit raschem Todeseintritt sein. Dandys Serie (1921) von 36 Fällen enthielt 31 Obduktionsfälle!

Cave: Eine Lumbalpunktion ist bei Vorhandensein einer Kolloidzyste wegen der Gefahr einer akuten zerebralen Einklemmung kontraindiziert!

Die Therapie der Wahl bei einer symptomatischen Kolloidzyste ist eine operative Behandlung. Dandy führte 1921 die erste erfolgreiche Resektion über einen dorsalen transkallosalen Zugang durch (s. Kap. 14.3).

Folgende **Zugänge** werden verwendet:
- transkallosal (Nachteil: Gefahr einer venösen Infarzierung oder Verletzung des Fornix)
- transkortikal (Nachteil: Risiko einer postoperativen Epilepsie in ca. 4 %)
- ventrikuloskopische Entfernung oder stereotaktische Punktion

Die Punktion kann bei kleinen Kolloidzysten, die vor der Stereotaxiesonde weggleiten, erfolglos sein. Bei der stereotaktischen Punktion kommt es manchmal nur zu einer Reduktion der Zystengröße. Diese ist in vielen Fällen ausreichend, aber neuere Publikationen berichten über eine insgesamt relativ hohe Rezidivrate der stereotaktisch behandelten Kolloidzysten.

Reste des Zysteninhaltes können postoperativ eine „aseptische Ventrikulitis" verursachen.

Sonstige Tumoren im Bereich des III. Ventrikels

Subependymome, Astrozytome, Riesenzellastrozytome, Hypothalamus- und **Thalamusgliome** wachsen im Prinzip infiltrierend, können jedoch auch ein vorwiegend exophytisches Wachstum aufweisen und sind dann – wenn oberflächennah lokalisiert – einer operativen Behandlung zugänglich. Die Behandlung der malignen Gliome besteht jedoch hauptsächlich in einer Strahlentherapie, in speziellen Fällen kombiniert mit Chemotherapie. Bei niedriggradigen, infiltrierend wachsenden Gliomen des Thalamus und des Hypothalamus ist die Prognose ohne jegliche Therapie am günstigsten.

Etwa 7 % aller intraventrikulären Tumore sind **Kraniopharyngeome** (s. Kap. 7.3)

Tumoren des Plexus choroideus machen 0,4–1 % aller intrakraniellen Tumoren aus. Die benignen (Plexuspapillom) und die nicht häufigen malignen Plexustumoren (Plexuskarzinom) sind im III.

Ventrikel selten. Beide bedürfen einer operativen Behandlung. Selbst bei malignen Tumoren ist die Prognose gut, sodass auch bei Rezidivtumoren eine Reoperation indiziert ist (5-Jahres-Überlebensrate über 80 %).

Gefäßmalformationen im Bereich des III. Ventrikels und der Pinealisregion sind ebenfalls selten. In erster Linie handelt es sich um Riesenaneurysmata des Basariskopfes. Sie erreichen den III. Ventrikel nur bei besonderer Größe (giant aneurysm) oder bei Elongation des Ursprungsgefäßes (A. basilaris).

> **Cave:** Bei Gefäßmalformationen im Bereich des III. Ventrikels besteht die Gefahr der Fehlinterpretation als intraventrikuläre Neubildung, insbesondere bei Thrombosierung!

Bei Neugeborenen und Kleinkindern muss bei Raumforderungen in dorsalen Bereich des III. Ventrikels differenzialdiagnostisch an eine **Malformation der V. magna Galeni** gedacht werden, deren Symptome als „3 H" zusammengefasst werden können:
- Hydrozephalus
- Herzinsuffizienz
- subarachnoidale Hämorrhagie

Etwa 10 % der supratentoriellen arteriovenösen Missbildungen sind im Bereich der Basalganglien lokalisiert und können sich auch nach intraventrikulär ausbreiten. Kavernome im Bereich des III. Ventrikels sind eine Rarität.

Operative Zugänge zum III. Ventrikel und zur Pinealisregion

Grundsätzliche **Probleme:**
- Folgen partieller oder kompletter Resektion der Kommissuren
- lange Zugangswege
- Gefäße im Zugangsbereich
- Ventrikelpunktion und Drainage bei Operationsbeginn?

Die **Zugangswege** zum III. Ventrikel und zur Pinealisregion:
- frontale, kraniale Zugänge
  - frontal transkallosal
  - transkallosal interfornikal
  - subchoroidal durch das Velum interpositum
  - subfrontal transsphenoidal
  - bifrontal interhemisphärisch
- anteriore basale Zugänge
  - pterional
  - transnasal transsphenoidal
- posteriore Zugänge
  - posterior transkortikal
  - posterior transkallosal
  - okzipital transtentoriell
  - infratentoriell suprazerebellär

Operative Zugänge zu Tumoren der Pinealisregion

Zu diesem Thema siehe auch Kapitel 14.3.

Der am häufigsten verwendete Zugang ist der **infratentrielle suprazerebelläre** in sitzender (Nachteil: Luftemboliegefahr) oder in Concorde-Position des Patienten (Bauchlage mit schiefer Ebene; Oberkörper etwa 30° hoch). Bei einem sehr steilen Verlauf des Tentoriums ist dieser Zugang nicht zu empfehlen, weil das Kleinhirn dann sehr weit nach kaudal verlagert werden muss, um die Pinealisregion zu inspizieren (s. Abschnitt „Anatomische Orientierungspunkte" und Abb. 7.5-1, 7.5-3).

Durch den **transtentoriellen okzipitalen Zugang** hat der Operateur einen weiten Einblick in die Pinealisregion, nachdem der Lobus occipitalis nach lateral retrahiert und das Tentorium 1 cm lateral zum Sinus rectus inzidiert wird. Nachteile sind das Risiko einer Verletzung des visuellen Kortex. Dieser Zugang ist bei Prozessen am oder kranial zum Tentorium bzw. kranial zur V. magna Galeni besonders geeignet.

Der **transventrikuläre Zugang** ist bei großen, exzentrisch in Richtung des Ventrikels ausgedehnten Tumoren indiziert. In der Regel wird die Inzision im dorsalen Anteil der kranialen Temporalwindung durchgeführt. Nachteil sind die Gefahr der Verletzung der Sehstrahlung, postoperative Krampfanfälle und Sprachstörungen bei Zugang auf der dominanten Seite.

Der **infratentorielle paramediane, laterale** und **transkallosale** (bei großen Tumoren, die sich in Richtung des Corpus callosum ausdehnen) Zugang werden nur selten angewandt.

Operative Zugänge zu Tumoren im III. Ventrikel

Frontale Zugänge. Von den frontalen Zugängen werden der frontale transkallosale und der frontale transkortikale Zugang am häufigsten verwendet. Die Spaltung des Balkens im frontalen Anteil, sofern sie auf 2–2,5 cm beschränkt bleibt, bewirkt deutlich seltener postoperative Ausfälle als die Spaltung im mittleren oder dorsalen Anteil. Für kleinere Prozesse in der Pinealisregion und im dorsalen III. Ventrikel herrscht auch ohne stärkere Retraktion des Frontallappens gute Übersicht insbesondere über die lateralen Wände des III. Ventrikels. Nachteilig ist das Risiko einer bilateralen Verletzung des Fornix. Bei größeren Prozessen bietet der transkallosale transventrikuläre, durch das Velum interpositum oder der frontale transkortikale transventrikuläre Zugang eine breitere Übersicht, insbesondere bei Tumoren, die sich in Richtung des Seitenventrikels durch das Foramen Monroi ausbreiten.

Beim frontalen transkallosalen Zugang durch das Velum interpositum wird der Patient in Rückenlage frontal präzentral über die Mittellinie und paramedian auf der Seite des Tumors kraniotomiert. Die Durainzision erfolgt gestielt zum Sinus sagittalis. Der Frontallappen wird zur Exposition des Balkens nach lateral retrahiert. Bei Inzision des Balkens werden die Äste der A. cerebri anterior geschont. Die Inzision des Velum interpositum erfolgt zwischen Taenia fornicis und Plexus choroideus.

Endoskopische Zugänge. Endoskopische Zugänge werden hauptsächlich für Tumoren eingesetzt, deren Hauptmasse intraventrikulär lokalisiert ist. Der Eingriff erfolgt vorwiegend über ein frontales Bohrloch wie für eine Ventrikelpunktion; durch den Seitenventrikel und das Foramen Monroi. Zystische Tumoren können insbesondere endoskopisch atraumatisch gefenstert werden. Nachteil des endoskopischen Zuganges ist, dass die dorsalen Anteile des Bodens des III. Ventrikels (Aquädukt, Commissura posterior) schlecht einsehbar sind. Eine Abhilfe bietet eine 30°-Optik.

Literatur

Apuzzo MLJ (1993) Brain Surgery. New York: Churchill Livingstone; 463–580.

Apuzzo MLJ (1998) Surgery of the Third Ventricle. 2nd ed. Baltimore: Williams & Wilkins.

Greenberg MS (2001) Handbook of Neurosurgery. 6th ed. New York: Thieme.

Osborn AG (1994) Diagnostic Neuroradiology. St. Louis: Mosby:607–12.

Seeger W (1994) Microsurgery of Cerebral Veins. Wien, New York: Springer.

7.6 Tumoren des Kleinhirnbrückenwinkels

Steffen Rosahl, Madjid Samii

Inhalt

Einordnung

Tumoren, die im Kleinhirnbrückenwinkel (KHBW) oder im inneren Gehörgang entstehen, können sich ventral bis zum Klivus, kaudal bis zum Foramen magnum, kranial bis an das Tentorium und dorsal bis an die Dura im Bereich der Sinus transversus und sigmoideus ausdehnen. Aufgrund der lateralen knöchernen Begrenzung durch das Felsenbein kann ein Wachstum dieser Neubildungen zur Verdrängung und Kompression des Pons und der Medulla oblongata führen. Meist stehen klinisch jedoch zunächst Defizite der Hirnnerven IV bis XII im Vordergrund.

Mehr als 10 % aller primär intrakraniellen Tumore sind im KHBW gelegen (Harner u. Laws 1983; Sepehrnia 1998;

Wiestler 1998). Von diesen wiederum sind 80–90 % Schwannome – Tumoren der Nervenscheiden, die distal des Überganges von Glia- zu Schwann-Zellen ihren Ursprung nehmen. Über zwei Drittel davon entfallen auf die **Schwannome des N. vestibularis**, die aus historischen Gründen noch immer allgemein als „Akustikusneurinome" bezeichnet werden (Samii u. Jannetta 1981; Samii u. Draaf 1989; Sepehrnia 1998; Zülch 1986).

Historie

1894 gelang Sir Charles Ballance mittels Fingerenukleation über einen subokzipitalen Zugang die erste dokumentierte Entfernung eines Vestibularis-Schwannoms, die ein Patient überlebte, allerdings unter Opferung des N. trigeminus und des N. facialis. 1903 führte Fedor Krause über einen ähnlichen Zugang Hirnspatel ein, um eine bessere Sicht auf den Tumor zu ermöglichen. Bis etwa 1915 lag die operative Letalität in den Serien von Krause, Horsley und von Eiselsberg noch über 65 % (Malis 1998).

Harvey Cushing entschied sich daher für eine subtotale Tumorresektion, sodass 23 der von ihm 1917 beschriebenen 30 Patienten den Eingriff überlebten, allerdings mit häufigem Rezidivwachstum. Walter Dandy erreichte mit der vollständigen Tumorentfernung bei 45 Patienten und einer vergleichbaren Letalität von etwa einem Viertel der Operierten zwischen 1922 und 1945 eine neue Dimension in der Chirurgie der Vestibularis-Schwannome (Malis 1998; Samii u. Draf 1989). Dennoch konnte er nur bei einem dieser Patienten den N. facialis erhalten. Im Gegensatz dazu erreichte Olivecrona eine Erhaltung des N. facialis immerhin in etwa der Hälfte seiner Serie von 300 Fällen in den Jahren 1923 bis 1946, bei gleicher operativer Letalität (Malis 1998). In Nachuntersuchungen seiner Patienten zeigte

sich später allerdings auch eine Rezidivquote von 50 % (Samii u. Draf 1989).

Bis in die 1950er-Jahre hinein operierten alle großen Pioniere im KHBW ohne Mikroskop und auch ohne Lupenvergrößerung (Malis 1998; Wilkins 1992).

Obwohl Holmgren bereits 1922 für Operationen bei Patienten mit Otosklerose ein binokulares Mikroskop einführte, wurde erst 1953 das erste designierte Operationsmikroskop entwickelt (OPMI-1, Littmann, Fa. Zeiss). Dem Otologen William House gelang die erste mikrochirurgische Entfernung eines Vestibularis-Schwannoms. Zusammen mit dem Neurochirurgen William Hitselberger nutzte er zunächst einen subtemporalen, später den von Panse bereits 1904 entwickelten translabyrinthären Zugang. Angesichts der überzeugenden Verbesserung der operativen Ergebnisse mit drastisch gesenkter Letalität und einer Erhaltung des N. facialis in über 90 % der Fälle entschloss sich ein weiterer neurochirurgischer Mitarbeiter von House, Ted Kurze, zum Einsatz des Mikroskops nach lateral-subokzipitalen Kraniotomien. 1965 wurde von Rand und Kurze erstmals über die mikrochirurgische Entfernung eines Vestibularis-Schwannoms über diesen Zugang berichtet (Malis 1998).

Mit der Einführung des Mikroskops in die Neurochirurgie begann eine stürmische Entwicklung der mikrochirurgischen Technik und Instrumentation. Bipolare Koagulation, Hochfrequenzfräse, Ultraschallaspirator (z.B. CUSA®) und moderne neuroradiologische Verfahren (CT, MRT) haben weitere Meilensteine auf dem Weg zur heutigen Operationstechnik im Bereich des KHBW gesetzt. Entscheidende Faktoren des Erfolgs bei der Operation der Tumoren sind jedoch unverändert das Wissen, das technische Können und die charakterliche Eignung des Neurochirurgen geblieben. Die persönliche Erfahrung des Seniorautors (MS), die allein mehr als 4.000 operative Fälle in dieser Region umfasst, ist Maßstab für den Inhalt dieses Kapitels.

Epidemiologie und Pathogenese

Die **Inzidenz** der Vestibularis-Schwannome wird mit ca. 1:100.000 pro Jahr angegeben (Bernstein u. Berger 2000; Flickinger et al. 1991; Malis 1998; Yamamoto et al. 199). Geht man davon aus, dass diese Schwannome 80 % der primären Tumoren im Kleinhirnbrückenwinkel ausmachen (Bernstein u. Berger 2000; Bigner et al. 1998; Sepehrnia 1998; Zülch 1979) und legt eine Bevölkerung von 82 Millionen zugrunde, dann müssen in Deutschland jährlich mehr als 1 000 Neubildungen im Kleinhirnbrückenwinkel erwartet werden.

Nach den Vestibularis-Schwannomen (s. Abb. 7.6-1a) folgen dabei in absteigen-

Tab. 7.6-1. Häufigkeit der Tumoren im Kleinhirnbrückenwinkel (KHBW) (Angaben nach Schlegel u. Westphal 1998; Yaşargil 1996; Youmans 1997; Zülch 1986 und eigene Patienten)

Tumor	Anteil [%]
Vestibularis-Schwannome	80
Meningeome	5–10
Epidermoide	5–7
Schwannome im Bereich des Foramen jugulare	< 2,5
Dermoide	< 1
Schwannome anderer Hirnnerven	< 1
In den KHBW expandierende Tumoren:	< 2

- Glomustumoren
- Gliome des Hirnstammes und des Kleinhirns
- Hypophysentumoren und Kraniopharyngeome
- Chondrosarkome, Chordome und Plexuspapillome
- Ependymome und Medulloblastome
- Sarkome und Karzinome
- Metastasen

der Häufigkeit Meningeome (5–10 %), Epidermoide [= Cholesteatome] 5–7 %), Schwannome des Foramen jugulare [Nn. glossopharyngeus, vagus, accessorius] < 2,5 %), Dermoide, Schwannome anderer Hirnnerven (Nn. trigeminus, facialis, Augenmuskelnerven, N. hypoglossus) und Tumoren, die aus anderen Regionen in den KHBW einwachsen (Gliome des Hirnstammes und des Kleinhirns, Kraniopharyngiome, Chondrosarkome und Chordome, Plexuspapillome, Ependymome, Medulloblastome, Glomustumoren (= Paragangliome oder Chemodektome), Sarkome und Karzinome (Tab. 7.6-1) (Bernstein u. Bergner 2000; Bigner et al. 1998; Sepehrnia 1998; Zülch 1979).

Metastasen, die sich intrakraniell in großen Studien etwa ebenso häufig finden wie die primären Neoplasien (Mahaley et al. 1990; s. Kap. 7.8), spielen im KHBW kaum eine Rolle. Tumoren des KHBW können mit einer neurovaskulären Kompression vergesellschaftet sein (Samii u. Matthies 1995).

Weniger als 5 % der Vestibularis-Schwannome sind bilateral (Bernstein u. Berger 2000). Die im Rahmen der **Neurofibromatose Typ 2** (NF-2) entstehenden Tumoren stellen auch chirurgisch eine besondere Entität dar, da sie die betroffenen Hirnnerven stärker infiltrieren und die Patienten immer durch eine beidseitige Ertaubung bedroht sind. Die Erkrankung tritt mit einer Frequenz von 1:50.000 Geburten auf (Guidetti u. Gagliardi 1977). Die zugrunde liegende Mutation des q-Segmentes des Chromosoms 22 mit dem resultierenden Defekt des Suppressorproteins Schwannomin (= Merlin) wird autosomal dominant vererbt (Bernstein u. Berger 2000; Bigner et al. 1998; Mautner et al. 1993). Auch bei der Hälfte aller sporadischen Vestibularis-Schwannome und Meningeome findet sich dieser Defekt – im Gegensatz zu Patienten mit NF-2 allerdings nicht genomisch und damit in allen Körperzellen, sondern nur im Tumor selbst.

Genetisches Screening bei jungen Patienten auch mit unilateralen Vestibularis-Schwannomen ist daher unbedingt geraten, um Patienten mit Neurofibromatose Typ 2 frühzeitig umfassend beraten zu können.

Klinische Symptomatik

Bei den Vestibularis-Schwannomen steht die **Hörminderung** bei weitem im Vordergrund der klinischen Symptomatik (Tab. 7.6-2) (Bernstein u. Berger 2000; Harner et al. 1983; Matthies u. Samii 1997b). Der Hörnerv ist zudem, aufgrund seines ausgedehnten zentralen Anteils ohne Schwann-Scheide (Lang 2001), der vulnerabelste Hirnnerv in dieser Region und

Tab. 7.6-2. Häufigkeit klinischer Symptome bei Patienten mit Vestibularis-Schwannomen (Angaben nach Schlegel u. Westphal 1998; Yaşargil 1996; Youmans 1997; Zülch 1986 und eigene Patienten)

Symptom	Häufigkeit [%]
Hörminderung	95–98
Tinnitus	63–70
Schwindel	61–67
Gleichgewichtsstörungen, Gangunsicherheit	60–67
Romberg-Versuch pathologisch	45
Unterberger-Versuch pathologisch	45
Kopfschmerz	1232
Nystagmus	26
Trigeminusaffektion	12–26
Fazialisparese	10–17
Gangataxie	14
Otalgie	9
Intentionstremor	8
Dysdiadochokinese	7
Affektion des Geschmackssinnes	6
Defizite im Versorgungsgebiet der kaudalen Hirnnerven	3
Doppelbilder	2

damit auch bei anderen Tumoren häufig in erster Linie betroffen. Weder der Zeitpunkt eines plötzlichen Hörverlustes („Hörsturz") noch der Grad der anschließenden Restitution des Hörvermögens lässt sich mit den derzeit verfügbaren Methoden vorhersagen. Das Ausmaß des Hörverlustes ist meist proportional zur Tumorgröße, dennoch können auch intrameatale Tumoren zur vollständigen unilateralen Ertaubung führen.

Tinnitus (Guidetti u. Gagliardi 1977; Mahaley et al. 1990; Matthies u. Samii 1997b) und vestibuläre Störungen folgen in der Hierarchie der Symptome (s. Tab. 7.6-2). Obwohl der N. facialis ebenso wie der N. vestibulocochlearis den inneren Gehörgang durchzieht, ist er wesentlich seltener präoperativ symptomatisch (Matthies u. Samii 1997b, c). **Dysästhesien** im Versorgungsgebiet des N. trigeminus sind sogar noch häufiger anzutreffen und deuten auf eine größere rostrale Ausdehnung des Tumors hin. **Otalgien** als Symptom der sensiblen Fasern der Pars intermedius des N. facialis sind nicht selten (Harner u. Laws 1983), eine verminderte Sensibilität im gleichen Bereich über dem hinteren Anteil des äußeren Gehörgangs wird auch „Hitselberger-Zeichen" genannt.

Bei großen Tumoren kann durch Beteiligung des R. auricularis des N. vagus („Arnold's nerve") eine schmerzhafte Irritabilität an der unteren Begrenzung des äußeren Gehörgangs, ggf. mit Hustenreiz, hinzutreten. Defizite der kaudalen Hirnnerven (vor allem Schluckstörungen, Heiserkeit, abgeschwächter Würgreflex, verminderte Sensibilität der Rachenhinterwand, Verziehung der Uvula, Kulissenphänomen des Gaumensegels, Paresen der Mm. sternocleidomastoideus et trapezius) sowie eine Hemisymptomatik betreffen fast ausschließlich ausgedehnte Tumoren in späten Stadien. Häufiger geht eine Ataxie durch Kompression der spinozerebellären Bahnsysteme voraus. Diese ist von einer hydrozephalen Symptomatik abzugrenzen.

Meningeome des KHBW treten viermal häufiger bei Frauen als bei Männern auf (Matthies et al. 1996). Hypakusis ist auch hier das dominierende Symptom. Eine Fazialisparese ist präoperativ jedoch etwas häufiger anzutreffen als bei Vestibularis-Schwannomen. Der Ursprung der Tumore liegt oft am oberen vorderen Rand des Meatus acusticus internus. Daraus und an ihrem Wachstum um die Felsenbeinspitze herum in die mittlere Schädelgrube (s. Abb. 7.6-1b), bis an den Klivus und in den Sinus cavernosus, erklärt sich auch das häufigere Auftreten von Trigeminusbeschwerden (13 %) und Doppelbildern (8 %) (Matthies et al. 1996).

Bei den **Epidermoiden** (s. Abb. 7.6-1c) ist als sporadisch auftretendes Zeichen neben der Irritation von Hirnnerven und einer zuweilen – wegen der großen perimedullären Raumforderung – erheblichen Ataxie die aseptische Meningitis von Bedeutung (Guidetti u. Gagliardi 1977; Samii et al. 1996).

Auch bei **Schwannomen des Foramen jugulare** (s. Abb. 7.6-1d) kann eine Hörminderung als erstes Symptom eintreten. Weiter distal gelegene Tumoren werden dagegen meist durch Defizite im Bereich der kaudalen Hirnnerven symptomatisch (Samii u. Tatagiba 1996; Samii et al. 1995a).

Aufgrund ihrer Ausdehnung im Mittelohr (Glomus tympanicum) kann es bei **Glomustumoren** zusätzlich zu einer Schalleitungsstörung kommen (Samii u. Tatagiba 1996; Youmans 1997). Etwa 70 % der Patienten berichten über pulsatilen Tinnitus. Neben den Hirnnerven IX bis XII, die insbesondere bei Tumoren des Glomus jugulare (vagale) involviert sind, kann auch der N. facialis primär mit betroffen sein (Samii u. Tatagiba 1996).

Diagnostik

Nach der klinischen Symptomatik werden erste Hinweise auf das Vorliegen eines Vestibularis-Schwannoms meist aus der **otologischen Routinediagnostik** mit Audiometrie (sensorische Hochtonsenke), Sprachdiskriminationstest, Vestibulogramm und akustisch evozierten Potenzialen (AEP, Interpeak-Latenzen Welle I bis III bzw. I bis V verlängert) gewonnen (Matthies u. Samii 1997c). Das **Kernspintomogramm** (MRT) ist diagnostisch auch bei intrameatalen Befunden fast immer treffsicher. Die Tumoren sind isointens im nativen MRT und nehmen mit Ausnahme zystischer und regressiv veränderter Schwannome homogen Kontrastmittel auf (Matthies u. Samii 1997b).

Bezüglich der **Tumorausdehnung** hat sich klinisch folgende Stadieneinteilung bewährt (Abb. 7.6-1a):

- T1: rein intrameatal
- T2: intrameatal mit extrameatalem Anteil
- T3: Ausfüllen der KHBW-Zisterne
- T4: a) Kompression des Hirntamms
       b) schwereHirnstammdislokation mit Verschluss des IV. Ventrikels

Im **Computertomogramm** (CT) sieht man bei Tumoren mit kräftigem intrameatalem Anteil eine knöcherne Aufweitung des inneren Gehörgangs.

Auch Meningeome des KHBW (s. Abb. 7.6-1b) wachsen in etwa einem Viertel der Fälle in den inneren Gehörgang ein, weiten diesen jedoch in der Regel nicht auf. Kalzifikation des Tumors, knöcherne Hypertrophie und eine breitflächige Matrix sind ebenso zu beobachten wie eine Ausdehnung um die Pyramidenspitze herum sowie in Richtung des Klivus und Sinus cavernosus, sodass zuweilen differenzialdiagnostisch auch an ein Trigeminus-Schwannom zu denken ist (Samii et al. 1995c).

Epidermoide (s. Abb. 7.6-1c) stellen sich fast liquorintens im MRT dar. Ihre Abgrenzung zum Liquorraum und zu arachnoidalen Zysten gelingt dennoch meist durch Aufnahmen in FLAIR-Sequenz oder im dynamischen MRT.

Schwannome im Bereich des Foramen jugulare expandieren in der Mehrzahl in den KHBW (s. Abb. 7.6-1d) (Samii u. Tatagiba 1996; Samii et al. 1995a). Computertomographisch lässt sich die knöcherne Aufweitung des Foramen nachweisen.

Glomustumoren führen zu einer stärkeren knöchernen Destruktion um die Pars vascularis (Glomus vagale), sind aufgrund ihrer Abkunft von perivaskulären chemorezeptiven Zellen ungleich kräftiger vaskularisiert („Salz-und-Pfeffer"-Bild im T2-gewichteten MRT) und lassen sich otoskopisch oft rötlich pulsierend hinter dem Trommelfell darstellen (Glomus tympanicum). Eine Angiographie ist vor allem nur dann sinnvoll, wenn gleichzeitig eine Embolisation des Tumors angestrebt wird (Youmans 1997).

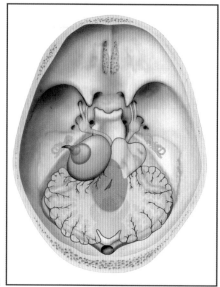

a

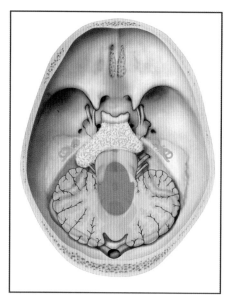

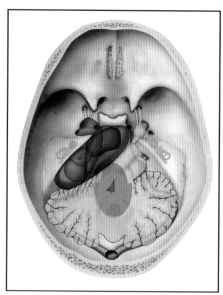

c

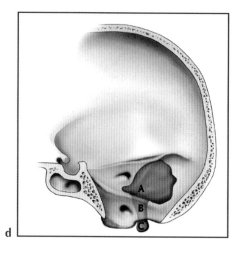

d

Abb. 7.6-1. Tumoren des Kleinhirnbrückenwinkels (KHBW):
a) Ausdehnung der Vestibularis-Schwannome: Stadium T1: intrameatal; Stadium T2: intrameatal mit extrameatalem Anteil; Stadium T3: Zisterne des KHBW ausgefüllt; Stadium T4: Kompression des Hirnstamms;
b) Meningeome des KHBW: Hauptlokalisationen;

c) Epidermoid mit präpontiner Ausdehnung und Kompression des Hirnstamms;
d) Schwannome des Foramen jugulare: **A:** intrakraniell (vor allem KHBW); **B:** im Foramen gelegener Anteil; **C:** extrakranielle Ausdehnung.

Therapie

Operationsindikation

Fast alle Tumoren des KHBW sind histologisch gutartig und mikrochirurgisch vollständig mit einer vertretbaren Morbidität zu entfernen. Eine Ausnahme stellen infiltrierend wachsende Meningeome dar. Die Tatsache, dass insbesondere bei den Vestibularis-Schwannomen zunehmend frühzeitig eine Operationsindikation gestellt wird (im Stadium T1 und T2, s. Tab. 7.6-5), beruht auf der in diesen Stadien höheren Chance, das Hörvermögen des Patienten zu erhalten.

Oft ist aber eine abwartende Haltung durchaus vertretbar, insbesondere bei Patienten mit erhöhtem Operationsrisiko (Levo et al. 1997; Yamamoto et al. 1998)

oder dann, wenn bereits auf der Gegenseite eine Ertaubung eingetreten ist (vor allem bei NF-2-Patienten). Andererseits ist es gerade bei Patienten mit bilateralen Vestibularis-Schwannomen manchmal sinnvoll, bei gutem Hörvermögen zuerst den kleineren Tumor mit dem Versuch der Hörerhaltung entfernen oder durch Auffräsen des inneren Gehörgangs den N. cochlearis auf dieser Seite zumindest zu dekomprimieren. Hirnstammkomprimierende Tumoren mit oder ohne Liquorzirkulationsstörung können eine Notfallsituation darstellen.

Radiotherapie

Eine einzeitige oder fraktionierte **stereotaktische Bestrahlung** (Leksell-Gamma-Knife®, Linearbeschleuniger) induziert eine zeitlich begrenzte Expansion des Tu

mors, die zur Ertaubung führen kann (Chang et al. 1998; Lederman et al. 1997; Vermeulen et al. 1998). Mögliche Nebenwirkungen umfassen auch Fazialisparesen, Hyp- und Dysästhesien im Bereich des N. trigeminus, Gleichgewichtsstörungen, Schwindel und Kopfschmerzen (Vermeulen et al. 1998) und sind denen bei chirurgischem Vorgehen somit nicht unähnlich.

Der Tumor wird durch diese modernen Verfahren im Wachstum gehemmt, aber nicht entfernt. Sollte später doch eine Operation notwendig werden, so kann die Erhaltung des N. facialis aufgrund fibrotischer Veränderungen unter Umständen schwierig sein (Schulder et al. 1999). Darüber hinaus können ionisierende Strahlen in sehr seltenen Fällen zur Entstehung maligner Tumoren beitragen.

Aus den genannten Gründen stellt die primäre Radiotherapie im Bereich des KHBW in ausgewählten Fällen eine Alternative zur mikrochirurgischen Tumorentfernung in erfahrenen Zentren dar (Gormley et al. 1997, Prasad et al. 2000). Im Hinblick auf Patientenselektion und -aufklärung ist eine enge Kooperation der beteiligten Fachrichtungen erforderlich.

Operationsvorbereitung

Neben einem aktuellen MRT gehört derzeit ein **CT** zum präoperativen Standard:
- zur Beurteilung der Lokalisation des Bulbus jugulare in Bezug zum inneren Gehörgang (cave: Bulbushochstand)
- zur Lokalisation der Bogengänge in Bezug zur Hinterwand des inneren Gehörgangs (cave: Hörverlust bei Eröffnung) (Tatagiba et al. 1992)
- zur Beurteilung der Pneumatisation des Felsenbeins (cave: innere Liquorfistel)
- zur Darstellung von Emissarien im Bereich der Kraniotomie

Die moderne **MR-Zisternographie** kann die Tumorausdehnung im inneren Gehörgang, die Nn. vestibulocochlearis und facialis und die Bogengänge ebenfalls sehr gut darstellen, hat jedoch gegenüber dem CT Nachteile bei der Darstellung der knöchernen Strukturen.

Funktionsaufnahmen der Halswirbelsäule (cave: Instabilität), bei Patienten mit Neurofibromatose oder Verdacht auf zer-

vikale Myelopathie ein zervikales MRT, ein EKG, Thoraxröntgenaufnahmen und selbstverständlich eine aktuelle Labordiagnostik mit Blutbild, Gerinnungsstatus, Elektrolyten, C-reaktivem Protein und individuell abgestimmter Erweiterung ergänzen das präoperative Programm (Tab. 7.6-3). Bei älteren und entsprechend vorbelasteten Patienten sollten eine Lungenfunktionsprüfung, ein Belastungs-EKG und eine transösophageale Echokardiographie (cave: Foramen-ovale-Defekt) durchgeführt werden.

Bei Verdacht auf Schluckstörungen (Störungen kaudaler Hirnnerven) sollte eine Kinematographie des Schluckaktes nach Kontrastmittelgabe erfolgen.

Thrombozytenaggregationshemmende Medikamente sollten 10 Tage vor der Operation abgesetzt werden. Liquorzirkulationsstörungen können die Anlage einer externen Ventrikeldrainage im gleichen Eingriff oder eines primären Shunts erfordern.

Wegen seiner Überlegenheit bei der Darstellung der Strukturen im KHBW und der damit verbundenen Chance der Hörerhaltung auch bei Vestibularis-Schwannomen wird in der Neurochirurgie der retrosigmoidale Zugang über eine **late-ral-subokzipitale Kraniotomie** favorisiert (Samii 1979; Samii et al. 1995b; Yaşargil 1996). Die sog. **halbsitzende Position** des Patienten ermöglicht dabei dem Opera-

Tab. 7.6-3. Checkliste: präoperativ obligate Diagnostik bei Tumoren des Kleinhirnbrückenwinkels

- Kernspintomographie (MRT) des Kopfes, ggf. Navigationsplanung
- Feinschichtcomputertomographie der hinteren Schädelgrube im Knochenalgorithmus (1-mm-Schichten), ggf. CT-Angiographie (Sinus)
- Röntgennativaufnahmen der Halswirbelsäule in Ante- und Retroflexion
- Thoraxröntgenaufnahmen in zwei Ebenen
- Reintonaudiometrie beidseits
- Sprachdiskriminationstest beidseits
- Vestibularisdiagnostik
- EKG (ggf. auch unter Belastung)
- Laborparameter (Elektrolyte, Glucose, Eiweiß, Gerinnung, Blutbild, C-reaktives Protein, HIV, Hepatitis, Lues, ggf. erweitert)
- Lungenfunktionsprüfung (bei Verdacht auf restriktive oder obstruktive Lungenerkrankungen)

teur in jeder Phase des Eingriffs beidhändiges Präparieren, da Spülflüssigkeit und Liquor frei ablaufen können. Der Kopf des Patienten wird nach Anlage der Mayfield-Kopfhalterung unter Monitoring der beidseits über den N. medianus stimulierten, somatosensibel evozierten Potenziale (SEP) extendiert, antevertiert, anteflektiert

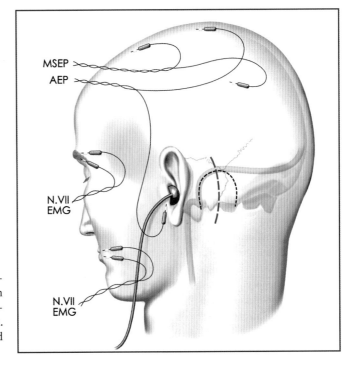

Abb. 7.6-2. Kopf des Patienten in halbsitzender Position mit Elektroden zum intraoperativen Monitoring der somatosensibel evozierten Potenziale nach Medianusstimulation (MSEP), der akustisch evozierten Potenziale (AEP) und des Elektromyogramms (EMG) der Mm. orbiculares oculi et oris. Die Strichlinien markieren Hautschnitt und Kraniotomie.

und ca. 30–40° zur Tumorseite hin rotiert (Abb. 7.6-2).

Intraoperatives Monitoring

Über subkutane Nadelelektroden wird die bipolare Ableitung des **Elektromyogramms** (EMG) aus dem Bereich der Mm. orbiculares oculi und oris ermöglicht (s. Abb. 7.6-2). Bei ausgedehnten Tumoren sowie bei geplanter Implantation einer Nucleus-cochlearis-Elektrode wird zusätzlich die elektromyographische Aktivität aus dem Versorgungsgebiet des N. hypoglossus (Zunge), des N. accessorius (M. trapezius), des N. glossopharyngeus (Gaumensegel), des N. trigeminus (M. masseter) und des N. vagus (Stimmband) registriert (Matthies u. Samii 1997d).

Über in den äußeren Gehörgang eingebrachte Ohrhörer werden **Hirnstammpotenziale** auf akustische Reize ausgelöst (Akustisch Evozierte Potenziale = AEP), die man beidseits am Tragus oder Mastoid in Referenz zur Schädelkonvexität registriert. Zusätzlich kann eine Ableitelektrode im äußeren Gehörgang platziert werden. Zur Beschleunigung der Datenerfassung kann intraoperativ eine AEP-Ableitelektrode mit direktem Kontakt am Kleinhirn nahe dem Hirnstamm zum Einsatz kommen (Matthies u. Samii 1997a).

Von anästhesiologischer Seite erfolgen routinemäßig ein transthorakales Doppler-Monitoring (Luftemboliedetektion), eine endexspiratorische Kapnometrie, die Anlage eines Vorhofkatheters, eines intraarteriellen Zuganges und eines transurethralen Blasenkatheters.

Operation

Nach einem **retroaurikulären Hautschnitt** erfolgt die Trepanation so, dass der Winkel zwischen Sinus sigmoideus und Sinus transversus und lateral gerade der Rand des Sinus sigmoideus dargestellt werden (s. Abb. 7.6-2, 7.6-3). Das Risiko für Verletzungen der venösen Blutleiter kann nach anatomischen Studien durch Orientierung am äußeren Gehörgang, der Mastoidspitze und dem Asterion verringert werden (Lang u. Samii 1991). Mit bildgestützten

Navigationssystemen kann heute die Lokalisation der Sinus und Emissarien intraoperativ millimetergenau bestimmt werden. Modernste Geräte ermöglichen es, die Transparenz der Weichteile und des Knochens in volumetrisch berechneten 3-D-Bildern zu variieren; Beziehungen zwischen knöchernen (Mastoidspitze, Asterion) und vaskulären Strukturen werden so auf einen Blick erfassbar (Abb. 7.6-4). Bereits der Hautschnitt kann der individuellen Anatomie angepasst und die Kraniotomie sicher und rasch an den Zielstrukturen orientiert ausgeführt werden (Rosahl et al. 2002). Insbesondere bei der bildgestützten Navigation zum Bogengangssystem sollte wegen systematischer Zielfehler der Navigationssysteme ein Sicherheitskorridor von 1–2 mm nicht unterschritten werden (Samii et al. 2000a).

Bis in den Fundus des inneren Gehörganges reichende Tumoren erfordern eine mediale Erweiterung der Kraniotomie. Wegen der Gefahr der **Luftembolie** durch negative Druckverhältnisse beim sitzenden Patienten müssen eröffnete venöse Gefäße und Emissarien sofort verschlossen werden. Eine intraoperative Luftembolie kann auch bei sorgfältiger Präparation eintreten (ca. 5–15 %). Bei entsprechenden Vorsichtsmaßnahmen (Doppler-Monitoring, rasche Jugulariskompression und Abdichtung der Leckstelle, atriale Luftaspiration) ist aber eine permanente klinische Morbidität sicher vermeidbar (Duke et al. 1998; von Gösseln et al. 1991).

Nach Duraeröffnung parallel zum Sinusrand wird die Cisterna magna lateral eröffnet und Liquor drainiert. Das Kleinhirn wird mittels Spatel leicht retrahiert, sodass Tumor und Hinterwand des inneren Gehörganges sichtbar werden. Einzelne lateral gelegene, angespannte Brückenvenen zwischen Tentorium und Zerebellum sollten bereits zu diesem Zeitpunkt durch bipolare Koagulation verschlossen werden, um eine intradurale Nachblutung zu vermeiden.

Die über der hinteren Lippe des inneren Gehörgangs liegende Dura wird bogenförmig inzidiert und nach ventral abgeschoben, bevor mittels Hochfrequenzfräse und Diamantbohrer die Hinterwand des inneren Gehörganges eröffnet wird. Im nächsten Schritt wird der Tumor aus dem inneren Gehörgang unter Schonung der Nn. cochlearis und facialis

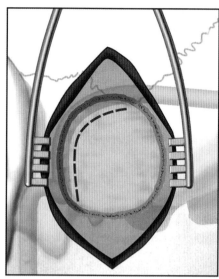

Abb. 7.6-3. Schema der Durainzision parallel zu Sinus sigmoideus und Sinus transversus nach lateral-subokzipitaler Kraniotomie.

herausluxiert (Samii 1979, Samii et al. 1985). Danach wird die Kapsel des Tumoranteils im KHBW eröffnet (Abb. 7.6-5a). Durch intrakapsuläre Verkleinerung (Ultraschallaspirator) verringert sich der Druck auf die Umgebungsstrukturen, wodurch die Grenzbeziehungen zu diesen Strukturen klarer erkennbar werden. Jetzt werden Tumor und Tumorkapsel schrittweise vom Hirnstamm, von den Gefäßen und Hirnnerven unter Erhaltung der arachnoidalen Grenzschicht abpräpariert.

> **Praktischer Hinweis:** Am oberen Eingang des inneren Gehörganges sind Nerven und Tumor zumeist am engsten miteinander verwachsen. Die Präparation an dieser Stelle erfolgt daher oft zuletzt und erfordert zum Teil scharfe Dissektion, um Zugwirkung insbesondere auf den N. facialis zu vermeiden.

Die Integrität des Nerven wird mittels der Elektromyographie überwacht und nach Tumorentfernung mittels elektrischer Stimulation des proximalen Nerven am Hirnstamm getestet (s. Abb. 7.6-5b).

Bei weit intrameatal gelegenen Tumoren lässt sich die Vollständigkeit der Entfernung durch Spiegel oder Mikroendoskopie verifizieren (Tatagiba et al. 1996). Eine Kompression der Vv. jugulares durch den Anästhesisten sichert die sorgfältige, vollständige Blutstillung am Ende des intrakraniellen Eingriffs. Im Bereich des

Fräsdefektes am inneren Gehörgang wird zum Verschluss von Mastoidzellen Muskelgewebe platziert und mittels Fibrinkleber dort fixiert.

Der Duraverschluss sollte generell möglichst wasserdicht erfolgen. Dadurch kann am sichersten eine postoperative Rhinoliquorrhoe durch Übertritt von Liquor in eröffnete Mastoidzellen, die Paukenhöhle und die Tuba Eustachii vermieden werden. Zusätzlich sollte das im Bereich der Kraniotomie pneumatisierte Mastoid mittels Muskel und Fibrinkleber fest verschlossen werden. Bei größeren Duradefekten oder einer ausgedehnten, inneren Pneumatisation des Mastoids empfiehlt sich die prophylaktische Anlage einer Lumbaldrainage, um den Liquordruck permanent für einige Tage zu senken.

Meningeome erfordern nur selten die ausgedehnte Eröffnung des inneren Gehörganges. Im Interesse der Funktionserhaltung müssen Hyperostosen im Bereich des Felsenbeins mit Involvierung des Labyrinths und der Kochlea nicht primär radikal abgetragen werden (Matthies et al.

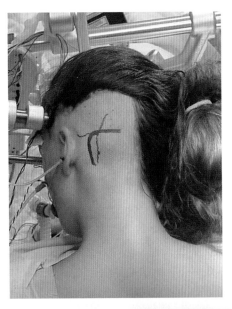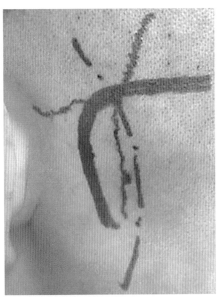

Abb. 7.6-4. Einsatz der bildgestützten Navigation für den lateral-subokzipitalen Zugang:
a) Nach Lagerung der Patientin in halbsitzender Position erfolgen die physikalische Registrierung mittels Infrarot-Pointer und die Anzeichnung relevanter anatomischer Tiefenstrukturen (hier: Sinus transversus, Sinus sigmoideus und Asterion) auf der Haut.
b) Der Hautschnitt (gestrichelt) orientiert sich an den angezeichneten Orientierungspunkten.
c–f) Auf dem Bildschirm des Navigationssystems werden durch Veränderung der Transparenz einzelner Gewebeschichten Beziehungen zwischen knöchernen und vaskulären Strukturen sichtbar. Diese virtuelle Darstellung der Anatomie der Patientin kann in modernen Operationsmikroskopen auch in das Gesichtsfeld des Operateurs eingespielt werden.

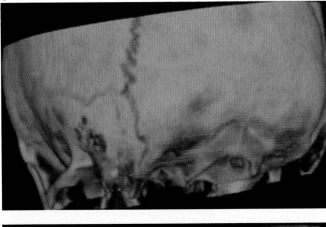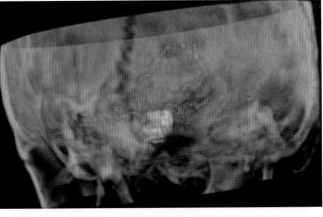

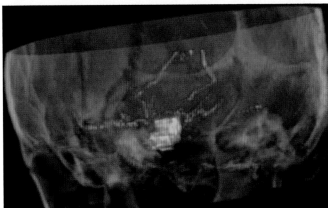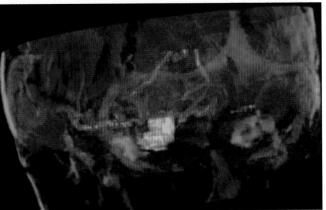

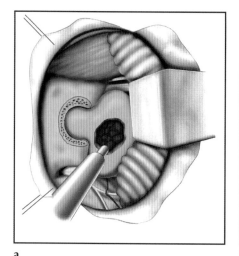

a

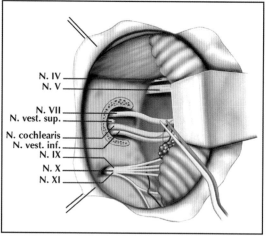

N. IV
N. V
N. VII
N. vest. sup.
N. cochlearis
N. vest. inf.
N. IX
N. X
N. XI

b

Abb. 7.6-5. Operatives Vorgehen bei Vestibularis-Schwannomen: **a)** Eröffnung der Kapsel des Tumors und Einsatz des Ultraschallaspirators. Zuvor wurde der innere Gehörgang aufgefräst und der Tumor aus dem Bereich des Fundus entfernt. **b)** Hirnstammnahe Stimulation zur Funktionsprüfung des N. facialis nach vollständiger Tumorentfernung. Der Tumor war hier aus dem N. vestibularis superior hervorgegangen.

1996). Auch große, retroklivale Tumoren (s. Abb. 7.6-1b) können häufig über einen einfachen retrosigmoidalen Zugang entfernt werden (Samii et al. 1999). Bei einem Wachstum um die Felsenbeinspitze herum kann man durch Abfräsen der Felsenbeinoberkante suprameatal nach Inzision des Tentorium Zugang bis in den Bereich des Cavum Meckeli hinein erlangen (Samii et al. 1999). Bei großer Ausdehnung in die mittlere Schädelgrube wird entweder primär ein kombinierter subokzipital-subtemporaler Zugang gewählt oder ein zweizeitiges Vorgehen angestrebt.

Die Präparation im Sinus cavernosus ist aufgrund der darin liegenden Nerven und Gefäße mit einer hohen Morbidität behaftet. Tumoranteile in diesem Bereich bleiben oft über viele Jahre größenkonstant. Eine Einschränkung der Lebensqualität des Patienten durch bedingungslos vollständige Tumorentfernung aus dem Sinus cavernosus ist aus unserer Sicht nicht akzeptabel. Die Radiochirurgie bietet hier oft eine gute Alternative.

Epidermoide (s. Abb. 7.6-1c) lassen sich nach ihrem Verhältnis zu den umgebenden nervalen und vaskulären Strukturen in zwei Gruppen einteilen. Tumoren der einen Gruppe lassen sich verhältnismäßig leicht von Nerven und Hirnstamm separieren. Die vollständige Entfernung kann in dieser Gruppe auch dann über einen unilateralen Zugang gelingen, wenn der Tumor sich präpontin bis auf die Gegenseite ausdehnt (Samii et al. 1996). Die zweite Gruppe ist gekennzeichnet durch starke Adhärenz der Kapsel an den Umgebungsstrukturen, sodass eine voll-

ständige Entfernung der Tumorkapsel nicht immer sinnvoll ist.

Tumore aus dem Bereich des **Foramen jugulare** erfordern bei rein intrakranieller Ausdehnung einen lateral-subokzipitalen Zugang (Typ A, s. Abb. 7.6-1d) (Samii et al. 1995a). Bei intra-extrakranieller Ausdehnung ist ein kombiniertes Vorgehen erforderlich. Dazu wird der Patient auf den Rücken gelagert und der Kopf ca. 50° auf die Gegenseite gedreht, aus der Horizontalen eleviert und ca. 15° anteflektiert.

Ist die anatomische Erhaltung des N. facialis intraoperativ nicht möglich, dann wird eine primäre mikrochirurgische Rekonstruktion angestrebt, ggf. unter Einsatz eines Transplantates aus dem N. suralis (Samii u. Matthies 1994, 1997a).

Postoperativer Verlauf und Komplikationen

In den meisten Fällen erfolgt die Extubation des Patienten noch im Operationsbzw. Intermediärbereich. Prinzipiell sollte dennoch jeder Patient nach einem Eingriff in der hinteren Schädelgrube eine Nacht auf einer neurochirurgisch versierten Intensivstation überwacht werden, um Frühkomplikationen sofort erkennen und behandeln zu können (Tab. 7.6-4). Manchmal bedarf ein postoperativer Spannungspneumozephalus einer Entlastung. Ein Hydrozephalus muss bei etwa 1% der Patienten durch eine Shunt-Anlage versorgt werden (Samii u. Matthies 1997a). Ungefähr ebenso häufig ist eine

zeitweise externe Ventrikeldrainage erforderlich.

Ein weiteres Argument für einen postoperativen intensivstationären Aufenthalt des Patienten ist der Ausschluss von **Störungen der kaudalen Hirnnerven**, die leicht zu einer Aspiration führen können. Die operative Letalität von ca. 1% wird zur

Tab. 7.6-4. Gravierende postoperative Komplikationen bei Patienten mit Vestibularis-Schwannomen (Angaben nach Yaşargil 1996; Samii u. Matthies 1997a)

Komplikation	Häufigkeit [%]
Meningitis	3
Blutung (Kleinhirnbrückenwinkel, epidural, intrapontin, zerebellär) (Revision erforderlich)	2,2 (1,5)
Defizite der kaudalen Hirnnerven (postoperativ neu)	2
permanente Fazialisparalyse (trotz anatomischer Erhaltung)	1,7
Hydrozephalus (postoperativ relevant)	1,4
Hemiparese	1
Sinusthrombose	0,3
Lungenembolie	0,2
Tetraparese	0,1

Hälfte durch Aspirationspneumonien getragen (Samii et al. 1997a)!

Zur Vermeidung thromboembolischer Komplikationen sollten die Patienten bereits am 1. postoperativen Tag mobilisiert werden. Im weiteren Verlauf erfolgen eine CT-Kontrolle, eine Audiometrie und eine Kontrolle der Basislaborparameter. Bei unauffälliger Wundheilung können die Hautfäden nach dem 8. postoperativen Tag gezogen werden.

Eine **Rhinoliquorrhoe** als Ausdruck einer äußeren (ca. 7 %) oder inneren Liquorfistel (ca. 1–2 %) wird meist zwischen dem 3. und 7. postoperativen Tag beobachtet (Provokationstest). Eine Revision ist erfahrungsgemäß nur bei den inneren Fisteln (Liquor klar) erforderlich (Samii u. Matthies 1997a).

Ergebnisse der Operation

Prinzipiell ist bei Vestibularis-Schwannomen eine **komplette Tumorentfernung** fast immer vertretbar (979 auf 1 000 Fälle) (Samii u. Matthies 1997a). Bei älteren Patienten mit ausgedehnten Tumoren mit Hirnstammkompression kann unter Umständen bewusst auf die vollständige Exstirpation verzichtet werden. Ebenso kann man elektiv in ausgewählten Fällen bei Neurofibromatosepatienten im Interesse der Hörerhaltung infiltrierende Tumoranteile belassen (Samii et al. 1997b).

Unabhängig von der Tumorgröße kann der erfahrene Operateur den **N. facialis** heute in 98 % aller Fälle anatomisch in Kontinuität erhalten. Dennoch kann auch bei intraoperativ auf hirnstammnahe elektrische Reizung reagierendem Nerven (s. Abb. 7.6-5b) ein permanenter, operativ behandlungsbedürftiger Funktionsverlust eintreten (s. Tab. 7.6-4). Umgekehrt tritt bei mehr als der Hälfte aller Patienten mit anatomischer Fazialiserhaltung postoperativ auch keinerlei funktionelles Defizit auf (Grad I nach House u. Brackmann, Tab. 7.6-5).

Obwohl Ohrgeräusche bei einer Vielzahl von Patienten postoperativ vermindert auftreten, sind **Tinnitus** und auch **Schwindel** durch die Operation nicht sicher zu beeinflussende Variablen. Insbesondere in den ersten Tagen nach der Operation tritt häufig starker Schwindel in Begleitung von Übelkeit auf. Später bemerken die meisten Patienten Schwindel nur noch bei sehr raschen Kopfdrehungen.

Eine **Erhaltung des Hörnerven** gelang in der bereits zitierten Serie von 1 000 Vestibularis-Schwannomen anatomisch in 68 %, funktionell in 39 % (Samii et al. 1997b). In der zweiten Hälfte dieser Serie (580 Fälle) konnte das Hörvermögen in 50 % erhalten werden. Durch operative Erfahrung und routiniertes Monitoring wurden diese Zahlen in jüngster Zeit weiter verbessert.

In der Verbindung von Ausdehnung im MRT und präoperativem Hörvermögen liegt eine prognostische Aussage, die auf der Basis einer Statistik von 1 000 operierten Vestibularis-Schwannomen gewonnen wurde (Matthies u. Samii 1997c). Danach war eine Hörerhaltung (auch Resthörvermögen) bei intrameatalen Tumoren (Stadium T1) und präoperativem Hörverlust von nicht mehr als 20 dB zwischen 1 und 3

Tab. 7.6-5. Graduierung der Fazialisfunktion (nach House u. Brackmann 1985, vereinfacht und mit Angabe des prozentualen Defizits)

Grad	Beschreibung	Charakteristika
I	normal (100 %)	normale Funktion
II	leichte Parese (76–99 %)	• Ruhesymmetrie • Lidschluss mit minimaler Anstrengung • Mundwinkel bleibt minimal zurück
III	mäßige Parese (51–75 %)	• Ruhesymmetrie • Lidschluss mit Anstrengung • Mundwinkel bleibt leicht zurück • leichte Synkinesie

IV	ausgeprägte Parese (26–50 %)	• Ruhesymmetrie
		• Entstellung bei Bewegung
		  – Stirnast plegisch
		  – Lidschluss inkomplett
		  – Mundwinkel asymmetrisch bei maximaler Anstrengung

V	schwere Parese (0–25 %)	• in Ruhe asymmetrisch
		  – Stirnast plegisch
		  – Lidschluss inkomplett
		  – Mundwinkel kann noch minimal bewegt werden

VI	Plegie (0 %)	keine Bewegung

Tab. 7.6-6. Prozentuale Hörerhaltung als Funktion von Tumorgröße (Stadium, s. Abb. 7.6-1a) und präoperativer Hörminderung (Mittelwert über 1–3 kHz) bei 1 000 Patienten mit Vestibularis-Schwannomen (Samii u. Matthies 1997a)

Stadium	Hörminderung präoperativ			
	0–20 dB	**21–40 dB**	**41–60 dB**	**61–80 dB**
T1	88 %	67 %	33 %	
T2	58 %	79 %	48 %	27 %
T3	64 %	47 %	34,5 %	25,5 %
T4	29 %	17 %	17,5 %	13 %

kHz bei 88 % der Patienten möglich. Bei gleicher Ausdehnung, aber präoperativem Hörverlust von 40–60 dB sank die Rate der Hörerhaltung auf 33 %. Immerhin war eine Hörerhaltung ebenfalls noch bei etwa einem Drittel der Patienten bei Tumoren mit Hirnstammkompression (Stadium T4) möglich, solange das präoperative Hörvermögen nicht um mehr als 20 dB herabgesetzt war (Tab. 7.6-6).

Betrachtet man allein die Tumorgröße als prognostischen Faktor, dann ist die Hörerhaltung im T1- und T2-Stadium bei mehr als 50 %, im T3-Stadium bei 44 % und im T4-Stadium immerhin noch bei 18 % aller Patienten möglich. Bei Patienten mit zystischen Tumoren und mit NF 2 ist die Rate der Hörerhaltung signifikant kleiner.

Rezidive des Vestibularis-Schwannoms sind bei Patienten, die nicht im Rahmen einer Neurofibromatose erkrankt sind, sehr selten (< 1 %) (Samii u. Matthies 1997a).

Nachsorge und Restitution nervaler Funktionen

Störungen der kaudalen Hirnnerven können insbesondere in der frühen postoperativen Phase durch eine mögliche Aspirationspneumonie zu einer vitalen Bedrohung des Patienten werden.

> **Praktischer Hinweis:** Die Entscheidung zur temporären Anlage eines Tracheostomas sollte man nicht unnötig verzögern, wenn eindeutige Paresen kaudaler Hirnnerven ohne rasche Besserung vorliegen (Endolaryngoskopie).

Auch bei rascher Erholung sollte die **Rehabilitation des Schluckaktes** unter professioneller Anleitung geschehen (Schalch 1992). Bei kompletter Paralyse, aber anatomischer Erhaltung der kaudalen Hirnnerven kann eine Regeneration bis zu 18 Monaten abgewartet werden, bevor plastische Maßnahmen aus dem HNO-Bereich (Durchtrennung des M. cricopharyngeus, Raffung des Recessus piriformis, Medial-

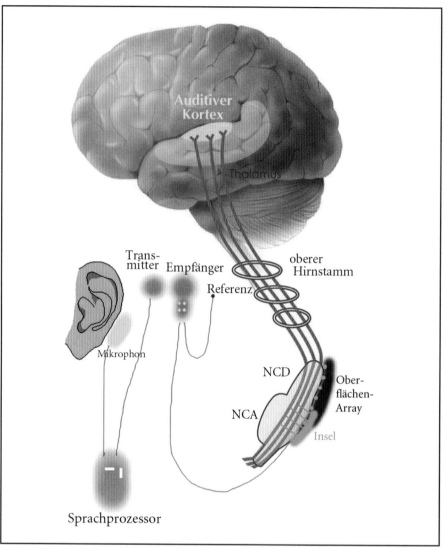

Abb. 7.6-6. Schematische Darstellung eines auditorischen Hirnstammimplantates mit oberflächlichen und Insertionselektroden (INSEL). NCA: Nucleus cochlearis anterior; NCD: Nucleus cochlearis dorsalis.

verlagerung oder Unterspritzung des Stimmbands) in Betracht gezogen werden.

Die Indikation zum Einsatz eines sog. „**Auditorischen Hirnstammimplantates**" (Auditory Brainstem Implant, ABI) ist im Wesentlichen auf Patienten mit NF 2 bei beidseitigem Funktionsverlust des Hörnerven beschränkt (Brackmann et al. 1993; Edgerton et al. 1982; Hitselberger et al. 1984). Die Implantation des Sprachwandlers – bei den derzeit gebräuchlichen Modellen in Verbindung mit Oberflächenelektroden über dem Nucleus cochlearis im lateralen Rezessus des IV. Ventrikels (Abb. 7.6-6) – sollte nach Möglichkeit zeitgleich mit der Entfernung des Tumorrezidivs nach Ertaubung erfolgen. Weltweit wurden bereits mehr als 300 solche Im-

plantate eingesetzt. Die Prothese ermöglicht zumindest eine Orientierung bei Alltagsgeräuschen sowie eine Erleichterung des Lippenablesens und wird von den Patienten meist als große Unterstützung empfunden. In Einzelfällen ist sogar ein Verständnis einfacher, kurzer Sätze am Telefon möglich (Shannon et al. 1993).

Ein verbessertes Sprachverständnis wird durch den Zugriff auf die Tiefentonotopie des Nucleus cochlearis unter Einsatz neu entwickelter, penetrierender Insertionselektroden erwartet (McCreery et al. 1998; Rauschecker u. Shannon 2002; Rosahl et al. 2001).

Patienten mit **funktioneller Paralyse des N. facialis** bei anatomischer Erhaltung des Nerven intraoperativ werden in Abständen von 3 Monaten klinisch und elektromyographisch kontrolliert. Zwischenzeitlich müssen geeignete Maßnahmen getroffen werden, um Bindehautentzündungen zu vermeiden (künstliche Tränenflüssigkeit, Salben, Uhrglasverband). Eine temporäre Tarsorrhaphie kann sehr hilfreich sein. Bei fehlender Reinnervation 6 bis 9 Monate nach dem Eingriff besteht die Indikation zur Neurotisation über den N. hypoglossus (Burgess u. Goode. 1994; Samii 1979; Samii u. Draf 1989; Samii u. Matthies 1994, 1997b; Samii et al. 1995b). In nahezu allen Fällen werden dadurch gute funktionelle Ergebnisse erreicht, zumeist mit komplettem Lidschluss und Ruhesymmetrie im Bereich der Mundwinkel (Grad III nach House u. Brackmann, s. Tab. 7.6-6) (Samii u. Matthies 1997b).

Wenn bereits eine hochgradige Atrophie der mimischen Muskulatur eingetreten ist, kann eine **muskuläre Zügelplastik** (M.-temporalis-Transfer) angelegt werden (Burgess u. Goode 1994; Samii u. Draf 1989; Samii u. Matthies 1994).

Nach vollständiger Tumorentfernung und funktioneller Erhaltung des N. facialis empfehlen wir eine klinische und kernspintomographische Kontrolle 1 Jahr nach der Operation. Wird dabei ein Rezidiv sicher ausgeschlossen, dann kann das Kontrollintervall ausgedehnt werden.

Ausblick

Ursächlich für die Entstehung von Vestibularis-Schwannomen ist ein Gendefekt auf Chromosom 22, der zu einer verminderten Expression des Tumorsuppressorproteins Schwannomin führt. Ähnliche pathogenetische Beziehungen wurden für Meningeome nachgewiesen. Inzwischen wird deutlich, dass der Subtyp des Defektes Schwere und Verlauf der Erkrankung bestimmen kann. Es ist denkbar, dass diese Erkenntnisse in der Zukunft zu einem **gentherapeutischen Ansatz** führen.

Die weitere Verbesserung der Ergebnisse der Behandlung der Tumoren des Kleinhirnbrückenwinkels in naher Zukunft ist nur durch eine weitere Optimierung des gesamten prä-, intra- und postoperativen Ablaufes denkbar und daher an spezialisierte Zentren mit auf diesem Gebiet erfahrenen Mikroneurochirurgen gebunden.

Danksagung. Die Abbildungen 7.6-1 bis 3 und 7.6-5 zu diesem Kapitel wurden durch Herrn Helmut Krzeczik (Graphik-Abteilung, Medizinische Hochschule Hannover) erstellt.

Literatur

Bernstein M, Berger MS (2000) Neuro-Oncology. The Essentials. New York: Thieme.

Bigner DD, McLendon R, Bruner JM (1998) Russel & Rubinstein's Pathology of Tumors of the Nervous System. 6th ed. London, Sidney, Auckland: Arnold/Oxford University Press.

Brackmann DE, Hitselberger WE, Nelson RA et al. (1993) Auditory brainstem implant: I. Issues in surgical implantation. Otolaryngol Head Neck Surg 108: 624–33.

Burgess L, Goode RL (1994) Reanimation of the Paralyzed Face. Stuttgart, New York: Thieme.

Chang SD, Poen J, Hancock SL et al. (1998) Acute hearing loss following fractionated stereotactic radiosurgery for acoustic neuroma. Report of two cases. J Neurosurg 89: 321–5.

Duke DA, Lynch JJ, Harner SG et al. (1998) Venous air embolism in sitting and supine patients undergoing vestibular schwannoma resection. Neurosurgery 42: 1282–6 (discussion: 1286–7).

Edgerton BJ, House WF, Hitselberger W (1982) Hearing by cochlear nucleus stimulation in humans. Ann Otol Rhinol Laryngol Suppl 91: 117–24.

Flickinger JC, Lunsford LD, Coffey RJ et al. (1991) Radiosurgery of acoustic neurinomas. Cancer 67: 345–53.

Gormley WB, Sekhar LN, Wright DC et al. (1997) Acoustic neuromas: results of current surgical management. Neurosurgery 41: 50–8 (discussion: 58–60).

Guidetti B, Gagliardi FM (1977) Epidermoid and dermoid cysts. Clinical evaluation and late surgical results. J Neurosurg 47: 12–8.

Harner SG, Laws ER Jr (1983) Clinical findings in patients with acoustic neurinoma. Mayo Clin Proc 58: 721–8.

Hitselberger WE, House WF, Edgerton BJ et al. (1984) Cochlear nucleus implants. Otolaryngol Head Neck Surg 92: 52–4.

House JW, Brackmann DE (1985) Facial nerve grading system. Otolaryngol Head Neck Surg 93: 146–7.

Lang J (2001) Skull base and Related Structures. Atlas of Clinical Anatomy. 2nd ed. Stuttgart: Schattauer.

Lang J Jr, Samii A (1991) Retrosigmoidal approach to the posterior cranial fossa. An anatomical study. Acta Neurochir (Wien) 111: 147–53.

Lederman G, Lowry J, Wertheim S et al. (1997) Acoustic neuroma: potential benefits of fractionated stereotactic radiosurgery. Stereotact Funct Neurosurg 69: 175–82.

Levo H, Pyykko I, Blomstedt G (1997) Non-surgical treatment of vestibular schwannoma patients. Acta Otolaryngol (Stockh) (Suppl) 529: 56–8.

Mahaley MS Jr, Mettlin C, Natarajan N et al. (1990) Analysis of patterns of care of brain tumor patients in the United States: a study of the Brain Tumor Section of the AANS and the CNS and the Commission on Cancer of the ACS. Clin Neurosurg 36: 347–52.

Malis LI (1998) Acoustic Neuroma. Amsterdam: Elsevier.

Matthies C, Samii M (1997a) Direct brainstem recording of auditory evoked potentials during vestibular schwannoma resection: nuclear BAEP recording. Technical note and preliminary results. J Neurosurg 86: 1057–62.

Matthies C, Samii M (1997b) Management of 1000 vestibular schwannomas (acoustic neuromas): clinical presentation. Neurosurgery 40: 1–9.

Matthies C, Samii M (1997c) Management of vestibular schwannomas (acoustic neuromas): the value of neurophysiology for evaluation and prediction of auditory function in 420 cases. Neurosurgery 40: 919–29 (discussion: 929–30).

Matthies C, Samii M (1997d) Management of vestibular schwannomas (acoustic neuromas): the value of neurophysiology for intraoperative monitoring of auditory function in 200 cases. Neurosurgery 40: 459–66 (discussion: 466–8).

Matthies C, Carvalho GA, Tatagiba M et al. (1996) Meningiomas of the cerebellopontine angle. Acta Neurochir (Wien) (Suppl) 65: 86–91.

Matthies C, Samii M, Krebs S (1997) Management of vestibular schwannomas (acoustic neuromas): radiological features in 202 cases – their value for diagnosis and their predictive importance. Neurosurgery 40: 469–81.

Mautner VF, Tatagiba M, Guthoff R et al. (1993) Neurofibromatosis 2 in the pediatric age group. Neurosurgery 33: 92–6.

McCreery DB, Shannon RV, Moore JK et al. (1998) Accessing the tonotopic organization of the ventral cochlear nucleus by intranuclear microstimulation. IEEE Trans Rehabil Eng 6: 391–9.

Prasad D, Steiner M, Steiner L (2000) Gamma surgery for vestibular schwannoma. J Neurosurg 92(5): 745–59.

Rauschecker JP, Shannon RV (2002) Sending sound to the brain. Science 295: 1025–9.

Rosahl SK, Mark G, Herzog M et al. (2001) Far-field responses to stimulation of the cochlear nucleus with microsurgically placed penetrating and surface electrodes in the cat. J Neurosurg 95: 845–52.

Rosahl SK, Gharabaghi A, Liebig T et al. (2002) Real-time three-dimensional image rendering in suboccipital approaches to the skull base. CARS 2002. In: Lemke HU, Vannier MW, Inamura K et al. (eds) Computer Assisted Radiology and Surgery. Berlin, Heidelberg, New York: Springer; 156–60.

Samii M (1979) Neurochirurgische Gesichtspunkte bei der Behandlung der Akustikusneurinome mit besonderer Berücksichtigung des N. facialis. Laryngol Rhinol Otol (Stuttg) 58: 97–106.

Samii M, Draf W (1989) Surgery of the Skull Base. An Interdisciplinary Approach. Berlin, Heidelberg, New York: Springer.

Samii M, Jannetta PJ (1981) The Cranial Nerves. Berlin, Heidelberg, New York: Springer.

Samii M, Matthies C (1994) Indication, technique and results of facial nerve reconstruction. Acta Neurochir (Wien) 130: 125–39.

Samii M, Matthies C (1995) Acoustic neurinomas associated with vascular compression syndromes. Acta Neurochir (Wien) 134: 148–54.

Samii M, Matthies C (1997a) Management of 1000 vestibular schwannomas (acoustic neuromas): surgical management and results with an emphasis on complications and how to avoid them. Neurosurgery 40: 11–21 (discussion: 21–3).

Samii M, Matthies C (1997b) Management of 1000 vestibular schwannomas (acoustic neuromas): the facial nerve—preservation and restitution of function. Neurosurgery 40: 684–94 (discussion: 94–5).

Samii M, Tatagiba M (1996) Tumors of the jugular foramen. Neurosurgery Quaterly 6: 176–93.

Samii M, Turel KE, Penkert G (1985) Management of seventh and eighth nerve involvement by cerebellopontine angle tumors. Clin Neurosurg 32: 242–72.

Samii M, Babu RP, Tatagiba M et al. (1995a) Surgical treatment of jugular foramen schwannomas. J Neurosurg 82: 924–32.

Samii M, Cheatham ML, Becker DP (1995b) Atlas of Cranial Base Surgery. Philadelphia: WB Saunders.

Samii M, Migliori MM, Tatagiba M et al. (1995c) Surgical treatment of trigeminal schwannomas. J Neurosurg 82: 711–8.

Samii M, Tatagiba M, Piquer J et al. (1996) Surgical treatment of epidermoid cysts of the cerebellopontine angle. J Neurosurg 84: 14–9.

Samii M, Matthies C, Tatagiba M (1997a) Management of vestibular schwannomas (acoustic neuromas): auditory and facial nerve function after resection of 120 vestibular schwannomas in patients with neurofibromatosis 2. Neurosurgery 40: 696–705 (discussion: 705–6).

Samii M, Tatagiba M, Samii M, Matthies C (1997b) Management of 1000 vestibular schwannomas (acoustic neuromas): hearing function in 1000 tumor resections. Neurosurgery 40: 248–60 (discussion: 260–2)

Samii M, Tatagiba M, Carvalho GA (1999) Resection of large petroclival meningiomas by the simple retrosigmoid route. J Clin Neuroscience 6: 27–30.

Samii A, Brinker T, Kaminsky J et al. (2000a) Navigation-guided opening of the internal auditory canal via the retrosigmoid route for acoustic neuroma surgery: cadaveric, radiological, and preliminary clinical study. Neurosurgery 47: 382–7 (discussion: 387–8).

Samii M, Tatagiba M, Carvalho GA (2000b) Retrosigmoid intradural suprameatal approach to Meckel's cave and the middle fossa: surgical technique and results. J Neurosurg 92: 235–41.

Schalch F (1992) Schluckstörungen und Gesichtslähmung. Therapeutische Hilfen. Stuttgart, Jena: Gustav Fischer.

Schlegel U, Westphal M (Hrsg) (1998) Neuroonkologie. Stuttgart: Thieme.

Schulder M, Sreepada GS, Kwartler JA et al. (1999) Microsurgical removal of a vestibular schwannoma after stereotactic radiosurgery: surgical and pathologic findings. Am J Otol 20: 364–7.

Sepehrnia A (1998) Tumoren der Hirnnerven. In: Schlegel U, Westphal M (Hrsg) Neuroonkologie. Stuttgart: Thieme; 249–64.

Shannon RV, Fayad J, Moore J et al. (1993) Auditory brainstem implant: II. Postsurgical issues and performance. Otolaryngol Head Neck Surg 108: 634–42.

Tatagiba M, Samii M, Matthies C et al. (1992) The significance for postoperative hearing of preserving the labyrinth in acoustic neurinoma surgery. J Neurosurg 77: 677–84.

Tatagiba M, Matthies C Samii M (1996) Microendoscopy of the internal auditory canal in vestibular schwannoma surgery. Neurosurgery 38: 737–40.

Vermeulen S, Young R, Posewitz A et al. (1998) Stereotactic radiosurgery toxicity in the treatment of intracanalicular acoustic neuromas: the Seattle Northwest gamma knife experience. Stereotact Funct Neurosurg 70 (Suppl 1): 80–7.

von Gösseln HH, Samii M, Suhr D et al. (1991) The lounging position for posterior fossa surgery: anesthesiological considerations regarding air embolism. Childs Nerv Syst 7: 368–74.

Wiestler OD (1998) Pathologische Anatomie und WHO-Klassifikation der Tumoren des Nervensystems. In: Schlegel U, Westphal M (Hrsg) Neuroonkologie. Stuttgart: Thieme; 4–46

Wilkins RH (1992) Neurosurgical Classics. New York, Stuttgart: Thieme.

Yamamoto M, Hagiwara S, Ide M et al. (1998) Conservative management of acoustic neurinomas: prospective study of long-term changes in tumor volume and auditory function. Minim Invasive Neurosurg 41: 86–92.

Yaşargil MG (1996) Microneurosurgery of CNS Tumors. Stuttgart, New York: Thieme.

Youmans JR (1997) Neurological Surgery. 4th ed. Philadelphia: WB Saunders.

Zülch KJ (1979) Histological Typing of Tumours of the Central Nervous System. Geneva: World Health Organization.

Zülch KJ (1986) Brain Tumors – Their Biology and Pathology. 3rd ed. Berlin, Heidelberg: Springer.

7.7 Meningeome des Zentralnervensystems

H. Maximilian Mehdorn, Ralf Buhl

Unter dem Begriff der Meningeome sind die von den arachnoidalen Deckzellen der Dura ausgehenden Tumoren zusammengefasst (Cushing u. Eisenhardt 1938), die früher als „Duraendotheliome, Arachnoidea-Fibroblastome und meningeale Fibroblastome" bezeichnet wurden. Durante hatte wohl als Erster 1884 ein Meningeom der Olfaktoriusrinne operativ entfernen können.

Epidemiologie

Die **Inzidenz** der intrakraniellen Meningeome unter den intrakraniellen Tumoren wurde mit 13,4 % (Cushing u. Eisenhardt 1938) bis 16,6 % (Zülch 1953) angegeben. Frauen erkranken zwei- bis dreimal so häufig an einem Meningeom wie Männer. Bei bestimmten histologischen Subtypen, z. B. bei sekretorischen Meningeomen, beträgt das Verhältnis sogar 9:1, allerdings sind Männer häufiger von malignen Meningeomen betroffen.

Der **Altersgipfel** liegt in der 6. Lebensdekade. In den letzten Jahren werden aber aufgrund der gestiegenen Lebenserwartung zunehmend symptomatische Meningeome bei Patienten über 70 Jahren diagnostiziert und erfolgreich operiert.

Faktoren, die die Entstehung eines Meningeoms mit beeinflussen, wie Schädel-Hirn-Traumata in der Anamnese oder diagnostische bzw. therapeutische Bestrahlungen des Schädels, sind auch für die Prognose nicht unwichtig. Bei Patienten mit einer Radiatio in der Anamnese wurden eine signifikant höhere Zahl von Schädeldachtumoren, ein höherer Anteil von multiplen Meningeomen, eine höhere Rezidivrate trotz komplett erscheinender Exzision und eine ansteigende Zahl von histologisch malignen Meningeomen beobachtet. Diese Patienten zeigten auch ein verkürztes Intervall bis zum Rezidiv.

Bereits seit längerem ist bekannt, dass bei Meningeomzellen eine Deletion am Chromosom 22 vorkommen kann, in den letzten Jahren sind auch Deletionen an anderen Chromosomen festgestellt worden. Molekularbiologisch entspricht dem eine Deletion des Neurofibromatose-2-(NF-2-)Gens.

Histologie nach der WHO-Klassifikation (2000)

Siehe dazu Louis et al. 2000.

Die **meningotheliomatösen**, transitionellen und fibrösen (fibroblastischen) Meningeome sind die mit Abstand häufigsten Typen. Seltene Formen sind psammomatöse, angiomatöse, mikrozystische, sekretorische, lymphozyten-plasmazellreiche und metaplastische Meningeome. All diese Formen werden als **Grad I** (WHO) eingeordnet.

Atypische Meningeome (Grad II WHO) zeigen entweder eine erhöhte mitotische Aktivität (mindestens vier Mitosen pro zehn Gesichtsfelder von $0,16\,mm^2$) oder mindestens drei von fünf histologischen Atypiezeichen. Weitere Typen vom Grad II sind das chordoide Meningeom und das klarzellige Meningeom in intrakranieller (nicht spinaler) Lokalisation. Grad-II-Meningeome rezidivieren im Durchschnitt häufiger als Grad-I-Meningeome (29–40 % vs. 7–20 %), sodass eine engmaschigere Kontrolle angezeigt ist.

Das **anaplastische (maligne) Meningeom (Grad III WHO)** zeigt entweder eine exzessiv hohe Mitoserate (mindestens 20 Mitosen pro zehn Gesichtsfelder von $0,16\,mm^2$) oder ähneln einem Sarkom oder Karzinom. Die mediane Überlebenszeit liegt bei 2 Jahren. Auch rhabdoide und papilläre Meningeome sind vom Grad III (WHO). Die Gehirninvasion von Meningeomen korreliert mit einem aggressiveren Verhalten, gilt aber in der aktuellen WHO-Klassifikation nicht mehr als Zeichen der Malignität.

Das **Hämangioperizytom (WHO Grad II)** wird in der WHO-Klassifikation nicht zu den Meningeomen gerechnet.

Meningeome Grad I

Meningotheliomatöse Meningeome bestehen aus soliden Zellmassen mit schlecht definierten Zellgrenzen. Die Zellkerne sind oval oder rund, wobei zytoplasmatische Invaginationen und gefaltete Zellkerne blasse Pseudoeinschlüsse und vakuolig erscheinende Zentren bilden. Manchmal herrschen Riesenzellen mit einzelnen bis mehreren Zellkernen vor, was aber nicht von vornherein für Malignität spricht.

Bei den **fibrösen (fibroblastischen) Meningeomen** überwiegen spindelförmige Zellen, die an Fibroblasten erinnern, sich parallel zu Bündeln lagern und ausgeprägtes perizelluläres Kollagen und Retikulin aufweisen.

Bei den **transitionellen (gemischten) Meningeomen** liegen Zellformen sowohl mit synzytialem als auch mit fibroblastischem Charakter vor, die sich häufig zu konzentrischen Wirbelbildungen zusammenlagern, oft um eine zentrale Kapillare. Einige der Wirbelbildungen enthalten Hyalin oder Psammonkörper.

Bei den **psammomatösen Meningeomen** stellen diese Psammonkörper ein wesentliches Charakteristikum dar. Diese Tumoren sind seltener intrakraniell, häufiger im Spinalkanal zu finden.

Für die technische Schwierigkeit der Operation und für das postoperative Ergebnis sind weniger der histologische Befund als vielmehr die Beziehung des Tumors zur Arachnoidea und zur Pia mater sowie zu den Gefäßen und Nerven relevant, da hiervon abhängt, inwieweit der Tumor sich ohne zusätzliches Defizit entfernen lässt. Dies ebenso wie die Ausbildung eines peritumorösen Ödems hängt von einer Vielzahl noch nicht vollkommen verstandener Faktoren auf molekularbiologischem Niveau ab.

Weiche, recht leicht zu entfernende Meningeome scheinen eher zu Rezidiven zu neigen als feste, da sie oft dem angiomatösen Typ zuzuordnen sind und ein lockeres, leicht auseinanderbrechendes Stroma haben.

Lokalisation und Symptomatik

Der präoperative klinische Allgemeinzustand des Patienten ist einer der wichtigsten Faktoren für den postoperativen Status sowie für die Lebensqualität. Die postoperative Prognose ist umso besser, je geringer die präoperative Symptomatik ausgeprägt war. Dies gewinnt besonders für die Indikationsstellung zur Rezidivoperation an Bedeutung, da diese ein höheres Risiko für den Patienten beinhaltet.

Die intrakraniellen Meningeome nehmen ihren Ursprung am häufigsten parasagittal bzw. im Bereich der Falx (ca. 30 %), an der Konvexität (20 %), am Keilbeinflügel (18 %) und in der Olfaktoriusrinne (9 %). Weitere Lokalisationen sind Tentorium, Sellaregion und der kraniozervikale Übergang. Optikusscheidenmeningeome und Ventrikelmeningeome kommen selten vor.

Parasagittale Meningeome können nach ihrer Beziehung zum Sinus sagittalis superior in sechs verschiedene Typen eingeteilt werden:

- Typ 1: Das Meningeom ist an die äußere Oberfläche der Sinuswand angeheftet.
- Typ 2: Der laterale Rezessus des Sinus sagittalis ist befallen.
- Typ 3: Die komplette laterale Sinuswand ist befallen.
- Typ 4: Die laterale Sinuswand und das Dach des Sinus sagittalis sind befallen.
- Typ 5: Die laterale Sinuswand sowie das Dach des Sinus sagittalis sind befallen, und das Lumen des Sinus ist verschlossen.
- Typ 6: Alle Wände des Sinus sagittalis sind befallen, und der Sinus ist komplett verschlossen.

Außerdem ist die Einteilung in sagittaler Richtung wichtig: Befall des vorderen, mittleren und hinteren Sinusdrittels. Auf die Meningeome im Bereich des **vorderen Sinusdrittels** soll im Folgenden nicht näher eingegangen werden.

Die Meningeome des **mittleren Sinusdrittels** finden sich unter den parasagittalen Tumoren am häufigsten. Ihre Lokalisation in unmittelbarer Nähe der Zentralregion führt fast regelmäßig zu einem charakteristischen klinischen Syndrom mit Störungen der motorischen Funktionen, herdförmigen Anfällen und meist an der unteren Extremität beginnenden Paresen. Bei etwas weiter okzipitalem Tumorsitz treten auch sensible Jackson-Anfälle bzw. sensible Ausfälle auf. Die Lokal- und Nachbarschaftssymptome treten schon frühzeitig in Erscheinung und führen bald zur Behandlung, sodass bei dieser Meningeomlokalisation allgemeine Hirndruckzeichen selten beobachtet werden.

Die Meningeome des **hinteren Sinusdrittels** umfassen eine relativ kleine Gruppe, die ebenfalls einige Charakteristika aufweist. Frühsymptome mit Kopfschmerz, Schwindel, Übelkeit sind ähnlich den parasagittalen Meningeomen des vorderen Sinusdrittels als Zeichen einer intrakraniellen Drucksteigerung zu werten. Auch die hierbei auftretenden psychischen Veränderungen sind auf die Hirndrucksteigerung zurückzuführen. Im fortgeschritteneren Stadium gesellen sich weitere Symptome hinzu: Visusminderung, Paresen oder sensible Ausfälle. Bei etwa drei Viertel der Patienten finden sich dann eine homonyme Hemianopsie und/oder eine Stauungspapille, seltener Paresen oder Sensibilitätsstörungen.

Die eigentlichen **Falxmeningeome** sind im Vergleich zu den Meningeomen im Bereich des Sinus sagittalis viel seltener, selbst wenn man die Tentoriummeningeome hinzurechnet, die vielfach eine Beziehung zur Falx haben. Die Tumoren dieser Gruppe sind überwiegend im vorderen und mittleren Falxabschnitt lokalisiert und wachsen etwa bei einem Viertel der Patienten durch die Falx zur anderen Seite (Abb. 7.7-1).

Die **Konvexitätsmeningeome** manifestieren sich je nach der von ihnen komprimierten Hirnregion durch fokale Anfälle, Paresen, Sprachstörungen etc. Sie haben allgemein die beste Prognose bezüglich der kompletten Exstirpation und das geringste Rezidivrisiko. Eine großzügige Resektion der Dura um die Tumoransatzstelle sollte erfolgen.

Wenn die im Bereich der medialen vorderen Schädelbasis gelegenen Meningeome eine gewisse Größe überschritten haben, ist ihr Ursprung oft nicht mehr sicher auszumachen.

Die Meningeome der Olfaktoriusrinne (**Olfaktoriusmeningeome**) erreichen vielfach eine beeindruckende Größe, bevor sie durch psychische Veränderungen oder eine Hyposmie symptomatisch werden. Selten ist die Anosmie Erstsymptom, aber fast immer vorhanden (hingegen nicht oft bei den vom vorderen Falxdrittel ausgehenden Meningeomen). Ebenso wie bei den Meningeomen des Tuberculum sellae werden auch Visusstörungen beobachtet, im Gegensatz zu diesen aber erst im späteren Verlauf. Diese Tumoren sind überwiegend beidseits lokalisiert.

Bei den **Keilbeinflügel-(KBF-)Meningeomen** (Abb. 7.7-2) unterscheidet man

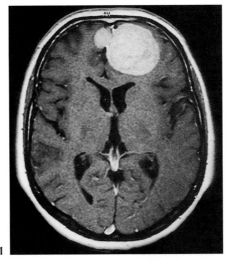
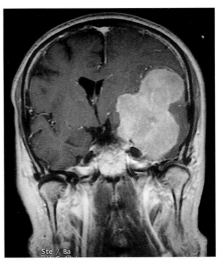

Abb. 7.7-1. Axiales MRT des Schädels in T1-Wichtung nach intravenöser Kontrastmittelgabe (Gadolinium). Zeichen eines überwiegend linksseitigen Falxmeningeoms einer 60-jährigen Patientin. Beachtenswert: Beziehung zum vorderen Drittel des Sinus sagittalis superior sowie knopfartige Aussprossung nach kontralateral. (Gedankt sei den Kollegen der Radiologischen Gemeinschaftspraxis Neumünster, Dres Bispin & Partner, für die Überlassung der Abbildung.) **1**

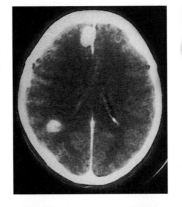
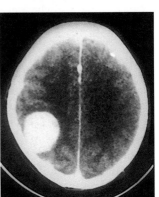

Abb. 7.7-2. Koronares MRT des Schädels in T1-Wichtung nach intravenöser Kontrasmittelgabe (Gadolinium). Zeichen eines linksseitigen Keilbeinflügelmeningeoms eines 79-jährigen Mannes. Beachtenswert: Beziehung zu A. carotis, Sinus cavernosus, Sehstrahlung und eloquenten Strukturen der dominanten Hemisphäre sowie Frage der Indikationsstellung zur Operation in diesem Lebensalter.

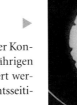
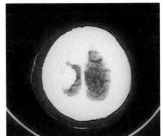

Abb. 7.7-3. Axiale CT-Schichten des Schädels nach intravenöser Kontrastmittelgabe. Zeichen multipler Meningeome einer 62-jährigen Frau, die zunächst nicht und 11 Jahre später dann doch operiert werden wollte. Beachtenswert: topographische Beziehung zur rechtsseitigen Zentralregion und zum Sinus sagittalis superior. **3**

die medial und lateral lokalisierten sowie die en plaque wachsenden Meningeome. Die medialen KBF-Meningeome entstehen in der Umgebung des vorderen Klinoidfortsatzes oder des Sinus cavernosus, den sie auch oft zeitig infiltrieren. Früh umwachsen sie die A. carotis interna sowie den N. opticus und N. oculomotorius, bei Ausdehnung nach dorsal infratentoriell ist der Übergang zu petroklivalen Meningeomen fließend. Das Erstsymptom der medialen KBF-Meningeome ist häufig eine progrediente Visusverschlechterung. Die lateralen Keilbeinflügelmeningeome ent-

sprechen von der Klinik her den Konvexitätsmeningeomen.

Häufiges Erstsymptom der **petroklivalen Meningeome** und der **Meningeome des kraniozervikalen Übergangs** ist der Nacken-Hinterkopf-Schmerz, gefolgt von Gang- und Hörstörungen, Schwindel sowie Sehstörungen. Weitere Hirnnervenausfälle treten je nach Lokalisation und Wachstumsrichtung des Tumors auf.

Multiple Meningeome. Die Inzidenz multipler Meningeome beträgt ca. 5–8 % und ist in den letzten Jahren durch die Compu-

ter- und Kernspintomographie immer häufiger festgestellt worden (Abb. 7.7-3). Entscheidend für die Operationsplanung sind Größe und Lokalisation der einzelnen Tumoren. Entfernt werden sollte auf jeden Fall primär der für die klinische Symptomatik verantwortliche Prozess. Kleinere asymptomatische Meningeome können dann mittels MRT-Kontrollen beobachtet werden. Bei der Diagnose eines Rezidivs werden gelegentlich weitere Meningeome entdeckt.

Diagnostik

Die **Computer-** bzw. **Magnetresonanztomographie** (CT bzw. MRT) haben in der Diagnostik intrakranieller Meningeome eine Spezifität bis zu 96 %. Die Lagebeziehung eines runden, manchmal auch polyzyklisch geformten, Kontrastmittel (KM) aufnehmenden Tumors zur Dura lässt sofort an ein Meningeom denken. Das homogene Kontrastmittel-Enhancement ist pathognomonisch für gutartige Meningeome, hingegen sind inhomogen KM aufnehmende Meningeome tendenziell eher höher zu graduieren. Allerdings gibt es auch einige zystische Meningeome, die eine inhomogene KM-Aufnahme zeigen. Ein weiteres Zeichen höheren Grades sind unregelmäßige, verwaschene Tumorgrenzen. Das CT bietet gegenüber dem MRT einige Vorteile durch die bessere Darstellung von Verkalkungen und einer begleitenden Hyperostose. Die Ausdehnung des perifokalen Ödems wird in beiden Verfahren gut dargestellt.

Eine Indikation zur **Angiographie** ergibt sich, wenn die Tumorlokalisation einen engen Bezug zu Arterien oder Venen (Keilbeinflügelmeningeome) oder aber besonders zum Sinus sagittalis superior (Falxmeningeome) erwarten lässt, wenn auch diese Indikation zunehmend durch die MR-Angiographie verdrängt wird. Die bei der Angiographie erkennbare Tumoranfärbung (Tumorblush) kann als Ausdruck der Vaskularisation gesehen werden und die Indikation zur präoperativen Embolisation über die zuführenden Tumorgefäße, meist aus der A. meningea media, erleichtern. Situationsabhängig werden unterschiedlich große Partikel aus Kunststoff oder Eiweiß angewandt, um die intraoperative Blutungsneigung zu verringern (s. Kap. 4.6).

Die operative Exstirpation eines derartig embolisierten und teilweise ischämisch gemachten Tumors sollte in den darauf folgenden Tagen vorgenommen werden, da die **Embolisierungsbehandlung** im allgemeinen nur eine vorübergehende Wirkung zeigt. Allerdings kann gelegentlich durch die plötzliche Veränderung der hämodynamischen Situation im Tumor eine intratumorale oder eine Subarachnoidalblutung ausgelöst werden.

Differenzialdiagnose

Aufgrund der typischen Darstellung in CT bzw. MRT (Bezug zur Dura, Kontrastmittelaufnahme und rundliche, teils auch polyzyklische Struktur) kommen differenzialdiagnostisch auch folgende intrakranielle Prozesse in Frage: Metastasen, Neurinome, Hypophysenadenome, Chordome, Chondrome und Aneurysmata, seltener Abszesse und spezifische Entzündungen wie Toxoplasmose oder Tuberkulome. Insbesondere bei Patientinnen mit einem Mammakarzinom in der Vorgeschichte kann die Differenzialdiagnose zwischen Meningeom und Metastase sehr schwierig sein. Das schwanzförmige Auslaufen einer KM-Anreicherung in der Dura nahe einem duranahen Rundherd ist nicht immer pathognomonisch für ein Meningeom (sog. dural tail).

Hilfreich ist in vielen Fällen eine zusätzliche **Szintigraphie** in Form einer ^{111}In-Octreotid-SPECT-Untersuchung. Bei Meningeomen kommt es dabei fast regelmäßig zu einer typischen Mehrbelegung der Somatostatinrezeptoren. Dieses Verfahren ist auch besonders in der Verlaufskontrolle bei Verdacht auf Meningeomrezidiv z. B. im Bereich des medialen Keilbeinflügels hilfreich.

Therapie

Die **Exstirpation** intrakranieller Meningeome ist die primäre Therapie der Wahl, soweit von internistischer bzw. anästhesiologischer Seite kein zu hohes kardiopulmonales Operationsrisiko gesehen wird. Allerdings muss besonders bei älteren Patienten mit nicht unerheblichen Begleiterkrankungen sorgfältig die Indikation zur Meningeomoperation gegen den Spontanverlauf der Erkrankung abgewogen werden. Insbesondere bei asymptomatischen kleinen Meningeomen, die häufig als Zufallsbefund in CT bzw. MRT diagnostiziert werden, ist eine konservative, abwartende Haltung gerechtfertigt. In diesem Falle werden zunächst halbjährliche, dann jährliche Verlaufskontrollen empfohlen.

Bei den einzelnen Operationsschritten ist primär die Unterbrechung der tumorversorgenden Gefäße im Bereich der An-

satzstelle entscheidend. Erst danach sollte der devaskularisierte und damit verkleinerte Tumor gegen das umliegende gesunde Hirngewebe gelöst und entfernt werden.

Die Radikalität der Tumorentfernung beeinflusst als wesentlichster Faktor die Rezidivhäufigkeit. So hat Simpson (1957) die **Operationsradikalität** in fünf Grade unterteilt:

- Grad I: Meningeomexstirpation mit Resektion der Ansatzstelle
- Grad II: Meningeomexstirpation mit Koagulation der Ansatzstelle
- Grad III: makroskopisch komplette Entfernung ohne Resektion und ohne Koagulation
- Grad IV: subtotale Entfernung
- Grad V: Anlage einer Entlastungsdrainage

Die **Exstirpation Grad I** erfordert den plastischen Ersatz der exzidierten Dura (**Duraplastik**). Am günstigsten hat sich Faszie des Temporalmuskels erwiesen, dann Fascia lata und Duraersatzstoff (z. B. Tutopatch®). Zusätzlich muss bei großen Knochendefekten eine Rekonstruktion erfolgen, ggf. auch die Einlage von subkutanem Fettgewebe.

Simpson machte auch auf die Schwierigkeiten aufmerksam, die mit der kompletten Entfernung, insbesondere im Bereich der Schädelbasis, verbunden sind. Bereits in der Monographie von Cushing und Eisenhardt über die Meningeome wird an Fallbeispielen das Problem der **Rezidivhäufigkeit** intensiv diskutiert, das bis heute das größte Problem bei der Langzeitbetreuung von Meningeompatienten ist. Simpson beschrieb die Rezidivhäufigkeit nach kompletter Resektion mit 9 % (Grad I), nach Entfernung des Meningeoms unter Verschorfung der Ansatzstelle mit 16 % (Grad II) und nach subtotaler Exstirpation sogar mit 39 % (Grad IV), wobei bei Grad IV eigentlich nur von einem klinischen Rezidiv gesprochen werden kann, da ja noch makroskopisch erkennbarer Resttumor verblieben war.

Streng genommen sollte jeweils zwischen einem Rezidiv in der Bildgebung und einem klinisch relevanten Rezidiv unterschieden werden. Bei der Interpretation der Angaben der Rezidivhäufigkeit in der Literatur muss auf die Dauer der Nachbeobachtungszeit und die Vollständigkeit der Nachbeobachtung geachtet werden.

Rezidive sind am häufigsten in der hinteren Schädelgrube und im Bereich des Sinus cavernosus, wo eine radikale Tumorexstirpation ohnehin nicht möglich ist ohne Schädigung der Hirnnerven; am seltensten sind sie im Bereich der Konvexität.

Die Exstirpation der **parasagittalen Meningeome** und der **Falxmeningeome**, die den Sinus sagittalis superior infiltriert haben, erfordert im Prinzip die Resektion des betroffenen Sinusabschnitts, um eine vollständige Tumorexstirpation zu ermöglichen. Bei Tumoren im vorderen Sinusdrittel stellt dies kein Problem dar, da die venöse Drainage für den Frontallappen über Kortikalvenen in das laterale Sinussystem ausreicht. Eine Resektion des durchgängigen Sinus sagittalis superior in seinem mittleren Drittel, d. h. im Bereich der Einmündung der in die Zentralregion drainierenden V. Rolandi, ist mit einem hohen Risiko zumindest schwerwiegender neurologischer Ausfallserscheinungen verbunden, und Resektion des durchgängigen Sinus sagittalis superior im hinteren Drittel ist mit hoher Letalität verbunden.

Bei Meningeomen, die den Sinus sagittalis superior im mittleren und hinteren Drittel infiltrieren, erhebt sich somit die Frage, ob der Tumor überhaupt in toto exstirpiert werden kann. Es erscheint daher durchaus sinnvoll, insbesondere bei älteren Patienten, den Tumor unter Belassung der tumortragenden Anteile der Sinuswand subtotal zu exstirpieren; ggf. kann zu einem späteren Zeitpunkt, wenn der Sinus sagittalis superior durch den nachgewachsenen Tumor vollständig verschlossen ist, der Rest exstirpiert werden. Eine Alternative hierzu ist die Resektion des befallenen Sinusanteils mit plastischer Rekonstruktion des betreffenden Abschnitts, wobei dann allerdings die Brückvenen geschädigt werden können.

Bei den **lateralen Keilbeinflügelmeningeomen** mit Infiltration des Orbitadaches und der lateralen Orbitawand erfordert die möglichst radikale Tumorentfernung die Entfernung auch der knöchernen Orbitabegrenzung. Dann kann eine Rekonstruktion der Orbitawand durch die Tabula interna des entnommenen Knochendeckels erfolgen, die mittels einer Fräse von der Tabula externa getrennt wird. Bei größeren Knochende-

fekten kann auch etwa Titan-Mesh verwandt werden, die ebenfalls wenig Artefakte bei der MR- oder CT-Verlaufskontrolle verursacht.

Postoperative Komplikationen

Eine ausführliche Darstellung der hier relevanten Komplikationen findet sich bei Grumme und Kolodziejczyk (1995). Zu den häufigsten postoperativen Komplikationen gehören **Krampfanfälle** sowie eine **Nachblutung** in der Tumorresektionshöhle, besonders bei großen Meningeomen. Dieses Risiko eines Hämatoms beträgt bei den Patienten über 70 Jahren bis zu 20 %. Eine CT-Kontrolle am 1. postoperativen Tag sollte daher routinemäßig erfolgen, ohnehin auch bei klinischer Verschlechterung.

Aufgrund des Begleitödems, das bei etwa zwei Drittel der Patienen nachweisbar ist, wird eine perioperative Gabe von **Corticoiden** (z. B. Dexamethason 3 × 4–8 mg) empfohlen (cave: Candidase). Eine antikonvulsive Prophylaxe wird hingegen nicht routinemäßig empfohlen.

Rezidivmeningeome

Die unmittelbare Nähe eines neuen Meningeoms zu den Resektionsgrenzen der primären Operation ist auffällig, sodass früh die Möglichkeit in Betracht gezogen wurde, dass verstreute kleinere Herde an der Dura adhärent geblieben und langsam weitergewachsen sind. Bereits Simpson wies 1957 auf die Tendenz zu multizentrischem Wachstum hin und deutete an, dass ein zweites Meningeom ein Rezidiv simulieren kann. Olivecrona hielt es für möglich, dass die Rezidivtendenz in Verbindung steht mit einer ausgedehnteren Durainfiltration oder mit einer Ausstreuung während der Exstirpation. Borovich und Doron (1986) fanden bei zwei Drittel ihrer Patienten, bei denen sie systematisch der Frage der Multizentrizität nachgingen, makroskopische Knoten an der Dura, 1–3 cm von der Ansatzstelle des Meningeoms entfernt. Weitere kleine

Knötchen wurden erst nach Formalinfixation sichtbar. Eine großzügige, weite Duraresektion, die von Borovich propagiert wird, sollte daher durchgeführt werden, wenn eben möglich, lässt aber immer noch die Möglichkeit entfernterer weiterer Meningeome offen.

Ein weiteres Problem liegt in der oft langen Latenz bis zum Auftreten eines Rezidivs. So wurden in der Literatur Fälle beschrieben, in denen noch nach 33 Jahren ein Rezidiv eine erneute operative Exstirpation erforderlich machte (Borovich u. Doron 1986).

Nachbehandlung, besonders Nachbestrahlung

Der beste Zeitpunkt, dem Patienten zu helfen, ist die erste Operation, da es weiterhin sehr schwierig bleibt, in späteren Stadien des Tumorbefalls oder beim Rezidiv komplette Resektionen durchzuführen. Bei gegebenen Risikofaktoren (Lokalisation, Histologie) sollte die Indikation zur Nachbestrahlung bereits nach der ersten Operation großzügig gestellt werden, da hierdurch die Prognose bezüglich der Häufigkeit eines Rezidivs und der Verlängerung des Intervalls bis zu seinem Auftreten verbessert wird. Allerdings scheint dies nur für die unmittelbar nach der Erstoperation erfolgende Bestrahlung zu gelten, hingegen nicht mehr für Bestrahlung nach Rezidiven. Vielleicht hängt dies damit zusammen, dass die Rezidive häufig höhergradig als die Ersttumoren sind und damit noch weniger inhibierende Gene aufweisen.

Einen ganz wichtigen Stellenwert nehmen die regelmäßigen Kontrolluntersuchungen und CT- oder MRT-Aufnahmen ein, anfangs halbjährlich, später einmal pro Jahr. Verdächtige Befunde müssen natürlich engmaschiger verfolgt werden. Dadurch können Rezidive frühzeitig entdeckt werden, bevor sie zu weiteren Symptomen führen und ggf. so groß sind, dass eine vollständige Entfernung nur mit einem exzessiv hohen Operationsrisiko verbunden ist. Allerdings wird auch der Wert derartiger prophylaktischer Rezidivkontrollen durchaus kontrovers diskutiert.

Zukünftige Entwicklungen

Noch vor einigen Jahren wurde versucht, insbesondere Meningeome der Schädelbasis, die auch benachbarte Arterien und Nerven involviert hatten, z.B. im Sinus cavernosus, komplett zu entfernen und ggf. einen extra-intrakraniell arteriellen Bypass zur Umgehung einer tumorinfiltrierten und daher zu exstirpierenden A. carotis interna anzulegen. Mittlerweile wird zunehmend bewusst zur Schonung des Gefäßes bzw. der Nerven ein Tumorrest in Kauf genommen und dieser mit einer stereotaktisch fokussierten **Einzeit-Radiochirurgie** (Leksell-Gamma-Knife®) nachbehandelt (Sekhar et al. 1990).

Auch eine **medikamentöse Therapie** mit dem Chemotherapeutikum Hydroxyurea (z.B. Litalir®) wurde in den letzten Jahren erfolgreich in der Therapie subtotal entfernter Meningeome oder bei Rezidiven durchgeführt (Schrell et al. 1997). Allerdings scheinen die ersten recht erfreulichen Erfahrungen nur für Patienten mit langsam wachsenden Meningeomen zu gelten, hingegen lassen sich nach eigenen Ergebnissen höhergradige Meningeome durch diese Form der „sanften" Chemotherapie nicht wesentlich beeinflussen. Antihormonelle Therapieansätze (z.B. RU 486), die vor einigen Jahren aufgrund der Rezeptorstudien erfolgversprechend schienen, sind zunächst wieder verlassen worden.

Aufklärung

Die perioperative Letalität ist in den letzten Jahren erfreulich zurückgegangen und beträgt zurzeit unter 5%. Sie steigt jedoch bei Patienten über 70 Jahren und bei Rezidiven an. Der Patient sollte ausreichend über Letalität und Morbidität aufgrund der Tumorlokalisation aufgeklärt sein, genauso wie über mögliche passagere Komplikationen wie Nachblutungen oder Krampfanfälle. Bei ausgedehnten Duraresektionen sollte ggf. über eine Duraplastik mit Fascia lata aus dem rechten Oberschenkel aufgeklärt werden (alternativ Tutopatch®). Da die meisten Meningeom-

operationen planbar sind, sollte je nach Tumorgröße die Möglichkeit einer Eigenblutspende diskutiert werden, die allerdings bei älteren Patienten oft kontraindiziert ist. Einige Zentren lehnen Eigenblutspenden bei der nicht auszuschließenden Gefahr eines zerebralen Krampfanfalles unter der Spende grundsätzlich ab.

Gutachterliche Fragen

Die Beziehung zwischen früherem Trauma und Meningeom, die Cushing bereits vermutet hatte, kann im Einzelfall nicht kausal erklärt werden, während für die Frage der Beziehung zwischen Bestrahlung und Meningeom, abhängig vom Zeitintervall und Bestrahlungsprotokoll, durchaus Ansatzpunkte diskutiert werden können.

Ergänzung d. Hrsg. DM: Dennoch wird gutachterlich nach Beziehungen zwischen mechanischen Traumata und Hirngeschwülsten gefragt. Als formale Diskussionsgrundlage für das gutachterliche Verfahrenswesen wurden hierzu vor einem halben Jahrhundert einmal Minimalkriterien formuliert. Sie werden in der Regel als sog. Zülch-Kriterien bezeichnet (Zülch 1953; 540 ff). Diese formalen Kriterien basieren auf allgemein-pathologischen Forderungen und haben biologisch eine Reiztheorie zur Grundlage:

● Der Patient muss vor dem Trauma gesund und der Tumor darf nicht vorhanden gewesen sein.
● Das – einwandfrei nachgewiesene – „Trauma" muss angemessen schwer gewesen sein, d.h. es müssen Verletzungen von Hirn und Hirnhäuten dokumentiert sein. Dabei wird unter „Trauma" Folgendes verstanden. „Eine einmalige, von außen wirkende mechanische Körperschädigung, von der Bau und Leistung des Körpers verändert werden, und die vom Betroffenen nicht beabsichtigt war."
● Der Ort von Trauma und Geschwulstentstehung müssen übereinstimmen.
● Die Zeit zwischen Trauma und Geschwulstentwicklung muss adäquat sein.

● Die Geschwulst muss histologisch gesichert sein.

Zülch (1953) selbst resümiert: „Nach dieser strengen Fassung wird nur für wenige Hirngeschwülste eine traumatische Entstehung anerkannt werden können."

Etwas zeitnäher führen Jänisch und Mitarbeiter (1988) hierzu sinngemäß aus: Ein Zusammentreffen von Hirntrauma und -tumor kann zufällig sein, selbst wenn intratumoral – wie publiziert – Fremdkörper gefunden werden. Gelegentlich ist die Wahrscheinlichkeit eines ursächlichen Zusammenhanges aber derart, dass man ihn bei versicherungsrechtlichen Entscheidungen anerkennen könnte.

Selbst bei einer solchen versicherungsrechtlichen Anerkennung bleibt die biologische Tatsache bestehen, dass eine rein exogen vermittelte, traumatische Tumorgenese (selbst im Bereich intrakranieller Fremdkörper oder in der Umgebung von Hirnnarben) nur selten als biologisch kausal anzunehmen ist. Es müssen also noch zusätzliche, bisher größtenteils unbekannte Faktoren eine Rolle spielen.

Literatur

Al Mefty O (1998) Operative Atlas of Meningiomas. Philadelphia: Lippincott-Raven.

Borovich B, Doron Y (1986) Recurrence of intracranial meningiomas: the role played by regional multicentricity. J Neurosurg 64: 58–63.

Cushing H, Eisenhardt L (1938) Meningiomas: their classification, regional behavior, life history, and surgical end results. Springfield: Charles C Thomas.

Grumme T, Kolodziejczyk D (Hrsg) (1995) Komplikationen in der Neurochirurgie, Bd 2. Berlin: Blackwell; 78–101.

Jääskeläinen J (1986) Seemingly complete removal of histologically benign intracranial meningioma: late recurrence rate and factors predicting recurrence in 657 patients. A multivariate analysis. Surg Neurol 26: 461–9.

Jänisch W, Schreiber D, Güthert H (1988) Neuropathologie – Tumoren des Nervensystems. Stuttgart: Gustav Fischer; 119–21.

Kondziolka D, Levy EI, Niranjan A et al. (1999) Long-term outcomes after meningioma radiosurgery: physician and patient perspectives. J Neurosurg 91: 44–50.

Levine ZT, Buchanan RI, Sekhar LN et al. (1999) Proposed grading system to predict the extent of resection and outcomes for cranial base meningiomas. Neurosurgery 45: 221–30.

Louis DN, Scheithauer BW, Budka H et al. (2000) Meningiomas. In: Kleihues P, Cavenee WK (eds) World Health Organization Classification of Tumours –Pathology & Genetics – Tumours of the Nervous System. Lyon: IARC Press; 176–84.

Mehdorn HM, Grote W (1990) Intrakranielle Meningeome. In: Patt H (Hrsg) Handbuch der Gerontologie, Bd. 4/1: Anästhesie – Chirurgie – Neurochirurgie. Stuttgart: Gustav Fischer; 238–79.

Mirimanoff RO, Dosoretz DE, Linggood RM et al. (1985) Meningioma: analysis of recurrence and progression following neurosurgical resection. J Neurosurg 62: 18–24.

Schrell UM, Rittig MG, Anders M et al. (1997) Hydroxyurea for treatment of unresectable and recurrent meningiomas. II. Decrease in the size of meningiomas in patients trea-ted with hydroxyurea. J Neurosurg 86: 840–4.

Sekhar LN, Jannetta PJ, Burkhart LE et al. (1990) Meningiomas involving the clivus: a six-year experience with 4 patients. Neurosurgery 27: 764–81.

Simpson D (1957) The recurrence of intracranial meningiomas after treatment. J Neurol Neurosurg Psychiatry 20: 22–39.

Zülch KJ (1953) Hirngeschwülste als Schädigungsfolge. Ärztl Forsch (München) 7: 535–43.

7.8 Therapie intrakranieller Metastasen

Manfred Westphal, Oliver Heese[1]

Pathophysiologie

Die Metastasierung von systemischen Tumoren in das Zentralnervensystem (ZNS) erfolgt **hämatogen**, da das Hirn keine Lymphbahnen besitzt. Über den genauen Mechanismus der Tumorzelleinnistung und lokalen Progression von der Mikrometastase zur manifesten, kernspintomographisch sichtbaren bzw. klinisch symptomatischen Metastase ist wenig bekannt (Fidler et al. 2002). Man weiß, dass Metastasen in der Lage sind, angiogene Substanzen zu produzieren, die sowohl für die Vaskularisierung des entstehenden Tumors notwendig sind als auch auch die Blut-Hirn-Schranke lokal durchlässig machen (Abb. 7.8-1). Bei der zerebralen Metastasierung ist auffällig, dass unterschiedliche Tumortypen in ihrer Neigung,

in das Hirn zu metastasieren, sehr unterschiedlich sind.

Die Inzidenz von Hirnmetastasen spiegelt nicht die Inzidenz von Primärtumoren wider. So sind Metastasen von Mammakarzinomen, Bronchialkarzinomen oder Melanomen im Gehirn zusammen mit anderen sehr häufig. Manche Tumoren metastasieren fast überhaupt nicht in das Gehirn (z. B. Prostatakarzinom). Auch innerhalb des Gehirns gibt es unterschiedliche Präferenzen der Metastasierung. So finden sich Hypernephrommetastasen, die aus dem hochgradig vaskularisierten Nierengewebe stammen und die selbst auch immer hoch vaskularisiert sind, sehr viel häufiger im Plexus choroideus des Seitenventrikels als anderswo. Die Organpräferenz bei der Metastasierung bzw. die Gewebepräferenz legt den Schluss nahe, dass ein Aspekt der Pathophysiologie der zerebralen Metastasierung in der Interaktion mit gewebespezifischen Zelladhäsionsmolekülen (CAM) besteht.

Epidemiologie

Aus neurochirurgischer Sicht könnten Hirnmetastasen das vom Umfang her bedeutendste Gebiet in der Neuroonkologie ausmachen. Die **Inzidenz** ist in den USA mit einem Faktor 10 höher gemessen worden als die Inzidenz des Glioblastoms. Dies ergäbe – auf Deutschland zurückgerechnet – eine jährliche Inzidenz von 50.000 bis 60.000 Patienten mit Hirnmetastasen. Es ist mittlerweile anerkannt, dass etwa 25–30 % aller Tumorpatienten zu irgendeinem Zeitpunkt in ihrer Erkrankung Hirnmetastasen entwickeln.

Unzweifelhaft ist, dass die häufigste **Histologie** in nahezu allen veröffentlichten Serien Bronchialkarzinomen entspricht (etwa 40 %). Diese werden in unterschiedlich angegebenen Häufigkeiten gefolgt von Mammakarzinomen (10–40 %), Melanomen (10–25 %) und

schließlich gastrointestinalen Tumoren und Tumoren des Urogenitaltraktes (ausgenommen Prostatakarzinome). Grundsätzlich ist jeder Tumor zur Metastasierung in der Lage, sodass auch außerordentliche Einzelfälle der Metastasierung seltener Tumoren (gastrointestinale Stromatumoren [GIST], Osteosarkome, Seminome, Germinome etc.) vorkommen können (Tab. 7.8-1).

Per definitionem unterscheidet man solitäre Hirnmetastasen von singulären Hirnmetastasen. Bei einer **solitären Hirnmetastase** findet sich nur eine einzige Metastase überhaupt, und diese ist im Gehirn lokalisiert, d. h. es finden sich keine weiteren systemischen Metastasen. Bei einer **singulären Hirnmetastase** können synchron oder zu einem späteren Zeitpunkt, d. h. metachron, weitere Metastasen im Körper entstanden sein.

Bei 10–20 % der Patienten mit einer Hirnmetastasierung ist zum Zeitpunkt der Entdeckung kein **Primärtumor** bekannt (metastasis of unknown primary). Bei ca. 5 % der Patienten lässt sich auch bei intensiver Suche kein Primärtumor nachweisen. Besonders scheint dies für die Melanome zu gelten, denn möglicherweise kann dieser als relativ immunogen geltende Tumor in seiner Primärmanifestation vom Immunsystem des Körpers beseitigt wer-

Tab. 7.8-1. Häufigkeitsverteilung der Primärtumoren bei zerebraler Metastasierung

Primärtumor	Häufigkeit [%]
Bronchialkarzinom	40–60
Mammakarzinom	10–40
Malignes Melanom	10–55
Tumoren des Urogenitaltrakts	5
Tumoren des Gastrointestinaltrakts	5

---

1 Vollständig überarbeitet nach einem Entwurf von Prof. Dr. H.-D. Herrmann (†)

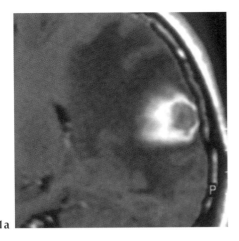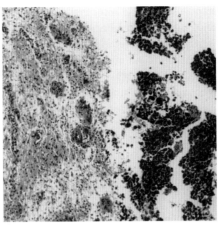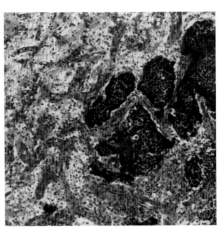

1a 1c

Abb. 7.8-1. a) Okzipitale Metastase eines kleinzelligen Bronchialkarzinoms mit Gadoliniumaustritt in das perifokale Ödem aus pathologischer Vaskularisation (Ausschnitt einer sagittalen MRT-Schicht),
b, c) im histologischen Schnitt Endothelzellproliferationen und pathologische Gefäße.

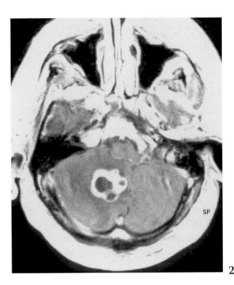

Abb. 7.8-2. MRT-Schicht (T1-Wichtung, Kontrastmittelgabe) einer rechts paramedianen, zerebellären Metastase eines Mammakarzinoms mit Hydrocephalus occlusus (auf höheren, hier nicht gezeigten Schichten) und Hirnstammkompression: sofortige Operation bei vitaler Indikation.

2

den, wobei vor dieser Beseitigung schon eine Hirnmetastasierung eingetreten ist (Schlegel u. Westphal 1998).

Symptomatik

Die zur Diagnose führende initiale Symptomatik wird von denjenigen Symptomen unterschieden, die im Verlauf der Erkrankung auftreten. Die **initiale Symptomatik** beginnt oft unspezifisch – bei etwa 70 % der Patienten sind es subakute Beschwerden wie Kopfschmerzen, Orientierungsstörungen oder sich langsam anbahnende neurologische Defizite (motorische und sensible Ausfallssymptomatik, Hirnwerkzeugstörungen). Als akutes Initialsymptom steht der erstmalige **zerebrale**

Krampfanfall im Erwachsenenalter im Vordergrund; er führt etwa bei einem Viertel der Hirnmetastasenerkrankungen zur Diagnose. Bei einem Tumorpatienten ist ein solches Ereignis hoch verdächtig auf das Vorliegen einer zerebralen Mitbeteiligung und wird unmittelbar bildgebend

abgeklärt. In einer Serie von 244 stationären Behandlungen (Universitätsklinikum Hamburg-Eppendorf, eigene Serie) fanden sich als Initialsymptome am häufigsten Kopfschmerzen (21,3 %), gefolgt von Krampfanfällen (14,3 %) und Sprachstörungen (11,9 %) (Tab. 7.8-2).

Tab. 7.8-2. Klinische Symptomatik bei zerebraler Metastasierung (eigene Patienten)

Subakute Beschwerden	• Kopfschmerzen • Orientierungsstörungen • Sprachstörungen • psychische Veränderungen • Paresen • Sensibilitätsstörungen
Akute Beschwerden	• fokale und generalisierte Krampfanfälle • Zeichen eines akut erhöhten intrakraniellen Drucks (Kopfschmerzen, Übelkeit, Erbrechen)

Ein problematisches Initialsymptom ist die subakute bzw. akute **Hirndrucksteigerung** durch Liquorpassagebehinderung bei ansonsten meistens asymptomatischen Metastasen in der hinteren Schädelgrube; sie führen konsekutiv zu einer Liquorpassagebehinderung mit Verschlusshydrozephalus (Abb. 7.8-2). Hier handelt es sich um ein bedrohliches Initialsymptom, das eine sofortige Therapie erfordert. Spezielle, eindeutig auf Metastasen hinweisende Symptome gibt es nicht. Metastasen ähneln in ihrer Symptomatik anderen intrakraniellen Tumoren (Meningeomen, Gliomen) je nach Größe, Lage und Ödemausprägung.

Bildgebung

Eine neurologische Symptomatik bei einem Patienten mit bekanntem Tumorleiden wird unverzüglich **kernspintomographisch** abgeklärt. Es kommen sensitive Suchsequenzen (Flair) zur Anwendung; außerdem wird Gadolinium i.v. gegeben, um ggf. auch eine filmartige, meningeale Metastasenausbreitung erkennen zu können (Meningeosis carcinomatosa als nicht seltenen Sonderfall einer intrakraniellen Metastasierung). In sensitiven MR-Sequenzen können sich lokalisatorische Verdachtsmomente auch für kleine Metastasen ergeben, wenn sie ein perifokales Ödem induzieren (ggf. im normalen T1-gewichteten Gadoliniumbild nur ein kleiner, weißer Punkt).

Metastasen sind in der Bildgebung heterogen und können durchaus bei einem Durchmesser von 2–3 cm noch vollständig solide und ohne zentrale Nekrose sein. Sie können aber auch bereits bei wesentlich kleinerem Durchmesser schon zentral zerfallend mit einem Gadoliniumanreichernden, ringförmigen Enhancement zur Darstellung kommen (Abb. 7.8-3). Grundsätzlich spricht das Vorliegen mehrerer Läsionen wesentlich eher für eine zerebrale Metastasierung als für einen multifokalen, hirneigenen Tumor oder ein multifokales Lymphom. Beides kommt allerdings als Differenzialdiagnose infrage, ebenso multiple Abszesse, wenn andere prädisponierende Faktoren vorhanden sind (z. B. offenes Foramen ovale, Immunsuppression).

Wird z. B. im Rahmen eines Tumor-Stagings zunächst ein CT angefertigt und findet sich hier ein Hinweis auf eine Metastasierung, so wird ein MRT angeschlossen (höhere Sensitivität, besonders in Bezug auf multiple Metastasierung, damit wichtig für die Strategie des Therapiekonzeptes insgesamt). Bei Verdacht auf rasenförmiges, arachnoidales Wachstum kann bei bildmorphologisch nachgewiesenem, eindeutigem Fehlen einer Liquorpassagestörung zusätzlich eine Lumbalpunktion durchgeführt werden, um hier nach einer Tumorzellausbreitung im Liquorraum zu suchen.

Therapie

Die Therapie von Hirnmetastasen ist interdisziplinär und komplex und bedarf der engen Kooperation zwischen Neurochirurgen, Neurologen, Onkologen und Strahlentherapeuten. Am Anfang steht die Indikationsstellung zur Therapie. Theoretisch kann die Sanierung einer intrakraniellen Tumormanifestation durch eine chirurgische oder radiochirurgische Therapie hier durchaus zu einer langfristigen Kontrolle führen. Da aber viele Patienten zusätzlich zur zerebralen Metastasierung auch systemische Metastasen haben, verstirbt ein Großteil innerhalb von 1 Jahr an extrakraniellen Komplikationen der Tumorerkrankung. Insofern sind mehrere Forderungen zur **Indikation für eine aggressive Therapie** aufzustellen (Abb. 7.8-4):

- kontrollierte bzw. kontrollierbare Grunderkrankung

- Lebenserwartung von mindestens 3 Monaten bei asymptomatischer Hirnmetastase (Karnofsky-Index über 60)
- maximal vier Metastasen, wenn sie in einer oder zwei Sitzungen, etwa mit zwei Kraniotomien erreichbar sind[2]
- bei symptomatischer Hirnmetastasierung zu erwartende Verbesserung durch die Operation auf einen Karnofsky-Index von mindestens 60 %
- Einverständnis des Patienten bei Einsicht in seine Gesamtkrankheitssituation

Die Indikation zur Therapie richtet sich nicht am technisch Machbaren, sondern hat stets das Ziel, die Lebensqualität des Patienten durch die Behandlung so wenig wie möglich und so kurz wie möglich zu beeinträchtigen und sogar zu einer Verbesserung der Lebensqualität zu führen. Palliative Resektionen von Hirnmetastasen sind grundsätzlich abzulehnen. Angesichts einer fragwürdigen systemischen Therapieoption oder bei bereits nachgewiesener Therapieresistenz wird auch die Option, durch Hirndruck an einer Hirnmetastase zu versterben, als Alternative zu qualvollem Siechtum bei systemischem Fortschreiten der Erkrankung diskutiert.

Wenn die Indikation zur Therapie einer oder mehrerer Hirnmetastasen gestellt werden kann, gibt es heute ein breites Spektrum von **Optionen:**
- stereotaktische Biopsie und Ganzhirnbestrahlung
- Radiochirurgie bei bis zu vier Läsionen simultan
- mikrochirurgische Resektion
- mikrochirurgische Resektion und Ganzhirnbestrahlung
- mikrochirurgische Resektion, Radiochirurgie und Ganzhirnbestrahlung

Die **Chemotherapie** stellt i. Allg. noch keine günstige Option bei Hirnmetastasierung dar. In Einzelfällen kann dies anders sein: Wenn bei zunächst unbekanntem Primärtumor die Hirnmetastase zur Diagnose führt (z. B. nach Krampfanfall) und infolgedessen ein kleinzelliges Bronchialkarzinom gefunden wird, kann eine Chemotherapie im Rahmen der primären Tumortherapie auch die Hirnmetastase günstig beeinflussen (sofern sie nicht sofort operationswürdig ist).

---

2 Anm. des Herausgebers DM: Hierbei handelt es sich um den Usus einiger Neurochirurgen, von dem andere Neurochirurgen mit wissenschaftlich gleichwertigen Argumenten abweichen – z. B. dergestalt: Operiert werden grundsätzlich nur singuläre intrakranielle (und intraspinale) Metastasen. Von diesem Usus kann abgewichen werden, und zwar ohne weitere Argumentation, wenn es sich um Melanommetastasen handelt (wegen des variablen Verlaufes der jeweiligen Einzelfälle) und mit weiterer Argumentation durch den Operateur für die übrigen Metastasentypen.

Allgemeine Begleittherapie und Differenzialdiagnostik

Metastasen werden häufig durch einen Krampfanfall symptomatisch. In diesem Rahmen erfolgt eine **antikonvulsive Medikation**, je nach Anfallsart und Verträglichkeit (Phenytoin, Carbamazepin, Valproat). Da Metastasen sehr häufig von einem erheblichen perifokalen Ödem umgeben sind, ist eine unmittelbare **antiödematöse Therapie** indiziert, um einen erhöhten Hirndruck und ggf. durch das perifokale Ödem verursachte neurologische Ausfallerscheinungen (z. B. Paresen, Sprachstörungen) günstig zu beeinflussen. In der Regel werden initial 4 × 4 mg Dexamethason oral verabreicht (mit entsprechender Ulkusprophylaxe). Diese Steroidmedikation hat im Rahmen der Differenzialdiagnostik zwei Probleme:

- **Differenzialdiagnose Lymphom:** Im Rahmen einer Lymphomerkrankung kann die Gabe von Steroiden zum Verschwinden des Tumors führen, bevor eine Diagnose gestellt ist (Abb. 7.8-5). Aus Abbildung 7.8-6 ist zu erkennen, dass die Überlegung, ob ein Lymphom vorliegen könnte, in der Differenzialdiagnostik der Metastasierung zeitlich sehr früh erfolgen muss. Ein Lymphom kann dann vorhanden sein, wenn bei dem Patienten kein Primärtumor bekannt ist und wenn die Läsion eine lymphomtypische Lage und Morphologie hat. Es handelt sich in der Regel um relativ gleichmäßig kontrastmittelaufnehmende, auf dem periventrikulären Marklager liegende Läsionen, die im Gegensatz zu Metastasen oft eine unschärfere Begrenzung und ein „wolkigeres" Aussehen haben. Lymphome sind selten kortikal und fast nie zentral nekrotisch und wesentlich seltener als Metastasen multifokal lokalisiert. Bei Lymphomverdacht erfolgt eine stereotaktische Biopsie, bevor Steroide gegeben werden, d. h. unter Umständen auch innerhalb von 24 h.

- **Differenzialdiagnose Hirnabszess:** Ein Hirnabszess, bei dem fälschlicherweise vom Vorliegen eines primären metastasierten Hirntumors oder einer Metastase ausgegangen wird, kann ebenfalls

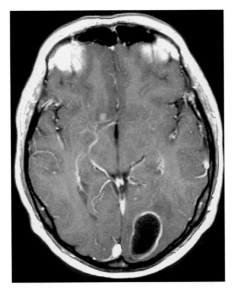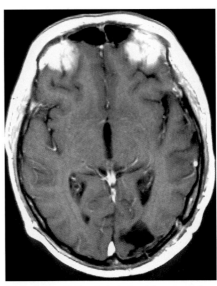

Abb. 7.8-3. MRT (T1-Wichtung, Kontrastmittelgabe) einer links okzipitalen Metastase eines Mammakarzinoms mit ringförmiger Kontrastmittelanreicherung und zentraler Zyste: **a)** Vor der Operation; **b)** Zustand 3 Monate nach Operation und Ganzhirnbestrahlung.

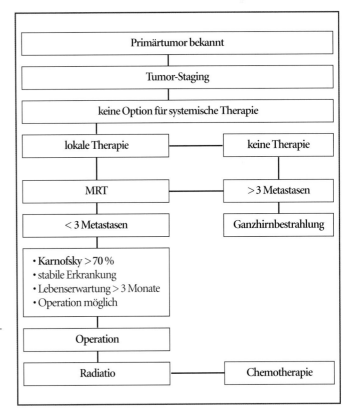

Abb. 7.8-4. Vorgehen bei Hirnmetastase und bekanntem Primärtumor (Universitätsklinikum Hamburg-Eppendorf).

unter einer Steroidmedikation dekompensieren. Hier ist die Morphologie ggf. richtungsweisend, denn die meisten Hirnabszesse sind kreisrund, von einem extrem stark kontrastmittelaufnehmenden Randsaum umgeben und zentral hypointens. Sie liegen nicht selten in Beziehung zu den Stirnhöhlen oder

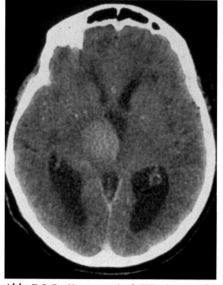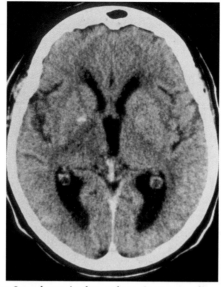

a

Abb. 7.8-5. Kontrastmittel-CTs eines zerebralen Lymphoms in den rechten Stammganglien: **a)** Vor Therapie; **b)** nach Corticoidgabe.

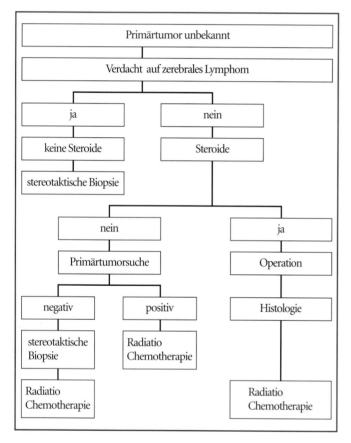

Abb. 7.8-6. Vorgehen bei Hirnmetastase und unbekanntem Primärtumor oder Lymphomverdacht.

kann der Hinweis auf eine Immunsuppression ein wichtiger Hinweis in der Differenzialdiagnostik sein. Besteht eine Abszessverdacht, wird durch eine direkte oder stereotaktische Punktion die Dignität der Läsion gesichert und ggf. direkt eine gezielte Therapie eingeleitet. Im Rahmen einer Hirnabszesserkrankung werden Steroide nur nach ausreichender Behandlung des Abszesses als Teil der Therapie eingesetzt.

Metastasen als Ursache atypischer intrazerebraler Blutungen

Einige Metastasen (vor allem Melanome) neigen zur spontanen Einblutung (Zacest et al. 2002). Dadurch kann es zu ausgedehnten, meist atypischen Blutungen kommen. Während sich die typischen hypertonen Massenblutungen in der Regel im Zentrum der Hemisphäre in der Gegend der Stammganglien finden lassen, sind die atypischen Blutungen bei Hirnmetastasen eher peripher gelegen, subkortikal oder lobär-polar und von einem meist schon initial disproportionalen Ödem umgeben, das man üblicherweise um Blutungen erst im späteren Verlauf findet. Wenn sich vorbestehende neurologische Ausfallzeichen durch eine solche Blutung akut verschlechtern, liegt ein entsprechender Verdacht nahe.

Bei plötzlich auftretenden Defiziten aus Wohlbefinden weisen die besonderen Umstände auf die Wahrscheinlichkeit für eine mögliche Metastaseneinblutung hin. Da Melanome unbemerkt ablaufen können, ist in diesem Zusammenhang die Einblutung gelegentlich die primäre Manifestation einer zerebralen Metastasierung. Ist der Tumor durch die Einblutung nicht vollständig zerstört worden, finden sich in einem MRT auch während der Blutung noch Gadolinium-anreichernde Tumoranteile, die in der Gesamtsituation dann die Diagnose, zumindest die hochgradige Verdachtsdiagnose ermöglichen (Abb. 7.8-8).

der Temporobasis (Abb. 7.8.-7). In diesen Fällen stellt sich die Differenzialdiagnose auch aufgrund der Anamnese (z. B. kurz zurückliegende, meist fiebrige Erkältung oder Nebenhöhlenentzündung). Bei hämatogenen Abszessen

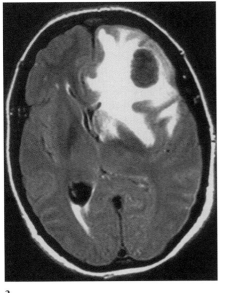
a

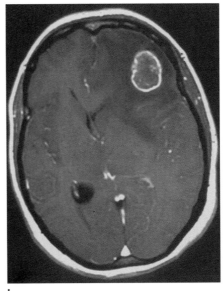
b

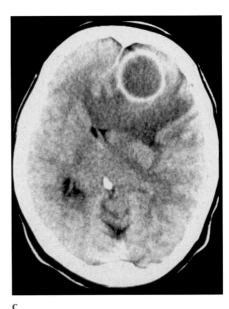
c

Abb. 7.8-7. Differenzialdiagnose einer links frontalen zystischen Raumforderung:
a) MRT in Flair-Wichtung;
b) MRT in T1-Wichtung, Kontrastmittel: Metastase eines Mammakarzinoms mit randständiger Kontrastmittelaufnahme, zentraler Nekrose und deutlichem, raumforderndem perifokalem Ödem;
c) CT mit Kontrastmittel: links frontaler Abszess.

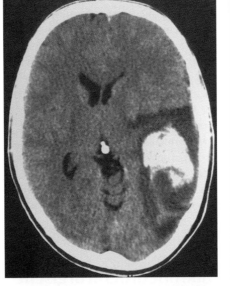
a

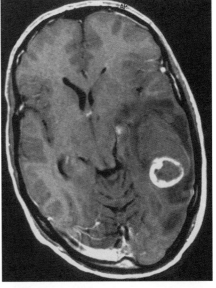
b

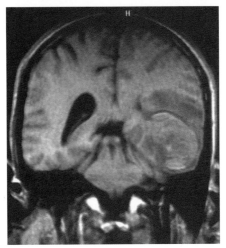

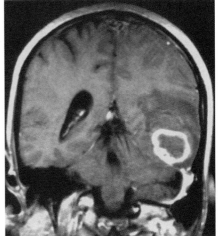
d

Abb. 7.8-8. Atypische Blutung durch eine Metastase eines malignen Melanoms links temporal:
a) Nativ-CT: Blutungsnachweis und deutliches perifokales Ödem;
b, d) Nachweis der zystischen Metastase im MRT in T1-Wichtung mit Kontrastmittel;
c) Nativ-MRT ohne Kontrastmittel: nur Nachweis einer unspezifischen Raumforderung.

Bei atypischen intrazerebralen Blutungen (kein bekannter Hypertonus, periphere Lage, erhebliches perifokales Ödem) sollte nach Ausschluss einer arteriovenösen Malformation die Möglichkeit einer eingebluteten Metastase differenzialdiagnostisch erwogen und diagnostisch abgeklärt werden. Aus dem Konstrukt einer verschleppten Diagnose werden von Patienten oder Angehörigen gelegentlich Haftungsansprüche abgeleitet.

Stereotaktische Biopsie und Ganzhirnbestrahlung

Eine große Serie von 891 Patienten, die zwischen 1985 und 2000 mit stereotaktischer Biopsie und Ganzhirnbestrahlung behandelt wurden, zeigte ein medianes Überleben der Gesamtgruppe von 3,4 Monaten (Lutterbach et al. 2002). Teilt man diese Gruppe entsprechend einer Methode, die Recursive Partitioning Analysis (RPA, Gaspar et al. 1997) genannt wird, so ergibt sich in der besten Gruppe und zusätzlich bei Vorliegen einer solitären Hirnmetastase eine Überlebenszeit von 13,5 Monaten. In allen Studien zeigt sich, dass das Vorliegen einer einzelnen Hirnmetastase sowie zusätzlich jüngeres Lebensalter und ein besserer klinischer Zustand als günstig zu betrachten sind.

Die Strahlentherapie des gesamten Hirns wird in verschiedenen Zentren unterschiedlich gehandhabt: So sind zehn Fraktionen von jeweils 3 Gy zu einer Gesamtdosis von 30 Gy (Wronski u. Arbit 2000) ebenso üblich wie 50 Gy in einer Fraktionierung von jeweils 2 Gy (Lutterbach et al. 2002) oder 20 Fraktionen zu jeweils 2 Gy bis zu 40 Gy Gesamtdosis (Sneed et al. 2002).

Radiochirurgie mit oder ohne Ganzhirnbestrahlung

Siehe dazu auch Kapitel 3.9 und 3.10.

Kürzlich wurde eine große Multicenter-Studie zu der Frage publiziert, ob Radio-

chirurgie mit Ganzhirnbestrahlung kombiniert einen signifikanten Vorteil bringt (Sneed et al. 2002; 569 von 983 Patienten auswertbar). Bei der Radiochirurgie handelt es sich um eine stereotaktische Bestrahlungsmethode, in der durch eine hoch fokussierte, externe Strahlenquelle in einer Einzeldosis eine hohe Strahlenintensität appliziert wird. Diese Bestrahlung ist in der Regel für nicht mehr als vier Läsionen simultan anwendbar (nach Mehrheit der diese Methode verwendenden Therapiezentren). Die Läsionen sollten auch einen Durchmesser von 3 cm nicht überschreiten (in der genannten Studie: 4 cm). Die applizierte Tumordosis richtet sich nach der Größe, sodass die applizierte Einzeldosis, in diesem Falle meistens als Tumoroberflächendosis bezeichnet, zwischen 10 und 25 Gy liegen kann. Als Bestrahlungsinstrument dient entweder das Leksell-Gamma-Knife® oder der Linearbeschleuniger (X-Knife). In Deutschland übersteigt die Zahl der Linearbeschleuniger die der verfügbaren Gamma-Knife-Zentren bei weitem.

Eine Überlegenheit einer Methode in Bezug auf die Metastasentherapie ist nicht nachgewiesen und wird aller Voraussicht auch nicht nachweisbar sein. Ein Vergleich der Radiochirurgie ohne und mit Ganzhirnstrahlentherapie als Primärtherapie für Hirnmetastasen hat keine signifikante Verbesserung der Überlebenszeit nach zusätzlicher Ganzhirntherapie ergeben. Die alleinige Radiochirurgie als Primärtherapie erscheint also akzeptabel (Sneed et al. 2002).

Mikroneurochirurgische Resektion

Die Resektion (bevorzugt in toto) stellt eine rasch verfügbare und effektive Kontrollmöglichkeit für eine **einzelne zerebrale Metastase** dar. Bei vollständiger Exstirpation kann eine gute Tumorkontrolle auch langzeitig möglich sein. Ein Vorteil besteht auch in der raschen Reduktion des perifokalen Ödems (Abb. 7.8-9). Aufgrund der interdisziplinären Behandlungsansätze von Hirnmetastasen werden immer komplexere Therapieschemata angewandt (z. B. Resektion in Kombination mit Radiochirurgie ungünstiger gelege-

ner Läsionen). Hier lässt sich im direkten Vergleich erkennen, dass das Ödem bei den resezierten Läsionen wesentlich rascher zurückgeht. Eine Evaluation der Radiochirurgie in Bezug auf ihre Tumorkontrolle hat gezeigt, dass nicht nur der Rückgang des Ödems wesentlich länger dauert, sondern dass auch bei knapp der Häfte der Patienten mit einem Lokalrezidiv nach Radiochirurgie gerechnet werden muss (Regine et al. 2002). Die einzige bisher verfügbare randomisierte Studie, in der die Tumorresektion als zusätzliche Maßnahme zur Ganzhirnstrahlentherapie evaluiert wurde, zeigte mit hoher Signifikanz den günstigen Einfluss einer vollständigen Resektion (Patchell et al. 1990, Tab. 7.8-3).

Diese Studie ist vor der Verbreitung der Radiochirurgie entstanden. Die aktuellen radiochirurgischen Studien zeigen eine Überlegenheit bezüglich der Tumorkontrolle durch eine vollständige Resektion, sofern diese durchführbar ist. Eine neurochirurgische Resektion erfolgt bei einer gut erreichbaren singulären Metastase mit perifokalem Ödem (neurologisches Defizit) sowie bei großen zystischen Metastasen oder zur schnellen Entlastung und Abwendung von Sekundärkomplikationen (z. B. Verschlusshydrozephalus bei raumfordernder Metastase der hinteren Schädelgrube, s. Abb. 7.8-2).

Es ist zu erwarten, dass die Neurochirurgie der Radiotherapie auch hinsichtlich der Kontrolle epileptischer Anfälle überlegen ist, weil Reize durch nekrotisierendes Tumorgewebe entfallen. Systematische Studien liegen aber bisher nicht vor.

Eine **Zweitoperation** für symptomatische Tumorrezidive bei Patienten in gutem klinischem Zustand kann man unter folgenden Gegebenheiten indizieren: Zustand nach Tumorresektion oder Radiochirurgie in Zusammenhang mit Ganzhirnbestrahlung ohne weitere radiochirurgische Option. Nach solchen Rezidivoperationen wurden mediane Überlebenszeiten von 8,6 Monaten angegeben (gegenüber 2,8 Monaten ohne Reoperation). Sofern also Patienten in gutem klinischem Zustand und kontrollierter Grunderkrankung ihr Hirnmetastasenrezidiv erleben, sollten sie diesbezüglich aggressiv behandelt werden.

Bei kombinierten Vorgehensweisen gegenüber großen zystischen Metastasen

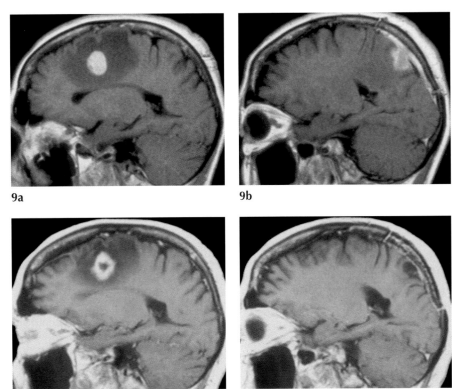

9a

9b

9c

9d

Abb. 7.8-9. Metastasen eines Schilddrüsen-
karzinoms:
a, b) Das MRT vor Therapie zeigt rechts
frontal und links okzipital die Metastasen.
c, d) 6 Wochen nach kombinierter Radiochirurgie (frontal, nur bestrahlt wegen Nähe zur
Zentralregion) und mikrochirurgischer Entfernung (okzipital, nur operiert) sieht man
den vollständigen Rückgang des Ödems okzipital und das persitierende Ödem frontal.
Hier ist also infolge der Sachgegebenheiten
sogar eine Art „innerer Vergleich" möglich.

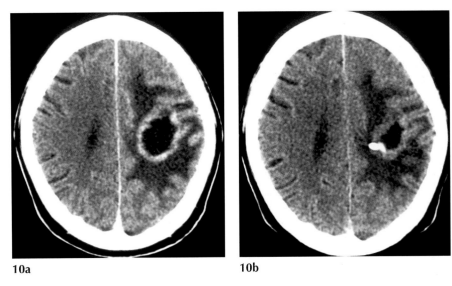

10a

10b

Abb. 7.8-10. Adenokarzinom, CTs mit
Kontrastmittel:
a) Zystische Metastase links frontoparietal;
b) Verkleinerung der Raumforderung nach
Zystendrainage und Anlage eines Rickham-
Reservoirs.

Tab. 7.8-3. Einfluss einer vollständigen Metastasenresektion auf Gesamtüberleben und Häufigkeit von Lokalrezidiven (nach Patchell et al. 1990)

Behandlungsart	Überleben [Wochen]		Lokalrezidive [%]
	Insgesamt	davon Karnofsky-Index > 70%	
Operation plus Radiatio	40	38	20
Nur Radiatio	15	8	52

in eloquenten Hirnregionen kann es angezeigt sein, diese Metastase zu punktieren, ein Rickham-Reservoir einzulegen und nach Aspiration des Zysteninhaltes das reduzierte Tumorvolumen einer radiochirurgischen Maßnahme zuzuführen (Abb. 7.8-10).

Zusammenfassung

Hirnmetastasen sind häufige Tumoren mit zunehmender Bedeutung. Die Therapieoptionen für die extrakraniellen Grunderkrankungen bessern sich jährlich. Bei guter Tumorkontrolle und gutem Allgemeinzustand werden Hirnmetastasen aggressiv therapiert. Zur Verminderung der toxischen Wirkung auf das gesamte Gehirn sind lokale Therapiemaßnahmen zu bevorzugen. Sie beinhalten die chirurgische Resektion mit sofortiger Tumorkontrolle und die Radiochirurgie. In der Regel ist eine chirurgische Maßnahme mit einer Strahlentherapie zu kombinieren.

Entsprechend der in diesem Kapitel enthaltenen Flussdiagramme (s. Abb. 7.8-4, 7.8-6) wird vorgegangen, wenn ein Lymphomverdacht besteht oder wenn man sich bei bekanntem Primärtumor über das Prozedere im Individualfall klar werden muss. Die Behandlung von Hirnmetastasen ist interdisziplinär und schließt die Strahlentherapeuten und die Onkologen als primäre Therapieführer mit ein. Oberstes Gebot der Behandlung von Hirnmetastasen ist der Erhalt einer möglichst langen Zeit mit guter Lebensqualität (Karnofsky-Index über 70 %). Bei aussichtloser diffuser zerebraler Metastasierung sollte keine Palliativtherapie erfolgen.

Literatur

Fidler IJ, Yano S, Zhang RD et al. (2002) The seed soil hypothesis: vascularisation and brain metastasis. Lancet Oncol 3: 53–7.

Gaspar L, Scott C, Rotman M et al. (1997) Recursive partitioning analysis of prognostic factors in three radiation therapy oncology group (RTOG) brain metastases trials. Int J Radiat Oncol Biol Phys 37: 745–51.

Lutterbach J, Bartelt S, Ostertag C (2002) Long-therm survival in patients with brain metastases. J Cancer Res Clin Oncol 128: 417–25.

Patchell RA, Tibbs PA, Walsh JW et al. (1990) A randomized trial of surgery in the treatment of single metastases to the brain. N Engl J Med 322: 494–500.

Regine WF, Huhn JL, Patchell RA et al. (2002) Risk of symptomatic brain tumor recurrence and neurologic deficit after radiosurgery alone in patients with newly diagnosed brain metastasis: Results and implications. Int J Radiat Oncol Biol Phys 52: 333–8.

Schlegel U, Westphal M (Hrsg) (1998) Neuroonkologie: Diagnostischer und therapeutischer Leitfaden für Neurologen, Neurochirurgen, Onkologen und Radioonkologen. Stuttgart: Thieme.

Sneed PK, Suh JH, Goetsch SJ et al. (2002) A multi-institutional review of radiosurgery alone vs. radiosurgery with whole brain radiotherapy as the initial management of brain metastasis. Int J Radiat Oncol Biol Phys 53: 519–26.

Wronski M, Arbit E (2000) Surgical treatment of brain metastasis from melanoma: a retrospective study of 91 patients. J Neurosurg 93: 9–18.

Zacest AC, Besser M, Stevens G et al. (2002) Surgical management of cerebral metastases from melanoma: outcome in 147 patients treated at a single institution over two decades. J Neurosurg 96: 552–8.

8 Liquor

8.1 Hydrozephalus

Ulrich Kunz

Allgemeines

Das Gehirn ist in einer starren knöchernen Hülle gelagert. Dieser Schutz erlaubt es nicht, dass sich die darin befindlichen Strukturen beliebig ausdehnen. Durch Lagerung im Liquor ist das Gehirn dem Einfluss der Schwerkraft durch die Wirkung des Auftriebes weitgehend entzogen. Die Volumina der in der knöchernen Hülle befindlichen Kompartimente – Blut, Liquor und Hirngewebe – sind in der Summe konstant, d. h. die Volumenzunahme eines Kompartiments muss durch Volumenverminderung eines anderen kompensiert werden (sog. **Monro-Kellie-Doktrin**). Die kurzzeitige Blutvolumenzunahme durch die arterielle Pulswelle während der Systole wird allerdings durch Liquorverlagerung in den elastischen Spinalkanal abgefedert (Tab. 8.1-1). Cushing hat für die Liquorbewegung den Begriff der „dritten Zirkulation" gebildet.

Definition

Von einem Hydrozephalus spricht man bei einer klinisch symptomatischen Zunahme des Liquorvolumens auf Kosten von Hirngewebe und Blutvolumen.

Die **aktive Größenzunahme** der Liquorräume ist zu unterscheiden von der **passiven Liquorraumerweiterung** infolge einer Hirnatrophie. Die Differenzierung von Liquorraumerweiterungen, denen keine weitere Progredienz innewohnt, ist ein wiederkehrendes differenzialdiagnostisches Problem in der Therapie des Hydrozephalus.

Praktischer Hinweis: Im Rahmen einer differenzialtherapeutischen Beratung von Patienten mit überaltersentsprechend weiten Liquorräumen wird die Schnittbildmorphologie des Gehirns zum klinischen Befund in Beziehung gesetzt, insbesondere hinsichtlich potenziell konkurrierender Ätiopathogenesen wie Störungen von Durchblutung und Transmitterstoffwechsel.

Tab. 8.1-1. Daten des physiologischen Liquorraumes

Temporalhorn	Durchmesser < 2 mm
III. Ventrikel	4–11 mm (Mittelwert 5,5 mm)
Aquädukt	1–2,9 mm (Mittelwert 1,8 mm)
Pontino-mamilläre Distanz	> 8 mm im sagittalen MRT
Ventrikelsystem	Gesamtvolumen ca. 35 ml (7,4–56 ml)
Liquorraum	Gesamtvolumen ca. 135 ml (100–160 ml)
Liquorproduktion	• ca. 450–600 ml/Tag • 0,30–0,35 ml/min

Klassifikationen

Hydrozephali lassen sich formal nach verschiedenen Prinzipien einteilen (Tab. 8.1-2). Das Wissen über diese Einteilungskriterien ist als theoretische Grundlage zum Verständnis wichtig: Nicht jedes Kriterium kann in allen Fällen verwendet werden (Mori et al. 1995). Mischformen von Hydrozephali und ärztlich-subjektive Gewichtungen in der Interpretation klinischer Daten gebieten eine transparente Begriffswahl und Kommunikation.

Grundsätzlich werden verschiedene **Formen** des Hydrozephalus unterschieden:

- angeborene (Inzidenz: ca 2:1.000 Lebendgeburten)
- erworbene
- kindliche
- adulte

Die klassische Einteilung nach Dandy und Blackfan (1914) unterscheidet den **Verschlusshydrozephalus** (auch: intraventrikulär obstruktiv) vom **kommunizierenden Hydrozephalus** (auch: extraventrikulär obstruktiv, Hydrocephalus malresorptivus; beschränkt identisch mit intermittierend normotensivem Hydrozephalus [NPH]). Davon wird der **Hydrocephalus e vacuo** abgerenzt – infolge der passiven Liquorraumerweiterung –, der therapeutisch dem Neurochirurgen nicht zugänglich ist.

Dem Hydrozephalus liegt eine Störung der Liquorzirkulation zugrunde, entweder durch eine verminderte Liquorresorption oder eine Obstruktion der Liquorzirkulationswege. Mit der Ausnahme einer Hypersekretion durch einen Tumor des Plexus choroideus soll die Liquorproduktion in chronischen wie akuten Fällen konstant sein. Im Anfangsstadium müssen die Liquorräume trotz eines erhöhten intrakraniellen Drucks (ICP) noch nicht erweitert sein. Bei einem erweitertem Ventrikelsystem kann der ICP wieder im Normbereich liegen.

Ein **intraventrikulärer Verschluss** kann am Foramen Monroi einseitig oder beidseitig, bestehen, im III. Ventrikel, im Aquädukt, im IV. Ventrikel oder an den Ausgängen des IV. Ventrikels, den Foramina Luschkae und Magendi.

Im **Subarachnoidalraum** kann die Blockade nahe dem Ventrikelsystem oder beim Sinus sagittalis superior liegen. Bei diesem kommunzierenden Hydrozephalus wird die Blockade oder Agenesie den Pacchioni-Granulationen, einem Sinusverschluss oder einer Störung der extrakraniellen venösen Drainage zugeordnet.

Die venöse Ursache des Hydrozephalus, vermittelt durch eine **verminderte Liquorresorption**, ist in kontroverser Diskussion (Gideon et al. 1994). Zunächst erwartet man ein Hirnödem als Folge der schlechten venösen Drainage. Logisch erscheint der erhöhte Resorptionswiderstand bei erhöhtem Sinusdruck. Greitz (1993) diskutiert diese Problematik als Ursache eines erhöhten ICP, meint aber, dass die Ventrikelerweiterung nur bei niedrigem venösem Druck stattfinden kann. Beim Pseudotumor cerebri ist der Erklärungsversuch durch eine gestörte venöse Drainage eher verständlich (Münte et al. 1996).

Aus mehr akademischer Sicht wird von Raimondi (1987) die Entwicklung der Flüssigkeitsansammlung von intrazellulär über interstitiell und subarachnoidal nach intraventrikulär und intraventrikulär plus subarachnoidal in Form einer stadienweisen Ausbildung eines Hydrozephalus als Klassifikationsmerkmal eingesetzt. Im Rahmen dieser Einteilung sind über eine Schwellung des Hirngewebes die posttraumatisch dann erfolgende subarachnoidale Flüssigkeitsansammlung und der Ventrikelaufstau als typischer (posttraumatischer) Hydrozephalus erfasst. Das letzte Stadium, die intraventrikuläre und gleichzeitig extrazerebrale Flüssigkeitsansammlung, wird als Übergang in die Hirnatrophie angesehen. Raimondi (1987) benutzt die folgende Einteilung:

Tab. 8.1-2. Einteilungsprinzipien für Liquorzirkulationsstörungen

- Entwicklungsgeschichte und Lebensalter
- anamnestische Chronologie und Dynamik
- Topographie in Bezug auf betroffene:
  - Hirnventrikel
  - Gewebekompartimente
- Hydrodynamik
- Komorbidität:
  - Trauma (mechanisch, radiogen, pharmakogen)
  - Infektion (mikrobiell, aseptisch)
  - Hämorrhagie (spontan, traumatisch)
  - Onkologie (hirneigen, nicht hirneigen)
- Sonderformen

- intraparenchymaler „Hydrozephalus":
  - intrazelluläre Flüssigkeitsansammlung
  - extrazelluläre Flüssigkeitsansammlung
- extraparenchymaler Hydrozephalus:
  - subarachnoidal:
    - transiente subarachnoidale Liquoransammlung mit selbstlimitierendem klinischem Verlauf
    - Umwandlung in regionale Arachnoidalzysten
    - früher Zustand des kommunizierenden Hydrozephalus („Hygrome")
  - zisternal:
    - Zyste der Cisterna magna
    - Zysten der basalen oder sagittalen Zisternen
    - Zysten der Fissura Sylvii mit oder ohne zerebraler Dysplasie
  - intraventrikulär (mit Hindernis an der jeweils angegebenen Stelle):

Tab. 8.1-3. Hydrozephalusklassifikation nach hydrodynamischen Gesichtspunkten

ICP	R_{CSF}	Hydrozephalusform
Erhöht	erhöht	akut
Erhöht	niedrig	nicht kommunizierend (z. B. Aquäduktstenose)
Niedrig	erhöht	intermittierender Normaldruckhydrozephalus (NPH)
Niedrig	niedrig	Hirnatrophie

ICP: intrakranieller (-ventrikulärer) Liquordruck; R_{CSF}: Liquorresorptionswiderstand (resistance to the outflow of cerebrospinal fluid)

- monoventrikulär (lateraler Verschluss)
- biventrikulär (Verschluss des Foramen Monroi)
- triventrikulär (Aquäduktstenose, Tumor des IV. Ventrikels)
- tetraventrikulär (IV. Ventrikel, Foramina Magendii et Luschkae)

Weiterhin ist es möglich, Hydrozephali nach hydrodynamischen Gesichtspunkten zu klassifizieren (Tab. 8.1-3), indem der intraventrikuläre Liquordruck zum Resorptionswiderstand in Beziehung gesetzt wird (Gjerris et al. 1992; entsprechende Definitionen s. dort).

Darüber hinaus wird noch die **Entstehung** des Hydrozephalus berücksichtigt:
- intrauterine
- perinatale
- früh postnatale
- spät postnatale
- adulte

Aus der Einteilung nach der Genese ergibt sich direkt eine Einschränkung der ursächlichen Zusammenhänge, die entsprechend auch die therapeutischen Schritte und Möglichkeiten bestimmen.

Daneben steht die **Dynamik** der Symptomentwicklung für das therapeutische Vorgehen im Vordergrund. Daher werden noch akute (Verläufe über Tage), subakute (Wochen) und chronische (Monate oder Jahre) Bilder unterschieden. Mit der Aussage „arrested" Hydrozephalus ist eine fehlende Progredienz gemeint.

Klinisch ist die klassische Einteilung in Verschluss- und kommunizierenden Hydrozephalus allgemein akzeptiert. Daneben wird aus praktisch-therapeutischer Sicht die Problematik des kindlichen vom Erwachsenenhydrozephalus unterschieden.

Symptomatologie

Die Liquorraumerweiterung wird üblicherweise bildgebend nachgewiesen. Leitsymptome des Hydrozephalus sind **Hirndruckzeichen** (Tab. 8.1-4), in erster Linie Kopfschmerzen, aber auch Übelkeit und Erbrechen. Die Symptomatik ist meist morgens stärker ausgeprägt. Sie kann sich nach längerer senkrechter Körperhaltung

Tab. 8.1-4. Symptome des Hydrozephalus

Hirndruckzeichen	• Kopfschmerz • Übelkeit • Erbrechen • Sehstörung (Stauungspapille, Doppelbilder) • zunehmende Bewusstseinsstörung
Hakim-Trias des sog. „intermittierenden Normaldruckhydrozephalus" (NPH)	• Gangstörung • zunehmende Demenz, Wesensänderung • Blaseninkontinenz

in der Anfangsphase zunächst bessern. Die Nacken-Hinterkopf-Schmerzen werden bei chronischer Symptomatik oft zuerst der Halswirbelsäule zugeordnet, das morgendliche Nüchternerbrechen wird fälschlicherweise auf häufigere internistische Ursachen zurückgeführt. Bei langsamer Entwicklung entstehende **Stauungspapillen** führen zu Sehstörungen.

Doppelbildsehen ist möglich, meist durch Ausfall des N. abducens bei Verlagerung im Hirnstammbereich. Eine vertikale Blickparese ist ein inkonstantes Zeichen, das typischerweise mit dem Hydrozephalus bei einer Aquäduktstenose durch Irritation der Vierhügelregion entsteht. Die Leistungsminderung, Persönlichkeitsveränderungen und ein pseudoneurasthenisches Bild mit vermehrter Reizbarkeit sind bereits früh feststellbar.

Die **Bewusstseinsstörung** ist ein spätes Symptom, das sofortiges therapeutisches Handeln fordert. Epileptische Anfälle sind typische Lokalsymptome eines Hirntumores und eher untypisch als Frühsymptom eines Hydrozephalus. Einseitige Ventrikelerweiterungen können sich aber ausschließlich mit derartigen Symptomen bemerkbar machen. Bei Sonderformen, auf die später noch eingegangen werden soll, stehen ein zunehmender geistiger Abbau (Demenz), die Gangstörung im Sinne eines kleinschrittigen Gangbildes und eine Inkontinenz im Vordergrund der

Tab. 8.1-5. Typische Ursachen eines Hydrozephalus

- Subarachnoidalblutung
- Meningitis
- Schädel-Hirn-Trauma
- Tumoren, Zysten

Symptome (**Hakim-Trias**). Charakteristisch sind letztere Probleme für eine chronische Symptomentwicklung.

Anamnestisch sollte nach **ätiologischen Hinweisen** gesucht werden. Typische Ursachen wie intrakranielle Blutungen, spontan oder im Zusammenhang mit einem Schädel-Hirn-Trauma, sind richtungsweisend (Tab. 8.1-5). Hinweise auf eine Meningitis, die bei einem inapparenten Verlauf als verlängerter grippaler Infekt mit lang anhaltender Kopfschmerzsymptomatik fehlinterpretiert werden kann, sprechen für eine bessere therapeutische Beeinflussbarkeit als eine völlig leere Anamnese.

Eine „Parkinson-Symptomatik", die nicht auf Dopamingabe zu verbessern ist, kann das Symptom eines NPH sein.

Angaben über geburtstraumatische Probleme oder eine Behinderung mit Zerebralparese sowie ein ungewöhnlich großer Kopfumfang sind als Hinweise auf einen „arrested" Hydrozephalus aus der frühen Kindheit zu werten, der aber bereits durch Bagatelltraumata aus dem labilen Gleichgewicht kommen kann.

Verschlusshydrozephalus

Die Blockade der Liquorzirkulationswege beruht häufig auf einem **Tumor**, oft des IV. Ventrikels und Kleinhirns. Es gibt aber

Tab. 8.1-6. Angeborener frühkindlicher Hydrozephalus

- Aquäduktstenose
- Dandy-Walker-Malformation
- Arnold-Chiari-Malformation (Typ II)

auch Kolloidzysten oder Atresien des Foramen Monroi, Tumoren und Gefäßfehlbildungen im Bereich des III. Ventrikels. Verklebungen oder Dysplasien an den Öffnungen des IV. Ventrikels (Foramen Magendii oder Foramina Luschkae) (Lewis et al. 1995) werden aktuell als intrazisternaler-extraventrikulärer Verschlusshydrozephalus bezeichnet.

Mit etwa einem Fall pro 1 000 Lebendgeburten macht die **Aquäduktstenose** 10 % aller Neugeborenenhydrozephali aus. Neben intrauterinen entzündlichen Prozessen sind erbliche Faktoren und die Neurofibromatose bekannte Ursachen. Die Arnold-Chiari-II-Fehlbildung, die mit den Problemen der Spina bifida kombiniert ist, führt in ca. 90 % zum Hydrozephalus. Von Letzterer zu unterscheiden sind die Arnold-Chiari-I-Fehlbildungen ohne begleitende Spina bifida (s. Kap. 8.3). Ein Hydrozephalus ist bei einer Arnold-Chiari-Fehlbildung Grad I eher die Ausnahme und dann nur gering ausgeprägt (Tab. 8.1-6).

Der **akute Verschluss** der Liquorwege führt zu einer raschen Symptomentwicklung bis zur Bewusstseinsstörung, die typisch für die Tumoren ist, aber auch für Blutungen. Die **chronische Entwicklung** eines Hydrozephalus nach einer Blutung mit Beteiligung des Subarachnoidalraumes spricht für eine Resorptionsstörung, also einen kommunizierenden Hydrozephalus. Im Erwachsenenalter sind die Aquäduktstenosen bei einem sehr weiten Ventrikelsystem oft mit einer chronischen Symptomatik verbunden. Differenzialdiagnostisch stellt sich die Frage eines „arrested" Hydrozephalus. Der klinische Verlauf und eine kontinuierliche intrakranielle Druckmessung von mindestens 48 h müssen zur Klärung neben den radiologischen Befunden beitragen.

Kommunizierender Hydrozephalus

Geringe diagnostische Probleme bereitet der typische klinische Verlauf einer Hydrozephalusentwicklung bei bekannten Erkrankungen. In 15–20 % entsteht nach **Subarachnoidalblutung** ein Hydrozephalus. Die **Meningitis**, aber auch **Operationen** oder ein **Schädel-Hirn-Trauma** können zu einem Hydrozephalus führen, der durch regelmäßige CT- oder MRT-Kontrollen nachweisbar ist. Klinisch steht dann neben den typischen Druckzeichen die psychomotorische Verlangsamung im Vordergrund. Nach einem Schädel-Hirn-Trauma, aber auch nach schweren Blutungen ist die Abgrenzung gegenüber hirnatrophischen Prozessen durch direkte kontusionelle Schädigung oder Hypoxie schwierig. Die Symptomentwicklung kann uncharakteristisch sein und sich nur durch eine verzögerte Rehabilitationsphase bemerkbar machen. Die Dauer der Symptomentwicklung betrug bei unseren Traumapatienten 11 bis 123 Tage (im Mittel 52 Tage) (Kunz et al. 1993).

Das von **Hakim** und **Adams** (1965) als behandelbar eingeführte Syndrom mit der klinischen Trias aus progressiver Demenz (psychomotorischer Verlangsamung), kleinschrittigem Gangbild und Harninkontinenz wurde seit der Erstbeschreibung vielfach diskutiert (Hakim 1964). Die schwierige Abgrenzung gegen die altersbedingte hirnatrophische Demenz infolge von zerebralen Durchblutungsstörungen oder das unklare Bild der Alzheimer-Erkrankung stellen den Untersucher und auch den Neurochirurgen oft vor Entscheidungsschwierigkeiten. Bei neuropsychologischen Untersuchungen stehen Bewusstseins- und Konzentrationsstörungen, Apathie, Verlangsamung des Denkablaufes sowie eine Dysgraphie im Vordergrund. Grundsätzlich ist eine alleinige Demenz ohne Gangstörung einer Therapie nicht so gut zugänglich wie eine im Vordergrund stehende Gangstörung. Die Gangstörung muss beim NPH differenzialdiagnostisch vom Parkinson-Syndrom abgegrenzt werden. Typisch für einen NPH ist das fehlende Ansprechen auf eine Therapie mit L-Dopa.

Die Operationsindikation ist beim älteren multimorbiden Patienten trotz der geringen Invasivität der Shunt-Operation wegen deutlicher vaskulärer Begleitrisiken sehr zurückhaltend zu stellen (Vanneste et al. 1992b), wenn der Erfolg fraglich erscheint. Krauss und Mitarbeiter (1996) fanden bei ausgedehnter Veränderung verständlicherweise schlechtere Operationsergebnisse für den NPH. Die intrakranielle Druckmessung mit lumbalem Infusionstest gilt als der „Goldstandard" (Meier u. Bartels 2002).

Apparative Untersuchungsmethoden

Die Diagnostik erfolgt beim Erwachsenen mit digitaler Schnittbildtechnik, besser MRT als CT, wird aber nach Verfügbarkeit und Dringlichkeit entschieden. Die CT-Diagnostik ist meist schneller und besser verfügbar, daher wird in perakuten Fällen meist auf ein MRT verzichtet. Überweigend historische Bedeutung haben dadurch die Befunde eines Wolkenschädels im Übersichtsbildröntgenbild des Schädels. Auch bei der Kraniostenose gibt es derartige Veränderungen durch den Druck der Hirnwindungen auf die Tabula interna. Daher ist es als alleiniges Kriterium unzureichend.

Röntgennativdiagnostik

Der **Wolkenschädel** und eine Arrosion des Dorsum sellae werden als Hydrozephaluszeichen in der Nativdiagnostik angesehen. Nahtsprengungen sind noch seltener zu finden.

Jedes **Shunt-System** sollte nach der Implantation durch konventionelle Röntgenaufnahmen in Form und Lage dokumentiert werden. Die korrekte intraperitoneale Katheterlage kann nur in zwei Ebenen eindeutig gesichert werden. In der Verlaufkontrolle bei Shunt-Fehlfunktionen zeigen Übersichtsaufnahmen eventuelle Diskonnektionen oder Fehllagen des distalen Systemschenkels. Der Eintritt des Peritonealkatheters in das Abdomen wird praktischerweise mit einem Metallgegenstand (z. B. Büroklammer) auf der Bauchnarbe markiert.

Bei Unklarheiten kann das System unter sterilen Kautelen – am besten von einem Neurochirurgen – punktiert und mit Kontrastmittel (für intrathekale Anwendung zugelassen!) gefüllt werden. Eine 25-G-Nadel ist möglich, besser sind Spezialnadeln. Die Ventildarstellung wird meist durch CT-Untersuchungen ergänzt. Auch eine Ventrikulographie kann intraventrikuläre zystische Raumforderungen oder Engstellen besser darstellen als die Magnetresonanztomographie. Wegen der Infektionsmöglichkeiten bedarf sie allerdings einer strengen Indikationsstellung.

Computertomographie

Die **Ventrikelerweiterung** wird am III. Ventrikel, dessen ballonierter Form und den erweiterten Temporalhörnern festgestellt (Abb. 8.1-1). Die sichtbare Darstellung der Temporalhörner in einer Breite über 2 mm ist als Zeichen eines Liquoraufstaus zu werten. Das Verhältnis des Ventrikelsystems zum Subarachnoidalraum, besonders die verminderte Rindenzeichnung an der Konvexität, ist ein richtungsweisender Gesichtspunkt.

Die **fehlende kortikale Rindenzeichnung** ist beim Verschlusshydrozephalus typisch. Beim kommunizierenden Hydrozephalus muss sie nicht unbedingt vorhanden sein. Der Evans-Index aus der Distanz beider Vorderhornspitzen zum maximalen biparietalen Durchmesser der Kalotte soll unter 30% liegen. Frontal betonte periventrikuläre Dichtminderungen im CT, sog. Druckkappen, sind Zeichen einer transependymalen Liquorresorption. Bei liegendem Shunt-System ist die ausreichend intraventrikuläre Position der Ventrikelkatheterspitze besonders zu beachten.

Ist die Liquorraumerweiterung in Umfang und Ausdehnung festgestellt, wird nach Ort und Ursache für einen Verschluss gesucht. Hierzu muss intravenös Kontrastmittel gegeben werden.

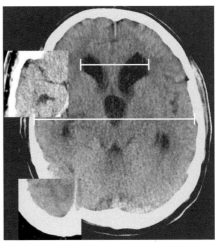

Abb. 8.1-1. Die typischen Zeichen des Hydrozephalus (z. B. Aquäduktstenose) sind in CT und MRT dieselben. Die Ventrikelerweiterung ist durch den ballonierten III. Ventrikel charakterisiert. Das Temporalhorn ist erweitert. Die kortikale Rindenzeichnung ist beim Verschlusshydrozephalus verstrichen.
Der Evans-Index berechnet sich aus dem Quotienten zwischen maximaler Vorderhorndistanz und maximalem bitemporalem Schädeldurchmesser (weiße Linien).

Abb. 8.1-2. Die hyperdyname Pulsation über einen Herzzyklus im Phasenkontrastbild erscheint als vermehrte pulsatile Liquorvolumenbewegung mit hoher Geschwindigkeit über den Aquädukt (Pfeil; hier bis 8 cm/s). Kraniale Bewegung ist hell (Diastole, weißer Pfeil), kaudale dunkel (Systole, schwarzer Pfeil) dargestellt. Hyperdyname Pulsation ist ein Zeichen für eine Blockade der Liquoraußenräume, wenn sie, wie in diesem Fall, über das Foramen magnum in den Spinalkanal deutlich geringere Geschwindigkeiten zeigt. Beim chronischen Hydrozephalus wird sie vermehrt beobachtet. Bei Dekompensation des klinischen Befundes nimmt die Gesamtpulsation wieder ab. Die Geschwindigkeiten lassen sich im zeitlichen Verlauf des Herzaktionszyklus auch als Kurve darstellen. Die Flussrichtungen sind an der A. cerebri anterior und dem Sinus rectus zu erkennen (Pfeilköpfe). Als typische Zeichen des Hydrozephalus finden sich eine Absenkung des Bodens des III. Ventrikels und die Ventrikelerweiterung bei verminderter Rindenzeichnung nach einem schweren Schädel-Hirn-Trauma mit traumatischer Subarachnoidalblutung.

Magnetresonanztomographie

Standarduntersuchung

Die Magnetresonanztomographie hat sich als Standardmethode durchgesetzt. Primär ist jeder Hydrozephalus damit abzuklären. Tumoren, aber auch Septierungen durch Zysten sind deutlich besser abzugrenzen als im CT, das nur bei akuten Blutungen und Verkalkungen der Magnetresonanztomographie überlegen ist.

Es sind transversale T1- und T2-gewichtete Untersuchungen sowie Flair-Sequenzen erforderlich. Hierbei gelten die beim CT genannten Auswertungsgrundsätze. Die Mittellinie wird zur Abklärung von Aquädukt, Foramina Monroi und Magendii in dünnen Schichten sagittal, ggf. auch koronar dargestellt (Ernestus et al. 2002).

Typisch für den **Aufstau des III. Ventrikels** ist im frontalen Bereich die kaudale

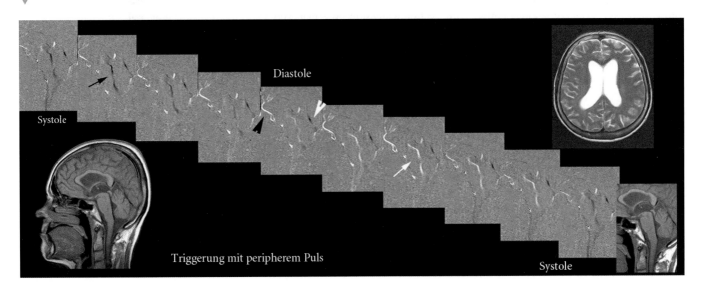

Diastole

Systole

Triggerung mit peripherem Puls

Systole

Auswölbung des Bodens. Der pontino-mamilläre Abstand liegt dann unter dem Grenzwert von 8 mm. Ein unregelmäßig ausgedünnter Balken spricht eher für eine Hirnatrophie. Das Verhältnis von Ventrikelerweiterung zur Weite des Subarachnoidalraumes zeigt eine breite Varianz. Normalerweise nimmt die Weite der Liquorräume, besonders des Subarachnoidalraumes, bereits mit dem Alter und bei chronischer Alkoholkrankheit zu.

Die **Verteilung** der Liquorraumerweiterung ist primär wichtig. Für einen Hydrozephalus sprechen eine Temporalhornerweiterung, ein ballonierter III. Ventrikel und abgeflachte Sulci. Bei der Atrophie bzw. der Alzheimer-Erkrankung nehmen Ventrikelweite und Subarachnoidalraum im gleichen Verhältnis zu. Beim obstruktiven Hydrozephalus nimmt der Subarachnoidalraum ab.

Die sog. „Druckkappen", im CT frontal betonte periventrikuläre Dichteminderungen, die im MRT auf Protonendichte- und T2-gewichteten Bildern besonders deutlich hervortreten, können Zeichen einer transependymalen Liquorresorption sein. Deren Aussagewert bei chronischen Krankheitsbildern erscheint jedoch relativ eingeschränkt, da auch ältere Patienten mit zerebrovaskulären Störungen periventrikuläre Veränderungen zeigen (Tullberg et al. 2002).

Liquorpulsationsdarstellung

Die Magnetresonanztomographie stellt bereits in den Standard-T2-Sequenzen einen Fluss als **Signalverlust** (signal void) dar. Durch EKG-Triggerung einer Bildserie innerhalb etwa der sagittalen Mittelschicht kann damit die pulsatile Liquorbewegung am kraniozervikalen Übergang und Aquädukt dargestellt werden. Ausgefeiltere Techniken mit Phasenkontrastdarstellung erlauben eine Geschwindigkeitsmessung und Bestimmung der Flussrichtung (Abb. 8.1-2). Bei bekanntem Durchmesser kann das bewegte Volumen bestimmt werden. Die Messwerte sind allerdings von der Methode abhängig und nicht unbedingt allgemeingültig (Kunz 1999). Der Befund muss mit dem von Normalpersonen verglichen werden.

Die **Zunahme der intraventrikulären Pulsation** ist als Kompensationsmechanis-mus für blockierte Liquoraußenräume zu sehen (Bradley et al. 1996; Greitz 1993; Kunz 1999). Das während der Systole zu verlagernde Liquorvolumen kommt normalerweise durch die größere treibende Kraft aus den äußeren Liquorräumen. Sind diese nach Blutung oder Meningitis verklebt oder beim Verschlusshydrozephalus zusammengedrückt, muss das Volumen aus den erweiterten inneren Liquorräumen bewegt werden. Dieses stellt sich durch die in der Abbildung sichtbare schnelle Pulsation deutlich dar. Bei einer Dekompensation, die sich klinisch mit Bewusstseinstörungen bemerkbar macht, sind die elastischen Verhältnisse allerdings so weit aufgebraucht, dass die Pulsationsgeschwindigkeit wie auch das in den Spinalkanal verlagerte Liquorvolumen wieder vermindert wird (Kunz 1999).

> Bei aller Vorsicht und Verantwortung gegenüber dem Patienten sollte die Liquorpulsationsmessung als einfache nichtinvasive Methode vor invasiven Maßnahmen in die Diagnostik eines Normaldruckhydrozephalus einbezogen werden. Die Methode kann nicht isoliert ohne klinische Befunde und anatomische Bilder betrachtet werden (Kunz 1999).

Zisternographie

Mit der Zisternographie als **CT-Phasen-Zisternographie** mit ca. 6 ml lumbal appliziertem positivem Kontrastmittel oder als **Szintigraphie** mit markiertem Tracer wird die Liquorzirkulation innerhalb von 24 h durch mehrfache Untersuchungen nach 3, 6, 12, und 24 h erfasst. Normalerweise wird der Subarachnoidalraum der Konvexität als erstes dargestellt. Die Ventrikel füllen sich bei Normalpersonen eigentlich nicht mit dem Kontrastmittel, das vorher bereits resorbiert sein sollte.

Nach lumbaler Injektion erwartet man beim NPH zuerst einen frühen Reflux des Kontrastmittels in die Ventrikel statt der normalen Zirkulation in den Subarachnoidalraum der Konvexität. Im Rahmen einer umfangreichen kooperativen Studie haben Vanneste und Mitarbeiter (1992a) einen wesentlichen diagnostischen Wert der Zisternographie abgelehnt.

ICP-Messung, Druck-Volumen-Beziehung und Infusionstest

Bezüglich der ICP-Messung und der Druck-Volumen-Beziehung sei auch auf Spezialliteratur verwiesen. Neben der absoluten Höhe des intrakraniellen Druckes werden besonders **Wellenmuster** ausgewertet. Die Plateauwellen weisen auf einen Verschlusshydrozephalus hin. B-Wellen und Rampen-B-Wellen sind eher typisch für kommunizierende Störungen. B-Wellen sind physiologische Phänomene der REM-Schlaf-Phasen (REM: rapid eye movements). Die Varianz verschiedener geforderter Häufigkeitangaben zwischen 20 und 40 % als Kriterium für eine pathologische Situation spricht bereits gegen die eindeutige Verwertbarkeit.

Die Prüfung der **Druck-Volumen-Verhältnisse** erscheint sinnvoll, wenn auch ebenfalls mit Vorsicht auszuwerten. Der hieraus berechnete **Pressure Volume Index** (PVI), der von Marmarou eingeführt wurde, stellt das theoretische Volumen dar, dass den intrakraniellen Druck auf das Zehnfache erhöht.

> **Praktischer Hinweis:** Bei einer lumbalen Messung des ICP zur Berechnung des Pressure Volume Index (PVI) ist bereits durch die Seitenlage oft der basale ICP derart erhöht, dass eine Weiterverrechnung zum PVI als biologisch unrepräsentativ und klinisch kaum verwertbar erscheint. Deswegen ist eine ausschließliche Messung der Compliance und der Druckhöhe mit Bestimmung des Resorptionswiderstandes empfohlen.

Als diagnostischer Goldstandard gilt der **lumbale Infusionstest nach Katzmann** (Meier u. Bartels 2002): Über einen Perfusor wird mittels kontinuierlicher Flüssigkeitszufuhr (NaCl 0,9 % oder künstlicher Liquor) die Resorptionsfähigkeit bzw. der Resorptionswiderstand gemessen. Wir verwenden üblicherweise eine kontinuierliche Volumenzugabe von 2 ml/min, geringere oder höhere Infusionsraten bis zu 4,5 ml/min sind auch beschrieben. Bildet sich ein Plateau, wird die Differenz zwischen Ausgangsdruck und Plateau durch das zugeführte Volumen geteilt (R = U/I). Der hieraus berechnete Wert ist der sog.

Resorptionswiderstand. Als Grenzwert gelten 10 mm Hg/ml/min. Bei höheren Werten ist eine Resorptionsstörung anzunehmen. Der lumbale Infusionstest wird bei fehlender Ausbildung eines Plateaus ggf. abgebrochen. Die Patienten geben oft Kribbelmissempfindungen in den Beinen an, die sich jedoch nach Absetzen der Infusion rasch wieder zurückbilden und keine Folgen hinterlassen.

Sonographie

Die Sonographie ist bei offener Fontanelle mit Hochfrequenzschallköpfen (7,5–12 MHz) das Untersuchungsverfahren beim Hydrozephalus des **Säuglings**. Die Ventrikel wie auch Blutgefäße und Durchblutungsverhältnisse lassen sich exakt abbilden. Zeichen eines intrakraniellen Druckes ist die diastolische Flussreduktion, gemessen über den **Resistivindex**.

Die Sonographie ersetzt beim Säugling nicht immer eine Magnetresonanztomographie. Für Verlaufsbeobachtungen ist sie jedoch in allen Fällen ausreichend.

Moderne Ultraschallgeräte mit 2-MHz-Schallköpfen erlauben eine Verlaufskontrolle der Ventrikelweite mit meist ausreichender Bildqualität über eine transtemporale Darstellung. Diese Methode wird in unserer Hydrozephalus-Ambulanz für alle Kinder zunächst als Standardmethode verwendet. Erst bei Zweifel oder fehlender Darstellung wird eine CT oder MRT angeschlossen (bei Kindern ist allerdings oft Narkose oder Sedierung notwendig). Hierdurch ist die Strahlenbelastung für die langfristig kontrollierten Kinder zu reduzieren.

Therapie

Therapeutische Ansätze erscheinen nach Einführung der klassischen **Shunt-Systeme** durch Spitz-Holter (1956), Pudenz-Heyer und Schulte (1958) und später Hakim einfach. Wie Berichte über viele verschiedene Systeme und über Vorteile und Nachteile einzelner Methoden zeigen, ist das Problem nach wie vor vielschichtig und bisher allerdings nicht endgültig gelöst (Czosnyka et al 2002). Beim Verschlusshydrozephalus wird zunehmend wieder die **endoskopische Fensterung** angewendet (s. Kap. 4.4).

Operative Verfahren

Die Implantation von sog. Ventil- oder **Shunt-Systemen** erfolgt nach anfänglich anderen Wegen heute üblicherweise **ventrikulo-peritoneal** oder **ventrikulo-atrial**. Beim kommunizierenden Hydrozephalus kann auch das **lumbo-peritoneale** Ableitungsverfahren benutzt werden. Als Standard gilt die ventrikulo-peritoneale Ableitung. Die Komplikationen sind bei den peritonealen Ableitungen harmloser, daher wird heute die atriale Ableitung als sekundäre Methode betrachtet. Eine peritoneale Ableitung ist nach Bauchoperationen mit entsprechenden Verwachsungen des Peritoneums nicht geeignet.

Der **Ventrikelkatheter** wird meist im Vorderhorn der nichtdominanten Seite implantiert. Ein frontales Bohrloch wird 2 cm neben der Mittellinie, 2 cm vor der Kranznaht platziert. Die Punktionsrichtung ist in der lateralen Aufsicht auf die Mitte zwischen Augenwinkel und äußerem Gehörgang und in frontaler Aufsicht in Richtung zur Nasenwurzel. Beim Erwachsenen liegen die Katheterlängen im Bereich von 6 cm, bei Kleinkindern und Säuglingen sind sie entsprechend kürzer. Die Platzierung der Ventrikelkatheter kann und sollte in komplizierten Fällen bei engem Ventrikelsystem und auch bei Zystenpunktion unter sonographischer Kontrolle erfolgen. Die Sicherheit der Methode und die Dauerhaftigkeit des Shunts werden dadurch verbessert, die enge Nachbarschaft zum Plexus chorioideus wird vermieden. Eine temporo-okzipitale Implantation in das Trigonum ist auch möglich.

Üblicherweise wird in das System ein **Punktionsreservoir** integriert, das auf oder neben dem Bohrloch platziert wird, es folgen das **Ventil** und nach distal ein **Ableitungsschenkel**. Das konnektierte System wird mit subkutanen Tunnelinstrumenten über einen Entlastungsschnitt in den Ableitungsort platziert. **Peritoneal** erfolgt die Implantation im Mittelbauch über den M. rectus abdominis. Die peritoneale Implantation kann mit speziellen Punktionssystemen oder unter direkter Freilegung des Peritoneums erfolgen.

Nach Voroperationen sollte die direkte Freilegung des Peritoneums bevorzugt werden; hierzu kann auch ein endoskopisches Verfahren ggf. mit Unterstützung durch Abdominalchirurgen gewählt werden. Intraperitoneal werden mindestens 20 cm Katheter eingebracht. Einige Systeme haben zusätzlich Schlitze neben einem offenen Ende, manche Kollegen fügen durch Schnitte derartige Schlitze ein. Bei Kindern können durchaus auch 50 oder 60 cm Peritonealkatheter nach intraperitoneal verlagert werden. Hieraus haben sich keine entscheidenden Nachteile ergeben, und es besteht eine ausreichende Wachstumsreserve.

Bei **atrialer Ableitung** wird üblicherweise die V. facialis im Kieferwinkel freigelegt und unter Bildwandlerkontrolle über diese der Katheter im rechten Vorhof platziert. Eine direkte Punktion der V. jugularis interna in Seldinger-Technik ist ebenfalls möglich. Die Ablaufverhältnisse sind intraoperativ mit Kontrastmittel und einer entsprechenden Flüssigkeitssäule zu prüfen. Es ist sorgfältig darauf zu achten, dass keine Blutrückstände im Schlauchsystem verbleiben. In Einzelfällen bietet sich die Kanülierung der V. temporalis superficialis an (Feldmann et al. 1994).

Lumbo-peritoneale Shunt-Systeme werden in den USA häufiger verwendet, sie eigenen sich beim kommunizierenden Hydrozephalus als einfaches Operationsverfahren. Auf Grund ihrer Bauart, mit fehlender Pumpmöglichkeit, ist eine Funktionskontrolle nur möglich, wenn eine zusätzliche Pumpkammer zwischengeschaltet wird. Die im Spinalkanal induzierte Arachnopathie führt häufig früh zu Funktionsstörungen.

Die **Torkildsen-Drainage** (ventrikulozisternaler Shunt), eine interne Ableitung in die Cisterna magna, hat sicherlich nur noch historische Bedeutung. Statt dessen erfolgt heute die endoskopische Fensterung am Boden des III. Ventrikels (s. Kap. 4.4).

Praktischer Hinweis: Trockene Kunststoffsysteme ziehen Luftpartikel an. Daher sollte das Shunt-System auf dem Operationstisch feucht gehalten werden (ggf. mit Antibiotikalösungen). Neuere Entwicklungen beinhalten antibiotikaimprägnierte hygroskopische Kathetersysteme.

Shunt-Systeme

Das einfachste, noch heute in Entwicklungsländern angewandte Ventilsystem besteht aus einem einfachen Schlauch, der am Ende verschlossen ist und in den kurz vor dem Ende zwei kurze seitliche Schlitze eingeschnitten sind. Dieses wird als System ventrikulo-peritoneal implantiert, damit können Kinder vor einer lebenslangen Debilität und Behinderung bewahrt werden. Besser sind natürlich die technischen Ventilsysteme. Es handelt sich in allen Fällen um **Differenzdruckventile**, sie gewährleisten einen Öffnungsdruck zwischen Ein- und Auslass. Erschwerte Ablaufverhältnisse können das Ableitverhalten beeinflussen (erhöhter intraabdomineller Druck, zentraler Venendruck).

Grundsätzlich werden Kugel-, Schlitz- und Membranventile unterschieden. Diese beinhalten typische Nachteile und Vorteile. Alle **Kugelventile** haben ein rascheres Öffnungsverhalten als **Schlitzventile** (klassisch Spitz-Holter, Holter-Hausner). **Membranventile** (Pudenz, Heyer Schulte) liegen in ihrem Verhalten dazwischen. Der Vorteil der Kugelventile, deren klassisches Modell das Hakim-(Medos-Hakim-)System darstellt, ist ihre geringe Anfälligkeit, durch Eiweiß und Blutbestandanteile zu verkleben. Die Silikon(schlitz)systeme verkleben durch derartige Beimengungen rascher. Der Nachteil der Kugelventile liegt in dem angesprochenen raschen Öffnungsverhalten. Husten, Pressen oder Anstrengungen führen so bereits zu einer ungewollten Liquorüberdrainage.

Für einen **Siphoneffekt**, ausgelöst durch den Sog der Flüssigkeitssäule im ableitenden Schenkel des Shunt-Systems, sind Kugelventile ebenfalls anfälliger. Als Abhilfe sind sog. Antisiphonregulationssysteme entwickelt worden: Der Sog zieht eine Membran an, die den ableitenden Schenkel kurzzeitig verschließt. Die Hautspannung kann durch Druck auf die Membran das Durchflussverhalten verschlechtern. Moderner sind die **Gravity-Compensating-Einrichtungen**, die abhängig von der Körperposition zwei verschiedene Abflusswege beinhalten. Additive Druckstufen von ca. 10–50 mm Hg bewirken im Stehen einen erhöhten Ablaufdruck(widerstand). Die modernste Form ist eine Kombination aus Gravity-Compensating-Einheit und Kugelventil in Form des Miethke-GAVs® (gravity-assisted valve) sowie ein Kugelventil, das abhängig von der Körperposition zwei verschiedene Abflusswege hat (Miethke Dual Switch®). Als einfache Kompensationsmöglichkeit bewirken dünnere Peritonealkatheter durch das „verschlechterte" innere Fließverhalten einen erhöhten Ablaufwiderstand.

Die Ventile haben einen unterschiedlichen **Öffnungsdruck**, der zum Teil (verwirrend) in cm H_2O oder mm Hg angegeben wird (Umrechnungsfaktoren 0,77 bzw. 1,3). Der weiche Schädel des Kleinkindes baut nur einen geringen Druck auf, sodass bei ihnen eher Niederdruck- oder Mitteldrucksysteme gewählt werden müssen. Bei Erwachsenen würden derartige Systeme, die Druckwerte unter 5–8 mm

Hg (= 8–10 cm H_2O) beinhalten, zu einer Überdrainage führen. Hierfür gibt es dann Normal- oder Hochdrucksysteme.

Bei einem sehr weiten Ventrikelsystem können geringere Drücke bereits eine Vergrößerung bewirken. Daher wird zur Verkleinerung des Ventrikelsystems zunächst eine niedrigere Druckstufe gefordert, um dann später, bei Stabilisierung des Gesamtbefundes, zur Vermeidung einer Überdrainage wiederum auf normale Druckwerte von 12 cm H_2O oder darüber zu gehen. Daher sind verstellbare Ventilsysteme entwickelt worden. Wir verhalten uns allerdings anders: Zuerst wird bei Implantation eine hohe Druckstufe eingestellt, die nach klinischer- und CT-Verlaufskontrolle vorsichtig gesenkt wird. Als weit verbreitetes System ist das programmierbare Medos-Hakim-Ventil anzusehen. Es sind jedoch auch die Sophy-Produkte und das Strata-Ventil zu nennen.

Flussregulierte Systeme (Cordis Orbis® Sigma System), die unabhängig vom Liquordruck eine konstante Flussrate garantieren, gehen von einer konstanten Liquorbildungsrate aus. Sie haben sich bisher aber nicht allgemein durchgesetzt.

Eine **Pumpmöglichkeit** ist ein einfaches Mittel der Funktionskontrolle des Shunt-Systems. Nicht alle Produkte haben diese Möglichkeit integriert. Einige erfordern den Einbau zusätzlicher Pumpkammern, die Pudenz-Systeme (und Heyer-Schulte) verlangen die Kompression spezieller integrierter Okkluder, um den Liquor über das Ventil in den ableitenden Schenkel zu befördern.

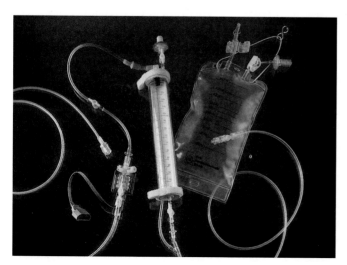

◄

Abb. 8.1-3. Liquordrainage-Set in der Ausführung des HanniSet® der Fa. Smiths Medical. Unter der Voraussetzung einer freien Flüssigkeitspassage kann mittels dieses Systems auch der intrakranielle Ventrikeldruck gemessen werden. Die Durchgängigkeit über ein digital komprimierbares Zwischenstück ist in Tropfkammernähe prüfbar.

▶

Abb. 8.1-4. Eine suprasselläre Arachnoidalzyste („Micky-Maus-Form" der Ventrikel im CT) als Ursache des Hydrozephalus ist nur im MRT oder der Ventrikulographie durch die Anhebung des Bodens des III. Ventrikels (Pfeil) eindeutig zu diagnostizieren (präoperativ links unten), durch endoskopische Fensterung (postoperativ links oben) kollabiert sie, und die vorher nicht vorhandene Liquorströmung (dunkel) in den Liquorwegen ist postoperativ wieder frei (großes Bild rechts).

Cave: Durch Unkenntnis der Pumpsysteme kann eine Fehlfunktion des Ventils übersehen werden!

Bisher haben alle Ventilsysteme spezifische Probleme, sodass in den einzelnen Kliniken meist ein System als Standardmethode eingeführt ist, das bei Problemen gegen andere Systeme ausgewechselt wird. Die erforderlichen Begleitanwendungen von Antisiphon- oder Gravity-Compensating-Systemen und auch speziellen Kathetern richten sich auch (trotz rationaler Gesichtspunkte) nach den persönlichen Erfahrungen der Operateure.

Externe Drainage

Bei **akuter Blutung** oder einer **Liquorrauminfektion** kann kein dauerhaftes Ventilsystem eingesetzt werden. Hierbei und als Überbrückung beim Verschlusshydrozephalus durch einen rasch operativ zu entfernenden Tumor ist die externe Drainage als temporäre Lösung anzuwenden.

Moderne Systeme, z. B. das Hanni Set® (Abb. 8.1-3), bestehen nicht nur aus einem Ventrikelkatheter mit Druckmesseinrichtung, Rückflussstopp und Abtropfglas, sondern haben Überläufe und Verschlusssysteme für die kritischen Situationen beim Transport des Patienten.

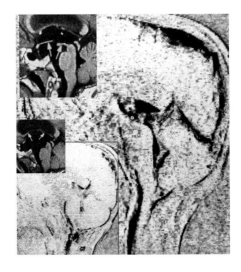

Endoskopie

Die Eindeutigkeit eines Verschlusses oder einer funktionellen Obstruktion erlaubt die Fensterung im Bereich von membranösen Anteilen der Ventrikelwände oder okkludierender Zysten (Abb. 8.1-4) (Lewis et al. 1995; Schröder et al. 2002). Bei der Aquäduktstenose erfolgt die endoskopische Eröffnung des Boden des III. Ventrikels (s. Kap. 4.4). Vor den Corpora mamillaria wird artifiziell unter Sicht mit einem Fogarty-Katheter die dünne Membran perforiert und diese Öffnung mit dem Ballon atraumatisch erweitert. Eigentlich greift die Methode auf Dandys Beschreibungen der operativen Öffnung der Lamina terminalis zurück. Die Magnetresonanztomographie beweist in der Pulsationsdarstellung mit allen bisher bekannten Techniken (einfache Technik in Abb. 8.1-4), also auch der Darstellung im EKG-getriggerten Flow Void, den Fluss durch diese artifizielle Öffnung. Der Boden muss in die anatomische Position zurückweichen.

Subdurale Hämatome, die nach Shunt-Operationen bei chronisch bestehenden Aquäduktstenosen mit langjähriger Ventrikelerweiterung häufiger sind, haben wir aufgrund der Kontinuität der Liquorräume bei der endoskopischen Fensterung nicht gesehen.

Die Fensterung bei **Neugeborenen und Säuglingen** mit offenen Schädelnähten bleibt kontrovers. Nicht nur eigene schlechte Erfahrungen (Kunz et al. 1994) sind vorhanden (die Säuglinge benötigten kurze Zeit später trotz erhaltener Öffnung einen Shunt). Fritsch und Mehdorn (2002) dagegen zeigen einen nennenswerten Anteil an positiven Ergebnissen. Durch Verstärkung des weichen Schädels mittels eines harten, aber nicht unbedingt komprimierenden (Gips-)Kopfverbandes kann diese Problematik eventuell bewältigt werden. Dadurch wird wahrscheinlich die Pulsation durch die artifizielle Öffnung verstärkt.

Komplikationen

Eine systematische Zusammenstellung der Komplikationen im Rahmen diagnostischer und therapeutischer Eingriffe am Liquorsystem findet sich in den von Grumme und Kolodziejczyk herausgegebenen Büchern (1994, 1995). Intrazerebrale Blutungen durch die Punktion sind zwar möglich, aber extrem selten. Eher treten durch einen großen Liquorverlust bei Implantation oder Überdrainage postoperativ (zu niedriger Öffnungsdruck des Ventiles!) subdurale, intra- oder periventrikuläre **Blutungen** auf. Dieses ist ein typisches Problem bei einem ausgeprägten Hydrozephalus mit einem geringen Resthirnmantel. Ein Ventrikelkollaps kann entstehen.

Bei zu hohem Öffnungsdruck oder partiellem Verkleben kommt es zu einer **Unterfunktion**. Moderne Systeme können durch äußere Verstellmöglichkeiten des Öffnungsdruckes den Effekten bedingt entgegenwirken. Verklebungen können dadurch aber natürlich nicht beseitigt werden, Sie lösen sich manchmal (temporär) nach Pumpen des Systems durch den Untersucher.

Der Katheter kann auch bei ungenauer Inspektion des abdominellen Zuganges bzw. bei ausschließlicher Punktion des Bauchraumes prä- oder extraperitoneal liegen und dort nicht ausreichend ableiten. Eine Röntgenuntersuchung in zwei Ebenen klärt den Sachverhalt.

Die ständige mechanische Belastung oder auch eine ungenügende Verbindungstechnik führt zu einer **Diskonnektion** des Ventilsystemes mit einer schleichenden oder plötzlichen Unterfunktion. Der Bindegewebeschlauch um ein langjährig implantiertes System kann trotz Diskonnektion noch lange eine Ventilfunktion ermöglichen.

Die **Überdrainage** ist charakterisiert durch (Nacken-Hinterkopf-)Kopfschmerzen, im CT oder MRT zeigt sich ein extrem enges Ventrikelsystem. Der Schmerz tritt besonders nach Pressmanövern oder Anstrengung auf. Die Schlitzventrikel verringern die Kompensationsbreite bei Kindern, sodass bereits bei Sonneneinwirkung durch die Hirnschwellung rasch eine Dekompensation mit Hirndruckzeichen auftreten kann. Als Abhilfe kann die Druckstufe des Ventiles erhöht werden.Eine weiter Möglichkeit besteht in der Implantation von lageabhängigen Zusatzventilen (Shunt-Assistent®, Anti Gravity Device, Anti Siphon Device) in den ableitenden Schenkel des Shunt-Systems.

Ein genaue Anamnese der Symptomursache ist erforderlich. Morgendliche Kopfschmerzen im Liegen sprechen eher für eine Unterfunktion. Eine Zunahme der Beschwerden durch Anstrengung oder in senkrechter Körperhaltung sind für die Überdrainage charakteristisch.

Atriale Ableitungen können Herzrhythmusstörungen, Tachykardie, Atemnot und septische Krankheitsbilder als Probleme bieten. Die sofort problematischen Infektionen wie Endokarditis mit Klappenproblemen, eine Shunt-Nephritis und chronisch rheumatische Probleme neben Embolien und der Thrombose an der Katheterspitze sind wesentliche Gründe für den selteneren Einsatz dieser Ableitungsart.

Bei den **peritonealen Ableitungen** verlaufen die Infektionen oft schleichend, subfebrile Temperaturen treten nach Absetzen der Antibiose rezidivierend wieder auf. Die Symptomatik eines akuten Abdomens ist eher selten. Es können sich Liquorzysten bilden. Eine Peritonitis ist möglich. Die sekundäre Darmperforation ist durch verbesserte Kathetermaterialen sicherlich eine Ausnahme. Durch einen offenen Processus vaginalis gerutschte Katheter können Hydrozelen verursachen.

Infektionen treten bei 3–15 % der Shunt-Patienten auf. Hautkeime, besonders Staphylokokken, haben eine hohe Haftfähigkeit auf dem Kunststoffmaterial des Shunt-Systems. Die körpereigene Abwehr kann die dort befindlichen Keime nicht adäquat erreichen. Daher flammen Infektionen immer wieder auf. Bei Allgemeininfekten kann sich ein Keim im Ventilsystem festsetzen und ist dort ebenfalls für die körpereigene Abwehr nicht angreifbar. Bei Verdacht auf eine Infektion sollte die Abnahme von Liquor nur aus dem dafür vorgesehenen Reservoir nach Rasur, ausreichender Desinfektion unter sterilen Bedingungen mit 25-G-Butterflykanüle (oder spezieller Port-Kanüle) erfolgen.

Infektionen sind zu einem größeren Teil direkt operationsbedingt. Hautkeime können mit dem System bei der Implantation hineingeschleppt werden, Wundheilungsprobleme und eine Druckschädigung der Haut über den Shunt-Anteilen sind weitere Gründe. Die Hautschnitte sollten deshalb neben den Implantaten liegen.

Eine konservative Therapie durch systemische und lokale **Antibiotikagabe** in das System wird häufig versucht. Meist ist aber bei nachgewiesener Infektion die Entfernung des infizierten Systems erforderlich. Eine externe Drainage muss temporär den Hydrozephalus ableiten und den Liquor sanieren. **Intraventrikuläre Antibiotikagaben** (Gentamicin als Lyophilisat, Neomycin/Bacitracin: „out of label", aber bewährt) sind zum Teil neben den bereits beim Verdacht begonnen systemischen Maßnahmen erforderlich. Die erneute Shunt-Implantation sollte erst nach Absetzen des Primärantibiotikums bei anhaltend negativer Liquorkultur erfolgen. Eine perioperative Prophylaxe mit einem anderen (sensiblen) Antibiotikum ist für die Reimplantation sinnvoll.

Verlaufskontrolle und Angehörigenführung

Angehörige wie auch die Patienten selbst sollten auf die typischen Symptome einer Shunt-Fehlfunktion (Hirndruckzeichen, chronischer geistiger Abbau) hingewiesen werden. Verlängerte Infekte sind im Hinblick auf eine Shunt-Infektion klärungsbedürftig. Antibiotika sollten deshalb prophylaktisch bei Zahnbehandlungen, invasiveren urologischen Untersuchungen und ggf. auch bei anderen Operationen gegeben werden. Das Ventil sollte nicht (unnötig) gepumpt werden, da dadurch Plexusgewebe in den Ventrikelkatheter eingezogen wird und frühzeitig eine Fehlfunktion auftreten kann.

Im Rahmen einer **Schwangerschaft** steigt der intraperitoneale Druck, was zu einer Shunt-Unterfunktion bei peritonealer Ableitung führen kann, aber nicht muss. Auch bei atrialer Ableitung kann durch einen erhöhten venösen Druck bei funktionierendem Shunt-System eine Fehlfunktionssymptomatik auftreten. Eine engere Überwachung ist sinnvoll; wenn keine Zeichen der intrakraniellen Drucksteigerung auftreten, ist eine normale vaginale Entbindung besser als eine Sectio. Bei Hirndrucksymptomatik oder zunehmender Ventrikelweite sollte eine Schnittentbindung ggf. auch vor dem Termin erfolgen. Peripartal sollten prophylaktisch Antibiotika gegeben werden.

Isolierter IV. Ventrikel

Unter dem Begriff eines isolierten IV. Ventrikels versteht man einen langsamen Aufstau des Ventrikels und zum Teil der Cisterna magna durch eine Liquorresorptionsstörung. Der Aquädukt ist verklebt, die Ventrikel I bis III werden durch ein Shunt-System abgeleitet., möglicherweise sogar überdrainiert, dadurch kommt es zu grotesken Verlagerungen von Kleinhirnanteilen und des Velum medullare anterius aus der hinteren Schädelgrube nach supratentoriell. In typischer Weise war dieses Bild bei Kindern mit einem posthämorrhagischen Hydrozephalus und Hakim-Kugelventilen zu finden. Meist wird ein weiterer Katheter in den erweiterten IV. Ventrikel implantiert und vor dem Ventil über einen Y-Konnektor zugeschaltet. Es sind aber auch zusätzliche komplette Ventilimplantationen möglich.

Klinische Besonderheiten bei Kindern

Der **ungewöhnlich zunehmende Kopfumfang** ist das charakteristische Zeichen des Hydrozephalus beim Kind. Die unverschlossenen Schädelnähte weichen dabei auseinander. Das ungewöhnlichen Kopfwachstum, gemessen als okzipito-frontaler Kopfumfang, wird anhand von Perzentilenkurven beurteilt, die ein Normalkollektiv im Altersverlauf darstellen. Es gibt besondere geschlechts-, aber auch rassenspezifische Kurven, die zu beachten sind. Ein normales Wachstum verläuft parallel zur Perzentile; kreuzt der Kopfumfangsverlauf die Linien, ist dieses als wesentliches Zeichen für die Aktivität des Hydrozephalus zu werten.

Ein großer Kopfumfang alleine ist ohne **Sonographie** nicht beweisend, da er auch als familiäre Normvariante vorkommt. Die erhöhte Spannung der (vorgewölbten) Fontanelle, gestaute Venen der ausgedünnten Kopfhaut und auch ein Sonnenuntergangsphänomen, das Verschwinden der Kornea hinter dem Unterlid, sind zusätzliche klinische Auffälligkeiten. Der N. abducens kann durch seinen langen intrakraniellen Verlauf gezerrt werden. Dessen Parese gilt als typisches Hydrozephaluszeichen. Weiterhin sind eine vermehrte Reizbarkeit und Appetitlosigkeit nicht ungewöhnlich. Die Kinder schreien auffällig schrill. Auch ein Anfallsgeschehen kann durch den Hydrozephalus ausgelöst werden.

Das erste Zeichen einer Entwicklungsstörung ist oft die **fehlende Kopfkontrolle**, die ein Säugling im Alter von 6 Wochen eigentlich haben sollte. Die Sonographie der Ventrikel ist das wesentliche Beurteilungskriterium. Die nachlassenden (schulischen) Leistungen älterer Kinder sind als Dekompensationszeichen anzusehen. Eine Bewusstseinstörung entwickelt sich eigentlich nur bei geschlossenen Schädelnähten und akutem Verlauf. Bei Kleinkindern und Säuglingen fallen die Probleme heute durch Vorsorgeuntersuchungen bereits relativ früh auf, sodass das klassische Vollbild aller klinischen Zeichen ein Ausnahmefall ist.

Pseudotumor cerebri

Der Begriff „Pseudotumor cerebri" (Nonne 1914) wird im amerikanischen Schrifttum auch mit „benign intracranial hypertension" bezeichnet. Es handelt sich um eine Ausschlussdiagnose, die die fehlende Liquorraumerweiterung beinhaltet. Klinisch ist der Befund durch eine Stauungspapille und bei 40–80 % der Patienten durch begleitende intermittierende Übelkeit charakterisiert. Hormonelle Dysbalancen sind auch beschrieben. Die Sinusvenenthrombose kann im MRT ausgeschlossen werden. Ebenso können intrathorakale Abflussprobleme vorhanden sein. Tumoren im Spinalkanal sind ebenfalls zu bedenken, ein MRT klärt den spinalen Befund. Beim Pseudotumor cerebri ist regelhaft ein lumbaler, aber auch intrakranieller ICP über 18 cm H_2O nachzuweisen (Münte et al. 1996).

Einen Überblick über die Darstellung der derzeit in Gebrauch befindlichen Ventilsysteme im Röntgenbild gibt Abbildung 8.1-5.

Literatur

Bradley WG Jr, Scalzo D, Queralt J et al. (1996) Normal-pressure hydrocephalus: evaluation with cerebrospinal fluid flow measurements at MR imaging. Radiology 198: 523–9.

Cushing H, Weed LH, Wegefath W (1914) Studies on the cerebrospinal fluid and its pathway. J Med Res 31: 1–16.

Czosnyka Z, Czosnyka M, Richards HK et al. (2002) Laboratory testing of hydrocephalus shunts – conclusion of the U. K. Shunt evaluation programme. Acta Neurochir (Wien) 144: 525–38.

Dandy WE, Blackfan KD (1914) Internal hydrocephalus – an experimental, clinical and pathological study. Am J Dis Child 8: 406–82.

Ernestus RI, Krüger K, Ernst S et al. (2002) Relevance of magnetic resonance imaging for ventricular endoscopy. Minim Invasive Neurosurg 45: 72–7.

Feldmann H, Meyer F, Sandvoss G et al. (1994) Ventriculoatrial shunting via the superficial temporal technique. Neurosurg Rev 17: 131–3.

Fritsch MJ, Mehdorn M (2002) Endoscopic intraventricular surgery for treatment of hydrocephalus and loculated CSF space in children less than one year of age. Pediatr Neurosurg 36: 183–8.

Gideon P, Sörensen P, Thomsen C et al. (1994) Assessment of CSF dynamics and venous flow in the superior sagittal sinus by MRI in idiopathic intracranial hypertension: a preliminary study. Neuroradiology 36: 350–4.

Gjerris F, Borgesen SE, Clark WC et al. (1992) Current concepts of measurement of cerebrospinal fluid absorption and biomechanics of hydrocephalus. Adv Tech Stand Neurosurg 19: 145–77.

Greitz D (1993) Cerebrospinal fluid circulation and associated intracranial dynamics. A radiologic investigation using MR imaging and radionuclide cisternography. Acta Radiol Suppl 386: 1–23.

Grumme T, Kolodziejczyk D et al. (1994) Komplikationen bei diagnostischen Eingriffen. In: Grumme T, Kolodziejczyk D (Hrsg) Komplikationen in der Neurochirurgie, Bd. 1. Berlin, Wien: Blackwell; 26–55.

Grumme T, Kolodziejczyk D et al. (1995) Liquorableitende Operationen. In: Grum-

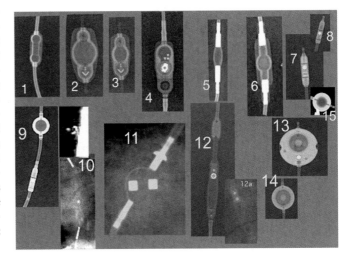

Abb. 8.1-5. Beispielhafte Ventile im Röntgenbild:
1: Codman Unishunt nur Reservoir, (Schlitz-)Ventil ist in der Ableitungsschenkelspitze; **2 und 3:** Pudenz-Schulte-Membran(kontur)ventil normal und mini, (Einlassbereich muss zum Pumpen zugedrückt werden!); dieses Modell gibt es auch mit Anti-Syphon-Device distal des Pfeiles; **4:** Strataventil (verstellbar) mit integriertem Anti-Syphon-Device (Einlassbereich muss zum Pumpen zugedrückt werden!); **5:** Spitz-Holter-Ventil; **6:** Holter-Hausner-Ventil; **7:** Miethke-Shunt-Assistent; **8:** Paedigav-Ventil Miethke; **9:** Paedigav-System mit Pumpkammer(reservoir); **10:** Heyer-Schulte-Multi-Purpose-Ventil – sichtbar ist nur der On-off-Schalter aus Kugel und Ring (tangentiales kleines Bild); geöffnet ist die Kugel über dem Ring (cave: versehentliches Ausschalten möglich); **11:** Sophy-Ventil (verstellbar); **12:** Medos-Hakim-Programmventil (verstellbar); Ablesung erfolgt bei kleinem Punkt rechts unterhalb des mittleren großen Punktes, am Rad ist links unten eine kleine Kerbe sichtbar, sie zeigt die Druckeinstellung; 12a: gleiches Ventil ohne Verstellmöglichkeit; **13:** Dual-Switch-Ventil Miethke; **14:** Monostep Miethke; **15:** Reservoir bzw Pumphilfe Miethke.

me T, Kolodziejczyk D (Hrsg) Komplikationen in der Neurochirurgie, Bd. 2. Berlin, Wien: Blackwell; 496–550.

Hakim S (1964) Algunas observaciones sobre la presión del LCR sindrome hidrocefálico en el adulto con presión normal del LCR (presentación de un nuevo sindrome.) (Tesis de grado). Facultad de Medicina, Universidad Javeriana, Bogota, Columbia.

Hakim S, Adams RD (1965) The special clinical problem of symptomatic hydrocephalus with normal cerebrospinal fluid pressure. Observation on cerebrospinal fluid hydrodynamics. J Neurol Sci 2: 307–27.

Krauss JK, Droste DW, Vach W et al. (1996) Cerebrospinal fluid shunting in idiopathic normal-pressure hydrocephalus of the elderly: effect of periventricular and deep white matter lesions. Neurosurgery 39: 292–300.

Kunz U (1999) Klinische Anwendbarkeit flußsensitiver kernspintomographischer Verfahren bei Liquorzirkulationsstörungen. Habilitationsschrift, Med. Fakultät, Ulm.

Kunz U, Mauer U, Waldbaur H et al. (1993) Früh- und Spatkomplikationen nach Schädel-Hirn-Trauma. Chronisches Subdural-hämatom/Hygrom, Karotis-Sinus-cavernosus-Fistel, Abszedierung, Meningitis und Hydrozephalus. Unfallchirurg 96: 595–603.

Kunz U, Goldmann A, Bader C et al. (1994) Endoscopic fenestration of the 3rd ventricular floor in aqueductal stenosis. Minim Invasive Neurosurg 37: 42–7.

Lewis AI, Keiper G Jr, Crone KR (1995) Endoscopic treatment of loculated hydrocephalus. J Neurosurg 82: 780–5.

Meier U, Bartels P (2002) The importance of the intrathecal infusion test in the diagnosis of normal pressure hydrocephalus. J Clin Neurosci 9: 260–7.

Mori K, Shimada J, Kurisaka M et al. (1995) Classification of hydrocephalus and outcome of treatment. Brain Dev 17: 338–48.

Münte TF, Jöbges EM, Johannes S (1996) Pseudotumor cerebri: Symptoms, associations, etiological considerations and therapy. In: Ernst A, Marachbank R, Samii M (eds) Intracranial and Intralabyrinthine Fluids: Basic Aspects and Clinical Applications. Berlin, Heidelberg: Springer; 257–62.

Nonne M (1914) Der Pseudotumor cerebri. Neue Deutsche Chirurgie der Gehirnkrankheiten (Stuttgart), Bd 12, Teil 2, 3. Abschnitt; 107–55.

Raimondi AJ (1987) Theoretic principles, art of surgical techniques. In: Raimondi AJ (ed) Pediatric Neurosurgery. New York, Berlin; Heidelberg: Springer; 455–64.

Schröder HW, Niendorf WR, Gaab MR (2002) Complications of endoscopic third ventriculostomy. J Neurosurg 96: 1032–40.

Tullberg M, Hultin L, Ekholm S et al. (2002) White matter changes in normal pressure hydrocephalus and Binswanger disease: specificity, predictive value and correlations to axonal degeneration and demyelination. Acta Neurol Scand 105: 417–26.

Vanneste J, Augustijn P, Davies GA et al. (1992a) Normal-pressure hydrocephalus. Is cisternography still useful in selecting patients for a shunt? Arch Neurol 49: 366–70.

Vanneste J, Augustijn P, Dirven C et al. (1992b) Shunting normal-pressure hydrocephalus: do the benefits outweigh the risks? A multicenter study and literature review. Neurology 42: 54–9.

Yue NC, Arnold AM, Longstreth WT Jr et al. (1997) Sulcal, ventricular, and white matter changes at MR imaging in the aging brain: data from the cardiovascular health study. Radiology 202: 33–9.

8.2 Syringomyelie

Jörg Klekamp

Inhalt

Geschichte und Einteilung

Unter Syringomyelie versteht man eine **intramedulläre Zystenbildung**. Diese Zyste ist gefüllt mit einer klaren Flüssigkeit, die weitgehend dem Liquor entspricht. Die gesicherte Erstbeschreibung datiert aus dem Jahre 1546 (Estienne 1546) und beschreibt die Pathologie eines Sektionspräparates. Die vom Neurologen Poeck tradierte Vermutung, bereits der römische Soldat Mucius Scaevola (Livius II, 12; Plutarch VI,17) der sich zum Zeichen seiner Furchtlosigkeit vor dem Etruskerkönig

Porsenna (508/7 v. Chr.) die rechte Hand im Feuer abbrennen ließ (Temperatur- und Schmerzunempfindlichkeit), habe an einer Syringomyelie gelitten, ist nicht beweisbar.

Die typischerweise langstreckige Form einer intramedullären Zyste, die im pathologischen Präparat an eine Flöte erinnert, führte 1827 zur Einführung des Begriffs Syringomyelie durch Ollivier d'Angers. Der Begriff setzt sich zusammen aus den griechischen Wörtern Syrinx (Flöte) und Myelon (Rückenmark). Damit ist ein Begriff geprägt worden, der zunächst einmal nur die Morphologie im Sektionspräparat beschreibt.

Für eine praxisorientierte Definition ist dies nicht ausreichend. Nicht jede zystische Veränderung im Rückenmark sollte als Syringomyelie angesprochen werden. Folgende Unterscheidungen sind von Bedeutung (Klekamp u. Samii 2001):

- **Syringomyelie:** Die Syringomyelie beschreibt eine zystische Formation im Rückenmark, die sich langsam fortschreitend ausbreitet. Sie enthält eine Flüssigkeit, deren Zusammensetzung der von Liquor und Extrazellulärflüssigkeit ähnelt, wenn nicht gar mit ihr identisch ist. Die Zyste kann zentral lokalisiert und von Ependym ausgekleidet sein oder dezentral liegen und von einer Gliose umgeben werden (Abb. 8.2-1).
- **Myelomalazie:** Die Myelomalazie beschreibt einen intramedullären Substanzdefekt, der durch ein Trauma oder eine Ischämie verursacht worden ist. Hierbei handelt es sich also fast immer um einen abgeschlossenen Prozess im Sinne einer Defektheilung. Eine Myelomalazie ist nur dann von fortschreitendem Charakter, wenn der schädigende Einfluss chronisch einwirkt, z.B. bei einer Durchblutungsstörung des Rückenmarks (Abb. 8.2-2).
- **Zystische Tumoren:** In diesem Fall besteht die Zystenwand aus Tumorgewebe. In den meisten Fällen ist dies durch

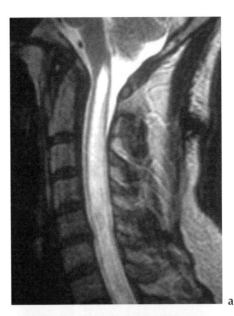

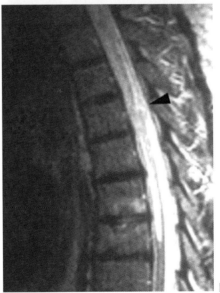

Abb. 8.2-1. Syringomyelie bei einem 48-jährigen Mann im MRT:
a) Oberer Anteil einer Syringomyelie, die im Foramen magnum endet und auf einer Arachnopathie im Bereich der Brustwirbelsäule beruht, im sagittalen MRT in T2-Gewichtung eines 48-jährigen Mannes.
b) Der thorakale Abschnitt der Syrinx endet in Höhe Th7. Der Pfeil markiert eine Unregelmäßigkeit der Rückenmarkkontur in Höhe Th4, die als radiologisches Indiz für die dort lokalisierte Arachnopathie gelten kann.

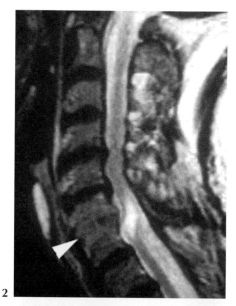

2

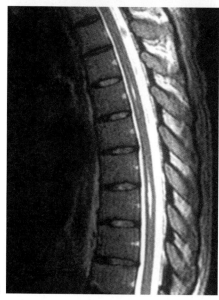

3

Abb. 8.2-2. Myelomalazie 10 Jahre nach einem Trauma, das mit einem Bandscheibenvorfall im Bereich der Halswirbelkörper 6/7 verbunden war; sagittales MRT in T2-Gewichtung eines 59-jährigen Mannes. Das Segment ist mittlerweile fusioniert. Der Patient hat eine inkomplette Querschnittlähmung bei konstantem klinischen Befund.

Abb. 8.2-3. In zwei Bereichen erweiterter Zentralkanal ohne Raumforderung im sagittalen MRT in T2-Gewichtung einer 34-jährigen Frau mit Sensibilitätsstörungen. Nur anhand einer zeitlichen Verlaufsbeobachtung klinischer und radiologischer Befunde kann entschieden werden, ob es sich um eine beginnende Syrinx oder einen Befund ohne Krankheitswert handelt.

Kontrastaufnahme im Kernspintomogramm erkennbar. Die Zystenflüssigkeit ist durch einen hohen Proteingehalt gekennzeichnet.

- **Hydromyelie:** Hierbei handelt es sich um eine Erweiterung des Zentralkanals, die durch Liquoreinstrom aus dem IV. Ventrikel bei Hydrozephalus resultiert. Voraussetzung ist ein Verschluss der Foramina des IV. Ventrikels. Diese Form der Zystenbildung ist in Tierversuchen zwar nachgewiesen worden (Hall et al. 1976), aber beim Menschen bisher nur in seltenen Fällen bei Kindern beobachtet worden (Oi et al. 1991).

- **Persistierender Zentralkanal:** Beim Menschen obliteriert der Zentralkanal des Rückenmarks mit zunehmendem Alter (Kasantikul et al. 1979, Milhorat et al. 1994). Mit verbesserten Techniken der Kernspintomographie fallen zunehmend Patienten auf, deren Zentralkanal in Teilabschnitten des Rückenmarks noch darstellbar ist. Charakteristisch sind die zentrale Lage im axialen Bild und der fehlende raumfordernde Effekt. Dieser Befund hat keinen Krankheitswert. Im Zweifelsfall erlaubt nur eine zeitliche Verlaufsstudie die Unterscheidung von einer Syringomyelie (Abb. 8.2-3).

Der erste Versuch einer Behandlung einer Syringomyelie wurde von Brunner 1700 beschrieben. Im Rahmen einer Spina bifida aperta wurde eine intramedulläre Zyste punktiert. Der Patient verstarb später an dem folgenden Hydrozephalus, der sich vermutlich auf dem Boden einer Chiari-II-Malformation entwickelt hatte.

Die moderne Therapie wird mit Abbe und Coley verbunden, die 1892 von einer intraoperativen Zystenpunktion berichteten, die sie nach einer Hemilaminektomie bei einem Patienten durchführten, der 4 Jahre zuvor eine Meningitis gehabt hatte. Eine klinische Besserung trat dadurch allerdings nicht auf. Die ersten kleineren Serien von Patienten nach Punktion und Myelotomie wurden von Elsberg und Pousepp Anfang des letzten Jahrhunderts publiziert (Elsberg 1916; Pousepp 1926). Peiper berichtete dann 1931 immerhin schon von 44 Patienten. Ab den 1930er-Jahren wurden die verschiedensten Materialien in das Rückenmark platziert, um eine dauer-

hafte Kommunikation zwischen Zyste und Subarachnoidalraum zu gewährleisten.

Der erste Versuch einer kausalen Therapie kann Adelstein zugeschrieben werden (Adelstein 1938). Er beobachtete, dass bei Patienten mit einer spinalen Arachnopathie in Zusammenhang mit einer Syrinx diese oft bereits intraoperativ kollabierte, sobald der Subarachnoidalraum geöffnet und die Arachnopathie beseitigt war.

Über die ersten Behandlungen einer Syringomyelie bei Chiari-Malformationen sei auf Kapitel 8.3 verwiesen.

Pathogenese

Es sind zahlreiche Hypothesen und Konzepte entwickelt worden, um die Pathogenese der Syringomyelie zu erklären (Klekamp 2002). Auf zwei soll hier kurz eingegangen werden.

Hydrodynamische Theorie

Die hydrodynamische Theorie fußt auf der Annahme, dass sich innerhalb einer Syrinx Liquor ansammelt, und versucht dafür eine Erklärung zu liefern. Sie wurde von der Gruppe um Gardner (1957) entwickelt und insbesondere herangezogen, um die Syringomyelie in Zusammenhang mit einer Chiari-Malformation zu erklären. Sie beschreibt die Syringomyelie als eine Erweiterung des Zentralkanals im Sinne einer Hydromyelie, die durch eine embryonale Atresie der Foramina Luschkae und Magendii des IV. Ventrikels bedingt sein soll. Diese öffnen sich normalerweise im 5. Monat der Schwangerschaft (Gardner u. Angel 1958). Durch den behinderten Abfluss aus dem IV. Ventrikel soll ein embryonaler Hydrozephalus entstehen, der sich dann durch Erweiterung des Zentralkanals im Rückenmark und Ausfluss von Liquor am Filum terminale wieder normalisiert. Bestärkt wurden die Autoren in dieser Hypothese durch die intraoperative Beobachtung, dass in der Tat häufig ein Verschluss des Foramen Magendii gegeben war. Diese Überlegungen decken sich im Wesentlichen mit den pathophysiologischen Hypothesen, die

Chiari im Rahmen der Einteilung der verschiedenen Formen der Chiari-Malformation publizierte (Chiari 1896).

Gemäß dieser pathophysiologischen Hypothese wurde eine Operationstechnik entwickelt, die in einer Kraniotomie der hinteren Schädelgrube mit Verschluss des Obex durch ein Muskelstück bestand (Gardner 1965; Gardner u. Angel 1958). Da bei dieser Operation automatisch das Foramen magnum erweitert wurde und Gardner die Dura in die Muskulatur hochnähte, war diese Operation durchaus erfolgreich – nur wurde der Erfolg fälschlicherweise auf den Obexverschluss statt auf die Dekompression des Foramen magnum zurückgeführt.

Nach Gardner lassen sich alle dysrhaphischen Störungen durch pathologische hydrodynamische Verhältnisse in der Embryonalzeit erklären. Er ging davon aus, dass sich der Zentralkanal beim Menschen pränatal physiologischerweise schließt, und interpretierte einen durchgehend offenen Zentralkanal als einen dysrhaphischen Defekt, der mit seiner Verbindung zum IV. Ventrikel zwingende Voraussetzung für jede Art von Syringomyelie ist.

Da nur bei einer Minderheit der Patienten mit Chiari-Malformation Hinweise für einen Hydrozephalus gefunden werden konnten, modifizierte Williams diese Theorie dahingehend, dass er das Konzept der kraniozervikalen Druckdissoziation entwickelte (Williams 1970, 1975, 1980b). Durch die Blockade der Liquorzirkulation am Foramen magnum kommt es seiner Meinung nach bei bestimmten Situationen, die eine intrakranielle Druckerhöhung verursachen, zum Einstrom von Liquor aus dem IV. Ventrikel in den Zentralkanal, da die physiologische Passage in den spinalen Subarachnoidalraum durch Tonsillengewebe versperrt bleibt. Diese Annahme wurde gestützt durch simultan im Ventrikel und im Spinalkanal durchgeführte Druckmessungen in Tierversuchen (Williams 1980a; Williams u. Bentley 1980) und an Patienten (Williams 1976, 1981a, 1981b). Ein Hydrozephalus war damit als Voraussetzung für einen hydrodynamischen Mechanismus entfallen.

Dennoch lässt sich die hydrodynamische Theorie nur für eine Minderheit der Patienten aufrechterhalten. Kernspintomographische wie auch neuropathologische Untersuchungen konnten für die Mehrzahl der Patienten eine Kommunikation des Zentralkanals, der physiologischerweise beim Menschen mit zunehmendem Alter obliteriert, mit dem IV. Ventrikel nicht nachweisen (Kasantikul et al. 1979; Milhorat et al. 1994). Dagegen konnte man in Tierversuchen regelmäßig eine derartige Verbindung finden und sogar einen von kranial nach kaudal gerichteten Liquorfluss im Zentralkanal mit Verbindung über das Filum terminale in den lumbalen Subarachnoidalraum nachweisen (Cifuentes et al. 1992; Hall et al. 1976). Auch ist der Erfolg einer Dekompression des Foramen magnum beim Menschen in keiner Weise von einem Verschluss des Obex und damit von einer Unterbrechung dieser Verbindung abhängig. Allenfalls für Kinder mit Hydrozephalus lässt sich möglicherweise in einzelnen Fällen ein hydrodynamischer Mechanismus mit Ausbildung einer Hydromyelie aufrecht erhalten (Oi et al. 1991).

Hypothese des transmedullären Liquoreinstroms

Ball und Dayan stellten 1972 eine weitere pathophysiologische Hypothese vor, die durch die Beobachtung gestützt wurde, dass sich wasserlösliches Kontrastmittel, das intrathekal injiziert worden war, nach einer bestimmten Zeit in der Syrinx nachweisen ließ (Bonafe et al. 1980; Di Chiro et al. 1975; Seibert et al. 1981). Sie meinten, dass durch einen subarachnoidalen Block im Spinalkanal oder am Foramen magnum Liquor über die perivaskulären Räume (Virchow-Robin-Räume) in das Rückenmark eindringt und in dieser Weise eine Syrinx hervorruft. Auch diese Theorie fand zahlreiche Anhänger und soll auch bei Läsionen, die eine Kompression des Rückenmarks bewirken, den Einstrom von Liquor in das Rückenmark erklären.

Dieser Mechanismus setzt entweder einen aktiven Transportmechanismus voraus, durch den Liquor in das Rückenmark gelangt, oder aber einen ausreichenden Druckgradienten von subarachnoidal nach intramedullär. Hinweise für einen aktiven Flüssigkeitstransport gibt es nicht. Ellertsson und Greitz (1970) und Davis und Symon (1989) konnten zeigen, dass der Druck in der Syrinx höher ist als im Subarachnoidalraum, d. h. ein Druckgradient besteht in genau entgegengesetzter Richtung, als es diese Theorie fordert. Die Virchow-Robin-Räume sind demnach nicht aufgrund des gesteigerten Liquoreinstroms in das Rückenmark erweitert, sondern bedingt durch Syrinxflüssigkeit, die nicht in ausreichendem Maß in den Subarachnoidalraum entweichen kann (Avrahami et al. 1989; Williams 1972).

Es existiert bis heute keine allgemein anerkannte, gesicherte Theorie zur Entstehung der Syringomyelie. Allerdings kann als allgemein akzeptiert gelten, dass die Entstehung einer Syringomyelie an eine Störung der Liquorzirkulation gekoppelt ist. Die einzige Ausnahme von dieser Regel bildet der intramedulläre Tumor. Am wahr-

Tab. 8.2-1. Syringomyelie bei Erkrankungen des kraniozervikalen Übergangs

Malformationen	• Chiari-Malformationen • basiläre Invagination • Fehlbildungen in Verbindung mit einer kleinen hinteren Schädelgrube • rhombenzephale Malformationen
Arachnopathien	• nach Meningitis • nach Operationen • nach Blutungen • nach Traumata
Tumoren der hinteren Schädelgrube	
Supratentorielle Tumoren	

scheinlichsten kommt es durch eine Störung der Liquorzirkulation zu einem chronischen interstitiellen Ödem im Rückenmark, das sich dann über mehrere Jahre zu einer Zyste entwickelt – der Syringomyelie (Klekamp 2002).

Jeder Patient mit einer Syringomyelie, bei dem ein intramedullärer Tumor als Ursache der Syrinx ausgeschlossen wurde, weist eine Begleiterkrankung auf, die die Liquorpassage behindert. Diese Erkrankung kann am kraniozervikalen Übergang oder im Spinalkanal lokalisiert sein. Das heißt mit anderen Worten, dass bei jedem Patienten mit einer Syringomyelie eine der in Tabelle 8.2-1 aufgeführten Erkrankungen vorliegt. Kausale Therapie bedeutet somit, dass diese Begleiterkrankung therapiert und dabei die Liquorpassage wieder hergestellt werden muss (Klekamp u. Samii 2001).

> Die Syringomyelie bedarf keiner eigenen Therapie, sofern es gelingt, die sie auslösende Erkrankung zu identifizieren und erfolgreich zu behandeln.

Die Erkrankungen im Bereich des kraniozervikalen Übergangs werden im Kapitel

Tab. 8.2-2. Syringomyelie bei Erkrankungen des Spinalkanals

Malformationen	• Spina bifida • Tethered-Cord-Syndrom • Diastematomyelie
Tumoren	• intramedullär • extramedullär • extradural
Arachnopathien	• nach Meningitis • nach Operationen • nach Blutungen • nach Traumen

Tab. 8.2-3. Syringomyelie bei Erkrankungen der Wirbelsäule

• Bandscheibenvorfälle
• Skoliose
• Kyphose
• Stenose

über die Chiari-Malformationen besprochen (s. Kap. 8.3). Das Behandlungskonzept bzw. das operative Vorgehen bei Arachnopathien am Foramen magnum entspricht dem bei Chiari-I-Malformation. Allerdings sind die postoperativen Ergebnisse bei den Arachnopathien ungleich schlechter, da diese selbst Störungen der Mikrozirkulation im Hirnstammbereich verursachen können und die chirurgischen Möglichkeiten der Beseitigung arachnopathischer Narben und Adhäsionen begrenzt sind (Klekamp u. Samii 2001).

Im Folgenden soll daher vor allem auf die Erkrankungen des Spinalkanals eingegangen werden, die zu einer Syringomyelie führen können – mit Ausnahme der spinalen Tumoren, die gesondert behandelt werden (s. Kap. 10.8).

Syringomyelie in Zusammenhang mit einer spinalen Arachnopathie

Als **Auslöser einer Arachnopathie** kommen zahlreiche Erkrankungen in Frage. Eine Arachnoideanarbe entspricht dem Endzustand einer Entzündungsreaktion, die durch Bakterien, Pilze, Viren, chemische Reizstoffe, ölhaltige Kontrastmittel, Blutungen, Bandscheibenmaterial oder durch mechanische Faktoren wie degenerative Wirbelsäulenveränderungen, Skoliosen, Traumen oder Operationen bedingt sein kann (s. Tab. 8.2-1, 8.2-2, 8.2-3) (Cho et al. 1994; Klekamp u. Samii 2001; Tatara 1992). Besonders schwere Formen der Arachnopathie sind nach tuberkulöser Meningitis beschrieben worden (Fehlings u. Bernstein 1992).

Nicht immer lässt sich anamnestisch eindeutig klären, wodurch eine arachnoidale Vernarbung entstanden ist, da die vorhergehenden entzündlichen Prozesse klinisch stumm ablaufen können. Die arachnoidalen Veränderungen können so diskret sein, dass sie durch neuroradiologische Verfahren nur schwer nachweisbar sind. Daraus resultiert, dass immer noch bei vielen Patienten eine Syringomyelie als

idiopathisch bezeichnet wird, da die Bedeutung der Arachnopathie für ihre Genese nicht allgemein bekannt ist und daher gar nicht nach ihr gesucht wird.

Für die Einschätzung der Prognose und die operative Planung sind weniger die Ursachen als vielmehr Schweregrad und Ausmaß der Arachnopathie von Bedeutung (Caplan et al. 1990; Klekamp u. Samii 2001; Sgouros u. Williams 1995). Dennoch betrachtet die Mehrzahl der Autoren die posttraumatische Syringomyelie immer noch als eine eigenständige Entität. Allerdings wird oft eine klare Unterscheidung zwischen einer posttraumatischen Syringomyelie und einer posttraumatischen Myelomalazie nicht scharf genug getroffen. Dies gilt ganz besonders im tierexperimentellen Bereich.

Anhand neuerer Untersuchungen wird zunehmend deutlich, dass auch die **posttraumatische Syringomyelie** durch eine Arachnopathie hervorgerufen wird, die sich als Folge des Traumas, z. B. nach einer Einblutung in die Leptomeningen, oder als Folge einer Instabilität durch fortwährende mechanische Reizungen ausbilden kann (Caplan et al. 1990; Sgouros u. Williams 1996). Sie kann klinisch und/oder radiologisch progredient verlaufen und führt erst mit gewisser Verzögerung nach dem Trauma zu klinischen Beschwerden (Abb. 8.2-4).

Die **posttraumatische Myelomalazie** beruht dagegen auf einer primären Schädigung der Rückenmarksubstanz entweder durch direkte Gewalteinwirkung oder eine Durchblutungsstörung. Sie ist als ein Endzustand im Sinne einer Defektheilung im Rückenmark zu verstehen (s. oben). Typischerweise gehen mit dem primären Trauma neurologische Störungen einher, die mit dieser Läsion korrelieren. Eine Malazie ist im Kernspintomogramm als Substanzdefekt ohne raumfordernde Wirkung erkennbar und erstreckt sich nur selten über mehr als zwei Wirbelsegmente (s. Abb. 8.2-2). Im Verlauf zeigt sich dann weder eine radiologisch nachweisbare Größenzunahme noch eine Progredienz neurologischer Symptome. Eine operative Therapie ist daher nicht erforderlich.

Sicherlich ist nicht bei jedem Patienten eine eindeutige Zuordnung zur Malazie oder Syringomyelie möglich. Insbesondere nach schweren Rückenmarktraumata sind Überschneidungen anzunehmen, sodass

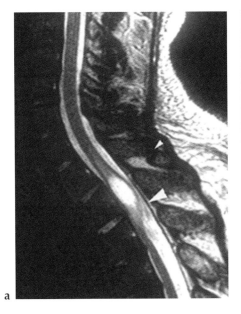
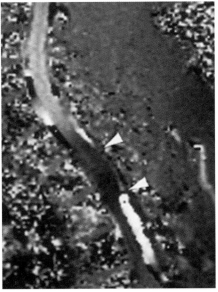
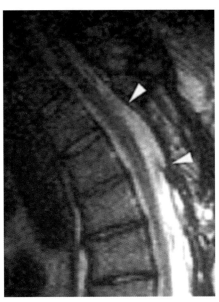

a c

Abb. 8.2-4. Ein 32-jähriger Mann hatte 5 Jahre vor dieser Aufnahme einen schweren Autounfall mit einer Sternumfraktur, Kompressionsfrakturen mehrerer Brustwirbelkörper und eine Fraktur des Dornfortsatzes des Halswirbelkörpers 7 (kleiner Pfeil in Abbildungsteil a) erlitten, ohne dass initial neurologische Beschwerden bestanden. Jetzt war eine zunehmende motorische Störung der linken Hand und eine Gangataxie aufgefallen.
a) Das Bild zeigt eine Syrinx in Höhe Th1, wobei die Unschärfe der Markkontur im kaudalen Abschnitt der Syrinx auffällt (großer Pfeil).
b) Das EKG-getriggerte Bild im Phasenkontrast zeigt die behinderte Liquorpassage in Höhe Th1/2 (Pfeile) und ein ausgeprägtes Flusssignal in der Syrinx.
c) Nach Laminektomie des ersten und teilweise des zweiten Brustwirbelkörpers (Pfeile) konnte die Arachnoideanarbe gelöst, die Liquorpassage wiederhergestellt und durch die Erweiterung des Liquorraums mit einer Duraplastik erhalten werden. Die Syrinx ist nicht mehr nachweisbar. Der klinische Zustand ist seit der Operation stabil.

einige Autoren von einer posttraumatischen zystischen Myelopathie sprechen. Dennoch sollte der Versuch gemacht werden, diese Unterscheidung vorzunehmen, da daraus therapeutische Konsequenzen erwachsen.

Klinische Befunde

In Bezug auf die klinische Symptomatik ist es wichtig, sich noch einmal die Entstehung einer Syrinx vor Augen zu halten.

Eine Syrinx entsteht in Zusammenhang mit einer Störung der Liquorpassage.

Die Syrinx bildet sich zu Beginn an dieser Stelle der gestörten Liquorpassage aus und expandiert von dort in kaudaler und/oder kranialer Richtung. Bei Erhebung der Anamnese ist es daher ganz entscheidend, den Beginn der Symptomatik und den Verlauf, den die neurologischen Symptome genommen haben, genau zu dokumentieren. Erstens sind die Symptome, die am Beginn der Erkrankung standen, häufig gar nicht durch die Syrinx bedingt, sondern durch die Erkrankung, die die Liquorpassagestörung hervorgerufen hat. Zweitens gibt der Verlauf der klinischen Symptomatik unter Umständen einen Hinweis, ob sich die Syrinx eher von kaudal nach kranial oder in umgekehrter Richtung entwickelt hat. Dies sind sehr wichtige Informationen vor allem bei denjenigen Patienten, bei denen die Lokalisation der Liquorpassagestörung auf konventionellen Kernspintomogrammen nicht sofort offensichtlich ist.

Wie in Tabelle 8.2-2 aufgeführt, lassen sich die spinalen Arachnopathien durch verschiedenste Prozesse erklären. Geson-

dert soll hier zunächst die posttraumatische Syringomyelie dargestellt werden.

Posttraumatische Syringomyelie

Bastian (1867) berichtete als Erster von einem Fall einer posttraumatischen Zystenbildung im Rückenmark. Cushing (1898) stellte zwei Patienten mit einer Hämatomyelie vor, bei denen er nach Abheilung der initialen Läsion aufgrund der klinischen Residuen eine posttraumatische Syrinx vermutete. Lloyd (1894) stellte anhand von zwei Patienten einen Zusammenhang zwischen posttraumatischer Arachnopathie und Zystenbildung her, der sich mittlerweile auch experimentell nachvollziehen ließ (Cho et al. 1994). Eine posttraumatische Syringomyelie setzt kein Trauma des Rückenmarks voraus, sondern bedarf lediglich der Ausbildung einer posttraumatischen Liquorpassagestörung. Möglicherweise kann z.B. durch das Hervortreten der Ligg. flava bei einer Gewalteinwirkung eine umschriebene Arachnoideaverletzung bewirkt werden, ohne dass notwendigerweise ein Rückenmarktrauma entstehen muss (Wilske 1989). Bereits Collier (1916) führte traumatisch bedingte Arachnopathien auf Einblutungen in die Rückenmarkhäute bzw. den Subarachnoidalraum zurück.

Die **Inzidenz** der Syringomyelie nach einem spinalen Trauma ist nicht genau bekannt. Ältere Untersuchungen vor Einführung der Kernspintomographie (MRT) gingen davon aus, dass ca. 2–5 % der Patienten mit einem Rückenmarktrauma später eine symptomatische Syrinx ausbilden (Barnett et al. 1966). In neuester Zeit sind die Zahlen nach oben korrigiert worden, da mittlerweile viel mehr betroffene Patienten erfasst werden können. Sett und Crockard (1991) gehen von einer Inzidenz spinaler Verletzungen in der Größenordnung von 30 bis 32 Patienten pro 1 Million Einwohner pro Jahr aus. Davon erleiden nach dem Trauma etwa 2 % pro Jahr eine sekundäre neurologische Verschlechterung ihres Zustands durch Instabilität der Wirbelsäule, eine unbeseitigte Myelonkompression oder eine Syringomyelie. Damit sind auch schon die wesentlichen Gesichtspunkte genannt, die bei einem Patienten mit einer posttraumatischen Syrinx analysiert werden müssen: Nicht jede posttraumatische Syrinx verursacht Beschwerden; eine neue progrediente Symptomatik kann auch andere Ursachen haben. Diese Autoren fanden eine intramedulläre Zyste bei 59 % der im MRT untersuchten Patienten, differenzierten aber nicht zwischen einer Malazie und einer Syrinx.

Unterschiede in der Inzidenz der Syringomyelie gemäß dem **Niveau des spinalen Traumas** bestehen nur bedingt. Wir haben in unserer Klinik von 68 Patienten mit einer posttraumatischen Syringomyelie in 36 % ein zervikales, in 53 % ein thorakales und in 11 % ein thorakolumbales Traumaniveau gesehen. Das Durchschnittsalter betrug 45 ± 13 Jahre, Männer überwogen Frauen im Verhältnis von etwa 3:1. Im Durchschnitt vergingen zwischen Unfall und Auftreten klinischer Beschwerden der Syringomyelie knapp ein Jahrzehnt (107 ± 106 Monate) bei einer erheblichen Schwankungsbreite. In einem Fall vergingen 38 Jahre, in einem anderen nur wenige Monate. Etwa ein Viertel unserer Patienten entwickelten die Syrinx nach einem Trauma mit initial komplettem Querschnittsyndrom, während bei 40 % nur ein inkompletter Querschnitt oder eine radikuläre Symptomatik durch das Trauma verursacht worden war. Bei immerhin 36 % der Patienten war anhand der Begleitverletzungen wie Frakturen, Bänderverletzungen oder Bandscheibenschäden in anatomischer Beziehung zur Lokalisation der Arachnopathie deren traumatische Genese zwar erwiesen, jedoch durch das Trauma initial keine neurologische Symptomatik verursacht worden (s. Abb. 8.2-4) (Jourdan et al. 1987; La Haye u. Batzdorf 1988). Damit besteht kein Zusammenhang zwischen Schwere des Traumas und der Wahrscheinlichkeit der Ausbildung einer Syringomyelie (Hida et al. 1994; Klekamp u. Samii 2001; Quencer et al. 1983; Sgouros u. Williams 1996). Entscheidend ist vielmehr die Frage, ob das Trauma zu einer Liquorpassagestörung führt.

Dies hat entscheidende Auswirkungen auf die **Begutachtung** eines Kausalzusammenhangs von posttraumatischen Syringomyelien: Um eine Syrinx als posttraumatisch in Bezug auf ein konkretes Unfallgeschehen bezeichnen zu können, müssen folgende Bedingungen gegeben sein:

- Der Unfall muss zu einer lokalen Krafteinwirkung an der Wirbelsäule geführt haben, die dokumentiert ist. Dies kann in der Akutphase entweder radiologisch geschehen durch den Nachweis von sichtbaren Verletzungen der Wirbelsäule (Wirbelkörperfraktur, Bogenfraktur, Bandscheibenvorfall etc.) oder des Rückenmarks (Kontusion oder Einblutung) oder klinisch erfolgen, wenn eine radikuläre oder spinale Symptomatik festgestellt wird, die eine Bestimmung der durch den Unfall betroffenen spinalen Segmente erlaubt.
- Es wird eine Liquorpassagestörung in genau dem spinalen Segment nachgewiesen, in dem das zu beurteilende Trauma eingewirkt hatte.
- Zwischen dem Nachweis einer Syringomyelie im MRT und dem Unfall sind zumindest Monate vergangen.

Die Liquorpassagestörung besteht in den meisten Fällen in einer posttraumatischen Arachnopathie. Eine spinale Stenose an der Verletzungsstelle, die nach dem Unfall nicht ausreichend versorgt wurde, oder eine Kyphosierung kann den Duralsack und damit den Subarachnoidalraum aber ebenfalls derart einengen, dass dadurch eine Passagestörung erzeugt wird.

Nach Ausbildung von Symptomen einer posttraumatischen Syringomyelie vergingen bis zur Vorstellung in unserer Abteilung im Schnitt weitere 51 ± 70 Monate. Das am häufigsten genannte Symptom, mit dem sich eine posttraumatische Syringomyelie ankündigte, war eine Parese einer Extremität bei 35 % der Patienten. 21 % bemerkten als Erstes

Tab. 8.2-4. Klinische Symptomatik der Patienten mit postarachnopathischer Syringomyelie (eigene Daten)

Symptom	Posttraumatisch	Postentzündlich
Schmerzen	89 %	63 %
Hypästhesie	100 %	74 %
Mißempfindungen	78 %	47 %
Gangataxie	100 %	74 %
Gehunfähigkeit	44 %	26 %
Paresen	78 %	53 %
Sphinkterstörungen	56 %	37 %
Blasenkatheter	11 %	16 %
Schluckstörungen	11 %	1 %
Zentrale Dysregulationen	3 %	3 %

Schmerzen, die zu Beginn radikulär ausstrahlten und von unterschiedlichem Charakter waren. 18 % beschrieben Missempfindungen als erstes Symptom der Syringomyelie, die meist als brennend angegeben wurden. Andere Symptome – Sensibilitätsstörungen (6 %), Sphinkterstörungen (3 %), Störungen der kaudalen Hirnnerven (2 %) und Störungen des vegetativen Nervensystems (2 %) – wurden deutlich seltener genannt. Bei 51 der 68 Patienten verlief in der Folgezeit die Symptomatik progredient. Nur diese wurden operiert. In Tabelle 8.2-4 sind die Beschwerden aufgeführt, die die Patienten zum Zeitpunkt der Operation aufwiesen.

Postentzündliche Syringomyelie

Bei 86 Patienten mit einer spinalen Arachnopathie und Syringomyelie war kein spinales Trauma in der Anamnese bekannt.

Diese Gruppe fassen wir unter dem Begriff „postentzündliche Syringomyelie" zusammen. Allerdings konnte nur bei 34 der 86 Patienten die Genese der Arachnopathie geklärt werden: Bei neun ging eine Meningitis voraus, bei drei Patienten war eine Spondylodiszitis oder ein epiduraler Ab-

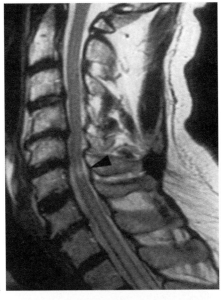

a

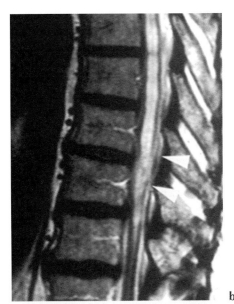

b

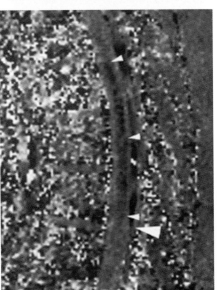

c

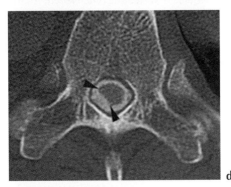

d

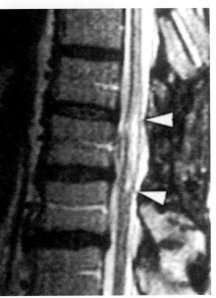

e

▶

Abb. 8.2-5. Ein 61-jähriger Mann hatte vor 35 Jahren ein Schleudertrauma der Halswirbelsäule erlitten, das zu einer Kontusion in Höhe C6 geführt hatte (Pfeil in Abbildungsteil a). Damals war eine Myelographie mit ölhaltigem Kontrastmittel durchgeführt worden.
a) Jetzt ist eine Syrinx zu erkennen, die im Bereich der Halswirbelkörper 6/7 endet.
b) Das thorakale MRT in T2-Wichtung zeigt die untere Begrenzung der Syrinx in Höhe von Brustwirbelkörper (BWK) 10. Im Bereich BWK 8/9 (Pfeile) ist die Rückenmarkkontur deutlich verwaschen als Hinweis auf eine Arachnopathie.
c) Die Liquorflussdarstellung zeigt ausgeprägte Flusssignale im unteren Abschnitt der Syrinx (kleine Pfeile) sowie die fehlende Liquorpassage in Höhe BWK 8/9 (großer Pfeil).
d) Das postmyelographische CT zeigt zusätzlich einen komprimierenden Effekt der Arachnoideanarbe auf der rechten Seite (Pfeile). Dieser Befund korrespondiert zu der rechtsbetonten Gangataxie des Patienten. Die Syrinx war in diesem Fall nicht unmittelbare Folge des Unfalls, sondern Folge der Myelo-

graphie. In Höhe der Arachnoideanarbe waren auch im Röntgenübersichtsbild noch Reste des Kontrastmittels nachweisbar.
e) Nach einer Laminektomie von BWK 9 und teilweise BWK 8 konnte die Narbe gelöst und durch eine Duraerweiterungsplastik (Pfeile) die Liquorpassage wieder hergestellt werden. Die Syrinx ist kollabiert, der klinische Zustand des Patienten leicht gebessert.

szess der Auslöser, bei drei weiteren eine Periduralanästhesie, bei zwei Patienten ging eine Subarachnoidalblutung voraus, und 17 Patienten entwickelten die Arachnopathie in der Folge einer intraduralen Operation. Von diesen 34 Patienten berichteten 19 von neurologischen Symptomen, die initial mit dem entzündlichen Prozess in Verbindung standen. Das bedeutet, dass bei insgesamt 67 der 86 Patienten die Ausbildung der spinalen Arachnopathie primär nicht mit neurologischen Symptomen verbunden war und in fast zwei Dritteln der Fälle die Ursache der Arachnopathie ungeklärt blieb.

Das durchschnittliche zeitliche Intervall zwischen der Ausbildung der Arachnopathie und ersten Beschwerden einer Syringomyelie betrug wie bei den posttraumatischen Fällen nahezu 10 Jahre (109 ± 136 Monate) mit einer ähnlich großen Variationsbreite. In 16 % der Fälle war die Arachnopathie zervikal, in 72 % thorakal und in 12 % im Bereich des Conus medullaris lokalisiert. Das Durchschnittsalter lag bei 44 ± 15 Jahren bei symmetrischer Geschlechtsverteilung. Die weitere Anamnese erstreckte sich über 48 ± 75 Monate, bis eine Vorstellung in unserer Abteilung erfolgte.

Die am häufigsten genannten Erstsymptome der Syringomyelie bei entzündlicher Genese der Arachnopathie waren Gangstörungen (28 %), Schmerzen (23 %), Missempfindungen (21 %) und Paresen (16 %). Bei 42 Patienten verlief die Symptomatik progredient, sodass eine operative Behandlung erfolgte (Abb. 8.2-5). Tabelle 8.2-4 fasst die Symptomatik zum Zeitpunkt der stationären Aufnahme zusammen. Im Vergleich zu posttraumatischen Patienten litten diese Patienten unter geringeren Einschränkungen. Das liegt vermutlich daran, dass die vorhergehende arachnoidale Entzündung im Gegensatz zu einem spinalen Trauma seltener primäre neurologische Symptome aufgrund einer Myelonschädigung verursacht hatte. Der präoperative Krankheitsverlauf war ansonsten mit dem der posttraumatischen Patienten vergleichbar (Jenik et al. 1981; Kamada et al. 1993; Klekamp u. Samii 2001; Lombardi et al. 1962).

Es sei an dieser Stelle nochmals darauf hingewiesen, dass der Beginn der Symptomatik wertvolle Aufschlüsse über die Lokalisation der Arachnopathie liefern

kann. Dies ist natürlich besonders wichtig bei den Patienten, deren Arachnopathie sich klinisch stumm entwickelt hat (Klekamp u. Samii 2001).

Neuroradiologie

Praktisch ausnahmslos erfolgt heute die Diagnose einer Syringomyelie durch **MRT**. Da auch bei Wirbelsäuleninstrumentierungen in zunehmendem Maße MRT-kompatible Methoden gewählt werden, sind andere Untersuchungsverfahren auch für posttraumatische Rückenmarkveränderungen in den Hintergrund getreten. Vor Einführung des MRT gelang die Diagnose einer Syringomyelie mithilfe eines postmyelographischen CTs, da sich wasserlösliches Kontrastmittel in der Syrinx anreichert (Bonafe et al. 1980; Di Chiro et al. 1975; Seibert et al. 1981), oder mittels Luftmyelographie durch Nachweis lage- und druckabhängiger Kaliberschwankungen des Rückenmarks (Bradač 1972; Conway 1967).

Von einer Syringomyelie sind die am Beginn dieses Kapitels aufgeführten anderen Formen einer intramedullären Zystenbildung zu unterscheiden. Dies kann differenzialdiagnostisch sehr schwierig sein und unter Umständen erst im Rahmen einer Verlaufsbeobachtung gelingen. Therapieentscheidend sind die Identifikation der Ursache der Syringomyelie und deren exakte Lokalisierung. Dazu sind die radiologischen Befunde zusammen mit den klinischen Parametern zu analysieren:

Es sollte auf jeden Fall der gesamte Bereich der Syrinx im MRT mit und ohne Kontrastmittel dargestellt werden, um einen **intramedullären Tumor auszuschließen**. Ein zystischer intramedullärer Tumor nimmt in der Regel in seiner Wandung Kontrastmittel auf. Als weiteres Indiz gilt das Signalverhalten in der Zyste. Bei einem intramedullären zystischen Tumor ist die Flüssigkeit wesentlich eiweißreicher als in einer Syrinx. Dementsprechend unterscheidet sich das Signalverhalten der Zystenflüssigkeit vom Liquor. Als weiteres Indiz gegen das Vorliegen einer Syringomyelie gilt das Fehlen von Flussphänomenen in der Zyste im EKG-getriggerten dynamischen MRT (Matsuzawa et al. 1992; Tobimatsu et al. 1995).

Sobald eine Chiari-Malformation (s. Kap. 8.3) und ein spinaler Tumor als Ursache der Syrinx ausgeschlossen sind, kann die weitere Diagnostik zum Nachweis einer Liquorpassagestörung schwierig werden, da sich Veränderungen der Arachnoidea kernspintomographisch nur schwer sichtbar machen lassen. Bei einer posttraumatischen Syringomyelie ist der Nachweis vergleichsweise einfach, da die Arachnoideanarbe immer im Niveau der spinalen Verletzung zu finden ist (s. Abb. 8.2-4). Eine Syrinx bildet sich dann in erster Linie rostral des Verletzungsniveaus aus, wie bereits Holmes in seiner Vorlesung 1915 berichtete.

Die räumliche Zuordnung zwischen Arachnoideanarbe und Syrinx bei posttraumatischer Syringomyelie kann als Hinweis dafür dienen, wo bei Patienten mit postentzündlicher Syringomyelie die Arachnoideanarbe gesucht werden sollte, da bei beiden Patientengruppen vergleichbare Verteilungen gefunden wurden (Klekamp u. Samii 2001). Demnach ist die Narbe unabhängig von ihrer Ätiologie am häufigsten im kaudalen Bereich der Syrinx anzutreffen (Alajouanine et al. 1935; Klekamp u. Samii 2001).

Die MRT-Zeichen einer Arachnopathie können sehr diskret sein. Ein erster Hinweis, wo eine Arachnopathie zu suchen ist, liefert die Anamnese. Die Zuordnung der neurologischen Symptome zu einem bestimmten spinalen Segment zu Beginn der Erkrankung kann bereits Hinweise liefern, da die arachnoidale Narbe in der Regel vor der Syringomyelie Symptome verursacht (Edgar u. Quail 1994; Jenik et al. 1981; Klekamp u. Samii 2001). So deutet der Beginn der Erkrankung mit Gang- oder Blasenstörungen auf ein thorakales Niveau der Arachnopathie hin, während Sensibilitätsstörungen in den Armen zu Beginn der Erkrankung eher an eine zervikale Lokalisation denken lassen.

MRT-Zeichen einer Arachnopathie sind:

- Verlagerung des Rückenmarks durch Narbenzug
- umschriebene Signalunregelmäßigkeiten der Rückenmarkkontur (s. Abb. 8.2-1, 8.2-5)
- abrupte Kaliberänderungen des Rückenmarks
- atypische Flusssignale im T2-Bild (sog. Signal-Void-Phänomene)

- Liquorflussveränderungen im dynamischenm EKG-getriggerten MRT (Klekamp u. Samii 2001) (s. Abb. 8.2-5)

Einen weiteren Hinweis zur Lokalisation einer arachnoidalen Narbe liefert das Aufeinandertreffen zweier getrennter Syrinxkavitäten. In dem spinalen Niveau, in dem sich die beiden Zysten treffen, ist mit hoher Wahrscheinlichkeit die arachnoidale Pathologie anzunehmen. Schließlich kann das genaue Studium mehrerer, über einen längeren Zeitraum angefertigter MRTs bei der Lokalisation der ursächlichen Arachnopathie helfen.

Praktischer Hinweis: Eine Syrinx dehnt sich in der Regel nur in eine Richtung aus, und zwar von der Arachnopathie weg. Nimmt in Verlaufs-MRTs die Ausdehnung der Syringomyelie nach rostral zu, findet sich die Arachnopathie am kaudalen Pol und umgekehrt.

Die Analyse der **Liquorflussphänomene** im Phasenkontrastverfahren ist die sensitivste Methode, um Liquorpassageveränderungen aufzuspüren (s. Abb. 8.2-4, 8.2-5). Allerdings ist hier auch eine vorsichtige Warnung angebracht. Diese Methode ist noch relativ neu und die Interpretation nicht einfach. Es fehlt vielerorts noch an Erfahrung in der Beurteilung von normalen und pathologischen Befunden.

Die Physiologie des Liquorflusses wird im Kapitel zur Chiari-Malformation näher erläutert (s. Kap. 8.3). In der Liquorsystole fließt der Liquor hauptsächlich in kaudaler Richtung, dagegen ist die Diastole durch einen kopfwärts gerichteten Liquorfluss gekennzeichnet (Greitz 1993; Schroth 1991; Tobimatsu et al. 1995). Während sich im Zervikalkanal der Liquorfluss hauptsächlich an der Ventralseite des Myelons abspielt, wechselt der Hauptstrom des Liquors im Thorakalbereich auf die dorsale Seite des Rückenmarks (Greitz 1993).

Am besten sind bisher die Liquorflussphänomene bei posttraumatischen Patienten untersucht. Insbesondere der kopfwärts gerichtete Liquorfluss in der Diastole war in diesen Studien im Bereich des Traumas gestört, während vermehrt Flussphänomene in der Syrinx nachweisbar waren (Itabashi 1990; Tobimatsu et al. 1995). So kann neben dem Studium der Flussbehinderungen subarachnoidal auch

der Nachweis vermehrter Flusssignale innerhalb der Syrinx im oberen oder unteren Bereich der Zyste Aufschluss über die Lokalisation der Liquorpassagestörung geben: In unmittelbarer Nähe zur Arachnopathie sind die ausgeprägtesten Flussphänomene innerhalb der Syrinx und die am stärksten reduzierten Flussphänomene außerhalb der Syrinx, d. h. im Subarachnoidalraum, zu erwarten (Klekamp u. Samii 2001) (s. Abb. 8.2-5). Ausgeprägte Flusssignale in der Syrinx deuten darüber hinaus auch auf eine gewisse klinische Dynamik der Erkrankung hin (Tobimatsu et al. 1995).

In vielen Fällen haben wir zusätzlich zum MRT vor einer geplanten Operation eine **Myelographie** mit postmyelographischem CT vorgenommen und damit oft – aber nicht immer – den Verdacht auf das Vorliegen einer spinalen Arachnopathie erhärten können (s. Abb. 8.2-5). Eine freie Kontrastmittelpassage schließt eine spinale Arachnopathie keinesfalls aus: Ist die Arachnopathie ausschließlich dorsal gelegen, kann ventral des Kontrastmittel frei vorbeifließen und umgekehrt. Daher kann die Myelographie falsch negative Ergebnisse liefern.

Die präoperative Diagnostik sollte weiterhin **Röntgenübersichtsaufnahmen** der betroffenen Wirbelsäulenabschnitte umfassen. Speziell bei posttraumatischen Patienten ist auf die Stabilität der Wirbelsäule zu achten, sodass Funktionsaufnahmen und Computertomographien notwendig sein können. Nicht immer ist von einer adäquaten Primärversorgung einer Wirbelsäulenverletzung auszugehen. Unzureichende Instrumentierungen, Kyphosewinkel oder Knochenimprimate im Spinalkanal, um nur einige Beispiele zu nennen, müssen neben der Syringomyelie berücksichtigt werden (Schurch et al. 1996; Sgouros u. Williams 1996).

Therapie der Syringomyelie bei spinaler Arachnopathie

Das Behandlungsprinzip der Syringomyelie bei spinalen Arachnopathien wird nicht von der Ätiologie der Arachnopathie bestimmt, sondern von ihrem Schweregrad

und ihrer Ausdehnung sowie weiteren Komponenten, die die Liquorpassage beeinflussen oder gar das Rückenmark komprimieren. **Ziele** der Operation sollen sein, eine freie Liquorpassage herzustellen, das Rückenmark zu dekomprimieren und aus einer narbigen Fixierung zu lösen (Klekamp u. Samii 2001).

Insbesondere bei der posttraumatischen Syringomyelie muss zunächst überprüft werden, ob eine **posttraumatische Instabilität** oder eine **Stenose des Spinalkanals** vorliegt (Schurch et al. 1996; Sgouros u. Williams 1996). Ist dies der Fall, sollten diese vorrangig operativ angegangen werden. Bei einigen Patienten kann durch die alleinige Beseitigung einer Kyphose oder Spinalstenose der Subarachnoidalraum so entfaltet werden, dass eine Besserung oder Stabilisierung des neurologischen Befundes eintritt und eine Syringomyelie zurückgeht (Schurch et al. 1996; Sgouros u. Williams 1996). Insbesondere bei komplexeren posttraumatischen Fehlstellungen empfiehlt sich dabei die interdisziplinäre Zusammenarbeit mit Orthopäden und Unfallchirurgen und das gemeinsame Operieren!

Zu berücksichtigen sind natürlich auch begleitende **degenerative Veränderungen der Wirbelsäule**. Zervikale Bandscheibenvorfälle können genauso eine Myelopathie verursachen wie eine Syringomyelie. Die Bedeutung degenerativer Halswirbelsäulenschäden für Patienten mit einer Syringomyelie sollte nicht unterschätzt werden (Sgouros u. Williams 1996). Relativ geringe Einengungen des zervikalen Spinalkanals können bei vorbestehender Syringomyelie erhebliche neurologische Störungen im Sinne einer kompressionsbedingten Myelopathie hervorrufen. Alle neuroradiologischen und klinischen Befunde müssen daher in der Gesamtschau gesehen und analysiert werden.

Sind die genannten Faktoren ausgeräumt bzw. beseitigt und die klinische Symptomatik verläuft progredient, ist eine Indikation zur Operation der Arachnopathie gegeben. Zurückhaltung ist allerdings bei Arachnopathien geboten, die sich über mehrere spinale Segmente hinziehen. Das gilt ganz besonders für Arachnopathien nach einer tuberkulösen Meningitis. Wie im Abschnitt über die postoperativen Ergebnisse noch dargelegt werden wird, ist ein operatives Lösen arachnoidaler Narben nur erfolgversprechend, wenn der Eingriff auf etwa zwei Laminae begrenzt werden kann. Längerstreckige Freilegungen sind mit deutlich höheren Misserfolgsquoten verbunden. Dies liegt nicht zuletzt auch daran, dass natürlich jede Operation, die das Lösen von Narben zum Ziel hat, die Gefahr birgt, selbst neue Vernarbungen auszulösen (Guyer et al. 1989).

Die erste Publikation über die chirurgische Behandlung einer spinalen Arachnopathie stammt von Horsley aus dem Jahre 1909. Er berichtete von 21 Patienten, die er mit einer Arachnolyse und Durahochnaht behandelt hatte. Mauss und Krüger führten 1918 bei 14 Patienten mit posttraumatischen Arachnopathien und progredienter Symptomatik eine Arachnolyse durch, allerdings ohne eine Duraplastik einzusetzen oder die Dura hochzunähen. Die Autoren gaben an, dass oft nach Lösen des Marks aus der Narbe physiologische Pulsationen des Rückenmarks auftraten und bewerteten dies als günstiges Zeichen. Einen Zusammenhang zu einer Syringomyelie wurde in beiden Publikationen nicht hergestellt.

Adelstein beschrieb 1938 drei Patienten mit Syringomyelie, die er mit einer Arachnolyse behandelte. In einem Fall erfolgte zusätzlich eine Myelotomie, in den beiden anderen Fällen nähte er die Dura zur Dekompression des Operationsbereichs in die Muskulatur hoch. In dieser Arbeit wurde zum ersten Mal das Prinzip propagiert, die Arachnopathie zu beseitigen, um eine Syringomyelie zu behandeln. Wiederentdeckt wurde diese Methode von Bernard Williams, der allerdings im Gegensatz zu dem im Folgenden beschriebenen Verfahren keine Duraerweiterungsplastik verwendete, sondern nach Lösen der arachnoidalen Pathologie die Liquorpassage dadurch offen hielt, dass er die Dura in die Muskulatur hochnähte (Sgouros u. Williams 1996; Williams 1995).

Die Operation erfolgt – außer bei zervikalen Befunden, die in halbsitzender Position operiert werden können – in Bauchlage des Patienten. Der Kopf wird in Mittelstellung in der Mayfield-Halterung fixiert. Das elektrophysiologische Monitoring besteht aus somatosensibel evozierten Potenzialen (Medianus- und Tibialis-SEPs), je nach spinalem Niveau. Die Freilegung umfasst die spinalen Segmente, über die sich die Arachnopathie erstreckt. Vor Eröffnung der Dura sollte sorgfältigst auf Bluttrockenheit geachtet werden, um die Gefahr postoperativer arachnoidaler Vernarbungen durch Kontamination des Liquors mit Blut möglichst gering zu halten. Mit Ultraschalluntersuchungen kann versucht werden, vor Eröffnung der Dura die Syrinx und möglicherweise auch pathologische Liquorflussverhältnisse zu dokumentieren. Außerdem kann das Rückenmark durch arachnoidale Narben dorsal an der Dura fixiert sein. Durch Ultraschall kann dann eine unverfängliche Stelle für die Duraeröffnung lokalisiert werden. Andernfalls besteht bereits mit Eröffnung der Dura das Risiko der Rückenmarkverletzung.

Anschließend erfolgt unter dem Mikroskop die Duraeröffnung. Normalerweise sollte die darunter liegende Arachnoidea gemäß ihrem Namen (Spinnwebshaut) aus einem feinen, völlig durchsichtigen Gewebe bestehen. Liquor sollte atmungs- und pulssynchron im freigelegten Bereich im Pendelfluss das Rückenmark umspülen. Bei Patienten mit einer Syringomyelie aufgrund einer Arachnopathie ist dies nicht der Fall. Gemäß dem Schweregrad der Arachnopathie ist entweder ein Netz von feinen Fasern und Septen zu finden, das den Subarachnoidalraum durchzieht, oder aber die Arachnoidea ist zu einer dicken, teilweise mit Blutgefäßen durchsetzten, schwartigen Schicht verändert, die den Blick auf das darunter liegende Rückenmark gar nicht mehr freigibt. In der Arachnoideanarbe sind die das Rückenmark versorgenden Gefäße eingebettet und oft auch unter dem Mikroskop nicht erkennbar. Deshalb ist es zunächst ganz wichtig, bei der Duraeröffnung die Arachnoidea intakt zu lassen und über den gesamten Bereich der Freilegung Dura und Arachnoidea voneinander zu lösen. Mit Haltefäden wird die Dura anschließend offengehalten.

Danach kann die arachnoidale Pathologie über den gesamten Bereich der Freilegung beurteilt werden. Bei der weiteren Präparation sollte ausschließlich scharf vorgegangen werden, vorzugsweise mit der Mikroschere. Dieses Instrument erlaubt ein vorsichtiges Spreizen arachnoidaler Septen und erlaubt die Identifizierung kleiner Blutgefäße, die beim Lösen der Vernarbungen geschont werden können.

Cave: Es empfiehlt sich, das Lösen von Vernarbungen ausschließlich dort vorzunehmen, wo anschließend der Subarachnoidalraum auch mit einer Erweiterungsplastik versehen werden kann. Anders ausgedrückt: Die Präparation sollte nur im dorsalen Subarachnoidalraum erfolgen und keinesfalls ventral. Beim Lösen ventraler Vernarbungen bestehen erhebliche Risiken in Bezug auf die Verletzung arterieller Gefäße wie der A. spinalis anterior sowie eine hohe Wahrscheinlichkeit, dass die einmal gelösten Vernarbungen wieder zusammenwachsen.

Man sollte bei der Operation immer bedenken: je weniger chirurgische Präparation, desto weniger chirurgisch ausgelöste postoperative Narbenbildung. Im Idealfall genügt das Durchtrennen einiger wenig bis gar nicht vaskularisierter arachnoidaler Septen, und eine freie dorsale Liquorpassage ist gegeben. In solchen Fällen wird mit der Herstellung der Liquorpassage und dem Lösen der Verbindungen zwischen Dura und Rückenmark – unter Belassung arachnoidaler Anteile an der Rückenmarkoberfläche! – oft schon erkennbar, dass das Rückenmark deutlich besser pulsiert und die Syrinx kollabiert. Ein Lösen der Arachnoidea von der Rückenmarkoberfläche sollte unterbleiben, da sonst sensible Bahnen verletzt bzw. deren Blutversorgung gefährdet werden können. Daher erfordert es viel Erfahrung, auf der einen Seite nicht zu wenig, auf der anderen Seite aber auch nicht zu viel an der Arachnoidea zu präparieren.

Die Präparation ist beendet, wenn sowohl von rostral als auch von kaudal Liquor in den Operationsbereich strömen kann, das Rückenmark physiologische Pulsationen aufweist und sich atmungs- und pulssynchron bewegt (Klekamp u. Samii 2001; Mauss u. Krüger 1918). Danach erfolgt eine Duraerweiterungsplastik mit Goretex® (Inoue et al 1994; Klekamp u. Samii 2001). Diese sollte fortlaufend eingenäht werden. Um beim Vernähen der Dura mit dem Goretex®-Patch nicht versehentlich die Pia mater oder gar das Rückenmark mit zu fassen, empfiehlt es sich, die Durahaltefäden erst zu entfernen, wenn die Duranaht beendet ist. Nach Einnähen des Präparates sollte die Plastik hochgenäht werden, um zu verhindern, dass der Patch bzw. die Naht auf dem Rückenmark liegt und dort verklebt. Zu diesem Zweck werden einzelne Durafäden entlang der Duranaht eingenäht und anschließend mit der Gelenkkapsel eines Zwischenwirbelgelenks verbunden. Auf diese Weise kann die Duraplastik wie ein Zelt aufgespannt werden. Um die Gefahr einer Liquorfistel möglichst gering zu halten, sollten dann die Muskulatur und Faszie engmaschig genäht werden.

Praktischer Hinweis: Kein Gewebe dichtet Liquor so wirksam ab wie Muskelgewebe. Das sollte man nutzen, da keine Duranaht – und sieht sie noch so perfekt aus – wirklich dicht ist.

Wesentlich schwieriger wird das operative Vorgehen, wenn im Bereich der Arachnoideanarbe bereits operiert wurde oder die Narbe durch eine Meningitis hervorgerufen wurde. In solchen Fällen sollte sich die Operation auf eine Eröffnung und Lösen der Arachnoidea von der Dura beschränken. Allenfalls in Regionen, in denen sich raumfordernde arachnoidale Taschen gebildet haben, kann zusätzlich eine Dekompression des Rückenmarks sinnvoll sein. Eine langstreckiges Lösung der Arachnoidea vom Rückenmark hingegen birgt nicht nur große Risiken (Guyer et al. 1989), sondern die damit verursachte arachnoidale „Wundfläche" am Rückenmark verklebt mit hoher Wahrscheinlichkeit wieder mit der Dura; dies kann den neurologischen Zustand langfristig sogar verschlimmern.

In diesen Fällen kann die Versorgung mit einem **Liquor-Shunt** sinnvoll sein, der oberhalb des subarachnoidalen Blocks im Subarachnoidalraum platziert wird und über ein programierbares Ventil in den Peritonealraum geleitet wird (Phanthumchinda u. Kaoropthum 1991; Vassilouthis et. al 1994). Richtgröße für die Druckeinstellung ist die Vermeidung von Liquorunterdrucksymptomen (Batzdorf, pers. Mitt.). Auch durch dieses Senken des Drucks im Subarachnoidalraum können eine Verbesserung der Rückenmarkdurchblutung und eine Abnahme der Syrinxgröße erreicht werden. Allerdings gibt es bei dieser Methode noch keine aussagekräftigen Langzeitergebnisse.

Alternativ zu diesem Konzept wird von zahlreichen Autoren immer noch die Versorgung mit **Syrinxdrainagen** propagiert,

die nach subarachnoidal, peritoneal oder pleural abgeleitet werden. Diese Methode hat aber mehrere entscheidende Nachteile (Batzdorf et al. 1994; Klekamp et al. 2001; Sgouros u. Williams 1995; Smith u. Rekate 1994; Steinmetz et al. 1993):

- Auch die Pathologie, die die Liquorpassagestörung und Syringomyelie ausgelöst hat, verursacht Symptome und unterhält unter Umständen eine Myelopathie. Diese Komponente wird mit einer Syrinxdrainage nicht behandelt. Die Ursache der Syrinx bleibt damit prinzipiell unbehandelt.
- Es bedarf der Öffnung des Rückenmarks durch eine Myelotomie mit dem Risiko der irreversiblen Verletzung von Nervenbahnen.

- Dadurch, dass die Syrinx mit ihrer intraoperativen Eröffnung kollabiert, legt sich die gliöse Randschicht direkt den Katheteröffnungen an. Ein Verstopfen des Katheters und ein dadurch bedingtes Einwachsen von Gliagewebe in die Katheteröffnungen sind vorprogrammiert.
- Durch die Implantation eines Fremdkörpers in den Subarachnoidalraum wird die Liquorpassage zusätzlich beeinträchtigt.
- Durch den Katheter kommt es häufig zu einer permanenten mechanischen Reizung und Fixierung des Rückenmarks im Sinne eines postoperativen Tethered-Cord-Syndroms (Abb. 8.2-6).

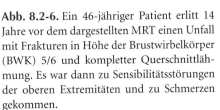

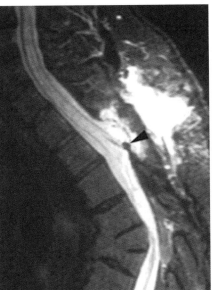

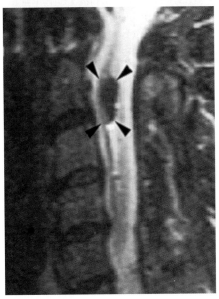

Abb. 8.2-6. Ein 46-jähriger Patient erlitt 14 Jahre vor dem dargestellten MRT einen Unfall mit Frakturen in Höhe der Brustwirbelkörper (BWK) 5/6 und kompletter Querschnittlähmung. Es war dann zu Sensibilitätsstörungen der oberen Extremitäten und zu Schmerzen gekommen.
a) Das Bild zeigt den Zustand nach Laminektomie von BWK 2 und Implantation eines syringoperitonealen Shuntes (Pfeil). Das Rückenmark ist durch den Katheter narbig fixiert und nach dorsal verzogen. Die Syrinx besteht unvermindert weiter bis hinauf zum Halswirbelkörper 2, während der kaudale Anteil von BWK 6 bis BWK 2 weitgehend kollabiert ist.
b) Im kranialen Anteil der Syrinx zeigt sich eine intramedulläre Blutung (Pfeile), die Folge der endoskopischen Exploration der Syrinx ist, im vorliegenden Fall aber glücklicherweise keine neurologischen Konsequenzen hatte. Die klinische Symptomatik des Patienten schreitet langsam fort. Zur Kyphose der Brustwirbelsäule, die versorgt werden muss, komplizieren zusätzlich die posttraumatische Arachnopathie an dieser Stelle und jetzt auch noch das postoperative Tethering durch den Shunt die Situation.

Aus diesen Gründen ist die Implantation eines Syrinx-Shunts nur eine unbefriedigende Notlösung und sollte bei der Patientenversorgung die Ausnahme bleiben. In unserer Klinik haben wir in den vergangenen 10 Jahren bei der Versorgung von über 300 Patienten mit einer Syrinx nur noch zwei Syrinxdrainagen eingelegt, in den vergangenen 6 Jahren keine einzige mehr.

Praktischer Hinweis: Eine Syrinxdrainage sollte niemals die Methode der ersten Wahl bei der Behandlung einer Syrinx darstellen, unabhängig von deren Genese.

Auch der **endoskopischen Exploration** von Syringen stehen wir skeptisch gegenüber, da sie das Risiko von Rückenmarkverletzungen und intramedullären Blutungen birgt (s. Abb. 8.2-6) und die Ätiologie der Syringomyelie – die Liquorpassagestörung – ignoriert.

Behandlungsergebnisse

Tabelle 8.2-5 zeigt die Verteilung der verschiedenen Operationsverfahren bei den Patienten unserer Klinik. Den Operationen, die eine Behandlung der Arachnopathie oder eine Drainage der Syrinx zum Ziel haben, stehen sieben Operationen gegenüber, die der Behandlung radikulärer Symptome der Halswirbelsäule oder einer zervikalen Instabilität dienten.

Hier sollen lediglich die Ergebnisse der oben beschriebenen Operationstechnik dargelegt und mit dem gebräuchlichsten Alternativverfahren, dem Syrinx-Shunt,

verglichen werden. Die Analyse umfasst drei Anteile:

- radiologische Ergebnisse
- kurzfristige Beeinflussung präoperativer Symptome
- Langzeitverlauf

Postoperativ konnte nach einer Arachnolyse mit Duraerweiterungsplastik bei der Hälfte der Patienten eine dauerhafte Verkleinerung der Syrinx erzielt werden, während die Zyste bei je einem Viertel unverändert blieb oder sich weiter vergrößerte (s. Abb. 8.2-4, 8.2-5). Im Vergleich dazu schnitten die mit einer Syrinxdrainage versehenen Patienten deutlich schlechter ab. Zwar war auch hier bei 45 % der Patienten die Syrinx postoperativ kleiner, aber bei 49 % der Patienten vergrößerte sie sich weiter, und nur bei 6 % blieb sie unverändert (Chi-Quadrat-Test: p = 0,0002). Diese Ergebnisse bleiben deutlich hinter denen nach einer Chiari-Operation zurück. Die Ursache sehen wir in der Tatsache, dass bei der Operation einer spinalen Arachnopathie oft Kompromisse geschlossen werden müssen, um die Operationsmorbidität zu begrenzen. Ventrale Liquorpassagestörungen werden prinzipiell nicht angegangen. Somit bleibt häufig ein Teil der Pathologie unbehandelt. Nach Drainageoperationen sind die radiologischen Ergebnisse ähnlich den Erfahrungen bei Patienten mit einer Chiari-Malformation und Syringomyelie unbefriedigend.

Bei der Analyse der klinischen Ergebnisse fiel auf, dass der Verlauf oft nicht mit dem radiologischen Verlauf der Syrinxgröße korrelierte. Dies unterstreicht erneut die für die klinische Symptomatik mit entscheidende Bedeutung der die Syringomyelie auslösenden Arachnopa-

thie! Ähnlich den radiologischen muss auch bei den klinischen Resultaten im Vergleich zu Chiari-Patienten konstatiert werden, dass die Zahl der Patienten mit einer postoperativen Besserung vorbestehender Beschwerden geringer ist.

Praktischer Hinweis: In der Regel bedeutet eine „erfolgreiche" Operation einer Syringomyelie, dass die weitere Progredienz gestoppt und der präoperative Status erhalten wird.

Dies gilt leider auch gerade für die die Patienten oft sehr belastenden **Schmerzen**. Ein Großteil der mit einem Operationsergebnis unzufriedenen Patienten ist besonders über die unzureichende Besserung von Schmerzen enttäuscht. Lediglich für provozierbare Schmerzen, z.B. Kopfschmerzen beim Pressen bei Patienten mit einer Chiari-Malformation oder radikulären Schmerzen, die nur bei bestimmten Bewegungen, Husten und Niesen auftreten, kann eine postoperative Verbesserung mit einiger Wahrscheinlichkeit in Aussicht gestellt werden. Keinesfalls gilt dies aber für dauerhaft bestehende Schmerzen, wie solchen von brennendem Charakter oder einem Deafferenzierungsschmerz nach einer schweren Rückenmarkverletzung!

Für **Missempfindungen, Sensibilitäts-** und **Sphinkterstörungen** sind diskrete Verbesserungen zwar möglich, aber in der Regel funktionell nicht bedeutsam. Insgesamt gaben 34 % der Patienten eine postoperative Besserung an, bei 50 % blieb der Zustand unverändert, und bei 16 % verschlechterte er sich. Nach Syrinxdrainagen waren die Ergebnisse signifikant schlechter. Nur 11% der Patienten gaben eine Besserung, 53 % gleichbleibende Beschwerden

Tab. 8.2-5. Verwendete Operationstechniken bei Patienten mit postarachnopathischer Syringomyelie (eigene Daten)

Ätiologie	Art der Arachnolyse			
	Duraplastik ohne Shunt	**Duraplastik mit Shunt**	**Keine Plastik**	**Dura offen, ohne Shunt**
Posttraumatisch	29	2	–	4
Postentzündlich	23	5	1	6
	Subarachnoidaler Shunt	**Peritonealer Shunt**	**Pleuraler Shunt**	**Zervikale Fusion**
Posttraumatisch	4	20	10	6
Postentzündlich	10	16	2	1

und 36 % eine weitere Verschlechterung an (Chi-Quadrat-Test: p = 0,0059). Diese Ergebnisverteilung war unabhängig von der (traumatischen oder entzündlichen) Genese der Arachnopathie.

Am deutlichsten werden die Unterschiede zwischen den Operationsverfahren, wenn man die **neurologischen Rezidivraten** betrachtet. Mit dem Begriff des neurologischen Rezidivs ist das Wiederauftreten progredienter klinischer Beschwerden gemeint. Diese wurden für die verschiedenen Behandlungsgruppen mit dem Kaplan-Meier-Verfahren analysiert. Dabei zeigte sich sowohl eine Abhängigkeit des Ergebnisses vom verwendeten Operationsverfahren wie auch vom Schweregrad der Arachnopathie (Klekamp u. Samii 2001).

Bei umschriebenen Arachnopathien, die sich über maximal zwei Segmente erstreckten und an denen nicht voroperiert worden war, konnte der klinische Verlauf bei 81 % der Patienten mit dem hier vorgestellten Verfahren für mindestens 5 Jahre stabilisiert werden. Nach Syrinxdrainagen gelang das für diesen Zeitraum nur bei 9 % der Patienten. Bei ausgedehnten Arachnopathien waren die Ergebnisse allerdings deutlich schlechter, mit Stabilisation des Befundes für mindestens 5 Jahre bei 28 % der Patienten, aber immer noch besser als nach einer Syrinxdrainage mit 8 % (Log-Rank-Test: p = 0,0018). Auch hier waren die Ergebnisse wieder unabhängig von der Genese der Arachnopathie für posttraumatische und postentzündliche Syringomyelien identisch (Klekamp u. Samii 2001). Vergleichbare Ergebnisse sind in der Literatur beschrieben (Dolan 1993; Sgouros u. Williams 1996; Shikata et al. 1989).

Trotz der nach unseren Erfahrungen klar besseren Ergebnisse der Arachnolyse und Duraplastik im Vergleich zur Syrinxdrainage ist die Behandlung der postarachnopathischen Syringomyelie in der Literatur weiterhin umstritten. Viele Autoren empfehlen weiterhin die Verwendung von Syrinxdrainagen, da auch der pathophysiologische Zusammenhang zwischen Liquorpassagestörungen im Spinalkanal und Ausbildung einer Syringomyelie noch nicht allgemein anerkannt ist. Dies hat im Wesentlichen zwei Gründe:

- Erstens birgt die Freilegung und Lösung einer spinalen Arachnopathie durchaus ihre Risiken und kann – besonders wenn arachnoidale Veränderungen zu ausgedehnt präpariert und von der Rückenmarkoberfläche abgelöst werden – mit einer nicht unerheblichen Morbidität verbunden sein (Guyer et al. 1989).
- Zweitens wird mit jeder Shunt-Implantation zunächst einmal eine unmittelbare Besserung beobachtet, da die Syrinx für die Implantation ja eröffnet und damit vollständig entleert wird.

Langzeitverläufe werden für die Entscheidung für oder gegen ein bestimmtes Operationsverfahren nur unzureichend berücksichtigt. Allenfalls zwischen den Zeilen ist z. T. erkennbar, dass mit Syrinxdrainagen viele Probleme verbunden sein können. Fehlfunktionsraten in der Größenordnung von 30 % sind nicht selten (Edgar u. Quail 1994; Hida et al. 1994; Kamada et al. 1993; Sgouros u. Williams 1995; Vernon et al. 1983). Einige Autoren bevorzugen eine Drainage in einen extrathekalen Raum statt einer syringosubarachnoidalen Drainage wegen der geringeren Fehlfunktionsrate durch arachnoidale Verklebungen an der Katheterspitze.

Es wird oft nicht klar definiert, was eigentlich eine erfolgreiche Operation auszeichnet. Die Notwendigkeit einer operativen Revision eines Shunts veranlasst durchaus nicht alle Autoren dazu, die Erstimplantation als Fehlschlag zu bezeichnen oder von einer klinischen Verschlechterung zu sprechen, da ja initial zunächst eine Besserung eingetreten war. Der unmittelbare postoperative Zustand wird allzu leicht zum alleinigen Maßstab genommen und der Langzeitverlauf, der durch häufige Reoperationen und weitere dauerhafte Funktionseinbußen des Patienten gekennzeichnet sein kann, nicht berücksichtigt. Sgouros und Williams (1995) und Batzdorf und Mitarbeiter (1994) kamen daher in ihren Analysen zu dem Schluss, dass insbesondere im Langzeitverlauf die Rezidivraten nach Syrinxdrainagen inakzeptabel hoch sind.

Komplikationen

Die Arbeiten, die sich mit der Behandlung einer spinalen Arachnopathie beschäftigen und eine Arachnolyse mit oder ohne Duraplastik empfehlen, schweigen sich fast ausnahmslos über Komplikationsraten bei einem solchen Vorgehen aus, wenngleich auf die Gefahr der Myelonschädigung durch die arachnoidale Präparation verwiesen wird (Guyer et al. 1989). Die Angaben über Komplikationen nach Shunt-Operationen nehmen in letzter Zeit zu. So berichteten Sgouros und Williams (1995) von einer Komplikationsrate von 29,4 %.

Bei unseren eigenen Patienten waren die Komplikationsraten nach Arachnolyse oder Shunt-Implantation vergleichbar. Wir haben bei 23,5 % der Patienten nach Arachnolyse Komplikationen beobachtet. Hierbei handelte es sich ausnahmslos um vorübergehende neurologische Störungen, die nur in einem Fall einer Liquorfistel eine operative Revision nötig machte. Nach Syrinxdrainagen haben wir eine Komplikationsrate von 18 % zu verzeichnen (Tab. 8.2-6).

Tab. 8.2-6. Komplikationen nach Operationen einer postarachnopathischen Syringomyelie (eigene Daten)

Komplikation	Dekompression	Shunt
Infektion	–	–
Aseptische Meningitis	4	–
Liquorfistel	3	2
Pleuraerguss, Pneumothorax	–	2
Pneumonie	–	2
Harnwegsinfekt	1	1
Schluckstörung	1	2
Liquorunterdrucksyndrom	–	1
Ileus	–	1
Tiefe Venenthrombose	1	–
Lungenödem	1	–
Armplexusparese	1	–
Summe	12 (17 %)	11 (18 %)

Therapeutisches Konzept für Patienten mit post-arachnopathischer Syringomyelie

Sowohl die posttraumatische als auch die postentzündliche Syringomyelie beruhen auf arachnoidalen Vernarbungen, die sich als Residuum eines Traumas sowie jeder Form einer Entzündungsreaktion der Arachnoidea bilden können. Wie hoch der Prozentsatz der Personen anzusetzen ist, der bei Bestehen einer Arachnopathie eine Syrinx entwickeln wird, ist bisher nicht bekannt.

Eine ausgiebige neuroradiologische Diagnostik ist erforderlich, um Lokalisation, Ausmaß und Schweregrad der Arachnopathie beurteilen zu können. Die Kenntnis dieser Faktoren ist für die Indikationsstellung zur Operation wesentlich, da nur Patienten mit einer umschriebenen Arachnopathie gute postoperative Ergebnisse zeigen. Ausschließlich Patienten mit progredienter Symptomatik sollten operiert werden. Gravierende neurologische Verbesserungen sind von einer Operation nicht zu erwarten. Das realistische Ziel der Behandlung ist, die neurologischen Symptome dauerhaft zu stabilisieren.

Die Behandlung hat die Herstellung einer freien Liquorpassage im arachnopathisch veränderten Bereich zum Ziel. Zusätzlich sollte bei umschriebenen Formen der Arachnopathie ein Lösen des Myelons aus einer narbigen Fixierung angestrebt werden, da dieses „Tethered Cord" unabhängig von der Syringomyelie zur klinischen Symptomatik beitragen kann. Die Operation sollte aus einer Laminektomie der betroffenen Segmente, einer Arachnolyse und einer Duraerweiterungsplastik mit Goretex ® bestehen.

Bei ausgeprägten Arachnopathien sollte eine Operation nur in besonderen Einzelfällen erfolgen, da das Risiko einer Verschlechterung des Zustands durch den Eingriff bei insgesamt deutlich reduzierten Erfolgsaussichten erheblich ist.

Drainagen sollten nur erwogen werden, wenn eine Operation der Arachnopathie nicht infrage kommt. Vorzuziehen sind in diesen Fällen allerdings Drainagen vom Subarachnoidalraum nach peritoneal gegenüber jeder Form einer Syrinxdrainage.

Literatur

Abbe R, Coley WB (1892) Syringomyelia; operation, exploration of the cord; withdrawal of fluid. J Nerv Ment Dis 19: 512–20.

Adelstein LJ (1938) Surgical treatment of syringomyelia. Am J Surg 40: 384–95.

Alajouanine T, Hornet T, Thurel R et al. (1935) Le feutrage arachnoidien postérieur dans la syringomyélie (sa place dans la pathologie des leptoméninges). Rev Neurol 64: 91–8.

Avrahami E, Tadmor R, Cohn DF (1989) Magnetic resonance imaging in patients with progressive myelopathy following spinal surgery. J Neurol Neurosurg Psychiatry 52: 176–81.

Ball MJ, Dayan AD (1972) Pathogenesis of syringomyelia. Lancet ii: 799–801.

Barnett HJ, Botterell EH, Jousse AT et al. (1966) Progressive myelopathy as a sequel to traumatic paraplegia. Brain 89: 159–74.

Bastian HC (1867) On a case of concussion-lesion with extensive secondary degeneration of the spinal cord. Proc R Med Chir Soc London 50: 499.

Batzdorf U, Klekamp J, Johnson JP (1998) A critical appraisal of syrinx cavity shunting procedures. J Neurosurg 89: 382–8.

Bonafe A, Manelfe C, Espagno J et al. (1980) Evaluation of syringomyelia with metrizamide computed tomography myelography. J Comput Assist Tomogr 4: 797–802.

Bradač GB (1972) The value of grass myelography in the diagnosis of syringomyelia. Neuroradiology 4: 41–5.

Brunner JC (1700) Hydrocephalo, sive hydrope capitis. In: Bonneti T (ed) Sepulchretum, Miscell Nat Curios III Dec Ann I 1688, Ed II, Lib I. Genf: Cramer & Perachon; 394.

Caplan LR, Norohna AB, Amico LL (1990) Syringomyelia and arachnoiditis. J Neurol Neurosurg Psychiatry 53: 106–13.

Chiari H (1896) Über Veränderungen des Kleinhirns, des Pons und der Medulla oblongata infolge von congenitaler Hydrocephalie des Grosshirns. Denkschr Akad Wiss Wien 63: 71–116.

Cho KH, Iwasaki Y, Imamura H et al. (1994) Experimental model of posttraumatic syringomyelia: the role of adhesive arachnoiditis in syrinx formation. J Neurosurg 80: 133–9.

Cifuentes M, Fernandez-Llebrez PI, Perez-Figares JM et al. (1992) Distribution of intraventricularly injected horseradish peroxidase in cerebrospinal fluid compartments of the rat spinal cord. Cell Tissue Res 270: 485–94.

Collier J (1916) Gunshot wounds and injuries of the spinal cord. Lancet i: 711–6.

Conway LW (1967) Hydrodynamic studies in syringomyelia. J Neurosurg 27: 501–14.

Cushing HW (1898) Hematomyelia from gunshot wounds of the spine. A report of two cases, with recovery following symptoms of hemilesion of the cord. Am J Med Sci 115: 654–83.

Davis CH, Symon L (1989) Mechanisms and treatment in post-traumatic syringomyelia. Br J Neurosurg 3: 669–74.

Di Chiro G, Axelbaum SP, Schellinger D et al. (1975) Computerized axial tomography in syringomyelia. N Engl J Med 292: 13–6.

Dolan RA (1993) Spinal adhesive arachnoiditis. Surg Neurol 39: 479–84.

Edgar R, Quail P (1994) Progressive post-traumatic cystic and non-cystic myelopathy. Br J Neurosurg 8: 7–22.

Ellertsson AB, Greitz T (1970) The distending force in the production of communicating syringomyelia. Lancet i: 1234.

Elsberg CA (ed) (1916) Diagnosis and Treatment of Surgical Diseases of the Spinal Cord and its Membranes. Philadelphia: WB Saunders.

Estienne C (ed) (1546) La Dissection des Parties du Corps Humain Divisée en Trois Livres, Livre 3. Paris: Simon de Collines.

Fehlings MG, Bernstein M (1992) Syringomyelia as a complication of tuberculous meningitis. Can J Neurol Sci 19: 84–7.

Gardner WJ (1965) Hydrodynamic mechanism of syringomyelia: its relationship to myelocele. J Neurol Neurosurg Psychiatry 28: 247–59.

Gardner WJ, Angel J (1958) The cause of syringomyelia and its surgical treatment. Cleve Clin Q 25: 4–8.

Gardner WJ, Abdullah HF, McCormack LJ (1957) The varying expressions of embryonal atresia of the fourth venrticle in adults. Arnold-Chiari malformations, Dandy-Walker syndrome, „arachnoid" cysts of the cerebellum, and syringomyelia. J Neurosurg 14: 591–607.

Greitz D (1993) Cerebrospinal fluid circulation and associated intracranial dynamics. A radiologic investigation using MR imaging and radionuclide cisternography. Acta Radiol (Suppl) 386: 1–23.

Guyer DW, Wiltse LL, Eskay ML et al. (1989) The long-range prognosis of arachnoiditis. Spine 14: 1332–41.

Hall PV, Kalsbeck JE, Wellman HN et al. (1976) Radioisotope evaluation of experimental hydrosyringomyelia. J Neurosurg 45: 181–7.

Hida K, Iwasaki Y, Imamura H et al. (1994) Posttraumatic syringomyelia: its characteristic magnetic resonance imaging findings and surgical management. Neurosurgery 35: 886–91.

Holmes G (1915) The Goulstonian Lectures on spinal injuries of warfare: Part I. The pathology of acute spinal injury. Br Med J 2: 769–74.

Horsley V (1909) Chronic spinal meningitis: its differential diagnosis and surgical treatment. Brit Med J 1: 513–7.

Inoue HK, Kobayashi S, Ohbayashi K et al. (1994) Treatment and prevention of tethered and retethered spinal cord using a Gore-Tex surgical membrane. J Neurosurg 80: 689–93.

Itabashi T (1990) Quantitative analysis of cervical CSF and syrinx fluid pulsations. Nippon Seikeigeka Gakkai Zasshi 64: 523–33.

Kan S, Fox AJ, Viñuela F et al. (1983) Delayed CT metrizamide enhancement of syringomyelia secondary to tumor. Am J Neuroradiol 4: 73–8.

Jenik F, Tekle-Haimanot R, Hamory BH (1981) Non-traumatic adhesive arachnoiditis as a cause of spinal cord syndromes. Investigations of 507 patients. Paraplegia 19: 140–54.

Jourdan P, Pharaboz C, Ducolombier A et al. (1987) Syringomyélie précoce après traumatisme cervical bénin. Apport de l'I.R.M. post-opératoire. Neurochirurgie 33: 57–61.

Kamada K, Iwasaki Y, Hida K et al. (1993) Syringomyelia secondary to adhesive arachnoiditis: clinical profile and efficiency of shunt operations. No Shinkei Geka 21: 135–40.

Kasantikul V, Netsky MG, James AE Jr (1979) Relation of age and cerebral ventricle size to central canal in man. Morphological analysis. J Neurosurg 51: 85–93.

Klekamp J (2002) The pathophysiology of syringomyelia – historical overview and current concept. Acta Neurochir (Wien) 144: 649–64.

Klekamp J, Samii M (eds) (2001) Syringomyelia – Diagnosis and Treatment. Heidelberg: Springer.

La Haye PA, Batzdorf U (1988) Posttraumatic syringomyelia. West J Med 148: 657–63.

Lloyd JH (1894) Traumatic affections of the cervical region of the spinal cord, simulating syringomyelia. J Nerv Ment Dis 21: 345–58.

Lombardi G, Passerini A, Migliavacca F (1962) Spinal arachnoiditis. Br J Radiol 35: 314–20.

Matsuzawa H, Hida K, Houkin K et al. (1992) Quantitative analysis of cerebrospinal fluid dynamics in syringomyelia using cine MRI with pre-saturation. No To Shinkei 44: 24–9.

Mauss T, Krüger H (1918) Über die unter dem Bilde der Meningitis serosa circumscripta verlaufenden Kriegsschädigungen des Rückenmarks und ihre operative Behandlung. Dtsch Z Nervenheilk 62: 1–116.

Milhorat TH, Kotzen RM, Anzil AP (1994) Stenosis of central canal of spinal cord in man: incidence and pathological findings in 232 autopsy cases. J Neurosurg 80: 716–22.

Oi S, Kudo H, Yamada H et al. (1991) Hydromyelic hydrocephalus. Correlation of hydromyelia with various stages of hydrocephalus in postshunt isolated compartments. J Neurosurg 74: 371–9.

Ollivier D'Angers CP (ed) (1827) De la Moelle Épinière et de ses Maladies. 2nd ed. Paris: Chez Crevot.

Peiper H (1931) Die operative Behandlung der Syringomyelie. Nervenarzt 4: 436–53.

Phanthumchinda K, Kaoropthum S (1991) Syringomyelia associated with post-traumatic spinal arachnoiditis due to Candida tropicalis. Postgrad Med J 67: 767–9.

Pousepp L (1926) Traitement opératoire dans deux cas de syringomyélie avec amélioration notable. Rev Neurol 43: 1171–9.

Quencer RM, Green BA, Eismont FJ (1983) Posttraumatic spinal cord cysts: clinical features and characterization with metrizamide computed tomography. Radiology 146: 415–23.

Schroth G (1991) Physiologie und Pathologie der intrakraniellen Liquordynamik. In: Günther RW, Gockel HP (Hrsg) Jahrbuch der Radiologie. Münster: Biermann; 287–90.

Schurch B, Wichmann W, Rossier AB (1996) Post-traumatic syringomyelia (cystic myelopathy): a prospective study of 449 patients with spinal cord injury. J Neurol Neurosurg Psychiatry 60: 61–7.

Seibert CE, Dreisbach JN, Swanson WB et al. (1981) Progressive posttraumatic cystic myelopathy: neuroradiologic evaluation. Am J Roentgenol 136: 1161–5.

Sett P, Crockard HA (1991) The value of magnetic resonance imaging (MRI) in the follow-up management of spinal injury. Paraplegia 29: 396–410.

Sgouros S, Williams B (1995) A critical appraisal of drainage in syringomyelia. J Neurosurg 82: 1–10.

Sgouros S, Williams B (1996) Management and outcome of posttraumatic syringomyelia. J Neurosurg 85: 197–205.

Shikata J, Yamamuro T, Iida H et al. (1989) Surgical treatment for symptomatic spinal adhesive arachnoiditis. Spine 14: 870–5.

Smith KA, Rekate HL (1994) Delayed postoperative tethering of the cervical spinal cord. J Neurosurg 81: 196–201.

Steinmetz A, Aschoff A, Kunze S (1993) The iatrogenic tethering of the cord. Acta Neurochir (Wien) 123: 219–20.

Tatara N (1992) Experimental syringomyelia in rabbits and rats after localized spinal arachnoiditis. No To Shinkei 44: 1115–25.

Tobimatsu Y, Nihei R, Kimura T et al. (1995) A quantitative analysis of cerebrospinal fluid flow in post-traumatic syringomyelia. Paraplegia 33: 203–7.

Vassilouthis J, Papandreou A, Anagostaras S (1994) Thecoperitoneal shunt for posttraumatic syringomyelia. J Neurol Neurosurg Psychiatry 57: 755–6.

Vernon JD, Silver JR, Symon L (1983) Posttraumatic syringomyelia: the results of surgery. Paraplegia 21: 37–46.

Williams B (1970) Current concepts of syringomyelia. Br J Hosp Med 4: 331–42.

Williams B (1972) Pathogenesis of syringomyelia. Lancet ii: 969–70.

Williams B (1975) Cerebrospinal fluid pressure-gradients in spina bifida cystica with special reference to the Arnold-Chiari malformation and aqaeductal stenosis. Dev Med Child Neurol 17 (Suppl 35):138–50.

Williams B (1976) Cerebrospinal fluid pressure changes in response to coughing. Brain 99: 331–46.

Williams B (1980a) Experimental communicating syringomyelia in dogs after cisternal kaolin injection. Part 2. Pressure studies. J Neurol Sci 48: 109–22.

Williams B (1980b) On the pathogenesis of syringomyelia: a review. J R Soc Med 73: 798–806.

Williams B (1981a) Simultaneous cerebral and spinal fluid pressure recordings. I. Technique, physiology, and normal results. Acta Neurochir (Wien) 58: 167–85.

Williams B (1981b) Simultaneous cerebral and spinal fluid pressure recordings. II. Cerebrospinal dissociation with lesions at the foramen magnum. Acta Neurochir (Wien) 59: 123–42.

Williams B (1995) Surgical management of non-hindbrain-related and posttraumatic syringomyelia. In: Schmidek HH, Sweet WH (eds) Operative Techniques in Neurosurgery. 3rd ed. Philadelphia: WB Saunders; 2119–38.

Williams B, Bentley J (1980) Experimental communicating syringomyelia in dogs after cisternal kaolin injection. Part 1. Morphology. J Neurol Sci 48: 93–107.

Wilske J (1989) Rückenmarkstrauma. In: Cervos-Navarro J, Ferszt R (Hrsg) Klinische Neuropathologie. Stuttgart: Thieme; 319–35.

8.3 Chiari-Malformationen

Jörg Klekamp

Inhalt

Geschichte und Einteilung

Unter Chiari-Malformationen (syn. Arnold-Chiari-Malformationen; Hindbrain-Herniation) versteht man Missbildungen im Bereich des kraniozervikalen Übergangs (KZÜ) mit unterschiedlich ausgedehnten Verlagerungen von Anteilen des Kleinhirns und des Hirnstamms in den Spinalkanal. Sie können gepaart sein mit Bogenschlussanomalien der Wirbelsäule, Hydrozephalus und Dysplasien von Teilen des Hirnstamms und Großhirns.

Die bis heute gültige Einteilung von Hans Chiari beschreibt insgesamt vier Typen (Chiari 1896). Während Chiari die Einteilung rein nach morphologischen Aspekten der Hirn- und Rückenmarkpräparate vornahm, sollen hier zum besseren Verständnis einige entscheidende Befunde der knöchernen und bindegewebigen Anatomie für die Unterscheidung der einzelnen Typen mit berücksichtigt werden:

- **Typ I:** Tiefstand der Kleinhirntonsillen in den Spinalkanal um mindestens 5 mm. Andere Anteile des Hirnstamms sind nicht verlagert, Bogenschlussanomalien und Dysplasien des ZNS fehlen. Das Foramen magnum ist nicht erweitert. Der Tentoriumansatz kann nach kaudal verlagert sein (Abb. 8.3-1).
- **Typ II:** Verlagerung von Kleinhirntonsillen, Vermis und Hirnstamm in den Spinalkanal mit Erweiterung des Foramen magnum und Bogenschlussanomalien im Bereich des thorakolumbalen und lumbosakralen Übergangs im Sinne einer Spina bifida. Nahezu obligat ist ein Hydrozephalus. Diese Form der Chiari-Malformation kann mit weiteren Dysplasien vergesellschaftet sein (Hirnstamm, Dienzephalon, Balken, Telenzephalon, knöcherne Schädelbasis). Der Tentoriumansatz ist immer deutlich nach kaudal verlagert und kann am Foramen magnum lokalisiert sein (Abb. 8.3-2).
- **Typ III:** Diese Form entspricht weitgehend dem Typ II mit dem entscheidenden Unterschied, dass die Anteile von Kleinhirn und/oder Hirnstamm im kraniozervikalen Übergang in eine Enzephalozele herniert sind. Der entsprechende knöcherne Defekt kann den Hinterhauptknochen, das Foramen magnum und die oberen Zervikalsegmente betreffen (Abb. 8.3-3).
- **Typ IV:** Diese Form bietet Ähnlichkeiten zur Dandy-Walker-Malformation. Chiari IV beschreibt eine Hypoplasie des Kleinhirns bei kleiner hinterer Schädelgrube, die im Wesentlichen von

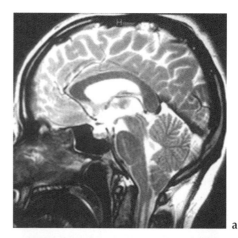

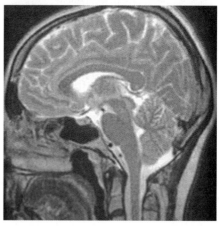

Abb. 8.3-1. 39-jährige Patientin mit starken Hinterkopfschmerzen, Sensibilitätsstörungen, Missempfindungen und Störungen der Feinmotorik der Hände:

a) Präoperatives sagittales MRT in T2-Wichtung im Bereich des kraniozervikalen Übergangs. Die Tonsillen ragen bis zum ersten Halswirbelkörper, und eine Syrinx beginnt direkt darunter. Das Foramen magnum ist relativ eng, das Tentorium setzt deutlich oberhalb des Foramen an.

b) Das postoperative Bild zeigt 3 Monate nach dem Eingriff das Ausmaß der knöchernen Dekompression, die jetzt entstandene Cisterna magna und den Kollaps des oberen Anteils der Syrinx, der sich im Übrigen im gesamten Bereich der Zyste nachweisen ließ. Die Patientin klagt über keine Kopfschmerzen mehr, die übrigen Beschwerden sind unverändert geblieben.

Abb. 8.3-2. Chiari-II-Malformation bei einem 2 Wochen alten Mädchen:
a) Präoperatives sagittales MRT in T2-Wichtung. Lumbale Missbildung und Hydrozephalus waren bereits behandelt. Das Kind bot Apnoephasen mit erheblichen Sättigungsabfällen, die besonders beim Husten oder Schreien auftraten. Die Tonsillen enden in Höhe von Halswirbelkörper (HWK) 3 (großer Pfeil). Der IV. Ventrikel ist nicht nach kaudal verlagert und liegt intrakraniell. Das Tentorium (kleine Pfeile) verläuft steil nach kaudal und endet am Foramen magnum, das erweitert ist. Man beachte auch die dysplastische Form der Vierhügelplatte und die breite Adhaesio interthalamica.
b) Das postoperative Bild nach 3 Monaten zeigt, dass durch die Laminektomie von HWK 1 bis 3 mit Duraplastik eine gute Dekompression des Hirnstamms und des oberen Zervikalmarks gelungen ist. Das Kind konnte 2 Wochen nach dem Eingriff von Intensivstation verlegt werden. Sättigungsabfälle wurden nur noch bei besonders langen Hustenanfällen beobachtet und hatten deutlich an Intensität und Häufigkeit nachgelassen.

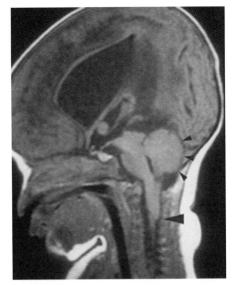 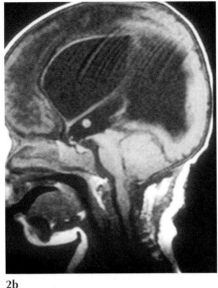

2a

2b

Abb. 8.3-3. Okzipitale Enzephalozele im Sinne einer Chiari-III-Malformation bei einem neugeborenen Mädchen:
a) Präoperatives sagittales MRT in T2-Wichtung. Die Zele enthielt neben Liquor auch zerebelläres Gewebe.
b) Nach Abtragen der Zele und Duraverschluss sowie Ableitung des Hydrozephalus zeigt dieses sagittale T2-Bild im Alter von 3 Jahren ein Bild ähnlich einer Chiari-II-Malformation mit steil stehendem Tentorium, erweitertem Foramen magnum, Tonsillenstand bei Halswirbelkörper (HWK) 3 sowie eine Syrinx zwischen HWK 4 und Brustwirbelkörper 1. Die Syrinx hat den Spinalkanal erweitert – erkennbar an der Ventralverlagerung der Wirbelkörper. Man beachte die veränderte venöse Drainage mit sehr kaliberstarkem Sinus sagittalis inferior, der direkt in das Tentorium einmündet. Der mit Pfeilen markierte Bezirk zeigt den Bereich der vormaligen Zele. Hier ist es zu narbigen Adhäsionen gekommen, die die Liquorzirkulation beeinträchtigen und die Syrinx zumindest mit unterhalten. Das Kind zeigt eine verzögerte motorische Entwicklung, lernt aber zur Zeit laufen und macht kontinuierlich Fortschritte. Daher wurde noch keine Indikation zur operativen Revision am kraniozervikalen Übergang gesehen.

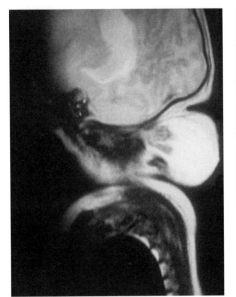 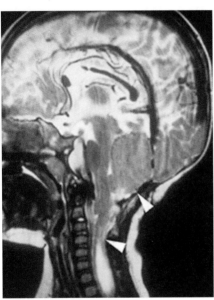

3a

3b

Liquor gefüllt wird (Abb. 8.3-4). Demgegenüber besteht die Dandy-Walker-Malformation aus einer Kombination einer Vermishypoplasie mit extrem erweitertem IV. Ventrikel (Dandy-Walker Zyste), der zu einer Vergrößerung der hinteren Schädelgrube führt (Abb. 8.3-5).

Erste operative Behandlungsversuche einer Chiari-I-Malformation wurden in den 1930er-Jahren unternommen (Van Houweninge Graftdijk 1932; Penfield u. Coburn 1938). Eine erste größere Serie von operierten Patienten wurde von Gardner 1950 vorgestellt. Vor Einführung der Mikroneurochirurgie waren die Eingriffe am Foramen magnum mit einer Letalität von über 10% verbunden (Williams 1978). Dies hat das Konzept der Dekompression der Chiari-I-Malformation am Foramen magnum lange in Misskredit gebracht und dazu geführt, dass insbesondere für die Behandlung der Chiari-II-Malformation nur die Ableitung des nahezu immer vorhandenen Hydrozephalus erwogen wurde. Erst moderne mikroneurochirurgische Verfahren und die verbesserte perioperative Bildgebung mit MRT führten zunehmend zu Konzepten, die bei Vorliegen entsprechender Symptome eine frühzeitige Dekompression propagieren.

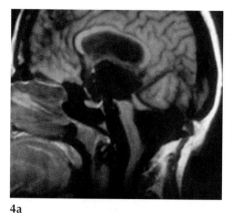

4a

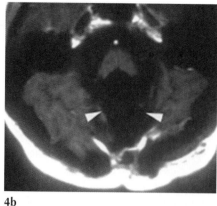

4b

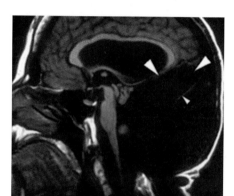

5a

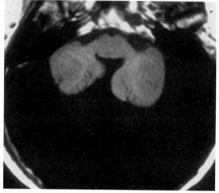

5b

Abb. 8.3-4. Chiari-IV-Malformation bei einer 32-jährigen Patientin:
a) Das sagittale MRT in T1-Wichtung zeigt die verkleinerte hintere Schädelgrube, das dysplastisch veränderte Mittelhirn und das erweiterte Ventrikelsystem. Das Kleinhirn fehlt völlig.
b) Das axiale T1-Bild zeigt den Hirnstamm in Höhe des IV. Ventrikels. Das Ventrikeldach scheint komplett zu fehlen. Die Pfeile markieren die Anschnitte des Tentoriums. Aufgrund mangelnder Progredienz neurologischer Symptome wird diese Patientin weiterhin beobachtet.

Abb. 8.3-5. Deutlich vergrößerte hintere Schädelgrube bei einer 48-jährigen Frau:
a) Sagittales MRT in T1-Wichtung. Die großen Pfeile markieren das Tentorium, das nach oben verlagert ist. Infratentoriell erkennt man, dass Teile der Vermis vorhanden sind. Der kleine Pfeil markiert den Anschnitt des Daches des IV. Ventrikels.
b) Das axiale Bild zeigt die angelegten Kleinhirnhemisphären. Diese Konstellation entspricht einer Dandy-Walker-Malformation. Die Unterscheidung zwischen Chiari-IV-und Dandy-Walker-Malformation ist nicht immer eindeutig möglich, da es Zwischenformen gibt. Vermutlich handelt es sich in beiden Fällen um Missbildungen des Rhombenzephalons, die zu Fehlbildungen des Daches des IV. Ventrikels führen, aus dem sich ja unter anderem auch das Kleinhirn entwickelt. Auch diese Patientin wurde aufgrund fehlender neurologischer Progredienz bisher nicht operativ behandelt.

Pathogenese

Chiari-I-Malformation

Experimentelle Untersuchungen haben gezeigt, daß eine Chiari-I-Malformation durch eine **teratogene Schädigung** ausgelöst werden kann, die zu einer Störung des knöchernen Wachstums der hinteren Schädelgrube führt (Marin-Padilla 1981). Dies hat zur Folge, dass in dieser Region der vorhandene Platz dem postnatal wachsenden Kleinhirn nicht genug Raum gibt. Dadurch wird ein Teil des Kleinhirns gezwungen, in den Spinalkanal zu wachsen (Badie et al. 1995). Das Kleinhirn hat zum Zeitpunkt der Geburt erst 15 % seines endgültigen Volumens erreicht und zählt damit zu den Strukturen des ZNS, die den größten postnatalen Größenzuwachs entwickeln (Klekamp et al. 1989). Die Wachstumsphase des Kleinhirns erstreckt sich vor allem auf die ersten 18 Lebensmonate (Riedel et al. 1989) (Tab. 8.3-1). Dazu korrespondiert der oft sehr dramatische klinische Verlauf dieser Erkrankung in den ersten 2 Lebensjahren (Pollack et al. 1996).

Eine Reihe von Untersuchungen bei Patienten mit einer Chiari-I-Malformati-

Tab. 8.3-1. Wachstumsphasen der einzelnen Gehirnanteile

Hirnstruktur	Größe bei Geburt [% der endgültigen Größe]	Wachstumsphase [Monate]
Kleinhirn	15	18
Großhirn	29	22
Thalamus	48	17
Basalganglien	38	22
Weiße Substanz	29	56
Zerebraler Neokortex	32	165
Hippokampus	27	27
Gesamtes Gehirn	24	20

on konnte eine signifikant **kleinere hintere Schädelgrube** im Vergleich zu Kontrollpersonen nachweisen (Badie et al. 1995). Auch konnten Studien bei Kraniosynostosen zeigen, dass z. B. bei vorzeitiger Verknöcherung der Lambdanaht innerhalb der ersten 2 Lebensjahre im Rahmen des Crouzon-Syndroms eine zu kleine hintere Schädelgrube ausgebildet wird, die in hoher Prozentzahl eine Chiari-Malformation sowie einen Hydrozephalus entstehen lässt (Cinalli et al. 1995). Verschließt sich die Lambdanaht hingegen erst nach Abschluss des Kleinhirnwachstums, kommt es zu keiner Chiari-Malformation. Eine **Vererbbarkeit** der Chiari-I-Malformation konnte bisher nicht nachgewiesen werden, auch wenn sporadisch von familiären Häufungen berichtet wurde.

Aber eine Chiari-I-Malformation entsteht nicht ausschließlich auf dem Boden einer Fehlbildung der hinteren Schädelgrube. In einer zweiten Gruppe von Patienten wird der Tonsillentiefstand durch einen erworbenen Krankheitsprozess bedingt. So fanden Williams (1977) und die Gruppe um Hida (1994) heraus, dass bei Patienten mit Chiari-I-Malformation überproportional häufig Geburtskomplikationen aufgetreten waren, und vermuteten, dass der Tonsillentiefstand einer **geburtstraumatisch bedingten Läsion** entspricht. Durch starke intrakranielle Druckanstiege während der Geburt sollen Kleinhirnanteile so in den Spinalkanal gedrückt werden können, dass sie von dort nach dem Geburtsvorgang nicht mehr in die hintere Schädelgrube zurück gelangen. Aufgrund dadurch verursachter narbiger Veränderungen oder Einblutungen der Hirnhäute bleiben dann die Tonsillen durch Narbenzug in der hernierten Position verankert.

Als weitere Ursache einer Chiari-Malformation kommen ein lumboperitonealer Shunt (Chumas et al. 1993; Welch et al. 1981), wiederholte Lumbalpunktionen (Sathi u. Stieg 1993), intrakranielle Tumoren (Klekamp et al. 1995) oder venöse Abflussstörungen im Zusammenhang mit vaskulären Malformationen (Berenstein u. Lasjaunias 1992) in Frage. Die Vermutung, durch Traktion des Rückenmarks könne im Rahmen eines „Tethered Cord" eine Chiari-Malformation entstehen, hat sich hingegen nicht beweisen lassen.

Chiari-II-Malformation

Die Pathogenese der Chiari-II-Malformation ist deutlich komplexer als die des Typs I. Zwar ist noch nicht abschließend geklärt, ob es sich um eine primäre Malformation des ZNS handelt oder um eine Malformation allein des Knochens (ZNS-Veränderung als Sekundärfolge). Jedoch konnten McLone und Knepper (1989) im Tierexperiment zeigen, dass sich durch den intrauterinen Liquorverlust des Fetus über eine Spina bifida aperta zunächst ein zu niedriger intrakranieller Druck entwickelt, der wiederum eine normale Ausformung des Schädels verhindert. Mit zunehmendem Wachstum des Zerebrums und Zerebellums werden dann deren Anteile in den Bereich des Foramen magnum gedrückt mit der Folge einer Obstruktion der Liquorwege bis hin zum Hydrozephalus. Die abnormen intrakraniellen Druckverhältnisse schon während der Migration und Differenzierung der Nervenzellen behindern die Entwicklungsprozesse des Gehirns unter Umständen derart nachhaltig, dass dysplastische Veränderungen die Folge sein können (s. Abb. 8.3-2). Mit diesen Überlegungen stehen Beobachtungen im Einklang, die nach erfolgreichem intrauterinem Verschluss einer Myelomeningozele gemacht wurden: Eine Chiari-II-Malformation bildete sich dann nicht mehr aus (Tulipan et al. 1998, 1999).

Zusammengefasst kann davon ausgegangen werden, dass die Chiari-I-Malformation sowohl als Folge einer kongenitalen Missbildung, die möglicherweise ausschließlich knöcherne Anteile des KZÜ betrifft, auftreten wie auch postnatal erworben sein kann. Die Chiari-II-Malformation ist vergesellschaftet mit einer Spina bifida und vermutlich als sekundäre Folge der lumbosakralen Missbildung zu sehen.

Klinische Befunde

Das Durchschnittsalter der Patienten variiert bei den verschiedenen Typen der Chiari-Malformation deutlich (Klekamp u. Samii 2001). Bei Patienten mit einer Chiari-I-Malformation beträgt das Durchschnittsalter etwa 40 Jahre zum Zeitpunkt der Diagnosestellung (Mittelwert: 40 ± 17 Jahre). Demgegenüber wird bei den meisten Patienten mit einer Chiari-II-Malformation diese bereits im Säuglingsalter diagnostiziert. Nach erfolgreicher Behandlung des Hydrozephalus wird dann allerdings nur noch eine Minderheit dieser Patienten symptomatisch; im Durchschnitt geschah dies im Alter von 11 ± 10 Jahren mit einer erheblichen Schwankungsbreite. Dementsprechend variieren auch die durchschnittlichen Anamnesezeiten (Chiari I: 75 ± 106 Monate, Chiari II: 22 ± 52 Monate).

Die klinische Symptomatik kann durch folgende **Mechanismen** bedingt sein:
- Kompression des Zervikalmarks und Hirnstamms im Bereich der Herniation
- Obstruktion der Liquorzirkulation am kraniozervikalen Übergang mit der Folge einer Syringomyelie
- Obstruktion des IV. Ventrikels mit der Folge eines Hydrozephalus
- Arachnopathien im Bereich des Foramen magnum
- Instabilität im Bereich des KZÜ

Jeder dieser Mechanismen kann unabhängig von den anderen neurologische Symptome hervorrufen. Daher ist jeder symptomatische Patient bezüglich der genannten Mechanismen genau zu analysieren, um darauf abgestimmt die Operation planen zu können.

Ein wesentlicher Einflussfaktor für die Art der Symptomatik und die Dynamik ihres Fortschreitens ist das **Alter des Patienten** (Rauzzino u. Oakes 1995). So kann die Hirnstammkompression im Alter unter 2 Jahren akut lebensbedrohliche Formen annehmen (schwere zentralen Dysregulationen: Apnoeanfälle, Zyanoseanfälle, Blutdruck- und Pulsschwankungen; Rauzzino u. Oakes 1995). Jenseits dieser Altersgruppe verläuft die Symptomatik deutlich langsamer. Im Jugendalter ist die Entwicklung einer Skoliose am häufigsten, unter Umständen begleitet von Koordinationsstörungen, während bei Erwachsenen Hinterkopfschmerzen, sensible Ausfälle und Gangstörungen im Vordergrund stehen (Rauzzino u. Oakes 1995). Vermutlich hängt auch diese Altersabhängigkeit der Beschwerden mit der Entwicklung des Kleinhirns zusammen. Sobald das Kleinhirn seine erwachsene Größe im Alter von

2 Jahren erreicht hat, verläuft die Entwicklung der Symptomatik langsamer (s. oben).

Der typische, mit einer Chiari-Malformation verbundene **Kopfschmerz** beginnt am Hinterkopf und ist verbunden mit einem starken Druckgefühl. Oft kann der Patient diesen Schmerz provozieren: durch Pressen, Husten, Niesen, Anteflektion oder – seltener – auch Retroflektion des Kopfes (Pascual et al. 1992). Dieser Schmerz kann begleitet sein von **Zeichen einer akuten Hirnstammkompression** bis hin zu Ohnmachtsanfällen, Bewusstlosigkeit oder Herz-Kreislauf-Störungen (Stovner 1993). Die Abgrenzung dieses Kopfschmerztyps von z. B. zervikogenen Kopfschmerzen kann aber im Einzelfall sehr schwierig sein. Seltenere Symptome einer Hirnstammkompression bei Chiari-Malformationen sind Störungen der kaudalen Hirnnerven oder Schlafapnoe-Syndrome.

Die **Koordinationsstörungen** im Sinne einer Ataxie beeinträchtigen in den meisten Fällen das Gehvermögen und sind bedingt durch eine Kompression des Zervikalmarks bzw. Hirnstamms durch das hernierte Gewebe. In der weiteren Entwicklung bilden sich dann Störungen der Feinmotorik der Hände aus. Lähmungen entwickeln sich in der Regel erst danach und betreffen vor allem die distalen Muskelgruppen der oberen Extremitäten. Ausgeprägte Atrophien der kleinen Handmuskeln werden fast ausschließlich bei Patienten mit einer zusätzlichen Syringomyelie beobachtet.

Ein weiterer Symptomenkomplex besteht aus **sensiblen Störungen**, die von Missempfindungen über Hypästhesien bis hin zu Schmerzen reichen können. Dabei kann das Versorgungsgebiet des Trigeminusnerven mitbetroffen sein. Diese Beschwerden werden sowohl bei Patienten mit zusätzlicher Syringomyelie beobachtet wie auch bei denen ohne eine Syrinx. Auch hier geben einige Patienten an, dass sie Missempfindungen durch Husten oder ähnliche Situationen provozieren können (Klekamp u. Samii 2001).

Eine recht häufige Beobachtung ist die akute Verschlechterung derartiger Symptome durch sog. **Bagatelltraumata.** Diese Traumata stellen eine Gelegenheitsursache dar und sind im versicherungsrechtlichen Sinn nicht als Ursache der Erkrankung anzusehen. Durch die kurzfristige und schlagartige Druckveränderung am Foramen magnum bzw. in einer begleitenden Syrinx kommt es dabei zu einer Schädigung der entsprechenden Nervenbahnen. Vereinzelt wurde in der Literatur sogar von plötzlichen Todesfällen berichtet, die auf eine vorher unbekannte Chiari-I-Malformation zurückgeführt und mit einer plötzlichen Hirnstammkompression begründet wurden (James 1995). Derart akute und bedrohliche Verläufe sind aber die Ausnahme. Der Regelverlauf ist bei Patienten jenseits des Säuglingsalters

Tab. 8.3-2. Klinische Symtome der Patienten mit Chiari-Malformation (eigene Daten)

Symptom	Chiari I mit Syrinx	Chiari I ohne Syrinx	Chiari-II-Malformation
Hypästhesie	91 %	44 %	88 %
Kopfschmerzen	70 %	71 %	50 %
Dysästhesien	69 %	31 %	25 %
Paresen	69 %	22 %	75 %
Gangataxie	65 %	72 %	100 %
Gehunfähigkeit	12 %	10 %	75 %
Blasenstörung insgesamt	38 %	22 %	88 %
Katheterpflichtige Blasenstörung	6 %	7 %	75 %
Trigeminushypästhesie	21 %	4 %	8 %
Schluckstörung	18 %	33 %	38 %
Stimmbandlähmung	8 %	12 %	31 %
Augenmuskelparese	3 %	18 %	16 %
Nystagmus	6 %	43 %	8 %
Schlafapnoe-Syndrom	2 %	2 %	–
Zentrale Dysregulation	3 %	6 %	46 %
Horner-Syndrom	5 %	–	–

gekennzeichnet durch ein langsames Fortschreiten der Beschwerden. Dies wird auch durch das meist lange Intervall zwischen Ausbildung der Malformation in den ersten Lebensjahren und dem Auftreten erster Beschwerden im Erwachsenenalter illustriert.

Betrachtet man die Patienten mit einer Chiari-I-Malformation in Abhängigkeit vom Vorliegen einer Syringomyelie, so lassen sich zwar signifikante Unterschiede in der Häufigkeit bestimmter Symptome zeigen. Aber es ist unmöglich, anhand der Symptomatik im Einzelfall auf das Vorliegen oder Fehlen einer Syrinx zu schließen (Tab. 8.3-2).

Neuroradiologie

Die neuroradiologischen Veränderungen können mehrere Bereiche betreffen: KZÜ, Wirbelsäule, Liquorfluss, Myelon (d. h. Syringomyelie). Entsprechende Untersuchungen orientieren sich an den oben geschilderten Pathomechanismen:

- Liegt ein Hydrozephalus vor?
- In welchem Bereich besteht eine Kompression von Hirnstamm oder Zervikalmark?
- Liegt eine Instabilität im KZÜ vor?
- Liegt eine Syringomyelie vor und wie ist ihre Ausdehnung?
- Besteht eine Liquorzirkulationsstörung am KZÜ?
- Welche von einer Chiari Malformation unabhängigen pathologischen Veränderungen gibt es im Bereich von KZÜ und Wirbelsäule?

Die neuroradiologische Diagnostik darf sich also keinesfalls mit der Darstellung des KZÜ begnügen. Durch CT oder MRT sollten ein Hydrozephalus und ein Tumor als Begleiterscheinung bzw. Ursache der Chiari-Malformation ausgeschlossen sein.

Bei der Darstellung des KZÜ taucht immer wieder die Frage auf, wann ein **Tonsillentiefstand** als pathologisch zu betrachten ist. Am häufigsten wird ein Tiefstand von mindestens 5 mm als Richtgröße angegeben (Aboulezz et al. 1985). Andere Autoren differenzieren nach dem Alter des Patienten: Die Gruppe um Mikulis zeigte 1992, dass bei Normalpersonen mit zunehmendem Alter eine Aszension

der Tonsillen erfolgt. So führt das enorme postnatale Wachstum des Kleinhirns dazu, dass bis zum 10. Lebensjahr ein Tonsillentiefstand bis 6 mm physiologisch ist. Bis zum 30. Lebensjahr wird ein Normalwert bis 5 mm angenommen, bis zum 80. Lebensjahr von 4 mm und ab dem 80. Lebensjahr von 3 mm. Ursache für diesen Verlauf dürften das Schädelwachstum sowie die Atrophie des Hirns im hohen Alter sein.

Von entscheidender Wichtigkeit ist das Studium der **Anatomie** der **hinteren Schädelgrube** und des **Foramen magnum** (Klekamp u. Samii 2001): Bei einer Chiari-Malformation kann der Ansatz des Tentoriums nach kaudal verlagert sein mit der Konsequenz, dass eine Eröffnung der Dura der hinteren Schädelgrube nur in geringem Umfang oder gar nicht möglich ist, ohne die großen ableitenden Sinus zu eröffnen, insbesondere den Sinus transversus. Aus diesem Grund sollte auf eine Eröffnung der Dura der hinteren Schädelgrube bei einer Chiari-II-Malformation grundsätzlich verzichtet werden (s. Abb. 8.3-1, 8.3-2).

Mit einer Chiari-I-Malformation kann eine Reihe anderer kraniozervikaler Malformationen verbunden sein (Tab. 8.3-3). Besonders hingewiesen sei auf die Möglichkeit einer **kraniozervikalen Instabilität**, die mithilfe von Funktionsaufnahmen in Ante- und Retroflexion untersucht werden sollte.

Bei der Untersuchung der Wirbelsäule sollte – abhängig vom Typ der Malformation und den Beschwerden – im Zweifel die gesamte Neuraxis zumindest nativradiologisch dargestellt werden. Auch degenerative Veränderungen (Spinalstenose, zervikaler Bandscheibenvorfall) können unter Umständen für die Symptome verantwortlich sein. Bei langjährig bestehender Chiari-Malformation kann es zu einer ausgeprägten Hyperlordosierung der Halswirbelsäule kommen (eventuell Retroflexionsstellung des Kopfes). Diese Fehlstellung entspricht einer Entlastungshaltung, da in Retroflexion die Hirnstammkompression am Foramen magnum abnimmt, während sie in Anteflexion deutlich akzentuiert wird (Mullan u. Raimondi 1962; Tachibana et al. 1992).

Im **spinalen MRT** sieht man wie in keiner anderen Untersuchungstechnik Ausdehnung und Größe einer begleitenden Syringomyelie. Eine Syringomyelie liegt bei etwa drei Viertel der Patienten mit einer Chiari-I-Malformation vor. Im Gegensatz dazu bot nur die Hälfte der Patienten mit Chiari-II-Malformation eine begleitende Syrinx (p = 0,015, eigene Daten). Insbesondere bei sehr jungen Patienten ist die begleitende Syrinx eher die Ausnahme. 5,5 % der Patienten mit einer Syringomyelie wiesen eine Syringobulbie auf (Ausdehnung oberhalb des Foramen magnum in die Medulla oblongata).

Tab. 8.3-3. Knöcherne Anomalien bei Patienten mit einer Chiari-I-Malformation (eigene Daten)

Anomalie		Zahl der Patienten
Hyperostose der Okzipitalknochen		25
Assimilation von HWK 1 und Crista occipitalis interna		3
Foramen magnum	• Subluxation HWK 1	4
	• basiläre Invagination	8
Halswirbelsäule	• Fusion HWK 1/2	2
	• Fusion HWK 2/3	2
	• Aplasie HWK 1	1
Inkompletter Bogenschluss HWK 1		1
Kraniozervikale Instabilität		3
Summe		49 (20 %)

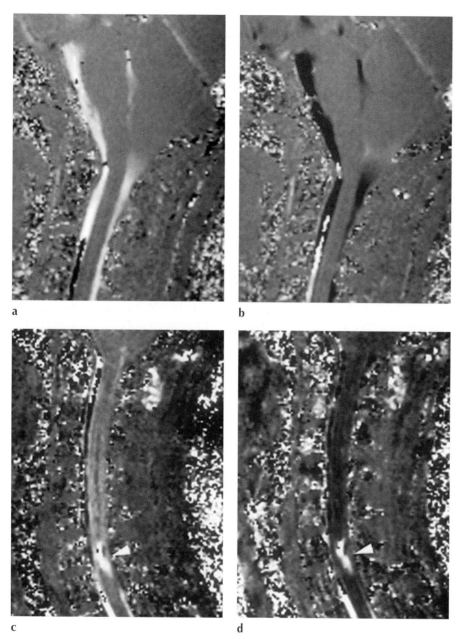

a

b

c

d

Abb. 8.3-6. Liquorflussdarstellung:
a, b) Das sagittale MRT im EKG-getriggerten Modus zeigt im Phasenkontrastverfahren die normale Liquorflussdarstellung des kraniozervikalen Übergangs (s. Kap. 8.1). Man erkennt nicht nur den normalen Stand der Tonsillen, die oberhalb des Foramen magnum enden, sondern auch die Flusssignale in der Cisterna magna und einen unbehinderten Flow vor und hinter dem Rückenmark bzw. Hirnstamm.

c, d) Diese Aufnahme zeigt einen typischen Befund bei einem Patienten mit einer Chiari-I-Malformation und Syringomyelie. Im Vergleich wird deutlich, dass ein Flusssignal im Bereich der Cisterna magna nicht erkennbar ist, während ventral im Foramen magnum durchaus noch eine Liquorpassage erhalten sein kann. Augenfällig sind auch die Flusssignale innerhalb des Marks, das durch die Syringomyelie insbesondere am zervikothorakalen Übergang aufgetrieben ist und hier höhere Flussgeschwindigkeiten aufweist als im umgebenden Subarachnoidalraum (Pfeile).

Besonders günstig lässt sich der Liquorfluss im EKG-getriggerten, **dynamischen MRT** darstellen (s. Kap. 8.1). Gerade in Zweifelsfällen, ob tatsächlich eine Chiari-I-Malformation vorliegt, kann der Nachweis einer Liquorpassagestörung am Foramen magnum der entscheidende Hinweis in der Bildgebung sein. Typisch ist das Fehlen von Flusssignalen im Bereich der Cisterna magna (Abb. 8.3-6). Darüber hinaus bietet die postoperativ durchgeführte Liquorflussuntersuchung eine exzellente Kontrollmöglichkeit, ob die Ziele einer Dekompression des Foramen magnum erreicht wurden.

Bei dieser Untersuchung unterscheidet man Liquorsystole und Liquordiastole.

Die **Liquorsystole** ist gekennzeichnet durch den Einstrom von arteriellem Blut in das Schädelinnere und eine dadurch bedingten Volumenzunahme des Gehirns von frontal nach okzipital (Greitz 1993; Greitz et al. 1993). Als Folge dieser gerichteten Volumenzunahme des Gehirns werden die einzelnen arachnoidalen Zisternen und Ventrikel in zeitlich genau abgestimmter Art und Weise komprimiert, und dadurch wird in der gleichen zeitlich abgestimmten Folge Liquor aus Zisternen und Ventrikeln herausgedrückt (Greitz 1993). Im Bereich der Cisterna magna ist im dynamischen MRT während der Systole ein rascher, nach intraspinal gerichteter Liquorausstoß ventral und dorsal des

Myelons erkennbar (s. Abb. 8.3-6) (Enzmann u. Pelc 1991; Quencer et al. 1990).

In der **Liquordiastole** verkleinert sich entsprechend das Hirnvolumen durch den Rückstrom venösen Blutes, sodass die Zisternen und Ventrikel sich erneut in zeitlich abgestimmter Folge erweitern und Liquor zurückströmen kann. In der Cisterna magna zeigt sich ein im Vergleich zur Systole langsamerer Rückfluss von Liquor aus dem Spinalkanal nach intrakraniell (s. Abb. 8.3-6) (Enzmann u. Pelc 1991; Quencer et al. 1990).

Diese Mechanismen bedingen einen **Pendelfluss des Liquors**, der von spinal her durch kardiovaskuläre Faktoren und vor allem durch atemabhängige Druckänderungen moduliert wird. Bei allen Patienten mit einer Chiari-I-Malformation, die mit einer dynamischen MRT untersucht werden konnten, war präoperativ ein pathologischer Liquorfluss festzustellen. Der Hauptbefund bestand in einer Verminderung der maximal erreichten Fließgeschwindigkeiten und Flussraten in Systole und Diastole und einer verzögerten, aber nicht verlängerten Liquorsystole (s. Abb. 8.3-6) (Armonda et al. 1994; Bhadelia et al. 1995). Dabei ließ sich in der Systole zusätzlich eine ruckartige Bewegung der Tonsillen in den Spinalkanal hinein beobachten, die Oldfield et al. (1994) auch intraoperativ mittels Ultraschall nachweisen konnten. Diese Bewegung von Hirngewebe in spinale Richtung beruht auf dem gleichen Mechanismus, der auch zur Kompression der Cisterna magna in der Liquorsystole führt. Bei einer Chiari-I-Malformation kommt es durch die tiefe Position der Tonsillen im Spinalkanal zu einer Einklemmung im Foramen magnum in der Liquorsystole (Pujol et al. 1995).

Eine Kommunikation zwischen IV. Ventrikel und Zentralkanal in die Syrinx hinein war in keinem Fall im dynamischen MRT sichtbar und wird auch in der Literatur nur in Ausnahmefällen bei Erwachsenen beschrieben (Grant et al. 1987; Lee et al. 1985).

Auch in der Syrinx zeigen sich bei dieser Untersuchung Flussphänomene. Mit geringer zeitlicher Verzögerung gegenüber dem Subarachnoidalraum waren systolisch Flussbewegungen nach kaudal und diastolisch nach kranial gerichtet zu sehen (Enzmann et al. 1987; Quencer et al. 1990), die unter Umständen sogar deutlicher ausfallen können als im umgebenden Subarachnoidalraum (s. Abb. 8.3-6) (Itabashi 1990).

Therapie

Das Ziel einer operativen Behandlung sollte idealerweise darin bestehen, alle pathophysiologischen Mechanismen, die zur Symptomatik beitragen können, zu beseitigen. Unabhängig vom Typ der Chiari-Malformation hat dabei immer die **Behandlung eines begleitenden Hydrozephalus** Vorrang. Besteht eine Symptoma-

tik trotz behandeltem oder ohne begleitenden Hydrozephalus, so ist die operative Methode der Wahl die **Dekompression.**

Wie bereits dargelegt sind dabei mehrere pathophysiologische Komponenten zu berücksichtigen. Am offensichtlichsten ist die Hirnstammkompression. Der zweite Pathomechanismus ist die gestörte Liquorzirkulation, die eine Syringomyelie hervorrufen kann. Diese Zirkulationsstörung wird nicht nur durch den Tonsillentiefstand bedingt, sondern kann auch durch eine häufig assoziierte Arachnopathie im Bereich des Foramen magnum verursacht sein (Klekamp u. Samii 2001). Eine Arachnopathie kann wiederum unabhängig von der Syringomyelie Funktionsstörungen des Hirnstamms durch Beeinträchtigung der Durchblutung oder Störungen der Hirnnerven hervorrufen (Kernan et al. 1996). Schließlich ist bei Vorliegen einer Instabilität im KZÜ mit der Dekompression auch eine entsprechende Fusion zu kombinieren.

Ziele der Operation einer **Chiari-I-Malformation** sind demnach (Klekamp u. Samii 2001):

- Erweiterung des Foramen magnum zur Dekompression von Hirnstamm, Rückenmark, Blutgefäßen und Subarachnoidalraum
- Herstellung einer physiologischen, freien Liquorpassage durch Lösen von arachnoidalen Vernarbungen
- Herstellung einer Cisterna magna durch Duraerweiterungsplastik
- Fusion bei Instabilität

Bei der **Chiari-II-Malformation** ist die Lokalisation der Hirnstammkompression nicht das Foramen magnum – dieses ist bereits deutlich erweitert. Vielmehr kommt es zur Kompression im oberen Zervikalkanal (s. Abb. 8.3-2). Daraus folgt, dass bei einer Chiari-II-Malformation nicht die Erweiterung des Foramen magnum notwendig ist, sondern die Dekompression des Zervikalkanals durch Laminektomie der Wirbelbögen, die die hernierten Kleinhirnanteile bedecken.

Die Operation erfolgt in Bauchlage des Patienten in Anteflexion des Kopfes. Die Lagerung sollte unter Monitoring der somatosensibel evozierten Potenziale (SEP) erfolgen, da aufgrund der Enge am Foramen magnum eine ungenügende Extension der Halswirbelsäule oder zu

starke Anteflexion eine erhebliche Kompression des Hirnstamms auslösen kann. Die knöcherne Dekompression bei Chiari-I-Malformation soll das Foramen magnum erweitern und den Hirnstamm dekomprimieren. Das bedeutet, dass eine mediale subokzipitale Kraniektomie nicht breiter als 2,5–3 cm sein muss und nach kranial keinesfalls bis zum Sinus transversus geführt werden sollte. Eine Laminektomie des ersten Halswirbelkörpers (HWK 1) von etwa 1 cm Breite wird immer nötig sein, weitere Laminektomien richten sich nach dem Ausmaß der Herniation. Bei Chiari-II-Malformation erfolgt keine Kraniektomie, sondern eine mediale Laminektomie der Segmente, die die Tonsillen bedecken.

Häufig sind nach Entfernung der knöchernen Anteile keine Pulsationen der Dura mater zu erkennen, die auf einen bereits wiederhergestellten oder normalisierten Liquorfluss rückschließen ließen. Zusätzlich kann ein sehr derbes, fibröses Band (entsprechend einem verdickten Anteil der Membrana atlantooccipitalis) ähnlich einer Striktur die Dura am Foramen magnum einschnüren. Dieses Band enthält oft venöse Gefäße und ist besonders bei der Chiari-II-Malformation von Bedeutung. Dieses Band wird vor der Duraöffnung koaguliert, durchtrennt und von der Dura im medialen Anteil abgelöst. Die Duraöffnung erfolgt Y-förmig. Auf die genaue Berücksichtigung des Tentoriumansatzes bei der Duraöffnung wurde bereits hingewiesen.

In der Dura der hinteren Schädelgrube können weitere venöse Blutleiter verlaufen. Zum einen ist der Sinus occipitalis zu nennen, der medial in der Sagittalebene verläuft, und zum anderen der Sinus marginalis, der zirkulär in Höhe des Foramen magnum lokalisiert sein kann. Diese Sinus müssen ggf. ligiert werden. Zu beachten ist außerdem, dass Brückenvenen aus Kleinhirn oder Hirnstamm in diese Sinus einmünden können. Nach Eröffnung der Dura wird zwar in der Regel ein Liquorfluss erkennbar. Bei 88 % aller Patienten mit Chiari-Malformation können jedoch noch arachnoidale Veränderungen festgestellt werden, die zu Behinderungen des Liquorflusses in unterschiedlichem Ausmaß führen (Klekamp u. Samii 2001). Bei Patienten mit einer begleitenden Syringomyelie sind

Arachnoideanarben signifikant häufiger zu sehen als bei Patienten ohne begleitende Syrinx (92,4 % im Vergleich zu 78,3 %; Chi-Quadrat-Test: p = 0,0093).

Die Frage der Notwendigkeit einer **arachnoidalen Präparation** wird sehr kontrovers diskutiert (Aghakani et al. 1999; Di Lorenzo et al. 1995; Isu et al. 1993; Piper u. Menezes 1997; Sahuquillo et al. 1994; Vanaclocha et al. 1997; Zerah 1999). Eigene Erfahrungen deuten darauf hin, dass die Langzeitergebnisse mit Eröffnung der Arachnoidea besser sind, da auf diese Weise eine bessere Liquorpassage hergestellt werden kann. Die Dissektion der Arachnoidea sollte ausschließlich scharf und nur in der Mittellinie erfolgen. Ziel ist die freie Passage zu den beidseitigen zerebellopontinen Zisternen, zum Spinalkanal und aus dem Foramen Magendii, das wir regelmäßig inspizieren. Die wichtigste zu schonende Struktur ist dabei die A. cerebelli posterior inferior (PICA), die typischerweise unter den Tonsillen liegt, aber auch auf diesen lokalisiert sein kann, um nur eine mögliche Variante zu erwähnen. Sofern die Tonsillen sehr voluminös ausgebildet sind, kann durch Koagulieren des Gewebes auf elegante Weise eine Volumenreduktion erfolgen. Dies ist jedoch nicht zwingend notwendig, da sich die Tonsillen nach Normalisierung der Liquorzirkulation häufig ohnehin nach intrakraniell retrahieren. Ein Verschließen des Obex mit einem Muskelstück oder Ähnlichem wird nicht vorgenommen, da dieses Manöver nicht nur keinen zusätzlichen positiven Effekt hat, sondern zu zusätzlichen Komplikationen, Hirnstammfunktionsstörungen und langfristig zu neuen Vernarbungen führt (Williams 1978).

Der mikrochirurgische Teil der Operation wird mit einer Duraerweiterungsplastik abgeschlossen, die dicht mit fortlaufender Naht eingenäht werden muss. Als Material hat sich Goretex® bewährt, das aufgrund fehlender Tendenz zu Vernarbungen mit Arachnoidea oder Pia mater einem autologen Material wie Fascia lata oder Galea unbedingt vorgezogen werden sollte. Beim anschließenden Wundverschluss ist auf eine sorgfältige engmaschige Naht der Nackenmuskulatur zu achten. Dies ist entscheidend für die Vermeidung einer Liquorfistel. Die Patienten werden postoperativ für mindestens eine Nacht auf der Intensivstation überwacht. Dabei

wird besonders auf die Atemfunktion und die Funktion der kaudalen Hirnnerven geachtet.

Nicht alle Ziele können bei allen Patienten uneingeschränkt verwirklicht werden. Insbesondere bei ausgeprägten Arachnopathien ist man gut beraten, die Präparation der Arachnoidea auf den Bereich der Mittellinie zu begrenzen, um nicht perforierende Gefäße zum Hirnstamm oder Hirnnerven zu verletzen. Dies gilt in besonderem Maße für Patienten mit einer Chiari-II-Malformation. Ein Lösen arachnoidaler Narben von Hirnstamm oder Zervikalmark und eine Öffnung des Foramen Magendii sollte in solchen Fällen unterbleiben. Es genügt dann völlig die Herstellung der Liquorpassage zwischen kranialem und spinalem Liquorraum.

Behandlungsergebnisse

Chiari-I-Malformation

In Tabelle 8.3-4 sind die verschiedenen Operationsverfahren aufgeführt, die in den letzten 25 Jahren bei Patienten mit einer Chiari-I-Malformation vorgenommen wurden. Insgesamt wurden 245 Eingriffe analysiert (eigene Patienten), davon 201 Erst- und 44 Revisionseingriffe. Bezüglich der Analyse der Behandlungsergebnissen soll hier nur auf folgende Aspekte eingegangen werden:

- Radiologische Ergebnisse: Wurde eine begleitende Syrinx kleiner?
- Kurzfristige klinische Ergebnisse: Was hat sich postoperativ gebessert?
- Langfristige klinischen Ergebnisse: Wie hoch ist die klinische Rückfallquote?
- Komplikationen?

Die effektivste postoperative Kontrolle erfolgt mit dem EKG-getriggerten dynamischen MRT: Dieses sollte im optimalen Fall eine freie Passage mit funktionstüchtiger Cisterna magna, eine verkleinerte Syrinx und keinerlei Flussphänomene in der Syrinx zeigen.

Bei gleichzeitigem Vorliegen eines Hydrozephalus wurden durch ventrikulo-peritoneale Shunts jeweils nur die Symptome

des Hydrozephalus beeinflusst. Eine postoperative Verkleinerung einer Syrinx wurde bei keinem Patienten beobachtet.

Bei Vorliegen einer Syringomyelie wird nach Dekompression des Foramen magnum in der oben beschriebenen Technik eine dauerhafte Verkleinerung der Syrinx bei 92 % der Patienten beobachtet (s. Abb. 8.3-1), während sie bei 8 % unverändert bleibt. Die Schnelligkeit, mit der sich dieses Ergebnis einstellt, hängt davon ab, ob die Arachnoidea eröffnet wurde und ob die Liquorpassage vollständig normalisiert werden konnte. In einzelnen Fällen kann es Monate dauern, bis eine Regression der Syrinx zu sehen ist.

Nach Syrinxdrainagen zeigt das postoperative MRT sofort eine Verkleinerung der Syrinx. Diese bleibt aber nur bei 14 % der Patienten dauerhaft erhalten. Bei 86 % erreicht sie wieder das alte Ausmaß oder wird sogar noch größer (Chi-Quadrat Test: p < 0,0001). Sind in der postoperativen Liquorflussdarstellung noch oder zu einem späteren Zeitpunkt erneut Flussphänomene zu erkennen, bedeutet dies, dass ein potenziell das Rückenmark schädigender Einfluss der Syrinxflüssigkeit noch oder wieder besteht und die Liquorpassage nicht vollständig normalisiert ist (s. Abb. 8.3-6). Diese Patienten bedürfen dann einer engen klinischen Nachbeobachtung, um ggf. rechtzeitig die Indikation zu einer Revision am Foramen magnum stellen zu können.

Die unmittelbaren postoperativen klinischen Ergebnisse sind, unabhängig von der verwendeten Operationsmethode (Syrinxdrainage oder Dekompression des Foramen magnum), gekennzeichnet von einer Besserung eines Teils der Beschwerden. Nach Dekompression des Foramen magnum ist dies am deutlichsten für die Kopfschmerzen zu sehen, wenn es sich um die typischen, durch Pressmechanismen provozierbaren Hinterkopfschmerzen gehandelt hatte. Ebenfalls eine gute Prognose haben Funktionsstörungen der kaudalen Hirnnerven sowie Gangstörungen. Damit verbessern sich vor allem Beschwerden, die auf eine Hirnstammkompression bezogen werden können. Die Beschwerden, die durch die Syringomyelie bedingt werden, bessern sich hingegen deutlich weniger. Das gilt leider insbesondere auch für die oft sehr quälenden brennenden Missempfindungen oder Schmer-

Tab. 8.3-4. Überblick der durchgeführten Operationen bei Chiari-I-Malformationen

	Dekompression des Foramen magnum	Syrinxdrainage	Ventrale Fusion	Ventrikulo-peritonealer-Shunt	Sonstige
Operationen insgesamt	213	19	8	3	2
Obexverschluss	12				
Faszienplastik	87				
Lyoduraplastik	74				
Goretex®, Neuropatch®	39				
Keine Plastik, Durahochnaht	13				
Shunt des IV. Ventrikels	16				
Tonsillen geschrumpft	143				
Arachnoideapräparation	192				
Drainageanlage nach subarachnoidal		5			
Drainageanlage nach peritoneal		12			
Drainageanlage nach pleural		2			

zen (Klekamp u. Samii 2001). Insgesamt geben 61 % der Patienten eine Besserung des klinischen Befundes an, für 38 % blieb der Zustand im Wesentlichen unverändert, und nur 1 % klagte über eine klinische Verschlechterung.

Im Vergleich dazu war nach Syrinxdrainagen zwar eine unmittelbare Besserung von Missempfindungen, Schmerzen, Sensibilitäts- oder Gangstörungen zu verzeichnen. Dieser Effekt war jedoch nicht von langer Dauer und hielt bei der Mehrzahl der Patienten nicht länger als 1 Jahr an, sodass nur 21 % der Patienten eine dauerhafte Besserung ihrer Beschwerden angaben. Bei 21 % war der Zustand postoperativ unverändert, während er sich bei 58 % weiter verschlechterte (Chi-Quadrat Test: p < 0,0001).

Der langfristige postoperative Verlauf wurde von uns mit dem Kaplan-Meier-Verfahren analysiert, um die Zahl der Patienten zu bestimmen, die postoperativ erneut eine klinische Verschlechterung beobachtet haben. Nach Dekompression des Foramen magnum konnte bei 93 % für mindestens 10 Jahre der klinische Zustand dauerhaft stabilisiert oder verbessert werden, d. h. die Rückfallquote lag bei nur 7 %. Diese Analysen konnten auch eindeu-

tig belegen, dass Langzeitergebnisse mit erhöhten klinischen Rückfallquoten verbunden sind, wenn statt der hier beschriebenen Technik der Dekompression des Foramen magnum eine Syrinxdrainage eingesetzt wurde, bei einer Dekompressi-

on die Arachnoidea nicht geöffnet oder autologes Duramaterial verwendet worden war (Tab. 8.3-5). Dies ist durch Arachnopathien im operierten Bereich erklärbar, die entweder intraoperativ übersehen oder postoperativ durch autologes Materi-

Tab. 8.3-5. Langzeitergebnisse bei Patienten mit operierter Chiari-Malformationen

Operationsverfahren	Rückfallquote [%]	Jahre	p-Wert
Chiari-I-Malformation			
Foramen-magnum-Dekompression	7	12	< 0,0001
Syrinx-Shunt	100	6	
Foramen-magnum-Dekompression mit Eröffnung der Arachnoidea	10	12	
Foramen-magnum-Dekompression ohne Eröffnung der Arachnoidea	62 %	6	0,021
Foramen-magnum-Dekompression mit künstlicher Duraplastik	7	12	
Foramen-magnum-Dekompression mit autologer Duraplastik	37	6	0,05
Chiari-II-Malformation			
Dekompression	14	5	

al begünstigt worden waren. Ein weiteres Risiko ist bei zu großer Kraniektomie die Herniation des Kleinhirns in das erweiterte Foramen magnum (Williams 1993).

Chiari-II-Malformation

Für Patienten mit einer Chiari-II-Malformation ergab sich in der weit überwiegenden Mehrzahl keine Indikation zur Dekompression, da nach erfolgreicher Ableitung eines Hydrozephalus keine weitere klinische Symptomatik einer Hirnstammkompression vorlag. Bei 20 Patienten mit einer Chiari-II-Malformation und behandeltem Hydrozephalus, die uns mit der Fragestellung nach einer Dekompression vorgestellt wurden, haben wir diese in 13 Fällen vorgenommen (s. Abb. 8.3-2). Nach Literaturangaben kann man davon ausgehen, dass allenfalls 20–33 % der Chiari-II-Patienten klinische Zeichen einer Hirnstammkompression aufweisen, wenn der Hydrozephalus suffizient behandelt ist (Rauzzino u. Oakes 1995).

Nach Dekompressionen bei Chiari-II-Malformationen konnte beobachtet werden, dass klinische Verbesserungen nur für diejenigen Patienten zu verzeichnen waren, die präoperativ an zentralen Dysregulationen gelitten hatten, d. h. für Kinder im Säuglingsalter. In dieser Altersgruppe haben wir sechs Kinder operativ behandelt, deren Atmungs- und Kreislaufparameter sich postoperativ ausnahmslos verbessert haben. Für ältere Patienten (drei Jugendliche und vier Erwachsene) wurde der klinische Zustand nur stabilisiert. Insgesamt war eine klinische Besserung bei 47 %, eine Stabilisierung bei 40 % und eine Verschlechterung bei 13 % der Patienten zu beobachten. Klinische Rückfälle konnten in der Kaplan-Meier-Statistik über 5 Jahre bei 14 % nachgewiesen werden.

Von großer Bedeutung speziell bei Kindern und Jugendlichen mit einer Chiari-II-Malformation ist die begleitende **orthopädische** Betreuung. Besonders bei operierten Kindern ist die langfristige Entwicklung von Wirbelsäulendeformitäten und Skoliosen ein häufig zu beobachtendes Problem, das die Mitbetreuung durch erfahrene Orthopäden erfordert. Hirnstammkompression, Laminektomie und Spina bifida haben erhebliche Einflüsse auf das Wachstum der Wirbelsäule und können zu behandlungsbedürftigen Fehlstellungen und Skoliosen führen.

Komplikationen

Die Dekompression einer Chiari-Malformation ist wie jede andere Operation am KZÜ kein harmloser Eingriff (Menezes 1991/1992). Die Komplikationsrate bei eigenen Patienten liegt in der Größenordnung von 30 % (Tab. 8.3-6) und die Letalität bei 1 %. Häufigstes postoperatives Problem ist die **Liquorfistel**. Diese lässt sich jedoch durch eine sorgfältige Naht der Dura und vor allem auch der darüber liegenden Weichteile wirksam verhindern. Kommt es dennoch zu einer Fistel, sollte der Möglichkeit eines postoperativen Hydrozephalus nachgegangen werden, der bei bis zu 5 % der Patienten entstehen kann (Menezes 1991/1992). Die postoperativen Störungen der Atmung, des Kreislaufs oder der kaudalen Hirnnerven resultierten aus arachnoidalen Präparationen lateral des Hirnstamms und dürften auf die Läsion perforierender Hirnstammgefäße zurückzuführen sein.

Hinweise zur Behandlung komplexer Fälle

In diesem Abschnitt sollen die Vorgehensweisen bei begleitender kraniozervikaler Instabilität, basilärer Invagination sowie nach einer Dekompression des Foramen magnum, die von erneuter klinischer Verschlechterung gefolgt wird, besprochen werden.

Tab. 8.3-6. Komplikationen nach Operationen bei Chiari-Malformationen

	Chiari-I-Malformation		Chiari-II-Malformation
	Dekompression	Drainage	
Wundinfektion	2	3	–
Aseptische Meningitis	14	–	–
Liquorfistel	15	1	1
Hydrozephalus	5	–	–
Nachblutung	1	–	–
Kleinhirninfarkt	1	–	–
Infarkt der A. cerebri posterior	1	–	–
Zentrale Dysregulation	4	–	2
Schluckstörungen	3	–	–
Dysästhesien	–	3	–
Resorptionsstörung im Peritonealraum	–	1	–
Pneumonie	3	–	1
Pneumothorax	1	–	–
Harnwegsinfekt	4	–	–
Summe	54 (25 %)	8 (42 %)	4 (31 %)

Kraniozervikale Instabilität bei Chiari-I-Malformation

Da Patienten mit einer Chiari-I-Malformation sehr häufig über Nacken- und Hinterkopfschmerzen klagen und in der Regel auch eine progrediente Myelopathie vorliegt, gibt es praktisch keine klinischen Anhaltspunkte, die auf das gleichzeitige Vorliegen einer Instabilität hinweisen. Umso sorgfältige muss die Anatomie dieser Region radiologisch untersucht werden. Fast immer kommen die Patienten lediglich mit einem **MRT** zur Vorstellung. Hier finden sich allenfalls indirekte Zeichen oder Verdachtsmomente für eine Instabilität:

- Eine Fusion von Bewegungssegmenten kann eine Instabilität eines benachbarten Segmentes zur Folge haben, z. B. bei Assimilation von HWK 1 mit dem Okziput oder einem Klippel-Feil-Syndrom.
- Im T2-gewichteten Bild können Verdickungen der Ligg. flava auf eine Überbeweglichkeit eines Segments hindeuten.

Jeder Patient sollte native **Funktionsaufnahmen der Halswirbelsäule** in Ante- und Retroflexion im seitlichen Strahlengang erhalten. Bei Hinweisen auf eine Instabilität im Bereich der Halswirbelsäule sollte dieses Segment von ventral durch eine Verplattung fusioniert werden. Erst danach käme die Dekompression des Foramen magnum in einer zweiten Sitzung in Betracht.

Wird die Instabilität im Bereich HWK 0 bis HWK 2 vermutet, kann durch ein **Spiral-CT** im Knochenfenster diese Region genauer untersucht werden. Jede beliebige Gelenkkonfiguration kann dann durch entsprechende Rekonstruktion analysiert werden. Konventionelle Schichtaufnahmen in Funktionsstellungen können dazu ebenfalls verwendet werden, sind aber etwas aus der Mode gekommen. Gibt es Belege für eine Instabilität im Bereich HWK 0 bis HWK 2, so sollte die Dekompression des Foramen magnum mit einer kraniozervikalen Fusion in einer operativen Sitzung verbunden werden. Mittlerweile gibt es dafür sehr gut adaptierbare

Instrumentierungen, die auch bei einer Kraniektomie am Hinterhaupt noch sicher verankert werden können (Klekamp u. Samii 2001).

Basiläre Invagination bei Chiari-I-Malformation

Von einer basilären Invagination oder Impression spricht man, wenn der Dens die Linie zwischen hartem Gaumen und Hinterrand des Foramen magnum eindeutig überschreitet (Abb. 8.3-7). Ein Wert über 2,5 mm gilt als sicher pathologisch. **Invagination** beschreibt die durch Malformation bedingte und die **Impression** die erworbene Form, etwa im Rahmen einer rheumatischen Erkrankung.

Dies ist die am schwierigsten zu behandelnde Gruppe der Chiari-I-Patienten. Die Problematik liegt darin, dass eine Kompression des Hirnstamms sowohl von ventral als auch von dorsal vorliegt (s. Abb. 8.3-7) und eine Dekompression nur von ventral oder dorsal eine Instabilität auslösen kann. Daraus folgt, dass im ungünstigsten Fall drei Eingriffe vonnöten wären: eine transorale Dekompression von ventral, eine Dekompression des Foramen magnum von dorsal und eine kraniozervikale Fusion wiederum von dorsal. Dorsale Dekompression und Fusion können dabei jedoch in einer Sitzung vorgenommen werden.

Ein schlüssiges Behandlungskonzept für diese Patienten wurde von Menezes und Mitarbeitern entwickelt (Menezes et al. 1980). Sie vertreten die Auffassung, dass die Patienten, deren Kompression in erster Linie von dorsal durch die Chiari-Malformation bedingt ist, von dorsal in üblicher Weise dekomprimiert werden sollten. Besteht zusätzlich eine Instabilität, wird diese durch eine Fusion in gleicher Sitzung behandelt.

Besteht eine Kompression in erster Linie von ventral, sollte eine transorale Resektion des Dens vorgenommen werden. Anschließend ist die Frage der Stabilität das entscheidende Kriterium für die weitere Vorgehensweise. Besteht bereits von vornherein eine Instabilität im KZÜ, ist eine dorsale Fixierung zwingend und sofort erforderlich. Kann dies nicht in einer Sitzung bewerkstelligt werden, sollte

der Patient bis zur Fusionsoperation im Halo oder mit fester Halskrawatte fixiert werden.

Aber auch bei einem hohen Prozentsatz der Patienten, bei denen vor der Densresektion noch keine Instabilität vorlag, wird dies postoperativ der Fall sein. Daher sollte postoperativ die Frage der Stabilität nochmals durch Funktionsaufnahmen untersucht werden. Der Patient muss auf jeden Fall darüber aufgeklärt sein, dass eine Densresektion bei basilärer Invagination Folgeeingriffe wie eine Stabilisation nach sich ziehen kann. Wird die Instabilität postoperativ nachgewiesen, muss von dorsal fusioniert werden.

Ist nach einer ventralen oder dorsalen Dekompression keine Instabilität eingetreten, sollte der klinische Verlauf zunächst abgewartet werden, bevor über die Notwendigkeit der Dekompression auch von der jeweils anderen Seite nachgedacht

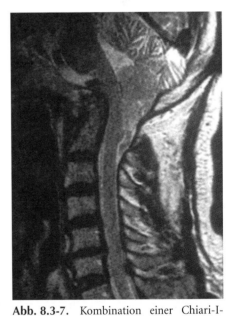

Abb. 8.3-7. Kombination einer Chiari-I-Malformation mit einer basilären Invagination bei einem 69-jährigen Patienten im sagittalen MRT in T2-Wichtung. Die Funktionsaufnahmen wiesen keine Instabilität nach. Der Patient litt an Hinterkopfschmerzen, einer Gangataxie und beginnenden Schluckstörungen. In diesem Fall sind ventrale und dorsale Kompression etwa gleich ausgeprägt. In Anbetracht des Alters haben wir uns für den weniger riskanten Eingriff entschieden und eine Dekompression von dorsal durchgeführt. Dies führte zu einer Besserung der Beschwerden. Die ventrale Dekompression hätte das zusätzliche Risiko beinhaltet, eine Instabilität auszulösen.

wird. So wurde in einzelnen Fällen nach Densresektion durch die daraus resultierende Verbesserung der ventralen Liquorzirkulation sogar eine Rückbildung einer begleitenden Chiari-Malformation beobachtet (Piper u. Menezes 1997).

Die eigenen Erfahrungen in dieser Patientengruppe deuten darauf hin, dass junge Patienten unter 40 Jahren in der Regel erst von ventral und dann auch von dorsal operiert werden müssen, um ein zufrieden stellendes Ergebnis zu erreichen. Eine alleinige Dekompression von dorsal war nach unseren Erfahrungen nur bei älteren Patienten ausreichend.

Klinische Verschlechterung nach Dekompression bei Chiari-Malformation

Jeder Patient, bei dem trotz einer dorsalen Dekompression eine neurologische Verschlechterung auftritt, sollte den gleichen neuroradiologischen Untersuchungen unterworfen werden, wie sie oben dargelegt wurden. In unserer Klinik haben wir neun Patienten nach einer Syrinxdrainage am Foramen magnum dekomprimiert. Insgesamt 28 Patienten mit progredientem klinischen Befund trotz einer ersten Dekompression am Foramen magnum wurden darüber hinaus mit 35 weiteren Eingriffen operativ behandelt. In einem Fall wurde ein ventrikulo-peritonealer Shunt wegen Hydrozephalus gelegt, ein Patient erhielt eine ventrale Fusion wegen zervikaler Myelopathie bei degenerativ veränderter Halswirbelsäule. Bei zwölf Patienten wurde eine Drainage einer Syrinx vorgenommen – alle ohne Erfolg. Bei 21 Patienten haben wir die Revision am Foramen magnum durchgeführt. Mit Ausnahme von zwei Patienten, die im ersten Eingriff nicht ausreichend dekomprimiert worden waren, war in allen anderen Fällen eine Arachnopathie im Operationsfeld ausgelöst worden, die die Liquorzirkulation beeinträchtigt hatte. Daraus folgt, dass bei Patienten mit neurologischen Beschwerden trotz Dekompression des Foramen magnum nach Ausschluss eines Hydrozephalus, degenerativer Veränderungen oder einer Instabi-

lität genau dieser Punkt diagnostisch abgeklärt werden muss!

Dies geschieht am besten durch eine Liquorflussdarstellung im MRT (s. Abb. 8.3-6) (Klekamp u. Samii 2001). Die Indikation zur Revision stellen wir allerdings ausschließlich bei Progredienz klinischer Beschwerden, da durch diese Revisionen am Foramen magnum nur eine Stabilisierung des klinischen Verlaufs erreicht werden konnte.

Zusammenfassung

Die Analyse der Literatur und der eigenen Verlaufsbeobachtungen zeigt, dass bei Auftreten klinischer Symptome einer Chiari-Malformation die Indikation zur Operation gestellt werden sollte, sofern ein begleitender Hydrozephalus behandelt ist. Die Frage der Operationsindikation bei fehlender neurologischer Symptomatik muss folgende Gesichtspunkte berücksichtigen:

- Bei Kindern kann es altersabhängig zu einer Aszension der Tonsillen und damit zu einer spontanen Rückbildung einer Chiari-I-Malformation kommen.
- Plötzliche Todesfälle bei vormals asymptomatischen Chiari-Malformationen sind extrem selten und nur nach Traumata beobachtet worden.
- Den übrigen in der Literatur publizierten Einzelfällen von plötzlich aufgetretenen lebensbedrohlichen Situationen durch eine Chiari-Malformation gingen immer neurologische Symptome unterschiedlichen Ausmaßes voraus.

Da die Operation durchaus ihre Risiken und Komplikationen haben kann, sollte die Frage der Operationsindikation bei asymptomatischen Patienten zurückhaltend gestellt werden.

Die Dekompression des Foramen magnum ist die Methode der Wahl der Chiari-I-Malformation. Sie sollte aus einer kleinen Kraniektomie, Laminektomie von HWK 1 sowie der Herstellung einer normalen Liquorpassage durch Präparation der Arachnoidea mit Eröffnung des Foramen Magendii und einer Duraerweiterungsplastik bestehen. Die Drainage einer begleitenden Syringomyelie ist nicht erforderlich und führt im Gegenteil langfristig

eher zu Nachteilen. Bei der Chiari-II-Malformation erfolgt die Dekompression im Zervikalkanal und wird mit Laminektomien der betroffenen Segmente verbunden. Insbesondere Kinder mit einer Chiari-II-Malformation bedürfen der begleitenden Betreuung durch Orthopäden.

Literatur

Aboulezz AO, Sartor K, Geyer CA et al. (1985) Position of cerebellar tonsils in the normal population and in patients with Chiari malformation: a quantitative approach with MR imaging. J Comput Assist Tomogr 9: 1033–6.

Aghakhani N, Parker F, Tadie M (1999) Syringomyélie et anomalie de Chiari chez l'adulte. Analyse et résultats de la série coopérative de 285 cas. Neurochirurgie 45 (Suppl 1): 23–36.

Armonda RA, Citrin CM, Foley KT et al. (1994) Quantitative cine-mode magnetic resonance imaging of Chiari I malformations: an analysis of cerebrospinal fluid dynamics. Neurosurgery 35: 214–23 (discussion: 223–4).

Badie B, Mendoza D, Batzdorf U (1995) Posterior fossa volume and response to suboccipital decompression in patients with Chiari I malformation. Neurosurgery 37: 214–8.

Berenstein A, Lasjaunias P (1992) Arteriovenous shunts involving the vein of Galen. In: Berenstein A, Lasjaunias P (eds) Surgical Neuroangiography, Part 4. Endovascular Treatment of Cerebral Lesions. Heidelberg: Springer; 270–314.

Bhadelia RA, Bogdan AR, Wolpert SM et al. (1995) Cerebrospinal fluid flow waveforms: analysis in patients with Chiari I malformation by means of gated phase-contrast MR imaging velocity measurements. Radiology 196: 195–202.

Chiari H (1896) Über Veränderungen des Kleinhirns, des Pons und der Medulla oblongata infolge von congenitaler Hydrocephalie des Grosshirns. Denkschr Akad Wiss Wien 63: 71–116.

Chumas PD, Armstrong DC, Drake JM et al. (1993) Tonsillar herniation: the rule rather than the exception after lumboperitoneal shunting in the pediatric population. J Neurosurg 78: 568–73.

Cinalli G, Renier D, Sebag G et al. (1995) Chronic tonsillar herniation in Crouzon's and Apert's syndrome: the role of premature synostosis of the lambdoid suture. J Neurosurg 83: 575–82.

Di Lorenzo N, Palma L, Palatinsky E et al. (1995) „Conservative" cranio-cervical decompression in the treatment of syringomyelia-Chiari I complex. A prospective study of 20 adult cases. Spine 20: 2479–83.

Enzmann DR, O'Donehue J, Rubin JB et al. (1987) CSF pulsations within nonneoplastic spinal cord cysts. Am J Roentgenol 149: 149–57.

Enzmann DR, Pelc NJ (1991) Normal flow patterns with phase-contrast cine MRI imaging. Radiology 178: 467–74.

Gardner WJ, Goodall RJ (1950) The surgical treatment of Arnold-Chiari malformation in adults: an explanation of its mechanism and importance of encephalography in diagnosis. J Neurosurg 7: 199–206.

Grant R, Hadley DM, Lang D et al. (1987) MRI measurement of syrinx size before and after operation. J Neurol Neurosurg Psychiatry 50: 1685–7.

Greitz D (1993) Cerebrospinal fluid circulation and associated intracranial dynamics. A radiologic investigation using MR imaging and radionuclide cisternography. Acta Radiol (Suppl) 386: 1–23.

Greitz D, Franck A, Nordell B (1993) On the pulsatile nature of intracranial and spinal CSF-circulation demonstrated by MR imaging. Acta Radiol 34: 321–8.

Hida K, Iwasaki Y, Imamura H et al. (1994) Birth injury as a causative factor of syringomyelia with Chiari type I deformity. J Neurol Neurosurg Psychiatry 57: 373–4.

Isu T, Sasaki H, Takamura H et al. (1993) Foramen magnum decompression with removal of the outer layer of the dura as treatment for syringomyelia occurring with Chiari I malformation. Neurosurgery 33: 844–9 (discussion: 849–50).

Itabashi T (1990) Quantitative analysis of cervical CSF and syrinx fluid pulsations. Nippon Seikeigeka Gakkai Zasshi 64: 523–33.

James DS (1995) Significance of chronic tonsillar herniation in sudden death. Forensic Sci Int 75: 217–23.

Kernan JC, Horgan MA, Piatt JH (1996) Tethered hindbrain. Case report. J Neurosurg 85: 713–5.

Klekamp J, Samii M (eds) (2001) Syringomyelia – Diagnosis and Treatment. Heidelberg: Springer.

Klekamp J, Riedel A, Harper C et al. (1989) Morphometric study on the growth of non-cortical brain regions in Australian aborigines and Caucasians. Brain Res 485: 79–88.

Klekamp J, Samii M, Tatagiba M et al. (1995) Syringomyelia in association with tumours of the posterior fossa: pathophysiological considerations, based on observations on three related cases. Acta Neurochir (Wien) 137: 38–43.

Lee BCP, Zimmerman RD, Manning JJ et al. (1985) MR imaging of syringomyelia and hydromyelia. Am J Roentgenol 144: 1149–56.

Marin-Padilla M, Marin-Padilla TM (1981) Morphogenesis in experimentally induced Arnold-Chiari malformation. J Neurol Sci 50: 29–55.

McLone DG, Knepper PA (1989) The cause of Chiari II malformation: a unified theory. Pediatr Neurosci 15: 1–12.

Menezes AH (1991/1992) Chiari I malformations and hydromyelia – complications. Pediatr Neurosurg 17: 146–54.

Menezes AH, Van Gilder JC, Graf CJ et al. (1980) Craniocervical abnormalities. A comprehensive surgical approach. J Neurosurg 53: 444–55.

Mikulis DJ, Diaz O, Egglin TK et al. (1992) Variance of the cerebellar tonsils with age: preliminary report. Radiology 183: 725–8.

Mullan S, Raimondi AJ (1962) Respiratory hazards of the surgical treatment of the Arnold-Chiari malformation. J Neurosurg 19: 675–8.

Oldfield EH, Muraszko K, Shawker TH et al. (1994) Pathophysiology of syringomyelia associated with Chiari I malformation of the cerebellar tonsils. Implications for diagnosis and treatment. J Neurosurg 80: 3–15.

Pascual J, Oterino A, Berciano J (1992) Headache in Type I Chiari malformation. Neurology 42: 1519–21.

Penfield W, Coburn DF (1938) Arnold-Chiari malformation and its operative treatment. Arch Neurol Psychiatry 40: 328–36.

Piper JG, Menezes AH (1997) The relationship between syringomyelia and the Chiari malformation. In: Anson JA, Benzel EC, Awad IA (eds) Syringomyelia and the Chiari Malformations. Park Ridge: American Association of Neurological Surgeons; 91–104.

Pollack IF, Kinnunen D, Albright AL (1996) The effect of early craniospinal decompression on functional outcome in neonates and young infants with myelodysplasia and symptomatic Chiari II malformations: results from a prospective series. Neurosurgery 38: 703–10.

Pujol J, Roig C, Capdevila A et al. (1995) Motion of the cerebellar tonsils in Chiari type I malformation studied by cine phase-contrast MRI. Neurology 45: 1746–53.

Quencer RM, Post MJD, Hinks RS (1990) Cine MRI in the evaluation of normal and abnormal CSF flow: intracranial and intraspinal studies. Neuroradiology 32: 371–91.

Rauzzino M, Oakes WJ (1995) Chiari II malformation and syringomyelia. Neurosurg Clin N Am 6: 293–309.

Riedel A, Klekamp J, Harper C et al. (1989) Morphometric study on the growth of the cerebellum in Australian aborigines and Caucasians. Brain Res 499: 333–43.

Sahuquillo J, Rubio E, Poca MA et al. (1994) Posterior fossa reconstruction: a surgical technique for the treatment of Chiari I malformation and Chiari I/syringomyelia complex – preliminary results and magnetic resonance imaging quantitative assessment of hindbrain migration. Neurosurgery 35: 874–84 (discussion: 884–5).

Sathi S, Stieg PE (1993) „Acquired" Chiari I malformation after multiple lumbar punctures: case report. Neurosurgery 32: 306–9.

Stovner LJ (1993) Headache associated with Chiari type I malformation. Headache 33: 175–81.

Tachibana S, Iida H, Yada K (1992) Significance of positive Queckenstedt test in patients with syringomyelia associated with Arnold-Chiari malformation. J Neurosurg 76: 67–71.

Tulipan N, Hernanz-Schulman M, Bruner JP (1998) Reduced hindbrain herniation after intrauterine myelomeningocele repair: A report of four cases. Pediatr Neurosurg 29: 274–8.

Tulipan N, Hernanz-Schulman M, Lowe LH et al. (1999) Intrauterine myelomeningocele repair reverses preexisting hindbrain herniation. Pediatr Neurosurg 31: 137–42.

Vanaclocha V, Saiz-Sapena N, Garcia-Casasola MC (1997) Surgical technique for craniocervical decompression in syringomyelia associated with Chiari type I malformation. Acta Neurochir (Wien) 139: 529–39 (discussion: 539–40).

Van Houweninge Graftdijk CJ (ed) (1932) Over Hydrocephalus. Leyden: Eduard Ijdo.

Welch K, Shillito J, Strand R et al. (1981). Chiari I „malformation" – an acquired disorder? J Neurosurg 55: 604–9.

Williams B (1977) Difficult labour as a cause of communicating syringomyelia. Lancet ii: 51–3.

Williams B (1978) A critical appraisal of posterior fossa surgery for communicating syringomyelia. Brain 101: 223–50.

Williams B (1993) Surgery for hindbrain related syringomyelia. Adv Tech Stand Neurosurg 20: 107–64.

Zerah M (1999) Syringomyélie de l'enfant. Neurochirurgie 45 (Suppl 1): 37–57.

9 Kraniozervikaler Übergang

9.1 Nichttraumatische Läsionen am kraniozervikalen Übergang

Ludwig Benes, Helmut Bertalanffy

Definition und Bedeutung des kraniozervikalen Übergangs

Als **kraniozervikaler Übergang** (KZÜ) wird die anatomische Region bezeichnet, die sich vom Übergang des mittleren zum unteren Klivusdrittel bis zum Unterrand des zweiten Halswirbelkörpers (HWK 2) erstreckt.

Der KZÜ ist eine komplexe Region, deren Bedeutung in der Konzentration einer ganzen Reihe von wichtigen Körperfunktionen liegt: die komplexe motorische Funktion der Kopfbewegung, an der neben zahlreichen Muskeln diverse Gelenke und eine anspruchsvolle Koordination beteiligt sind, diverse Sinnesfunktionen und die Kontrolle der Atmung und des Herz-Kreislauf-Systems in der Medulla oblongata. Eine große Bedeutung haben auch die hier befindlichen Blutgefäße, so die A. vertebralis mit ihren wichtigen extra- und intraduralen Ästen.

Aus neurochirurgischer Sicht hat diese Region aus mindestens drei Gründen eine besondere Bedeutung:

● Wegen der engen räumlichen Verhältnisse am KZÜ können einerseits auch kleine pathologische Prozesse zu einer beträchtlichen Funktionsstörung führen; andererseits bereitet die Freilegung solcher Prozesse wegen der tiefen Lage und der engen und komplexen Nachbarschaftsbeziehungen größere Schwierigkeiten als an anderen, besser exponierten Lokalisationen.

● Die Anatomie des KZÜs ist recht variabel, und es kommen häufig anatomische Varianten vor, die bekannt sein und bei einem eventuellen Eingriff unbedingt berücksichtigt werden müssen.

● Die genaue anatomische Konfiguration des KZÜs und die Beziehungen zwischen einem pathologischen Prozess und den umgebenden anatomischen Strukturen wird erst durch die moderne Bildgebung möglich.

Anatomische Grundlagen und neurochirurgische Orientierungspunkte

Einen Überblick über die wesentlichen Orientierungspunkte im Bereich des KZÜ gibt Tabelle 9.1-1.

Muskuläre Strukturen. Für einen operativen Eingriff am KZÜ seien die wichtigsten muskulären Strukturen genannt: M. sternocleidomastoideus, Mm. rectus capitis posterior major et minor, Mm. obliquus superior et inferior, M. splenius capitis, M. trapezius und M. digastricus.

Knöcherne und artikuläre Strukturen. Hierzu gehören das untere Drittel des Klivus, das Foramen magnum und ein Teil der Hinterhauptsschuppe, das Tuberculum jugulare, der Condylus occipitalis sowie die ersten beiden Halswirbel, der

Atlasbogen mit dem Sulcus a. vertebralis beiderseits lateral, dem Dornfortsatz und die beiden Halbbögen HWK 2, die Articulationes atlanto-occipitales, die unpaare Articulatio atlanto-axialis mediana (sog. Atlantodentalgelenk) sowie die paarigen Articulationes atlanto-axiales laterales.

Neurale Strukturen. Dies sind der untere Hirnstamm mit dem pontomedullären Übergang, der Medulla oblongata und das obere Halsmark in Höhe C1 und C2, die Hirnnerven IX bis XII sowie die ersten beiden Zervikalwurzeln.

Vaskuläre Strukturen. Hierzu gehören der distale Teil der Pars transversaria (sog. Pars vertebralis im Sprachgebrauch der Kliniker) der A. vertebralis sowie die Pars atlantica (sog. Pars horizontalis im Sprachgebrauch der Kliniker) der distalen extraduralen A. vertebralis sowie der gesamte intradurale Verlauf der A. vertebralis mit dem Abgang der A. cerebelli posterior inferior (PICA) bis zur vertebrobasilären Vereinigung.

Tab. 9.1-1. Anatomische Orientierungspunkte für Operationen am kraniozervikalen Übergang. HWK: Halswirbelkörper

Für den subokzipitalen Zugang	• Protuberantia occipitalis externa • Hinterrand des Foramen magnum • Atlasbogen bis zum Sulcus a. vertebralis • Dornfortsätze von HWK 1 und 2
Für den lateralen trans-kondylären Zugang	• medialer Rand des Processus mastoideus • Sulcus digastricus • Fossa supracondylaris • lateraler Rand des Foramen magnum • lateraler Atlasbogen bis zum atlantookzipitalen Gelenk • Pars atlantis (sog. Pars horizontalis im Sprachgebrauch der Kliniker) der A. vertebralis mit dem Sulcus a. vertebralis • durale Eintrittszone der A. vertebralis • kondyläre Emissarien • Sinus sigmoideus • Tuberculum jugulare • Hypoglossuskanal • Sinus marginalis (hintere Zirkumferenz des Hinterhauptslochs)

Tab. 9.1-2. Raumforderungen am kraniozervikalen Übergang

Extradural	Maligne	• Metastase • Plasmozytom • Chordom • Chondrosarkom • Liposarkom
	nichtmaligne	• Glomustumor (gelegentlich intradural) • Epidermoid • arteriovenöse Fistel • Entzündungen • Degenerationen: Pannus rheumaticus, Synovialzyste • Anlagevarianten: Os odontoideum mobile
Intradural	extraaxial (ohne Infiltration des Hirnstammes)	• Meningeom • Neurinom • Ependymom • exophytisches Hämangioblastom • Subependymom • Aneurysmata, ggf. thrombosiert • Metastase
	intraaxial (mit Infiltration des Hirnstammes)	• Kavernom • Gliom • Ependymom • Hämangioblastom

Lokalisation der pathologischen Prozesse

Die wesentlichen Raumforderungen am KZÜ sind in Tabelle 9.1-2 zusammengestellt.

Historie und Entwicklungen

Die Freilegung der hinteren Schädelgrube einschließlich des dorsalen KZÜs reicht bis in die Anfänge der Neurochirurgie zurück. Daher konnten Prozesse, die dorsal des Hirnstammes und des Rückenmarkes lagen, über den klassischen subokzipitalen medianen Zugang erfolgreich entfernt werden. Ventral gelegene Prozesse hingegen, wie z. B. anteriore oder anterolaterale Meningeome des Foramen magnum, wurden erst in den vergangenen 20 Jahren mit zunehmendem Erfolg operativ entfernt, einhergehend mit der Entwicklung der Schädelbasischirurgie in dieser Zeitspanne.

Einteilung der pathologischen Prozesse

Da eine große Vielfalt an pathologischen Prozessen im KZÜ entstehen kann und eine Reihe von Kriterien berücksichtigt werden muss, ist auch die Einteilung dieser Prozesse vielfältig. Bezogen auf ihre Lokalisation können sie, wie in Tabelle 9.1-2 dargestellt, rein extradural, rein intradural extraaxial, intraaxial oder kombiniert vorkommen. Nach der Dignität können maligne von benignen Prozessen unterschieden werden. Nach ihrer Vaskularisation können sie in vaskuläre (Aneurysmata, durale arteriovenöse Fisteln, Glomustumoren, Kavernome, Hämangioblastome) und nichtvaskuläre Läsionen (z. B. diverse Tumoren) eingeteilt werden. Nach ihrem Wachstumsverhalten unterscheidet man verdrängend und destruierend infiltrierend wachsende Prozesse, nach ihrer Ausdehnung vorwiegend kraniale oder vorwiegend spinale Prozesse (z. B. C1-C2-Neurinome oder -Meningeome).

Symptomatologie

Je nach Lage, Größe, Ausdehnung, Vaskularisation und Wachstumsverhalten können kraniozervikale Prozesse sehr unterschiedliche Symptome verursachen. Diese reichen von chronischen Nacken-Hinterhaupt-Schmerzen über dissoziierte Empfindungsstörungen, Spastik, Hyperreflexie, Muskelatrophie, Ataxie und Blasenentleerungsstörungen bis hin zu schwersten neurologischen Ausfällen, z. B. bei Kompression des unteren Hirnstammes oder Beteiligung von kaudalen Hirnnerven. Es ist erstaunlich, wie geringfügig die klinischen Befunde auch bei stark raumfordernd wirkenden, jedoch langsam wachsenden Tumoren sein können (Meningeome, Neurinome).

Differenzial-diagnosen

Die klinisch-neurologische Untersuchung allein gibt meistens wenig Aufschluss über die der Art der zugrunde liegenden Prozesse. Anhand einer eingehenden Anamneseerhebung kann jedoch zwischen rasch progredienten und sich langsam entwickelnden Prozessen unterschieden werden bzw. zwischen neu entstandenen pathologischen Prozessen und möglichen

angeborenen Fehlbildungen. Auch ist an Krankheitsbilder zu denken, deren Entstehung nicht im KZÜ zu suchen ist, die sich jedoch in diese Region entwickeln können. Beispielhaft seien an dieser Stelle die petroklivalen Meningeome erwähnt.

In jedem Falle gibt erst die Bildgebung letztendlich Aufschluss über die Art und Therapiemöglichkeiten der zugrunde liegenden Läsion. Differenzialdiagnostisch kommen die Läsionen der Tabelle 9.1-2 in Betracht (s. oben).

Bildgebende Diagnostik

Röntgenübersichtsaufnahmen des Schädels können in manchen Fällen bereits ein pathologisches Geschehen erkennen lassen, z. B. eine knöcherne Destruktion der Schädelbasis bei einem malignen Tumor oder eine starke Aufweitung des Zwischenwirbellochs HWK 1/2 oder 2/3 bei einem Neurinom. **Computertomographisch** lassen sich die knöchernen Strukturen der Schädelbasis und des KZÜs sehr viel genauer darstellen. Hierfür sind jedoch Dünnschichtaufnahmen in Knochenfenstertechnik und manchmal spezielle Rekonstruktionen erforderlich. Als sehr hilfreich hat sich das Spiral-CT mit 3-D-Rekonstruktionen bei Prozessen des KZÜs erwiesen. Das CT zeigt auch in hervorragender Weise das Ausmaß der knöchernen Destruktion.

Die selten angewandte Technik der konventionellen **Röntgenverwischungstomographie** im sagittalen Strahlengang in Flexions- und Extensionsstellung, z. B. bei atlantoaxialer Instabilität, ist von großer diagnostischer Bedeutung und ein wichtiges Kriterium für die Indikationstellung für eine eventuell erforderliche Fusionsoperation.

Die **Kernspintomographie** in drei Ebenen, mit und ohne Kontrastmittel in verschiedenen Gewichtungen, eventuell auch in Flexions- und Extensionsstellung des Kopfes, zeigt in hervorragender Weise die Weichteilstrukturen, die genaue Lokalisation und Ausdehnung eines Tumors und die genaue anatomische Beziehung zwischen dem pathologischen Prozess und dem Hirnstamm. Eine zusätzliche Infor-

mation liefert die **Kernspinangiographie** in Bezug auf Verlagerungsfiguren, Kompression und Verschluss von Arterien des KZÜs.

Die konventionelle Angiographie als **digitale Subtraktionsangiographie** ist in Verbindung mit den bereits erwähnten Verfahren unerlässlich für die Darstellung der Pathologien im Bereich des KZÜs, z. B. bei der Darstellung von Aneurysmata des vertebrobasilären Kreislaufes oder zur Beurteilung von Verlagerungsfiguren (abnormen Gefäßverläufe durch Raumforderungen oder angeborene Gefäßanomalien), die für die Zugangsplanung von großer Wichtigkeit sein können. Auch die Gefäßversorgung – z. B. von Meningeomen – spielt für die operative Strategie in Verbindung mit den anderen bildgebenden Verfahren eine entscheidende Rolle.

Therapie

Prinzipiell werden vier Therapiemodalitäten unterschieden:

- konservativ
- Strahlentherapie und Radiochirurgie
- endovaskulär
- operativ

Die Entscheidung, welche Therapiemaßnahme gewählt wird, ist immer individuell zu treffen und kann daher nicht schematisiert werden. Es ist jeweils ein individuelles Behandlungsziel für den Patienten zu definieren. Erst wenn das geschehen ist, erfolgt ein sorgfältiges Abwägen der Behandlungsmodalitäten (z. B. in interdisziplinären Konferenzen). Nach Definition des Behandlungszieles und der Diskussion der Therapiemöglichkeiten wird dem Patienten ein individuelles Behandlungskonzept vorgestellt.

Dies kann entweder **abwartend konservativ** sein, z. B. bei kleinen Meningeomen des KZÜs, die als Zufallsbefund gesehen werden, oder **nichtoperativ** in Form einer Strahlentherapie oder Radiochirurgie, z. B. bei Metastasen des KZÜs. Eine endovaskuläre Therapie ist häufig weniger invasiv als die operative Therapie, z. B. bei PICA-Aneurysmata.

Zuletzt sei die **operative Therapie** der Läsionen in der kraniozervikalen Region erwähnt, z. B. Foramen-magnum-Menin-

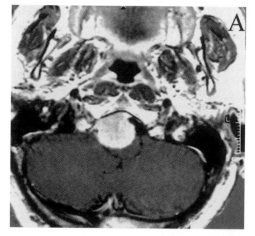
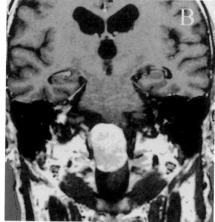
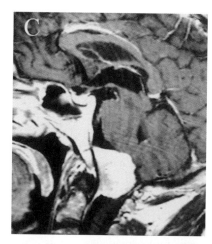
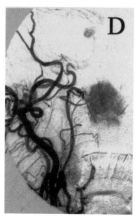
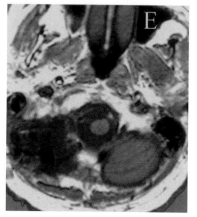
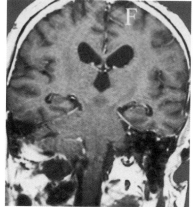
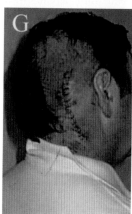

Abb. 9.1-1. 59-jähriger Patient mit seit 30 Jahren bestehenden Kopfschmerzen und linkseitiger Hemispastik:
a, b, c) Kontrast-MRT des Neurokraniums (triplanar; a: axial; b: koronar; c: sagittal) mit Darstellung eines raumfordernden Meninge-oms am Foramen magnum, das zur Verdrängung der Medulla oblongata und des Rückenmarks führt;
d) digitale Subtraktionsangiographie der A. carotis externa mit Kontrastierung des Meningeoms;
e, f) postoperatives MRT (**e** axial; **f** koronar) nach vollständiger Resektion des Meningeoms;
g) postoperative Darstellung des Hautschnitts nach lateralem transkondylärem Zugang links.

geome mit Kompression der Medulla oblongata (Abb. 9.1-1 bis 9.1-3). Hier ist das oberste Behandlungsziel eine Dekompression der neuralen Strukturen ohne zusätzliche neurologische Defizite. Dies beinhaltet, dass eine vollständige Resektion nicht immer die beste Lösung darstellt. Auch thrombosierte Aneurysmata, insbesondere des Vertebralis-PICA-Komplexes, können über oben beschriebene Zugänge (z. B. transkondylär) erfolgreich therapiert werden (Abb. 9.1-4). Hierbei ist die Erhaltung der atlantookzipitalen Stabilität sowie der A. vertebralis und der PICA von großer Bedeutung. Ferner soll auf die Gefahr der Luftembolie bei Operationen im Bereich der hinteren Schädelgrube in sitzender Position hingewiesen sein. In Fäl-

len mit unvollständig oder vollständig thrombosierten Aneurysmata kommt vielfach eine endovaskuläre Therapie nicht in Betracht, da eine dauerhafte Okklusion nur in den seltensten Fällen erreicht werden kann. An dieser Stelle sei auch auf die Problematik der Coil-Migration hingewiesen.

Von großer Bedeutung ist auch die **Kombination** der obengenannten Verfahren als multimodales Behandlungskonzept, z. B. bei arteriovenösen Malformationen (AVM) der hinteren Schädelgrube und des KZÜs, die sehr häufig auch mit flussabhängigen Aneurysmata kombiniert sein können. So kann durch die endovaskuläre Therapie sowohl eine Größenreduktion einer AVM für eine später einset-

zende mikrochirurgische Resektion als auch eine Okklusion eines flussabhängigen Aneurysmas erreicht werden.

Bei der neurochirurgischen Therapie der Läsionen sei auf Vor- und Nachteile der Zugänge aufmerksam gemacht (Tab. 9.1-3).

Umgang mit der A. vertebralis bei der Präparation des kraniozervikalen Übergangs. Der A. vertebralis kommt hierbei eine Schlüsselstellung als wichtigem anatomischem Orientierungspunkt zu. Eine frühe Darstellung der Arterie ermöglicht ein sicheres Präparieren in dieser Region.

Der erste Schritt ist die Freilegung des Atlasbogens. Dabei ist die Atlashinterkante meist scharfkantig am Beginn des Sulcus

Abb. 9.1-2. 59-jähriger Patient mit seit 30 Jahren bestehenden Kopfschmerzen und linkseitiger Hemispastik (derselbe Patient wie in Abb. 9.1-1):
a) Meningeom im Foramen magnum (Pfeile) mit Kompression und Verlagerung der Medulla oblongata und des Rückenmarks (schwarzer Stern);
b) postoperativ: Impression der kontralateralen Seite des oberen Halsmarkes durch Verlagerung zur Lamina des ersten Halswirbelkörpers (schwarze Pfeile).

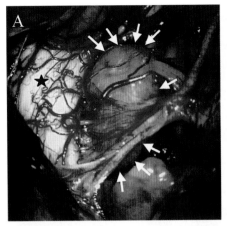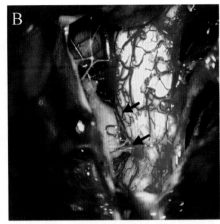

Abb. 9.1-3. 59-jähriger Patient mit seit 30 Jahren bestehenden Kopfschmerzen und linkseitiger Hemispastik (derselbe Patient wie in Abb. 9.1-1): postoperatives dreidimensionales CT, knöcherne Anatomie. Beachte die Teilhemilaminektomie des ersten Halswirbelkörpers sowie das eröffnete Foramen magnum und die partielle Kondylektomie links:
a) Ansicht von dorsal;
b) Ansicht von der Schädelbasis.

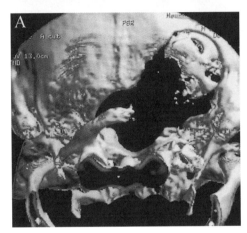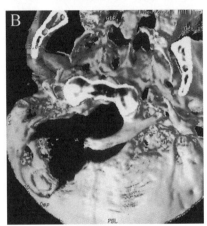

arteriae vertebralis. Die A. vertebralis selbst ist von einem lockeren Bindegewebe und einem venösen Geflecht umgeben. Dieses ist bei der Präparation nur schwer zu erkennen. Die Arterie ist meistens zunächst besser zu ertasten als zu sehen. Besonders sollte hierbei auf hohe Atlasschlingen geachtet werden, die weit über das Niveau des Atlasbogens hinausragen. Dies kann auch bei subokzipitalen retrosigmoidalen Trepanationen eine gefährliche Variation sein und zu Verletzungen der A. vertebralis führen. Eine weitere anatomische Variante stellt eine knöcherne Brücke an der Hinterkante des Atlasbogens dar, der die A. vertebralis umhüllt (11 % bei anatomischen Präparaten). Sehr häufig zeigen sich muskuläre oder meningeale Äste.

Nach Mobilisation der Arterie aus ihrem Sulkus kann das atlantookzipitale Gelenk eröffnet und der Condylus occipitalis wenige Millimeter weggeschliffen werden, um einen Einblick lateral und ventral des Hirnstammes zu erzielen.

Absehbare zukünftige Einteilungen

Die nichttraumatischen Läsionen des KZÜs können nach verschiedensten Kriterien eingeteilt werden. Sinnvoll erscheint jedoch eine Einteilung, welche die topographische Beziehung des pathologischen Prozesses in Bezug auf das Foramen magnum berücksichtigt. Dies ist für die Zugangsplanung und damit auch für den Erfolg des operativen Eingriffs von entscheidender Bedeutung.

Demzufolge könnten anteriore oder anterolaterale Läsionen des KZÜs von dorsalen oder dorsolateralen Prozessen unterschieden werden. Letztere sind in der Regel sehr gut über Standardzugänge zu erreichen, wie den subokzipitalen Mittellinienzugang, wohingegen bei anterioren oder anterolateralen Pathologien weniger

gebräuchliche Zugänge, wie der transorale oder transkondyläre, zum Einsatz kommen.

Aufklärungssituation

Dazu siehe auch Kapitel 17.1.

Die Aufklärung zur Behandlung der verschiedenen Prozesse des KZÜs ergibt sich aus:
- allgemeinen chirurgischen Komplikationen, wie Thrombose, Lungenembolie, Wundheilungsstörungen, Infektion oder Liquorfistel
- lagerungsspezifischen Komplikationen, z. B. Luftembolie bei sitzender Lagerung
- zugangsspezifischen Komplikationen, z. B. Verletzung der A. vertebralis, die unter anderem durch eine Fenestrierung der Arterie im KZÜ hervorgerufen werden kann, oder eine Instabilität

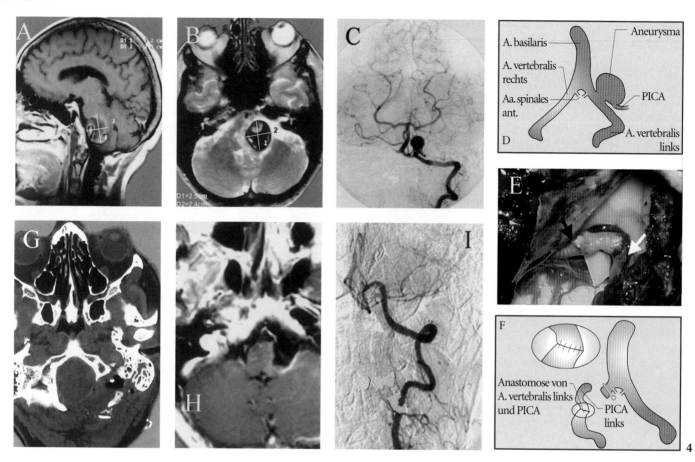

Abb. 9.1-4. 66-jährige Patientin mit rezidivierenden bakteriellen Pneumonien und Paresen der kaudalen Hirnnerven:

a, b) Sagittales und axiales MRT des teilthrombosierten linksseitigen Aneurysmas des Komplexes von A. vertebralis und PICA (A. cerebelli inferior posterior);

c) digitale Subtraktionsangiographie der linken A. vertebralis zur Darstellung des nichtthrombosierten Anteils des Aneurysmas im a.p.-Strahlengang;

d) Schemazeichnung der präoperativen anatomischen Angiographie-Verhältnisse;

e) intraoperativer Situs nach Anastomose der A. vertebralis (schwarzer Pfeil) und der PICA (weißer Pfeil) und Exzision des thrombosierten Aneurysmas;

f) Schemazeichnung der intraoperativen Verhältnisse nach Fertigstellung der Anastomose;

g) postoperatives kraniales CT in Knochenfenstertechnik; Darstellung der postoperativen knöchernen Anatomie am kraniozervikalen Übergang;

h) postoperatives MRT: Residualzustand nach Resektion des thrombosierten Aneurysmaanteils und Anastomosierung der linken A. vertebralis mit der linken PICA;

i) postoperative Angiographie der linken A. vertebralis mit Nachweis des Funktionsfähigkeit der Anastomose (vereinigt wurde die proximale A. vertebralis mit der PICA; die distale A. vertebralis wurde proximal des Abganges der A. spinalis anterior verschlossen).

Tab. 9.1-3. Vor- und Nachteile verschiedener Zugangswege für Operationen des kraniozervikalen Übergangs

Zugang	Nachteil	Vorteil
Transoral	von Mittellinie nur eingeschränkte Tumorgröße zu behandeln (maximal 1–1,5 cm), Infektionen, Liquorfistel	gut geeignet für ventrale extradurale Prozesse
Transkondylär	selten angewandter Zugang; nicht weit verbreitet	exzellente Darstellung der vorderen Anteile des Foramen magnum sowie proximale Kontrolle der A. vertebralis
Subokzipital median	ungeeignet für ventrale Prozesse	Standardzugang; wird von vielen Neurochirurgen beherrscht

des Atlantoaxialgelenkes bei beidseitigen Glomustumoren etc.

- pathologiespezifischen Komplikationen selbst, z. B. möglicher starker Blutverlust bei AVMs, Hirnstamminfiltration, Rezidivwachstum, Nachbehandlung mit Chemo- oder Strahlentherapie etc.

Tab. 9.1-4. Zugangsspezifische Verletzungsmöglichkeiten bzw. Komplikationen bei Operationen am kraniozervikalen Übergang

Transoral	• Liquordichtigkeit: Fistel, Meningitis • Wundheilungsstörung • Phonation
Transkondylär	• A. vertebralis • Bulbus v. jugularis • N. hypoglossus • atlantookzipitale Instabilität, besonders nach bilateralem Vorgehen (z. B. bei Glomus-jugulare-Tumor)
Subokzipital median	• A. vertebralis (atypischer Verlauf) • A. cerebelli inferior posterior (atypischer Verlauf)

Typische Komplikationen und deren Vermeidung

Die typischen Verletzungsmöglichkeiten und Komplikationen der jeweiligen Zugänge zum KZÜ sind in Tabelle 9.1-4 zusammengefasst. Folgende Punkte sind zur Vermeidung von Komplikationen zu beachten:

- **Dreidimensionales anatomisches Verständnis des Operationssitus:** Es sollten alle präoperativ erhältlichen Befunde berücksichtigt werden, inklusive 3-D-Darstellungen, um Informationen zu erhalten über anormale Vertebralisschlingen, die Größe und Verlauf der kondylären Emissarien, die posterioren meningealen Äste der A. vertebralis, einer fenestrierten intraduralen A. vertebralis, knöcherne Varianten des Atlas, ein hohes Tuberculum jugulare, einen flachen oder exkavierten Klivus oder die Form des Foramen magnum.
- **Lagerung des Patienten:** Es sollte stets eine Lagerung gefunden werden, die optimale Einblickwinkel zur jeweiligen Pathologie ermöglicht, einen suffizienten venösen Abfluss des venösen Blutes über die Jugularvenen erlaubt (Gefahr der intraoperativen Hirnschwellung mit ggf. notwendigem Abbruch der Operation) und ein für den Operateur bequemes Operieren ermöglicht. Für die Pathologien des KZÜs verwenden wir überwiegend die sitzende Lagerung (Abb. 9.1-5).
- **Individuell zugeschnittene Freilegung der zu operierenden Läsion:** Das Zugangstrauma ist möglichst gering zu halten. Gerade ventrale kraniozervikale Läsionen bedürfen einer sorgfältigen Operationsplanung. Aus unserer Sicht

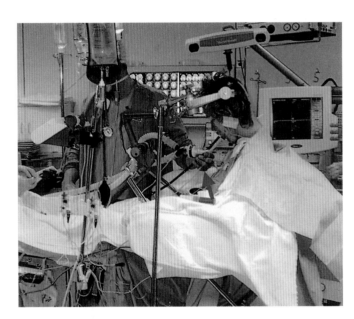

Abb. 9.1-5. Sitzende Lagerung des Patienten und Platzierung der transösophagealen Ultraschallssonde (roter Pfeil) zur intraoperativen Luftembolieüberwachung durch den Anästhesisten. Neuronavigation im Hintergrund.

ist die großzügige Freilegung mit großen Einblickwinkeln und Präparation des Tumoransatzes (z. B. bei Meningeomen) ein wesentlicher erster Operationsschritt, um ein komplikationloses Entfernen der Raumforderung zu ermöglichen.

- **Visuelle Kontrolle des Operationssitus durch blutarmes Operieren.** Die Konzentration wichtiger neurovaskulärer Strukturen in der Region des Foramen magnum, wie Medulla oblongata, Hirnnerven, Rückenmark, Spinalnerven, A. vertebralis, PICA, perforierende Arterien zur Hirnstamm- und Rückenmarkversorgung, erlauben das Operieren nur unter ständiger visueller Kontrolle. Dies beinhaltet ein annähernd

blutleeres Operationsfeld. Eine sorgfältige Hämostase muss während jedes einzelnen Operationsschrittes gewährleistet sein, um Blutungen aus der Muskulatur, dem Knochen, der Dura mater, dem Sinus marginalis, von Emissarien oder venösen Plexus zu verhindern. Für geeignete Patienten (also *ohne* offenes Foramen ovale) wird bei Läsionen des KZÜs wegen der Vermeidung einer venösen Kongestion sowie des Sickern von Blut in das Operationsfeld von uns die sitzende Lagerung bevorzugt.

Sorgfältige Hämostase ist für jeden einzelnen Operationschritt notwendig! Der Operateur sollte immer sehen, was er macht.

Anwendung einer der Pathologie angepassten Operationstechnik

Je nach Größe und Lage einer Läsion ist die Anpassung des Zugangs (Kraniotomie und ggf. Laminektomie oder Hemilaminektomie) und der Operationstechnik obligat. Speziell bei **Meningeomen** ist z. B. die breitflächige Darstellung des Tumoransatzes essenziell, um eine hinreichende Devaskularisation des Tumors zu erzielen und den Tumor dann „avaskulär" entfernen zu können, ohne eine zusätzliche Kompression neurovaskulärer Strukturen durch die operative Manipulation. Hierbei muss die Präparation immer von neurovaskulären Strukturen weg gerichtet sein.

Ein weiteres Problem stellt etwa ein ausgedehntes Tumorwachstum hinter ein **prominentes Tuberculum jugulare** dar. In diesen Fällen ist eine sichere Tumorentfernung nur nach Entfernung eines Teiles des Tuberculum jugulare möglich. Dieses Vorgehen erlaubt zusätzliche operative Freiheitsgrade und ermöglicht sicheres operatives Manipulieren.

> Bei Menigeomen sollte erst der Tumoransatz (Gefäßversorgung) dargestellt und durch bipolare Koagulation devaskularisiert werden.

Bei **Hämangioblastomen** ist die Darstellung der versorgenden Gefäße von entscheidender Bedeutung. Häufig nehmen sie ihren Ursprung von der A. vertebralis oder der PICA. Eine sog. **„Piecemeal"- Resektion** (Resektion Stück für Stück, nicht Entfernung in toto) sollte man bei diesen Pathologien unterlassen, da es dabei zu nur schwer kontrollierbaren Blutungen kommen kann. Nach Darstellung und Devaskularisation des Hämangioblastoms wird mit der zirkulären Präparation begonnen. Dabei können weitere kleinere Feeder bipolar koaguliert werden, und das Hämangioblastom kann sukzessive durch die Koagulation verkleinert werden. Wird gleich zu Beginn der Operation die drainierende Vene koaguliert, kann dies zu einer erheblichen Volumenzunahme des Befunds führen, was insbesondere bei Hämangioblastomen des unteren Hirnstamms zu letalen Komplikationen führen könnte. Daher darf die drainierende Vene nur zum Ende, nach vollständiger Präparation der Gefäßmissbildung, verschlossen werden.

Ependymome sind häufig exophytisch wachsende Gebilde am Boden des IV. Ventrikels mit Ausdehnung in den Spinalkanal und damit das Foramen magnum involvierend, meist dem WHO-Grad II entsprechend. Unter Berücksichtigung der anatomischen Leitstrukturen wird der Tumor, auch unter Zuhilfenahme des Ultraschallaspirators, schrittweise reseziert. Hierbei ist eine vollständige Resektion anzustreben, da nur so eine vorteilhafte Langzeitüberlebensrate erzielt werden kann.

Gliome der hinteren Schädelgrube sind zumeist Hirnstammgliome. Auch sie können das Niveau des Foramen magnum erreichen. Hierbei sollte eine sorgfältige Indikationsstellung zur Operation erfolgen, da nach unserer Ansicht nur exophytisch wachsende Gliome in dieser Region für ein Resektion in Frage kommen. Ihre Resektion erfolgt in ähnlicher Weise wie bei den Ependymomen. Eine vollständige Resektion von hirnstamminfiltrierenden Prozessen erscheint nicht sinnvoll und verbessert in der Regel nicht die Lebensqualität des Patienten.

> Ist keine eindeutige Grenze zwischen der zu resezierenden Pathologie und dem Hirnstamm zu erkennen, sollte die Operation an dieser Stelle beendet werden. Eine vollständige Resektion ist nicht immer Ziel eines operativen Vorgehens. Die Lebensqualität des Patienten sollte stets vorrangig sein!

Literatur

Al Mefty O, Borba LA, Aoki N et al. (1996) The transcondylar approach to extradural nonneoplastic lesions of the craniovertebral junction. J Neurosurg 84: 1–6.

Arnautovic KI, Al Mefty O, Husain M (2000) Ventral foramen magnum meningiomas. J Neurosurg 92: 71–80.

Bejjani GK, Sekhar LN, Riedel CJ (2000) Occipitocervical fusion following the extreme lateral transcondylar approach. Surg Neurol 54: 109–16.

Bertalanffy H, Seeger W (1991) The dorsolateral, suboccipital, transcondylar approach to the lower clivus and anterior portion of the craniocervical junction. Neurosurgery 29: 815–21.

Bertalanffy H, Sure U (2000) Surgical approaches to the jugular foramen. In: Robertson JT, Coakham HB, Robertson JH (eds) Cranial Base Surgery. London, Churchill Livingstone: 237–58.

Bertalanffy H, Kawase T, Seeger W et al. (1992) Microsurgical anatomy of the transcondylar approach to the lower clivus and anterior craniocervical junction. In: Surgical Anatomy for Microsurgery V. Tokyo: SciMed Publications; 167–75.

Bertalanffy H, Gilsbach J, Seeger W et al. (1994) Surgical anatomy and clinical application of the transcondylar approach to the lower clivus. In Samii M (ed) Skull Base Surgery. First Int Skull Base Congress, Hannover 1992. Basel: Karger; 1045–8.

Bertalanffy H, Gilsbach JM, Mayfrank L et al. (1995) Planning and surgical strategies for early management of vertebral artery and vertebrobasilar junction aneurysms. Acta Neurochir (Wien) 134: 60–5.

Bertalanffy H, Gilsbach JM, Mayfrank L et al. (1996) Microsurgical management of ventral and ventrolateral foramen magnum meningiomas. Acta Neurochir (Wien) 65 (Suppl): 82–5.

Bertalanffy H, Sure U, Petermeyer M et al. (1998) Management of aneurysms of the vertebral artery-posterior inferior cerebellar artery complex. Neurol Med Chir (Tokyo) 38 (Suppl): 93–103.

Bertalanffy H, Benes L, Miyazawa T et al. (2002) Cerebral cavernomas in the adult. Review of the literature and analysis of 72 surgically treated patients. Neurosurg Rev 25: 1–53.

Bricolo A, Turazzi S (1995) Surgery for gliomas and other mass lesions of the brainstem. Adv Tech Stand Neurosurg 22: 261–341.

De Oliveira E, Rhoton AL Jr, Peace D (1985) Microsurgical anatomy of the region of the foramen magnum. Surg Neurol 24: 293–352.

George B, Lot G (1995a) Foramen magnum meningiomas: A review from personal experience of 37 cases and from a cooperative study of 106 cases. Neurosurgery Quarterly 5: 149–67.

George B, Lot G (1995b) Anterolateral and posterolateral approaches to the foramen magnum: Technical description and experience from 97 cases. Skull Base Surgery 5: 9–19.

George B, Lot G (2000) Surgical approaches to the foramen magnum. In: Robertson JT,

Coakham HB, Robertson JH (eds) Cranial Base Surgery. London: Churchill Livingstone; 259–77.

George B, Dematons C, Cophignon J (1988) Lateral approach to the anterior portion of the foramen magnum. Application to surgical removal of 14 benign tumors: technical note. Surg Neurol 29: 484–90.

George B, Lot G, Velut S et al. (1993) Pathologie tumorale du foramen magnum. Neurochirurgie 39 (Suppl 1): 1–89.

Goel A, Desai K, Muzumdar D (2001) Surgery on anterior foramen magnum meningiomas using a conventional posterior suboccipital approach: a report on an experience with 17 cases. Neurosurgery 49: 102–6.

Kawase T, Bertalanffy H, Otani M et al. (1996) Surgical approaches for vertebro-basilar trunk aneurysms located in the midline. Acta Neurochir (Wien) 138: 402–10.

Krauss JK, Bertalanffy H, Schwechheimer K et al. (1993) Ventral brain stem schwannoma at the entry zone of the hypoglossal nerve. Neurochirurgia (Stuttg) 36: 66–9.

Lot G, George B (1999) The extent of drilling in lateral approaches to the cranio-cervical junction area from a series of 125 cases. Acta Neurochir (Wien) 141: 111–8.

Matsushima T, Natori Y, Katsuta T (1998) Microsurgical anatomy for lateral approaches to the foramen magnum with special reference to transcondylar fossa (supracondylar transjugular tubercle) approach. Skull Base Surgery 8: 119–25.

Pirotte B, David P, Noterman J et al. (1998) Lower clivus and foramen magnum anterolateral meningiomas: surgical strategy. Neurol Res 20: 577–84.

Rhoton AL Jr (2000) The far-lateral approach and its transcondylar, supracondylar, and paracondylar extensions. Neurosurgery 47: 195–209.

Samii M, Klekamp J, Carvalho G (1996) Surgical results for meningiomas of the craniocervical junction. Neurosurgery 39: 1086–95.

Sen CN, Sekhar LN (1991) Surgical management of anterior placed lesions at the craniocervical junction – an alternative approach. Acta Neurochir (Wien) 108: 70–7.

Spetzger U, Bertalanffy H, Huffmann B et al. (1996) Hemangioblastomas of the spinal cord and the brainstem: diagnostic and therapeutic features. Neurosurg Rev 19: 147–51.

Spetzler RF, Daspit CP, Pappas CTE (1992) The combined supra- and infratentorial approach for lesions of the petrous and clival regions: experience with 46 cases. J Neurosurg 76: 588–99.

9.2 Verletzungen des kraniozervikalen Überganges

Dag Moskopp, Werner J. Pöll

Inhalt

Allgemeines

Definition, Einordnung und Historie

Definition. Der kraniozervikale Übergang (KZÜ) ist die aus vielen Gewebetypen geflochtene Verbindungsregion zwischen Kopf und Hals (s. Kap. 9.1, 9.3, 10.1). Er ist ein Organnetz in topographischer und kybernetischer Hinsicht (Lanz et al. 1955–1985; Rhoton 2000).

Begrenzung. Der KZÜ geht fließend in die Nachbarregionen über. In kaudokranialer Ausdehnung fasst man die Region von der oberen Hälfte des dritten Halswirbelkörpers (HWK 3) bis zur Klivusmitte (Sutura sphenooccipitalis) ventral bzw. zur Linea nuchalis suprema des Hinterhauptsbeins dorsal. Letzteres enthält die Anlagen der fünf vordersten Urwirbel.

Die knöchernen, häutigen und bandartigen Elemente des KZÜ umfassen lebensnotwendige Anteile des ZNS (unteren Hirnstamm, kraniales Rückenmark) und bieten durch Öffnungen den kaudalen Hirn- und oberen Spinalnerven sowie den begleitenden und ZNS-versorgenden Blutgefäßen eine Grundlage für komplexe Verzweigungswege. Die ventrodorsalen und lateralen Nachbarregionen sind Laryngo-Pharynx, Nacken und Parapharynx.

> **Praktischer Hinweis:** Am kraniozervikalen Übergang sind anatomische Asymmetrien und Varianten häufiger als an anderen Regionen des ZNS.

Sonderbedeutung. Durch die Region des KZÜ verläuft die für das Hirntodkonzept maßgebliche Grenze innerhalb des ZNS, oberhalb derer – für den zu verifizierenden Fall – jedwede zentralnervöse Funktion als vollständig, zweifelsfrei und unwiederbringlich erloschen dokumentiert sein muss (Wissenschaftlicher Beirat der BÄK 1998; s. Kap. 16.6).

Terminologie. Nachstehend werden folgende Abkürzungen verwandt: HWK 0 = Okziput; HWK 1 = Atlas; HW 2 = Axis; HWK 3 = dritter Halswirbel etc. Neurale Segmente werden anders abgekürzt als knöcherne (C3 vs. HWK 3), um der Tatsache Rechnung zu tragen, dass das knöcherne und neurale Verletzungsniveau nicht übereinstimmen müssen.

Biomechanik. Der KZÜ umfasst komplizierte Gelenkkomplexe: die Bewegungssegmente von HWK 0/1 bis HWK 2/3. Funktionell liegt ein zusammengesetztes Kugelgelenk vor. Kombinierte Verletzungen des KZÜ sind nicht selten (Guiot u. Fessler. 1999; s. Kap. 10.1).

Die Kybernetik der Netzwerke des KZÜ, vor allem auch die veränderliche Verschaltbarkeit für gegebene Fälle, wird derzeit erst unvollkommen verstanden (Neuhuber 1998). Den Propriosensoren des Axis, seines benachbarten Kapselbandapparates, der Weichteilgewebe sowie des sog. Nackenrezeptorfeldes kommt die Rolle eines dreidimensional ausgerichteten Fühlkomplexes für die Kopfstellung zu (komplexe Verschaltungen zu Hals- und Augapfelmuskulatur sowie Gleichgewichtsorgan, medialem Längsbündel und Kleinhirn etc.; Neuhuber in Hülse et al. 1998), vgl. Kopfgelenk-induzierte Symmetrie-Störung, sog. KISS-Syndrom, bei Kindern. Kenntnisse über Frakturen am übrigen Körper lassen sich auf den KZÜ nur bedingt übertragen (Müller u. Muhr 1997).

Die Weite des Spinalkanals nimmt vom Foramen magnum nach kaudal trichterförmig ab. Teleologisch denkbar ist eine Schutzvorkehrung gegen Traumata. Die Bewegungsachsen der Kopf- und Halswirbelsäulen-Gelenkachsen nach Knese (1949/50) sind in Abbildung 9.2-1 und das Ausmaß des physiologischen Bewegungsumfanges des HWS-Kopf-Gefüges ist in Abbildung 9.2-2 dargestellt.

Ausbildungsproblem. Der KZÜ lässt sich an fixierten Leichen nur unzureichend studieren. Eine Ausrissfraktur des Lig. alare von der Okzipitalkondyle z.B. kann nach Formalinwirkung nicht provoziert werden: Das Band reißt unrepräsentativ am Knochenansatz. Wenn dazu im Präparierkurs noch die Präparate für Zahnmediziner bei HWK 0/1 getrennt werden, bleibt auch eines der stärksten Bänder des Menschen (Lig. alare) sowie dessen anatomische und funktionelle Differenzierung für die Mehrzahl der Humanmediziner kaum zu studieren (Dvořák u. Panjabi 1987).

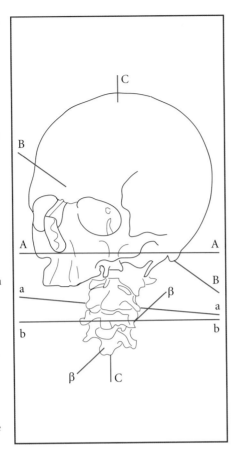

▶ **Abb. 9.2-1.** Bewegungsachsen am kraniozervikalen Übergang (mod. nach Knese 1949/50).
Transversale Achsen der Inklination (diese Achsen verlaufen annähernd parallel):
A im oberen Kopfgelenk;
a im unteren Kopfgelenk.
Sagittale Achsen der Lateralflexion (diese Achsen schneiden sich in jeweils spitzem Winkel dorsal des Patienten):
B im oberen Kopfgelenk;
b im unteren Kopfgelenk;
β in Verbindung mit der kaudaleren Haslwirbelsäule;
C Senkrechte Achse der Rotation.

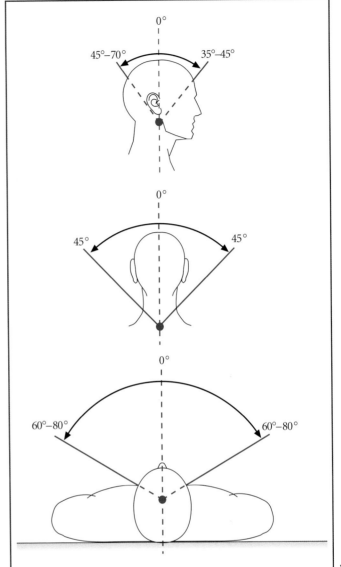

Abb. 9.2-2. Physiologisches Bewegungsausmaß der Halswirbelsäule in den drei Raumachsen nach der sog. Neutral-Null-Methode (mod. nach Mollowitz 1998):
Oben: Ausmaß der Inklination (Flexion) und Reklination (Extension);
Mitte: Ausmaß der Lateralflexion nach links und rechts;
unten: Ausmaß der Rotation nach links und rechs;
Als weitere Distanzen können gemessen werden: Kinn-Jugulum-Abstand; Kinn-Akromion-Abstand; Abstand von Kinn zur Unterlage in Bauchlage.

Historie. Abgesehen von den Arbeiten Virchows (1857) und Chiaris (1891) beginnt das nähere medizinische Interesse für den KZÜ mit der Entdeckung der Röntgenstrahlen (1895). Leonardos Skizzen zum KZÜ (um 1500) sind mehrdeutig: Neben Abstraktionen bis ins Unverständliche finden sich differenzierte und stimmige „Explosionszeichnungen", zumindest des Gefüges HWK 1 bis 3. Goethe beschreibt (ab 1784) den KZÜ differenziert mit vielen seiner onto- und phylogenetischen Veränderlichkeiten. Bildgebende Künstler haben demgegenüber seit je auch Symptome dargestellt, wie sie auch nach Verletzungen des KZÜ vorkommen: abnorme Form und Haltung von Kopf, Hals, Nacken, Augen etc. (Wackenheim 1974).

Eine differenzierte Beurteilung aller Gewebetypen dieses Bereiches setzt neben der klinischen Untersuchung insbesondere die Verfügbarkeit von CT und MRT voraus, damit dürfte auch die Rate übersehener Pathologien abnehmen (Hanson et al. 2002).

Art, Ausmaß und Epidemiologie der Verletzungen des KZÜs hängen von den menschlichen Lebensumständen ab. Verletzungen variieren nach historischer Epoche (Krieg, Frieden; Art und Ausmaß des Freizeitsports etc.) sowie von der Verfügbarkeit von Hochgeschwindigkeitsvehikeln und ihrer inneren „Schutzvorkehrungen". Letztere können eigene Verletzungstypen generieren, wenn z. B. Kleinkinder (Schalensitz – Beifahrerplatz – rückwärts zur Fahrtrichtung) von Airbags tödlich verletzt werden (Glass et al. 2000).

Bei formal ähnlichen Verletzungen des KZÜs können viele Faktoren zu unterschiedlichen subjektiven Befindlichkeiten im Langzeitverlauf führen. Hierzu zählen (neben der Primärpersönlichkeit) Unterschiede in der regionalen Organisation der Akutrettung und -versorgung sowie die Verfügbarkeit einer adäquaten Weiterbehandlung (s. Kap. 15.1).

Einteilung

Verletzungen des KZÜs können weder nach einem Prinzip eingeteilt noch aus der

Sehweise einer Fachdisziplin allein angemessen verstanden werden. Es empfiehlt sich, je nach gewählter eigener Klassifizierung und Fachrichtung die Aspekte anderer Zuordnungsweisen und Fachgebiete mit zu berücksichtigen (Dvořák u. Grob 1999; Dvořák et al. 1997; Hülse et al. 1998; Kapandji 1999). Im Management der Patienten mit Verletzungen des KZÜ lassen sich drei Aspekte unterscheiden:

- klinisch funktioneller Zustand
- bildmorphologische Befunde
- therapeutische Option

Tab. 9.2-1. Einteilungsprinzipien der Verletzungen am kraniozervikalen Übergang

Topographische Höhe	knöchern, neural (cave: unterschiedliches Niveau zwischen beiden möglich)
Verletzter Gewebetyp	ZNS, Radix, Hirnnerv, Dura, Band, Gefäß (Dissektion?), Diskus, Knochen, Muskel
Stabilität	stabil, bedingt stabil, schwer einschätzbar, instabil
Chronologie	primär, sekundär (z. B. progrediente Dislokation)
Relevanz der Verletzung	begleitend, wesentlich oder alleinig verlaufsbestimmend

Zur weitergehenden Orientierung über den derzeitigen Stand des ärztlichen Wissens, insbesondere zur Validität der gesammelten Daten (Standard, Guideline, Option), werden die **Guidelines** des Congress of Neurological Surgeons 2002 empfohlen (AANS 2002). Im vorliegenden Kapitel wird vorwiegend die Region um HWK 0/1 abgehandelt (s. Kap. 10.1).

Mögliche Einteilungsprinzipien von Verletzungen des KZÜs finden sich in Tabelle 9.2-1.

Symptome

Nach Verletzungen des KZÜs kann eine sehr unterschiedliche klinische Symptomatik beobachtet werden, vom Versterben am Unfallort (z. B. stumpfe Dekapitation) über offenkundige Nervenausfälle jeden Ausmaßes bis zur blanden Symptomatik – einem Zustand, der sich im Verlauf ändern kann (klinische Untersuchung bei Bewusstseinseinschränkung schwierig). Bei Bewusstseinstrübung oder bei sonstigem Verdacht auf eine Verletzung des KZÜs wird am Unfallort eine immobilisierende Orthese angelegt und der Patient dem „nächsten geeigneten Krankenhaus" zugewiesen. Dieser Begriff beinhaltet die Verfügbarkeit eines Computertomographen „rund um die Uhr".

Praktischer Hinweis: Bei Unfallpatienten mit Bewusstseinstrübung wird so lange eine Wirbelsäulenverletzung angenommen, bis das Gegenteil bewiesen ist.

Konstellationen, die ganz besonders an die Möglichkeit einer Verletzung des KZÜs denken lasse sollten, enthält Tabelle 9.2-2.

Praktischer Hinweis: Traumapatienten mit anamnestischer Bewusstseinstrübung (nicht nur Koma) haben in etwa 10 % eine oder mehrere Spinalverletzungen. Diese findet sich zu zwei Dritteln in der HWS (dabei wieder zu zwei Dritteln in der Höhe HWK 5/6). Falls bereits eine Spinalverletzung gefunden wurde, besteht in 10 % eine weitere in einer anderen Wirbelsäulenregion (Moskopp et al. 1990).

Falls der Patient kontaktfähig ist, werden fast immer Lokalbeschwerden mit schmerzhafter Bewegungseinschränkung im Nackenbereich angegeben. Mollowitz erwähnt einen Fall, der an eine Bollinger-Spätapoplexie erinnert (Bollinger 1891; Mollowitz 1998).

Cave: SCIWORA – SCIWORET: In der anglo-amerikanischen Literatur werden Patienten mit Myelopathien ohne bildgebend fassbare Läsion unter den Akronymen SCIWORA oder SCIWORET gefasst (spinal cord injury without radiographic abnormality/evidence of trauma) (AANS 2002; pp S100–4).

Ausstrahlende Beschwerden (Lhermitte-Zeichen bei Inklination) lassen zumindest an einen meningealen Reiz – bzw. eine Myelonbeteiligung denken und bedingen die sinngemäße Abklärung.

Differenzialdiagnose. Eine schmerzhafte Nackensteifigkeit kann aber auch als „scheinbar äußerlich verursacht" fehlgedeutet werden, insbesondere wenn die primäre Datenlage (eventuell mit Sturzereignis) kausal unklar bleibt: Im Zweifelsfall sollte auch eine spontane Subarachnoidal-

Tab. 9.2-2. Konstellationen, die den Verdacht auf eine Verletzung des kraniozervikalen Übergangs wecken sollten

- hochenergetisches Trauma mit Mehrfachschwerverletzung
- hochparietale Prellmarke und mutmaßlicher Stauchmechanismus
- ausgedehnte Gesichtsschädelverletzungen und mutmaßliche Scher- bzw. Rotationsmechanismen
- (Gurt-)Striemen am Hals mit möglicher Folge von Dissektionen (Ostermeier 1996)
- vorbekannte Spondylitis ankylosans Bechterew
- im Verlauf bleibende oder progrediente Lokalbeschwerden bzw. sekundäre neurologische Verschlechterung

blutung aus einer Gefäßmissbildung ausgeschlossen werden.

Diagnostik

Klinische Diagnostik

Wann immer möglich, stehen die anamnestische und klinische Befunderhebung vor der apparativen Bildgebung. Eine Röntgenuntersuchung des KZÜs wird unter folgenden Bedingungen *nicht* empfohlen: wacher, orientierter Patient, keine Zeichen für Intoxikation und/oder äußere Verletzung, keinerlei Nackenschmerzen oder Bewegungseinschränkung, fehlende Begleitumstände, die die Beurteilung erschweren (z. B. unerklärlich niedriger Blutdruck) (AANS 2002; pp S30–5, S85–99). Bedingungen, unter denen eine aufschiebbare Dringlichkeit der systematischen Akutdiagnostik des KZÜs ange-

Tab. 9.2-3. Bedingungen, unter denen eine aufschiebbare Dringlichkeit der systematischen Akutdiagnostik des kraniozervikalen Übergangs angenommen werden darf (unter Belassen der immobilisierenden Orthese!)

Nicht rekompensierte Vitalparameter	• arterielle Hypoxämie und Hypotonie: Pneumothorax • Ruptur eines Abdominalorgans • Karotisblutung
Koma mit weit starrer Pupille	• progrediente transtentorielle Herniation

nommen werden darf, finden sich in Tabelle 9.2-3.

Eine klinisch orientierende Untersuchung unter Abnahme einer Orthese vor der bildgebenden Diagnostik kann unter folgenden Umständen vertretbar sein:

- Entfernung ohne gröbere Patientenbewegung möglich (ggf. Helfer hinzuziehen)
- ruhiges Verbleiben des Patienten in axialer Mittellage
- weitgehendes Fehlen von Lokalbeschwerden
- stabile Vitalparameter

Das Dokument des Aufnahmebefundes sollte – auch unter Zeitdruck – den allgemein üblichen Prinzipien einer klinischen und neurologischen Untersuchung genügen. Empirisch fehlen gelegentlich Daten zu folgenden Punkten:

- Zeitangabe der Befund-/Kontrollerhebung (progrediente Verschlechterung?)
- Blutdruck, Oxygenation, Atemtyp, Glasgow Coma Score, Medikamenteneinfluss, Sprachkontakt
- motorische Ausfälle: komplett, inkomplett? Handdrücken, Beinbewegung – willentlich oder reflektorisch?
- sensible Ausfälle: komplett, inkomplett, konstante Angaben?
- rektaler Befund unter Hustenprovokation: Information über Stärke des Hustenstoßes und Kontraktion des Sphincter ani
- Priapismus?

Vor der bildgebenden Diagnostik werden Fremdkörper (Zahnprothesen) aus dem Kopfbereich entfernt. Dies gilt insbesondere bei der zunehmenden Verbreitung von Weichteil-Piercing.

Konventionelle Röntgenaufnahmen

Siehe dazu auch Torklus u. Gehle 1970, 1987; Wackenheim 1974, 1980; Wackenheim et al. 1989.

Eine primär unterlassene Bildgebung wegen übergeordneter Dringlichkeit mit der Maßgabe einer sekundären Komplettierung wird dokumentiert. Es ist Gegenstand von Kontroversen zwischen bildgebenden Diagnostikern und operativ tätigen Ärzten, in wieweit Röntgennativaufnahmen in der Traumaversorgung heutzutage überhaupt noch angefertigt werden sollen. Aus neurochirurgischer Sicht bietet die nativradiologische Darstellung der Halswirbelsäule durchaus Vorteile. Gleichwohl sind solche Aufnahmen ergänzungswürdig. Zeitsparend und auch primär ohne Umlagerung von einem CT-Schicht sind z. B. 16-zeilige Spiral-CTs

Tab. 9.2-4. Unfallunabhängige Sonderbefunde am kraniozervikalen Übergang

Befund	Mögliche Konsequenz
Okzipitalisation des Atlas	Wirbelkanalstenose
Os odontoideum mobile bzw. Densaplasie	Myelonkompression, Subluxation Differenzialdiagnose: apathologisches Ossiculum terminale Bergmann
Eigenständiger Okzipitalwirbel	in der Regel apathogen
Fehlbildung des Bandkapselapparates	atlantoaxiale Dislokation
Knöcherne Asymmetrien	Asymmetrie der gesamten Schädelbasis und des Gesichts
Basiläre Missbildungssyndrome: Chondrodystrophie, Chiari-Fehlbildung, Klippel-Feil-Syndrom, Morquio-Syndrom, Down-Syndrom (Taggard et al. 2000)	Instabilität, Myelonkompression
Inkompletter Bogenschluss (Voroperation?)	Verwechselung mit frischer Fraktur (Differenzialdiagnose nuklearmedizinisch klären)
Spondylitis ankylosans Bechterew	eigengesetzliche Komorbidität
Rheumatoide Arthritis	eigengesetzliche Komorbidität
Regionale Entzündung, auch Tuberkulose	eigengesetzliche Komorbidität
Regionale Neoplasie	eigengesetzliche Komorbidität

erhältlich, insbesondere unter Einbezug der Übergangsregionen – kraniozervikal und zervikothorakal.

Traumapatienten mit Verdacht auf Verletzungen der Halswirbelsäule erhalten eine konventionelle Bildgebung in mindestens zwei Projektionsrichtungen, ggf. ergänzt durch CT (bevorzugt Spiral-CT mit Rekonstruktionen).

Seitlicher Strahlengang. Zur Unfallversorgung wird unter anderem die konventionelle Röntgenübersichtsaufnahme im seitlichen Strahlengang unter Zug an den Armen angefertigt, um die Knochenelemente HWK 0 bis BWK 1 vollständig darzustellen. Der KZÜ kann zur besseren Beurteilung auch gezielt dargestellt werden (s. Kap. 2.4).

Bezüglich quantitativer Messwerte der Bildmorphologie des KZÜs wird auf die Spezialliteratur verwiesen (Lang 1987; McRae 1953; Müller u. Muhr 1997; Sun et al. 2000; Torklus u. Gehle 1970, 1987; Wackenheim 1974; White u. Panjabi 1990). Anatomische Varianten, Bruchspalten und Dislokationen lassen sich anhand eines Röntgenbildes meist zumindest erahnen und einer weitergehenden Diagnostik (CT, MRT, Angiographie) zuführen.

Überlagerungen durch Hart- und Weichgewebe können die Interpretation eines technisch regelrechten Röntgenbildes im seitlichen Strahlengang erschweren. Für das kindliche Alter (Knochenkerne, Varianten, eigene Biomechanik) wird auf Spezialliteratur verwiesen (Torklus u. Gehle 1970, 1987; Wackenheim et al. 1989).

Pädiatrie. Da sich das Zentrum der Flexion-Extensions-Achse erst nach dem 10. Lebensjahr von kranialeren Höhen zur Erwachsenenebene bei HWK 5/6 verschiebt, kann auf seitlichen Röntgenaufnahmen der Halswirbelsäule bei Kindern scheinbar eine Subluxation HWK 2/3 mit Verschiebungen bis zu 3 mm von HWK 2 vor HWK 3 imponieren: Pseudoluxation HWK 2/3. Frakturen sind in diesem Bereich im Kindesalter aber selten.

Prätraumatische Besonderheiten des KZÜs sind in Tabelle 9.2-4 zusammengestellt; sie können Mischpathologien bedingen: Stenosierungen könnten vor dem Un-

fall bereits schleichend zu Nervenausfällen geführt haben, die immer dann auch rasch schlechter werden, wenn die Verengung eine Liquorflussstörung nach sich zieht (Garcin et al. 1953).

Zur **funktionellen Beurteilung** der oberen Halswirbelsäule (auch im Verlauf) werden seitliche Aufnahmen in maximaler Ante- und Retroflexion angefertigt (sog. Funktionsaufnahmen), unter Dokumentation, ob aktive oder passive Exkursionen vorliegen. Das physiologische Bewegungsausmaß am KZÜ beträgt hierbei etwa 30° (5′) und verteilt sich in etwa zu gleichen Teile auf das obere und untere Kopfgelenk (mittleres Ausmaß von Drehbewegungen: 7′, Seitneigung: 1′).

Optional werden initial auch Aufnahmen in Lateralflexion beidseits mit der Frage nach funktionellen Störungen angefertigt (Hypomobilität oder Segmentlockerung). Solche Funktionsaufnahmen sind allerdings nur erlaubt, wenn:
- der Patient wach ist
- keine neurologischen Ausfälle bestehen
- Flexionsbewegungen vom Patienten selbstständig und ohne fremde Hilfe ausgeführt werden können

Anterior-posteriorer Strahlengang (a.p.). Das konventionelle a.p. Röntgenbild bei geöffnetem Mund enthält in der Regel wenig Information und wird hauptsächlich zur ersten Orientierung über Densfrakturen und Lateraldislokationen der Massae laterales atlantis (> 4 mm je Seite) durchgeführt.

Gelegentlich wird ein Mach-Effekt zwischen den oberen Schneidezähnen (11 und 21) als sog. „Denslängsfraktur" (die es praktisch kaum gibt) fehlgedeutet und daraus folgend ein Hubschraubertransport indiziert. Alternativen: telemedizinischer Rat, detailliertes Telefonat, ggf. auch bodengebundenen Transport erwägen. Auch eine mediane Spaltbildung des vorderen Atlasbogens projiziert sich auf den Dens und kann somit als Denslängsfraktur/-fissur) fehlgedeutet werden (Torklus u. Gehle 1987).

Bei Verdacht auf Frakturen der Okzipitalschuppe empfiehlt sich die Anforderung der sog. **halbaxialen Projektion nach Towne.**

Die **axiale Projektion** (submento-vertikal in Rückenlage oder vertiko-submental

in Bauchlage) ist bei frischer Verletzung riskant und wird heute durch das Dünnschicht-CT mit Rekonstruktionen (bessere Detailauflösung) ersetzt.

> **Klinischer Hinweis:** Nach äußeren Verletzungszeichen auch in denjenigen Bereichen suchen, die bei Rückenlage aufliegen bzw. durch Orthese verdeckt sind.

Konventionelle Verwischungstomographien dürften zunehmend seltener verfügbar sein, stellen aber in Zweifelsfällen die Anatomie des KZÜ sehr gut dar (Torklus u. Gehle 1970, 1987; Wackenheim 1974, 1980; Wackenheim et al. 1989).

Schrägprojektionen. In Zweifelsfällen können konventionelle Röntgenaufnahmen mit Fragestellung auf Facettenfrakturen/-dislokationen in Ausrichtung auf die intervertebralen Foramina (etwa 45° rotiert) oder die Interartikularportionen (etwa 15° rotiert) angefordert werden.

Computergestützte Schichtbilddiagnostik

Computertomographie. Bei Traumapatienten mit Bewusstseinsveränderung oder Lokalbeschwerden wird im Rahmen der üblichen Diagnostik auch ein CT des KZÜs angefordert (mit Weichteil- und Knochenfenster sowie Scout-View mit Schichtführung!). Bei Verdacht auf eine Verletzung wird die axiale Schichtung möglichst rechtwinklig zum vermuteten Bruchspalt gelegt und in jede Richtung bis in den unverletzten Bereich fortgeführt sowie durch Bildrekonstruktionen in weiteren Raumachsen komplettiert (bevorzugt Spiral-CT mit Rekonstruktionen).

> **Cave:** Falsch negative Befunde im axialen CT können entstehen, wenn das CT parallel zu einem Bruchspalt oder einem diskoligamentär verletzten Bewegungssegment abgeleitet wird und keine Rekonstruktion in anderen Raumachsen erfolgt.

Falsch positive Befunde in sagittaler Rekonstruktion können durch Bewegungen während der Ableitung bedingt sein („hineingerechnete Densfraktur").

Magnetresonanztomographie. Bei klinischem Verdacht auf Myelonbeteiligung und/oder Instabilität mit traumatischem Bandscheibenvorfall ist das MRT das Diagnostikum der Wahl, wenn irgendwie vertretbar, auch in der Akutphase, insbesondere vor geplanten Operationen zu Dekompression und Stabilisation (D'Alise et al. 1999).

> **Fallbeispiel.** Scheinbar falsch negative MRTs unter Notfallbedingungen: 29-jähriger Handwerker nach Sturz aus dem ersten Stock; bei Aufnahme schläfrig-erweckbar mit kompletter Querschnittslähmung kaudal von Th 6 infolge Wirbelkörperkompressionsfraktur BWK 5/6; spinales Notfall-MRT (Hauptinteresse für BWK 5/6). Nach unfallchirurgischer Instrumentation in Bauchlage imponierte neu ein sehr viel höherer Querschnitt ab C 6 infolge einer vorbestehenden, initial nicht dislozierten, diskoligamentären Zerreißung HWK 6/7, deren Signalveränderungen (besonders in T2-Wichtung) im Nachhinein bereits im Aufnahme-MRT erkennbar war. Bei der erst dann angeforderten neurochirurgischen Operation zeigte sich eine eingeblutet sequestrierte diskoligamentäre Zerreißung. → An polytope Verletzungen denken!

Tab. 9.2-5. Bildgebene Befunde, die an eine Instabilität am kraniozervikalen Übergang denken lassen

Seitliches Röntgenbild	
Atlantodentale Distanz adult	> 4 mm
Atlantodentale Distanz pädiatrisch (< 10. Lj.)	> 5 mm
Verbreiterter Interspinosusabstand (adult)	> 1,5faches der jeweiligen Nachbarsegmente
Verhältnis HWK 1/2 zu HWK 2/3 vergrößert	> 2,5 (Sun et al. 2000) (s. Kap. 10.1)
Densfraktur Typ II mit Frakturdislokation	> 6 mm (s. Kap. 10.1)
Hangman's fracture	(s. Kap. 10.1)
Schräges Röntgenbild	
Parallelitätsverlust der Wirbelgelenksfacetten	
Kontaktverlust der Wirbelgelenksfacetten	> 50 %
Funktionsaufnahme in Flexion und Extension	
Relativbewegung zwischen HWK 1 und HWK 3	> 11°
Anterio-posteriores Röntgenbild	
Überhängen der Massae laterales von HWK 1 über HWK 2	> 7 mm (Summe beider Seiten)
CT, MRT	
Ruptur und/oder Ausriss des Lig. transversum, des Lig. alare oder des Lig. apicis dentis	

Kontrastmittelmyelographie. Eine Indikation zu Myelographie und Myelo-CT besteht bei neurologischen Ausfällen ohne Frakturnachweis oder erheblicher Diskrepanz zwischen neurologischem und bildgebendem Befund. Dabei sollte an die Asservation von Liquor zu laborchemischer und mikrobiologischer, ggf. zytologischer Untersuchung gedacht werden.

Nuklearmedizinische Diagnostik. Falls die Differenzialdiagnose zwischen alten und frischen Veränderungen bildgebend nur unsicher zu stellen ist, kann eine Skelettszintigraphie mit [99]Technetium-Phosphonaten nach etwa 2 Tagen den erhöhten Knochenstoffwechsel frischer Frakturen dokumentieren. Cave: Es besteht die Möglichkeit des falsch negativen Befundes im Knochenszintigramm bei Patienten jenseits des 65. Lebensjahres und bei höhergradiger Osteoporose.

In Tabelle 9.2-5 sind Befunde zusammengefaßt, die an eine Instabilität am KZÜ denken lassen (s. Kap. 10.1).

Therapie

Die adäquate Therapie beginnt mit einer adäquaten Diagnostik. Akut empfiehlt sich bei entsprechendem Verdacht bis zur Ausschlussdiagnostik die immobilisierende Orthese. Ausnahme: wache Patienten mit posttraumatischen Nackenbeschwerden und normalen Befunden in der Bildgebung (konventionell und ggf. CT), wenn entweder die Funktionsaufnahmen oder ein MRT innerhalb von 2 Tagen unauffällig sind. Bei bewusstseinsgetrübten Patienten verantwortet dies der behandelnde Arzt sinngemäß (AANS 2002; pp S36–43).

Auch wache Patienten mit Verletzungen des KZÜs ohne primäre Myelonbeteiligung werden in der ersten posttraumatischen Nacht zumindest auf einer Wachstation überwacht, bei begleitender Bewusstseinstrübung wird die Intensivtherapiestation empfohlen (neurologisches und kardiopulmonales Monitoring). Zur Optimierung der Rückenmarkperfusion wird die Aufrechterhaltung eines systolischen Blutdrucks von mindestens 90 mm Hg während der ersten posttraumatischen Woche empfohlen.

Die Entscheidung über Invasivität und Zeitplanung der Behandlung richtet sich nach individuellen Gegebenheiten. Falls vitale Beeinträchtigungen seitens anderer Organsysteme vorliegen (z. B. pulmonal), wird nach Güterabwägung entschieden. Operativ kann extern (Halo nach Perry u. Nickel 1959) und intern (ventral, dorsal, kombiniert) stabilisiert werden, Letzteres ohne oder mit vorheriger Dekompression. Im Falle der Immobilisation (motorische

Ausfälle, Begleitverletzungen) wird zur Thromboembolieprophylaxe, sofern im Gesamtrahmen möglich, die Kombination aus Heparinisierung (in der Regel: PTT 35–45 s), axial schwenkbaren Betten und pneumatischen Kompressionsstrümpfe empfohlen (nicht empfohlen werden orale Antikoagulanzien als Monotherapie) (AANS 2002; pp S 73–80) (spezielle Therapie s. Kap. 10.1).

> **Praktischer Hinweis:** Viele Orthesen der Akutversorgung haben sehr scharfe Kanten und sollten nach Klinikaufnahme wegen der Dekubitusgefahr rasch gewechselt bzw. individuell angepasst werden.

Vielfach wird noch kontrovers diskutiert, ob man Patienten ohne erkennbare knöcherne oder ligamentäre Läsion eine Orthese verordnen soll. Ein Beleg über den Vorteil des Tragens solcher „Halskrawatten" konnte unter dieser Indikationsstellung bisher nicht erbracht werden (Borchgrevink et al. 1998). Nicht zuletzt besteht die Gefahr, besonders in versicherungstechnischer Hinsicht, beim Patienten Gedanken an eine „schwere Verletzung" zu induzieren.

Steroide. Ein zweifelsfreier Beleg für irgendeine günstige Wirkung von Steroiden nach Traumata des ZNS, einschließlich des Rückenmarks(!), unter klinischen Bedingungen wurde bisher nicht erbracht (Hurlbert 2000; Moskopp 1994). In den Guidelines der American Association of Neurological Surgeons wird darüber hinaus ausgeführt, dass die Evidenz für die Provokation von Nebenwirkungen höher ist als für irgendeinen günstigen Effekt (AANS 2002; pp S63–72).

Verlauf

Größere klinische Serien zu Langzeitverläufen bei Verletzungen des kraniozervikalen Übergangs fehlen. Empfohlen ist die Dokumentation des Erholungszustandes nach Verletzungen anhand des **Barthel-Index** (Mahoney u. Barthel 1965). Empirisch wird oft eine scheinbare Disproportionalität beobachtet, zwischen objektivierbarer Gewebetraumatisierung und Beeinträchtigung der Lebensqualität.

Die Spätprognose der Verletzungen des KZÜs ist vorsichtig zu stellen. Belegt sind Sekundärmanifestationen von Lokalbeschwerden und Myelopathien nach Jahrzehnten, mutmaßlich infolge von Verklebungen, Arachnopathien, Liquorflussstörungen, chronische Durchblutungsstörungen und sekundären knöchernen Stenosierungen (Torklus u. Gehle 1970, 1987).

Spezielle Verletzungen

Frakturen okzipitaler Kondylen HWK 0*

Eine erste Übersicht über die verschiedenen Frakturtypen okzipitaler Kondylen in der gebräuchlichsten Klassifikation nach Anderson und Montesano (1988) liefert Tabelle 9.2-6.

Allgemeines

Frakturen okzipitaler Kondylen (FOK) fanden sich zuerst bei Bell (1817) postmortal und bei Ahlgren et al. (1962) intravital erwähnt. Sie galten als selten; über eine größere radiologische Serie berichten Hanson et al. (2002). Die eigene klinische Langzeitbetreuung mit Nachuntersuchungen über ein Jahrzehnt umfasst 33 Patienten im Alter zwischen 5 und 75 Jahren mit intravitaler Diagnose einer FOK (Katamnesen bisher durch zwei Dissertationen im Abstand von 5 Jahren erhoben: Weidener 1996; Wiemann 2003).

Die bisher übliche **Klassifikation nach Anderson und Montesano** ist biomechanisch orientiert. Nicht alle Patienten lassen sich aber den drei von ihnen gewählten Gruppen eindeutig zuordnen.

Die **Inzidenz** für FOK dürfte im Prozentbereich derjenigen Patienten anzunehmen sein, die eine Schädel-Hirn-Ver-

_____
*   unter Mitarbeit von Martin Wiemann

letzung mit Bewusstseinsstörung erleiden und im Promillebereich aller sog. Traumapatienten (Hanson et al. 2002; Wiemann 2003).

Pathognomonische Verletzungsmuster oder Symptome lassen sich kaum ausmachen. FOK wurden niemals isoliert, sondern stets im Rahmen von Begleitverletzungen beobachtet: in über der Hälfte der eigenen Beobachtungen waren vier oder mehr Körperregionen verletzt (Abb. 9.2-3). Fast immer fanden sich akut weitere bildmorphologische Veränderung (CT) im neurochirurgischen Fachgebiet (28 von 33 Patienten). Die meisten Patienten mit FOK waren primär bewusstlos (22 von 33 Patienten), verloren sekundär das Bewusstsein (drei von 33 Patienten) oder wurden an der Grenze zum Koma (zwei von 33 Patienten) eingeliefert. Etwa die Hälfte der Patienten hatte knöcherne Verletzungen aus dem Gebiet der Mund-Kiefer-Gesichts-Chirurgie (15 von 33 Patienten) (s. Kap. 3.3). Bei nachgewiesener FOK muss bei einem Fünftel der Patienten mit einer oder mehreren weiteren Wirbelsäulenverletzungen gerechnet werden (sieben von 33 Patienten mit insgesamt 23 verletzten Bewegungssegmenten).

Für die **Akutdiagnostik** sind native Röntgenbilder bei Verdacht auf FOK in der Regel nicht beweisend; eine Verbreiterung der retropharyngealen Weichteile ist allerdings ein Hinweis. Diagnostikum der Wahl ist bisher das Dünnschicht-CT (Weichteil- und Knochenfenster, mit Rekonstruktionen; im Zweifel: Skelettszintigraphie nach 2 Tagen). Ein Verdacht auf myeläre oder ligamentäre Pathologie wird per MRT abgeklärt (AANS 2002; S 114–9). In jedem Fall wird der klinische Befund 6-stündlich und das CT bei Besonderheiten oder nach 1 Tag kontrolliert (Fragestellung: Fragmentdislokation, Bruchspaltenhämatom).

Therapeutisch wurde in der eigenen Serie nur bei einem Patienten operativ vorgegangen (Dekompression wegen epiduralen Bruchspaltenhämatoms am Tag 12; Abb. 9.2-4, 9.2-5) (Moskopp et al. 1998a). Alle anderen FOK heilten konservativ unter Anlage immobilisierender Zwei-Schalen-Orthesen für 6 bis 10 Wochen (bisher kein Halo-Fixateur unter dieser Indikation, keine Pseudarthrose im Langzeitverlauf). Das in der Literatur mitgeteilte hohe Ausmaß von Instabilitäten

Tab. 9.2-6. Frakturtypen okzipitaler Kondylen (vom Autor mod. nach Anderson u. Montesano 1988)

Frakturtyp	Frakturmechanismus	Häufigkeit bei Hanson 2002 (n = 107)	Häufigkeit bei eigenen Patienten (n = 33)
Typ 1	axiale Stauchung wie Jefferson-Mechanismus	3%	sechs Patienten
Typ 2	Einstrahlung einer linearen Basisfraktur	22%	elf Patienten
Typ 2a	nach/von vorn		drei Patienten
Typ 2b	nach/von hinten		sieben Patienten
Typ 2c	kombiniert von/nach vorn und hinten		ein Patient
Typ 3	Ausrissfraktur des Lig. alare (ipsilaterale Rotation + Inklination + Stauchung)	75%	13 Patienten
Typ 4	nach Anderson schwer klassifizierbar	–	drei Patienten

und Operationspflichtigkeiten (Hanson et al. 2002) wurde in der eigenen Serie nicht gefunden.

Etwa ein Fünftel der Patienten (sechs von 33) verstarb in der Postakutphase an den Folgen der schweren Verletzungen des Hirns (vier Patienten) oder extrakranieller Organe (zwei Patienten), ein Patient blieb apallisch. Als bleibende Beschwerden bei den Überlebenden blieben in wechselnder Ausprägung: Bewegungseinschränkungen am KZÜ; Defizite kaudaler Hirnnerven bei fünf Patienten. (Cave: begleitende Anosmie wird gelegentlich übersehen; die Patientin aus Abb. 9.2-6 litt darunter,

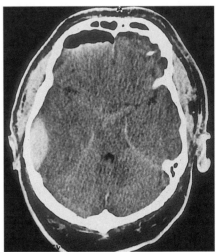

Abb. 9.2-3. Fraktur des kraniozervikalen Übergangs (FOK) Typ 2b im Rahmen einer Mehrfachschwerverletzung. Axiale CTs eines 45-jährigen Polytraumapatienten (initial Glasgow Coma Score 3, alkoholisiert, später rasch Glasgow Coma Score 5; zerebraler Perfusionsdruck im Verlauf stets deutlich über 50 mm Hg; Komadauer 1,5 Tage) mit epiduralem Hämatom rechts, traumatischer Subarachnoidalblutung (**a**), Felsenbeinlängsfraktur rechts mit fast kompletter peripherer Fazialisparese, Einstrahlung einer linearen Fraktur der Okzipitalschuppe in die linke Okzipitalkondyle (FOK Typ IIb, **b**), starken laryngopharyngealen Blutungen, schwerer Thoraxverletzung mit Lungenkontusion, Hämatothorax, Spannungspneumothorax und Frakturen der Rippen II, VIII und IX rechts (**c**), Oberarmschaftfraktur mit Sprengung des Akromioklavikulargelenk (nicht abgebildet). Der Gewaltvektor auf den Kopf kam höchstmutmaßlich von rechts.
Beispielhaft erläutert dieser Fall Folgendes: Frakturen okzipitaler Kondylen wurden niemals isoliert gefunden, in konventionellen Röntgenaufnahmen wurden sie unter Notfallbedingungen in keinem Fall diagnostiziert, sie waren selten verlaufsbestimmend.

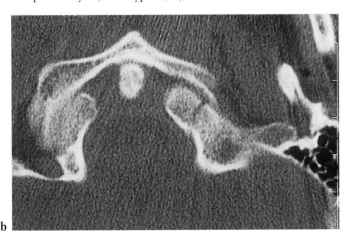

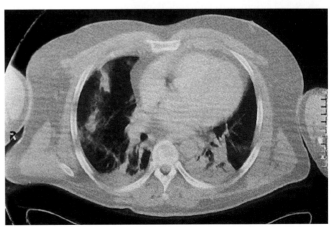

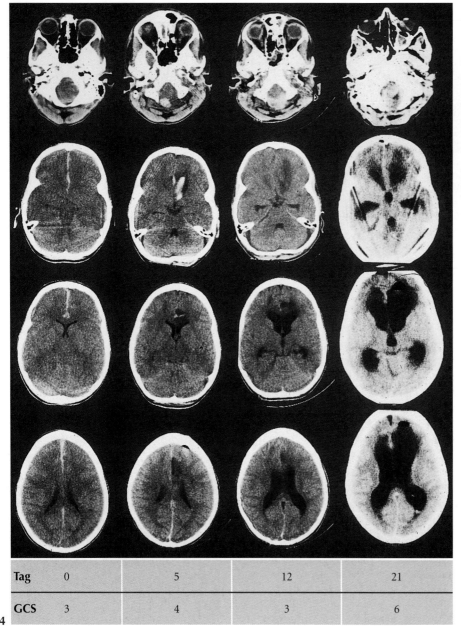

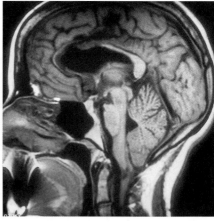

Abb. 9.2-5. Sagittales MRT des kraniozervikalen Überganges der Patientin aus Abbildung 9.2-4, 7 Jahre nach dem Unfall, nach mittlerweile bestandenem Abitur. Die Signalminderung in Höhe des Foramen occipitale magnum zeigte nur ein mildes klinisches Korrelat mit leichten ataktischen Gangstörungen.

Abb. 9.2-4. Fraktur des kraniozervikalen Übergangs (FOK) Typ 4 mit epiduraler Blutung aus dem Bruchspalt. Serie von axialen CTs in Parenchymeinstellung einer 12-jährigen Polytraumapatientin mit CTs bei Aufnahme (*links außen;* Glasgow Coma Score 3), an den posttraumatischen Tagen 5 (*links Mitte;* Glasgow Coma Score 4), 12 (*rechts Mitte;* Glasgow Coma Score 3) und 21 (*rechts außen;* Glasgow Coma Score 6). Zu verfolgen sind die Zeichen vieler Pathomechanismen, u. a. die allmähliche Entwicklung einer Hyperdensität am kraniozervikalen Übergang. Klinisch entwickelten sich Zeichen einer hohen Querschnittlähmung. Intraoperativ entsprach der Befund einem epiduralem Hämatom mit Blutungsquelle aus dem Bruchspalt einer bis dahin nicht diagnostizierten FOK.

Tag	0	5	12	21
GCS	3	4	3	6

Tab. 9.2-7. Minimal zu fordernde Punkte in der Befundung von Frakturen okzipitaler Kondylen

Anatomische Struktur	Fragestellung
Okzipitalschuppe bis zu Foramina der kaudalen Hirnnerven	lineare Fraktur? (s. Abb. 9.2-6)
Okzipitale Kondylen	Berstung, Impaktion, lineare Fraktur? (s. Abb. 9.2-8)
Foramen magnum	Einengung, Knochenfragment, Bruchspaltenhämatom? (s. Abb. 9.2-4, 9.2-5, 9.2-8)
Dens	Asymmetrie (durch Verletzung oder Lagerung)? (s. Abb. 9.2-7)
ZNS am kraniozervikalen Übergang	Suszeptibilitätsartefakte, Einblutungen (s. Abb. 9.2-5)
Band-Kapsel-Apparat	Suszeptibilitätsartefakte, Einblutungen (s. Kap. 9.3)

begleitend: bifrontale Kontusionen). In keinem Fall wurde derjenige Typ der Befindlichkeitsbeeinträchtigungen beklagt, wie er bei vielen der Patienten nach Peitschenschlagverletzung ohne morphologisch fassbare Läsion zur Darstellung kommt. Die Ursache hierfür ist unbekannt.

Empfehlungen zur gutachterlichen Bearbeitung finden sich unten. Spätestens zum Zeitpunkt eines Gutachtens sollten Aussagen zu folgenden Punkten erfolgen: Knochen (Dünnschicht-CT), Bänder (Ligg. transversum, alare: spezielle MRT, ggf. Funktionsstellung, s. Kap. 9.3), umliegendes ZNS (MRT), neuropsychologischer und HNO-Befund. Die minimal zu fordernden Punkte in der Befundung von FOK finden sich in Tabelle 9.2-7.

Spezielle Typen der Frakturen okzipitaler Kondylen

FOK Typ 1. Unter FOK vom Typ 1 nach Anderson und Montesano (sechs Katamnesen) versteht man Berstungen nach axialer Stauchung, analog zum Mechanismus von Jefferson-Frakturen des HWK 1, die bei zwei der eigenen Beobachtungen mit einer FOK Typ 1 vergesellschaftet war.

> **Praktischer Hinweis:** Bei Typ 1 einer Fraktur der okzipitalen Kondylen sollte nach Kettenfrakturen gesucht werden; ggf. wird die Fraktur wegen Impaktierung (Impaktionsbrüche zeigen unter Umständen keine Frakturlinie) erst nuklearmedizinisch bewiesen.

FOK Typ 2. Unter FOK vom Typ 2 (elf Katamnesen) versteht man lineare Frakturen des Os occipitale, die in die Kondylen einstrahlen, entweder von vorn (von uns „Typ 2a" genannt), am häufigsten von hinten („Typ 2b") oder von beidseits („Typ 2c", eher selten). Bei diesem Frakturtyp werden häufig Störungen kaudaler Hirnnerven beobachtet (s. Abb. 9.2-3, 9.2-6).

> **Praktischer Hinweis:** Frakturen der hinteren Schädelgrube werden bei Besonderheiten oder generell nach einem Tag per CT kontrolliert, wegen der Gefahr eines subakuten Epiduralhämatoms und konsekutiv möglichem Atemstillstand als Erstsymptom (s. Abb. 9.2-4).

FOK Typ 3. Unter FOK vom Typ 3 (13 Katamnesen) versteht man Ausrissfraktu-

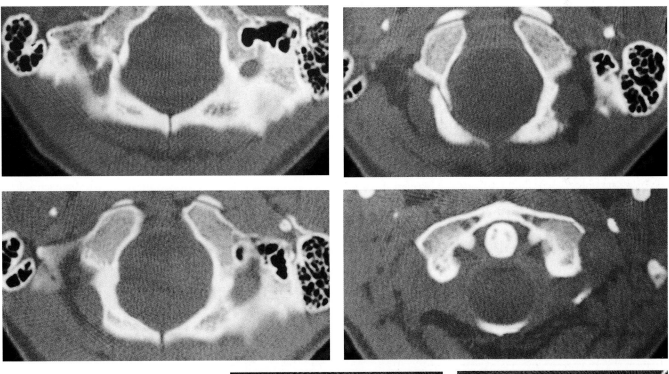

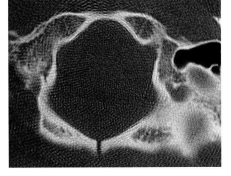

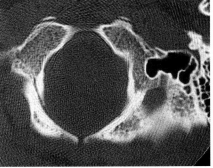

Abb. 9.2-6. Axiales Dünnschicht-CT einer zum Unfallzeitpunkt 28-jährigen Patienten mit schwerem Schädel-Hirn-Trauma (7 Tage Koma), Polytrauma mit Fraktur des kraniozervikalen Übergangs Typ 2b:
a) 9 Monate nach dem Unfall;
b) 3,5 Jahre nach dem Unfall: auch im Verlauf nach Jahren noch deutlich sichtbarer Frakturspalt.

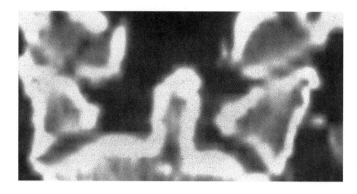

Abb. 9.2-7. Koronare CT-Rekonstruktionen des kraniozervikalen Übergangs mit deutlicher Fraktur Typ 3 (Lig.-alare-Ausriss) bei einer 20-jährigen Patientin mit isoliertem Schädel-Hirn-Trauma (bifrontale Kontusionen, Komadauer etwa 8 Wochen).

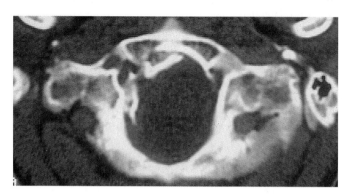

Abb. 9.2-8. Axiales Dünnschicht-CT eines 20-jährigen Polytraumapatienten (Beckenringfraktur, leichtes gedecktes Schädel-Hirn-Trauma ohne Koma, Glasgow Coma Score von 9 rasch nach 15) mit Fraktur des kraniozervikalen Übergangs Typ 3 (Lig.-alare-Ausriss) mit erheblicher Deformierung des Foramen occipitale magnum. Bei der Nachuntersuchung nach 3 Jahren: lokale, belastungsabhängige Bewegungseinschränkung am kraniozervikalen Übegang; in der Mini-Mental-State-Examination 30/30; kein Hinweis auf Rückenmarkpathologie.
Für solche Patienten ist bisher unbekannt, ob diese hohe Spinalkanalstenosen im Langzeitverlauf symptomatisch werden (zervikale Myelopathie). Dies hätte dann gutachterliche Relevanz.

ren durch Zug des Lig. alare am Kalenscher-Dreieck bei extremer Inklination mit Kopfrotation nach ipsilateral, ggf. mit zusätzlicher axialer Stauchung. Diesem Frakturtyp wird das größte Maß an potenzieller Instabilität zugeordnet. In der Regel reicht die externe Immobilisierung bzw. Stabilisierung. Bei klinischen Symptomen und raumfordernden Knochenfragmenten bzw. raumfordernden Blutungen wird man dekomprimieren und stabilisieren (Abb. 9.2-7, 9.2-8).

Schwer klassifizierbare Frakturen. Einige FOK (drei Katamnesen) lassen sich nicht eindeutig anhand der Klassifikation nach Anderson und Montesano zuordnen. Insofern erscheint einer Sondergruppierung (FOK Typ 4) vorerst berechtigt (s. Abb. 9.2-4, 9.2-5).

Kasuistik: Der Gruppe der schwer klassifizierbaren Frakturen okzipitaler Kondylen wurde auch der Fall eines 12-jährigen polytraumatisierten Mädchens zugeordnet. Bei der Patientin trat sekundär eine klinische Verschlechterung von einem Mittelhirnsyndrom („streckt") zu einem Bulbärhirnsyndrom (ohne Reaktion auf Schmerzreize mit Pupillenstörung) auf infolge eines epiduralen Bruchspaltenhämatoms

(Tag 12) mit sekundärer hoher Querschnittslähmung und Liquorflussstörung. Klinisch war der Zustand gut reversibel nach dorsaler Dekompression ohne Instrumentation. Im MRT des kraniozervikalen Übergangs fand sich eine ausgedehnte intramedulläre Signalminderung (12-Jahres-Katamnese: selbstständige Lebensführung, Abitur, Berufsausbildung).

Kraniozervikale Dislokation HWK 0/1

Traumatische **atlantookzipitale Dislokationen** (AOD) sind nicht selten schwere Verletzungen (oft im motorisierten Stra-

ßenverkehr) ohne und mit Zerreißungen hirnversorgender Gefäße. Die Dunkelziffer wird nicht gering sein, weil vermutlich viele Patienten präklinisch versterben („innere Enthauptung"). Kinder sind häufiger betroffen (Sun et al. 2000). Die Inzidenz wird bei Autopsieserien mit bis zu 20 % der tödlichen HWS-Verletzungen angegeben. Innerhalb von hochspezialisierten Rettungssystemen gelangen solche Patienten mit einer gewisse Wahrscheinlichkeit noch zur klinischen Aufnahme (zwei eigene Anschauungen: 4 und 75 Jahre). Die verschiedenen Typen der AOD finden sich in Tabelle 9.2-8.

Diagnostisch lassen sich solche Verletzungen des KZÜ gelegentlich bereits auf einfachen Röntgenübersichtsaufnahmen im seitlichen Strahlengang erkennen (Basion-Axisbasis-Abstand, Basion-Densspit-

Tab. 9.2-8. Typen der atlantookzipitalen Dislokation nach Traynelis (1986) und Dickman (1993)

Typ I	anteriore Dislokation des Kopfes
Typ II	longitudinale Separation (cave: keine iatrogene Distraktion!)
Typ III	posteriore Dislokation
Sondertyp	rotatorische Dislokation (Dickman 1993)

zen-Abstand; Harris et al. 1994a, b). Der Verdacht wird per CT, ggf. MRT abgeklärt.

Die schweren Fälle versterben auch unter klinischen Bedingungen; über Ausnahmen wurde berichtet (Gabrielsen u. Maxwell 1966). Kinder können auch beatmungspflichtig mit hoher Tetraplegie „überleben" und immer dann bei Angehörigen (unbegründete) Hoffnung auf eine inkomplette Läsion suggerieren, wenn spinale Reflexe erhalten sind oder wiederkehren. Patienten, die die ersten beiden Tage ohne neurologische Ausfälle überleben, haben eine gute Prognose (etwa ein Viertel der Patienten).

Therapeutisch ist zu berücksichtigen, dass Traktionen bei atlantookzipitalen Dislokationen in 10 % zu neuen neurologischen Defiziten führen (AANS 2002; pp S105–13). Für die behandelbaren Patienten wurden ggf. zervikookzipitale Fusionen empfohlen (verschiedene Varianten der okzipitozervikalen Fusion von dorsalem Zugang: Kombinationen von Netzen, Drähten, Schlingen, Bögen, Platten ohne und mit Knocheninterponaten sind im Gebrauch).

Dissektion der A. vertebralis

Man sollte grundsätzlich bei Verletzungen der Halswirbelsäule auch an die Möglichkeit der Dissektion hirnversorgender Arterien denken (die eigenen Beobachtungen wurden in der Dissertationsarbeit von Ostermeier 1996 publiziert). Wahrscheinlich ist die Dunkelziffer für Dissektionen der A. vertebralis am größten.

Bei dem Vorliegen eines der folgenden Zeichen sollte eine Dissektion angiographisch ausgeschlossen werden:

- komplette Myelonschädigung im Rahmen der Verletzungen des KZÜs
- Frakturverlauf durch ein Foramen transversarium
- Luxation der Facettengelenke oder eines ganzen Wirbelkörpers

Unter Dissektion versteht man einen Gefäßwandeinriss mit konsekutiver Einblutung zwischen Intima und Media gefolgt von Lumenstenosierung, bzw. -verschluss. Eine Vertebralisdissektion ist in der Regel lokal schmerzhaft, kann aber

auch stumm bleiben und im Verlauf als Kleinhirninfarkt „unbekannter Ursache" imponieren.

Als Risikofaktoren sind bekannt:

- fibromuskuläre Dysplasie
- vorbestehendes fusiformes Aneurysma
- Einnahme hormonelle Kontrazeptiva
- hochenergetisches Trauma

Bereits unter physiologischen Bedingungen imponieren **Knickstenosen** der A. vertebralis, und zwar kommt es bei Kopfrotationen von 30° zu einem kontralateralen und ab 45° zusätzlich zu einem ipsilateralen Kinking der A. vertebralis in ihrer Pars atlantica (sog. V3-Segment). **Vertebralisdissektionen** sind unter verschiedenen Umständen beschrieben: spontan, im Rahmen von Sport (auch Yoga), Überkopfarbeiten, chiropraktischer Maßnahmen, Traumata etc.

Diagnostisch werden klinischer und sonographischer Verdacht meist zur **Angiographie** (konventionelle, CT- oder MR-Angiographie) führen, bei der im positiven Fall die Stenosierung bei der überwiegenden Anzahl der Patienten im distalen V3-Segment gefunden wird.

Therapeutisch wird man nach Beseitigung oder Minimierung der Ursachen in der Regel Heparin geben (Ziel-PTT 40–50 s), sofern sich klinisch, sonographisch oder bildgebend der Verdacht auf thromboembolisch oder hämodynamisch vermittelte vertebrobasiläre Insuffizienzen ergib (AANS 2002; pp S173–8). Sofern für den jeweiligen Einzelfall eine Indikation zur Langzeitantikoagulation wegen der Dissektion einer hirnversorgenden Arterie erwogen wird, wird dies gegenüber den Nebenwirkungen von Vitamin-K-Antagonisten abgewogen (s. Kap. 6.1, 6.2).

Verletzungen bei HWK 0/1 durch Hieb-, Stich- oder Schusswaffen

Verletzungen des KZÜ durch Hieb-, Stich- oder Schusswaffen mit neurochirurgischer Konsequenz (z. B. bei offener Dura mater und Liquorfistel) sind eher kasuistisch und nach individueller Gegebenheit zu behandeln. Hierbei sollte – wie sonst auch – das operative Vorgehen nicht gefährlicher sein als die Verletzung selbst.

Stichverletzungen

Neben der üblichen Diagnostik empfiehlt sich auch bei Stichverletzungen des KZÜs die angiographische Abklärung, ggf. Kontrolle im Verlauf, mit Fragestellung der traumatischen Gefäßverletzung.

Schussverletzungen

Schussverletzungen des KZÜs haben selten direkte neurochirurgische Konsequenz. Nichtsdestoweniger gibt es Patienten, die, z. B. in suizidaler Absicht, durch den geöffneten Mund an vitalen Strukturen vorbeischießen und mit verschieden starken Ausfällen (zunächst) „überleben" und dann einer individuellen Therapie bedürfen.

Subarachnoidalblutung infolge von Subokzipitalpunktion

Formal gehören die seltenen Komplikationen subokzipitaler Punktionen in den Bereich der scharfen Verletzungen des KZÜs (Grumme u. Kolodziejczyk 1994). Die Punktion ist in der Hand des Erfahrenen technisch nicht schwierig oder gefährlich und wird unter folgenden Indikationen durchgeführt:

- Liquordiagnostik chemisch, zytologisch, mikrobiologisch
- Applikation von Kontrastmittel zur Myelographie
- Applikation von Fluoreszein zur Visualisierung von Liquorfisteln (cave: besondere Vorsichtsmaßnahmen: allenfalls 5%ige Lösung verwenden, Krampfanfälle möglich) (Guimaraes u. Becker 2001; Lund 2002)

Nichtsdestoweniger birgt die Punktion das Risiko für eine iatrogene Verletzung zentralnervöser Gewebe bzw. für eine Subarachnoidalblutung, meist infolge der Verletzung einer atypischen Schlinge der A. cerebelli inferior posterior (Töndury 1970). Da das Verfahren nur sehr selten durchgeführt wird, schwindet die Erfahrung; ggf. wird unter Röntgendurchleuchtung im seitlichen Strahlengang punktiert.

Gutachterliche Aspekte

Zu gutachterlichen Aspekten der Verletzungen des KZÜs wird auf die Spezialliteratur verwiesen (Grumme u. Kolodziejczyk 1994; Hohmann et al. 1983; Hülse et al. 1998; Mollowitz 1998 u.v.a.).

Durch diese Daten zieht sich als ein roter Faden, dass oftmals sog. „Weichteilverletzungen" (bzw. Verletzungen ohne morphologisch und auch klinisch-neurologisch fassbares Substrat) zu stärkerem subjektiven Leidensdruck und größeren gutachterlichen Problemen führen können als Verletzungen mit knöchernen Frakturen. Dabei ähneln sich die Schilderungen der Patienten (die sich ja nicht alle abgesprochen haben können) in einem Maße, dass man Gegebenheiten annehmen darf, die noch nicht vollständig verstanden sind. (Analogie zum Computerwesen: Schäden an Hardware oder Software?) Ratsam ist zumindest größtmögliche Sorgfalt und eine fächerübergreifende Zusammenarbeit sowie ggf. die Hinzuziehung eines in dieser speziellen Sache Erfahrenen.

Praktischer Hinweis: Oft merkt man bei Patienten, die später gutachterlich zu beurteilen sind, bereits während der Akutbehandlung, dass sie oder ihre Angehörigen mit irgendwas unzufrieden sind. Empfehlenswert ist in solchen Fällen das zeitnahe persönliche Gespräch, am besten unter Hinzuziehung des Leiters der Abteilung bzw. Klinik.

Oftmals möchten die Betroffenen nur, dass man sich ihnen adäquat zuwendet und ihnen ein Wort des Mitgefühls zukommen lässt. „Sie hat das Schicksal aber auch auf eine schwere Probe gestellt!" Oder „Es tut mir leid, dass Sie gestern Leidtragender eines Missverständnisses waren" oder „... eine geplante Operation verschoben werden musste" etc.

Solche „Prophylaxen" im Vorfeld einer potenziellen Klage sind nicht zu unterschätzen. Wenn sich partout keine Lösung abzeichnet, sollte ärztlicherseits das Privileg der Dokumentation genutzt werden. Hierzu gehört ggf. auch die Kopie von Dokumenten zum persönlichen Schutz,

denn bei verschwundenen Dokumenten tritt Beweislastumkehr ein, und der Arzt oder der Träger müssen belegen, was z. B. auf einem Röntgenbild zu sehen war oder nicht etc. (Bergmann 1999).

Es gibt Checklisten zur Bearbeitung von Gutachten mit der Fragestellung nach Verletzungen des KZÜs (s. Checkliste nach Graf-Baumann u. Wolff 1998). Hier noch einige Fragen anzufügen, kann stellenweise trivial erscheinen. Der junge Facharzt wird aber sehr schnell finden, wie selten alle Fragen für sein spezielles Gutachten vollständig zu beantworten sind.

1. Wer fragt was?
2. Werden durchgehend einheitliche Termini bzw. Abkürzungen verwandt? (Beispiel: Weist „HWK" stets auf etwas Knöchernes und „C" auf etwas Nervales hin oder existieren Mehrdeutigkeiten?)
3. Ist der technische Unfallmechanismus bekannt?
4. Sind Geschwindigkeiten, Sturzhöhen (gebremst, ungebremst), Sitzposition, Nackenstützen, Gurte im Fahrzeug, Kraftvektoren bekannt (Validität der Daten: Eigenanamnese, Fremdanamnese, Fotos, Zeitungsausschnitte etc.)
5. Sind medizinische Unfalldaten bekannt: Symptome, Begleitverletzugen, äußere Verletzungszeichen, Bewusstseinslage, Blutdruck, Oxygenation? Wann war (erster) Arztkontakt?
6. Ist die primäre Diagnostik dokumentiert und vorliegend? Vollständig, alle Regionen erfasst?
7. Ist der Verlauf dokumentiert: klinisch, bildgebend? Dokumente vorliegend? Alle Fachdisziplinen berücksichtigt?
8. Ist die Bildgebung adäquat? Beispiel: konventionelle Röntgenaufnahmen in Funktionsstellung; Dünnschicht-CT im Knochenfenster axial und ggf. sagittal bzw. koronar rekonstruiert; ggf. Funktions-CT zur Aufdeckung von Rotationsinstabilitäten; MRT für nervale Strukturen und Weichteil(geweb)e, ggf. Bändereinstellung (z. B. Lig.-alare-Einblutung?) (s. Kap. 9.3).
9. Schildert der Patient jetzt etwas Typisches? Beispiel: Unvermögen zum Koffertragen, Hüpfen, Rad fahren auf Kopfsteinpflaster, PKW-Steuerung bei Nacht und Regen (Tabelle bei Keidel et al. 1998)?
10. Ist der körperliche Befund schlüssig und wiederholbar (Neurologie, Beweglichkeit des KZÜ aktiv/passiv)?
11. Liegt eine HNO-Untersuchung mindestens im Verlauf vor (Gehör, Gleichgewicht, Stimmapparat)?
12. Gibt es Verlaufs-MRTs des ZNS mit Frage nach Suszeptibilitätsartefakten durch Mikroeinblutungen?
13. Liegt ein EEG vor?
14. Ist ein neurologisches bzw. neuropsychologisches Zusatzgutachten erforderlich?

Danksagung. Der Autor bedankt sich bei folgenden Radiologen für die Überlassung von Bildmaterial: Univ.-Prof. Dr. Peters (†), Univ.-Prof. Dr. Heindel, Dr. Ho, Dr. Meckling, PD Dr. Schuierer. Die Genehmigung zum Abdruck der Abb. 9.2-5 u. 7 erfolgte seitens des Springer-Verlages (cf. Moskopp et al. 1998a).

Literatur

Ahlgren P, Myind T, Wilhjelm B (1962) Eine selten vorkommende Fractura Basis Cranii. 97: 388–91.

American Association of Neurological Surgeons (AANS) (2002) Guidelines for the management of acute cervical spine and spinal cord injuries. Neurosurgery 50 (Suppl 3): S-i–199.

Anderson LD, D'Alonso RT (1974) Fractures of the odontoid process of the axis. J Bone Joint Surg (Am) 56 A: 1663–74.

Anderson PA, Montesano PX (1988) Morphology and treatment of occipital condyle fractures. Spine 13: 731–6.

Bell C (1817) Surgical observations. Middlesex Hosp J 4: 469–70.

Bergmann KO (1999) Fall 34: Die verschwundenen Röntgenbilder – BGH, Urteil vom 21. 11. 1995 – VI ZR 341/94 – VersR 1996, 330. In: Bergmann KO. Die Arzthaftung – Ein Leitfaden für Ärzte und Juristen. Berlin: Springer; 169–70.

Böhler J (1981) Schraubenosteosynthese von Frakturen des Dens axis. Unfallheilkunde 84: 221–3.

Bollinger O (1891) Ueber traumatische Spätapoplexie. Ein Beitrag zur Lehre von der Hirnerschütterung. Internationale Beiträge zur wissenschaftlichen Medicin. Festschrift für Virchow, Bd. 2. Loc. cit. in: Kocher Th (1901) Hirnerschütterung, Hirndruck und chirurgische Eingriffe bei Hirnkrankheiten. Wien: Alfred Hölder;

304–6 (inkl. des Falles eines 12-j. Knaben bei Otfrid Foerster (1863) Handbuch, 3. Aufl, p 579).

Borchgrevink GE, Kaasa A, McDonagh D et al. (1998) Acute treatment of whip-lash neck sprain injuries. A randomized trial of treatment during the first 14 days after a car accident. Spine 23: 25–31.

Bracken MB (2000) Methylprednisolone and spinal cord injury. J Neurosurg 93(1 Suppl): 175–9.

Chiari A (1891) Über Veränderungen des Kleinhirns infolge von Hydrocephalie des Großhirns. Deutsch Med Wochenschr: 1172.

D'Alise MD, Benzel EC, Hart BL (1999) Magnetic resonance imaging evaluation of ther cervical spine in the comatoes or obtunded trauma patient. J Neurosurg (Spine 1) 91: 54–9.

Dickman CA, Papadopoulos SM, Sonntag VK et al. (1993) Trauamtic occipitoatlantal dislocations. J Spinal Disord 6: 300–13.

Du Toit G (1976) Lateral atlanto-axial arthrodesis, a screw fixation technique S Afr J Surg 14: 9–12.

Dvořák J, Panjabi MM (1987) Anatomy of the alar ligaments. Spine 12: 863–70.

Dvořák J, Grob D (Hrsg) (1999) Halswirbelsäule – Diagnostik und Therapie. Stuttgart: Thieme.

Dvořák J, Dvořák V, Schneider W et al. (Hrsg) (1997) Manuelle Medizin. Stuttgart: Thieme.

Effendi R, Roy D, Cornish B et al. (1981) Fractures of the ring of the axis – a classification based on the analysis of 131 cases. J Bone Joint Surg 63B: 319–27.

Federative Committee of Anatomical Terminology (FCAT) (1998) Terminologia Anatomica. Stuttgart: Thieme.

Gabrielsen TO, Maxwell JA (1966) Traumatic atlanto-occipito dislocation: with case report of patient who survived. Am J Roentgenol Radium Ther Nucl Med 97: 624.

Garcin R, Oeconomos D (1953) Les aspects neurologiques des malformations congénitales de la charnière cervico-occipitale. Paris: Masson et Cie.

Glass RJ, Segui-Gomez M, Graham JD (2000) Child passenger safety: decisions about seating location, airbag exposure, and restraint use. Risk Anal 20: 521–7.

Goethe JW (ab 1784) Verschiedenheit des Verwachsens, Verschiedenheit der Zahl, Versuch aus der vergleichenden Knochenlehre …, Das Schädelgerüst aus Wirbelknochen auferbaut. In: Troll W (Hrsg) Goethes morphologische Schriften. Jena, Eugen Diederichs Verlag, 1932, pp 334 ff, 370 ff, 388 ff. Weitere Beschreibungen zur Ergänzung der Knochenlehre. In: Richter K

(Hrsg) Goethe – Sämtliche Werke, Bd. 4.2. München: Carl Hanser Verlag 1986; 167–73.

Graf-Baumann T, Wolff HD (1998) Die Begutachtung von HWS-Beschleunigungsverletzungen aus medizinrechtlicher Sicht. In: Hülse M, Neuhuber WL, Wolff HD (Hrsg) Der kraniozervikale Übergang – Grundlagen, Klinik, Pathophysiologie. Berlin: Springer; 145–67.

Grumme T, Kolodziejczyk D (Hrsg) (1994) Komplikationen in der Neurochirurgie. Bd 1: Wirbelsäulen-, Schmerz- und Nervenchirurgie. Berlin: Blackwell Wissenschafts-Verlag.

Guimaraes R, Becker H (2001) A new technique for the use of intrathecal fluorescein in the repair of cerebrospinal fluid rhinorrhea using a hypodense diluent. Rev Laryngol Otol Rhinol (Bord) 122: 191–2.

Guiot B, Fessler RG (1999) Complex atlanto-axial fractures. J Neurosurg (Spine 2) 91: 139–43.

Hanson JA, Deliganis AV, Baxter AB et al. (2002) Radiologic and clinical spectrum of occipital condyle fractures: retrospective review of 107 consecutive fractures in 95 patients. Am J Roentgenol 178: 1261–8.

Harris JH jr, Carson GC, Wagner LK (1994a) Radiologic diagnosis of traumatic occipitovertebral dissociation 1 (2). Am J Roentgenol 162: 881–6.

Harris JH jr, Carson GC, Wagner LK et al. (1994b) Radiologic diagnosis fo traumatic occipitovertebral dissociation: 2. Comparison of three methods of detcting occipitovertebral relationships on lateral radiographs of supine subjects. Am J Roentgenol 162: 887–92.

Hohmann D, Kügelgen B, Liebig K, Schirmer M (Hrsg) (1983) Neuroorthopädie 1. Berlin: Springer.

Hülse M, Neuhuber WL, Wolff HD (Hrsg) (1998) Der kranio-zervikale Übergang. – Grundlagen, Klinik, Pathophysiologie. Berlin: Springer.

Hurlbert RJ (2000) Methylprednisolone for acute spinal cord injury: an inappropriate standard of care. J Neurosurg (Spine 1) 93: 1–7.

Jefferson G (1920) Fracture of the atlas vertebra. Br J Surg 7: 407–22.

Judet J (1969) Collègue sur les fractures et luxations récentes du rachis cervical. Rev Chir Orthop 55: 71.

Kalenscher I (1893) Über den sog. dritten Gelenkhöcker und die accessorischen Höcker des Hinterhauptsbeins. Königsberg: Medizinische Dissertation.

Kapandji IA (1999) Funktionelle Anatomie der Gelenke, Bd 3. 3. Aufl. Stuttgart: Enke/Hippokrates; 160–83.

Keidel M, Di Stefano G, Kischka U et al. (1998) Neuropsychologische Aspekte der Beschleunigungsverletzung der HWS. In: Hülse M, Neuhuber WL, Wolff HD (Hrsg) Der kraniozervikale Übergang – Grundlagen, Klinik, Pathophysiologie. Berlin: Springer; 99–127.

Knese KH (1949/50) Kopfgelenk, Kopfhaltung und Kopfbewegung des Menschen. Zschr Anat Entwicklungsgesch (Berlin) 114: 67–107.

Knöringer P (1984) Zur Behandlung frischer Frakturen des Dens axis durch Kompressionsschraubenosteosynthese. Neurochirurgia (Stuttg) 27: 68–72.

Knöringer P (1990) Osteosynthesis of the upper cervical spine and the craniocervical junction. In: Bushe KA, Brock M, Klinger M (eds) Advances in Neurosurgery 18. Springer: Berlin; 24–31.

Lang J (2001) Skull Base and Related Structures – Atlas of Clinical Anatomy. 2nd ed. Stuttgart: Schattauer.

Lanz T von, Wachsmuth W, Lang J (Begr/Hrsg/Fortf) Praktische Anatomie. Berlin: Springer; Bd. 1, Teil 1A, 1985, S 19–20, 45–8; Bd. 1, Teil 1B, 1979, S 309–430; Bd. 1, Teil 2, 1955, S 12; Bd. 2, Teil 7, 1982, S 301–24.

Leonardo da Vinci (1489) Zeichnungen zum kraniozervikalen Übergang. In: Mathé J (Hrsg) (1978) Leonardo da Vinci – Anatomical Drawings. Genf: Editions Minerva.

Lund VJ (2002) Endoscopic management of cerebrospinal fluid leaks. Am J Rhinol 16: 17–23.

Mahoney FI, Barthel DW (1965) Functional evaluation: the Barthel index. Maryland State Med J 14: 61–5.

McRae DL (1953) Bony abnormalities in the region of the foramen magnum: correlation of anatomic and neurologic findings. Acta Radiol (Stockh) 40: 335.

Mollowitz GG (Hrsg) (1998) Der Unfallmann. 12. Aufl. Berlin: Springer.

Moskopp D (1994) Exkurs zur Wirbelsäulenstudie (NASCIS II). In: Moskopp D (Hrsg) Hirnverletzungen und Dexamethason unter besonderer Berücksichtigung glutamatvermittelter Sekundärschäden: klinische und experimentelle Untersuchungen. Aachen: Shaker-Verlag; 78–90.

Moskopp D, Böker DK, Kurthen M et al. (1990) Begleitende Wirbelsäulentraumata bei Schädel-Hirn-Verletzten. 34 konsekutive Patienten aus 3 Jahren. Unfallchirurg 93: 120–6.

Moskopp E, Horch C, Wassmann H (1998a) Frakturen okzipitaler Kondylen. In: Hülse M, Neuhuber WL, Wolff HD (Hrsg) Der kraniozervikale Übergang – Grundlagen, Klinik, Pathophysiologie. Berlin: Springer; 129–44.

Moskopp D, Horch C, Wassmann H (1998b) Frakturen der okzipitalen Kondylen als oft verkannte Traumafolge am kraniozervikalen Übergang. Schmerzkonferenz 12,4. Stuttgart: Gustav Fischer.

Müller EJ, Muhr G (1997) Wirbelsäulenverletzungen. Stuttgart: Thieme.

Nakanishi T (1980) Internal fixation of the odontoid fracture. Cen Jpn J Orthop Traumatic Surg 23: 399–406.

Neuhuber WL (1998) Der kraniozervikale Übergang: Entwicklung, Gelenke, Muskulatur und Innervation. In: Hülse M, Neuhuber WL, Wolff HD (Hrsg) Der kraniozervikale Übergang – Grundlagen, Klinik, Pathophysiologie. Berlin: Springer; 11–31.

Ostermeier C (1996) Verletzungen hirnversorgender Schlagadern. Eine retrospektive Studie über 52 Monate. Medizinsche Dissertation, Universität Münster. Aachen: Shaker-Verlag (hier S 23 ff, 39, 45, 53).

Perry J, Nickel VL (1959) Total cervical-spine fusion for neck paralysis. J Bone Joint Surg (Am) 41 A: 37–60.

Rhoton AL (2000) The foramen magnum. Neurosurgery 47 (Suppl): S155–93.

Röntgen WC (1895) Ueber eine neue Art von Strahlen. (Vorläufige Mittheilung.) Sitzungs-Berichte der Physikalisch-medicinischen Gesellschaft zu Würzburg. 9: 132–41.

Sun PP, Poffenbarger GJ, Durham S, Zimmerman R (2000) Spectrum of occipitoatlantoaxial injury in young children. J Neurosurg (Spine 1) 93: 28–39.

Taggard DA, Menezes AH, Ryken TC (2000) Treatment of Down syndrome-associated craniovertebral junction abnormalities. J Neurosurg (Spine 2) 93: 205–13.

Töndury G (1970/1981) Angewandte und topographische Anatomie. 4./5. Aufl. Stuttgart: Thieme.

Torklus D von, Gehle W (1970/3. Aufl. 1987) Die obere Halswirbelsäule. Regionale Morphologie, Pathologie und Traumatologie. Praktischer Röntgenatlas und Systematik. Stuttgart: Thieme.

Traynelis VC, Marano GD, Dunker RO, Kaufman HH (1986) Traumatic atlanto-occipital dislocation: case Report. J Neurosurg 65: 863–70 (Erratum dto: 66: 789).

Virchow R (1857) Untersuchungen über die Entwicklung des Schädelgrundes. Berlin: Reimer.

Volle E (2000) Functional magnetic resonance imaging – video diagnosis of soft-tissue trauma to the craniocervical joints and ligaments. Int Tinnitus J 6: 134–9.

Wackenheim A (1974) Roentgen Diagnosis of the Craniovertebral Region. Berlin: Springer.

Wackenheim A (1980) Neuroradiologie. Heidelberger Taschenbuch Bd. 206 Berlin: Springer.

Wackenheim A, Dutreix JL, Zöllner G (1989) The normal and abnormal aspects of the cranio-vertebral junction. In: Raimondi AJ, Choux M, Di Rocco C (eds) The Pediatric Spine II – Developmental Anomalies. New York, Berlin: Springer; 19–56.

Weidener C (1996) Frakturen okzipitaler Kondylen. Medizinische Dissertation, Universität Münster.

Weidner A (1998) Operative Behandlungsmöglichkeiten des Halswirbeltraumas. Dt Aerzteblatt 95: A1785–90.

White AA III, Panjabi MM (1990) Clinical Biomechanics of the Spine. 2nd ed. Philadelphia: JB Lippincott.

Wiemann M (2002) Über 33 Patienten mit Frakturen okzipitaler Kondylen im Rahmen von Mehrfachschwerverletzungen. Medizinische Dissertation, Universität Münster

Wissenschaftlicher Beirat der Bundesärztekammer (1998) Richtlinien zur Feststellung des Hirntodes. Dritte Fortschreibung 1997 mit Ergänzungen gemäß Transplantationsgesetz (TPG). Dt Aerztebl 95: B 1509–16.

Wood-Jones F (1913) The ideal lesion produced by judicial hanging. Lancet i: 53.

9.3 Diagnostische Methoden bei Verletzungen am kraniozervikalen Übergang

Eckhard Volle

Inhalt

Einleitung und Problemstellung

Im Rahmen von Traumata im Kopf-Hals-Nacken-Bereich können auch komplex verschaltete, tief liegende Strukturen des kraniozervikalen Überganges (KZÜ) verletzt werden (s. Kap. 9.2).

Unabdingbar ist die ie **exakte Befunderhebung** und **-dokumentation** von Beschwerden und Ausfällen, die das Gebiet der HNO, Neurologie, Augenheilkunde, der Orthopädie bzw. Unfallchirurgie und Neurochirurgie sowie der bildgebenden Radiologie betreffen, und zwar vom Tag des Unfalls bis zum Stillstand der klinischen Symptome.

Für eine gutachterliche Beurteilung von Kausalzusammenhängen ist eine ausführliche Anamnese zu technischen und medizinischen Daten wichtig (bei Verkehrsunfällen: Geschwindigkeiten, Sitzpositionen, Deformierungen, Daten zu anderen PKW-Insassen, Polizeibericht, Zeugen; primäre Beschwerden, Verlauf, erster Arztkontakt etc.). Wenn keine knöchernen Verletzungen gefunden, sondern Traumatisierungen von Weichgewebe, Bändern und/oder Gelenkkapseln des KZÜs vermutet wer-

den, können Beschwerden auch zeitverzögert und/oder sekundär einsetzen. Es kann zu Funktionsstörungen kommen, die nach dem derzeitigen Wissenstand schwer einzuordnen sind; die Verfügbarkeit des sog. gesicherten ärztlichen Wissens kann variieren.

Der Erfahrene kann anhand geschilderter Symptome ggf. Verdacht schöpfen, dass auch übergeordnete Kontrollsysteme verletzt wurden. Gemäß dem biokybernetischen Konzept von Hassenstein (1965), zuletzt eingehend von Wolff (1998) interpretiert, nimmt die neuronale Verschaltung des „Sockelgelenkes" des zweiten Halswirbels (HWK 2) hierbei eine Schlüsselstellung ein. Unter „**Sockelgelenk**" wird die Summe folgender anatomischer Strukturen verstanden: Articulationes atlantoaxiales mediales et laterales, einschließlich der Bursae und Ligamenta (s. unten) sowie die beiden Luschka-Gelenke des Segmentes HWK 2/3. Diese Sonderstellung des zweiten Halswirbels ermöglicht ein dreidimensionales Analysesystem zur Berechnung des Raumstandpunktes der menschlichen Kopf-Hals-Achse, das mit vielen anderen neuronalen Bahnsystemen, insbesondere dem visuellen Datenaufnahmesystem (Auge) verschaltet ist (Kahle 1979; Neuhuber 1998; Volle 2003; Abb. 9.3-1a).

Derzeitiger Wissensstand bei den bildgebenden Verfahren

Die schwedische Arbeitsgruppe um Jónsson und Rauschning konnte anhand von Gefrierschnitten obduzierter Patienten zeigen, dass nach einem Trauma mit komplexem Unfallmechanismus, der sog. Whi-

plash-associated Disease (WAD), eine Vielzahl von diskoligamentären Verletzungen der Halswirbelsäule (HWS) – auch der sog. kleinen Wirbelgelenke – sowie Verletzungen der subchondralen und tiefer gehend auch der knöchernen Anteile der Interartikularportionen auftreten können (Jónsson et al. 1991, 1994). Unter WAD verstehen die Autoren alle Traumata der Kopf-Hals-Achse, auch infolge von Krafteinwirkungen auf mehrere Körperlokalisationen und Positionen.

Obenauer und Mitarbeiter (1999) konnten in einer weiteren Post-mortem-Studie belegen, dass ligamentäre Verletzungen, insbesondere die der Ligg. alaria, auch ohne knöcherne Begleitverletzungen vorkommen. In Kapitel 9.2 wurde demgegenüber anhand von über 30 Patienten mit der intravitalen Diagnose okzipitaler Kondylenfrakturen dargelegt, dass unter klinischen Bedingungen Verletzungen der Ligg. alaria in keinem Fall isoliert, sondern nur im Rahmen schwerer Mehrfachverletzungen gefunden wurden.

Obduktionsbefunde von Unfalltoten sind auf Patienten mit wesentlich geringerer Einwirkung von äußerer Gewalt zurückhaltend übertragbar. Die Gruppe um Crisco (1991) wies mit einem Modellversuch nach, dass z. B. bei den Flügelbändern beide Ligg. alaria intakt sein müssen, um die erforderliche Stabilität des Dens während der axialen Rotation zu limitieren. Falls eines der beiden Flügelbänder verletzt wurde, ist der normale Bewegungsablauf unphysiologisch.

Der KZÜ wird nach Lang aus folgenden anatomischen Einheiten gebildet: dem Lig. cruciforme atlantis, das zwei Komponenten besitzt; dem kräftigen Lig. transversum atlantis sowie den Fasciculi longitudinales (Lang u. Wachsmuth 1979). Das **Lig. transversum atlantis** zieht von den kleinen Höckern der Massae laterales an der Innenseite entlang und hält nur den basisnahen Densanteil in Funktionsposition

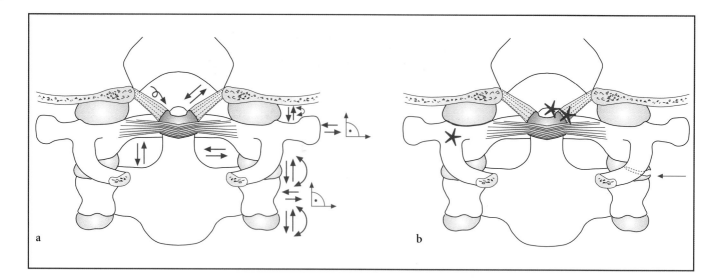

▲

am Atlasbogen. Die **Ligg. alaria** sind paarig angelegte Bänder und ziehen vom lateralen Rand des Dens zum seitlichen Innenrand des Foramen magnum an den medialen Flächen der Condyli occipitales. Die Variationsbreite und Verlaufsform dieser Bänder ist wegen ihrer Multifunktionalität enorm groß. In der Regel haben sie einen okzipitalen und einen atlantalen Anteil. Zur Funktionserhaltung sind entwicklungsgeschichtlich einzelne Bursae entstanden: Lang beschreibt die Verschiebeschicht zwischen Membrana tectoria und dem kranialen Densanteil als „Bursa cruciatotectoria" sowie die Gleitschicht zwischen dem kaudalen Densanteil und dem Lig. transversum atlantis als „Bursa atlantodentalis" (Lang u. Wachsmuth 1979). Beide Bezeichnungen haben bisher keinen Eingang in die Terminologia Anatomica gefunden (FCAT 1998).

Unter funktionellen Gesichtspunkten arbeiten diese genannten Strukturen zusammen und lassen sich bildgebend als ein „Dens-related complex" darstellen. Nach Ansicht von Lang (2003, pers. Mitt.) können durch anhaltende Mehrbeanspruchungen, wie sie bei Instabilitäten des KZÜ zu unterstellen sind, zusätzliche oder auch rudimentär angelegte Gleitbeutel ausgebildet bzw. reaktiviert werden (sog. „posttraumatische Bursae").

Folgende Pathologien sind unter der Beachtung des Zeitabstandes zwischen Trauma und dem Untersuchungstag durch bildgebende Verfahren (Standardröntgenuntersuchung, hoch auflösende Spiral-CT, Myelographie, Myelo-CT, hoch auflösende Standard-MRT, einschließlich MR-Angiographie, in speziellen Fällen Farbduplexsonographie der Halsgefäße) (Bartels 1999) nachweisbar:

- Hämarthros
- perineurale Hämatome
- Vertebralisdissektionen (eventuell erst durch intraarterielle digitale Subtraktionsangiographie)
- subchondrale Facettgelenkimpressionen
- Meniskoid- und Ligamentumein- und/oder -abrisse (Krakenes et al. 2002)
- traumatische Bandscheibenschäden (bis zum Prolaps)
- Knochenfissuren oder -fragmentationen mit Nervenkontakt (Jónsson et al. 1991, 1994)
- Scherungszeichen bzw. Kontusionen am Hirnstamm mit sekundärer Myelomalazie und/oder Syringomyelie
- Differenzierung prä- von postganglionären zervikalen Nervenwurzelausrissen (Volle et al. 1992)

In Zukunft werden zur Beurteilung von Kapsel- und ligamentären Verletzungen immer mehr die **funktionellen bildgebenden Untersuchungsmethoden** herangezogen werden.

Besonders die funktionellen Studien der Arbeitsgruppen um Kim (2002) sowie um Volle (2001) belegen die große Bedeutung der Anwendung der funktionellen Magnetresonanztomographie (fMRT) zum Ausschluss oder Nachweis von Zerreißungen im Bereich der Ligg. alaria sowie der kapselnahen Bandstrukturen am

Abb. 9.3-1. Halbschematische Darstellung des kraniozervikalen Überganges von Halswirbelkörper (HWK) 0 bis zum Bewegungssegment HWK 2/3 in koronarer Aufsicht von dorsal. Um die gegensinnigen Scherkräfte zwischen HWK 0/1 und HWK 1/2 zu berücksichtigen und die sonst verdeckten synovialen Kapselgelenke von HWK 2/3 komplett abzubilden, sind jeweils die Bögen von HWK 2 absichtlich nicht schematisch erfasst. Die angedeuteten Bögen von HWK 1 wurden schematisch nur erfasst, damit erkennbar wird, dass es sich um eine dorsoventrale Ansicht handelt. Dadurch bleibt der Blick auf die wesentlichen atlantodentalen Gelenkspaltaufweitungen von HWK 1/2 – trotz möglicher Rotationspathologien – erhalten.
a) Konzept des „Sockelgelenkes HWK 2" als dreidimensionaler Sensor für die Kopfstellung (Volle 2003; Wolff 1998). Die Pfeile sollen die möglichen Distanzveränderungen, unterschiedlichen Winkelwerte und gegensinnigen Scherbewegungen bzw. Kraftvektoren sowie unterschiedlich messbare Drucksensoren der Kapseln und Ligamenta verdeutlichen.
b) Mit Sternchen * markiert: häufige Verletzungsstellen der synovialen Gelenkkapsel (Facettengelenk) HWK 0/1 (links); mit Doppelsternchen ** markiert: Periosttraumatisierung am Insertionsbereich der Ligg. alaria am Dens mit Dens-Bursa-Ruptur (rechts); mit Pfeil markiert: Ruptur des synovialen Kapsel-Band-Apparates von HWK 1/2 (rechts). Es handelt sich um häufige Verletzungsorte und verletzungstypische Prädilektionsstellen des kraniozervikalen Übergangs anhand der Erfahrungen aus über 1200 funktionellen MRT-Untersuchungen des KZÜ (Volle 2003).

Dens. Neben diesen aktuellen internationalen Studien, die die Wertigkeit der fMRT belegen, gibt es auch kritische Stimmen zur Abgrenzbarkeit der Ligg. alaria unter statischen Bedingungen anhand der bildgebenden Diagnostik. Hierzu zählt die Publikation von Pfirrmann und Mitarbeitern (2001): In dieser Studie wurde eine hoch auflösende Magnetresonanztomographie ohne funktionelle Untersuchung angewandt. Auch die Gruppe um Muhle (2002) argumentiert anhand einer Zusammenfassung ohne eigene größere Patientenzahl in diese Richtung, ebenfalls ohne Erörterung funktioneller Untersuchungsmethoden.

Die Erkenntnisse aus über 1200 fMRTs (Volle 2003) zeigen, dass die posttraumatischen narbigen Veränderungen von Ligamenten, synovialen Kapseln und Periostinsertionen des KZÜs durch ihren Funktionsverlust zu einer Rückenmarkkompression führen können. Der kraniale Densanteil besitzt Schutzbursae für eine Milderung der Rotationsreibung der Ligg. alaria am Periost, die von Lang (2003, pers. Mitt.) und Prescher (1990) als „Bursa cruciatotectoria" bezeichnet wurden. Durch Verletzungen der synovialen Kapselstrukturen und ein Insertionstrauma der ligamentären Strukturen am Periost ist nur ein eingeschränktes Funktionieren dieses Kopfgelenkverbandes möglich (Crisco et al. 1992).

Es kann wissenschaftlich diskutiert werden, ob die oben genannten Strukturveränderungen eine Instabilität bewirken können. Unstrittig ist jedoch, dass der in der fMRT nachweisbare funktionelle Rückenmarkkontakt am kranialen Densspitzenbereich bei gleichzeitigem Eintreten von klinischen Symptomen als pathologisch anzusehen ist. Hierbei ist es wichtig zu wissen, dass der KZÜ unter normalen physiologischen Bedingungen den größten Subarachnoidalraum unserer Neuroachse aufweist (Lang 2003, pers. Mitt.; Reesink et al. 2001). Die auslösbare klinische Symptomatik beinhaltet z.B. Drop Attacks, Unwohlsein mit Brechreiz und ein von der Rotation abhängiges Vernichtungsgefühl, direkt auslösbare Atembeschwerden, Dysästhesien etc. (Hawighorst et al. 2001; Volle 2003).

Häufig geschilderte Beschwerden

Patienten mit Verletzungen des KZÜs (Abb. 9.3-1b zeigen häufige Verletzungsstellen von Kapsel und Bändern in diesem Bereich) schildern häufig einen Verlust oder die Beeinträchtigung von Integrations- und Intelligenzleistungen; oft werden Störungen des Kurzzeitgedächtnisses angegeben. Viele äußern, auf Kopfsteinpflaster nicht Fahrrad fahren und unter gewissen Umständen Abstände nicht kalkulieren zu können, insbesondere im Straßenverkehr. Das Steuern eines PKWs bei Nacht und Regen sei kaum möglich. Das Auge werde gleichsam als Fremdkörper empfunden.

Möglicherweise beruht dies auf einer mangelnden Fähigkeit, mehrere optisch angelegte „Informationsdateien" nebeneinander zu bearbeiten und die entsprechende Information fehlerfrei zentralnervös zu verarbeiten. Denkbar ist das Fehlen eines „Eich-/Kontrollverfahrens", um datengleiche Informationen zu verarbeiten und als Abstrakt wiederzugeben.

Diagnostische Maßnahmen

Mithilfe der seit 1995 verfügbaren **funktionellen Magnetresonanztomographie** werden Pathologien unter funktionellen Gegebenheiten untersucht. Hierbei können Kompressionen des Rückenmarks festgestellt werden, die sich in anderen Diagnoseverfahren nicht finden, z.B. intermittierende Kompressionen zentralnervöser Strukturen bei besonderen Bewegungsexkursionen mit Aufbrauchen des schützenden subarachnoidalen Pufferraumes (Abb. 9.3-2). Dies wird als Ursache für bewegungsabhängige Funktionsstörungen angenommen, wenn der Patient zur gleichen Zeit über entsprechende Beschwerden klagt (Hawighorst et al. 2001; Steel 1969; Volle 2000). Bei einer fMRT des KZÜs werden maximale Bewegungspositionen mit manualtherapeutischen Grifftechniken durchgeführt, möglichst ohne meningeale Reizzeichen zu provozieren (der Patient lagert sich in keine dieser Funktionspositionen selbst). Die Durchführung solcher fMRTs ist zeitaufwändig und erfordert manualtherapeutische Erfahrung sowie Kenntnisse der Embryologie, der Variationen der Kinderradiologie sowie spezieller Angiographiekenntnisse des vertebrobasilären Gefäßsystems.

Die Abbildung 9.3-3 zeigt einen Normalbefund der Ligg. alaria. Diese Bandstrukturen wurden, unter Beachtung ihrer Verlaufsvariationen, durch eine funktionell mögliche Maximalstressung in ihrer jeweiligen Verlaufsrichtung in der fMRT dargestellt. Um nicht-planparallel verlaufende Bandstrukturen zu erfassen, z.B. die der Ligg. alaria, werden probatorische Sequenzen zur MRT-Lokalisierung durchgeführt. Danach kommen hoch auflösende Spezialsequenzen mit 2–3 mm Schichtdicke in der gewünschten Raumebene zur Anwendung, die nicht den üblichen x-, y- und z-Raumachsen entsprechen. Man versucht damit, die entsprechende Struktur frei zu „projizieren", damit das funktionell angespannte Ligament und/oder die Kapseln frei von Überlagerungen oder Anschnitten dargestellt werden können. Mit einer statischen MRT kann die Funktion eines Ligaments unter Stressbedingungen nicht geklärt werden.

Empfehlungen

Bei entsprechend begründbarem Verdacht auf Verletzungen des KZÜs (insbesondere bei Rotationskomponente des Traumas, komplexen und bleibenden Beschwerden etc.) sollten folgende Pathologien posttraumatisch ausgeschlossen werden:

- Dissektionen der A. vertebralis oder anderer Gefäße (cave: sekundäre Ausbildung arteriovenöser Shunts möglich) (AANS 2002)
- kleinere Einblutungen oder Ödeme an zentralnervösen Prädilektionsstellen
- Verletzungen der Kapsel- und Bandstrukturen am KZÜ
- knöcherne Ausrisse, Kompressionen, Impaktierungen, Fissuren, unklare Konfigurationen (sog. Periosttraumata und/oder ein „Bone bruise" [Knochenkontusion]) der begrenzenden Knochenlamellen

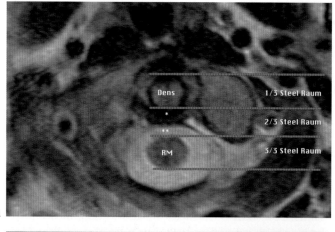

2a

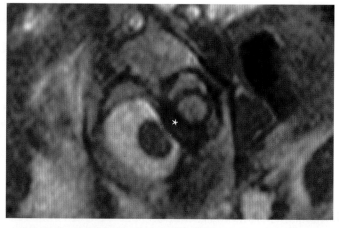

2b

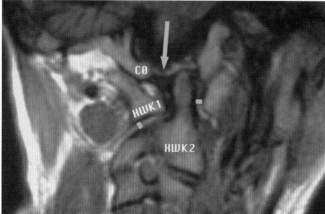

3a

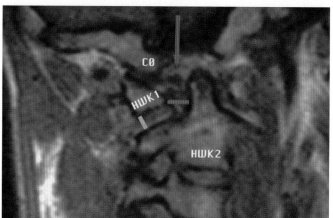

3b

Abb. 9.3-2. Axiales funktionelles MRT in Höhe des Lig. transversum atlantis: (**a**) in Neutralposition des Patienten, (**b**) in aktiver Maximalrotation des Kopfes (Kinn zur linken Schulter). 23-jährige ehem. PKW-Fahrerin 3 Jahre nach passivem Auffahrunfall durch LKW bei etwa 55 km/h; vorherige Wahrnehmung des LKWs im Rückspiegel; Rotationsbewegung zum Selbstschutz im Moment des Aufpralls; dabei Gefühl eines „Risses" im kraniozervikalen Übergang. Aktuelle Leitsymptome: lageabhängige Durchschlafstörung, mit Empfindungen von Unwohlsein, Vernichtungsgefühl, Schwindelattacken, „Rüttelschmerz", ausgeprägte Konzentrations-, Lese und Merkfähigkeitsstörungen.
Zur Darstellung kommt der funktionelle Rückenmarkkontakt in maximaler Rotationsposition (**b**) gegenüber der Normallage (**a**) durch einen Gewebekomplex (dens related scar tissue) dorsal der knöchernen Densformation.
a) Hier ist gut die modifizierte Drittelung nach Steel zu erkennen, mit Raumanteilen von je einem Drittel für Dens, retrodentalen Gewebekomplex (∗) (einschließlich Venenplexus) und Subarachnoidalraum sowie Myelon (∗∗).

b) Hier ist dokumentiert, dass sich eine Myelonkompression unter Umständen erst in maximaler Rotationsposition findet, mit Verformung der Kontur und ohne Ausweichen nach dorsal in den noch freien Subarachnoidalraum.

Abb. 9.3-3. Funktionelle MRTs (fMRTs) in Höhe des kraniozervikalen Übergangs:
a) 27-jähriger Patient im Liegen in maximaler Rotationsposition des Kopfes mit funktioneller Maximaldarstellung eines gespannten (funktionell aktiven) Lig. alare. Gezeigt ist ein Normalbefund.
Es bedeuten: grüner Pfeil: normales Lig. alare; grüner Balken: Normalweite des synovialen Kapselgelenkes (rechts) und normale atlantodentale Weite. Die Ligg. alaria sind nach Anspannung (atypische Rotationsabbildung) deutlich homogen zwischen der Umgebung der medialen Fläche des Condylus occipitalis und der superolateralen Fläche des Dens rechts zu erkennen.
b) Rotationsstellung und maximale Anspannung der ligamentären Region des kraniozervikalen Überganges (koronar) einer 45-jährigen Patientin anderthalb Jahre nach einem

Auffahrunfall mit mutmaßlich rotatorischer Komponente (peritraumatische Amnesie, Bruch zweier Rippen, Schulterprellmarken). Leitsymptome (seit dem 2. posttraumatischen Tag) für die Untersuchung in der fMRT: Schwindel, Verschwommensehen, Augendruck rechts betont, dorsale Kopfschmerzen, Druckgefühl im Genick. Unvermögen des Treppensteigens ohne Hilfe der Hände und ohne Sichtkontakt zu den Stufen; lageabhängige Neigung zum Erbrechen. „Rüttelschmerz" beim Radfahren und Gehen auf Kopfsteinpflaster, das Instabilitätsgefühl macht Radfahren praktisch unmöglich.
Zur Darstellung kommen: roter Pfeil: rupturiertes Lig. alare. Es kommen nur narbige Restkonvolute zwischen der Umgebung der medialen Fläche des Condylus occipitalis bis hin zum Insertionsbereich meistens der superolateralen Fläche des Dens rechts zur Darstellung; roter Balken: deutliche atlantodentale koronare Gelenkspaltaufweitung von mehr als 4 mm rechts; orangefarbener Balken: synoviale Kapselsprengung von HWK 1/2 rechts.

Zum Nachweis der vorgenannten Pathologien sind besonders geeignet:

- hoch auflösende Dünnschicht-Spiral-CT in High-Resolution-CT-Knochenfenster-Einstellung, ggf. mit dreidimensionaler Rekonstruktion
- statische hoch auflösende MRT-Analyse
- MR-Angiographie bzw. Farbduplexsonographie
- fMRT

Eine **gutachterliche Bearbeitung** von Fragestellungen nach objektivierbaren Zeichen von Verletzungen am KZÜ sollte interdisziplinär erfolgen. Als Grundlage für nachvollziehbare Bewertungen werden dabei interdisziplinäre Befunderhebungen aus den oben genannten Fachgebieten herangezogen.

Ein Zusammenhang zwischen Verletzungen am KZÜ und bildgebend erhobenen Veränderungen ist anzunehmen, wenn Folgendes zutrifft:

- In der Perakutphase (bis zu 2 Wochen) werden pathologische Wasseransammlungen (Ödeme) in den Muskeln, in den Kapseln, den Ligamenten, im Rückenmark, im Spongiosa-, Perivaskulär- und Peridiskalraum (ab HWK 2/3) verifiziert und im Seitenvergleich lokalisiert.
- Im Verlauf der Farbduplexsonographie tritt eine Veränderung der A. vertebralis auf, die für eine typische Irritation bzw. Affektion des vertebrobasilären Systems spricht.
- Im Verlauf der Erkrankung treten Symptome auf, die durch besondere Beanspruchung des KZÜs ausgelöst und in der fMRT durch einen Rückenmarkkontakt und/oder durch eine – erst in der fMRT nachweisbare – außerordentliche Beweglichkeit des Dens im „Atlantodentalgelenk" verursacht werden (wobei die Articulationes atlantoaxiales medialis et laterales sowie die „Bursa cruciatotectoria" nach Lang [Lang u. Wachsmuth 1979] und Prescher [1990] beteiligt sein können). Es resultieren die sog. tanzenden unphysiologischen Bewegungen des Dens nach Crisco (1991) und Volle (2001), wobei eine wechselnde Aufweitung der Gelenkspalten aufgezeigt wird.

- In Hirnperfusionsstudien (SPECT) kommen Hinweise auf ZNS-Ischämien zur Darstellung.
- In hoch auflösenden MRTs (z. B. Gradientenechosequenzen) treten Suszeptibilitätsartefakte auf, auf der Grundlage ortsständig verbliebener Eisen-III-Ionen nach lokalen Hämorrhagien. Letztere können auch bei nennenswerter funktioneller Beeinträchtigung unterhalb der Nachweisgrenze üblicher CT-Untersuchungen liegen. Solche Veränderung werden sowohl im Parenchym als auch an denjenigen Stellen gefunden, die im Rahmen unphysiologischer Rotationsbeschleunigungen gleichsam wie „Schneidkanten" gegen Duraduplikaturen gepresst werden.
- Im posttraumatischen MRT-Verlauf von Jahren ist in der fMRT eine deutliche Zunahme der Dehnbarkeit von Bändern und/oder synovialen Kapselanteilen sowie Periostinsertionen der Sehnen des KZÜs dokumentierbar.

Danksagung. Herr Professor Lang hat im September 2003, nach kritischer Durchsicht der anatomischen Grundlagen dieses Kapitels, mehrfach wesentliche Hinweise zur Benennung von Strukturen gegeben, die man bisher zwar im MRT darstellen konnte, zu denen aber kaum eine zweifelsfreie anatomische Korrelation existierte. Eine solche Querverbindung wurde vorstehend mithilfe seiner liebenswürdigen und unvergleichbar kompetenten Hilfe erstellt. Die traurige Nachricht von seinem Tod besagt auch, dass das vorliegende Kapitel das letzte war, das Professor Lang wissenschaftlich begleitet hat.

Literatur

American Association of Neurological Surgeons (AANS) (2002) Management of vertebral artery injuries after nonpenetrating cervical trauma. Neurosurgery 50 (Suppl): S173–8.

Bartels E (1999) Color-Coded Duplex Ultrasonography of the Cerebral Vessels – Farbduplexsonographie der hirnversorgenden Gefäße. Atlas and Manual – Atlas und Handbuch (bilingual). Stuttgart: Schattauer.

Crisco JJ 3rd, Panjabi MM, Dvorak J et al. (1991) A model of the alar ligaments of the upper cervical spine in axial rotation. J Biomech 24: 607–14.

FCAT – Federative Committee on Anatomical Terminology (1998) Terminologia Anatomica – International Anatomical Terminology. Stuttgart: Thieme.

Hassenstein B (1965) Biologische Kybernetik – Eine elementare Einführung. 5. Aufl. Heidelberg: Quelle und Meyer.

Hassenstein B (1988) Der Kopfgelenkbereich im Funktionsgefüge der Raumorientierung: Systemtheoretische bzw. biokybernetische Gesichtspunkte. In: Wolff HD (Hrsg) Die Sonderstellung des Kopfgelenkbereiches. Springer: Berlin 1–17.

Hawighorst H, Berger MF, Moulin P et al. (2001) MRT bei spinoligamentären Verletzungen. Radiologe 41: 307–22.

Jónsson H Jr, Bring G, Rauschning W et al. (1991) Hidden cervical spine injuries in traffic accident victims with skull fractures. J Spinal Disord 4: 251–63.

Jónsson H Jr, Cesarini K, Sahlstedt B et al. (1994) Findings and outcome in whiplash-type neck distorsions. Spine 19: 2733–43.

Kahle W (1979) Vestibuläre Bahnen. In: Kahle W, Leonhardt H, Platzer W (Hrsg) Taschenatlas der Anatomie für Studium und Praxis, Band 3. Stuttgart: Thieme; 354–5.

Kim HJ, Jun BY, Kim WH et al. (2002) MR imaging of alar ligaments: morphologic changes during axial rotation of the head in asymptomatic young adults. Skeletal Radiol 31: 637–42.

Krakenes J, Kaale BR, Moen G et al. (2002) MRI assessment of the alar ligaments in the late stage of whiplash injury: a study of structural abnormalities and observer agreement. Neuroradiology 44: 617–24 (Erratum: pp 874–6).

Lang J, Wachsmuth W (Hrsg) (1979) Praktische Anatomie. Ein Lehr- und Hilfsbuch der anatomischen Grundlagen ärztlichen Handelns. Begründet von T. von Lanz, W. Wachsmuth. Bd. 1, Teil 1B. Berlin: Springer; 330–54.

Muhle C, Brossmann J, Biederer J et al. (2002) Stellenwert bildgebender Verfahren in der Diagnostik der Ligg. alaria nach Beschleunigungsverletzungen der Halswirbelsäule. Röfo Fortschr Geb Röntgenstr Neuen Bildgeb Verfahr 174: 416–22.

Neuhuber WL (1998) Der kraniozervikale Übergang: Entwicklung, Gelenke, Muskulatur und Innervation. In: Hülse M, Neuhuber WL, Wolff HD (Hrsg) Der kraniozervikale Übergang. Berlin: Springer; 11–31.

Obenauer S, Herold T, Fischer U et al. (1999) Evaluation experimentell erzeugter Verletzungen der oberen Halswirbelsäule mit digitaler Röntgentechnik, Computertomographie und Magnetresonanztomographie. Röfo Fortschr Geb Röntgenstr Neuen Bildgeb Verfahr 171: 473–9.

Pfirrmann CW, Binkert CA, Zanetti M et al. (2001) MR Morphology of alar ligaments and occipitoatlantoaxial joints: study in 50 asymptomatic subjects. Radiology 218: 133–7.

Prescher A (1990) The differential diagnosis of isolated ossicles in the region of the dens axis. Gegenbaurs Morphol Jahrb 136: 139–54.

Reesink EM, Wilmink JT, Kingma H et al. (2001) The internal vertebral venous plexus prevents compression of the dural sac during atlanto-axial rotation. Neuroradiology 43: 851–8.

Saternus KS, Thrun C (1987) Zur Traumatologie der Ligamenta alaria. Akt Traumatol 17: 214–8.

Steel HH (1969) Anatomical and mechanical consideration of the atlanto-axial articulation. J Bone Joint Surg Am 50 (Suppl 7): 1481–2.

Volle E (2000) Functional magnetic resonance imaging – video diagnosis of soft tissue trauma to the craniocervical joints and ligaments. Int Tinnitus J 6: 134–9.

Volle E (2003) Stellenwert der Neuroradiologie bei Instabilitäten des cervico-occipitalen Überganges. In: Moorahrend U (Hrsg) Kontroverses zum HWS-Schleudertrauma. Darmstadt: Steinkopff; 33–7.

Volle E, Montazem A (2001) MRI video diagnosis and surgical therapy of soft tissue trauma to the craniocervical junction. Ear Nose Throat J 80: 41–4, 46–8.

Volle E, Assheuer J, Hedde HP et al. (1992) Radicular avulsion resulting from spinal injury; assessment of diagnostic modalities. Neuroradiology 34: 235–40.

Wolff HD (1998) Anmerkungen zur Pathophysiologie der Funktionsstörungen des Kopfgelenkbereiches. In: Hülse M, Neuhuber WL, Wolff HD (Hrsg) Der kranio-zervikale Übergang. Berlin: Springer; 33–41.

10 Wirbelsäule und Rückenmark

10.1 Operative Therapie der instabilen Wirbelsäule

Andreas Weidner

Inhalt

Einleitung

Verletzungen, Tumoren, Entzündungen oder degenerative Prozesse können die Stabilität der Wirbelsäule so schwächen, dass eine ihrer wesentlichen Funktionen nicht mehr gewährleistet ist: der Schutz des Rückenmarks und der Nervenwurzeln vor Verletzung. Eine operative Stabilisierung ist dann notwendig, hat aber den Nachteil, dass hierdurch eine andere, ebenso bedeutsame Funktion der Wirbelsäule als dem zentralen Achsenorgan eingeschränkt wird: die Vermittlung von Bewegung. Jede Stabilisierung vermindert die Beweglichkeit und belastet vermehrt die Bewegungssegmente ober- und unterhalb der Fusion. Daher sollte die Indikation immer sehr genau abgewogen werden.

Biomechanische Grundlagen

Die Wirbelkörper können sich um sechs Freiheitsgrade im Raum gegeneinander verschieben: Verschiebungen sind möglich gegenüber der **Längsachse**, wobei Kompressions- und Distraktionskräfte auf die Wirbelsäule einwirken. Um die **transversale Achse** ermöglicht eine axiale Rotation die Anteflexion und Retroflexion oder Extension, und um die **sagittale Achse** findet die Beugung nach lateral statt.

In der Biomechanik versteht man unter Bewegung die Verschiebung der Position eines Körpers im Raum. Die Verschiebung ist eine vektorielle Größe; neben der Distanz als Zahlenwert muss daher immer auch eine Richtung angegeben werden. Die Körper verschieben sich linear gegeneinander, wenn die Verschiebung ohne Rotation entlang einer Achse stattfindet, oder angulär, wenn gegenüber einem Bezugspunkt eine Winkeländerung eintritt, z. B. bei der Gelenkbewegung. Eine wichtige Sonderform ist die Translation, bei der alle Punkte eines Körpers parallele Bewegung ausführen (z. B. im HWK-1/2-Gelenk sind diese nach ventral und dorsal möglich). Alle(!) diese Bewegungen müssen durch eine Stabilisierungsoperation neutralisiert werden. Daher ist die Kenntnis dieser Bewegungen und der einwirkenden Kräfte besonders wichtig. Eine gute Übersicht bietet das Buch von Benzel (1995).

Stabilität ist ein weiterer wichtiger Begriff in der Biomechanik.

> Unter mechanischer Stabilität versteht man die Eigenschaft eines Körpers, sich einer auf ihn wirkenden Kraft zu widersetzen und weder eine Formveränderung zuzulassen noch seine Position im Raum zu verlassen.

Dieser Begriff ist für den klinischen Alltag als **klinische Stabilität** so modifiziert, dass unter physiologischer Belastung keine Verformung oder abnorme Beweglichkeit an der Wirbelsäule auftreten darf, die das Nervengewebe verletzen könnte. Die klinische Stabilität hängt somit immer von den Umständen ab (z. B. Alter, Wirbelsäulenabschnitt). Diese Stabilität wird aufrechterhalten durch den Spannungszustand der Muskulatur, den intrathorakalen und intraabdominellen Druck sowie durch den knöchernen Brustkorb. Voraussetzung ist eine intakte **FSU (functional spinal unit)** die aus der Bandscheibe, den beiden angrenzenden Wirbelkörpern, den Gelenken und den sie verbindenden Bändern besteht. Im statischen Röntgenbild allein sind diese Strukturen nicht immer ausreichend zu beurteilen, sodass Funktionsaufnahmen und eine MR-Untersuchung zur Ergänzung notwendig werden können. Für das natürliche Bewegungsausmaß gibt es Erfahrungswerte, werden sie überschritten, ist die Wirbelsäule instabil.

Aus biomechanischen Überlegungen unterteilte Holdworth 1963 die Wirbelsäule in eine vordere und eine hintere Säule. Verletzungen der hinteren Säule führen immer nur dann zu einer Instabilität, wenn auch die Hinterwand des Wirbels verletzt wurde, daher prägte Denis 1984 den Begriff der „mittleren Säule", um die Bedeutung der Hinterwand herauszustellen:

● **vordere Säule:** vorderes Längsband mit vorderer Hälfte des Wirbelkörpers und des ventralen Anteils der Bandscheibe
● **mittlere Säule:** hinteres Längsband, Wirbelkörperhinterwand und dorsaler Anteil des Anulus fibrosus
● **dorsale Säule:** Wirbelbogengelenke mit Gelenkkapsel und Bandverbindungen

Dieses Drei-Säulen-Modell (Abb. 10.1-1) ist heute für die Brust- und Lendenwirbelsäule allgemein akzeptiert und in dem Buch von Müller und Muhr (1997) ausführlich dargestellt.

Schwächung einer oder mehrerer dieser Säulen durch Verletzungen, Tumoren, Entzündungen oder degenerative Prozesse machen die Wirbelsäule klinisch instabil. Es ist daher sinnvoll, die bildgebende Diagnostik für jede Säule getrennt zu betrachten und zu bewerten.

Diagnostik der Instabilität

Eine sichtbare Achsenabknickung bei der klinischen Untersuchung, ein Druck- oder noch eindeutiger ein Verschiebeschmerz der Dornfortsatzreihe der Wirbelsäule sind **klinische Zeichen** einer Instabilität. Auch die Besserung der Beschwerden durch eine externe Immobilisation be-

sonders bei der degenerativ bedingten Instabilität kann den Verdacht auf eine Instabilität erhärten, aber sie nicht beweisen.

Eine Instabilität können **Röntgenaufnahmen in zwei Ebenen** beweisen. Sie müssen nicht nur nach Frakturen abgesucht werden, sondern auch nach den indirekten Zeichen einer ligamentären Verletzung: Im seitlichen Röntgenbild (Abb. 10.1-2, 10.1-3) sollte die gedachte Verbindungslinie sowohl der Vorder- als auch der Rückflächen aller Wirbelkörper harmonisch verlaufen. Ebenso darf es dorsal keinen Sprung in der **spinolaminären Linie** (Übergänge zwischen Wirbelbögen und Dornfortsätzen) geben. Im a.p.-Bild (Abb. 10.1-4) werden die Ausrichtung der Dornfortsätze und ihre Abstände beurteilt. Wichtig ist die horiozontale Pedikeldistanz eines Wirbels. Eine Größenzunahme gegenüber den Nachbarwirbeln deutet auf eine Fraktur der Hinterwand hin. Eine Zunahme der vertikalen Distanz zwischen zwei Dornfortsätzen findet man bei Distraktionsverletzungen. Beim Abweichen eines Dornfortsatzes aus der Mittellinie besteht der Verdacht auf eine Rotationsverletzung.

Röntgenaufnahmen ohne pathologischen Befund schließen eine diskoligamentäre Verletzung nicht aus, daher sollten an der HWS und LWS **seitliche Funktionsaufnahmen** angefertigt werden (s. Abb. 10.1-2). Bei bewusstlosen Patienten mit Verdacht auf eine Instabilität muss ein Arzt diese Untersuchung manuell geführt vornehmen. Beim wachem Patient maskieren Muskelverspannungen die Instabilität, daher sollten diese Aufnahmen ggf. 1 bis 2 Wochen nach dem Unfall wiederholt werden. Die Auswertung der Funktionsaufnahmen ist nicht immer eindeutig: Die Wahl der Messpunkte und auch die Normalwerte sind nicht unumstritten (Dvořák et al. 1991; Panjabi et al. 1992).

Die **CT-Untersuchung** ist hilfreich bei der Analyse einer Verletzung: Die Kontinuität der Hinterwand, die Stellung der dorsalen Wirbelbogengelenke und der Verlauf von Frakturen kann besser als im Röntgenbild beurteilt werden.

Zur Notfalldiagnostik ist die **Magnetresonanztomographie** (MRT) bei traumatisierten Patienten aufwändig und nicht überall rund um die Uhr verfügbar. In der subakuten Phase lassen sich jedoch Verlet-

zungen der Ligamente und der Muskulatur gut nachweisen.

Klassifikation von Verletzungen

Aus biomechanischen Gründen unterteilt man die Wirbelsäule nicht in die drei anatomischen Abschnitte Hals-, Brust- und Lendenwirbelsäule, sondern in vier Abschnitte:

● kraniospinaler Übergang: Hinterhaupt bis dritter Halswirbel
● subaxiale Halswirbelsäule (HWS): vierter bis siebter Halswirbel
● starre Brustwirbelsäule (BWS): erster bis neunter Brustwirbel
● thorakolumbaler Übergang: zehnter Brust- bis erster Lendenwirbel; Lendenwirbelsäule (LWS): zweiter bis fünfter Lendenwirbel

Die ersten drei Halswirbel bilden mit dem Hinterhaupt eine funktionelle Einheit und haben große Bedeutung für die Kopfbewegungen. Wegen der relativen Weite des Wirbelkanals sind Verletzungen des Rückenmarks und somit neurologische Ausfälle nicht so häufig wie an der mittleren und unteren Halswirbelsäule.

Verletzungen der BWS sind häufiger mit neurologischen Ausfällen verbunden als Verletzungen der übrigen Wirbelsäule. Eine Ursache ist der relativ enge Wirbelkanal. Der knöcherne Rippenkorb stabilisiert die BWS, sodass Verletzungen der starren BWS (erster bis neunter Brustwirbel) seltener sind und daher gesondert besprochen werden können.

Den Übergang von der starren BWS zur beweglichen LWS betreffen zwei Drittel aller Verletzungen. Bei 50 % aller BWS-Verletzungen ist der zwölfte Brustwirbel betroffen und bei 60 % aller LWS Verletzungen der erste Lendenwirbel. Wegen dieser Häufung werden die Verletzungen des thorakolumbalen Übergangs als eine Gruppe zusammengefasst, und wegen der operativ ähnlichen Probleme werden isolierte Verletzungen der Lendenwirbelsäule auch in diese Gruppe aufgenommen.

Die **AO-/ASIF-Klassifizierung** (Magerl et al. 1994) ist die gebräuchlichste und unterteilt nach den auf die Wirbelsäule

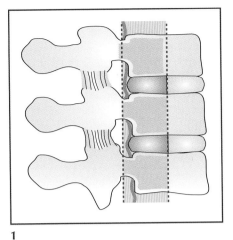

1

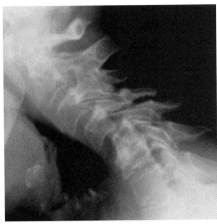

2a

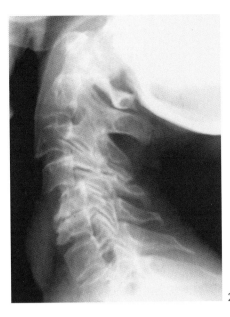

2b

Abb. 10.1-1. Das Drei-Säulen-Modell der Wirbelsäule nach Denis (1984) für die Brust- und Lendenwirbelsäule. Die mittlere Säule umfasst das hintere Längsband, die Hinterwand des Wirbelkörpers und den hinteren Anteil des Anulus fibrosus. Verletzungen der mittleren Säule schwächen die Stabilität der Wirbelsäule (mod. nach Müller u. Muhr 1997).

Abb. 10.1-2. Seitliches Röntgenbild der Halswirbelsäule in Flexion (a), in Extension (b).
Es zeigt sich eine Instabilität zwischen dem vierten und fünften Halswirbel, die durch degenerative Veränderungen mit verminderter Beweglichkeit im Segment HWK 5/6 begünstigt wird. Hierdurch wird der kaudale Hebelarm zwischen viertem und fünftem Halswirbel verlängert und dieses Segment überlastet und instabil. Das Ergebnis der operativen Behandlung zeigt Abbildung 10.1-8.

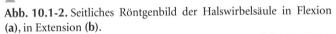

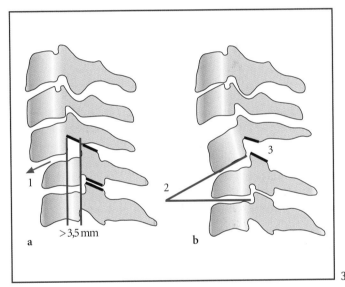

3

Abb. 10.1-3. Drei Kriterien der Instabilität im seitlichen Röntgenbild der HWS nach White (mod. nach Müller u. Muhr 1997):
1: Der kraniale Wirbel ist um mehr als 3,5 mm nach ventral verschoben (a);
2: Der Winkel zwischen zwei Wirbeln ist größer als 11° (b);
3: Die kleinen Wirbelgelenke sind um mehr als 50 % entdacht.

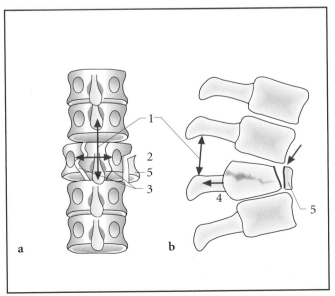

Abb. 10.1-4. Sechs Hinweise auf eine Verletzung im Röntgenbild (mod. nach Müller u. Muhr 1997):
1: Vergrößerte Distanz der Dornfortsätze (a, b);
2: vergrößerte Distanz der Bogenwurzeln (a);
3: Frakturlinie im Wirbelbogen (a);
4: Verlagerung der Hinterwand des Wirbels in den Wirbelkanal (b) mit keilförmiger Deformierung des Wirbelkörpers;
5: abgesprengtes Knochenfragment (a, b).

4

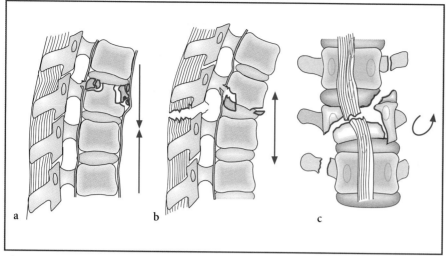

Abb. 10.1-5. Schema der Verletzungen von Brust- und Lendenwirbelsäule nach Magerl et al. 1994 (mod. nach Müller u. Muhr 1997):

a) Typ A: Kompression;
b) Typ B: Distraktion;
c) Typ C: Torsion/Rotation.
Der Instabilitätsgrad nimmt von Typ A nach Typ C zu. Zur weiteren Unterteilung siehe auch Tabelle 10.1-1.

beim Trauma einwirkenden Kräften in drei Typen A, B und C (Abb. 10.1-5):

- Typ A: Kompression
- Typ B: Distraktion
- Typ C: Torsion oder Rotation

Diese drei Verletzungstypen werden weiter in Gruppen und Untergruppen unterteilt (Tab. 10.1-1). Die klinische Instabilität nimmt sowohl bei den Typen von A nach C als auch in den Gruppen und Unter-

Tab. 10.1-1. Klassifikation von Verletzungen der Wirbelsäule (nach Magerl et al. 1994)

Typ	Gruppe	
Typ A: Verletzung durch Kompression der Wirbelkörper	A1	Impaktionsbrüche
	A2	Spaltbrüche
	A3	Berstungsbrüche
Typ B: Verletzung durch Distraktion der vorderen und/oder hinteren Wirbelsäule	B1	Verletzung der Bänder und der Gelenkkapseln
	B2	Verletzung der Wirbelbögen und der dorsalen Bänder (Flexion-Distraktion)
	B3	ventrale Zerreißung durch die Bandscheibe (Hyperextension-Distraktion)
Typ C: Verletzung durch Rotation der vorderen und der hinteren Wirbelsäule	C1	Typ A mit Rotationsverletzung
	C2	Typ B mit Rotationsverletzung
	C3	Rotationsscherbrüche

gruppen zu, sodass sich hieraus die Indikation zur Stabilisierung ableiten lässt. Diese Klassifizierung mit guten Abbildungen und auch die Sonderformen für den kraniospinalen Übergang und die subaxiale HWS sind in dem Buch von Müller und Muhr (1997) ausführlich beschrieben.

Dekompression

Die Ansichten über den **Zeitpunkt der Dekompression** bei Verletzungen sind in der Literatur uneinheitlich. In einer randomisierten prospektiven Studie konnten keine besseren Behandlungsergebnisse durch eine frühe Dekompression innerhalb der ersten 72 h erreicht werden (Vaccaro et al. 1997). Möglicherweise lässt sich der neurologische Befund wie bei der Ödembehandlung (s. unten) nur durch einen Behandlungsbeginn innerhalb der ersten 8 h nach dem Unfall günstig beeinflussen (Bracken et al. 1997). Diese wissenschaftlich bisher nicht belegbare Aussage rechtfertigt aber keine übereilten Entscheidungen zur Operation. Im Vordergrund hat die Vermeidung von Sekundärschäden durch Immobilisation und eine subtile Diagnostik zu stehen.

Der **operative Zugang** richtet sich nach dem Ort der Kompression: Ventral gelegene Knochenfragmente, Bandscheiben- oder Tumorgewebe werden von ventral entfernt; Gelenk- oder Bogenfrakturen werden dagegen von dorsal reponiert und stabilisiert.

Bei **Schussverletzungen** ist es nicht bewiesen, dass durch das Entfernen von Detritus oder durch den Duraverschluss das Infektionsrisiko gemindert wird (Heiden et al. 1975). Die Spaltung des geschwollenen Rückenmarks, die Entlastung eines intramedullären Hämatoms oder auch nur die Laminektomie mit einer Duraplastik haben keinen Erfolg gebracht (Cooper u. Ransohoff 1989).

Methylprednisolon wird ein Einfluss auf das **Ödem des Rückenmarks** zugeschrieben. Allerdings muss die Behandlung so früh wie möglich beginnen (am besten sofort am Unfallort): Innerhalb von 15 min wird Methylprednisolon gegeben, 30 mg/kg KG als Kurzinfusion und dann stündlich 5,4 mg/kg KG als Dauerinfusion gegeben. Kann die Bolusinjektion innerhalb der ersten 3 h nach dem Unfall erfolgen, sind 24 h Dauerinfusion ausreichend. Bei der Gabe zwischen der 3. und 8. Stunde nach dem Unfall sind Infusionen über 48 h notwendig.

Ein späterer Behandlungsbeginn mit Methylprednisolon bessert die neurologischen Störungen nicht mehr (Bracken et al. 1997). In der neusten Studie wurde berichtet, dass die Besserung der Motorik auch mit einer verbesserten Funktion einhergeht (Bracken u. Holford 2002). Die vorgenannten Empfehlungen sind aber nicht unumstritten (Benzel 2002; 581, 546).

Stabilisierung

Temporär lassen sich Brust- und Lendenwirbelsäule extern durch Rumpfgipse oder Orthesen nur schlecht immobilisieren. Die Halswirbelsäule kann durch eine MR-kompatible **Haloweste** ruhiggestellt werden. Diese Technik ist einfach: Frontolateral 1 cm oberhalb der Augenbrauen sowie temporal 1 cm hinter dem äußeren Gehörgang und etwa 1 cm oberhalb der Ohrmuschel wird ein Ring mit vier Schrauben am Schädel fixiert. Um zu verhindern, dass die Schraubenspitzen die Tabula interna des Schädelknochens perforieren, wird mit einem Drehmomentschraubenzieher die Eindringtiefe der Schrauben reguliert. Mit einem Bügel verbunden, kann die HWS extendiert werden, oder Stäbe verbinden den Ring mit einer Kunststoffweste. Die weitere Behandlung kann dann ambulant erfolgen. Komplikationen sind Schraubenlockerungen und Entzündungen an der Eintrittstelle der Schrauben. Intrakranielle Abszesse und Hämatome sind beschrieben. Schädelfrakturen sind eine Kontraindikation.

Dauerhaft und belastungsfähig ist eine Versteifung (**Fusion, Spondylodese**) jedoch nur dann, wenn die Wirbel auch knöchern miteinander verbunden werden und so die auf die Wirbel wirkenden Kräfte neutralisiert werden können. Statt Knochen werden auch Platzhalter aus Knochenersatzstoffen, Metall oder Keramik verwandt. Sie werden knöchern umbaut, jedoch dürfen dabei keine zu großen Kräfte auf die Wirbelsäule einwirken und diese Umbauung behindern. Platten oder Stäbe dienen als Schiene und ermöglichen eine

ungestörte Einheilung des Knochens oder eine knöcherne Umbauung der Platzhalter. Sie werden mit Schrauben oder Drähten (Kabel) an der Wirbelsäule fixiert. Sie können, besonders an der dorsalen BWS und LWS, wieder entfernt werden, um den Knochen wieder zu belasten, da eine dauerhafte Entlastung des Knochens eine Osteoporose fördert.

> Um die Belastung der angrenzenden Wirbel und Bandscheiben durch die vergrößerte Hebelarmwirkung nicht zu erhöhen, sollte die jeweilige Fusionsstrecke immer so kurz wie möglich sein.

Eine große Bedeutung für die Langzeitergebnisse hat das sagittale Profil der Wirbelsäule. Lordose und Kyphose dämpfen die Belastungen. Bei einer Veränderung kommt es zu unphysiologischen Belastungen in anderen Wirbelsäulenabschnitten, die schmerzhaft sein können. Eine Stabilisierung sollte daher immer auch das physiologische sagittale Profil der Wirbelsäule wiederherstellen.

Ob die Wirbelsäule von ventral, lateral oder dorsal stabilisiert wird, richtet sich nach biomechanischen Kriterien und danach, von wo aus eine gleichzeitige Dekompression des Nervensystems mit dem geringsten Risiko vorgenommen werden kann. Bei größeren Repositionen ist die Stabilisierung von nur einem Zugang aus häufig nicht ausreichend, sodass eine sogenannte 360-Grad-Fusion von ventral und dorsal notwendig wird. Ob dies in einer Sitzung möglich ist, richtet sich nach dem Allgemeinzustand des Patienten. Die dorsalen Zugangswege zur Wirbelsäule sind für Neurochirurgen gewohnt, ebenfalls die ventralen an der HWS. Wichtig sind aber auch die ventralen und ventrolateralen Zugänge zur BWS und LWS. Bei diesen ist man auf kollegiale Unterstützung anderer Fachgebiete angewiesen.

Die operativen Zugänge und die Stabilisierungstechniken sind übersichtlich dargestellt in den Büchern von Aebi et al. (1998), An (1998), Bauer et al. (1991), Fessler und Haig (1996) sowie von Müller und Muhr (1997).

Mit **minimal invasiven Techniken** können Stabilisierungen auch bei Patienten mit Tumorerkrankungen in reduziertem Allgemeinzustand vorgenommen werden, um eine Verbesserung der Lebensqualität

zu erreichen. Diese Techniken werden ständig weiterentwickelt. Bewährtes ist in dem Atlas von Regan und Mitarbeitern (1995) zusammengestellt.

Immer muss am Ende der Operation die **Implantatlage als Ausgangsbefund** dokumentiert werden. Röntgenkontrollen sollten nach 6 Tagen, 6 Wochen und nach 6 Monaten erfolgen, um Komplikationen durch Implantate frühzeitig zu erkennen. Eine voll belastungsfähige und knöchern durchbaute Spondylodese ist erst nach 6 bis 12 Monaten zu erwarten. Lockerungen oder Brüche der Implantate zwingen zu Revisionen, es sei denn, die Fusion ist knöchern durchbaut und die gelockerten Implantate stellen keine Gefahr für die in der Nähe liegenden Strukturen dar.

Eine ausgeprägte **Osteoporose** ist eine relative Kontraindikation zu einer Fusion, da der Knochenspan verzögert einheilt und das Risiko von Implantatlockerungen erhöht ist. Schrauben können in diesem Fall mit Knochenzement ummantelt werden und so einen sicheren Halt in der Wirbelsäule finden. Bei Rauchern heilt wegen der Mikroangiopathie der Span nur verzögert ein.

Obere Halswirbelsäule

Indikation zur Stabilisierung

Verletzungen

Frakturen des ersten Halswirbels (Atlas). Der Nachweis der Frakturlinien gelingt am besten durch die CT-Untersuchung. Die Stabilität wird durch die anterio-posteriore Zielaufnahme des kraniospinalen Übergangs überprüft: Wenn die Summe der Abstände zwischen dem Dens und der jeweils inneren Begrenzung der Massa lateralis mehr als 7 mm beträgt, ist die Fraktur instabil. Stabile Atlasfrakturen werden mit einer festen Zervikalstütze für 6 bis 8 Wochen behandelt. Instabile Frakturen benötigen eine rigidere Immobilisation durch eine Halo-Weste für 10 bis 14 Wochen. Eine Operationsindikation besteht bei diesen Verletzungen nur in Ausnahmefällen.

Frakturen des zweiten Halswirbels (Axis). Die bekannteste Einteilung der Densfrakturen ist die von Anderson und D'Alonzo (1974):

- Beim Typ I verläuft die Bruchlinie schräg durch den oberen Teil des Dens.
- Bei Typ II trennt der Bruchspalt den Dens vom Wirbelkörper.
- Bei Typ III strahlt die Bruchlinie von dem unteren Drittel des Dens in den Körper des zweiten Halswirbels ein.

Densfrakturen **Typ I** sind mit einer Zervikalstütze für 1 bis 2 Wochen ausreichend versorgt. Densfrakturen **Typ II** sind instabil. Die Behandlung richtet sich nach der Verschiebung der Fragmente. Bei einem Abstand der Fragmente von weniger als 6 mm ist eine Haloweste für 12 Wochen angezeigt. Lässt sich der Abstand nicht verringern, ist die ventrale Densverschraubung die Methode der Wahl (s. unten). Bei Patienten über 60 Jahre sollte die Verschraubung bevorzugt werden, da das Pseudarthroserisiko bei der konservativen Therapie etwa dreimal so hoch ist. Densfrakturen **Typ III** heilen mit geringer Pseudarthrosenrate aus und müssen selten operiert werden. Die Haloweste sollte 10 bis 12 Wochen getragen werden (Müller u. Muhr 1997).

Bei **Pseudarthrosen** nach konservativer Therapie oder bei übersehener Densfraktur ist die ventrale Verschraubung nicht sinnvoll, da die knöcherne Durchbauung nicht gewährleistet ist. Diese Verletzungen können von dorsal z. B. mit einer transartikuläre Verschraubung des ersten mit dem zweiten Halswirbel nach Magerl (Magerl u. Seemann 1987) stabilisiert werden (Abb. 10.1-6).

Frakturen der **Pars interarticularis** und der **Bogenwurzel** des zweiten Halswirbels werden auch als traumatische Spondylolisthese des Axis oder als „Hangman Fracture" bezeichnet und nach Effendi in die Gruppen I bis III eingeteilt (Benzel 1995; Müller u. Muhr 1997). Ohne größere Verschiebung der Fragmente werden sie konservativ mit einer Haloweste für 10 bis 12 Wochen versorgt. Als Alternative steht die dorsale Verschraubung durch den Bruchspalt zur Verfügung. Bei zusätzlicher Verletzung der Bandscheibe zwischen zwei-

tem und dritten Halswirbel oder der Gelenkkapseln ist die ventrale Plattenosteosynthese die Methode der Wahl.

Verletzungen der kraniospinalen Bandverbindung. Durch verbesserte Bergungs- und Transportmöglichkeiten überleben immer mehr Patienten diese Verletzung. Besonders betroffen sind Kinder: Bei Beschleunigungsverletzungen kann der noch nicht voll entwickelte Bandapparat des Kindes den relativ großen Kopf nicht halten. Eine Haloextension muss immer röntgenologisch kontrolliert werden, um eine zu starke Distraktion zu vermeiden. Wenn die Verletzten die ersten 48 h überleben, bleiben bei einem Viertel der Patienten keine und bei einem weiteren Viertel nur geringe neurologische Ausfälle zurück (Traynelis et al. 1986). Nach Stabilisierung der vitalen Funktionen ist die Fusion von Hinterhaupt mit der Halswirbelsäule angezeigt.

Tumoren

Tumoren am kraniospinalen Übergang können die Stabilität erheblich beeinträchtigen (s. Kap. 9.1). Jede Kopfbewegung ist dann mit starken Schmerzen verbunden. Die Tragfähigkeit der beiden oberen Halswirbel für den Kopf ist vermindert, und dadurch kommt es zu einer vertikalen Luxation des Dens in die hintere Schädelgrube. In diesem Falle kann es zu neurologischen Ausfällen kommen, ansonsten sind diese eher selten, da der Reserveraum im Spinalkanal relativ groß ist.

Die Schmerzen sind nur durch eine operative Stabilisierung zu bessern: Das Hinterhaupt wird mit der oberen HWS verbunden. Bei einer zu erwartenden Überlebenszeit von mehr als 1 Jahr sollte immer autologer Knochen zusätzlich zu den Implantanten verwandt werden, um eine definitive Versteifung zu erreichen.

Chronische Polyarthritis

Bei der chronischen Polyarthritis werden die Bandverbindungen am kraniospinalen Übergang zerstört. Dies führt zu einer vermehrten Beweglichkeit zwischen dem ersten und zweiten Halswirbel, da das Lig.

transversum zerstört ist. Bei der Flexion des Kopfes gleitet der erste Halswirbel ungebremst nach vorne (**anteriore Luxation**). Bei einer Zerstörung des Dens durch das rheumatoide Pannusgewebe kann der erste Halswirbel sich nach hinten verschieben (**posteriore Luxation**), da für das Lig. transversum der Dens als Widerlager fehlt. Daneben gibt es auch eine **laterale Luxation** des ersten gegenüber dem zweiten Halswirbel. Meist ist einseitig die Gelenkfläche zwischen erstem und zweitem Halswirbel zerstört, sodass der erste Halswirbel nach lateral abrutschen kann. Durch die Überlastung der Kopfgelenke wird die sie jeweils tragende Massa lateralis des ersten und zweiten Halswirbels zusätzlich geschädigt, und es kommt zu Einbrüchen der Gelenkflächen in die Knochensubstanz. Mit zunehmender Überlastung sinkt der Kopf tiefer, bzw. die obere Halswirbelsäule verlagert sich in die hintere Schädelgrube (**vertikale Luxation**).

Die vordere Luxation sollte ab einer atlantodentalen Distanz vom mehr als 8 mm operativ stabilisiert werden (Casey u. Crockard 1997). Die Normwerte betragen bei Erwachsenen 3 mm, bei Kindern sind bis zu 5 mm tolerabel. Ab einer atlantodentalen Distanz von 13 mm ist das Lig. transversum nicht mehr in der Lage, den Dens zu hindern, das Rückenmark zu komprimieren; es besteht dann eine absolute Indikation zur Versteifung.

Mit einer dorsalen Fusion zwischen erstem und zweiten Halswirbel wird das Risiko einer Querschnittlähmung durch Bagatellverletzungen beseitigt. Bei der dorsalen Luxation sind Klammern oder Cerclagen zu vermeiden, da die Gefahr besteht, den ersten Halswirbel noch weiter nach dorsal zu ziehen.

Bei einer vertikalen Luxation wird das Hinterhaupt mit der oberen HWS fusioniert. Immer sollte aber autologer Knochen angelegt werden. Auch bei ausgeprägter Osteoporose und bei höherem Lebensalter ist so eine knöcherne Fusion zu erreichen.

Fehlbildung

Bei Fehlbildungen besteht nur dann eine Indikation zu einer Fusion, wenn eine ausgeprägte Instabilität am kraniospinalen Übergang vorliegt, die eindeutig zu einer

Kompression des Rückenmarks oder Hirnstamms führt und neurologische oder neurophysiologische Störungen verursacht. Dies ist selten der Fall. Eine Ausnahme bildet das **Os odontoideum**, das

Abb. 10.1-6. Röntgenbild einer Fusion von erstem mit zweitem Halswirbel durch eine transartikuläre Verschraubung von dorsal:
a) Seitlicher Strahlengang: Der Zielpunkt für die Schraubenspitze ist der vordere Atlasbogen.
b) Antero-posteriorer Stahlengang: Die Schrauben sollten in das mittlere Drittel der Gelenke eingedreht werden.
Immer sollte zur Dreipunktfixierung ein Knochenspan zwischen dorsalem Atlasbogen und Wirbelbogen des zweiten Halswirbels eingefalzt werden.

Abb. 10.1-7. Plasmozytom des zweiten Halswirbels:
a) Präoperatives MRT.
b) Postoperatives seitliches Röntgenbild: Palliative Osteosynthese zwischen Hinterhaupt und zweitem bis fünftem Halswirbel mit einem kombinierten Platten-Stab-System aus Titan. Der Plattenteil wurde am Hinterhaupt beidseits direkt mit Schrauben fixiert. An der Halswirbelsäule verbinden Konnektoren den Stab mit den Schrauben, die in den Gelenkfortsätzen verankert wurden.
c) Antero-posteriorer Strahlengang: Die Schraube in der Pars interarticularis des zweiten Halswirbels projiziert sich nach medial, die übrigen Schrauben sind nach lateral gerichtet (s. Schema in Abb. 10.1-10).
Neben der Stabilisierung sind zur Behandlung eine Chemotherapie und eine Bestrahlung notwendig. Die Implantate stellen keine Kontraindikation für eine Radiotherapie oder spätere MRT-Kontrollen dar.

allein wegen der Instabilität operiert werden sollte (Verschraubung des ersten mit dem zweiten Halswirbel).

Degeneration

Extrem selten besteht bei einer isolierten Arthrose der unteren Kopfgelenke die Indikation zu einer Fusion. Nur wenn der Schmerz medikamentös nicht beeinflussbar ist, sollte dies erwogen werden.

Operationsverfahren

Bei einer **ventralen Densverschraubung** wird nach Hautquerinzision in Höhe des fünften Halswirbels unter Durchleuchtung in beiden Ebenen eine 4,5-mm-Schraube von der vorderen Basis des zweiten Halswirbels durch den Bruchspalt in den Dens gedreht. Eine weitere Schraube verbessert die Stabilität nicht (McBride et al. 1995). Vorteil dieses Verfahrens ist, dass die Beweglichkeit zwischen erstem und zweitem Halswirbel erhalten bleibt. Kon-

traindikationen sind Frakturen, die von kranial-dorsal nach kaudal-ventral verlaufen, da bei Kompression der Fragmente durch die Schraube eine Verschiebung auftreten würde.

Bei der von Magerl (Magerl u. Seemann 1987) beschriebenen Technik der **dorsalen Verschraubung** der Gelenke des ersten und zweiten Halswirbels wird beidseits ein sagittaler Schraubenkanal gebohrt, der am Unterrand des kaudalen Gelenkfortsatzes des zweiten Halswirbels beginnt und in der Massa lateralis des Atlas endet. Zusätzlich wird ein Knochenblock aus dem Becken zwischen Atlasbogen und Dornfortsatz des zweiten Halswirbels eingefalzt und mit einem Titankabel gesichert (s. Abb. 10.1-6). Nachteil ist, dass die Rotation des Kopfes eingeschränkt wird. Dieses Verfahren ist besonders bei einer atlantodentalen Lockerung durch eine entzündlich-rheumatische Erkrankung indiziert. Kontraindikation ist ein abnormer Verlauf der A. vertebralis.

Bei nicht verschobenen Frakturen durch die Pars interarticularis und der Bogenwurzel des zweiten Halswirbels ist

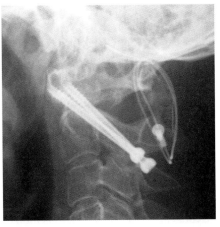

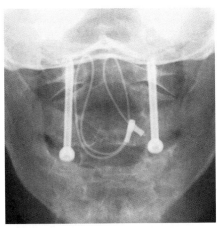

6b

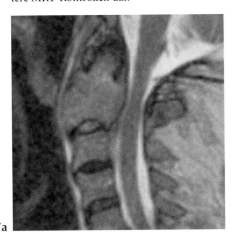

7a

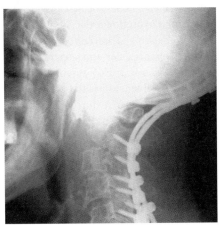

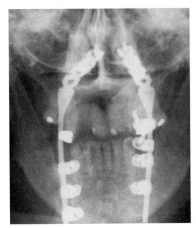

7c

eine **direkte Frakturverschraubung** möglich. Von dorsal wird in der Mitte des kaudalen Gelenkfortsatzes des zweiten Halswirbels eine Schraube 20° medial konvergierend durch den Bruchspalt gedreht.

Sowohl die transartikuläre Verschraubung HWK 1/2 als auch die direkte Verschraubung des Bruchspalts im zweiten Halswirbel sind durch die computerassistierten Navigationsverfahren sicherer geworden. Durch die exakte Operationsplanung und die intraoperative Navigation lässt sich das Risiko einer Fehllage der Schraube deutlich vermindern.

Eine dorsale Versteifung von Hinterhaupt mit oberer Halswirbelsäule schränkt die Beweglichkeit des Kopfes sehr ein. Diese Versteifung ist bei Destruktionen der oberen Kopfgelenke durch Tumor oder chronische Polyarthritis notwendig (Abb. 10.1-7). Hinterhaupt und obere Halswirbelsäule werden durch Platten oder ein Platten-Stab-System stabilisiert, das an dem Hinterhaupt und an den Gelenkfortsätzen der Halswirbelsäule mit Schrauben fixiert wird. Auch Stäbe, die mit dem Hinterhaupt und den Halswirbelbögen verdrahtet werden, stabilisieren den kraniospinalen Übergang.

Mittlere und untere Halswirbelsäule

Indikation zur Stabilisierung

Verletzungen

Zur Indikation zu einer Stabilisierung sollte man den Unfallhergang genau analysieren, um abzuschätzen, welche Kräfte auf die Wirbelsäule einwirkten. Röntgenbilder (s. Abb. 10.1-2, 10.1-3), CT- und MRT-Untersuchungen sind zur Beurteilung der intraspinale Situation und des Bandapparates der Wirbelsäule notwendig, um die Verletzung klassifizieren zu können (s. Tab. 10.1-1). Anhand dieser Klassifikation wird dann die Operationsindikation bestimmt.

Frische Luxationen sollten sofort extendiert und reponiert werden, dazu muss eine Haloextension (s. oben) mit 5 kg Zug angelegt werden. Der Zug wird bis zu maximal einem Drittel des Körpergewichtes gesteigert. Eine zusätzliche Kompression des Rückenmarks durch Bandscheibengewebe von ventral sollte vor der Reposition durch eine CT- oder MRT-Untersuchung ausgeschlossen sein (Eismont et al. 1991). Luxationen ab der 2. Woche nach dem Unfall können in der Regel nur operativ reponiert werden.

Jede instabile Fraktur der mittleren und unteren Halswirbelsäule lässt sich durch einen Halo ruhigstellen, bis optimale Operationsbedingungen geschaffen sind. Der „drohende" Querschnitt ist wissenschaftlich nicht definiert und rechtfertigt allein keine Operation.

Verletzungen vom **Typ A** entstehen durch axiale Kompression mit und ohne Flexion und verletzen vorwiegend den Wirbelkörper. Die Höhe des Wirbelkörpers ist reduziert, das hintere Längsband intakt. Eine Versetzung des Wirbelkörpers in der sagittalen Ebene besteht nicht. Impaktions-, Spalt- und Berstungsbrüche bilden je eine eigene Gruppe (A1, A2, A3). Durch eine Haloextension lässt sich die Fehlstellung (Kyphose) korrigieren. Eine Haloweste sollte 8 bis 12 Wochen getragen werden. Ein Korrekturverlust tritt aber in 10–15 % auf, sodass bei Berstungsbrüchen (A3) eine interkorporelle Plattenosteosynthese zu erwägen ist.

Für **Typ B** ist charakteristisch die transversale Zerreißung durch Distraktion entweder der hinteren oder zusätzlich auch der vorderen Säule. Bei Typ-B-Verletzungen besteht die Gefahr einer Dislokation in der sagittalen Ebene mit Schädigung des Rückenmarks und/oder der Spinalnerven. Diese Verletzungen werden in der Regel operativ versorgt. Bei ventraler Kompression des Rückenmarks ist ein ventraler Zugang zu wählen, während bei Kompression der Spinalnerven durch Gelenkfrakturen oder Luxationen die dorsale Entlastung und Stabilisation und Ostesynthese angezeigt ist.

Bei **Typ-C-Verletzungen** sind die vordere und die hintere Säule durch eine Rotationsbewegung verletzt. Zusätzliche Verletzungen der Wirbelkörper werden

zu der Gruppe C1 zusammengefasst, Verletzungen nach Typ B werden bei zusätzlichem Rotationstrauma als Gruppe C2 klassifiziert. Als Sondergruppe werden Rotations-/Scherbrüche (C3) angesehen. Die Verletzungen nach Typ C werden wie die Typ-B-Verletzungen operativ versorgt, häufig ist sowohl eine ventrale als auch eine dorsale Stabilisierung notwendig.

Tumoren

Bei rein ventral oder rein dorsal gelegenen Tumoren ist eine Stabilisierung von ventral oder dorsal allein ausreichend. Meist ist ein ventrodorsales Vorgehen notwendig (360-Grad-Fusion). Knochenzement ist bei allen malignen Tumoren mit einer wahrscheinlichen Überlebenszeit von weniger als 1 Jahr ausreichend, sonst sollte immer autologer Knochen angelegt werden.

Entzündungen, chronische Polyarthritis

Im Gegensatz zu den Prinzipien der Extremitätenchirurgie können an der Wirbelsäule auch beim Vorliegen von **Entzündungen** Implantate zur Stabilisierung verwendet werden. Voraussetzung ist, dass die Entzündung soweit ausgeräumt wird, dass jeweils kranial und kaudal der Entzündung die gesunde Spongiosa darstellbar ist, zwischen die ein Knochenspan eingelegt werden kann. Dieser kann dann mit einem Implantat vor dem Verrutschen gesichert werden.

Bei der **chronischen Polyarthritis** Halswirbel kann bei stärkeren Luxationen eine Stabilisierung notwendig werden. Wegen der Osteoporose sollte immer ventral und dorsal instrumentiert und nie auf autologen Knochen verzichtet werden.

Degenerative Erkrankungen

Die Entfernung einer Bandscheibe zwingt meist nicht zu einer Fusion, da es in der Regel nach Monaten zu einer spontanen Fusion kommt. Da während dieser Zeit nicht unerhebliche Nackenschmerzen bestehen können, ist eine simultane Fusion sinnvoll. Hierzu wurde anfangs autologer Knochen verwandt, der jetzt durch Interponate aus Titan, Keramik oder anderen inerten Materialien ersetzt wird. Besonders im deutschsprachigem Raum wird auch Knochenzement verwandt.

Eine zusätzliche Osteosynthese bei Ersatz einer Bandscheibe ist nicht zwingend notwendig, die Ansichten sind jedoch in der Literatur nicht einheitlich (Zoega et al. 2000).

Operationsverfahren

Der Zugang zur Wirbelsäule erfolgt bei der **ventralen Osteosynthese** zwischen Hals-schlagader und Speiseröhre. Die Bandscheibe wird mit Fasszangen ausgeräumt. Knochenfragmente, Bandscheiben- oder Tumorgewebe werden aus dem Wirbelkanal entfernt. Ein Operationsmikroskop ist in dieser Phase hilfreich. Die Stabilisierung erfolgt in Lordosestellung. Ein Beckenkammspan (Abb. 10.1-8) oder ein Interponat aus Titan oder Keramik wird als Bandscheiben- oder Wirbelkörperersatz unter geringer Distraktion eingefügt. Bei malignen Erkrankung kann auch Knochenzement (Abb. 10.1-9) als Platzhalter genommen werden. Eine Titanplatte wird anschließend mit je zwei Schrauben an die

Wirbelkörper fixiert, da ohne sie die Konstruktion nur in Flexion stabil wäre, nicht jedoch bei Extension und Rotation. Diese Technik wurde insbesondere von Caspar (Caspar et al. 1989) zu einem Standardverfahren in der Wirbelsäulenchirurgie entwickelt. Nur bei degenerativen Erkrankungen kann bei einer Diskektomie auf eine zusätzliche Osteosynthese verzichtet werden. Kontraindikation ist eine ausgeprägte Osteoporose. In diesem Fall muss auf eine dorsale Technik ausgewichen oder diese zusätzlich angewandt werden.

Bei einer **dorsalen Osteosynthese** wird die paraspinale Muskulatur bis zur latera-

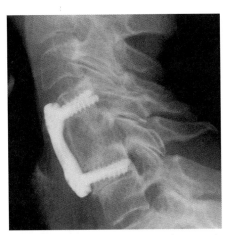
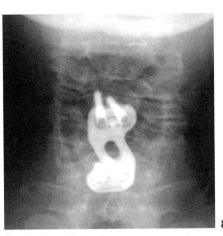

Abb. 10.1-9. Osteolyse des fünften bis siebten Halswirbels durch die Metastase eines Adenokarzinoms des Darms:
a) Präoperatives CT.
b, c) Ventrodorsale Osteosynthese (360°) mit einer ventralen Titanplatte und bilateralen dorsale Stäben, die mit Gelenkschrauben an den vierten bis sechsten Halswirbel fixiert sind. Im siebten Halswirbel ist eine Schraube durch die Bogenwurzel bis in den Wirbelkörper eingedreht. Der defekte Wirbelkörper ist durch Knochenzement ersetzt. Dies ist nur bei einer zu erwartenden Überlebenszeit von weniger als 1 Jahr empfehlenswert, ansonsten sollte autologer Knochen verwandt werden (s. Abb. 10.1-8). ▼

Abb. 10.1-8. Ventrale Osteosynthese zwischen viertem und sechstem Halswirbel wegen Instabilität (präoperatives Röntgenbild s. Abb. 10.1-2). Der fünfte Halswirbel ist durch einen Beckenkammspan ersetzt worden:
a) Seitlicher Strahlengang;
b) a.p. Strahlengang.

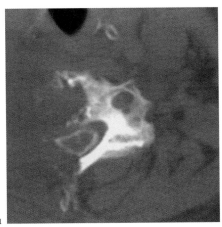
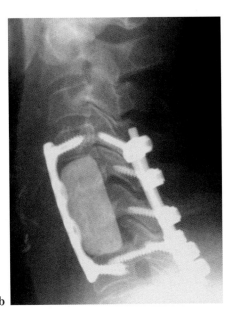
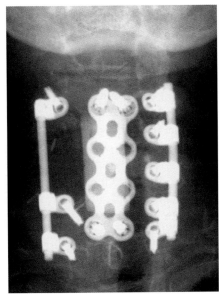

len Begrenzung der Gelenke abpräpariert. Nach der Reposition und/oder Dekompression der Spinalnerven werden Stäbe oder Platten auf beiden Seiten mit Schrauben an die Wirbelsäule fixiert (s. Abb. 10.1-9). Der Eintrittspunkt der Schrauben liegt 2 mm medial und kranial des Zentrums der jeweiligen Pars articularis. Der Winkel der Schraubenachse zur Gelenkaußenfläche beträgt 30° nach lateral und 20° nach kranial (Abb. 10.1-10) (Aebi et al. 1998; Jeanneret 1996). Bei dieser Bohrrichtung sind Verletzungen der Spinalnerven oder der A. vertebralis nicht zu befürchten, zumal man einen Bohrer mit einer Tiefenbegrenzung (14–16 mm) verwenden sollte. Diese Technik ist auch bei Instabilitäten nach Laminektomien noch möglich.

Starre Brustwirbelsäule

Indikation zur Stabilisierung

Die Indikation zu einer Operation ist abhängig von der Verletzungsform wie Kompression (Typ A), Distraktion (Typ B) oder Rotation (Typ C). Wesentlich sind die durch die Verletzung erzeugt Instabilität und Deformität (Kyphose und Skoliose). Rückenmarkschäden sind meist irreversibel, daher ist die sofortige Dekompression selten erfolgreich, jedoch sind durch operative Maßnahmen Sekundärschäden vermeidbar. Zudem ist eine sofortige Mobilisation nach der Stabilisation möglich, sodass die Rehabilitation früher beginnen kann.

Generell sind eine **Kyphose** über 30° und eine skoliotische **Seitabweichung** über 10° eine Indikation zur operativen Achsenkorrektur, um eine Dekompensation der benachbarten Wirbelsäulenabschnitte zu vermeiden. Bei jüngeren Patienten sollte die Indikation großzügiger gestellt werden.

Eine **Höhenminderung** des Wirbels um über 50% und/oder eine Einengung des Wirbelkanals um mehr als 40% gilt ebenfalls als eine Indikation zur Aufrichtung, Dekompression des Wirbelkanals und Stabilisierung.

Die Mehrzahl der Verletzungen vom Typ A1 und A2 werden konservativ frühfunktionell behandelt. Nur bei Typ A3 (Berstungsverletzungen) sind Operationen notwendig. Die Typ-B-Verletzungen schwächen die Stabilität der BWS erheblich, sodass eine posttraumatischen Kyphose gefürchtet ist. Um diese Kyphose zu verhindern und eine längere Immobilisation zu vermeiden, wird eine Fusion empfohlen. Bei Typ-C-Verletzungen besteht immer eine Instabilität, sodass diese nahezu ausnahmslos stabilisiert werden sollten.

Operative Zugänge

Zugänge von dorsal sind jedem Neurochirurgen geläufig und verleiten ihn, diesen Zugang häufiger zu nutzen als angezeigt. Eine **Laminektomie** ist bei einer Instabilität als alleiniger Eingriff nie indiziert. Der **dorsale Zugang** ist nur dann indiziert, wenn eine stabile Versorgung mit Platten oder Stäben möglich ist.

Ventrale Zugänge sind notwendig bei Aufrichtungen eines Wirbels mit zerbrochener Hinterwand, bei Instabilitäten durch Tumoren oder wenn eine ventrale Dekompression des Rückenmarks not-

wendig ist. An der oberen BWS können die ersten drei Wirbel durch eine **Sternotomie** erreicht werden. Als Alternative gilt der **laterale Zugang** von Fessler (Fessler et al. 1991). Ob eine laterale Thorakotomie oder ein extrapleuraler Zugang von lateral gewählt wird, richtet sich nach der Stabilisierungstechnik. Die bessere Übersicht bietet die Thorakotomie von rechts; sie ist jetzt auch minimal invasiv möglich und wird möglicherweise durch endoskopische Verfahren ersetzt werden. Auf jeden Fall sind diese Zugänge durch den Geübten wenig belastend und risikoarm. Das Alter stellt heute keine Kontraindikation mehr dar.

Thorakolumbaler Übergang und Lendenwirbelsäule

Indikation zur Stabilisierung

Die Indikationen zur Stabilisierung des thorakolumbalen Übergangs und an der Lendenwirbelsäule werden weiter gestellt als an der starren BWS. Eine **Kyphose** von 20° aufgerichtet werden, ebenso eine **Höhenminderung** um mehr als 50%. Anders als in der BWS sind in dieser Region die Verletzungen oder die posttraumatischen Überlastungen der Bandscheiben zu beachten. Der nach einer konservativen Therapie auftretende Korrekturverlust wird zu 70% auf die Schädigung der Bandscheibe und nur zu 30% auf das Nachsintern des Wirbelkörpers zurückgeführt (Müller u. Muhr 1997).

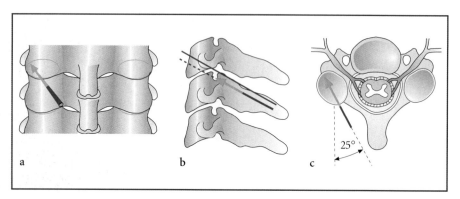

Abb. 10.1-10. Dorsale Osteosynthese im Bereich der mittleren oder unteren Halswirbelsäule: Schraubeneintrittspunkt (**a**) und -richtung in den zervikalen Gelenkfortsatz (**b, c**). Die Schraubenrichtung verläuft parallel zum Gelenkspalt (**b**) und um ca 25° nach lateral abgewinkelt (**c**). Nur Schrauben am zweiten Halswirbel werden nach medial entlang der zentralen Achse der „Pars interarticularis" ausgerichtet (s. Abb. 10.1-7) (mod. nach Müller u. Muhr 1997).

Operative Zugänge

Der Zugang zum thorakolumbalen Übergang erfolgt von **links lateral**, da rechts die Leber die Darstellung der Wirbel erschwert. Früher mussten Brust- und Bauchhöhle eröffnet und das Zwerchfell durchtrennt werden, um die Wirbel in diesem Bereich freizulegen. Heute sind auch die beiden unteren Brust- und die beiden oberen Lendenwirbel über einen minimalinvasiven Zugang erreichbar, und das Zwerchfell muss nicht mehr langstreckig abgelöst werden, sondern wird nur regional über der Läsion gespalten.

Die Lendenwirbelsäule distal des 2. Lendenwirbels kann durch einen **retroperitonealen Zugang** (meist von links) erreicht werden. Für den lumbosakralen Übergang wird meist ein **transperitonealer Zugang** gewählt.

Operationsverfahren

Die Stabilisierungstechniken sind noch nicht ausgereift, sodass nebeneinander verschiedene Ansichten bestehen: Die BWS und die LWS können von **dorsal langstreckig stabilisiert** werden; damit kann eine ventral gelegene Läsion überbrückt werden. Als Alternative ist aber auch eine direkte **ventrale Fusion** möglich, die den Vorteil hat, dass nur wenige Segmente fusioniert werden müssen. Voraussetzung für eine ventrale kurzstreckige Fusion sind Implantate, die so konstruiert sind, dass sie auch die Rotation und Translation (s. Abschnitt „Grundlagen") neut-

ralisieren. Ein Knochenspan allein besitzt diese Eigenschaften nicht.

Nur wenn die Hinterwand des Wirbels intakt ist, kann von dorsal her die Korrektur über die Hinterwand als Hypomochlion erfolgen und eine kurzstreckige Fusion angeschlossen werden. Bei einer frakturierten Hinterwand besteht die Gefahr, dass Fragmente bei der Reposition in den Wirbelkanal verlagert werden. Entweder müssen diese Verletzungen dann von ventral operiert werden, oder es müssen von dorsal langstreckige Konstruktionen diese Läsion überbrücken.

Als **dorsale Implantate** wurden früher Stäbe verwandt, die langstreckig an die Wirbelsäule fixiert wurden: Haken (Harrington-Technik) oder Drähte (Luque-Technik), die jeweils um die Wirbelbögen gelegt wurden, verbanden diese Stäbe mit

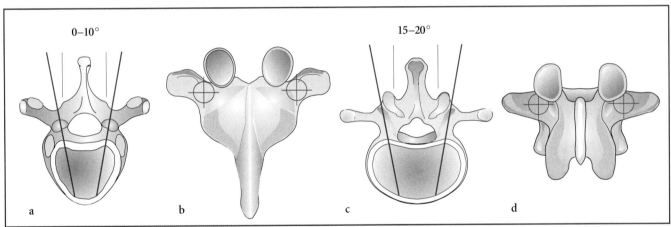

Abb. 10.1-11. Dorsale Stabilisierung an der Brust- und der Lendenwirbelsäule: Schraubenrichtung in der zentralen Pedikelachse (**a, c**) sowie Eintrittspunkt in die Bogenwurzel (**b, d**) für die Brustwirbelsäule (linke Bildhälfte) und Lendenwirbelsäule (rechte Bildhälfte) (mod. nach Müller u. Muhr 1997).

Abb. 10.1-12. Spondylolyse der Pars interarticularis des vierten Lendenwirbels mit Wirbelgleiten:
a) Präoperativer Befund in der seitlichen Röntgenübersichtsaufnahme.
b) Postoperativer Befund: Zuerst wurde reponiert und mit einem dorsalen Pedikel-Stab-System fusioniert. Anschließend wurde ein Titanhohlkörper mit autologen Beckenkammspänen gefüllt und von ventral als Widerlager eingebracht, um einen Repositionsverlust zu verhindern.

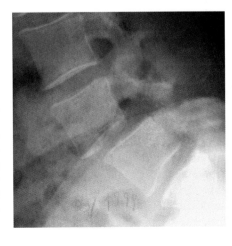

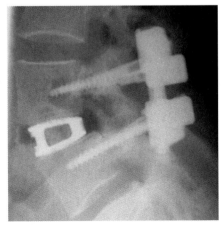

12b

der Wirbelsäule. Später wurden statt Stäben Platten mit Schrauben an die Wirbelsäule fixiert. Die Schrauben wurden durch die Bogenwurzel in den Wirbelkörpern verankert. Da der Lochabstand in der Platte festgelegt ist, die Abstände der Bogenwurzeln aber variieren und die zentrale Lage der Schraube in der Bogenwurzel biomechanisch wichtig ist, werden jetzt wieder Stäbe benutzt, die über Konnektoren mit den Pedikelschrauben variabel verbunden werden können. Achsenkorrekturen sind durch Verschieben der variablen Konnektoren auf den Stäben möglich.

Für die Eintrittstelle der Schrauben in die Bogenwurzel gibt es jeweils unterschiedliche anatomische Bezugspunkte auf der BWS und LWS, und auch die Richtung der Schraubenachse zur Mitte nimmt in der Transversalebene von kranial nach kaudal zu (Abb. 10.1-11). Es gibt große Variationen, sodass zur Operationsplanung ein CT gehört, in dem die Eintrittpunkte und Winkel bestimmt werden müssen. Intraoperativ muss mit dem Bildwandler die Schraubenlage bestimmt und kontrolliert werden.

Die intraoperative Computernavigation ist sehr hilfreich und vermindert die Strahlenbelastung für Patienten und Operationsteam. Intraoperativ werden Röntgenbilder in verschiedenen Ebenen in einem Navigationscomputer gespeichert. Die Position der Instrumente im Operationsfeld wird von einem Kamerasystem erfasst, in die Röntgenbilder eingerechnet und dem Operateur angezeigt.

Bei einem **Wirbelgleiten** sollte bei einer operativen Stabilisierung immer versucht werden, das sagittale Profil wieder herzustellen. Meist ist neben der dorsale Reposition und Osteosynthese auch eine ventrale Osteosynthese notwendig, um eine Luxation zu verhindern (Abb. 10.1-12).

Rehabilitation

Operationen stellen einen wichtigen Behandlungsschritt dar. Die sich unmittelbar an die Operation anschließende neurologische Frührehabilitation (s. Kap. 15) ist aber der unverzichtbare Schritt für die Genesung und leider zumeist der Engpass in der Behandlungskette, da wertvolle Zeit

für die Rehabilitation bei der Suche nach einem geeignetem Behandlungsplatz vergeht.

Komplikationen

Jede Stabilisierungsoperation hat spezifische Gefahren und Komplikationen, die von Grumme (Grumme u. Kolodziejczyk 1994) detailliert zusammengestellt wurden. Auf diese Publikation wird ausdrücklich verwiesen.

Komplikationen bei Versteifungsoperationen sind zu unterteilen in **allgemeine Komplikationen** durch die Lagerung und in spezielle **Komplikationen**, die **durch den operativen Zugang** bedingt sind. Hierzu zählen Verletzungen des Ösophagus und der Trachea beim ventrale Zugang zur HWS. Direkte Verletzungen des N. laryngeus recurrens oder des N. laryngeus superior lassen sich bei subtiler Präparation vermeiden. Heiserkeit kann aber auch durch direkten Druck des Sperrers oder der Blockung des Tubus auf den Kehlkopf entstehen. An der unteren HWS und an der BWS muss der Ductus thoracicus geschont werden.

Gefäßverletzungen sind bei ventralen Zugängen zur BWS und LWS besonders bei Entzündungen beschrieben. **Lungenverletzungen** können fisteln, bei retro- oder transperitonealen Zugängen sind Darmverletzungen erwähnenswert. Bei unübersichtlicher Darstellung ist der **Harnleiter** gefährdet. Beim ventralen Zugang zum lumbosakralen Übergang ist die retrograde Ejakulation als Folge einer Verletzung des **Plexus hypogastricus superior** als Komplikation aufklärungspflichtig.

Neurologische Komplikationen können schon präoperativ bei unsachgemäßem Transport eines Patienten mit instabiler Wirbelsäule entstehen oder intraoperativ bei der Dekompression oder bei Einsetzen der Implantate.

Schrauben können bei falscher Lage außerhalb der Bogenwurzel die Nervenwurzel oder an der oberen Halswirbelsäule die A. vertebralis verletzen.

Implantatlockerungen sind typische Spätkomplikation und meist auf mangelhafte Technik oder falsche Indikation zurückzuführen. Auch können Implantate brechen, wenn sie nicht so gewählt wur-

den, dass sie den Belastungen standhalten können. Meist ist hierfür der Verzicht auf einen Knochenspan oder der fehlende Einbau des transplantierten Knochens verantwortlich, da die Implantate über Jahre selbst Mikrobewegungen nicht tolerieren. Als Folge treten Pseudarthrosen auf, die schmerzhaft sein können. Auch gehen von den gelockerten Implantaten Gefahren aus.

Da mit wenigen Ausnahmen (maligne Erkrankung, interkorporelles Interponat an der HWS) immer ein Knochenspan bei einer Fusionsoperation notwendig ist, ist über die **Komplikationen der Spanentnahme** aufzuklären. Sie dürfen nicht unterschätzt werden. Es ist zu hoffen, dass sich diese Nachteile vermeiden lassen durch den Einsatz von einem biologisch akzeptablem Knochenersatz.

Allergien auf Implantate sind beobachtet worden, obwohl sie bei dem jetzt vorzugsweise verwendeten Titan seltener geworden sind.

Trotz guter Technik und geeigneter Implantate sind die Risiken von Pseudarthrose oder Korrekturverlust nie ganz ausgeschlossen, da biologische Systeme sich anders verhalten, als zuvor in dem biomechanischem Labor getestet wurde.

Warnung

Die Bildgebung ist weder für die Indikation zur Operation noch für das klinische Ergebnis allein ausschlaggebend. Ein ästhetisch eindrucksvolles Ergebnis im postoperativen Röntgenbild dokumentiert noch kein akzeptables klinisches Ergebnis.

Jedes postoperative Röntgenbild dokumentiert aber, ob die richtige Indikation gestellt, der geeignete Zugang gewählt und das passende Implantat ausgewählt wurde. Dies ist für den Erfahrenen (immer!) erkennbar, sodass insbesondere Anfänger zurückhaltend bei aufwendigen Stabilisierungen an der Wirbelsäule sein sollten. Nicht alles, was präoperativ machbar erscheint, wird auch gut!

Kritisch müssen auch immer neue Techniken betrachtet werden, mit denen man hofft, sich profilieren zu können. Nicht immer sind sie den bisherigen Verfahren überlegen, meist aber teurer. Kosten werden aber für unsere Gesellschaft ein zunehmend größeres Problem darstellen. Der Einsatz überteuerter oder überflüssiger Systeme bedeutet aber, dass bei begrenzten finanziellen Möglichkeiten nicht mehr alle Patienten ausreichend versorgt werden können.

Literatur

Aebi M, Thalgott J, Webb J (eds) (1998) AO ASIF Principles in Spine Surgery. Berlin: Springer.

An H (ed) (1998) Synopsis of Spine Surgery. Baltimore: Williams & Wilkins.

Anderson LD, D'Alonzo RT (1974) Fractures of the odontoid process of the axis. J Bone Joint Surg Am 56: 1663–74.

Bauer R, Kerschbaumer F, Poisel S (Hrsg) (1991) Orthopädische Operationslehre: Wirbelsäule, Bd 1. Stuttgart: Thieme.

Benzel EC (ed) (1995) Biomechanics of Spine Stabilization. New York: McGraw-Hill.

Benzel EC (2002) Commentary on National Acute Spinal Cord Injury Study III. J Neurosurg (3 Suppl Spine) 96: 257–8.

Bracken MB, Holford TR (2002) Neurological and functional status 1 year after acute spinal cord injury: estimates of functional recovery in National Spinal Cord Injury Study II from results modeled in National Spinal Cord Injury Study III. J Neurosurg (3 Suppl Spine) 96: 256–66.

Bracken MB, Shepard MJ, Holford TR et al. (1997) Administration of methylprednisolone for 24 or 48 hours or tirilazad mesylate for 48 hours in the treatment of acute spinal cord injury. Results of the Third National Acute Spinal Cord Injury Randomized Controlled Trial. National Acute Spinal Cord Injury Study. JAMA 277: 1597–604.

Casey ATH, Crockard A (1997) Rheumatoid arthritis. In: Dickman CA, Spetzler RF, Sonntag V (eds) Surgery of the Craniovertebral Junction. New York: Thieme; 151–74.

Caspar W, Barbier DD, Klara PM (1989) Anterior cervical fusion and Caspar plate stabilization for cervical trauma. Neurosurgery 25: 491–502.

Cooper P, Ransohoff J (1989) Injuries to the cervical cord. Surgical treatment. In: The Cervical Spine Research Society (eds) The Cervical Spine. Philadelphia: Lippincott.

Dvořák J, Panjabi MM, Chang DG et al. (1991) Functional radiographic diagnosis of the lumbar spine. Spine 16: 562–71.

Eismont FJ, Arena MJ, Green BA (1991) Extrusion of an intervertebral disc associated with traumatic subluxation or dislocation of cervical facets. J Bone Joint Surg Am 73: 1555–60.

Fessler RG, Dietze DD Jr, Mac Millan M et al. (1991) Lateral parascapular extrapleural approach to the upper thoracic spine. J Neurosurg 75: 349–55.

Fessler RG, Haid R (eds) (1996) Current Technique in Spinal Stabilization. New York: McGraw-Hill.

Grumme T, Kolodziejczyk D (Hrsg) (1994) Komplikationen in der Neurochirurgie, Bd 1. Berlin: Blackwell Wissenschafts-Verlag.

Heiden JS, Weiss MH, Rosenberg AW et al. (1975) Penetrating gunshot wounds of the cervical spine in civilians. Review of 38 cases. J Neurosurg 42: 575–9.

Jeanneret B (1996) Posterior rod system of the cervical spine: a new implant allowing optimal screw insertion. Eur Spine J 5: 350–6.

Magerl F, Seemann P (1987) Stable posterior fusion of the atlas and axis by transarticular screw fixation. In: Kehr IP, Weidner A (eds) Cervical Spine. Wien: Springer; 322–7.

Magerl F, Aebi M, Gertzbein SD et al. (1994) A comprehensive classification of thoracic and lumbar injuries. Eur Spine J 3: 184–201.

McBride AD, Mukherjee DP, Kruse RN et al. (1995) Anterior screw fixation of type II odontoid fractures. A biomechanical study. Spine 20: 1855–60.

Müller EJ, G Muhr (Hrsg) (1997) Wirbelsäulenverletzungen. Stuttgart: Thieme.

Panjabi MM, Chang DG, Dvořák J (1992) An analysis of errors in kinematic parameters associated with in vivo functional radiographs. Spine 17: 200–5.

Regan J, McAffee P, Mack M (eds) (1995) Atlas of Endoscopic Spine Surgery. St. Louis: Quality Medical Publishing Inc.

Traynelis VC, Marano GD, Dunker RO et al. (1986) Traumatic atlanto-occipital dislocation. J Neurosurg 65: 863–70.

Vaccaro AR, Daugherty RJ, Sheehan TP et al. (1997) Neurological outcome of early versus late surgery for cervical spinal cord injury. Spine 22: 2609–13.

Zoega B, Kärrholm J, Lind B (2000) Outcome scores in degenerative cervical disc surgery. Eur Spine J 9: 137–43.

10.2 Akute Rückenmarkläsion

Christoph Horch, Uwe Bötel †

Inhalt

Definition

Die **Querschnittlähmung** stellt eine teilweise bzw. vollständige Unterbrechung von Leitungsfunktionen des Rückenmarks in Bezug auf die Willkürmotorik, die Sensibilität sowie die Kontrolle von Blase und Mastdarm sowie der Sexualfunktion dar (s. Kap.10.3).

Bei der Unterbrechung oder Beeinträchtigung der afferenten bzw. efferenten Bahnen sowie der grauen Substanz kommt es meist zu einer lokalen Schädigung. Inwieweit die funktionelle Beeinträchtigung vorübergehender oder länger andauernder Natur ist, stellt eine offene Frage dar.

Prognostisch wichtig ist, ob die Querschnittläsion komplett oder inkomplett ist. Die Klassifikation entsprechend der American Spinal Injury Association (ASIA 1992) ist hierfür unabdingbar. Hiernach wird eine Querschnittlähmung als komplett bezeichnet, wenn die Segmente S4 und S5 motorisch und sensibel vollständig ausgefallen sind (fehlende perianale Sensibilität, Willkürmotorik des Sphincter ani, sakrale Reflexe). Somit werden auch solche Querschnittverletzungen als komplett bezeichnet, bei denen unterhalb des letzten vollständig innervierten Rückenmarkssegmentes noch teilweise sensible oder motorische Funktionen erhalten sind, die als Zone partieller Präservation (ZPP) bezeichnet werden. Somit rechnet man auch komplette Kaudasyndrome zu den kompletten Querschnittlähmungen.

Liegen noch sensible bzw. motorische Restfunktionen in den Segmenten S4 und 5 vor, bei sonst vollständigem Funktionsverlust, wird ein solcher Querschnitt als inkomplett eingestuft.

> **Hinweis zum Sprachgebrauch:** Die Läsionshöhe wird nach dem letzten vollständig intakten Rückenmarksegment bezeichnet (z. B. kompletter/inkompletter Querschnitt unterhalb von C7), wobei nach rechts und links sowie sensibel und motorisch unterteilt wird (z. B. motorisch inkomplett unterhalb von C5 rechts, komplett unterhalb von C6 rechts, motorisch komplett unterhalb von C7 links, sensibel inkomplett unterhalb von C5 beidseits, komplett unterhalb von C8 beidseits). Die Kennmuskeln für die Rückenmarksegmente sind dem Untersuchungsbogen der ASIA (American Spinal Injury Assosiation) zu entnehmen (abrufbar unter http://www.asia-spinalinjury.org).

Primär als komplett anzusehende Querschnittläsionen bessern sich unabhängig von Art der Therapie und Ursache nur graduell, während primär inkomplette Querschnittläsionen durchaus Rückbildungen bis hin zur Restutio ad integrum zeigen können.

Eine frühestmögliche neurologische Untersuchung ist anzustreben, unter Einschluss der anorektalen Befunderhebung. Dies ist entscheidend für die Planung des therapeutischen Vorgehens. Die neurologische Untersuchung sollte auch in der ersten Beschreibung insbesondere Wert auf die Hand- und Fußfunktionen legen, da bei einem sensiblen Niveau im Thorakalbereich, insbesondere bei Th4, vor allem die Funktionen der oberen Extremität oft mangelhaft erhoben werden. Hier ergibt sich häufig bei zervikalen Läsionen ein sensibles Niveau aufgrund einer sensiblen Versorgung von supraklavikulär aus dem Plexus cervicalis bis zu den Mamillen, sodass eine zervikale Läsion bis C2 hinaufreichend vorliegen kann.

Ursachen

Ursache der Rückenmarkläsion nach den statistischen Erhebungen aus dem Zahlenmaterial aller deutscher Querschnittzentren (Exner u. Meinecke 1993; Meinecke 1994) sind zu etwa 70 % Traumata. 30 % gehen auf nichttraumatische Ursachen zurück, wobei zu berücksichtigen ist, dass die nichttraumatischen Querschnittlähmungen häufig nicht in Querschnittzentren behandelt werden.

Traumata. Im Rahmen von Traumata kommt es zu einer Beeinträchtigung des Rückenmarkes durch Knochenfragmente oder durch Verschiebung von Wirbelkörpern gegeneinander im Rahmen von diskoligamentären Verletzungen. Selten kommt es hierbei zu einer kompletten Durchtrennung des Rückenmarks, das klinische Bild ist geprägt durch den primär eintretenden substanziellen Schaden. Dieser ist bis heute durch therapeutische Ansätze nicht zu bessern, da keine Regenerationsfähigkeit des neurogenen Gewebes im Bereich des Rückenmarks bekannt ist. (Gerner 1992; Guttmann 1976; Meinecke

1994; Schirmer 1985). Im Bereich des Großhirns gibt es Hinweise für eine Neuroneogenese (Eriksson 2003; Santarelli et al. 2003).

Bei den traumatischen Querschnittlähmungen stellt der Verkehrsunfall die häufigste Ursache dar, gefolgt von Stürzen aus großer Höhe. Direkte Gewalteinwirkung in Form von Schuss und Stich spielt in Deutschland mit knapp 1 % eine untergeordnete Rolle (Exner u. Meinecke 1997).

Tumoren. Benigne wie maligne Tumoren der knöchernen und bindegewebigen Anteilen der Wirbelsäule, der Rückenmarkhäute, der Nervenwurzeln, der spinalen Gefäße und des Rückenmarks selbst können durch extradurale, intradurale, extramedulläre und intramedulläre Raumforderung Rückenmarkläsionen verursachen. Die Metastasen stellen die häufigste Ursache dar, teilweise wird die Rückenmarkschädigung akut durch pathologische Frakturen hervorgerufen (Kluger et al. 1997; Schirmer 1985).

Entzündliche Prozesse. Bakterielle Entzündungen im Bereich der Wirbelsäule (Spondylodiszitis, Spondylitis) können durch raumfordernde Abszessbildung oder durch Sinterungsfrakturen zur Rückenmarkläsion führen, in den letzten Jahren ist eine Zunahme spezifischer (tuberkulöser) Spondylitiden und epiduraler Abszesse festzustellen. Intramedulläre Abszesse stellen eine Rarität dar, meist mit foudroyantem klinischen Verlauf.

Virale Entzündungen rufen eine Querschnittsymptomatik im Sinne einer Myelitis transversa hervor, der Virusnachweis im Liquor gelingt meist nicht (Schirmer 1985).

Zervikale und thorakale Bandscheibenvorfälle. Zervikale und thorakale Bandscheibenmassenvorfälle können akut durch Kompression des Rückenmarks zu einer Querschnittsymptomatik führen. Meistens besteht ein inkomplettes neurologisches Bild, thorakale Bandscheibenvorfälle stellen eine Seltenheit als Ursache einer Querschnittlähmung dar.

Spinale Ischämien. Die Beeinträchtigung der arteriellen Blutversorgung des Rückenmarks führt zu einer Myelomalazie mit nachfolgender Querschnittlähmung.

Als Ursache hierfür finden sich eine generalisierte Hypoxie, z. B. bei Schockgeschehen, Perfusionsstörungen bei Embolien, Thrombosen, Gefäßmissbildungen, dissezierende Aneurysmata, Gerinnungsstörungen, zum Teil auch iatrogene Gründe im Rahmen gefäß- und kardiochirurgischer Eingriffe (Mathé et al. 1998).

Die akute Querschnittsymptomatik stellt einen Notfall dar. Der ursächlichen Behandlung der Rückenmarkläsion sind enge Grenzen gesetzt, da der substanzielle Nervenzellverlust nicht beseitigt werden kann.

Weiterhin hat die Aussage Guttmanns, dass sich das Schicksal des Querschnittgelähmten am Unfallort entscheide, unverändert Gültigkeit (Guttmann 1976).

Sofortmaßnahmen am Unfallort

Bei der **Rettung** ist auf eine mögliche instabile Wirbelsäulenverletzung zu achten, sodass die Wirbelsäule als Achsenorgan keinen übermäßigen Rotations-, Flexions- und Extensionsbewegungen ausgesetzt ist. Der Kopf und die Halswirbelsäule (HWS) sind durch einen Halsschienengriff führbar. Rettung und Lagerung sollten mit vier Helfern erfolgen, von denen einer die HWS durch den Halsschienengriff sichert, einer Thorax und Brustwirbelsäule, einer Becken und Lendenwirbelsäule sowie der Vierte die Beine (Zäch 1992). Bei möglicher instabiler HWS-Verletzung sollten übermäßige Manipulationen an der Halswirbelsäule im Sinne der Überstreckung unterbleiben, sodass es bei verhakten Luxationen im Rahmen von Intubationen nicht zu einer Quetschung des Rückenmarks kommt (Hirschfeld 1990; Zäch 1992).

Bei über 50 % der traumatisch Querschnittgelähmten bestehen erhebliche Zusatzverletzungen, insbesondere Thoraxtraumata, sodass neben dem primären spinalen Schock auch der hämorrhagische Schock abgegrenzt werden muss und entsprechend eine Volumensubstitution erfolgen sollte (Meinecke 1994).

Für die **Lagerung zum Transport** haben sich Vakuummatratzen wie auch Schaufeltragen bewährt. Bereits in der Anfangsphase besteht eine erhebliche Gefährdung für das Auftreten von Druckläsionen, sodass Kleidung und Taschen des Patienten nach harten Gegenständen abgesucht werden sollten.

Der Transport sollte so schonend wie möglich stattfinden, ggf. mit dem Rettungshubschrauber, um das Transporttrauma so gering wie möglich zu halten.

Diagnostik

Beim bewusstseinsgestörten Patienten ist die klinische Diagnostik häufig nicht verwertbar. Beim wachen Patienten ergibt sich aus der Anamnese und orientierenden Untersuchung noch am Unfallort der Hinweis für eine Querschnittlähmung. Bereits am Unfallort sollten die Hand-Finger-Funktionen durch Faustschluss und Fingerstreckung untersucht werden, sodass eine Unterscheidung zwischen Tetra- und Paraplegie zu treffen ist, die Kniestreckung und die Fußhebung und -senkung sind zu prüfen.

Die **orientierende Sensibilitätsprüfung** schließt die Sensibilität am Daumenballen entsprechend C6 ein, Kleinfinger und Handballen C8, Ulnarseite und Ellenbogengelenk Th1, Mamillenhöhe Th4, Nabelhöhe Th10, Leiste Th12/L1, Außenseite der Ferse S1.

Nach Übernahme in ein Behandlungszentrum sollte eine sorgfältige neurologische Untersuchung stattfinden zur Lokalisation der Läsionshöhe sowie zur Unterscheidung komplette/inkomplette Querschnittläsion.

Die **bildgebende Diagnostik** schließt Röntgenuntersuchungen der gesamten Wirbelsäule in zwei Ebenen ein, um Mehretagenverletzungen nicht zu übersehen. Schlecht beurteilbare Übergänge wie der kraniozervikale sowie der zervikothorakale Übergang müssen ggf. gezielt durch CTs nachuntersucht werden, verletzte Bereiche sind – mit Rekonstruktionen – im CT darzustellen.

Bei besonderen Fragestellungen wie entzündlichen Veränderungen oder Bandscheibenvorfällen ist notfallmäßig auch eine MRT durchzuführen. Das Ausmaß der intramedullären Läsion ist häufig im primärem MRT kaum abschätzbar, diese Verletzungen zeichnen sich erst nach 24–48 h im Bild deutlich ab.

Pharmakologische Therapie

Aus tierexperimentellen Untersuchungen (Braughler u. Hall 1983) ist bekannt, dass **Methylprednisolon** in der ersten halben Stunde nach einer Läsion eine erhöhte Affinität zum verletzten Nervengewebe hat und deshalb eine zellprotektive Wirkung entwickeln kann. Klinische Studien haben die Vermutung nahegelegt, dass ein Erfolg der Pharmakotherapie mit Methylprednisolon vom Zeitpunkt des Therapieeinsatzes abhängt (Bracken et al. 1998).

Neben dem Methylprednisolon wurden klinisch auch die Lazaroide geprüft, die nach NASCIS 3 jedoch nicht die gleiche Wirksamkeit hatten (Bracken et al. 1998). **Ganglioside** sollen ähnlich günstige Wirkungen auf das Ausmaß der Läsion haben (Geisler et al 1991). Wegen erheblicher Nebenwirkungen kommen Letztere aber nicht regelhaft zum Einsatz.

Nach den Kriterien der Evidence-based Medicine ist die Pharmakotherapie mit Methyprednisolon bzw. GM-1-Gangliosiden lediglich als Therapieoption aufzufassen – ein positiver Wirkbeleg wurde bisher nicht erbracht (AANS 2002). Für Erstgaben später als 8 h nach dem Unfall überwiegt die Evidenz einer negativen Beeinflussung des Krankheitsverlaufs.

Operative Therapie

Durch die operative Therapie ist der komplette Rückenmarkschaden meist nicht zu beeinflussen.

> Die absolute Indikation zur Operation ist gegeben, wenn ein posttraumatisches neurologisches Defizit nach freiem Intervall einsetzt bzw. eine Zunahme von neurologischen Defiziten zu verzeichnen ist.

Die übrigen Indikationen sind als relativ anzusehen, wobei zu betonen ist, dass die Wirbelsäulenstabilisierung und Spinalkanaldekompression umso einfacher durchzuführen sind, je früher sie nach Eintritt der Läsion erfolgen. Bei vitalen Kontraindikationen ist der wirbelsäulenchirurgische Eingriff zurückzustellen, insbesondere wenn ein erhebliches Thoraxtrauma mit Störungen des Gasaustausches vorliegt.

Die achsengerechte Wiederherstellung des Wirbelsäulenprofiles und die Dekompression des Spinalkanals stellt die beste Prophylaxe der posttraumatischen Syringomyelie dar (Perrouin-Verbe et al. 1998). Am einfachsten gelingt dieses innerhalb der ersten 8 h nach dem Trauma.

Die Instrumentierung der Wirbelsäule sollte so kurzstreckig wie möglich und so langstreckig wie nötig erfolgen – dies vor dem Hintergrund, dass der Querschnittgelähmte eine möglichst weitgehende passive Beweglichkeit der Wirbelsäule zur Erlangung einer möglichst weitgehenden Unabhängigkeit benötigt (Bötel et al. 1997) (s. Kap. 10.1).

Die operative Versorgung schließt neben der **Dekompression** auch die **Stabilisierung** ein. Eine alleinige Laminektomie ist bei Traumata obsolet. Durch die Stabilisierung müssen axial belastbare Verhältnisse geschaffen werden. Äußere Ruhigstellungen sollten bei Querschnittgelähmten wegen der Gefahr von Druckgeschwüren vermieden werden. Um sekundäre Korrekturverluste zu vermeiden, ist eine Spondylodese im Sinne der Wiederherstellung der vorderen Säule notwendig, dieses gilt auch bei der operativen Therapie von spinalen Metastasen (Kluger et al. 1997).

Spinaler Schock

Durch die akute Rückenmarkschädigung bildet sich primär ein spinaler Schock aus, mit den Symptomen einer schlaffen Lähmung, Sensibilitätsausfall, schlaffe atone Lähmung von Blase, Darm und Sphincter ani. Durch die Unterbrechung der Sympathikusbahnen, die das Rückenmark in Höhe Th1 bis L2 verlassen, kommt es zu einer Vasomotorenlähmung, bei höheren Lähmungen zu einer Bradykardie, eventu-

ell mit Blutdruckabfall bei vermindertem kardialem Sympathikotonus. Durch Umverteilung von Flüssigkeit entstehen Zeichen eines scheinbaren Volumenmangelschocks. Da die Volumengabe im spinalen Schock die Gefahr des Lungenödems birgt, muss diese sorgfältig abgewogen werden. Die Flüssigkeitszufuhr sollte so eingestellt sein, dass eine Stundenurinmenge von 80–100 ml erzielt wird (Alderson et al 1990). Der spinale Schock dauert von wenigen Tagen bis zu 8 Wochen an, im Mittel 2 bis 3 Wochen, bei Polytraumata kann er auch über mehrere Monate anhalten.

> Während der Zeit des spinalen Schocks besteht eine erhöhte Gefahr für die Entstehung von Druckgeschwüren, sodass eine regelmäßige Weichteilkontrolle bzw. Entlastungslagerung durchzuführen ist.

Vegetative Dysregulation. Nach Abklingen des spinalen Schocks, gekennzeichnet durch Wiederkehren der Muskeleigenreflexe und des Analreflexes, kann sich bei Überdehnung von Hohlorganen wie Blase, Darm oder Uterus bei der Schwangerschaft eine autonome Dysregulation ausbilden, insbesondere bei Läsionen oberhalb von Th10. Es kommt zu plötzlichen Blutdruckanstiegen mit systolischen Werten über 200 mm Hg, zu Tachykardien, starken Gesichts- und Halsrötungen, unerträglichen Kopfschmerzen, Aufrichtung der Haare durch Reizung der Mm. erectores pilorum, Schweißausbrüchen und Krampfanfällen. Hypertensive intrakranielle Massenblutungen stellen eine tödliche Bedrohung dar.

Bei Symptomen der autonomen Dysregulation muss durch Einmalkatheterismus die Blase entleert werden und für eine Entlastung des Darmes (abführende Maßnahmen bzw. Darmrohr) sowie des Magens (Legen einer Magensonde) gesorgt werden. Bei Schwangeren kann möglicherweise die akute Schnittentbindung notwendig werden (Meinecke 1994).

Besonderheiten der hohen Rückenmarkläsion

Bei Rückenmarkläsionen **oberhalb von Th5** kommt es zu einem Überwiegen der parasympathischen Innervation mit häufigen vagusbedingten Bradykardien. Dies kann eine Therapie mit Atropinabkömmlingen notwendig machen, in Einzelfällen ist auch eine temporäre Behandlung mit einem Herzschrittmacher indiziert.

Bei den Patienten ist bei vermindertem Hustenstoß häufig ein endotracheales Absaugen notwendig, hierbei kommt es häufig zu reflektorischen Herzstillständen.

Während der Phase des spinalen Schocks ist die Gefahr einer **Thromboseentwicklung** erhöht, eine Behandlung mit niedermolekularem Heparin zur Prophylaxe ist für die ersten 6 Monate nach Eintritt der Querschnittlähmung erforderlich. Tödliche Lungenembolien treten gehäuft zwischen dem 8. und 18. Tag nach dem Trauma auf (Gerner 1992; Meinecke 1994).

Bei Halsmarkschädigungen **oberhalb von C4** kommt es zu einem Ausfall der Zwerchfellatmung infolge der Funktionsstörung der Nn. phrenici (C3 bis C5). Bei engmaschiger Rettungskette gelangen heute solche Patienten zur Weiterbehandlung. Bei ihnen sollte frühzeitig eine Tracheotomie erfolgen, da sie eventuell auf Dauer zu beatmen sind, hierbei ist der offenen Tracheotomie der Vorzug gegenüber der Punktionstracheotomie zu geben, da Letztere häufiger zu sekundären Stenosen neigen. Zum frühestmöglichen Zeitpunkt sollte dann auf eine nicht geblockte Trachelkanüle übergegangen werden, sodass die Patienten durch die neben dem Tubus endotracheal hochsteigende Luft sprechen können. Häufig ist hierbei eine logopädische Schulung notwendig.

In geeigneten Einzelfällen ist die Implantation eines Zwerchfellschrittmachers indiziert, die Nn. phrenici müssen sich vorher im Rahmen einer elektrophysiologischen Abklärung als reizbar erweisen.

Umgang mit Blasen- und Darmstörungen

Im Rahmen des spinalen Schocks liegt eine **schlaffe Blasenlähmung** vor im Sinne einer Überlaufblase. Die Blasenentleerung wird in der Anfangsphase durch einen suprapubisch angelegten Katheter sichergestellt, später außerhalb der Intensivstation durch intermittierenden vier- bis sechsmaligen Einmalkatheterismus pro Tag. Nur in Ausnahmefällen ist eine transurethrale Dauerableitung durchzuführen, der Einmalkatheterismus ist zu bevorzugen (Stöhrer et al 1984).

Bei Schädigung des sakralen Rückenmarkes im Konus sowie bei einer Schädigung der Kauda verbleibt eine schlaffe Lähmung. Bei höher gelegenen Läsionen entwickelt sich regelhaft eine **Reflexblase**, die zum Teil hyperreflexiv ist. Bei erniedrigter Blasenkapazität und geringerer Füllung kommt es zu erheblichen Blaseninnendrucksteigerungen mit konsekutiver Blasenwandhypertrophie, sekundär zur Ausbildung von Divertikeln und einem vesikoureteralen Reflux mit Infekt der oberen Harnwege und Schädigung der Nieren bis zur Niereninsuffizienz (Stöhrer et al. 1984). Zur Senkung des Blaseninnendruckes sollte bei höher gelegenen Läsionen der Detrusor mit einer anticholinergen Medikation (z. B. Oxybutynin) in seiner Funktion gedämpft werden. Sollte diese Medikation nicht ausreichen, ist eine Botulinustoxininjektion indiziert, ggf. auch die sakrale Deafferenzierung.

> Ziel der Behandlung der Blasenentleerungsstörung ist eine hohe Blasenkapazität bei niedrigem Blaseninnendruck.

Nach der Querschnittlähmung liegt eine **Darmatonie** anfänglich vor, zum Teil klinische Bilder eines paralytischen Ileus.

Anfänglich sind die Gabe oraler Laxanzien und laxierender oraler Kontrastmittel sowie der Einsatz von Einläufen notwendig, später erlernen die Patienten eine regelmäßige Darmentleerung zum Teil durch Triggerung in Form von Sphinkterdehnung (Looze et al. 1998; Menter et al. 1997).

Dekubitusprophylaxe

Aufgrund der sensiblen Störungen ist die Gefahr von Dekubitus ein Leben lang gegeben, besonders hoch ist sie während des spinalen Schocks bei fehlender Gefäß- und Temperaturregulierung.

Die Patienten müssen daher regelmäßig auf persistierende Hautrötungen oder oberflächliche Läsionen überprüft werden, Entlastungslagerungen und Lagerungswechsel sind in regelmäßigen Abständen durchzuführen.

Bei tiefgreifenden Dekubitalulzera besteht die Gefahr von Entzündungen und Sepsis, zum Teil fortgeleitet, insbesondere im Becken-Bein-Bereich. Diese Ulzera bedürfen einer plastisch-chirurgischen Behandlung (Lüscher 1984).

Kontrakturprophylaxe

Nach Einsetzen der Lähmung sind die gelähmten Gliedmaßen regelmäßig täglich wiederholt durchzubewegen, um Kontrakturen vorzubeugen. Bei **spinaler Spastik** besteht die Gefahr von schweren Beugekontrakturen, sodass hierdurch die Selbsthilfefähigkeit beeinträchtigt ist. Zur Reduktion der Spastik kann die Implantation einer Medikamentenpumpe zur intrathekalen Baclofentherapie in Einzelfällen bereits im Rahmen der Erstbehandlung notwendig werden.

Gelenknahe heterotope **Ossifikationen** (Paraosteoarthropathie) treten gehäuft bei Querschnittgelähmten und Patienten mit Schädel-Hirn-Trauma auf, bei querschnittgelähmten Patienten insbesondere im Bereich der Hüftgelenke. Die Ursache ist unklar. Vor Auftreten der Ossifikationen finden sich häufig ein Anstieg der knochenspezifischen alkalischen Phosphatase, ein Ödem in der hüftgelenknahen Muskulatur im MRT sowie Dichteanhebungen der periartikulären Muskulatur in der Computertomographie, sodass bei den Frühzeichen ein einzeitige Bestrahlung indiziert ist (vgl. Abb. 15-3, S. 757).

Bei Läsionen von C5 mit Erhalt der Funktion des M. biceps brachii und Ausfall des M. triceps brachii ist der Erhalt der passiven Streckfähigkeit im Ellenbogengelenk von besonderer Bedeutung, ebenso die Lagerung der Schultern zur Vermeidung der Schrumpfung und Verkürzung der Schultermuskulatur und der Schultergelenkkapsel, da sonst auf Dauer typische Schmerzsyndrome im Schulterbereich auftreten.

Durch Lagerungsbehandlung bei einer Lähmung unterhalb von C6 ist durch eine Verkürzung der Beugesehnen die Erzielung einer Funktionshand anzustreben, sodass bei Streckung im Handgelenk primitive Greifformen erreicht werden.

Literatur

Alderson JD, Thiagarajah S (1990) Anaesthetic management of acute spinal injury. In: Alderson JD, Frost EAM (eds) Spinal Cord Injuries: Anaesthetic and Associated Care. London: Butterworths; 147–60.

American Association of Neurological Surgeons (AANS) (2002) Pharmacological therapy after acute cervical spinal cord injury. Neurosurgery 50 (Suppl 3): S63–72.

ASIA (1992) Standards for neurological and functional classification of spinal cord injury. Atlanta: American Spinal Injury Association.

Bar-On Z, Ohry A (1995) The acute abdomen in spinal cord injury individuals. Paraplegia 33: 704–6.

Bedbrook G (1981) The care and management of spinal cord injuries. New York: Springer.

Bilow H (1987) Pflegerische und krankengymnastische Maßnahmen in der frühen Rehabilitation des frisch Querschnittgelähmten. H Unfallheilk 189: 646.

Bötel U (1987) Die Indikation zur primär operativen Behandlung der Wirbelsäulenverletzung mit frischer Querschnittlähmung. H Unfallheilk 189: 618–26.

Bötel U, Gläser E, Niedeggen A et al. (1997a) The cost of ventilator-dependent spinal cord injury patients in the hospital and at home. Spinal Cord 35: 40–42.

Bötel U, Gläser E, Niedeggen A (1997b) The surgical treatment of acute spinal paralysed patients. Spinal Cord 35: 420–8.

Bracken MB, Shepard MJ, Collins WF et al. (1990) A randomized, controlled trial of methyl-prednisolone or naloxone in the treatment of acute spinal cord injury. Results of the second National Acute Spinal Cord Injury Study. N Engl J Med 322: 1405–11.

Bracken M, Shepard MJ, Holford TR et al. (1998) Methylprednisolone or tirilazad mesylate administration after acute spinal cord injury: 1-year follow up. Results of the third National Acute Spinal Cord Injury randomized controlled trial. J Neurosurg 89: 699–706.

Braughler IM, Hall ED (1983) Uptake and elimination of methyl-prednisolone from contused cat spinal cord following intravenous injection of the sodium succinate ester. J Neurosurg 58: 538–42.

Eriksson PS (2003) Neurogenesis and its implications for regeneration in the adult brain. J Rehabil Med 41 (Suppl): 17–9

Exner G, Meinecke FW (1993) Wie gut ist unser soziales Netz? Erfahrungen mit der Vermittlung und Übernahme von Querschnittgelähmten in Deutschland. Akt Traumatol 23: 332–6.

Exner G, Meinecke FW (1997) Trends in the treatment of patients with spinal cord lesions seen within a period of 20 years in German centers. Spinal Cord 35: 415–9.

Frost RA, Rivers H, Tromans AM et al. (1995) The role of percutaneous endoscopic gastrostomy in the spinal cord injured patients. Paraplegia 33: 416–8.

Geisler FH, Dorsey FC, Coleman WP (1991) Recovery of motor function after spinal cord injury – a randomized, placebo-controlled trial with GM-1 ganglioside. N Engl J Med 324: 1829–38.

Gerner HJ (1992) Die Querschnittlähmung; Erstversorgung, Behandlungsstrategie, Rehabilitation. Berlin: Blackwell Wissenschafts-Verlag.

Gounden P (1997) Static respiratory pressures in patients with post-traumatic tetraplegia. Spinal Cord 35: 43–7.

Grüninger W (Hrsg) (1989) Spinale Spastik. Wien: Überreiter.

Guttmann L (1976) Spinal cord injuries: comprehensive management and research. Oxford: Blackwell.

Hirschfeld A (1990) Emergency room care of the patient with spinal cord injury. In: Alderson JD, Frost EAM (eds) Spinal Cord Injuries: Anaesthetic and Associated Care. London: Butterworths; 32–46.

Kluger P, Korge A, Scharf HP (1997) Strategy for the treatment of patients with spinal neoplasms. Spinal Cord 35: 429–36.

Looze D de, van Laere M, de Muynck M et al. (1998) Constipation and other chronic gastrointestinal problems in spinal cord injury patients. Spinal Cord 36: 63–6.

Lüscher NJ (1984) Dekubitalulcera der Beckenregion. Bern: Huber.

Mathé JF, Richard I, Roger IC et al. (1998) Ischaemic myelopathy following aortic surgery or traumatic laceration of the aorta. Spinal Cord 36: 110–6.

Meinecke FW (1994) Querschnittlähmung. In: Witt AN, Rettig H, Schlegel KF (Hrsg) Orthopädie in Praxis und Klinik, Bd. V/2. Stuttgart: Thieme.

Menter R, Weitzenkamp D, Cooper D et al. (1997) Bowel management outcomes in individuals with long-term spinal cord injuries. Spinal Cord 35: 608–12.

Möllmann HW, Barth J, Bötel U et al. (1991) Ultrahigh doses of methyl-prednisolone in acute spinal cord injury. Atlanta: 20th Annual Meeting of the American College of Clinical Pharmacology.

Noll F (1992) Indikation zur Frühbehandlung der Reflexblase mit Anticholinergika. In: Zäch GA (Hrsg) Rehabilitation beginnt am Unfallort. Berlin: Springer; 218–23.

Perrouin-Verbe B, Lenne-Aurier K, Robert K et al. (1998) Post-traumatic syringomyelia and post-traumatic spinal canal stenosis: A direct relationship: Review of 75 patients with a spinal cord injury. Spinal Cord 36: 137–43.

Santarelli L, Saxe M, Gross C et al. (2003) Requirement of hippocampal neurogenesis for the behavioral effects of antidepressants. Science 301: 805–9.

Schirmer M (1985) Querschnittlähmungen. Berlin: Springer.

Stöhrer M, Palmtag H, Madersbacher H (1984) Blasenlähmung. Stuttgart: Thieme.

Stöhrer M, Löchner-Ernst D, Mandalka B (1992) Der intermittierende Katheterismus in der Frühbehandlung Querschnittgelähmter. In: Zäch GA (Hrsg) Rehabilitation beginnt am Unfallort. Berlin: Springer; 202–7.

Störmer S, Gerner HJ, Grüninger W et al. (1997) Chronic pain/dysaesthesia in spinal cord injury patients: results of a multicentre study. Spinal Cord 35: 446–55.

Zäch GH (1992) Erste Hilfe am Unfallort bei traumatischer Querschnittlähmung. In: Zäch GA (Hrsg) Rehabilitation beginnt am Unfallort. Berlin: Springer.

10.3 Querschnittlähmung: eine interdisziplinäre Herausforderung

Patrick Moulin, Michael Baumberger, Markus Berger, Hans Georg Koch, Dieter Michel, Hans Knecht, Guido A. Zäch

Einführung

Die älteste bekannte schriftliche und eindrucksvolle Beschreibung einer Querschnittlähmung ist die einer Tetraplegie nach Luxation an der Halswirbelsäule. Sie ist wahrscheinlich ca. 4800 Jahre alt und wird dem Arzt und Architekten Imhotep zugeschrieben. Es ist dies der Fall 31 des Edwin Smith Surgical Papyrus (Hughes 1988).

Die moderne, interdisziplinäre Behandlung einer Querschnittlähmung wurde während des 2. Weltkrieges von **Sir Ludwig Guttmann** eingeführt (Guttmann 1979). Ein erster wesentlicher Fortschritt wurde dabei durch die Erkennung der Relevanz der autonomen Dysfunktion (Mathias et al. 1999) und der daraus resultierenden Therapie urologischer, kardiologischer und respiratorischer Komplikationen erreicht. Das Prinzip der ganzheitlichen Rehabilitation wurde zwischenzeitlich soweit verfeinert, dass heute bei guter medizinischer Versorgung bei Paraplegikern von einer normalen und einer nur mäßig reduzierten Lebenserwartung bei Tetraplegikern ausgegangen werden kann (Zäch 1995).

Epidemiologie

Die Inzidenz und Hauptursachen der Querschnittlähmung innerhalb eines bestimmten Landes sind eng mit den lokalen und saisonalen Lebensgewohnheiten verbunden. Als Beispiel für ein hoch entwickeltes mitteleuropäisches Land zeigt die Statistik des Schweizer Paraplegiker Zentrums (SPZ) für das Jahr 2001 die in Abbildung 10.3-1 dargestellte Verteilung der Ursachen. So sind an unserem Zentrum seit mehreren Jahren zwei Drittel der Erstrehabilitationen durch Unfall, rund ein Drittel durch Krankheit bedingt. Bei den krankheitsbdingten Rückenmarksläsionen, die zu Para- und Tetraplegie führen, stehen kongenitale, hämatologisch-vaskuläre, tumoröse und infektiöse Ursachen im Vordergrund. Diagnostisches sowie therapeutisches Vorgehen bei diesen Läsionen (Mumenthaler 2002) ist nicht Gegenstand dieses Beitrags, der sich bewusst auf traumatische Läsionen beschränkt (s. Kap. 10.2).

Diagnose der traumatischen Querschnittlähmung

Der wache und orientierte Patient berichtet nach dem Unfall typischerweise unaufgefordert über den plötzlichen Ausfall der Sensibilität und Motorik: „Ich spüre meine Beine nicht mehr". Bereits am Unfallort kommt einer klinisch-neurologischen Erstbeurteilung entscheidende Bedeutung zu: Insbesondere die Differenzierung zwischen Mono- und Polytrauma ist wichtig, denn die Sicherung der Vitalfunktionen bestimmt das weitere Vorgehen. Weniger als 10% der Wirbelsäulenverletzten sind

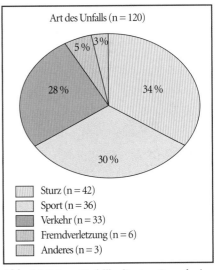

Abb. 10.3-1. Unfallbedingte Paraplegien sind etwas häufiger als unfallbedingte Tetraplegien (Verhältnis 5:4). Bei den Verunfallten handelt es sich vorwiegend um Männer (80%). Stürze von Gebäuden und Treppen sind häufig, während solche von Bäumen und Leitern weniger zahlreich sind. Bei den Sportunfällen dominieren Gleitschirm-, Ski-, Snowboard- und Reitunfälle. Bei den Verkehrsunfällen sind Autos und Motorräder weitaus am häufigsten beteiligt.

am Unfallort bewusstlos. Nicht bewusstlose Patienten profitieren von einer schonenden Rettung und Rückenlagerung auf einer harten, aber gepolsterten Unterlage. Halswirbelsäulenverletzte sollten nicht ohne harten Kragen (Stiff Neck, Philadelphia) bewegt werden.

Die weitere neurologische Diagnostik besteht in einer genauen Untersuchung der sensiblen und motorischen Funktionen. Bei der **Sensibilität** interessieren vor allem Schmerz und Berührung. Tiefensensibilität und Temperaturempfindung spielen im akuten Management nur in speziellen Fällen eine Rolle (z. B. Brown-Séquard-Syndrom). Basierend auf der **Frankel-Skala** bietet sich zur neurologischen Untersuchung das standardisierte ASIA-Schema, Revision 2002, an (http://www.asia-spinalinjury.org). Eine rasche Orientierung über mögliche Läsionen im Bereiche des zervikothorakalen Überganges C6 bis Th1 bietet das Zäch-Dreieck (Abb. 10.3-2). Für eine genaue Untersuchung der Sensibilität sollte der Patient entblößt werden.

Die **Motorik** wird anhand der Kennmuskeln der oberen und unteren Extremitäten beurteilt. Für die Bestimmung des neurologischen Niveaus ist die Schmerzempfindung maßgebend.

Mit der Untersuchung der sakralen Neurotome und der Analkontraktion gewinnen wir auch Information zur Unterscheidung von kompletten und inkompletten Querschnittlähmungen. Die prognostische Bedeutung dieser Differenzierung wird gegenwärtig diskutiert.

Labordiagnostik

Routinemäßig werden ein komplettes Blutbild, ein Gerinnungsstatus, die Entzündungsmarker C-reaktives Protein und Blutkörperchensenkungsgeschwindigkeit, die Elektrolyte, die Nierenfunktionswerte inklusive Urinstatus, die Serumglucose, ein Enzymprofil mit Einbezug der pankreasspezifischen Enzyme (Nobel et al. 2002) sowie die Bestimmung der Blutgruppe durchgeführt. Bei Frauen in gebärfähigem Alter erfolgt nach Einwilligung ein Schwangerschaftstest.

Bildgebende Diagnostik

Bei einer Erstversorgung werden am Schweizer Paraplegiker Zentrum zuerst konventionelle **Röntgenaufnahmen** der gesamten Wirbelsäule, a.p. und seitlich einschließlich Densaufnahmen sowie eine Thoraxaufnahme durchgeführt (Abb. 10.3-3). Die Erstversorgung umfasst Stabilisation und Dekompression der Wirbelsäule, Prophylaxe von Kreislauf- und Blasenstörungen, Versorgung von Zusatzverletzungen bei Polytrauma sowie Prophylaxe von Dekubitalulzera. Zum Ausschluss von abdominellen Begleitverletzungen erfolgt routinemäßig eine **Sonographie**. Entsprechend den Befunden wird ein **CT** der fraglichen Region(en) einschließlich benachbarter Wirbel und Bewegungssegmente angeschlossen. Dies dient der Erkennung einer Verlegung des Wirbelkanals und der Planung der Reposition und der Stabilisation.

Bei positiven neurologischen Befunden wird immer ein **MRT** der gesamten Wir-

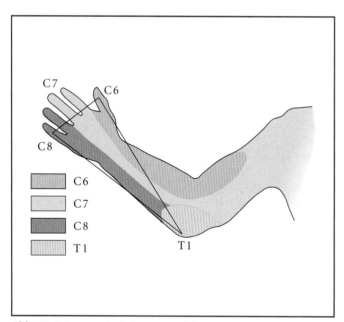

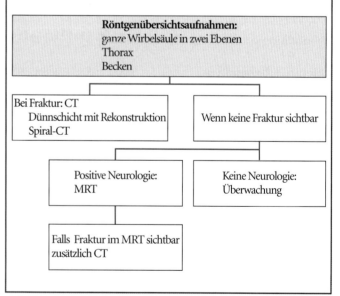

Abb. 10.3-2. Neurologisches Kontrolldreieck nach Zäch. Besteht der Verdacht auf eine Halsmarkschädigung, ist eine Prüfung der Sensibilität über Daumen, Kleinfinger und Ellbogen angebracht. Die Prüfung erfolgt beidseitig (Differenzialdiagnose: Plexusläsion).

Abb. 10.3-3. Bildgebende Diagnostik bei frischer Wirbelsäulenverletzung. Eine positive Neurologie schließt lokalisierte Sensibilitätsstörungen und motorische Zeichen selbstverständlich ein. Zur Aufdeckung okkulter Frakturen (Spongiosafrakturen) eignen sich T2-gewichtete MRT-Sequenzen mit Fettunterdrückung. Solche Spongiosafrakturen liegen bei ca. 90 % der Patienten vor. Bei initial fehlender Neurologie sind neurologische Kontrollen unerlässlich, um bei einem dynamischen Prozess (z. B. spinales Hämatom) rechtzeitig eingreifen zu können.

belsäule angefertigt. Dies dient insbesondere der Erkennung von Verletzungen des Rückenmarks (Ödeme, Blutungen etc.), dem Ausschluss von diskoligamentären Läsionen sowie einer Bestandesaufnahme (genaue Abklärung der lokalen Verhältnisse, z. B. Identifikation relevanter Konturlinien im Bereich der Halswirbelsäule durch sagittale MRT-Bilder) vor Anbringen einer Stabilisation aus Metall (Hawighorst et al. 2001). Zusätzlich werden „Spongiosafrakturen" sichtbar, die im CT nicht erkannt werden.

Akutbehandlung

Als Routinemaßnahme hat sich an schweizer und nur noch wenigen deutschen Zentren für Querschnittgelähmte die hoch dosierte Gabe von **Methylprednisolon** etabliert. Die Applikation erfolgt möglichst rasch, idealerweise am Unfallort, spätestens jedoch innerhalb von 8 h, da sonst die Prognose negativ beeinflusst wird (Bracken 2001, 2002). Dieses Konzept wird aktuell noch bei Erwachsenen angewandt. Für Kinder liegen keine eindeutigen Erfahrungen vor.

Ein etwaiger Nutzen von Methylprednisolon ist allerdings nicht evidenzbasiert. Die NASCIS-Studien sind bezüglich Konzept und Durchführung kritisiert worden. In den jüngsten „Guidelines" der American Association of Neurological Surgeons heißt es hierzu: „Die Gabe von Methylprednisolon ist eine Option. ... Die publizierte Datenlage zu schädlichen Nebenwirkungen ist schlüssiger als die zu klinisch günstigen Wirkungen." (AANS 2002).

Neue Therapieansätze, die vor allem das Nervenwachstum fördernde Zytokine oder die Plastizität von Stammzellen („turn blood to brain") als Grundlage haben, sind noch vorwiegend tierexperimentell oder in einer klinischen Versuchsphase. Regelmäßig aktualisierte Informationen in diesem zukunftsorientierten Forschungsbereich finden sich auf der Web-Seite des W.M. Keck Center for Collaborative Neuroscience, The Spinal Cord Injury Project, der Rutgers Universität, Piscataway, NJ (http://carecure.rutgers.edu).

Spinaler Schock

Die neurologische Definition des spinalen Schocks, der unmittelbar nach dem Ereignis eintritt, als eines Zustandes einer vollständigen schlaffen Muskellähmung sowie eines vollständigen Sensibilitätsausfalles unterhalb der Rückenmarkläsion, einhergehend mit totalem Verlust der Eigen-, Fremd- und autonomen Reflexe, ist heute allgemein akzeptiert (Bötel u. Horch 2001). Lebensbedrohlich sind jedoch vorwiegend die damit verbundenen **vegetativen Funktionsstörungen**, die Herz-Kreislauf-System, Blasen-Darm-Funktion und Atmung betreffen. Eine unkontrollierte vagale Stimulation ist dabei ein wichtiger Faktor (Nobel et al. 2002). Dem Ausfall der **Thermoregulation** ist besonders bei Rückenmarkverletzung im Gebirge Rechnung zu tragen.

Die Phase des spinalen Schocks ist unterschiedlich lang, sie kann Tage bis mehrerer Wochen dauern, und ihr Ende wird durch die Rückkehr der Reflexe manifestiert. In der Akutphase des spinalen Schocks ist ein intensivmedizinisches Therapiekonzept unerlässlich, um die Homöostase des Organismus und damit das Überleben zu garantieren. Deshalb bringt die Integration einer interdisziplinären Intensivstation in eine paraplegiologische Schwerpunktsklinik, wie sie das Nottwiler Modell darstellt, wesentliche Vorteile (Zäch 1995). Die gleichzeitige Durchführung intensivmedizinischer und rehabilitativer Therapien garantiert eine optimale ganzheitliche Rehabilitation von Beginn an.

Thromboseprophylaxe

Eine gefürchtete Frühkomplikation, vorwiegend innerhalb der ersten 2 Wochen der Querschnittlähmung, sind eine tiefe Venenthrombose und die konsekutiv mögliche Lungenembolie. Diese sind nach Einführung der Thromboseprophylaxe mit **niedermolekularem Heparin** (LMWH) signifikant zurückgegangen (Green 1999). Seit Einführung einer systematischen Thromboseprophylaxe mit LMWH an unserer Klinik sowie anderen Querschnittzentren des deutschsprachigen Raumes, die zu den im Jahre 2001 veröffentlichten Empfehlungen der Deutschsprachigen Medizinischen Gesellschaft für Paraplegie (http://www.dmgp.at) geführt hat, ist die Inzidenz der tiefen Venenthrombose an unserem Zentrum bei akuter Querschnittlähmung unter 10 % und die Inzidenz der Lungenembolie unter 2 % gesunken (Riklin et al. 2003). Routinemäßig wird an unserem Zentrum die LMWH-Prophylaxe mit dem Anziehen von Kompressionsstrümpfen der Klasse 2 ergänzt.

Die LMWH-Prophylaxe wird bis zum Ende der Erstrehabilitation aufrecht erhalten (mehrheitlich also 3 Monate), während die Therapie mit Kompressionsstrümpfen in der Regel nach 6 Wochen bei Erreichen voller Mobilisation (über 8 h pro Tag) endet. Eine Antikoagulation mit Cumarinderivaten wird in der Akutphase nur bei entsprechender Indikation durchgeführt, z. B. bei heparininduzierter Thrombozytopenie. Bei den Patienten, die trotz optimaler Prophylaxe eine tiefe Venenthrombose entwickeln, wird am SPZ eine komplette Untersuchung des Gerinnungsstatus inklusive genetischer, molekular erfassbarer Risikofaktoren durchgeführt (Rosendaal 1999). Bei positivem Befund wird eine Dauerantikoagulation empfohlen.

Spezielle Probleme

Bei Patienten mit einer hoch sitzenden Querschnittläsion mit Beeinträchtigung der Atemmuskulatur und vagaler Dominanz ist die bronchiale Hypersekretion hauptverantwortlich für das Auftreten einer respiratorischen Insuffizienz. Ein früh beginnendes, nichtinvasives **respiratorisches Rehabilitationskonzept** (Atemphysiotherapie, posturale Drainage, nichtinvasive Beatmungsformen, Emerson® Insufflator-Exsufflator, glossopharyngeale Atmung) kann ein invasives Vorgehen oft vermeiden und somit den Rehabilitationsprozess fördern. Führen nichtinvasive Maßnahmen nicht zum Ziel, wird frühzeitig die Indikation zu Tracheotomie, Nachbeatmung und verzögertem „Weaning" gestellt. Während der Intubation ist zu beachten, dass infolge der dominierend vagalen Herzinnervation lebensbedrohende Bradykardien auftreten können. Eine adäquate Prophylaxe ist daher unerlässlich. Bei einer Läsion oberhalb von C3 (N. phrenicus) muss neben der notwendigen Dauerbeatmung die Indikation einer Zwerchfellstimulatorimplantation diskutiert werden (Exner u. Baer 2000).

Eine weitere Komplikation der autonomen Dysregulation, eine **ausgedehnte obere Gastrointestinalblutung** infolge Hyperazidität, kann durch den Einsatz von Protonenpumpenhemmern (z. B. Omeprazol) nach unserer Erfahrung vermieden werden. Ein wegleitendes klinisches Zeichen, die viszerale Schmerzempfindung, ist entsprechend der Läsionshöhe mehrheitlich fehlend oder vermindert,

was die Diagnostik erheblich erschwert. Eine frühe enterale Ernährung durch Magen- oder Jejunalsonde oder eventuell perkutane enterale Gastrojejunostomie (PEG) ist entgegen früherer Lehrmeinungen (wobei Retentionsmagen und Darmatonie absolute Kontraindikationen darstellten) immer zu erwägen, da sie erhebliche Vorteile für den Rehabilitationsprozess mit sich bringt.

Die neurogene **Darmfunktionsstörung**, die in der Akutphase durch Atonie und Funktionsstörung des analen Schließmuskels charakterisiert ist, benötigt ein spezielles Rehabilitationsprotokoll (Tab. 10.3-1), das gegenwärtig in mehreren deutschsprachigen Rehabilitationszentren angewandt wird (Geng 2001).

Die neurogene **Blasenfunktionsstörung** benötigt in der Akutphase eine idealerweise suprapubische Ableitung, da eine transurethrale Ableitung (Dauerkatheter) wegen fehlender Sensibilität zu Langzeitschäden (Schleimhautschädigungen, Strikturen, Divertikeln und Fisteln) führt.

Primär konservative Behandlung

Die Mehrzahl aller Wirbelfrakturen sind einfache **Kompressionsfrakturen** (z. B. altersbedingt) ohne begleitende neurologische Symptome und sind somit klar primär der konservativen Behandlung zuge-

Tab. 10.3-1. Darmrehabilitation – Abführschema für frisch verletzte Querschnittgelähmte. Das vorliegende Abführschema stellt eine Orientierungshilfe für das Abführen nach Eintritt einer frischen Querschnittlähmung dar. Die Abführmaßnahmen werden aber auf den individuellen Zustand des Patienten abgestimmt. Grundsätzlich gilt, dass der Patient möglichst früh enterale Ernährung erhalten soll (Arztverordnung)

1. Tag	• Keine Therapie • eventuell nach ärztlicher Verordnung 4 g Dexpanthenol über 24 h in die Infusionen (falls keinerlei Darmgeräusche vorhanden sind)
2. Tag	• 6.30 Uhr: 1 Suppositorium Bisacodyl • 7.00 Uhr: digitale Reizung und Spreizen des Sphinkters; manuell ausräumen • 4 g Dexpanthenol über 24 h in die Infusionen • Evtl. ein Darmrohr bei Blähungen (nicht zu lange liegen lassen!); am besten alternierend im 2-h-Rhythmus; **Cave:** Darmperforation!
3. Tag	• 6.30 Uhr: 1 Suppositorium Bisacodyl • 7.00 Uhr: digitale Reizung und Spreizen des Sphinkters; manuell ausräumen • 4 g Dexpanthenol über 24 h in die Infusion • 2 × 6 mg Tegaserodum (p.o.) • zusätzlich können 3 × 10 mg Metoclopramid über 24 h i.v. zur besseren Magenentleerung eingesetzt werden
4. Tag	• 6.30 Uhr: 1 Suppositorium Bisacodyl • 7.00 Uhr: digitale Reizung und Spreizen des Sphinkters; manuell ausräumen • 4 g Dexpanthenol über 24 h in die Infusionen • 2 × 6 mg Tegaserodum (per os)
5. Tag	• 6.30 Uhr: 1 Suppositorium Bisacodyl • 7.00 Uhr: digitale Reizung und Spreizen des Sphinkters; manuell ausräumen • 4 g Dexpanthenol über 24 h in die Infusionen • 2 × 6 mg Tegaserodum (per os) • Falls bisher kein Stuhlgang: 4–6 × 0.5 mg Prostigmin i.v. oder s.c. **Cave:** Bradykardie, Hypersekretion (besonders bei Tetraplegikern!) • bei leerer Ampulle eventuell Frekaclyss® mit Darmrohr; **Cave:** Darmperforation!
6. Tag und ff	• wie 5. Tag • eventuell hoher Einlauf; **Cave:** Darmperforation!

• **Wichtig:** Hat sich bis zum 7. Tag kein Stuhlgang eingestellt, so besteht der Verdacht auf eine organische Störung im Abdomen. Es wird eine weitere Diagnostik durchgeführt.
• Tegaserodum 2 × 6 mg 2 Wochen nach Einsetzen der Defäkation absetzen.
• Hat eine erste Stuhlentleerung nach Eintritt der Lähmung stattgefunden, ist nach dem Ablaufschema Darmrehabilitation zu verfahren und die Darmmedikation zu reevaluieren.

hörig. Für rein ossär frakturbedingte Instabilitäten, d. h. ohne diskoligamentäre Beteiligung, besteht auch bei konservativer Behandlung eine gute Aussicht auf dauerhafte Stabilität, sofern eine geeignete Reposition sich halten lässt und eine entsprechende lange Ruhigstellung möglich ist.

Bei den Frakturen mit neurologischen Ausfällen wird eine rasche neurologische Erholung, die kurz nach dem Unfall einsetzt, zu einem primär konservativen Vorgehen („postural reduction" und Lagerung) führen. Zu befürchten wäre hier, dass Veränderungen der lokalen Verhältnisse reversible Rückenmarkveränderungen in irreversible verwandeln würden. Es bleibt jedoch der Weg für eine spätere Stabilisation frei (s. Abschnitt „Operative Behandlung", s. auch Kap. 10.1).

Bei schweren Begleitverletzungen im Rahmen eines **Polytraumas** kann eventuell die Behandlung in den ersten Stunden, was die Wirbelsäulenverletzung anbetrifft, konservativ sein. Im Rahmen der Versorgung der Begleitverletzungen, z. B. Thorax- oder Abdominalraum, können aber auch die Wirbelsäulenverletzungen über denselben operativen Zugang im Anschluss versorgt werden, eventuell mit atypischen Verfahren.

Bei **multiplen Frakturen benachbarter Wirbel** wird meistens ein primär konservatives Vorgehen gewählt, um nicht durch die notwendige Spondylodese oder die spontan auftretende Versteifung der überbrückten Segmente im Rahmen der Stabilisation einen erheblichen Funktionsverlust eines Wirbelsäulenabschnittes zu verursachen. Dies gilt vor allem für die sehr beweglichen Wirbelsäulenabschnitte (Hals- und Lendenwirbelsäule).

Operative Behandlung

Die **Indikation** zur operativen Behandlung (Moulin 1998) ergibt sich bei:
- voraussichtlich bleibenden, instabilen Verletzungen (diskoligamentär, osteoligamentär), bei denen auch nach knöcherner Konsolidierung eine Instabilität persistieren würde
- großen ventralen Substanzverlusten, die während der Heilungsphase oder

später zu einer bleibenden schweren Deformität führen würden
- Patienten mit einem Schädel-Hirn-Trauma oder einer Suchtkrankheit, bei denen eine Fixation mit konservativen Mitteln meist nicht durchführbar ist
- Patienten, die im Rahmen eines Polytraumas häufig umgelagert werden müssen oder wegen der pulmonalen Situation aufgesetzt werden sollten

Zusätzlich sollten für eine operative Behandlung **aus neurologischer Sicht** folgende Indikationen hervorgehoben werden:
- Auftreten einer Lähmung nach einem freien Intervall. Dieses sekundäre Auftreten deutet darauf hin, dass nicht das Trauma, sondern Folgeschäden zum Funktionsausfall von Wurzel oder Rückenmark führen. Hier ist die zeitliche Dringlichkeit groß, da die Folgeschäden, falls sie nicht zu lange anhalten, reversibel sind. Entscheidend ist die Entlastung durch Reposition, die auch rasch geschlossen erfolgen kann.
- Bei einer deutlichen oder raschen Zunahme einer primär inkompletten Lähmung oder Aufstieg einer Lähmung um mehr als drei Segmente ist ebenfalls eine rasche Druckentlastung erforderlich.

Lagerung

Der Lagerung von akut traumatisch Querschnittgelähmten kommt eine ganz besondere Bedeutung zu. Durch Verlust sensibler, motorischer und vasomotorischer Funktionen ist die Haut in der ersten Phase ganz besonders druckempfindlich. Sehr schnell können am Unfallort oder während des Ersttransportes Druckstellen entstehen, welche die Rehabilitation entscheidend prägen können.

Praktischer Hinweis: Im Sinne einer Dekubitusprophylaxe ist es unumgänglich, harte Gegenstände aus der Kleidung von Verunfallten mit Verdacht auf Querschnittlähmung zu entfernen.

Als allgemeine Regel für eine Lagerung gilt, dass alle Unterlagen faltenfrei und harte Unterlagenkanten strikte zu vermei-

den sind. Das ganze Körpergewicht muss gleichmäßig über die gesamte, aufliegende Körperhälfte verteilt werden. Zudem sind besonders gefährdete Regionen ausreichend zu polstern.

Das erforderliche regelmäßige Drehen des Patienten geschieht in derselben Weise wie für die erste Hilfe bei Fehlen geeigneter Lagerungsmittel (Vakuummatratze) und verlangt genügend Pflegepersonal für jeden Lagerungswechsel (minimal drei Personen für einen Paraplegiker, vier Personen für einen Tetraplegiker). Alle Bettlaken und Kissenüberzüge müssen absolut ohne Falten sein und regelmäßig kontrolliert und nachgespannt werden. Zu beachten ist jeweils in Bauch- und Rückenlage, dass Schulter- und Beckengürtel vollständig auf den Schaumstoffkissen aufliegen und nicht dazwischen rutschen können.

Auf dem Operationstisch gelten grundlegend dieselben Regeln. Es dürfen weder Falten noch Kanten vorhanden sein. Die Polsterung muss ausreichend sein. Dies lässt sich für jede Rückenlage durch eine genügend hohe Auflage von z. B. Dunlop-Pillows® oder zusätzlichen Schaumstoffauflagen erreichen. Bei Bauchlagerung muss das Abdomen in üblicher Art und Weise ausreichend entlastet sein.

Druckgeschwüre

In der Frühphase, unmittelbar nach dem Unfall, sind Druckläsionen meistens über dem Sakrum und den Fersen lokalisiert. Die Häufigkeit des Auftretens eines Druckgeschwürs steht im direkten Zusammenhang mit der Zeitspanne zwischen Unfall und Einlieferung in ein Zentrum für Rückenmarkverletzte. Beträgt die Inzidenz am 1. Tag 1 %, steigt sie bis auf 40 % bei Verlegung in ein spezialisiertes Zentrum nach mehr als 1 Monat nach dem Unfall (Lüscher 1992). Durch diese vermeidbare Frühkomplikation wird der Klinikaufenthalt bis zur Rehabilitation wesentlich verlängert.

Dekubitalulzera sind ischämische Nekrosen nach dauernden Druck- und/oder Scherbelastungen. Die Haut widersteht der Belastung besser als die Muskulatur und das Fettgewebe. Dies erklärt die klinische Beobachtung, dass der Schaden in der Tiefe die Größe der Hautnekrose

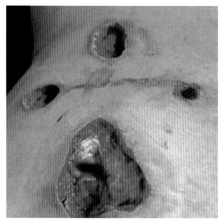

Abb. 10.3-4. Liegetrauma in der Akutphase nach Querschnittlähmung bei junger Patientin. Die tiefen Dekubitalulzera über dem Sakrum, den Spinae iliacae posteriores superiores und einem Lendenwirbeldornfortsatz sind auf falsche Lagerung zurückzuführen. Status nach Débridement.

übertrifft. Anfänglich kann das Ausmaß der Gewebeschädigung nur durch Palpation erahnt oder durch Ultraschalluntersuchung oder MRT dargestellt werden. Die Kombination von Druckbelastung und Reibung der Haut beschleunigt die Dekubitusbildung (Abb. 10.3-4). Neben lokalen Faktoren verstärken selbstverständlich allgemeine Risikofaktoren (Diabetes mellitus, periphere arterielle Verschlusskrankheit, Mangelernährung) die Gewebesensitivität.

Der **Primärverschluss** eines Dekubitus mit Weichteildefekt stellt keine adäquate Behandlungsmethode dar, da sonst ein geschlossener Hohlraum zurückbliebe, der einen idealen Nährboden für einen tiefen Infekt böte. Zusätzlich läge dann die Narbe mit den schlecht vaskularisierten Wundrändern direkt über der Belastungszone (Lüscher 1992). Die chirurgische Sanierung von Druckgeschwüren bei Paraplegikern sollte durch einen Facharzt für plastiche und Wiederherstellungschirurgie erfolgen.

Besonders nach chirurgischer Sanierung sind den Rezidivprophylaxen große Aufmerksamkeit zu schenken.

Praktischer Hinweis: Patienten mit Querschnittläsion müssen zur Selbstkontrolle durch Inspektion mit dem Spiegel und täglicher Palpation der Risikostellen für Dekubitalulzera angehalten werden. Instruktion und Nachfrage müssen bei jeder routinemäßigen Kontrolluntersuchung oder Rehospitalisation wiederholt werden. (http://www.pva.org).

Ausblick

Im vorliegenden Beitrag wurden vorwiegend den neurochirurgischen Facharzt direkt interessierende Fragen erörtert. Im Dienste der ganzheitlichen Rehabilitation ist es jedoch unerlässlich, die in langer Arbeit am Patientenbett errungenen Fortschritte auf breiter Basis verfügbar zu machen. Das SPZ hat deshalb in Zusammenarbeit mit der ISCOS (International Spinal Cord Society) eine laufend aktualisierte Datenbasis „PARADOC" (http://www.paradoc.org/) geschaffen, die diesen Anspruch erfüllt. Dringend ist auch der Weiterausbau der klinischen Forschung in Paraplegiologie, da deren Ergebnisse unmittelbaren Einfluss auf die Verbesserung der Lebensqualität von Para- und Tetraplegikern versprechen.

Literatur

American Association of Neurological Surgeons (AANS) (2002) Pharmacological therapy after acute cervical spinal cord injury. Neurosurgery 50 (Suppl. 3): S63–72.

Bötel U, Horch C (2001) Akute Rückenmarksläsion. In: Van Aken H, Reinhart K, Zimpfer M (Hrsg) Intensivmedizin. AINS Band 2. Stuttgart: Thieme; 1027–35.

Bracken MB (2001) Methylprednisolone and acute spinal cord injury: an update of the randomized evidence. Spine 26 (Suppl 24): 47–54.

Bracken MB (2002) Steroids for acute spinal cord injury (Cochrane Review). Cochrane Database Syst Rev CD001046.

Exner G, Baer GA (2000) Functional electric stimulation in paralysed muscles. Electronic publication (http://tampub.uta.fi).

Geng V (2001) Symposium „Bowel Management Day". Schweizer Paraplegiker Zentrum Nottwil (pers. Mitt.).

Green D (1999) Current trends in the use of heparins in thromboprophylaxis. Sem Thromb Hemostas 25 (Suppl 1): 29–35.

Guttmann L (1979) New hope for spinal sufferers: Ludwig Guttmann. Reproduced from Medical Times, November 1945. Paraplegia 17: 6–15.

Hawighorst H, Berger MF, Moulin P et al. (2001) MRT bei spinoligamentären Verletzungen. Radiologe 41: 307–22.

Hughes JT (1988) The Edwin Smith surgical papyrus: an analysis of the first case reports of spinal cord injuries. Paraplegia 26: 71–82.

Lüscher NJ (ed) (1992) Decubitus Ulcers of the Pelvic Region. Diagnosis and Surgical Therapy. Seattle, Toronto, Bern: Hofgrefe & Huber

Mathias JM, Bannister R (eds) (1999) Autonomic failure. 4th ed. New York, Oxford: University Press.

Moulin P (1998) Behandlung von querschnittsgelähmten Patienten. In: Tscherne H, Blauth M (Hrsg) Tscherne Unfallchirurgie Wirbelsäule. Berlin, Heidelberg: Springer; 411–30.

Mumenthaler M (Hrsg) (2002) Neurologie. 11. Aufl. Stuttgart: Thieme.

Nobel D, Baumberger M, Eser P et al. (2002) Nontraumatic pancreatitis in spinal cord injury. Spine 27: E228–32.

Riklin C, Baumberger M, Wick L et al. (2003) Deep vein thrombosis and heterotopic ossification in spinal cord injury: a three years experience at the Swiss Paraplegic Centre Nottwil. Spinal Cord 41: 192–8.

Rosendaal FR (1999) Venous thrombosis: a multicausal disease. Lancet 353: 1167–73.

Zäch GA (Hrsg) (1995) Querschnittlähmung – ganzheitliche Rehabilitation. Küsnacht: Verlag Dr. Felix Wüst AG.

10.4 Lumbale, zervikale und thorakale Nervenwurzelreizsyndrome

Anna E. Trappe, Franz X. Weinzierl, Andreas Michael Frank

Inhalt

Definition

Ein Nervenwurzelreizsyndrom ist ein in der Regel monoradikuläres Schmerzsyndrom, das mit sensiblen und/oder motorischen Defiziten einhergehen kann. Die häufigsten, neurochirurgisch therapierbaren Ursachen sind:

- Bandscheibenprotrusion (Vorwölbung der Bandscheibenkontur nach dorsal oder lateral bei intaktem Anulus fibrosus)

- Bandscheibenprolaps (Austritt von Bandscheibengewebe durch Rissbildungen im Anulus fibrosus):
  - subligamentär (hinteres Längsband intakt) perforierter Prolaps
  - transligamentär epidural (hinteres Längsband perforiert) perforierter Prolaps

Historie

Historisch wurde ein Bandscheibenvorfall erst im Jahre 1934 als Ursache für ein Nervenwurzelreizsyndrom erkannt und operativ behandelt (Mixter u. Barr 1934). Zuvor finden sich nur Einzelbeschreibungen (Tab. 10.4-1).

Epidemiologie, Genetik

Nervenwurzelreizsyndrome werden häufig diagnostiziert. Wahrscheinlich wird jeder Zweite während seines Lebens einmal wegen eines Nervenwurzelreizsyndroms behandelt (jedes Lebensalter, bevorzugt 5. Lebensdekade). Meist sind Bandscheibenvorfälle die Ursache (Degenerationen der Zwischenwirbelscheiben). Begünstigend wirken Übergewicht, Bewegungsmangel, exzessiver Sport, wiederkehrende schwere körperliche Belastung, insbesondere bei Fehlhaltung, in seltenen Fällen Traumata. Anlagebedingte Bindegewebeschwächen werden diskutiert, bisher ist aber keine eindeutige genetische Ursache gesichert. Familiäre Häufungen sind bekannt.

Symptomatik

Allgemeines

Die klinische Symptomatik der Nervenwurzelkompression ist gekennzeichnet durch den in das Versorgungsgebiet des Nerven **ausstrahlenden Schmerz** („referred pain"). Häufig geht dem Auftreten des radikulären Schmerzes (Ischialgie, Zervikobrachialgie, Interkostalneuralgie) ein lokales Schmerzereignis in der Wirbelsäule voraus (Lumbago). Die lokalen Beschwerden bessern sich meist, wenn der radikuläre Schmerz auftritt.

Sensible Defizite (Ameisenlaufen, Kribbeln, Kältegefühl) können sich zu jeder Zeit manifestieren; meist führen sie wegen subjektiver Beeinträchtigung zum ersten Arztkontakt. **Motorische Defizite** werden häufig vom Patienten erst spät bemerkt (manuelle Ungeschicklichkeit, Stolpern). Eine sorgfältige neurologische Untersuchung klärt dann das Ausmaß der Defizite und legt die Dringlichkeit von Diagnostik und Therapie fest.

Abhängig von der Lage des Vorfalls kann es zur Kompression unterschiedli-

Tab. 10.4-1. Historische Entwicklung in der Beschreibung der Nervenwurzelreizsyndrome

Jahr	Beschreiber	Thema
1543	Andreas Vesalius	Bandscheibenanatomie
1838	C. A. Key	Rückenmarkläsion durch rupturierten thorakalen Bandscheibenvorfall
1852	F.L.J. Valleix	Ischiasdruckpunkte
1909	F. Krause, H. Oppenheim	Cauda-equina-Kompression durch Bandscheibengewebe
1911	G.S. Middleton, J.H. Teacher	thorakale Bandscheibenruptur mit Querschnittlähmung
1922	W. Adson (Mayo-Klinik)	operative Behandlung eines thorakalen Bandscheibenvorfalles (sechster Brustwirbelkörper)
1934	W.J. Mixter, J.S. Barr	Diskusprolaps als Ursache der Ischialgie, operative Therapie durch Hemilaminektomie
1937	J.G. Love	interlaminäre Fensterung als kleinerer operativer Zugangsweg (im Vergleich zur Hemilaminektomie)
1949	W. Bärtschi-Rochaix	Verlagerung von zervikalem Bandscheibengewebe als Ursache des Schulter-Arm-Syndroms
1950	L. Hult	ventrolateraler retroperitonealer Zugang zum lumbalen Zwischenwirbelraum
1951	R. Frykholm	dorsale Foraminotomie zur Operation eines zervikalen Bandscheibenvorfalles
1955	R.A. Robinson, G.W. Smith	ventrale Diskektomie mit Spondylodese mithilfe von autologem trikortikalem Beckenkammspan bei zervikalem Bandscheibenvorfall
1958	R.B. Cloward	ventrale Diskektomie mit Spondylodese mithilfe von autologem zylindrischem Beckenkammdübel bei zervikalem Bandscheibenvorfall
1960	A. Hulme	Kostotransversektomie als operativer Zugangsweg beim thorakalen Bandscheibenvorfall
1964	L. Smith	intradiskale Injektion von Chymopapain zur Behandlung von Bandscheibenprotrusion
1966	H. Verbiest, H. Pazy Geuse	ventrolateraler operativer Zugangsweg beim zervikalen Bandscheibenvorfall
1967	W. Grote, P. Röttgen	Modifizierung der zervikalen ventralen Spondylodesetechnik (Ersatz des Knochendübels durch Plombe aus Polymethylmetacrylat, z. B. Palacos®, Sulfix®)
1975	S. Hijikata	erste Erfahrungen mit der geschlossenen perkutanen Nukleotomie über ein Kanülensystem
1977	F. Loew, W. Caspar	Einführung des Mikroskops beim Operieren des lumbalen Bandscheibenvorfalles
1982	A. Schreiber, Y. Suezawa	Einführung der perkutanen Diskoskopie

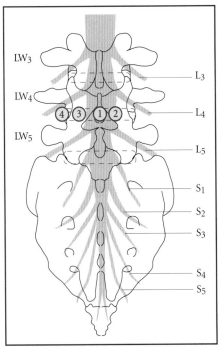

Abb. 10.4-1. Schematische Darstellung der Möglichkeiten der Wurzelkompression durch verschiedene Lage des Bandscheibenvorfalls: **1:** Medialer Vorfall: Beeinträchtigung aller kaudalen Wurzeln und ggf. des Myelons möglich, falls es sich um einen Prolaps oberhalb des thorakolumbalen Übergangs handelt; **2:** Mediolateraler Vorfall: Beeinträchtigung der in dieser Höhe aus dem Duralsack abgehenden Wurzel; **3:** Lateraler, intraforaminaler Vorfall: Beeinträchtigung der durch das Foramen ziehenden, d. h. oberen Wurzel möglich, bei mediolateraler, nach kranial gerichteter Sequestration auch Mischbild von 2 und 3 möglich; **4:** Lateraler extraforaminaler Prolaps: Beeinträchtigung ausschließlich der durch das Foramen abgehenden Wurzel.

cher Wurzeln kommen. Abbildung 10.4-1 zeigt die anatomischen Lagebeziehungen am Beispiel des Discus intervertebralis im Bereich des Lendenwirbelkörpers (LWK) 4/5. Sie gelten sinngemäß auch für Vorfälle anderer Lokalisation. Die klinische Symptome der Nervenwurzelkompressionssyndrome finden sich in Tabelle 10.4-2.

Besonderheiten lumbaler Kompressionssyndrome

Am häufigsten treten Nervenwurzelkompressionssyndrome lumbal auf (größere statische Belastung der Lendenwirbelsäule, größere Beweglichkeit als thorakal). Häufig geht ein lokales Lumbalsyndrom den radikulären Schmerzen voraus. Bei Verdacht auf eine leichte Fußsenkerparese erfolgt die Überprüfung durch monopedalen Zehenspitzenstand und – wenn möglich – Hüpfen und Wippen auf den Zehenspitzen. Dem klinisch weniger Erfahrenen kann die Differenzialdiagnose einer schmerzbedingten Minderinnervation von einer „echten" Parese Schwierigkeiten bereiten: Dies kann jedoch für die zeitliche Planung der Operation wesentliche Bedeutung haben.

Einen Sonderfall stellt die plötzlich auftretende, d. h. innerhalb von wenigen Stunden, erhebliche motorische Parese dar. Hier muss, ebenso wie beim Auftreten von Blasen-Mastdarm-Störungen mit Reithosenhypästhesie, die bildgebende Di-

agnostik unverzüglich durchgeführt und bei entsprechendem Befund sofort (als Notfall) operiert werden.

Besonderheiten zervikaler Kompressionssyndrome

Zervikale Kompressionssyndrome findet man in ca. 10 % der Bandscheibenvorfälle. Die Symptomatik ist gekennzeichnet durch den in den Ober- und/oder Unterarm ziehenden Schmerz, der meist auch in die Finger ausstrahlt. Subjektive Bewegungseinschränkungen in der Schulter sind häufig und müssen differenzialdiagnostisch abgegrenzt werden. In seltenen Fällen kann, z. B. durch einen Massenvorfall in der Halswirbelsäule (HWS), auch eine zervikale Myelopathie auftreten (Gangstörung im Sinne einer Ataxie, Reflexsteigerung an den unteren Extremitäten bis hin zur Querschnittsymptomatik). In diesem Falle ist eine sofortige MRT-Diagnostik notwendig.

Besonderheiten thorakaler Kompressionssyndrome

Im Vergleich zu lumbalen und zervikalen Nervenwurzelkompressionssyndromen sind thorakale äußerst selten (Häufigkeit 0,1–1,3 % aller Bandscheibenpatienten).

Die Diagnose eines thorakalen Wurzelreizsyndroms bereitet oft Schwierigkeiten – zum einen, da eindeutig zuzuordnende motorische oder sensible Ausfälle nur selten diagnostiziert werden können, zum anderen wegen der Differenzialdiagnosen: Interkostalneuralgie, Herpes zoster, Angina pectoris, viszerale Erkrankungen und viele andere. Mediale Vorfälle können durch unmittelbare Beeinträchtigung des Myelons Symptome bis zur Querschnittlähmung bieten. Die apparative Diagnostik der Wahl ist das MRT.

Tab. 10.4-2. Klinische Symptomatik der Nervenwurzelkompression

Ursache	Symptome
Lateraler Bandscheibenvorfall	Radikulopathie: Schmerzen, Empfindungsstörungen, motorische Beeinträchtigung
Frei perforierte Sequestration, lumbal	oft gekreuztes Lasègue-Zeichen
Medialer Massenprolaps, zervikal	Myelopathie, bis hin zur Querschnittlähmung
Medialer Massenprolaps, lumbal	Konus-, Kaudasyndrom

Differenzialdiagnose der Nervenwurzelkompressionssyndrome

Die Differenzialdiagnose der Nervenwurzelkompressionssyndrome ist vielfältig (ätiologische Zuordnung durch Anamnese, klinische Untersuchung und gezielte apparative Diagnostik):

- degenerative Veränderungen: Bandscheibenvorfälle, enger Spinalkanal, Wirbelgelenkzysten, Olisthesen
- Fehlbildungen: Wurzelabgangsanomalien, Meningozelen, Pseudomeningozelen, Syringomyelie
- Osteoporose
- Spondylitis, Spondylodiszitis, Abszess
- Radikulitiden (entzündlich, metabolisch)
- peripheres Nervenkompressionssyndrom
- Polyneuropathien
- Tumoren (intraspinal, extraspinal, intradural, intraossär)
- spinale Blutung (Antikoagulanzien)
- Kompartment-Syndrom
- pseudoradikuläre Syndrome
- Bauchaortenaneurysma

Zusätzliche Differenzialdiagnosen kommen im Bereich der Lendenwirbelsäule (LWS) hinzu:

- Arachnopathie
- Sakroileitis, Iliosakralgelenkaffektion
- Hüftgelenkaffektion
- Psoasaffektion
- Erkrankungen des Retroperitoneums und des Beckens
- Schäden durch Injektion
- Kokzygodynie
- periphere arterielle Durchblutungsstörungen

Zusätzliche Differenzialdiagnosen im HWS-Bereich:

- Halsrippe, Schultergelenksaffektionen
- Schleudertrauma
- Schulter-Arm-Amyotrophie
- Pancoasttumor
- Plexusläsion
- Thoracic-Outlet-Syndrom

Zusätzliche Differenzialdiagnosen im Bereich der Brustwirbelsäule (BWS):

- Interkostalneuralgie, Herpes zoster
- viszerale Erkrankungen
- Bechterew-Erkrankung

Apparative Diagnostik

Allgemeines

Die Auswahl der apparativen Diagnostik erfolgt nach der neurologischen Untersuchung. Radikuläre Syndrome sind meist eindeutig zu identifizieren, und danach richtet sich die gezielte Bildgebung. **Elektrophysiologische Untersuchungen** (Elektromyographie = EMG, Bestimmung der Nervenleitgeschwindigkeit = NLG) müssen nicht in jedem Fall durchgeführt werden. Bei frischen Paresen kann das EMG während der ersten 10 bis 14 Tage noch „stumm" sein (keine Denervierungsaktivität). Wenn differenzialdiagnostisch eine Polyneuropathie oder ein peripherer Nervenschaden in Betracht zu ziehen sind, leisten das EMG und die Bestimmung der NLG einen wichtigen Beitrag zur Diagnose. Sensibel und motorisch evozierte Potenziale (SEPs, MEPs) (fraktioniert, d. h. von verschiedenen Stellen des Rückenmarks abgeleitet) können bei Verdacht auf myelogene Prozesse ebenfalls wichtig sein. Vor allem bei nicht eindeutigem klinischen Befund ist die Elektrophysiologie unabdingbar.

Auf **Röntgennativaufnahmen**, ggf. auch auf Schrägaufnahmen und Aufnahmen in Ante- und Retroflexion (**Funktionsaufnahmen**) kann *nicht* verzichtet werden. Man erhält durch diese Aufnahmen wichtige Informationen über die Stellung der Wirbelkörper zueinander (Alignment = Ausrichtung in einer Fluchtlinie), Skoliosen, degenerative Veränderungen wie Spondylosen und Spondylarthrosen, Übergangsstörungen und frühere Traumata. Außerdem können Osteolysen und Olisthesen erkannt werden, und der Kalksalzgehalt kann beurteilt werden.

Die Strategie der **Schnittbilduntersuchungen** (CT, MRT) sollte auf die betroffene Wirbelsäulenregion abgestimmt werden (auswertbares Topogramm unerlässlich). Die Abbildungen 10.4-2 und 10.4-3 zeigen die in unserer Klinik gebräuchlichen Strategien. Die lumbale **Myelographie** ist auch heute noch in ausgewählten Fällen erforderlich (Beurteilung von Instabilitäten und Rezidiven); insbesondere in Kombination mit einem postmyelographischen CT erhöht sich der Aussagewert. Sie stellt allerdings eine invasive, aufklärungspflichtige Untersuchung dar. Komplikationen: Liquorverlustsyndrom mit Kopfschmerz und Nackenbeschwerden, selten Meningitiden, Hörverlust, subdurale Hämatome.

Lendenwirbelsäule

Bei monoradikulärem Befund im Lumbalbereich ist oft das **CT** kostengünstiger und ausreichend zur klaren Darstellung der knöchernen Strukturen (bei jungen Patienten: eher MRT aus Strahlenschutzgründen). Im **MRT** kann der Degenerationszustand des untersuchten Wirbelsäulenabschnittes beurteilt und mit Einschränkung eine prognostische Aussage getroffen werden.

Die abgestufte Diagnostik bei bandscheibenbedingten Erkrankungen in verschiedenen Höhen ist in den Abbildungen 10.4-2 und 10.4-3 zusammengefasst; typische bildgebende Befunden von lumbalen Bandscheibenvorfällen finden sich in den Abbildungen 10.4-4 und 10.4-5.

Hals- und Brustwirbelsäule

Im Bereich der HWS und BWS ist das MRT das wichtigste Schnittbildverfahren (multiplanare Schichten, größere Abschnitte darstellbar). Die Schnittdicke und die schlechte Darstellbarkeit knöcherner Veränderungen wie Retrospondylosen erfordert meist jedoch eine ergänzende CT-Untersuchung, die in der Regel als Dünnschnittuntersuchung in 2-mm-Technik durchgeführt werden sollte. Bei nicht eindeutigem klinischem und elektrophysiologischem Befund kann ergänzend eine Myelographie mit postmyelographischem CT indiziert werden.

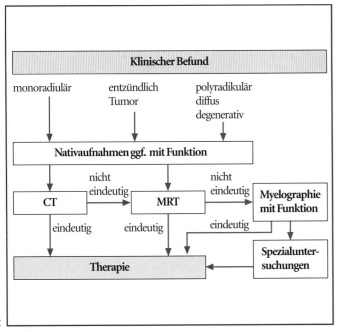

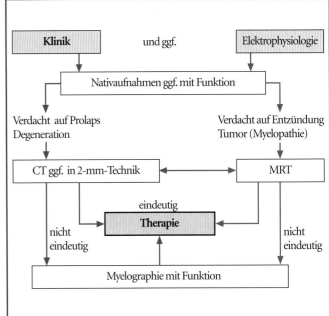

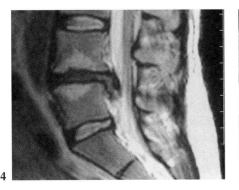

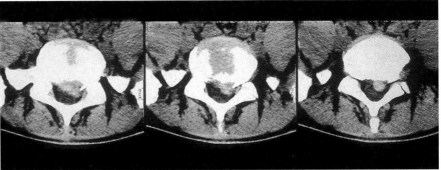

Abb. 10.4-2. Stufendiagnostik bei bandscheibenbedingten Erkrankungen der Lendenwirbelsäule.

Abb. 10.4-3. Stufendiagnostik bei bandscheibenbedingten Erkrankungen der Hals- und Brustwirbelsäule.

Abb. 10.4-4. Großer, nach kaudal weisender Diskusprolaps in Höhe Lendenwirbelkörper (LWK) 4/5 mit reaktiver Osteochondrose in dieser Höhe und unauffälligem Bandscheibensignal bei LWK 3/4 und LWK 5/S 1 (MRT, T2-Wichtung). 30-jährige Patientin.

Abb. 10.4-5. Großer mediolateraler Prolaps in Höhe Lendenwirbel 5/ Sakralwirbel 1 links mit Spondylose im CT. 56-jährige Patientin.

Abb. 10.4-6. Diagnostik des Diskusprolapsrezidivs. BKS: Blutkörperchensenkungsgeschwindigkeit; ISG: Iliosakralgelenk; LWS: Lendenwirbelsäule; CRP: C-reaktives Protein.

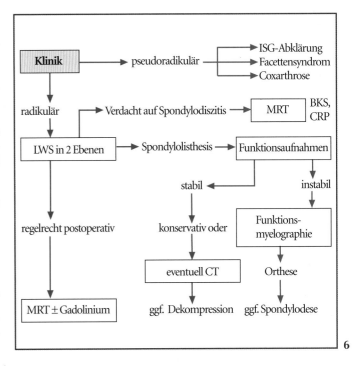

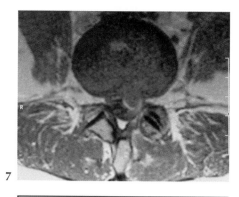

7

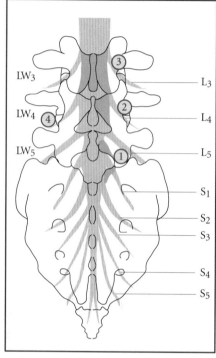

8

▲

Abb. 10.4-7. Mediolaterales Diskusprolapsrezidiv bei Lendenwirbel 4/5 links mit randständiger Kontrastmittelanreicherung im axialen MRT (T1-gewichtet).

Abb. 10.4-8. Ausmaß der knöchernen Resektion bei dorsalen Zugängen am Beispiel der Lendenwirbelsäule:
1: Interlaminäre Fensterung: geringfügige Resektion von Wirbelbogenanteilen;
2: Hemilaminektomie: Entfernung eines Wirbelhalbbogens unter Schonung der Intervertebralgelenke;
3: Laminektomie: Entfernung des Wirbelbogens unter Einschluss des Domfortsatzes;
4: Extraspinaler Zugang: Entfernung eines kleinen Anteils des kaudo- und kraniolateralen Gelenkfortsatzes.

„Postnukleotomiesyndrom"

Die Definition des sog. „Postnukleotomiesyndroms" erfolgt auf Seite 594; zu seiner Diagnostik ist neben dem klinischen Befund das MRT mit und ohne i.v.-Kontrastmittelgabe das Diagnostikum der ersten Wahl. Abbildung 10.4-6 zeigt die in unserer Klinik entwickelte Diagnosestrategie beim lumbalen Prolapsrezidiv. In Abbildung 10.4-7 ist das Rezidiv eines lumbalen Bandscheibenvorfalles dargestellt.

Operative Verfahren bei spinalen Nervenwurzel- bzw. Myelonkompressionen

Eine Übersicht über die wesentlichen operationstechnischen Verfahren zur Behebung von Kompressionen der Spinalwurzeln und/oder des Myelons enthält die Abbildung 10.4-8.

Begriffsbestimmungen

Folgende häufig gebrauchte Begriffe sollen nochmals erläutert werden:
- **Laminektomie:** Entfernung eines ganzen Wirbelbogens bis zu den Intervertebralgelenken, einschließlich des Dornfortsatzes
- **Hemilaminektomie:** Entfernung einer Wirbelbogenhälfte bis zum Intervertebralgelenk
- **Laminotomie:** Entfernung von Teilen des Wirbelbogens ohne Kontinuitätsunterbrechung; Synonym: interlaminäre Fensterung, interarkuale Fensterung
- **Flavotomie** bzw. **Flavektomie:** Inzision bzw. Resektion des Lig. flavum als Zugang zum Spinalkanal
- **Foraminotomie:** operative Erweiterung des Foramen intervertebrale (von lateral oder durch Erweiterung der Fensterung) zur Freilegung des Spinalnerven

Eingriffe im Bereich der Lendenwirbelsäule

Operativer Zugang an der Lendenwirbelsäule nach Love

Der operative Zugang an der Lendenwirbelsäule nach Love (Love u. Camp 1937) (interlaminäre Fensterung mit und ohne Resektion des Lig. flavum) ist der Standardzugang zur Behandlung medialer, mediolateraler sowie intraforaminaler Bandscheibenvorfälle. Das Vorgehen ist wie folgt:

Der Patienten wird auf dem Bauch, in Knie-/Hocklage („Häschenstellung") oder auf die Seite gelagert mit dem Ziel einer Kyphosierung der LWS.

Nach Anlegen eines medianen oder paramedianen, auf der Seite des Bandscheibenvorfalles liegenden Hautschnittes entsprechend der Länge und Lokalisation des freizulegenden Segmentes wird die Muskelfaszie lateral der Processus spinosi gespalten, die Muskulatur stumpf abgelöst bzw. die Muskelansätze an den Dornfortsätzen und Wirbelbögen scharf abgetrennt, die Muskulatur vom Lig. interspinale abgeschoben, ein Spekulum bzw. Sperrer eingesetzt und der betreffende Wirbelbogen dargestellt, ggf. unter Bildwandlerkontrolle.

Nach Resektion des Lig. flavum wird, falls erforderlich, das Fenster durch Resektion des kaudalen Anteiles des oberen Wirbelhalbbogens bzw. des kranialen Anteiles des unteren Wirbelhalbbogens erweitert.

Jetzt wird, ggf. mithilfe des Operationsmikroskops, die weitere Präparation der Nervenwurzel, des Duralsacks und des vorgefallenen Bandscheibengewebes vorgenommen. Nach Entfernen perforierter Bandscheibensequester werden aus dem Zwischenwirbelraum die stark degenerierten Bandscheibenanteile mit entsprechenden Rongeuren unter Schonung der Wirbelkörperdeckplatten entnommen.

Bei ausgedehnt nach kranial, kaudal oder intraforaminal sequestrierten Bandscheibenvorfällen, bei Massenprolapsen oder gleichzeitig bestehenden erheblichen degenerativen Veränderungen (spinalen Stenosen, Gelenkhypertrophien, Foramenstenosen) kann eine Erweiterung der

Fensterung zur Hemilaminektomie bzw. eine ergänzende Foraminotomie erforderlich werden.

Eine Facettektomie sollte, wenn möglich, vermieden werden; bei engen anatomischen Verhältnissen ist sie unter Umständen jedoch nicht zu vermeiden.

Lateraler Zugangsweg nach Benini beim extraforaminalen Diskusprolaps

Nach Lagerung und Ablösen der Muskulatur, wie oben beschrieben, wird die Muskulatur nach lateral bis zum Rand der Gelenkfortsätze abgeschoben. Der mediolaterale Anteil des Processus articularis inferior des dem entsprechenden Zwischenwirbelraum kranial aufsitzenden Wirbelkörpers wird reseziert (s. Abb. 10.4-8, Nr. 4) und der abgehende Spinalnerv sowie das extraforaminal perforierte Bandscheibengewebe dargestellt.

Mit dieser Methode (Benini u. Steinsiepe 1991) ist eine wesentliche Schonung des entsprechenden Bewegungssegmentes möglich. Dieser Zugang ist nur indiziert bei ausschließlich extraforaminal sequestriertem Prolaps ohne Nachweis eines intraspinalen Anteils. Hierbei ist besonders auf die Schonung der radikulären Gefäße zu achten.

Operative Zugänge an der Halswirbelsäule

Die Wahl des operativen Zugangs an der HWS richtet sich nach der Lokalisation der Kompressionsursachen. Ventrale und ventrolaterale Bandscheibenvorfälle oder Spondylosen (Abb. 10.4-9), die überwiegend eine Myelonkompression verursachen, werden über einen ventralen oder ventrolateralen Zugang operiert.

Laterale, an oder in das Foramen intervertebrale reichende Bandscheibenvorfälle, häufig verbunden mit Spondylosen oder Gelenkarthrosen, die zu einer Foramenstenose geführt haben, sind über eine dorsale Foraminotomie erreichbar (Abb. 10.4-10).

Die Laminektomie spielt heute nur noch im Falle ausgedehnter, degenerativ bedingter spinaler Stenosen mit Myelopa-

thie, meist in Kombination mit ventraler Dekompression und Fusion, eine Rolle.

Ventrale Zugänge

Methode nach Cloward

In Rückenlagerung mit physiologisch eingestellter HWS-Lordose wird von einem queren paramedianen Hautschnitt über dem röntgenologisch identifizierten Segment die ventrale Seite der HWS zwischen dem lateralisierten M. sternocleidomastoideus mit Gefäß-Nerven-Bündel und den medialisierten viszeralen Strukturen (Trachea, Ösophagus, Schilddrüse) freipräpariert.

Nach Ausräumen des Bandscheibenfaches werden die benachbarten Wirbelkörper mit dem Zwischenwirbelspalt als Zentrum zylindrisch bis zum hinteren Längsband ausgebohrt. Nach Abtragung der spondylotischen Kanten können mit entsprechenden Stanzen und Fräsen auch die Foramina intervertebralia dekomprimiert werden.

Die Wirbelkörperfusion erfolgt durch einen ebenfalls zylindrischen autologen Knochendübel, der zur sicheren Fusion etwas größer als der Trepanationsdurchmesser sein muss und mit einer Lochfräse aus dem Beckenkamm gewonnen wird. Zusätzlich kann zur Dübelsicherung eine ventrale Spondylodese mit Titanplatten erfolgen.

● Vorteile:
  – breitbasige Spondylosenabtragung möglich
  – genormte Dübelgröße/Wirbelkörperdistraktion zur Erhaltung der Weite des Neuroforamens
● Nachteile:
  – Bruchgefahr der Dübelspongiosa zwischen den beiden Kortikalisscheiben bei ungleicher Druckbelastung

Methode nach Robinson-Smith

Bei Lagerung des Patienten wie bei der Methode nach Cloward angegeben, wird unter gleichzeitigem Aufspreizen des Zwischenwirbelraumes das Bandscheibenfach ausgeräumt, und die prolabierten Bandscheibenanteile werden entfernt. Mittels einer Fräse können dann Spondylosen abgetragen und die Foramina intervertebralia erweitert werden. Die Grund- und

Deckplatten der benachbarten Wirbelkörper werden so weit angefrischt, dass eine spätere stabile Fusion durch spongiospongiösen Kontakt ermöglicht wird. Hierbei ist darauf zu achten, dass im Randbereich aus Stabilitätsgründen noch ausreichend Kortikalis vorhanden ist. Die Fusion des Segmentes erfolgt mittels eines entsprechend abgemessenen trikortikalen Beckenkammspans.

● Vorteile: größere Tragfähigkeit des trikortikalen autologen Knochenimplantates im Vergleich zur Methode nach Cloward
● Nachteile: exaktes Maß des Knochenspanes ist erforderlich, um die Festigkeit der Fusion zu gewährleisten (Gefahr der Hyperextension mit Zerrung der Gelenkkapseln bei zu groß dimensioniertem Knochendübel)

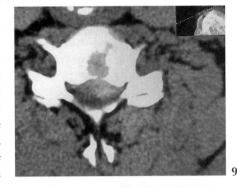

9

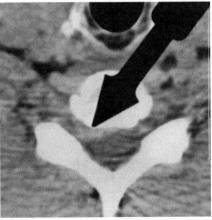

10

▲

Abb. 10.4-9. Großer medialer Prolaps der Halswirbelkörper 5/6 linksbetont mit medullärer Symptomatik. 34-jähriger Patient.

Abb. 10.4-10. Lateraler Diskusprolaps der Halswirbelkörper 5/6 rechts (Pfeil). 42-jährige Patientin.

Methode nach Grote und Röttgen

Bei der Methode nach Grote und Röttgen handelt es sich um eine Modifizierung der oben beschriebenen Spondylodesetechniken nach Cloward bzw. Robinson-Smith durch Ersatz des Knochendübels bzw. Beckenspanes durch eine Knochenzementplombe (Polymethylmetacrylat, z. B. Palacos®, Sulfix®), die durch Bohrnuten in den angrenzenden Wirbelkörpern fixiert wird.

Es finden auch verschiedene Implantate als Interponat Anwendung, z. B. Hydroxylapatit, Titan, Polyetheretherketon (PEEK) und Carbon Fiber Reinforced Plastic/Polymer (CFRP).

Ventrolateraler Zugang (Methode nach Verbiest)

Der Zugang nach Verbiest ist nur bei weit lateral gelegenen Sequestern in Verbindung mit einer erheblichen Unkovertebralarthrose indiziert. Nach Zugang wie bei der Methode nach Cloward beschrieben, werden hierbei der M. longus capitis und der M. scalenus anterior vom Tuberculum anterius des Wirbelkörpers abgelöst. Der ventrale Anteil des Processus transversus wird reseziert und die A. vertebralis freigelegt. Nach Anschlingen und Luxieren des Gefäßes nach lateral kann die betreffende Nervenwurzel dargestellt und der Procuss uncinatus im Bereich des Foramen intervertebrale abgefräst werden.

- Vorteile: Beseitigung spondylotischer Einengungen der A. vertebralis ohne Gelenkgefährdung
- Nachteile: mögliche Verletzung der A. vertebralis, radikulärer Arterien und des Ganglion stellatum

Dorsaler Zugang (Methode nach Frykholm)

Über einen dorsalen Zugang können laterale, sich bis in das Foramen erstreckende Bandscheibenvorfälle bzw. Sequester entfernt werden (ggf. Ausräumen des Zwischenwirbelraumes; Abtragen lateraler, unter der Wurzel gelegener Spondylosen mit Hilfe einer Kugelfräse möglich). Nach präoperativem Test der aktiven HWS-Beweglichkeit wird der Patient auf den Bauch oder sitzend gelagert, mit Fixierung des Kopfes in leichter Anteflexionsstellung der Wirbelsäule. Nach Ablösen der Nackenmuskulatur von den Processus spinosi und dorsalen Wirbelbögen wird die Muskulatur bis zum lateralen Drittel der Gelenkfortsätze lateralisiert. Nach Bestimmung des entsprechenden Segmentes unter Durchleuchtung wird das Lig. flavum lateral reseziert. Nach Resektion von Bogenanteilen und dorsaler Gelenkhälfte wird eine mikrochirurgische Radikolyse durchgeführt.

- Vorteile:
  - schonende Methode mit geringem Risiko, kurze postoperative Rekonvaleszenz
  - bei raumfordernder Gelenkarthrose und Bogenhypertrophie eventuell Ausweitung zur Hemilaminektomie möglich
  - bei entsprechendem Befund Foraminotomien in mehreren Höhen ohne wesentliche Stabilitätseinbuße möglich
- Nachteile:
  Rezidivbandscheibenvorfall möglich, selten (bei den eigenen Patienten < 1 %).

Operative Zugänge an der Brustwirbelsäule

Laterale Bandscheibenvorfälle im Bereich der BWS können in der Regel von einem dorsalen Zugang mittels einer Hemilaminektomie entfernt werden, wie bei dem Befund in den Abbildungen 10.4-11 und 10.4-12 dargestellt.

Mediolaterale Bandscheibenvorfälle, die meist mit erheblicher Spondylosenbildung einhergehen, erfordern einen dorsolateralen Zugangsweg (Kostotransversektomie).

Bei bereits bestehender medullärer Symptomatik, unter anderem bei ventra-

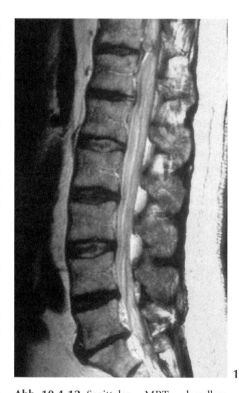

Abb. 10.4-12. Sagittales MRT desselben Patienten wie in Abb. 10.4-8: Deutlich wird die kraniale Sequestration des Diskusprolaps 11/12 rechts.

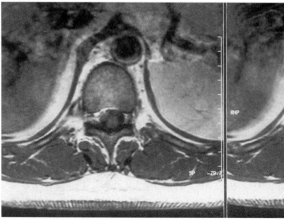
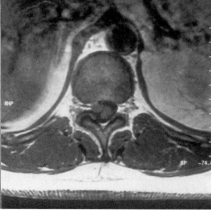

11

◀

Abb. 10.4-11. Axiales MRT (T1-gewichtet) bei mediolateralem Diskusprolaps von Brustwirbelkörper 11/12 rechts

lem Massenprolaps, ermöglicht ein transthorakaler ventraler Zugang die schnellste und sicherste Entlastung des Duralsacks.

Intraoperative Befunde, anatomische Orientierungspunkte, „Fallstricke"

Allgemeines

Präoperative Röntgenübersichtsaufnahmen zeigen anatomische und individuell unterschiedliche knöcherne Wirbelmorphologien, hierbei werden auch Assimilationsstörungen erkannt. Intraoperative Schwierigkeiten in der Höhenlokalisation bestehen bei ca. 5 % aller Eingriffe (Grumme u. Kolodziejczyk 1994). Um mit intraoperativer Durchleuchtungskontrolle keine Probleme zu haben, sind vorherige Nativaufnahmen unerlässlich.

Wenn der intraoperative Befund mit dem erwarteten Befund nicht übereinstimmt, ist eine intraoperative Röntgenkontrolle obligat. Nicht selten zeigt sich hierbei, dass etwa bei erheblicher Hyperlordose das falsche Segment eröffnet wurde oder dass die primäre Bildgebung zeitlich zu lange zurücklag und nicht mehr dem aktuellen Befund entsprach.

Als **anatomische Orientierungspunkte** können der Dornfortsatz des siebten Halswirbels (Vertebra prominens), der Bogen des fünften Lendenwirbelkörpers sowie das Sakrumdach zur Höhenlokalisation genutzt werden. An der BWS fehlen solche Orientierungspunkte, weswegen eine Röntgenkontrolle obligat ist. Fehler in der Höhenzuordnung finden sich bei Assimilationsstörungen, wobei in den meisten Fällen die Operationsstelle, wie die Erfahrung zeigt, fälschlich zu hoch angenommen wird.

Wurzelabgangsanomalien und gemeinsam abgehende Nervenwurzeln (conjoined sheets) können vor allem im CT als Diskusprolaps fehlinterpretiert werden.

Besonderheiten im Bereich der Lendenwirbelsäule

Im LWS-Bereich sind **Assimilationsstörungen** am häufigsten. Die intraoperative Durchleuchtungskontrolle vor Eröffnung des Lig. flavum dokumentiert die interarkuale Höhe (noch nicht die Bandscheibenhöhe; kleine Spangenbildungen am Os sacrum können zu Fehleinschätzungen führen). In jedem Falle wird die präoperative Nativaufnahme zur Beurteilung herangezogen. Ein enger Recessus lateralis wird ausreichend entdacht, um laterale und in den Wurzelkanal reichende Sequester lokalisieren zu können. Auch zygapophyseale Zysten können als Bandscheibenvorfall fehlinterpretiert werden. Einen wesentlichen Beitrag zur Diagnosefindung leistet hier das sagittale MRT, anhand dessen die von dorsolateral ausgehende Raumforderung erkannt werden kann. Eine interlaminäre Fensterung mit Zystektomie stellt hier das Verfahren der Wahl dar.

Besonderheiten im Bereich der Halswirbelsäule

Bei der Operation eines Wurzelkompressionssyndroms von dorsal ist die Höhenlokalisation anhand des Musters und der Höhe der Dornfortsätze zu bestimmen. Die intraoperative Röntgenkontrolle kann, insbesondere bei muskelkräftigen Patienten, vor allem in den Höhen der Halswirbelkörper (HWK) 6/7 und HWK 7/BWK (Brustwirbelkörper) 1 Schwierigkeiten bereiten Eine Fixierung der Schultern nach kaudal mit Pflasterstreifen stellt eine bewährte Methode dar, um dies zu umgehen. Bei der Operation von ventral ist der C-Bogen so zu justieren und abzudecken, dass eine intraoperative Kontrolle von lateral gewährleistet ist.

Besonderheiten im Bereich der Brustwirbelsäule

Im BWS-Bereich kann die Höhenlokalisation Schwierigkeiten bereiten, vor allem im oberen Abschnitt. Erforderlich sind intraoperative Röntgenkontrollen, wenn möglich im a.p. und seitlichen Strahlengang.

Zeitplanung, Therapiegrenzen, Kontraindikationen

Zeitplanung. Aufgrund der Akuität der Befunde, der Dauer der Entwicklung und des Ausmaßes neurologischer Defizite unterscheiden wir vier Kategorien der Operationsindikation und deren Dringlichkeit (Tab. 10.4-3).

Tab. 10.4-3. Prioritätenliste zur Operationsindikation einer sog. Lendenbandscheibenoperation zur mikroneurochirurgischen Freilegung einer oder mehrer Radices

Dringlichkeitsgrad	Klinische Befundkonstellation
Notfallindikation	• zunehmende Querschnittsymptomatik • Konus-/Kaudasyndrom
Dringliche Indikation (innerhalb weniger Tage)	• akute hochgradige bzw. zunehmende motorische Parese • zunehmende Schmerzen bis zur Bewegungsunfähigkeit mit Paresen
Elektive Indikation	• konservativ therapierefraktäres radikuläres Schmerzsyndrom über längere Zeit bei positivem Befund in der Bildgebung
Relative Indikation	• nicht sicher radikuläres Syndrom • konservativ nicht auflösbare Diskrepanz zwischen klinischem und apparativem Befund

Therapiegrenzen. Neben den internistischen und allgemeinen Faktoren, die die Operations- und Narkosefähigkeit einschränken (Herzinsuffizienz, pulmonale Vorerkrankungen), gibt es bei der operativen Behandlung der Nervenwurzelkompressionssyndrome heute keine Altersgrenzen mehr. Auch alte Menschen werden durch den Schmerz und die Bewegungseinschränkung häufig in ihrer Lebensführung erheblich beeinträchtigt, sodass bei positiver Operationsindikation der Eingriff durchgeführt werden sollte. Nicht selten spielen jedoch komplexe Probleme wie eine begleitende Spinalstenose und/oder Skoliose bei der Schmerzentstehung eine Rolle, sodass die Indikation und das Ausmaß des Vorgehens besonders gründlich zu überlegen sind.

Einen Sonderfall stellt das nicht frische analgetische Stadium dar. Hier ist bei Plegie des durch die Wurzel versorgten Muskels das EMG zu Rate zu ziehen. Nur bei noch vorhandener Aktivität ist in diesem Fall die Operationsindikation gegeben.

Kontraindikationen. Kontraindikationen bestehen, bei Berücksichtigung des oben Dargestellten, nur von internistischer bzw. anästhesiologischer Seite. Hier ist nochmals zu betonen, dass klinischer und bildgebender Befund kongruent sein müssen, um eine positive Operationsindikation zu begründen. Nur eine korrekt gestellte Indikation ermöglicht ein gutes Ergebnis.

Verlauf und Prognose

Der Erfolg der operativen Behandlung hängt von einer kritischen, exakten Indikationsstellung ab. Patienten, bei denen klinischer und bildgebender Befund übereinstimmt, haben eine bessere Prognose (z. B. bildgebende Zeichen für einen frei perforierten Bandscheibensequester mit relativ kurzer Anamnese und monoradikulärem Syndrom im Vergleich zu bildgebend mehrsegmentalen Einengungen mit polyradikulärem oder nichtradikulärem Syndrom).

Auch die persönliche und berufliche Situation des Patienten (verantwortliche bzw. selbstständige Tätigkeit versus Ar-

beitslosigkeit, lange präoperative Arbeitsunfähigkeitszeiten) können einen wesentlichen Einfluss auf den weiteren postoperativen Verlauf nehmen. Dies gilt im Besonderen auch für die Patienten, die bereits berentet sind und solche Patienten, die sich gerade um eine Rente bemühen.

Unmittelbar postoperativ kann vorübergehend eine Wurzelreizsymptomatik bestehen, die mit Hypästhesien einhergehen kann; bei S1-Syndromen können gehäuft Wadenkrämpfe auftreten. Ein unvermindert persistierender radikulärer Schmerz spricht für eine nicht ausreichende Dekompression des Nerven oder für eine postoperative Komplikation (z.B. Nachblutung) und erfordert eine neuerliche radiologische Abklärung.

Alle anhaltenden stärkeren Beschwerden nach unauffällig verlaufener lumbaler Bandscheibenoperation, die durch Verwachsungen im Spinalkanal (epidurale Narbenbildung zwischen Nervenwurzel, Duralsack und Recessus lateralis; perineurale Fibrose) und/oder Segmentinstabilität (verursacht durch rasche vorzeitige Höhenminderung des Intervertebralraumes mit Änderung der biomechanischen Vorgänge an den Gelenkfacetten) bedingt sein können, wird in der Literatur als „Postdiskektomiesyndrom" (PDS), Postnukleotomiesyndrom oder „Failed Back Surgery Syndrome" (FBSS) bezeichnet. Die Namensgebung ist nicht einheitlich.

Das PDS-Syndrom tritt bei unauffälligem perioperativen Verlauf nach einem beschwerdefreien Intervall von mehreren Wochen bis Monaten auf. Auch nach einer unkompliziert durchgeführten Bandscheibenoperation können im weiteren Verlauf rezidivierende Rückenschmerzen und eine Einschränkung bei Bücken, Tragen oder Heben aus ungünstiger Körperhaltung oder bei Torsionsbewegungen verbleiben. Nicht vergessen werden dürfen auch psychoorganische und soziopsychologische Faktoren, die den Operationserfolg negativ beeinflussen können. Hier hat Waddell „nichtorganische" körperliche Symptome beschrieben, die eine Somatisierung anzeigen können. Eigene Untersuchungen haben keine derartige Abhängigkeit gezeigt.

Mitentscheidend für langfristig gute Ergebnisse ist eine dem einzelnen Patienten angepasste Rehabilitationsmaßnahme, deren Ziel es sein muss, dem Patienten für

die Zukunft ein wirbelsäulengerechtes Verhalten bewusst zu machen. So ist es möglich, dass die gewohnte berufliche Tätigkeit ohne wesentliche Einbußen wieder ausgeübt werden kann.

Bei schwerer körperlicher Tätigkeit, auch verbunden mit wechselnden Witterungsbedingungen (z.B. Zimmerer, Heizungsbauer, Maurer, Bauarbeiter, Eisenflechter, Bodenleger), ist oftmals eine berufliche Umschulung angezeigt.

Nach Angaben in der Literatur und in verschiedenen Sammelstatistiken finden sich bei 75–90 % der Patienten sehr gute bis befriedigende Operationsergebnisse. Mäßige bis unbefriedigende Ergebnisse werden überwiegend mit etwa 10 % angegeben. Unsere eigenen Ergebnisse – beobachtet an einem Kollektiv von 8945 Patienten über 10 Jahre (1981 bis 1990) – zeigen bei 84 % sehr gute bis befriedigende und bei 16 % mäßige bis unbefriedigende Ergebnisse.

Rezidive eines Bandscheibenprolaps sind in der operierten Etage auch nach Jahren durch Degeneration weiterer Bandscheibenanteile mit Ausstoßung eines Sequesters möglich. Die Häufigkeit wird mit 4,3–10,9 % angegeben. Im Falle einer zwischenzeitlichen Beschwerdefreiheit hat die Rezidivoperation eine ähnlich gute Prognose wie die Erstoperation.

Die Prognose der diskogenen zervikalen und thorakalen **Myelopathie** ist von der Dauer ihres Bestehens und dem Ausmaß der Myelonkompression sowie vom Allgemeinzustand des Patienten abhängig. Das Krankheitsbild ist nicht durch eine akute Kompression, sondern durch langsam progrediente Ausfälle und Störungen der langen Bahnen gekennzeichnet. Operationen im Akutstadium führen bei 70 % der Patienten zu einer Besserung der Beschwerdesymptomatik, während bei lange bestehender Kompression des Myelons aufgrund anhaltender spinaler Durchblutungsstörungen das Krankheitsbild meist lediglich in der Progredienz gestoppt werden kann, was ebenfalls einen relativen Operationserfolg darstellt (20 % Erfolgsaussichten).

Absehbare zukünftige Entwicklungen

Derzeit werden **endoskopische Verfahren** zur Therapie der Nervenwurzelkompressionssyndrome entwickelt und erprobt. Das größte Problem bleibt jedoch der anatomisch enge Zugang in den Spinalkanal. Hier wird man auf absehbare Zeit nicht ohne eine operative Erweiterung des Zuganges auskommen können. Minimalinvasive endoskpische stabilisierende Eingriffe können insbesonders im BWS und LWS-Bereich heute bereits durchgeführt werden. Der zunehmende Einsatz der **Neuronavigation** auch im spinalen Bereich wird die Sicherheit des operativen Vorgehens erhöhen und insbesondere bei komplexen Problemen, die einen stabilisierenden Eingriff erforderlich machen, zur Anwendung kommen.

Weitere Arbeitsgruppen beschäftigen sich mit der Entwicklung von **Bandscheibenprothesen**, jedoch sind hier weder die biomechanischen noch die operationstechnischen Probleme derzeit befriedigend gelöst.

Aufklärungssituation und häufige Missverständnisse

Aufklärungssituation

Die präoperative Aufklärung des Patienten muss, um auch juristischen Ansprüchen zu genügen, umfassend sein und neben den typischen Komplikationen auch seltene Risiken erwähnen, ohne den Patienten zu verunsichern. Im Wesentlichen werden alle im Abschnitt „Typische Komplikationen" angesprochenen Punkte berücksichtigt. Zusätzlich wird auf die Möglichkeit eines Rezidivprolapses und auf narbenbedingte postoperative Beschwerden hingewiesen.

Meist wird die operative Therapie der Nervenwurzelkompression elektiv sein.

Daher hat die Aufklärung stets zumindest am Vortag des geplanten Eingriffes zu erfolgen. Am besten ist bereits anlässlich der poliklinischen Vorstellung aufzuklären und/oder einen entsprechenden Bogen (z. B. Perimed-Verlag) dem Patienten mitzugeben. Es muss betont werden, dass dieser Bogen das persönliche Aufklärungsgespräch *nicht* ersetzen kann und darf. Auch das Operationsverfahren und dessen Ausmaß sind dem Patienten mit verständlichen Worten zu schildern.

Häufige Missverständnisse

Viele Patienten sind der Meinung, dass nach einer Operation eine völlige Beschwerdefreiheit erreicht werden muss. Hier ist im Vorfeld sorgfältig zu prüfen, ob statisch und/oder degenerativ bedingte Faktoren vorliegen, die z. B. weiterhin ein lokales Wirbelsäulensyndrom bedingen können. Diese Patienten sind besonders darauf hinzuweisen.

Typische Komplikationen

In der Literatur wird die Häufigkeit der Komplikationen mit 5–6 % angegeben. Eine sorgfältige Planung des perioperativen Managements (z. B. Thromboseprophylaxe, Lagerung, Einhalten der Sterilitätsgrundsätze, subtile Operationstechnik, postoperatives Monitoring) sind Voraussetzung für eine möglichst geringe Komplikationsrate. Im Einzelnen unterscheiden wir die im Folgenden besprochenen typischen Komplikationen. Weiteres siehe bei Grumme und Kolodziejczyk (1994).

Allgemeine Komplikationen

Allgemeine Komplikationen sind unsachgemäße Lagerung, periphere Nervenläsionen, Drucknekrosen, Kornealäsionen, Lagophthalmus, Hautverbrennungen, kardiopulmonale Komplikationen.

Intraoperative Komplikationen

Allgemeine intraoperative Komplikationen sind:

- Verletzung nervaler Strukturen
- tiefe Querschnittlähmung
- Verletzung der Dura mater
- Bogen-/Gelenkfrakturen

Besonderheiten im LWS-Bereich sind retroperitoneale Verletzungen (Aorta, V. cava inferior, Iliakalgefäße, Ureter, Darm). Eine retroperitoneale Gefäßverletzung stellt eine lebensbedrohliche Komplikation dar und bedarf einer umgehenden (gefäß-)chirurgischen Intervention.

Besonderheiten im HWS-Bereich sind:

- bei Eingriffen von ventral:
  - Verletzung von Halsstrukturen (Ösophagus, Trachea)
  - Gefäßverletzungen (A. carotis, V. jugularis interna, A. vertebralis), Verletzung nervaler Strukturen (zervikaler Sympathikus, Nn. laryngei, N. hypoglossus, Plexus brachialis); hohe Querschnittlähmung
- bei Eingriffen von dorsal:
  - Gefäßverletzungen (A. vertebralis)
  - Verletzung nervaler Strukturen (Rr. dorsales der Spinalnerven)

Besonderheiten im BWS-Bereich sind:

- Gefäßverletzungen (A. spinalis anterior, A. radicularis)
- Pneumothorax, Chylothorax; Querschnittlähmung

Postoperative Komplikationen

Allgemeine postoperative Komplikationen sind:

- neurologische Befundverschlechterung, epidurale Nachblutung, Wundheilungsstörung Spondylitis, Spondylodiszitis, Abszess
- Liquorfistel, Pseudomeningozele
- Thrombose, Embolie
- Instabilität

Besonderheiten bei ventralen HWS-Operationen sind:

- lokale Komplikationen bei autologer Beckenspanentnahme (Osteonekrose, Hämatom, Osteomyelitis, Beckenfraktur, Verletzung des N. cutaneus femoris lateralis)
- Luxation bzw. Infraktion des Knochendübels mit Kyphosebildung
- Schraubenlockerung/-bruch
- Implantatbruch bzw. -dislokation

Zur Minimierung postoperativer Komplikationen sind eine regelmäßige und korrekte klinisch-neurologische Untersuchung und Überwachung des Patienten erforderlich.

Übliche gutachterliche Fragestellungen

Allgemeines

Gutachterlich ist am häufigsten die Frage des traumatisch entstandenen Nervenwurzelkompressionssyndromes auf dem Boden eines Bandscheibenvorfalles. Wesentlich ist, dass der Gutachter nach Abwägung der medizinischen Umstände dazu Stellung nehmen muss, ob das angeschuldigte Trauma überhaupt geeignet war, einen Unfallmechanismus darzustellen, d.h. eine von außen auf den Körper gerichtete Kraft, der der Patient nicht einen körpereigenen Schutzmechanismus entgegensetzen konnte.

Im Weiteren ist abzuwägen, inwieweit degenerative Vorschäden bei der Entstehung des Leidens mitgewirkt haben. Am häufigsten wird der Bandscheibenvorfall auf eine Gelegenheitsursache zurückgeführt werden können, bei der ein Ereignis wie z.B. das (gezielte) Anheben eines schweren Gegenstandes nur als Ursache einer nicht richtungsgebenden Verschlechterung anzusehen ist. Es muss dabei in Betracht gezogen werden, dass das Kausalitätsbedürfnis und der Entschädigungswunsch des Patienten eine wesentliche Rolle bei der Schilderung der Ereignisse spielen. Hier müssen, wenn immer möglich, objektive Schilderungen wie z.B. ein Unfallbericht bzw. sonstige Protokolle oder eine Kopie der medizinischen Akten vorbehandelnder Kollegen eingesehen und gewürdigt werden. Für spezielle Fragestellungen darf auf die einschlägige Literatur verwiesen werden (Fritze 1986; Ludolph et al. 1998; Schmitt u. Lorenz 1996).

Besonderheiten im Bereich der Halswirbelsäule

Im Bereich der Halswirbelsäule ist gutachterlich am häufigsten zur Frage eines Schleudertraumas Stellung zu nehmen. Die objektive Beurteilung der Beeinträchtigung durch ein HWS-Schleudertrauma ist in Anbetracht der Vielzahl der möglichen Beschwerden wie zephales Syndrom (Kopfschmerzen, meist am Hinterhaupt), Tinnitus, Schwindel, Haltungs- und Belastungsschwäche der Halswirbelsäule, radikuläre und/oder pseudoradikuläre Symptome ohne fassbare Ausfälle äußerst schwierig. Als Regel gilt, dass bei der überwiegenden Mehrzahl der Patienten Weichteilläsionen und Distorsionen vorliegen, die bei entsprechender Behandlung nach Wochen bis Monaten abklingen und keine Dauerinvalidität bedingen. Verlängerungen der Beschwerden sind durch vorbestehende degenerative Veränderungen, mithin unfallunabhängig, möglich. Der alleinige röntgenologische Nachweis dieser Veränderungen rechtfertigt aber nicht grundsätzlich eine Ablehnung von Ansprüchen, da sich eine Gewalteinwirkung am stärksten auf die degenerativ veränderten Segmente auswirkt und hier zu stärkeren und/oder länger dauernden Beschwerden führen kann.

Bei der zeitlichen Bemessung von Unfallfolgen sind auch heute die Erfahrungswerte von Erdmann (1973) noch gültig. Die oben angeführten Faktoren sind jedoch zu berücksichtigen, und ggf. ist eine Anpassung vorzunehmen. Tabelle 10.4-4 gibt hierzu einen Überblick.

Tab. 10.4-4 Schweregrad des Halswirbelsäulenschleudertraumas und Arbeitsunfähigkeit (nach Erdmann 1973). MdE: Minderung der Erwerbsfähigkeit

Schweregrad (nach Erdmann)	Freies Intervall	Bewegungseinschränkung	Haltungsinsuffizienz	Röntgenbefund	Dauer der Arbeitsunfähigkeit	MdE nach Wiedereintritt der Arbeitsfähigkeit
I	häufig, 12–16 h	häufig, meist sekundär Dauer 1 bis 2 Wochen	keine	keine Veränderungen	1 bis 3 Wochen	20% von 0 bis 4 Wochen
II	selten, 4–8 h	meist sofort, selten sekundär	bisweilen sekundär	eventuell sekundäre Veränderungen	2 bis 4 Wochen	20% für 6 Monate, 10% bis Ende des 1. Jahres
III	keines	immer vorhanden, Dauer mehr als 2 Monate	immer primär	positiv, z.B. diskoligamentäre Instabilität, Fraktur	6 Wochen und länger	30% für 6 Monate, 20% bis Ende des 2. Jahres, 10–20% auf Dauer

Literatur

Benini A, Steinsiepe KF (1991) Die laterale intra- und extraforaminale lumbale Diskushernie: Klinik und Therapie. Schweiz Med Wochenschr 121: 889–97.

Erdmann H (1973) Schleuderverletzung der Halswirbelsäule. In: Junghanns H (Hrsg) Die Wirbelsäule in Forschung und Praxis, Bd 56. Stuttgart: Hippokrates.

Fritze E (1986) Die ärztliche Begutachtung. Darmstadt: Steinkopff.

Grumme T, Kolodziejczyk D (Hrsg) (1994) Komplikationen in der Neurochirurgie, Bd 1. Wirbelsäulen-, Schmerz- und Nervenchirurgie. Berlin: Blackwell Wissenschafts-Verlag.

Krämer J (1994) Bandscheibenbedingte Erkrankungen. Stuttgart: Thieme.

Love JG, Camp JD (1937) Root pain resulting from intraspinal protrusion of intervetebral disc. Diagnosis and surgical treatment. J Bone Joint Surg 19: 776–804.

Ludolph E, Lehmann R, Schürmann J (Hrsg) (1998) Kursbuch der ärztlichen Begutachtung, begr. von H. Spohr. Landsberg: ecomed.

Mixter W, Barr JS (1934) Rupture of the intervertebral disc with involvement of the spinal canal. N Engl J Med 211: 210–5.

Schirmer M (1985) Querschnittlähmungen. Berlin: Springer.

Schmitt E, Lorenz R (1996) Die Bandscheibe und ihre Erkrankungen. Stuttgart: Enke.

Schmitt E, Lorenz R (1998) Wirbelsäulendiagnostik. Stuttgart: Enke.

Wilkinson HA (1992) The failed back syndrome. New York: Springer.

10.5 Stenosen des Spinalkanals

Hans-Ekkehart Vitzthum

Einleitung

Die Wirbelsäule hat vornehmlich drei Aufgaben: schützen, stützen und bewegen. Unter gewissen Bedingungen (z. B. Normvariante, Degeneration, Spätzustand nach Trauma) können spinale Bauelemente, die physiologischerweise zum Schutz intraspinaler Anteile des Nervensystems beitragen, Verengungen und Fesselungen bedingen, die teilweise erhebliche Nervenfehlfunktionen nach sich ziehen. Nachstehend werden wesentliche Konzepte der diesbezügli-chen neurochirurgischen Therapie zusammengefasst.

Stenose des lumbalen Spinalkanals

Definition

Der Begriff „Stenose des lumbalen Spinalkanals" bezeichnet mono- oder polysegmentale osteogene Einengungen oder Engen des Spinalkanals bzw. eines oder beider Recessus laterales und der Foramina intervertebralia.

Historie

Auf das Vorkommen knöcherner Einengungen des Spinalkanals wiesen nach biometrischen Untersuchungen zuerst Huizinga 1952 und Eisenstein 1976 hin. Die klinische Relevanz dieser Engen wurde zu Beginn der 1970er-Jahre von Verbiest, Schlesinger und Epstein untersucht. Im deutschsprachigen Raum sind die Arbeiten von Benini richtungsweisend gewesen. Während in den 1970er-Jahren die knöcherne Einengung als Ursache der nervalen Funktionseinschränkung durch dekomprimierende Operationen (Laminektomie, Hemilaminektomie) versorgt wurde, hat sich in den 1980/-90er-Jahren die segmentale Instabilität als wesentliche Ursache herausgestellt. Das operative Konzept ist durch Einbeziehung von Fusionsoperationen erweitert worden.

Epidemiologie

Bei 3 % der Patienten, die sich wegen lumbalgiformer und/oder ischialgiformer Beschwerden in ärztliche Behandlung begeben, wird eine osteogene Enge als ursächlich angesehen. Betroffen sind zum überwiegenden Teil Patienten zwischen dem 50. und 70. Lebensjahr; die absolute Patientenzahl nimmt dabei durch demographische Faktoren (zunehmendes Durchschnittsalter der Bevölkerung), zunehmende Bewegungsarmut und gestiegenes Leidensbewusstsein für Wirbelsäulenbeschwerden zu.

Pathogenese

Hinsichtlich der Pathogenese wird unterschieden zwischen:

- **zentralen Kanalstenosen**, die bei bestimmten Erkrankungen (Paget-Erkrankung, Marfan-Syndrom, Wirbelkörpertumoren) und genetisch bedingt vorkommen (Dysosthosis cheirolumbalis nach Wackenheim; konstitutionelle Formeigenschaften)
- **köchernen Engen des oder der Recessus laterales** (Knochensporne, Wirbelgelenkhypertrophien als Folge der segmentalen Instabilität entstanden)

Die normalen Altersveränderungen der Zwischenwirbelscheiben (Chondrosis intervertebralis) führen zur Instabilitas intervertebralis, damit zur Gefügelockerung der kleinen Wirbelgelenke, deren Fehlbelastung sowie Subluxationsstellung und damit zur Arthrosis deformans dieser kleinen Gelenke. Initial ist diese segmentale Instabilität als Retrolisthesis, beim Fortschreiten als Pseudospondylolisthesis, Typ III nach Wiltse, d. h. degenerative Spondylolisthesis erkenntlich (Wackenheim u. Babin 1980; s. Tab. 10.6-1, S. 608). Die so veränderte Wirbelkörperstellung führt zur mechanischen Einengung des Recessus lateralis bzw. des Foramen intervertebrale durch Ventraltreten des Processus articularis superior des kaudalen Wirbels. Sie wird im weiteren Verlauf durch die Arthrosis deformans des Wirbelgelen-

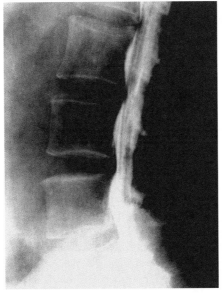

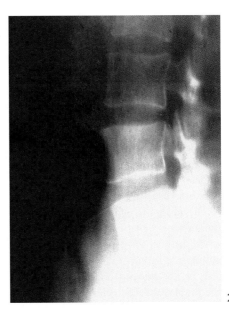

Abb. 10.5-1. Lumbale Spinalkanalstenose einer 53-jährigen Schneiderin mit Claudicatio spinalis seit 6 Monaten, progredienter Lumboischialgie (rechts stärker als links), Fußsenkerschwäche rechts. Seitliches Myelogramm.

Abb. 10.5-2. Lumbale Spinalkanalstenose bei 59-jährigem Schlosser mit Rückenschmerzen seit 5 Jahren, seit 2 Monaten Claudicatio spinalis mit freier Wegstrecke von 120 m. Seitliche Röntgenaufnahme.

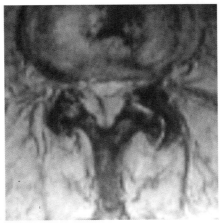

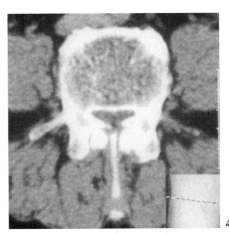

Abb. 10.5-3, 10.5-4. Lumbale Spinalkanalstenose: axiales MRT (**3**) und axiales CT (**4**) in Höhe von Lendenwirbel 4/5. Die Abbildungen verdeutlichen den unterschiedlichen Aussagewert von CT und MRT bei klinischer Claudicatio spinalis (61-jähriger Patient): Die hypertrophen Ligg. flava werden vor allem im MRT sichtbar.

kes eine zunehmende mechanische Einengung im Recessus lateralis nach sich ziehen.

Klinische Symptomatik

Die klinische Symptomatik wird einerseits durch die mechanische Kompression der Spinalnerven bestimmt (R. dorsalis → Muskelhartspann; R. ventralis → sensible und motorische Ausfälle), selten durch vegetative Störungen, im Wesentlichen jedoch durch charakteristische Schmerzangaben. Schmerzen sind meist lage- bzw. belastungsabhängig, werden bei lordotischer Haltung verstärkt und bei leichter Flexion vermindert. Häufig schildert sie der Betroffene im Sinne einer Claudicatio spinalis mit Angabe einer bestimmten

Wegstrecke, die relativ beschwerdearm zurückgelegt werden kann. Danach muss jedoch eine Pause eingelegt werden, meistens in leicht gebückter Haltung, um dann ein Weitergehen zu ermöglichen. Typischerweise geben die Patienten beim Bergab- oder Treppenabwärtslaufen stärkere Beschwerden als beim Aufsteigen an.

Differenzialdiagnose

Differenzialdiagnostisch sind Fehlbildungen im Bereich der Lendenwirbelsäule, Tumoren, entzündliche Veränderungen, Osteoporose, Osteomalazie, Gicht, aber auch Muskelinsuffizienz bei Fehlbelastung, Erkrankungen im Bereich des Beckens, Koxarthrose und Beinlängendifferenzen zu erwägen.

Apparative Diagnostik

Die apparative Diagnostik beinhaltet neben funktionellen (Elektrophysiologie) morphologische Untersuchungsmethoden (konventionelle Röntgenaufnahmen, CT, MRT). **Elektromyographie** und **-neurographie** sind hilfreich bei der Differenzierung eventueller peripherer Nervenschäden, der Differenzierung von myogenen gegenüber neurogenen Schäden und zum Ausschluss psychogener Lähmungen.

Die **Nativröntgenuntersuchung** spielt in der bildgebenden Diagnostik unverändert eine primäre Rolle. Sie vermag knöcherne Fehlbildungen, Haltungsanomalien, Skoliosen, Breite des Intervertebralspaltes, Subluxationen der kleinen Wirbelgelenke, Osteolysen im Bereich der

Laminae, osteoplastische tumoröse Veränderungen und eine Osteoporose zu verifizieren. Darüber hinaus gibt sie wesentliche Hinweise durch Darstellung des Interpedunkularabstandes, der Darstellung verkürzter Bogenwurzeln und der Hypertrophie betroffener Wirbelgelenke.

Pathognomonisch für die knöcherne Lumbalkanalstenose sind die myelographischen Bilder: moniliformer und sinusoidaler Typ nach Capesius (Wackenheim u. Babin 1980) (Abb. 10.5-1).

Die axialen Schichten des **Computertomogramms** stellen den Spinalkanal einschließlich der Recessus laterales dar. Voraussetzung ist eine exakte Einstellung der Gantry, die genaue Zuordnung der diskontinuierlichen Schichten und bei Ausmessung die Beachtung des Partialvolumenphänomens. Der exakte Nachweis einer Wurzelkompression erfordert in Ausnahmefällen die intrathekale Kontrastmittelgabe (Myelo-CT oder Myelographie) (Abb. 10.5-3, 10.5-4).

Im **Magnetresonanztomogramm** gelingt die Darstellung der beengenden Strukturen (bevorzugt im T1-gewichteten Gradientenecho) bzw. der beengten Strukturen (bevorzugt im T2-gewichteten Spinecho mit Darstellung der Liquorräume).

Entscheidend für die Zuordnung von komprimierenden Faktoren ist die Darstellung bei Bewegungen der Wirbelsäule. Das gelingt mit den sog. **Funktionsröntgenaufnahmen** nur ungenügend. Ein wesentlicher Fortschritt ist die dynamische Untersuchung im **vertikal offenen MRT** mit funktionsabhängiger Abbildung der Beengung (Abb. 10.5-5, 10.5-6).

Therapie

Therapeutisch kommen wie bei allen degenerativen Wirbelsäulenveränderungen – abgesehen vom akut auftretenden Kaudasyndrom – sowohl die konservative als auch operative Behandlung in Betracht.

Die Verifizierung einer räumlichen Enge in den bildgebenden Verfahren bedeutet nicht, dass diese auch klinisch relevant sein muss. Die operative Beseitigung einer Enge bedingt nicht automatisch die klinische Besserung. Beschwerdebesserung und Beschwerdefreiheit bei konservativer Behandlung (Physiotherapie zur Behebung von Fehlhaltungen, Mobilisierung

der Muskulatur) begründen operative Zurückhaltung.

Die Indikation zum operativen Vorgehen erfordert eine eindeutige Korrelation der klinischen Befunde mit den Befunden der bildgebenden Diagnostik. Die Chirurgie der Spinalkanalstenose bzw. der knöchernen Enge des lumbalen Spinalkanals ist im Wesentlichen eine spezifische Schmerzchirurgie.

Die **alleinige Dekompression** stellt in manchen Fällen nur einen Teil der Gesamtbehandlung dar. Geht man davon aus, dass die segmentale Instabilität bei der entwicklungsbedingten degenerativen Enge eine wesentliche Ursache darstellt, so muss die zusätzliche Stabilisierung ins Kalkül gezogen werden. Grundsätzlich hat die Dekompression so umfangreich wie nötig, allerdings so begrenzt wie möglich zu erfolgen, um eine zusätzliche iatrogene Vermehrung der segmentalen Instabilität zu verhindern.

Ausgedehnte Laminektomien – wie von Verbiest und Epstein empfohlen – sind heute nur noch in ganz wenigen Fällen indiziert. Die alleinige segmentale Dekompression im Bereich der Recessus lateralis erfolgt mikrochirurgisch durch sog. **Undercutting** mit Resektion des einengenden Processus articularis des kaudalen Wirbels und Entfernen des inneren Anteils der Laminae. Daraus resultiert eine Kapazitätserweiterung des Spinalkanals bzw. der Recessus.

Sind die kleinen Wirbelgelenke bereits ankylosiert (etwa bei 10 % der einschlägigen Patienten von Benini) und liegen klinisch und bildgebend keine eindeutigen Zeichen der segmentalen Instabilität vor, genügt die alleinige Dekompression. Bei Zeichen der segmentalen (Retrolisthesis, Pseudospondylolisthesis) ist die segmentale **instrumentelle Stabilisierung** zu planen. Sie kann bei Instabilität geringen Grades durch translaminäre, transartikuläre Verschraubung (Magerl, Benini), bei höhergradigen Instabilitäten oder ungeeigneten anatomischen Verhältnissen durch transpedikuläre Fixation erfolgen (Abb. 10.5-7, 10.5-8).

In Fällen, in denen es durch Instabilität mit Subluxationsstellung der Wirbelgelenke zur Einengung der Foramina intervertebralia gekommen ist, ist eine **Distraktionsbehandlung** und Wiederherstellung der ursprünglichen Lendenlordose (re-

alignment) notwendig. Gesichert wird dies durch eine sog. PLIF (posterior lumbar interbody fusion). Eine Fusion von ventral (ALIF = anterior lumbar interbody fusion) bleibt wenigen massiven Spondylolisthesen vorbehalten. (Anmerkung des Herausgebers DM: Für beide Verfahren werden derzeit allgemein akzeptierte Indikationen erst erarbeitet).

Das operative Vorgehen bei der lumbalen Spinalkanalstenose erfolgt vom dorsalen Medianschnitt mit Abschieben der Muskulatur und Darstellen der betroffenen Segmente; meist ist ein bilaterales Vorgehen notwendig. In Abweichung von der operativen mikrochirurgischen Taktik bei der lumbalen Diskushernie ist bisweilen eine regelrechte Flavektomie zur Eröffnung des Spinalkanals aufgrund der hypertrophen Gelenke erschwert und erfordert den Zugang mit der Diamantfräse. Nach Darstellung der Wurzel müssen durch die Fräse bzw. Stanze die inneren Anteile der Laminae und die beengenden Gelenkfortsätze reseziert werden, bis Wurzel und Duralsack frei sind. Notwendige Koagulationen von segmentalen Venen sind zur Vermeidung postoperativer Narben minutiös zu beachten. Ein Entfernen der Bandscheibe erfolgt nur beim Vorliegen eines Prolaps oder eines subligamentären Sequesters bzw. bei der Indikation zur posterolateralen interkorporellen Fusion. Wurzel und Duralsack sind vor dem Distraktionsmanöver ausreichend zu präparieren und zu mobilisieren. Die instrumentelle Fixation, sei es durch translaminäre, transartikuläre Schraubenfixation oder transpedikuläre Fixation, erfolgt am sichersten mit Neuronavigation (Abb. 10.5-9, 10.5-10).

Komplikationen

Eine detaillierte Beschreibung der Komplikationen operativer Behandlungen der lumbalen Spinalkanalstenose im Erwachsenen- und Greisenalter erfolgt bei Grumme und Kolodziejczyk (1994). Während es bei der Chirurgie der Diskushernie nur in 1–2 % zu Duraläsionen kommt, werden bei osteogenen Stenosen bis zu 15 % Duraverletzungen beschrieben.

Ergebnisse

Die Ergebnisse der operativen Therapie sind abhängig von Schwere der degenerativen Wirbelsäulenveränderung, der Dauer der geklagten Beschwerden und der Art der operativen Versorgung.

Derzeit ist nach Postachini (1988) mit 70–80 % zufrieden stellenden Resultaten bei operativer Behandlung zu rechnen, wobei sich das Ergebnis bei langen Nachuntersuchungszeiträumen ungünstiger darstellt. In einer Metaanalyse der einschlägigen Literatur findet die Gruppe um Niggemeier (1997) die besten Resultate bei Patienten mit einer Schmerzanamnese bis höchstens 8 Jahre bei alleiniger Dekompression, während bei länger bestehenden Engen die Fusionsoperationen am erfolgversprechendsten waren.

Obwohl international derzeit noch eine prospektive Studie zum Vergleich von natürlichem Verlauf, konservativer und operativer Behandlungen der lumbalen Spinalkanalstenose fehlt, sind bei exakter Indikationsstellung, die die Korrelation zwischen dem Ergebnis bildgebender Verfahren und dem klinischen Befund voraussetzt, die Ergebnisse der dekompressiven Behandlung besonders bei älteren

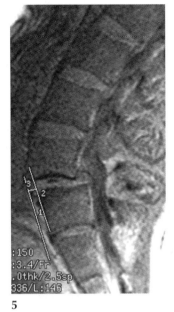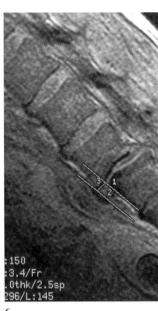

Abb. 10.5-5, 10.5-6. Degenerative Spondylolisthesis im Bereich von Lendenwirbel 4/5 mit den klinischen Zeichen der lumbalen Enge (47-jähriger Patient). Dynamische MRT-Untersuchung (**5:** Flexion; **6:** Extension).

5   6

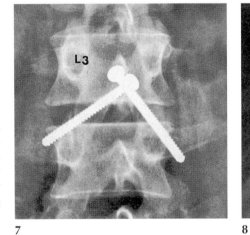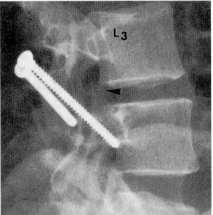

Abb. 10.5-7, 10.5-8. Translaminäre, transartikuläre Verschraubung nach mikrochirurgischer Dekompression in Höhe von Lendenwirbel 3/4 wegen monosegmentaler Instabilität infolge einer Hypermobilität der kleinen Wirbelgelenke (**7:** a.p. Strahlengang; **8:** annähernd seitlicher Strahlengang).

7   8

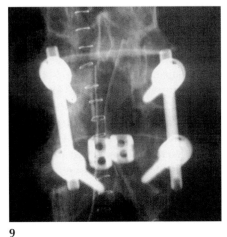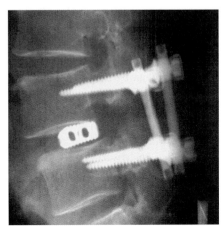

Abb. 10.5-9, 10.5-10. Transpedikuläre Verschraubung und PLIF (posterior lumbar interbody fusion) bei Lendenwirbel 4/5 (**9:** a.p. Strahlengang; **10:** seitlicher Strahlengang).

9   10

Patienten gut. Eine zusätzliche Fusion muss durch eindeutige Zeichen der segmentalen Instabilität gerechtfertigt sein.

Zukünftige Entwicklungen

Die künftige Entwicklung auf diesem Gebiet wird einerseits den dekompressiven Teil der operativen Therapie mikrochirurgisch optimieren und andererseits die segmentale Instabilität durch dynamische Untersuchungen präzisieren und damit die Indikation für differenzierte Instrumentationen stützen. Dem Realignment der lumbalen Wirbelsäule wird besondere Aufmerksamkeit zuteil werden. Durch die Anwendung der Neuronavigation werden die Resultate nach dorsaler Instrumentation besser werden. Mit einer Präzisierung der Indikation zur anterioren interkorporalen Fusion ist zu rechnen. Der Einsatz von funktionserhaltenden Implantaten (Bandscheibenersatz) ist noch nicht abzusehen.

Aufklärung

Im Rahmen der Aufklärung muss dem Patienten – abgesehen vom seltenen Kaudasyndrom – deutlich gemacht werden, dass es sich bei den Operationen der osteogenen Lumbalkanalstenose um palliative Eingriffe bei einem alterungsbedingten Prozess handelt. Es werden operativ nur die Voraussetzungen geschaffen, dass die komprimierten nervalen und vasalen Strukturen sich erholen können. Der Grad und die zeitliche Abfolge dieser Erholung sind im Einzelfall nicht abzusehen. Der Dekompressionseffekt wird erkauft durch eine zugangsbedingte Beeinträchtigung der segmentalen Stabilität bzw. durch eine unphysiologische Versteifung eines Segmentes mit konsekutiver Belastung der Nachbarsegmente. Da der natürliche Verlauf der degenerativen Wirbelsäulenveränderung im Einzelfall nicht absehbar ist, müssen bei der Indikationsstellung der Leidensdruck des Patienten und dessen individuelle Motivation einfließen. Es handelt sich zumeist um relative Operationsindikation (Gibson et al. 2002).

Gutachterliche Fragestellung

Gutachterliche Fragestellungen betreffen zum einen die Frage nach dem Grad der postoperativen Behinderung, der Arbeits- und Erwerbsfähigkeit bzw. Invalidität und andererseits den Komplex der Kausalität in Korrelation zu einem Unfallereignis oder zu einer beruflichen Exposition. Der Grad der körperlichen Behinderung ist nach Abschluss der rehabilitativen Maßnahmen vom funktionellen Ergebnis abhängig, wobei der präoperative Zustand, persistierende Schmerzen und neurologische Defizite eingehen. Arbeitsfähigkeit ist berufsbezogen zu bewerten. Da die Angabe von Schmerzen meist nicht verifiziert werden kann, verbleibt die Begutachtung auch unter Beachtung der derzeitigen sozialen und Versicherungsverhältnisse schwierig.

Traumata können bei einer vorgeschädigten Wirbelsäule segmentale Instabilitäten auslösen und damit richtungsweisende Verschlimmerung der Beschwerden verursachen. Außerordentlich umstritten sind im Einzelfall Zusammenhänge zwischen osteogenen Stenosen und beruflicher Disposition.

Zervikale Stenose

Definition

Unter einer zervikalen Stenose versteht man längerstreckige Einengungen des zervikalen Spinalkanals mit mechanischer Beengung des Halsmarkes und seiner Spinalnerven einschließlich der vaskulären Versorgung – die mechanische Enge kann bewegungsbedingt verstärkt werden – unter dem klinischen Syndrom der zervikalen Myelopathie durch:
- konstitutionell bedingte knöcherne Stenose mit Sagittaldurchmesser unter 12 mm durch Hypoplasie der Laminae oder transversal orientierte Pedikel
- degenerative Veränderungen der Halswirbelsäule (Unkarthrose, Osteochondrose, Hypertrophie der Wirbelgelenke; Bandscheibenprotrusionen, Bandscheibenprolaps)
- ligamentäre Veränderungen (OPLL, s. unten, Ligamenteinfaltung)

Erstbeschreibung

Wesentlich für das Verständnis der Pathophysiologie der degenerativen Ursachen der zervikalen Myelopathie sind die Arbeiten von Töndury und Kuhlendahl. Takahashi beschrieb 1972 erstmals die in den fernöstlichen Ländern gehäuft auftretende Ossifikation des Lig. longitudinale posterius (OPLL).

Leitsymptome

Die zervikale Myelopathie entwickelt sich langsam progredient, seltener schrittweise mit Phasen der Stabilisierung. In wechselnder Intensität sind Nackenschmerzen, radikuläre Symptome und funikuläre Symptome kombiniert. Bei etwa einem Drittel der Betroffenen treten armbetonte motorische Defizite auf, die segmental diskogen oder osteochondrotisch bedingt, teils auch Ausdruck einer ischämischen Vorderhornschädigung sind.

Bei der Hälfte der Patienten findet man sensible Defizite, zum Teil fleckig und handschuhförmig. Eine Hyperreflexie ist bei etwa 90 % vorhanden, pathologische Reflexe bei 50 %. Ebenfalls bei der Hälfte der Patienten findet man eine Spastik (Para- bzw. Tetraspastik), etwa bei einem Drittel (bis 40 %) werden vegetative Störungen objektiviert. Das Lhermitte-Zeichen ist bei 5 % der Patienten mit zervikaler Myelopathie positiv.

Diagnostische Abklärung

Nach der klinischen Diagnostik stehen bildgebende Verfahren im Vordergrund. Die **Röntgenübersicht** (a.p., seitlich, 45-Grad-Aufnahmen zur Darstellung der Foramina intervertebralia) ist als Orientierung essenziell.

Die axialen diskontinuierlichen Bilder des **Computertomogramms** klären eine konstitutionelle Kanalenge (Sagittaldurchmesser unter 12 mm) und stellen Osteochondrose, Unkarthrose und Diskusprolaps dar (Abb. 10.5–11). Eine präzise Darstellung des intraduralen Raumes ist durch Myelographie bzw. Myelo-CT möglich.

Die **MRT-Darstellung** ist bei der Diagnostik der zervikalen Myelopathie zu favorisieren. T1-gewichtete Aufnahmen stellen dabei bevorzugt beengende, die T2-gewichteten Bilder beengte Strukturen in drei Ebenen dar. Als charakteristischer Hinweis auf eine gliöse Umwandlung werden hyperintense Veränderung des Halsmarkes in den T2-Schichten gewertet (Abb. 10.5-12, 10.5-13). Bewegungsbedingte Halsmarkeinengungen können durch Funktionsmyelographie oder dynamische Untersuchungen im Kernspintomogramm verifiziert werden (Abb. 10.5-14).

Die **Liquoruntersuchung** hat meist nur differenzialdiagnostischen Wert (geringe Eiweißerhöhungen bei zervikaler Myelopathie).

Die **elektrophysiologischen Untersuchungen** (motorisch evozierte Potenziale, sensibel evozierte Potenziale des N. medianus und N. tibialis) haben einen Stellenwert bei Diagnose und Verlaufskontrolle. Die Sensivität dieser funktionellen Untersuchungen ist hoch (etwa 70–75 %), die Spezifität gering.

Differenzialdiagnose

Die moderne bildgebende Diagnostik vermag Bandscheibenvorfälle, traumatogene Wirbelsäulenschäden, Tumoren des Halsmarks bzw. der Halswirbelsäule, Blutungen und Abszesse zu verifizieren. Bei einem langsam progredienten klinischen Verlauf der zervikalen Myelopathie ist eine Ausschlussdiagnostik bezüglich folgender Differenzialdiagnosen angezeigt: multiple

Sklerose (in Schüben verlaufende Erkrankung, kein eindeutiges sensibles Niveau), amyotrophe Lateralsklerose (Faszikulationen, diffuse Hyperreflexie, meist fehlende Nackenschmerzen), Syringomyelie (dissozierte Empfindungsstörungen bei häufig vorliegender Chiari-Malformation), vaskuläre und myelitische Syndrome (meist akut auftretend) und die seltenen funikulären Spinalerkrankungen infolge von Stoffwechselstörungen.

Anatomie und Pathophysiologie

Hierbei sind folgende Punkte zu berücksichtigen:
- Konstitutionelle Enge des zervikalen Spinalkanals (Wackenheim): Dabei

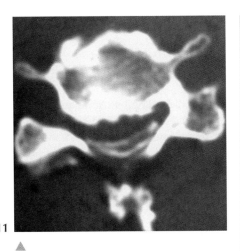

11

Abb. 10.5-11. Axiale korporale CT-Schicht in Höhe des vierten Halswirbelkörpers mit Verringerug des Sagittaldurchmessers des Wirbelkanallumens aufgrund einer hochgradigen Osteochondrose.

Abb. 10.5-12, 10.5-13. MRT in T2-Wichtung mit einer Stenose im Bereich des fünften bis siebten Halswirbelkörpers mit Verringerung des Sagittaldurchmessers und Osteochondrose (10.5-12: sagittale Darstellung; 10.5-13: axiale Darstellung). Bemerkenswert ist das weitgehend fehlende Liquorsignal im Stenosebereich.

Abb. 10.5-14. Funktionelle Untersuchung im vertikal offenen MRT:
a) Flexion;
b) Extension.

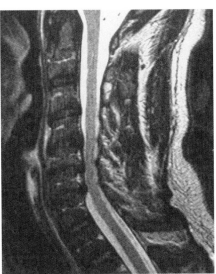

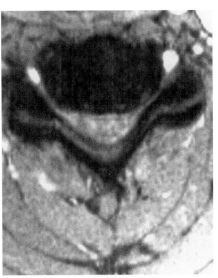

13

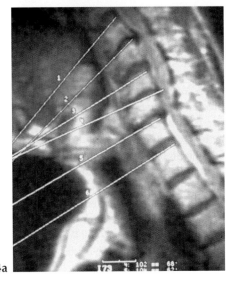

14a

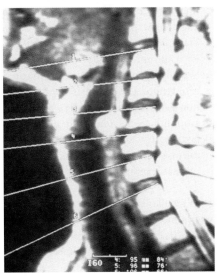

14b

handelt es sich um eine Verringerung des Sagittaldurchmessers unter 12 mm, zu messen in den korporalen CT-Schichten (Partialvolumenphänomen beachten), wobei Normalwerte bei Männern, jeweils von Halswirbel (HW) 1 bis HW 7 zwischen 15,9 und 21,3 mm, bei Frauen zwischen 15,0 und 20,2 mm liegen (nach Härtel).

Faustregel: Normalerweise „passt" im seitlichen Röntgenbild der HWS jeder Halswirbelkörper in seiner a.p.-Ausdehnung in sein zugehöriges Spinalkanalsegment (DM).

- Eine isolierte Osteochondrose durch Chordareste (Prasad 1992) ist selten (2 %).
- Die Biomorphose der Halswirbelsäule – beweglichster Teil des Achsenorgans Wirbelsäule – führt durch die Osteochondrosis intervertebralis und die Unkarthrose (hard disc) zu Spinalkanaleinengungen. Die initalen Veränderungen des bradytrophen Bandscheibengewebes bedingen Protrusion und Prolaps (soft disc). Eine Erniedrigung des Intervertebralraums löst die Unkarthrose aus, da mehr Druck auf die Processus uncinati ausgeübt wird und deren Knorpelbelag schwindet. Eine geänderte Zugbelastung der Längsbänder und der segmentalen Bänder zieht ein appositionelles Knochenwachstum an ihren Ansatzstellen nach sich. Einengungen der Intervertebralforamina verursachen radikuläre Beschwerden. Einengungen des Canalis vertebralis beeinträchtigen nicht nur unmittelbar mechanisch das Halsmark, sondern auch die A. spinalis anterior und Aa. radiculares sowie venöse Abflussgefäße. Es kann eine chronisch-ischämische Schädigung der nervalen Strukturen resultieren. Die motorischen Vorderhornzellen sind besonders ischämieempfindlich. Schädigungen der Strangsysteme durch progrediente Demyelinisierung sind für eine funikuläre Symptomatik verantwortlich.

Multilokuläre Ursachen bedingen in unterschiedlicher Ausprägung und Intensität die komplexe Symptomatik der zervikalen Myelopathie mit Bewegungseinschränkung, lokalen, radikulären und pseudoradikulären Schmerzen und neurologischen Defiziten in differenter Qualität.

Therapie

Die operative Behandlung hat zum Ziel, das Volumen des zervikalen Spinalkanals zu vergrößern. Dessen Reservevolumen für nervale und vasale Elemente, das bei einer kongenitalen Stenose erheblich verringert sein kann, wird zum einen durch degenerative Folgen von ventral (soft disc, hard disc) und zum anderen bewegungsbedingt durch eingefaltete Ligamente und Druck der angenäherten Laminae von dorsal aufgebraucht. Die Operation erreicht eine Dekompression und ggf. eine Spondylodese der betroffenen Segmente.

Die **Operationsindikation** ist relativ, denn die biomorphologischen Veränderungen der Wirbelsäule können nicht rückgängig oder aufgehalten werden. Lediglich die Progredienz der neurologischen Defizite kann verringert werden, und die Schmerzen können gebessert werden. Da die Ergebnisse der operativen Therapie insgesamt enttäuschend sind (s. umfangreiche Metaanalysen der Cochrane-Database, Fouyas et al. 2002), sollte bei geringerer klinischer Symptomatik und fehlender Progredienz die konservative Therapie (symptomatische, konditionierende Behandlung) empfohlen werden.

Bei deutlicher Progredienz und massiver klinischer Symptomatik ist die operative Behandlung zu erwägen. Ob der operative Zugang von ventral oder von dorsal zu wählen ist, wird kontrovers diskutiert. In die Entscheidungen zur Wahl des Zugangs gehen neben der klinischen Symptomatik der Bildmorphologie, die Art der mechanischen Beengung (Bandscheibe, Osteochondrose, Ligament), die Ausdehnung dieser Veränderungen über mehrere Segmente und die erhaltene Halslordose bzw. deren kyphotische Veränderungen ein.

Der **dorsale Zugang** (Laminektomie, Laminoplastie, ggf. Stabilisation) sollte favorisiert werden, wenn die Halslordose erhalten ist und die komprimierenden Veränderungen sich auf mehr als zwei bis drei Segmente erstrecken. Die dorsale Dekompression erfolgt von HW 3 bis HW 7 und unter Darstellung beider Recessus laterales. Duraplastik und Durchtrennung der Ligg. denticulata (Kahn-Op) werden nicht mehr empfohlen.

Der **ventrale Zugang** sollte gewählt werden, wenn die komprimierenden Faktoren sich auf zwei, maximal drei Segmente beschränken, eine zusätzliche radikuläre Symptomatik durch erhebliche Unkarthrose und Osteochondrose vorliegt und eine kyphotische Abknickung der Halswirbelsäule besteht. Die Bestimmung des sagittalen Durchmessers in den korporalen Schichten von MRT bzw. CT mit Feststellung eines Sagittaldurchmesser unter 12 mm ist wesentlich für die Entscheidung zur Diskektomie in mehreren Segmenten mit autologer Knochen- oder Cage-Interposition und ggf. ventraler Lochplattenspondylodese oder zur Korpektomie von ein oder zwei Wirbelkörpern und Interposition von autologen Knochen oder Titaninterponat und ventraler Lochplattenspondylodese. Die Dekompression von ventral strebt eine mehrsegmentale Fusion an (Abb. 10.5-15 bis 10.5-17).

Komplikationen

Die für dieses Kapitel relevanten Komplikationsmöglichkeiten sind ausführlich bei Grumme und Kolodziejczyk (1994) beschrieben. Neben den allgemeinen Komplikationen einer mehrstündigen Operation, lagerungsbedingten und speziellen zugangsbedingten Komplikationen sind beim dorsalen Zugang Verletzungen der Dura mit Liquorrhoe sowie nachfolgende Fehlstellung der Halswirbelsäule („Schwanenhalsdeformierungen", Subluxationsstellung) zu befürchten. Beim ventralen Zugang müssen Dislokationen der Implantate und fehlende knöcherne Fusion bedacht werden.

Ergebnisse der operativen Therapie

Die Therapieaussichten sind angesichts unterschiedlicher Ausprägung der Ursachen und differenter Symptomatologie schwer vergleichbar. Pauschal kann gesagt werden, dass bei akut auftretender starker klinischer Symptomatik die operative Therapie bei etwa zwei Drittel der Patienten eine Besserung bringt. Bei langsam

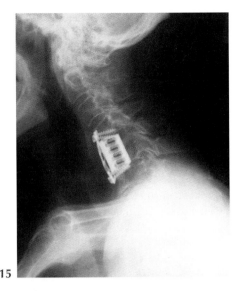

15

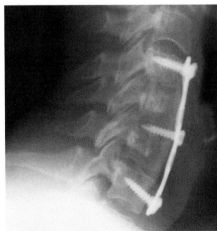

17

Abb. 10.5-15. Intraoperative Röntgenaufnahmen nach Korpektomie des fünften Halswirbelkörpers und Interposition eines Titanwirbelkörperersatzes mit ventraler Lochplattenspondylodese.

Abb. 10.5-16. Diskektomie von Halswirbelkörper (HWK) 4/5 und HWK 5/6 mit Interposition von Hydroxylapatit und ventraler Lochplattenspondylodese von HWK 4 bis HWK 6.

Abb. 10.5-17. Korpektomie von Halswirbelkörper (HWK) 5 und 6 mit autologen Beckkamminterponat und ventraler Lochplattenspondylodese von HWK 4 bis HWK 7.

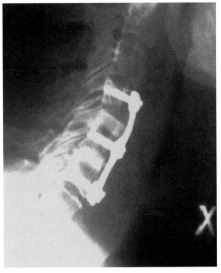

durchaus überzeugend, jedoch nicht zu prognostizieren sind. Das Abwägen von Chancen und Risiken ist individuell unter Berücksichtigung des Gesamtzustandes des Patienten, der bildmorphologischen und funktionellen Befunde und des Leidensdrucks des Patienten vorzunehmen.

Begutachtung

Die zervikale Myelopathie ist ein chronisch progredientes Leiden. Hinsichtlich Einschränkungen der körperlichen Leistungsfähigkeit sind neben den neurologischen Defiziten die Einschränkungen der statischen und dynamischen Möglichkeiten durch die Wirbelsäulenveränderungen sowie in besonderem Maße die dadurch bedingten Schmerzen zu berücksichtigen.

Zur Verlaufs- und Prognoseeinschätzung sollten klinisch die oben genannten Skalen und bildmorphologisch das Kernspintomogramm genutzt werden.

Literatur

Stenose des lumbalen Spinalkanals

Benini A (1991) Der lumbale Bandscheibenschaden. Berlin, Köln, Stuttgart: Kohlhammer.

Gibson JNA, Waddell G, Grant IC (2002) Surgery for degenerative lumbar spondylosis. Cochrane Review. In: The Cochrane Library, Issue 4. Oxford.

Grumme T, Kolodziejczyk D (Hrsg) (1994) Komplikationen in der Neurochirurgie, Bd 1. Berlin: Blackwell Wissenschafts-Verlag.

Jörg J (1988) Begutachtung von Wirbelsäulenveränderungen mit neurologischer Symptomatik in Arbeit und Beruf. In: Hohmann D, Kügelgen B, Liebig K (Hrsg) Neuroorthopädie 4. Berlin, Heidelberg: Springer.

Katz JN, Stucki G, Lipson SJ et al. (1999) Predictors of surgical outcome in degenerative lumbar spinal stenosis. Spine 24: 2229–33.

Krämer J, Hedtmann A, Steffen S (1988) Begutachtung von Wirbelsäulenveränderungen in Arbeit und Beruf aus orthopädischer Sicht. In: Hohmann D, Kügelgen B, Liebig K (Hrsg) Neuroorthopädie 4. Berlin, Heidelberg: Springer.

Niggemeyer O, Strauss JM, Schulitz KP (1997) Comparison of surgical procedures for degenerative lumbar spinal stenosis: a meta-analysis of the literature from 1975 to 1995. Eur Spine J 6: 423–9.

progredienter klinischer Symptomatik ist nur bei einem Drittel der Patienten eine Besserung zu erzielen; die schlechtesten Ergebnisse zeigen Patienten mit Tetraspastik. Die Erfolgsbewertung nach unterschiedlichen operativen Methoden sollte komplex mit der Nurick-Scale oder dem YOA-(Yapanese Orthopedic Assoociation-)Index bzw. dem EMS (European Myelopathy Score) erfolgen. So teilen z. B. Edwards et al. (2002) nach Metaanalyse eine Verbesserung auf der Nurick-Scale von 1,6 Punkten durch die dorsalen Zugänge und von 0,9 Punkten durch die ventralen Operationsverfahren mit.

Die dorsalen Dekompressionen durch Laminektomie haben bei etwa 60 % der Patienten eine Besserung, bei 25 % eine unveränderte und bei 15 % eine Verschlechterung der klinischen Symptomatik nach sich gezogen. Die Ergebnisse der unterschiedlichen ventralen Verfahren sind mit denen von dorsal Operierter schwer vergleichbar, jedoch ist von einer Verbesserung der klinischen Symptomatik zwischen 35 und 50 % und einer Verschlechterung bis zu 20 % auszugehen.

Aufklärung des Patienten

Dem Patienten ist präoperativ zu verdeutlichen, dass der zugrunde liegende degenerative Prozess nicht aufgehalten oder rückgängig gemacht werden kann, dass der Dekompressions- bzw. Fusionsprozess nur palliativen Charakter hat und dass die Erfolgsaussichten im Einzelfall zwar

Postacchini F (ed) (1988) Lumbar Spinal Stenosis. Wien, New York: Springer.

Rompe JD, Eysel P, Zöllner J et al. (1999) Degenerative lumbar spinal stenosis. Long- term results after undercutting decompression compared with decompressive laminectomy alone or with instrumented fusion. Neurosurg Rev 22: 102–6.

Wackenheim A, Babin E (1980) The Narrow Lumbar Canal. Berlin, Heidelberg, New York: Springer.

Weiner BK, Walker M, Brower RS et al. (1999) Microdecompression for lumbar spinal canal stenosis. Spine 24: 2268–72.

Zervikale Stenose

Al-Mefty O, Origitano TC, Harkey HL (eds) (1996) Approaches to multilevel cervical spondylotic myelopathy. In: Controversies in Neurosurgery 27. Stuttgart, New York: Thieme.

Edwards CC 2nd, Heller JG, Murakami H (2002) Corpectomy versus laminoplasty for multilevel cervical myelopathy: an independent matched cohort analysis. Spine 27: 1168–75.

Fouyas IP, Statham PF, Sandercock PA (2002) Cochrane review on the role of surgery in cervical spondylotic radiculomyelopathy. Spine 27: 736–47.

Grumme T, Kolodziejczyk D (Hrsg) (1994) Komplikationen in der Neurochirurgie, Bd 1. Berlin: Blackwell-Wissenschaftsverlag.

Heller JG, Edwards CC 2nd, Murakami H, Rodts GE (2001) Laminoplasty versus laminectomy and fusion for multilevel cervical myelopathy: an independent matched cohort analysis. Spine 26: 1330–6.

10.6 Spondylolisthesis und Spondylodiszitis

Johannes Schröder

Spondylolisthesis

Definition

Mit dem Begriff Spondylolisthesis beschreibt man das Gleiten eines Wirbels über den darunter liegenden Partner in sagittaler Richtung. Der Begriff Spondylolisthesis setzt sich aus den beiden griechischen Worten „Spondylos" = Wirbel und „Olisthesis" = Gleiten zusammen (Beachte: die Verkürzung des Wortes auf den Begriff „Listhese" ist nicht korrekt, zutreffender wäre „Olisthese"). Eine häufige Ursache für eine Spondylolisthesis ist ein Defekt der „Pars interarticularis" des Wirbelbogens, eine Spondylolyse. Diese kann einseitig oder beidseitig sein oder nur in einer Elongation der Pars interarticularis bestehen. Der klinisch wichtige Terminus „Pars interarticularis" findet sich nicht in der offiziellen anatomischen Nomenklatur (FCAT 1998, DM).

Historische Erstbeschreibung

Die Ventralverschiebung des fünften Lendenwirbels wurde 1782 erstmalig durch den belgischen Gynäkologen Herbinaux beschrieben (Herbinaux 1782). Eingeführt in die Literatur wurde der Begriff Spondylolisthesis 1854 durch Kilian, der eine schleichende Luxation der Facettengelenke als Ursache vermutete. Neugebauer (1888) erkannte 1881 den Mechanismus der Elongation der Pars interarticularis, und Lambl demonstrierte 1885 das Vorhandensein einer Lyse der Pars interarticularis (in Wiltse et al. 1976). Das Wirbelgleiten aufgrund einer Degeneration der Facettengelenke und ohne Vorliegen einer Spondylolyse beschrieb Junghanns 1930 und führte dafür den Begriff „Pseudospondylolisthese" ein.

Pathogenese

Es bestehen verschiedene Theorien zur Erklärung der Pathogenese von Spondylolyse und Spondylolisthesis, die Diskussion ist jedoch noch offen:

- **Traumatische Therorie:** Repetitive Traumata, insbesondere durch einen großen inferioren Gelenkfortsatz des darüber liegenden Wirbels, der in Hyperlordose mit der Pars interarticularis in Kontakt kommt, soll zu Ermüdungsbrüchen führen. Es besteht eine hohe Inzidenz von Spondylolysen bei Leistungssportlern wie Turnerinnen und Gewichthebern. Für die Theorie spricht weiterhin, dass bisher kein Fall einer Spondylolyse bei Patienten gefunden wurde, die aufgrund neuromuskulärer Erkrankungen niemals gehfähig waren. Experimentell ließ sich eine isolierte Fraktur der Pars interarticularis jedoch nicht erzeugen.
- **Dysplastische oder kongenitale Therorie:** Gegenstand der Theorie ist eine Ossifikationsstörung der Pars interarticularis. Spondylolysen werden in einigen Populationen wie den Eskimos von Nord-Yukon mit 40 % häufig beobachtet. Die geringste Inzidenz besteht unter schwarzen Frauen (1,1 %) (Fredrickson et al. 1984). Gegen die Therorie spricht, dass es keine separaten Ossifikationskerne in der Pars interarticularis gibt und bisher noch kein Fall einer Spondylolyse beim Fetus demonstriert werden konnte.

Klassifikation

Es wird zwischen erworbenen und angeborenen Spondylolisthesen unterschieden. Die Klassifikation von Wiltse (Wiltse et al. 1976, 1990) ist weitgehend akzeptiert (Tab. 10.6-1).

Leitsymptome

Das Leitsymptom der Spondylolisthesis ist der **Rückenschmerz**. Adoleszenten mit bekannter Spondylolisthesis werden vornehmlich im Wachstumsschub erstmalig symptomatisch. Geklagt wird über lokale lumbale Beschwerden nach längerem Stehen und Sitzen. Ischialgiforme Beschwerden sind eher selten. Neurologische Auffälligkeiten wie Parästhesien, Paresen oder eine Kaudasymptomatik sind eher die Ausnahme, da der langsame Gleitprozess Adaptationen zulässt. Diese Symptome sind bei degenerativen Formen durch Wurzelkompressionen in den Foramina oder begleitender Spinalkanalstenose wahrscheinlicher.

Tab. 10.6-1. Klassifikation der Spondylolisthesen nach den Arbeitsgruppen um Wiltse (Wiltse et al. 1976, 1990)

Typ I	Kongenital	I-A	Spina bifida des fünften Lendenwirbels oder des Sakrums kann zur Anlagestörung der Facettengelenke und zur Verringerung der lumbosakralen Stabilität führen.
		I-B	Sagittale Orientierung der Facettengelenke bietet tangentialen Kräften keinen Wiederstand.
		I-C	Andere kongenitale Anomalien, wie lumbale Kyphose, führen in geringem Prozentsatz zur Spondylolisthese.
Typ II	isthmisch	II-A	(lytisch) Bruch der Pars interarticularis als Resultat einer Ermüdungsfraktur
		II-B	(Elongation) Wiederholte Mikrofrakturen während der Frakturheilung führen unter Belastung zur Kallusdistraktion und damit zu einer in der Kontinuität erhaltenenen, aber verlängerten und ausgedünnten Pars interarticularis.
Typ III	degenerativ		Degenerative Veränderungen von Wirbelgelenken, Kapseln und Bändern bei Diskusdegeneration führen zur Hypermobilität und zum Gleiten im Segment (Synonym auch Pseudospondylolisthesis).
Typ IV	traumatisch		Ein akutes Trauma mit Fraktur der hinteren Säule, nicht der Pars interarticularis selbst, kann zur Entwicklung eines Wirbelgleitens führen (keine Luxationsfraktur).
Typ V	pathologisch	generalisiert	generalisierte Erkrankungen des Knochens (z. B. Paget-Erkrankung), die zur Schwächung des Knochens und bei tangentialer Krafteinwirkung zur Elongation der Pars interarticularis führen
		lokalisiert	Infektionen oder Neoplasmen, welche die supportive Funktion der posterioren Elemente schwächen
Typ VI	postchirurgisch		alle iatrogenen lumbalen Instabilitäten sekundär nach dekomprimierenden Eingriffen mit extensiver Entfernung dorsaler Gelenkstrukturen oder nach Tumorentfernungen

Dringlichkeit der Abklärung

Die Beschwerden auch bei bekannter Spondylolisthesis sprechen i.Allg. gut auf konservative Behandlung an, insbesondere rumpfstabilisierende Übungen und Aktivitätseinschränkung bei auslösenden Faktoren. Bei Beschwerdepersistenz über 6 Wochen hinaus oder der Entwicklung manifester neurologischer Symptome bei ischialgiformen Beschwerden ist die weiterführende bildgebende Diagnostik angezeigt.

Differenzialdiagnose anhand der klinischen Symptome

Spondylolysen ohne Spondylolisthesis kommen mit einer Inzidenz von 6–8 % in unserer Normalbevölkerung vor. Nur etwa 30–50 % der Betroffenen entwickeln eine Spondylolisthesis, von denen wiederum 80 % beschwerdefrei sind (Logroscino et al. 2001). Man ist deshalb gut beraten, auch bei offensichtlich vorhandenem pathologischem Röntgenbild das gesamte Spektrum der Differenzialdiagnosen des multifaktoriellen Geschehens „Rückenschmerz" in seine Überlegungen mit einzubeziehen.

Apparative Diagnostik

Standardröntgenuntersuchungen sind für Diagnostik und Verlaufskontrolle von Spondylolyse und Spondylolisthesis richtungsweisend. Das laterale Bild zeigt den Versatz des Wirbels gegenüber seinem kaudalen Partner. Für die Beurteilung des Schweregrades ist die Einteilung nach Meyerding (Meyerding 1932) üblich. Die Deckplatte des unteren Wirbelkörpers wird in Viertel unterteilt, und die Wirbelkörperhinterkante des darüber gleitenden Wirbels bestimmt den Gleitgrad (Abb. 10.6-1).

Das Gleiten über 100 % mit Kontaktverlust (zumeist des fünften Lendenwirbels über das Os sacrum) bezeichnet man als Spondyloptose. In diesem Fall sieht man in der a.p. Aufnahme durch Projektion des verkippten fünften Lendenwirbelkörpers und des Querfortsatzes auf des Sakrum das Bild des „umgekehrten Napoleonhutes".

Die Spondylolyse in der Interartikularportion stellt sich in der lateralen Projektion nicht immer dar. Die 45-Grad-Schrägaufnahmen bilden den Wirbelbogen besser ab. In dieser Projektion scheinen die posterioren Elemente ein „Hündchen" zu bilden (Abb. 10.6-2), wobei der Processus tranversus die Schnauze darstellt, der Pedikel das Auge, die Lamina den Körper, der obere Gelenkforsatz das Ohr, der untere Gelenkforsatz die Vorderpfote und der Dornfortsatz den Schwanz. Der Hals ist die Pars interarticularis, und im Fall einer Lyse trägt das Hündchen ein Halsband.

Mittels **Computertomographie** lässt sich der Defekt in der Pars interarticularis zweifelsfrei darstellen. Ist der kortikale Ring aus Lamina- und Pedikelinnenseite sowie Wirbelkörperhinterkante auf keiner

Schicht intakt (incomplete ring sign), kann man von einer Spondylolyse ausgehen. Weiterhin sind mit dieser Technik degenerative Veränderungen an den Facettengelenken und damit assoziierte Foramen- oder Kanalstenosen nachweisbar.

Die **Knochenszintigraphie** bzw. **SPECT** (single photon emission computed tomography) zeigt eine Mehrbelegung bereits in den Frühstadien der Entwicklung einer Spondylolyse, ist aber als alleiniges diagnostisches Kriterium nicht geeignet.

Die **Kernspintomographie** zeigt den Defekt in der Pars interarticularis als Kontinuitätsunterbrechung und erlaubt darüber hinaus Aussagen über Bandscheibendegeneration oder Nervenwurzelkompression. Eine Sklerosierung der Pars interarticularis führt allerdings auch zu einer Verringerung der Signalintensität und kann Anlass zur Fehldiagnose sein.

Schnittpunkte zu Nachbardisziplinen

Wie in anderen Bereichen der Wirbelsäulenchirurgie, ergeben sich auch bei der Spondylolisthesis größere Überlappungen mit der Orthopädie. Die isthmische Spondylolisthesis wird wahrscheinlich nur im Ausnahmefall primär in neurochirurgische Hand verwiesen. Dagegen wird es beim Auftreten neurologischer Symptome eher zur Beteiligung eines Neurochirurgen kommen. Die iatrogene Instabilität nach dekomprimierenden Eingriffen sollte man in eigener Regie behandeln können.

Grundzüge der operativen Behandlung

Patienten mit Grad-I-Spondylolisthesis erfordern nur im Ausnahmefall eine chirurgische Stabilisation. Eine symptomatische Grad-II-Spondylolisthesis mit Zunahme des Wirbelgleitens kann operatives Eingreifen rechtfertigen. Operationsindikationen bei Grad III und IV sind gegeben, wobei auch diese spontan, mit erheblichen Abstützungsreaktionen, zum Stillstand kommen können.

Es gibt verschiedene Techniken zur direkten Behandlung des Defektes, beste-

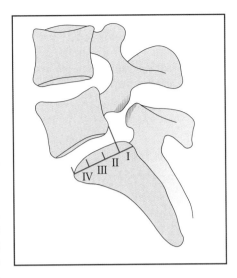

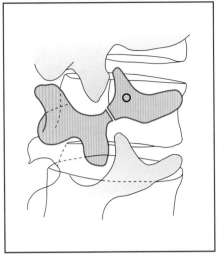

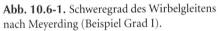

Abb. 10.6-1. Schweregrad des Wirbelgleitens nach Meyerding (Beispiel Grad I).

Abb. 10.6-2. Das „Hündchen von Lachapèle mit Halsband" (1939) in der Schrägprojektion.

Abb. 10.6-3. Beispiel einer Fusion einer Spondylolisthesis mittels PLIF (posterior lumbar interbody fusion) bei einem 50-jährigen Patienten mit seit dem 14. Lebensjahr bestehenden Rückenschmerzen bei bekannter Spondylolisthesis vera und in den letzten Jahren auch progredienten Lumboischialgien. Ein halbes Jahr postoperativ beschwerdefrei, belastbar und arbeitsfähig.

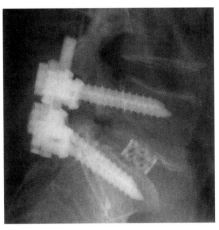

hend aus Débridement, Bone Graft (Verpflanzung autologen Knochengewebes) und einer Stabilisierung zur Kompression des Defekts. Diese kann erfolgen über Drahtschlingen um Quer- und Dornfortsatz nach Scott, die direkte Verschraubung der Pars interarticularis nach Buck (Buck 1970), mit der Hakenplatte nach Morscher (Morscher et al. 1984) oder mit Pedikelschraubeninstrumentationen nach (Louis 1988). Geeignete Patienten finden sich allerdings nur unter den Adoleszenten mit kleinen Defekten, ohne manifeste Spondylolisthesis und ohne Bandscheibendegeneration.

Für die übrigen Patienten ist die intersomatische Fusion mit trikortikalem Knochenspan oder spongiosagefülltem Cage, unterstützt durch eine Pedikelschraubeninstrumentation, gängiger Standard. Dabei spielt der Zugangsweg zur intersomatischen Fusion nicht die entscheidende Rolle. Die eigentliche Fusion der Wirbelkörper von ventral ist handwerklich einfa-

cher, erfordert aber den mit Komorbidität behafteten zweiten Zugang entweder transperitoneal oder retroperitoneal über die Lumbotomie.

Beim neurochirurgischen Patienten, der zumeist eine Dekompression neuraler Strukturen im Spinalkanal benötigt, bietet sich dagegen häufig die Fusion mittels PLIF (posterior lumbar interbody fusion) oder TLIF (transforaminal lumbar interbody fusion) über denselben Zugang an.

Moderne Pedikelschraubeninstrumentationen bieten die Möglichkeit der anatomischen Reposition. Vom biomechanischen Standpunkt ist diese sicherlich wünschenswert, aber nicht immer machbar. Die an die Fehlstellung adaptierten Nervenwurzeln des darüber liegenden Segmentes (z. B. die L5-Wurzeln bei Spondylolisthesis des fünften Lendenwirbels über das Os sacrum) können beim Repositionsmanöver irreparabel geschädigt werden. Übertriebener Ehrgeiz zur Erzielung röntgenologischer Perfektion sollte keinen

Vorrang vor dem guten funktionellen Resultat haben.

Die Behandlung von hochgradigen (Grad IV) Spondylolisthesen und Spondyloptosen, die unter Umständen Wirbelkörperresektionen notwendig machen können (z. B. Gaynes Procedure: Resektion eines spondyloptotischen fünften Lendenwirbels und Fusion des vierten Lendenwirbels auf das Sakrum) sind anspruchsvolle Eingriffe und sollten Zentren vorbehalten bleiben (Abb. 10.6-3).

Spondylodiszitis

Definition

Bakterielle Infektionen können sich an der Wirbelsäule durch hämatogene Aussaat in den Wirbelkörpern als Spondylitis manifestieren. Beim Übergreifen der Infektion auf den Zwischenwirbelraum spricht man von einer Spondylodiszitis. Spinale Infektionen können pyogen (bakteriell), granulomatös (Tuberkulose) oder parasitär (Echinokokkus) bedingt sein. Die isolierte Diszitis wird dagegen meist nach operativen Eingriffen der betroffenen Bandscheibe gesehen.

Historische Erstbeschreibung

Noch bis zum 19. Jahrhundert war die Spondylitis zumeist tuberkulöser Genese. Hippokrates beschrieb die Symptome bereits 400 Jahre v. Chr. Tuberkulöse Veränderungen der Wirbelsäule sind von prähistorischen Skelettfunden und ägyptischen Mumien bekannt. Seit 1797 von Percival Pott (Pott 1797; Calderone u. Larsen 1996) beschrieben, wird die Wirbelsäulentuberkulose als Pott-Erkrankung und ihre neurologische Komplikation als Pott-Paraplegie bezeichnet. Die Ausbreitung der Infektion in den Wirbel über das venöse System ist seit den tierexperimentellen Arbeiten von Rodet 1884 (Rodet 1884) bekannt.

Klassifikation

Die Spondylodiszitis stellt nur eine Untergruppe in der Allgemeinheit der spinalen Entzündungen dar. Die allgemeine Klassifikation dieser Infektionen zeigt Tabelle 10.6-2 (Calderone u. Larsen 1996).

Leitsymptome

Das klinische Bild ist stark abhängig von der Virulenz der Erreger und der Resistenzlage des Patienten. Verzögerungen in der Diagnosestellung sind nicht ungewöhnlich, in größeren Serien haben 50 % der Patienten ihre Beschwerden länger als 3 Monate (Sapico 1980). Nur 50 % der Patienten zeigen Fieber. Auch eine Leukozytose liegt nicht immer vor. Das führende Symptom ist der Schmerz, und bei lumbalen Prozessen kommt die schmerzhaft eingeschränkte Beweglichkeit dazu. Deformitäten sind im Zeitalter der Antibiotika eher selten geworden. Die klassischen klinischen Zeichen wie Fußsohlenstauchbzw. -schlagschmerz oder Schmerzaggravation bei Hüpfen etc. sind inkonstant. Weder ist ihr Vorhandensein beweisend für eine Spondylodiszitis noch schließt ihr Fehlen eine Spondylodiszitis aus.

Als einzig hilfreicher Indikator für das Vorliegen und den Verlauf erweist sich die Blutkörperchensenkungsgeschwindigkeit. Beweisend ist letztendlich nur der direkte Erregernachweis.

Dringlichkeit der Abklärung

Der Verdacht auf eine Spondylodiszitis sollte umgehend bestätigt oder ausgeräumt werden. Die Patienten werden stationär aufgenommen und immobilisiert. Man sollte versuchen, den auslösenden Organismus zu identifizieren: Im Fieberschub kann die periphere Blutkultur möglicherweise Aufschluss geben. Ist diese negativ, bleibt die CT-gesteuerte Nadelbiopsie als Ultima Ratio.

Tab. 10.6-2: Klassifikation der spinalen Infektionen (nach Calderone u. Larsen 1996)

Anatomische Lokalisation	Involvierte Struktur	Terminologie
Vordere Wirbelsäule	Wirbelkörper	Wirbelkörperosteomyelitis Spondylodiszitis Spondylitis tuberkulöse Spondylitis, Pott-Erkrankung
	Bandscheibe	Diszitis
	paravertebraler Raum	paravertebraler Abszess Psoasabszess retropharyngealer Abszess Mediastinitis
Hintere Wirbelsäulenanteile	subkutanes Gewebe	oberflächliche Wundinfektion infiziertes Serom
	subfaszialer Raum	tiefe Wundinfektion paraspinaler Abszess
	posteriore Elemente	Osteomyelitis, tiefe Wundinfektion
Spinalkanal	Epiduralraum	epiduraler Abszess
	Meningen	Meningitis
	Subduralraum	subduraler Abszess
	Rückenmark	intramedullärer Abszess

Differenzialdiagnose anhand der klinischen Symptome

Die diffenzialdiagnostische Abgrenzung der Diszitis bzw. Spondylodiszitis gegenüber anderen Erkrankungen, die Schmerzen an der Wirbelsäule verursachen, bereitet zum Teil größte Probleme. Insbesondere eine erosive Osteochondrose (s. Abb. 10.6-5) präsentiert sich klinisch und bildgebend nahezu identisch.

Pathogenese

Die hämatogene Aussaat ist der häufigste Grund für die eitrige Wirbelkörperosteomyelitis. Der häufigste Erreger ist Staphylococcus aureus. Eine Verringerung der Resistenzlage wirkt begünstigend (Diabetes mellitus, Drogemissbrauch). Die große Kapazität und der langsame Blutfluss im venösen System der Wirbelsäule scheint diesen Weg der Bakterienausbreitung zuträglich zu sein (Rodet 1884).

Beim Erwachsenen ist der Discus intervertebralis dagegen avaskulär. Eine direkte hämatogene Aussaat in den Diskus wird nur bei Kindern gesehen. Die Diszitis beim Erwachsenen entsteht deshalb zumeist iatrogen als postchirurgische Infektion.

Apparative Diagnostik

Radiographischen Veränderungen hinken den klinischen Symptomen unter Umständen um Wochen nach. Die klassischen Zeichen im **Röntgenbild** sind Irregularitäten der Wirbelkörperendplatten und Höhenminderung des Zwischenwirbelraumes (Abb. 10.6-4) (Rodiek 2001). Im fortgeschrittenen Stadium kommt es dann zur Sklerosierung der angrenzenden Wirbelkörper und zum Kollaps des Zwischenwirbelraumes. Ein anteriorer Abszess kann sich als prävertebraler Weichteilschatten im Röntgenbild präsentieren.

Das **Kernspintomogramm** mit und ohne Kontrastmittel ist die Methode der Wahl, um infektiöse Veränderungen im Bereich der Wirbelsäule aufzuspüren. Der entzündungsbedingte Anstieg der extrazellulären Flüssigkeit bewirkt eine Verlängerung der T1- und T2-Relaxationszeiten mit einer Signalminderung im T1-gewichteten und einem Signalanstieg im T2-gewichteten Scan. Das Bandscheibensignal ist bei der Spondylodiszitis ebenfalls im T1-Bild vermindert und im T2-Bild erhöht (Rodiek 2001).

Schnittpunkte zu Nachbardisziplinen

Größere Schnittpunkte bei der Behandlung der Spondylodiszitis ergeben sich mit der Orthopädie. Der Neurochirurg sollte prinzipiell in der Lage sein, die Spondylodiszitis als Komplikationen auf seinem Gebiet operativ zu beherrschen. Insbesondere beim Auftreten von größeren Deformitäten durch Wirbelkörperdestruktionen erweist sich die Zusammenarbeit mit einem auf diesem Gebiet spezialisierten Orthopäden als hilfreich.

Grundzüge der operativen Behandlung

Die Behandlung der Spondylodiszitis ist zunächst konservativ. Die **Immobilisation** spielt eine Schlüsselrolle. Patienten mit thorakalen und lumbalen Infektionen halten Bettruhe. Geeignete Orthesen können die Liegezeit verkürzen. Zervikale Läsionen werden im Halo-Fixateur oder im steifen Halskragen ruhig gestellt.

Die **antibiotische Behandlung** erfolgt, wenn möglich, nach Resistogramm, wobei die Probebiopsie in 15–30 % der Fälle keinen Keimnachweis erbringen kann. Bei ausgeschlossener spezifischer (tuberkulöser) Genese sollte probatorisch der wahrscheinlichste Keim Staphylococcus aureus breit bzw. in ausreichender Dosis abgedeckt werden (cave Multiresistenzen!). Die Antibiotikagabe sollte initial parenteral erfolgen und weiter oral bis zu 4 Monaten durchgeführt werden. Die Blutkörperchensenkungsgeschwindigkeit (Calderone u. Larsen 1996) und C-reaktives Protein können als Parameter zum Monitoring dienen.

Indikationen zur **operativen Behandlung** sind therapierefraktäre Fälle mit signifikanter Abszessbildung, die Ausbildung

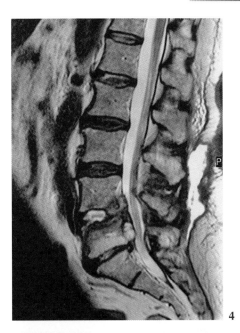

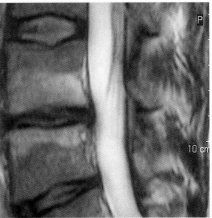

Abb. 10.6-4. MR-tomographische Veränderungen bei Spondylodiszitis: Irregularitäten der Wirbelkörperendplatten mit Signalveränderungen, Signalanstieg im Bandscheibenraum im T2-gewichteten Bild als Ausdruck eines Empyems, zusätzlich hier Ausbildung eines epiduralen Abszesses.

Abb. 10.6-5. Die erosive Osteochondrose als Differenzialdiagnose der Spondylodiszitis. Bei gleicher klinischer Präsentation wie eine Spondylodiszitis mit akuter lokaler Schmerzhaftigkeit auch bei Provokationsmanövern fehlen die Erhöhung der Blutkörperchensenkungsgeschwindigkeit und der Signalanhebung der Bandscheibe im T2-gewichteten MRT.

neurologischer Defizite und signifikante Destruktionen, die zur Deformität füheren könnten.

Posteriore Infektionen, die nahezu ausschließlich postchirurgisch entstehen, werden mittels Débridement und Spülung über einen dorsalen Zugang behandelt, ebenso Infektionen von Spinalkanal und Myelon. Wirbelkörperinfektionen, die nicht auf die antibiotische Behandlung ansprechen, nicht akzeptable Deformitäten ausbilden oder neurologische Strukturen kompromittieren, lassen sich besser von ventral ausräumen und mittels Spaninterponat abstützen. Der Einsatz von Implantaten ist umstritten. Eine zusätzliche Stabilisierung sollte dann vorzugsweise über eine dorsale Pedikelschraubeninstrumentation im nicht infizierten Gebiet erfolgen.

Literatur

Buck JE (1970) Direct repair of the defect in spondylolisthesis. Preliminary report. J Bone Joint Surg Br 52: 432–7.

Calderone RR, Larsen JM (1996) Overview and classification of spinal infections. Orthop Clin North Am 27: 1–8.

FCAT (1998) Terminologia Anatomica. Stuttgart: Thieme.

Fredrickson BE, Baker D, McHolick WJ et al. (1984) The natural history of spondylolysis and spondylolisthesis. J Bone Joint Surg Am 66: 699–707.

Herbinaux G (1782) Traité sur divers accouchements laborieux et sur les polypes de la matrice. Bruxelles: De Boubers.

Junghanns H (1930) Spondylolisthesen ohne Spalt im Zwischengelenkstück („Pseudospondylolisthesen"). Arch Orthop Unfallchir 29: 118–27.

Kilian HF (1854) Schilderung neuer Beckenformen und ihres Verhaltens in Leven. Mannheim: Verlag von Vassermann, Mathy.

Logroscino G, Mazza O, Aulisa G et al. (2001) Spondylolysis and spondylolisthesis in the pediatric and adolescent population. Childs Nerv Syst 17: 644–55.

Louis R (1988) Reconstitution isthmique des spondylolyses par plaque vissée et greffes sans arthrodèse – à propos de 78 cas. Rev Chir Orthop Réparatrice Appar Mot 74: 549–57.

Meyerding HW (1932) Spondylolisthesis, surgical treatment and results. Surg Gynecol Obstet 54: 371–7.

Morscher E, Gerber B, Fasel J (1984) Surgical treatment of spondylolisthesis by bone grafting and direct stabilization of spondylolysis by means of a hook screw. Arch Orthop Trauma Surg 103: 175–8.

Neugebauer FL (1888) The classic: A new contribution to the history and etiology of spondyl-olisthesis by F. L. Neugebauer (Reprint from Trans. for New Sydenham Society London). Clin Orthop 1976; 117: 4–22.

Pott P (1779) Remarks on that kind of palsy of the lower limbs wich is frequently found to accompany a curvature of the spine. London: J. Johnson.

Rodet A (1884) Experimental study on infectious osteomyelitis. In: Anonymous (ed) Compendium Readings of Academy of Science (France); 569–71.

Rodiek SO (2001) Diagnostische Methoden bei spinalen Infektionen. Radiologe 41: 976–86.

Sapico FL, Montgomerie JZ (1980) Vertebral osteomyelitis in intravenous drug abusers: report of three cases and review of the literature. Rev Infect Dis 2: 196–206.

Wiltse LL, Newman PH, Macnab I (1976) Classification of spondylolisis and spondylolisthesis. Clin Orthop 117: 23–9.

Wiltse LL, Rothman SLG, Milanowska K et al. (1990) Lumbar and lumbosacral spondylolisthesis. In: Weinstein JN, Wiesel SW (eds) The Lumbar Spine. Philadelphia: Saunders; 471–99.

10.7 Konservative und minimalinvasive Therapie der Nervenwurzelkompressionssyndrome

Michael Schirmer

In kaum einem anderen Bereich der Medizin existieren so viele, unterschiedliche und zweifelhafte Behandlungskonzepte wie bei den Nervenwurzelkompressionssyndromen. Die Breite des Meinungsspektrums über die Behandlung solcher Beschwerden unter Laien ist umgekehrt proportional dem gesicherten ärztlichen Wissen. Der Neurochirurg ist deshalb bei der Behandlung von Patienten mit Beschwerden aus dem Formenkreis der Nervenwurzelkompressionssyndrome gefordert, zwischen Schmerz, Angst, Psychosomatik und Unwissen einen geeigneten Weg der Therapie zu finden. Erschwerend kommt hinzu, dass der Glaube an die Allmächtigkeit der Bildgebung enorme Probleme einerseits im Hinblick auf falsch negative Befunde und andererseits durch falsch positive Befunde aufwerfen kann.

So ist bekannt, dass ein nicht unerheblicher Prozentsatz asymptomatischer Erwachsenen in CT und MRT Bandscheibenvorfälle an Hals- und Lendenwirbelsäule aufweist. Es darf auch nicht gefordert werden, dass beim Auftreten von Nervenwurzelreizerscheinungen sofort alle Register der möglichen Diagnostik gezogen werden, da ein Großteil dieser Beschwerden innerhalb einer gewissen Zeit abklingt, zum Teil sogar ohne wesentliche Behandlung. Erst bei länger anhaltenden oder sehr heftigen Beschwerden ist als Erstdiagnostik die Röntgenaufnahme des betreffenden Wirbelsäulenabschnittes (dann an der Lendenwirbelsäule ein CT, an der Halswirbelsäule ein MRT) zu fordern, wenn therapeutische Bemühungen nicht fruchten, das Beschwerdebild entsprechend heftig ist und/oder neurologische Ausfallerscheinungen vorliegen. In den folgenden Ausführungen wird davon ausgegangen, dass spätestens mit Beginn der Behandlung in die Differenzialdiagnose einzubeziehende Erkrankungen wie Schultergelenkaffektionen, Ulnarisrinnen-syndrom, Karpaltunnelsyndrom, Hüftgelenk- und Iliosakralgelenkaffektionen ausgeschlossen werden.

Die konservative Therapie der zervikalen und lumbalen Nervenwurzelkompressionssyndrome ist in verhältnismäßig vielen Studien überprüft worden, ohne dass sich ein für den einzelnen Patienten wirklich überzeugendes Behandlungskonzept daraus festlegen ließ. Viele der konservativen und minimalinvasiven therapeutischen Ansätze sind für die zervikalen und lumbalen Nervenwurzelkompressionssyndrome durchaus vergleichbar, sodass sie hier zusammen besprochen werden.

Das wesentliche Symptom, das den Patienten mit einer Affektion der lumbalen oder zervikalen Nervenwurzeln zum Arzt führt, ist der Schmerz! Somit steht im Vordergrund aller Behandlung die Bekämpfung des Schmerzes (s. unten).

Früher wurden die Patienten mit derartigen Beschwerden ruhig gestellt, in Form strenger Bettruhe, was sich mittlerweile als nicht mehr notwendig, zum Teil sogar als schädlich erwiesen hat. Sicher sollte der Patient mit einer massiven Lumbago mehrere Stunden am Tag Stufenbettlagerung einhalten, aber nicht versuchen, in dieser Stellung nachts zu schlafen, da er sich aller Wahrscheinlichkeit nach „verlegen" wird. Die bei Zervikalsyndromen gern benutzte Halskrawatte zur Ruhigstellung der Halswirbelsäule wird weniger die Beweglichkeit der Halswirbelsäule verringern als vielmehr durch die Wärmeabgabe einen positiven Effekt haben.

Bei allen Formen dieser Beschwerden hat sich die **Wärmeanwendung** bewährt, wobei oberflächliche Wärmeanwendung, z. B. durch Heizkissen oder Rotlichtbestrahlung, häufig nur zu einer Hyperämisierung der Haut und zum Abtransport der Erwärmung über das erweiterte Blutgefäßsystem führt. Aus diesem Grund ist eine Tiefenbestrahlung mit Mikrowelle oder mit Fangopackungen wesentlich effektiver, da dadurch der Abtransport schädlicher Stoffwechselprodukte aus der verhärteten Muskulatur begünstigt wird.

In manchen Fällen kann eine **Massage** der Rückenstreckmuskulatur durchaus hilfreich sein. Die Patienten müssen aber darauf aufmerksam gemacht werden, dass bei Verstärkung der Beschwerden durch die Massage diese zu unterlassen ist. Auch bei allen anderen Behandlungsmethoden ist die Mitarbeit des Patienten dahingehend erforderlich, dass er berichtet, inwieweit die angewandten Maßnahmen ihm helfen oder zu einer Beschwerdeverstärkung führen. Aus eben diesem Grund ist z. B. eine frühzeitige Krankengymnastik bei Patienten mit akuten Schmerzen nicht möglich, da die Patienten die Übungen nicht korrekt durchführen können.

Die **Schmerzbehandlung** wird zunächst einmal durch die Gabe der üblichen Analgetika oder die Verordnung von zentralen Muskelrelaxanzien begonnen werden, um den sich aufschaukelnden Kreislauf zwischen Schmerz, Verspannung und Schmerzverstärkung zu unterbrechen. Auch hier ist der Hinweis für die Patienten notwendig, dass unterschiedliche Medikamente bei verschiedenen Menschen unterschiedlich wirken und eine Rückmeldung auch hinsichtlich eventueller Nebenwirkungen erforderlich ist. Zunächst sollte versucht werden, mit peripheren Analgetika wie Metamizol und/oder Paracetamol den Akutschmerz zu dämpfen. Therapeutisch wichtig sind auch nichtsteroidale Antirheumatika wie Diclofenac, Ibuprofen oder Rofecoxib (**Cave:** Nebenwirkungen intestinal bei höherer und längerer Dosierung. Vorsicht bei Kombination mit oralen Antikoagulanzien!).

Bei einem höchst akuten Schmerzbild ist durchaus die Gabe eines Morphinabkömmlings gerechtfertigt, nicht aber über längere Zeit und schon gar nicht zur regelhaften Behandlung der Nervenwurzelkompressionssyndrome. Das gilt auch für die sog. Schmerzpflaster.

Der psychologische Effekt der Verabreichung eines Medikaments durch eine Spritze oder gar eine Infusion ist nicht zu unterschätzen, die Umgehung des Intestinaltraktes und damit häufig die schnellere Wirkstoffanflutung von Vorteil. Prinzipiell reicht aber gerade im ambulanten Bereich die orale Gabe von Analgetika aus.

Bei länger anhaltenden und sich nicht durch physikalische Anwendungen (warme Bäder) bessernde Beschwerden ist die Injektion von Lokalanästhetika, Corticosteroiden und anderen, unten noch näher bezeichneten Substanzen in die Nähe der Nervenwurzeln oder den Spinalkanal als therapeutische Methode möglich. Hierbei mischen sich durchaus anerkannte Methoden der Schulmedizin mit Außenseitermethoden, worunter die Injektion von physiologischer oder auch zum Teil hypertoner Kochsalzlösung in die paravertebrale Muskulatur, zum Teil auch in den Spinalkanal zu rechnen sind.

Mit der Verbreitung von **Injektionen an die Nervenwurzeln** und in den Spinalkanal hat leider auch die Anzahl der dadurch induzierten Spondylitiden und Wirbelkanalempyeme deutlich zugenommen, weshalb derartige Methoden unter den strengsten sterilen Kautelen durchgeführt werden müssen. Darüber hinaus ist nicht auszuschließen, dass im ambulanten Bereich Abwehrschwächen oder Entzündungsprozesse unerkannt bleiben, die dann selbst bei ordnungsgemäßem Vorgehen eine Spondylitis begünstigen.

Zur Anwendung im Spinalkanal können epidurale Injektionen von **Lokalanästhetika** und **Corticosteroiden** kommen, manchmal sogar über einige Tage über dünne, epidural eingeführte Katheter. Die früher gerne durchgeführten paravertebralen (Grenzstrang-)Blockaden durch Lokalanästhetika mit dem Nebeneffekt auch einer Umspülung der betroffenen Nervenwurzel werden ebenfalls noch angewandt, sind aber häufig durch die unter Durchleuchtungs- oder computertomographischer Kontrolle erfolgenden periradikulären Injektionen ersetzt worden.

Die **periradikuläre Therapie** an der Lendenwirbelsäule mit einer Mischung aus Lokalanästhetikum und Corticosteroiden ermöglicht eine Beeinflussung der entzündungsähnlichen Vorgänge in der komprimierten Nervenwurzel unter der Vorstellung, dass die Schwellung der Nervenwurzel beeinflusst und damit der Kompressionseffekt verringert wird. Eine Injektion in die Nervenwurzel muss vermieden werden, da dies zu einer erheblichen Schmerzverstärkung, unter Umständen sogar zu bleibenden Schäden führen kann. Sinnvoll ist es, die Nadellage bei der periradikulären Therapie zu dokumentieren, was manchmal durch zusätzliche Injektion von Kontrastmittel erfolgt. Die periradikuläre Therapie mit Corticosteroiden und Lokalanästhetika wird zum Teil auch an der Halswirbelsäule durchgeführt, dürfte dort aber sowohl hinsichtlich der Komplikationsmöglichkeiten (A. vertebralis!) als auch der anatomischen Besonderheit, dass die Nervenwurzel im Zervikalbereich praktisch nicht durch ein Loch, sondern durch einen Kanal austritt, in ihrer Wirkung begrenzt sein.

Eine Besonderheit der periradikulären Therapie ergibt sich bei Anwendung des aus Eigenblut gewonnenen **Interleukinrezeptorantagonistenproteins** (ITAP), durch das auf immunologischem Weg die Schwellung der Nervenwurzel beeinflusst wird (Wehling et al. 1997). Diese Methode hat den Vorteil geringerer Wirkstoffmengen, die an die Nervenwurzel gespritzt werden müssen (Krämer 2002); die Wirkungsweise ist noch umstritten.

Gänzlich außerhalb der schon beschriebenen Möglichkeiten und den noch zu beschreibenden minimalinvasiven operativen Behandlungsverfahren steht die **Akupunktur**, mit der durchaus Erfolge bei nervenwurzelkompressionsbedingten Schmerzen zu verzeichnen sind. Obwohl wissenschaftliche Untersuchungen (Molsberger et al. 2002) über die Wirkungsweise der Akupunktur und deren zum Teil tatsächliche Wirkung auf den Schmerz vorliegen, sollte bei Anschlagen einer solchen Therapie – noch mehr aber bei den Kochsalzinjektionen – die Möglichkeit einer psychosomatischen Ursache der Beschwerden bedacht werden, die wesentlich häufiger besteht, als dies ohne eine psychiatrische Exploration feststellbar ist.

Äußerst problematisch ist, dass in den Medien und zum Teil auch durch die Behandler selbst – z. B. im Internet – minimalinvasive Operationsmethoden der offenen Operation gegenüber als gleichwertig deklariert werden.

> Es muss betont und auch den betroffenen Patienten deutlich vor Augen gestellt werden, dass konservative und minimalinvasive Methoden nicht eine offene Dekompressionsoperation ersetzen können, sondern Methoden darstellen, die im Rahmen der konservativen Behandlung eine deutliche Besserung des Beschwerdebildes herbeiführen sollen.

Gelingt es, durch konservative Maßnahmen und die minimalinvasive Therapie nicht, einen Patienten beschwerdefrei zu machen, so muss die Diagnostik überdacht und z. B. anhand aktueller CT oder MRT geprüft werden, ob sie in den zum Beschwerdebild passenden Segmenten durchgeführt wurden und ob nicht doch in diesen Segmenten ein entsprechender Befund besteht – erforderlichenfalls auch mit einer erneuten Untersuchung. In diesem Zusammenhang ist daran zu erinnern, dass auch spinale Tumoren häufig ähnliche Beschwerden wie Nervenwurzelkompressionssyndrome verursachen können, aber segmental entfernt von der unter Umständen betroffenen Nervenwurzel liegen können.

Die im Folgenden zu beschreibenden **minimalinvasiven Operationsmethoden** sind zum Teil in Verruf geraten, weil damit Beschwerdebilder bzw. klare Befunde operativ angegangen wurden und bei Nichtanschlagen dieser Therapieform der Übergang auf die nächst höhere Therapiemöglichkeit (offene, mikrochirurgische Dekompression) zu spät erfolgte. Man muss diese Schwierigkeit den Patienten klar vor Augen führen, da diese häufig davon ausgehen, dass die einzelnen Behandlungsmöglichkeiten einander gleichwertig sind (s. oben) Aus diesem Grund sind die Betroffenen gerne bereit, sich den scheinbar kleineren Eingriffen zu unterziehen, da die größeren Eingriffe mit mehr Komplikationen verbunden seien. Dies beruht zum einen auf der Art des operativen Vorgehens, im Wesentlichen aber darauf, dass Falschinformationen zum Beispiel über Querschnittlähmung bei lumbalen Bandscheibenoperationen oder wuchernde Vernarbungen nach derartigen

Operationen sich hartnäckig selbst unter Neurochirurgen halten.

Ziel der minimalinvasiven Operationen ist die Dekompression durch Entlastung des Nucleus pulposus entweder mittels **Chemonukleolyse**, durch **perkutane Laserverdampfung** des Bandscheibenkernes oder durch die **automatisierte perkutane Bandscheibenkernabsaugung**. Diese Methoden können an der Lendenwirbelsäule verhältnismäßig komplikationsarm durchgeführt werden, sollten an der Halswirbelsäule aber einerseits aus Gründen der räumlichen Nähe zum Rückenmark und andererseits wegen der Gefahr der späteren Kyphosierung und damit Einengung des Zwischenwirbelloches nicht durchgeführt werden.

Es wird in diesem Zusammenhang häufig auch auf die Möglichkeit einer **endoskopischen Operation** hingewiesen, die in dem Sinne eine perkutane Methode darstellt, als endoskopisch überwacht wird, wie der Bandscheibenkern mittels perkutaner Nukleotomie von innen heraus dekomprimiert wird. Die Operation von Bandscheibenvorfällen durch endoskopisches Eindringen in den Spinalkanal hat sich wegen des erheblichen Zeitaufwandes und der Unmöglichkeit, größere Sequester zu entfernen, nicht bewährt.

Die **Leitlinien der Deutschen Gesellschaft für Neurochirurgie** für die Behandlung lumbaler und zervikaler Nervenwurzelkompressionssyndrome mittels konservativer oder minimalinvasiver Methoden sehen vor, dass eine Operation zu fordern ist, wenn stärkere neurologische Ausfälle vorliegen oder die Behandlung innerhalb von 8 Wochen nicht anschlägt. Abgesehen von den Fällen, in denen Patienten aus psychosomatischen bzw. psychologischen Gründen oder wegen eines Rentenbegehrens überhaupt nicht beschwerdefrei werden wollen, sollte die Dauer der konservativen Behandlung sich am Beschwerdebild und den sozialen Gegebenheiten des Patienten ausrichten, sodass die in den Leitlinien vorgesehenen 8 Wochen nur als Richtgröße zu betrachten sind.

Es muss klargestellt werden, dass die meisten zervikalen und lumbalen Nervenwurzelkompressionssyndrome konservativen Behandlungsmaßnahmen zugänglich sind und die offene mikrochirurgische Nervenwurzeldekompression letztendlich die Ausnahme bleibt, auch wenn in Deutschland jährlich wenigstens 30.000 derartige Operationen an der Lendenwirbelsäule und etwa 5.000 an der Halswirbelsäule erfolgen. Diese Zahlen müssen wertend in Vergleich gesetzt werden mit der Tatsache, dass über drei Viertel aller Menschen im Laufe ihres Lebens einmal mit Wirbelsäulenproblemen konfrontiert werden.

Literatur

Boden SD, Davis DO, Dina TS et al. (1990) Abnormal magnetic-resonance scans of the lumbar spine in asymptomatic subjects. A prospective investigation. J. Bone Joint Surg Am 72: 403–8.

Bogduk N (1995) Epidural steroids. Spine 20: 845–8.

Eder M, Tilscher H (1991) Schmerzsyndrome der Wirbelsäule. 5. Aufl. Stuttgart: Hippokrates.

Klenerman L, Greenwood R, Davenport HAT et al. (1984) Lumbar epidural injections in the treatment of sciatica. Br J Rheumatol 23: 35–8.

Koes BW, Scholten RJ, Mens JM et al. (1997) Efficacy of non-steroidal anti-inflammatory drugs for low back pain: a systematic review of randomised clinical trials. Ann Rheum Dis 56: 214–23.

Krämer J (2002) Behandlung lumbaler Wurzelkompressionssyndrome. Dtsch Ärztebl 99: A-1269–73.

Krämer J, Ludwig J, Bickert U et al. (1997) Lumbar epidural perineural injection: A new technique. Eur Spin 6: 357–61.

Matzen KA (Hrsg) (1998) Therapie des Bandscheibenvorfalls. München, Bern, Wien: Zuckschwerdt.

Molsberger A, Diener HC, Krämer J et al. (2002) GERAC-Akupunktur-Studien: Modellvorhaben zur Beurteilung der Wirksamkeit. Dtsch Ärztebl 99: 1819–24.

Revel M, Payan C, Vallee C et al. (1993) Automated percutaneous lumbar discectomy versus chemonucleolysis in the treatment of sciatica. A randomized multicenter trial. Spine 18: 1–7.

Schulitz KP, Abel R, Schöppe K et al. (1999) Der Bandscheibenvorfall; wie zeitgemäß ist die sogenannte minimal invasive Therapie? Dtsch Ärztebl 96: 548–52.

Wehling P, Koch H, Cleveland SJ (1997) Die Bedeutung von Zytokinantagonisten und Kortikoiden in der Pathophysiologie und Behandlung von Entzündungen der Nervenwurzeln. EEG-EMG 28: 43–8.

Wenker H, Schirmer M (1979) Lumbaler Bandscheibenvorfall und Lumboischialgie. Bern, Stuttgart, Wien: Huber.

10.8 Tumoren des Spinalkanals

Jörg Klekamp, Madjid Samii

Inhalt

Durch die frühzeitige operative Entfernung eines intraspinalen Tumors kann vielen Patienten nachhaltig geholfen werden. Klinische und apparative Methoden erlauben oft eine frühzeitige Diagnose. Dann kann dem Patienten meist eine Querschnittlähmung erspart werden. Intradurale Tumoren sind in der Mehrzahl gutartig und durch Einsatz der Mikrochirurgie entfernbar.

Geschichte

Die spinale Chirurgie begann zu Beginn des 19. Jahrhunderts mit Versuchen, den Spinalkanal nach akuter traumatischer Querschnittlähmung durch Laminektomie zu entlasten (erster Versuch 1814, letal; erstmals überlebt 1829). Erst 1838 profitierte ein Patient von dieser Operation. Bis 1840 waren in der Literatur zwölf entsprechende Fälle und bis 1867 derer 29 publiziert (Markham 1952; systematische Beschreibung der Laminektomie: Chipault 1894; Einführung der Hemilaminektomie durch Bonomo 1902). Röpke beschrieb 1911 einen osteoplastischen Zugang zur Wirbelsäule: Bogenausdünnung per Meißel, mittige Eröffnung, Auseinandersperren mit Weichteilen, Reapproximation bei Weichteilverschluss (Röpke 1911). Damit war der Zugang zu Dura mater und Myelon gefunden.

Die erste erfolgreiche Operation eines spinalen Tumors wird allgemein Victor Horsley zugeschrieben, der darüber zusammen mit Gowers berichtete – eine Mitteilung, die weltweit einen nachhaltigen Eindruck hinterließ (Gowers u. Horsley 1888). Zuvor hatte allerdings Lectat bereits 1753 ein spinales Neurinom operativ entfernt. Unter den bis 1888 publizierten 58 Patienten mit spinalen Tumoren, die Horsley und Gowers in ihrer Arbeit darstellten, waren bereits zwei operierte Patienten (vermutlich hat Horsley als Vierter einen spinalen Tumor operiert). Diese Publikation trug wesentlich dazu bei, das Interesse an der prognostisch durchaus nicht ungünstigen intraspinalen Chirurgie zu wecken: Damals verstarben 74 % der unoperierten Patienten mit extraduralen und 83 % der mit intraduralen Tumoren an den Folgen des Tumorleidens, meist infolge von Atemlähmung, Pneumonie, Urosepsis oder septischen Komplikationen bei Dekubitus.

Horsley war der Meinung, dass eine Operation eines spinalen Tumors dieses Schicksal zumindest bei einem Teil der Patienten abwenden könne. Der 42-jährige Patient, dessen extramedulläres Meningeom er am 9. Juni 1887 entfernte, erholte sich von dem Eingriff und verstarb erst 20 Jahre später an anderer Ursache. Diese Publikation war so stimulierend für andere Chirurgen, dass Starr 1895 bereits von 19 Operationen spinaler Tumoren aus der Literatur berichten konnte, denen er drei eigene Fälle hinzufügte. Allerdings waren elf Patienten verstorben, und nur sechs erholten sich neurologisch von dem Eingriff (Starr 1895). Die Patienten wurden damals in Seitenlage operiert (bessere Kontrolle von Atmung und Narkose). Durch entsprechende Unterpolsterung lagerte man den zu operierenden Bereich der Wirbelsäule höher, sodass bei der Duraeröffnung der Liquorverlust gering gehalten werden konnte (Krause 1908; Röpke 1911).

Eine extradurale spinale Raumforderung (Tuberkulom) wurde erstmals erfolgreich von Abbe entfernte (Abbe 1889). Im Jahr 1891 wurde über die erste Operation eines Tumors im Bereich der Cauda equina berichtet (Rehn 1891), 1907 wurde der erste intramedulläre Tumor operiert. Von dem Eingriff erholte sich der Patient nach vorübergehender klinischer Verschlechterung sehr gut (van Eiselsberg u. Ranzi 1913). Die erste nennenswerte Serie operierter Patienten wurde von Fedor Krause vorgestellt. Er berichtete über eine Serie von 25 Patienten mit einer postoperativen Letalität von acht Patienten (Krause 1908).

Elsberg hat die erste größere Serie von Patienten publiziert, die wegen spinaler Tumoren mit selbst für heutige Verhältnisse hervorragenden Ergebnissen operiert und systematisch analysiert worden waren (Elsberg 1925). Er hat auch entscheidend an der Entwicklung einer Strategie zur Entfernung intramedullärer Tumoren mitgewirkt und ein zweizeitiges Vorgehen empfohlen: Bei der ersten Operation wurde laminektomiert, und lediglich Dura und Pia mater wurden eröffnet. In einem zweiten Eingriff wurde der Bereich dann erneut freigelegt. Durch den Druck des Tumors, der sich aus der Myelotomie heraus zum Teil nach außen verlagert hatte, konnte dann der Versuch der Tumorentfernung erfolgen (Elsberg u. Beer 1911). Im Jahr 1941 berichtete er von 168 extramedullären, 73 epiduralen und 19 intramedullären Tumoren, die er operiert hatte: Vollständige Entfernungen hatte er bei 150 extramedullären, 63 epiduralen und sieben intramedullären Tumoren erreicht. Die Letalität betrug für extramedulläre und epidurale Tumoren 5–7 % und für intramedulläre Tumoren etwa 16 % (Elsberg 1941).

Die anfänglich eher bescheidenen operativen Ergebnisse sind auf begrenzte operative und diagnostische Möglichkeiten zurückzuführen. Van Eiselsberg und Ranzi hatten 1913 in ihrer Serie von 17 Patienten, die unter Tumorverdacht operiert worden waren, fünf Patienten aufgeführt, bei denen sich dieser Verdacht intraoperativ nicht bestätigte (van Eiselsberg u. Ranzi 1913). Man hatte nur durch die klinische Untersuchung und allenfalls in Ausnahmefällen anhand radiologischer Zeichen einen Hinweis über das spinale Segment, in dem sich die Läsion befinden mußte (Collins u. Marks 1915; Krause 1911; Nonne 1913; Oppenheim 1906; Schlesinger 1898). Die häufigste Fehldiagnose war übrigens die umschriebene arachnoidale Vernarbung nach Entzündungen (Krause 1911) (s. Kap. 8.2).

Die radiologischen Zeichen eines spinalen Tumors waren in der Nativdiagnostik sehr unzuverlässig. Dandy hatte 1919 die Luftmyelographie eingeführt und versucht, aus einer verzögerten Luftansammlung im Kopf nach lumbaler Luftfüllung auf eine verzögerte Passage und damit auf das Vorliegen einer spinalen Raumforderung zu schließen (Dandy 1919). Sicard und Forestier haben dann 1921 die Myelographie eingeführt (Sicard u. Forestier 1921), die sofort von den Neurochirurgen aufgegriffen wurde und wesentlich zur weiteren Entwicklung der spinalen Chirurgie beigetragen hat. Ursprünglich hatten Sicard und Forestier nur epidurale Kontrastmitteldarstellungen im Spinalkanal beabsichtigt. Die erste intradurale Injektion erfolgte ungewollt. Da der Patient dies ohne große Probleme vertragen hatte, ging

man dazu über, auch die intradurale Kontrastmitteldarstellung bewusst zur Diagnostik anzuwenden. Die myelographische Diagnose spinaler Tumoren wurde dann von Peiper 1926 in einer Übersichtsarbeit systematisch dargestellt (Peiper 1926).

Nach den Anfängen der spinalen Tumorchirurgie zu Beginn des 20. Jahrhunderts wurde es speziell um extramedulläre Tumoren in der Literatur relativ still. Die bis heute größte Übersichtsarbeit zu spinalen Tumoren, die insbesondere auch eine umfassende Literaturübersicht gibt, ist die Publikation von Nittner aus dem Jahre 1976, die mehr als 4885 Patienten analysierte (Nittner 1976).

Anders verhielt es sich mit den intramedullären Tumoren, die immer sowohl diagnostisch als auch therapeutisch eine große Herausforderung darstellten. War man zunächst froh, wenn der Patient den Eingriff überlebte und der Tumor entfernt war, so wird seit Einführung der Mikrochirurgie, des MRTs und des intraoperativen funktionellen Monitorings zunehmend eine funktionserhaltende Operation nicht nur möglich, sondern sollte der Standard sein. Eine umfassende Zusammenstellung zu intramedullären Tumoren seit Einführung der modernen Neuroradiologie stammt von Fischer und Brotchi (1996).

Bei den epiduralen Tumoren gerät mehr und mehr der Gesichtspunkt der Stabilität der Wirbelsäule ins Bewusstsein der Chirurgen. Sowohl der Tumor selbst, der knöcherne Elemente destruieren kann, als auch der operative Zugang führen häufig zu instabilen Verhältnissen, sodass neben der Tumorentfernung auch die Stabilisierung des entsprechenden Segmentes in die operativen Planungen einbezogen werden muss. Damit ergibt sich ein Feld für die interdisziplinäre Zusammenarbeit zwischen Neurochirurgen, Orthopäden und Unfallchirurgen, das zum Wohl der Patienten gepflegt und ausgebaut werden sollte.

In diesem Kapitel zur neurochirurgischen Therapie spinaler Tumoren stützen wir uns auf die Behandlungsergebnisse unserer Klinik in den letzten 25 Jahren. Diese Analyse umfasst insgesamt 848 Patienten mit 931 operierten Tumoren in 862 Eingriffen. Davon waren 413 (44 %) extramedullär und 167 (18 %) intramedullär lokalisiert. Neben 50 (5 %) intra-

extraduralen Tumoren sind noch 301 (32 %) epidurale Tumoren zu berücksichtigen.

Epidurale intraspinale Tumoren

Im Bereich der epiduralen Tumoren sind die Neurinome, Hamartome, Arachnoidalzysten und Kavernome von den Tumoren der knöchernen Wirbelsäule zu unterscheiden. In der letzteren Gruppe überwiegen die Metastasen vor allem unter den malignen Prozessen. Bei den primären Knochentumoren sind Chordome und osteogene Sarkome am häufigsten (Tab. 10.8-1). Bei den epidural gelegenen Prozessen ist insbesondere bei vom Knochen ausgehenden Tumoren der Anteil maligner Neoplasien mit 57 % wesentlich höher als bei allen anderen spinalen Tumorlokalisationen.

Klinische Befunde

Die meisten Patienten mit spinalen Tumoren durchlaufen unabhängig von der Tumorlokalisation vor der Diagnosestellung einen klassischen Weg: erst Schmerzen, dann radikuläre Ausfälle und schließlich ein mehr oder weniger ausgebildetes Querschnittsyndrom, das sich von einer halbseitigen Manifestation – dem Brown-Séquard-Syndrom – zu einem bilateralen Querschnittbild mit spastischer Tonussteigerung entwickelt. Dieser typische Verlauf ist langsam progredient.

So wurde bei **Wirbelmetastasen** beobachtet, dass bis zu 80 % der Patienten innerhalb von 2 Monaten neurologische Störungen entwickelten, nachdem als erstes Symptom lokale Schmerzen eingesetzt hatten (Helweg-Larsen u. Sørensen 1994). Die Betonung liegt dabei auf *lokalen* Schmerzen! Gerade Patienten mit einem bekannten Karzinomleiden sollten daher bei Auftreten dieses Symptoms sofort weiterer radiologischer Diagnostik zugeführt werden. Neben dem klassischen Verlauf einer langsam zunehmenden Klinik sind auch akute klinische Verschlechterungen mit apoplektiform auftretenden Querschnittsyndromen bei Tumoren der knöchernen Wirbelsäule durch eine plötzlich auftretenden Instabilität keine Seltenheit.

Passend dazu tritt bei epidural gelegenen Tumoren als erstes Symptom bei der großen Mehrzahl der Patienten (76 %) ein lokaler Schmerz auf. Alle anderen Symptome waren als initiales Zeichen des Tumorleidens in dieser Gruppe selten. So berichten nur 8 bzw. 5 % der Patienten, von Beginn an Gangstörungen oder motorischen Ausfällen gelitten zu haben.

Die einzelnen Symptome der Patienten mit spinalen Tumoren zum Zeitpunkt der Operation sind in Tabelle 10.8-2 aufgelistet. Wie zu erwarten, liegt das mittlere Alter der Patienten mit malignen Tumoren (59 ± 14 Jahre) deutlich über dem der Patienten mit benignen Tumoren (44 ± 19 Jahre). Auch die mittlere Anamnesedauer war bei malignen Prozessen signifikant kürzer (6 ± 13 versus 28 ± 68 Monate). Schmerzen, sensible Störungen, Lähmungen und Gangstörungen sind die am häufigsten beobachteten Beschwerden zum Zeitpunkt der Operation. Dabei steht bei 50 % der Patienten der Schmerz und bei 37 % die Gangstörung im Vordergrund.

Zum Zeitpunkt der Operation fällt im Vergleich zu anderen Tumorlokalisationen auf, dass der Anteil der über Schmerzen klagenden Patienten mit der Lokalisation von intramedullär nach epidural zunimmt und der Anteil der übrigen Symptome eher abnimmt (s. Tab. 10.8-2) (McCormick et al. 1990, Solero et al. 1989). Der Anteil der Patienten, die präoperativ nicht mehr gehfähig oder bereits inkontinent sind, ist gerade in der Gruppe der epiduralen Tumoren am größten. Dies beruht vor allem darauf, dass eine tumorbedingte Instabilität der Wirbelsäule, die z. B. in Form einer pathologischen Fraktur zu einem akuten Querschnittsyndrom führen kann, in dieser Gruppe relativ häufig ist: Der neurologische Befund korreliert nicht nur mit dem Tumorwachstum wie bei extra- oder intramedullären Lokalisationen.

Tab. 10.8-1. Histologien der operierten extramedullären und epiduralen Tumoren (eigene Patienten)

Histologie	Extramedullär	Intra-extradural	Epidural
Meningeome	151	10	–
Neurinome	149	37	52
Synovialzysten	–	–	10
Hamartome	46	1	9
Ependymome	26	–	–
Arachnoidalzysten	14	–	7
Melanozytome	6	–	–
Angioblastome	4	–	–
Angiolipome	–	–	1
Kavernome	2	–	5
Metastasen	6	–	136
Chordome	3	–	20
Neuroblastome	3	–	
Chondrosarkome	–	–	4
Sarkome	–	2	18
Osteoblastome	–	–	4
Aneurysmatische Knochenzysten	–	–	4
Exostosen	–	–	4
Kalzifizierte Pseudotumoren	–	–	2
Riesenzelltumor	–	–	1
Histiozytose	–	–	1
Germinom	1	–	
Chemodektom	1	–	
Plasmozytome	–	–	17
Lymphome	–	–	8
Hämangioperizytom	1	–	1
Summe	**413**	**50**	**301**

Neuroradiologie

Die neuroradiologische Diagnostik epiduraler Tumoren stützt sich mittlerweile fast ausschließlich auf das MRT (Li et al. 1992). CT oder Röntgennativaufnahmen der Wirbelsäule werden kaum noch zur Diagnostik eingesetzt. Dennoch sollte man die radiologischen Zeichen eines spinalen Tumors in der Nativdiagnostik kennen, da sich gerade bei epiduralen Tumoren diese Aufnahmen recht gut für ein erstes Screening eignen. Aufgrund des lokalen Schmerzes hat man ja meist einen guten Anhaltspunkt, in welchem Wirbelsäulenabschnitt nach der Pathologie zu suchen ist.

Tab. 10.8-2. Präoperative Symptome der Patienten mit spinalen Tumoren (478 eigene Patienten)

Symptom	Intramedullär	Extramedullär	Intra-extradural	Epidural
Schmerzen	49 %	75 %	81 %	90 %
Dysästhesie	59 %	40 %	45 %	24 %
Hypästhesie	87 %	74 %	81 %	72 %
Paresen	78 %	69 %	66 %	64 %
Gangstörung	82 %	70 %	62 %	60 %
Nicht gehfähig	16 %	24 %	11 %	31 %
Sphinkterstörungen	36 %	40 %	26 %	34 %
Mit Blasenkatheter versorgt	13 %	9 %	4 %	16 %

Die Tumoren können direkt vom Knochen ausgehen und sind mit größerer Häufigkeit als intradurale Tumoren maligne. Daher führen sie regelmäßig zu Veränderungen im Röntgennativbild (Destruktionen: Abb. 10.8-1, 10.8-2). Dazu kommt der Faktor Stabilität als ein zusätzlicher Gesichtspunkt, der genau untersucht werden muss. **Gutartige Tumoren** arrodieren den Knochen, aber destruieren ihn nicht (Abb. 10.8-3). Deshalb treten in dieser Gruppe die Stabilitätsfragen nur bei relativ großen Prozessen in den Vordergrund, solange nicht der operative Zugang die Stabilität beeinträchtigt. **Maligne Tumoren** hingegen haben einen nachhaltigen Einfluss auf die Biomechanik, da Gelenke und Wirbelanteile destruiert werden (s. Abb. 10.8-2). Eine Instabilität ist dann gegeben, wenn sich in Funktionsaufnahmen eine pathologische Beweglichkeit zeigt, Wirbelkörper und Zwischenwirbelgelenke destruiert sind, ein Wirbelkörper kollabiert ist oder mehr als zwei Wirbelkörper betroffen sind (Sundaresan et al. 1990) (s. Abb. 10.8-2). Auch der bewegungsabhängige lokale Schmerz kann ein Indikator für eine Instabilität sein (Sundaresan et al. 1990). Im Rahmen der Tumoroperation muss in einem solchen Fall dann auch die Stabilisierung des entsprechenden Bereichs erfolgen (interdisziplinäre Zusammenarbeit mit Orthopäden und Unfallchirurgen empfehlenswert!).

Die Bestimmung der genauen **Tumorausdehnung** ist bei gutartigen Tumoren wie einem epiduralen Neurinom (s. Abb. 10.8-3) im MRT sehr gut möglich. Bei malignen Prozessen empfiehlt sich die kombinierte Untersuchung der Wirbelsäule mit Nativaufnahmen, CT und MRT (s. Abb. 10.8-2). Die Nativaufnahme zeigt in der Regel bereits eine knöcherne Destruktion eines Teils (s. Abb. 10.8-1) oder einen Kollaps des gesamten Wirbelkörpers (s. Abb. 10.8-2). Die CT-Aufnahme im Knochenfenster gibt einen genaueren Aufschluss über die knöcherne Destruktion (s. Abb. 10.8-2). Das MRT kann in der T2-Gewichtung die Beteiligung von Bandscheiben und weiteren Wirbelkörpern sowie die Weichteilausdehnung des Tumors zeigen. T1-Bilder ohne und mit Gadolinium sind insbesondere gut geeignet, den intraspinalen Tumoranteil sichtbar zu machen (s. Abb. 10.8-2).

Schwierig kann die Abgrenzung eines malignen epiduralen Tumors von einem **epiduralen Abszess** sein. Die Bildgebung kann im Kernspintomogramm nahezu identisch zu einer Metastase aussehen. Im Nativbild können knöcherne Destruktionen auch bei Abszessen vorkommen, wenn z. B. der entzündliche Prozess von einer Osteomyelitis oder Spondylodiszitis ausgegangen ist. Die klinischen Zeichen eines infektiösen Prozesses sind dann meist der entscheidende Hinweis in der Differenzialdiagnose.

Verbliebene Indikationen für eine **Myelographie** bei Verdacht auf einen epiduralen Spinalprozesse bestehen, wenn ein MRT nicht verfügbar oder nicht durchführbar ist (z. B. Herzschrittmacher). Myelographien sind rasch durchführbar. Es kann außerdem durch einen Queckenstedt-Test geklärt werden, ob eine akute Operationsindikation vorliegt. Bei Befall mehrerer Wirbelsäulenabschnitte bzw. langstreckigen Pathologien kann zusätzlich zu einem MRT myelographisch durch Nachweis eines Kontrastmittelblocks bei Kontrastmittelfüllung von oben und unten der Bereich der Rückenmarkkompression identifiziert werden, der operativ entlastet werden muss.

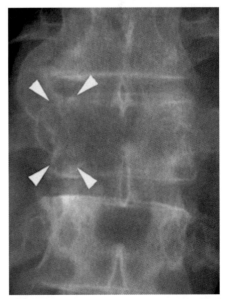

Abb. 10.8-1. Durch Tumor zerstörter Pedikel des elften Brustwirbels auf der rechten Seite (Pfeile) bei einer 61-jährigen Patientin mit einem Nierenzellkarzinom; Röntgennativbild im a.p. Strahlengang.

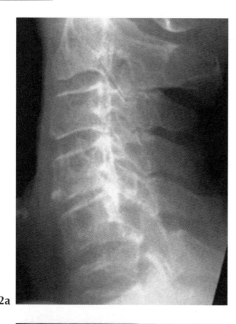

2a

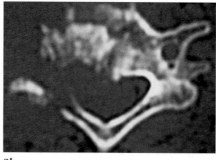

2b

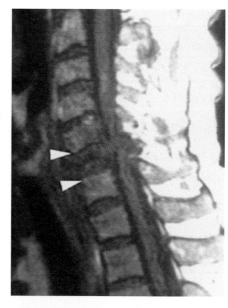

2c

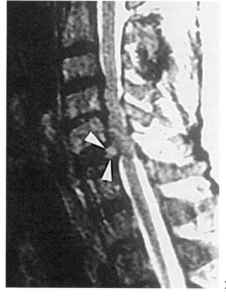

2e

Abb. 10.8-2. Wirbelsäulenmetastase eines Adenokarzinoms der Lunge bei einem 55-jährigen Patienten (HWK 6):
a) Dieses Röntgennativbild im seitlichen Strahlengang zeigt die Destruktion des sechsten Halswirbels durch die Metastase. Der Wirbelkörper ist fast vollständig kollabiert. Das Segment ist damit instabil.
b) Das axiale CT zeigt vor allem auf der rechten Seite die Destruktion des Wirbelkörpers unter Beteiligung des Pedikels, des Zwischenwirbelgelenkes, eines Teils des Wirbelbogens und des Vertebraliskanals.
c) Das T1-gewichtete sagittale MRT ohne Kontrastmittel zeigt den betroffenen Wirbelkörper (Pfeile), erlaubt aber keine Beurteilung der Bandscheiben auf Tumorinfiltration und bietet keine gute Abgrenzung des Tumors vom Rückenmark.
d) Nach Kontrastmittelgabe wird der intraspinale Anteil deutlich erkennbar (Pfeile). Die benachbarten Bandscheiben erscheinen frei von Tumorgewebe.
e) Im T2-Bild wird der verbliebene, noch intakte Knochen gut erkennbar (Pfeile). Dieser ist nach intraspinal luxiert, da der Wirbelkörper vorn kollabiert ist.

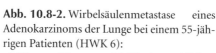

2d

Therapie

Es empfiehlt sich, die Lagerung unabhängig von der vorgesehenen Operationsposition unter Monitoring der **somatosensiblen Potenziale (SEP)** durchzuführen. Dazu wird eine Serie bereits vor dem Lagerungsmanöver abgeleitet und diese dann nach Beendigung der Lagerung wiederholt. Das Monitoring hilft nicht nur, ungünstige Operationspositionen zu vermeiden, sondern schult auch darin, die Lagerung zu optimieren: Mittlerweile können wir durch eine optimale Lagerung sehr häufig bereits eine Verbesserung der SEPs beobachten.

Bei epiduralen Tumoren richtet sich die Wahl des Zugangs nach dem Ausmaß der knöchernen und intraspinalen Beteiligung. Keinesfalls sollte man den Zugang allein darauf ausrichten, den intraspinalen Anteil gut versorgen zu können. Je nach spinalem Segment sind insbesondere bei Metastasen, die in erster Linie vom Wirbelkörper ausgehen und nur selten ausschließlich die dorsalen Elemente betreffen, ventrale, transthorakale oder retroperitoneale Zugänge zu bevorzugen (Albert et al. 1997; Bauer et al. 1991; Sundaresan et al. 1990). Offene ventrale Zugänge zur thorakalen und lumbalen Wirbelsäule sind allerdings Patienten in noch gutem Allgemeinzustand vorbehal-

ten, da sie deutlich belastender sind als posterolaterale Vorgehensweisen, die wir aus diesem Grund in der Regel bevorzugen (Klekamp u. Samii 1998b; Weller u. Rossitch 1995). Daher kommen gerade für ventrale Zugänge vermehrt endoskopische Verfahren zum Zuge, die wesentlich schonender sind (Dickman et al. 1999).

Für den klassischen **dorsalen Zugang** zum Spinalkanal, der je nach lateraler und ventraler Ausdehnung im Sinne eines posterolateralen Zugangs erweitert werden kann, erfolgt der Hautschnitt in der Mittellinie nach Lokalisierung der zu operierenden Höhen mittels Durchleuchtungsgerät. Der Hautschnitt hat die Verläufe der Bögen und Dornfortsätze in Bezug zum

Wirbelkörper zu berücksichtigen. Generell empfiehlt es sich, den Schnitt an dem Dornfortsatz zu beginnen, der ein Segment über der zu operierenden Höhe liegt. Nach Ablösen der Faszie von den Dornfortsätzen wird die Muskulatur mit dem Periost der Wirbelbögen zusammen abgeschoben. Dadurch lässt sich der Blutverlust aus der Muskulatur und vor allem auch die Nachblutungsgefahr minimieren.

Je nach Ausmaß und Lage des Tumors können dann Knochenanteile der Wirbelbögen entfernt werden. Bei Tumoren mit extraspinaler Ausdehnung entlang der Nervenwurzel sollte die Freilegung weit genug nach lateral erfolgen, damit auch der epidurale Tumoranteil gut dargestellt ist. Die Nachbeobachtungsergebnisse haben gezeigt, dass häufig der periphere, epidural gelegene Tumoranteil bei einem standardisierten Mittellinienzugang nicht ausreichend überblickt wurde und dort dann das Rezidiv seinen Ausgang nahm. Bei Tumoren mit einem Anteil im Wirbelkörper kann durch entsprechende Ausdehnung der Freilegung nach lateral über den Pedikel ein Zugang nach ventral geschaffen werden. Allerdings ist eine vollständige Wirbelkörperentfernung über diesen Weg praktisch ausgeschlossen.

Bei **gutartigen Tumoren**, die nicht vom Knochen ausgehen, erfolgt erst die Enukleation des Tumors und dann der Versuch, strukturerhaltend die Tumorkapsel zu resezieren. Bei gutartigen knöchernen Prozessen wird der betroffene Knochen schrittweise bis ins Gesunde abgetragen. Bei **malignen Tumoren** liegt ein infiltratives und destruierendes Wachstum vor. Zwar kann der der Dura anliegende Anteil meist relativ leicht herausgelöst werden, aber eine klare Grenze wird man am Ausgangspunkt der Raumforderung – in der Regel im Knochen – nicht finden.

Hier stellt sich die Frage nach der zu verwendenden Strategie: Handelt es sich um einen primären malignen Tumor der Wirbelsäule, bietet einzig eine **En-bloc-Resektion** im Gesunden eine Chance auf Heilung. Mit Ausnahme sakraler Tumoren unterhalb von S2 ist dies funktionserhaltend jedoch praktisch nicht machbar. Aber selbst eine En-bloc-Resektion garantiert keine Rezidivfreiheit: Nach En-bloc-Resektionen von sakralen Chordomen wurden noch Rezidivraten von 28% berichtet (Kaiser et al. 1984). Darüber

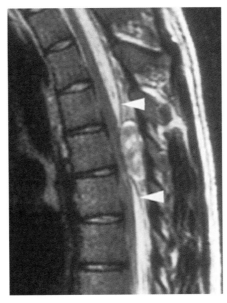

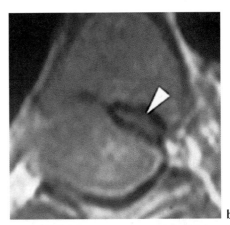

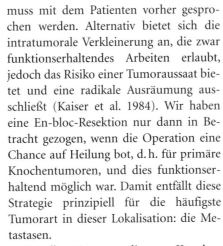

Abb. 10.8-3. Epidurales Neurinom in Höhe Brustwirbel 5/6 bei einem 23-jährigen Patienten:
a) T2-gewichtetes sagittales MRT. Die Pfeile markieren die Dura mater, die durch den rein epidural gelegenen Tumor nach ventral gedrückt wird.
b) Das axiale Bild mit Kontrastmittel zeigt die Verlagerung des Myelons nach ventral und links (Pfeil) sowie die Ausdehnung in Richtung Neuroforamen.
c) Das Nativröntgenbild der Brustwirbelsäule im a.p. Strahlengang zeigt die Arrosion des Pedikels des fünften Brustwirbels (Pfeil) durch den Tumor.

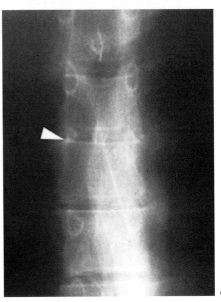

muss mit dem Patienten vorher gesprochen werden. Alternativ bietet sich die intratumorale Verkleinerung an, die zwar funktionserhaltendes Arbeiten erlaubt, jedoch das Risiko einer Tumoraussaat bietet und eine radikale Ausräumung ausschließt (Kaiser et al. 1984). Wir haben eine En-bloc-Resektion nur dann in Betracht gezogen, wenn die Operation eine Chance auf Heilung bot, d. h. für primäre Knochentumoren, und dies funktionserhaltend möglich war. Damit entfällt diese Strategie prinzipiell für die häufigste Tumorart in dieser Lokalisation: die Metastasen.

Bei allen Tumoren, die vom Knochen ausgehen, muss außerdem mit hohem Blutverlust gerechnet werden. Dies gilt vor allem für maligne Prozesse. Um auch unter diesen Umständen funktionserhaltend operieren zu können, kann eine **präoperative Embolisation** sinnvoll sein. Dies gilt vor allem für Osteoblastome, aneurysma-

tische Knochenzysten und Metastasen von Nieren- oder Schilddrüsenkarzinomen.

Je nach Ausmaß der Resektion werden anschließend **rekonstruktive Maßnahmen** nötig sein. Eine Vielzahl von Varianten ist in der Vergangenheit sowohl für ventrale als auch für dorsale Versorgungen propagiert worden. Nach derzeitigem Stand dürften die besten Ergebnisse bei ventraler Vorgehensweise mit Titan-Cages zu erzielen sein, die dem Knochendefekt angepasst werden können, eine Distraktion erlauben und dann mit Knochen oder Knochenzement aufgefüllt und ggf. mit einer zusätzlichen Plattenosteosynthese verbunden werden können (Kostiuk et al. 1988; Siegal u. Siegal 1985; Sundaresan et al. 1986, 1990). Alternativ kann bei posterolateralen Zugängen ein knöcherner Defekt mit Methylmetacrylat aufgefüllt werden, um dann die Stabilisation mit transpedikulären Schrauben vorzunehmen (Rompe et al. 1993; Weller u. Rossitch 1995).

Zusätzlich gilt für maligne Tumoren, dass generell zusätzlich zur operativen die adjuvante Therapie mit Chemo- und Strahlentherapie angeschlossen werden muss.

Behandlungsergebnisse

Bei epiduralen Tumoren muss in der Analyse der Ergebnisse zwischen benignen und malignen Tumoren unterschieden werden. Bei den benignen Tumoren sind die Verläufe analog denen für die extramedullären Tumoren (s. unten). Für alle präoperativen Symptome mit Ausnahme der Dysästhesien waren postoperativ signifikante Besserungen zu beobachten. Bei malignen Tumoren konnte dies nur für Paresen und Schmerzen nachgewiesen werden (Kostiuk et al. 1988; Rompe et al. 1993; Sundaresan et al. 1986; Weller u. Rossitch 1995). Hier ist also für ein gutes funktionelles postoperatives Ergebnis die frühzeitige Intervention entscheidend (Klekamp u. Samii 1998b; Sundaresan et al. 1990).

Wir haben die Langzeitverläufe mit dem Kaplan-Meier-Verfahren statistisch ausgewertet, um abhängig von der Nachbeobachtungszeit die Zahl der Patienten zu bestimmen, die eine erneute klinische Verschlechterung durch ein Tumorrezidiv erlitten hatten. Bei dieser Analyse ist eine Rezidivrate von 90 % innerhalb von 5 Jahren bei malignen Prozessen nicht überraschend. Ob der Tumor partiell oder total entfernt worden war, war diesbezüglich unerheblich (86 % Rezidive in 5 Jahren nach partieller, 94 % nach totaler Entfernung). Die entscheidenden Einflussfaktoren auf die Prognose eines Patienten mit einem malignen Knochentumor der Wirbelsäule sind der präoperative Allgemeinzustand und die Tumorhistologie. Bei Metastasen ergaben sich die besten Ergebnisse für Patienten mit Karzinomen der Schilddrüse, Niere, Mamma und Prostata, während Karzinome der Lunge, des Gastrointestinaltraktes oder Metastasen bei unbekanntem Primärtumor die schlechteste Prognose hatten (Klekamp u. Samii 1998b).

Bei gutartigen epiduralen Prozessen überrascht die relativ hohe Rezidivquote von 38 % innerhalb von 5 Jahren und 65 % innerhalb von 10 Jahren nach vollständi-

ger Tumorentfernung, während dieser Wert nach partieller Entfernung mit 87 % wie erwartet hoch liegt. Hier spielte vermutlich die nicht ausreichende Übersicht über den peripheren, extraspinalen Tumoranteil die entscheidende Rolle.

Extramedulläre und intra-extradurale Tumoren

Der Großteil der extramedullären Tumoren rekrutiert sich aus **Neurinomen** und **Meningeomen**. (Differenzialdiagnose im Bereich der Cauda equina: Ependymome des Filum terminale). Alle anderen Histologien sind selten. Die weit überwiegende Zahl der extramedullären Tumoren ist als gutartig einzustufen. Sieben Tumoren (1,6 %) wurden als Grad III nach WHO klassifiziert und 19 (4,6 %) als Grad IV. Bei den extramedullären Tumoren mit extraduraler Ausdehnung überwiegen die Neurinome. Aber auch Meningeome und Lipome kommen in dieser Gruppe vor (s. Tab. 10.8-1).

Klinische Befunde

Neben der klassischen Entwicklung über eine langsam progediente Querschnittlähmung sind auch bei extramedullären Tumoren plötzliche klinische Verschlechterungen beschrieben und auf die Kompression von das Rückenmark versorgenden Gefäßen zurückzuführen. Die Progression hat also eine vaskuläre Grundlage und ist nicht Ausdruck eines besonders raschen Wachstums. Derartige Verschlechterungen sind durch eine Liquorpunktion bzw. Myelographie akut provozierbar. Daher sind diese Untersuchungen heutzutage bei Verdacht auf einen extramedullären Tumor kontraindiziert, da mit dem MRT ein besseres und nichtinvasives Verfahren zur Verfügung steht. Kann ein MRT nicht durchgeführt werden, kommt als Alternative das CT mit intravenösem Kontrastmittel in Betracht.

Als erstes Symptom eines extramedullären Tumors gaben 52 % der Patienten

Schmerzen an. Das zweithäufigste Symptom zu Beginn war eine **Gangataxie** (20 %). Kraftminderungen (12 %), Dysästhesien (7 %), Hypästhesien (7 %) oder Sphinkterstörungen (2 %) waren eher selten bereits zu Beginn der Erkrankung vorhanden. Bei einem Patienten wurden als erstes Zeichen eine intrakraniellen Drucksteigerung durch einen Hydrozephalus bemerkt. Dass spinale Tumoren einen Hydrozephalus auslösen können, ist in zahlreichen Publikationen dargelegt und auf vielfältige Weise zu erklären versucht worden (Rifkinson-Mann et al, 1990; Zavala et al. 1988). Als wahrscheinlichste Ursache kann eine gestörte Liquorresorption gelten. Ein Teil des Liquors wird entlang der spinalen Nervenwurzeln in die extraduralen Lymphgefäße geleitet. Durch einen Tumor können diese Resorptionswege blockiert sein (Zavala et al. 1988).

Bis zur Operation vergingen im Durchschnitt 18 Monate mit einer erheblichen Schwankungsbreite zwischen akut aufgetretener Neurologie und Notfalleinweisung zur Operation bis hin zu einer 61-jährigen Patientin mit einer sich über 47 Jahre hinziehenden Anamnese bei einer zervikale Arachnoidalzyste. Bei Diagnosestellung betrug das Durchschnittsalter der Patienten mit extramedullären Tumoren 48 ± 27 Jahre.

Als belastendstes Symptom werden von je 40 % der Patienten mit extramedullären Tumoren Schmerzen und Gangstörungen benannt. 12 % sind vor allem wegen einer Kraftminderung besorgt, während die übrige Symptomatik eher in den Hintergrund tritt.

Neuroradiologie

Bei intraduralen Tumoren sind Zeichen einer Raumforderung im **Röntgenbild** bei Erwachsenen nur dann erkennbar, wenn der Tumor langsam gewachsen ist und zu Reaktionen am umgebenden Knochen geführt hat. Dazu zählen die Erweiterung des Spinalkanals durch Usurierung und Atrophie der Bogenwurzeln (s. Abb. 10.8-3) und des Wirbelkörpers oder auch die Erweiterung eines Neuroforamens, sofern der Tumor entlang der Nervenwurzel gewachsen ist (Abb. 10.8-4). Selten deuten Verkalkungen bereits im Nativbild auf das Vorliegen eines Tumors hin.

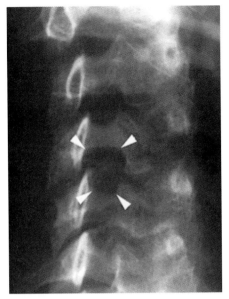

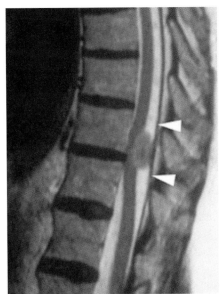

5

Abb. 10.8-4. Neurofibromatose Typ 2 bei einem 22-jährigen Patienten: Die Schrägaufnahme der Halswirbelsäule zeigt ein erweitertes Neuroforamen bei Halswirbel 5/6 rechts durch ein Sanduhrneurinom.

Abb. 10.8-5. Meningeom in Höhe des fünften Brustwirbels bei einer 49-jährigen Patientin im T2-gewichteten sagittalen MRT. Im Vergleich zu Abbildung 10.8-3a zeigen die Pfeile hier den Verlauf der Dura hinter dem Tumor an und belegen somit die intradurale, extramedulläre Lokalisation dieses Tumors.

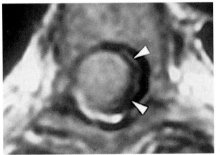

6b

Abb. 10.8-6. Meningeom in Höhe des zehnten Brustwirbels bei einer 68-jährigen Patientin:
a) Tumorlokalisation ventral des Myelons im T2-gewichteten sagittalen MRT.
b) Das axiale Bild in T1-Gewichtung zeigt nach Kontrastmittelgabe die extreme Kompression des Myelons auf der linken Seite (Pfeile), sodass hier von mediolateral rechts die Tumorentfernung erfolgt.

6a

Im Kindesalter sind die Verhältnisse diesbezüglich etwas anders. Speziell bei der **wachsenden Wirbelsäule** sind erhebliche knöcherne Veränderungen durch einen raumfordernden Prozess im Spinalkanal möglich. Diese reichen abhängig vom Alter von der Ausbildung einer Skoliose über einen inkompletten Bogenschluss bis hin zu Dysplasien der Wirbelkörper.

Schließlich sind Skelettveränderungen bei einer Reihe von **angeborenen Syndromen** beschrieben, die mit spinalen Tumoren einhergehen. Als häufigstes Beispiel ist die Neurofibromatose zu erwähnen. Nicht zu vergessen sind spinale Tumoren im Rahmen einer Spina bifida occulta, die unter Umständen erst im Erwachsenenalter symptomatisch und erkannt werden.

Nativröntgenaufnahmen und CT-Untersuchungen haben aber nach wie vor ihren Wert in der präoperativen Diagnostik zur Planung des vorgesehenen Eingriffs. So kann es z. B. bei einem thorakalen Tumor durchaus sinnvoll sein, durch eine Übersichtsaufnahme der Lendenwirbelsäule die Zahl der Lendenwirbelkörper zu bestimmen und einmal den thorakolumbalen Übergang darzustellen. Dies kann die intraoperative Höhenbestimmung erheblich erleichtern.

Vor einem Zweiteingriff sollte auch die Möglichkeit einer Instabilität, die durch den ersten Eingriff ausgelöst worden sein kann, durch entsprechende Funktionsaufnahmen überprüft werden. Vor allem bei Zweiteingriffen kann die präoperative **CT-Untersuchung** helfen, sich bei der Freilegung in den vernarbten Weichteilen zurechtzufinden, da man sich an den noch vorhandenen knöchernen Strukturen orientieren kann.

Im Rahmen einer dysrhaphischen Störung in Verbindung mit einem spinalen Tumor hat sich die **3D-Rekonstruktion** nach einem Spiral-CT bewährt. Diese Untersuchung sollte in Anbetracht der Strahlenbelastung aber nur für die unmittelbare Operationsplanung erfolgen und Erwachsenen vorbehalten bleiben.

Diagnostikum der Wahl ist eindeutig das **MRT**. Dies muss mit und ohne Kontrastmittel angefertigt werden und den Tumor in sagittaler, axialer und koronarer Schichtführung darstellen. Bei extramedullären Tumoren kann das MRT die genaue Lage des Tumors in Beziehung zum Myelon und zur Dura darstellen, die exakte Längsausdehnung des Tumors zeigen und Informationen über die Konsistenz und Vaskularisation liefern.

Ein nicht seltenes Ärgernis ist gerade bei thorakalen Tumoren die Schwierigkeit der exakten Höhenbestimmung im MRT. Zu fordern sind deshalb eine genaue Darstellung der Schichtführung im Scout-View und die Darstellung der benachbarten Wirbelsäulenabschnitte im Sagittalbild, damit von oben oder unten abgezählt und so intraoperativ die exakte Position des Tumors mit dem Durchleuchtungsgerät lokalisiert werden kann.

Eine Artdiagnose ist anhand von MRT-Kriterien nur in Ausnahmefällen möglich. Die häufigsten Tumoren – Meningeome, Neurinome, Ependymome – reichern homogen Kontrastmittel an und sind gegenüber Myelon und Subarachnoidalraum scharf abgegrenzt (s. Abb. 10.8-3, Abb. 10.8-5, 10.8-6). Allenfalls eine begleitende Anreicherung der Dura kann ein Indiz für ein Meningeom sein. Genauso wird man ein Wachstum in oder gar durch das Neuroforamen eher bei einem Neurinom beobachten. Aber auch hier gibt es Ausnahmen: 20 % der extramedullären Tumoren mit einer epiduralen Ausdehnung waren Meningeome. Somit ist eine sichere Differenzierung anhand der Kernspinmorphologie nicht möglich.

Wichtiger als die präoperative Artdiagnose ist die Differenzialdiagnose gegenüber einem epiduralen Tumor. Am hilfreichsten ist dafür die Darstellung im T2-Bild, die den Verlauf der Dura mater am deutlichsten zeigt und so die Lagebeziehung zwischen Tumor und Dura klären kann (s. Abb. 10.8-3, 10.8-5, 10.8-6).

Ein besonderes neuroradiologisches Problem ist der Nachweis einer intraduralen, extramedullären **Zyste**. Dabei kann es sich um eine Zyste aus dem dysrhaphischen Formenkreis oder um eine Arachnoidalzyste handeln. Speziell bei Arachnoidalzysten kann die Zystenwand so dünn sein, dass sie sich im Kernspintomogramm nicht nachweisen lässt. Außerdem pulsieren sie im Subarachnoidalraum mit dem Liquorstrom und bleiben auch dadurch in der konventionellen Untersuchungstechnik oft unerkannt. Allenfalls indirekte Zeichen einer extramedullären Raumforderung wie eine Verlagerung oder gar Kompression des Myelons können Verdachtsmomente liefern. Die eleganteste Nachweismethode ist hier die Darstellung des Liquorflusses im EKG-getriggerten Untersuchungsmodus im Phasenkontrast. Aufgrund der unterschiedlichen Flussphänomene im Subarachnoidalraum und in der Zyste kann diese nachweisbar werden.

Therapie

Die Patienten mit intraduralen Tumoren der Brust- oder Lendenwirbelsäule werden in Bauchlage operiert, die mit Tumoren der Halswirbelsäule in halbsitzender Position. In der Regel genügt für rein intradurale Tumoren eine Freilegung der Dura von ca. 1 cm Breite. Bei lateralisierten Tumoren kann eine Hemilaminektomie erfolgen, meist wird man aber den Zugang über die Mittellinie bevorzugen und eine Laminektomie vornehmen. Im letzteren Fall sollte der Versuch unternommen werden, die Bögen so zu entfernen, dass sie am Schluss des Eingriffs wieder eingesetzt werden können. Hinsichtlich der Technik gibt es verschiedene Möglichkeiten: Man kann eine kleine Stanze, eine oszillierende Säge oder ein Kraniotom verwenden, um mit möglichst wenig Knochenverlust die Bögen herauszutrennen. Eine andere Möglichkeit besteht in der Durchtrennung der Lamina auf einer Seite und Anfräsen auf der kontralateralen Seite, um dann den Bogen nach lateral umbiegen zu können.

Sobald die Dura dargestellt ist, können mit dem Ultraschall der Tumor und das Myelon lokalisiert werden, um zu überprüfen, ob die Freilegung ausreicht und um die Stelle zu bestimmen, an der die Dura am einfachsten inzidiert werden kann. Die Dura wird dann unter dem Mikroskop eröffnet und mit Haltefäden aufgehalten. Bei Vorliegen arachnoidaler Vernarbungen, z. B. nach Voroperationen, wird analog zur Syringomyelie verfahren (s. Kap. 8.2). In jedem Fall sollte der Versuch unternommen werden, die Arachnoidea zunächst intakt zu lassen.

Einige extramedulläre Tumoren können zwischen Dura und Arachnoidea gelagert sein. In einem solchen Fall kann die Arachnoidea als Schutzschicht zum Myelon erhalten werden. Damit sind Verletzungen kleiner Blutgefäße an der Rückenmarkoberfläche und auch arachnoidale Vernarbungen durch den Eingriff praktisch ausgeschlossen (Souweidane u. Benjamin 1994). Sofern der Tumor im Subarachnoidalraum liegt, wird die Arachnoidea inzidiert. Von mehreren Autoren wird angeraten, die Arachnoidea nicht zu resezieren, sondern sie analog der Dura zu erhalten und am Ende wieder zu verschließen (Yaşargil et al. 1976).

Ist der Tumor dargestellt, empfiehlt es sich, ihn zunächst zu enukleieren. Bei einem dorsal gelegenen Meningeom kann die Duraansatzstelle zusammen mit dem Tumor entfernt und der Defekt dann mit einer Duraplastik gedeckt werden. Bei lateral oder ventral ansetzenden Meningeomen wird immer der Tumor enukleiert und dann entweder das innere Durablatt mit dem Tellermesser reseziert oder die Ansatzstelle mit bipolarer Koagulation versorgt. Je nach Lage des Tumors und der Ansatzstelle kann durch Durchtrennung der Ligg. denticulata, die immer zwischen dorsalen und ventralen Wurzeln verlaufen, ein besserer Zugang zu anterolateralen Anteilen des Duralsacks gewonnen werden. Extreme Vorsicht ist geboten bei en plaque wachsenden Meningeomen, die die Pia mater infiltrieren und auch von dort Gefäße rekrutieren können. Hier ist eine radikale Entfernung in aller Regel nicht möglich und die Gefahr der Myelonschädigung beträchtlich (Klekamp et al. 1999).

Bei **Neurinomen** sollte der Versuch unternommen werden, die Nervenwurzel, von der der Tumor ausgeht, zu erhalten. Dies gelingt jedoch bei weitem nicht immer. Erstaunlicherweise hat sich gezeigt, dass intradurale Neurinome fast ausschließlich von Dorsalwurzeln ausgehen. Aus diesem Grund kann fast immer ohne großes Risiko die tumortragende Wurzel mitreseziert werden (Ausnahme: Neurofibromatose, s. unten) (Cervoni et al. 1995; Klekamp et al. 1998).

Bei sehr **gefäßreichen Tumoren** wie den Angioblastomen sollte der Versuch gemacht werden, diese in toto zu entfernen. Lässt die Größe des Tumors dies nicht zu, ist die vorherige Embolisation durch interventionelle Radiologen zu empfehlen.

Im Bereich der **Cauda equina** ist die Präparation von extramedullären Tumoren nicht unbedingt einfacher. Um keine Nervenwurzeln unnötig zu reizen, empfiehlt es sich, durch kleine Watten die am Tumor unbeteiligten Wurzeln von der Oberfläche des Tumors zu mobilisieren und abzudrängen. Gleichzeitig kann an diesen Watten etwas Liquor abgesaugt werden, ohne ständig mit dem Sauger Nervenwurzeln zu tangieren. Dies erleichtert die Präparation nachhaltig. Bei Ependymomen, die am Filum terminale ansetzen, ist darauf zu achten, dass bei der Entfernung kein freies Tumorgewebe in den Subarachnoidalraum gelangt, da andernfalls das Risiko einer subarachnoidalen Aussaat besteht. Daher sollte nach Möglichkeit versucht werden, diesen Tumor zusammen mit dem Filum in toto zu entfernen. Aber auch hier gibt es Tumoren, die Kaudafasern infiltrieren und die nur bei Opferung einer solchen Wurzel radikal entfernt werden können. Hier empfiehlt sich dann eine lokale Nachbestrahlung.

Bei **Dermoidzysten** ist es von Bedeutung, dass der Zysteninhalt nicht in den Subarachnoidalraum gelangt, da dadurch eine aseptische Meningitis verursacht werden kann, mit der Folge schwerer arachnoidaler Narbenbildungen. Für die Vermeidung eines Rezidivs ist die Resektion der gesamten Zystenwand erforderlich. Allerdings kann dies zum Myelon hin sehr durch Verwachsungen erschwert sein, sodass es ratsam sein kann, einen Teil der Zystenwand am Myelon zu belassen.

Bei **Arachnoidalzysten** genügt in aller Regel eine großzügige Fensterung der Zystenwand, ohne dass eine Freilegung der gesamten Zyste über sämtliche spinalen Segmente notwendig ist.

Bei allen Tumorpathologien, die mit einer Beteiligung der Arachnoidea einher gehen – z. B. Arachnoidalzysten oder Rezidivoperationen mit arachnoidalen Verwachsungen durch den Ersteingriff –, wird eine Duraerweiterungsplastik mit Goretex® empfohlen. Andernfalls wird die Dura mit fortlaufender Naht verschlossen (ggf. verstärkt durch Fibrinkleber, z. B. Beriplast P®). Bei dieser Naht kann man die Arachnoidea mitfassen und so den Arachnoideaverschluss herstellen. Yaşargil empfiehlt die gesonderte Naht der Arachnoidea mit einzelnen Fäden (Yaşargil et al. 1976). Die Wirbelbögen können mit kleinen Titanplättchen und Schrauben wieder eingesetzt werden. Das Einnähen der Bögen haben wir nach einigen Dislokationen und dadurch ausgelöster Myelonkompression wieder verlassen. Schließlich achten wir auf eine engmaschige Naht der Muskulatur und Faszie. Dies dient der Vorbeugung einer Liquorfistel und der Blutstillung. Sind Weichteile durch Voroperationen vernarbt, sollte bereits intraoperativ zur Vermeidung einer Fistel eine Lumbaldrainage gelegt werden.

Behandlungsergebnisse

Anhand radiologischer Nachuntersuchungen konnte gezeigt werden, dass 78 % der extramedullären Tumoren vollständig und 16 % zum überwiegenden Teil entfernt werden konnten. Bei 6 % der Patienten erfolgte eine Dekompression mit oder ohne Biopsie. Letzteres betraf vor allem Hamartome. Bei Meningeomen und Neurinomen lag die Rate der vollständig operierten Tumoren bei 90 bzw. 91 %, bei Ependymomen bei 75 %. Partielle Entfernungen erfolgten vor allem bei Zweiteingriffen. Hier haben oft arachnoidale Vernarbungen durch die Erstoperation eine genaue Differenzierung zwischen Tumor, Nervenwurzeln und Arachnoidea nicht mehr erlaubt (Klekamp et al. 1999). Dies gilt ganz besonders für Rezidivoperationen im Bereich der Cauda equina, die in Bezug auf die Operationsmorbidität besonders riskant sind.

Ansonsten können bezüglich der klinischen Symptomatik für kaum eine zweite Patientengruppe so positive Verläufe vermeldet werden wie für Patienten mit extramedullären Tumoren mit oder ohne extraduraler Ausdehnung. Praktisch alle präoperativen neurologischen Symptome lassen sich durch die Operation bessern. Das gilt selbst für ältere Patienten mit hochgradigen Lähmungserscheinungen, sodass bei ausreichendem Allgemeinzustand der Eingriff auch einem betagten Patienten immer angeraten werden sollte (Champion u. Brophy 1987; Ciapetta et al. 1988; Roux et al. 1996).

Eine Ausnahme bilden hier wiederum die Patienten, bei denen Rezidive operiert wurden. Sowohl in Bezug auf die Radikalität als auch in Bezug auf die klinischen Verbesserungen sind hier die Möglichkeiten erheblich eingeschränkt (Klekamp et al. 1999). Das gilt leider auch – ähnlich den Befunden bei der Syringomyelie – für die Schmerzsymptomatik. Umso mehr Verantwortung trägt der Operateur bei der Erstoperation.

Für alle extramedullären Tumoren ergibt sich eine klare Korrelation zwischen Ausmaß der Tumorentfernung und der Rezidivhäufigkeit. Nach 5 Jahren liegen die Rezidivraten für vollständig, partiell oder lediglich dekomprimierte Tumoren bei 29, 64 und 100 %. Nach 10 Jahren liegen die Zahlen für die ersten beiden Gruppen bei 41 und 76 %, die Patienten der dritten Gruppe waren bereits nach 5 Jahren alle verstorben.

Nimmt man aus der Gruppe der vollständig operierten Tumoren alle Rezidiveingriffe, malignen Tumoren und Patienten mit Neurofibromatose heraus, geht die Rezidivrate für 10 Jahre auf 25 % herunter, während sie für partiell entfernte Tumoren bei 71 % bleibt. Dies zeigt den enormen Einfluss der Faktoren WHO-Grad, Zahl der Voroperationen und Vorliegen einer Systemerkrankung auf das Langzeitergebnis, weist aber auch darauf hin, dass eine als vollständig eingeschätzte Tumorentfernung selbst bei Patienten ohne diese Risikofaktoren nicht immer als Garantie einer Heilung angesehen werden kann (Solero et al. 1989). Speziell bei Vorliegen der genannten Risikofaktoren sollte man daher bei der Präparation keine unnötig hohen Risiken eingehen. Im Übrigen spielt es für die Rezidivhäufigkeit keine Rolle, ob bei Meningeomen die Ansatzstelle mitreseziert oder lediglich koaguliert worden war. Gleiches gilt für Neurinome entsprechend der Frage, ob die tumortragende Wurzel mitreseziert wurde oder erhalten werden konnte.

Intramedulläre Tumoren

Auch bei den intramedullären Tumoren kann man zwei Hauptgruppen unterschei-

Tab. 10.8-3. Histologien der operierten intramedullären Tumoren (eigene Patienten)

Histologie	Zahl
Ependymome	77
Astrozytome	56
Angioblastome	17
Kavernome	5
Melanozytome	4
Metastasen	4
Glioependymale Zysten	2
Ganglogliome	2
Summe	**167**

den: die **Ependymome** und die **Astrozytome**. Deutlich seltener sind noch **Angioblastome** anzutreffen, während alle anderen Histologien Raritäten darstellen (Tab. 10.8-3). Von den 167 Tumoren wurden 12 (7%) als Grad III nach WHO eingestuft und 7 (4.2%) mit Grad IV. Damit liegt der Anteil gutartiger Prozesse bei fast 90%.

Klinische Befunde

Im Vergleich zu den extramedullären Tumoren ergeben sich durchaus Unterschiede in der klinischen Symptomatik. Nur ein Drittel der Patienten mit einem intramedullären Tumor schildert Schmerzen als das erste Symptom der Erkrankung. Nahezu zu gleichen Teilen stehen von Beginn an folgende neurologische Ausfälle bzw. Symptome im Vordergrund: Sensibilitätsstörungen (15%), Dysästhesien (14%), Lähmungen (16%) und Gangstörungen (19%). Die durchschnittliche Anamnesedauer betrug 29 Monate bis zur Operation. Analog den extramedullären Tumoren gab es auch in dieser Gruppe extrem lange Krankengeschichten von bis zu 17 Jahren. Im Durchschnitt waren die Patienten 38 ± 17 Jahre alt und damit signifikant jünger als die mit extramedullären Tumoren. Dies liegt zum einen am höheren Anteil von Kindern mit Astrozytomen (Epstein 1986) und dem

niedrigeren Anteil der alten Patienten, die z. B. an Meningeomen leiden.

Während bei extramedullären und epiduralen Tumoren akute, sich rasch entwickelnde neurologische Verschlechterungen nicht selten sind, ist der klinische Verlauf bei intramedullären Tumoren doch in der weit überwiegenden Zahl der Fälle langsam progredient. Mit den verbesserten neuroradiologischen Methoden wird eine Unterscheidung zwischen intra- und extramedullären Tumoren kein wirkliches Problem mehr darstellen. Anders sieht es mit der Differenzialdiagnose zu entzündlichen und demyelinisierenden Erkrankungen des Myelons aus. Hier gibt es zwei entscheidende Punkte zu beachten. Bei entzündlichen oder demyelinisierenden Prozessen verläuft die klinische Entwicklung nicht schleichend, sondern akut und schubweise. Außerdem kommt es in dieser Gruppe nach einer gewissen Zeit auch wieder zu klinischen Remissionen. Beides ist bei intramedullären Tumoren mehr als ungewöhnlich. Eine akute neurologische Verschlechterung haben wir in Zusammenhang mit einem intramedullären Tumor nur bei Tumorblutungen gesehen, und dies unter den 167 Patienten nur in zwei Fällen. Sofern also eine intramedulläre Blutung ausgeschlossen ist, weist eine akute neurologische Verschlechterung eher auf einen entzündlichen Prozess des Myelons hin.

Zum Zeitpunkt der Operation klagten die meisten Patienten dann über Sensibilitätsstörungen (87%), Gangstörungen (82%), Paresen (78%), Dysästhesien (59%), Schmerzen (49%) und Sphinkterstörungen (36%) (s. Tab. 10.8-2), wobei im Vergleich zu den extramedullären und epiduralen Tumoren die Schmerzen deutlich weniger im Vordergrund standen (Fried et al. 1988).

Neuroradiologie

Im Vergleich zu den extramedullären Tumoren ist in dieser Gruppe die Bedeutung des **MRTs** für die Diagnostik noch ungleich größer. Heutzutage kann mit dieser Methode schon in einem sehr frühen Stadium die Diagnose eines intramedullären Tumors gestellt werden (Myelographie und CT mit intravenösem Kontrastmittel sind praktisch obsolet und allenfalls für

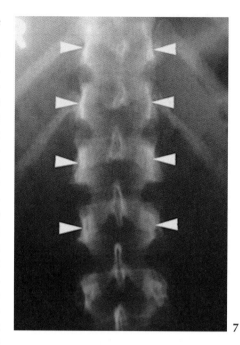

7

Patienten von Bedeutung, die einem MRT nicht zugänglich sind). Eine Aufweitung des Spinalkanals mit Druckatrophie der Bogenwurzeln ist im Nativröntgenbild nur selten zu sehen (Abb. 10.8-7). Deshalb soll hier nur noch auf einige Punkte der MRT-Diagnostik eingegangen werden.

Neben der exakten **Höhenlokalisation** ist die exakte Darstellung des **soliden Tumoranteils** entscheidend. 48% der intramedullären Tumoren werden von einer Syringomyelie begleitet. Wie im Kapitel 8.2 bereits dargelegt, bedarf eine Syringomyelie keiner gesonderten operativen Maßnahmen, sofern der Prozess, der die Syringomyelie ausgelöst hat, behandelt werden kann. Auf intramedulläre Tumoren angewendet heißt das, dass nur der solide Tumor operativ angegangen werden muss. Am einfachsten kann die Unterscheidung zwischen Tumor und Zyste durch Gabe von Gadolinium erfolgen. Fast alle Tumoren, die mit einer Syrinx vergesellschaftet sind, reichern Kontrastmittel an (Abb. 10.8-8, 10.8-9). Auch sehr kleine intramedulläre Tumoren können extrem große Zysten verursachen. Dies gilt vor allem für Angioblastome (s. Abb. 10.8-9).

Schwieriger wird die exakte Bestimmung der Ausdehnung eines intramedullären Tumors, wenn dieser kein, nur sehr wenig oder unregelmäßig Kontrastmittel aufnimmt und keine begleitende Syrinx vorliegt (Abb. 10.8-10). Hier hilft dann eine besonders sorgfältige Darstellung im T2-Bild weiter.

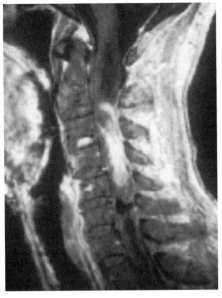

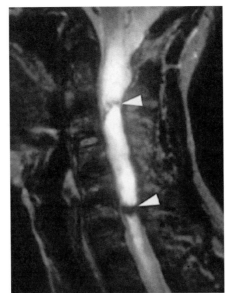

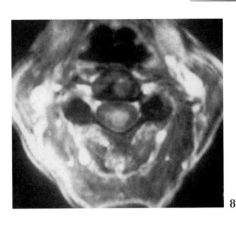

8a

8b

8c

Abb. 10.8-7. Arrodierte Pedikel (Pfeile) durch ein ausgedehntes Astrozytom des Konus mit exophytischem Wachstum in die Cauda equina bei einer 31-jährigen Patientin. Röntgennativbild im a.p. Strahlengang.

Abb. 10.8-8. Typisches intramedulläres Ependymom zwischen C3 und C7 mit begleitender Syringomyelie, die sich sowohl nach kranial als auch nach kaudal ausgebildet hat (72-jährige Patientin):
a) T1-gewichtetes sagittales MRT nach Gadoliniumgabe.
b) Im T2-Bild sind die für Ependymome charakteristischen Hämosiderinkappen (Pfeile) zu erkennen.
c) Das axiale T1-Bild nach Kontrastmittel belegt die zentrale Lokalisation des Tumors.

Abb. 10.8-9. Intramedulläres Angioblastom im Bereich C4/5 bei einer 44-jährigen Patientin:
a) T1-gewichtetes sagittales MRT nach Gadoliniumgabe. Auffällig sind im Vergleich der relativ kleine solide Tumor im Gegensatz zum Ausmaß der erheblichen Syringomyelie und die dorsolaterale Lokalisation im axialen Bild **(b)**, die ihn von einem Ependymom unterscheiden.

Abb. 10.8-10. Intramedulläres Astrozytom WHO-Grad I bei einem 49-jährigen Mann in Höhe Th5 bis Th7:
a) T1-gewichtetes sagittales MRT. Auffällig sind die uneinheitliche Binnenstruktur und fleckige Kontrastmitelaufnahme des Tumors. Die großen Pfeile markieren die Gesamtausdehnung des Prozesses, die kleinen Pfeile den exophytischen Tumoranteil, der auch im axialen Bild deutlich wird **(b)**.

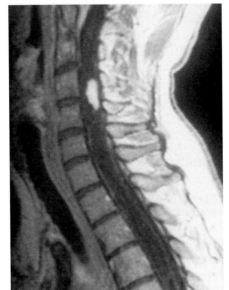

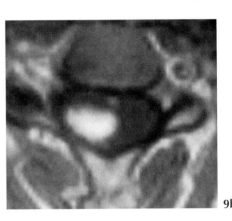

9a

9b

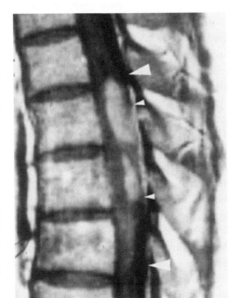

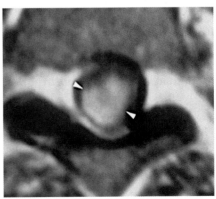

10a

10b

Rein zystische intramedulläre Tumoren sind extrem selten und von einer Syrinx nur durch die Morphologie und ggf. die Kontrastmittelanreicherung der Zystenwand zu unterscheiden.

Eine Artdiagnose bzw. präoperative Aussage über die Resezierbarkeit lässt sich anhand der Kernspinmorphologie zwar näherungsweise treffen, auf den konkreten Einzelfall bezogen wird man aber immer wieder intraoperative Überraschungen erleben. Daher sollte man sich vor einer Operation diesbezüglich mit Aussagen gegenüber dem Patienten zurückhalten und die Indikation für oder gegen eine Operation auch nicht von der Kernspinmorphologie abhängig machen.

Einige Hinweise zur radiologischen Differenzialdiagnose sollen daher nur kurz gestreift werden. Das klassische intramedulläre **Ependymom** nimmt relativ homogen Kontrastmittel auf, ist zum Myelon scharf begrenzt, liegt im Axialbild zentral im Mark und wird sehr häufig von einer Syrinx begleitet (s. Abb. 10.8-8). Im Kindesalter sind Ependymome des Myelons eher selten.

Demgegenüber zeigt das **Astrozytom** meist eine geringere und ungleichmäßigere Kontrastmittelanreicherung, ist unschärfer zum Mark begrenzt und seltener mit einer Syrinx verbunden. Im Axialbild ist eine dezentrale Lage des Tumors häufig zu sehen. Auch eine exophytische Komponente spricht für ein Astrozytom (s. Abb. 10.8-10). Im Kindesalter ist das Astrozytom der häufigste intramedulläre Tumor.

Bei einem gut abgegrenzten Tumor kommt bei jungen Patienten zusätzlich das **Gangliogliom** differenzialdiagnostisch in Betracht. **Kavernome** sind anhand der inhomogenen Signalstruktur und dem meist zu beobachtenden Hämosiderinring relativ eindeutig zu diagnostizieren. Dasselbe gilt für **Angioblastome**, die kräftig Kontrastmittel anreichern und fast immer mit einer Syrinx vergesellschaftet sind. Insbesondere ein sehr kleiner solider Tumor mit großer begleitender Zyste (s. Abb. 10.8-9) oder das Auftreten multipler intramedullärer Tumoren lässt den Verdacht auf ein Angioblastom bzw. ein Von-Hippel-Lindau-Syndrom aufkommen.

Mit der zunehmenden Verbreitung des MRTs und der Möglichkeit, auch diskrete intramedulläre Befunde zu erkennen, wird die Differenzialdiagnose zu nicht-tumorösen Prozessen immer wichtiger (z. B. kleiner intramedullärer Tumor versus Entmarkungs- oder Entzündungsherd). Neben den typischen klinischen Unterschieden sollte man vor allem jeden MRT-Befund zunächst einmal danach beurteilen, ob von der intramedullären Signalveränderung eine Raumforderung ausgeht. Ohne Zeichen einer Raumforderung verursacht ein intramedullärer Tumor praktisch keine neurologischen Ausfälle. Die Kontrastmittelanreicherung beweist einen Tumor keinesfalls. Auch im Randbezirk eines entzündlichen Prozesses kann es zu einer Kontrastmittelanreicherung kommen. Fehlende Zeichen einer Raumforderung, gepaart mit deutlichen, womöglich fluktuierenden neurologischen Symptomen, sprechen gegen einen intramedullären Tumor. Im Zweifelsfall empfiehlt es sich, die Kernspintomographie innerhalb einiger Wochen zu wiederholen. Bei entzündlichen Vorgängen wird man sehr häufig ein wechselndes Signalverhalten sehen, während sich die Kernspinmorphologie eines Tumors nicht verändert.

Therapie

Der operative Zugang entspricht dem oben geschilderten Verfahren. Im Regelfall wird man einen osteoplastischen Zugang in der Mittellinie wählen, der nicht breiter ausfallen muss als etwa 1 cm, sodass keinesfalls die Zwischenwirbelgelenke tangiert werden müssen. Vor Eröffnung der Dura sollte man mit dem Ultraschall kontrollieren, ob und wo sich der Tumor lokalisieren lässt. Nach Eröffnung von Dura und Arachnoidea sind nicht immer sofort sichere Tumorzeichen erkennbar. Ausnahmen bilden das exophytisch wachsende Astrozytom und die pathologische Gefäßzeichnung durch ein Angioblastom.

Prinzipiell bieten sich drei Möglichkeiten der Eröffnung des Myelons an. Dabei sollte der Versuch unternommen werden, möglichst alle Gefäße der Rückenmarkoberfläche zu erhalten, um die sensiblen Bahnen nicht unnötig zu beeinträchtigen. In aller Regel wird man den Zugang streng in der Mittellinie wählen. Hier kann nach Eröffnung der Pia mater mit einem Diamantmesser oder einer Mikroschere entlang der Bindegewebeanteile zwischen den Hintersträngen mit zwei Mikrodissektoren sehr schonend das Mark eröffnet werden. Dabei sollte man so vorgehen, dass zunächst die Pia über der gesamten Längsausdehnung des Tumors eröffnet wird, bevor man in das Myelon präpariert. Die Präparation bis zum Erreichen des Tumors sollte stumpf mit Mikrodissektoren erfolgen (Epstein et al. 1993).

Mit Erreichen der Tumoroberfläche kann dann durch Annähen der Pia an die Dura das Myelon vollständig eröffnet werden. Alternativ kann bei einem exophytisch wachsenden Tumor natürlich der Tumor selbst als intramedullärer Zugang genutzt werden. Hat der Tumor die Pia mater durchdrungen, ist von einem infiltrativ wachsenden Prozess auszugehen. Eine klare Demarkierung zum gesunden Rückenmarkgewebe wird man von einem solchen Tumor nicht mehr erwarten dürfen. Hat der Tumor an einer Stelle die Pia mater erreicht, so kann in gleicher Weise verfahren werden. Mit Öffnung der Pia ist man dann bereits im Tumor, und womöglich kann dann auf eine Eröffnung des Marks an anderer Stelle verzichtet werden. Alternativ bietet sich bei Tumoren, die vornehmlich auf einer Seite lokalisiert sind, der Zugang durch die dorsale Wurzelaustrittszone an. Dies ist insbesondere bei Angioblastomen von Bedeutung, deren Gefäßversorgung oft zu einem großen Teil über radikuläre Gefäße erfolgt, die dann zum Tumor verfolgt und auf diesem Weg koaguliert werden können.

Ist der Tumor erreicht, gibt es je nach Wachstumsverhalten und Vaskularisation unterschiedliche Strategien. Ein **Angioblastom** lässt sich an der charakteristischen Vaskularisation und Orangefärbung in der Regel einwandfrei intraoperativ diagnostizieren. Diese Tumoren bilden eine klare Grenze zum Mark und sollten in toto entfernt werden, da sie andernfalls sehr stark bluten und dann ein sicheres Präparieren sehr erschwert wird (Yaşargil et al. 1976). Mit Koagulation der zuführenden Gefäße und der Tumoroberfläche gelingt es in der Regel, mit einem Dissektor das umgebende Mark vom Tumor abzulösen, die weiteren tumorversorgenden Gefäße zu identifizieren und zu durchtrennen und in dieser Weise den Prozess vollständig zu entfernen.

Ähnlich wird man bei **Kavernomen** vorgehen. Hier hilft insbesondere die Koagulation des Kavernoms bei der Dissektion, die den Prozess verkleinert und so die Grenze zum Mark deutlich werden lässt. Eine gute Orientierung ist eine gliöse Grenzschicht, die sich nach kleineren Tumorblutungen zwischen Mark und Kavernom ausbildet und als Schutzschicht zum Mark belassen werden sollte. Zu achten ist bei Kavernomen auf begleitende venöse Ektasien, die unbedingt erhalten werden sollten, da sie für den venösen Abstrom des Myelons von Bedeutung sind.

Bei größeren soliden Tumoren wie **Astrozytomen** und **Ependymomen** richtet sich das Vorgehen nach der Beschaffenheit der Grenze zwischen Tumor und Mark. Solange diese nicht eindeutig bestimmt ist, sollte der Tumor enukleiert werden. Keinesfalls sollte bereits zu Beginn der Operation der Versuch gemacht werden, die Grenze überall darzustellen. Sofern der Tumor einen erheblichen Druck ausübt, kann es in besonders günstig gelagerten Fällen gelingen, ihn durch vorsichtiges Abstreifen von Nervenbahnen mit dem Dissektor quasi herausquellen zu lassen. Lediglich die tumorversorgenden Blutgefäße müssen dann noch dargestellt, koaguliert und durchtrennt werden. Dies ist aber die Ausnahme. In der Regel wird der Tumor sukzessive von innen heraus verkleinert. Erst wenn er ausreichend dekomprimiert ist, wird der Versuch gemacht, die Tumorgrenze zu identifizieren. Sofern sich die Grenze bestimmen lässt, gelingt die vollständige Entfernung des Tumors in dieser Weise (Epstein et al. 1992, 1993). Sehr hilfreich ist dabei die Taktik, bei Tumoren, die mit einer Syrinx assoziiert sind, den Tumorpol im Grenzbereich zur Zyste darzustellen und von dort die Grenze weiter zu verfolgen (Ferrante et al. 1992; Samii u. Klekamp 1994). Lässt sich jedoch die Begrenzung nur teilweise oder überhaupt nicht identifizieren, sollte man es bei einer intratumoralen Verkleinerung des Prozesses belassen. 90 % der Tumoren sind gutartig und wachsen sehr langsam.

Sofern eine vollständige Tumorentfernung gelungen ist, nähen wir die Pia mater mit 8–0-Fäden wieder zusammen, um die postoperative Narbenbildung zu minimieren. Danach wird die Dura mit forlaufender Naht verschlossen, und die Wirbelbögen werden wieder eingesetzt. Nach unvollständigen Entfernungen erfolgt keine Pianaht, wir setzten eine Duraerweiterungsplastik ein und verzichten auf die Wirbelbögen, um dem Myelon möglichst viel Raum zu lassen, dem nachwachsenden Tumor ausweichen zu können.

Eine postoperative **Nachbestrahlung** nehmen wir ausschließlich bei Patienten vor, deren Tumoren mit Grad III oder IV nach WHO klassifiziert wurden. Darüber hinaus hat die Strahlentherapie in der Behandlung intramedullärer Tumoren heute keinen Platz mehr.

Behandlungsergebnisse

Von den 167 behandelten intramedullären Tumoren konnten insgesamt 53 % vollständig entfernt werden, 35 % wurden subtotal entfernt, und die übrigen 12 % wurden nur dekomprimiert und biopsiert. Es ergaben sich hier allerdings erhebliche Unterschiede, je nach Tumorart und Erfahrung des Operateurs. Bei Ependymomen lag der Anteil der komplett entfernten Tumoren bei 79 %, bei Kavernomen bei 80 % und bei Angioblastomen bei 89 %. Astrozytome wurden nur selten (15 %) als vollständig entfernt angesehen, da aufgrund des infiltrativen Wachstums praktisch immer von einem Tumorrest ausgegangen werden mußte.

Untersucht man das Resektionsergebnis, das für die vollständig entfernbaren Tumorarten (Ependymome, Angioblastome, Kavernome) erzielt wurde, in Abhängigkeit von der Erfahrung des Operateurs, dann liegen die Quoten für komplette Entfernungen bei den erfahreneren Operateuren durchweg über 80 %, während unerfahrenere Operateure eine Rate von 70 % erzielten. Bedenkt man, dass unerfahrenere Kollegen eher mit einfacheren Pathologien betraut waren, macht dieses Ergebnis schon deutlich, dass das Behandlungsergebnis sehr vom Operateur abhängt – ein Zusammenhang, der sich übrigens für extramedulläre oder epidurale Tumoren in dieser Deutlichkeit nicht nachweisen ließ.

Das unmittelbare postoperative klinische Ergebnis des Patienten hängt vom präoperativen neurologischen Status, der Lokalisation des Tumors und wiederum der Erfahrung des Operateurs ab (Alvisi et al. 1984; Cristante et al. 1994; Epstein et al. 1993; Fischer u. Brotchi 1996; Guidetti et al. 1981; Herrmann et al. 1988; Malis 1978; Stein 1979). Diese Faktoren wirken sich unabhängig von der Histologie oder dem Ausmaß der Tumorentfernung aus. Einzelne neurologische Symptome lassen sich durch die Entfernung eines Tumors kaum bessern. Im Regelfall kann bei gutem Verlauf der Status des Patienten erhalten werden. Daraus lässt sich klar ableiten, dass die intramedullären Tumoren frühzeitig operiert werden müssen.

Das gilt umso mehr, als auch die operative Morbidität sehr vom präoperativen Zustand abhängt und mit zunehmenden Funktionseinbußen das operative Risiko exponentiell ansteigt (Herrmann et al. 1988; Samii u. Klekamp 1994). Bei Patienten, die präoperativ noch ohne Hilfe gehfähig waren und sich selbst versorgen konnten, haben wir eine unmittelbare postoperative klinische Verschlechterung, die sich nicht wieder zurückbildete – d. h. eine permanente Operationsmorbidität –, in 8 % der Fälle beobachtet. Bei Patienten, die nur noch mit großen Einschränkungen mobil waren oder bereits im Rollstuhl saßen, erhöhte sich diese Rate auf 37 bzw. 34 %. Einen ähnlichen Einfluss hatte die Lokalisation des Tumors. Zervikale oder thorakale Tumoren waren mit einer viel niedrigeren Operationsmorbidität verbunden als Konustumoren (12 %, 16 % und 25 %) (Cristante u. Herrmann 1994).

Neben der permanenten Operationsmorbidität von insgesamt 18 % muss bei weiteren 49 % der Patienten zusätzlich mit einer vorübergehenden klinischen Verschlechterung des Zustandes gerechnet werden, die sich im Rahmen einer Rehabilitationsbehandlung dann aber wieder zurückbildet (Cristante u. Herrmann 1994). Dies betrifft einen Zeitraum, der in 83 % der Fälle innerhalb von 3 Monaten lag und nur in Einzelfällen eine deutlich längere Nachbehandlung notwendig machte. Nach 1 Jahr war in 99 % der Fälle der präoperative Zustand wieder erreicht, und nur in einem Fall gelang dies erst nach 2 Jahren. Mit anderen Worten: Bei etwa drei Viertel der Patienten verschlechtert sich der klinische Zustand zunächst durch die Operation. Bei etwa drei Viertel dieser Gruppe erholt sich die Funktion dann aber wieder. Darüber muss jeder Patient vorher aufgeklärt sein.

Die Rate der Tumorrezidive, die wiederum nach dem Kaplan-Meier-Verfahren bestimmt wurde, variiert nach der Histo-logie und dem Resektionsergebnis. Diese Einflüsse wirken sich je nach Tumortyp allerdings unterschiedlich aus (Epstein et al. 1992). Bei vollständig entfernten Epen-dymomen, Angioblastomen oder Kaver-nomen lag die Rezidivrate bei 13 % über 10 Jahre, für Astrozytome, die vollständig oder subtotal entfernt wurden, bei 22 % über den gleichen Zeitraum.

Die Ergebnisse maligner intramedullä-rer Tumoren sind ausgesprochen frustrie-rend, da nicht nur die Rezidivhäufigkeit trotz Nachbestrahlung bei praktisch 100 % liegt, sondern oft eine Aussaat über den Subarachnoidalraum beobachtet wird.

Akute und späte Komplikationen

Die Frage der operativen Morbidität wur-de schon besprochen. Darüber hinaus haben wir für intra- und extramedulläre Tumoren bei 10,5 % der Patienten Kom-plikationen beobachtet. Zwar war die Komplikationsrate bei intramedullären Tumoren mit 17 % doppelt so hoch wie für extramedulläre Prozesse mit 8 %, jedoch ergab sich daraus kein statistisch signifi-kanter Unterschied (Tab. 10.8-4). Häufigs-tes Problem war das Auftreten einer **Liquorfistel**. Diese kann durch eine sorg-fältige Naht der Dura und vor allem auch der Muskulatur bei Ersteingriffen immer vermieden werden. Bei Rezidivoperatio-nen mit durch den ersten Eingriff bereits vernarbten Wundverhältnissen kann durch eine schon intraoperativ gelegte Lumbaldrainage vorgebeugt werden.

Besonders hinweisen möchten wir auf die Gefahr der **Dislokation wieder einge-setzter Wirbelbögen**. Dies kann eine My-elonkompression erzeugen. Daher raten wir von der Befestigung der Bögen mit Fäden ab und empfehlen Titanplättchen, die mit kleinen Schrauben den Bogen sicher fixieren.

Bei epiduralen und intra-extraduralen Tumoren waren Komplikationen in 13 bzw. 12 % zu sehen. Infektionen, Instabili-täten und Nachblutungen sowie internisti-sche Komplikationen waren hier häufiger bedingt durch den höheren Anteil malig-ner Tumoren und entsprechend größere

Operationsfelder, verbunden mit einem schlechteren Allgemeinzustand der Pa-tienten. Hinzuweisen ist darüber hinaus auf die hohen Komplikationsraten nach vorheriger Bestrahlung (Sundaresan et al. 1986).

Die später auftretenden Komplikatio-nen betreffen zum einen die Instabilität der Wirbelsäule und zum anderen das Auftreten einer postoperativen Myelopa-thie. Zur Vermeidung einer **Instabilität** soll sowohl die Freilegung beitragen, die Zwischenwirbelgelenke bei intradualen Tumoren fast immer erhalten kann und sollte, als auch das Wiedereinsetzen der Wirbelbögen. Ob Letzteres tatsächlich die Stabilität gewährleistet, ist zumindest bei Erwachsenen nicht erwiesen. Auch durch die Atrophie der Rückenmuskulatur und die veränderte Innervation der Rücken-bzw. Nackenmuskulatur durch den Tumor kann eine muskuläre Imbalance entstehen, die zur Ausbildung einer Fehlstellung bzw. Instabilität führen kann. Speziell Kinder sollten daher unbedingt orthopädisch nachbetreut werden.

Die Ausbildung einer **postoperativen Myelopathie** kann sich durch Schmerzen, Dysästhesien (Stein 1979) und progre-diente neurologische Ausfälle äußern,

Tab. 10.8-4. Komplikationen nach Operationen spinaler Tumoren (105 eigene Patienten)

Komplikation	Intra-medullär	Extra-medullär	Intra-extra-dural	Epidural
Liquorfistel	9	15	3	3
Infektion	6	2	–	11
Aseptische Meningitis	–	3	1	–
Nachblutung	2	1	1	6
Instabilität	1	4	–	5
Laminadislokation	3	1	–	–
Myelonkompression durch Lagerung	1	1	–	–
Aspirationspneumonie	–	1	1	2
Harnwegsinfekt	4	4	-	2
Darmentzündung	1	–	–	–
Beinvenenthrombose	–	1	–	1
Lungenembolie	–	–	–	1
Pleuraerguss	–	–	–	1
Herzinfarkt	–	–	–	1
Akute Psychose	1	–	–	–
Interkostalneuralgie	–	–	–	1
Rekurrensparese	–	–	–	1
Kiefersperre	–	–	–	1
Chylom	–	–	–	1
Zentrale Dysregulation	–	–	–	1
Summe	**28 (17 %)**	**33 (8 %)**	**6 (12 %)**	**38 (13 %)**

ohne dass ein Tumorrezidiv nachgewiesen werden kann. Die Genese dieser Myelopathie, die vor allem nach intraduralen Operationen auftritt, ist nicht eindeutig klar. Wir haben versucht, einen Zusammenhang zwischen den postoperativ im Kernspintomogramm erkennbaren Narbenbildungen und dieser Spätkomplikation zu untersuchen. 23 % der Patienten boten nach Operation eines extramedullären Tumors radiologische Hinweise einer narbigen Fixierung des Rückenmarks (tethered cord) an der Operationsstelle. Bei intramedullären Tumoren war dieser Prozentsatz mit 62 % noch wesentlich höher (Abb. 10.8-11). Verglichen mit jenen ohne eine solche Fixierung boten diese Patienten signifikant schlechtere postoperative Zustände in Bezug auf Schmerzen, Dysästhesien und Sphinkterstörungen. Bei intramedullären Tumoren konnte durch die Naht der Pia mater die postoperative Narbenbildung nachhaltig eingeschränkt werden, sodass der Prozentsatz der Patienten mit einer Fixierung von 62 auf 24 % gesenkt werden konnte. Aber auch Patienten ohne eine erkennbare Vernarbung im postoperativen Kernspintomogramm können eine Myelopathie entwickeln, die postoperative Narbenbildung ist also allenfalls eine der möglichen Mechanismen.

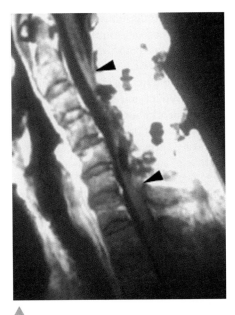

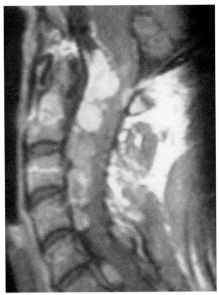

12a

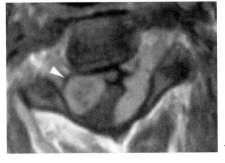

12b

Abb. 10.8-11. Dieses sagittale MRT in T1-Gewichtung wurde nach Kontrastmittelgabe 6 Monate nach der Entfernung eines intramedullären Ependymoms aufgenommen. Im operierten Bereich zwischen C3 und C6 ist kein Resttumor erkennbar, jedoch eine langstreckige Adhäsion des Marks an der Dura im Sinne eines postoperativen „Tethered Cord".

Abb. 10.8-12. 29-jähriger Patient mit Neurofibromatose Typ 2. Das sagittale (**a**) und das axiale (**b**) T1-gewichtete MRT nach Gadoliniumgabe deuten an, welch komplexe Situation zu meistern ist, wenn Zeichen einer zervikalen Myelopathie bei einer derartigen Tumorverteilung auftreten. Jede Nervenwurzel ist von Tumoren befallen. Funktionserhaltendes Operieren ist, wenn überhaupt, nur mit Teilentfernungen dieser Tumoren zu erreichen. Im Vordergrund steht hier die Dekompression des Marks mit anschließender Stabilisierung der Halswirbelsäule.

Behandlung komplexer Fälle

Hierunter verstehen wir im Wesentlichen zwei Gruppen: Patienten mit Rezidivtumoren und Patienten mit einer Symstemerkrankung, die mit multiplen Tumoren einhergeht.

Tumorrezidive

Sowohl für die intramedullären als auch die extramedullären Tumoren sind die Behandlungsergebnisse bei Rezidiveingriffen schlechter. Dies betrifft sowohl die chirurgische Seite – komplette Entfernungen sind seltener als bei Erstoperationen –, als auch die klinische: Verbesserungen sind selten möglich, postoperative chronische Schmerzzustände und persistierende Dysästhesien häufiger. Beides muss in der Indikationsstellung berücksichtigt und mit dem Patienten vorher besprochen werden. In aller Regel stellen wir die Indikation zur Reoperation noch nicht, wenn lediglich radiologisch ein Rezidiv nachgewiesen ist, sondern erst dann, wenn ein eindeutiges Tumorwachstum dokumentiert ist und eine zunehmende klinische Symptomatik erkennbar wird. Es handelt sich jedes Mal um Einzelfallentscheidungen.

Patienten mit Systemerkrankungen

Hier sind vor allem das Von-Hippel-Lindau-Syndrom und die Neurofibromatose Typ 2 zu nennen. Auf alle Einzelheiten dieser Syndrome einzugehen, würde den Rahmen dieses Kapitels bei weitem sprengen. Daher sollen nur einige prinzipielle Punkte kurz erwähnt werden:

Da eine Systemerkrankung vorliegt, muss nicht nur mit multiplen Tumoren gerechnet werden, sondern auch mit einer extrem hohen Rezidivgefahr (Klekamp u. Samii 1998a). Daran schließt sich auch ein erheblich höheres Risiko operativer Morbidität an, da diese Patienten häufig mehrfach operiert werden müssen oder bereits mehre Operationen hinter sich haben. Daher sollte die Indikation zu einer Operation nur gestellt werden, wenn ein progredientes Wachstum eines bestimmten Tumors nachgewiesen werden kann und diesem Symptome zugeschrieben werden können. Der Eingriff sollte sich dann auch nur auf diesen Tumor konzentrieren. Zu diesem Zweck sind regelmäßige kernspintomographische Untersuchungen der gesamten Neuraxis zwingend erforderlich.

Bei Patienten mit **Von-Hippel-Lindau-Syndrom** können neben den Angioblastomen im Zentralnervensystem extraspinale und extrakranielle Manifestationen die Behandlung erheblich komplizieren. Insbesondere die internistische Voruntersuchung und der Ausschluss katecholaminproduzierender Tumoren ist hier zu erwähnen (Nakashima et al. 1999).

Patienten mit einer **Neurofibromatose Typ 1** leiden im Bereich des Spinalkanals in erster Linie an Neurofibromen (79 %) und seltener an Astrozytomen (14 %) oder Meningeomen (7 %). Die Prognose dieser Patienten unterschied sich nach unserer Erfahrungen nicht wesentlich von den Patienten ohne Neurofibromatose.

Anders verhält es sich bei der **Neurofibromatose Typ 2** (NF 2), die häufiger mit multiplen spinalen Tumoren einhergeht, die sowohl intramedullär als extramedullär liegen können (Abb. 10.8-12) (Pulst et al. 1991). 70 % der operierten Tumoren in dieser Gruppe waren Neurinome, seltener wurden Meningeome (21 %), Ependmyome (8 %) oder Astrozytome (1 %) entfernt. Oft handelte es sich bei extramedullären Prozessen um Konglomerattumoren mit Anteilen mehrerer Neurinome oder Meningeome in einem großen Tumorpaket. Mehr noch als bei Patienten mit multiplen Angioblastomen ist gerade bei Patienten mit NF 2 das funktionserhaltende Operieren mit Schwierigkeiten verbunden, da z. B. die tumortragenden Nervenwurzeln oft langstreckig infiltriert, aber noch von funktioneller Bedeutung sein können. Tumoröse Veränderungen lassen sich häufig in multiplen Nervenwurzeln auf beiden Seiten nachweisen, sodass eine radikale Entfernung keinen Sinn macht, wenn dies nur durch Opfern einer Wurzel geschehen kann – das nächste Neurinom an der benachbarten Wurzel kann in kurzer Zeit den nächsten Eingriff notwendig machen. Daher sind gewissermaßen scheibchenweise mit jeder Operation erzeugte neurologische Einbußen um der Radikalität willen für jeden Patienten vollkommen unakzeptabel. Funktionserhalt ist das entscheidende Kriterium und nicht die Radikalität der Tumorentfernung. Darauf müssen Indikationsstellung und operatives Vorgehen abgestimmt sein.

Ein weiterer Punkt, der in die Überlegungen zur Indikationsstellung eingehen sollte, ist die Tatsache, dass gerade ein klinischer Verlauf mit immer wieder aufkommenden, klinisch bedeutsamen spinalen Manifestationen für eine relativ aggressive Form der NF 2 spricht und mit einer nicht zu vernachlässigenden Letalität verbunden ist: 19 % unserer NF-2-Patienten mit operierten spinalen Tumoren waren innerhalb von 2 Jahren an weiteren Tumoraffektionen verstorben.

Zusammenfassung

Bei allen Patienten, bei denen eine intradurale Raumforderung nachgewiesen wurde und bei denen eine neurologische Symptomatik aufgetreten ist, sollte generell die Indikation zur Operation gestellt werden. Gleiches gilt für epidurale Tumoren ohne Hinweise auf knöcherne Destruktionen, d. h. für benigne Formen. Die postoperativen Ergebnisse und besonders die Operationsmorbidität sind bei frühzeitiger Operation deutlich günstiger. Ziel der Operation ist die radikale Tumorentfernung. Dies stellt langfristig am ehesten ein gutes funktionelles Ergebnis für den Patienten sicher.

Ausnahmen hiervon ergeben sich für Patienten mit Tumorrezidiven, infiltrativ wachsenden Tumoren oder Systemerkrankungen. Hier sollten die Indikationsstellung und operative Strategie primär daran orientiert werden, wie ein gutes funktionelles Ergebnis am besten gewährleistet werden kann. Natürlich sollte auch bei diesen Patienten der Versuch einer vollständigen Tumorentfernung unternommen werden. Allerdings muss man sich darüber klar sein, dass auch eine intraoperativ als vollständig beurteilte Entfernung keine sichere Rezidivfreiheit bedeutet. Dies gilt sowohl für Rezidiveingriffe als auch für infiltrativ wachsende Tumoren und erst recht für Patienten mit einer Systemerkrankung. Insbesondere Patienten mit einem infiltrativ wachsenden Astrozytom zeigen nach vollständiger oder subtotaler Entfernung identische Verläufe, sodass eine radikale Entfernung nicht erzwungen werden sollte.

Vor allem Patienten mit intramedullären Tumoren erfahren mit dem Eingriff zunächst häufig eine Verschlechterung ihres neurologischen Zustandes, der einer Rehabilitationsbehandlung bedarf und sich in der Mehrzahl der Fälle wieder zurückbildet lät. Während bei intramedullären Tumoren postoperative Funktionsverbesserungen die Ausnahme bilden, sind sie für extramedulläre Tumoren die Regel. Eine Strahlentherapie kommt nur für Patienten mit malignen Tumoren oder Ependymome des Filum terminale in Betracht.

Bei epiduralen, malignen Tumoren ist der Allgemeinzustand des Patienten häufig bereits reduziert. Andererseits ist der notwendige operative Aufwand mit unter Umständen einer zusätzlichen Stabilisation höher als für die übrigen Patienten mit spinalen Tumoren. Die Indikationsstellung muss dies berücksichtigen, Kompromisslösungen sind hier oft unvermeidlich und sollten zusammen mit Onkologen und Strahlentherapeuten besprochen werden. Die langfristige Prognose orientiert sich vor allem am Allgemeinzustand des Patienten, der biologischen Aktivität des Tumors und seinem Ansprechen auf adjuvante Maßnahmen. Eine primär konservative Behandlung sollte dann angeraten werden, wenn keine neurologischen Beschwerden vorliegen oder der Allgemeinzustand des Patienten eine Operation zu riskant erscheinen lässt. Primär operativ ist vorzugehen bei einer tumorbedingten Instabilität oder progredienten neurologischen Ausfällen trotz adjuvanter Therapie. Die Versorgung von Patienten mit einer solitären spinalen Metastase und neurologischen Störungen, jedoch ohne begleitende Instabilität, wird von Strahlentherapeuten und Chirurgen hingegen nach wie vor sehr kontrovers beurteilt.

Literatur

Abbe R (1889) A contribution to the surgery of the spinal cord. Trans NY State Med Soc; February.

Albert TJ, Balderston RA, Northrup BE (eds) (1997) Surgical Approaches to the Spine. Philadelphia: WB Saunders.

Alvisi C, Cerisoli M, Giulioni M (1984) Intramedullary spinal gliomas: long-term results of surgical treatments. Acta Neurochir (Wien) 70: 169–79.

Bauer R, Kerschbaumer F, Poisel S (Hrsg) (1991) Orthopädische Operationerationslehre, Bd I: Wirbelsäule. Stuttgart: Thieme.

Bonomo L (1902) Laminectomia laterale: nuovo metodo di apertura del canale rachidiano. Gior Med Regio-Esercito 50: 1132–57.

Brotchi J, Noterman J, Baleriaux D (1992) Surgery of intramedullary spinal cord tumours. Acta Neurochir (Wien) 116: 176–8.

Cervoni L, Celli P, Cantore G et al. (1995) Intradural tumors of the cauda equina: a single institution review of clinical characteristics. Clin Neurol Neurosurg 97: 8–12.

Champion G, Brophy B (1987) Spinal cord meningiomas in the elderly. Age Ageing 16: 383–7.

Chipault A (ed) (1894) Études de chirurgie médullaire. Historique, chirurgie opératoire, traitement. Paris: F Alcan.

Ciappetta P, Domenicucci M, Raco A (1988) Spinal meningiomas: prognosis and recovery factors in 22 cases with severe motor deficits. Acta Neurol Scand 77: 27–30.

Collins J, Marks HE (1915) The early diagnosis of spinal cord tumors. Am J Med. Sci 149: 103–12.

Cristante L, Herrmann HD (1994) Surgical management of intramedullary spinal cord tumors: functional outcome and sources of morbidity. Neurosurgery 35: 69–74 (discussion: 74–6).

Dandy WE (1919) Roentgenography of the brain after injection of air into the spinal canal. Ann Surg 70: 397–403.

Dickman CA, Rosenthal DJ, Perin NI (eds) (1999) Thoracoscopic Spine Surgery. Stuttgart: Thieme.

Eiselsberg A van, Ranzi E (1913) Über die chirurgische Behandlung der Hirn- und Rückenmarkstumoren. Arch Klin Chir 102: 309–468.

Elsberg CA (ed) (1925) Tumors of the Spinal Cord und the Symptoms of Irritation and Compression of the Spinal Cord und Nerve Roots. Pathology, Symptomatology, Diagnosis, and Treatment. New York: PB Hoeber.

Elsberg CA (ed) (1941) Surgical Diseases of the Spinal Cord, Membranes and Nerve Roots. Symptoms, Diagnosis, and Treatment. New York: PB Hoeber.

Elsberg CA, Beer E (1911) The operability of intramedullary tumors of the spinal cord. Am J Med Sci 142: 636–47.

Epstein F (1986) Spinal cord astrocytomas of childhood. Adv Tech Stand Neurosurg 13: 135–69.

Epstein FJ, Farmer JP, Freed D (1992) Adult intramedullary astrocytomas of the spinal cord. J Neurosurg 77: 355–9.

Epstein FJ, Farmer JP, Freed D (1993) Adult intramedullary spinal cord ependymomas: the result of surgery in 38 patients. J Neurosurg 79: 204–9.

Ferrante L, Mastronardi L, Celli P et al. (1992) Intramedullary spinal cord ependymomas – a study of 45 cases with long-term follow-up. Acta Neurochir (Wien) 119: 74–9.

Fischer G, Brotchi J (eds) (1996) Intramedullary Spinal Cord Tumors. Stuttgart: Thieme.

Fried H, Skrzypczak J, Hohrein D (1988) Spinale Gliome einschließlich der Ependymome. Zentralbl Neurochir 49: 273–5.

Gowers WR, Horsley V (1888) A case of tumour of the spinal cord. Removal; recovery. Med Chir Trans (London) 71: 377–430.

Guidetti B, Mercuri B, Vagnozzi R (1981) Long-term results of the surgical treatment of 129 intramedullary spinal gliomas. J Neurosurg 54: 323–30.

Helweg-Larsen S, Sørensen PS (1994) Symptoms and signs in metastatic spinal cord sompression: a study of progression from first symptom until diagnosis in 153 patients. Eur J Cancer 30 A: 396–8.

Herrmann HD, Neuss M, Winkler D (1988) Intramedullary spinal cord tumors resected with CO_2 laser microsurgical technique: recent experience in fifteen patients. Neurosurgery 22: 518–22.

Kaiser TE, Pritchard DJ, Unni KK (1984) Clinicopathological study of sacrococcygeal chordoma. Cancer 53: 2574–8.

Klekamp J, Samii M (1998a) Surgery of spinal nerve sheath tumors with special reference to neurofibromatosis. Neurosurgery 42: 279–89 (discussion: 289–90).

Klekamp J, Samii M (1998b) Surgical results for spinal metastases. Acta Neurochir (Wien) 140: 957–67.

Klekamp J, Samii M (1999) Surgical results for spinal meningiomas. Surg Neurol 52: 552–62.

Kostiuk JP, Errico TJ, Gleason TF et al. (1988) Spinal stabilization of vertebral column tumors. Spine 13: 250–6.

Krause F (1908) Erfahrungen bei 26 operativen Fällen von Rückenmarkstumoren mit Projektionen. Deutsch Z Nervenheilk 36: 106–13.

Krause F (1911) Die Chirurgie des Rückenmarks. In: Die Chirurgie des Gehirns und Rückenmarks nach eigenen Erfahrungen, II. Bd. Berlin: Urban & Schwarzenberg; 649–820.

Lecat CNL (1765) Traité de l'existence, de la nature et des propriétés du fluide des nerfs et principalement de son action dans le mouvement musculaire. Ouvrage couronné, en 1753, par l'Académie de Berlin; suivi des dissertations sur la sensibilité des méninges, des tendons etc., l'insensibilité du cerveau, la structure des nerfs, l'irritabilité hallerienne. Berlin.

Li MH, Holtas S, Larsson EM (1992) MR imaging of intradural extramedullary tumors. Acta Radiol 33: 207–12.

Malis LI (1978) Intramedullary spinal cord tumors. Clin Neurosurg 25: 512–39.

Markham JW (1952) The history of laminectomy prior to 1866. Bull Hist Med 26: 375–84.

McCormick PC, Post KD, Stein BM (1990) Intradural extramedullary tumors in adults. Neurosurg Clin N Am 1: 591–608.

Nakashima H, Tokunaga K, Tamiya T et al. (1999) Analysis of spinal cord hemangioblastoma in von Hippel-Lindau disease. No Shinkei Geka 27: 533–40.

Niebeling HG, Hohrein D (1978) 400 intraspinal space-narrowing processes – a clinical study. Zentralbl Neurochir 39: 241–52.

Nittner K (1976) Spinal meningiomas, neurinomas and neurofibromas. In: Vinken PJ, Bruyn GW (eds) Handbook of Clinical Neurology, Vol 20. Tumours of the Spinal Cord. Part II. Amsterdam: North Holland; 177–322.

Nonne M (1913) Weitere Erfahrungen zum Kapitel der Diagnose von komprimierenden Rückenmarkstumoren. Dtsch Z Nervenheilk 47: 436–503.

Oppenheim H (1906) Zur Symptomatologie und Therapie der sich im Umkreis des Rückenmarks entwickelnden Neubildungen. Mitteilungen aus den Grenzgebieten der Medizin und Chirurgie 15: 607–41.

Peiper H (1926) Die Myelographie im Dienste der Diagnostik von Erkrankungen des Rückenmarkes. Ergeb Med Strahlenforsch 2: 107–195.

Pulst SM, Riccardi VM, Fain P et al. (1991) Familial spinal neurofibromatosis: clinical and DNA linkage analysis. Neurology 41: 1923–7.

Rehn L (1891) Kompression der Cauda equina durch ein Lymphangioma cavernosum. Operation, Heilung. Arch Klin Chir 42: 812–5.

Rifkinson-Mann S, Wisoff JH, Epstein F (1990) The association of hydrocephalus with intramedullary spinal cord tumors: a series of 25 patients. Neurosurgery 27: 749–54.

Rompe JD, Eysel P, Hopf C et al. (1993) Decompression/stabilization of the metastatic spine. Cotrel-Dubousset-Instrumentation in 50 patients. Acta Orthop Scand 64: 3–8.

Röpke W (1911) Über die operative Entfernung intramedullärer Rückenmarkstumoren, zugleich ein Beitrag zur Kenntnis über die Beschaffenheit des Lumbalpunctats bei Rückenmarkstumoren. Arch Klin Chir 96: 963–80.

Roux FX, Nataf F, Pinaudeau M et al. (1996) Intraspinal meningiomas: review of 54 cases with discussion of poor prognosis factors and modern therapeutic management. Surg Neurol 46: 458–63 (discussion 463–4).

Samii M, Klekamp J (1994) Surgical results of 100 intramedullary tumors in relation to accompanying syringomyelia. Neurosurgery 35: 865–73.

Schlesinger H (Hrsg) (1898) Beiträge zur Klinik der Rückenmarks- und Wirbeltumoren. Jena: Gustav Fischer.

Sicard JA, Forestier J (1921) Méthode radiographique d'exploration de la cavité épidurale par le lipiodol. Rev Neurol (Paris) 36: 1264–6.

Siegal T, Siegal T (1985) Surgical decompression of anterior and posterior malignant epidural tumors compressing the spinal cord: a prospective study. Neurosurgery 17: 424–32.

Solero CL, Fornari M, Giombini S et al. (1989) Spinal meningiomas: review of 174 operated cases. Neurosurgery 25: 153–60.

Souweidane MM, Benjamin V (1994) Spinal cord meningiomas. Neurosurg Clin N Am 5: 283–91.

Starr MA (1895) A contribution to the subject of tumors of the spinal cord, with remarks upon their diagnosis and their surgical treatment, with a report of six cases, in three of which the tumor was removed. Med News New York 66: 222–4.

Stein BM (1979) Surgery of intramedullary spinal cord tumors. Clin Neurosurg 26: 529–42.

Stein BM (1983) Intramedullary spinal cord tumors. Clin Neurosurg 30: 717–41.

Sundaresan N, Digiacinto GV, Hughes JEO (1986) Surgical treatment of spinal metastases. Clin Neurosurg 33: 503–22.

Sundaresan N, Krol G, Diagiacinto GV et al. (1990) Metastatic tumors of the spine. In: Sundaresan N, Schmidek HH, Schiller AL, Rosenthal DI (eds) Tumors of the Spine. Diagnosis and Clinical Management. Philadelphia: WB Saunders; 279–304.

Weller SJ, Rossitch E Jr (1995) Unilateral posterolateral decompression without stabilization for neurological palliation of symptomatic spinal metastases in debilitated patients. J Neurosurg 82: 739–44.

Yaşargil MG, Antic J, Laciga R et al. (1976) The microsurgical removal of intramedullary spinal hemangioblastomas. Report of twelve cases and a review of the literature. Surg Neurol 3: 141–8.

Zavala LM, Adler JR, Greene CS et al. (1988) Hydrocephalus and intraspinal tumor. Neurosurgery 22: 751–4.

10.9 Spinale Gefäßmissbildungen

Werner Hassler, Uta Schick

Definition

Früher wurden spinale arteriovenöse Gefäßmissbildungen (AVM) pathoanatomisch klassifiziert; heute wird den angiographischen Klassifikationen der Vorzug gegeben (Anson u. Spetzler 1992; Thron u. Dichgans 1993).

Dabei werden drei Typen unterschieden (Tab. 10.9-1, 10.9-2):

- intradurale AVM mit Speisung von rückenmarkversorgenden Arterien und perimedullärer venöser Drainage
- durale AV-Fisteln
- extradurale AVM, mit extraduraler Versorgung und Drainage

Intradurale AVM lassen sich in weitere Untergruppen unterteilen:

- Fisteltyp: direkter Kurzschluss einer Arterie mit einer Vene ohne Nidus, überwiegend perimedulläre Lage
- Glomustyp: kompakte Angiome mit meist mehreren Zuflüssen und Abfluss über deutlich dilatierte und verlängerte Venen (Synonym: intramedulläres Angiom)
- juveniler Typ: voluminöse Angiome innerhalb und außerhalb des Spinalkanals mit potenzieller Erstmanifestation bereits im Kindesalter

Verlässliche Zahlen über die Häufigkeit der einzelnen Typen gibt es nicht. Intradu-

Tab. 10.9-1. Klassifikation spinaler arteriovenöser Gefäßmissbildungen (AVM)

Klasse	Bezeichnung	Untergruppe
Typ 1	intradurale AVM	• perimedulläre Fistel • intramedulläres Angiom • juveniles Angiom
Typ 2	durale AV-Fistel	
Typ 3	extradurale AVM	

Tab. 10.9-2. Kenngrößen innerhalb der verschiedenen Typen der spinalen arteriovenösen Missbildungen (AVM)

	Durale AVM	Perimedulläre AVM	Intramedulläre AVM
Relative Häufigkeit	80 %	10 %	10 %
Geschlechtsverteilung männlich:weiblich	8:1	3:2	1:1
Lokalisation	thorakolumbal	lumbal	zervikal, lumbal
Arterielle Feeder-Gefäße	meningeale Arterien	spinale Arterien	spinale Arterien
Klinischer Manifestationsbeginn	> 40. Lebensjahr	20. bis 40. Lebensjahr	Kindheit bis 40. Lebensjahr
Inzidenz der Subarachnoidalblutung	nie	gelegentlich	häufig
Radikuläre und medulläre Symptome	ja	ja	ja
Verlauf	progressiv schlechter	rasch schlechter	wechselnd

rale AVM machen zwischen 4,5 und 11 % der spinalen raumfordernden Prozesse aus. Bezieht man extradurale Gefäßmissbildungen mit ein, steigt die Anzahl aufgrund der häufigen Hämangiomwirbel, die bei bis zu 15 % aller Wirbelsäulen vorkommen (Thron u. Dichgans 1993). Betrachtet man die duralen AV-Fisteln, perimedullären Fisteln und intramedullären Angiome, so liegt eine prozentuale Verteilung von 80:10:10 vor. Die Häufigkeit spinaler Gefäßmissbildungen liegt deutlich unter der zerebraler Gefässmißbildungen.

Historische Beschreibungen

Foix und Alajouanine (1926) beschrieben die heute sog. duralen AV-Fisteln und ihre klinischen Befunde als Foix-Alajouanine-Erkrankung und führten sie ebenso wie Wyburn-Mason (1943) auf eine venöse Thrombose zurück. Newman diskutierte 1959 als Ursache der klinischen Symptomatik spinaler Gefäßmissbildungen eine lokale raumfordernde Wirkung durch eine Druckerhöhung. Pia postulierte 1965 eine Subarachnoidalblutung als Entstehungsursache der klinischen Befunde. Shepard (1965) und Krayenbühl et al. (1969) gingen bezüglich der klinischen Symptomatik von einem Steal-Phänomen aus. Aminoff und Mitarbeiter beschrieben 1974 eine venöse Druckerhöhung als Ursache der klinischen Syptome. Pia und Djindjan brachten 1978 eine Arachnitis als Ursache einer klinischen Verschlechterung in die Diskussion.

Leitsymptome

Die klinischen Befunde sind langsam progredient mit Teilremissionen (s. Tab. 10.9-2). Dabei finden sich meist Zeichen sowohl für Schädigungen des ersten als auch des zweiten Motoneurons. Klinische Seitenbetonungen sind nur bei etwa zwei Drittel der Patienten zur Seite der Pathologie konkordant. Oft lässt sich in der Untersuchung ein sensibles Niveau erheben: Falls die venöse Drainage nach kranial erfolgt, kann dieses klinische Niveau (erheblich) von der Höhe der Pathomorphologie abweichen, meist nach oben, seltener nach unten. Der Muskeltonus der Extremitäten kann gesteigert oder erniedrigt sein oder zwischen den Extremitäten variieren.

Klinische Zeichen der duralen AV-Fistel nach absteigender Häufigkeit:

- sensible Querschnittlähmung
- motorische Querschnittlähmung
- Blasenstörung, seltener Mastdarmstörung
- spinale Ataxie
- Änderung des Muskeltonus (Erhöhung oder Erniedrigung)
- Faszikulationen
- Atrophien
- Schmerzen

Dringlichkeit der diagnostischen Abklärung

Im Falle einer akuten Verschlechterung bis hin zur Plegie ist Eile geboten. Unter unse-

ren Patienten befand sich nur ein Mann mit einer duralen AV-Fistel, der notfallmäßig bei kompletter Querschnittlähmung innerhalb weniger Stunden angiographiert und operiert wurde (Abb. 10.9-1). Ansonsten lässt sich kein Zusammenhang einer kürzeren präoperativen Symptomdauer und einer besseren klinischen Erholung nachweisen (Song et al. 2001).

Differenzialdiagnose anhand der klinischen Symptome

Bei Nachweis einer Subarachnoidalblutung liegt entweder eine perimedulläre Fistel oder eher ein Angiom vor (s. Tab. 10.9-2). Durale Fisteln bluten nicht. Die häufigsten Fehldiagnosen stellen auch die Differenzialdiagnosen dar: Guillain-Barré-Syndrom, Encephalomyelitis disseminata, Polyneuropathie, Syringomyelie, spinaler Tumor, Knieerkrankungen (bei radikulärer Symptomatik), lumbaler Bandscheibenvorfall, Spinalkanalstenose.

Pathoanatomie

Die **durale AV-Fistel** hat ihren Nidus in der Dura mater spinalis (s. Tab. 10.9-2, 10.9-3). Er wird gespeist von kleinen radikulomeningealen Arterien und arterialisiert eine normalerweise das Rückenmark drainierende Wurzelvene bei deren

Tab. 10.9-3. Kenngrößen der duralen arteriovenösen Fisteln

Feeder-Gefäße	meningeal, radikulär, extradural
Fistelpunkt	dural, in Nachbarschaft einer Nervenwurzel
Drainage	perimedullär intradural, gestörte lokale venöse Drainage
Pathophysiologie	arterielle Drainage ins venöse System, erhöhter venöser Druck
Entstehung	vemutlich erworben

Tab. 10.9-4. Kenngrößen der perimedullären Fisteln

Feeder-Gefäße	A. spinalis anterior, rückenmarkversorgende Arterie
Fistelpunkt	außerhalb des Rückenmarks intradural
Drainage	venöse spinale Plexus, venöse Ektasie
Pathophysiologie	arterielle Drainage ins venöse System, venöse Kongestion und Abflussstörung, chronische Hypoxie
Entstehung	vermutlich angeboren

Durchtritt durch die Dura retrograd (s. Abb. 10.9-1, 10.9-2). Die Fehlbildung ist auf das durale Segment einer V. radicularis beschränkt (Thron u. Dichgans 1993).

Die **perimedulläre Fistel** (s. Tab. 10.9-2, 10.9-4) wird von rückenmarkversorgenden Arterien gespeist und findet ihren Fistelpunkt bzw. ihre Fistelpunkte perimedullär außerhalb des Rückenmarks. Häufig liegt eine ausgeprägte venöse Ektasie vor (Abb. 10.9-3). Oft gibt es mehrere Feeder, und die Drainage erfolgt nach oben und unten.

Pathophysiologie

Die klinischen Symptome im Falle einer duralen AV-Fistel sind auf die Arterialisierung spinaler medullärer Venen und eine Fehlanlage der venösen Drainage zurückzuführen. Dies führt zu einem erhöhten Druck in den perimedullären Venen (bis auf drei Viertel des mittleren arteriellen Blutdruckwertes), der durch die Verminderung des arteriovenösen Druckgradienten zur chronischen spinalen Hypoxie und Thrombose der spinalen Mikrozirkulation führt. Beides mündet in einen Infarkt mit Nekrosen, Demyelinisierung und Atrophie des Rückenmarks und der Nervenwurzeln (Hassler et al. 1989).

Apparative Diagnostik

Der **Myelographie** gelingt in neun von zehn Fällen der Nachweis langstreckig pathologisch erweiterter Gefäßaussparungen (Abb. 10.9-4). **Kernspintomographisch** ist in etwa gleichem Prozentsatz der Nachweis einer Zone intramedullärer Signalanhebung möglich, die einer zentromedullären Ödemnekrose entspricht (Abb. 10.9-5). Pathologische Gefäße können kernspintomographisch bei ca. 80 % der Patienten gefunden werden. Der endgültige Nachweis erfolgt **angiographisch** (s. Abb. 10.9-1), wobei allerdings ca. 10 % bei der Erstuntersuchung in neuroradiologischen Zentren negativ verlaufen. Dabei sollen sich intradurale drainierende Venen verfrüht oder verspätet auffüllen.

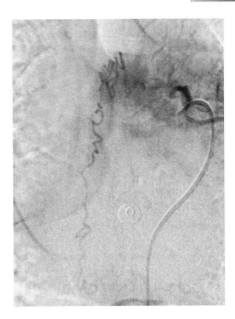

Abb. 10.9-1. Angiographischer Nachweis einer duralen arteriovenösen Fistel bei Th6 links.
66-jähriger Mann mit seit einem Jahr schmerzloser Schwäche beider Beine, Blasenstörung, sensiblem Niveau bei L1. Zuweisung mit Verdacht auf Spinalkanalstenose Lendenwirbel 4/5. Am Aufnahmetag nachts nach dem Stuhlgang akute Paraplegie. Angiographie am nächsten Morgen durch auswärtigen Neuroradiologen bis Th7: Verdacht auf durale AV-Fistel Th11 links. Operation 1: Hemilaminektomie Brustwirbel 10/11 links, kein Nachweis einer Fistel. Verlegung in anderes neuroradiologisches Zentrum und angiographischer Nachweis der oben gezeigten Fistel. Nachoperation und Ausschaltung der arterialisierten Vene bei Th6 links. Innerhalb von 10 Tagen weitgehende Rückbildung des klinischen Befundes bis zur Gehfähigkeit.

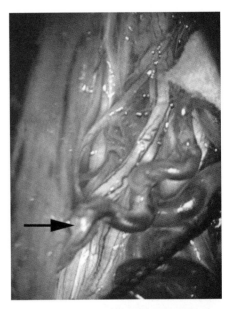

Abb. 10.9-2. Intraoperative Ansicht einer duralen arteriovenösen Fistel vor Ausschaltung der arterialisierten Vene. Pfeil: arterialisierte Vene.
85-jährige Patientin mit rechtsbetonter Paraparese und Brown-Séquard-Syndrom seit 2 Jahren. Zustand nach zweimaliger Embolisation mit Wiedereröffnung der Fistel und klinischer Verschlechterung. Operation: Hemilaminektomie Lendenwirbel 1 links und Ausschaltung der dargestellten arterialisierten Vene. In Rehabilitationsklinik mit Rollator gehfähig (aus Schick u. Hassler 2003, mit freundlicher Genehmigung des Springer-Verlags).

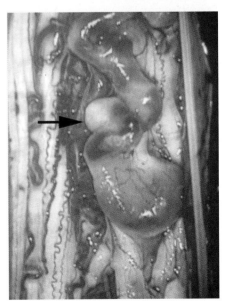

Abb. 10.9-3. Intraoperative Ansicht einer perimedullären Fistel mit ausgeprägter venöser Ektasie bei Brustwirbel 12/Lendenwirbel 1. Pfeil: 1. Fistelpunkt (2. Fistelpunkt unterhalb der venösen Ektasie):
45-Jähriger mit progredienter Paraparese seit 2 Jahren, Blasenstörung. Laminektomie Brustwirbel 12/Lendenwirbel 1 mit Ausschaltung zweier Fistelpunkte perimedullär. Postoperativ gute Erholung.

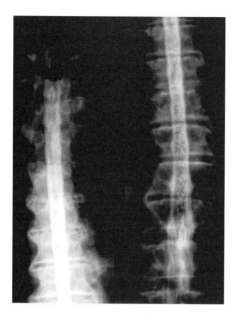

Abb. 10.9-4. Myelographischer Nachweis erweiterter elongierter Gefäßaussparungen bei einer duralen arteriovenösen Fistel im nahezu gesamten dargestellten Ausschnitt.

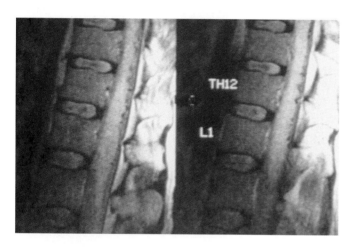

Abb. 10.9-5. Kernspintomographie mit ausgedehnter Zone einer intramedullären Signalanhebung im gesamten Ausschnitt und pathologischen Gefäßen bei einer duralen arteriovenösen Fistel.

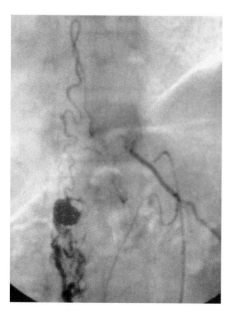

Abb. 10.9-6. Angiographischer Nachweis des Angiomnidus mit Auffüllung über den Hauptfeeder bei Brustwirbel 11 links: 36-Jähriger mit klinisch linksbetonter Paraparese, rollstuhlpflichtig, suprapubischer Katheter wegen Blasenentleerungsstörung, sensibles Niveau Th3! Voroperation vor 5 Jahren auswärts mit Teilentfernung des Angioms, Zustand nach dreimaliger Embolisation. Operation: Laminektomie Brustwirbel 10/Lendenwirbel 1, komplette Entfernung des Angioms. Postoperativ Verschlechterung um einen Kraftgrad. Nach 1 Jahr wieder mit Hilfe gehfähig.

Schnittpunkte zu Nachbardisziplinen

Die Diagnostik und Behandlung der spinalen Gefäßmissbildungen erfolgt interdisziplinär mit der Neuroradiologie und der Neurologie. Im Falle einer spinalen duralen AV-Fistel sollte zum Zeitpunkt des angiographischen Nachweises ein Versuch der **Embolisation** unternommen werden (Westphal u. Koch 1999). Eine Ausnahme davon stellen zahlreiche Kollateralen oder Feeder dar. Dann sollte primär eine Operation angestrebt werden. Bis zu einem Drittel der Fisteln können durch Embolisation nicht ausgeschalteten werden und müssen sekundär operiert werden (Thron u. Dichgans 1993; Westphal u. Koch 1999). Extradurale Angiomformen können ohne besonderes Risiko embolisiert werden und werden lediglich im Falle einer massiven Raumforderung operationspflichtig. Die intraduralen AVM werden nach Möglichkeit erst embolisiert und dann operiert.

Grundzüge der operativen Behandlung

Eine erfolgreiche mikroneurochirurgische Behandlung erfordert im Vorfeld einen interventionell tätigen Neuroradiologen und einen erfahrenen Neurochirurgen.

Im Falle der **spinalen duralen AV-Fisteln** erfolgt nach genauer angiographischer Lokalisation eine Teilhemilaminektomie. Nach Duraeröffnung findet sich die arterialisierte Vene genau in Nachbarschaft des Nervenwurzelaustrittspunkts. Es reicht aus, nur die Vene mittels Clip auszuschalten. Eine Exzision des Nidus in der Dura ist nicht erforderlich. Auf keinen Fall sollen pathologisch erscheinende Venen entfernt werden. Sie übernehmen wieder einen Teil der normalen Rückenmarkdrainage. Diese Operation ist einfach, sicher und definitiv. Operativ können ferner kleine, angiographisch nicht sichtbar gewordene radikuläre Zuflüsse zum Rückenmark selbst geschont werden, die durch eine Embolisation eventuell verlegt werden.

Im Falle der **perimedullären Fisteln** (s. Abb. 10.9-3) erfolgt wie bei den Angiomen der Zugang über eine Laminektomie oder Laminotomie. Im Falle mehrere Fistelpunkte werden diese außerhalb des Rückenmarks ausgeschaltet. Bei den **Angiomen** (Abb. 10.9-6) wird der Nidus durch Koagulation geschrumpft und dann exzidiert (Malis 1982). Die Operationsdauer ist deutlich länger und der Operationsgrad um ein Vielfaches schwieriger.

Komplikationen

Postoperativ kommt es manchmal zu **Liquorfisteln**, die aber normalerweise nach Anlegen einer lumbalen Drainage beherrschbar sind.

Klinisch erholen sich Patienten mit perimedullären Fisteln oder duralen AV-Fisteln postoperativ sehr gut. Im Gegensatz dazu wird der neurologische Befund bei Patienten mit Angiomen postoperativ zunächst schlechter, erholt sich aber wieder zumindest auf den Ausgangszustand.

Postoperativ stabilisieren sich die Symptome der Patienten mit duralen AV-Fisteln innerhalb eines Jahres (Behrens u. Thron 1999), wobei sich die Paresen am besten erholen. Blasen- und Potenzstörungen sind am schlechtesten reversibel. Jede

erneute Verschlechterung weist auf ein Rezidiv oder eine neue, über Kollateralgefäße (meist von der Nachbarhöhe oder der Gegenseite) versorgte Fistel hin.

Nach allen Behandlungsformen kann es zu Rezidiven der Fisteln kommen, die üblicherweise über Kollateralen der Gegenseite oder Nachbarhöhe gespeist werden. Dann sollte nachembolisiert oder nachoperiert werden.

Literatur

Aminoff MJ, Barnard RO, Logue V (1974) The pathophysiology of spinal vascular malformations. J Neurol Sci 23: 255–63.

Anson JA, Spetzler RF (1992) Classification of spinal arteriovenous malformations and implications for treatment. BNI Quarterly 8: 2–8.

Behrens S, Thron A (1999) Long-term follow-up and outcome in patients treated for spinal dural arteriovenous fistula. J Neurol 246: 181–5.

Foix C, Alajouanine T (1926) La myelite nécrotique subaigue. Rev Neurol (Paris) 46: 1–42.

Hassler W, Thron A, Grote EH (1989) Hemodynamics of spinal arteriovenous fistulas. J Neurosurg 70: 360–70.

Krayenbühl H, Yaşargil MG, McClintock HG (1969) Treatment of spinal cord vascular malformation by surgical excision. J Neurosurg 30: 427–35.

Malis LI (1982) Arteriovenous malformations of the spinal cord. In: Youmans JR (ed). Neurological Surgery, Vol 3. Philadelphia, London, Toronto: Saunders; 1850–74.

Newman MJ (1959) Racemose angioma of the spinal cord. Q J Med 28: 97–108.

Pia HW, Djindjian R (1978) Spinal Angiomas. Advances in Diagnosis and Therapy. Berlin: Springer.

Pia HW, Vogelsang H (1965) Diagnose und Therapie spinaler Angiome. Dtsch Z Nervenheilkd 187: 74.

Schick U, Hassler W (2003) Treatment and outcome of spinal dural arteriovenous fistulas. Eur Spine J 12: 350–5 (DOI 10.1007/s00586–002–0487–6).

Shephard RH (1965) Some new concepts in intradural spinal angioma. Riv Pat Nerv Ment 86: 276–83.

Song JK, Viñuela F, Gobin P et al. (2001) Surgical and endovascular treatment of spinal dural arteriovenous fistulas: long-term disability assessment and prognostic factors. J Neurosurg (Spine 2) 94: 199–204.

Thron A, Dichgans J (1993) Spinale Gefäßfehlbildungen. In: Hopf HC, Poeck K, Schliack H (Hrsg) Neurologie in Praxis und Klinik, Bd III. 2. Aufl. Stuttgart: Thieme; 2.71-2.82.

Westphal M, Koch C (1999) Management of spinal dural arteriovenous fistulae using an interdisciplinary neuroradiological/neurosurgical approach: experience with 47 cases. Neurosurgery 45: 451–8.

Wybrun-Mason R (1943) The Vascular Abnormalities and Tumors of the Spinal Cord and its Membranes. London: Kimpton.

11 Neurochirurgische Aspekte der Erkrankungen peripherer Nerven

Thomas Kretschmer, Hans-Peter Richter

Inhalt

Historie und Ausblick

Erste Versuche, periphere Nerven zu readaptieren, gab es wohl schon sehr früh. So beschrieben Roger (13. Jahrhundert, Italien) und sein Schüler Roland, dass sich Nervenenden sehr gut mithilfe eines heißen Eisens wiedervereinigen ließen. William von Saliceto (13. Jahrhundert, Bologna) hat ebenfalls eine Form der Nervennaht durchgeführt. Die genaue Technik ist jedoch nicht überliefert. Sein Schüler Lanfrank beschrieb eine Form der direkten Nervenreadaption; zur Schmerzlinderung während der Naht verwendete er diverse „unreife Öle". Gabriele Ferrara (17. Jahrhundert) beschrieb detaillierter eine Nervennahttechnik mit Nadel (aga) und Faden (in heißem Rotwein getränkte Schildkrötensehnen).

In den folgenden Jahrhunderten gab es allenfalls sporadische Versuche zur Nervennaht. Ein größerer Gewinn an Erfahrung in der chirurgischen Behandlung peripherer Nervenverletzungen war lediglich in Kriegszeiten (amerikanischer Bürgerkrieg, Balkankriege, russisch-japanischer Krieg, 1. und 2. Weltkrieg) zu verzeichnen. So stellte z.B. **Silas Weir Mitchell** seine Erfahrungen mit peripheren Nervenverletzungen und Schmerzsyndromen bei amerikanischen Bürgerkriegsopfern 1864 in einem kleinen Band zusammen und veröffentlichte 1872 eine komplettere Version. Er prägte den Begriff Kausalgie (wiewohl er nicht der Erstbeschreiber dieses Syndroms war).

Eine erste große Serie, die akribisch die Behandlungsverfahren und Ergebnisse peripherer Nervenverletzungen des 1. Weltkrieges statistisch einheitlich in großem Ausmaß erfasste, war die BMRC (British Medical Research Council) Special Report Series No. 54 von 1920 (praktisch unverändert wiederaufgelegt 1942). Aus deren Ergebnissen resultierte die bis zum 2. Weltkrieg gültige Lehrmeinung, dass Transplantationen aufgrund der schlechten Ergebnisse nicht gerechtfertigt seien. Ein Hauptproblem bei der Behandlung von Verletzungen war damals die Wundsepsis. Die Ursache der Kausalgie war weiterhin nicht geklärt, mit Sekundärversorgungen erzielte man teilweise gute Ergebnisse.

Nach dem 2. Weltkrieg gewann man jedoch mit dem Überwinden der Sepsisproblematik durch Antibiotika völlig neue Einsichten. Es zeigten sich Unterschiede in der Regeneration von verschiedenen Nerven, Transplantationsverfahren setzte man kontinuierlich häufiger ein, und früher gängige Verfahren (z.B. Nervenkoadaption unter Spannung und schrittweise Aufdehnung zum Überwinden von Defektstrecken) wurden verlassen. Aus den Ergebnissen der zweiten **British Medical Research Council Special Report Series** von 1954 ging schließlich auch die heute noch gebräuchliche Form der Einteilung der Muskelkraftgrade hervor (BMRC grading). Im Prinzip war dies die erste Multicenter-Studie moderner Prägung.

Ein vom erfassten Umfang her monumentales Werk ist die 1956 veröffentlichte Monographie der **Veterans Administration** (VA): „Peripheral Nerve Regeneration – a Follow-Up study of 3656 WW II Injuries". Aufgrund der akribischen Nachbetreuung der Kriegsveteranen war es möglich, in großem Stil Langzeitverläufe zu vergleichen. Diese Erkenntnisse haben auch heute noch ihre Gültigkeit. Es wurden vermehrt Transplantationsverfahren eingesetzt (67 Transplantate im Verlauf kontrolliert). Nahtinsuffizienzen stellten sich als Problem heraus. Bei Kombinationen arterieller mit nervalen Verletzungen zeigten sich schlechtere Ergebnisse als bei alleiniger Nervenverletzung, und optimale Versorgungszeitraster wurden offenbar: Auch nach 8 bis 9 Monaten waren noch akzeptable (obgleich schlechtere) Ergebnisse erzielbar, während 1 Jahr nach der Verletzung signifikant schlechtere Ergebnisse auftraten.

Der entscheidende nächste Sprung in der Nervenchirurgie folgte der Einführung **mikrochirurgischer Verfahren** Ende der 1960er- bzw. Anfang der 1970er-Jahre: zum einen durch die Entwicklung und breite Anwendung des Operationsmikroskopes, zum anderen durch mikrochirurgische Nahtmaterialien und Nadeln. Seit den 1980er-Jahren sind es leider immer weniger Neurochirurgen als vielmehr plastische Chirurgen, Handchirurgen und orthopädische Chirurgen, die sich der Versorgung auch komplexer Probleme peripherer Nerven widmeten.

Für die Zukunft hofft man, aus der seit den 1980er-Jahren rasant zunehmenden molekularbiologischen Erkenntnisflut über **Nervenregenerationsvorgänge** auf praktikable Konzepte für die klinische Anwendung. Ziel ist es, molekulare und zelluläre neurobiologische Verfahren zum Nutzen für die Nervenregeneration und -wiederherstellung einsetzen zu können (z. B. Wachstumsfaktoren, Hemmfaktoren für überschießende Bindegewebereaktionen, Tissue-Engineering von optimalen Spendernerven mittels speziell beschichteter Transplantationsröhrchen [conduits]).

Anatomische Grundlagen

Die meisten peripheren Nerven sind **gemischte Nerven:** Sie enthalten motorische, sensible und vegetative Fasern. Die vegetativen Fasern sind für die Schweißsekretion, den Durchmesser der Blutgefäße und die Piloarrektion verantwortlich. Der Hauptanteil des peripheren Nervs besteht aus Bindegewebe und nicht aus Axonen; so sind etwa 85 % der Querschnittsfläche des N. ischiadicus auf Hüftniveau Bindegewebe. Die **bindegewebigen Hüllstrukturen** der Nerven, ob myelinisiert oder nicht, sind immer nach demselben Schema aufgebaut:

- Die äußere Hülle, das **Epineurium**, besteht aus Bindegewebe mit Kollagen- und elastischen Fasern. Ein gewisses Maß an Undulation gewährleistet die Mobilität in der Längsachse. Dem Epineurium haftet außen noch eine durchsichtige kapillarisierte Gleitschicht an, die manche Autoren als Mesoneurium bezeichnen. Das Epineurium setzt sich in das interne oder innere Epineurium fort, das die Faszikel umgibt. Histologisch betrachtet ist es weniger kompakt als das äußere Epineurium.
- Jeden Faszikel und auch Faszikelgruppen umgibt das **Perineurium**. Es besteht aus perineuralen Fibroblasten, zwischen denen zirkulär, schräg und longitudinal ausgerichtete Kollagenfasern angeordnet sind. Die perineuralen Fibroblasten besitzen bezüglich ihres Aufbaues eine gewisse Ähnlichkeit mit den Schwann-Zellen, sie bilden etwa auch eine Basalmembran. Die isolierte Verletzung des Perineuriums kann durch die dadurch ausgelöste Kaskade bis zum Axonverlust führen, außerdem regeneriert das Perineurium sehr schlecht. Die perineuralen Fibroblasten spielen bei traumatischen Nervenläsionen eine oft unterschätzte Rolle. Sie scheinen unter anderem auch die überschießende Bindegewebereaktion nach Trauma mit auszulösen und vor allem zu unterhalten, sind also für die Neuromentstehung mit verantwortlich. Durch ihre Tight Junctions erzeugen sie die Blut-Nerven-Schranke. Blutgefäße durchqueren das Perineurium.

- Der Gesamtnerv hat in longitudinaler Richtung verlaufende **Zentralgefäße**, die mit den von extern, über das **Mesoneurium**, an den Nerven heranreichenden Gefäßen Kollateralen eingehen. Wird ein Nerv zirkumferenziell mobilisiert, ist durch die Zentralgefäße noch eine ausreichende Blutversorgung sichergestellt.
- Das **Endoneurium** schließlich umschließt jedes myelinisierte Axon bzw. Gruppen von unmyelinisierten Axonen. Die Tight Junctions der hier vorhandenen Endothelzellen der Mikrogefäße stellen eine zweite Blut-Nerven-Schranke dar.

Aus topomorphologischer Sicht enthalten die zentral gelegenen Faszikel eines Nervs Fasern für die distaleren Funktionen. Die Nervenfaszikel innerhalb eines Nervs unterliegen einer **Plexusbildung**, d. h. sie laufen nicht wie Kupferkabel von proximal nach distal geradlinig durch, sondern gehen untereinander ständig neue Querverbindungen ein. Diese Plexusbildung nimmt von distal nach proximal zu. Erst sehr weit distal in der Peripherie nehmen die Querverbindungen ab, und der Verlauf wird geradliniger (z. B. N. medianus auf Handgelenkshöhe).

Aufgrund dieser interfaszikulären Plexus kann eine Nervennaht die ursprüngliche Anatomie nie wiederherstellen. Dies hat unmittelbare Auswirkungen auf die Nervenregeneration: Nach Transplantation erreichen neu aussprossende Axone ihre ursprüngliche Endplatte nicht. Die **Wachstumsgeschwindigkeit** aussprossender Axone ist inter- und intraindividuell unterschiedlich. Grob geschätzt liegt sie bei etwa 1 mm pro Tag. Die Geschwindigkeit ist proximal bis zu 2–3 mm pro Tag höher als distal. Zudem kommt es an mindestens vier Stellen zu einer zusätzlichen **Verzögerung:**

- Verzögerung zu Beginn an der Stelle des initialen Aussprossens
- Verzögerung beim Passieren der eigentlichen Verletzung
- distale Verzögerung aufgrund der dort langsameren Leitungsgeschwindigkeit
- terminale Verzögerung während die Axone an Myelin zunehmen und distalere Innervationsgebiete erreichen

Tab. 11-1.a) Muskelinnervation der oberen Extremität (nach Guarantors of Brain 2000). **Fettdruck:** Hauptversorgung

Obere Extremität		Versorgende Wurzeln
N. accessorius spinalis	M. trapezius	C3, C4
Plexus brachialis		
N. dorsalis scapulae	Mm. rhomboidei, levator scapulae	C3, C4, C5
N. thoracicus longus	M. serratus anterior	C5, C6, C7
N. pectoralis lateralis	M. pectoralis major klavikulärer Anteil	**C5**, C6, C7
N. pectoralis medialis	sternaler Anteil (u. M. pectoralis minor)	(C6), **C7**, C8, Th1
N. suprascapularis	M. supraspinatus	**C5**, C6
	M. infraspinatus	**C5**, C6
N. thoracodorsalis	M. latissimus dorsi (auch M. teres major)	C6, **C7**, C8
Nn. subscapulares	M. teres major	C5, C6, C7
N. axillaris	Mm. deltoideus, teres minor	**C5**, C6
N. musculocutaneus	M. biceps	C5, C6
	M. brachialis	C5, C6
N. radialis	M. triceps (langer, lateraler und medialer Kopf)	C6, **C7**, C8
	M. brachioradialis	C5, **C6**
	M. extensor carpi radialis longus	C5, **C6**
N. interosseus posterior	M. supinator	C6, C7
	M. extensor carpi ulnaris	**C7**, C8
	M. extensor digitorum	**C7**, C8
	M. abductor pollicis longus	**C7**, C8
	M. extensor pollicis longus	**C7**, C8
	M. extensor pollicis brevis	**C7**, C8
	M. extensor indicis	**C7**, C8
N. medianus	M. pronator teres	C6, C7
	M. flexor carpi radialis	C6, C7
	M. flexor digitorum superficialis	C7, **C8**, Th1
	M. abductor pollicis brevis	C8, Th1
	M. flexor pollicis brevis (oft teilweise oder ganz vom N. ulnaris versorgt)	C8, **Th1**
	M. opponens pollicis	C8, **Th1**
	Mm. lumbricales I und II	C8, **Th1**
N. interosseus anterior	M. pronator quadratus	C7, **C8**
	Mm. flexor digitorum profundus I und II	C7, **C8**
	M. flexor pollicis longus	C7, **C8**

Tab. 11-1.a) (Fortsetzung)

Obere Extremität		Versorgende Wurzeln
N. ulnaris	M. flexor carpi ulnaris	C7, **C8**, Th1
	Mm. flexor digitorum profundus III und IV	C7, C8
	Hypothenarmuskulatur (z. B. M. abductor digiti minmi)	C8, **Th1**
	M. adductor pollicis	C8, **Th1**
	M. flexor pollicis brevis	C8, **Th1**
	Mm. interosseii palmares	C8, **Th1**
	Mm. interossei dorsales	C8, **Th1**
	Mm. lumbricales III und IV	C8, **Th1**

Tab. 11-1.b) Muskelinnervation untere Extremität (nach Guarantors of Brain 2000). **Fettdruck:** Hauptversorgung

Untere Extremität		Versorgende Wurzeln
N. femoralis	M. iliopsoas	**L1, L2**, L3
	M. quadriceps (Mm. rectus femoris, vastus lateralis, intermedius und medialis)	L2, **L3, L4**
N. obturatorius	M. adductor longus	L2, L3, L4
	M. adductor magnus	L2, L3, L4
N. gluteus superior	Mm. gluteus medius et minimus	**L4, L5**, S1
	M. tensor fasciae latae	**L4, L5**, S1
N. gluteus inferior	M. gluteus maximus	**L5, S1**, S2
N. ischiadicus, N. tibialis	M. semitendinosus	L5, **S1**, S2
	M. biceps femoris	L5, **S1**, S2
	M. semimembranosus	L5, **S1**, S2
	Mm. gastrocnemius et soleus	S1, S2
	M. tibialis posterior	L4, L5
	M. flexor digitorum longus	L5, **S1, S2**
	M. abductor hallucis	S1, S2
	M. abductor digiti minimi	S1, S2
	Mm. interosseii	S1, S2
N. ischiadicus, N. peroneus communis	M. tibialis anterior	**L4**, L5
	M. extensor digitorum longus	L5, S1
	M. extensor hallucis longus	**L5**, S1
	M. extensor digitorum brevis	L5, S1
	M. peroneus longus	L5, S1
	M. peroneus brevis	L5, S1

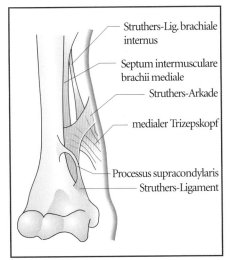

Abb. 11-1. Blick auf die rechte distale Oberarmgegend von ventral. Skizziert ist eine Synopse von Struthers-Arkade, Struthers-Ligamenten und Processus supracondylaris am Oberarm.

Das Wachstum der Axone erfolgt vom sog. **Wachstumskonus** aus. Die Axonspitzen hangeln sich an den „vorauseilenden" Büngner-Bändern (letztlich Fortsätze der Schwann-Zellen) entlang; Voraussetzung hierfür ist das Vorhandensein einer Basalmembranstruktur als Leitschiene.

Tabelle 11–1 listet systematisch die wichtigsten Muskelinnervationen auf, deren Kenntnis für die klinische Untersuchung entscheidend ist (Guarantors of Brain 2000).

Anatomische Besonderheiten (häufig gehört, selten gesehen):

- **Riche-Cannieu-Anastomose** (Hohlhand, mehrere Typen): Es handelt sich um eine Verbindung vom R. profundus des N. ulnaris zum R. communicans (cum nervo ulnari) des N. medianus. Sie ermöglicht die Innervation der gesamten Thenarmuskulatur oder einzelner Muskeln des Daumenballens durch den N. ulnaris und umgekehrt (Cannieu 1897; Riche 1897; Spinner 1978).
- **Martin-Gruber-Anastomose** (Unterarm, vier Typen): Verbindung zwischen N. medianus und N. ulnaris am proximalen Unterarm (vorhanden bei 15 % der Menschen); geht vom Hauptstamm des N. medianus oder vom N. interosseus anterior aus. Über diese Anastomose verlaufen die motorischen Fasern

für viele oder alle ulnarisversorgten Handmuskeln. Sie kann auch sensible Fasern führen (Leibovič u. Hastings 1992).
- Struthers-Arkade, Struthers-Ligament und Processus supracondylaris (Oberarm, Abb. 11–1): Diese haben Bedeutung für zusätzliche Engstellen des N. ulnaris und des N. medianus:
  - Der Processus supracondylaris ist ein kleiner hakenförmiger Knochenfortsatz des distalen Humerus, einige Zentimeter proximal des Ellenbogens, meist auf der medialen Seite.
  - Die Struthers-Arkade ist eine bindegewebige Anomalie am Arm, ca. 8 cm proximal des Epicondylus medialis humeri. Sie kommt vom Septum intermusculare brachii mediale, kreuzt den N. ulnaris und inseriert im Bereich der Faszie des medialen Trizepskopfes. Sie entspricht der Arkade Typ I der von Struthers beschriebenen Arkadetypen am Arm (Struthers 1854).
  - Das Struthers-Ligament geht von einem Processus supracondylaris aus und zieht zur anteromedialen Humerusseite am Epicondylus medialis humeri. Es bildet dadurch eine Arkade, die den N. medianus und die A. brachialis überspannt. Der Nerv kann dadurch komprimiert werden. Das Ligament entpricht der Arkade Typ VIII nach Struthers (s. oben) und betrifft den N. ulnaris.

Pathophysiologie der Nervenschädigung

Der **Schweregrad** der Nervenläsionen wird morphologisch eingeteilt nach dem Ausmaß der Kontinuitätsunterbrechung bzw. nach dem Ausmaß der Hüllstrukturen- und Axonverletzung (einfaches Schema nach Seddon, erweitertes Schema nach Sunderland) und dem Fibrosegrad (Schema nach Millesi). Eine Reinform kommt praktisch nie vor, vielmehr findet sich meist eine Kombination unterschiedlicher Schweregrade der Verletzung. Für die Praxis war das **Schema nach Seddon** sehr beliebt, das drei einfache Kategorien beschrieb:

- **Neurapraxie:** segmentaler Leitungsblock
- **Axonotmesis:** Axondestruktion bei erhaltenen Hüllstrukturen
- **Neurotmesis:** Kontinuitätsunterbrechung des Nervs

Dieses vereinfachte Schema kann jedoch die tatsächlichen Gegebenheiten nur unzureichend abbilden. Heute wird daher die genauere **Klassifizierung nach Sunderland** bevorzugt:

- **Grad I** nach Sunderland entspricht der Neurapraxie, nämlich einem segmentalen Leitungsblock (Nervenleitung proximal und distal erhalten) ohne Waller-Degeneration, dessen Erholung 5 bis 6 Wochen in Anspruch nimmt.
- Bei einer **Grad-II-Läsion** (Seddons Axonotmesis) ist die axonale Kontinuität zerstört, die faszikulären Strukturen enschließlich Endo- und Perineurium sind jedoch erhalten. Eine Waller-Degeneration setzt ein, die Nervenleitung ist distal erloschen, im Elektromyogramm (EMG) erscheint frühestens 2 bis 3 Wochen nach dem Trauma Denervierungsaktivität. Grad-II-Läsionen sind z. B. Folge einer Kontusion oder ausgeprägteren Quetschverletzung. Aufgrund der einsetzenden Waller-Degeneration lässt sich bereits 2 bis 3 Tage nach dem Tauma bei Stimulation keine Muskelkontraktion mehr auslösen. Da das bindegewebige Gerüst (Basalmembransystem) als Leitschiene erhalten ist, können die Axone entlang ihrer ursprünglichen Bahnen aussprossen. Sie werden dabei von Schwann-Zellen geleitet und wachsen entlang der Büngner-Bänder (des Wachstumskonus).

Eine Typ-II-Läsion kann mit hervorragendem Ergebnis regenerieren, mit Aussicht auf Restitutio ad integrum. Hat eine ausreichende Zahl von Axonen (mehrere tausend) die ursprüngliche Verletzungsstelle überwunden, kann man bei intraoperativer direkter Nervenstimulation proximal der Läsion und Ableitung unmittelbar distal davon ein evoziertes Nervenaktionspotenzial (NAP) über die Läsion hinweg ableiten (mit kleiner Amplitude und stark verminderter Leitgeschwindigkeit). Bei Stimulation distal der Läsion und Ableitung noch weiter distal ließe sich dann kein NAP ableiten, da die Axone

Tab. 11-2. Einteilung der Nervenschäden und die sich daraus ergebende therapeutische Konsequenz (mod. nach Kline et al. 2001; Millesi 2000). A: Fibrose des epifaszikulären Epineuriums; B: Fibrose des interfaszikulären Epineuriums; C: Fibrose auch des Endoneuriums. BG: Bindegewebe; NAP: Nervenaktionspotenzial

Nervenschaden: Grad nach Sunderland, Fibrose nach Millesi		Aussicht auf spontane Regeneration	Diagnose	Therapie
I	Leitfähigkeit verloren, Axonkontinuität erhalten	sehr gut	elektrische Leitfähigkeit peripher erhalten (fokaler Leitungsblock)	Verlaufskontrolle, keine chirurgische Maßnahme
II	Axonolyse, Endoneurium intakt	sehr gut	initial keine elektrische Leitfähigkeitüber und distal der Läsion; dann klinisch spontane Besserung	Verlaufskontrolle: spontane Regeneration vor Ablauf von 4 Monaten; > 4 Monate: Freilegung
IIA		gut nach Dekompression bzw. Neurolyse	intraoperativ:Inspektion, Palpation, regenerative NAP	Epineuriotomie
IIB		gut nach Dekompression bzw. Neurolyse	intraoperativ:Inspektion, Palpation, regenerative NAP	partielle Epineuriektomie
III	Axonolyse, Endoneurium zerstört, Perineurium intakt	vorhanden	Intraoperativ: NAP zeigen regenerative Antwort bei Stim. vor und Ableitung distal des Kontinuitätsneuromes	Freilegung nach 4 Monaten Verlaufskontrolle ohne Besserung; Dekompression, Neurolyse extern
IIIA		vorhanden nach Dekompression bzw. Neurolyse	NAP, Inspektion, Palpation	Epineuriotomie
IIIB		vorhanden nach Dekompression bzw. Neurolyse	NAP, Inspektion, Palpation	partielle Epineuriektomie, interne Neurolyse
IIIC	Axonolyse, Endoneurium zerstört und fibrotisch, Perineurium intakt	keine	intraoperativ, NAP (nach 4 Monaten) zeigen kein regeneratives Antwortpotenzial	Resektion des Kontinuitätsneuroms und Transplantation
IV	Kontinuität nur durch BG aufrechterhalten	keine	intraoperativ, NAP (nach 4 Monaten) zeigen kein regeneratives Antwortpotenzial	Neuromresektion und Transplantation
V	zwei Stümpfe, keine Kontinuität	keine	Intraoperativ	Anfrischen, Naht der Stümpfe oder Transplantation

noch nicht so weit ausgesprosst sind. Ein intraoperatives NAP ist lange vor einem evozierten Muskelaktionspotenzial ableitbar. Bei weiter gehender Regeneration führt eine intraoperative Nervenstimulation wiederum zu einer Muskelkontraktion, bevor eine willkürliche Mukelkontraktion möglich ist (unter Umständen etliche Wochen vorher).

● Die **Grad-III-Läsion** ist eine gemischt axonotmetisch-neurotmetische Läsion mit Verlust von Axonen und Endoneurium. Entscheidend ist hierbei, dass der Hauptanteil des Perineuriums und damit die Faszikelstruktur erhalten geblieben sind. Hinsichtlich des sponta-

nen Regenerationsvermögens und deshalb auch im Hinblick auf die zu wählende operative Methode spielt das Ausmaß der Fibrosierung eine wichtige Rolle. Millesi unterscheidet die Fibrose des epifaszikulären Epineuriums (Typ A), des epi- und interfaszikulären Epineuriums (Typ B) und des endoneuralen Bindegewebes (Typ C). Bei einer Grad-A-Fibrosierung empfiehlt er eine Längsinzision des Epineuriums mit dem Ziel einer Druckentlastung (Epineuriotomie). In einer Grad-B-Fibrosierung sieht Millesi die Indikation zur mikrochirurgischen Entfernung des Epineuriums. Ab Grad C werde eine Transplantation notwendig.

Wie bei allen Klassifizierungssystemen wird versucht, den hauptsächlich vorliegenden (Nerven-)Schaden so gut wie möglich zu charakterisieren, um daraus die sinnvollste Behandlungsmaßnahme ableiten zu können (Tab. 11–2). Ab einer Schädigung Grad III nach Sunderland (Perineurium intakt), jedoch mit überwiegender Fibrose auch des Endoneuriums (Millesi C), ergibt sich auch nach Dekompression bzw. Neurolyse keine Aussicht mehr auf Regeneration, d. h. es besteht eine Indikation zur Resektion und Transplantation. Intraoperativ lassen sich keine Nervenaktionspotenziale über der Läsion ableiten.

- Die **Grad-IV-Läsion** kennzeichnet der Verlust von Axonen, Endoneurium, und Perineurium. Die Faszikelstruktur ist zerstört. Epineurium bzw. Neuromgewebe halten die Kontinuität des Nervs aufrecht. Diese Läsion ähnelt deshalb bereits der Neurotmesis.
- Bei einer **Grad-V-Verletzung** ist der Nerv durchtrennt. Diese Schädigung entspricht der Neurotmesis nach Seddon.

Zusammenhang zwischen rechtzeitiger Indikationsstellung zur Operation und Behandlungserfolg

Bereits in der 3. Woche nach Denervierung ist die **Atrophie der Muskulatur** sichtbar und nimmt weiter zu. Hält die Denervierung an, wird der Muskel durch fibröses Gewebe und Fett ersetzt. Das MRT kann bereits vor dem EMG Zeichen der Denervierung durch hyperintense Muskelareale anzeigen, z. B. in der T1-Wichtung nach Kontrastmittelgabe, im T2-Bild und nach Fettsuppressionstechniken wie z. B. STIR (short tau inversion recovery); manchmal werden solche Hyperintensitäten auch als unspezifische Entzündung bzw. Infektion fehlinterpretiert.

18 Monate bis 3 Jahre nach der Denervierung ist der Muskel nicht mehr vorhanden und durch Binde- und Fettgewebe ersetzt, er kann sich nicht mehr erholen (im Gegensatz zur Atrophie, die reversibel ist). Es gilt zu bedenken, dass die Dauer der Denervierung nicht das Intervall zwischen Trauma und Nervenrekonstruktion, sondern zwischen Trauma und der Ankunft regenerierender Axone am Muskel ist.

Für **sensible Störungen** gelten die kritischen Intervalle nicht mit derselben Schärfe.

Operationstechniken

Dekompression

Die Dekompression ist die Entlastung eines Nervs von ihn komprimierenden Strukturen. Sie erfolgt üblicherweise makrochirurgisch. Beispiel: Durchtrennung des Retinaculum musculorum flexorum manus zur Entlastung des N. medianus beim Karpaltunnelsyndrom.

Neurolyse

Bei der **externen Neurolyse** wird der Nerv aus einer ihn einschließenden bindegewebigen Enge zirkumferenziell herausgelöst, das Epineurium bleibt intakt. Der Eingriff kann makro- oder mikrochirurgisch erfolgen.

Bei der **interfaszikulären Neurolyse** hingegen wird das Epineurium eröffnet oder reseziert, und bestimmte Faszikelgruppen werden aus einem Narbenbett befreit. Man präpariert dabei im interfaszikulären Epineurium. Bei dieser Präparation muss man die Verletzung des Perineuriums vermeiden, da diese zum Funktionsausfall der vom Perineurium umgebenen Faszikelgruppe führen würde. Die interfaszikuläre Neurolyse muss mikroneurochirurgisch erfolgen. Beispiele sind die Präparation eines Kontinuitätsneuroms, das vielleicht noch intakte Faszikelgruppen enthält, die Vorbereitung der Nervenstümpfe zur Transplantation und die Operation eines Nervenscheidentumors.

Nervennaht und -transplantation

Bei einer **End-zu-End-Naht** versucht man, die Nervenenden so zu orientieren, dass zugehörige Faszikel bzw. Faszikelgruppen möglichst genau aufeinander passen. Die im Epineurium längs verlaufenden Blutgefäße helfen bei der Orientierung, wenn es sich um eine frische, glatte Verletzung (ohne Kontusion) handelt. Die Naht wird epineural durchgeführt. Als Nahtmaterial dient monofiles Nylon der Stärke 10–0

(resorbierbar, z. B. Polyglactin®). Eine Nervennaht ist nach 3 Wochen reißfest.

Ist nach der Stumpfpräparation, d. h. nach dem Entfernen des proximalen (ist immer das größere) und distalen Stumpfneuroms, aufgrund der Länge des Defekts eine spannungsfreie End-zu-End-Naht nicht mehr möglich, wird der Defekt durch ein **autologes Nerveninterponat** überbrückt. Als Spendernerv dient meist der N. suralis vom lateralen Unterschenkel (bis zu 45 cm lang). Nach seiner Entfernung bleibt ein hypästhetisches Areal variabler Größe am lateralen Unterschenkel und Außenknöchel bestehen. Auch andere Hautnerven kommen in Frage. Passt das Kaliber des zu rekonstruierenden Nervs zu dem des Spendernervs, kann das Interponat ebenfalls epineural adaptiert werden (z. B. bei den mono- oder oligofaszikulären Nerven). Oft ist aber der Querschnitt des verletzten Nervs wesentlich dicker als der des Spendernervs. In diesem Fall werden so viele Spendernerven interponiert wie möglich, um den Querschnitt abzudecken. Dies ist allerdings nicht immer durchführbar.

Die Operation geschieht in folgenden Schritten:
- Entfernung der Stumpfneurome
- Anfrischen der Nervenenden bis zum Erkennen normaler Faszikelstrukturen (s. Abb. 11–2c)
- Abtragen einer Manschette des Epineuriums
- interfaszikuläre Neurolyse zur Präparation von Faszikelgruppen, die dem Kaliber des Interponats entsprechen
- Einnähen der Nerventransplantate

Das ist das Prinzip der **autologen interfaszikulären Nerventransplantation**. Jeden Faszikel einzeln auszupräparieren macht wenig Sinn, denn dadurch wird der Nerv unnötig weiter traumatisiert.

Es gibt keine Evidenz für den Vorteil einer epineuralen gegenüber einer interfaszikulären Nahttechnik. Man sollte individuell abwägen, welche Methode am besten geeignet ist, die Faszikelgruppen des zu reparierenden Nervs mit den Faszikelgruppen des Spendernervs in Verbindung zu bringen. Ziel ist die Herstellung der bestmöglichen Leitschiene für die regenerierenden Axone.

Ist nur ein **Teil des Nervenquerschnittes** zu transplantieren („split repair"), so geschieht dies ebenfalls mittels interfaszikulärer Technik (Abb. 11–2a, b).

Oberstes Prinzip aller Verfahren ist eine spannungsfreie Koadaptation mit so wenig Nähten wie möglich, aber so vielen Nähten wie nötig, um eine möglichst korrekte Orientierung der zu adaptierenden Nervenenden zu gewährleisten.

Cave: Eine Saugdrainage in der Nähe einer Nervennaht oder -transplantation gefährdet den Nahtbereich.

Nachbehandlung nach Nervenoperationen

Nach Dekompressionen und Neurolysen wird früh funktionell behandelt, intermittierendes Hochlagern vermeidet eine die Wundheilung gefährdende Schwellung der Extremität. Nach Nervennaht und -transplantation empfehlen wir, stärkere und abrupte Bewegungen der benachbarten Gelenke während der ersten 3 Wochen zu vermeiden, um die Nähte nicht zu gefährden.

Tierexperimentelle Untersuchungen haben gezeigt, dass in den meisten Fällen schon nach 6 Tagen eine ausreichende mechanische Belastungsfähigkeit vorliegt. Daher wird von einzelnen Autoren mittlerweile auch schon eine frühere Mobilisation (nach 8 Tagen) empfohlen (Millesi 2000).

Kompressionsneuropathien – Engpasssyndrome

Definition

Bei Kompressionssyndromen handelt es sich um eine Druckschädigung eines peripheren Nervs in einem anatomischen Engpass.

Anatomie und Pathophysiologie

Ursache ist eine chronische Kompression (im Gegensatz zur akuten), die unterschiedliche Läsionsmechanismen (episodische Ischämie, permanente Ischämie, direkte Druckwirkung) in sich vereint und letztlich zur fokalen bzw. segmentalen Demyelinisierung bis hin zum Untergang einer vom einwirkenden Schädigungsausmaß abhängigen Anzahl von Axonen führt.

Das elektrophysiologische Korrelat der **Demyelinisierung** ist die verlangsamte Nervenleitgeschwindigkeit (NLG). Da die Endoneuralrohre mit ihrer axolemmalen Basalmambran erhalten bleiben, ist eine Remyelinisierung möglich, und auch zugrunde gegangene Axone können entlang der alten Leitbahnen aussprossen. Das ursprüngliche Innervationsmuster bleibt erhalten (isomorphe Neurotisation). Deshalb ist eine vollständige funktionelle Restitution möglich.

Das elektrophysiologische Korrelat des **Axonunterganges** ist die Amplitudenminderung der Reizantwort nach Stimulation. Die ersten morphologisch erkennbaren Veränderungen betreffen sowohl die kleinen Gefäße des Endo- und Perineuriums (histologisches Korrelat wahrscheinlich Renaut-Körper) als auch die Myelinlamellen, die durch Druck- und Friktionskräfte unmittelbar aufgeworfen und aufgetrieben werden. (In Nervenabschnitten, die ständiger mechanischer Belastung ausgesetzt sind – z. B. N. medianus im Karpaltunnel – bilden Nervenfaszikel zahlreiche sog. Renaut-Körper aus. Diese zellarmen Strukturen liegen unter dem Perineurium und bestehen weitgehend aus mukoider Extrazellulärmatrix, in die Kollagenfasern und Vorstufen elastischer Fasern eingelagert sind.) Beides führt zu einer Fibrosierung des Endo- und Perineuriums, die Myelinscheiden dünnen aus und ver-

Abb. 11-2. Nerventransplantationen:
a) Teilverletzung (unterer Pfeil) des N. peroneus communis durch Schnitt und Kontusion; der gesunde, leitende Anteil des Nervs ist durch den oberen Pfeil markiert.
b) Nach Stimulation und interfaszikulärer Teilneurolyse wurde das Neurom exzidiert und eine Teiltransplantation mit vier N.-suralis-Interponaten (Pfeile) durchgeführt (split repair).
c) Beispiel für den kontinuierlichen Übergang von Neurom (rechts) zu normaler Faszikelstruktur (links) auf konsekutiven Querschnitten beim „Anfrischen" vor einer Transplantation.

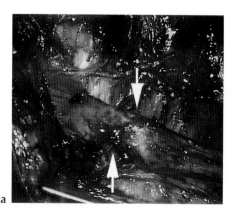

a

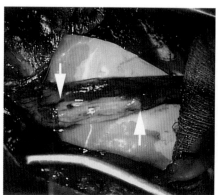

b

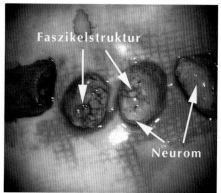

c

schwinden schließlich. Elektrophysiologisch äußert sich dies in einer segmentalen Leitungsverzögerung bis hin zum Leitungsblock.

Zwischen den einzelnen Kompartimenten eines anatomischen Engpasses (Engstelle, Venolen, Nerv, Kapillaren, Arterien) bestehen Druckgradienten. Eine Druckerhöhung im Tunnel (durch seine Einengung) hat eine venöse Stase zur Folge. Sie äußert sich klinisch in Schmerzen und Parästhesien. Bei weiterer Druckerhöhung werden auch die Nervenfasern komprimiert, erkennbar an motorischen und/oder sensiblen Defiziten. Am Ort der Kompression lässt sich häufig (aber nicht immer) ein Hoffmann-Tinel-Zeichen auslösen: Beklopfen des Nervs führt zu Parästhesien- oder Schmerzen, die in das sensible Versorgungsgebiet des Nervs ausstrahlen. Für die meisten Kompressionsneuropathien sind Provokationsmanöver beschrieben, z. B. Phalen-Test zur Provokation von Schmerzen und Parästhesien bei Verdacht auf Karpaltunnelsyndrom. Dazu wird der Ellenbogen, bei senkrechtem Unterarm, auf eine Tischplatte gelagert. Die Hände sollen bei flektiertem Handgelenk für 1 min herunterhängen. Der Test ist positiv, wenn dabei Symptome auftreten.

Anmerkungen zur klinischen Untersuchung: Einteilung der Kraftgrade

Zur Einteilung der Kraftgrade siehe auch Tabelle 11–3.

Die elektrophysiologische Untersuchung (EMG, Messung der motorischen und sensiblen Nervenleitgeschwindigkeiten) ist unverzichtbar. Sie dient der Objektivierung der klinischen Diagnose und dem Ausschluss oder Nachweis differenzialdiagnostischer Alternativen.

Engpasssyndrome des N. medianus

Karpaltunnelsyndrom

Synonyme: KTS, Brachialgia paraesthetica nocturna; ICD 10 G 56.0

Definition: Beim Karpaltunnelsyndrom wird der N. medianus im Karpalkanal durch das quer verlaufende (oftmals verdickte) Hohlhandband (Retinaculum flexorum) von oben oder z. B. durch eine Tendosynovitis des Sehnengleitgewebes von unten eingeengt. Die Ursachen sind vielfältig. Frauen mittleren Alters sind besonders häufig betroffen (Verhältnis Frauen:Männer = 4:1).

Symptomatik: Häufig nächtliche Parästhesien und Schmerzen im Bereich der Hand, von denen die Patienten aufwachen. Anfangs bringt Ausschütteln der Hände oder Spülen mit kaltem Wasser etwas Linderung. Bei fortschreitendem Verlauf treten sensible und motorische Defizite im vom N. medianus versorgten Gebiet hinzu. Sie müssen jedoch nicht streng auf das „lehrbuchmäßige" Versorgungsgebiet des Nervs beschränkt sein. Die Missempfindungen können sogar bis in Oberarm, Schulter und Nacken ausstrahlen. Hormonelle Dysregulationen (z. B. Akromegalie), Schwangerschaft, Diabetes mellitus, Nephropathie und/oder chronische Dialy-

se disponieren zum KTS. Rezidive nach anfänglich erfolgreicher Operation treten bei dialysepflichtigen Patienten häufiger auf.

Diagnostisch sind Anamnese (Dauer, Voroperationen, prädisponierende Erkrankungen), klinische Untersuchung (auf Phalen-Zeichen, Hoffmann-Tinel-Zeichen, Hypästhesie entlang der radialen drei Finger, Kraftprüfung M. abductor pollicis brevis, M. opponens pollicis, vigorimetrisch gemessene Kraft des Faustschlusses im Seitenvergleich, Zwei-Punkte-Diskrimination, taktile Gnose) und Elektrophysiologie (insbesondere EMG von M. abductor pollicis brevis, M. opponens pollicis, aber auch sensible Neurographie) entscheidend. Teilweise bestehen auch klinische Symptome ohne elektrophysiologische Auffälligkeiten.

Differenzialdiagnostisch sind zervikale Radikulopathien wichtig, vor allem in Höhe C6/7, ferner ein Pronator-teres-Syndrom, amyotrophische Lateralsklerose, Syringomyelie, Muskeldystrophien, spinale Muskelatrophien oder ein Raynaud-Syndrom.

Therapie. Bei geringen Beschwerden ist zunächst ein konservativer Behandlungsversuch angezeigt, nämlich das nächtliche Tragen einer Handgelenkschiene und antiphlogistische Medikamente. Sind die Beschwerden beeinträchtigend oder bestehen neurologische Ausfälle, dann ist zur **Operation** zu raten. Hierbei wird das Retinaculum flexorum gespalten. Dies ist offen oder endoskopisch möglich. Die Spaltung des Bandes erfolgt auf der ulnaren Seite des Nervs, um den sensiblen R. palmaris und den motorischen Ast zur Thenarmuskulatur zu schonen. Die offene und die endoskopische Operation erfolgen üblicherweise in Leitungsanästhesie und ambulant.

Für das **offene Vorgehen** wird eine Schnittführung direkt ulnar oder entlang der Linea vitalis (abhängig von deren Lage zum Thenar) empfohlen. Der Schnitt beginnt etwas distal der distalen Handgelenksbeugefalte (rasceta) und sollte nicht über die Höhe des Ansatzes der Zwischenfingerfalte am Daumen hinausreichen, um den oberfächlichen arteriellen Hohlhandbogen nicht zu gefährden (Abb. 11–3).

Endoskopische Karpaltunneloperation: Die Operation ist monoportal: über

Tab. 11-3. Kraftgradeinteilung des BMRC (British Medical Research Council 1943). M: Motorik

Kraftgrad 0 (M 0)	keine Kontraktion
Kraftgrad 1 (M 1)	minimale Kontraktion spürbar, jedoch ohne resultierende Bewegung
Kraftgrad 2 (M 2)	aktive Bewegung unter Ausschaltung der Schwerkraft
Kraftgrad 3 (M 3)	aktive Bewegung gegen die Schwerkraft
Kraftgrad 4 (M 4)	aktive Bewegung gegen Widerstand
Kraftgrad 5 (M 5)	normale, uneingeschränkte Kraft

einen Hautschnitt proximal der Rasceta-Falte (Technik nach Agee) oder biportal über zwei Hautschnitte (z. B. Technik nach Chow) durchführbar.

Bisher gibt es keine Evidenz eines Vorteils der endoskopischen gegenüber der offenen Operation. Dies betrifft lokale Schmerzen nach der Operation ebenso wie die Dauer der Arbeitsunfähigkeit und die Quote der beschwerdefreien Patienten. In einer Literaturübersicht (Schenck 1995) ist der Anteil an postoperativen Komplikationen (z. B. iatrogene Nervenschäden) nach endoskopischen Eingriffen höher als nach offener KTS-Operation. Die endoskopische Operation ist schließlich deutlich teurer als das offene Verfahren. Aufgrund der höheren Risiken ist der endoskopische Eingriff nur für den in der offenen Karpaltunnelchirurgie erfahrenen Operateur zu empfehlen.

Nachbehandlung. Postoperativ wird keine Schiene angelegt. Die Patienten werden angehalten, bei hoch gelagerter Hand die Finger unmittelbar nach dem Eingriff zu bewegen, um die Beugesehnen gleitfähig zu halten und die Schwellneigung zu minimieren. Die Fäden werden nicht vor dem 10. postoperativen Tag entfernt. Eine postoperative klinische und elektrophysiologische Kontrolle sollte nach 3 bis 6 Monaten erfolgen. Eine krankengymnastische Behandlung ist überflüssig.

Pronator-teres-Syndrom

ICD 10 G56.8 (sonstige obere Extremität).

Definition: Unter einem Pronator-teres-Syndrom versteht man eine Kompression des N. medianus durch den Lacertus fibrosus des M. biceps brachii oder durch die Muskelbäuche des M. pronator teres.

Ursachen sind forcierte Pro- und Supinationsbewegungen des Unterarmes, z. B. beim Ein- und Ausdrehen von Schrauben.

Klinik: Druckschmerz am M. pronator teres und Parästhesien der von N. medianus versorgten Finger, seltener kommt es zu Paresen der medianusversorgten Unterarm- und Handmuskeln.

Operative Therapie: Spaltung der einengenden Strukturen, Dekompression des N. medianus.

N.-interosseus-anterior-Syndrom

Synonym: Kiloh-Nevin-Syndrom, ICD G56.1

Definition: Beim N.-interosseus-anterior-Syndrom kommt es zu einer Einengung des N. interosseus anterior am Eintritt unter den Sehnenspiegel bzw.

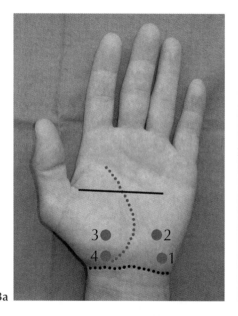

3a

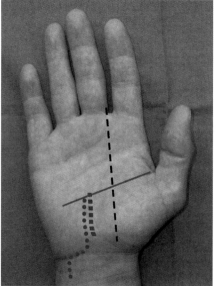

3b

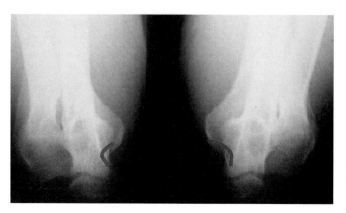

Abb. 11-3. Orientierungspunkte für die Chirurgie von N. medianus und N. ulnaris in der Hohlhand.

a) Retinaculum flexorum: ausgespannt zwischen Os pisiforme (**1**) und Hamulus ossis hamati (**2**) ulnarseitig sowie Os trapezium (**3**) und Os scaphoideum (**4**) radialseitg. Arterieller Hohlhandbogen: distal der Waagerechten der Daumen-Zwischenfinger-Falte nach lateral bis zum vierten Finger (schwarz durchgezogen). Rasceta-Falte (schwarz gepunktet) = distale Handgelenkbeugefalte. Lebenslinie (rot gepunktet): verläuft bogenförmig um den Daumenballen; bei der Schnittführung ulnar von dieser bleiben. Loge de Guyon: zwischen Os pisiforme und Hamulus ossis hamati.
b) Kaplan-Linie (rot): von der Daumen-Zwischenfinger-Falte zum Hamulus ossis hamati: Am Kreuzungspunkt mit einer Senkrechten vom Interdigitalraum des zweiten und dritten Fingers (schwarz dünn gestrichelt) erwartet man den Eintritt des motorischen Thenarastes in die Muskulatur. Schnittführungen für offene Operation bei Karpaltunnelsyndrom (schwarz breit gestrichelt) und für Freilegung des distalen N. ulnaris (schwarz gepunktet).

◄

Abb. 11-4. Tangentiales Röntgenbild des Sulcus ulnaris im Seitenvergleich zum Erkennen von knöchernen Ablagerungen, Beurteilung des Winkels (rote Kontur) und der Tiefe des Sulkus. Hier relativ flacher Winkel vor allem auf der re Bildseite links, wo auch eine Subluxationstendenz des N. ulnaris vorliegt.

Muskelbauch des M. flexor digitorum superficialis. Dieser Medianusast ist rein motorisch und versorgt den M. flexor pollicis longus (FPL), M. pronator quadratus und M. flexor digitorum profundus (FDP) am Zeigefinger.

Klinik: Außer einem inkonstant auftretenden lokalen Schmerz ist ein positives „pinch sign" (Kaplan et al. 1969) pathognomonisch: Mit dem Zeigefinger und Daumen kann kein O mehr gebildet werden; beim Versuch, dies zu tun, wird im distalen Interphalangealgelenk des Zeigefingers gestreckt (Ausfall des FDP) und im proximalen Interphalangealgelenk stark gebeugt: Entsprechend wird am Daumen im Metakarpophalangealgelenk gestreckt und im Interphalangealgelenk überstreckt (Parese des FPL). Dies wird häufig mit einem Abriss der Beugersehne verwechselt.

Operative Therapie: Spaltung des proximalen Sehnenspiegels bzw. des Muskelbauches des M. flexor digitorum superficialis.

Engpasssyndrome des N. ulnaris

Sulcus-ulnaris-Syndrom

Synonyme: SUS, Kubitaltunnelsyndrom; ICD 10 G56.2

Definition: Nach dem Karpaltunnelsyndrom ist dies die zweithäufigste Kompressionsneuropathie. Der Nerv wird im Sulcus ulnaris, d. h. auf Höhe des Epicondylus medialis humeri, bindegewebig eingeengt. Distal des Sulcus verschwindet der Nerv zwischen den Muskelbäuchen des M. flexor carpi ulnaris im sog. Kubitaltunnel. Auch hier ist eine Einengung z. B. durch den überdachenden Faszienspiegel möglich (Kubitaltunnelsyndrom). Manchmal ist der Nerv in der Ulnarisrinne sehr mobil und kann beim Beugen im Ellenbogengelenk über den medialen Epikondylus nach vorn rutschen (luxierender N. ulnaris). Ein SUS kann auch im Zusammenhang mit einem Jahre vorher abgelaufenen Trauma im Bereich des Ellenbogens entstehen. In einem solchen Fall ist davon auszugehen, dass der Nerv trotz regenerierter Läsion besonders empfindlich auf externe Kompression reagiert. Man spricht dann von einer posttraumatischen **Ulnarisspätlähmung**, die anscheinend häufiger mit einer Valgusfehlstellung vergesellschaftet ist.

Klinischer Befund: Missempfindungen, Kribbelparästhesien und Hypästhesien im distalen Versorgungsgebiet des Nervs (ulnare Handkante, ulnarer Handrücken, Hypothenar, Kleinfinger, ulnarer Ringfinger). In selteneren und protrahierten Fällen werden Schmerzen aber auch proximal der Engstelle und manchmal auch bis zur Schulter ausstrahlend empfunden. Oft lässt sich bei Beklopfen des Nervs am Engpass ein positives Hoffmann-Tinel-Zeichen auslösen. Im weiteren Verlauf treten Atrophien und Paresen der vom N. ulnaris versorgten Handbinnenmuskulatur hinzu. Besonders empfindlich und bei motorischen Ausfällen in der Regel zuerst betroffen sind der M. interosseus dorsalis I und die Mm. lumbricales III und IV, später auch der M. adductor pollicis (positives Froment-Zeichen). Bei genauer klinischer Untersuchung können Paresen dieser Muskeln auch deutlich vor augenscheinlichen Atrophien (eingesunkene Interdigitalräume) identifiziert werden.

Präoperative Diagnostik: tangentiale Röntgenaufnahmen des Sulcus ulnaris im Seitenvergleich zum Ausschluss arthrotischer und posttraumatischer Veränderungen oder eines besonders flachen Sulcus ulnaris (Abb. 11–4). Bei Hinweisen auf ein vorheriges Trauma sind auch Röntgenaufnahmen des Ellenbogengelenks in zwei Ebenen indiziert. Die fraktionierte Bestimmung der motorischen Nervenleitgeschwindigkeit zeigt meist im Seitenvergleich eine segmentale Verlangsamung (eine um 10 m/s herabgesetzte NLG im Sulkusbereich im Vergleich zum gleichseitigen Unterarm kann durchaus noch als physiologisch gewertet werden; die Elektrophysiologie ist immer im Zusammenhang mit der Klinik zu sehen). Zusätzlich kann ein antidromes sensibles Nervenaktionspotenzial bestimmt werden.

Differenzialdiagnose: zervikale Radikulopathie C8/Th1, Prozesse in der oberen Thoraxapertur (Tumor, Thoracic-Outlet-Syndrom), Kompression des N. ulnaris distal im Bereich der Loge de Guyon, Muskeldystrophie, amyotrophische Lateralsklerose, Syringomyelie. Prozesse im Bereich der Loge sparen den sensiblen R. dorsalis des N. ulnaris aus (keine Hypästhesie am ulnaren Handrücken), denn dieser zweigt 6–8 cm vor dem Handgelenk ab. Differenzialdiagnostische Alternativen werden vor allem durch die elektrophysiologische Untersuchung und durch bildgebende Verfahren abgeklärt.

Therapie. Zunächst wird dem Patienten angeraten, zusätzliche externe Druckschäden zu vermeiden, z. B. durch häufiges und andauerndes Aufstützen. Bei anhaltenden und erheblichen Beschwerden und bei neurologischen Ausfällen besteht eine Operationsindikation. Die Patienten sollten über die schlechtere Prognose bei bereits bestehenden Paresen aufgeklärt werden. Ist aufgrund des progredienten Verlaufes und/oder der Schmerzausprägung eine Operation indiziert, empfehlen wir bei einem Ersteingriff die einfache Dekompression.

Einfache Dekompression: Der Hautschnitt wird bogenförmig über den Sulkus geführt. Der Nerv wird proximal des Epicondylus medialis humeri dargestellt. Das Septum intermusculare brachii mediale wird ausgetastet, ggf. inzidiert und teilreseziert. Dann werden von proximal nach distal die über dem Nerv gelegenen, einengenden Gewebeschichten gespalten. Eine zirkumferenzielle Neurolyse wird nicht durchgeführt, damit der Nerv nicht luxiert. Der Nerv wird nun bis zwischen die beiden Köpfe des M. flexor carpi ulnaris verfolgt und ggf. die dortige Aponeurose inzidiert. Auf den Abgang des Nervenastes zum M. flexor carpi ulnaris ist zu achten (distal des Epicondylus medialis humeri und proximal der Faszie des M. flexor carpi ulnaris). Abschließend wird der Nerv nach distal und proximal über die Grenzen des Hautschnittes hinaus verfolgt, z. B. mit dem Dissektor, um eine zusätzliche Kompression im weiteren Verlauf auszuschließen. Um eine Subluxationsstellung des Nervs ausschließen zu können, wird vor dem Wundverschluss eine Flexion im Ellenbogengelenk durchgeführt.

Volarverlagerung: Bei über den Epicondylus medialis humeri luxierendem Nerv und bei erheblichen posttraumatischen und arthrotischen Veränderungen in der Ellenbogenregion ist eine Volarverlagerung angezeigt. Diese kann subkutan, intra- oder submuskulär erfolgen. Probleme mit der intramuskulären Verlagerung (Herstellen einer „Rinne" auf den Flexoren nach Inzision ihrer Faszie) ergeben sich vor allem beim Rezidiv. Dann kann man den Nerv nur sehr mühsam wieder aus seinem Bett mobilisieren. Zudem scheint das Risiko der erneuten Einengung und des Abknickens nach intramuskulärer Verlagerung größer als bei der submuskulären Verlagerung. Vorteilhaft ist lediglich der weitaus geringere Zeitaufwand.

Bei einem Rezidiveingriff ist die **submuskuläre Volarverlagerung nach Learmonth** vorzuziehen: Dabei werden die am Epicondylus medialis humeri ansetzenden Flexoren und der M. pronator teres passager abgetrennt, der Nerv unter sie gebettet, und zwar neben den N. medianus. War der N. medianus nicht zu erkennen, hat man auch nicht den radialen Rand des M. pronator erreicht. Probleme entstehen dann, wenn dies nicht komplett durchgeführt wurde und der Nerv deswegen erneut auf Muskel und Sehnengewebe reitet und somit zwangsläufig einen abgewinkelten Verlauf einnehmen muss. Am Ende des Eingriffs werden die Flexoren wieder am Epicondylus medialis humeri fixiert.

Sowohl bei der einfachen Dekompression und insbesondere bei der Verlagerung ist darauf zu achten, proximal und distal des Epicondylus medialis gelegene Septen (z. B. das Septum intermusculare brachii mediale) und Faszien zu inzidieren bzw. partiell zu resezieren, ebenfalls, um ein Reiten des Nervs auf diesen Membranen zu vermeiden. Dies ist nicht mit sog. „minimalinvasiven" Schnittführungen möglich; das neue Nervenbett muss im gesamten Verlauf ausgetastet werden!

Nachbehandlung. Nach einfacher Dekompression erfolgt keine Ruhigstellung. Nach einer submuskulären Verlagerung wird das Beugen und Strecken im Ellenbogengelenk für die ersten Tage vermieden und bis zur 2. bis 3. postoperativen Woche auf wenige Winkelgrade beschränkt: Beugung und Streckung werden allenfalls behutsam bei vermindertem Bewegungsausmaß durchgeführt, um die Muskelreadaption am Epicondylus medialis humeri nicht zu gefährden. Eine Schiene ist nicht notwendig, in den ersten Tagen kann bei Bedarf (Schmerzen!) ein Tragetuch eingesetzt werden. Eine analgetische bzw. antiphlogistische Abdeckung ist notwendig.

Kompression des N. ulnaris in der Loge de Guyon

Synonym: Loge-de-Guyon-Syndrom; ICD 10 G56.2

Definition: Einengung des N. ulnaris am Handgelenk in Nähe seiner Aufteilungsstelle in R. profundus, R. superficialis und den Ast zum M. abductor digiti minimi. Die Äste können auch einzeln betroffen sein.

Topographische Anatomie: Die Loge de Guyon ist der Tunnel am Handgelenk für den N. ulnaris und seine Äste. Sie verläuft zwischen dem Os pisiforme ulnar proximal und dem Hamulus ossis hamati radial distal. Auf der ulnaren Seite wird die Loge durch das Os pisiforme und das Lig. pisohamatum begrenzt. Die radiale Grenze ist der Hamulus ossis hamati. Bedeckt wird der Nerv von Ausläufern der Sehne des M. flexor carpi ulnaris und Faserzügen der Unterarm-und Palmarfaszie, im weiteren Verlauf auch durch den M. palmaris brevis sowie Fett und fibröses Gewebe der Hypothenareminenz. Den Boden bildet das Retinaculum flexorum. Manchmal ist dieses Engpasssyndrom nicht durch bindegewebige Strukturen verursacht, sondern durch eine Ganglionzyste (im MRT erkennbar) oder eine Gefäßmalformation der dem Nerv direkt anliegenden A. ulnaris. Berufsbedingte mechanische Faktoren und Überlastungsphänomene („Radfahrerlähmung") kommen auch vor.

Symptomatik: Schmerzen und Sensibilitätsstörungen über dem Hypothenar am ulnaren Ringfinger und am Kleinfinger. Charakteristisch ist die Aussparung des rein sensiblen R. cutaneus dorsalis n. ulnaris, der den ulnaren Handrücken und die Grund- und Mittelphalangen des Kleinfingers und ulnaren Ringfingers versorgt. Er zweigt bereits 6–8 cm proximal des Handgelenkes ab. Die sensomotorischen Ausfälle sind variabel, sie entsprechen den betroffenen Ästen des Nervs. Motorisch sind meist als Erste die Mm. interossei und lumbricales III und IV betroffen sowie der M. abductor minimi, falls dieser Ast ebenfalls komprimiert wird. Klinisch zeigt sich zunächst eine Störung der Fingerfeinmotorik und später eine Krallenstellung dieser Finger durch den zunehmenden Zug der Flexoren bei fehlendem Gegenzug der ulnarisversorgten intrinsischen Handmuskulatur.

Ätiologie der Krallenhand: Die ulnarisversorgte intrinsische Muskulatur kann die Metakarpophalangealgelenke nicht mehr in ihrer Stellung fixieren, sodass die radialisinnervierten langen Extensoren überwiegen und die Metakarpophalangealgelenke überstrecken. Die paretische ulnarisinnervierte intrinsische Muskulatur, wie die Mm. lumbricales III und IV, können nicht mehr im Interphalangealgelenk strecken. Deshalb werden diese Gelenke durch die Flexoren in Beugestellung fixiert.

Therapie. Bei berufs- oder sportbedingten Ursachen sind zunächst eine Entlastung und antiphlogistische Behandlung indiziert, sofern noch keine schwerwiegenden Ausfälle vorliegen. Bei therapieresistenten Schmerzen und Gefühlsstörungen, bei Paresen und Atrophien besteht eine Operationsindikation.

Operation: Der Hautschnitt erfolgt ulnar der Thenarfurche, in der Handgelenkbeugefalte nach ulnar ziehend, dann wieder vertikal am distalen Unterarm über oder ulnar der Sehne des M. flexor carpi ulnaris (FCU). Der Nerv und die A. ulnaris werden am distalen Unterarm unter der Sehne des FCU aufgesucht und nach distal bis zur Aufteilung und weiter in die Loge hinein verfolgt, unter Spaltung der einengenden Strukturen. Die Loge wird durch Ablösung des M. palmaris brevis und des Lig. pisohamatum eröffnet. Alternativ kann der Hypothenarschnitt auch über der Loge verlaufen, dies ist jedoch technisch anspruchsvoller.

N. radialis

Interosseus-posterior-Syndrom

Synonym: Supinatorlogensyndrom; ICD 10 G56.3

Definition: Beim Interosseus-posterior-Syndrom handelt es sich um eine Einengung des R. profundus des N. radialis am Eintritt in die Supinatorloge zwischen die Muskelbäuche des M. supinator, z. B. durch eine Frohse-Arkade. Ein quer über den Nerv verlaufendes Gefäßnetz (leash of Henry) kann den Nerv ebenfalls komprimieren.

Klinische Befunde: *Paretische* Form mit Parese der Strecker am Unterarm unter Aussparung des M. extensor carpi radialis longus und brevis, mit charakteristischer Radialabweichung der Hand bei Extensionsversuch im Handgelenk. Parese der Fingerstrecker. *Algetische* Form ohne Parese, mit Schmerzen im Bereich des Epicondylus lateralis humeri, die unter Umständen radialwärts in den Unterarm ausstrahlen. Mit dem Mittelfingerstrecktest nach Roles und Maudsley (1972) soll zwischen Epicondylitis radialis humeri („Tennisellenbogen") und algetischer Form des Interosseus-posterior-Syndroms unterschieden werden können: Der Mittelfinger wird bei ausgestrecktem Arm gegen Widerstand gestreckt. Beim Tennisellenbogen sind die dadurch provozierten Schmerzen auf den Ellenbogen beschränkt. Wird hingegen der tiefe Radialisast komprimiert, kommt es zur Schmerzausstrahlung im Verlauf des N. radialis. Ein weiteres Provokationsmanöver ist die schmerzhafte Supination des Unterarmes gegen Widerstand bei gebeugtem Ellenbogengelenk und aus voller Pronation heraus. Eine elektrophysiologische Untersuchung gehört ebenfalls zur diagnostischen Abklärung.

Therapie: Die operative Dekompression erfolgt über einen am ulnaren Rand des M. brachioradialis geführten Hautschnitt, der S-förmig über die Ellenbeuge zum radialen Bizepsrand geschwungen wird.

Cheiralgia paraesthetica

Synonym: Wartenberg-Syndrom (1932); ICD 10 G56.8 (sonstige Kompressionsneuropathien obere Extremität)

Definition: Bei der Cheiralgia paraesthetica handelt es sich um eine Kompressionsneuropathie des R. superficialis n. radialis am Durchtritt durch die Fascia antebrachii, nach Unterkreuzung der Sehne des M. brachioradialis.

Ursachen der ausgelösten Parästhesien, Hypästhesien und brennenden Missempfindungen am ulnaren Daumenrand, im Bereich der Tabatière und am dorsoradialen Handgelenk können häufige Pro- und Supinationsbewegungen, eine Tendovaginitis stenosans de Quervain oder des gemeinsamen Sehnenfaches des M. abductor pollicis longus und extensor pollicis brevis sowie Druckschäden durch ein Uhrenarmband sein.

Therapie: Die Operationsindikation (Dekompression) ist eher zurückhaltend zu stellen, da nach Identifikation und Vermeidung der auslösenden Faktoren eine Besserung durch konservative Maßnahmen (Behandlung der Tendovaginitis, Ruhigstellung und Gabe von Antiphlogistika, Verzicht auf eventuelle komprimierende Armbänder) meist möglich ist. Deutlich häufiger wird diese klinische Symptomatik durch eine traumatische Läsion des Nervs nach vorhergehenden chirurgischen Eingriffe ausgelöst (z. B. nach perkutaner Drahtspickung).

Neurogenes Thoracic-Outlet-Syndrom (TOS)

ICD10 G54.0, bei Halsrippe Q76.5.

Definition. Es handelt sich um eine Kompressionsneuropathie der unteren Plexuselemente in der oberen Thoraxapertur, die zumeist die Wurzeln C8 und Th1 bzw. den Truncus inferior, seltener auch C7 und den Truncus medius betrifft. Deshalb wäre „Kompressionsneuropathie des unteren Plexus brachialis" eine zutreffendere Bezeichnung.

Ursachen

Abgesehen von den eher seltenen knöchernen Normvarianten einer Hals- und Stummelrippe (verlängerter Querfortsatz des siebten Halswirbelkörpers ohne echtes Gelenk, Abb. 11–5a), die zusätzlich komprimierend wirken können, ist das TOS eine **Weichteilerkrankung**. Die Kompression entsteht durch Weichteilgewebe und nicht durch Druck der ersten Rippe! Die zumeist bindegewebige Kompression des unteren Plexus verursacht Schmerzen in seinem Versorgungsgebiet und Gefühlsstörungen sowie, bei fortgeschrittenem Verlauf, motorische Defizite. Symptomverstärkend können Überkopfarbeiten oder das längere Tragen schwerer Gegenstände mit herabhängendem Arm wirken, weil anscheinend hierdurch die Engstelle zusätzlich komprimiert wird. Ob Heben des Armes den Abstand zwischen Klavikula und erster Rippe derart verringert, dass

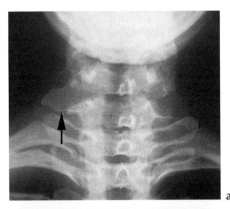

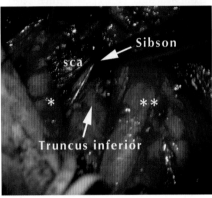

Abb. 11-5. Thoracic-Outlet-Syndrom: **a)** Röntgenbild der oberen Thoraxapertur: verbreiterter Querfortsatz rechts (schwarzer Pfeil); **b)** supraklavikuläre Freilegung der linken unteren Plexusanteile (andere Patientin): Neben dem lateralen Muskelrand des M. scalenus anterior (sca) ist eine Faszie (Sibson-Faszie; oberer Pfeil) erkennbar, die den Truncus inferior einengt (unterer Pfeil) und zur Pleurakuppel zieht. *: A.subclavia; **: Truncus medius.

dieses Manöver eine zusätzliche Kompression des den Plexus primär einengenden Binde- oder Muskelgewebes hervorruft, wird kontrovers diskutiert. Ursächlich kommen in Betracht:

- verdickter Rand des M. scalenus anterior
- Bindegewebestrang zwischen dem Querfortsatz des sechsten oder siebten Halswirbelkörpers (HWK) und der ersten Rippe oder der Pleurakuppe
- derber Faszienstrang, der von diesen Querfortsätzen vor dem Truncus inferior und hinter der A. subclavia zur Pleurakuppe zieht, die sog. Sibson-Faszie (s. Abb. 11–5b)
- akzessorische Muskeln (z. B. M. scalenus minimus)

Klinischer Befund

Schmerz. Im Regelfall stehen die Schmerzen im Vordergrund. Sie werden supraklavikulär, axillär, in der Schulterregion und im Nacken lokalisiert und strahlen in Arm und Hand aus. Die oft dumpfen Dauerschmerzen sind für den Patienten schwierig zu lokalisieren. Ihre Ausbreitung entspricht meist nicht exakt den Dermatomen C8 und Th1.

Gefühlsstörung. Hingegen werden Kribbelparästhesien (Ameisenlaufen, nadelstichartige Missempfindungen) und Taubheitsgefühl viel eher im Dermatom C8 und Th1 lokalisiert. Intermittierend oder dauernd vorhandene sensible Defizite (spätes Symptom) treten im Bereich von Kleinfinger, Ringfinger, ulnarer Handkante und ulnarem Unterarm auf, wobei sich sensible Defizite im weiteren Verlauf auch an der gesamten Hand manifestieren können. Vaskuläre Begleitsymptome (z. B. Abblassen der Hände) zeigen nur 2–7 % der Patienten. **Roos** beschrieb ein **Provokationsmanöver**, bei dem die Oberarme bei rechtwinklig gebeugtem Ellenbogengelenk unter kontinuierlichen Faustschlussbewegungen der nach außen gewandten Handflächen für 3 min abduziert werden. Oftmals ist hierdurch die typische Schmerzsymptomatik oder zumindest die Parästhesie auszulösen. Insgesamt scheint dieser Test (EAST = elevation arm stress test in der „surrender position", Ergebens-Haltung) aussagekräftiger als das Adson-Manöver.

Original-Adson-Test: Der Patient sitzt, den Kopf zur betroffenen oder Gegenseite gewandt. Tiefe Inspiration. Währenddessen tastet der Untersucher den Radialispuls. Variation: zur Gegenseite schauen lassen und Patientenpuls tasten, während langsamer Abduktion im Schultergelenk bis 90°. Der Adson-Test ist positiv, wenn die Pulsamplitude jetzt abnimmt.

Auch diese Tests können ein TOS nicht sicher identifizieren oder ausschließen. Eine arterielle Kompression während der Schulterabduktion tritt auch bei asymptomatischen Normalpersonen auf und ist diagnostisch für ein neurogenes TOS nicht verwertbar. Vergesellschaftet mit den Hauptsymptomen können vasomotorische Auffälligkeiten, bzw. eine Hyperreagibilität sein. Das Hoffmann-Tinel-Zeichen ist supraklavikulär oft in eindrucksvoller Weise positiv.

Motorische Ausfälle. Paresen treten meist erst im fortgeschrittenen Stadium auf. Sie äußern sich zunächst in feinmotorischer Ungeschicklichkeit der von N. ulnaris und N. medianus versorgten Handbinnenmuskulatur. Atrophien dieser Muskeln sind seltener und finden sich eher in verschleppten Fällen. Sie betreffen zunächst bevorzugt den M. interosseus dorsalis I, die Mm. interossei allgemein, die Mm. lumbricales, den M. adductor pollicis und die Mm. abductor pollicis brevis und opponens pollicis.

Seltene Varianten des klinischen Erscheinungsbildes. Eine selten auftretende isolierte Atrophie der Handbinnenmuskulatur durch Kompression von C8 oder Th1 wird als Gilliat-Sumner-Hand bezeichnet. Noch viel seltener ist diese Atrophie auch auf das Versorgungsgebiet eines Nervs (z. B. N. medianus) beschränkt und stiftet hierdurch diagnostische Verwirrung. Die Gilliat-Sumner-Hand kann in sehr seltenen Fällen auch ohne sensible Störungen und noch viel seltener ohne Schmerzen auftreten. Es gilt dann, insbesondere neurologische Systemerkrankungen auszuschließen, z. B. eine spinale Muskelatrophie.

Diagnostik

Auffälligerweise sind asthenische Frauen mit abfallenden Schultern und langem Hals häufiger betroffen. Männer hingegen sind eher vom sportlich-athletischen Typ mit kräftiger Hals- und Schultermuskulatur. Eine a.p.-Röntgenaufnahme der oberen Thoraxapertur ist obligat (s. Abb. 11–5a). Auf ihr kann man eine steile obere Thoraxapertur erkennen, ebenso verbreiterte Querfortsätze, Stummel- oder Halsrippen.

Differenzialdiagnostisch kommen zervikale und spinale Prozesse, Plexustumoren und distalere Kompressionsneuropathien in Betracht.

Das Thoracic-Outlet-Syndrom ist eine Ausschlussdiagnose: Es gibt kein isoliertes pathognomonisches Zeichen und keinen elektrophysiologischen Test, der das Syndrom beweist.

Ebenso wie die Plexuschirurgie im Allgemeinen wird das neurogene Thoracic-Outlet-Syndrom kontrovers diskutiert.

Therapie

Bei eher geringen Symptomen (erträglichen Schmerzen, kein neurologisches Defizit) wird zunächst eine konservative Behandlung mit dem Ziel einer Kräftigung der Schultermuskulatur bzw. Physiotherapie empfohlen.

Operation. Bei therapieresistenten Beschwerden oder neurologischen Ausfällen wird der untere Plexus brachialis über einen supraklavikulären Zugang dargestellt und dekomprimiert. Dabei werden sämtliche einengenden Muskeln, Bandstrukturen und Faszien sowie komprimierende Querfortsatz- oder Halsrippenanteile entfernt. Bei Rezidiv-TOS oder vorausgegangener transaxillärer Operation empfiehlt sich ein posteriorer subskapulärer Zugang (Hautschnitt zwischen Dornfortsatzreihe und medialem Schulterblattrand).

Supraklavikulärer Zugang: Es erfolgt eine waagerechter Schnitt 2–3 cm oberhalb der Klavikula. Der laterale Rand des M. sternocleidomastoideus wird dargestellt, die Mm. omohyoideus und scalenus anterior werden identifiziert (mit dem darauf verlaufendem N. phrenicus). Anschließend erfolgen die anteriore Skalenektomie, das Darstellen von Truncus medius und inferior und A. subclavia sowie die Identifikation der komprimierenden Elemente. Ein transaxillärer Zugang (wie von den Thoraxchirurgen propagiert) zur Resektion der ersten Rippe beseitigt nach unserer Überzeugung und den Mitteilungen zahlreicher Autoren nicht die Ursachen der Kompression, nämlich die genannten Weichteilstrukturen. Außerdem fehlt bei diesem Zugang eine ausreichende Übersicht über die Plexuselemente. Das Risiko einer iatrogenen Plexusschädigung ist zu hoch.

Nachbehandlung. Sie erfolgt mittels Pflasterverband, früher Mobilisierung, Entfernung des Nahtmaterials ab dem 7. postoperativen Tag.

Incisura-scapulae-Syndrom

ICD10 G56.8 (sonstige Mononeuropathien der oberen Extremität).

Definiton: Es handelt sich um eine Kompression des N. suprascapularis in der Incisura scapulae am Schulterblatt. Anfangs bestehen Schmerzen in der Schulter und dem Schulterblatt, später gesellen sich Atrophien der Mm. supra- et infraspinatus hinzu. Die Atrophie wird oft erst spät im Seitenvergleich als „Delle" erkannt, da der M. trapezius die genannten Muskeln verdecken kann, vor allem bei athletischen Patienten. Besonders häufig betroffen sind Leistungssportler, die kräftige Überkopf- und Wurfbewegungen ausführen (z. B. Volleyballspieler, Basketballer). In manchen Fällen lassen sich anamnestisch repetitive oder ungewohnte Bewegungen mit wiederholtem Zug der Schulter nach vorne oder lang dauernde Überkopfarbeiten feststellen. Manchmal tritt eine Läsion des N. suprascapularis ohne äußere Ursache auf. Dann kann ein Ganglion in der Incisura scapulae die Ursache sein.

Symptomatik: Atrophie der Mm. supra- et infraspinatus auf dem Schulterblatt. Abduktion (initiale 30°) und Außenrotation im Schultergelenk sind beeinträchtigt.

Schmerzprovokation: Arm der betroffenen Seite auf die andere Schulter legen, Ellenbogen bis zur Horizontalen heben, durch den Untersucher Zug am Ellenbogen zur gesunden Seite. Im EMG finden sich Denervierungszeichen der Mm. supra- et infraspinatus.

Therapie: Die Behandlung ist chirurgisch und besteht in einer Spaltung des Lig. transversum scapulae superius. Der Zugang erfolgt transtrapezoidal über einen zwischen Spina scapulae und Clavicula parallel zum oberen Skapularand gelegenen Hautschnitt. Die Incisura scapulae liegt am Übergang vom lateralen zum mittleren Drittel des oberen Skapularandes.

Meralgia paraesthetica

Synonyme: Kompressionsneuropathie des N. cutaneus femoris lateralis, historisch auch Bernhardt-Erkrankung; ICD 10 G57.1 (vgl. S. 858).

Definition: Es handelt sich um eine Kompression des N. cutaneus femoris lateralis im Bereich der Leiste bei seinem Durchtritt durch einen Zwickel im Leistenband (seltener Verlauf: über der Spina iliaca anterior superior). Es ist die häufigste Kompressionsneuropathie im Bereich der unteren Extremitäten.

Klinischer Befund: Taubheitsgefühl und brennende Missempfindungen im Versorgungsgebiet des rein sensiblen N. cutaneus femoris lateralis am anterolateralen Oberschenkel. Schmerzprovozierend wirken ausgestreckte Körperhaltung und längeres Stehen (Bewegungen und Körperhaltungen, die Zug am Leistenband verursachen); Schmerzlinderung durch Inklination. Anfänglich treten schmerzhafte Parästhesien schubweise auf, später entwickelt sich ein anhaltender Sensibilitätsausfall an der Vorder- und Außenseite des Oberschenkels. Akute und progrediente Verläufe sind möglich. Bei einem Viertel der Patienten bessern sich die Symptome spontan. Die Diagnose wird aufgrund der Anamnese und körperlichen Untersuchung gestellt. Hierbei sollte sich unter einem diagnostischen Block mit wenigen Millilitern eines Lokalanästhetikums die Schmerzsymptomatik bessern. Infiltriert wird am Punctum maximum des Schmerzes bzw. eines Hoffmann-Tinel-Zeichens.

Therapie. Konservative Behandlungsversuche mit einer Serie von bis zu sechs Infiltrationen eines Glucocorticoides in die Nähe des Nervs führen in einigen Fällen zu einer dauerhaften Beschwerdelinderung. Bei Therapieresistenz besteht eine Operationsindikation.

Operation: Der Nerv wird über einen vertikalen oder horizontalen Hautschnitt medial und unterhalb der Spina iliaca anterior superior auf bzw. medial des M. sartorius nach Eröffnung der Fascia lata aufgesucht und dekomprimiert. Der Nerv ist meist beim Austritt aus dem kleinen Becken direkt unterhalb des Leistenbandes eingeengt. Er kann auch durch das Leistenband oder über die Spina iliaca anterior superior laufen. Führt eine Dekompression zu keiner dauerhaften Besserung, so kann eine hohe Nervenresektion (proximal des Leistenbandes) erwogen weden, damit sich der Nerv bis in das kleine Becken retrahiert. Dadurch soll eine zu oberflächliche Lage des Stumpfneuroms verhindert werden.

N. tibialis

Tarsaltunnelsyndrom

ICD 10 G57.5

Definition: Es handelt sich um eine Kompression des N. tibialis unter dem Lig. laciniatum (= Retinaculum musculorum flexorum pedis, am Innenknöchel!).

Klinischer Befund: Schmerzhafte Missempfindungen und Hypästhesien an der Fußsohle oft brennenden Charakters (N. plantaris medialis und lateralis). Paresen der Fußbinnenmuskulatur sind inkonstant (erkennbar durch schwächere Zehenspreizung im Seitenvergleich, verstrichene Fußsohlenfältelung). Gehen und Stehen verstärken die Schmerzen, die Hälfte der Patienten klagt über nächtlich verstärkte Symptome. Bei der Untersuchung findet sich manchmal eine Schwellung in der Retromalleolargrube; diese Region ist ausgeprägt druckschmerzhaft. Eversion und Dorsalflexion des Fußes verstärken die Beschwerden. Teilweise zeigt sich ein positives Hoffmann-Tinel-Zeichen im Nervenverlauf vor dem Eintritt in den Tarsaltunnel. Schmerzanamnese und klinische Untersuchung sind entscheidend für die Indikationsstellung zur Behandlung, denn elektrophysiologische Untersuchungsverfahren zeigen nur vereinzelt Auffälligkeiten. Schuheinlagen verschlechtern die Symptome. Bei sehr stark beeinträchtigender Symptomatik kann man nach fehlendem Ansprechen auf einen längeren konservativen Therapieversuch (z. B. mit mehrfachen Infiltrationen von Lokalanästhetikum und Glucocorticoiden über ca. 8 Wochen) eine Operation erwägen. Die Indikation ist aber zurückhaltend und nur dann zu stellen, wenn die Diagnose eindeutig und die Symptome erheblich sind.

Operation: Durch Spaltung des Lig. laciniatum werden der N. tibialis bzw. dessen Äste (N. plantaris medialis und lateralis, Rr. calcanei) dekomprimiert. Teilweise ist hierzu auch noch eine Einkerbung des M. abductor hallucis notwendig. Die Rr. calcanei zur Ferse, die meist proximal des

Retinaculums und/oder der Plantaraponeurose abgehen, sind unbedingt zu schonen, da ihre Verletzung starke Brenndysästhesien hervorrufen kann. Die dünne Haut hinter dem Innenknöchel heilt schlecht. Deshalb ist auf eine 1- bis 2-wöchige Entlastung bzw. Ruhigstellung und intermittierende Hochlagerung der Extremität zu achten.

Morton-Metatarsalgie

ICD 10 G57.6

Definition: Es handelt sich um ein Engpasssyndrom des N. digitalis plantaris communis, der die Hautflächen zwischen der dritten und vierten Zehe versorgt, zwischen den Capita metatarsalia III und IV, seltener zwischen zweitem und drittem Strahl. Zwischen dem dritten und dem vierten Strahl vereinigen sich je ein Ast des N. plantaris medialis bzw. lateralis. Der so entstehende Nerv ist wenig mobil und deshalb mechanisch gefährdet. Außerdem ändert er an dieser Stelle in der Sagittalebene seine Verlaufsrichtung, indem er etwas dorsalwärts abknickt. Zusätzlich kann eine große Bursa metatarsophalangea den Raum für den Nerv einengen (diese liegt normalerweise auf dem Lig. metatarsale transversum profundum, das den Nerv überdacht). Insgesamt ist die Morton-Metatarsalgie selten und macht etwa 1,6 % der Ursachen von nichttraumatischen mechanischen Nervenläsionen und etwa 3 % von Mittelfußschmerzen aus.

Symptomatik: Attackenartige ziehende, brennende oder als lanzinierend empfundene Schmerzen in Nähe des vierten Metatarsalköpfchens. Sie können auch bis zur Zehe und in die dorsale Wade ausstrahlen. Initial bestehen die Schmerzen vor allem beim Stehen und Gehen; hochhackige Schuhe führen aufgrund der Überstreckung der Zehen zu einer Schmerzverstärkung. Es drängt die Patienten, die Schuhe auszuziehen und die Füße zu massieren. Provokationsmanöver: Kompression des queren Fußgewölbes und gleichzeitiger Druck auf den betroffenen Zwischenfußraum von plantar.

Abgesehen von der deutlichen Schmerzprovokation ist gelegentlich ein Hin- und Herspringen des verdickten Nervs zu tasten (Zeichen nach Mulder, 1951). Sensibilitätsstörungen treten nur selten auf. Im Gegensatz zu knöchernen oder rheumatoiden Veränderungen an den Metatarsalköpfchen sind diese bei der Morton-Metatarsalgie nicht druckschmerzhaft.

Therapie: Sind konservative Maßnahmen wie Schuhwechsel, Unterpolsterung, Leitungsanästhesie mit Glucocorticoidinfiltration nicht erfolgreich, ist die Exzision des Nervenknötchens über einen dorsalen oder plantaren Zugang die Therapie der Wahl. Ein diagnostischer Block mit wenigen Millilitern eines Lokalanästhetikums am Punctum maximum sollte die Schmerzsymptomatik eindeutig bessern, bevor ein operativer Eingriff erwogen wird (an dieser Stelle ist die Infiltration äußerst schmerzhaft!). Beim plantaren Zugang ist der Nerv einfacher aufzufinden als von dorsal, jedoch ist das Risiko einer Wundheilungsstörung deutlich höher als beim dorsalen Zugang vom Fußrücken aus. Postoperativ (nach plantarem Zugang) ist das Bein für 2 Wochen zu entlasten. Die postoperativen Ergebnisse sind gut, schmerzhafte Stumpfneurome wurden nicht beobachtet. Ein sensibles Defizit, wenn vorhanden, bemerken die Patienten praktisch nicht. Oft fehlt eine Hypästhesie nach Resektion des genannten Nervs.

Kompressionsneuropathien des N. peroneus communis

ICD 10 G57.3

Der N. peroneus communis liegt in Höhe des Fibulaköpfchens und an der Aufteilungsstelle in seine Äste sehr exponiert. Der Nerv taucht auf dem M. soleus liegend hinter das Collum fibulae und zieht zwischen den zwei Köpfen des M. peroneus longus hindurch. Er teilt sich dann in den nach vorne zum M. tibialis anterior verlaufenden N. peroneus profundus, den kaudalwärts ziehenden N. peroneus superficialis (zwischen M. peroneus longus und M. extensor digitorum longus) und einen R. articularis. Hinter dem Fibulaköpfchen ist der Nerv eher abgeplattet. Kurz vorher liegt er sehr oberflächlich in unmittelbarer Knochennähe und ist somit prädisponiert für Druckläsionen (z. B. Lagerungsschäden bei Operationen). Bekannt ist auch die sog. „Erdbeerpflückerlähmung" durch langes Knien. Klinisch zeigen sich eine Fuß- und Zehenheberlähmung und in Abhängigkeit von der Beteiligung des N. peroneus superficialis auch eine typische Hypästhesie am Fußrücken (der N. peroneus profundus hat sein sensibles Autonomgebiet im ersten Zehenzwischenraum und etwas proximal hiervon), bei der im Gegensatz zu einem Bandscheibenvorfall mit L4-/L5-Symptomatik der M. tibialis posterior (N. tibialis versorgt) ausgespart bleibt. Am proximalen Tibiofibulargelenk ist ein Prädilektionsort für Ganglienzysten, die bevorzugt den proximalen N. peroneus profundus komprimieren.

Traumata

Aspekte des operativen Managements

Nervenverletzungen können offen und geschlossen sein. Bei den **offenen kompletten Läsionen** (Grad V nach Sunderland) ist eine **primäre Rekonstruktion** mit epifaszikulärer End-zu-End-Naht, also eine Wiedervereinigung der Nervenstümpfe, nur dann durchzuführen, wenn es sich um eine glatte bzw. scharfe Verletzung handelt und ein zusätzliches Quetschungs- oder Dehnungstrauma sicher ausgeschlossen ist. Zudem muss die Wunde sauber sein. Diese Voraussetzungen sind nach einem Trauma nur selten gegeben. Die epineurale Naht erfolgt atraumatisch und spannungsfrei. Aufgrund der sofortigen Retraktion der Nervenstümpfe nach Durchtrennung muss man diese manchmal längerstreckig mobilisieren.

Wenn die genannten Voraussetzungen fehlen (wie meistens), wird eine **frühe Sekundärversorgung** nach 3 Wochen angestrebt. Ihre Ergebnisse sind nicht schlechter als die der Primärversorgung. Wartet man 3 Wochen nach Trauma ab, dann ist das Ausmaß des gesetzmäßig auftretenden Neuroms (zumindest seine Länge, die stark variiert) erkennbar. Die Entfernung des Neuroms ist Voraussetzung für ein geordnetes Auswachsen regenerierender Axone in die Peripherie. Nach Entfernung des Neuroms und Anfrischen der

Nervenenden ist eine spannungsfreie End-zu-End-Naht meist nicht mehr möglich. Zur Überbrückung des Defektes wird dann eine autologes Nerventransplantat eingesetzt. Übliche Spendernerven sind N. suralis und N. cutaneus antebrachii medialis. Die Interponate dienen als Leitschiene für die aussprossenden Axone. Falls nach einem Trauma zusätzliche Verletzungen von Gefäßen, Muskeln, Sehnen und Knochen eine primäre chirurgische Versorgung notwendig machen, sollte der Chirurg die Nervenstümpfe mit gut sichtbaren, nicht resorbierbaren Nähten im Bindegewebe „verankern", um eine weitergehende Retraktion zu verhindern und das Wiederauffinden zu erleichtern.

Nach einer nicht ideal glatten Durchtrennung eines Nervs (z. B. nach einer Zerreißung) ist unmittelbar nach dem Trauma das Ausmaß eines sich zwangsläufig entwickelnden Narbenneuroms noch nicht erkennbar. Würde man dann beide Stümpfe primär wiedervereinigen, weil sie vermeintlich gut aussehen, müsste man später feststellen, dass es nicht zur Reinnervation gekommen ist. In einem solchen Fall hätte man ein proximales Neurom mit einem distalen Neurom vereinigt. Dem distalen Neurom folgt ein fibrotisches, axonloses, mit Bindegewebe gefülltes Endoneuralrohr, das Ergebnis der Waller-Degeneration. Von proximal aussprossende Axone können diese Barriere nicht überwinden.

Bei einer **geschlossenen Nervenverletzung** ist es schwieriger, die Indikation und den richtigen Zeitpunkt der Operation festzulegen. Bei klinisch gleichem Erscheinungsbild können morphologisch sehr unterschiedliche Läsionsgrade vorliegen (s. oben). Um eine eventuelle Spontanerholung nicht zu übersehen, wird in regelmäßigen Abständen der Verlauf durch klinische und elektrophysiologische Untersuchung kontrolliert. Das erste EMG sollte 2 bis 3 Wochen nach Trauma erfolgen. Erst dann ist Denervierungsaktivität sichtbar. Zeigen sich bei den in monatlichen Abständen durchzuführenden Verlaufsuntersuchungen keine Reinnervationszeichen, sollte man den Nerv 4 Monate nach dem Trauma explorieren. In Abhängigkeit vom intraoperativen Befund wird entschieden, ob eine Neurolyse (extern und/oder interfaszikulär) ausreicht oder ob eine Neuromresektion mit anschließender Transplantation notwendig ist. Manchmal ist auch nur ein Teil des Nervs neuromatös verändert und lässt sich mikroneurochirurgisch von dem noch intakten, parallel verlaufenden Anteil separieren. In einem solchen Fall wird eine Teiltransplantation, ein sog. „Split Repair", durchgeführt (s. Abb. 11–2). Wegweisend für die Entscheidung zwischen Neurolyse und Resektion ist außer der Inspektion und dem Tastbefund das introperative Monitoring mit Messung der Nervenleitung über die Läsionsstelle hinweg. Mit einer dreizinkigen Hakenelektrode wird proximal der Läsion stimuliert und distal der Läsion mit einer zweizinkigen Elektrode abgeleitet.

Traumatische Läsion des Plexus brachialis

ICD 10 S14.3

Plexusläsionen entstehen in Deutschland am häufigsten als Folge eines kombinierten Dehnungs- und Kontusionstraumas nach Motorradunfällen, seltener nach Auto-, Sport und Arbeitsunfällen. Andernorts, so in den USA, sind Verletzungen durch Messerstich und Schuss häufig. Nach einem Dehnungs- und Kontusionsschaden wartet man mindestens 3 bis 4 Monate lang den spontanen Verlauf ab und kontrolliert die Patienten monatlich klinisch und elektrophysiologisch. Im Hinblick auf eine spätere operative Versorgung ist es wichtig zu wissen, ob der Schaden präganglionär (infraganglionär) oder postganglionär (supraganglionär) liegt, mit anderen Worten, ob Nervenwurzeln ausgerissen sind, und wenn ja, welche, oder ob die Läsion distal, also im Bereich des Plexus brachialis liegt. Aus dem Rückenmark ausgerissene Nervenwurzeln können bislang nicht rekonstruiert werden.

Klinische und elektrophysiologische Hinweise für eine sehr proximale Plexusläsion, Wurzelausrisse und supraganglionäre Läsionen:

- Horner-Zeichen durch Läsion der Rr. communicantes albi von Th1 (kann jedoch auch durch ein Hämatom hervorgerufen werden)
- Ptosis und Miosis (erst abdunkeln, dann Lichtexposition beider Augen im Vergleich)
- Parese des M. serratus anterior (N. thoracicus longus; C5, C6, C7)
- Parese der Mm. rhomboidei (N. dorsalis scapulae; C4, C5)
- früh auftretende Brennschmerzen in Hand, Schulter und Arm (→ Hinweis auf Deafferenzierungsschmerz, nicht seltene Folge eines Wurzelausrisses)
- Denervierung der paraspinalen Muskulatur im EMG (erst nach 3 Wochen aussagekräftig, wie jedes EMG nach traumatischen Nervenläsionen)

Der R. posterior des Spinalnervs zweigt kurz nach dem Spinalganglion (in peripherer Richtung) ab. Falls sich im EMG Denervierungsaktivität zeigt, erlaubt dies jedoch aufgrund der Myotomüberlappung keinen Rückschluss auf die betroffene Höhe.

Erhaltene sensible Nervenaktionspotenziale bei klinisch komplettem Funktionsausfall mit Anästhesie im Dermatom können auf einen Wurzelausriss hindeuten. Der Ausriss befindet sich zwischen Rückenmark und Spinalganglion.

Der Zellkörper als trophisches Zentrum ist somit intakt. Deshalb bleiben die sensiblen Axone erhalten, eine zentrale Weiterleitung kann jedoch nicht mehr erfolgen. Man spricht von der „präganglionären Antwort", auch wenn dies aufgrund der oben angeführten Nomenklatur missverständlich ist (Unterscheide zwischen präganglionärem Schaden und präganglionärer Antwort bei postganglionärem Schaden).

Präoperative Diagnostik

Über Ausmaß und Art der Schädigung gibt die klinische Untersuchung aller durch den Plexus brachialis versorgten Muskeln Auskunft. Das EMG der Kennmuskeln bestätigt den klinischen Untersuchungsbefund. Röntgenaufnahmen des Thorax p.a. in In- und Exspiration geben Aufschluss über eine eventuelle Zwerchfellparese infolge Phrenikusläsion. Um Wurzelausrisse zu diagnostizieren, ist trotz neuer MRT-Techniken die Myelographie mit anschließendem Dünnschicht-CT (1 mm Schichtdicke) die Methode der Wahl (Abb. 11–6). Bestehen danach noch Zweifel ob ein Wurzelausriss vorliegt, revidieren wir intradural über eine Hemilaminektomie (Abb. 11–7, 11–8). Patienten mit traumatischen Armplexusläsionen sollten früh in einer Klinik mit Erfahrung in der operativen Versorgung solcher Verletzungen vorgestellt werden, um den optimalen Zeitpunkt für eine Operation gewährleisten zu können.

Therapeutische Möglichkeiten

Die Therapie erfolgt konservativ bei inkompletter Läsion mit progredienter Besserung. Tritt keine Besserung des klinischen Befundes ein, kann eine **Neurolyse** indiziert sein: Intraoperativ findet man dann häufig bei erhaltener Kontinuität eine Läsion bis maximal Grad III nach Sunderland und Fibrosegrad B nach Millesi. Die Entscheidung zur Beschränkung auf eine Neurolyse fällt letztlich erst intraoperativ und aufgrund der Leitungsmessung am freigelegten Nerv. Kontinuitätsneurome ohne Aussicht auf spontane Regeneration (keine Antwortpotenziale nach intraoperativer Stimulation) werden transplantiert.

Die **Rekonstruktion** eines Plexusanteils ist nur möglich, wenn zumindest ein Teil der ihn bildenden Wurzeln nicht ausgerissen ist. Im Falle von kompletten Wurzelausrissen bleibt die Möglichkeit eines **Nerventransfers** (auch als Neurotisation bezeichnet). Ein Nerventransfer kann plexo-plexal erfolgen, falls noch andere Plexusanteile intakt sind und für eine neue Funktion geopfert werden können, oder durch Nerven, die nicht zum Plexus brachialis gehören. Beispiele für potenzielle Spendernerven bzw. Axonspender:

- motorische Anteile des Plexus cervicalis
- Ansa cervicalis
- N. dorsalis scapulae (plexo-plexal)
- medialer Pektoralisast (plexo-plexal)
- N. accessorius
- Interkostalnerven

Beispiel für die Möglichkeiten von Nerventransfers bei Ausriss aller fünf Wurzeln:

- N.accessorius zum N. musculocutaneus

motorischer Ast des Plexus cervicalis zum N. suprascapularis, zusätzliche Möglichkeiten durch Seit-zu-End-Verwendung des N. dorsalis scapulae mittels Suralisinterponat (wenn dieser anstatt von C5 von C4 entspringt, wie manchmal zu beobachten ist) und/oder des N. phrenicus.

Operationsindikation: Die Indikation zur Operation hängt vom klinischen und elektrophysiologischen Befund ab. Sie sollte im 4. Monat nach der Verletzung gestellt werden, wenn nach stumpfem Trauma eine Spontanerholung ausgeblieben ist. Die Operation sollte möglichst zwischen dem 4. und 6. Monat nach Trauma erfolgen. Ist seit dem Unfall bereits 1 Jahr verstrichen, sind beim Erwachsenen die Erfolgsaussichten einer Plexusrekonstruktion äußerst schlecht. Eine scharfe, nicht infizierte Durchtrennung kann primär oder innerhalb von drei Wochen (früh sekundär) versorgt werden.

Operatives Vorgehen

Leitstrukturen, Darstellen der Anatomie/ Pathologie. Supraklavikulär: (Abb. 11–9): Der Hautschnitt erfolgt am lateralen Rand des M. sternocleidomastoideus. Es werden der M. scalenus anterior und der auf ihm liegende N. phrenicus dargestellt. M. omohyoideus, Truncus superior und C5-Wurzel werden identifiziert (der N. phrenicus erhält einen zusätzlichen Ast von C5). Zur Darstellung von C7, C8, Th1 bzw. der Trunci medius et inferior wird auf Höhe des M. omohyoideus und unterhalb dessen skalenektomiert. Anschließend erfolgt die subperiostale Präparation der Klavikula, die angeschlungen wird, zur Darstellung der retroklavikulär gelegenen Aufzweigungen.

Infraklavikulär: Der Hautschnitt zieht vom medialen Klavikuladrittel schräg über den M. pectoralis major zur vorderen Axillarfalte. Der M. pectoralis major wird gespalten, die Fettschicht mit Gefäß-Nerven-Bündel wird in der Mohrenheim-Grube nach Identifikation des Ursprungs des M. pectoralis minor am Processus coracoideus dargestellt. Meist trifft man zuerst auf den Fasciculus lateralis. Dann werden die A. axillaris und der hinter und lateral von ihr verlaufende Fasciculus pos-

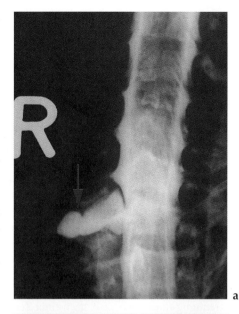

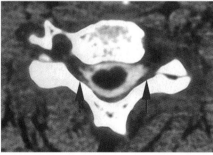

Abb. 11-6. Diagnostik von Wurzelausrissen: **a)** Große Pseudomeningozele rechts (Pfeil) nach zervikaler Myelographie; **b)** Hinweis auf Wurzelausriss links (durchgezogener Pfeil) im postmyelographischen CT: Der gesamte Wurzelabgangsbereich füllt sich mit Kontrastmittel; rechts hingegen bleibt der Bereich, in dem intakte Wurzelfilamente (gestrichelter Pfeil) vorhanden sind, von Kontrastmittel ausgespart.

terior dargestellt, und es wird weiter nach proximal in Richtung Klavikula präpariert, bis die Verbindung zu den supraklavikulären Strukturen hergestellt ist.

Bestimmung des Schadensausmaßes. Nach Darstellung der anatomischen Strukturen wird das Ausmaß des Schadens durch mikroskopische Inspektion, Tastbefund (Verhärtung durch Fibrose?) und intraoperatives Monitoring festgestellt. Die direkte Wurzelstimulation und Ableitung von somatosensibel evozierten Potenzialen (Ableitung über bzw. , d. h. über dem Gyrus postcentralis der Gegenseite)

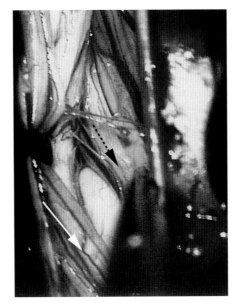
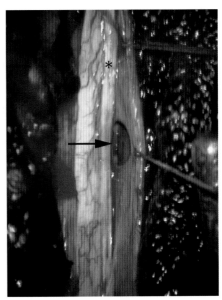

Abb. 11-7. Zervikale, intradurale Nerven-revision von dorsal:

a) Intakte Wurzeln: Blick auf das Myelon und die C7-Nervenwurzel von dorsal nach Eröff-nung der Dura; die Hinterwurzel (durchgezo-gener Pfeil) im Vordergrund sowie die Vor-derwurzel (gestrichelter Pfeil) vor dem Lig. denticulatum ziehen zum Neuroforamen am rechten Bildrand.

b) kompletter Vorder- und Hinterwurzelaus-riss C6 bei erkennbarem Wurzeltaschenaus-riss im Neuroforamen (Pfeil). *: Lig. denticu-latum.

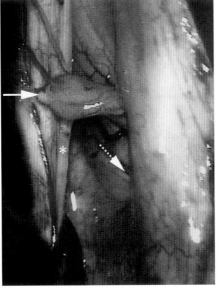
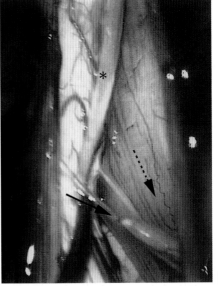

Abb. 11-8. Zervikale, intradurale Nerven-revision von dorsal:

a) Hinterwurzelausriss C5 mit noch dem Myelon aufliegendem Filament (durchgezo-gener Pfeil). Die intakte Vorderwurzel (gestri-chelter Pfeil) zieht in das Neuroforamen am re Bildrand. *: Lig. denticulatum.

b) Hinterwurzelausriss C6 mit einzelnem retrahiertem Filament (durchgezogener Pfeil), Vorderwurzel (gestrichelter Pfeil) intakt in das Neuroforamen ziehend. *: Lig. denticulatum.

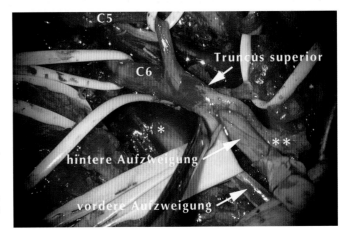

Abb. 11-9. Supraklavikulär freigelegter Plexus brachialis links bei Patientin mit Dehnungschäden von C5 und C6 nahe der Neuroforami-na (nicht abgebildet), bei ansonsten sehr gut erhaltener Plexusstruktur: Truncus superior (weißer Pfeil), N. suprascapularis (**), vordere und hintere Aufzweigung des Truncus superior (unterer Pfeile), Truncus medius (*).

und eines EMGs aus der paravertebralen Nackenmuskulatur können einen zusätzlichen Hinweis über die Intaktheit der Hinterwurzeleintrittszone bzw. über den Zustand der Vorderwurzelanteile im Foramen geben. Liegt peripher des Neuroforamens ein Kontinuitätsneurom vor, wird mittels direkter, intraoperativer Ableitung von Nervenaktionspotenzialen (NAP) die Chance einer spontanen Erholung erneut evaluiert. Läßt sich kein NAP ableiten, besteht keine Aussicht auf Regeneration. Dann wird das Neurom reseziert, bis man proximal und distal wieder auf normale Faszikelstruktur stößt. Gleiches gilt für den proximalen und den distalen Nervenstumpf bei Kontinuitätsverlust.

Rekonstruktion – Wiederherstellung der Kontinuität durch ein **autologes Nerventransplantat**. Als Transplantat dient meist der N. suralis, seltener der N. cutaneus antebrachii medialis. Da die Zahl der zur Verfügung stehenden Spendernerven begrenzt ist, respektiert man eine Hierarchie im Hinblick auf die Wichtigkeit der zu rekonstruierenden Plexusanteile. Höchste Priorität besitzen diejenigen Rekonstruktionen, die mit dem kürzesten Interponat die beste Chance besitzen, bei erfolgreicher Aussprossung eine Beugung im Ellenbogengelenk zu erreichen. Nächst höhere Priorität genießt die Wiederherstellung der Schulterabduktion. Eine Rekonstruktion von C8- und Th1-Anteilen bei komplettem Ausfall der Handfunktion ist beim Erwachsenen nicht sinnvoll.

Nachbehandlung. Nach Nervennaht sind größere Bewegungsumfänge im betroffenen Schultergelenk für 3 Wochen zu vermeiden. Der Arm kann als „Erinnerungshilfe" in einer Armschlinge getragen werden (cave: Einsteifen der Schulter). Eine Beübung ab Ellenbogengelenk distalwärts und leichte Pendelbewegungen im Schultergelenk sind erlaubt. Verlaufskontrollen erfolgen halbjährlich. Ein kontinuierliches Training, auch um die Gelenkbeweglichkeit zu erhalten bzw. zu verbessern, ist unabdingbar. Der Patient wird angehalten, die krankengymnastischen Übungen zu erlernen, um regelmäßig selbständig trainieren zu können. Das funktionelle Ergebnis ist nicht vor Ablauf von 3 Jahren ab Operation zu beurteilen. Aber selbst danach sind noch Verbesserungen möglich. Oft kann man jedoch 2 Jahre postoperativ erkennen, ob die Regeneration funk-

tionell relevant sein wird oder nicht. Eine Besserung der Funktion ist schließlich unter Umständen noch durch Muskel- und Sehnentransfers durch einen plastisch-rekonstruktiv tätigen Chirurgen zu erreichen.

Geburtstraumatische Verletzung des Plexus brachialis

ICD 10 S14.3

Geburtstraumatische Plexusläsionen sind insgesamt selten (0,6–2,5 % aller Geburten). **Ursächlich** sind häufig eine Steißlage des Kindes oder eine Schulterdystokie. Hierbei ist zur Entwicklung des Kopfes bzw. der Schulter eine laterale Flexion des Halses erforderlich. Dies kann einen Plexusdehnungsschaden erzeugen. Weitere Faktoren können ein enges Becken, schnelle Gewichtszunahme der Mutter und Zangengeburt sein. Makrosome Neugeborene von mehr als 4000 g sind

häufiger betroffen. Jedoch kann auch nach völlig normaler Geburt ohne einen der erwähnten Faktoren eine geburtstraumatische Plexusläsion auftreten, dies gilt ebenso für die Sectio caesarea.

Klinischer Befund: Besonders häufig betroffen ist der obere Anteil des Plexus brachialis (C5 und C6, [C7], Truncus superior, **Erb-Duchenne-Typ**). Der Arm wird in der typischen „waiter's tip position" gehalten:

- innenrotiert im Schultergelenk durch Zug der intakten, noch durch (C7), C8 bzw. Th1 versorgten Muskelanteile (M. pectoralis [C5 bis Th1], M. subscapularis [C5 bis C7], M. latissimus dorsi [C6 bis C8])
- gestreckt im Ellenbogengelenk
- proniert am Unterarm (fehlende Supination durch Ausfall des M. biceps [C6] und M. supinator [C6/7])
- flektiert im Handgelenk (Flexorenzug durch C8-/Th1-Anteile von N. medianus und ulnaris, Ausfall der C5/6-Anteile der von N. radialis versorgten Handgelenkstrecker)

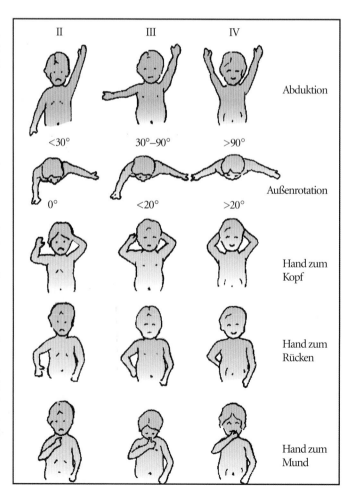

Abb. 11-10. Mallet-Schema: Beurteilung der C5- und C6-Funktion bei geburtstraumatischer Plexusläsion. Grad I: keinerlei Funktion; Grad V: normale Funktion. Die Hand zum Kopf/Rücken/Mund zu führen, ist praktisch nicht (II), schwierig (III) oder leicht (IV) durchführbar.

Die isolierte Läsion der unteren Plexusanteile führt zum Typ der **Klumpke-Lähmung** mit charakteristischer Klauenhand. Bei 80–95 % der Säuglinge bilden sich die Ausfälle spontan zurück. Bei 5–20 % bleibt die Läsion jedoch und erholt sich nicht. Diese Patientengruppe gilt es durch engmaschige Verlaufskontrollen (am besten in monatlichen Abständen) zu identifizieren. Aufgrund der guten Ergebnisse von Gilberts Arbeitsgruppe (Gilbert et al. 1988) wurde der bis Ende der 1980er-Jahre herrschende therapeutische Nihilismus gegenüber der geburtstraumatischen Plexusläsion aufgegeben.

Da die Prüfung der Kraftgrade und der Sensibilität nicht wie beim Erwachsenen möglich ist, gestaltet sich die **Untersuchung** zeitaufwändiger, denn das Kind wird beim Spielen und spontanen Bewegen beobachtet, einzelne Bewegungen werden zusätzlich provoziert. Die verschiedenen gezielten und spontanen Bewegungen des Armes werden in unterschiedlichen Körperpositionen beobachtet (Sitzen, Liegen, Krabbeln), auch auf das Vorliegen eines Horner-Syndroms wird geachtet. Ein EMG wäre hilfreich, ist in Anbetracht des Alters der Kinder jedoch selten durchführbar.

Um den Verlauf beurteilen zu können, hat sich das **Mallet-Schema** bewährt (Abb. 11–10). Es bewertet im Wesentlichen die C5- und C6-Funktionen. Schulter-, Ellenbogen- und Handfunktion können separat beurteilt werden. Sehr hilfreich sind Videoaufzeichnungen während der Verlaufskontrollen zur objektiveren Einschätzung.

> **Cave Trickbewegung:** Trotz Totalausfalls von C5 und C6 ist manchmal eine „Schulterabduktionsbewegung" mithilfe der Mm. pectoralis, levator scapulae et trapezius möglich. Diese wird aber eher nach vorne im Sinne einer Elevation ausgeführt.

Operationszeitpunkt

Der geeignete Zeitpunkt für eine Operation wird sehr kontrovers diskutiert. Wir empfehlen sie mittlerweile im 6. Lebensmonat, wenn sich die Funktionen nicht bessern. Einige Autoren (Kline et al. 1995) warten eher noch bis zum 9. Monat, andere (Birch et al. 1998) operieren bereits im 3. bis 4. Monat, wenn Armbeugung und/oder Schulterabduktion ausbleiben. Wie bei Erwachsenen muss man vor einem operativen Eingriff Wurzelausrisse durch eine Myelographie mit anschließendem postmyelographischem CT ausschließen (s. oben). Anschließend erfolgt die Freilegung des Plexus zur Neurolyse, Rekonstruktion und/oder Neurotisation nach den oben geschilderten Prinzipien. Nach Ansicht einiger Autoren scheint beim Säugling im Gegensatz zum Erwachsenen die Rekonstruktion auch der unteren Plexusanteile sehr sinnvoll zu sein.

Postoperativ sollten in den ersten 2 bis 3 Wochen größere Bewegungsumfänge im Schultergelenk (z. B. über 60° hinausgehende passive Schulterabduktion) vermieden werden, um die Nervennähte nicht zu gefährden.

Bei allen Kindern mit geburtstraumatischer Plexusläsion, ob operiert oder nicht, ist die kontinuierliche spezielle krankengymnastische und ergotherapeutische Betreuung obligat. Auch die Eltern sollen die Übungen lernen, damit diese regelmäßig, z. B. bei jedem Windelwechsel, durchgeführt werden können.

Hat die operative Maßnahme nicht zum gewünschten funktionellen Ergebnis geführt, ergeben sich später (frühestens 2 bis 3 Jahre nach der Nervenoperation) weitere Optionen durch Muskel- bzw. Sehnentransfers und orthopädische und plastisch rekonstruktive Eingriffe.

Nerventumoren

ICD 10 D48.2: Raumforderung peripherer Nerv.

Nerventumoren sind zwar selten, werden aber häufig nicht als solche erkannt und inadäquat behandelt. Sie gehen von den Nervenscheiden aus und werden deshalb korrekt als **Nervenscheidentumoren** bezeichnet. Die meisten von ihnen sind gutartig. Diese gehen von einem oder einigen wenigen funktionslosen Faszikeln aus. Maligne Nervenscheidentumoren (MPNST = malignant peripheral nerve sheath tumor, auch maligne Schwannome oder neurogene Sarkome genannt) sind besonders rar. Wird eine nichtschmerzhafte oder schmerzhafte unklare Masse bzw. Raumforderung bemerkt, sollte dies heutzutage immer eine kernspintomographi-

Tab. 11-4. Häufige periphere Nerventumoren (nach Kline et al. 1995; Schmidek u. Sweet 2000)

Benigne Nervenscheidentumoren	• Schwannom • solitäres Neurofibrom • mit v. Recklinghausen-Erkrankung assoziierte Neurofibrome • plexiforme Neurofibrome
Benigne, nicht von Nervenscheiden ausgehende Tumoren, die den Nerven involvieren	• Desmoide und Myositis ossificans • Myoblastome und Lymphangiome • Hämangiome, venöse Aneurysmata, Fisteln und Hämangioperizytome • Ganglion- und Epidermoidzysten • Lipome und Lipohamartome • hypertrophische Neuropathie = „Onion bulb disease"
Maligne Nervenscheidentumoren	• maligne periphere Nervenscheidentumoren = neurogene Sarkome • Fibrosarkome
Maligne, nicht von Nervenscheiden ausgehende Tumoren	• Karzinome: Lunge (Pancoast), Brust, andere von Gelenken ausgehende Sarkome

sche Abklärung nach sich ziehen. Unglücklicherweise existiert kein bildgebendes Verfahren, das zwischen einem Schwannom und einem Neurofibrom differenzieren kann oder das ein neurogenes Sarkom mit Sicherheit identifiziert.

Eine Übersicht über häufige periphere Nervenscheidentumoren bzw. periphere Nerven involvierende Tumoren gibt Tabelle 11–4. Liegt ein Nervenscheidentumor an der Oberfläche, dann ist er als relativ derbe Schwellung tastbar. Ein klassisches Merkmal bei der Palpation ist die Beweglichkeit rechtwinklig zum Verlauf des peripheren Nervs, bei Immobilität entlang der Längsachse. Wenn sensible Fasern in der Nähe liegen, lässt sich bei Beklopfen der Schwellung regelmäßig ein Hoffmann-Tinel-Zeichen auslösen. Sonst können die Tumoren auch durch spontane Schmerzen oder neurologische Ausfälle in Erscheinung treten. Der bildgebende Nachweis eines Nervenscheidentumors erfolgt im Kernspintomogramm.

> **Cave:**
> - Nerventumoren dürfen nicht biopsiert werden, wegen des Risikos einer dadurch verursachten Nervenläsion und postoperativer hartnäckiger Schmerzsyndrome!
> - Makroskopische Resektionsversuche sind obsolet.
> - Eine primäre Bestrahlung kommt nicht in Frage.

Die operative Entfernung erfolgt mikrochirurgisch und gehört in die Hände eines erfahrenen Nervenoperateurs, ggf. ist intraoperatives Monitoring erforderlich. Ein Nerventumor kann über einen sog. minimal invasiven Hautschnitt nicht entfernt werden. Um ihn vollständig und funktionserhaltend entfernen zu können, benötigt man ausreichende Übersicht.

Histopathologie und Radiologie gutartiger Nervenscheidentumoren

Schwannome

ICD 10 D36.1

Schwannome gehen von Schwann-Zellen aus (der Begriff wurde von Ehrlich und Martin 1943 geprägt). Schwann-Zellen entstammen der Neuralleiste und haben typischerweise eine Basalmembran. Synonym benutzte, jedoch weniger korrekte Bezeichnungen sind Neurinom (Verocay 1910), perineurales Fibroblastom (Mallory 1920) und Neurilemmom (Stout 1935).

Lichtmikroskopisch erkennt man im Wesentlichen zwei Typen von Zellmustern: **Tumoren Antoni Typ A** sind sehr zellreich und bestehen aus spindelförmigen Zellen. Wenn sich diese spindelförmigen Zellen zu palisadenförmigen Zellhaufen orientieren, wird diese Struktur als **Verocay-Körper** bezeichnet. Verocay-Körper sind pathognomonisch für das Schwannom und fehlen im Neurofibrom. Manche Schwannome zeigen auch ein Muster **Antoni Typ B** mit weniger kompakter und lockerer Matrix. Der immunhistochemische Nachweis von S 100 differenziert nicht zwischen Schwannom und Neurofibrom.

Makroskopisch sind die Tumoren meist verkapselt. Sie gehen von einem funktionslosen Faszikel aus. Das ist für die operative Entfernung wesentlich. Seltene Varianten sind das zelluläre und das antike Schwannom (hypozellulär, von Zysten und Kalzifikationen durchsetzt, mit Überresten alter Blutungen; cave: kernspintomographisch nicht mit malignem Tumor verwechseln), plexiforme Schwannome (nicht mit dem bei Neurofibromatose auftretenden plexiformem Neurofibrom zu verwechseln) und eine melanotische Form.

Kernspintomographisch sind die Schwannome hypointens im T1-Bild und nehmen Kontrastmittel auf. Sie können zystisch und hämorrhagisch verändert sein sowie Fett und seltener auch Kalk enthalten.

Neurofibrome

ICD 10 D48.2 (nicht exakt zu kodieren)
Neurofibromatose: Q85.0

Neurofibrome gehen wahrscheinlich von perineuralen Fibroblasten aus. Diese sind möglicherweise eng mit Schwann-Zellen verwandt, da sie ebenfalls eine Basalmembran ausbilden. Im Gegensatz zu diesen produzieren sie jedoch kein Myelin. Man vermutet, dass sie ontogenetisch die primitivere, undifferenziertere Zelllinie darstellen. Dies könnte unter anderem ihr im Vergleich zum Schwannom etwas invasiveres Wachstum erklären.

Das Neurofibrom ist eher nicht verkapselt und geht von mehreren Faszikeln aus. Unter dem Lichtmikroskop zeigt sich eine im Vergleich zum Schwannom deutlich myxomatösere, lockerere und ungeordnetere Matrix. Neurofibrome färben in der Immunhistochemie positiv für Mucopolysaccharide, stark positiv für Retikulin, weniger positiv für Schwann-Zellen. Es finden sich eingestreute, verzerrte Axonkomplexe mit myelinisierten und unmyelinisierten Axonzylindern. Neurofibrome sind weniger gefäßreich als Schwannome und nur sehr selten zystisch oder hämorrhagisch umgewandelt.

Von diesen Tumoren können etwa 5–13% maligne entarten. Im Gegensatz zu intraneuralen Neurofibromen entarten kutane Neurofibrome nur höchst selten; sie liegen intradermal oder subkutan und sind eher schmerzlos und weich. Bei gehäuftem Auftreten muss man an eine Neurofibromatose Typ 1 denken.

Klinische und operative Aspekte gutartiger Nervenscheidentumoren

Schwannome (Abb. 11–11a, b) treten meist solitär auf und lassen sich bei mikrochirurgischem Vorgehen in der Regel ohne bedeutende Zunahme eventuell vorhandener neurologischer Ausfälle entfernen. Sie sind regelmäßig als Knötchen unter der Haut im Verlauf eines Nervs zu palpieren. Meist sind sie schmerzlos. Neurologische Ausfälle fehlen meistens, da die Schwannome in der Regel langsam verdrängend wachsen. Ein Hoffmann-Tinel-Zeichen im Nervenverlauf kann trotzdem häufig ausgelöst werden. Manchmal treten Schwannome auch bei Patienten mit Neurofibromatose Typ 1 auf (Von-Recklinghausen-Erkrankung; s. Abb. 11–11b) auf, obwohl diese eher zu Neurofibromen neigen.

Charakteristisch und wichtig für das intraoperative Vorgehen ist, dass Schwannome meist nur von einem oder zwei Faszikeln ausgehen und die anderen Faszikel lediglich verdrängen, ohne deren Funktion zu beeinträchtigen. Meist sind Schwannome von einer Kapsel umgeben. Die normalen Faszikel liegen dieser von außen auf und sind je nach Größe des Schwannoms mitunter sehr ausgedünnt. Vor und nach der Präparation kann man NAPs proximal und distal des Tumors ableiten. Entscheidend ist es, bei der Freilegung und Mobilisation vom proximal und distal gesunden Anteil des Nervs auszugehen; dies ist nicht über minimale Zugänge möglich. Die Kapsel des Tumors wird in der longitudinalen Achse und in einem faszikelfreien Areal eröffnet, um dann zielgerichtet direkt auf den eigentlichen Tumor hin zu präparieren. Die Kapsel mit den darin laufenden Nervenfaszikeln wird vom Tumor abgelöst und nicht reseziert. Proximal und distal stellt man den Ursprungsfaszikel dar und reseziert ihn. Besonders große Schwannome muss man gelegentlich zunächst von innen verkleinern, bevor man die Kapsel weiter abpräpariert.

Neurofibrome sind aufgrund ihres Wachstumsmusters schwieriger zu entfernen als Schwannome. Im Gegensatz zu diesen gehen sie von mehreren Faszikeln aus, entsprechend aufwändiger ist es, die „guten" Faszikel von den „schlechten" zu trennen. Aber auch hier sind unter Beachtung mikrochirurgischer Prinzipien die Schonung der normal leitenden Faszikel und die Entfernung des Tumors ohne funktionell bedeutsame Ausfälle möglich. Klinisch sind Neurofibrome häufiger schmerzhaft als Schwannome, das Hoffmann-Tinel-Zeichen ist oft stark positiv. Wie Schwannome sind Neurofibrome bei der Palpation rechtwinklig zur Längsachse des Nervs im Gewebe beweglich (maligne Nerventumore sind hingegen fest mit dem umgebenden Gewebe verwachsen). Es werden solitär auftretende Neurofibrome (häufiger bei Frauen und auf der rechten Seite) von solchen unterschieden, die im Rahmen einer Neurofibromatose (NF) auftreten. Solitäre Neurofibrome können sowohl fusiform als auch plexiform sein; sie fühlen sich an wie ein Sack voll Würmer. Patienten mit solitären Neurofibromen haben häufiger Schmerzen und neurologische Ausfälle als Patienten mit Schwannomen.

Auch bei NF-Patienten sind fusiforme Neurofibrome insgesamt häufiger. **Plexiforme Neurofibrome** kommen aber bei NF-Patienten häufiger vor als bei Trägern

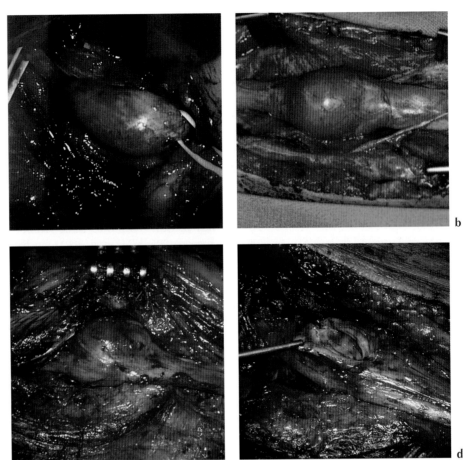

Abb. 11-11. Nerventumoren und -zysten:
a) Solitäres Schwannom des N. radialis rechts am Oberarm von hinten;
b) Schwannom des linken Oberarmes bei Patient mit Neurofibromatose Typ 1 (zur Verfügung gestellt von PD Dr. G. Antoniadis);
c) intraneurale Ganglionzyste des N. peroneus communis links;
d) Befund nach Längsinzision und Entleerung des gallertigen Zysteninhaltes.

solitärer Neurofibrome. Neurofibrome bei NF-Patienten werden in der Regel klinisch eher apparent als solitäre Neurofibrome. Größere sowie plexiforme Neurofibrome können maligne entarten.

Intraoperativ werden die in den Tumor ziehenden Faszikel von den vorbeiziehenden getrennt. Dies erfordert eine aufwändige interfaszikuläre Präparation distal und proximal der Tumormasse. Von den in den Tumor ziehenden Faszikeln lassen sich keine NAPs ableiten. Aufgrund des invasiveren Wachstumsverhaltens dieses Tumors ist es im Laufe der Präparation manchmal unvermeidbar, auch intakte Faszikel zu opfern, bis schließlich die Tumorfaszikel am proximalen und distalen Pol durchtrennt sind und sich der Tumor aus dem Nervenbett herauslösen lässt.

Die postoperative Prognose quoad functionem ist nach Entfernung eines solitären Neurofibroms besser als nach Entfernung eines Neurofibroms im Rahmen einer Neurofibromatose.

Plexiforme Neurofibrome wachsen sowohl intra- als auch extrafaszikulär. Im Gegensatz zu zu den anderen benignen Nervenscheidentumoren ist ihre komplette Entfernung ohne Funktionsverlust praktisch nicht möglich. Falls ein solcher Tumor sehr groß wird oder erhebliche Schmerzen verursacht, kann in einzelnen Fällen eine Dekompression oder Teilentfernung des Tumors hilfreich sein. Es kann aber auch eine Kapsel fehlen und der Tumor untrennbar mit den Faszikeln verwoben sein, sodass selbst eine Dekompression sehr schwierig und eine Tumorreduktion nicht durchführbar ist, ohne einen kompletten Funktionsverlust befürchten zu müssen. Die Resektion distal und proximal im Gesunden (meist äußerst langstreckig) mit anschließender Transplantation führt gewöhnlich nicht zum erneuten Funktionsgewinn. Ob man sich trotzdem dafür entscheidet, kann nur individuell diskutiert werden. Symptomatische plexiforme Tumoren an funktionell nicht bedeutsamen Nerven oder Nervenästen kann man hingegen in Abhängigkeit von der klinischen Symptomatik mit dem Nerv resezieren.

Maligne Nervenscheidentumoren

Synonyme: neurogenes Sarkom, malignes Schwannom, malignes Neurolemmom. ICD 10 C47. (.0 Kopf/Hals, .1 OE, .2UE, .3 Thorax.4 Abd, .5 Becken, .6 Rumpf, .9 sonstige).

Die derzeit korrekte Bezeichnung ist **maligner peripherer Nervenscheidentumor (MPNST)**. Maligne Nervenscheidentumoren sind meist schmerzhaft, fest im umgebenden Gewebe verankert und somit nicht um ihre longitudinale Achse beweglich. Sie wachsen schnell und haben eine äußerst ungünstige Prognose. Die 5-Jahres-Überlebenszeit liegt bei 53 %, die 10-Jahres-Uberlebenszeit bei 34 %, für Patienten mit Neurofibromatose sogar nur bei 16 bzw. 9 %. Ab einer Größe von 5 cm verschlechtert sich die Prognose signifikant.

Maligne Nervenscheidentumoren metastasieren häufig in Lunge, Skelettsystem, Leber und Milz. Ist ein MPNST histologisch gesichert, muss umgehend eine Metastasierung ausgeschlossen werden. Bestrahlung, Chemotherapie und implantierte Gammastrahler (seeds) verbessern die Prognose nicht. Ob man eine Amputation der Extremität im Gesunden, eventuell eine obere Quadrantenresektion am Arm oder eine Hemipelvektomie am Bein empfiehlt oder durchführt, ist eine schwere Entscheidung. Nach unserer Erfahrung entscheiden sich die meisten Patienten gegen einen solchen verstümmelnden Eingriff. Ansonsten bleibt nur die ausgedehnte Exzision. Derzeit wird eine Kombinationstherapie mit dem Ziel des Extremitätenerhalts untersucht: Tumorresektion,

lokale Implantation eines Strahlers oder externe Strahlentherapie und anschließend ausgedehnte Nachresektion. Insgesamt sind diese Tumoren sehr selten. Es gibt keine größeren Patientenserien. Deshalb fehlen relevante Daten.

Metastasen

ICD 10.D48.2: Raumforderung peripherer Nerv

Metastasen in peripheren Nerven stammen in den Serien von Kline (Kline u. Hudson 1995; Kline et al. 2001) am häufigsten von **Mammakarzinomen** und betreffen besonders den Plexus brachialis. Die meisten dieser Patientinnen haben bereits eine Mastektomie und Radiatio hinter sich. Sowohl klinisch als auch in der Bildgebung ist die Differenzierung zwischen radiogener Plexitis und metastatischem Befall schwierig. Eine Indikation zur Operation besteht eigentlich höchstens bei massiven Schmerzen. Man muss damit rechnen, dass auch eine Neurolyse des Plexus brachialis immer von erheblichen neurologischen Ausfällen gefolgt ist.

Pulmonale/bronchiale Metastasen dehnen sich meist per continuitatem von der Lunge aus und produzieren häufig ein Pancoast-Syndrom (Schulter-Arm-Schmerz, obere Einflussstauung, Parästhesien oder sensible Ausfälle am Unterarm, Handmuskelatrophie, Rippenschmerz und Horner-Syndrom). Stehen für den Patienten nicht mehr zu beherrschende Schmerzen im Vordergrund, besteht theoretisch die Möglichkeit einer palliativen Therapie durch Resektion des Tumors über einen posterioren subskapulären Zugang.

Melanommetastasen im Plexus können meist durch eine externe Neurolyse von ihrer Anheftungsstelle am Epineurium gelöst und entfernt werden. Es schließt sich dann eine lokale Bestrahlungstherapie an. Ähnliches gilt für Lymphome.

Ganglionzysten

ICD 10 M67.4
Prädilektionsorte sind der N. suprascapularis in der Incisura scapulae, N. medianus und N. ulnaris am Handgelenk und insbesondere der N. peroneus am Kniegelenk (s. Abb. 11–11c, d). Günstig ist es, wenn

ein Ganglion von einem Gelenk ausgeht und den benachbarten Nerv nur von außen komprimiert. Dann liegt ein **extraneurales Ganglion** vor. Klinisch bestehen zuerst Schmerzen im Versorgungsgebiet und Verlauf des Nervs. Neurologische Ausfälle treten mitunter relativ rasch auf. In diesen Fällen sollte aufgrund des Risikos bleibender neurologischer Defizite das Ganglion rasch operativ entfernt werden. Wenn eine gestielte Verbindung zum Gelenk besteht, wird diese so gut es geht ausgeschaltet, z. B. durch gelenknahes Unterbinden und anschließendes Absetzen des Zystenstiels.

Intraneurale Ganglien ohne Beziehung zum Gelenk sind seltener und betreffen meist den N. peroneus. Der Nerv ist dann langstreckig zystisch aufgetrieben. Diese Zysten enthalten eine gallertige Masse. Entfernung eines intraneuralen Ganglions ohne Funktionseinbuße ist praktisch unmöglich. Die bessere Alternative ist die Inzision und Entleerung der Zyste.

Literatur

Birch R, Bonney G, Wynn Parry CB (1998) Surgical Disorders of the Peripheral Nerves. London: Churchill Livingstone.

Cannieu A (1897) Note sur une anastomose entre la branche profonde du cubital et le médian. Bull Soc Anat Physiol Norm Pathol (Bordeaux) 18: 339–42.

Gilbert A, Razabonic R, Amar-Khodja S (1988) Indications and results of brachial plexus surgery in obstetric palsy. Orthop Clin North Am 19: 91–105.

Guarantors of Brain (2000) Aids to the Examination of the Peripheral Nervous System. Philadelphia: Saunders.

Kaplan EB (1969) Muscular and tendinous variations of the flexor superficialis of the fifth finger of the hand. Bull Hosp Joint Dis 30: 59–67.

Kline DG, Hudson AR (1995) Nerve Injuries. Operative Results for Major Nerve Injuries, Entrapments and Tumors. Philadelphia: Saunders.

Kline DG, Hudson AR, Kim D (2001) Atlas of Peripheral Nerve Surgery. Philadelphia: Saunders.

Leibovič SJ, Hastings H II (1992) Martin Gruber revisited. J Hand Surg 17: 47–53.

Millesi H (2000) Surgical management of lesions of the peripheral nerves and brachial plexus. In: Schmidek HH, Sweet WH (eds) Operative Neurosurgical Techniques, Vol 2. 4th ed. Philadelphia: Saunders; 2355–68.

Mulder JD (1951) The causative mechanism in Morton's metatarsalgia. J Bone Joint Surg 33B: 94–5.

Omer GE, Spinner M, Vanbeek (eds) (1998) Management of Peripheral Nerve Problems. Philadelphia: Saunders.

Riche P (1897) Le nerf cubital et les muscles de l'éminence thénar. Bull Mém Soc Anat (Paris) 5 (Mars): 251–2.

Roles NC, Maudsley RH (1972) Radial tunnel syndrome: resistant tennis elbow as nerve entrapment. J Bone Joint Surg Br 54: 499–508.

Schenck RR (1995) The role of endoscopic surgery in the treatment of carpal tunnel syndrome. Adv Plast Reconstr Surg 11: 17–43.

Schmidek HH, Sweet WH (eds) (2000) Operative Neurosurgical Techniques, Vol 2. 4th ed. Philadelphia: Saunders.

Spinner M (1969) The functional attitude of the hand afflicted with an anterior interosseous nerve paralysis. Bull Hosp Joint Dis 30: 21–2.

Spinner M (1978) Injuries to the Major Branches of Peripheral Nerves of the Forearm. 2nd ed. Philadelphia: WB Saunders.

Struthers J (1854) On some points in the abnormal anatomy of the arms. Br Foreign Med Chir Rev 14: 170–9.

Sunderland S (1991) Nerve Injuries and Repair. A Critical Appraisal. Edinburgh: Churchill Livingstone.

Tackmann W, Richter HP, Stöhr M (1989) Kompressionssyndrome peripherer Nerven. Berlin: Springer.

Woodhall B, Bebe GW (eds) (1956) Peripheral Nerve Regeneration – a Follow-up Study of 3656 WW II Injuries. Veterans Administration Monograph. Washington DC: US Government Printing Office.

12 Funktionelle Neurochirurgie

12.1 Normale und gestörte Informationsverarbeitung im Gehirn: Dystonie und Parkinson-Erkrankung

Hans-Werner Bothe

Inhalt

Die systemtheoretische Darstellung normaler und pathologischer Informationsverarbeitung im Gehirn ist mithilfe der Neuroinformatik möglich. Systemtheorie beschäftigt sich mit dem Zusammenspiel von Teilen, ohne deren Aufbau und Funktion im Einzelnen zu kennen. Die Teile, aus denen das Gehirn zusammengesetzt ist, sind Nervenzellen. Dystonie und Parkinson-Erkrankung als Störungen der Basalganglien verdeutlichen als klinische Beispiele, was pathologische Informationsverarbeitung bedeutet.

Subjektive, gefühlsbetonte Abbildung der Umwelt im Gehirn

Das Gehirn hat die Aufgabe, einem Individuum in einer sich in Sekundenabständen verändernden Umwelt schnelle Anpassung zu ermöglichen. Hierzu wird ein zerebrales Abbild der Außenwelt angelegt, das sich während eines individuellen Lebens weiterentwickelt und den äußeren Veränderungen angepasst wird. Die Umwelt wird dabei nicht objektiv (d.h. nicht 1:1) im Gehirn abgelegt, sondern den Bedürfnissen, Gefühlen und Emotionen des individuellen Subjektes angepasst.

Insgesamt **denkt und lenkt mehr das Gefühl als der Verstand.** Jeder im Gedächtnis abgelegte Punkt hat eine affektive Färbung. Die Festplatte des Gehirns, auf der die Umwelt gespeichert wird, ist der zerebrale Kortex hinter der Zentralwindung (parietal und okzipital). Die überlebenswichtige Selektionsaufgabe, welche Inhalte in den Gedächtnisspeicher gelangen und welche nicht, übernimmt das limbische System (temporal) mit zahlreichen Strukturen (Hippokampus, Fornix, Corpora mamillaria, Amygdala und viele andere).

Bedeutung der Afferenzen im motorischen System

Ein Individuum wird erst dann überlebensfähig, wenn es auf die sich verändernde Umwelt angemessen und schnell reagieren und Verhalten sowie Motorik anpassen kann. Denken ist **virtuelle Motorik.** Motorik, Verhalten und Denken werden im frontalen Kortex kodiert. Fast die Hälfte des gesamten Gehirns ist dem Frontallappen zuzurechnen. Er wird nach dorsal durch die Zentralfurche begrenzt. So wie wir den Kortex dorsal der Zentralwindung als Festplatte des Gehirns bezeichnet haben, so können wir die Hälfte vor der Zentralfurche als Monitor des Gehirns sehen: Jedes Neuron des frontalen Kortex verhält sich wie ein Bildpunkt. Aktuelle Bilder der Umwelt und die dazugehörigen Handlungskonzepte werden im frontalen Kortex wie auf einem Monitor dargestellt. Ein einzelnes Neuron ist nicht das Speicherelement eines ganzen Bildes aus der Umwelt oder eines komplexen motorischen Reaktionsmusters, sondern nur ein Bildpunkt innerhalb eines aktivierten Netzes von Neuronen, die über den gesamten Kortex verteilt sein können. Dies bedeutet, dass ein Neuron an vielen Umweltbildern und motorischen Mustern beteiligt sein kann. Das Prinzip der Funktion des zerebralen Kortex liegt in der synaptischen Verknüpfung und **Rekrutierung weit verteilter Nervenzellen** und nicht in der Aktivierung einzelner Neurone.

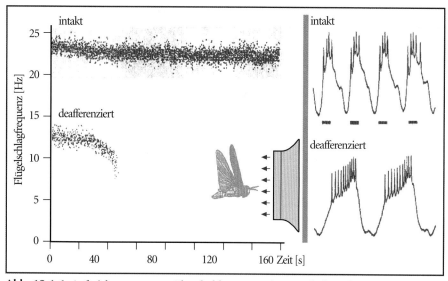

Abb. 12.1-1. Aufzeichnungen zum Flügelschlagmuster der Wanderheuschrecke, durch Wind aktiviert:
Oben: physiologischer Zustand;
Unten: nach Ausschaltung propriozeptiver Afferenzen aus den Sehnenrezeptoren der Flügelansätze.

Aktuell im Gehirn ankommende Geschehnisse aus der Umwelt oder aus dem Gedächtnis abgerufene Inhalte müssen schnell und effektiv mit motorischen Verhaltensmustern verknüpft werden, um Überleben zu ermöglichen. Die Organisation der Verbindung zwischen afferentem und efferentem System lässt sich am deafferenzierten Flugapparat der Wanderheuschrecke verdeutlichen (Pearson u. Ramirez 1997; Abb. 12.1-1): Der Flügelschlag der Heuschrecke ist ein festgelegtes motorisches Muster, das durch ein spezielles neuronales Netz aus einigen Dutzend von Neuronen erzeugt wird. Wenn exterozeptive Afferenzen der Körperoberfläche durch Wind aktiviert werden, beginnt die Generierung des Flügelschlagmusters mit einer mittleren Frequenz von 23 Hz. Ohne jegliche Veränderung am efferenten System lässt sich das motorische Muster des Flügelschlags allein durch Manipulation am afferenten System beeinflussen. Nach Ausschaltung propriozeptiver Afferenzen aus den Sehnenrezeptoren der Flügelansätze reduziert sich der Flügelschlag auf etwa 12 Hz und hört nach etwa 40 s ganz auf. Beim Aktionspotenzial motorischer Interneurone, die an der Erzeugung des Flügelschlagmusters beteiligt sind, fehlt nach Deafferenzierung die initiale Depolarisation, und die erhöhte Burst-Aktivität führt zu vorzeitiger Erschöpfung der Nervenzellen. Der afferente Input ist also nicht

für die Generierung des motorischen Flugmusters notwendig, sondern rekonfiguriert das neuronale Netz, welches das Flugmuster erzeugt, und führt letztlich zu einer stufenweisen Transformation des motorischen Outputs. Zusätzlich ist der afferente Input notwendig, um die Generierung des Motormusters überhaupt anzustoßen und über die Zeit aufrecht zu erhalten.

Thalamus als selektives Tor zum Bewusstsein

Das motorische System in Gehirn und Rückenmark ist **hierarchisch** aufgebaut. Fünf Stufen zunehmender Komplexität sind vom einfachen Reflexapparat des Rückenmarkes bis zum Basalgangliensystem des Großhirns bekannt. Auf jeder dieser Stufen werden fertige motorische Muster vorgehalten, die angeboren sind oder im Laufe des individuellen Lebens erworben wurden. Motorische Muster werden also im Zentralnervensystem nicht für jede Situation neu erfunden, sondern brauchen nur abgerufen und entsprechend den momentan vorherrschenden Umweltbedingungen modifiziert zu werden.

Abrufen und Modifizieren ist Aufgabe des afferenten Inputs. Über die Hauptsinneskanäle fließen dem Gehirn in jeder Sekunde Afferenzen in der Größenordnung von 10^7 Bit zu (Abb. 12.1-2). Ohne äußerst effektive Datenreduktion würden wir in Informationen aus der Umwelt ertrinken. Nicht nur für jede intendierte Handlung, sondern auch bei plötzlich auftretenden Gefahrensituationen müssen genau die Informationen aus der Umwelt selektiert werden, die das jeweilige überlebenswichtige motorische Muster anstoßen und unterhalten. Die Aufgabe der sinnvollen Datenreduktion übernehmen im Gehirn Basalganglien und Thalamus (Abb. 12.1-3).

Das Eingangskerngebiet der **Basalganglien** ist das Striatum, das aus Nucleus caudatus und Putamen besteht. Das Striatum erhält Afferenzen aus dem gesamten Kortex. Der Ausgangskern ist der Globus pallidus internus (GPi), dessen Efferenzen im Thalamus enden. Im Thalamus werden alle Sinneskanäle umgeschaltet. Der **Thalamus** selektiert als Tor zum Bewusstsein, welche afferenten Informationen zum Initiieren, Aufrechterhalten und Modifizieren motorischer Muster an den Kortex weitergeleitet werden. Zusätzlich werden den Basalganglien noch die Kerngebiete Globus pallidus externus (GPe) und Nucleus subthalamicus (STN) sowie die Substantia nigra (SN) zugerechnet.

Der GPi als Ausgangskern der Basalganglien beeinflusst den Thalamus über zwei Funktionskreise, den direkten und den indirekten Loop (Abb. 12.1-4). Der **direkte Loop** hat seinen Ausgangspunkt im Kortex und geht über das Striatum, GPi sowie Thalamus wieder zum Kortex. Der **indirekte Loop** geht ebenfalls vom Kortex aus und über das Striatum, GPe, STN, GPi, Thalamus wieder zum Kortex zurück. Der Basalganglienausgangskern GPi öffnet und schließt den Thalamus mit den beiden gegensinnig wirkenden Zügeln des direkten und indirekten Loops. **Dopamin**, die Transmittersubstanz der im Striatum endenden Efferenzen der SN-Neurone, aktiviert die Striatumneurone des direkten Loops und hemmt diejenigen des indirekten Loops.

In einem sehr vereinfachten Modell lässt sich das Zusammenwirken von Kortex, Basalganglien und Thalamus folgendermaßen darstellen (Abb. 12.1–5): Hand-

Sinnes-organ	Rezeptoren	Nerven-fasern	Kapazität [bit/s]
Auge	2×10^8	2×10^6	5×10^7
Ohr	3×10^4	5×10^4	4×10^4
Druck	5×10^5	2×10^4	2×10^5
Schmerz	3×10^6		
Wärme	1×10^4	1×10^6	2×10^3
Kälte	1×10^5		
Geruch	2×10^7	2×10^3	1×10^2
Geschmack	2×10^7	2×10^3	1×10^1

10^{10} Neurone

Bewusstsein 50 bit/s

2

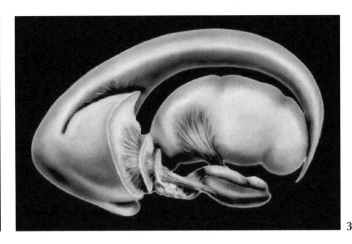

3

Abb. 12.1-2. Quantifizierende Zusammenstellung zur Reduktion der Informationsfülle aus neuronalen Afferenzen: vom Sinnesorgan zum Bewusstsein.

Abb. 12.1-3. Seitenansicht auf die teilpräparierte neo-dienzephalen Einheit von Basalganglien und Thalamus, unter anderem als eine morphologische Voraussetzung des „Ich-Konzepts" des Menschen.

Abb. 12.1-4. Konzeption zur Filterung des thalamischen Inputs bezüglich der Weiterleitung zum Kortex.
D1: Dopaminrezeptor mit stimulierender Funktion auf das Striatum; D2: Dopaminrezeptor mit hemmender Funktion auf das Striatum; GP: Globus pallidus; Gpe: Globus pallidus externus; Gpi: Globus pallidus internus; SN: Substantia nigra; SNc: Substantia nigra, Pars compacta; SNr: Substantia nigra, Pars reticularis; STN: Nucleus subthalamicus.
Einfahrt-verboten-Schild, groß: stark hemmender Einfluss;
Durchfahrt-verboten-Schild, klein: gering hemmender Einfluss;
Durchfahrt-verboten-Schild, mittel: mittelmäßig hemmender Einfluss;
gepunktete Linie: für afferente Information aus der Peripherie geschlossener, indirekter Loop;
Raute, klein: gering aktivierende Synapse;
Raute, groß: stark aktivierende Synapse;
rosa Rohr, das an Thalamus anstößt: Sinneskanäle insgesamt;
rosa Rohr, vom Thalamus zum Kortex: im Normalzustand für afferente Informationen offener, direkter Loop.

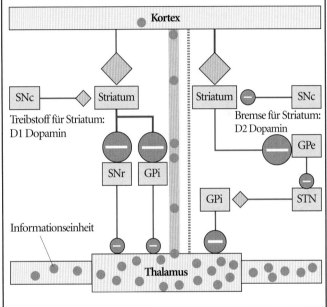

4

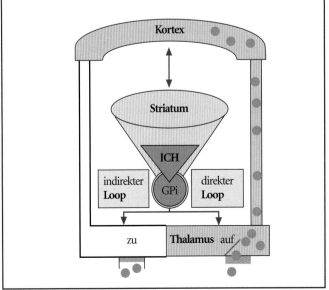

Abb. 12.1-5. Vereinfachter Modellentwurf zum Zusammenwirken von Kortex, Striatum und Thalamus. GPi: Globus pallidus internus; ICH: hypothetisch postulierte Region, in der das „Ich-Konzept" des Menschen generiert werden könnte (zur Symbolik s. Abb. 12.1-4).

5

lungspläne werden im frontalen Kortex entworfen. Die dazugehörigen, gespeicherten oder aktuellen Bilder der Umwelt werden im parietalen und okzipitalen Kortex bereitgestellt und vom frontalen Kortex abgerufen. Eine Kopie des Handlungsplanes wird an das Striatum weitergeleitet. Das Basalgangliensystem abstrahiert, motiviert und emotionalisiert den Datensatz, vergleicht ihn mit angeborenen, überlebenswichtigen Verhaltensmustern und aktiviert das hirneigene, dopaminerge Belohnungssystem für erfolgreiches Verhalten. Der Ausgangskern GPi (die Spitze der pyramidenförmig gestalteten Basalganglien) kann arbeitshypothetisch als Sitz des aktuellen Willens oder **Sitz des Ichs** bezeichnet werden. Hier wird nach Abstraktion und Motivation entschieden, welches motorische Muster aktuell ausgeführt wird. Der GPi öffnet dann mit den beiden Zügeln „direkter und indirekter Loop" selektiv das Schleusentor Thalamus, der die afferenten Informationen passieren lässt, die für das intendierte motorische Muster relevant sind und dieses initiieren, aufrechterhalten und modifizieren. Der rekonfigurierte Handlungsplan wird als Kopie in einer Endlosschleife erneut an das Striatum weitergeleitet.

„Neurodegeneration with Brain Iron Accumulation" als Beispiel defekter Basalganglien

Wie sich gestörte Informationsverarbeitung in den Basalganglien klinisch auswirkt, verdeutlicht die „Neurodegeneration with Brain Iron Accumulation

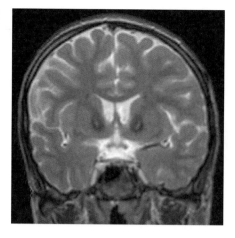

Abb. 12.1-6. „Neurodegeneration with Brain Iron Accumulation" (NBIA) im MRT (T2-Wichtung, Koronarschicht) einer 29-jährigen Patientin. Die spezielle Formgebung aus hypointensen Signalen (pathologische Eisenablagerung im Globus pallidus) mit hyperintensem Zentrum (Gliose) lässt sich mit den Augen eines Tigers vergleichen. Und die Assoziation der Formen aus Ventrikelstrukturen, Chiasma opticum und proximalem Hypophysenstiel komplettiert die Sinneseindrücke aus dieser MRT-Schicht beim Betrachter zum Eindruck des vollständigen Gesichtes eines Tier- oder Fabelwesens.

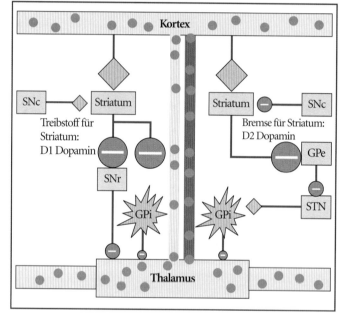

Abb. 12.1-7. Offener direkter und indirekter Loop bei Schädigung des Globus pallidus internus beidseits wie z. B. bei der „Neurodegeneration with Brain Iron Accumulation" (zur Symbolik s. Abb. 12.1-4).

(NBIA)"[1]. Es wird vermutet, dass defekte Cysteindeoxygenasen zu vermehrter Eisenablagerung im GPi führen. In der frontalen Kernspintomographie ist die Eisenablagerung im GPi hypointens. Sie umgibt zugrunde gegangenes, gliotisches, im MRT hyperintenses Gewebe. Diese Kombination aus hypointensem Ring mit hyperintensem Inhalt wirkt wie ein Tigerauge (**Tigeraugenphänomen**, Abb. 12.1-6).

NBIA schädigt demnach den GPi als Ausgangkern der Basalganglien. Dessen hemmende Wirkung auf den Thalamus entfällt, afferente Informationen aus der Peripherie werden unselektiert zum Kortex durchgelassen (Abb. 12.1-7). Dies verursacht klinische anhaltende Muskelkontraktionen, die zu verzerrten Kopf-, Rumpf- und Extremitätenhaltungen füh-

ren (Dystonie), Hypertonus und Rigidität der Muskulatur. Zu unkontrollierter, verzerrter und repetitiver Motorik kommt es bei willentlich initiierten Bewegungen. Die gesamte Muskulatur ist durch einen ungebremsten, afferenten Einstrom überaktiviert, wie man es aufgrund der bekannten Funktionen von Basalganglien und Thalamus erwarten würde.

Wegen fehlender, therapeutischer Alternativen haben wir Patienten mit NBIA-Erkrankung und schwerer dystoner Symptomatik im Bereich des Globus pallidus internus beidseits elektrisch stimuliert (Stimulationsparameter: 2,0–3,5 V Spannung, 60–120 µs Impulsbreite, 135–185 Hz Frequenz). Die klinische Symptomatik der Patienten besserte sich nach wenigen Tagen Dauerstimulation. Die Eisenablage-

---

1 Die Begriffe hinter den Bezeichnungen NBIA und Hallervorden-Spatz-Erkrankung sind identisch. Eine Umbenennung wurde gefordert, weil die Autoren Studien an Gehirnen von KZ-Häftlingen vornahmen.

rung hat den GPi also nicht vollständig zerstört, da seine bei der NBIA verminderte Aktivität durch den applizierten Strom modifiziert werden kann. Dies führt dann offensichtlich zu einer verbesserten Selektionsfunktion des Thalamus für periphere Informationen.

Ähnlich positive Wirkungen der GPi-Stimulation konnten wir bei der **generalisierten idiopathischen Torsionsdystonie** feststellen. Die Schwerpunkte der Symptome sind bei dieser Erkrankung enthemmte, repetitive, dystone Bewegungen. Die Aktivität des GPi ist auch bei dieser Erkrankung vermindert, sodass es bei intendierten Bewegungen durch überschießenden afferenten Einstrom über den Thalamus zum Kortex zu Entladungen von „Bewegungsgewittern" kommt. Stromapplikation im GPi führt auch bei der Torsionsdystonie zu einem weniger durchlässigen Thalamus und damit zur Symptombesserung.

Parkinson-Erkrankung als klinisches Spiegelbild der NBIA

Die idiopathische Parkinson-Erkrankung ist verursacht durch Degeneration von Zellen in der Pars compacta der Substantia nigra. Die Axone dieser Zellen enden im Striatum. Dopaminmangel im Striatum führt sowohl im direkten wie auch im indirekten Loop zu einer erhöhten Aktivität im GPi. Dadurch ist der Thalamus undurchlässig für afferente Informationen.

Das klinische Erscheinungsbild der Parkinson-Erkrankung ist charakterisiert durch Bewegungsarmut (Bradykinese, Hypokinese und Akinese), Muskeltonuserhöhung (Rigor) und Ruhezittern (Tremor). Auch diese Symptome, die sich zu denen der dystonen Erkrankungen komplementär verhalten, lassen sich durch das Behandlungsprinzip der **Tiefenhirnstimulation** deutlich verbessern. Der Nucleus subthalamicus (STN) ist ein Kerngebiet des indirekten Loops. Bei der Parkinson-Erkrankung ist er maximal aktiviert und

führt durch exzitatorische Synapsen am GPi zu dessen Aktivierung und damit zum Verschluss des Thalamus für afferente Informationen.

Durch elektrostimulatorische Applikation eines **weißen Rauschens** (z. B. 2 V Spannung, 90 µs Impulsbreite, 145 Hz Frequenz) im STN wird dessen Aktivität herabgesetzt und damit der Output des GPi zum Thalamus gebremst: Weil wieder Informationen zum Kortex durchgeleitet werden, bessern sich die klinischen Symptome.

Prinzip der Koinzidenzdetektion und Integration im ZNS

Die Wirkung der Tiefenhirnstimulation bei Erkrankungen der Basalganglien mit Plus-Symptomatik (Dystonie) und Minus-Symptomatik (Parkinson-Erkrankung) lassen sich nur unter Berücksichtigung zweier wichtiger Prinzipien der Informationsverarbeitung auf Zellniveau verstehen:

Eine einzelne Nervenzelle kann in Bezug auf ankommende Aktionspotenziale als Koinzidenzdetektor oder als Integrator funktionieren. **Koinzidenzdetektion** heißt, ankommende Aktionspotenziale lösen nur dann ein Aktionspotenzial der empfangenden Zelle aus, wenn sie in einem eng begrenzten Zeitfenster ankommen. **Integration** heißt, dass ankommende Aktionspotenziale als zunehmende Depolarisation der Zellmembran aufsummiert werden, um schließlich bei Erreichen eines Schwellenwertes ein Aktionspotenzial auszulösen. Ein Neuron wird zu einem Koinzidenzdetektor oder Integrator durch kurze oder lange Zeitkonstanten der Zellmembran.

Motorische Vorderhornzellen im Rückenmark oder Rezeptorzellen der Retina haben z. B. Integrationsfunktion. Sie summieren eintreffende Aktionspotenziale durch zunehmende Depolarisation bei langer Zeitkonstante auf und generieren eine eigene, den eintreffenden Signalen proportionale Entladungsfrequenz, was zu

stärkerer oder schwächerer Muskelanspannung oder stärkerem oder schwächerem Lichteindruck führt. Die Neurone des zerebralen Kortex und der Basalganglien sind Koinzidenzdetektoren: Sie haben kurze Zeitkonstanten und sind nur durch Aktionspotenziale zu aktivieren, die innerhalb eines kurzen Zeitfensters mehr oder weniger gleichzeitig ankommen und die Zellmembran depolarisieren. Dies ist die Grundlage der „Dynamical Cell Assembly Hypothesis" (Fujii et al. 1996), die eine Erklärung für die gleichzeitige Rekrutierung weit auseinanderliegender Neurone im Kortex liefert. Neurone sind umso eher Koinzidenzdetektoren, je höher die hierarchische Ebene ist, an der sie teilhaben. Je peripherer ihre Funktionsebene im Zentralnervensystem liegt, umso eher haben sie Integrationsfunktion.

Die Theorie der Koinzidenzdetektion liefert eine Erklärung für die Wirkung der Tiefenhirnstimulation: Ein Neuron mit Koinzidenzdetektion und Membranzeitkonstanten im Millisekundenbereich ist durch elektrische Stimulation mit Frequenzen zwischen 100 und 200 Hz völlig aus dem Takt zu bringen und kann damit funktionell ausgeschaltet werden. Dies ist gemeint, wenn Amerikaner die Funktionsweise der Tiefenhirnstimulation mit „Jamming" beschreiben: „in der Marmelade rühren".

Literatur

Arbib MA, Erdi P, Széntagothai J (1998) Neural Organization. Cambridge (Massachusetts): MIT Press.

Fujii H, Ito H, Aihara K et al. (1996) Dynamical cell assembly hypothesis – Theoretical possibility of spatio-temporal coding in the cortex. Neural Networks 9: 1303–50.

Pearson KG, Ramirez JM (1999) Sensory modulation of pattern-generating circuits. In: Stein PS, Grillner S, Selverston AI et al. (eds) Neurons, Networks, and Motor Behaviour. Cambridge (Massachusetts): MIT Press; 225–35.

Schechter B (1996) How the brain gets rhythm. Science 274: 339–40.

Tranel D, Damasio AR (1995) Neurobiological foundations of human memory. In: Baddeley AD, Wilson BA, Watts FN (eds) Handbook of Memory Disorders. New York: John Wiley & Sons; 27–48.

12.2 Schmerz

Hans Axel Trost

Inhalt

Schmerz als physiologisches Phänomen

Schmerz ist ein physiologisches Phänomen, das den Körper über Stimuli informiert, die eine tatsächliche oder potenzielle Schädigung mit sich bringen. Daher hat Schmerz sowohl eine warnende als auch eine schützende Funktion im Körper. Die Definition der International Association for the Study of Pain (IASP) lautet: „Schmerz ist ein unangenehmes Sinnes- und Gefühlserlebnis, das mit aktueller oder potenzieller Gewebeschädigung verknüpft ist oder mit Begriffen einer solchen Schädigung beschrieben wird". Akute und chronische Schmerzzustände unterscheiden sich voneinander hinsichtlich Ätiologie, Pathogenese, Symptomatik und einzuschlagender Therapie. Die IASP hat 3 Monate als Grenze zwischen akuten und chronischen Schmerzsyndromen festgelegt (zusätzlich in rezidivierende und intermittierende Schmerzformen eingeteilt).

Akute Schmerzen sind gewöhnlich mit dem Modell der Nozizeption zu erklären, **rezidivierende Schmerzen** werden syndromal diagnostiziert und durch Konsensfindung klassifiziert. Hier ist besonders auf die IHS-Klassifikation (International Headache Society) hinzuweisen.

Bei **intermittierenden Schmerzphänomenen** (z.B. Trigeminusneuralgie, Migräne) kann vom Modell der Nozizeption und Gewebeschädigung nur noch bedingt ausgegangen werden.

Chronische Schmerzen sind oft multifaktoriell bedingt durch pathogene Kräfte aus dem körperlichen, intrapsychischen und sozialen Bereich mit Auswirkungen auf Persönlichkeit, Organismus und soziales Umfeld der Betroffenen.

Nozizeptorschmerzen sind durch Stimulation der Nozizeptoren des somatischen Systems (oberflächlich an der Haut, bzw. in der Tiefe an Muskeln, Knochen, Gelenken usw.) oder des viszeralen Systems (an den Eingeweiden) hervorgerufene Schmerzen.

Neuropathische Schmerzen sind hervorgerufen durch Zerstörung und/oder abnorme Aktivität des Nervensystems (periphere Nerven, ZNS, Nervenwurzeln).

Als **psychogen** werden Schmerzzustände beschrieben, wenn eine organischen Ursache bzw. eine hinreichend erklärte somatische Funktionsstörung ausgeschlossen wurde und als positive Kriterien persönlichkeitsbedingte, intrapsychische, psychosoziale Faktoren und Mechanismen hinreichend wahrscheinlich erfasst wurden. Dies ist naturgemäß nur sehr schwierig und zeitaufwändig durchzuführen.

Schmerzkrankheit

Vor allem bei chronischen Schmerzzuständen müssen Interaktionen mit biologischen, psychischen und sozialen Aspekten bei der klinischen Bewertung in Betracht gezogen werden (Grundkenntnisse zur Psychologie des „Schmerzes" werden als bekannt vorausgesetzt). Wegen der häufigen psychischen Begleitsymptome bei chronischen Schmerzkranken bzw. deren unterschiedlichen Fähigkeiten der Schmerzverarbeitung infolge eines primären schmerzprovozierenden Ereignisses werden chronische Schmerzen als eigenständige Entität unter dem Terminus „Schmerzkrankheit" zusammengefasst.

Besonders gut untersuchte Modelle der Chronifizierung im Sinne einer beginnenden Schmerzkrankheit sind der tiefe Rückenschmerz (Synonym: low back pain) und der lumbale Bandscheibenvorfall. Riskofaktoren zur Ausbildung chronischer Schmerzen bei Patienten mit lumbaler Bandscheibenerkrankung sind: Ausmaß des Bandscheibenvorfalls (somatische Komponente), Depression und Schmerzvermeidungsverhalten, Suche nach sozialer Unterstützung, nonverbales Schmerzverhalten (psychische Komponente) und sitzende Position am Arbeitsplatz sowie berufliche Befriedigung (soziale Aspekte).

Epidemiologie. Genaue Zahlen zur Epidemiologie der Schmerzkrankheit liegen nicht vor. Schätzungen gehen für Deutschland von mehreren (3 bis 7) Millionen chronischer Schmerzpatienten aus, darunter etwa 600.000 „Problempatienten". Die Deutsche Gesellschaft zum Studium des Schmerzes (DGSS) ging 1998 von einer Zahl von 7 Millionen Schmerzkranker aus, von denen 700.000 bis 800.000 eine schmerztherapeutische Dauerbehandlung mit Opioiden benötigten. Es wurde ein Anteil von etwa 1 Million Krebskranker mit Schmerzen angenommen.

Schmerztherapie

Vor der Anwendung invasiver schmerztherapeutischer Verfahren bei Patienten mit benigner Schmerzerkrankung wird ein psychosomatisches bzw. psychiatrisches Konsil zum Ausschluss einer sog. **somatoformen Schmerzstörung** oder Schmerzverstärkung bzw. anderer psychischer oder ggf. primärpersönlicher Auffälligkeiten

Tab. 12.2-1. Prinzipien zur medikamentösen Schmerztherapie

By the clock	Die Medikation erfolgt nach einem festen Zeitplan. Die Applikationszeiten sollen der effektiven Wirkdauer der verwendeten Analgetika entsprechen.
By the mouth	Die orale Applikation sollte bevorzugt werden.
By the ladder	Die Auswahl und Kombination der Medikamente erfolgt nach dem WHO-Stufenschema.
By the individuum	Die Analgetikadosis muss für jeden Patienten individuell ermittelt werden (Dosistitration)

eingeholt. Deren adäquate Behandlung steht vor Beginn einer invasiven Schmerztherapie.

Das Ausmaß einer „Schmerzkrankheit" kann z. B. dadurch reduziert werden, dass man bereits frühzeitig adäquate primäre (physikalisch-physiotherapeutische, pharmakologische und ggf. operative) sowie sekundäre (z. B. auf sozialer Ebene) schmerztherapeutische Maßnahmen ergreift. So kann der Zentralisierung des Schmerzes auf spinaler und zerebraler Ebene über sog. „wide-dynamic-range"-Neurone durch rechtzeitige Anwendung suffizienter neuroaugmentativer Verfahren und begleitender psychosozialer Maßnahmen früh begegnet werden.

Grundlage jeder medikamentösen Schmerztherapie ist das **WHO-Stufenschema**. Die WHO-Richtlinien wurden für die Therapie von malignen Schmerzen entwickelt, finden aber mittlerweile auch bei Schmerzen nichtmaligner Genese Anwendung. Die Medikamente sollen entsprechend den Angaben in Tabelle 12.2-1 gegeben werden.

Wichtig sind zudem **Begleitmedikamente**, sog. Koanalgetika, die vor allem bei länger erforderlicher Medikation und in der Palliativmedizin unangenehme Nebenwirkungen und Begleitsymptome lindern helfen. Es handelt sich hier um adjuvant schmerzlindernde Medikamente, deren primäre Indikation jedoch nicht die Schmerztherapie ist.

Bei **nozizeptiven ossären Schmerzen** sind Bisphosphonate und Calcitonin eingeführt, bei multipler Skelettmetastasierung können neben der konventionellen Strahlentherapie Radioisotope eingesetzt werden.

Bei kontinuierlich-**neuropathischen Schmerzen** gelten trizyklische Antidepressiva vom Typ des Amitriptylin und Clomipramin als günstig, Antikonvulsiva vom Typ Carbamazepin oder Gabapentin können ebenfalls zur Schmerzlinderung beitragen, im Einzelfall kann bei Post-Zoster-Neuralgie die Allodynie durch Capsaicin gemildert werden. Bei attackenförmigen neuropathischen Schmerzen werden ebenfalls Antikonvulsiva erfolgreich eingesetzt, besonders Carbamazepin, daneben Phenytoin oder Lamotrigin. Günstige Wirkungen werden auch über Natriumkanalblocker wie Mexiletin und über Lidocain berichtet.

Bei dem insgesamt therapeutisch schwer angehbaren **sympathisch unterhaltenen Schmerz** kommen Clonidin, Phentolamin, Guanethidin und Phenoxybenzamin zum Einsatz. Schließlich werden häufig mit gutem Erfolg Glucocorticoide eingesetzt.

Der NMDA-Antagonist Ketamin verspricht Erfolg bei verschiedenen neuropathischen Schmerzsyndromen.

Wenn unter diesen Maßnahmen keine ausreichende Schmerzlinderung oder nur mit nicht tolerablen Nebenwirkungen zu erzielen ist, sollte die Indikation zu invasiven Methoden der Schmerztherapie geprüft werden.

Historie, Entwicklungen

Die ersten schmerztherapeutischen Eingriffe waren ablative bzw. destruktive Verfahren. Im Bereich des Kopfes handelte es sich dabei fast ausnahmslos um periphere Neurektomien oder Neurotomien, vor allem jene des N. trigeminus bei idiopathischer Trigeminusneuralgie.

Auf spinaler Ebene stellte die von Spiller und Martin 1911 sowie von Tietze und Foerster 1912 durchgeführte **Chordotomie** einen Meilenstein bei der Behandlung schwerster Schmerzzustände dar. Sie basierte auf der Beobachtung von Spiller, der bei einem Patienten mit doppelseitiger tumoröser Zerstörung des Tractus spinothalamicus lateralis eine vollständige Analgesie in der unteren Körperhälfte ohne sensomotorische Defizite fand. Die Technik wurde unter anderem durch Cloward, Mullan und Rosomoff modifiziert.

Bereits 1908 hatte Tietze eine intradurale dorsale **Rhizotomie** bei Patienten mit Spastik durchgeführt, 1954 führte Scoville die selektive dorsale Rhizotomie extradural im Neuroforamen ein. 1976 stellte Nashold die kontrollierte Läsion der Hinterwurzeleintrittszone (dorsal root entry zone, DREZ) vor. Bei dieser Technik der „DREZ-Läsion" wird selektiv die Substantia gelatinosa Rolandi des Myelons im Bereich der Hinterwurzeln im Sulcus intermediolateralis in definierter Tiefe thermokoaguliert.

Durch die leidvolle Erkenntnis, dass neurodestruktive Verfahren oft keinen anhaltenden Erfolg haben, und die Patienten später unter umso schwereren und dann kaum noch beherrschbaren Schmerzen leiden, den „Deafferenzierungsschmerzen", wurden die ablativen Verfahren weitgehend verlassen, außer bei Patienten mit begrenzter Lebenserwartung (klassischerweise Malignompatienten im Finalstadium). Die Therapie wandte sich von den neurodestruktiven zu den neuromodulierenden, neurostimulierenden oder neuroaugmentativen Verfahren.

Basierend auf der „gate control theory" von Melzack und Wall führte Shealy 1967 die „dorsal column stimulation" (DCS) zur Behandlung chronischer Schmerzzustände ein, bei der die Hinterstränge (Fasciculi gracilis et cuneatus) über eine epidural aufgebrachte Elektrodenplatte elektrisch stimuliert werden. Später erkannte man, dass man mit dieser Methode nicht nur die Hinterstränge, sondern auch andere Anteile des Myelons neuromoduliert, es wurde daher der korrektere Terminus „spinal cord stimulation" (SCS) eingeführt. In Deutschland wurde dieses

Verfahren ab Anfang der 1970er-Jahre von Krainick und Winkelmüller verbreitet.

Nach der Entdeckung der Opioidrezeptoren durch Hughes und Kosterlitz 1975 bzw. der Beschreibung der Wirkung von Opioiden im Subarachnoidalraum durch Yaksh 1978 erfolgte Anfang der 1980er-Jahre durch Onofrio die Anwendung von Morphin über eine implantierte Medikamentenpumpe bei Malignomschmerzkranken.

Neuroablative Verfahren

Chordotomie

Die Chordotomie ist ein ablatives Verfahren, bei dem in perkutaner Technik, ein- oder beidseitig, eine Thermodestruktion des anterolateralen Quadranten des Rückenmarks (Tractus spinothalamicus lateralis in Höhe HWK 1/2) erfolgt. Sensomotorische Defizite sind bei komplikationsloser Durchführung auf Grund der neuroanatomischen Zusammenhänge nicht zu erwarten.

In Lokalanästhesie wird beim wachen Patienten kontralateral zur Schmerzseite in Höhe HWK 1/2 der Subarachnoidalraum punktiert. Die Nadel wird etwa 1 cm unter und hinter dem Mastoid senkrecht zur Achse des Rückenmarkes eingestochen. Nach Erreichen des Liquorraumes wird unter Durchleuchtung die exakte Position der Kanülenspitze ventral des Lig. denticulatum und etwa 1–3 mm dorsal der vorderen Rückenmarkbegrenzung durch Eingabe von positivem oder negativem Kontrastmittel (5–15 ml Luft) verifiziert. Die korrekte Lage der Koagulationselektrode im Tractus spinothalamicus lateralis wird nach Messung des Gewebewiderstandes (Impedanz bei korrekter Lage 500–1000 Ohm) durch Teststimulationen überprüft.

Bei einer Frequenz von 2,5 Hz werden die motorische Bahnen, bei 100 Hz die sensiblen Bahnen stimuliert. Kommt es bei **motorischer Reizung** zu Zuckungen der homolateralen unteren Extremität, so liegt die Elektrode falsch (in der Pyramidenbahn) und muss neu platziert werden. Bei der **sensiblen Reizung** wird die Spannung langsam erhöht, bis kontralateral ein Wärme- oder Kältegefühl bzw. Parästhesien

ausgelöst werden. Anschließend folgt das Setzen der definitiven Läsion mit Radiofrequenzkoagulation. Es werden schrittweise Läsionen mit 20 V und 110 mA bei einer Dauer von jeweils 5 s gesetzt. Die Koagulationen werden so lange wiederholt, bis eine zufrieden stellende Analgesie erreicht ist. Während der Koagulation öffnet und schließt der Patient die homolaterale Hand, unmittelbar nach jeder Läsion wird auch die Kraft der unteren Extremität geprüft. Nachlassen der motorischen Kraft zwingt zum Abbrechen des Eingriffes, der ggf. nach einigen Tagen wiederholt werden kann.

Die erfolgreiche Läsion führt zu einer Aufhebung des Schmerz- und Temperaturempfindens etwa ab zwei bis drei Segmenten unterhalb der Läsion bei erhaltener epikritischer Sensibilität. Beidseitige Eingriffe in einer Sitzung führten zu einer deutlichen Zunahme der perioperativen Morbidität, daher soll bei beidseitigen Schmerzen zunächst die stärker betroffene Seite angegangen werden. Die zweite Seite kann dann nach 8 bis 21 Tagen koaguliert werden. Die zunächst zu erzielende Schmerzfreiheit wird mit ca. 80–90 % angegeben. Die Wirkung der Chordotomie lässt allerdings im Laufe der Zeit nach, sodass nach Ablauf 1 Jahres nur noch etwa die Hälfte der Patienten schmerzfrei ist. Die Resultate eines ggf. erforderlichen Zweiteingriffes sind wesentlich schlechter.

Als **Indikationen** gelten uni- und bilaterale Schmerzen in Rumpf und Extremitäten, jedoch nur bei maligner Grunderkrankungen und limitierter Lebenserwartung. Typische Risiken sind bleibende Blasen- und Mastdarmstörungen, Potenzstörungen sowie Hemiparesen und Querschnittlähmung, seltener Atemstörungen und brennende Dysästhesien.

Die Chordotomie ist in Deutschland als **Reserveverfahren** bei malignem, chronischem Schmerz in distalen Körperabschnitten anzusehen, das allenfalls bei Versagen aller übrigen, konservativen und operativen, weniger invasiven schmerztherapeutischen Verfahren indiziert ist. Bei einer Umfrage der Deutschen Gesellschaft für Neurochirurgie wurden für den Zeitraum 1990 bis 1999 aus den Neurochirurgischen Kliniken in Deutschland nurmehr über 41 Chordotomien berichtet. Mit nachlassender Operationsfrequenz wird die Sicherheit in der technischen Anwen-

dung abnehmen, sodass die Komplikationsrate im Vergleich zu den früher erreichten und publizierten Ergebnissen ansteigen dürfte. Problematisch ist, dass in Zukunft in Deutschland praktisch kaum noch Ausbildungsmöglichkeiten für die Chordotomie bestehen werden.

Neuromodulierende Verfahren

Implantate

Sämtliche in der modernen neurochirurgischen Schmerztherapie zur Verfügung stehenden Verfahren sind zu den sog. **neuroaugmentativen** oder **neuromodulierenden Verfahren** zu zählen, d.h., mit ihrer Hilfe werden endogene schmerzmodulierende Abläufe in ihrer Wirkung unterstützt. Als relevante Implantationsverfahren sind aus heutiger Sicht anzusehen:

- Rückenmarkstimulation (SCS)
- periphere Nervenstimulation (PNS)
- Stimulation des Ganglion Gasseri
- Tiefenhirnstimulation (DBS)
- subarachnoidale (intrathekale) Pharmakaapplikation

Zur **Stimulation** verwendet werden verschiedene Typen von Elektroden (ein-, zwei- vier- oder achtpolig), die bei der Rückenmarkstimulation perkutan oder offen epidural im erforderlichen Niveau an die Hinterstränge, zur peripheren Nervenstimulation offen perineural an den Nerven angelegt, zur Stimulation des Ganglion Gasseri perkutan und zur Tiefenhirnstimulation stereotaktisch gesteuert implantiert werden.

Man unterscheidet bei der Art der Impulsgeneration zwei Typen, Halbimplantat und Vollimplantat. Bei dem **Halbimplantat** erfolgt eine intermittierende Impulsgeneration über einen externen Impulsgenerator (Sender), während bei einem **Vollimplantat** der Impulsgenerator ebenfalls implantiert wird. Das Halbimplantat (Empfängereinheit bzw. Antenne) benötigt zur Stimulation einen externen Impulsgenerator, die Stimulation kann nur bei Auflage des Impulsgenerators über dem Empfänger erfolgen.

Das Halbimplantat ist daher in der Anwendung für den Patienten aufwändiger. Es benötigt jedoch keine interne Batterie und erlaubt somit höhere Reizapplikationen sowie eine längere Lebensdauer ohne operative Revision. Beim Vollimplantat sind der Impulsgenerator und eine Batterie im Implantat integriert. Der Generator kann zwar perkutan ein- und ausgeschaltet sowie programmiert werden, benötigt jedoch keine permanente Stimulation von extern. Dieses Implantat ist daher wesentlich anwenderfreundlicher, allerdings ist es deutlich teurer und verlangt einen regelmäßigen operativen Austausch nach Ablauf der Batterieleistung. Die Lebensdauer der Batterie ist unter anderem abhängig von den benötigten Reizstärken: Bei niedrigeren Reizen kann die Batterie mehrere (5 bis 7) Jahre ausreichen.

Die derzeit erhältlichen Vollimplantate sind nicht MR-tauglich; durch starke Magnetfelder kann die Programmierung verändert und die Elektronik der Implantate zerstört werden. Die Verwendung von Defibrillatoren in unmittelbarer Umgebung von Impulsgeneratoren kann diese ebenfalls umprogrammieren oder zerstören. Die Vollimplantate können durch Sicherheitsdetektoren (Flughäfen, Diebstahlsicherung in Kaufhäusern und Bibliotheken) umgeschaltet werden und bei diesen Geräten Alarm auslösen.

Zur **subarachnoidalen Pharmakaapplikation** werden Katheter offen oder perkutan in den spinalen Subarachnoidalraum vorgeschoben bzw. in klassischer Weise über eine Bohrlochtrepanation als Ventrikelkatheter intraventrikulär an das Foramen Monroi gelegt. Die Pharamaka werden dann über eine subkutan implantierte und mit dem Applikationskatheter konnektierte Medikamentenpumpe zugeführt. Die früher verwendeten, vom Patienten selbst zu bedienenden Pumpen werden nicht mehr empfohlen, da sie keinen konstanten Fluss gewährleisten und dadurch eher die Entwicklung einer Abhängigkeit, einer Dosissteigerung oder die absichtliche Manipulation erlauben.

Es existieren derzeit zwei **technische Varianten** bei den implantierbaren Medikamentenpumpen, gasdruckgesteuerte bzw. elektrisch betriebene Pumpen. Gasdruckgesteuerte Pumpen sind eher für Indikationen wie Schmerz bzw. Chemo-therapie gedacht, während die elektrisch betriebenen Pumpen meist bei der Indikation „Spastik" eingesetzt werden.

Gasdruckbetriebene Pumpen sind im Vergleich preiswerter. Die Dosierung wird bei bauartbedingt fest eingestellter Flussrate von ca. 0,5–2 ml/Tag (ggf. auch wählbar 0,2–7 ml/Tag) über die Konzentration des im Pumpenreservoir eingegebenen Medikaments gesteuert. Bei Volumina der Medikamentenreservoire von ca. 20–80 ml resultieren theoretisch Füllintervalle von 10 bis 400 Tagen, in der Regel von 4 Wochen. Durch den Antrieb mit Gasdruck unterliegen die Pumpen Schwankungen der Flussraten bei veränderter Temperatur (Fieber, Sauna) und verändertem Umgebungsluftdruck (Flugreisen, Aufenthalt in alpiner Höhe).

Bei **elektrisch betriebenen Medikamentenpumpen** ist die Lebensdauer der Batterie unter anderem abhängig von den benötigten Flussraten: Bei niedrigeren Flussraten kann die Batterie mehrere (5 bis 7) Jahre ausreichen. Die derzeit erhältlichen Implantate sind nicht MR-tauglich, durch starke Magnetfelder kann die Programmierung verändert und die Elektronik der Implantate zerstört werden. Die Verwendung von Defibrillatoren in unmittelbarer Umgebung kann die Elektronik der Implantate ebenfalls umprogrammieren oder zerstören. Die elektrisch betriebenen Medikamentenpumpen können durch Sicherheitsdetektoren (Flughäfen, Diebstahlsicherung in Kaufhäusern und Bibliotheken) umgeschaltet werden und bei diesen Geräten Alarm auslösen.

Rückenmarkstimulation

Die schmerzlindernde Wirkung durch Applikation elektrischer Reize (in der Regel von „elektrischen" Fischen wie Zitterrochen abgegeben) ist nicht neu. Bereits aus dem Altertum sind Berichte über entsprechende Beobachtungen überliefert. Wesentlich hat die von Melzack und Wall 1965 vorgelegte und heute allerdings in großen Teilen bereits widerlegte „Gate Control Theory" zur Fortentwicklung und zum Einsatz elektrostimulatorischer Verfahren wie der transkutanen Elektronervenstimulation (TENS) und Rückenmarkstimulation sowie der peripheren Nervenstimulation beigetragen.

Technik: Bei einseitigem, radikulärem Schmerz werden einseitige (meist vierpolige) Elektroden verwendet, bei axial betontem Schmerz kommen duale oder beidseitig implantierte Elektroden zur Anwendung. Bevor die Implantation eines Impulsgenerators oder Empfängereinheit erfolgt, wird der therapeutische Erfolg zunächst einige Tage über eine externe Stimulation (externer Impulsgenerator) überprüft, bei ausreichender Schmerzlinderung erfolgt in einem zweiten Schritt die Implantation des Stimulators.

Indikationen sind neurogene Schmerzzustände aufgrund einer objektivierten Läsion eines peripheren Nerven (z.B. chronifizierte Post-Zoster-Neuralgien, Neuropathien etc.), gemischte Schmerzzustände (z.B. postoperative Radikulopathien), therapierefraktäre Angina pectoris, periphere arterielle Verschlusskrankheit sowie das komplexe regionale Schmerzsyndrom (CRPS) Typ II. Auswahlkriterien für die SCS:

- Versagen konservativer Therapieverfahren
- Diagnose eines somatisch induzierten Schmerzes, von dem nicht zu erwarten ist, dass er positiv auf kausale Therapieverfahren reagiert
- Fehlen einer psychiatrischen Störung (inklusive „Suchtpersönlichkeit")
- Ausschluss eines sekundären oder tertiären Krankheitsgewinns
- positives Ergebnis der Teststimulation

Periphere Nervenstimulation und Stimulation des Ganglion Gasseri

Das Verfahren der peripheren Nervenstimulation hat bislang nicht die gleiche Verbreitung gefunden wie die SCS, vor allem da höhere technische Anforderungen bzw. klinische Erfahrungen gefordert werden. Buschmann hat eine Übersicht über eine Serie von PNS (52 Fälle) vorgestellt und den Stellenwert der PNS bei traumatischen Läsionen von peripheren Nerven hervorgehoben, besonders den klinischen Erfolg mit ca. 90 % bei Dauerimplantation angegeben (SCS: 50–60 %) (Buschmann u. Oppel 1999). Auch die Wiedererlangung der Erwerbsfähigkeit mit ca. 48 % ist in der Therapie chronischer Schmerzzustände als sehr hoch anzusehen.

Das technische Prinzip und die Auswahlkriterien der PNS sind mit denen der SCS im Wesentlichen identisch, lediglich die Elektroden sind den besonderen Bedürfnissen bei peripheren Nerven angepasst und werden unmittelbar proximal der Läsion epineural implantiert.

Indikationen für die PNS sind das früher als CRPS II bezeichnete Syndrom, Stumpf- und Phantomschmerz sowie periphere Nervenverletzungen, auch kleinerer Nerven. Mit „complex regional pain syndrome" bzw. „chronic regional pain syndrome" werden die früher als Sudeck-Erkrankung, Algodystrophie, sympathische Reflexdystrophie oder Kausalgie bezeichneten, meist sympathisch unterhaltenen Schmerzsyndrome benannt. Als CRPS I wird die frühere Sudeck-Erkrankung, als CRPS II die frühere Kausalgie bezeichnet.

Bei anders nicht behandelbaren Trigeminusschmerzen kommt die **Stimulation des Ganglion Gasseri** infrage. Hierbei wird die Elektrode perkutan auf demselben Weg wie die Thermokoagulationselektrode zur Trigeminusthermokoagulation implantiert und dann mit dem Stimulator nach subkutaner Tunnelung verbunden. Platzierung, Befestigung und subkutaner Weg der Elektroden sind mechanisch besonders anfällig, sodass Elektrodendislokation und -bruch nicht selten sind.

Tiefenhirnstimulation

Ein eindeutiges Wirkprinzip der Tiefenhirnstimulation konnte noch nicht festgelegt werden: Einerseits wird eine Aktivierung neurohumoraler Substrate, andererseits eine Aktivierung absteigender, hemmender Bahnen diskutiert. Da beide Wirkprinzipien augmentativer Art sind, könnte sich so die gegenüber den früher angewandten thermodestruktiven Verfahren deutlich höhere Langzeiterfolgsrate erklären (DBS: 50–60 %), während die alten destruktiven Verfahren eine Erfolgsquote von ca. 50 % über einen Zeitraum von lediglich 1 Jahr besaßen.

Die häufigsten Zielpunkte liegen im **Thalamus** sowie in der **periaquäduktalen** und **periventrikulären grauen Substanz**. Die Elektrodenplatzierung erfolgt in der Regel durch einen MRT-gesteuerten stereotaktischen Eingriff, die weitere Bearbei-

tung der Elektrode und im Erfolgsfall des Impulsgenerators sind mit der bei SCS bzw. PNS identisch.

Indikationen für die DBS sind die chronisch lumbale Schmerzkrankheit, nozizeptive Schmerzzustände, periphere Nervenverletzung und der Phantomschmerz. Diese Indikationen lassen die DBS nicht als ein Verfahren der ersten Wahl erscheinen, da sämtliche Schmerzzustände auch mit deutlich weniger invasiven Maßnahmen (SCS, PNS, spinale und ventrikuläre subarachnoidale Opioidapplikation) behandelt werden können, wobei die Langzeitergebnisse vor allem für PNS und Medikamentenpumpe sprechen. Die DBS scheint eher der Behandlung von Dyskinesien (z. B. Parkinson-Erkrankung, s. Kap. 12.1) oder thalamischen Schmerzsyndromen vorbehalten zu sein und wird in Deutschland in wenigen Schwerpunktzentren bei diesen Indikationen angewendet.

Medikamentenpumpen

Die Indikationen bzw. Kontraindikationen sind identisch mit denen für die SCS, eine vorgegebene Rangfolge, d.h. SCS vor Medikamentenpumpe oder vice versa, existiert nicht. Appliziert werden in der Regel Morphin oder andere Opioide wie Buprenorphin, Fentanyl, Sufentanil oder Tramadol, allein oder in Kombination mit Lokalanästhetika (z.B. Bupivacain) oder Clonidin. Zu beachten ist hier, dass wegen fehlender Zulassung für diese Applikationsart die meisten Substanzen „off label" gegeben werden müssen.

Da die Medikamente direkt an die Opioidrezeptoren gelangen, ist die Wirkungsstärke deutlich höher als bei enteraler oder parenteraler Applikation. Die erforderlichen Dosierungen betragen spinal etwa 1:100, ventrikulär etwa 1:1000 der sonst erforderlichen oralen Menge. Somit treten unerwünschte Opioidnebenwirkungen seltener auf bzw. können leichter beherrscht werden. Häufig auftretende Nebenwirkungen sind neben Obstipation und Müdigkeit Miktionsprobleme bis zum kompletten Harnverhalt und Impotenz. Bei entsprechender Indikation besteht ein Vorteil der Medikamentenpumpe gegenüber der SCS in der relativ geringeren Komplikationsrate und der geringeren

Abhängigkeit vom Patienten und dessen Compliance.

Beispiel: Trigeminusneuralgie

Definition, Symptome

Die Trigeminusneuralgie wird in der Nomenklatur des International Headache Classification Committe der International Headache Society (IHS) in Gruppe 12 beschrieben (Olesen 1988). Es handelt sich um einen chronischen, attackenartig auftretenden, meist einseitigen Gesichtsschmerz mit Lokalisation in den Innervationsgrenzen der Trigeminusäste. Typische Schmerzen können ausgelöst werden durch üblicherweise nicht schmerzhafte sensible Reize im sog. Triggerareal. Es handelt sich dabei um heftigste, elektrisierend-brennende bzw. lanzinierende Schmerzen, mit einer Dauer von meist wenigen Sekunden, bei schon länger (über Jahre) bestehender Chronifizierung auch länger anhaltend. Die Schmerzattacken sind gefolgt von einer schmerzfreien refraktären Periode. Spontanremissionen sind möglich und nicht selten (Göbel 1997).

Als Begleitsymptome werden gelegentlich während der Schmerzattacken Verkrampfungen der mimischen Muskulatur beobachtet, die mit dem Synonym „Tic douloureux" treffend beschrieben werden. Im Anfall können auch autonome Reaktionen wie Rötung des Gesichts, Hypersalivation und Augentränen auftreten. Bei länger anhaltender Trigeminusneuralgie können durch Angst vor Auslösung eines Triggermechanismus mangelnde Pflege im Bereich des Gesichtes und der Zähne sowie Mangelernährung und Dehydratation hinzukommen.

Historie, Entwicklungen

Die ersten schmerztherapeutischen Eingriffe waren ablative bzw. destruktive Verfahren: Im Bereich des Kopfes betrafen die Eingriffe fast ausnahmslos periphere Neurektomien oder Neurotomien des N. trigeminus bei idiopathischer Trigeminusneuralgie. Hierzu wurde eine Vielzahl von Techniken entwickelt: Neben den Exhairesen der peripheren Trigeminusäste erfolgte in der Regel über einen subtemporalen Zugang die prä- oder retroganglionäre Durchtrennung des Trigeminus (z. B. Techniken von Hartley und Krause 1892, Cushing 1900 sowie Frazier 1904). Weitere Meilensteine der ablativen Trigeminusoperationen waren die selektive pontine Rhizotomie (partial sensory trigeminal rhizotomy, PSR) (Dandy 1925) sowie die perkutane Technik der Elektrokoagulation (Kirschner 1932). Sweet führte 1974 die perkutane, kontrollierte Thermokoagulation ein, ein Verfahren, das bis heute seinen Stellenwert in der Behandlung der Trigeminusneuralgie behalten hat (Sweet u. Wepsic 1974).

Durch die leidvolle Erkenntnis, dass neurodestruktive Verfahren oft keinen anhaltenden Erfolg haben und die Patienten später unter umso schwereren und dann kaum noch beherrschbaren Schmerzen leiden (sog. Deafferenzierungsschmerzen), wurden die ablativen Verfahren weitgehend verlassen, außer bei Patienten mit begrenzter Lebenserwartung (klassischerweise Malignompatienten im Finalstadium). Die Therapie wandte sich von den neurodestruktiven zu den neuromodulierenden Verfahren (Rosenow u. Winkelmüller 2001).

Die bereits 1934 von Dandy vermutete neurovaskuläre Kompression im Bereich der Trigeminuswurzel als Ursache der Trigeminusneuralgie wurde 1959 von Gardner erneut aufgegriffen. Jannetta hat dann bis 1976 die **mikrovaskuläre Dekompression** (MVD) zur operativen Behandlung der Trigeminusneuralgie entwickelt und schließlich auch deren allgemeine Akzeptanz erreicht (Jannetta 1976). Obwohl die zugrunde liegende Pathophysiologie noch nicht vollständig geklärt ist, hat sich dieses Verfahren mittlerweile so bewährt, dass es auch bei anderen Hirnnervenstörungen eingesetzt wird: nicht nur bei Läsionen sensibler Hirnnerven (Trigeminusneuralgie, Glossopharyngeusneuralgie), sondern auch bei Läsionen motorischer Hirnnerven wie beim Fazialisspasmus und dem Torticollis spasmodicus, der auch als neurovaskuläres Kompressionssymptom des N. facialis bzw. accessorius betrachtet werden kann. In den letzten Jahren wird versucht, eine Behandlung von Tinnitus und Schwindel durch MVD des N. vestibulocochlearis und bei ansonsten therapierefraktärer Hypertonie durch MVD des N. vagus klinisch zu erproben.

Bei anders nicht behandelbaren Trigeminusschmerzen kommt die **Stimulation des Ganglion Gasseri** infrage. Hierbei wird die Elektrode perkutan ins Cavum Meckeli implantiert und dann nach subkutaner Tunnelung mit dem Stimulator verbunden (s. oben).

Das bereits 1971 von Leksell beschriebene Verfahren der **Radiochirurgie** bei Trigeminusneuralgien wird durch die zunehmende Verbreitung modernerer Formen der Bestrahlung in Form der stereotaktischen Radiochirurgie mit Leksell-Gamma-Knife® oder Linearbeschleuniger häufiger angewandt, der Stellenwert dieses Verfahrens kann derzeit noch nicht beurteilt werden (Abdelaziz 2000; Hasegawa et al. 2002).

Epidemiologie

Es wird mit ca. vier Neuerkrankungen pro 100.000 Einwohner pro Jahr gerechnet, etwa 5 % aller Kopf- und Gesichtsschmerzen sind Trigeminusneuralgien. Bei unilateralen Gesichtsschmerzen beträgt der Anteil von Trigeminusneuralgien etwa 17 %. Wenn auch die Trigeminusneuralgie in nahezu allen Lebensaltern auftreten kann, so ist sie doch überwiegend eine Erkrankung des höheren Lebensalters. Über 70 % der Patienten sind älter als 50 Jahre bei der ersten Schmerzattacke, weniger als 1 % der Patienten sind jünger als 20 Jahre.

Zumeist ist der zweite oder dritte Ast des Nerven bzw. beide Äste betroffen. Die rechte Seite wird in ca. 60 % befallen, beidseitige Schmerzen treten nur bei 4 % der Patienten auf (Sprotte 1993).

Diagnostik

Die Trigeminusneuralgie wird klinisch diagnostiziert. Es ist wichtig, zwischen dem klassischen „Tic douloureux" einerseits und dem „atypischen Gesichtsschmerz" andererseits zu trennen, der z. B. durch Kiefergelenkerkrankung, myoarthropathisch oder zervikal ausgelöst werden kann. Übergänge von der klassischen Neuralgie in eine Trigeminusneuropathie mit lang anhaltendem oder andauerndem Brennschmerz werden im Laufe mehrjähriger Schmerzchronifizierung nicht selten beobachtet (Burchiel u. Slavin 2000; Göbel 1997).

Die Untersuchung mit MRT oder CT der Schädelbasis ist erforderlich, um eine symptomatische Trigeminusneuralgie bei Tumoren oder Gefäßmissbildungen auszuschließen. Bei entsprechender Fragestellung und sorgfältiger MRT-Untersuchung kann häufig ein Kontakt zwischen Gefäßen der hinteren Schädelgrube und dem N. trigeminus nachgewiesen werden (Brisman et al. 2002). Bei multipler Sklerose können gelegentlich Entmarkungsherde im Kerngebiet des N. trigeminus dargestellt werden.

Konservative Therapie

Die konservative Therapie besteht zumeist in der Verordnung von **Analgetika**. Da die üblichen Substanzen, auch Opioide, kaum Linderung bringen, werden meist **Antikonvulsiva** verwendet. Während früher Phenytoin bevorzugt wurde, ist wegen des besseren Wirkung-Nebenwirkung-Verhältnisses heute Carbamazepin das Mittel der ersten Wahl. Bei unzureichender bzw. nachlassender Wirkung werden dann allein oder zusätzlich Baclofen, Phenytoin, Gabapentin oder Clonazepam eingesetzt. Die initialen Erfolge liegen je nach verwendetem Präparat bei 60–80 %, die Langzeiterfolge sind deutlich geringer. Da vor allem initial erhebliche Nebenwirkungen (Schwindel, Ataxie) auftreten können, muss die Dosierung langsam nach Wirkung und Nebenwirkung gesteigert und angepasst werden (Göbel 1997).

Invasiv werden **lokoregionäre Injektionen** mit ebenfalls nur mäßigem Erfolg durchgeführt. Neben den klassischen Stellatumblockaden werden die ganglionäre lokale Opioidanalgesie (GLOA) am Ganglion cervicale superius sowie Blockaden mit Lokalanästhetika (Bupivacain) oder Clonidin eingesetzt. Wesentlich seltener kommen die intravenöse sympathikolytische Regionalanästhesie mit Guanethidin oder die systemische Anwendung von Phentolamin, Phenoxybenzamin und Clonidin zur Anwendung (Sprotte 1993).

Operative Therapie

Bei der operativen Therapie wird unterschieden zwischen neurodestruktiven und nichtdestruktiven Verfahren. Operative neurodestruktive Verfahren wie die subtemporale Ganglionektomie, subtemporale retroganglionäre Neurotomie und subokzipitale retroganglionäre Neurotomie werden wegen der erheblichen Nebenwirkungen nicht mehr durchgeführt, allenfalls kann die Traktotomie noch in verzweifelten Fällen einer Anaesthesia dolorosa diskutiert werden.

Derzeit noch angewandt werden gelegentlich die Exhairese peripherer Äste, Injektionen in periphere Äste, Injektionen in bzw. die perkutane Koagulation des Ganglion Gasseri sowie die Radiochirurgie. Eine Exhairese, Kryo- oder Thermoläsion peripherer Äste kommt vor allem bei moribunden, alten Patienten mit hohem Operationsrisiko und geringer Lebenserwartung infrage sowie alternativ zur perkutanen Radiofrequenzthermokoagulation bei Befall des ersten Astes, wegen der dann geringeren Gefahr einer Keratitis neuroparalytica.

Weitgehend etabliert und lange Zeit die einzig praktikable Methode waren die perkutanen Manipulationen am Ganglion Gasseri. Standard bei neurodestruktiven Verfahren ist derzeit die perkutane Radiofrequenzthermokoagulation, seltener angewandt wird die perkutane Glycerolrhizotomie.

Für die **perkutane Radiofrequenzthermokoagulation (PRT)** wird in Lokalanästhesie, ggf. unter Sedation oder Kurznarkose, unter Durchleuchtung eine Elektrode zum Foramen ovale vorgeschoben, seltener mit Stereotaxierahmen, neuerdings gelegentlich mithilfe der Neuronavigation. Eine Probestimulation dient der Überprüfung der korrekten Elektrodenlage in dem oder den betroffenen Ästen. Unter erneuter Kurznarkose erfolgt dann die Elektro- oder Thermokoagulation zur Ausschaltung der schmerzleitenden Fasern unter weitgehendem Erhalt der sensiblen Fasern. Nach Erwachen aus der Narkose erfolgt die Überprüfung des Resultates, ggf. die ein- oder mehrmalige Wiederholung der Koagulation, bis eine ausreichende Analgesie und Minderung der Spitz-Stumpf-Diskriminierung erzielt wird. Hierbei muss streng auf den Erhalt von Kornealreflex und Lidreflex geachtet werden.

Je nach Autor wird eine initiale Erfolgsrate um 98 % beschrieben, Rezidive werden bei etwa 25–50 % der Patienten angegeben, sie treten meist nach 1 bis 5 Jahren auf. Bei sehr geringer Letalität (0,06 %) besteht doch eine deutliche Morbidität. Es werden Optikusläsion, Karotis-Kavernosus-Fistel, Meningitis und verschiedene Hirnnervenstörungen beschrieben. Die nicht seltenen Kauprobleme durch Läsion des M. masseter legen sich häufig innerhalb eines Jahres. Dysästhesien treten in 19 %, (Anaesthesia dolorosa in 5 %), Korneaanästhesien in 13 % (Keratitis neuroparalytica in 3 %) auf (Rovit et al. 1990; Sweet u. Wepsic 1974; Taha u. Tew 1996).

Bei **der perkutanen Glycerolrhizotomie (PGR)** wird in Lokalanästhesie, ggf. unter Sedation, ebenfalls eine Elektrode unter Durchleuchtungskontrolle zum Foramen ovale vorgeschoben. Die Punktion erfolgt im Sitzen, die korrekte Lage wird durch Abtropfen von Liquor aus der Nadel und anschließende Füllung mit Kontrastmittel oder Probestimulation überprüft. Anschließend erfolgt die Injektion von 0,2–0,3 ml wasserfreien Glycerols, das ca. 1 h einwirken soll; solange muss der Patient mit vorgebeugtem Kopf in sitzender Position verbleiben. Je nach Autor wird eine initiale Erfolgsrate um 90 % (74–98,5 %) beschrieben, die Schmerzfreiheit tritt oft nicht sofort, sondern erst im Verlauf von bis zu 3 Wochen auf. Rezidive werden bei 10–96 % der Patienten angegeben, sie treten meist nach 1 bis 5 Jahren auf. Bei sehr geringer Letalität besteht doch eine deutliche Morbidität. Es werden Optikusläsion, Karotis-Kavernosus-Fistel, Meningitis und verschiedene Hirnnervenstörungen beschrieben. Aus der Literatur werden eine Anaesthesia dolorosa bei 8 % der Patienten und Komplikationsraten von bis zu 67,6 % beschrieben.

Bei **der perkutanen Trigeminuskompression (PTC)** wird in Vollnarkose eine 14-G-Nadel unter Durchleuchtung zum Foramen ovale vorgeschoben. Anschließend wird ein 4-Fr-Fogarty-Katheter ins Cavum Meckeli, ca. 10 mm hinter das Foramen ovale vorgeschoben. Der Fogarty-Katheter wird mit 0,5–1 ml wasserlöslichem Kontrastmittel gefüllt, bis sich in der Durchleuchtung eine „birnenförmige" Konfiguration einstellt. Diese Auffüllung wird für ca. 1 min aufrechterhalten, hierzu ist ein intraluminaler Druck von 1–2 bar erforderlich. Je nach Autor wird eine initiale Erfolgsrate um 90 % beschrieben. Rezidive werden bei etwa 25 % der Patienten nach 1 bis 5 Jahren angegeben. Bei sehr geringer Letalität besteht doch eine deutliche Morbidität, vor allem Hypästhesien und Dysästhesien sowie Lähmungen der Kaumuskulatur.

Bei den nichtdestruktiven Verfahren werden vereinzelt die Dekompression peripherer Äste, des Ganglion Gasseri und des intrakraniellen Nerven selbst angewandt, vor allem bei symptomatischer Trigeminusneuralgie durch tumor- oder narbenbedingte Kompression des Nerven.

Die **mikrovaskuläre Dekompression** (Jannetta-Operation, s. oben) hat ihre besten Ergebnisse, wenn die Symptomatik seit weniger als 4 Jahren besteht. Die Behandlungsergebnisse werden erheblich schlechter, wenn der chronische Schmerz länger als 8 bis 9 Jahre andauert und wenn zuvor destruktive Eingriffe durchgeführt wurden.

Meist liegt eine Kompression durch ein arterielles Gefäß vor (66 %), seltener handelt es sich um eine venöse Kompression (13 %). Die mit ca. 8 % beschriebenen negativen Explorationen werden seltener, wenn präoperativ eine exakte Diagnostik mit Bildgebung erfolgt und wenn die Übergangszone zwischen Nerveneintritt und Hirnstamm genau inspiziert wird. Die mit einer Häufigkeit von ca. 13 % beschriebenen Rezidive treten zumeist im 1. Jahr auf, dann zunehmend seltener. Bei relativ niedriger Letalität (0,7 %) werden höhere Raten an technisch bedingtem Misserfolg sowie Hirnnervenstörungen wie Gehörminderung beschrieben. Durch Gefäßläsionen oder -okklusion am Hirnstamm kann es zu Infarzierungen und Einblutungen kommen. Allerdings ist zum Erfolg der Operation im Gegensatz zu den vorgenannten Verfahren keine Störung der Sensibilität erforderlich (Tronnier et al. 2001).

Die Operation erfolgt in Vollnarkose. Der klassische retromastoidale, subokzipitale Kleinhirnbrückenwinkelzugang wird in halbsitzender oder halbseitlich liegender Position des Patienten angelegt. Die V. petrosa (Dandy-Vene) kann meist geschont werden. Nach Lösen arachnoidaler Verwachsungen und Eröffnung der Zisterne wird der N. trigeminus dargestellt. Eine Läsion von Hirnnerven auf dem Zugang oder in der Nachbarschaft muss unbedingt vermieden werden. Intraoperatives Neuromonitoring (vor allem der am meisten gefährdeten Hirnnerven Fazialis und Statoakustikus, eventuell auch somatosensibel evozierte Potenziale zur frühzeitigen Detektion einer Minderdurchblutung des Hirnstammes) erhöht die operative Sicherheit und senkt die Rate an operativ bedingten Hirnnervenläsionen. Der N. trigeminus wird dann von seinem Eintritt in den Hirnstamm bis in das Cavum Meckeli dargestellt und auf eine neurovaskuläre Kompression untersucht. Am ehesten wird eine Trigeminusneuralgie ausgelöst durch Gefäßkontakt im Bereich des Nerveneintrittes, da hier die Axone noch relativ vulnerabel sind. Die segmentale Demyelinisierung im Bereich der Trigeminuswurzel soll eine erhöhte Anfälligkeit zur ephaptischen Erregungsübertragung von einer Faser zur anderen bedingen und so durch sensorische Reize zu schmerzhaften Empfindungen führen. Die Schmerzattacken werden somit als kurzschlussbedingte abnorme Erregungsimpulse gedeutet.

Vereinzelt wird empfohlen, falls intraoperativ kein Gefäß gefunden werden kann, eine **selektive pontine Rhizotomie** durchzuführen (Young u. Wilkins 1993; s. oben). Mit zunehmender Erfahrung werden jedoch die „negativen" Explorationen seltener, sodass die PSR kaum noch indiziert sein sollte (Klun 1992, McLaughlin et al. 1999). Bei der Dekompression und Verlagerung des Gefäßes ist darauf zu achten, keine Gefäßobstruktion durch „Umknicken" oder spitzwinkliges Umlenken der gelegentlich sehr zarten Gefäße zu verursachen (Jawahar et al. 2001, McLaughlin et al. 1999). Ob zusätzlich zu der reinen Dekompression des Nerven eine Unterpolsterung zur Vermeidung eines neuerlichen Gefäß-Nerven-Kontaktes erforderlich ist, welches Material hierzu zu verwenden ist oder ob des Gefäß nach Verlagerung gar noch besser mit einer Naht oder Schlinge am Tentorium zu fixieren ist, wurde noch nicht abschließend geklärt.

Meist wird eine Unterpolsterung mit synthetischem, nicht resorbierbarem Material (z. B. Teflon® oder Ivalon®) durchgeführt. Die früher übliche Interposition von Muskel führte häufig zu Vernarbungen, die gelegentlich unangenehme Neuropathien verursachten und die Rezidivoperation erheblich erschwerten.

Beim Vergleich der verschiedenen Verfahren finden sich unterschiedliche Erfolgsraten und Nebenwirkungen, die natürlich von der Erfahrung und Können des Operateurs abhängen. Da die MVD das einzige nichtdestruktive und prinzipiell kausale Verfahren darstellt, wird sie bei Patienten ohne relevante Begleiterkrankungen oder Narkoserisiken derzeit als das Verfahren der ersten Wahl angesehen (Rosenow u. Winkelmüller 2001; Tronnier et al. 2001). Es sollte allerdings mit der Indikationsstellung zur Operation nicht zu lange gewartet werden, um die besseren Operationsergebnisse vor Ausbildung einer Trigeminusneuropathie erzielen zu können und um die Operations-

Tab. 12.2-2. Vergleich der Operationsergebnisse von mikrovaskulärer Dekompression und den verschiedenen perkutanen Verfahren am Ganglion Gasseri (Taha et al. 1994) bei Trigeminusneuralgie. MVD: mikrovaskuläre Dekompression; PGR: perkutane Glycerolrhizotomie; PRF: perkutane Radiofrequenzthermokoagulation; PSR: selektive pontine Rhizotomie; PTC: perkutane Trigeminuskompression

Vergleich von Operationserfolg und Nebenwirkungen	MVD	PRF	PGR	PTC
Höchste Rate an technisch bedingtem Misserfolg	x			
Höchste Rate an primärer Schmerzfreiheit	x	x		
Niedrigste Rate an Schmerzrezidiven	x	x		
Höchste Rate an Schmerzrezidiven			x	
Höchste Rate an motorischen Ausfällen				x
Niedrigste Rate an Korneaanästhesie bzw. Keratitis	x			x
Niedrigste Rate an Anästhesie, Dysästhesie und Taubheit	x			
Höchste Rate an Hirnnervenläsionen, Infarkten, Blutungen, perioperativer Morbidität und Letalität	x			

Tab. 12.2-3. Differenzialindikation zur Operation der Trigeminusneuralgie bei älteren Patienten (> 70 Jahre, in schlechtem Allgemeinzustand) in Abhängigkeit von den persönlichen Verhältnissen und Wünschen des Patienten. MVD: mikrovaskuläre Dekompression; PGR: perkutane Glycerolrhizotomie; PRF: perkutane Radiofrequenzthermokoagulation; PSR: selektive pontine Rhizotomie; PTC: perkutane Trigeminuskompression

V_1 (Stirn)	Exhairese, Kryo-, Thermoläsion von N. supraorbitalis bzw. supratrochlearis, PTC
V_2	Glycerolinjektion, Exhairese des N. infraorbitalis, PRF, PGR, PTC
Auge, V_3, mehrere Äste	PRF, PTC, PGR

Tab. 12.2-4. Differenzialindikation zur Operation der Trigeminusneuralgie bei älteren Patienten (> 70 Jahre) in Abhängigkeit von den persönlichen Verhältnissen und Wünschen des Patienten. MVD: mikrovaskuläre Dekompression; PGR: perkutane Glyzerolrhizotomie; PRF: perkutane Radiofrequenz-Thermokoagulation; PSR: selektive pontine Rhizotomie; PTC: perkutane Trigeminuskompression

Verfahren der ersten Wahl	MVD, falls MVD technisch nicht möglich; PSR
Verfahren der zweiten Wahl	PRF, PTC, PGR
Bei multipler Sklerose, Kompression durch nichtoperable Rauforderung in der hinteren Schädelgrube	PRF

Tab. 12.2-5. Differenzialindikation zur Operation bei Patienten mit Trigeminusneuropathie, z. B. nach multiplen vorangegangenen operativen Eingriffen

Symptomatische Neuropathie	Kryoneurotomie
Symptomatische Neuropathie mit Hyp-/Dysästhesie	Elektrostimulation des Ganglion Gasseri
Anaesthesia dolorosa	kontrollierte Thermoläsion im Tractus spinalis n. trigemini, Tiefenhirnstimulation

und Narkoserisiken möglichst gering halten zu können.

Eine Übersicht über die Differenzialindikationen, unterschiedliche Ergebnisse und Risiken sowie Empfehlungen zur Differenzialindikation der verschiedenen Operationsverfahren sind in den Tabellen 12.2-2 bis 12.2-5 zusammengefasst.

Wichtige Adressen

Adressen schmerztherapeutischer Verbände

- DGAI: Deutsche Gesellschaft für Anästhesiologie und Intensivmedizin, Roritzer Straße 27, 90419 Nürnberg
- DGSS: Deutsche Gesellschaft zum Studium des Schmerzes, Joseph-Stelzmann-Str. 9, 50924 Köln; Im Neuenheimer Feld 326, 69120 Heidelberg
- DIVS: Deutsche Interdisziplinäre Vereinigung für Schmerztherapie, Bürkle-de-la-Camp-Platz 1, 44789 Bochum
- STK: SCHMERZtherapeutisches Kolloquium, Blücherplatz 2, 65195 Wiesbaden; Hainstraße 2, 61476 Kronberg/Taunus

Adressen von Patientenselbsthilfegruppen

- Bundesverband Deutsche Schmerzhilfe, Sietwende 20, 21720 Grünendeich
- Deutsche Schmerzliga, Roßmarkt 23, 60311 Frankfurt am Main
- Trigeminal Neuralgia Association, P.O. Box 340, Barnegat Light, NJ 08006, USA, http://www.tna-support.org, E-Mail: tna@csionline.net

Literatur

Abdelaziz OS (2000) Functional radiosurgery: Current trends. Neurosurgery Quarterly 10: 53–9.

Anderson VC, Burchiel KJ (1999) A prospective study of long-term intrathecal morphine in the management of chronic nonmalignant pain. Neurosurgery 44: 289–301.

Arzneimittelkommission der deutschen Ärzteschaft (2000) Empfehlungen zur Therapie von Tumorschmerzen, 2. Aufl. Köln: Arzneiverordnung in der Praxis.

Bonica JJ (1990) The Management of Pain. Philadelphia, London: Lea & Fiebiger.

Brisman R, Khandji AG, Mooij RBM (2002) Trigeminal nerve-blood vessel relationship as revealed by high-resolution magnetic resonance imaging and its effect on pain relief after gamma knife radiosurgery for trigeminal neuralgia. Neurosurgery 50: 1261–7.

Bundesärztekammer (Hrsg) (1997) Kursbuch Spezielle Schmerztherapie. Köln: Deutscher Ärzteverlag.

Burchiel KJ, Slavin KV (2000) On the natural history of trigeminal neuralgia. Neurosurgery 46: 152–5.

Buschmann D, Oppel F (1999) Periphere Nervenstimulation. Schmerz 2: 113–20.

Dandy WE (1929) An operation for the cure of tic douloureux. Partial section of the sensory root at the pons. Arch Surg 18: 687–734.

Göbel H (1997) Die Kopfschmerzen. Ursachen, Mechanismen, Diagnostik und Therapie in der Praxis. Berlin: Springer

Hasegawa T, Kondziolka D, Spiro R et al. (2002) Repeat radiosurgery for refractory trigeminal neuralgia. Neurosurgery 50: 494–502.

Hasenbring M, Marienfeld G, Kuhlendahl D et al. (1994) Risk factors of chronicity in lumbar disc patients. A prospective investigation of biologic, psychologic, and social predictors of therapy outcome. Spine 19: 2759–65.

Headache Classification Committee of the International Headache Society (1988) Classification and diagnostic criteria for headache disorders, cranial neuralgias and facial pain. Cephalalgia 8 (Suppl. 7): 1–93.

International Association for the Study of Pain (ed) (1994) Classification of Chronic Pain. Seattle: IASP Press.

Jannetta PJ (1976) Microsurgical approach to the trigeminal nerve for tic douloureux. In: Krayenbühl H, Maspes PE, Sweet W (eds) Progress in Neurological Surgery, Vol 7.

Pain – its Neurosurgical Management. Basel: Karger; 180–200.

Jawahar A, Kondziolka D, Kanal E et al. (2001) Imaging the trigeminal nerve and pons before and after surgical intervention for trigeminal intervention. Neurosurgery 48: 101–7.

Klun B (1992) Microvascular decompression and partial sensory rhizotomy in the treatment of trigeminal neuralgia: personal experience with 220 patients. Neurosurgery 30: 49–52.

Long DM (1998) The current status of electrical stimulation of the nervous system for the relief of chronic pain. Surg Neurol. 49: 142–4.

McLaughlin MR, Jannetta PJ, Clyde BL et al. (1999) Microvascular decompression of cranial nerves: lessons learned after 4400 operations. J Neurosurg 90: 1–8.

North RB, Levy RM (eds) (1997) Neurosurgical Management of Pain. New York, Berlin: Springer.

Olesen J (1988) Classification of headache disorders, cranial neuralgias and facial pain. Cephalalgia 8 (Suppl 7): 1–96.

Onofrio B, Yaksh T, Arnold PG (1981) Continuous low-dose intrathecal morphine administration in the treatment of chronic pain of malignant origin. Mayo Clin Proc 56: 516–20.

Rosenow D, Winkelmüller W (2001) Geschichte der operativen Behandlung der Trigeminusneuralgie. In: DGNC (Hrsg) Neurochirurgie in Deutschland. Berlin: Blackwell Wissenschafts-Verlag; 369–81.

Rovit RL, Murali R, Jannetta PJ (eds) (1990) Trigeminal Neuralgia. Baltimore: Williams & Wilkins.

Sindou MP, Mertens P, Garcia-Larrea L (2001) Surgical procedures for neuropathic pain. Neurosurgery Quarterly 11: 45–65.

Sprotte G (1993) Trigeminusneuralgie. In: Zenz M, Jurna I (Hrsg) Lehrbuch der Schmerztherapie. Stuttgart: Wissenschaftliche Verlagsgesellschaft; 405–10.

Sweet WH, Wepsic JG (1974) Controlled thermocoagulation of trigeminal ganglion and rootlets for differential destruction of pain fibers. Part 1: Trigeminal neuralgia. J Neurosurg 40: 143–56.

Taha JM, Tew JM (1996) Comparison of surgical treatments for trigeminal neuralgia: reevaluation of radiofrequency rhizotomy. Neurosurgery 38: 865–71.

Tronnier VM, Rasche D, Hamer J et al. (2001) Treatment of idiopathic trigeminal neuralgia: comparison of long-term outcome after radiofrequency rhizotomy and microvascular decompression. Neurosurgery 48: 1261–8.

Wall PD, Melzack R (1994) Textbook of Pain. Edinburgh, London: Churchill Livingstone.

WHO (ed) (1996) Cancer Pain Therapy. Geneve: WHO Publishing.

Winkelmüller W (1999) Neuromodulation techniques in chronic painful diseases. Pain Reviews 6: 203–9.

Young JN, Wilkins RH (1993) Partial sensory trigeminal rhizotomy at the pons for trigeminal neuralgia. J Neurosurg 79: 680–7.

12.3 Chirurgische Epilepsietherapie

Josef Zentner

Definitionen

Unter einem **epileptischen Anfall** versteht man eine Episode mit Veränderung der Wahrnehmung oder des Verhaltens, die auf einer abnormen Synchronisation kortikaler Neuronenverbände beruht. Von **generalisierten Anfällen** spricht man, wenn initial beide Hemisphären involviert sind, während **fokale Anfälle** von einem umschriebenen Hirnareal ausgehen. Als Formen fokaler Anfälle werden einfach-partielle Anfälle, bei denen das Bewusstsein erhalten ist, komplex-partielle Anfälle mit Bewusstseinsbeeinträchtigung und sekundär generalisierte tonisch-klonische Anfälle unterschieden.

Differenzialdiagnostisch sind abzugrenzen:
- kardiovaskuläre Synkopen
- paroxysmale Bewegungsstörungen
- narkoleptische Anfälle
- Migräneauren
- Hyperventilationstetanien
- psychogene Anfälle

Unter einer **Epilepsie** versteht man eine chronische Erkrankung mit wiederholt spontan auftretenden epileptischen Anfällen. Man unterscheidet idiopathische Epilepsien, die auf einer primär genetischen Disposition beruhen, und symptomatische Epilepsien, die lokalisationsbezogen sind und auf unterschiedlichsten patholo-gischen Veränderungen des Gehirnes beruhen.

Von der Epilepsie abzugrenzen ist der sogenannte Gelegenheitsanfall. Hierbei handelt es sich um einen durch besondere Umstände – etwa akute Erkrankung, Operation, Alkohol- oder Benzodiazepin-Entzug – provozierten epileptischen Anfall, der nicht notwendigerweise eine Epilepsie begründet.

Chirurgische Therapie

In Ergänzung zu der üblichen medikamentösen Therapie stellen neurochirurgische Maßnahmen eine wesentliche Erweiterung des Behandlungsspektrums für Patienten mit Epilepsie dar. Man unterscheidet zwischen einem kurativen und einem palliativen Behandlungsansatz. Der kurative Ansatz zielt auf die vollständige Beseitigung der Epilepsie durch Entfernung des die Epilepsie auslösenden Hirnareals ab. Palliative Verfahren werden eingesetzt, um die Schwere der Epilepsie zu beeinflussen.

Historische Entwicklung

In Europa nahm die Epilepsiechirurgie ihren Anfang, als **Victor Horsley** im Jahre 1886 bei einem 22-jährigen Patienten eine Narbe im Bereich des motorischen Kortex entfernte. Der Patient litt unter fokalmotorischen Anfällen, die auf eine 15 Jahre zuvor durchgemachte Impressionsfraktur zurückzuführen waren (Horsley 1886). In Deutschland griff **Fedor Krause** in Berlin die Epilepsie als Indikation für einen operativen Eingriff auf. Zusammen mit seinem Mitarbeiter Schum widmete er einen Band seines Werkes „Die spezielle Chirurgie der Gehirnkrankheiten" der Epilepsie (Krause 1911). In dieser Mono-graphie diskutierte er verschiedene Verfahren zur Epilepsiebehandlung wie Lumbalpunktion, Pneumenzephalographie, Balkenstich, Sympathektomie, Karotisunterbindung, Adrenalektomie, Transplantation von endokrinem Gewebe und periphere Operationen zur Behandlung der Reflexepilepsie, die damals als operativ therapeutische Möglichkeiten angesehen wurden. Abgesehen von wenigen speziellen Situationen wurden all diese Methoden von den Autoren jedoch abgelehnt.

Ihrer Zeit weit voraus, richteten Krause und Schum das Augenmerk auf die fokale Entstehung der Epilepsie und betonten, dass nur die neurochirurgische Entfernung des Epilepsiefokus hilfreich sei. Die Lokalisation des epileptogenen Areals wurde durch elektrische Stimulation des freigelegten motorischen Kortex erreicht. Etwa zu derselben Zeit hob **Otfrid Foerster** in Breslau die Anfallssemiologie als lokalisatorisches Kriterium zur Beurteilung des Anfallursprungs hervor (Foerster u. Penfield 1930). Auf der Grundlage der kortikalen Topographie durch Oskar Vogt enthielten die Fallberichte Foersters exakte Hinweise auf den Anfallursprung. Ein Überblick über die Entwicklung der Epilepsiechirurgie in Europa gab Wolf (1992).

Nach Verfügbarkeit der Elektroenzephalographie und anderer elektrophysiologischer Techniken gingen wesentliche Impulse in der Epilepsiechirurgie von Nordamerika aus, insbesondere vom Montreal Neurological Institute (MNI). Aus der Zusammenarbeit mit Foerster war **Wilder Penfield** mit der Elektrostimulation des freiliegenden Kortex vertraut. Penfield erweiterte Foersters Konzept und lokalisierte neben dem sensomotorischen Kortex auch Areale, die für Sprach-, Hör-, Seh- und nicht zuletzt auch für Gedächtnisfunktionen zuständig waren (Penfield 1939). Penfields Mitarbeiter **Herbert Jasper** konzentrierte sich auf die elektroenzephalographischen Befunde zur Lokalisation des epileptogenen Fokus (Penfield u. Jasper 1954). Daraus entwickelte sich die

Temporallappenchirurgie. Als die Epileptogenität der temporomesialen Basis bekannt war, wurden auch diese limbischen Strukturen in die Resektion einbezogen.

Die Kallosotomie zur Behandlung der Epilepsie wurde durch **van Wagenen** und **Herren** (1940) eingeführt. Diesem Verfahren lag die Idee zugrunde, dass das Bewußtsein während des Anfalls erhalten bleiben sollte, sofern das Anfallgeschehen auf eine Hemisphäre beschränkt bleibt. Die Hypothese basierte auf der Beobachtung, dass generalisierte Anfälle seltener werden, wenn der Balken durch einen Tumor oder eine Blutung zerstört wird.

Die Hemisphärektomie zur Behandlung schwerer Epilepsien wurde 1938 durch **McKenzie** in Toronto eingeführt. Dieses Verfahren wurde jedoch erst nach der Mitteilung von **Krynauw** (1950) bekannt. Die ersten Ergebnisse waren so erfolgreich, dass die Hemisphärektomie in ihrer funktionellen Variante nach Rasmussen weltweite Verbreitung fand.

Damit standen die klassischen epilepsiechirurgischen Verfahren – temporale und extratemporale Resektion, Kallosotomie und Hemisphärektomie – zur Verfügung.

Epidemiologie

Die Epilepsie ist durch rezidivierende epileptische Anfälle charakterisiert. Ihre Prävalenz liegt bei knapp 1 % bei einer Inzidenz von etwa 50 pro 100.000 der Bevölkerung pro Jahr. Bezogen auf die Bundesrepublik Deutschland können wir somit von 800.000 Epilepsiekranken und einer Neuerkrankungsrate von 40.000 pro Jahr ausgehen. Trotz optimaler medikamentöser Therapie ist die Epilepsie bei 20 % dieser Patienten (160.000 bzw. 8.000 pro Jahr) pharmakoresistent. Dies bedeutet, dass für diese Patienten trotz Einsatzes mehrerer Antiepileptika (auch neuerer Generation) keine zufriedenstellende Anfallskontrolle erreicht werden kann. Bei mindestens 10 % dieser Gruppe (16.000 bzw. 800 pro Jahr) handelt es sich um eine Epilepsie fokalen Ursprungs.

Die Epilepsiechirurgie mit kurativer Zielsetzung ist somit an zwei Voraussetzungen geknüpft: Die Epilepsie muss pharmakoresistent und fokalen Ursprungs sein (Elger u. Schramm 1993; Abb. 12.3-1).

Die Selektion geeigneter Operationskandidaten aus dem gesamten Kollektiv Epilepsiekranker ist eine wesentliche Aufgabe der prächirurgischen Epilepsiediagnostik, der ersten und wichtigsten Phase des epilepsiechirurgischen Programmes.

Prächirurgische Epilepsiediagnostik

Ziel der prächirurgischen Epilepsiediagnostik ist die Identifikation des **epileptogenen Areals**, eine Hypothese, die das Ergebnis einer umfangreichen Diagnostik darstellt. Entsprechend dem von Lüders und Awad (1992) eingeführten Konzept setzt sich das epileptogene Areal aus folgenden fünf Elementen zusammen (Abb. 12.3-2):

- Areal der iktualen Phänomenologie
- epileptogene Läsion
- irritative Zone
- Schrittmacherzone
- Zone des funktionellen Defizits

Systematische Untersuchungen mittels Videodoppelbildaufzeichnung haben gezeigt, dass der Ablauf epileptischer Aktivität in einem bestimmten Hirnareal charakteristischen klinischen Phänomenen zugeordnet werden kann. Mithilfe der genauen Beobachtung oder Aufzeichnung der Semiologie eines epileptischen Anfalls ist daher eine Zuordnung des Anfallgeschehens zu dem Areal der **iktualen Phänomenologie** möglich. Im Rahmen der prächirurgischen Epilepsiediagnostik hat die Aufzeichnung der iktualen Phänomenologie in erster Linie Bedeutung für die grobe Lokalisation des Anfallursprungs.

Mithilfe bildgebender Verfahren (CT, MRT, Angiographie) lassen sich strukturelle Veränderungen nachweisen. Danach muss geprüft werden, ob die mittels Bildgebung identifizierte Läsion auch tatsächlich mit der Epilepsie des Patienten zu tun hat, d.h. ob es sich um die epileptogene Läsion handelt. Obwohl die Beziehung zwischen **epileptogener Läsion** und dem **epileptogenen Areal** variabel sein kann, ist

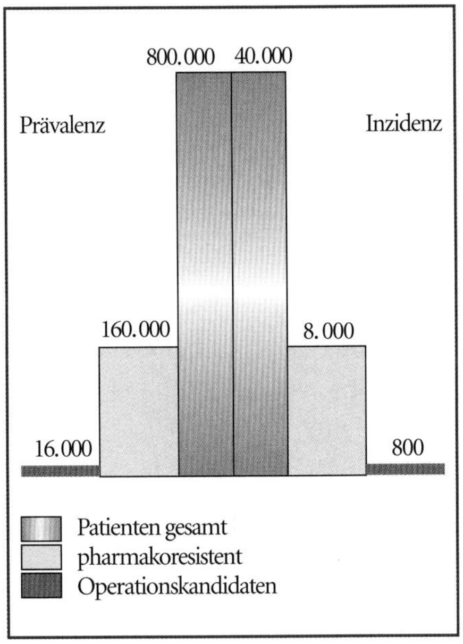

◄

Abb. 12.3-1. Prävalenz und Inzidenz der Epilepsie in der Bundesrepublik Deutschland.

▼

Abb. 12.3-2. Definition des epileptogenen Areals (mod. nach Lüders u. Awad 1992)

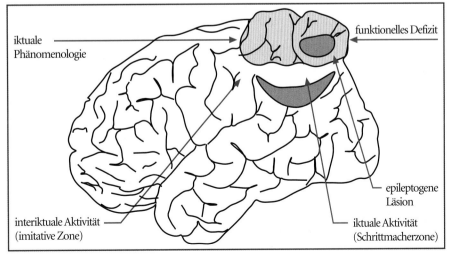

die Läsion in der Regel innerhalb des epileptogenen Areals lokalisiert.

Die epileptische Aktivität kann über nichtinvasive (EEG) und invasive (Elektrokortikogramm) Verfahren registriert werden. Der Nachweis von interiktualen Entladungen in einem bestimmten Hirnareal führt zur Abgrenzung der sog. **irritativen Zone**. Diese geht in der Regel über das epileptogene Areal hinaus.

Als **Schrittmacher** wird die Zone identifiziert, in der die ersten iktualen Entladungen registriert werden können. Die Schrittmacherzone ist nach heutiger Vorstellung der wesentliche Baustein zum Nachweis des epileptogenen Areals.

Die der Epilepsie zugrunde liegende Läsion kann zu einem neurologischen oder neuropsychologischen Defizit führen. Diese Zone des **funktionellen Defizits** ist bei verschiedenen Epilepsieformen ein wertvoller Hinweis auf die Lokalisation des epileptogenen Areals.

Der Nachweis des epileptogenen Areals ist von entscheidender Voraussetzung für die Durchführung eines operativen Eingriffes, der zweiten Phase des epilepsiechirurgischen Programms.

Grundzüge der operativen Behandlung

Eingriffe mit **kurativer Zielsetzung** betreffen temporale und extratemporale Resektionen, Hemisphärektomie sowie die radiochirurgischen Verfahren. Kallosotomie, multiple subpiale Transsektionen (MST) und Vagusstimulation gelten dagegen als **palliative Verfahren**. Größeren Statistiken zufolge entfallen etwa zwei Drittel aller operativen Eingriffe auf den Temporallappen. Extratemporale Eingriffe umfassen etwa ein Fünftel, während die übrigen auf Hemisphärektomie, Kallosotomie, MST, Vagusstimulation und radiochirurgische Verfahren entfallen (Elger u. Schramm 1993).

Temporale Resektionen

Während bis Mitte der 1980er-Jahre in der Regel eine standardmäßige **Zweidrittelresektion** des Temporallappens mit oder ohne **Amygdalohippokampektomie** durchgeführt wurde, existieren zurzeit verschiedene Varianten dieses Eingriffes. So wird entsprechend der prächirurgischen Epilepsiediagnostik der laterale neotemporale Kortex im Sinne eines temporopolaren oder Key-Hole-Zugangs zur mesialen Basis mehr oder weniger ausgespart. Bei Läsionen kommt eine Topektomie, die mit einer Amygdalohippokampektomie kombiniert werden kann, in Betracht.

Obwohl die klassische Zweidrittelresektion des Temporallappens nach wie vor verbreitet ist, besteht eine Tendenz in Richtung auf **kleinere Resektionen**. Diese Entwicklung wurde durch Fortschritte in der Bildgebung und der funktionellen Diagnostik mit exakterem Nachweis des epileptogenen Areals ermöglicht (Spencer u. Inserni 1992; Zentner et al. 1995). Eine wesentliche Weiterentwicklung der operativen Zugänge zum Temporallappen stellt **die selektive Amygdalohipokampektomie** dar. Dieses Verfahren zielt auf die isolierte Entfernung der epileptogenen mesiotemporalen Strukturen unter Erhalt des temporolateralen Neokortex ab (Wieser u. Yaşargil 1982). Eine Übersicht über die derzeit üblichen temporalen Resektionen gibt Abbildung 12.3-3.

Seit der Einführung der selektiven Amygdalohippokampektomie durch Niemeyer (1958), der einen transkortikalen Zugang verwendete, wurden mehrere Modifikationen dieses Verfahrens mitgeteilt (Abb. 12.3-4):

● transsulkaler Zugang
● subtemporaler Zugang
● transsylvische Zugang

Der transkortikale und transsulkale Zugang sind technisch einfacher, bedeuten jedoch einen partiellen Verlust von temporolateralem Neokortex. Der subtemporale Zugang impliziert eine erhebliche Retraktion des Temporallappens mit der Gefahr der Verletzung der V. Labbé und des Gyrus temporalis inferior. Der transsylvische Zugang, der von Wieser und Yaşargil (1982) vorgeschlagen wurde, stellt wahrscheinlich den schonendsten Weg dar, die epileptogenen temporomesialen Strukturen zu erreichen. Nachteile betreffen die notwendige Präparation der Fissura Sylvii mit dem Risiko vaskulärer Komplikationen. Ein anderer Nachteil dieses Verfahrens ist der eng begrenzte Zugang zur temporomesialen Basis über das Limen insulae mit entsprechender Schwierigkeit, die hinteren Anteile der Hippokampusformation zu erreichen.

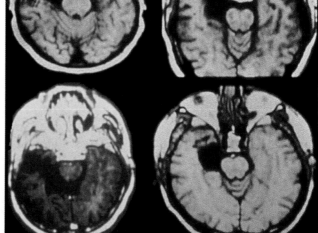

Standard-Zweidrittel-resektion mit AH

„Key-Hole"

Topektomie mit AH

Selektive AH

Abb. 12.3-3. Varianten temporaler Resektionen bei Epilepsie (postoperative MRTs). AH: Amygdalohippokampektomie.

Abb. 12.3-4. Schematische Darstellung verschiedener Zugänge zur temporomesialen Basis bei der selektiven Amygdalohippokampektomie.

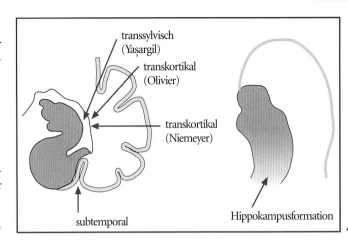

Abb. 12.3-5. Schematische Darstellung der Varianten extratemporaler Eingriffe bei Epilepsie (rot: dieses Areal wurde reseziert bzw. in der rechten Abbildung subpial gestichelt).

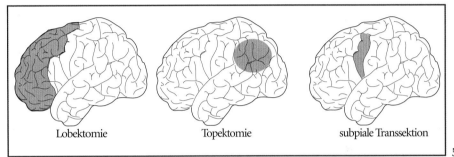

Extratemporale Resektionen

Die relativ geringe Rate extratemporaler Resektionen, verglichen mit Eingriffen im Bereich des Temporallappens, reflektiert nicht nur Unterschiede des epileptogenen Potenzials verschiedener Hirnregionen, sondern auch Schwierigkeiten in der Diagnostik und operativen Behandlung extratemporaler Epilepsien. Wesentliche Probleme liegen darin, dass der im EEG dargestellte Fokus häufig unscharf begrenzt ist und auch funktionell wichtige Areale mit einbezieht. Dadurch werden sowohl Diagnostik als auch operative Behandlung extratemporaler Epilepsien erheblich erschwert (Zentner et al. 1996). Aufgrund dieser Schwierigkeiten, den epileptogenen Fokus einzugrenzen, wurde in früheren Jahren in diesen Fällen die **Lobektomie** bevorzugt. Erst mit exakterer epileptologischer Abklärung konnten umschriebene Resektionen innerhalb eines Hirnlappens im Sinne der Topektomie vorgenommen werden. Im Bereich funktionell wichtiger Hirnareale werden bevorzugt **multiple subpiale Transsektionen** (s. unten) eingesetzt (Abb. 12.3-5).

Auch in Gegenwart einer klaren morphologischen Läsion erfordern extratemporale Epilepsien häufig die intrakranielle Ableitung interiktualer und iktualer EEG-Aktivität. Das Ausmaß der Resektion kann entweder durch aufwendigere extraoperative Lokalisationstechniken oder durch die weniger aufwändige intraoperative Elektrokortikographie definiert werden. Bei der **extraoperativen Elektrokortikographie** erfolgt in einem ersten Schritt die Implantation verschiedener subduraler oder intrazerebraler Elektroden. In einem zweiten Schritt wird die Resektion des epileptogenen Areals durchgeführt. Bei der **intraoperativen Elektrokortikographie** wird die Resektion in gleicher Narkose durchgeführt. Nach unserer Erfahrung genügt die intraoperative Elektrokortikographie zur Lokalisation des epileptogenen Areals, sofern entsprechend den nichtinvasiven EEG-Ableitungen und der MRT-Bildgebung eine klare Hypothese über das epileptogene Areal vorliegt. In anderen Fällen sollten extraoperative invasive Ableitungen mittels Streifen- und Gitterelektroden bevorzugt werden (Zentner et al. 1996).

In Ergänzung zur Ableitung interiktualer und iktualer Aktivität im Rahmen der extraoperativen Diagnostik können die liegenden Elektroden zum funktionell-topographischen Mapping verschiedener wichtiger Hirnareale, z. B. der Sprachregion, verwendet werden (Abb. 12.3-6). Nach Vorliegen der Daten von nichtinvasiven und invasiven EEG-Ableitungen einschließlich der funktionellen Testung können Karten konstruiert werden, die das Resektionsareal in Beziehung zur strukturellen Läsion und funktionell wichtigen Hirnarealen darstellen (Davies u. Weeks 1993).

Kallosotomie

Der Balken stellt die wichtigste Kommissur des menschlichen Gehirns dar. Er verbindet homotope Areale des Neokortex und repräsentiert somit einen neoenzephalen Anteil des Telenzephalons. Obwohl die synaptische Organisation des Balkens nicht vollständig klar ist, führt die Elektrostimulation kallosaler Axone zu exzitatorischen und inhibitorischen Antworten. Nachdem in der experimentellen Literatur die wesentliche Rolle des Balkens bei der Ausbreitung der epileptischen Aktivität von der einen zur anderen Hemisphäre nachgewiesen werden konnte, gewann die Kallosotomie als epilepsiechirurgisches Verfahren zunehmendes Interesse.

Es ist inzwischen allerdings klar geworden, dass es sich bei der Kallosotomie um einen palliativen epilepsiechirurgischen Eingriff handelt. Klassisches Indikationsgebiet sind **tonische Sturzanfälle**, die eine rasche bihemisphärische Propagation der epileptischen Aktivität voraussetzen. Der Eingriff wird in der Regel in zwei Stufen durchgeführt: In einem ersten Schritt werden die vorderen zwei Drittel des Balkens durchtrennt. Sollte der positive Einfluss

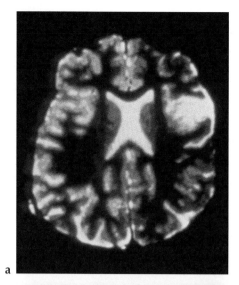

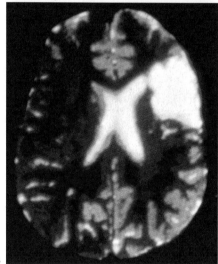

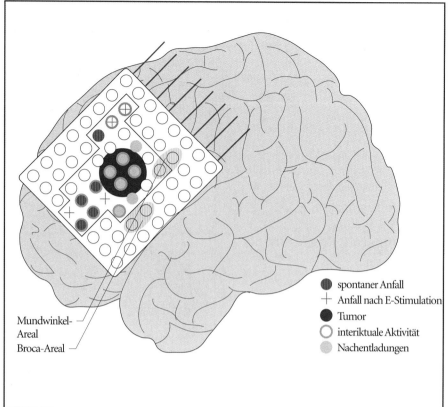

Mundwinkel-Areal

Broca-Areal

- ⬤ spontaner Anfall
- + Anfall nach E-Stimulation
- ⬤ Tumor
- ○ interiktuale Aktivität
- ◐ Nachentladungen

Abb. 12.3-6. Extraoperative invasive Ableitung der EEG-Aktivität sowie funktionell-topographisches Mapping mittels implantierter Elektroden (E-Stimulation) bei Epilepsie.
a) Das präoperative MRT zeigt die Läsion links fronto-lateral.
b) Der Resektionsdefekt auf dem postoperativen MRT geht deutlich über die Läsion in (**a**) hinaus.
c) Implantation einer Gitterelektrode zur extraoperativen EEG-Ableitung sowie zum funktionell-topographischen Mapping. (Die nicht markierten Ableitelektroden des Grids bedeuten unspezifische EEG-Aktivität.)

auf die Anfallssituation nicht ausreichen, kann in einem zweiten Schritt die Kallosotomie vervollständigt werden. Teilweise wird auch primär eine komplette Kallosotomie angestrebt (Zentner 1997; Abb. 12.3-7).

Hemisphärektomie

Bei einseitiger ausgeprägter hemisphärischer Schädigung, z.B. durch porenzephale Zysten, Hemiatrophie, Hemimegalenzephalie, Rasmussen-Enzephalitis oder ausgedehntes Sturge-Weber-Angiom, kann die Hemisphärektomie erfolgreich eingesetzt werden. Ausgehend von der klassischen anatomischen Hemisphärektomie, die wegen einer hohen Komplika-

tionsrate (Hämosiderose) verlassen wurde, hat die Hemisphärektomie im Laufe der Zeit zahlreiche Modifikationen erfahren (Villemure 1992).

In der **Oxford-Modifikation** wird die Resektionshöhle durch Schaffung eines großen extraduralen Raumes und durch Abgrenzung des Subduralraumes vom Ventrikelsystem reduziert (Adams 1983). Bei der **Hemidekortikation** wird nur der Kortex entfernt, während weiße Substanz und Stammganglien und damit ein großer Teil des Hirnvolumens erhalten bleiben. Das heute am weitesten verbreitete Verfahren stellt die **funktionelle Hemisphärektomie nach Rasmussen** (1983) dar. Bei diesem Eingriff werden Temporal- und Parietallappen weitgehend entfernt, während Frontal- und Okzipitallappen anatomisch

erhalten bleiben, jedoch diskonnektiert werden.

Obwohl somit verschiedene Techniken der Hemisphärektomie existieren (Abb. 12.3-8), sind die Ergebnisse hinsichtlich der Anfallskontrolle weitgehend identisch, zumal in jedem Fall eine komplette funktionelle Diskonnektion angestrebt wird. Die verschiedenen Techniken zielen lediglich darauf ab, die bei der anatomischen Hemisphärektomie zu beobachtende hohe Komplikationsrate durch die Hämosiderose zu vermeiden.

Vor einigen Jahren wurde eine neue Technik beschrieben, die **Hemisphärotomie**. Hierbei wird über einen transsylvisch-transventrikulären Zugang die gesamte Hemisphäre diskonnektiert, während sie anatomisch erhalten bleibt. Es

Abb. 12.3-7. Varianten der Kallosotomie bei Epilepsie (postoperative MRTs).

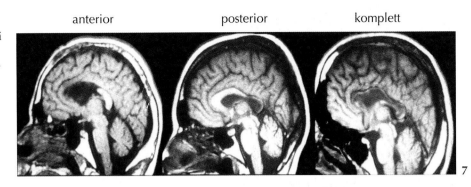

Abb. 12.3-8. Schematische Darstellung der Varianten der Hemisphärektomie bei Epilepsie (rote Fläche: Resektion; roter Strich: Durchtrennung von Leitungsbahnen).

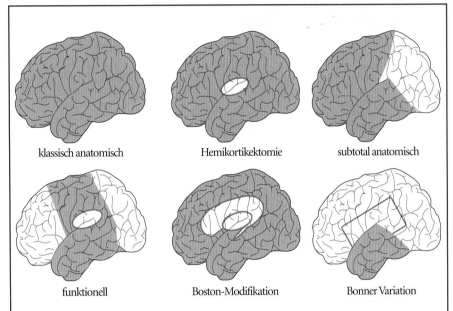

anterior   posterior   komplett

klassisch anatomisch   Hemikortikektomie   subtotal anatomisch

funktionell   Boston-Modifikation   Bonner Variation

Abb. 12.3-9. Schematische Darstellung der Technik der multiplen subpialen Transsektionen (MST) bei Epilepsie (mod. nach Morrell et al. 1989).

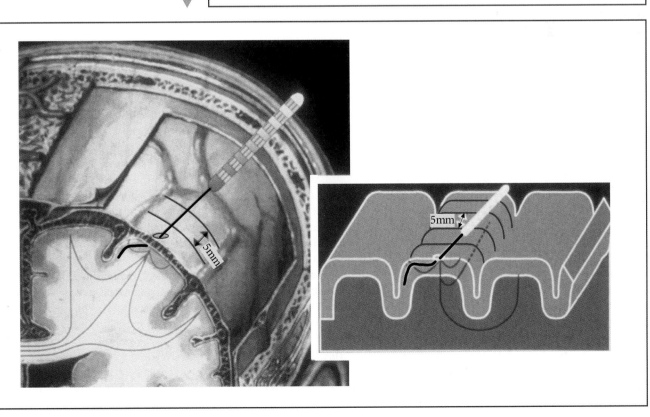

konnte gezeigt werden, dass die Hemisphärotomie gegenüber der Hemisphärektomie wesentliche Vorteile hinsichtlich der Reduktion der Operationszeit und des Blutverlustes bietet (Schramm et al. 1995).

Alternative neurochirurgische Techniken

Alternative neurochirurgische Techniken stellen Stimulationsverfahren des Kleinhirns und Thalamus, die Stimulation des N. vagus, die stereotaktische Amygdalotomie und multiple subpiale Transsektionen dar.

Die **chronische zerebelläre Stimulation** zur Behandlung von Anfällen basiert auf tierexperimentellen Modellen. Dabei konnte bei Stimulation des Vermis und intermediären Kortex ein günstiger Effekt auf die Epilepsie beobachtet werden, insbesondere auf generalisierte oder fokale Epilepsien limbischen Ursprungs. Erste Anwendungen am Menschen zeigten zunächst zwar ermutigende Ergebnisse. In Doppelblindstudien konnte jedoch kein signifikanter Effekt nachgewiesen werden (Wright et al. 1984).

Die klassischen Experimente von Dempsey und Morison (1942) zeigten einen Einfluss der **Thalamusstimulation** auf das kortikale EEG bei Katzen. Auf der Grundlage dieser experimentellen Befunde hat sich am Johns Hopkins Hospital in Baltimore eine Arbeitsgruppe mit der Elektrostimulation des zentromedialen Thalamuskerns beschäftigt. In einer Doppelblindstudie konnte jedoch kein signifikanter Einfluss auf das Anfallgeschehen nachgewiesen werden.

Aus tierexperimentellen Arbeiten ist bekannt, daß der N. vagus die EEG-Aktivität beeinflussen kann. Bei niedrigen Intensitäten und Frequenzen führt die Stimulation durch Erregung großer Fasern zur EEG-Synchronisation, während höhere Intensitäten und Frequenzen eine EEG-Desynchronisation hervorrufen. Die **Vagusstimulation** wurde am Menschen zur Behandlung schwerer Epilepsien 1988 eingeführt (Penry u. Deen 1990). Es hat sich gezeigt, dass sie ein sicheres und in gewissem Umfang auch effektives Verfahren darstellt. Da nur in Einzelfällen Anfallsfreiheit, dagegen bei der Mehrzahl der Patienten eine signifikante Reduktion der

Anfallsfrequenz zu erreichen ist, zählt es heute zu den palliativen Operationsmethoden. Die Vagusstimulation wird überwiegend bei Patienten eingesetzt, bei denen kein umschriebenes, einer Resektion zugängliches epileptogenes Areal nachzuweisen ist.

Die **stereotaktische Amygdalotomie** wurde ursprünglich zur Behandlung von Verhaltensauffälligkeiten eingeführt. Nachdem gleichzeitig bei zahlreichen Patienten eine signifikante Verbesserung der Anfallsituation beobachtet worden war, wurde dieses Verfahren auch zur Behandlung von Epilepsien interessant. Die Einführung stereotaktischer EEG-Ableitungen durch Bancaud und Talairach (1965) ermöglichte die Ableitung epileptischer Aktivität aus den Amygdalae. Daraus entwickelte sich die Kombination von stereotaktischer Ableitung und Läsionierung. Anfälle, die isoliert in den Amygdalae entstehen, können somit eine Indikation für die stereotaktische Amygdalotomie darstellen (Andy et al. 1975).

Die Resektion von Hirngewebe kann den Verlust entsprechender Funktionen zur Folge haben. Sofern das epileptogene Areal inmitten eines funktionell wichtigen Hirnareals liegt, kommt eine Resektion daher nicht in Betracht. Für diese Situation wurde ein neues chirurgisches Verfahren eingeführt, das als **multiple subpiale Transsektion** (MST) bezeichnet wird (Morrell et al. 1989; Abb. 12.3-9). Hierbei wird der Kortex nicht entfernt, sondern in 5-mm-Abständen durchtrennt. Dadurch soll eine Unterbrechung der horizontal verlaufenden, für die Ausbreitung der Epilepsie zuständigen Bahnen erreicht werden, während die vertikal verlaufenden, die Funktion vermittelnden Bahnen erhalten bleiben.

Die MST wird vorwiegend eingesetzt, wenn das epileptogene Areal funktionell wichtige Hirnareale mit einbezieht. Es hat sich jedoch gezeigt, dass mit diesem Verfahren nur ausnahmsweise Anfallsfreiheit erreicht wird, sodass die MST zunehmend in Ergänzung zur herkömmlichen Resektion eingesetzt wird. Da bei der Mehrzahl der Patienten eine signifikante Reduktion der Anfallsfrequenz erreicht werden kann, wird die MST heute als eine palliative epilepsiechirurgische Methode eingestuft. Auch bei ausgedehnter Transsektion wichtiger Hirnareale sind nur diskrete und vor-

übergehende neurologische Störungen zu erwarten. Sie bilden sich praktisch immer zurück, sind später nur durch subtile Tests erfassbar und für Alltagsbelange oft wenig relevant (Schramm et al. 2002).

> Die Bewertung der postoperativen Ergebnisse und die Nachbehandlung der Patienten stellen die dritte Phase des epilepsiechirurgischen Programmes dar.

Behandlungsergebnisse und Komplikationen

Bei der Bewertung der postoperativen Ergebnisse erscheinen folgende Aspekte von wesentlicher Bedeutung:

- Anfallssituation
- operative Komplikationen
- neuropsychologische Situation

Der Erfolg bezüglich der **Anfallssituation** unterliegt großen Schwankungen und hängt eng mit der Patientenauswahl zusammen. Allgemein ist die Prognose hinsichtlich der Anfallskontrolle umso günstiger, je umschriebener der Anfallsursprung ist und je klarer die morphologisch fassbare Läsion abgrenzbar ist. Die komplette Entfernung einer morphologisch fassbaren Läsion – Ammonshornsklerose, Tumor, nichttumoröse Läsion – stellt die beste Voraussetzung für die Kontrolle des Anfallsleidens dar. Es konnte jedoch gezeigt werden, dass die zusätzliche Entfernung der Zone des Anfallbeginns und der maximalen interiktualen Aktivität die Anfallsprognose erheblich verbessert (Elger u. Schramm 1993).

Entsprechend großen Serien haben epilepsiechirurgische Eingriffe im Bereich des Temporallappens eine günstige Prognose: Etwa 70–80 % der Patienten werden komplett anfallsfrei, und bei 10–20 % der Patienten ist eine signifikante Reduktion der Anfallsfrequenz zu erwarten. Noch günstigere Ergebnisse mit einer Anfallsfreiheit von etwa 90 % werden von der Hemisphärektomie mitgeteilt. Die Erfolgsrate extratemporaler Eingriffe ist etwas geringer, Anfallsfreiheit wird bei 60–70 % der Patienten erreicht. Bei den palliativen Verfahren wie Kallosotomie, multiplen subpialen Transsektionen und Vagusstimulation wird Anfallsfreiheit nur gelegentlich erreicht, eine signifikante Anfallsreduktion jedoch bei etwa der Hälfte der Patienten (Elger u. Schramm 1993).

Postoperative neurologische **Komplikationen** hängen naturgemäß von der Art des Eingriffes ab und umfassen im Wesentlichen Hemiparese, Hemianopsie, Sprachstörungen und Störungen der Okulomotorik. In erfahrenen Händen liegt die Rate derartiger Ausfälle in der Größenordnung zwischen 2 und 4 %. Die Letalität liegt deutlich unter 1 %. Das persistierende Split-Brain-Syndrom wird in etwa 3 % nach Kallosotomie beobachtet. Dieses im Alltag durchaus beeinträchtigende Syndrom kann vermieden werden, wenn die Auswahl geeigneter Operationskandidaten unter strengen Richtlinien erfolgt (Behrens et al. 1997).

Die postoperative **neuropsychologische Situation** stellt ein besonderes Problem dar, insbesondere nach Eingriffen im Bereich limbischer Strukturen auf der dominanten Seite, z. B. nach ausgedehnter Hippokampektomie. Obwohl die große Mehrzahl der Patienten keine zusätzlichen, durch die Operation verursachten neuropsychologischen Beeinträchtigungen aufweist, werden in Einzelfällen Störungen von Gedächtnisfunktionen beobachtet, die im Alltag von erheblicher Relevanz sein können. Daher müssen präoperativ diejenigen Patienten identifiziert werden, die hinsichtlich postoperativer neuropsychologischer Funktionseinbußen gefährdet sind. Die Ableitung ereigniskorrelierter Potenziale scheint hierbei besonders aussichtsreich zu sein (Elger u. Schramm 1993).

Literatur

Adams CBT (1983) Hemispherectomy – a modification. J Neurol Neurosurg Psychiatry 46: 617–9.

Andy OJ, Jurko MF, Hughes JR (1975) Amygdalotomy for bilateral temporal lobe seizures. South Med J 68: 743–8.

Bancaud J, Talairach J, Bonis A et al. (1965) La stéréo-électroencéphalographie dans l'épilepsie. Informations neuropathologiques apportées par l'investigation fonctionnelle stéréotaxique. Paris: Masson.

Behrens E, Schramm J, Zentner J et al. (1997) Surgical and neurological complications in a series of 708 epilepsy surgery procedures. Neurosurgery 41: 1–10.

Davies KG, Weeks RD (1993) Cortical resections for intractable epilepsy of extratemporal origin: experience with seventeen cases over eleven years. Br J Neurosurg 7: 343–53.

Dempsey EW, Morison RS (1942) Reproduction of rhythmically recurrent cortical potentials after localized thalamic stimulation. Am J Physiol 135: 293–300.

Elger CE, Schramm J (1993) Chirurgische Epilepsietherapie. Radiologe 33: 165–71.

Foerster O, Penfield W (1930) Der Narbenzug am und im Gehirn bei traumatischer Epilepsie in seiner Bedeutung für das Zustandekommen der Anfälle und für die therapeutische Bekämpfung derselben. Zschr Ges Neurol Psychiat 125: 475–572.

Heikkinen ER, Heikkinen MI, Sotaniemi K (1992) Stereotactic radiotherapy instead of conventional epilepsy surgery. Acta Neurochir (Wien) 119: 159–60.

Horsley V (1886) Brain-surgery. Br Med J 2: 670–4.

Krause F (1911) Chirurgie des Gehirns und Rückenmarks nach eigenen Erfahrungen, Bd 2. Berlin: Urban & Schwarzenberg.

Krynauw RA (1950) Infantile hemiplegia treated by removing one cerebral hemisphere. J Neurol Neurosurg Psychiatry 13: 243–67.

Lüders HO, Awad I (1992) Conceptual considerations. In: Lüders HO (ed). Epilepsy Surgery. New York: Raven Press; 51–62.

Morrell F, Whisler WW, Bleck TP (1989) Multiple subpial transsection: a new approach to the surgical treatment of focal epilepsy. J Neurosurg 70: 231–9.

Niemeyer P (1958) The transventricular amygdalohippocampectomy in temporal lobe epilepsy. In: Baldwin M, Bailey P (eds) Temporal Lobe Epilepsy. Springfield: CC Thomas; 461–82.

Penfield W (1939) The epilepsies: with a note on radical therapy. N Engl J Med 221: 209–18.

Penfield W, Jasper H (1954) Epilepsy and the Functional Anatomy of the Human Brain. Boston: Little, Brown.

Penry JK, Deen JC (1990) Prevention of intractable partial seizures by intermittent vagal stimulation in humans: preliminary results. Epilepsia 32: 40–3.

Rasmussen T (1983) Hemispherectomy for seizures revisited. Can J Neurol Sci 10: 71–8.

Schramm J, Behrens E, Entzian W (1995) Hemispherical deafferentation: an alternative to functional hemispherectomy. Neurosurgery 36: 509–16.

Schramm J, Aliashkevich AF, Grunwald T (2002) Multiple subpial transections: outcome and complications in 20 patients who did not undergo resection. J Neurosurg 97: 39–47.

Spencer DD, Inserni J (1992) Temporal lobectomy. In: Lüders H (ed) Epilepsy Surgery. New York: Raven Press; 533–46.

Villemure JG (1992) Hemispherectomy techniques. In Lüders HO (ed) Epilepsy Surgery. New York: Raven Press; 569–78.

Wagenen WP, Herren RY (1940) Surgical division of commissural pathways in the corpus callosum, relation to spread of an epileptic attack. Arch Neurol Psychiatry 44: 740–59.

Wieser HG, Yaşargil MG (1982) Selective amygdalohippocampectomy as a surgical treatment of mesiobasal limbic epilepsy. Surg Neurol 17: 445–57.

Wolf P (1992) The history of surgical treatment of epilepsy in Europe. In: Lüders H (ed) Epilepsy Surgery. New York: Raven Press; 9–18.

Wright GD, McLellan DL, Brice JG (1984) A double-blind trial of chronic cerebellar stimulation in twelve patients with severe epilepsy. J Neurol Neurosurg Psychiatry 47: 769–74.

Zentner J (1997) Surgical aspects of corpus callosum section. In: Tuxhorn I, Holthausen H, Boenigk H (eds) Paediatric Epilepsy Syndromes and Their Surgical Treatment. London: John Libbey; 830–9.

Zentner J, Hufnagel A, Wolf HK et al. (1995) Surgical treatment of temporal lobe epilepsy: Clinical, radiological and histopathological findings in 178 patients. J Neurol Neurosurg Psychiatry 58: 666–73.

Zentner J, Hufnagel A, Ostertun B et al. (1996) Surgical treatment of extratemporal epilepsy: Clinical, radiological and histopathological findings in 60 patients. Epilepsia 37: 1072–80.

13 Infektionen

13.1 Intrakranielle Infektionen

Jürgen Piek

Akute bakterielle Meningitis

Definition und Ätiologie

Unter einer bakteriellen Meningitis versteht man einen durch Bakterien verursachten, entzündlichen Prozess der weichen Hirnhäute. Bakterien können den Liquorraum und die Meningen auf drei verschiedene Wege erreichen:

- hämatogen
- durch retrograde Invasion („Durchwanderungsmeningitis"), z. B. nach Sinusitiden
- direkte Besiedlung, z. B. nach offenem Schädel-Hirn-Trauma (SHT) oder operativer Eröffnung des Liquorraums

Da es der klinische Neurochirurg fast ausschließlich mit Meningitiden zu tun hat, die sich als Komplikation nach SHT und Operationen entwickeln, soll an dieser Stelle lediglich auf die postoperative bzw. posttraumatische Meningitis eingegangen werden.

Inzidenz

Postoperative Infektionen

Auch in der Neurochirurgie ist die Häufigkeit postoperativer Infektionen von der Ausgangslage im Operationsgebiet abhängig. Folgt man der allgemeinen Einteilung von operativen Eingriffen in vier Kategorien (sauber, sauber kontaminiert, kontaminiert, verschmutzt), handelt es sich in der Mehrzahl der neurochirurgischen Eingriffe um primär saubere bzw. sauber kontaminierte Eingriffe. Hieraus erklärt sich die relativ geringe Infektionshäufigkeit nach elektiven neurochirurgischen Eingriffen.

Nach einer Literaturübersicht von Karimi-Nejad (1990) für den Zeitraum von 1913 bis 1988 ergab sich für Eingriffe am Schädel eine mittlere Infektionsrate von 8,4 % unter 14 Studien mit einer Schwankungsbreite von 0,9 % (für 1988) bis 31 % (für 1913). Internationale Studien geben ähnlich hohe Ziffern an. So publizierte Haines (1989) eine Literaturübersicht von sieben randomisierten Studien zur antibiotischen Prophylaxe, bei denen die Rate an Wundinfektionen in der Kontrollgruppe zwischen 3,8 und 11,7 % differierte.

In einer von Korinek 1997 vorgestellten französischen Multicenter-Studie an 2944 Patienten wurde bei 4 % aller Patienten eine Wundinfektion gesehen. In der Mehrzahl aller Fälle handelte es sich jedoch um oberflächliche Infektionen mit typischen Hautkeimen, während tiefe Wundinfektionen (Knochendeckel, Meningitis, Hirnabszess) eher selten sind (Grumme u. Kolodziejcyk 1995). Allgemein ist nach primär sauberen neurochirurgischen Eingriffen am Schädel daher mit einer Meningitisrate von 0,5–0,7 %, bei sauber kontaminierten Eingriffen von 0,4–2 % zu rechnen. Meningitisraten nach stereotaktischen Biopsien oder endoskopischen Eingriffen liegen in einer ähnlichen Größenordnung.

Eine Besonderheit im Rahmen der sauberen, elektiven Neurochirurgie stellt die Implantation von **Shunt-Ventilen** dar. Die Vielzahl von Publikationen aus diesem Bereich erlaubt in diesem Rahmen keine differenzierte Darstellung. Verwiesen sei auf die Monographie von Aschoff (1994), der aus einer Zusammenstellung von 109 Studien mit 19.575 Patienten für den Zeitraum ab 1990 eine Infektionsrate von 6,4 % errechnete.

Der **transsphenoidale Zugangsweg zu Hypophysentumoren** stellt für den Bereich der Standardeingriffe ebenfalls eine Besonderheit insofern dar, als es sich um einen Eingriff durch primär kontaminiertes Gebiet handelt. Trotzdem fanden Buchfelder und Fahlbusch (1988) bei insgesamt 3056 Patienten nur eine Meningitisrate von 0,6 %.

Bestimmte Faktoren, die das Risiko für eine postoperative Wundinfektion erhöhen, finden sich in Tabelle 13.1-1.

Posttraumatische Meningitis

Für saubere neurotraumatologische Eingriffe sind Infektionen im Operationsgebiet eher seltener als in der elektiven Neurochirurgie. Dies liegt vermutlich daran, dass es sich zumeist um jüngere Patienten handelt und die Eingriffsdauer oft kürzer ist als bei elektiven Eingriffen. Für epidurale Hämatome werden nur vereinzelt tiefe Wundinfektionen angegeben, für das subdurale Hämatom um 2 %, für intrazerebrale Hämatome bzw. Kontusionsblutungen ist mit ähnlich hohen Zahlen zu rechnen (Grumme u. Kolodziejcyk 1995). Für kontaminierte Eingriffe ist mit höheren Infektionsraten zu rechnen, allgemein wird nach SHT eine Meningitisrate von 0,2–17 % angegeben (Greenberg u. Atmar 1995). Wird zur intrakraniellen Druckmessung eine Ventrikeldrainage angelegt,

finden sich Infektionsraten zwischen 4 und 11 % (Sarrafzadeh 1999).

Strategien der Infektionsvermeidung

Strikt aseptisches Verhalten ist für die Neurochirurgie Selbstverständlichkeit. Obwohl zum Teil in der Literatur nicht belegt, empfiehlt sich für intrakranielle Eingriffe unserer Meinung nach folgendes Vorgehen:
- chirurgische Händedesinfektion
- Überziehen steriler Handschuhe
- antiseptisches Abwaschen des Operationsfeldes
- Ausziehen der Handschuhe
- erneute Händedesinfektion für 1 min
- Überziehen von sterilem Operationskittel und -handschuhen
- steriles Abdecken des Operationsfeldes
- Durchführen des extraduralen Teiles der Operation
- ggf. Beziehen von Mikroskop und Operationsstuhl
- erneuter Handschuhwechsel
- Durchführen des intraduralen Teiles der Operation
- bei langen Operationen nach etwa 6 h erneute chirurgische Händedesinfektion und Wechseln von Kittel, Mundschutz und Handschuhen (Ausziehen des Kittels im Vorraum)

Hinsichtlich des **chirurgischen Vorgehens** sind folgende Besonderheiten einzuhalten:
- falls Kopfrasur: unmittelbar präoperativ als Trockenrasur

- bei intrakraniellen Eingriffen Anlage der Hautlappen mit breiter Basis (Regel: Hautlappenbasis nie schmaler als Hautlappenlänge) und entsprechend der anatomischen Gefäßversorgung
- Vermeidung von Gewebetraumatisierungen (ausgiebige Koagulation von Wundrändern, Ischämie durch lang liegende Skalpklammern und Retraktoren)
- Anstreben kurzer Operationszeiten
- Vermeiden von Drainagen, insbesondere intradural
- sparsame Verwendung von Fremdmaterial (Gelschwämmchen, Fibrinkleber, Implantate)
- Herausleiten von Drainagen durch langen, subkutanen Tunnel
- wasserdichter Duraverschluss
- lockere Hautnaht (cave: Wundrandnekrosen durch postoperative Skalpschwellung)

Der Wert einer **antibiotischen Prophylaxe** wird in der Literatur unterschiedlich beurteilt. Als gesicherte Indikationen gelten:
- Eingriffe im sauberen Gebiet mit Implantation von Fremdkörpern (insbesondere Kunststoffmaterialien)
- lange Eingriffe im sauberen Gebiet (in unserer Klinik: mehr als 6 h)
- Rezidiveingriffe innerhalb von 5 Tagen nach Ersteingriff

Für potenziell kontaminierte Eingriffe (transsphenoidal bzw. transoral) ist die Indikation nicht gesichert, eine Prophylaxe wird jedoch ebenfalls häufig durchgeführt.

Bei primär verschmutzten Eingriffen bzw. Wunden (offenes SHT, rhinobasale Liquorfisteln) wird der Wert einer Antibiotikaprophylaxe ebenfalls unterschiedlich beurteilt. Erfahrungen aus der Kriegschirurgie (George u. Rusyniak 1993) scheinen jedoch eher für eine solche zu sprechen. Falls eine Prophylaxe durchgeführt wird, sollte man sich nach den zu erwartenden Keimen (vorwiegend Staphylokokken bei sauberen, ggf. Keime des Nasen-Rachen-Raumes nach transsphenoidalen bzw. transoralen Eingriffen und Liquorfisteln) richten. An unserer Klinik verabreichen wir – wie von der Föderation operativ-medizinisch-wissenschaftlicher Fachgesellschaften (1998) empfohlen – ein Cephalosporin der zweiten Generation als

Tab. 13.1-1. Risikofaktoren für postoperative Infektionen in der Neurochirurgie

Eingriffsbezogene Faktoren	• Operationsgebiet – sauber, sauber kontaminiert, kontaminiert, verschmutzt – Vorbestrahlung – Rezidiveingriff • lange Operationsdauer • Verwendung von Fremdkörpern wie Katheter, Drainagen (hier insbesondere Liegedauer), Gelschwämmchen, Implantaten • postoperative Liquorfistel
Patientenbezogene Faktoren	• Alter • Ernährungszustand • Vorerkrankungen

Einmalgabe parallel zur Narkoseeinleitung. Situationsabhängig wird diese Prophylaxe auf maximal 24 h postoperativ ausgedehnt.

Symptome

Postoperative bzw. posttraumatische Meningitiden treten nur selten vor der 1. Krankheitswoche auf. Führende Symptome sind:

- Kopfschmerz
- Erbrechen
- sekundäre Bewusstseinstrübung
- Nackensteifigkeit
- Temperaturerhöhung

Werden zusätzlich neurologische Herdzeichen oder Anfälle beobachtet, sollte differenzialdiagnostisch ein Abszess oder ein subdurales Empyem erwogen werden.

Diagnostik

Mittels **CT** wird zunächst eine intrakranielle Raumforderung (Abszess, Empyem, Hydrozephalus) ausgeschlossen. Bei der **Lumbalpunktion** (LP), die bei dem geringsten Verdacht durchzuführen ist, findet sich eine Erhöhung von Zellzahl (> 1000/3 Zellen) und Eiweißgehalt (> 100 mg/dl bis häufig > 500 mg/dl) – oft schon an einer Trübung des Liquors makroskopisch erkennbar. Die Glucosekonzentration des Liquors ist erniedrigt (< 40 mg/dl). Neben der bakteriologischen sollte auch immer eine zytologische Diagnostik des Liquors erfolgen. Über die noch liegende Intrathekalkanüle kann (auch bei Verdacht) ein liquorkompatibles Antibiotikum instilliert werden.

> Um für die bakteriologische und die zytologische Liquoruntersuchung verwertbare Ergebnisse zu erhalten, ist unbedingt darauf zu achten, dass der Liquor noch körperwarm unmittelbar nach der Punktion zur Untersuchung gelangt.

Da erfahrungsgemäß die Logistik des **Versands** mikrobiologischer Proben aus ZNS-Nähe keinesfalls trivial ist, aber ein Asservatverlust – zumal wenn dies verspätet bekannt wird – konsequenzenreich sein kann, stellt man folgende Ansprüche:

- Vor Beginn der Probenentnahme wird sichergestellt, dass:
  - die Labors besetzt sind.
  - die beabsichtigten Nährmedien für den Transport angemessen sind.
  - der Asservateingang im Labor an einen Neurochirurgen rückgemeldet wird.
  - spätestens 1 h nach Asservateingang im Labor das Ergebnis des Gram-Präparates vom Mikrobiologen an den Neurochirurgen mitgeteilt wird (Bringschuld, keine Holschuld!).
- Vor Beginn der Probenentnahme werden auch Vorbereitungen für Eventualfälle getroffen (Kollaps des Patienten) und ein liquorkompatibles Antibiotikum bereitgestellt.
- Vor Beginn der Probenentnahme wird der Transportmodus vollständig geklärt:
  - Am besten übergibt ein von der Entnahme unabhängiger Arzt die Asservate „per Handschlag" im Labor, ohne Zwischenschaltung Dritter, und verabredet nochmals, bis wann ihm das Ergebnis der Gram-Färbung zugeht.
  - Die zweitbeste Lösung ist immer der sog. Botentransport. Hierbei gilt: Der Bote wartet auf das Asservat, nicht umgekehrt. Die Instruktion des Boten zur Laboradresse muss ebenso zweifelsfrei sein wie die Asservatbeschriftung.

Im Gegensatz zu Hirnabszessen und subduralen Empyemen werden Meningitiden fast immer nur von einem Keim hervorgerufen. Als Krankheitserreger finden sich nach Traumen und nach transsphenoidaler Hypophysenoperation häufig Keime aus dem Nasen-Rachen-Raum (Pneumokokken, Staphylokokken, Haemophilus influenzae), nach primär sterilen Operationen Staphylokokken oder typische Krankenhauskeime (Gram-negative Keime).

Behandlung

Posttraumatische bzw. postoperative Meningitiden verlaufen in der Regel schwer, sodass nach Diagnosestellung und Sicherung des Erregers unverzüglich mit der Behandlung begonnen werden sollte. Orientierungshilfen zur antibiotischen Initialbehandlung, die hoch dosiert und als „kalkulierte, ungezielte" Behandlung erfolgt, finden sich in Tabelle 13.1-2. Sie richtet sich gegen die in der Abteilung gängigen Keime sowie die des Nasen-Rachen-Raums. Die unterschiedliche Penetration der verschiedenen Antibiotika in den Liquorraum ist in Tabelle 13.1-3 niedergelegt. Durch enge Zusammenarbeit mit einem mikrobiologischen Institut sollte etwa 4 h nach Punktion ein Gram-Präparat vorliegen, das weitere Auskunft über den zu erwartenden Erreger geben kann. Bei Vorliegen der Resistenzbestimmung kann dann auf eines der ausgetesteten Antibiotika übergegangen werden. Die Behandlung ist für etwa 1 Woche, mindestens 3 Tage über die Entfieberung hinaus durchzuführen. Der Erfolg sollte ggf. 1 Woche nach Absetzen der Behandlung durch eine erneute LP abgeklärt werden.

Therapieversager sind bei der antibiotischen Behandlung traumatischer bzw. postoperativer Meningitiden nicht selten. Neben bekannten Gründen wie Erreger- oder Resistenzwechsel unter Behandlung kommen hierfür spezifisch neurochirurgische Gründe in Betracht: Zwar weisen die meisten Antibiotika bei entzündeten Meningen eine ausreichende Penetration in den Liquorraum auf, jedoch sollte bei Versagen einer antibiotischen Behandlung auch daran gedacht werden, dass diese Konzentrationen unter Umständen nicht ausreichen, einen genügend hohen Wirkspiegel in devitalisierten Teilen des Hirngewebes oder in eventuell eingebrachten Implantaten und Fremdkörpern sicherzustellen. Daher kann in komplizierten Fäl-

Tab. 13.1-2. Ungezielte antibiotische Soforttherapie bei postoperativer bzw. posttraumatischer Meningitis, subduralem Empyem und Hirnabszess (Dosierungen für 75 kg schweren, gesundenen Erwachsenen)

- Cephalosporin der dritten Generation (z.B. Ceftazidim) 3 × 2–4 g i.v.
- gegen Staphylokokken wirksames Antibiotikum (z.B. Flucloxacillin 4 × 2–4 g i.v.)
- gegen Anaerobier wirksames Antibiotikum (z.B. Clindamycin 3 × 600–1.200 mg i.v., alternativ: Metronidazol 3 × 500 mg i.v.)

len auch zusätzlich die lokale Gabe von Antibiotika erforderlich sein. Bei Gramnegativen Keimen und entsprechender Resistenz eignen sich nach unseren Erfahrungen hierfür besonders Aminoglykoside in wässriger Lösung (z. B. 5 mg Gentamicin intrathekal), bei Gram-positiven Erregern kann Vancomycin (500 mg in 10 ml Lösung) mit 1–2 ml (= 50–100 mg) StarMath® instilliert werden.

Aufgrund von Meningitiden kann es zu basalen Verklebungen und völligen Unterbrechung der Liquorkommunikation zwischen intrakraniellem und lumbalem Raum kommen. Bei klarem Liquor und weiterhin bestehenden Entzündungszeichen sollte daher stets eine Subokzipitalpunktion zur weiteren Klärung erfolgen!

Bei schwersten Meningitiden (Zellzahl > 100.000/3 Zellen) haben wir gute Erfahrungen damit gemacht, dass wir täglich reichlich Liquor lumbal entnehmen (Behandlungskontrolle und Keimreduktion) und die gleiche Menge an Luft intrathekal injizieren.

Ein weiterer Grund für das scheinbare Versagen einer antibiotischen Behandlung kann in der Ausbildung eines Hirnabszesses oder eines subduralen Empyems liegen. Vor dem Wechsel der antibiotischen Behandlung ist daher stets ein Kontroll-CT mit Kontrastmittelgabe durchzuführen.

Prognose

Die Prognose der postoperativen bzw. posttraumatischen bakteriellen Meningitis ist von einer Vielzahl an Faktoren abhängig. Allgemein kann trotz fachgerechter Behandlung mit einer Letalität von 5–10 % und einer Morbidität (insbesondere Anfallsleiden, Hydrozephalus, bleibendes neurologisches Defizit) von 20–30 % gerechnet werden. Derart schwere Komplikationen werden bei der präoperativen Patientenaufklärung berücksichtigt (s. Kap. 17.1).

Tab. 13.1-3. Diffusion antibiotischer und antimykotischer Substanzen in Liquor und in Hirnabszesse (mod. nach Daschner 2002). H: gute Diffusion in Hirnabszesse

Sehr gut bei entzündeten und nicht entzündeten Meningen	• Chloramphenicol (H) • Cotrimoxazol (H) • Fluconazol • Flucytosin • Isoniazid • Linezolid • Metronidazol (H) • Protionamid • Pyrazinamid • Sulfonamide • Voriconazol
Gut nur bei entzündeten Meningen	• Ampicillin (H) • Aztreonam • Cefepim • Cefotaxim (H) • Ceftazidim (H) • Ceftriaxon (H) • Cefuroxim • Ciprofloxacin • Clavulansäure • Doxycyclin • Ethambutol • Flucloxacillin (H) • Imipenem (H) • Levofloxacin • Meropenem (H) • Mezlocillin • Moxifloxacin • Penicillin G (H) • Piperacillin • Rifampicin • Streptomycin • Sulbactam • Tetracyclin
Nicht oder kaum selbst bei entzündeten Meningen	• Amikacin • Amphotericin B • Azithromycin • Clarithromycin • Clindamycin • Colistin • Erythromycin • Gentamicin • Itraconazol • Ketoconazol • Polymyxin B • Quinupristin + Dalfopristin • Tobramycin • Vancomycin (H)

Hirnabszess, Epiduralabszess, subdurales Empyem

Umschriebene Eiteransammlungen im ZNS (Hirnabszess, Epiduralabszess, subdurales Empyem) sind zwar seltene, aber gerade deswegen häufig verkannte und zu spät diagnostizierte Sonderformen intrakranieller Infektionen. Viele Patienten mit derartigen Infektionen werden in deutlich bewusstseinsgetrübtem Zustand, bewusstlos oder bereits mit einem Bulbärhirnsyndrom eingeliefert und haben eine dementsprechend schlechte Prognose.

Subdurale Empyeme bzw. Hirnabszesse gefährden den betroffenen Patienten auf zweierlei Weise: zum einen durch die von der Infektion und dem perifokalen Ödem verursachte Raumforderung, zum anderen bei Übergreifen der Infektion auf die benachbarten Hirnareale, d.h. eine akute, eitrige Meningitis bzw. Ventrikulitis. Neurochirurgische Behandlung und Chemotherapie müssen sinnvoll ineinandergreifen, um ein optimales Therapieresultat zu erzielen. Patienten mit derartigen Erkrankungen bedürfen unbedingt einer langfristigen neurochirurgischen Behandlung bis zur endgültigen Ausheilung ihrer Erkrankung, da ansonsten Rezidive häufig sind.

Hirnabszess

Definition und Ätiologie

Als Hirnabszess wird eine umschriebene, eitrige Einschmelzung des Hirngewebes bezeichnet.

Hirnabszesse können **per continuitatem** als Folge otogener bzw. rhinogener Infektionen durch direkte Erregerausbreitung vom betroffenen Organ durch die Schädelbasis entstehen. **Hämatogen-metastatische** Entstehungen sind möglich als Folge bronchopulmonaler Infektionen (Pleuritis, Bronchiektase etc.), bakterieller Endokarditiden, Infektionen der Kopfweichteile, von Mund- und Rachenraum und Zähnen sowie als Folge sonstiger Infektionen, die mit Bakteriämien einher gehen. Eine dritte Form des Hirnabszesses stellen die **traumatischen Abszesse** dar, die zumeist als Folge nicht erkannter oder unzureichend versorgter offener SHTs beobachtet werden. Postoperative Hirnabszesse nach intrakraniellen Eingriffen werden ebenso registriert wie Abszesse als Komplikation primärer Meningitiden. Begünstigend für die Entstehung von Hirnabszessen sind Erkrankungen, die mit der Beeinträchtigung der Abwehrlage einhergehen, z.B. konsumierende Erkrankungen, HIV-Infektionen, Leukämien, Diabetes mellitus.

Nachfolgend werden nur primäre Abszesse besprochen (keine postoperative Komplikationen).

Epidemiologie und Lokalisation

Entsprechend ihrer Entstehung sind Hirnabszesse in industrialisierten Ländern wesentlich seltener als in Ländern mit geringeren Hygienestandards. Betroffen sind vorwiegend jüngere Patienten (20 bis 40 Jahre), Männer überwiegen. Das Verhältnis von infra- zu supratentoriellen Abszessen beträgt etwa 1:4. Die bislang umfangreichste Darstellung zum Krankheitsbild stammt von der Gruppe um Arseni (Arseni u. Ciurea 1982a, b). Man fand bei insgesamt 810 Patienten eine Bevorzugung der temporalen und frontalen Lokalisation (insgesamt 50% der Fälle); etwa 150 Patienten hatten multiple Abszesse.

Klinisches Bild

Das klinische Erscheinungsbild variiert je nach Lokalisation und Akuität des Prozesses. Zu beobachten sind die allgemeinen Zeichen der intrakraniellen Druckerhöhung (Kopfschmerz, Übelkeit, Erbrechen, Stauungspapille) in Verbindung mit den spezifischen Herdzeichen der betroffenen Hirnregion. Bei **supratentorieller Lokalisation** werden in Anbetracht der häufigen Lokalisation im Frontal- bzw. Temporallappen Paresen mit einer Häufigkeit zwischen 40 und 60%, Aphasien mit etwa 10% beobachtet. Die Rate epileptischer Anfälle ist sehr hoch und wird mit bis zu 70% angegeben.

Bei **infratentorieller Läsion** finden sich Ataxie und Nystagmus sowie andere Kleinhirnstörungen bei etwa 40% der Patienten. Bei ausgedehnter Raumforderung mit Verlegung der Liquorpassage wird ein Verschlusshydrozephalus beobachtet.

Ausgeprägte klinische Zeichen einer intrakraniellen Infektion (Meningismus und Fieber) finden sich allenfalls im Frühstadium der Infektion. Geht der Frühabszess in die chronische, abgekapselte Form über, fehlen sie zumeist.

Diagnostik

Labordiagnostik

Beschleunigung der Blutsenkungsgeschwindigkeit (BSG; maximal 50 mm/1 h) und Leukozytose (bis 20.000/µl) sind zwar bei etwa 60% der Patienten vorhanden, sind jedoch unspezifische Infektionszeichen. Auch die Lumbalpunktion ist keineswegs richtungweisend in der Diagnostik. Nach Daten der Arbeitsgruppe um Carey (1972) zeigt etwa ein Drittel der Abszesspatienten eine normale Liquorzellzahl, ein Drittel normales Liquoreiweiß, und drei Viertel haben einen normalen Glucosegehalt.

> Bei Verdacht auf Hirnabszess ist die Lumbalpunktion eine ungeeignete Methode zur Diagnose- und Erregersicherung und wegen einer möglichen Einklemmungsgefahr ggf. gefährlich!

Apparative Diagnostik

EEG. In der Diagnostik des Hirnabszesses haben die modernen, bildgebenden Verfahren das EEG verdrängt. Es sollte jedoch beim Vorliegen eines Abszesses stets durchgeführt und regelmäßig kontrolliert werden, um **epileptische Reaktionen** des betroffenen Hirnareals zu erfassen. Es zeigt fast immer einen positiven Befund in Form eines Delta- und Subdeltaherdes über der betroffenen Region, häufig in Verbindung mit epilepsieverdächtigen Kurvenabläufen.

Bildgebende Verfahren. Bei Verdacht auf Hirnabszess sind **Schnittbildverfahren** (CT, MRT) die diagnostischen Methoden der Wahl.

In typischer Form findet sich bei Abszessen eine hypodense Struktur im Zentrum (eitrige Nekrose), die von einem stark kontrastmittelanreicherndem Ring (Membran) umgeben ist. Das perifokale Ödem ist oft stark ausgeprägt, hypodens und fingerförmig. Die Zeichen der Massenverschiebung (Verstreichen des Kortexreliefs, Verlagerung der Mittellinienstrukturen, Verquellen der basalen Zisternen) können erheblich sein. Relativ häufig werden kleinere Gasansammlungen im Abszess selbst gefunden. Hierbei handelt es sich um Gase, die durch anaerobe Keime bzw. andere Gasbildner gebildet werden (Abb. 13.1-1).

In der Diagnostik tief liegender Abszesse (Hirnstamm) ist das MRT dem CT überlegen. Ein MRT wird ergänzend zum CT durchgeführt, wenn die Differenzialdiagnose gegenüber anderen intrakraniellen Raumforderungen mit ringförmiger Kontrastmittelanreicherung (insbesondere zu Glioblastom, Metastasen) unsicher ist. Von differenzialdiagnostisch hoher Aussagekraft scheinen hier diffusionsgewichtete Echoplanarsequenzen zu sein.

Mikrobiologische Untersuchungen

> Das aus einem Abszess entnommene Material gelangt unverzüglich und noch körperwarm zur mikrobiologischen Untersuchung.

So kann die Rate der früher beschriebenen „sterilen" Abszesse gesenkt werden, da auf diese Weise auch die fast immer in Abszessen vorkommenden Anaerobier erfasst werden. Ist in Notfallsituationen (Noteingriff in der Nacht oder am Wochenende) aus organisatorischen Gründen keine unverzügliche Bearbeitung des Materials möglich, kann die Probe auf je eine aerobe und anaerobe Blutkulturflasche verteilt überimpft und bis zur mikrobiologischen Untersuchung im Brutschrank angebrütet werden.

Behandlung

Operative Behandlung

Während bei **frühen Abszessvorformen** (d. h. Hinweise auf entzündliche Gewebeveränderungen ohne Abszessmembran im Kontrastmittel-CT) eine alleinige medikamentöse Behandlung Erfolg versprechend ist, sollte die Behandlung **älterer, abgekapselter Hirnabszesse** immer kombiniert erfolgen, d. h. chirurgisch und antibiotisch. Da die Beseitigung der Raumforderung und Sicherung des Erregers im Vordergrund stehen, ist primär die operative Entlastung des Prozesses mit minimalem Gewebeschaden anzustreben. In der Regel heilen Abszesse heute durch (stereotaktisch geführte) Punktionen aus (s. Kap. 4.3); meist wird die Abszesshöhle über einige Tage per eingelegtem Drain gespült. Die früher geübten großen Trepanationen zur Kapselexstirpation sind praktisch verlassen.

Die Grundzüge der verschiedenen Vorgehensweisen sind bei Nicola und Sprick (1987) diskutiert. Die zusätzliche Instillation eines Antibiotikums (z. B. ein Aminoglykosid in wässriger Lösung oder Vancomycin 50 mg) ist sinnvoll. Bei tief liegenden oder ventrikelnahen Abszessen sowie bei multiplen Abszessen sollte die Punktion des Abszesses stets unter stereotaktischer Führung erfolgen. Die endoskopische Behandlung wird an einigen Kliniken ebenfalls durchgeführt, bringt unserer Ansicht nach jedoch keinen Vorteil gegenüber den anderen Methoden.

Wir geben der **Bohrlochtrepanation mit Punktion des Abszesses** sowie **Spülung der Abszesshöhle** den Vorzug. Ist ein Nachlaufen des Abszesses zu erwarten, wird ein dünner Silikonkatheter in die Höhle eingelegt. Hierüber erfolgen tägliche Spülungen bis zur mikrobiologischen Sanierung und einer Befundbesserung im CT.

Medikamentöse Behandlung

Die medikamentöse Behandlung eines Patienten mit Hirnabszess besteht in der hoch dosierten Gabe von **Corticosteroiden** (Tab. 13.1-4), die immer in Verbindung mit der **antibiotischen Therapie** durchgeführt wird. Eine alleinige Corticoidbehandlung kann beim Vorliegen eines Hirnabszesses für den Patienten fatale Folgen haben, da eine Ausbreitung der Infektion und eine Verhinderung der Kapselbildung zu erwarten ist. Sie sollte daher immer als Stoßtherapie über einen kurzen Zeitraum erfolgen, und zwar so lange, bis computertomographisch eine deutliche Ödemreduktion beobachtet wird. Dies ist i. Allg. nach etwa 1 Woche der Fall. Durch die simultane Verabreichung von Corticosteroiden und Antibiotika konnten die Letalität und Morbidität des Hirnabszesses entscheidend gesenkt werden.

Eine **antikonvulsive Prophylaxe** empfiehlt sich unbedingt, da bei etwa 70 % der Patienten mit dem Auftreten epileptischer Reaktionen zu rechnen ist. Wir führen diese Prophylaxe in Form einer intravenösen

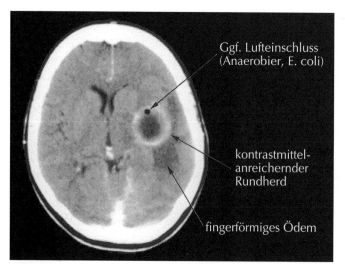

Abb 13.1-1. Hirnabszess: typisches Computertomogramm nach Kontrastmittelgabe.

Tab. 13.1-4. Dosierungsschema für Corticosteroide bei Hirnabszess

- Initialdosis: 40 mg Dexamethason i.v.
- 3×8 mg i.v. für 5 Tage
- danach ausschleichen

Tab. 13.1-5. Dosierungsschema für Schnellaufsättigung mit Phenytoin (Dosierungen für 75 kg schweren, gesunden Erwachsenen)

- 1. Tag: 1000 mg i.v. über 8–12 h über Infusionspumpe
- 2. Tag: 500 mg i.v.
- 3. Tag: 500 mg i.v.
- 4. Tag: 300 mg i.v.
- 5. Tag: nach Bestimmung der Serumkonzentration

Schnellsättigung mit Phenytoin (alternativ Valproat) durch (Tab. 13.1-5).

Die antibiotische Therapie erfolgt intraoperativ direkt im Anschluss an die Erregerentnahme in kalkulierter Form, um eine Ausbreitung der abgekapselten Infektion über den Punktionskanal bzw. den operativen Zugangsweg zu verhindern. Sie richtet sich gegen die beim Hirnabszess allgemein zu findenden Erreger und erfolgt hoch dosiert, um ausreichend hohe Konzentrationen in der Abszessflüssigkeit selbst zu erzielen.

Nach Sicherung des Erregers kann die zunächst ungezielte antibiotische Therapie entsprechend der Resistenzbestimmung modifiziert werden. Die Dauer der Behandlung richtet sich nach der Art der primär durchgeführten chirurgischen Behandlung des Abszesses.

Wurde der Hirnabszess lediglich durch Punktion behandelt (eventuell mit Drainage), wird die antibiotische Therapie als intravenöse Medikation über 2 bis 4 Wochen fortgeführt. Bei zu frühem Absetzen der Therapie sind Rezidive häufig. Anschließend wird auf die orale Therapie übergegangen. Diese wird so lange weitergeführt, bis sich im CT keine wesentliche Anreicherung in der noch verbliebenen Abszessmembran mehr findet (weitere 2 bis 6 Wochen; Abb. 13.1-2). Es empfiehlt sich die Kombination eines Cephalosporins der dritten Generation mit einem Anaerobierpräparat und einem gegen Staphylokokken wirksamen Antibiotikum.

Wurde eine komplette Abszessexstirpation durchgeführt, ist i.Allg. eine 2-wöchige intravenöse Antibiotikabehandlung ausreichend und eine orale Anschlusstherapie nicht erforderlich.

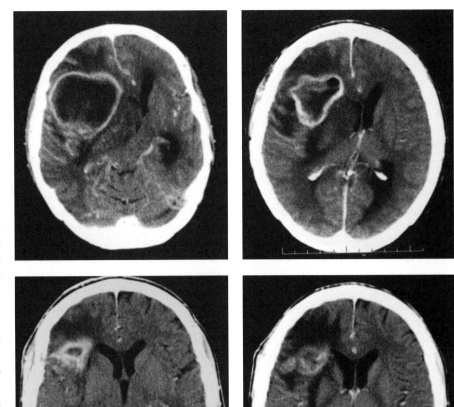

Abb. 13.1-2. Hirnabszess links frontal (Ätiologie: Zahninfektion); Erreger: Staphylococcus aureus, Peptostreptokokken; Verlauf im CT:
a) präoperativ;
b) nach Spülung und Drainagebehandlung;
c) unter antibiotischer Behandlung;
d) nach Abschluss der antibiotischen Therapie.

Prognose

Die Prognose von Patienten mit Hirnabszessen konnte in den letzten Jahrzehnten durch Weiterentwicklung der Diagnostik (CT, MRT) und Fortschritte in der antibiotischen Therapie entscheidend verbessert werden. Sie hängt wesentlich von der Bewusstseinslage des Patienten bei Therapiebeginn ab, ferner von seinem Allgemeinzustand, der Lokalisation des Prozesses und der Tatsache, ob es sich um einen einzelnen oder multiple Prozesse handelt. Während die postoperative Letalität wacher, orientierter Patienten an der Düsseldorfer Klinik bei insgesamt 61 Hirnabszessen bei 3,1 % lag, betrug sie bei Komapatienten im Mittelhirn- bzw. Bulbärhirnsyndrom über 70 %.

Subdurales Empyem

Definition und Ätiologie

Als subdurales Empyem (Synomyme: Kortikalabszess, eitrige Pachymeningitis, Intraduralabszess, phlegmonöse Meningitis) bezeichnet man eine umschriebene Eiteransammlung zwischen Arachnoidea und Dura mater.

Subdurale Empyeme finden sich zu über 80 % als Komplikationen von **Nebenhöhleninfektionen** oder **Mastoiditiden**. Seltenere Ursachen sind metastatische Infektionen, perforierende Verletzungen und postoperative Empyeme (z.B. infizierte Subduralhämatome nach Drainagebehandlung). Eine Sonderform stellt das subdurale Empyem des Säuglings und Kleinkindes dar, das nach einer primären, unzureichend behandelten Meningitis beobachtet werden kann.

Epidemiologie und Lokalisation

Die Häufigkeit subduraler Empyeme hängt erheblich vom Patientenspektrum der jeweiligen Klinik ab. Überwiegend sind jugendliche Patienten unter 30 Jahren mit einer Bevorzugung des männlichen Geschlechts betroffen.

Subdurale Empyeme finden sich ein- oder beidseitig über der Konvexität der **Großhirnhemisphäre** (etwa zwei Drittel der Patienten), zu einem Drittel im Interhemisphärenspalt als sog. **Falxempyem**, teilweise als Kombination von beiden. Die Lokalisation in der hinteren Schädelgrube ist eine Rarität.

Klinisches Bild

Das subdurale Empyem verläuft in den meisten Fällen als hoch fieberhaftes, akutes Krankheitsbild, dem sich rasch die Allgemeinsymptome der intrakraniellen Infektion und Drucksteigerung (Fieber, Meningismus, Bewusstseinsstörung) anschließen. Häufig findet sich bei der Inspektion eine ein- oder beidseitige phlegmonöse Entzündung der Orbita bzw. eine Lidschwellung. Krampfanfälle und Paresen sind häufig (ca. 40 %).

Eine besondere Verlaufsform hat das Falxempyem, das entsprechend seiner Lokalisation an der Mantelkante zu den typischen Symptomen einer rasch progredienten Beinparese beginnt, verbunden mit Sensibilitätsstörungen im betroffenen Bein, ggf. auch Jackson-Anfällen.

Diagnostik

Labordiagnostik

Regelmäßiger als beim Hirnabszess finden sich die allgemeinen Zeichen einer Infektion (BSG-Beschleunigung, ausgeprägte Leukozytose, Konzentrationserhöhung des C-reaktiven Proteins). Die Lumbalpunktion ist bei Verdacht auf ein subdurales Empyem wegen der Einklemmungsgefahr immer kontraindiziert und bei mehr als der Hälfte der Patienten (in Hinblick auf die Erregersicherung) unergiebig.

Apparative Diagnostik

Auch beim subduralen Empyem ist die **Computertomographie** (Abb. 13.1-3) die Nachweismethode der Wahl. In typischer Weise zeigt sich über der betroffenen Konvexität bzw. im Interhemisphärenspalt eine hypodense, sichelförmige Raumforderung wie beim chronischen Subduralhämatom. Oft finden sich im Empyem Septierungen bzw. gekammerte Anteile. Pathognomonisch ist die zusätzliche Anreicherung des Empyemrandes nach Kontrastmittelgabe. Die indirekten Zeichen der Raumforderung fehlen kaum. Aufwändiger, jedoch genauso treffsicher ist das **Kernspintomogramm**.

Mikrobiologische Untersuchung

Für die Entnahme und Verarbeitung des Materials gilt das Gleiche wie für den Hirnabszess, da auch hier in einem großen Anteil mit anaeroben Erregern zu rechnen ist. Yoshikawa und Mitarbeiter (1975) sammelten 327 Fälle von subduralen Empyemen aus der Weltliteratur und fanden zu 61 % aerobe Keime (83 Fälle Streptokokken, 39 Fälle Staphylokokken, 28 Fälle Mischinfektionen), zu 12 % rein anaerobe Infektionen; in 27 % ergaben sich „sterile" Kulturen. Da es sich hierbei um einen Zeitraum von 1912 bis 1973 handelte, muss der hohe Anteil steriler Kulturen bezweifelt werden und lässt sich unserer Erfahrung nach entweder auf eine vorherige antibiotische Behandlung oder auf eine falsche Entnahmetechnik zurückführen. In der bislang umfangreichsten Serie von Nathoo und Mitarbeitern (1999a) fanden sich sterile Kulturen in nur noch 17,6 % der Fälle.

Operative Behandlung

Die neurochirurgische Behandlung muss als Notfall unbedingt sofort nach Diagnosestellung folgen, denn jede Verzögerung kann zum Durchbruch des Empyems in den Subarachnoidalraum und zur Meningitis und Enzephalitis bzw. zur raschen neurologischen Verschlechterung des Patienten führen.

Als Therapie der Wahl gilt die Anlage eines oder mehrerer **Bohrlöcher** über der größten Ausdehnung des computertomographisch diagnostizierten Empyems. Hierbei wird zunächst Eiter zur mikrobiologischen Untersuchung entnommen, der restliche Inhalt drainiert und die infizierte Höhle ausgiebig gespült. In die Höhle wer-den Silikonkatheter eingelegt, über die täglich der Subduralraum gespült wird. Analog zum Hirnabszess kann auch die Instillation von Antibiotika in die Empyemhöhle erfolgen. Nach Rückgang der Raumforderung und bei sterilen Befunden des Sekretes können die Drainagen entfernt werden. Verhindern intraoperative Hirnschwellung oder Kammerung des Empyems eine Versorgung über multiple Bohrlöcher, so ist die Versorgung über eine **osteoplastische Trepanation** angezeigt.

Liegt eine begleitende Sinusitis vor, muss diese in gleicher Sitzung operativ versorgt werden. Auch hier muss zusätzliches Abstrichmaterial gewonnen werden, da das Spektrum der gefundenen Erreger von dem des Empyems unterschiedlich sein kann.

> Wie beim Hirnabszess muss auch beim Subduralempyem ggf. nach Stabilisierung des akuten Krankheitsbildes die Suche nach eventuellen Herden als Ursache des Empyems erfolgen.

Antibiotische Behandlung

Subduralempyeme sind in der Regel akut lebensbedrohliche Krankheitsbilder. Ein Nichtansprechen der Antibiose ist konsequenzenreich. Begonnen wird deshalb unmittelbar intraoperativ nach Materialentnahme mit einer hoch dosierten, kalkulierten Antibiose (s. oben), die nach Resistogramm spezifisch adaptiert wird. Ein Warten mit dem Antibiosebeginn bis zur Verfügbarkeit des Resistogrammes ist nicht zu verantworten.

Diese Therapie wird ebenfalls wie beim Hirnabszess so lange intravenös durchgeführt, bis computertomographisch keine Anreicherung in der Empyemmembran mehr beobachtet wird und die allgemeinen Infektzeichen abgeklungen sind.

Die Gabe von Corticosteroiden beim Subduralempyem ist umstritten, wir führen sie nicht durch. Eine antikonvulsive Prophylaxe ist jedoch unbedingt erforderlich.

Prognose

Die Prognose des Patienten hängt entscheidend vom Zeitpunkt der Diagnose-

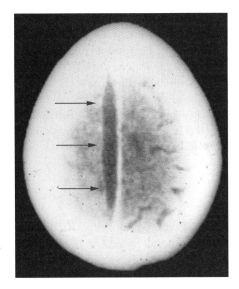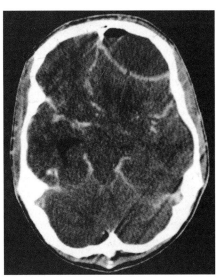

Abb. 13.1-3. Subdurales Falxempyem (Ätiologie: Sinusitis frontalis); Erreger: Pneumokokken, Bacteroides fragilis. Typisches CT nach Kontrastmittelgabe.

Abb. 13.1-4. Epiduraler Abszess (Ätiologie: Sinusitis frontalis); Erreger: Staphylococcus aureus. Typisches CT nach Kontrastmittelgabe

stellung, seinem klinischen Zustand sowie der optimalen chirurgischen und antibiotischen Behandlung ab. Für die Gesamtgruppe kann mit einer Sterblichkeit von etwa 15 % gerechnet werden, wobei die Überlebenden zu etwa 25 % bleibende neurologische Defizite aufweisen. Für wache Patienten kann in über 90 % der Fälle eine gute neurologische Erholung erreicht werden, während die Sterblichkeit komatöser Patienten immer noch über 50 % beträgt.

Epiduraler Abszess

Definition und Ätiologie

Als epiduralen Abszess bezeichnet man eine umschriebene Eiteransammlung zwischen Schädelkalotte und Dura mater. Epidurale Abszesse finden sich zu über 80 % als Komplikationen von Nebenhöhleninfektionen oder Mastoiditiden.

Epidemiologie und Lokalisation

In industrialisierten Ländern sind Epiduralabszesse eine Rarität, da sie fast immer Folge nicht oder unzureichend behandelter Nebenhöhleninfektionen darstellen. Überwiegend sind Kinder und jugendliche Patienten unter 20 Jahren mit einer Bevorzugung des männlichen Geschlechts (2:1 bis 3:1) betroffen. Entsprechend ihrer Genese sind sie fast stets frontal lokalisiert.

Klinisches Bild

Das Bild des Epiduralabszesses wird meist von dem der hoch fieberhaften Sinusitis mit Kopfschmerz, Fieber, periorbitaler und subgalealer Schwellung verdeckt, bis in den späteren Stadien Erbrechen, Nackensteifigkeit und ggf. Bewusstseinstrübung sowie neurologische Ausfälle den Verdacht auf eine intrakranielle Infektion lenken. Anfälle sind eher selten.

Diagnostik

Labordiagnostik

Auch beim Epiduralabszess finden sich praktisch immer die allgemeinen Zeichen einer Infektion (BSG-Beschleunigung, ausgeprägte Leukozytose, Konzentrationserhöhung des C-reaktiven Proteins).

Apparative Diagnostik

Auch beim Epiduralabszess ist die **Computertomographie** die Nachweismethode der Wahl. In typischer Weise findet sich über der betroffenen Konvexität frontal eine hypodense, linsenförmige Raumforderung. Septierungen bzw. gekammerte Anteile sind selten (Abb. 13.1-4). Pathognomonisch ist die zusätzliche Anreicherung der Dura nach Kontrastmittelgabe. Die indirekten Zeichen der Raumforderung fehlen kaum. Fast immer findet sich eine ein- oder beidseitige Verschattung der Nebenhöhlen als Zeichen der akuten oder chronischen Sinusitis.

Mikrobiologische Untersuchung

Für die Entnahme und Verarbeitung des Materials gilt das Gleiche wie für den Hirnabszess und das subdurale Empyem. Nathoo und Mitarbeiter (1999b) fanden in einer Serie von 82 Patienten ein breites Erregerspektrum, wobei Anaerobier eher selten waren. Mischinfektionen sind möglich.

Behandlung

Operative Behandlung

Die neurochirurgische Behandlung erfolgt dringlich. Da sich die meisten Patienten in einem guten neurologischen Zustand befinden, ist jedoch die Dringlichkeit nicht so hoch wie beim Subduralempyem.

Als Therapie der Wahl gilt die Anlage eines oder mehrerer **Bohrlöcher** (ggf. mit osteoklastischer Erweiterung) über der größten Ausdehnung des CT-gesicherten Abszesses. Hierbei wird zunächst Eiter zur mikrobiologischen Untersuchung entnommen, der restliche Inhalt drainiert und die infizierte Höhle ausgiebig gespült. Bei ausgedehnteren Prozessen empfiehlt sich die Anlage einer Spüldrainage für einige Tage bis zur Sanierung.

Die begleitende Sinusitis muss parallel oder anschließend HNO-ärztlich versorgt werden. Auch hier muss zusätzliches Abstrichmaterial gewonnen werden, da das Spektrum der gefundenen Erreger von dem des Empyems unterschiedlich sein kann.

Antibiotische Behandlung

Auch der Epiduralabszess bedarf einer sofortigen antibiotischen Behandlung nach Erregerentnahme. Die Kombination eines Cephalosporins der dritten Generation mit einem gegen Staphylokokken wirksamen Antibiotikum ist zumeist erfolgreich; sicherer ist die zusätzliche Kombination mit einem gegen Anaerobier wirksamen Präparat.

Nach Vorliegen der Resistenzbestimmung erfolgt ggf. die Modifikation der begonnenen Therapie. Diese Therapie wird solange intravenös durchgeführt, bis computertomographisch eine Sanierung des Prozesses erreicht ist, mindestens jedoch über 14 Tage bzw. 3 Tage nach Fieberfreiheit und Rückgang der Entzündungsparameter. Eine Behandlung mit Corticoiden ist nicht erforderlich, die Gabe von Antikonvulsiva erfolgt nur bei manifesten Krampfanfällen.

Prognose

Die Prognose des Patienten ist i.Allg. gut, da eine stärkere Bewusstseinstrübung nur ausnahmsweise beobachtet wird.

Creutzfeld-Jakob-Erkrankung

Im Gegensatz zu bakteriellen Infektionen verläuft die Creutzfeld-Jakob-Erkrankung (CJD) immer tödlich und bedeutet somit eine besondere Gefährdung für das Operationspersonal, bei unzureichender Asepsis aber auch für andere Patienten. Daher muss auf die besondere Problematik dieser Erkrankungen eingegangen werden.

Definition und Epidemiologie

CJD ist eine übertragbare degenerative Erkrankung des menschlichen Zentralnervensystems. Nach ihrem histopathologischen Erscheinungsbild gehört sie zur Gruppe der **spongiformen Enzephalopathien**. Seltenere spongiforme Enzephalopathien des Menschen sind die Kuru-Krankheit und das Gerstmann-Sträussler-Scheinker-Syndrom. Die bekanntesten spongiformen Enzephalopathien des Tierreichs sind die Scrapie der Schafe und die bovine, spongiforme Enzephalopathie (BSE) des Rindes.

CJD kommt weltweit mit einer Häufigkeit von etwa 0,5 bis 1 Neuerkrankungen pro 1 Millionen Einwohnern pro Jahr vor.

Pathogenese

Nach der derzeit gängigsten Theorie wird CJD in seiner übertragbaren Form durch **Prionen** ausgelöst, wobei der genaue Mechanismus unklar ist. Als Prionen werden kleinste Proteinpartikel bezeichnet, die wenig oder überhaupt keine Nukleinsäuren enthalten.

CJD findet sich als familiäre Erkrankung wie auch sporadisch auftretend und in einer iatrogenen Form. **Familiäre Fälle** sind für etwa 5–10 % aller Fälle von CJD verantwortlich. **Iatrogene Fälle** betreffen insbesondere die Übertragung durch ophthalmologische und neurochirurgische Operationen sowie durch prionenkontaminiertes menschliches Wachstumshormon. Bislang wurden 136 CJD-Fälle durch Infektion mit aus menschlichem Material gewonnenen Wachstumshormon und Gonadotropin, 112 Fälle von kontaminierter Dura mater, sieben Fälle durch kontaminierte Instrumente und drei Fälle durch eine Korneatransplantation beschrieben.

Bedeutung für die Neurochirurgie

Neben der unmittelbaren Gefährdung für das Operationspersonal im direkten Kontakt mit infiziertem Material ist der **Instrumentenaufbereitung** besondere Aufmerksamkeit zu widmen, da Prionen durch die üblichen Maßnahmen nicht inaktiviert werden. Der generelle Einsatz von Einmalinstrumenten im Operationssaal zur Prophylaxe ist zwar prinzipiell wünschenswert, aus technischen und Kostengründen aber nicht realisierbar. Aus diesem Grund sollte jeder Neurochirurg die verschiedenen Verlaufsformen der CJD kennen, um im Verdachtsfall spezifische Maßnahmen ergreifen zu können.

Klinischer Verlauf

Die eigentliche CJD ist eine Erkrankung des höheren Erwachsenenalters (um 60 Jahre), von der Männer und Frauen zu etwa gleichen Teilen betroffen werden. Etwa 90 % aller Patienten versterben im 1. Jahr nach Erkrankungsbeginn, nur etwa 10 % überleben länger. Bei etwa 75 % beginnt die Erkrankung plötzlich mit den typischen Symptomen, während bei etwa 25 % unspezifische Prodromi wie Abgeschlagenheit, rasche Ermüdbarkeit, Gewichtsverlust etc. einige Wochen vor Krankheitsausbruch beobachtet werden.

Die Erkrankung führt bei etwa zwei Drittel der Patienten zu fortschreitendem **mentalem Abbau** und unspezifischen neurologischen Zeichen, die vor allem das **visuelle** (Doppelbilder, gestörte Farbwahrnehmung, Visusverschlechterung) und das **zerebelläre** (Schweregefühl, Ungeschicklichkeit, Tremor, Nystagmus) System betreffen. Schreitet die Erkrankung fort, werden neben dem weiteren mentalen Abbau unwillkürliche, abnorme Bewegungsmuster bei über 90 % aller Patienten beobachtet. Rigor, Faszikulationen und Muskelatrophie treten hinzu, bis die bettlägerigen Patienten an systemischen Komplikationen versterben. Familiäre Fälle weisen im Gegensatz zu sporadischen häufiger einen längeren Verlauf auf, das Erkrankungsalter liegt meist früher.

BSE, eine der Scrapie ähnliche Erkrankung des Rindes, wurde erstmals 1986 beschrieben. Die Übertragung erfolgte hierbei über das an Rinder verfütterte Tiermehl, das Bestandteile von mit Scrapie infizierten Schafen enthielt. BSE wurde vor allem in England, aber auch in anderen europäischen Ländern wie Frankreich, Holland, Deutschland und der Schweiz beobachtet.

Eine **neue Variante von CJD**, die sich vor allem durch ein wesentlich niedrigeres Erkrankungsalter von der eigentlichen CJD unterscheidet, wurde erstmals Mitte der 1990er-Jahre beschrieben. Klinisch zeigte diese Erkrankung einen längeren Verlauf als bei der eigentlichen CJD (12 gegenüber 4 Monate durchschnittliche Überlebenszeit nach Erkrankungsbeginn).

Außerdem begann die Erkrankung zumeist mit den zuvor beschriebenen Bewegungsstörungen, während der mentale Abbau oft erst in späteren Stadien beobachtet wurde. Es ist zurzeit noch Gegenstand der wissenschaftlichen Diskussion, ob Auslöser dieser neuen Variante von CJD eine Prioneninfektion über den Verzehr BSE-infizierten Rinderfleisches war.

Diagnostik

Bei der klassischen Verlaufsform finden sich im **EEG** periodisch auftretende triphasische Sharp-Wave-Komplexe (PSWC: periodic sharp and slow wave complexes), die ggf. mit Photostimulation triggerbar und zumeist frontal uni- oder bilateral lokalisiert sind. Mehr als vier Fünftel aller Patienten zeigen diese Komplexe irgendwann einmal im Verlauf ihrer Erkrankung. Bei der zuvor angeführten (BSE-assoziierten?) Variante der CJD fehlen diese Veränderungen zumeist.

Das **Kernspintomogramm** ist für CJD nicht beweisend, kann bei klinischem Verdacht die Diagnose jedoch stützen, indem es neben den Zeichen einer (frontal betonten) Hirnatrophie in der T2-Wichtung sowie in den protonengewichteten Aufnahmen symmetrische hyperintense Areale in den Basalganglien zeigt. Veränderungen können in Einzelfällen schon einige Wochen bis wenige Monate nach Beginn der Erkrankung sichtbar werden.

Bei der **Liquoruntersuchung** sind die üblichen Parameter bei Patienten mit CJD in der Regel unauffällig. Die Liquorzellzahl ist normal, nur in einem Drittel der Fälle findet sich eine geringgradige Erhöhung der Eiweißkonzentration. Eine starke Erhöhung der neuronenspezifischen Enolase (NSE), des S100-B-Proteins sowie des Tau-Proteins wird fast immer gefunden und deutet auf einen rasch destruierenden Prozess hin; diese dienen somit der Abgrenzung zu anderen neurodegenerativen Erkrankungen. Als wichtigster Test gilt zurzeit bei CJD die Bestimmung der 14–3-3-Proteine im Liquor. Dieser Test hat bei der Differenzialdiagnostik der Demenzen eine Sensitivität und eine Spezifität von jeweils über 90 %.

Verhalten im Operationssaal

Prinzipiell sollte auf den Einsatz menschlichen oder bovinen Gewebes als Ersatz bei Duradefekten verzichtet und stattdessen z. B. auf autologes Material (Galea-Periost, Fascia lata) oder Kunststoffe zurückgegriffen werden.

Besteht der Verdacht auf CJD, werden ferner folgende Maßnahmen empfohlen: Bei der Operation bieten sich sich als zusätzlicher Schutz das Tragen doppelter Handschuhe und einer Schutzbrille an, noch mehr als sonst subtilste Operationstechnik und vorsichtiger Umgang mit scharfen Instrumenten, auch in Zusammenarbeit mit der instrumentierenden Pflegekraft.

Hinsichtlich der **Instrumentenaufbereitung** wird derzeit folgendes Vorgehen empfohlen (Task Force vCJK 2002):
1. Generell gelten neurochirurgische Instrumente als kritisch in Hinblick auf die Kontamination mit infektiösem Prionenmaterial. Sie bedürfen daher einer speziellen Aufbereitung in drei Stufen:
   - nichtfixierende Vorbehandlung bzw. Vorreinigung
   - optimierte maschinelle, alkalische Reinigung bzw. Desinfektion (vorspülen, alkalisch reinigen bei pH > 10 und Temperatur > 55 °C, zwischenspülen, thermisch desinfizieren, nachspülen)
   - Dampfsterilisation bei 134 °C über 18 min
2. Bei bestätigter oder abschließend ungeklärter Diagnose beider Varianten der CJD werden die neurochirurgischen Medizinprodukte entsorgt und vernichtet.
3. Bei Verdacht auf CJD werden die Instrumente bis zur Bestätigung oder zum definitiven Ausschluss der Diagnose an zentraler Stelle asserviert. Die Verdachtsdiagnose wird durch den zuständigen Arzt auf einem Formblatt dokumentiert. Eine Ausfertigung ist den asservierten Instrumenten beizufügen, eine zweite ist in der Krankenakte abzulegen, eine dritte wird dem Krankenhaushygieniker bzw. dem für die Hygiene Zuständigen zugeleitet. Die Instrumente werden auf Sieben in

einem alkalibeständigen und dampfsterilisierbaren Behälter (z. B. V4A-Stahl, DIN-Werkstoffnummer 4401) mit dicht schließendem Deckel oder einem geeigneten Einwegbehälter trocken abgelegt. Der Behälter ist dauerhaft und eindeutig zu kennzeichnen, zu verplomben und an einem festgelegten Ort unter Verantwortung einer benannten Person zu verwahren. Bei Ausschluss der Diagnose CJD können die Instrumente wie unter 1. aufbereitet werden. Bei Bestätigung oder ungeklärter Diagnose wird wie unter 2. verfahren.

Seltene Infektionen

Pilzinfektionen des ZNS

In Gegensatz zu bakteriellen Infektionen werden Pilzinfektionen des ZNS nur selten beobachtet. Die häufigsten Erreger sind Aspergillus, Candida sp. und Kryptokokken. Neben Meningitis und Enzephalitis kommen Pilze auch als Erreger in Hirnabszessen vor. Während sich Kryptokokken auch bei ansonsten gesunden Patienten finden, treten Candida und auch Aspergillus praktisch ausschließlich bei Patienten mit Beeinträchtigungen des Immunsystems auf, z. B. nach Transplantationen (de Medeiros et al. 2000; Selby et al. 1997), bei Malignomen (Antunes et al. 1998) oder HIV-Infektionen (Gonzalez u. Davies 1988; Moskowitz et al. 1984).

In den meisten Fällen sind zerebrale Pilzinfektionen metastatisch, haben also ihren Ursprung extrakraniell (Endokarditis, pulmonale Infektionen, Sepsis). Klinisch verlaufen sie oft schleichend. Am häufigsten findet man bei Pilzmeningitiden eine Trias von Fieber, Nackensteife und Kopfschmerzen bei der **Candidameningitis** (Oyesiku et al. 1999).

Der direkte Erregernachweis aus dem Liquor (wenn möglich, relativ viel Liquor entnehmen, Nachweis aus zentrifugiertem Sediment) gelingt nur bei etwa der Hälfte der Patienten. Erfolgversprechender ist der direkte Nachweis aus dem Abszesspunktat oder einer Biopsie der betroffenen Meningen (Oyesiku et al. 1999).

Die medikamentöse Behandlung sollte sich an dem zu erwartenden oder nachgewiesenen Erreger, dem klinischen Bild, der bestehenden Grunderkrankung und ihrer notwendigen Therapie orientieren. Während früher Amphotericin B, ggf. in Kombination mit Flucytosin die Therapiemöglichkeit darstellten, ergaben sich schon mit der Einführung der Triazole Fluconazol und Itraconazol neue Therapiestrategien. Mit der Einführung von Voriconazol mit einer ausgeprägten Wirkung auf Aspergillus- und andere Schimmelpilzarten sowie auf einen Teil der schwer therapierbaren Candida-Arten ergeben sich weitere Verbesserungen, wie Studien und Kasuistiken zeigen (Herbrecht et al. 2002; de Lefort et al. 2003). Bedingt durch die hohe Letalität der zerebralen Aspergillose von 88 % (Lin et al. 2001) kommen zunehmend Antimykotikakombinationen zum Einsatz (Damaij et al. 2003, Groll et al. 2004).

Raumfordernde Abszesse sollten operativ entfernt bzw. drainiert werden. Von neurochirurgischer Bedeutung ist außerdem der Hydrozephalus, da sich Candidainfektionen vorwiegend an den basalen Meningen abspielen und durch Verklebungen der basalen Arachnoidea zum Liquoraufstau führen können.

ZNS-Infektionen mit **Aspergillus** sind fast immer hämatogen und haben ihren Ursprungsherd in pulmonalen Infektionen. Aspergillus ist der häufigste Erreger bei transplantierten Patienten. So fand die Gruppe um Selby (1997) bei 4628 transplantierten Patienten in 0,6 % der Fälle Pilzinfektionen des ZNS, fast ausschließlich mit Aspergillus und Candida als Erreger. Granulomatöse Entzündungen und Abszessbildung sind die häufigste Manifestation der ZNS-Infektion mit Aspergillus. Meningitiden sind seltener, gelegentlich kann auch eine Vaskulitis vorkommen (Infarkte, mykotische Aneurysmen).

Die Isolation des Erregers aus dem Liquor gelingt praktisch nie. Bei Verdacht sollte die Sicherung mittels Biopsie versucht werden. In der medikamentösen Behandlung stellt heute Voriconazol die bevorzugte Alternative zu Amphotericin B dar, zumal es auch ein deutlich günstigeres Nebenwirkungsprofil hat (Böhme et al. 2003; Marbello et al. 2003). Die lokale Instillation über ein operativ eingebrachtes Reservoir wurde als erfolgversprechend beschrieben (Camarata et al. 1992; Lang-mayr et al. 1993; LePage 1993). Raumfordernde Abszesse bzw. Granulome sollten chirurgisch behandelt werden.

Die zerebrale **Kryptokokkose** kommt auch bei nicht immunsupprimierten Patienten vor. Sie verläuft meist in Form einer schleichenden Meningitis. Der Erregernachweis aus dem Liquor gelingt aus dem zentrifugierten Sediment in etwa 60–80 % der Fälle (Oyesiku et al. 1999). Relativ typisch ist im MRT der Nachweis einer basalen Meningitis mit knotenförmigen Miniabszessen auf den Meningen. Amphotericin B hat sich auch hier als wirksamstes Mittel erwiesen. Behandlungen mit Flucytosin, Ketoconazol, Miconazol, Itraconazol und Fluconazol können ebenfalls erfolgreich sein.

Atypische Bakterien

ZNS-Infektionen mit **Nokardien** (Haupterreger: Nocardia asterioides) sind fast immer Folge einer systemischen Infektion (Lee et al. 2002), zumeist pulmonalen Ursprungs (Lerner 1996).

Von 1050 Fällen mit Nokardiose entwickelte etwa ein Fünftel der Patienten eine intrakranielle Infektion, entweder in Form einer Meningitis, einer granulomatösen Entzündung oder eines Hirnabszesses (Beaman u. Beaman 1994). Hirnabszesse kommen bei etwa 15–45 % aller Patienten mit einer intrakraniellen Nokardieninfektion vor (Mamelak et al 1994).

Über das neurochirurgische Vorgehen beim Nachweis eines Nokardienabszesses (stereotaktische Aspiration vs. offene Operation) besteht Uneinigkeit, da in der Literatur zumeist nur kleine Serien veröffentlicht wurden. Einigkeit besteht jedoch über die Notwendigkeit einer lang dauernden Antibiose, wobei ein Behandlungszeitraum von 1 Jahr empfohlen wird, da ansonsten Rezidive des Abszesses zu befürchten sind (Lee et al. 2002). Üblicherweise sind Nokardien auf Sulfonamide sensibel; beim Vorliegen resistenter Stämme wird auch Imipenem empfohlen.

ZNS-Infektionen mit **Actinomyces sp.** sind sehr selten. In einer Zusammenstellung der englischsprachigen Weltliteratur fand Smego (1987) nur 70 Fälle. Zu über zwei Drittel handelte es sich um intrakranielle Abszesse. Sub- und epidurale Empyeme kamen in Ausnahmefällen vor. Die meisten Infektionen waren hämatogen, überwiegend fand sich der Ausgangsherd in der Lunge oder oropharyngeal.

Bezüglich der neurochirurgischen Behandlung von Abszessen oder Empyemen gilt das zuvor Gesagte. Auch für Actinomyzesinfektionen wird eine begleitende langfristige antibiotische Behandlung empfohlen (Mindestdauer 4 bis 6 Monate). Actinomyzeten sind fast immer gegen Penicillin G empfindlich.

Parasitosen des ZNS

Durch die ständige Zunahme an Patienten mit gestörter Immunabwehr ist es auch zu einer Zunahme parasitärer Infektionen des ZNS gekommen. Als häufigste Erkrankungen sind die **Neurozystizerkose** (Erreger: Taenia soleum), die **Echinokokkose** (Erreger: E. multilocularis, E. granulosus) sowie die **Toxoplasmose** (Erreger: Toxoplasma gondii) zu nennen. Hierzu wird auf die Spezialliteratur verwiesen (Altinors et al. 2000; Al Zain et al. 2002; Bensalem u. Berger 2002; Garcia et al. 2002; Kaplan et al. 2002; Khaldi et al. 2000).

Tuberkulöse Meningitis und tuberkulöses Granulom

Epidemiologie

Tuberkulose (Syn.: Schwindsucht) ist eine durch Mykobakterien hervorgerufene Infektionskrankheit mit chronischem Verlauf und typischer Gewebereaktion. Das Mycobacterium tuberculosis ist für über 90 % der Infektionen verantwortlich. Seltenere Erreger sind M. africanum und bovis.

Etwa ein Drittel der Weltbevölkerung ist mit M. tuberculosis infiziert. Laut WHO versterben pro Jahr etwa 2 Mill. Menschen weltweit an den Folgen dieser Infektionskrankheit (http://www.who.int/gtb/). Früher als „Arme-Leute-Krankheit" betrachtet und in Mitteleuropa auf dem Rückzug, ist die aufgrund verstärkter Immigration, der Zunahme des internationalen Tourismus sowie von HIV-Infektionen ist die Tuberkulose auch in Deutschland wieder auf dem Vormarsch. In Deutschland muss laut Robert-Koch-Institut zur Zeit mit etwa 6.000 Neuerkrankungen pro Jahr gerechnet werden (http://www.rki.de).

Pathogenese

Hauptinfektionsweg ist die **Tröpfcheninfektion** im Kontakt mit anderen Erkrankten. Über die Atemluft gelangen die Tuberkelbakterien in die Alveolen, um dort in Kontakt mit Makrophagen den sog. tuberkulösen Primärkomplex zu bilden. Bei etwa 90 % aller Infizierten tritt – eine intakte Immunabwehr vorausgesetzt – die Krankheit dann in ihre latente Phase ein. Nur bei etwa 10 % kommt es entweder progredient durch Weiterschreiten der Erstinfektion oder durch eine spätere Reaktivierung des Primärkomplexes zur manifesten Infektion. Besonders gefürchtet ist hierbei die hämatogene Aussaat, die Miliartuberkulose.

Das Risiko, aus einer Infektion eine manifeste Erkrankung zu entwickeln, ist in den ersten 2 Jahren nach Erstinfektion deutlich erhöht und nimmt dann ständig ab. Eine Reaktivierung des Primärkomplexes ist jedoch prinzipiell während des gesamten weiteren Lebens möglich. Bestimmte Risikofaktoren (HIV-Infektion, konsumierende Erkrankungen, Diabetes, immunsuppressive Therapie) erhöhen das Risiko der Reaktivierung des Primärkomplexes deutlich.

Im Rahmen der hämatogenen Aussaat können neben Lunge und Pleura verschiedene Organe betroffen sein (Hals- und Mesenteriallymphknoten, Urogenitaltrakt, Haut, Knochen und Gelenke). Die Pathogenese der **ZNS-Tuberkulose** wurde 1933 von Rich und McCordock (1933) beschrieben: Aus kleinen, verkäsenden Tuberkuloseherden der (vorwiegend basalen) Meningen, des subependymalen Raumes und des oberflächlichen Hirnparenchyms entsteht die tuberkulöse Meningitis durch Perforation in den Subarachnoidalraum. Tuberkulöse Granulome können aber auch an Größe zunehmen und zu einer Raumforderung führen. In seltenen Fällen kommt es auch zur Entwicklung echter tuberkulöser Abszesse.

Klinisches Bild

Die tuberkulöse Meningitis entwickelt sich in ihrer klassischen Form an der **Hirnbasis**, wo sie die basalen Zisternen und die Hirnnerven involviert. Pathologisch-anatomisch findet man geleeartige, entzündliche Auflagerungen an Brücke und Kleinhirn, die sich bis zum Chiasma opticum und den Unterflächen von Frontal- und Temporalhirn ausdehnen können. Hirnnerven und Gefäße, die sich im befallenen Subarachnoidalraum befinden, können mit betroffen sein.

Folge der basalen Meningitis sind Ausfälle einzelner oder mehrerer **Hirnnerven** (in absteigender Häufigkeit: N. abducens, N. oculomotorius, N. trochlearis, N. facialis, N. opticus und andere). Ein begleitender **Hydrozephalus** ist relativ häufig (sowohl als Hydrocephalus occlusus als auch als Hydrocephalus aresorptivus) und führt zur Steigerung des intrakraniellen Druckes mit den bekannten Symptomen. Die **tuberkulöse Vaskulitis** kann zu Infarkten im jeweiligen abhängigen Versorgungsgebiet führen. Am häufigsten sind das supraklinoidale Segment der A. carotis interna sowie der Anfangsteil der A. cerebri media betroffen. Zerebrale Tuberkulome und Abszesse führen je nach Sitz durch ihre raumfordernde Wirkung zu den entsprechenden fokalen neurologischen Zeichen.

Diagnose

Bei tuberkulöser Meningitis sind die allgemeinen Laborparameter wenig richtungweisend. Zeichen der Allgemeinentzündung können völlig fehlen. Eine Hyponatriämie als Folge einer inadäquaten ADH-Sekretion kann allerdings den Verdacht auf eine tuberkulöse Meningitis lenken. Der Nachweis des Tuberkelerregers kann aus Sputum, Bronchial- oder Trachealsekret, Magensaft, Urin, Pleuraexsudat, anderen Punktions- und Biopsieproben erfolgen.

Richtungweisend bei tuberkulöser Meningitis ist die Untersuchung des **Liquors**. Vor der Lumbalpunktion erfolgt eine bildgebende Diagnostik (CT, MRT), um einen Hydrozephalus oder einen raumfordernden Prozess auszuschließen. Im typischen Fall findet sich bei norma-lem oder leicht erhöhtem Öffnungsdruck ein klarer bis leicht trüber Liquor mit dem typischen Zellbild einer chronisch-granulomatösen Entzündung. Die Zellzahl (pro Mikroliter Liquor) ist nur leicht bis mäßig erhöht. Im typischen Fall finden sich Zellzahlen von 100 bis 500/3 Zellen; vereinzelt wurden Zellzahlen bis 5.000/3 beschrieben. Im frühen Stadium kann eine Zellzahlerhöhung fehlen. Der Eiweißgehalt ist relativ hoch (100–500 mg/dl), der Glucosewert erniedrigt (10–45 mg/dl).

Direktmikroskopisch lässt sich das Bakterium nur bei weniger als einem Drittel der Patienten nachweisen. Am aussichtsreichsten ist der Nachweis, wenn große Mengen an Liquor gewonnen werden (ca. 20 ml), dieser zentrifugiert und das Zentrifugat sorgfältig nach Ziehl-Neelsen gefärbt und untersucht wird. Aufgrund des langsamen Wachstums der Bakterien ist der kulturelle Nachweis für die initialen therapeutischen Entscheidungen zu langsam.

Als „Goldstandard" hat sich der DNA-Nachweis des Bakteriums über **Polymerase-Kettenreaktion** (PCR) bewährt. Diese ist jedoch nicht als allgemeine Suchdiagnostik, sondern nur bei dringendem klinischen Verdacht indiziert. In den meisten Studien werden eine Sensitivität von über 80 % und falsch-positive Resultate von unter 10 % für diese Untersuchungsmethode angegeben. Die diagnostische Aussagekraft ist jedoch stark von den Erfahrungen des jeweiligen Labors abhängig. Auch zur Untersuchung mittels PCR sollten zur Erhöhung der Treffsicherheit größere Mengen an Liquor (10–20 ml) entnommen werden. Auf den kulturellen Nachweis und Bestimmung der Resistenz sollte jedoch keinesfalls verzichtet werden.

Der **Tuberkulintest** beweist im positiven Fall nicht die akute Infektion, selbst bei nachgewiesener Meningitis wurden bis zu 60 % negativer Reaktionen berichtet.

Bei Verdacht auf ZNS-Tuberkulose ist im Rahmen der bildgebenden Diagnostik das **MRT** (ohne und mit Kontrastmittel) dem CT vorzuziehen. Klassische Befunde sind neben dem Nachweis eines Hydrozephalus der Nachweis kontrastmittelaufnehmender, entzündlicher Bereiche in den basalen Zisternen und der Fissura Sylvii unter gleichzeitigem Nachweis typischer Granulome. Bei tuberkulöser Vaskulitis findet man in den Angiographiesequenzen eine umschriebene, irreguläre Verengung der betroffenen Gefäße, außerdem lassen sich in der T2-Wichtung ggf. vaskulitisbedingte Infarkte nachweisen. Die seltenen tuberkulösen Abszesse (Abb. 13.1-5) unterscheiden sich allenfalls durch ihre kräftigere Membran von unspezifischen.

Behandlung

Ziel ist die rasche Elimination aller Bakterien aus dem intrakraniellen Raum. Generell erfolgt die Behandlung immer als Kombinationstherapie, wobei **Isoniazid** (INH), **Rifampicin** (RMP), **Pyrazinamid** (PZA) und **Ethambutol** (EMB) oder **Streptomycin** (SM) als Medikamente in Betracht kommen. Vor Einleitung einer Therapie sollte immer ein entsprechend versierter Mikrobiologe bzw. Internist zu Rate gezogen werden. Wertvolle Hinweise und aktuelle Empfehlungen zur Diagnostik und Therapie finden sich ebenfalls auf den Internetseiten des Robert-Koch-Instituts (http://www.rki.de).

Die Gabe von **Corticosteroiden** wird in der Literatur unterschiedlich diskutiert. Am ehesten scheinen sie noch bei intrakranieller Druckerhöhung, manifesten neurologischen Defiziten und zerebraler Vaskulitis indiziert (Prednisolon 1 mg/kg KG für 3 bis 6 Wochen).

Neurochirurgische Behandlung

Die neurochirurgische Behandlung beschränkt sich auf die Anlage einer **externen Ventrikeldrainage** bei nachgewiesenem Hydrozephalus. Auch die Exstirpation raumfordernder Abszesse gilt als klare Indikation. Die Entfernung reiner Granulome gilt als nicht indiziert.

Meldepflicht, Isolierung

Laut Infektionsschutzgesetz (IfSG) ist der Arzt, der eine Tuberkulose feststellt, nach § 6 Abs. 1 verpflichtet, die Erkrankung sowie den Tod an einer behandlungsbedürftigen Tuberkulose zu melden, auch wenn ein bakteriologischer Nachweis nicht vorliegt. In der Praxis wird somit jeder Fall

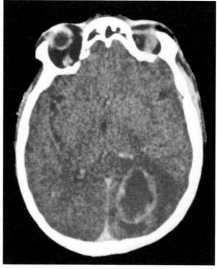
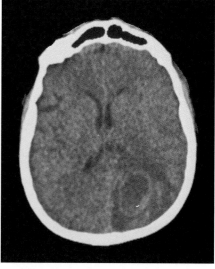

Abb. 13.1-5. Tuberkulöser Hirnabszess links parietookzipital; typisches CT (Der Autor dankt Herrn Dr. Adrian Cristescu, Chefarzt der Neurochirurgischen Abteilung, Floreasca-Notfallkrankenhaus, Bukarest, Rumänien, für die Überlassung der Abbildung): **a)** Nativaufnahme; **b)** mit Kontrastmittel.

meldepflichtig, bei dem eine antituberkulöse Kombinationstherapie eingeleitet wurde. Gleiches gilt nach § 7 IfSG für das Laboratorium, das einen direkten Erregernachweis von Mycobacterium tuberculosis vornimmt, ferner für das Ergebnis der Resistenzbestimmung.

Zu Isolierungs- und Schutzmaßnahmen sowie etwaigen Untersuchungen der Umgebung (Personal, Mitpatienten) sollte schon bei Verdacht auf eine Tuberkuloseerkrankung mit dem zuständigen Gesundheitsamt bzw. der Krankenhaushygiene Kontakt aufgenommen werden.

Prognose

In Abhängigkeit von Alter, allgemeinem und neurologischem Zustand sowie Grunderkrankung variiert die Prognose erheblich. Die Letalität beträgt zwischen 10 und 40 %. In einem Drittel der Fälle wird aufgrund von Infarkten oder Hirnnervenausfällen mit bleibenden Defiziten gerechnet.

Literatur

Al Zain TJ, Al-Witry SH, Khalili HM et al. (2002) Multiple intracranial hydatidosis. Acta Neurochir (Wien) 144: 1179–85.

Altinors N, Bavbek M, Caner HH et al. (2000) Central nervous system hydatidosis in Turkey: a cooperative study and literature survey analysis of 458 cases. J Neurosurg 93: 1–8.

Antunes NL, Hariharan S, DeAngelis LM (1998) Brain abscesses in children with cancer. Med Pediatr Oncol 31: 19–21.

Arseni C, Ciurea AV (1982a) Considerations on 810 cases of cerebral abscess. Rev Med Interna Neurol Psihiatr Neurochir Dermatovenerol Neurol Psihiatr Neurochir 27: 43–50.

Arseni C, Ciurea AV (1982b) Cerebellar abscesses. A report on 119 cases. Zentralbl Neurochir 43: 359–70.

Aschoff A (1994) In-vitro-Testung von Hydrozephalusventilen. Universität Heidelberg: Habilitationsschrift.

Beaman BL, Beaman L (1994) Nocardia species – host parasite relationships. Clin Microbiol Rev 7: 213–64.

Bensalem MK, Berger JR (2002) HIV and the central nervous system. Compr Ther 28: 23–33.

Böhme A, Ruhnke M, Buchheidt D, et al. (2003) Treatment of fungal infections in hematology and oncology – guidelines of the Infectious Diseases Working Party (AGIHO) of the German Society of Hematology and Oncology (DGHO). Ann Hematol 82 (Suppl 2): 133-40.

Bok AP, Peter JC (1993) Subdural empyema: burr holes or craniotomy? J Neurosurg 78: 574–8.

Brown P, Cathala F, Castaigne P et al. (1986) Creutzfeld-Jakob-Disease: clinical analysis of a consecutive series of 230 neuropathologically verified cases. Ann Neurol 20: 597–602.

Buchfelder M, Fahlbusch R (1988) Komplikationen bei Operationen von Hypophysentumoren. In: Bock WJ, Schirmer M (Hrsg) Komplikationen bei neurochirurgischen Eingriffen. München: Zuckschwerdt; 18–24.

Camarata PJ, Dunn DL, Farney AC et al. (1992) Continual intracavitary administration of amphotericin B as an adjunct in the treatment of aspergillus brain abscess. Neurosurgery 31: 575–9.

Cannard KR (1999) Tuberculous meningitis and tuberculoma. In: Osenbach RK, Zeidman SM (eds) Infections in Neurological Surgery. Philadelphia: Lippincott-Raven; 23–40.

Carey ME, Chou SN, French LA (1972) Experience with brain abscesses. J Neurosurg 36: 1–9.

Damaj G, Ivanov V, Le Brigand B et al. (2003) Rapid improvement of disseminated aspergillosis with caspofungin/voriconazole combination in an adult leukemic patient. Ann. Hematol 83: 390–3.

Daschner F (2002) Antibiotika am Krankenbett. 11. Aufl. Berlin: Springer.

de Lefort LVA, Zappa M, Dufour V, Belmatoug N, Fantin B (2003) Two cases of cerebral aspergillosis successfully treated with voriconazole. Eur J Clin Microbiol Infect Dis 22: 297–9.

de Medeiros BC, de Medeiros CR, Werner B et al. (2000) Central nervous system infections following bone marrow transplantation: an autopsy report of 27 cases. J Hematother Stem Cell Res 9: 535–40.

Ernestus RI, Ketter G, Klug N (1995) Duraersatz bei intrakraniellen Operationen. Zentralbl Neurochir 56: 106–10.

Föderation operativ-medizinisch-wissenschaftlicher Fachgesellschaften (Hrsg) (1998) Leitlinie zur perioperativen Antibiotikaprophylaxe. In: Mitteilungen der DGNC 8 (2): 13–4.

Garcia HH, Evans CA, Nash TE et al. (2002) Current consensus guidelines for treatment of neurocysticercosis. Clin Microbiol Rev 15: 747–56.

George ED, Rusyniak WG (1993) Missile injuries of the frontal and middle fossa. In: Apuzzo MLJ (ed) Brain Surgery II. New York: Churchill Livingstone; 1335–50.

Gonzales MF, Davis RL (1988) Neuropathology of acquired immunodeficiency syndrome. Neuropathol Appl Neurobiol 14: 345–63.

Greenberg SB, Atmar RL (1995) Infectious complications follwoing head injury. In: Narayan RK, Wilberger JE, Povlishock JT (eds) Neurotrauma. New York: McGraw-Hill; 703–22.

Groll AH; Walsh TJ (2004), Antifungal Agents.In: Feigin RD, Cherry JD, Demmler

GJ, Kaplan SL (eds) Textbook of Pediatric Infectious Diseases. Vol. 2. 5th. ed. Philadelphia: Saunders; 3075–108.

Grumme T, Kolodziejczyk D (1995) Trepanation. In: Grumme T, Kolodziejczyk D (Hrsg) Komplikationen in der Neurochirurgie, Bd II. Berlin: Blackwell; 13–20.

Haines SJ (1989) Efficacy of antibiotic prophylaxis in clean neurosurgical operations. Neurosurgery 24: 401–5.

Herbrecht R, Denning DW, Patterson TF, et al. (2002) Voriconazole versus amphotericin B for primary therapy of invasive aspergillosis. N Engl J Med 347: 408–15.

Kaplan JE, Masur H, Holmes KK et al. (2002) Guidelines forpreventing opportunistic infections among HIV-infected persons – 2002. MMWR Recomm Rep 51 (RR-8): 1–52.

Karimi-Nejad A (1990) Nosokomiale Infektionen, Infektionsprophylaxe und antibiotische Therapie in der Neurochirurgie. In: Walter W, Krenkel W (Hrsg) Jahrbuch der Neurochirurgie 1990. Zülpich: Biermann Verlagsgesellschaft; 77–93.

Khaldi M, Mohamed S, Kallel J et al. (2000) Brain hydatidosis: report on 117 cases. Childs Nerv Syst 16: 765–9.

Kommission Technische Normen/Standards (Hrsg) (1996) Empfehlungen einer CJD-Expertenkommission zum Problem „Übertragung von CJD durch chirurgische Instrumente. Anforderungen an die Sterilisation." Mitteilungen der DGNC 6 (3): 9–11.

Korinek AM (1997) Risk factors for neurosurgical site infections after craniotomy: a propective multicenter study of 2944 patients. Neurosurgery 41: 1073–9.

Kunze S (1981) Symptomatology and diagnosis of brain abscesses. In: Schiefer W, Klinger M, Brock M (eds) Advances in Neurosurgery 9. Berlin, Heidelberg, New York: Springer; 25–31.

Langmayr JJ, Schwarz A, Buchberger W et al. (1993) Local amphotericin for fungal brain abscess. Lancet 342: 123.

Lee GY, Daniel RT, Brophy BP et al. (2002) Surgical treatment of nocardial brain abscesses. Neurosurgery 51: 668–71 (discussion: 671–2).

LePage E (1993) Using a ventricular reservoir to instill amphotericin B. J Neurosci Nurs 25: 212–7.

Lerner PI (1996) Nocardiosis. Clin Infect Dis 22: 891–903 (discussion: 903–5).

Mamelak AN, Obana WG, Flaherty JF et al. (1994) Nocardial brain abscess: treatment strategies and factors influencing outcome. Neurosurgery 35: 622–31.

Marbello L, Nosari A, Carrafiello G, et al. (2003) Successful treatment with voriconazole of cerebral aspergillosis in an hematologic patient. Haematologica 88: ECR05.

Moskowitz LB, Hensley GT, Chan JC et al. (1984) The neuropathology of acquired immune deficiency syndrome. Arch Pathol Lab Med 108: 867–72.

Nathoo N, Nadvi SS, van Dellen JR et al. (1999a) Intracranial subdural empyemas in the era of computed tomography: a review of 699 cases. Neurosurgery 44: 529–36.

Nathoo N, Nadvi SS, van Dellen JR (1999b) Cranial extradural empyema in the era of computed tomography: a review of 82 cases. Neurosurgery 44: 748–54.

Nicola N, Sprick C (1987) Der Hirnabszess. Perimed: Erlangen.

Oyesiku NM, Schwarzmann SW, Alleyne CH (1999) Fungal infections of the brain. In: Zeidman SM (ed) Infections in Neurological Surgery. Philadelphia: Lippincott-Raven; 123–39.

Rich AR, McCordock HA (1933) The pathogenesis of tuberculous meningitis. Bull Johns Hopkins Hosp 52: 5–37.

Sarrafzadeh AS (1999) Beobachtung und Pflege von Drainagen. In: Piek J, Unterberg A (Hrsg) Grundlagen neurochirurgischer Intensivmedizin. München: Zuckschwerdt; 394–405.

Selby R, Ramirez CB, Singh R et al. (1997) Brain abscess in solid organ transplant recipients receiving cyclosporine-based immunosuppression. Arch Surg 132: 304–10.

Smego RA Jr (1987) Actinomycosis of the central nervous system. Rev Infect Dis 9: 855–65.

Task Force vCJK (2002) Die Variante der Creutzfeldt-Jakob-Krankheit (vCJK) Epidemiologie, Erkennung, Diagnostik und Prävention unter besonderer Berücksichtigung der Risikominimierung einer iatrogenen Übertragung durch Medizinprodukte, insbesondere chirurgische Instrumente – Abschlussbericht. Bundesgesundheitsblatt, Gesundheitsforschung, Gesundheitsschutz 45: 376–94.

Tiyaworabun S, Wanis A, Nicola N et al. (1981) 34 years therapeutic experience with brain abscesses. In: Schiefer W, Klinger M, Brock M (eds) Advances in Neurosurgery 9. Berlin, Heidelberg, New York: Springer; 48–56.

Wallenfang T, Reulen HJ, Schürmann K (1981) Therapy of brain abscess. In: Schiefer W, Klinger M, Brock M (eds) Advances in Neurosurgery 9. Berlin, Heidelberg, New York: Springer; 41–7.

Will RG, Ironside JW, Zeidler M et al. (1996) A new variant of CJD in the UK. Lancet 347: 921–5.

Yoshikawa TT, Chow AW, Guze LB (1975) Role of anaerobic bacteria in subdural empyema. Am J Med 58: 999–1003.

13.2 Spinale Infektionen

Jürgen Piek

Inhalt

Bakterielle Spondylitis

Epidemiologie und Pathophysiologie

In den letzten Jahren wurde eine stetige Zunahme spinaler Infektionen beobachtet. Hierfür werden unter anderem eine Zunahme der älteren Bevölkerung, ein Ansteigen des Missbrauchs intravenös injizierter Drogen sowie die Zunahme interventioneller medizinischer Maßnahmen verantwortlich gemacht (Levi u. Sonntag 1999).

Bekannte **Risikofaktoren** sind Diabetes mellitus, chronischer Alkoholabusus, Malignome, rheumatoide Arthritis, Dauerbehandlung mit Corticosteroiden und andere immunsuppressive Behandlungen sowie chronische Lungeninfektionen (Bel-zunegui et al. 1999; Krogsgaard et al. 1998; Levi u. Sonntag 1999).

In der überwiegenden Anzahl handelt es sich um **hämatogene Infektionen**; in seltenen Fällen greift eine paraspinale Infektion per continuitatem auf den Wirbelkörper über. Hiervon abzugrenzen ist die postoperative Osteomyelitis als allfällige Komplikation spinaler Eingriffe. Bei hämatogenen Infektionen ist bei mehr als zwei Drittel der Patienten die Eintrittspforte für den Erreger bekannt. Am häufigsten sind Infektionen der Haut (Dekubitus), der Lunge, des Urogenitaltraktes sowie die bakterielle Endokarditis. Über eine durch diese Erkrankungen hervorgerufene Bakteriämie kommt es zur Keimeinschwemmung in die funktionellen Endarterien der Grund- und Deckplatten des Wirbelkörpers, an denen die Infektion der Wirbelsäule dann beginnt.

Betroffen sind in der Mehrzahl die **thorakalen** und **lumbalen Segmente**, seltener die Halswirbelsäule. Die unspezifische Spondylitis ist vorwiegend eine Erkrankung des mittleren und höheren Lebensalters, kann jedoch selbst bei Kleinkindern vorkommen.

Klinisches Bild

Die Erkrankung beginnt fast immer mit ausgeprägten Schmerzen in der Höhe des betroffenen Wirbelkörpers. Lokaler Druck- und Klopfschmerz sowie eingeschränkte Beweglichkeit des betroffenen Segments treten hinzu. Ein- oder beidseitige segmentale radikuläre Symptome sind ebenfalls häufig.

Klinische Zeichen der Allgemeininfektion wie Fieber und Gewichtsverlust fehlen im Anfangsstadium jedoch zumeist, sodass aufgrund der unspezifischen Symptomatik die Diagnose oft erst dann gestellt wird, wenn neurologische Ausfälle Komplikationen der Infektion (spinale epidurale Abszedierung, Myelonkompression durch Instabilität) anzeigen.

Diagnostik

Laborchemische Veränderungen

Laborchemisch finden sich als Zeichen der Infektion praktisch immer eine erhebliche Beschleunigung der Blutsenkungsgeschwindigkeit (BSG) und eine erhöhte Konzentration des C-reaktiven Proteins (CRP). Eine Leukozytose tritt bei Kindern fast immer auf, bei Erwachsenen kann die Leukozytenzahl normal sein. Bei ausgeprägter Destruktion des Knochens ist die Konzentration der alkalischen Phosphatase ebenfalls erhöht.

Bildgebende Verfahren

Röntgennativaufnahmen der Wirbelsäule ergeben in den ersten 4 bis 8 Wochen fast immer normale Befunde; später findet man ein Verwaschen der trabekulären Knochenstruktur, fleckförmige Demineralisation des Wirbelkörpers und schließlich eine Deformierung des betroffenen Wirbels. Im Gegensatz zu Tumoren greifen Infektionen auch auf die benachbarten Bandscheiben über, pyogene Infektionen eher als die Tuberkulose. Analoge Veränderungen finden sich im **CT**, wobei dieses ggf. eine zusätzliche Infektion der benachbarten Weichteile anzeigen kann.

Als diagnostisches Mittel der Wahl gilt das **MRT**. Als charakteristisch gelten eine hypointense Veränderung von Wirbelkörper und benachbarten Bandscheiben in der T1-Wichtung und eine Hyperintensität in den T2-gewichteten Aufnahmen. Nach Gabe von Gadolinium kommt es zur kräftigen Anreicherung in den betroffenen Segmenten (Abb. 13.2-1); zusätzlich können eventuelle intra- und paraspinale Infektionen sichtbar gemacht werden (Dagirmanjian et al. 1999; Gouliamos et al. 2001; Kothari et al. 2001; Post et al. 1990; Smith et al. 1989).

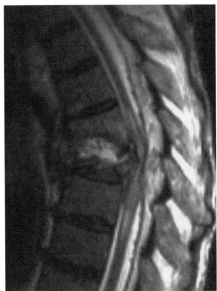

Abb. 13.2-1. 76-jährige Patientin mit kompletter Querschnittsymptomatik seit 5 Tagen. Risikofaktoren für eine Spondylitis: rheumatoide Arthritis, langjährige Corticosteroidbehandlung, Zustand nach Staphylokokkensepsis.
a) Schwere Spondylitis der mittleren Brustwirbelsäule im T1-
b) und T2-gewichteten MRT.

Das **Knochenszintigramm** ist zwar oft positiv (60–90 %), jedoch relativ unspezifisch.

Erregersicherung

Entscheidend für eine optimale Behandlung ist die bakteriologische Sicherung des verantwortlichen Erregers, die unbedingt vor jeglicher antibiotischen Therapie versucht werden muss (Levi u. Sonntag 1999). Zum einen kann so in Zusammenhang mit der Bildgebung eine differenzialdiagnostische Abgrenzung z.B. gegenüber Frakturen und Tumoren erreicht werden, zum anderen kann nur so eine gezielte antibiotische Behandlung nach Resistenzbestimmung erfolgen.

Blutkulturen sind nur bei etwa einem Drittel der Patienten positiv. Man sollte sich ferner darüber im Klaren sein, dass der so eventuell gewonnene Erreger auch aus einem anderen Herd stammen bzw. von dem der Osteomyelitis verschieden sein kann, sodass wir immer die **direkte Erregersicherung** aus dem betroffenen Wirbel anstreben (Cotty et al. 1988; Levi u. Sonntag 1999; Phadke et al. 2001). Diese kann etwa durch perkutane Nadelpunktion unter CT- oder Röntgenkontrolle erfolgen. Bei geeigneter Technik lassen sich so bei über 90 % der Patienten Diagnose und Erreger sichern.

Häufigste Erreger sind Staphylococcus aureus und Staphylococcus epidermidis; Gram-negative Erreger wie Proteus, Enter-obacter und Klebsiellen sind deutlich seltener (Belzunegui et al. 1999, 2000; Calvo et al. 2000; Colmenero et al. 1997; Del Curling et al. 1990; Levi u. Sonntag 1999; Nolla et al. 2002). Differenzialdiagnostisch muss eine Tuberkulose immer in Betracht gezogen werden, insbesondere wenn sich keine primäre Eintrittspforte für eine Infektion findet, der Patient aus einem der Endemiegebiete stammt oder der radiologische Befund (s. oben) auf eine Tuberkulose hinweist.

Behandlung

Konservative Therapie

Bei unkomplizierter Spondylitis ist immer ein konservativer Behandlungsversuch gerechtfertigt (Levi u. Sonntag 1999). Er besteht aus einer Kombination von antibiotischer Behandlung und Immobilisation.

Während der ersten 10 bis 14 Tage sollte die **antibiotische Behandlung** hoch dosiert intravenös nach Antibiogramm erfolgen; hierbei ist insbesondere auf eine gute Knochengängigkeit des verabreichten Antibiotikums zu achten. Danach kann auf eine orale Therapie bis zur Normalisierung von BSG und CRP (meistens weitere 4 bis 6 Wochen) übergegangen werden. Die **Immobilisierung** des Patienten ist individuell nach Ansprechen auf die Antibiose durchzuführen. Wir immobilisieren in Form von strenger Bettruhe für etwa 2 bis 3 Wochen, nach Abklingen der akuten Infektion unter Normalisierung der Entzündungsparameter abgestuft zunehmend über weitere 4 bis 6 Wochen mit externer Orthese. Obligat sind Suche und ggf. Sanierung der Eintrittspforte für die Wirbelkörperinfektion.

Vor einer medikamentösen Behandlung der **tuberkulösen Spondylitis** sollte immer eine Absprache mit entsprechend erfahrenen Kollegen aus der Inneren Medizin bzw. Mikrobiologie erfolgen.

Operative Behandlung

Siehe dazu auch Fang et al. 1994; Faraj und Webb 2000; Levi und Sonntag 1999; Osenbach et al. 1990; Rath et al. 1996; Rezai et al. 1999. Akzeptierte **Indikationen** der operativen Behandlung sind:

- Erregerdiagnostik (s. oben)
- Debridement des betroffenen Wirbelkörpers
- Dekompression des Spinalkanals
- Korrektur der Instabilität

Das **chirurgische Debridement** des betroffenen Wirbelkörpers wird i.Allg. nur als relative Indikation betrachtet. Die Vorteile einer Ausräumung und mechanischen Sanierung des Infektionsherdes und einer so eventuell verkürzten konservativen Behandlung müssen gegen die jeweiligen operationsspezifischen Komplikationen abgewogen und der individuellen Situation des Patienten angepasst werden.

Eine absolute Operationsindikation ist das Auftreten **neurologischer Ausfälle** durch zunehmende Myelonkompression bei Instabilität, Kompression durch infizierte, in den Spinalkanal prolabierte Knochenfragmente oder epidurale Abszedierung. Bei Auftreten eines neurologischen Defizits sollte die Dekompression so rasch wie möglich erfolgen, da erfahrungsgemäß die Gefahr der inkompletten Erholung mit dem Abwarten steigt.

Bei der Dekompression sollte darauf geachtet werden, dass sämtliches nekrotisches Material komplett entfernt wird und sich an den Wundrändern ausschließlich vitales Gewebe befindet. Dies sichert nicht nur ein rasches Abheilen der Infektion; nur so wird auch ein ideales Bett für stabilisierende Maßnahmen (Knochenimplantate, Spondylodesematerial) geschaffen. Da die Raumforderung ventral lokalisiert ist, ist in den meisten Fällen ein ventraler oder ventrolateraler Zugang indiziert. Nach Ausräumen des infizierten Materials erfolgt ggf. nach Aufrichten des betroffenen Wirbelsäulensegmentes die **Spondylodese** durch Interposition von Eigenknochen, die **Fusion** z. B. durch ein anteriores Plattensystem. Eine dorsale Stabilisierung ist nur selten erforderlich, sie kann ggf. in einem zweiten Eingriff erfolgen. Eine alleinige Laminektomie im betroffenen Segment ist fast immer kontraindiziert, da sie die Instabilität der Wirbelsäule verstärkt.

Prognose

Die Prognose ist gut bei Infektionen, die auf den Wirbelkörper beschränkt sind und bei denen präoperativ keine neurologischen Ausfälle bestanden. Ansonsten variiert sie in Abhängigkeit vom präoperativen neurologischen Status, vom Alter und der Grunderkrankung.

Spinales epidurales Empyem

Spinale epidurale Empyeme sind seit der Erstbeschreibung durch Morgani (1761) bekannt. Die erste größere Serie wurde 1926 von Dandy publiziert, damals noch mit einer Sterblichkeit von über 80 %. Trotz moderner Verfahren in Diagnostik, chirurgischer Behandlung und antibiotischer Therapie beträgt die Letalität in den letzten publizierten Serien immer noch zwischen 5 und 30 % (Baker et al. 1975; Darouiche et al. 1992; Del Curling et al. 1990; Hlavin et al. 1990; Kaufman et al. 1990; Khanna et al. 1996; Nussbaum et al. 1992; Soehle u. Wallenfang 2002).

Spinale epidurale Empyeme sind ein **neurochirurgischer Notfall**, bei dem nur optimales Ineinandergreifen von Diagnostik, chirurgischer und konsequenter konservativer Behandlung ein gutes Behandlungsergebnis sichern.

Epidemiologie und Pathologie

Wie auch bei der Wirbelkörperosteomyelitis hat das Krankheitsbild des spinalen epiduralen Empyems in den letzten Jahrzehnten an Häufigkeit zugenommen und wieder vermehrt Beachtung gefunden. Neben Zunahme der älteren Bevölkerung und Ansteigen des Missbrauchs intravenös injizierter Drogen hat insbesondere die Zunahme invasiver Verfahren der Schmerzbehandlung (epidurale Katheter, Injektionen an Wirbelsäule, Gelenken und in den Spinalkanal) Anteil hieran (Danner u. Hartmann 1987; Kaufman et al. 1980; Koppel et al. 1988; Osenbach u. Gullick 1999; Ravicovitch u. Spallone 1982; Rigamonti et al. 1999; Soehle u. Wallenfang 2002).

Risikofaktoren (Abb. 13.2-2) sind neben Diabetes mellitus, chronischem Alkoholabusus und Malignomen die Dauerbehandlung mit Corticosteroiden und dialysepflichtiges Nierenversagen (Danner u. Hartmann 1982; Ravicovitch u. Spallone 1982; Rigamonti et al. 1999).

Spinale epidurale Empyeme können auf drei Arten entstehen:
- als Komplikation einer Wirbelkörperosteomyelitis
- als hämatogene Infektion von extraspinalen Herden ausgehend
- durch direktes Einbringen von Erregern nach Punktionen (Epiduralkatheter, paravertebrale Injektionen zur

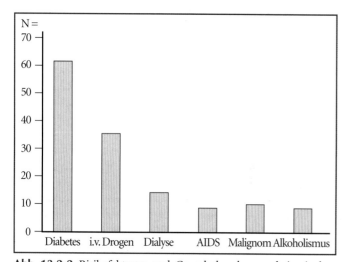

Abb. 13.2-2. Risikofaktoren und Grunderkrankungen bei spinalem epiduralem Empyem (mod. nach Osenbach u. Gullick 1999; Soehle u. Wallenfang 2002).

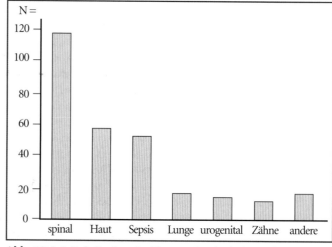

Abb. 13.2-3. Lokalisation des Ursprungherdes bei spinalem epiduralem Empyem (mod. nach Osenbach u. Gullick 1999; Soehle u. Wallenfang 2002).

Schmerzbehandlung, Lumbalpunktionen).

In vier von fünf Fällen lässt sich bei sorgfältiger Erhebung der Anamnese und klinischer Untersuchung eine Eintrittspforte des Erregers lokalisieren (Abb. 13.2-3).

Ein neurologisches Defizit ist bei der klinischen Untersuchung meist vorhanden. Ursache ist hierfür jedoch oft nicht nur die reine mechanische Kompression des Myelons. Oft besteht eine erhebliche Diskrepanz zwischen der Schwere der neurologischen Ausfälle und der geringen Kompression des Rückenmarks. Als Erklärung kann hier ein infektiös bedingter Verschluss drainierender Venen dienen, wie experimentelle und histopathologische Untersuchungen bestätigten (Baker et al. 1975; Feldenzer et al. 1987, 1988; Russell et al. 1979). Diese vaskuläre Komponente kann auch als Erklärung für die manchmal ausbleibende oder gar fortschreitende neurologische Erholung trotz mechanischer Entlastung dienen.

Die meisten epiduralen Empyeme sind thorakal und lumbal lokalisiert, zervikale Empyeme sind selten. Am häufigsten ist das mittlere bis höhere Lebensalter betroffen (50 bis 70 Jahre), das Krankheitsbild kann jedoch prinzipiell in jedem Alter vorkommen.

Klinisches Bild

Der „klassische" Verlauf der Erkrankung gliedert sich in vier Stadien:
- lokale Schmerzen
- radikuläre Schmerzen und Ausfälle
- fortschreitendes Transversalsyndrom
- Para-/Tetraplegie

Je nach Ursache und verursachendem Erreger entwickeln sich diese Symptome unterschiedlich rasch. „Reine" epidurale Empyeme nehmen einen eher raschen Verlauf, Entzündungen, die aus der Nachbarschaft übergreifen, entwickeln sich eher langsamer. 60–70 % der Patienten haben zum Teil hohes Fieber über 39 °C. Insbesondere bei raschen Verläufen findet sich eine Begleit- oder Durchwanderungsmeningitis mit Kopfschmerzen, Lichtscheu und Nackensteife (bis zu 30 %). Die Erhöhung der entzündungsspezifischen Laborparameter lässt in Verbindung mit einem erheblichen Lokalsyndrom der Wirbelsäule am ehesten an eine spinale Infektion denken. Fehlen entzündungsspezifische Hinweise in den Laboruntersuchungen, kann die Abgrenzung gegenüber anderen spinalen Raumforderungen schwierig sein.

Leider kommen die meisten Patienten erst sehr spät mit einem erheblichen neurologischen Defizit in neurochirurgische Behandlung. Dieses entwickelt sich im Endstadium der Erkrankung oft sehr rasch, fast immer innerhalb von 1 bis 2 Tagen. Aus diesem Grunde wird bei der Diagnose der Erkrankung die operative Behandlung im Sinne eines spinalen Notfalls sofort(!) durchgeführt, um keine neurologische Verschlechterung zu riskieren.

Diagnostik

Laborchemische Veränderungen

Eine deutliche Erhöhung von CRP (> 10 mg/dl) und BSG (> 30 mm/h) sowie eine ausgeprägte Leukozytose sind in akuten Fällen fast obligat, jedoch unspezifisch. In chronischen Fällen ist die Veränderung der entzündungsspezifischen Laborparameter geringer ausgeprägt oder kann sogar fehlen (Osenbach u. Gullick 1999; Soehle u. Wallenfang 2000).

Bildgebende Verfahren

Siehe dazu auch Angtuaco et al. 1987; Dagirmanjian et al. 1996; Erntell et al. 1988; Osenbach et al. 1999; Soehle und Wallenfang 2002.

Diagnostisches Mittel der Wahl ist das spinale **MRT** in der klinisch verdächtigten Höhe. Das epidurale Empyem zeigt sich hier sowohl in der T1- wie auch in der T2-Wichtung. Nach Gabe von Gadolinium kommt es zur kräftigen Anreicherung des Empyems (Abb. 13.2-4). Als häufigste Differenzialdiagnosen lassen sich Tumoren und die akute Myelitis transversa und – seltener – spontane spinale Hämatome abgrenzen.

Das CT wie auch die Myelographie sind nur indiziert, wenn ein MRT nicht durchgeführt werden kann.

Erregersicherung

Analog zur spinalen Osteomyelitis ist entscheidend für den weiteren Verlauf die bakteriologische Erregersicherung vor dem Beginn der antibiotischen Therapie. Am günstigsten gelingt sie durch direkte **intraoperative Entnahme** mit einer Treffsicherheit von über 90 % bei geeigneter Entnahmetechnik. Aus **Blutkulturen** lassen sich hingegen nur bei maximal zwei Drittel der Patienten Erreger nachweisen.

Das **Erregerspektrum** variiert: In industrialisierten Ländern kann zu etwa 80 % mit Gram-positiven Erregern, zu etwa 15 % mit Gram-negativen und zu etwa 5 % mit einer Tuberkulose, Anaerobiern, Pilzen oder Parasiten gerechnet werden (Abb. 13.2-5).

Cave: Bei Verdacht auf ein spinales Empyem ist eine Lumbalpunktion kontraindiziert.

Zum einen ist die Lumbalpunktion diagnostisch wenig ergiebig, zum anderen kann bei bestehender Verlegung des Spinalkanals die neurologische Symptomatik oft dramatisch zunehmen. Ist das Empyem lumbal lokalisiert, kann es gar zur Keimverschleppung nach intradural kommen.

Behandlung

Siehe dazu auch Baker et al. 1975; Danner und Hartman 1987; Del Curling et al. 1990; Ericsson et al. 1990; Hlavin et al. 1990; Ravicovitch und Spallone 1982; Soehle und Wallenfang 2002.

Eine rein **konservative Behandlung** ist allenfalls im Beginn der Erkrankung bei fehlender Raumforderung ohne neurologisches Defizit und kleinen Empyemen oder bei vitaler Kontraindikation zum operativen Vorgehen zu rechtfertigen.

In fast allen Fällen ist die Behandlung **operativ**. Ziele der Therapie sind neben der Erregersicherung die Beseitigung der spinalen Raumforderung und ggf. die Wiederherstellung der Wirbelsäulenstabilität. Das neurochirurgische Vorgehen sollte auf die Höhe der maximalen Raumforderung zielen. Ist die Infektion dorsal oder dorsolateral lokalisiert und keine Instabilität vorhanden, reicht oft eine **Fla-**

vektomie oder **Hemilaminektomie** in dieser Höhe, verbunden mit ausgiebiger Spülung des Spinalkanals, z. B. über einen (vorsichtig!) vorgeschobenen Ventrikelkatheter, der bei Bedarf auch für 1 bis 2 Tage belassen werden kann.

Vorwiegend ventral gelegene Raumforderungen sind meist Folge einer Wirbelkörperosteomyelitis. Hier sollte ein ventraler Zugang gewählt werden. Wir entfernen dann in der Regel sämtliches infiziertes Gewebe und führen eine **primäre Spondylodese** durch – eine Verfahrensweise, die in den letzten Jahren immer mehr Anhänger findet (Jeanneret u. Magerl 1994; Rigamonti et al. 1999; Weisz u. Errico 2000).

Die **antibiotische Behandlung** beginnt noch intraoperativ nach der Entfernung des infizierten Materials zur Erregersicherung. Sie sollte zunächst kalkuliert hoch dosiert intravenös erfolgen und sich gegen die üblichen Erreger richten (z. B. Kombination aus staphylokokkenwirksamem Penicillin, Cephalosporin der dritten Generation plus Anaerobierpräparat). Nach Vorliegen des Antibiogramms kann dann die Behandlung ggf. modifiziert werden. Eine orale Weiterbehandlung beginnen wir nach etwa 14 Tagen und führen diese

Abb. 13.2-4. Typisches epidurales Empyem thorakal (klinisch: 46-jähriger Patient mit inkompletter Paraparese Kraftgrad 2 von 5 nach BMCR 1943; Risikofaktoren: Diabetes mellitus, chronischer Alkoholabusus; Ursprungsinfektion: Pleuraempyem; Erreger: Staphylococcus aureus):
a) T1-gewichtetes MRT nativ;
b) mit Gadolinium;
c) Thorax-CT mit links betontem Pleuraempyem;
d) postoperatives Ergebnis nach transthorakaler Wirbelkörperentfernung, Spondylodese durch Cage-Interponat und dorsales Fixierungssystem.

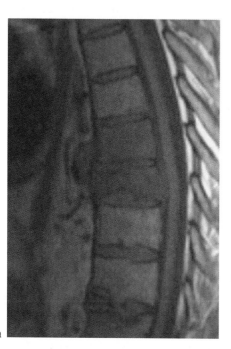

4a

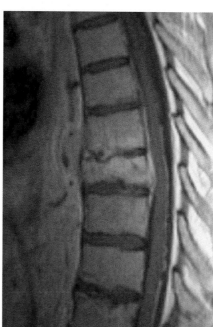

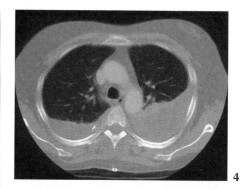

4c

4d

5

Abb. 13.2-5. Erregerspektrum bei spinalem epiduralem Empyem (mod. nach Osenbach u. Gullick 1999; Soehle u. Wallenfang 2002).

bis zur Normalisierung der Entzündungsparameter und fehlenden Kontrastmittelanreicherung im MRT durch.

Der Behandlungserfolg wird klinisch und laborchemisch engmaschig im MRT (etwa alle 10 bis 14 Tage) kontrolliert. Wir empfehlen außerdem ein Kontroll-MRT etwa 1 Monat nach Absetzen der Antibiotika.

Die **Mobilisierung** richtet sich nach klinischer Symptomatik und Stabilität der Wirbelsäule. Bei unkompliziertem Verlauf und stabiler bzw. stabilisierter Wirbelsäule kann sie nach etwa 10 bis 14 Tagen zeitgleich mit dem Wechsel auf orale Antibiotika begonnen werden.

Prognose

Siehe dazu auch Baker et al. 1975; Danner und Hartman 1987; Del Curling et al. 1990; Ericsson et al. 1990; Hlavin et al. 1990; Ravicovithc und Spallone 1982; Soehle und Wallenfang 2002.

Nach wie vor ist die Prognose der Erkrankung ernst. Nur etwa 60 % der Patienten überleben ohne bzw. mit geringem neurologischen Defizit, etwa ein Fünftel der Patienten verstirbt. Bedeutendste prognostische Faktoren sind hierbei die rasche Diagnosestellung vor dem Eintreten neurologischer Defizite und das sofortige Einleiten einer adäquaten operativen und antibiotischen Therapie.

Tuberkulose

Laut Bericht der WHO ist etwa ein Drittel der Weltbevölkerung mit Tuberkulose infiziert. Pro Jahr werden weltweit mehr als 10 Millionen Neuerkrankungen und 3 Millionen Todesfälle durch Tuberkulose gezählt. Zwar werden über 95 % der Neuerkrankungen in den Entwicklungsländern diagnostiziert, aber auch in den sog. entwickelten Ländern befindet sich die Tuberkulose auf dem Vormarsch (Beronius et al. 2001; Houshian et al. 2000).

Die Wirbeltuberkulose ist Folge der **tuberkulösen Sekundärinfektion** und entsteht hämatogen. Die Infektion erreicht den Wirbelkörper (WK) dann über die segmentalen Arterien. Hier verläuft sie exsudativ-verkäsend oder produktiv, führt

durch Zerstörung des Wirbelkörpers zur Bildung von Sequestern mit konsekutiv-reparativer Osteosklerose und zur Bildung von Wirbeldeformitäten (Keil-, Blockwirbel, Gibbusbildung). Je nach primärem WK-Befall können der vordere WK-Anteil (subperiostitische Form), Grund- und Deckplatten mit anschließender Diszitis, der zentrale WK oder auch Pedikel und Bögen primär betroffen sein. Bei Erwachsenen ist vorwiegend die Brustwirbelsäule betroffen, bei Kindern häufiger auch die Halswirbelsäule.

Zwischen 10 und 40 % aller Patienten entwickeln **neurologische Symptome.** Diese werden in der Frühphase der Entzündung (in den ersten 2 Jahren) vorwiegend durch extradurale Raumforderungen (Abszesse, granulomatöse Entzündung) verursacht. Später entstehen neurologische Defizite oft durch eine zunehmende Gibbusbildung im infizierten Bereich, die zum Teil groteske Ausmaße annehmen kann.

Im Anfangsstadium der Erkrankung (frische Infektion) finden sich allgemeine Zeichen der schleichenden Infektion wie Fieber, Gewichtsverlust, Nachtschweiß, Müdigkeit und Abgeschlagenheit. Frühe Zeichen der spinalen Form sind progrediente Rückenschmerzen. Die Wirbelsäule ist im infizierten Bereich steif und schmerzhaft bei Bewegungen, verbunden mit lokalen Myogelosen. In späteren Stadien kommt es dann zu einer zunehmenden Kyphosierung, ein paravertebraler Tumor ist oft tastbar.

Neurologische Defizite entwickeln sich meist langsam progredient und hängen von Lokalisationshöhe und Art der Wirbelkörperinfektion ab (anterior, posterior). Manchmal kommt es durch Spontanfrakturen auch zu dramatisch rasch verlaufenden Verschlechterung der neurologischen Symptome.

Obwohl **Übersichtsaufnahmen** der Wirbelsäule die zuvor geschilderten Wirbelkörperprozesse durchaus zeigen, gelten **CT** und **MRT** als diagnostische Mittel der Wahl. Neben dem Ausmaß der Wirbelkörperbeteiligung (CT) können hier insbesondere im MRT intra- und paraspinale Infektionen und Abszedierungen sichtbar gemacht werden.

Die **konservative Behandlung** durch Chemotherapie und Immobilisation kann selbst bei neurologischen Defiziten erfolg-

reich sein (Bhojraj u. Nene 2002; Pattisson 1986; Pertuiset 1999). Das Ausmaß der spinalen Deformität nach Ausheilung lässt sich bei allein konservativer Behandlung recht gut vorhersagen (Rajasekaran u. Shanmugasundaram 1987) und kann so zur Indikationsstellung zur operativen Behandlung beitragen. Als Indikationen zur operativen Behandlung werden unter anderem genannt (Lavrov et al. 2000; Loembe u. Chouteau 1994; Lukhele 1996; Moon 1997; Mooen et al. 1996; Pertuiset 1999; Rajasekaran et al. 1998; Tuli 1969; Turgut 2001; Upadhyay et al. 1996; Zhang et al 1998):

- fehlendes Ansprechen der neurologischen Symptome trotz adäquater tuberkulostatischer Therapie innerhalb von 4 Wochen
- Progression der neurologischen Symptome trotz adäquater Behandlung
- plötzlich einsetzende bzw. rasch fortschreitende Paraparese/-plegie
- rein dorsale Form der spinalen Tuberkulose
- Korrektur der Kyphose

Das **operative Vorgehen** richtet sich hierbei nach dem Ort der größten Raumforderung. Kernpunkte des operativen Vorgehens sind radikales Ausräumen des Infektionsherdes, Ersatz durch autologen Knochen und Spondylodese durch ein entsprechendes Instrumentarium.

Neben Infektionen der Wirbelkörper finden sich in Einzelfällen Tuberkulome auch intramedullär und werden hier zumeist sekundäre intraoperativ bzw. durch den histologischen Befund als solche erkannt (Sharma et al. 2002).

Spinale Infektionen durch andere, seltene Erreger

Auf andere spinale Infektionen durch seltene Erkrankungen wird kursorisch verwiesen:

- Brucellose (Bahemuka et al. 1988; Faria u. Viegas 1995; Gouider et al. 1999; Iqbal u. Khan 1998; Nas et al. 2001; Sole-Llenas et al. 1966)

- Nokardiose (Arbab et al. 1997; Mehta et al. 1999; Mukunda et al. 1999)
- Aspergillose (Koh et al. 1998; Parker et al. 1990; van Ooij et al. 2000)
- Blastomykose (Hadjipavlou et al. 1998)
- Zystizerkose (Garg u. Nag 1998; Homans et al. 2001; Mathuriya et al. 2001; Parmar et al. 2001; Rahalkar et al. 2000)
- Echinokokkose (Pamir et al. 2002)
- Infektionen durch Schistosomen (Peregrino et al. 2002a, b)

Literatur

Angtuaco EJ, McConnell JR, Chadduck WM et al. (1987) MR imaging of spinal epidural sepsis. Am J Roentgenol 149: 1249–53.

Arbab MA, el Hag IA, Abdul Gadir AF et al. (1997) Intraspinal mycetoma: report of two cases. Am J Trop Med Hyg 56: 27–9.

Bahemuka M, Shemena AR, Panayiotopoulos CP et al. (1988) Neurological syndromes of brucellosis. J Neurol Neurosurg Psychiatry 51: 1017–21.

Baker AS, Ojemann RG, Swartz MN et al. (1975) Spinal epidural abscess. N Engl J Med 293: 463–8.

Belzunegui J, Del Val N, Intxausti JJ et al. (1999) Vertebral osteomyelitis in northern Spain. Report of 62 cases. Clin Exp Rheumatol 17: 447–52.

Belzunegui J, Intxausti JJ, De Dios JR et al. (2000) Haematogenous vertebral osteomyelitis in the elderly. Clin Rheumatol 19: 344–7.

Beronius M, Bergman B, Andersson R (2001) Vertebral osteomyelitis in Goteborg, Sweden: a retrospective study of patients during 1990–95. Scand J Infect Dis 33: 527–32.

Bhojraj S, Nene A (2002) Lumbar and lumbosacral tuberculous spondylodiscitis in adults. Redefining the indications for surgery. J Bone Joint Surg Br 84: 530–4.

Calvo JM, Ramos JL, Garcia F et al. (2000) [Pyogenic and non-pyogenic vertebral osteomyelitis: descriptive and comparative study of a series of 40 cases]. Enferm Infecc Microbiol Clin 18: 452–6.

Colmenero JD, Jimenez-Mejias ME, Sanchez-Lora FJ et al. (1997) Pyogenic, tuberculous, and brucellar vertebral osteomyelitis: a descriptive and comparative study of 219 cases. Ann Rheum Dis 56: 709–15.

Cotty P, Fouquet B, Pleskof L et al. (1988) Vertebral osteomyelitis: value of percutaneous biopsy. 30 cases. J Neuroradiol 15: 13–21.

Dagirmanjian A, Schils J, McHenry M et al. (1996) MR imaging of vertebral osteomyelitis revisited. Am J Roentgenol 167: 1539–43.

Dagirmanjian A, Schils J, McHenry MC (1999) MR imaging of spinal infections. Magn Reson Imaging Clin N Am 7: 525–38.

Dandy WE (1926) Abscesses and inflammatory tumors in the spinal epidural space. Arch Surg 13: 477–94.

Danner RL, Hartman BJ (1987) Update on spinal epidural abscess: 35 cases and review of the literature. Rev Infect Dis 9: 265–74.

Darouiche RO, Hamill RJ, Greenberg SB et al. (1992) Bacterial spinal epidural abscess. Review of 43 cases and literature survey. Medicine (Baltimore) 71: 369–85.

Del Curling O Jr, Gower DJ, McWhorter JM (1990) Changing concepts in spinal epidural abscess: a report of 29 cases. Neurosurgery 27: 185–92.

Ericsson M, Algers G, Schliamser SE (1990) Spinal epidural abscesses in adults: review and report of iatrogenic cases. Scand J Infect Dis 22: 249–57.

Erntell M, Holtas S, Norlin K et al. (1988) Magnetic resonance imaging in the diagnosis of spinal epidural abscess. Scand J Infect Dis 20: 323–7.

Fang D, Cheung KM, Dos Remedios ID et al. (1994) Pyogenic vertebral osteomyelitis: treatment by anterior spinal debridement and fusion. J Spinal Disord 7: 173–80.

Faraj AA, Webb JK (2000) Spinal instrumentation for primary pyogenic infection report of 31 patients. Acta Orthop Belg 66: 242–7.

Faria F, Viegas F (1995) Spinal brucellosis: a personal experience of nine patients and a review of the literature. Paraplegia 33: 294–5.

Feldenzer JA, McKeever PE, Schaberg DR et al. (1987) Experimental spinal epidural abscess: a pathophysiological model in the rabbit. Neurosurgery 20: 859–67.

Feldenzer JA, McKeever PE, Schaberg DR et al. (1988) The pathogenesis of spinal epidural abscess: microangiographic studies in an experimental model. J Neurosurg 69: 110–4.

Garg RK, Nag D (1998) Intramedullary spinal cysticercosis: response to albendazole: case reports and review of literature. Spinal Cord 36: 67–70.

Gouider R, Samet S, Triki C et al. (1999) Manifestations neurologiques revelatrices de brucellose. Rev Neurol (Paris) 155: 215–8.

Gouliamos AD, Kehagias DT, Lahanis S et al. (2001) MR imaging of tuberculous vertebral osteomyelitis: pictorial review. Eur Radiol 11: 575–9.

Hadjipavlou AG, Mader JT, Nauta HJ et al. (1998) Blastomycosis of the lumbar spine: case report and review of the literature, with emphasis on diagnostic laboratory tools and management. Eur Spine J 7: 416–21.

Hadjipavlou AG, Mader JT, Necessary JT et al. (2000) Hematogenous pyogenic spinal infections and their surgical management. Spine 25: 1668–79.

Hlavin ML, Kaminski HJ, Ross JS et al. (1990) Spinal epidural abscess: a ten-year perspective. Neurosurgery 27: 177–84.

Homans J, Khoo L, Chen T et al. (2001) Spinal intramedullary cysticercosis in a five-year-old child: case report and review of the literature. Pediatr Infect Dis J 20: 904–8.

Houshian S, Poulsen S, Riegels-Nielsen P (2000) Bone and joint tuberculosis in Denmark: increase due to immigration. Acta Orthop Scand 71: 312–5.

Iqbal QM, Khan O (1990) Brucellosis of the spine. J R Coll Surg Edinb 35: 395–7.

Jeanneret B, Magerl F (1994) Treatment of osteomyelitis of the spine using percutaneous suction/irrigation and percutaneous external spinal fixation. J Spinal Disord 7: 185–205.

Kaufman DM, Kaplan JG, Litman N (1980) Infectious agents in spinal epidural abscesses. Neurology 30: 844–50.

Khanna RK, Malik GM, Rock JP et al. (1996) Spinal epidural abscess: evaluation of factors influencing outcome. Neurosurgery 39: 958–64.

Koh S, Ross LA, Gilles FH et al. (1998) Myelopathy resulting from invasive aspergillosis. Pediatr Neurol 19: 135–8.

Koppel BS, Tuchman AJ, Mangiardi JR et al. (1988) Epidural spinal infection in intravenous drug abusers. Arch Neurol 45: 1331–7.

Kothari NA, Pelchovitz DJ, Meyer JS (2001) Imaging of musculoskeletal infections. Radiol Clin North Am 39: 653–71.

Krogsgaard MR, Wagn P, Bengtsson J (1998) Epidemiology of acute vertebral osteomyelitis in Denmark: 137 cases in Denmark 1978–1982, compared to cases reported to the National Patient Register 1991–1993. Acta Orthop Scand 69: 513–7.

Lavrov VN, Kozhevnikov AB, Generalova RV (2000) [The surgical treatment of destructive forms of tuberculosis of the cervical spine]. Probl Tuberk: 44–7.

Levi ADO, Sonntag VKH (1999) Pyogenic vertebral osteomyelitis. In: Osenbach RK, Zeidman SM (eds) Infections in Neurological Surgery, Vol 1. Philadelphia: Lippincott Raven; 257–63.

Loembe PM, Chouteau Y (1994) Reste-t-il une place pour la chirurgie dans le mal de

Pott de l'adulte? Notre experience au Gabon. Neurochirurgie 40: 247–55.

Lukhele M (1996) Tuberculosis of the cervical spine. S Afr Med J 86: 553–6.

Mathuriya SN, Khosla VK, Vasishta RK et al. (2001) Intramedullary cysticercosis: MRI diagnosis. Neurol India 49: 71–4.

Mehta RS, Jain D, Chitnis DS (1999) Nocardial abscess of spinal cord. Neurol India 47: 243–4.

Moon MS (1997) Tuberculosis of the spine. Controversies and a new challenge. Spine 22: 1791–7.

Moon MS, Ha KY, Sun DH et al. (1996) Pott's Paraplegia – 67 cases. Clin Orthop: 122–8.

Morgagni JB (1761) De sedibus, et causis morborum per anatomen indagatis. Libri quinque. Venetiis, typog. Remondiana. In: Alexander B (ed) (1960) New York Academy of Medicine Library, History of Medicine Series 13, Vol I. New York: Hafner; 220–2.

Mukunda BN, Shekar R, Bass S (1999) Solitary spinal intramedullary abscess caused by Nocardia asteroides. South Med J 92: 1223–4.

Nas K, Gur A, Kemaloglu MS et al. (2001) Management of spinal brucellosis and outcome of rehabilitation. Spinal Cord 39: 223–7.

Nolla JM, Ariza J, Gomez-Vaquero C et al. (2002) Spontaneous pyogenic vertebral osteomyelitis in nondrug users. Semin Arthritis Rheum 31: 271–8.

Nussbaum ES, Rigamonti D, Standiford H et al. (1992) Spinal epidural abscess: a report of 40 cases and review. Surg Neurol 38: 225–31.

Osenbach RK, Gullick RA (1999) Spinal epidural abscess, Vol 1. Philadelphia: Lippincott Raven.

Osenbach RK, Hitchon PW, Menezes AH (1990) Diagnosis and management of pyogenic vertebral osteomyelitis in adults. Surg Neurol 33: 266–75.

Pamir MN, Ozduman K, Elmaci I (2002) Spinal hydatid disease. Spinal Cord 40:153–60.

Parker SL, Laszewski MJ, Trigg ME et al. (1990) Spinal cord aspergillosis in immu-nosuppressed patients. Pediatr Radiol 20: 351–2.

Parmar H, Shah J, Patwardhan V et al. (2001) MR imaging in intramedullary cysticercosis. Neuroradiology 43: 961–7.

Pattisson PR (1986) Pott's paraplegia: an account of the treatment of 89 consecutive patients. Paraplegia 24: 77–91.

Peregrino AJ, Puglia PM, Bacheschi LA et al. (2002a) [Diagnosis of schistosomiasis of the spinal cord: contribution of magnetic resonance imaging and electroneuromyography]. Arq Neuropsiquiatr 60: 597–602.

Peregrino AJ, Puglia PM, Nobrega JP et al. (2002b) [Schistosomiasis of the spinal cord: analysis of 80 cases]. Arq Neuropsiquiatr 60: 603–8.

Pertuiset E (1999) Medical therapy of bone and joint tuberculosis in 1998. Rev Rhum Engl Ed 66: 152–7.

Phadke DM, Lucas DR, Madan S (2001) Fine-needle aspiration biopsy of vertebral and intervertebral disc lesions: specimen adequacy, diagnostic utility, and pitfalls. Arch Pathol Lab Med 125: 1463–8.

Post MJ, Sze G, Quencer RM et al. (1990) Gadolinium-enhanced MR in spinal infection. J Comput Assist Tomogr 14: 721–9.

Rahalkar MD, Shetty DD, Kelkar AB et al. (2000) The many faces of cysticercosis. Clin Radiol 55: 668–74.

Rajasekaran S, Shanmugasundaram TK (1987) Prediction of the angle of gibbus deformity in tuberculosis of the spine. J Bone Joint Surg Am 69: 503–9.

Rajasekaran S, Shanmugasundaram TK, Prabhakar R et al. (1998) Tuberculous lesions of the lumbosacral region. A 15-year follow-up of patients treated by ambulant chemotherapy. Spine 23:1163–7.

Rath SA, Neff U, Schneider O et al. (1996) Neurosurgical management of thoracic and lumbar vertebral osteomyelitis and discitis in adults: a review of 43 consecutive surgically treated patients. Neurosurgery 38: 926–33.

Ravicovitch MA, Spallone A (1982) Spinal epidural abscesses. Surgical and parasurgical management. Eur Neurol 21: 347–57.

Rezai AR, Woo HH, Errico TJ et al. (1999) Contemporary management of spinal osteomyelitis. Neurosurgery 44: 1018–25 (discussion: 1025–6).

Rigamonti D, Liem L, Sampath P et al. (1999) Spinal epidural abscess: contemporary trends in etiology, evaluation, and management. Surg Neurol 52: 189–96 (discussion: 196–7).

Russell NA, Vaughan R, Morley TP (1979) Spinal epidural infection. Can J Neurol Sci 6: 325–8.

Sharma MC, Arora R, Deol PS et al. (2002) Intramedullary tuberculoma of the spinal cord: a series of 10 cases. Clin Neurol Neurosurg 104: 279–84.

Smith AS, Weinstein MA, Mizushima A et al. (1989) MR imaging characteristics of tuberculous spondylitis vs vertebral osteomyelitis. Am J Roentgenol 153: 399–405.

Soehle M, Wallenfang T (2002) Spinal epidural abscesses: clinical manifestations, prognostic factors, and outcomes. Neurosurgery 51: 79–85 (discussion: 85–7).

Sole-Llenas J, Rotes-Querol J, Dalmau-Ciria M (1966) Radiologic aspects of spinal brucellosis. Acta Radiol Diagn (Stockh) 5: 1132–9.

Tuli SM (1969) Treatment of neurological complications in tuberculosis of the spine. J Bone Joint Surg Am 51: 680–92.

Turgut M (2001) Spinal tuberculosis (Pott's disease): its clinical presentation, surgical management, and outcome. A survey study on 694 patients. Neurosurg Rev 24: 8–13.

Upadhyay SS, Saji MJ, Yau AC (1996) Duration of antituberculosis chemotherapy in conjunction with radical surgery in the management of spinal tuberculosis. Spine 21: 1898–903.

van Ooij A, Beckers JM, Herpers MJ et al. (2000) Surgical treatment of aspergillus spondylodiscitis. Eur Spine J 9: 75–9.

Weisz RD, Errico TJ (2000) Spinal infections. Diagnosis and treatment. Bull Hosp Jt Dis 59: 40–6.

Zhang W, Wu Q, Lin Y (1998) [Analysis of reasons failed focal debridement in 109 patients with spinal tuberculosis]. Zhonghua Jie He He Hu Xi Za Zhi 21: 181–3.

14 Neurochirurgische Sonderaspekte bei jungen und alten Menschen

14.1 Neurokutane Syndrome

Gerhard Kurlemann

Einleitung

Der noch immer verwendete Begriff **Phakomatose** (gr.: Linse, Mal, Geburtsmarke) ist zugunsten der Bezeichnung „Neurokutanes Syndrom" verlassen worden, da erstere Bezeichnung medizinhistorisch nur die Neurofibromatose und die tuberöse Sklerose einschließt. Der Begriff der neurokutanen Syndrome umfasst aber alle Erkrankungen, bei denen Merkmale der Haut neben Symptomen des Nervensystemes führend sind. Beteiligt sein können alle drei Keimblätter, bevorzugt aber das Ekto- (Haut und Hautanhangsgebilde, ZNS) und Mesoderm (Bindegewebe). Die kutanen Merkmale sind häufig bereits bei der Geburt vorhanden und ermöglichen eine frühzeitige Diagnose. Somit stellt die Haut ein **diagnostisches Fenster zum ZNS** dar.

Die Krankheitsbilder im Einzelnen werden in diesem Kapitel besprochen.

Neurofibromatose

Die Bezeichnung „Neurofibromatose" oder auch „v. Recklinghausen-Krankheit" geht auf den deutschen Pathologen Friedrich Daniel von Recklinghausen zurück, der 1882 erkannte, dass die für das Syndrom typischen Hauttumoren (Neurofibrome) aus Nerven- und Hautzellen bestehen. Heute werden klinisch und genetisch Neurofibromatose Typ 1 und Neurofibromatose Typ 2 als unabhängige Krankheitsentitäten unterschieden (Huson u. Hughes 1993).

Neurofibromatose Typ 1

Inzidenz und Genetik

Die Neurofibromatose Typ 1 (NF 1) tritt geschlechterunabhängig ohne Rassenbevorzugung mit einer Prävalenz von 1:2.500–3.000 auf. Es handelt sich um eine autosomal dominant vererbte Erkrankung mit 100 % Penetranz, aber sehr variabler Expressivität. Das NF-1-Gen wurde auf dem Chromosom 17 (17q11) identifiziert, das Genprodukt ist **Neurofibromin**, ein Tumorsuppressorprotein, das die ras-Protoonkogene inaktivieren kann (Ponder 1990).

> Die Neurofibromatose 1 ist mit 90 % die häufigste Form der Neurofibromatose bei Kindern. Sie ist nach der Mukoviszidose die zweithäufigste vererbte Erkrankung im Kindesalter.

Hautbefunde bei Neurofibromatose 1

Die NF 1 ist über folgende Organbefunde zu diagnostizieren:
- Haut
  - Café-au-lait-Flecken
  - Freckling
- Augen
  - Lisch-Knötchen
- peripheres oder zentrales Nervensystem
  - Neurofibrome
  - Optikusgliom
- Knochen

Tab. 14.1-1. Diagnosekriterien für Neurofibromatose Typ 1

- mindestens fünf Café-au-lait Flecken größer als 5 mm
- ein plexiformes Neurofibrom oder zwei oder mehr kutane/subkutane Neurofibrome
- axilläres oder inguinales Freckling
- Keilbeinflügeldysplasie oder Dysplasie langer Röhrenknochen
- ein- oder beidseitiges Optikusgliom
- zwei oder mehr Irishamartome (Lisch-Knötchen)
- positive Familienanamnese

- sphenoorbitale Dysplasie
- Verdünnung der langen Röhrenknochen
- Familienanamnese
  - Verwandter 1. Grades mit NF

Mindestens zwei diagnostische Kriterien müssen für die klinische Diagnose erfüllt sein (Tab. 14.1-1).

Das führende kutane Merkmal sind **Café-au-lait-Flecken** (CLF), die gewöhnlich bereits bei der Geburt vorhanden sind, in Anzahl und Farbintensität aber während des 1. Lebensjahres deutlich zunehmen, um dann konstant zu bleiben. Ihre Farbe ist homogen milchkaffeebraun; sie sind glatt begrenzt, flach und von unterschiedlicher Größe – zwischen mehreren Millimetern und einigen Zentimetern (Abb. 14.1-1). In der Regel lassen sich mehr als sechs CLF nachweisen. Bei einer segmentalen Hyperpigmentierung finden sich häufig nur wenige CLF im Bereich der übrigen Haut. Unter einer inhomogen gefärbten Hyperpigmentierung kombiniert mit einem Tierfellnävus entsteht oft ein plexiformes Neurofibrom.

Die CLF sind überwiegend am Rumpf lokalisiert, nach den Extremitäten finden sich selten auch CLF im Gesichtsbereich, niemals aber in den Handinnenflächen oder Fußsohlen.

Das **Freckling** – ein weiterer charakteristischer Hautbefund bei NF 1 – besteht aus kleinfleckigen, linsenkorn großen Hyperpigmentierungen von der Intensität der Sommersprossen. Es entsteht im Laufe der Kindheit und ist mit Abschluss der Pubertät bei nahe 100 % aller Patienten mit NF 1 nachweisbar. Hauptlokalisationen des Frecklings sind die Axilla und die Ingui-

nalregion, es kann aber auch am übrigen Körper lokalisiert sein; bei Frauen ist häufig die Submammillarregion betroffen (s. Abb. 14.1-1). Bei Kindern mit NF 1 sind neben den richtungsweisenden CLF unterschiedlich große **Hypopigmentierungen** ohne Lokalisationsschwerpunkt nicht ungewöhnlich, sie sprechen nicht gegen die Diagnose NF 1.

Neurofibrome werden überwiegend im Jugend- und Erwachsenenalter manifest. Unterschieden werden kutane, subkutane und plexiforme Neurofibrome (s. Abb. 14.1-1, Abb. 14.1-2). Die **kutanen** Neurofibrome liegen innerhalb der Haut, sind weich und zentral eindrückbar („Klingelknopf"), später gestielt. Die **subkutanen** Neurofibrome sind dagegen hart und rund sowie gelegentlich schmerzhaft. Sie können alle Abschnitte des Nervensystemes befallen und gelegentlich neurologische Defizite verursachen, insbesondere beim Befall von Rückenmarkwurzeln. Die **plexiformen**, diffus infiltrierend wachsenden Neurofibrome können gelegentlich zu elephantiasisähnlicher Entstellung und Hypertrophie ganzer Extremitäten führen. Sie sind häufig periorbital lokalisiert und führen zu kosmetischen Problemen im Gesichtsbereich (s. Abb. 14.1-1). Eine Akzeleration des Wachstums der Fibrome in der Schwangerschaft oder unter Therapie mit Östrogenen sprechen für eine hormonelle Beeinflussung der Neurofibromentstehung; dieser Umstand könnte auch das Hervortreten der Neurofibrome im Jugendalter erklären (Pubertät).

Eine **operative Entfernung** kutaner bzw. subkutaner Neurofibrome ist nur bei lokaler Kompressionssymptomatik erforderlich; die plexiformen NF lassen sich wegen ihrer mangelnden Abgrenzbarkeit mit diffuser Infiltration nur sehr schlecht chirurgisch angehen. Hier ist eine kooperative Betreuung der Patienten mit Neurochirurgen notwendig, um den richtigen Zeitpunkt einer chirurgischen Intervention nicht zu übersehen. Bei entstellendem Wachstum periorbital mit Lidverschluss kann eine kosmetische Operation in Erwägung gezogen werden.

Der immer wieder geklagte, gelegentlich quälende **Juckreiz** wird besonders während des Fibromwachstums beobachtet. Für ihn wird der vermehrte Nachweis von Mastzellen in den Fibromen verantwortlich gemacht. Bei Auftreten von

Schmerzen im Fibrombereich muss unbedingt an eine maligne Entartung gedacht werden (Korf 2000).

Charakteristisch für NF 1 ist das Auftreten von **Lisch-Knötchen** in der Iris. Dabei handelt es sich um kuppelförmig gewölbte gelbliche bis braune Irishamartome (Abb. 14.1-3). Sie treten mit zunehmendem Alter der Kinder auf und sind bei Erwachsenen mit NF 1 zu 100 % vorhanden. Lisch-Knötchen können am sichersten mit der Spaltlampe nachgewiesen werden (Lubs et al. 1991), sie führen nie zu ophthalmologischen Komplikationen. Lisch-Knötchen lassen sich nie bei NF 2 nachweisen. Ein einseitig pulsierender Exophthalmus ist Folge einer sphenoorbitalen Dysplasie (Abb. 14.1-4).

Wegweisend für die Diagnose NF 1 kann der Nachweis eines **Optikuglioms** im Verlauf der gesamten Sehbahn sein, das bei 15 % aller NF-1-Patienten auftritt. Bei intraorbitaler Lokalisation findet sich als Erstsymptom eine Protrusio bulbi. In der Regel handelt es sich um pilozytische Astrozytome ohne starke Wachstumstendenz. Deshalb stellen die Optikugliome bei NF 1 auch ein „Noli me tangere" dar. Erst bei gesicherter Visusverschlechterung oder infiltrierendem Wachstum in das Chiasma opticum ist therapeutisches Handeln indiziert. Bei drohender Chiasmainfiltration und entsprechenden funktionellen Defiziten sollte über eine neurochirurgische Intervention nachgedacht werden, ansonsten ist eine zytostatische Therapie vorzuziehen. Die Magnetresonanztomographie (MRT) ist heute die Methode der Wahl zur Diagnosestellung und Verlaufskontrolle der Optikugliome. Bei jedem Optikugliom im Kindesalter muss wegen des unterschiedlichen therapeutischen Vorgehens somit differenzialdiagnostisch eine NF 1 ausgeschlossen werden (Abb. 14.1-5).

Seit Einführung des MRTs lassen sich gehäuft pathognomonische Signalintensitäten im Bereich der Basalganglien, des Hirnstammes und des Kleinhirnes bei Kindern mit NF 1 mit Regredienz bis zum 3. Dezennium nachweisen. Bei diesen Veränderungen, die der Diagnostik im CT entgehen, handelt es sich am ehesten um passagere Glioseherde. Periaqäduktale gliöse Veränderungen können zum Hydrocephalus internus führen (Braffman et al. 1988).

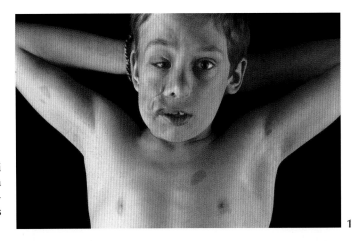

Abb. 14.1-1. Überwiegend glatt begrenzte Café-au-lait-Flecken bei Neurofibromatose 1: Anhäufung linsengroßer Flecken in der Axilla (axilläres Freckling), sphenoorbitale Dysplasie rechts mit einem plexiformen Neurofibrom; Narbe nach kosmetischer Operation des Fibroms.

Neuropsychologische Defizite treten in Form von Lernstörungen, Aufmerksamkeitsstörungen, Hyperaktivität und Sprachstörungen bei Kindern mit NF 1 gehäuft auf (Huson u. Hughes 1993).

Die unterschiedlich häufig auftretenden **Skelettveränderungen** wie Keilbeinflügeldysplasie, Kyphoskoliose, Verdünnung der langen Röhrenknochen in Kombination mit Pseudarthrosebildungen und überdurchschnittlich häufig ein Makrozephalus sind Ausdruck einer mesodermalen Mitbeteiligung. Eine kooperative orthopädische Mitbetreuung darf nicht vergessen werden.

Besondere Beachtung verdient die Neigung zur **malignen Entartung** bei NF-1-Patienten in Form von Leukämien, Wilms-Tumoren und Phäochromozytomen. Periphere Neurofibrosarkome weisen als erstes Symptom einen Dauerschmerz oder eine plötzliche Größenzunahme des Neurofibroms auf.

Eine seltene **viszerale Manifestation** einer NF 1 kann sich in Bauchschmerzen, Obstipation, blutigen Stühlen oder nephrogen bedingtem Hypertonus äußern. Ein erhöhtes **Epilepsierisiko** bei Kindern mit NF 1 besteht nicht.

Neurofibromatose Typ 2

Inzidenz und Genetik

Auch die Neurofibromatose 2 (NF 2) ist eine autosomal dominant vererbte Erkrankung mit einer Inzidenz von 1:40.000. Das NF-2-Gen wurde auf dem Chromosom 22 lokalisiert, das Genprodukt **Merlin** oder **Schwannomin** scheint eine Funktion

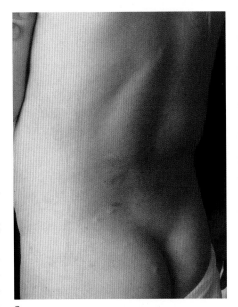

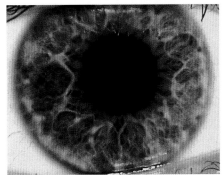

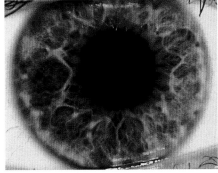

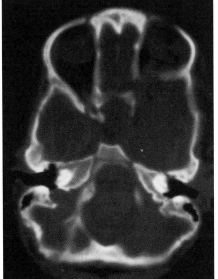

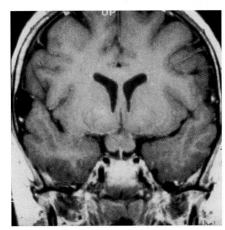

Abb. 14.1-2. Lumbosakrales plexiformes Neurofibrom mit multiplen kutanen Neurofibromen im Sinne von Satellitenfibromen bei Neurofibromatose 1.

Abb. 14.1-3. Lisch-Knötchen der Iris bei Neurofibromatose 1.

Abb. 14.1-4. Natives CT (axial) in Knochenfenstereinstellung: sphenoorbitale Dysplasie der linken Orbita bei Neurofibromatose 1.

Abb. 14.1-5. Koronares Schädel-MRT: aufgetriebener N. opticus beidseits bei Neurofibromatose 1 (Optikusgliom).

bei der Verküpfung von Bestandteilen der Zellmembran mit dem Zytoskelett zu haben. In zahlreichen Tumoren konnte ein Verlust des zweiten NF-2-Allels nachgewiesen werden, was für die Funktion als Tumorsuppressorgen auch des NF-2-Gens spricht (Huson u. Hughes 1993). Die NF 2 tritt überwiegend im Erwachsenenalter auf. Von den kutanen Merkmalen sind Café-au-lait-Flecken häufig deutlich weniger ausgebildet, Freckling und Lisch-Knötchen fehlen immer.

Tumoren des achten Hirnnerven sind der häufigste Befund bei der NF 2, dabei handelt es sich um Vestibularis-Schwannome, die ein- und beidseitig auftreten können. Tinnitus, Schwindel oder Gleichgewichtsstörungen sind die klinischen Leitsymptome. Sie können in jedem Lebensalter auftreten, Manifestationsgipfel ist das 2. Lebensjahrzehnt. Die neurochirurgische Intervention mit rekonstruktiven funktionellen Maßnahmen ist therapeutisches Mittel der Wahl.

Häufig treten **Schwann-Zell-Tumoren anderer Hirnnerven**, Spinalwurzeln oder peripherer Nerven auf. Mittel der Wahl in der Diagnostik ist die zerebrale MRT, wobei die Tumoren charakteristischerweise Kontrastmittel aufnehmen. Meningeome und spinale Raumforderungen finden sich bei NF 2 häufig, können auch einmal selten Erstsymptom im Kindesalter sein (Braffman et al. 1988).

Tuberöse Sklerose

Die tuberöse Sklerose (TS) ist mit einer Prävalenz von 1:5.800 die zweithäufigste neurokutane Erkrankung mit autosomal dominantem Erbgang mit hoher Penetranz, wechselnder klinischer Expressivität und großer intrafamiliärer Variabilität.

Die tuberöse Sklerose, die ihren Namen durch den Nachweis knollenförmiger verhärteter Hirnareale bekam, wird auch **Bourneville-Pringle-Syndrom** genannt; die Bezeichnung „Tuberöse-Sklerose-Komplex" im angloamerikanischen Schrifttum trägt der Multiorganbeteiligung Rechnung. Bei einer hohen Spontanmutationsrate (60 %) sind zurzeit zwei Genloci bei der TS beschrieben: 9q34 und 16p13 mit dem Genprodukt **Tuberin**, dem wiederum Tumorsuppressoreigenschaften

zugeschrieben werden (Johnson u. Gomez 1991).

Hautbefunde bei tuberöser Sklerose

Die Hautveränderungen bei der TS sind wie bei allen neurokutanen Syndromen richtungsweisend für die Diagnose. Sie bestehen aus:

- hypomelanotischen Flecken (white spots)
- fazialen Angiofibromen
- Chagrin-Flecken
- fibrotischen Plaques

Die **hypomelanotischen Flecken** von längsovaler bis blattförmiger Gestalt und Ähnlichkeit mit dem Blatt der Esche (ash leaf spots) sind in unterschiedlicher Zahl und Größe schon bei der Geburt nachweisbar. Sie sind diffus über den Körper verteilt, betont am Stamm und den Extremitäten, selten auch im Gesicht (Abb. 14.1-6). Eine Lokalisation im Bereich des behaarten Kopfes, der Augenbrauen und Wimpern führt zur Poliosis (weiße Haarsträhne). Gelegentlich folgt die Verteilung auch Dermatomen. Elektronenoptisch weisen diese Areale eine normale Zahl an Melanozyten, aber eine reduzierte Anzahl und Größe der Melanosomen innerhalb der Melanozyten auf. Da dieses Hautmerkmal (> 90 % der Kinder) so richtungsweisend für die Diagnose einer TS ist, muss jedes mental retardierte Kind, bei dem die Hautuntersuchung im normalen Licht unergiebig ist, zusätzlich im Wood-Licht (360 nm Wellenlänge, langwelliges UV-Licht) untersucht werden (Abb. 14.1-7). Gelegentlich präsentieren sich die weißen Flecken als Anhäufung vieler kleiner hypopigmentierter Maculae, „Konfetti" ähnelnd. Ohne Manifestation einer TS werden einzelne weiße Flecken bei 0,5 % aller gesunder Neugeborener beobachtet.

Angiofibrome sind rötliche, anfangs hirsekorngroße Knötchen, die im weiteren Verlauf schmetterlingsförmig im Wangenbereich, den Nasolabialfalten und auf der Nase bei 90 % aller an TS Erkrankten mit der Pubertät voll ausgeprägt lokalisiert sind (Abb. 14.1-8). Histologisch handelt es sich korrekt um Angiofibrome und nicht um Talgdrüsentumoren, wie durch die

frühere Bezeichnung „Adenoma sebaceum" fälschlicherweise zum Ausdruck kommt. Die Fibrome bluten leicht bei mechanischer Alteration. Aufgrund des Verteilungsmusters werden die Angiofibrome gerade in ihrem Initialstadium immer wieder mit der Akne vulgaris verwechselt und führen zur Fehldiagnose. Angiofibrome haben für die Diagnose tuberöse Sklerose den gleichen hohen Stellenwert wie der Nachweis weißer Flecken.

Bei ungefähr 50 % der Kinder mit TS entwickeln sich etwa ab dem 6. Lebensjahr **Chagrin-Flecken**; bevorzugt lumbosakral (s. Abb. 14.1-6). Es handelt sich um lederartig oder orangenhautähnliche Veränderungen unterschiedlicher Größe mit histologisch nachweisbarer Bindegewebevermehrung.

An der Stirn oder im behaarten Kopf finden sich häufig klein- oder großflächige **fibromatöse Plaques** (Pflastersteinnävi), ebenfalls von roter Farbe, weicher oder auch härterer Konsistenz. Auch diese Hautmerkmale sind angeboren. Bei starker kosmetischer Beeinträchtigung kann eine mechanische Dermabrasio oder eine Entfernung mittels Laser (CO_2- oder Argonlaser) versucht werden; sie bleibt sehr häufig jedoch bei großer Rezidivneigung ohne langfristigen Erfolg.

Subunguale Fibrome (**Koenen-Tumoren**) entwickeln sich bevorzugt im Erwachsenenalter. Daneben weisen viele Kinder mit TS auch immer wieder einzelne Café-au-lait-Flecken auf.

Sonstige Organbeteiligungen bei tuberöser Sklerose

Oft schon während der ersten Lebensjahre treten flache, lachsfarben bis grau rundlich-ovale, semitransparent erscheinende **Hamartome** vorzugsweise am hinteren Augenpol oder leicht erhabene maulbeerartige Hamartome mit Neigung zur Verkalkung auf. Die retinalen Veränderungen haben in der Regel keine Progredienz und gehen nicht mit einer Sehbeeinträchtigung einher.

Kardiale Rhabdomyome finden sich bei 50 % der Kinder mit TS – Kinder mit Rhabdomyomen des Herzens haben zu 80 % eine TS. Als sehr frühes Manifesta-

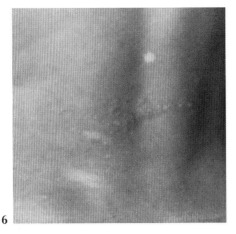

6

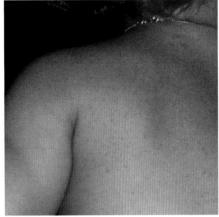

7a

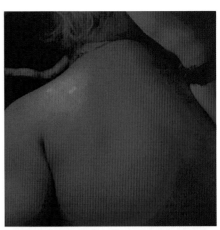

7b

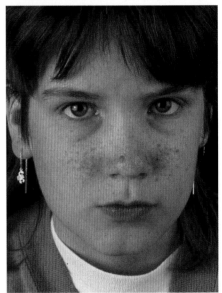

8

tionsmerkmal der TS lassen sie sich bereits pränatal durch Ultraschall beim Feten nachweisen. Sie können solitär, multipel oder diffus infiltrierend auftreten und haben nur selten hämodynamische Auswirkungen. Kardiale Rhabdomyome sind in Zahl und Größe im Verlauf der Kindheit regredient; sie können Ursache von Herzrhythmusstörungen sein.

80 % der betroffenen Kinder mit TS weisen eine **Nierenbeteiligung** in Form von multiplen bilateralen Zysten oder Angiomyolipomen mit unterschiedlicher Altersmanifestation auf. Während die Nierenzysten früh im Verlauf der Erkrankung auftreten, entwickeln sich Angiomyolipome in der Regel erst nach dem 10. Lebensjahr.

> Der Nachweis von Nierenzysten und Angiomyolipomen muss den Verdacht auf eine tuberöse Sklerose lenken.

Das **Angiomyolipom** ist ein gutartiger Tumor der Niere, der bei Ruptur ins Nierenbeckenkelchsystem zur Hämaturie führt, bei Blutung unter die Nierenkapsel zu heftigen Flankenschmerzen bis hin zum akuten Abdomen. Ausgeprägte renale Zystenbildung kann einen renalen Hochdruck, selten auch ein Nierenversagen bedingen (Abb. 14.1-9). Eine solitäre Nierenzyste oder ein einzelnes Angiomyolipom ist nur selten Symptom einer TS.

Differenzialdiagnostisch muss an das Krankheitsbild der polyzystischen Nierendegeneration gedacht werden, zumal der Genlocus 6p13 für TS mit dem Genlocus für die polyzystische Nierendegeneration überlappt (continous gene disease). Der Nachweis von Angiomyolipomen rechtfer-

Abb. 14.1-6. Multiple weiße Flecken (ash leaf spots) und lumbosakraler Chagrin-Fleck bei tuberöser Sklerose.

Abb. 14.1-7. Zur Diagnose tuberöse Sklerose führender Hautbefund im Wood-Licht (365 nm):
a) bei Tageslicht ohne sichtbaren Befund;
b) Wood-Licht mit richtungweisendem „Ash leaf spot" auf der linken Schulter.

Abb. 14.1-8. Schmetterlingsförmiges Angiofibrom bei tuberöser Sklerose (11-jähriges Mädchen).

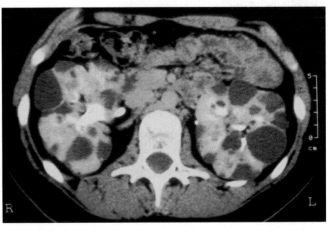

9

Abb. 14.1-9.
Abdominelles CT: Nierenzysten in der rechten Niere, Angiomyolipom der linken Niere bei tuberöser Sklerose.

tigt nicht die Nephrektomie, die Entwicklung eines Nierenkarzinoms ist sehr selten. Die Sonographie ermöglicht eine regelmäßige nicht invasive Verlaufskontrolle der Nieren, bei Größenveränderungen ist ein Durchbrechen der Nierenkapsel als Hinweis auf eine Malignisierung zu werten (Zimmerhackl et al. 1994).

Lungenveränderungen bei TS sind sehr selten (< 1 %). Sie unterscheiden sich in ihrem klinischen Bild, den bildgebenden Verfahren und der Histologie nicht von der primären Lymphangioleiomyomatose. Das nahezu ausschließliche Auftreten beim weiblichen Geschlecht im gebärfähigen Alter lässt an eine kausale Bedeutung weiblicher Hormone für die Ausbildung dieser Organmanifestation denken.

Knöcherne Veränderungen in Form von Knochenzysten der Phalangen, Metacarpalia und Metatarsalia sowie sklerosierende Veränderungen der langen Röhrenknochen sind seltene, eher unspezifische Veränderungen bei TS.

Neurologische Symptome bei tuberöser Sklerose

Die wichtigsten klinischen Symptome der TS sind zweifelsohne Symptome von Seiten des ZNS: Im Vordergrund stehen zerebrale Krampfanfälle und eine psychomentale Retardierung unterschiedlichen Ausmaßes.

Zerebrale Anfälle bzw. eine manifeste Epilepsie können sich bereits im frühen Säuglingsalter auftreten, aber auch in jeder anderen Altersphase. Besonders häufig ist das altersgebundene West-Syndrom (Blitz-Nick-Salaam-Anfälle), das in der Phase der Kortikalisation (5. bis 7. Lebensmonat) manifest wird. Im eigenen Krankengut waren zerebrale Krampfanfälle in 95% der Fälle Erstsymptom der TS, 50% als West-Syndrom. Häufig ist die Therapie der Epilepsie im Rahmen einer TS schwierig bis unmöglich. Sie profitiert von **Viga-batrin**, einem Hemmer der GABA-(Gammaaminobuttersäure-)Transferase mit konsekutivem Anstieg von GABA, des wichtigsten inhibitorischen Neurotransmitters des ZNS. Vigabatrin ist bei der TS Mittel der ersten Wahl. Trotz der Entwicklung neuer Antiepileptika bleibt aber die Epilepsie bei TS in vielen Fällen sehr schwer zu beeinflussen. Nicht selten entwickelt sich aus einer Säuglingsepilepsie bzw. einem West-Syndrom ein therapieresistentes Lennox-Gastaut-Syndrom. In Abhängigkeit von der Epilepsie sind im Einzelfall epilepsiechirurgische Eingriffe erfolgreich (s. Kap. 12.3). Epileptogene Tubera lassen sich mit der α-(^{11}C)-Methyl-L-Tryptophan-PET identifizieren (Chugani et al. 1998).

Verhaltensauffälligkeiten bei Kindern mit TS sind nicht selten; 20% der Kinder sind autistisch bzw. zeigen autistische Züge. Mitbedingt durch die oft schwierig zu therapierende Epilepsie ist ein hoher Prozentsatz der Kinder mit TS in ihrer psychomentalen Entwicklung in unterschiedlichem Ausmaß retardiert (Jambaque et al. 1991).

Bei den bildgebenden diagnostischen Verfahren dominieren CT und MRT. Pathologisch-anatomisch lassen sich bei Kindern mit TS charakteristische angeborene **intrazerebrale Veränderungen** nachweisen. Dabei handelt es sich fast immer um gutartige Hamartome. Die Verände-rungen variieren in ihrer Lokalisaton und Größe; an der Hirnoberfläche bzw. in der grauen Substanz präsentieren sie sich als kortikale oberflächennahe Tubera (Abb. 14.1-10), die in der Erstbeschreibung durch Bourneville und Pringle der Krankheit den Namen tuberöse Sklerose verliehen, in der Tiefe des Hirnes als subependymale Knoten.

Die **kortikalen Tubera** sind gewöhnlich größer als die subependymalen Knoten und grenzen sich durch ihre blassere Färbung gegen das umliegende Hirngewebe ab. Histologisch sind beide Veränderungen gleich. Die Tubera können Riesenaxone enthalten und lassen als Ausdruck der kortikalen Aufbaustörung die typische Hirnrindenarchitektur vermissen. Die Gliose und gestörte Myelinisation innerhalb der Tubera können sich auf die tieferen Hirnregionen ausdehnen.

Die **subependymalen Knoten** sind typischerweise um die Seitenventrikel lokalisiert, in der striothalamischen Falte zwischen dem Nucleus caudatus und dem Thalamus. Subependymale Knoten sind primär gutartige Hamratome aus mehrkernigen Riesenastrozyten und großen Spindelzellen. Sie sind scharf begrenzt und können sich bei entsprechender Größe in das Ventrikellumen vorwölben. Sie verkalken in der Regel früh und sind eindeutig von anderen intrazerebralen Verkalkungen zu differenzieren. Bei 5–15% der TS-Patienten entwickeln sich subependymale Riesenzellastrozytome (Abb. 14.1-11). Dabei handelt es sich um langsam wachsende Tumoren. In der Regel entwickeln sie sich aus subependymalen Knoten in der Nähe des Foramen Monroi und können durch Verlegung zum Verschlusshydrozephalus führen. Die Anlage eines ventrikulo-peritonealen Shunts oder die Exstirpation des Riesenzellastrozytoms ist die Therapie der Wahl. Der Umschlag eines subependymalen Knotens in ein Riesenzellastrozytom ist bei regelmäßiger bildgebender Verlaufskontrolle an einer Kontrastmittelaufnahme zu vermuten.

Die Diagnose der tuberösen Sklerose erfolgt oft nicht aufgrund eines einzelnen Befundes, sondern setzt sich aus der Kombination der oben im Einzelnen erläuterten Symptome zusammen (Zusammenstellung der diagnostischen Kriterien: Tab. 14.1-2). In der Regel sollte aber die Sichtung eines der kutanen Merkmale bei TS

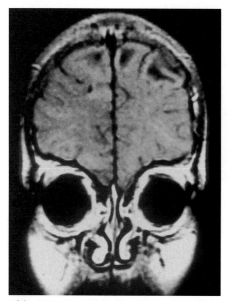

Abb. 14.1-10. Zerebrales MRT (T1-Wichtung, koronare Schnittführung): kortikale Tubera beidseits bei tuberöser Sklerose.

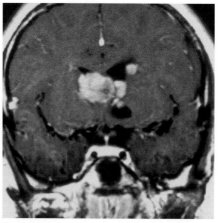

Abb. 14.1-11. Koronares Schädel-MRT mit Nachweis eines mittelständigen Riesenzellastrozytomes (Gadolinium-gestützte Untersuchung) bei tuberöser Sklerose.

Tab. 14.1-2. Diagnostische Kriterien der tuberösen Sklerose (TS)

Sichere Symptome: ein Kriterium für Diagnose TS ausreichend	• Angiofibrome, subunguale Fibrome, fibröse Plaques der Stirn • kortikale Tubera • subependymale Verkalkungen • multiple retinale Hamartome
Unsichere Symptome: mindestens zwei Kriterien für Diagnose TS erforderlich	• zerebrale Anfälle, besonders Blitz-Nick-Salaam-Epilepsie • Ash leaf spots, weiße Flecken • Chagrin-Flecken • Rhabdomyome des Herzens • multilokuläre bilaterale Zysten und Angiomyolipome der Nieren • Lymphangiomatose der Lunge • grübchenförmige Zahnschmelzdefekte • Nachweis von Symptomen bei einem Familienmitglied

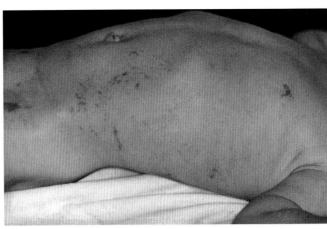

Abb. 14.1-12. Spiralförmige Hyperpigmentierungen am Rumpf bei einem vierjährigen Mädchen bei Incontinentia pigmenti Bloch-Sulzberger

zu einer gründlichen Befunderhebung führen, die fast immer weitere Symptome zutage fördert.

Der **genetischen Beratung** der Familie zur Einschätzung des Wiederholungsrisikos kommt eine große Bedeutung zu. Dazu müssen beide Elternteile und bereits vorhandene Geschwister wegen der oft erheblichen intrafamiliären Variabilität äußerst sorgfältig untersucht werden. Diese Untersuchung sollte beinhalten: Hautinspektion im Wood-Licht, Untersuchung der Zähne, Inspektion des Augenhintergrunds, Ultraschall des Herzens und des Abdomens, gezielte Inspektion der Finger- und Zehennägel und zerebrale Bildgebung (MRT). Bei fehlendem innerfamiliärem Nachweis von TS-spezifischen Merkmale liegt das Wiederholungsrisiko bei 2 %, ansonsten (autosomal dominanter Erbgang) bei 50 %.

Incontinentia pigmenti Bloch-Sulzberger

Inzidenz und Genetik

Die Incontinentia pigmenti Bloch-Sulzberger (IP) ist eine X-chromosomal dominant vererbte Multisystemerkrankung mit Erstmanifestation an der Haut. Sie wurde erstmals von Garrot 1903 als systematisierte Nävusbildung beschrieben, die Namensgebung geht auf Bloch und Sulzberger 1926 zurück. Die Name Incontinentia pigmenti beschreibt den charakteristischen, wenngleich nicht spezifischen histologischen Befund, der in einer Inkontinenz (Abtropfen) des Melanins aus den Melanozyten in der Basalschicht der Epidermis in die Dermis besteht.

Das Gen für die IP liegt auf dem langen Arm des X-Chromosoms an der Position q28. Für betroffene männliche Nachkommen wird eine letale Genwirkung angenommen. Das Überleben einiger männlicher Individuen – bislang wurden 32 Knaben mit IP in der Literatur beschrieben – kann durch eine Halbchromatidenmutation, eine frühe somatische Mutation oder durch eine mosaikartige instabile Prämutation erklärt werden (Lenz 1975; Vehring et al. 1993).

Hautbefunde bei Incontinentia pigmenti

Der Hautbefund bei IP ist diagnostisch, sein Fehlen schließt die IP jedoch nicht aus. Typischerweise lassen sich vier nacheinander ablaufende Stadien unterscheiden, die nicht unbedingt scharf von einander abgrenzbar sind, sodass Überlappungen möglich sind.

● **Stadium 1:** Postpartal treten Blasen auf, denen oft ein Erythem vorausgegangen ist. Sie sind diffus über den Körper verteilt, häufig linear – den Blaschko-Linien (Happle 1985) folgend, – mit bevorzugter Lokalisation an den Extremitäten. Am Rumpf sind sie wirbel- oder spiralförmig angeordnet. Das Gesicht ist in der Regel ausgespart. Die Hautveränderungen werden begleitet von einer deutlichen Eosinophilie im Blaseninhalt und im Blut. Dieses Stadium dauert wenige Wochen bis längstens 4 Monate.

● Beim Übergang ins **Stadium 2** entwickeln sich aus den Bläschen trockene verruköse Effloreszenzen, betont an den Extremitäten, die über mehrere Monate persistieren können. Manchmal können diese Veränderungen so mild sein, dass sie übersehen werden.

● Das **Stadium 3** ist durch die Entwicklung von Hyperpigmentierungen gekennzeichnet, deren Ausprägung sehr variabel sein kann. Diese verblassen und sind am Ende der 2. Lebensdekade nur noch schwer zu erkennen (Nachuntersuchung der Haut im Wood-Licht) (Abb. 14.1-12). Die Mamillen sind oft in die Hyperpigmentierung einbezogen, ebenso die Axilla und die Leistenregion.

● Im **Stadium 4** finden sich paradoxerweise streifenförmige Hypopigmentierungen mit atrophischer Haut ohne Haarfollikel, jetzt betont an den Beinen (Carney 1976).

Sonstige Organmanifestationen bei Incontinentia pigmenti

Bei 40% der Patienten kommen Dystrophien der **Nägel** vor; der Grad der Veränderungen reicht von streifiger Rillenbildung mit grübchenförmigen Defekten bis hin zur Onychogryposis. 50% der Betroffenen weisen Veränderungen der **Haare** auf in Form von schütterem, stumpfen, drahtigem lichtem Haarwuchs. Sollte der behaarte Kopf im Stadium 1 betroffen sein, so tritt in diesem Bereich, gewöhnlich in Scheitelnähe, eine Alopezie auf.

Der **Zahndurchbruch** ist immer verzögert. Die charakteristische Zahnbeteiligung besteht aus einer partiellen Anodontie, selten auch einmal einer kompletten Anodontie oder der Ausbildung von konischen, weit auseinander stehenden Zähnen. Betroffen sind sowohl die Milch- als auch die bleibenden Zähne, die Histologie der Zähne ist unauffällig.

Das **neurologische Störungsbild** variiert in seiner klinischen Ausprägung ohne ein für die IP typisches Muster: epileptische Anfälle, spastische Paresen, motorische und mentale Retardierungen unterschiedlichen Ausmaßes. Bei familiären IP-Fällen beträgt die Inzidenz einer schweren mentalen Retardierung nur 3%, im Gegensatz zu 15% bei sporadischen Fällen. Bildgebende Verfahren weisen unterschiedliche zerebrale Läsionen auf, wobei zwischen dem Ausprägungsgrad und dem neurologischen Bild ein direkter Zusammenhang zu bestehen scheint. Eigene Untersuchungen bei familiären IP-Fällen konnten zeigen, dass die betroffenen Mütter auch bei ausgeprägter Neurologie nur minimale zerebrale Veränderungen (im MRT) aufwiesen. Zur Darstellung dieser Veränderungen ist das MRT am besten geeignet (Pascual-Catroviejo et al. 1994).

Ophthalmologische Veränderungen treten bei 40% der Betroffenen auf. Sie bestehen vorwiegend aus einer Retinopathie ähnlich der Retinopathia praematurorum mit Gefäßproliferation, Glaskörperblutungen und retinaler Fibrose. Kommt der Prozess nicht spontan in einem frühen Stadium zum Stillstand, so tritt völliger Visusverlust ein. Um diesem vorzubeugen, sind gerade in den ersten Lebensmonaten konsequente engmaschige ophthalmologische Untersuchungen notwendig, da eine Kryotherapie den Prozess der Gefäßneubildung bremsen bzw. ganz stoppen kann. Neben dieser Retinopathie sind Mikrophthalmie, Katarakt und Optikusatrophie bei IP keine Seltenheit (Carney 1976) (Tab. 14.1-3).

Sturge-Weber-Syndrom

Inzidenz und Genetik

Das Sturge-Weber-Syndrom (SWS) ist nach der NF 1, tuberösen Sklerose und der Incontinentia pigmenti Bloch-Sulzberger das vierthäufigste neurokutane Syndrom. Beide Geschlechter in allen Rassen sind betroffen. Das SWS tritt in der Regel sporadisch auf, ein Genort wurde bislang nicht beschrieben.

Sturge erkannte 1879 als Erster den Zusammenhang zwischen neurologischen Symptomen und einem Gesichtsnävus. Die typischen röntgenologisch sichtbaren intrazerebralen Verkalkungen wurden 1922 erstmals von Weber beschrieben. Diese Beschreibungen führten zur Namensgebung des Krankheitsbildes.

Hautbefunde

Der **Nävus** – wegen seiner Farbe auch Portweinnävus genannt – beim SWS tritt kongenital auf und erlaubt bereits direkt nach der Geburt eine Blickdiagnose. Im Gesicht ist er im Bereich des N. trigeminus lokalisiert, das Verteilungsmuster entspre-

---

Tab. 14.1-3. Diagnostische Kriterien für die Incontinentia pigmenti (IP) (nach Landy u. Donnai 1993)

Ohne familiäre Belastung:	**Mit familiärer Belastung:**
Mindestens ein Hauptkriterium ist nötig für die Diagnose IP. Die Nebenkriterien unterstützen die Diagnose IP, beweisen sie aber nicht.	Die Diagnose IP ist wahrscheinlich bei einem Verwandten 1. Grades, wenn folgende Symptome allein oder in Kombination nachweisbar sind (am ehesten sind weibliche Familienmitglieder betroffen):
Hauptkriterien	
• typische neonatale Hautveränderungen • Erythem, Blasen mit Eosinophilie, Bluteosinophilie • Hyperpigmentierung den Blaschko-Linien folgend, mit zunehmendem Alter (2. Dezenium) abblassend • lineare, atrophische, haarlose Zonen	• anamnestisch typische Hautveränderungen in der Sgl.-Zeit (Bilder zeigen lassen) • Hyperpimentierungen den Blaschko-Linien folgend • narbige, streifige Hautveränderungen • haarlose, atrophische Bezirke • Alopezie im Scheitelbereich • anomale Dentition • schütteres, drahtiges Haar
Nebenkriterien	
• Zahnbeteiligung • Alopezie • Augenveränderungen • Nagelveränderungen	• männliche Fehlgeburten • Retinopathie • Nagelveränderungen

chend den einzelnen Trigeminusanteilen ist für die zerebrale Mitbeteiligung von ausschlaggebender Bedeutung: Beim Sitz des Nävus im Bereich des 1. Trigeminusastes (N. ophthalmicus) besteht ein 75%iges Risiko einer intrazebralen und retinalen Beteiligung. Ist der N. ophthalmicus nicht betroffen, besteht praktisch kein Risiko einer zerebralen oder ophthalmologischen Beteiligung.

Häufig überschreitet der Nävus nicht die Mittellinie. Eine bilaterale faziale Ausbreitung, bei der die farbliche Intensität des Nävus häufig unterschiedlich ist, kommt aber wohl öfter vor als berichtet vor und ist kein Letalfaktor, wie immer wieder angenommen wurde (Abb. 14.1-13). Bei 5–10 % der Patienten lässt sich der Nävus auch in anderen Körperregionen als dem Gesicht nachweisen.

Zerebrale Beteiligung

Das zerebrale Korrelat beim SWS besteht in einem **venösen Angiom der Leptomeningen**. Das intrazerebrale Angiom ist beschränkt auf die Pia mater. Es enthält dilatierte und geschlängelte Venen, oft auch im Bereich der tiefen Venen des ZNS mit einer Betonung des Plexus choroideus auf der betroffenen Seite. Unterhalb der angiomatösen Fehlbildung kommt es zu einer progredienten Verkalkung des Kortex, die wohl zuerst in den tieferen Schichten beginnt und dann zur Hirnoberfläche wandert. Krabbe hat 1934 als Erster zeigen können, dass die Verkalkungen nicht in den Venen stattfinden, sondern direkt im Hirn entstehen, als Folge der Stase bei venöser Fehlbildung als Grundlage für das SWS.

Nativröntgenologisch präsentiert sich die intrazerebrale Verkalkung als eine Doppelstruktur, den Gyri folgend. Aufgrund des charakteristischen Befundes wird diese auch als „Straßenbahnschienen-ähnliche Strukturen" oder „Tram sign" bezeichnet (Abb. 14.1-14). Im Zuge der immer progredienten intrazerebralen Verkalkung entwickelt sich eine ebenfalls progrediente Hirnatrophie.

Auf Grund eines **choroidalen Angiomes** manifestiert sich bei knapp 45 % der Patienten ein Glaukom (Benedikt et al. 1993; Griffiths 1996; Sujansky u. Conradi 1995).

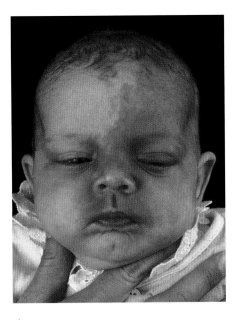

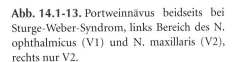

Abb. 14.1-13. Portweinnävus beidseits bei Sturge-Weber-Syndrom, links Bereich des N. ophthalmicus (V1) und N. maxillaris (V2), rechts nur V2.

Abb. 14.1-14. „Tram Sign": intrazerebrale Doppelstrangverkalkungen bei Sturge-Weber-Syndrom in der seitlichen Röntgennativaufnahme des Schädels.

Abb. 14.1-15. Zerebrales MRT (T1-Wichtung) in axialer Schnittführung, Gadolinium-unterstützt: linksseitige parietookzipitale leptomeningeale Kontrastmittelanreicherung und Betonung des gleichseitigen Plexus choroideus als Ausdruck der pathologischen Veränderungen der tiefen Venenstrukturen bei Sturge-Weber-Syndrom.

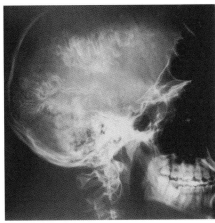

14

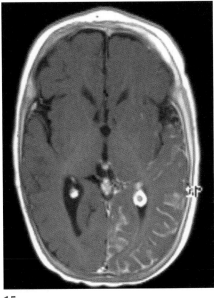

15

Klinisch neurologische Befunde

Auf dem Boden der leptomeningealen Malformation mit konsekutiver Verkalkung zerebraler Strukturen und progredienter Hirnatrophie steht die **Epilepsie** oft von Beginn an im Vordergrund des klinischen Bildes. 75–90 % der Patienten mit SWS sind von ihr betroffen. Alle Anfallsformen können auftreten, führend sind komplexe Partialanfälle. Häufig erweist sich die Epilepsie als therapieresistent. In diesen Fällen darf nicht gezögert werden, die Kinder früh einem epilepsiechirurgischen Eingriff zu unterziehen. Je früher die Kinder bei therapieresistenter Epilepsie

operiert werden, desto günstiger ist die Prognose bezüglich der allgemeinen mentalen Entwicklung.

In Abhängigkeit des Ausmaßes der zerebralen Verkalkung entsteht kontralateral zum Gesichtsnävus eine **Hemiplegie**. Transiente Hemiplegien – oft nach minimalen Schädel-Hirn-Traumata – oder migräneähnliche Kopfschmerzen sind nicht ganz selten und werden als vasomotorische Störungen bei zugrunde liegender Gefäßpathologie interpretiert.

Das **piale Angiom** lässt sich heute problemlos mittels MRT nach Kontrastmittelgabe darstellen, gleichzeitig auch die Veränderungen der tiefen Hirnvenen (Abb. 14.1-15). Der Nachweis der zerebralen Verkalkung gelingt am besten im CT. Im

Knochenfenster lassen sich dabei auch das typische „Tram sign" darstellen, sodass sich die Röntgenaufnahme des Schädels zu diesem Zweck erübrigt. Die funktionellen Untersuchungen wie PET (Positronenemissionstomographie) oder SPECT (single photon emission computed tomography) zeigen den Hypometabolismus bzw. die Perfusionsminderung des Kortex im Angiombereich an (Griffiths 1996).

Hypomelanosis Ito (Incontinentia pigmenti achromians)

Inzidenz und Genetik

Die Hypomelanosis Ito (HI) wurde erstmals 1952 von dem japanischen Dermatologen Ito beschrieben, in Form bilateraler, systematisierter, unregelmäßig geformter Nävi, die zum Teil zickzackartig, zum Teil punktförmig am Stamm und Extremitäten einer 22-jährigen japanischen Patientin sichtbar waren. Ito nannte diese Hautveränderungen „Incontinentia pimenti achromians", da die hypopigmentierten Hautstellen einem Negativbild der hyperpigmentierten Hautveränderungen der Incontinentia pigmenti Bloch-Sulzberger ohne die charakteristischen Vorstadien der IP entsprachen.

In der Regel tritt die HI sporadisch und nicht geschlechtsgebunden auf. Eine monogene, autosomal dominante Vererbung wird zwar immer wieder postuliert, lässt sich aber anhand von Literaturdaten nicht belegen. Alle klinischen Daten der knapp 140 in der Literatur beschriebenen Patienten sind das Ergebnis einer somatischen Mosaikbildung. Patienten mit einem somatischen Mosaik weisen zwei genetisch unterschiedliche Zelllinien auf, die von einer Zygote abstammen. Das somatische Mosaik entsteht während der frühen Embryogenese, nachdem sich die befruchtete Eizelle wenigstens einmal geteilt hat. Das entstandene Mosaik, das in einigen Zellen besteht, in anderen nicht, bleibt stabil über die gesamte weitere Zellteilung. Die den Blaschko-Linien folgen-den Pigmentstörungen bei der HI sind Ausdruck einer klonalen Migration und Proliferation embryonaler Melanoblasten mit unterschiedlichem Mosaik.

Im Gegensatz zur somatischen Mosaikbildung ist bei den X-gekoppelten Genodermatosen – wie z.B. der Incontinentia pigmenti Bloch-Sulzberger – das Mosaik als ein funktionelles X-chromosomales Mosaik entsprechend der Lyon-Hypothese aufzufassen (Donnai et al. 1988; Happle 1985; Loomis 1997; Moos et al. 1993).

Hautbefunde

Die HI ist charakterisiert durch streifige, retikuläre oder spiralförmige **Depigmentierungen** am Stamm und den Extremitäten, oft vergesellschaftet mit Anomalien des ZNS, des Skelettsystems, der Zähne und anderer Organe. Daher wird die HI auch zu den neurokutanen Syndromen gezählt.

Die richtungsweisenden Pigmentanomalien der Haut sind in der Regel schon bei der Geburt vorhanden. Sie können ein oder beidseitig an den Extremitäten auftreten, bei Lokalisation am Rumpf überschreiten sie die Mittellinie nicht. An den Extremitäten überwiegen streifige Muster, am seitlichen Rumpf können auch wirbelartige Hypopigmentierungen auftreten (Abb. 14.1-16), über dem Rücken findet man V-förmige Muster (Blaschko-Linien). Die Pigmentanomalien fehlen am behaarten Kopf, den Schleimhäuten, den Fußsohlen und den Handinnenflächen. Vereinzelt tritt die Hypopigmentierung auch blattartig oder quadrantenartig auf. Die Hautveränderungen sind begleitet von einer Hypohidrosis.

Die hypopigmentierten Hautareale weisen eine verminderte Anzahl von Melanozyten und Melanosomen auf. Das Depigmentierungsmuster ist die Folge einer zufälligen Verteilung zweier funktionell unterschiedlicher Zellklone, die durch somatische Mutation in der frühen Embryogenese entstehen. Durch ihre Lokalisation entlang dem Primitivstreifen wachsen sie zunächst transversal aus und bilden die Haut. Die transversale Proliferation interferiert aber mit dem Längenwachstum und der zunehmenden Beugung des Embryos, sodass das typische Hautverteilungsmuster entsteht.

Zusätzliche Hautanomalien bei HI kommen häufig vor: Café-au-lait-Flecken, Naevus marmoratus und angiomatöse Nävi, gelegentlich streifenförmige Hyperkeratose. Heterochromie der Iris und der Haare, Alopecia areata, Hypertrichose und dünnes Haar sind ebenfalls nicht selten.

Sonstige Organmanifestationen

Neben den Hautveränderungen sind andere Organsysteme in unterschiedlicher Weise mitbeteiligt. Hierzu zählen neben dem ZNS Fehlbildungen der Augen, des Skelettes, der Muskulatur, der Zähne und der Nägel (Rott et al. 1994).

Überwiegend durch neuere bildgebende Verfahren wie die zerebrale Kernspintomographie lassen sich bei HI **zerebrale Veränderungen** in unterschiedlichem Ausmaß nachweisen: Migrationsstörungen, porenzephale Zysten und Ventrikulomegalien. Viele Kinder entwickeln eine schwierig zu therapierende Epilepsie, ohne

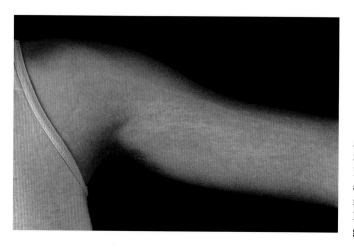

Abb. 14.1-16. Streifenförmige Hypopigmentierung am Arm bei Hypomelanosis Ito, den Blaschko-Linien folgend.

dass eine bestimmte Epilepsieform führend ist. In über der Hälfte der Fälle sind die Kinder mental retardiert. Das Ausmaß der Depigmentierung korreliert nicht mit dem Schweregrad der mentalen Retardierung (Williams u. Elster 1990).

Zu den übrigen assoziierten Fehlbildungen zählen Makrozephalie, Mikrozephalie, Hemihypertrophien, Skoliosen mit oft frühzeitiger Progression und der Notwendigkeit einer frühen Stabilisierung, Augenbeteiligung in Form von Strabismus, Mikrophthalmie, Optikusatrophie, retinaler Pigmentverschiebung, Glaskörpertrübungen und Choroidalatrophien. Die Zähne können beteiligt sein in Form von Schmelzdefekten und Formanaomalien ähnlich wie bei IP. Wie bei allen neurokutanen Syndromen muss auch bei HI immer eine Schwerhörigkeit ausgeschlossen werden.

v. Hippel-Lindau-Syndrom

Inzidenz und Genetik

Das v. Hippel-Lindau-Syndrom (vHL) wird autosomal dominant vererbt, das Gen ist auf Chromosom 3p25–26 lokalisiert und hat die Funktion eines Tumorsuppresorgens.

Klinische Befunde

Das vHL zählt nur entfernt zu den neurokutanen Syndromen, da es keinen kutanen Markerbefund aufweist. Namengebende Läsionen sind die **Angiomatosis retinae** (von Hippel) und das **Hämangioblastom des ZNS** (im Kleinhirn bevorzugt lokalisiert mit zystischen Anteilen, Lindau-Tumoren). Weitere Läsionen sind Nieren- und Pankreaszysten, Nierenkarzinome, Phäochromozytome und Nebenhodenzystadenome.

Neben den in diesem Kapitel dargestellten häufigen neurokutanen Syndromen gibt es eine Fülle von Erkrankungen, die mit einem kutanen Merkmal in das Auge des Untersuchers und Diagnostizierenden „springen". Diese können hier nicht umfassend dargestellt werden.

Wichtig ist es, das Organ Haut wegen des ektodermalen Ursprunges als ein diagnostisches Fenster zum ZNS zu betrachten und daher Gemeinsamkeiten nicht zu übersehen.

Die bildgebenden Verfahren wurden im Institut für Klinische Radiologie (Direktor: Univ.-Prof. Dr. W. Heindel) des Universitätsklinikums Münster durchgeführt.

Literatur

Benedikt RA, Brown DC, Walker R et al. (1993) Sturge-Weber Syndrome: cranial MR imaging with Gd-DTPA. Am J Neuroradiol 14: 409–15.

Braffman BH, Bilaniuk LT, Zimmerman RA (1988) The central nervous system manifestation of the phakomatoses on MR. Radiol Clin North Am 26: 773–800.

Carney RG (1976) Incontinentia pigmenti – A world statistical analysis. Arch Dermatol 112: 535–42.

Chugani DC, Chugani HAT, Muzik O et al. (1998) Imaging epileptogenic tubers in children with tuberous sclerosis complex using α-(^{11}C)Methyl-L-Tryptophan positron emission tomography. Ann Neurol 44: 858–66.

Donnai D, Read AP, McKeown C et al. (1988) Hypomelanosis of Ito: a manifestation of mosaicism or chimerism. J Med Genet 25: 809–18.

Gomez MR (ed) (1988) Tuberous Sclerosis. 2nd ed. New York: Raven Press.

Griffiths PD (1996) Sturge-Weber syndrome revisited: the role of neuroradiology. Neuropediatrics 27: 284–94.

Happle R (1985) Lyonization and the lines of Blaschko. Hum Genet 70: 200–6.

Huson SM, Hughes RAC (1993) The Neurofibromatoses. London: Chapman and Hill Medical.

Jambaque I, Cusmai R, Curatolo P et al. (1991) Neuropsychological aspects of tuberous sclerosis in relation to epilepsy and MR findings. Dev Med Child Neurol 33: 698–705.

Johnson WG, Gomez MR (ed) (1991) Tuberous Sclerosis and Allied Disorders. New York: Annals of The New York Academy of Sciences; 615.

Korf BR (2000) Malignancy in neurofibromatosis type 1. Oncologist 6: 477–85.

Landy SJ, Donnai D (1993) Incontinentia pigmenti (Bloch-Sulzberger syndrome). J Med Genet 30: 53–9.

Lenz S (1975) Half chromatid mutations may explain incontinentia pigmenti in males. Am J Hum Genet 27: 690–1.

Loomis CA (1997) Linear hypopigmentation and hyperpigmentation, including mosaicism. Semin Cutan Med Surg 16: 44–53.

Lubs ML, Bauer MS, Formas ME et al. (1991) Lisch nodules in neurofibromatosis type I. N Engl J Med 324: 1264–6.

Moss C, Larkins S, Stacey M et al. (1993) Epidermal mosaicism and Blaschko's lines. J Med Genet 30: 752–5.

Pascual-Castroviejo I, Roche MC, Martinez Fernandez V et al. (1994) Incontinentia pigmenti: MR demonstration of brain changes. Am J Neuroradiol 15: 1521–7.

Ponder B (1990) Human genetics. Neurofibromatosis gene cloned. Nature 346: 703–4.

Roach ES, Smith M, Huttenlocher P et al. (1992) Diagnostic criteria: Tuberous sclerosis complex. J Child Neurol 7: 221–4.

Rott HD, Bassl V, Hammersen G (1994) Klinik und Genetik des Ito-Syndroms. Monatsschr Kinderheilkd 142: 396–401.

Schallreuter KU, Wood JM (1989) Free radical reduction in human epidermis. Free Radical Biol Med 6: 519–32.

Sujansky E, Conradi S (1995) Sturge-Weber Syndrome: age of onset of seizures and glaucoma and the prognosis for affected children. J Child Neurol 10: 49–58.

Vehring KH, Kurlemann G, Traupe H et al. (1993) Incontinentia pigmenti bei einem männlichen Säugling. Hautarzt 44: 726–30.

Williams DW 3rd, Elster AD (1990) Cranial MR imaging in hypomelanosis of Ito. J Comput Assist Tomogr 14: 981–3.

Zimmerhackl LB, Rehm M, Kaufmehl K et al. (1994) Renal involvement in tuberous sclerosis complex: a retrospective survey. Pediatr Nephrol 8: 451–7.

14.2 Pädiatrische Neurochirurgie

Hans-Werner Bothe, Angela Brentrup

Inhalt

Besonderheiten der pädiatrischen Neurochirurgie

Altersgruppen

Die pädiatrische Neurochirurgie bezieht ihre Berechtigung als Subspezialisierung durch die besondere Anatomie, Physiologie und Pathologie von Neugeborenen, Säuglingen und Kleinkindern (Tab. 14.2-1).

Die obere Altersgrenze zum Jugendlichen ist nicht eindeutig festzulegen. Ab einem Alter von etwa 10 Jahren ähnelt die neurochirurgische Behandlung immer mehr derjenigen von Erwachsenen. In den letzten Jahren ist durch Erkenntnisfort-schritte auf dem Gebiet dysrhaphischer Störungen und durch technische Weiterentwicklungen der pränatalen Chirurgie der Fetus mit Entwicklungsstörungen des Rückenmarkes und Liquorzirkulationsstörungen in das Blickfeld neurochirurgischer Behandlungsmöglichkeiten gerückt.

Besondere Krankheitsbilder in der pädiatrischen Neurochirurgie

Die oben genannten Altersgruppen zeichnen sich durch das Vorkommen spezieller Krankheitsbilder aus. Hier sind die verschiedenen Entwicklungsstörungen zu nennen, die während der embryonalen Organogenese (Verschlussstörungen des Neuralrohres: Meningomyelozelen; s. Kap. 1.1), der fetalen Wachstumsphase (Arnold-Chiari Fehlbildung; s. Kap. 8.3) und der postnatalen Reifungsphase (z. B. Eisenablagerungen im Globus pallidus; s. Kap. 12.1) des ZNS entstehen. Bei Frühgeborenen kommt es gehäuft zu Hirnblutungen, die in der Folge Liquorzirkulationsstörungen mit Hydrozephalus verursachen (s. Kap. 8.1).

Ein Krankheitsbild mit besserer Langzeitprognose im Kindesalter als im Erwachsenenalter ist die geburtstraumatische Läsion des Plexus brachialis (s. Kap. 11.) Neurochirurgische Interventionsmöglichkeiten bieten sich ebenfalls bei den prämaturen (vorzeitigen) Verschlüssen der Schädelnähte an (s. Kap. 3.3). Tumoren wie Medulloblastome, pilozytische Astrozytome oder Kraniopharingiome treten besonders häufig im Kindesalter auf. Die Behandlung kindlicher Tumoren hat andere Therapieziele als vergleichbare Erkrankungen im Erwachsenenalter, da Kinder eine wesentlich längere Lebensperspektive als Erwachsene haben.

Rechtliche und ethische Probleme der pädiatrischen Neurochirurgie

Siehe dazu auch Kapitel 16.3.

In der pädiatrischen Neurochirurgie gibt es eigene rechtliche und ethische Probleme. Bis in die erste Hälfte des 20. Jahrhunderts wurden Kinder mit angeborenen ZNS-Schäden nicht different behandelt (in der ehemaligen Sowjetunion wurden Neugeborene mit Meningozelen oder Hydrozephalus bis Anfang der 1990er-Jahre nicht therapiert). Die Fortschritte der letzten 50 Jahre (Antibiotika, künstliche Beatmung und Ernährung, Narkoseverfahren, zerebrales Monitoring, Operationsmikroskop, Endoskop, computergestütztes intraoperatives Navigieren) haben sich schließlich auch auf die Behandlung von Kindern mit ZNS-Erkrankungen ausgewirkt. In der Folge sind ethische Probleme entstanden, die bis heute nicht gelöst sind (und wohl auch nicht allgemeingültig gelöst werden können).

Es ist zu entscheiden, ob jedes Neugeborene mit ZNS-Erkrankungen behandelt werden soll. Wenn nicht jedes ZNS-kranke Neugeborene behandelt wird, bleibt das Problem, wer über die Nichttherapie ent-

Tab. 14.2-1. Altersgruppen, die pädiatrisch-neurochirurgisch behandelt werden

Fetus	18. bis 22. Schwangerschaftswoche
Neugeborenes	1. bis 4. Woche nach der Geburt
Säugling	2. Monat bis 1. Jahr nach der Geburt
Kleinkind	1. bis 6. Lebensjahr
Schulkind	ab 6. Lebensjahr

scheidet. Da Kinder nach dem Gesetz nicht geschäftsfähig sind, müssen Eltern stellvertretend für ihre Kinder entscheiden. Eltern haben aber gegenüber Ärzten den Nachteil des Wissensdefizits, sodass ihre Entscheidungen nicht unbedingt denjenigen von Ärzten entsprechen müssen. Daraus können Konflikte entstehen, die bei der Entscheidungsfindung zur Beteiligung von Gerichten führen. Der Staat mit der Legislative ist in diesen Fällen eine Instanz, die in Grenzfällen unser vorhandenes Wertesystem interpretiert und ggf. neu ordnet (wie in den 1980er-Jahren mehrmals in den USA im Zusammenhang mit Behandlungsmöglichkeiten fehlgebildeter Neugeborener geschehen).

Die ethische Beurteilung nicht eindeutiger ärztlicher Entscheidungssituationen kann nach dem obersten Prinzip ausgerichtet sein, dass das Leben an sich unbedingt erhalten werden muss (**Vitalismus**). Weder Eltern noch Ärzte oder Gerichte haben in diesem Fall eine Wahl. Selbst Verlängerung von Leiden ist kein Grund, eine medizinische Therapie einzustellen.

Diesem Prinzip entgegenstehend ist die Handlungsmaxime der **Erhaltung von Lebensqualität**. Das Problem dieses Prinzips ist, dass die Definition von Lebensqualität viele Anwälte hat: Die von der Familie eines behinderten Kindes zu tragende Last kann dem Prinzip Lebensqualität widersprechen, der Relativwert von behindertem Leben zum „normalen" Standard wird in die Beurteilung eingebracht, geistige gegenüber körperlicher Behinderung wird zur Beurteilung von menschlicher Lebensqualität herangezogen. Diese mehr oder minder von Fremdinteressen geprägten Gedanken zur Definition von Lebensqualität wurden

letztendlich mit dem Prinzip überwunden, dass – wenn Lebensqualität oberste Leitlinie sein soll – sie zumindest vom Kranken selbst aus interpretiert werden muss. Dieser Gedanke führt zu der Maxime des „mutmaßlich wahrscheinlichsten, eigenem Wohlbefinden dienenden Interesses des Kindes".

Ausgewählte Krankheitsbilder

Dysrhaphische Fehlbildungen

80 % aller angeborenen Fehlbildungen sind **Meningomyelozelen** (MMC). Zur Beschreibung dieses Krankheitsbildes wird eine verwirrende Vielzahl von Termini verwendet: spinale Dysrhaphie, Spina bifida aperta oder cystica, Spina bifida occulta, Myelozele, Myelomeningozele, Myeloschisis, Lipomyeloschisis und viele andere. In der vorliegenden Darstellung verwenden wir als übergeordneten Begriff Meningomyelozele.

Prävalenz, Ätiologie und Pathogenese

Die Prävalenz der MMC ist in den letzten 30 Jahren in Kontinentaleuropa von etwa 4:1000 Lebendgeburten auf 0,41–1,9:1000 zurückgegangen (Irland 0,74–2,5:1000 Lebendgeburten). Dieser Rückgang wird erklärt durch die bessere Versorgung von

Schwangeren mit **Folsäure** (Folsäuremangel in der Schwangerschaft ist eine der Ursachen für die Entwicklung von MMCs) und durch effektivere pränatale Diagnostik mit der Folge vermehrter Schwangerschaftsabbrüche bei frühzeitig diagnostiziertem Missbildungssyndrom.

MMCs entstehen durch einen **gestörten Verschluss des Neuralrohres** während der Embryonalphase der Schwangerschaft etwa im Zeitraum vom 18. bis zum 21. Tag post gestationem. In dieser Zeit schließt sich die Neuralplatte zum Neuralrohr (deshalb lautet die englischsprachige Bezeichnung für dysrhaphische Fehlbildungen NTD: neural tube defect). Der Verschluss der Neuralplatte beginnt in der Mitte (in Höhe der späteren zervikothorakalen Region) und schreitet in kranialer und kaudaler Richtung fort (Abb. 14.2-1). Bei fehlendem Verschluss des kaudalen Anteils des Neuralrohres entsteht im Laufe des weiteren Wachstums am kaudalen Ende des Achsenskeletts die MMC; bei Verschlussstörungen des kranialen Anteils entsteht ein Anenzephalus oder eine Enzephalozele. Den in Tabelle 14.2-2 aufgeführten Faktoren wird eine mitverursachende Bedeutung bei der Entstehung von MMCs zugeschrieben.

Zusätzliche ursächliche Bedeutung für die Entstehung von MMCs soll die Exposition gegenüber Pestiziden, Reinigungs- und Desinfektionsmitteln haben. Dem Beruf der Krankenschwester wird ebenfalls ein höheres Risiko zugeschrieben (Desinfektionsmittel?). Bestrahlung und Anästhetika, Saunabesuche und Fieber, Blei und Rauchen und irische Abstammung (siehe Prävalenzzahlen!) werden als Faktoren diskutiert, die das Risiko einer MMC erhöhen. Prophylaktisch wird

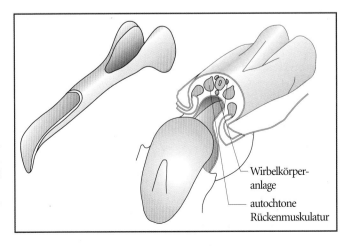

Abb. 14.2-1. Embryonalentwicklung des zentralen Nervensystems: Auf der linken Seite ist der Verschluss der Neuralplatte zum Neuralrohr zwischen dem 18. und 21. Tag post gestationem dargestellt. Der Verschluss beginnt in der Mitte des Achsenskeletts (etwa in Höhe des späteren zervikothorakalen Übergangs) und läuft auf das kraniale und kaudale Ende des Embryos zu. Die rechte Seite zeigt einen Schnitt durch das schon veschlossene Neuralrohr mit den in der Umgebung induzierten Organsystemen: Wirbelkörper, autochthone Rückenmuskulatur, seitliche und vordere Rumpfwand. Bei fehlendem Verschluss der Neuralplatte werden diese sekundären Strukturen nicht oder fehlerhaft angelegt.

Wirbelkörper-
anlage

autochtone
Rückenmuskulatur

Schwangeren ohne Risikofaktoren empfohlen, 0,4 mg Folsäure pro Tag einzunehmen, Frauen mit Risikofaktor(en) 4 mg pro Tag.

Die nicht zum Neuralrohr verschlossene Neuralplatte liegt wie ein offenes Buch – als sog. **Plakode** – an der Oberfläche des Rückens (Abb. 14.2-2). In der Mitte der Plakode ist als zentrale Kerbe die Fortsetzung des Zentralkanals zu sehen. Die Rückenmarkwurzeln entspringen von der Ventralseite der Plakode: die motorischen Wurzeln medial, die sensiblen lateral. Die Plakode geht seitlich in meist dystrophe, nicht vollständig ausgebildete Haut über. Diese setzt sich weiter lateral in normale Haut fort. Die Plakode wird auch Zona medullovasculosa genannt, die dystrophe Haut Zona intermedia, die normale Haut Zona epitheliosa.

Operationsprinzip und begleitende Fehlbildungen

Ziel der operativen Versorgung von Neugeborenen mit MMC ist, die Zona medullovasculosa (Plakode) ohne zusätzlichen Funktionsverlust und mit liquordichter Rekonstruktion der Dura in den zu flach angelegten Spinalkanal zurückzuverlagern. Die Zona intermedia wird dabei als zum Verschluss untaugliche Haut ausge-

schnitten. Der Hautverschluss ist mit Verfahren der plastischen Chirurgie zu erreichen (z. B. Z-Plastik).

Unterhalb der Plakode formt die Dura ein offenes, flaches Becken. In der Arachnoidea zwischen Dura und Plakode befindet sich oftmals zystisch angesammeltes Wasser, das die Plakode nach dorsal über das Hautniveau herausdrückt. Die Dura geht seitlich in die Faszie der autochthonen Rückenmuskulatur über. Funktionsfähiges neuronales Gewebe kommt nicht nur in der Plakode, sondern auch kaudal des Defektes vor. Eine mit Liquor gefüllte Blase kann die Plakode auch dorsal bedecken. Bei der Geburt wird die Haut dieser Blase oftmals verletzt. Dies führt zur Entleerung der Blase und zur Liquorfistel. 85 % aller MMCs liegen thorakolumbal oder kaudaler, 10 % entstehen thorakal, 5 % zervikal.

Die MMC wird von **weiteren Fehlbildungen** des Spinalkanals begleitet:
- Fehlen mehrerer Wirbelbögen mit Dornfortsätzen
- verringerter anteroposteriorer Durchmesser der Wirbelkörper
- vergrößerte interpedunkuläre Distanz
- verminderte Höhe der knöchernen Bogenwurzeln
- nach lateral vergrößerte Querfortsätze
- kyphotische Fehlstellung der Wirbelsäule

80–90 % aller MMCs werden begleitet von einem **Arnold-Chiari-Syndrom** entsprechend einer Chiari-II-Fehlbildung und Liquorzirkulationsstörungen mit Hydrozephalus. Das Arnold-Chiari-Syndrom oder die Chiari-II-Fehlbildung ist eine panzerebrale Entwicklungsstörung. Zusätzlich zur Herniation der Kleinhirntonsillen und des Kleinhirnwurms in den Spinalkanal findet man in wechselnder Ausprägung ein Kinking der Medulla oblongata, kranialwärts abgeknickte zervikale Rückenmarknerven, niedrig stehendes Tentorium mit kleiner hinterer Schädelgrube, vergrößertes Foramen magnum, adlernasenartige Verformung der Vierhügelplatte, Funktionsstörungen der Hirnstammkerne, Fehlanlage des Corpus callosum, Mikrogyrie, vergrößerte Massa intermedia, Heterotopien der grauen Substanz, Fehlanlage einzelner Hirnlappen, Holoprosenzephalie, Zysten des Septum pellucidum, Arachnoidalzysten, Lipome der Mittellinie sowie Hydromyelie des Zentralkanals im Rückenmark.

Diagnostik der Meningomyelozele während der Schwangerschaft und postnatal

Das pränatale Screening einer MMC wird während der Schwangerschaftsvorsorge-

Tab. 14.2-2. Risikofaktoren bei der Entstehung von Menigomyelozelen (MMC)

Faktor	Risiko
Frühere Schwangerschaft mit MMC	2–3 %
Partner mit MMC	2–3 %
Diabetes mellitus Typ 1	1 %
Carbamazepintherapie	1 %
Verwandter mit MMC	0,3–1,0 %
Adipositas permagna (> 110 kg)	0,2 %

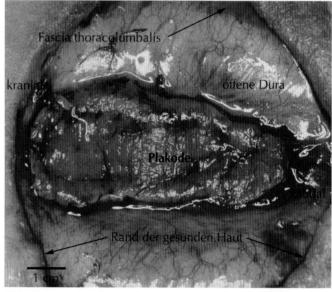

Abb. 14.2-2. Entstehung einer Meningomyelozele: Plakode (Zona medullovasculosa) nach Entfernung der Zona intermedia. Die Rückenmarkplatte ist schon in den zu flach angelegten Spinalkanal zurückgefallen. Seitlich der Plakode ist die unverschlossene Dura zu sehen, die in die Fascia thoracolumbalis übergeht.

untersuchung durchgeführt. Routinemäßig wird zwischen der 14. und 21. Schwangerschaftswoche im mütterlichen Blut α-Fetoprotein bestimmt. Bei einem um das 1,5fache erhöhten Wert ergibt sich etwa ein Risiko von 1:2317 für eine MMC Erkrankung, bei einem um das 2,5fache erhöhten Wert ein Risiko von 1:98. Bei erhöhtem Risiko hat die **Ultraschalluntersuchung** eine Sensitivität von nahezu 100 % in Bezug auf die MMC-Diagnose. Weitere diagnostische Maßnahmen zur Abklärung einer MMC sind die Kernspintomographie oder letztendlich auch die Fetoskopie. Es ist unbedingt zu empfehlen, die Eltern schon vor der Geburt in einem interdisziplinären Team über die zu erwartenden Perspektiven ihres Kindes mit MMC zu beraten.

Die Versorgung eines Kindes mit MMC beginnt mit einer Geburt durch **Sectio**, weil so eine zusätzliche Schädigung der offen liegenden Plakode durch den Geburtsvorgang vermieden wird.

> Die Deckung einer Meningomyelozele sollte möglichst innerhalb von 48 h erfolgen, längstens jedoch bis zu 72 h nach der Geburt, da sonst die Gefahr der Meningitis oder gar Ventrikulitis deutlich ansteigt.

Vor der Zurückverlagerung der Plakode und Rekonstruktion der Dura, Faszie und Haut muss ein genauer neurologischer Status erhoben werden. Auch eine urologische und orthopädische Statuserhebung sollte vor der Zelendeckung stattfinden. Die präoperative neurologische Befunderhebung beinhaltet die Untersuchung auf Hirndruckzeichen (Kopfumfang, vordere Fontanelle, Schädelnähte), Hirnnervenstatus (Apnoe, Schluckstörung, Kornealreflex, Stridor, Opisthotonus bei Kernläsion und Chiari-II-Syndrom), Festlegung des sensiblen und motorischen Niveaus durch Applikation von Schmerzreizen, Untersuchung auf Hyperreflexie und Klonus, Beobachtung der rostralsten motorischen Antwort, Überprüfung sakraler Reflexe mit Beobachtung von Harnträufeln (urologische Weiterbetreuung!), Beurteilung einer Kyphoskoliose (seitliches Röntgenbild, orthopädische Mitbetreuung).

Operative Versorgung einer Meningomyelozele

Das Ziel der MMC-Operation ist die Vermeidung intrathekaler Infektionen durch Rekonstruktion von Dura, Faszie und Haut und die Erhaltung neuronaler Restfunktionen der Plakode. Das Neugeborene wird auf dem Bauch gelagert. Zur optimalen Darstellung des Operationssitus wird das Operationsmikroskop eingesetzt. Die primäre Inzision wird zwischen Zona medullovasculosa (Plakode) und Zona intermedia (dystrophe Haut) vorgenommen. Größere Gefäße zwischen diesen beiden Zonen werden koaguliert. Dabei ist darauf zu achten, dass Nerven, die ventral der Plakode abgehen, durch Hitze nicht geschädigt werden.

Arachnoidale Verwachsungen zwischen Plakode und darunterliegender Dura werden gelöst und eventuell vorhandene Zysten entleert, sodass die Plakode in den Spinalkanal zurückverlagert werden kann. Wenn ein verdicktes Filum terminale entdeckt wird, sollte dieses durchtrennt werden (Vermeidung eines später sich entwickelnden Tethered-Cord-Syndroms). Epidermale und subkutane Gewebereste werden sorgfältig von der Plakode entfernt, um Lipome mit der ebenfalls möglichen Folge einer Tethered-Cord-Symptomatik zu vermeiden. „Tethered Cord" bedeutet, dass das Rückenmark mit seinem kaudalen Ende fixiert ist. Es kann dadurch beim Wachsen des übrigen Körpers im Wirbelkanal nicht aszendieren, sondern wird gedehnt und gezerrt. In der Folge kann es zu Schmerzen im Bereich der unteren Extremitäten, Blasenstörungen, zunehmender Spastik oder sogar Paresen kommen.

Die Plakodenplatte kann durch Aneinandernähen der lateralen Ränder mit 7.0-Fäden im Bereich der Pia mater wieder zu einem Neuralrohr geformt werden. Hierdurch lassen sich Verwachsungen mit folgender Tethered-Cord-Symptomatik, die bei etwa 15 % aller MMCs als Komplikation auftritt, vermeiden.

Für die Durarekonstruktion wird die intakte Dura unterhalb des letzten, geschlossenen Wirbelbogens und oberhalb des Defektes aufgesucht. Von hier aus wird die Dura nach kaudal vom umgebenden Gewebe gelöst. Die Dura wird mit nichtresorbierbarem 5.0-Nahtmaterial aus Seide

verschlossen. Dabei ist darauf zu achten, dass durch den Duraverschluss keine Kompression auf neuronales Gewebe ausgeübt wird. Wenn nötig, kann zusätzliches Material zum Duraverschluss aus der umgebenden Faszie entnommen werden.

Die Fascia thoracolumbalis wird in der Mittellinie vernäht, nachdem laterale Entlastungsschnitte außerhalb des Defektes angelegt wurden. Die Haut wird anschließend, wenn nötig nach Präparation eines Schwenklappens oder einer Z-Plastik, mit nichtresorbierbaren 5.0-Fäden unter großzügiger Lösung der Subkutis von der den Defekt umgebenden Rücken- und Bauchwand mit Einzelrückstichnähten nach Donati verschlossen. Von entscheidender Bedeutung ist dabei die spannungsfreie Adaptation der Hautränder, da die Gefahr von Nekrosen bei der veränderten und unter Spannung vernähten Haut groß ist.

Bei den meisten Kindern mit MMC ist nach Verschluss der Zele die anschließende Anlage eines **Liquor ableitenden Systems** (meistens im Sinne eines ventrikuloperitonealen Shunts) auch bei nicht vorbestehendem Hydrozephalus sinnvoll. Da der Liquorabfluss über die MMC nach deren Verschluss nicht mehr möglich ist, kommt es innerhalb der ersten postoperativen Tage zum Liquoraufstau. Durch den ansteigenden Liquordruck besteht die Gefahr, dass sich im Bereich der rekonstruierten, aber noch nicht abgeheilten MMC-Wunde eine Liquorfistel entwickelt.

Postoperativ kann für 5 Tage eine **Antibiotikaprophylaxe** durchgeführt werden (Klasse-III-Evidenz). Für 7 Tage (die Zeit der Wundheilung) lagern wir das Kind in Bauchlage und die operierte (meist lumbale) Region höher als den Kopf, um den Liquordruck im Operationsgebiet zu senken. Zwischen Anus und Wunde wird eine Folie geklebt, um Verunreinigungen der Wunde mit Kot zu vermeiden. Es sind tägliche Verbandswechsel mit Wundpflege durchzuführen. Postoperatives Intensivmonitoring ergibt eventuell Hinweise auf eine Chiari-II-Malformation, wenn Apnoephasen und andere Zeichen der Hirnstammfehlfunktion registriert werden können. Nach 8 Tagen ist die akute postoperative Phase beendet, und das Kind wird zur weiteren, lebenslangen Betreuung an das interdisziplinäre Team mit Beteiligung von Neuropädiatrie, Neurochirurgie,

Urologie, Orthopädie, Inkontinenzberatung, physikalischer Therapie, Ergotherapie und psychosozialer Betreuung angebunden.

Kraniosynostosen ohne Syndrombildung

Zur Crouzon-Erkrankung siehe Kapitel 3.3.

Die Bezeichnung „Kraniostenose" (zu enger Schädel) wäre eigentlich die korrektere Bezeichnung für das Krankheitsbild des vorzeitigen Verschlusses einer oder mehrerer Schädelnähte. Trotzdem hat sich die Bezeichnung **prämature Synostose** für die vorzeitige Verknöcherung der Schädelnähte eingebürgert.

Nomenklatur, Pathophysiologie und Prävalenz

Die Pathophysiologie dieser Erkrankung wurde erstmals 1851 von Virchow zusammengefasst: Der Knochen wächst nicht mehr in der Richtung, die senkrecht zu der vorzeitig verschlossenen Schädelnaht verläuft, sondern insgesamt kompensatorisch in Richtung der verknöcherten Naht, also wiederum rechtwinklig zu der nicht mehr aktiven Wachstumsrichtung. Die meisten Schädelnähte verknöchern physiologischerweise zwischen dem 2. und 7. Lebensjahr. Die letzten Schädelnähte (alle im Bereich des Felsenbeins gelegen) verschließen sich erst Ende des 3. Lebensjahrzehnts. In Abhängigkeit von der vorzeitig verschlossenen Naht entsteht eine typische Schädelform (Tab. 14.2-3).

Die Prävalenz der prämaturen Nahtsynostose beträgt in Kontinentaleuropa etwa 0,04–0,05 % aller Lebendgeburten. Es gibt primäre und sekundäre (synonym: idiopathische und symptomatische) Synostosen. Die Ursachen für primären Formen sind noch nicht bekannt, die Ursachen der sekundären Kraniosynostosen sind in Tabelle 14.2-4 zusammengefasst.

Diagnostik

Zur Diagnose der Kraniosynostosen führt in erster Linie die klinische Untersuchung durch Beurteilung der **Kopfform**. Primäre

Krankheitsformen sind dabei von sekundären (Rauchen in der Schwangerschaft, Kokainmissbrauch, Medikamenteneinnahme, falsche Lagerung des Kindes im Schlaf etc) abzugrenzen, da dies therapeutisch entscheidend ist (ein Plagiozephalus aufgrund falscher Lagerung wird nicht operiert, sondern frühzeitig konservativ behandelt).

Erhöhter Hirndruck aufgrund eines zu engen Schädelinnenraums kann durch Untersuchung folgender Symptome abgeklärt werden: Übelkeit, Erbrechen, Entwicklungsverzögerung, Kopfumfangmessungen, augenärztliche Beurteilung der Papilla n. optici mit der Frage nach Stauungspapillen, Schädelnativaufnahmen.

Die beste Darstellung einer vorzeitig verknöcherten Schädelnaht lässt sich mit dem dreidimensional rekonstruierten **CT im Knochenfenster** erreichen. In der Kernspintomographie fallen im Bereich des vermehrten Schädelwachstums erweiterte Subarachnoidalräume auf (91 % aller Patienten mit Sagittalnahtsynostose).

Operationsindikation, Operationsrisiken und Techniken zu deren Vermeidung

Die Indikation zur Operation bei prämaturem Schädelnahtverschluss ist bei der Überzahl aller Patienten eine kosmetische. Nur in den seltenen Fällen von erhöhtem intrakraniellem Druck – oft in Verbindung mit komplexen Syndromen (z. B. bei Crouzon-Erkrankung) – oder bei Visusverschlechterung liegt eine medizinische Indikation vor.

Auch wenn es sich „nur" um eine Operation am Schädelknochen handelt, darf das mit dieser Operation verbundene Risiko auf keinen Fall unterschätzt werden: Um dem Schädel die Möglichkeit eines normalen Wachstums zu geben, muss die Operation bei Kraniosynostosen zwischen dem 6. und 12. Lebensmonat durchgeführt werden. Die notwendige Freilegung großer Anteil der Schädelkalotte und deren plastische Rekonstruktion ist mit der Gefahr eines erheblichen Blutverlustes und aufgrund der geringen Blutreserve eines Säuglings mit der Gefahr des hämorrhagischen Schocks verbunden. Gutachten zu Fragestellungen ischämischer und hypoxämischer Defektzustände bei kleinen Patienten nach Kraniosynostoseoperationen sind keine Seltenheit. Daher müssen bestimmte Grundregeln bei Operationen wegen vorzeitigem Schädelnahtverschluss beachtet werden:

Tab. 14.2-3. Schädeldeformität in Abhängigkeit von der prämaturen Synostose

Skaphozephalus	Sagittalnaht
Oxyzephalus	Koronarnaht
Trigonozephalus	Metopische Naht
Plagiozephalus	einseitige Koronarnaht oder Lambdanaht
Brachyzephalus	Koronarnaht und Schädelbasisnähte
Triphyllozephalus	beidseitige Koronarnaht, Lambdanaht und metopische Naht

Tab. 14.2-4. Sekundäre oder symptomatische Ursachen für prämature Synostosen

Metabolisch	• Hypophosphatämie • Hyperthyreose
Hämatologisch	• Polycythaemia vera • kongenitaler hämolytischer Ikterus
Pharmakologisch	• Methotrexat • Valproinsäure • Phenytoin
Mechanisch	• Shunt-Überdrainage (häufig!) • Mikrozephalus • Enzephalozele • Holoprosenzephalie • einseitige Lagerung beim Schlaf

- Infiltration der Galea im Bereich der Schnittführung mit Adrenalin (1:400.000 mit physiologischer Kochsalzlösung verdünnt)
- Verwendung von Hautklemmen zur Blutstillung im Bereich der Galea (Koagulation ist mit Vorsicht anzuwenden wegen drohender Wundheilungsstörungen)
- Belassung des Periostes auf dem Knochen, da es bei Ablösung zu diffusen, mit Wachs kaum zu beherrschenden Blutungen kommt
- Entfernung des Knochens mit der Säge und nicht mit der Stanze, da Sägen größerer Knochenstücke kleinere Wundoberflächen verursacht und durch Hitzeentwicklung gleichzeitig zur Blutstillung führt
- Blutungen aus Pacchioni-Granulationen oder venösen Lakunen sofort mit Gelatine- oder Fibrinschwämmen (und nicht per Koagulation) stillen

Das Ziel der Lagerung bei einer Kraniosynostoseoperation ist der freie „Aufblick" auf die gesamte Kalotte vom Stirnbein bis zur Protuberantia occipitalis externa und seitlich bis zum Tragus der Ohrmuscheln auf beiden Seiten. Dies ist prinzipiell durch Bauch- oder Rückenlagerung erreichbar. Wir bevorzugen die Rückenlagerung auf einem 30°-Keilkissen (Abb. 14.2-3). Der Kopf wird nach vorne gebeugt und durch ein Gelkissen in aufrechter Position gehalten, sodass der freie Aufblick von oben gewährleistet ist. Das gleiche Lagerungsprinzip ist in Bauchlage (Keilkissen 30°, Gelkissen) durchführbar. Der Kopf wird in dieser Position allerdings in den Nacken gebeugt. Wichtig ist in jedem Fall, dass der Endotrachealtubus und die Zirkulation zum Gehirn über die Halsgefäße optimal gesichert sind.

Wir empfehlen eine perioperative Antibiotikaprophylaxe für 5 Tage. Während der Operation und in der postoperativen Überwachung sind engmaschige arterielle Blutgasanalysen ratsam (die Aufzeichnung der peripheren pulsoximetrisch gemessenen Sauerstoffsättigung ist nicht in allen Fällen ausreichend), um ischämische oder hypoxämische Komplikationen frühzeitig erkennen zu können.

Operationsziele und Operationstechnik

Die Operationsziele bei prämaturen Kraniosynostosen sind sowohl bei Hirndruck als auch bei kosmetischer Indikation folgende:

- Entlastung und Erweiterung des Schädelinnenraumes und seines Inhalts
- unmittelbare chirurgische Korrektur des deformierten Schädels
- Schaffung einer Ausgangsbasis für normales weiteres Schädelwachstums

Mit der in der Vergangenheit häufig durchgeführten Knochenstreifenresektion sind diese Ziele nicht zu erreichen. Knochenstreifenresektionen bei Kraniostenosen (besonders, wenn sie bei Sagittalnahtsynostosen – 65 % aller Kraniosynostosen – direkt über dem Sinus sagittalis superior durchgeführt werden) sind obsolet. Wir schlagen für die Korrektur der Sagittalnahtsynostose (Abb. 14.2-4) folgendes operative Verfahren vor:

Der Patient wird in halbsitzender Position mit Hilfe von Schaumstoff- und Gelkissen gelagert (s. Abb. 14.2-3). Der Gehirnschädel muss vom Stirnbein bis zur Protuberantia occipitalis externa in sagittaler Richtung und bis zum Tragus auf beiden Seiten zugänglich sein. Wegen des kurzen Halses bei Säuglingen ist bei der Lagerung sicherzustellen, dass Atmung und Gehirndurchblutung durch Kompression des Halses nicht behindert sind.

Die Inzision der Galea (Abb. 14.2-5) wird hinter der Koronarnaht von einem

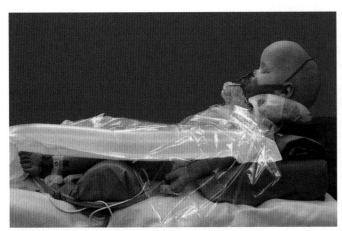

Abb. 14.2-3. Lagerung eines 6 Monate alten Säugling zur Operation einer Sagittalnahtsynostose: Rückenlage, halbsitzend, Stabilisierung des Kopfes mit Keilkissen, Gelkissen und Tüchern. Die Sicherung von Atmung und Hirnkreislauf erfordern bei dieser Lagerung besondere Aufmerksamkeit. Die Schnittführung ist eingezeichnet.

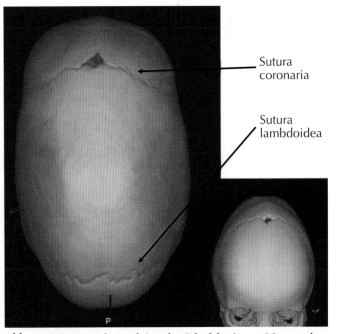

Sutura coronaria

Sutura lambdoidea

Abb. 14.2-4. 3-D-Rekontruktion des Schädels eines 6 Monate alten Säuglings mit vorzeitig verknöcherter Sutura sagittalis. Es handelt sich um einen Skaphozephalus mit gegenüber der Breite vergrößerter Längsausdehnung. Die Koronar- und die Lambdanaht sind deutlich sichtbar (Ansicht von oben und von vorn).

Tragus bis zum anderen durchgeführt (eventuell Ausbuchtung über der Mittellinie). Die Hautränder werden zur Blutstillung mit Klammern versehen. Die Galea wird anschließend in frontaler und okzipitaler Richtung abgeschoben und umgekrempelt. Anschließend werden Knochenstreifenresektionen von je 2 cm Breite rechts und links der verknöcherten Sagittalnaht mit dem Kraniotom (und nicht mit der Stanze!) angelegt (s. Abb. 14.2-5). Die Knochenresektionen sollen frontal über die Koronarnaht hinausreichen, okzipital über die Lambdanaht. Frontal, vor der Koronarnaht, wird anschließend über der Mittellinie ein 3 cm breites Knochenstück herausgesägt, das die beiden sagittalen Knochenstreifenresektionen miteinander verbindet.

Von den Knochenstreifenresektionen ausgehend, werden jetzt auf beiden Seiten in lateraler Richtung Sägeschnitte bis zur Schädelbasis angelegt. Frontal über der Koronarnaht und okzipital über der

Lambdanaht werden entlang dieser Sägeschnitte dreieckförmige Knochenstreifen ausgesägt. Die Basis dieser dreieckigen Knochenstreifen liegt medial, die Spitze lateral. Um Durchspießungen der Galea zu vermeiden, werden die spitzen Ecken der stehengebliebenen Knochen abgerundet. Der bei der Sagittalnahtsynostose zu lang gewachsene Schädel kann jetzt unmittelbar plastisch verformt und rekonstruiert werden: Rechts und links neben der Mittellinie werden Bohrlöcher für Knochenhaltefäden im Bereich des quer über die Mittellinie reichenden Knochenstreifens angelegt, und zwar an der frontalen Kante im Bereich des Os frontale wie auch an der dorsalen Kante im Bereich des Os parietale. Mithilfe von über diese Bohrlöcher eingebrachten Knochenhaltefäden (nichtresorbierbare 2.0-Seidefäden) wird jetzt der Schädel in anterior-posteriorer Richtung zusammengezogen. Durch die nach lateral bis zur Schädelbasis reichenden Knochenstreifenresektionen kann er in querer

Richtung aufklappen, um den Raum auszugleichen, der durch die Verkürzung in anterior-posteriorer Richtung verloren wurde. Nach Verknotung der Knochenhaltefäden wird die Rekonstruktion der Schädelkalotte zusätzlich durch resorbierbare Polysaccharidminiplatten gesichert, die die Spannung zwischen Os frontale und Os parietale nach deren Adaptation besser aufnehmen können als die Seidenfäden (s. Abb. 14.2-5)

Die Rekonstruktion eines Plagiozephalus aufgrund einer einseitigen Lambdanahtsynostose mithilfe der sogenannten „Fan-Technik" ist in Abbildung 14.2-6 dargestellt (Fan = Schaufel eines Düsentriebwerks).

Das bei 92 % aller Patienten nach einer Kraniostenoseoperation auftretende Fieber ist nur bei 4 % durch eine akute Infektion verursacht. Unmittelbar nach der Operation und an den folgenden beiden Tagen wird der Hämatokrit überprüft. Werte unter 20 % sind eine Indikation zur

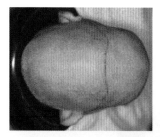

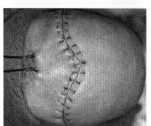

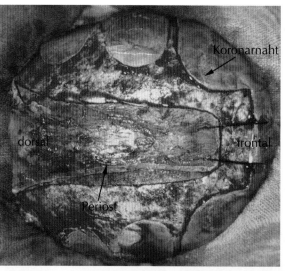

Abb. 14.2-5. Links oben: Präoperative Anzeichnung der Schnittführung bei prämaturer Sagittalnahtsynostose mit Skaphozephalus. Rechts: Intraoperatives Bild nach Kraniektomie und Reformation der Schädelkalotte. Links unten: Postoperativer Zustand nach Hautverschluss.

Abb. 14.2-6. Plastische Wiederherstellung bei einem Plagiozephalus infolge einseitiger prämaturer Lambdanahtsynostose mithilfe der sog. „Fan-Technik". Der Knochen wird mit resorbierbaren Polysaccharidplatten und -schrauben fixiert.

5

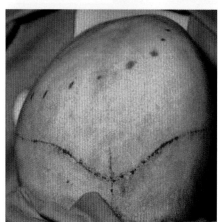

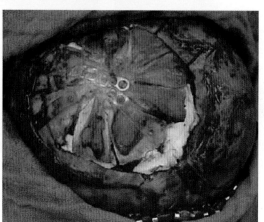

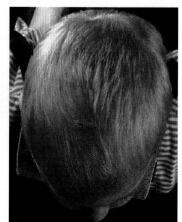

6

Bluttransfusion. Nach 10 Tagen werden die Hautfäden in der Regel ambulant entfernt, da die Kinder zwischen dem 5 und 7 postoperativen Tag entlassen werden. Postoperative Kontrollen führen wir nach 3 und 6 Monaten und anschließend in jährlichen Abständen durch, bis die sekundäre Verknöcherung eingetreten ist.

Hydrozephalus bei offener Fontanelle und offenen Schädelnähten

Modellentwicklungen zur Pathophysiologie des Hydrozephalus haben nur dann einen Sinn, wenn ihre Berücksichtigung zu effektiver und komplikationsarmer Behandlung von Patienten führt. Insbesondere bei Kindern (aber auch bei erwachsenen Patienten) stellt sich oftmals nicht der therapeutische Erfolg ein, den wir aufgrund der gängigen Modellvorstellungen zur verursachenden Pathophysiologie des Hydrozephalus erwarten würden. Kinder unterscheiden sich von Erwachsenen durch die offene Fontanelle, offene Schädelnähte und eine verminderte Elastizität des Gewebes aufgrund von Unreife. Deshalb soll in diesem Kapitel ein hydromechanisches Modell des Liquorsystems vorgestellt werden, auf dessen Grundlage der kindliche Hydrozephalus effektiv und komplikationsarm behandelt werden kann.

Hydromechanisches Modell des Liquorsystems

Der Liquor wird durch den Plexus choroideus der beiden Seitenventrikel, am Dach des III. Ventrikels und im IV. Ventrikel produziert. Die notwendige Druckdifferenz zwischen dem Gefäßsystem des Plexus choroideus und dem intraventrikulärem Kompartiment wird durch die Kontraktion der linken Herzkammer – weitergeleitet über den arteriellen Mitteldruck – bereitgestellt. Bei normalem **Liquordruck** von etwa 10 mm Hg und normalem arteriellen Mitteldruck von etwa 100 mm Hg (Druckabfall U = [100−10] mm Hg = 90 mm Hg) beim Erwachsenen beträgt die unter physiologischen und pathologischen Bedingungen sehr

konstante Liquorproduktionsrate I 20 ml/h oder 0,33 ml/min. Der **hydraulische Widerstand** $R_{plexus\ choroideus}$, der zu dem oben angegebenen Druckabfall U von 90 mm Hg über dem Plexus choroideus führt, beträgt also $R_{plexus\ choroideus}$ = U/I = 90/0,33 = 272 mm Hg/ml. Dies bedeutet, dass 272 mm Hg Druckdifferenz zwischen Plexus choroideus und Ventrikelsystem notwendig sind, um 1 ml Liquor in 1 min zu produzieren.

Von den Seitenventrikel fließt der Liquor über die Foramina Monroi, den III. Ventrikel, den Aquaeductus cerebri, den IV. Ventrikel, die Foramina Luschkae und das Foramen Magendii, die basalen Liquorräume, die Liquorräume der Großhirnkonvexität bis zu den Pacchioni-Granulationen seitlich des Sinus sagittalis. Über die gesamte Wegstrecke, vom Plexus choroideus der Seitenventrikel bis zum kortikalen Subarachnoidalraum, können beim Gesunden keine Druckdifferenzen gemessen werden. Erst vom kortikalen Subarachnoidalraum zum Innenraum des Sinus sagittalis superior lässt sich wieder eine Druckdifferenz messen, die 5 mm Hg beträgt. Im Steady State muss die Liquorresorption gleich der Liquorproduktion sein. Der hydraulische **Ausflusswiderstand** beträgt also $R_{Pacchioni-Granulationen}$ = 5/0,33 = 15 mm Hg/ml.

In den letzten Jahren ist dieses Modell um den Liquorraum des sog. „Ventriculus terminalis" erweitert worden, mit dem der Zentralkanal des Rückenmarkes gemeint ist, der in den IV. Ventrikel mündet. Der Liquor aus dem Zentralkanal nimmt von hier aus den gleichen Weg wie der Liquor aus den übrigen Teilen des Ventrikelsystems.

Zur Beschreibung des Liquorsystems haben wir bis jetzt die hydromechanischen Größen Druck, Fluss und Widerstand eingeführt. Um mit dem Modell die Pathophysiologie des Hydrozephalus kranker Kinder beschreiben zu können, müssen wir zusätzlich die **viskoelastischen Eigenschaften** des Hirngewebes berücksichtigen: Bei schnellen intrakraniellen Volumenänderungen verhält sich das Hirngewebe wie elastisches Material, d. h., es kehrt nach einer Formveränderung in seinen Ausgangszustand zurück. Je größer der Druckanstieg pro zugeführter Volumeneinheit, umso elastischer (oder umso härter) ist Hirngewebe. Ein größerer

intrakranieller Wasseranteil (intraventrikulär, subarachnoidal oder intravasal) führt zu größerer Elastizität oder Härte, weil Wasser nicht komprimierbar ist. Zunehmendes Volumen (ΔV) verändert den Druck nicht linear, sondern exponentiell nach der e-Funktion: Vom Normalzustand (entspricht P_0) ausgehend verursacht intrakranielle Volumenzufuhr zunächst nur einen geringen Druckanstieg. Bei Erreichen des sog. Breakpoints genügen dann allerdings geringe Volumina, um deutliche Druckanstiege (entspricht ΔP) zu verursachen. Die intrakranielle **Druck-Volumen-Kurve** berechnet sich nach folgender Formel:

$$\Delta P = P_0 \times e^{k\Delta V}$$

ΔV ist dabei ein zugeführtes Volumen (z. B. um die Elastizität zu messen) und k die Elastizitätskonstante. Je größer k ist, umso steiler verläuft die Kurve, umso elastischer (= härter) ist das Hirngewebe und umso weniger Volumenreservekapazität ist vorhanden. Auf der Grundlage dieses Modells können wir nun das Krankheitsbild des Hydrozephalus definieren.

Hydrozephalus ist ein erhöhtes Liquorvolumen vor einer Abflussstörung mit Erhöhung des hydraulischen Widerstandes an einer bestimmten Stelle der intraventrikulären oder extraventrikulären Abflusswege des Liquors oder hervorgerufen durch erhöhte Produktion beziehungsweise verminderte Resorption des Liquors an den Schnittstellen zum Gefäßsystem.

Anwendungsbeispiele des Modells beim pädiatrischen Hydrozephalus

Bei obiger Definition des Hydrozephalus wird der Hirndruck nicht miteinbezogen. Dies ist besonders sinnvoll, weil bei Kindern häufig Hydrozephalusformen mit normalen oder nur leicht erhöhten Hirndrucken vorkommen. Aufgrund der Gewebeunreife sind bei Neugeborenen und Säuglingen die viskösen Fließeigenschaften des Hirngewebes stärker ausgebildet als bei Erwachsenen, sodass eine intraventrikuläre Volumenzunahme zum Auspressen von zerebralen Extrazellulärräumen führt. Der gewonnene Raum verhindert Hirndruckanstiege bei weiter werdendem Ventrikelsystem. Zusätzlich kann der Schädel wegen der offenen Nähte schnell an Größe zunehmen und so bei zunehmendem intrakraniellen Volumen eine Druckkompensation erreicht werden.

Es wird nicht unterschieden in Hydrocephalus occlusus (Passagehindernis intraventrikulär) und Hydrocephalus communicans (Passagehindernis extraventrikulär), sondern eine Widerstandserhöhung hat sowohl intraventrikulär wie auch extraventrikulär okkludierende Wirkung: So kann es z.B. bei Verklebung des Subarachnoidalraumes in Höhe des Foramen magnum – wie bei der Chiari-II-Malformation – zu einer Hydromyelie des Ventriculus terminalis im Rückenmark kommen.

Ein Hydrozephalus kann entstehen durch zu geringe Druckdifferenz zwischen kortikalem Subarachnoidalraum und Sinus sagittalis superior. Infolge einer offenen Fontanelle und offener Schädelnähte wird der atmosphärische Druck auf den kortikalen Subarachnoidalraum übertragen. Im Liquorsystem kann nicht mehr ein um 5 mm Hg höherer Druck gegnüber dem Sinus aufgebaut werden. So entsteht postoperativ ein Hydrozephalus, der z.B. nach Kraniosynostoseoperationen mit Schädeleröffnung bei Crouzon-Erkrankung auftritt.

Ein verminderter hydraulischer Widerstand zwischen Plexus choroideus und Ventrikel (wie bei Plexuspapillomen) verursacht einen Hydrozephalus infolge vermehrter Liquorproduktion.

Mit einer erhöhten Gewebeelastizität aufgrund einer vermehrten Füllung venöser Gefäße im Hirngewebe bei Chiari-II-Fehlbildung ist die fehlende Ventrikelerweiterung bei nicht funktionierendem ventrikuloperitonealem Shunt zu erklären: Bei der Chiari-II-Fehlbildung liegt das Torcular Herophili oftmals in Höhe des Foramen magnum. Da gleichzeitig das Gewebe der hinteren Schädelgrube in das Foramen magnum gedrückt wird, kommt es zur Kompression des venösen Abflusssystems an dieser Stelle. Der erhöhte Venendruck führt zu einer vermehrten Füllung der venösen Gefäße im Hirngewebe. Dieses entwickelt dadurch einen erhöhten Gewebedruck und größere Gewebeelastizität, woraus wiederum eine Kompression des Ventrikelsystems folgt – selbst bei Liquorabflussbehinderung infolge eines nicht funktionierenden Shunt-Systems.

Definition des Pseudotumor cerebri. Durch Erhöhung des Drucks im venösen Teil des Gefäßsystems kommt es zum Liquoraufstau durch ungenügende Liquorresorption und gleichzeitig zur vermehrten Füllung der intraparenchymatösen Gefäße mit erhöhtem Gewebeturgor und dadurch bedingter Kompression des Ventrikelsystems.

Symptome des Pseudotumor cerebri sind Kopfschmerzen und Sehstörungen. Bei Syndromkindern (z.B. Crouzon-Erkrankung) ist oftmals das Foramen jugulare aufgrund knöcherner Fehlbildung eingeengt und führt zu einer stromaufwärts nachweisbaren Druckerhöhung in den venösen Blutleitern von Hirnhäuten und Gehirn. Die Druckerhöhung der Venen wiederum führt zu einer kompensatorischen Druckerhöhung im Liquorsystem, die sich aufgrund des venös bedingten, erhöhten Gewebedrucks nicht in einer Ventrikelerweiterung manifestiert.

Prinzipien der Liquordrainage bei Neugeborenen und Säuglingen

Die Voraussetzung für jede Liquordrainage ist ein **Druckgefälle** zwischen dem intrakraniellen Kompartment, in dem sich der Liquor aufgestaut hat, und dem extrakraniellen Raum (intraabdominell oder intraatrial), in den der Liquor abgeleitet werden soll. Nur ein Druckgefälle zwischen diesen beiden Räumen vermag einen Liquorfluss zu erzeugen. Aktive Pumpen mit einem Fördervolumen von 20 ml/h (s. oben), die den Liquor unabhängig von gerade bestehenden Druckunterschieden von einem Kompartiment in das andere befördern, wären ideal; allerdings verbrauchen sie Energie und sind deshalb technisch schwer realisierbar.

Das geforderte Druckgefälle ist gerade bei Neugeborenen und Säuglingen mit Hydrozephalus nicht immer vorhanden. Wir finden bei diesen Patienten oft stark erweiterte Liquorräume ohne entsprechende Hirndruckerhöhung. Die Gründe für niedrige intrakranielle Drucke im Neugeborenen- und Säuglingsalter wurden im vorausgehenden Abschnitt genannt: Offene Schädelnähte und offene Fontanellen ermöglichen kompensatorisches Schädelwachstum, niedriger Gewebeturgor aufgrund zerebraler Gewebeunreife führt zur Auspressung von extrazellulärer Flüssigkeit und damit zu niedrig bleibenden Hirndrucken bei ventrikulärem Liquoraufstau.

Die liegende, nicht aufrechte Körperposition bei Neugeborenen und Säuglingen wirkt sich ebenfalls ungünstig auf die zur Liquorableitung notwendige Druckdifferenz zwischen hydrozephalem und resorbierendem Kompartment aus: Im Liegen fehlt der hydrostatische Druckunterschied zwischen Kopf und Abdomen. Dieser hydrostatische Druckunterschied führt bei erwachsenen Hydrozephaluspatienten manchmal sogar zu dem unerwünschten Effekt der Überdrainage.

Die Besonderheiten des kindlichen Hydrozephalus erzeugen manchmal Situationen, in denen die Liquordrainage aus hydrozephalen Hirnkompartimenten nur noch durch mechanisches Pumpen an der Pumpkammer eines implantierten Shunts erreicht werden kann oder durch vermehrtes, aufrechtes Tragen des Kindes tagsüber und durch nächtliche Kopfhochlagerung. Bei sehr weiten Schädelnähten besteht die letzte Möglichkeit darin, den Schädel des Kindes vorsichtig einzuwickeln, sodass er sich nicht mehr ausdehnen kann. Hierdurch kann eine Hirndruckerhöhung über das Druckniveau des Sinus sagittalis erzwungen werden, die zu einer Liquorresorption führt. Selbstverständlich ist bei dieser Maßnahme eine engmaschige Intensivüberwachung der klinischen Symptome notwendig, um rechtzeitig funktionsbeeinträchtigende Hirndruckerhöhungen zu erkennen zu können.

Anforderungen an Shunt-Systeme und Implantationstechnik

Die Implantation liquordrainierender Systeme ist der neurochirurgische Eingriff mit der **höchsten Komplikationsrate.** Komplikationen treten umso häufiger auf, je jünger die Patienten sind (mit nahezu 100% Infektionsrate bei Frühgeborenen nach Implantation eines Rickham-Reservoirs).

Ein **Shunt-System** sollte aus möglichst wenigen Einzelteilen zusammengesetzt sein; idealerweise aus einem Stück. Der proximale Katheter, der den Ventrikel drainiert, darf kein sog. Lamellenkatheter sein, weil hier die Gefahr des Verschlusses durch Eiweißverklebung besonders groß ist. Der distale Katheter, der im Peritoneum oder im rechten Vorhof zu liegen kommt, sollte eine endständige Öffnung und wegen erhöhter Verklebungsgefahr keine seitlichen Schlitze haben. Kugelventile sind gegen Verklebung bei erhöhten Eiweißwerten im Liquor unempfindlicher als Membran- und Schlitzventile. Je größer der Flussquerschnitt von Schlauch und Ventilen ist, umso widerstandsfähiger sind sie gegenüber Verklebung bei erhöhten Liquoreiweißwerten. Stand der Technik sollte heute das in die Ventilkammer integrierte, sog. **GCD** (gravity compensating device) sein, das einen Siphoneffekt in aufrechter Körperposition ausgleicht.

Nach Implantation des Shunts müssen während der **Langzeitbetreuung** des Patienten zwei Dinge gewährleistet sein:

- Das Shunt-System muss von außen auf Durchgängigkeit von zentralem Katheter, Ventil und peripherem Katheter mechanisch überprüfbar sein.
- Jederzeit sollte aus dem zentralen Katheter Liquor zur Bestimmung einschlägiger Laborparameter gewonnen werden können.

Die mechanische Überprüfung von zentralem und peripherem Schenkel eines Shunt-Systems ist dann möglich, wenn in das Shunt-System zwei Pumpkammern integriert sind. Um nach Shunt-Implantation unvermischten Liquor aus dem Ventrikelsystem gewinnen zu können (und gleichzeitig um einen liquordichten Verschluss des Bohrloches für den zentralen Katheter zu gewährleisten), sollte eine der beiden Pump- oder Punktionskammern direkt über dem Bohrloch für den zentralen Katheter positioniert werden.

Zusammengefasst besteht die ideale Hardware eines liquorableitenden, ventrikuloperitonealen Systems aus folgenden Funktionselementen:

- Ventrikelkatheter (großer Durchmesser, keine Lamellen)
- Punktions- oder Pumpkammer über dem Bohrloch

- zusätzliche Pumpkammer stromabwärts nach der Bohrlochkammer
- Kugelventil (eventuell programmierbar) hinter dem Ohr
- am besten in das Ventil integriertes GCD
- peritonealer Katheter (großer Innendurchmesser, endständige Öffnung)

Die Implantation eines ventrikuloperitonealen Shunt-Systems erfordert großen Respekt vor dem Eingriff, besondere Sorgfalt im Detail und Standardisierung sowie Schnelligkeit in der Operationsdurchführung, wenn die Rate der nach Shunt-Anlage auftretenden Komplikationen gesenkt werden soll. Da Shunt-Komplikationen umso häufiger auftreten, je jünger die behandelten Patienten sind, sind die im Folgenden dargestellten Verfahren zur **Vermeidung von Komplikationen** besonders bei Kindern von großer Bedeutung.

Patienten sollten am Tag vor der Shunt-Implantation und am Tag der Operation eine Ganzkörperwaschung (einschließlich der Haare) mit antiseptischem Waschmittel bekommen. Die Wirksamkeit der prophylaktischen antibiotischen Therapie ist in kontrollierten Studien nachgewiesen. Die Harnblase kann durch Blasenkatheterisierung vor der Operation entleert werden, um den Weg des Peritonealkatheters freizugeben und damit seine korrekte Endlage im Bereich des kleinen Beckens zu ermöglichen.

Das Shunt-System wird üblicherweise rechtsseitig implantiert. Der Patient wird deshalb auf dem Rücken mit Kopfdrehung nach links gelagert. Die rechte Schulter wird mit Tüchern unterstützt und angehoben, um eine gerade Linie für die subkutane Untertunnelung von retroaurikulär bis paraumbilikal herzustellen. Nach Rasur wird die Haut entlang des gesamten Operationsgebietes entfettet und desinfiziert. Da nach Abdeckung mit Tüchern anatomische Orientierungspunkte nicht mehr sichtbar sind, sollten die Hautinzisionen vorher angezeichnet sein. Die nach Abdeckung noch freiliegende Haut wird mit einer Folie abgeklebt, um zu verhindern, dass auf der Haut zurückgebliebene Verunreinigungen mit dem Shunt-Material in Kontakt kommen.

Bevor der Shunt ausgepackt wird, sollten die Präparation des Situs an der Eintrittsstelle des Ventrikelkatheters, die Zwi-

scheninzision hinter dem Ohr und eventuell supraklavikulär und die Präparation des Situs an der Stelle des Eintritts des Peritonealkatheters durchgeführt worden sein. Die offenen Wunden werden vorübergehend mit antiseptisch getränkten Kompressen abgedeckt. Anschließend werden die Teile des Shunt-Systems ausgepackt und in Antibiotikalösung zwischengelagert. Grundsätzlich ist das Berühren des Shunt-Systems mit Operationshandschuhen oder mit Abdecktüchern zu vermeiden. Zum Anfassen des Systems sollten nur mit Plastik überzogene Pinzetten verwendet werden, um das Kunststoffmaterial nicht zu kontaminieren oder zu beschädigen.

Je jünger die behandelten Kinder sind, umso größer muss der Hautlappen im Bereich der Galea sein. Kleine Hautlappen, die nicht viel größer sind als die Punktionskammer über dem Bohrloch, verursachen an den Wundrändern beim Hautverschluss eine zu große Spannung, die häufig zu Wundheilungsstörungen führt. Bei größeren Hautlappen tritt dieses Problem nicht auf.

Besonders bei Frühgeborenen, Säuglingen und Kindern mit dünnem Hirnmantel infolge von massivem Hydrozephalus finden wir gehäuft das Phänomen, dass Liquor sich einen Weg außerhalb des Shunt-Systems bahnt, im subkutanen Gewebe. Diese **Liquor-Leckage** lässt sich durch folgende Maßnahmen vermeiden: Duraöffnung kleiner als Ventrikelkatheterdurchmesser, zusätzliche Abdichtung der Duraöffnung durch Einbringen von fibrinkleberhaltigem Fliesgewebe zwischen Dura und Punktionkammer, Andrücken der Punktionskammer durch Fixierung mit kreuzenden Fäden, zusätzliche Abdichtung der Punktionsstelle durch Übernähen der Punktionskammer mit dem vorher gegenläufig zum Hautlappen präpariertem Periost.

Weiterhin gilt, je jünger die Patienten sind, umso weniger sind sie in der Lage, resorbierbare Fäden zu verdauen. Bei Frühgeborenen ist deshalb der einschichtige, durchgreifende Wundverschluss mit Hautfäden dem mehrschichtigen mit resorbierbaren Fäden vorzuziehen.

Die Eintrittsstelle des distalen Katheters ins Peritoneum sollte mit einem Metall-Clip markiert werden. In den postoperativen Verlaufskontrollen ist dann auf Rönt-

Tab. 14.2-5a. Behandlungsformen und Zeitplanung für einige neuropädiatrische Operationen. HSG: hintere Schädelgrube; DBS: deep brain stimulation (Tiefenhirnstimulation). Einteilung der Frühgeborenenhirnblutung s. Tabelle 14.2-5b

Diagnose	Therapie und Zeitfenster
Geburtstraumatische Hirnblutung Grad I +II	Beobachtung
Geburtstraumatische Hirnblutung Grad III + IV	einzelne Liquorpunktionen
Posthämorrhagischer Hydrozephalus (mit Symptomen)	Shunt (sofort)
Posthämorrhagischer Hydrozephalus (ohne Symptome)	Shunt (nach 3 Monaten)
Meningomyelozele	innerhalb von 48 h post natum
Dermalsinus	sobald Diagnose verifiziert
Tethered-Cord-Syndrom (ohne Lipom)	sobald Diagnose verifiziert
Lipomeningomyelozele	bei klinischer Symptomatik
Enzephalozele (nicht mit Haut gedeckt)	innerhalb von 48 h post natum
Enzephalozele (mit Haut gedeckt)	pflegerische Indikationsstellung
Prämature Nahtsynostose	vom 6. bis 12. Lebensmonat
Geburtstraumatische Plexus brachialis Läsion	Vom 3. bis 6. Lebensmonat
Wachsende Kalottenfrakturen	sobald Diagnose verifiziert
Pilozytisches Astrozytom (Chiasma)	Chemotherapie
Pilozytisches Astrozytom (HSG)	vollständige Resektion
Ependymom (Großhirn und HSG)	vollständige Resektion
Medulloblastom	Resektion, Chemo-, Radiotherapie
Kraniopharyngeom	vollständige Resektion
Moya-Moya-Syndrom	kortikale Myosynangiosis
Malformation der V. Galeni	Embolisation (cave Drainage!)
Idiopathische generalisierte Dystonie	DBS (ab 5. Lebensjahr)
„Neurodegeneration with Brain Iron Accumulation" (sog. Hallervorden-Spatz-Dystonie)	DBS (ab 15. Lebensjahr)

Tab. 14.2-5b. Einteilung der Frühgeborenenhirnblutung nach Papile et al. (1978)

Grad nach Papile	Pathologie
I	subependymale Matrixblutung
II	subependymale Matrixblutung, Ventrikelblutung ohne Ventrikelerweiterung
III	subependymale Matrixblutung, Ventrikelblutung mit Ventrikelerweiterung
IV	subependymale Matrixblutung, Ventrikelblutung, intraparenchymatöse Blutung

genübersichtsaufnahmen die Länge des intraperitoneal liegenden Katheteranteils leichter abzuschätzen. Alle Verbindungsstellen des Shunt-Systems müssen im Bereich der Schädelkalotte liegen, weil diese Stellen dazu neigen, mit der Umgebung zu verwachsen und somit fixiert sind. Bei Bewegungen im Hals-, Thorax- und Bauchbereich ist der distale Anteil des Schlauchsystems, wenn er ohne Verbindungsstellen verlegt ist, frei beweglich und übt keinen Zug auf eventuell mit der Umgebung verwachsenen Konnektoren aus. Somit lassen sich Diskonnektionen vermeiden.

Therapieform und Timing neuropädiatrischer Operationen

Mögliche Behandlungsformen und das Timing einiger neuropädiatrischer Operationen sind in Tabelle 14.2-5 zusammengestellt.

Literatur

Goodrich JT, Post KD, Argamaso RV (1991) Plastic Techniques in Neurosurgery. New York: Thieme.

McLone DG (2001) Pediatric Neurosurgery. Philadelphia: WB Saunders.

Papile LA, Burstein J, Burstein R et al. (1978) Incidence and evolution of subependymal and intraventricular hemorrhage: a study of infants with birth weights less than 1,500 gm. J Pediatr 92: 592–34.

Raimondi AJ, Cardinale F (1998) Anthony J. Raimondi – Pediatric Neurosurgery. Theoretical Principles – Art of Surgical Techniques. 2nd ed. New York: Springer.

14.3 Operative Zugänge zu Tumoren der Pinealisregion

Niels Sörensen, Jürgen Krauß

Einleitung

Tumoren der Pinealisregion unterscheiden sich feingeweblich und in ihrer Topographie voneinander (s. Kap. 7.5). Sie können auf mehreren Zugangswegen erreicht werden. Die Wahl des Zuganges wird wesentlich durch die Ergebnisse der präoperativen Diagnostik bestimmt (MRT, CT, Angiographie). Aber auch die persönliche Erfahrung des Operateurs ist mit entscheidend.

In einer kurzen Übersicht soll die historische Entwicklung verschiedener Zugangswege in kraniokaudaler Folge skizziert werden (Pendl 1985; Rohrschach 1913).

Transkallosaler Zugang nach Dandy-Foerster 1921/1928

Dandy (1921) hat den transkallosalen Zugang eingeführt, nachdem ihm die Freilegung eines Tumors der Pinealisregion über einen infratentoriellen Zugang nicht geglückt war (er hatte bereits 1915 im Rahmen von Operationen am Hund entsprechend berichtet). Man darf nicht vergessen, dass die präoperativen Diagnosemöglichkeiten bei diesen frühen Bemühungen um die Exploration von Pinealistumoren begrenzt waren (klinischer Befund, Ventrikulographie, Angiographie).

Nach paramedianer parietookzipitaler Kraniotomie und Eröffnen der Dura erfolgt die Präparation entlang der Falx cerebri bis zum Splenium corporis callosi. Der Zugangsweg wird erweitert, wenn aus dem meist hydrozephal vergrößerten Seitenventrikel Liquor abläuft. Nach Inzision des Spleniums erhält man einen Einblick auf das System der tiefen inneren Hirnvenen über der Vierhügelregion. Die Verletzungsgefahr dieser Venen ist groß, wenn sie auf dem operativen Zugangsweg vor dem zu exstirpierenden Tumor liegen.

Die tiefen inneren Hirnvenen vereinigen sich in der V. magna Galeni und drainieren das Dienzephalon, die Basalganglien, das Mittelhirn und mediale Anteile der Hemisphären. Bei Verletzungen dieser Venen resultieren venöse Infarzierungen mit meist fatalen Folgen.

Okzipitallappenresektion nach Horrax 1937

Horrax (1937) hat bei einem ausgedehnten Tumor in der Pinealisregion eine Okzipitallappenresektion bis zum Splenium corporis callosi beschrieben. Nur so war es ihm möglich, den Tumor freizulegen, nachdem auch der Seitenventrikel weit eröffnet worden war. Nur ausnahmsweise wird diese Methode heute noch bei sehr großen Tumoren gewählt, zumal als funktionelles Defizit eine homonyme Hemianopsie entsteht.

Transventrikulärer Zugang nach van Wagenen 1931

Der transventrikuläre Zugang bei hydrozephaler Ventrikelerweiterung wurde von van Wagenen (1931) publiziert.

Nach kortikaler Inzision des Gyrus temporalis superior wird das Trigonum des Seitenventrikels erreicht. Raumfordernde Tumoren können durch die meist dünne mediale Ventrikelwand identifiziert und nach Eröffnen der Wand dargestellt werden. Aber nur nach lateral expandierende Tumoren der Pinealisregion können auf diese Weise exstirpiert werden. Die topographischen Beziehungen zwischen inneren Venen und Tumor erschweren die Exstirpation eines Tumors auf transventrikulärem Zugangsweg.

Okzipitaler transtentorieller Zugang nach Heppner-Poppen 1959/1966

Vor der Einführung des Operationsmikroskopes sind der transkallosale Zugang nach Dandy-Foerster und der transventrikuläre Zugang nach van Wagenen wegen des kleinen, in der Tiefe liegenden Operationsgebietes technisch schwierig gewesen.

Heppner (1959) hat daher – in Anlehnung an Tandler und Ranzi – einen okzipital transtentoriellen Zugang beschritten, der eine übersichtlichere Exploration der Pinealisregion ermöglicht. Die okzipitale Kraniotomie erfolgt in sitzender Position. Nach Eröffnung der Dura wird das Hinterhorn zur Liquorableitung punktiert. Der Okzipitallappen wird nach oben und seitlich angehoben. Man erreicht die Pinealisregion entlang des Sinus rectus in dem Winkel zwischen Falx und Tentorium. Vor dem Splenium corporis callosi wird der Rand des Tentoriums auf eine Länge von wenigstens 2 cm inzidiert. So erhält man eine ausreichende Übersicht in der Pinealisregion, wobei das innere Venensystem oberhalb und vor dem Operationsgebiet liegt (s. Abb. 7.5-1, S. 455).

Infratentoriell suprazerebellärer Zugang nach Krause-Brunner 1913

Nachdem es Krause am 27.9.1913 gelungen war, über einen infratentoriell suprazerebellären Zugang ein derbes „gemischtzelliges Sarkom" der Pinealisregion bei einem 10-jährigen Knaben mit Parinaud-Syndrom „in toto und mit vollem Erfolg zu enucleieren", ist es das besondere Verdienst von Stein gewesen, dass dieser Weg seit Anfang der 1970er-Jahre immer häufiger gewählt wird (Krause 1926; Oppenheim u. Krause 1913; Stein 1971).

Nach suboccipitaler Kraniotomie, überwiegend bei sitzender Position des Patienten, und Eröffnen der Dura sinkt das Zerebellum soweit nach unten, dass ein mindestens 2 cm weiter Abstand zwischen Tentorium und Kleinhirnoberfläche entsteht. Dieser Raum reicht aus, um mithilfe des Operationsmikroskopes Tumoren in der Pinealisregion freizulegen und zu exstirpieren. Wie bei dem okzipitalen transtentoriellen Zugang ist es von Vorteil, dass das tiefe innere Venensystem vor und oberhalb der zu explorierenden Region liegt (s. Abb. 7.5-1, S. 455).

Kobayashi und Mitarbeiter (1983) haben eine spezielle Bauchlagerung (Concorde-Position) für diesen Zugang angegeben, wodurch einmal die Gefahr der Luftembolie durch die sitzende Position für den Patienten reduziert wird und zum anderen der Operateur bei den mehrstündigen Operationen eine weniger belastende Stellung einnimmt.

Zusammenfassende Bewertung

Der infratentoriell suprazerebelläre Zugangsweg eignet sich für kleine Tumoren in der Mittellinie. Insbesondere im Kindes- und Jugendalter werden wir mit großen Tumoren in der Pinealisregion konfrontiert. Für diese Tumoren ist der posteriore interhemisphärische, transtentorielle Weg wegen der größeren Übersicht geeigneter als der infratentorielle Zugang.

> Besonders bei den ausgedehnten gemischtzelligen Keimzelltumoren ist es für die postoperative adjuvante Therapie wichtig, die unterschiedlichen Zelltypen des Tumors zu erfassen. Wir ziehen deswegen die offene Freilegung der Tumoren einer stereotaktischen Gewebeentnahme vor.

Weitere neurochirurgische Aspekte sind ausführlich in den aktuellen Standardwerken der Pädiatrischen Neurochirurgie dargestellt (Albright et al. 1999; Choux et al. 1999; McLone 2001).

Literatur

Albright AL, Pollack IF, Adelson PD (eds) (1999) Principles and Practice of Pediatric Neurosurgery. New York: Thieme.

Brunner C, zit. nach Rohrschach H (1913) Zur Pathologie und Operabilität der Tumoren der Zirbeldrüse. Beitr Klin Chir 83: 451–74.

Choux M, Di Rocco C, Hockley AD et al. (eds) (1999) Pediatric Neurosurgery. London: Churchill Livingstone.

Dandy WE (1921) An operation for the removal of pineal tumors. Surg Gynecol Obstet 33: 113–9.

Foerster O (1928) Das operative Vorgehen bei Tumoren der Vierhügelgegend. Wien Klin Wochenschr 41: 986–90.

Heppner F (1959) Zur Operationstechnik bei Pinealomen. Zentralbl Neurochir 19: 219–24.

Horrax G (1937) Exstirpation of a huge pinealoma from a patient with pubertas praecox: a new operative approach. Arch Neurol Psychiat (Chicago) 37: 385–97.

Kobayashi S, Sugita K, Tanakay Y et al. (1983) Infratentorial approach to the pineal region in the prone position: Concorde position. J Neurosurg 58: 141–3.

Krause F (1926) Operative Freilegung der Vierhügel, nebst Beobachtungen über Hirndruck und Dekompression (mit Lichtbildern). Zentralbl Chir 53: 2812–9.

Mc Lone DG (ed) (2001) Pediatric Neurosurgery. Philadelphia: WB Saunders.

Oppenheim H, Krause F (1913) Operative Erfolge bei Geschwülsten der Sehhügel- und Vierhügelgegend. Berl Klin Wochenschr 50: 2316–22.

Parinaud H (1883) Paralysie des mouvements associés des yeux. Arch Neurol (Paris) 5: 145–72.

Pendl G (1985) Pineal and Midbrain Lesions. Wien, New York: Springer.

Poppen JL (1966) The right occipital approach to a pinealoma. J Neurosurg 25: 706–10.

Rohrschach H (1913) Zur Pathologie und Operabilität der Tumoren der Zirbeldrüse. Beitr Klin Chir 83: 451–74.

Stein BM (1971) The infratentorial supracerebellar approach to pineal lesions. J Neurosurg 35: 197–202.

Van Wagenen WP (1931) A surgical approach for the removal of certain pineal tumors: report of a case. Surg Gynecol Obstet 53: 216–20.

14.4 Neurochirurgie jenseits der 7. Lebensdekade

Daniel Haux, Andreas Unterberg

Inhalt

Einleitung

In Deutschland sind im Jahr 2002 mehr als 16% der Bevölkerung älter als 65 Jahre. Nach Angaben des Statistischen Bundesamtes lag die durchschnittliche Lebenserwartung in den Jahren 1997 bis 1999 bei etwa 81 Jahren für Frauen und 75 für Männer. Für 80-Jährige betrug sie noch etwa 8 bzw. 7 Jahre, mit steigender Tendenz. Trotz einer zurückgehenden Bevölkerungszahl wird somit bis Mitte dieses Jahrhunderts der Anteil an alten Menschen in der Bevölkerung deutlich zunehmen (Abb. 14.4-1).

Die tiefgreifende Veränderung der Altersstruktur unserer Bevölkerung führt zu neuen Anforderungen an die Medizin, insbesondere an ein operatives Fach wie die Neurochirurgie. Hinsichtlich der Lebenserwartung, der Lebensqualität und der zu erwartenden Belastung eines operativen Eingriffs muss eine Operationsindikation bei alten Menschen besonders sorg-fältig erwogen werden. Das stellt uns medizinisch wie ethisch oft vor die schwierige Frage, welche Therapie im Sinne des Patienten ist.

Nach einem kurzen Überblick über die altersbedingten Veränderungen des Gehirns soll im Folgenden anhand der häufigsten neurochirurgischen Diagnosen des alten Menschen ein Überblick gegeben werden, wie im Einzelfall eine Entscheidung für die jeweilige Therapieform gefällt werden kann (vgl. Moskopp 2004).

Das alternde Gehirn

Das Altern führt zu morphologischen und funktionellen Veränderungen des Gehirns. Funktionell zeigen sich z.B. ein verlang-samtes Reaktionsvermögen, eine veränderte Stimmungslage und eine verringerte Kapazität, neue Lerninhalte aufzunehmen. Diese „normalen" Alterungsprozesse sind oft schwer von pathologischen Veränderungen abzugrenzen. Sie können, müssen jedoch nicht zwingend mit einer Beeinträchtigung der intellektuellen Fähigkeiten einhergehen (Marguth u. Schmiedek 1990).

Die veränderte Morphologie kann sowohl mikroskopisch als auch makroskopisch sichtbar gemacht werden. Zu den makroskopischen Veränderungen gehört zum einen eine **Gewichtsabnahme des Gehirns**. In der Adoleszenz wiegt das Gehirn bei Frauen im Durchschnitt 1250 g, bei Männern 1400 g. Etwa ab dem 65. Lebensjahr nimmt das Gewicht bis zur 10. Dekade auf bis zu 80% des Ausgangs-

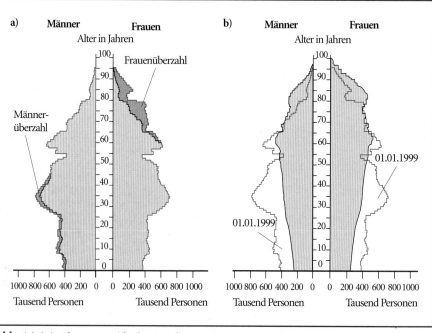

Abb. 14.4-1. Alterspyramide der Bevölkerung in Deutschland:
a) Am 01.01.1999;
b) voraussichtliche Entwicklung bis 01.01.2050.
Ersichtlich ist eine deutliche Verschiebung der Bevölkerungsdichte ins höhere Lebensalter mit einer Zunahme der über 70-Jährigen (Statistisches Bundesamt 2003).

wertes ab, ohne dass dies Auswirkungen mit sich bringen muss. Zum anderen verringert sich das **Gehirnvolumen**. In bildgebenden Darstellungen (CT, MRT) wird dies durch zunehmende Weite der Sulzi und Ventrikelräume sichtbar (Abb. 14.4-2). So steigt das Volumen von Seitenventrikeln und III. Ventrikel von ca. 15 ml bei Teenagern auf 55 ml bei über 60-Jährigen. Die Gesamtheit dieser Veränderungen ist wahrscheinlich weniger auf einen neuronalen Untergang als auf ein Schrumpfen der Nervenzellen und eine Reduktion der Dendritenbäume zurückzuführen (Graham 2000).

Zu den makroskopischen Veränderungen kommen **mikroskopische Alterationen** wie die intrazelluläre Zunahme an Lipofuszin und die Bildung von extrazel-

lulären Neurofibrillenbündeln („tangles") und senilen Plaques.

Auch die **Gefäße** verändern sich, nicht zuletzt im Zusammenhang mit der bei alten Menschen häufigen Inzidenz von systemischen Erkrankungen wie Hypertonie und Diabetes mellitus. Hyaline Arteriosklerose und Mikroaneurysmata finden sich im Alter häufiger. Die Reagibilität der Widerstandsgefäße und damit die Reserven der Autoregulation nehmen ab.

Durch die Vielzahl der Veränderungen verliert das alternde Gehirn an Plastizität, und seine Regenerationsfähigkeit verringert sich. Gleichzeitig steigt bei operativen Eingriffen die allgemeine Komplikationsrate durch kardiovaskuläre, pulmonale und stoffwechselbedingte Störungen. Die allgemeine postoperative Sterblichkeit bei

über 80-jährigen Patienten ist mehr als doppelt so groß wie unter den 65- bis 69-Jährigen (Finlayson u. Birkmeyer 2001).

Vor dem Hintergrund des erhöhten Operationsrisikos sollten neurochirurgische Eingriffe am älteren Menschen vor allem zwei wichtige Ansprüche erfüllen: die Überlebenszeit zu verlängern und die Lebensqualität zu verbessern. Letzteres kann auch durch eine Verringerung der pflegerischen Abhängigkeit erreicht werden.

Intrakranielle Blutungen

Zu den häufigsten neurochirurgischen Krankheitsentitäten im hohen Lebensalter zählen die intrakraniellen Blutungen, auf die im Folgenden näher eingegangen wird. Insbesondere die akuten und die chronischen subduralen Hämatome als auch die intrazerebralen und die Subarachnoidalblutungen treten aufgrund der häufigen Komorbiditäten oft erst im forgeschrittenen Lebensalter auf.

Akutes Subduralhämatom

Siehe dazu auch Kapitel 5.4.

Schon leichte Traumata können beim alten Menschen ein akutes subdurales Hämatom (aSDH) auslösen. Durch die Atrophie des Gehirns stehen die Brückenvenen vermehrt unter Spannung, sodass sie schon bei leichten Scherbewegungen zwischen Dura und Arachnoidea einreißen können. Zugrunde liegen meist Stürze in der Wohnung oder Unfälle im Straßenverkehr, oft unter Alkoholeinfluss.

Als **Risikofaktoren** gelten neben dem Alter eine chronische Alkoholkrankheit sowie Stoffwechsel- und Gefäßerkrankungen. Auch das Risiko, an einem aSDH zu versterben, ist im Alter wesentlich höher: So liegt die Letalität bei über 80-Jährigen über 80 %, und über 90-Jährige überleben ein aSDH praktisch nicht (Vogt 1996; Wilberger et al. 1991). Entscheidend hierfür sind in erster Linie das zugrunde liegende Trauma und die daraus resultierende zere-

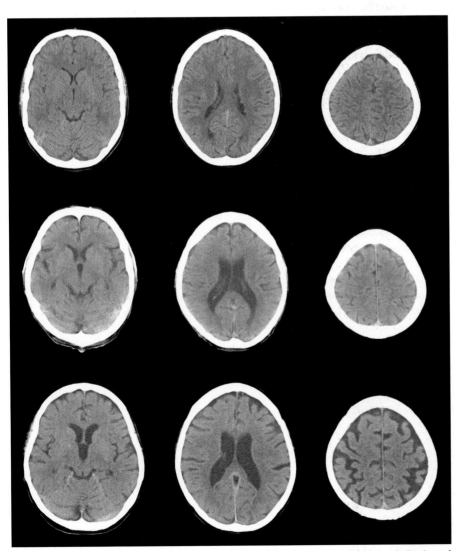

Abb. 14.4-2. CT-Normalbefunde eines 14-Jährigen (oben), eines 50-Jährigen (Mitte) und eines 80-Jährigen (unten). Die inneren und äußeren Liquorräume erweitern sich mit zunehmendem Alter deutlich.

brale Läsion. Die Blutung selbst gewinnt vor allem bei Patienten unter oraler Antikoagulation an Bedeutung: Hier wird die Letalität mit über 90 % angegeben (Greenberg 2001; s. Kap. 6.2). Auch die bei alten Menschen deutlich häufigeren postoperativen Komplikationen (kardial und pulmonal) tragen wesentlich zur erhöhten Sterblichkeit bei.

Insgesamt ist die Sterblichkeit des traumatischen aSDH in den letzten Jahrzehnten kaum gesunken (Wilberger et al. 1991). Verbessert wurden die frühzeitige Intubation in der präklinischen Phase, ggf. mit moderater Hyperventilation, Kreislaufstabilisierung, einer effektive Kontrolle des intrakraniellen Drucks und raschem Transport in eine neurochirurgische Klinik entscheidend bei.

Die Prognose der Überlebenden wird in erster Linie durch den initialen Bewusstseinszustand sowie die Summe und Schwere der Begleiterkrankungen beeinflusst. Wichtige Faktoren für eine **gute Prognose** sind:

- optimale präklinische Versorgung mit frühzeitiger Intubation und Beatmung bei Bewusstlosigkeit und Kreislaufstabilisierung
- schnellstmöglicher Transport in eine neurochirurgische Klinik
- operative Versorgung innerhalb 4 Stunden nach Trauma
- geringe Komorbidität und Komedikation

Der initiale **Glasgow Coma Score** (GCS) bei über 70- bis 75-Jährigen, die nach einer Operation auf Dauer nicht überlebten, variiert in der Literatur zwischen 5 und 11 (Cagetti et al. 1992; Pospiech et al. 1993).

Dementsprechend schwankten in der Vergangenheit auch die Empfehlungen, bei welchem klinischen Zustand in welchem Alter noch eine operative Ausräumung des Hämatoms erfolgen sollte. Die Grenzen reichen von jenseits des 70. Lebensjahres mit initial niedrigem GCS (< 7) bis hin zu 75-Jährigen mit einem GCS von 5 bei Aufnahme. Eigene Daten zeigen keine gute Erholung mehr bei einem GCS von unter 8 (Hernesniemi 1979; Jamjoom 1992; Vogt 1996).

Es zeigt sich, dass die Entscheidung allein anhand des initialen GCS nicht weiterhilft. Orientierend könnte man formulieren, dass man bei allen Patienten bis zum 75. Lebensjahr, die nicht bewusstlos sind, eine Operation erwägen kann. Bei Fehlen von systemischen Vorerkrankungen ist diese Altersgrenze entsprechend der individuellen Verfassung auszudehnen. Für Patienten über 75 Jahren oder mit schlechterem initialen Bewusstseinszustand sind Empfehlungen in der Literatur sehr spärlich. Sie beschränken sich auf eine intensivmedizinische Therapie für 24 h, um bei klinischer Besserung eventuell noch eine Operationsoption zu eröffnen. Wenn in der 8. Dekade nicht innerhalb eines Tages das Bewusstsein wiedererlangt wird, relativieren sich sehr ausgedehnte intensivmedizinische Maßnahmen (Kotwica u. Jakubowski 1992). Frowein und Mitarbeiter haben zeigen können, dass unter diesen Bedingungen die Wahrscheinlichkeit einer kompletten Erholung um das 70. Lebensjahr gegen Null geht und um das 75. Lebensjahr die 5%ige Wahrscheinlichkeit des Überlebens überhaupt (Frowein et al. 1978).

Chronisches Subduralhämatom

Siehe dazu auch Kapitel 5.5.

Das chronische Subduralhämatom (cSDH) ist eine der häufigsten Erkrankungen des höheren Lebensalters mit einem Gipfel in der 8. Lebensdekade (Fogelholm u. Waltimo 1975). Als Ursache findet sich nur bei etwa der Hälfte der Patienten ein Trauma, oft bleibt die Ätiologie unklar.

Pathogenetisch werden ähnlich wie beim akuten Subduralhämatom ein Abscheren der Brückenvenen für die Sickerblutungen verantwortlich gemacht. Als Risikofaktoren für die Entstehung eines cSDH gelten chronische Alkoholkrankheit, herabgesetzte Gerinnung inklusive therapeutischer Antikoagulation, Liquor-Shunts und Stürze.

Durch die atrophiebedingte Erweiterung der Liquorräume hat das Hämatom mehr Raum zur Ausbreitung, bevor es symptomatisch wird. Nicht selten findet sich ein cSDH erst als Zufallsbefund in der Computertomographie.

In der Wahl der operativen Strategie besteht nach wie vor keine definitive Klarheit. Einige Studien zeigen eine leichte Überlegenheit der **Bohrlochtrepanation** mit anschließender **subduraler Drainage** gegenüber alleiniger Bohrlochentlastung oder größerer Trepanation und Membranotomie (Camel 2000; Hubschmann 1980). Insgesamt ist die Letalität gering. Sie ist auf postoperative Komplikationen oder vorbestehende Erkrankungen zurückzuführen. Diese Beobachtung deckt sich mit eigenen Daten an alten Patienten: 17 % der über 85-Jährigen waren schwer

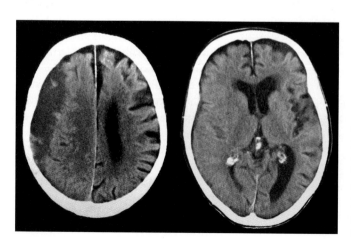

Abb. 14.4-3. Chronisches Subduralhämatom auf der rechten Seite im CT einer 103-jährigen Patientin. Die altersentsprechende Weite der Liquorräume kann die Raumforderung fast vollständig kompensieren, die Mittellinienverlagerung ist gering. Klinisch hatte die Patientin seit 5 Tagen eine zunehmende, proximal betonte Schwäche im linken Arm verspürt. Sie hatte sich bis dahin noch weitestgehend selbst versorgen können. Nach Entlastung über eine Bohrlochtrepanation und subduraler Drainage konnte sie in deutlich gebessertem Zustand nach Hause entlassen werden.

invalid, 8 % verstarben postoperativ. Letale Verläufe waren auch hier auf Vorerkrankungen (Neoplasien, kardiale Insuffizienz) zurückzuführen. Aber drei Viertel der Patienten erholten sich gut, sodass unter Umständen durch eine Bohrlochtrepanation bis in höchste Lebensalter prinzipiell auch eine Verbesserung der Lebensqualität erreicht werden kann (Abb. 14.4-3).

Eine **Altersgrenze** für die Operation eines cSDH lässt sich nicht ableiten. Der älteste Patient, der an unserer Klinik an einem cSDH operiert wurde, war 103 Jahre alt (s. Abb. 14.4-3). Der Zufallsbefund cSDH im zerebralen Computertomogramm ohne Symptomatik stellt keine Operationsindikation dar. Die Indikation für einen Eingriff basiert auf fokal-neurologischen Defiziten, Wesensveränderungen oder einer Vigilanzminderung. Bei der Operationsplanung sollte gerade im Hinblick auf operative Komplikationen bei älteren Menschen das am wenigsten invasive Vorgehen gewählt werden. Solange im CT kein Verdacht auf feste Blutkoagel besteht, ist die Bohrlochentlastung der Trepanation gleichwertig oder überlegen. Die Verwendung einer subduralen Drainage verschlechtert das Ergebnis nicht, solange es nicht zur Infektion kommt.

Eine **schlechte Prognose** hingegen wird wahrscheinlicher, wenn der initiale Glasgow Coma Score unter 6 liegt und schwere Vorerkrankungen bestehen.

Symptomatischen Patienten sollte daher in jedem Alter die Möglichkeit einer Operation geboten werden. Besondere Sorgfalt muss der Prophylaxe postoperativer Komplikationen gewidmet werden, insbesondere pulmonaler Infekte.

Intrazerebrale Blutungen

Siehe dazu auch Kapitel 6.1 und 6.2.

Das therapeutische Vorgehen nach intrazerebraler Blutung (ICB) ist nach wie vor umstritten und ein eindeutiger Nutzen auf Morbidität und Letalität durch chirurgische Hämatomausräumung bislang nicht sicher nachgewiesen (Fernandes et al 2000; Hankey u. Hon 1997). Die Bedeutung dieser Erkrankung und mithin der

Entscheidung über die Therapie wird in Zukunft weiter ansteigen.

Die Inzidenz der ICB beträgt weltweit derzeit etwa 10–20/100.000 pro Jahr. Sie steigt mit zunehmendem Alter an und hat einen Gipfel in der 8. Lebensdekade (Giroud et al. 1991). Sie wird sich in den nächsten 50 Jahren voraussichtlich verdoppeln (Qureshi et al. 2001). Die ICB bildet mit 10–15 % unter den Ursachen eines Schlaganfalls die Gruppe mit der höchsten Letalität (62 % innerhalb des 1. Jahres).

Besonders im Alter nimmt die Zahl der **Risikofaktoren** für eine ICB zu. Das sind in erster Linie Hypertonus und Amyloidangiopathie, die aufgrund von chronischen Schädigungen zu Hämorrhagien aus kleinen Gefäßen führen (primäre ICB). Sie bilden mit 78–88 % den Hauptanteil. Die sekundäre ICB entsteht auf der Grundlage von Gefäßmissbildungen (arteriovenösen Malformationen, Aneurysmata, Angiomen, Kavernomen), Tumoren oder Gerinnungsstörungen. Die aneurysmatischen Subarachnoidalblutungen werden in einem eigenen Abschnitt behandelt (s. unten).

Als wichtigste Prädiktoren für den Erholungszustand nach ICB gelten der initiale Bewusstseinszustand (gemessen als GCS), gefolgt vom Volumen des Hämatoms und Vorliegen bzw. Ausmaß einer intraventrikulären Einblutung und konsekutivem Hydrozephalus (Broderick et al. 1993; Karnik et al. 2000; Lisk et al. 1994; Qureshi et al. 2001; Tuhrim et al. 1999). Höheres Patientenalter wird nicht einheitlich mit schlechterem Ergebnis assoziiert.

Für Untergruppen der Patienten mit ICB lassen sich sowohl anhand der Literaturmitteilungen als auch aufgrund eigener Daten folgende Tendenzen formulieren (Karnik et al. 2000; Vogt 1996):
- Jenseits des 80. Lebensjahres versterben fast alle Patienten mit einer ICB, wenn man sie operiert – in der Regel, ohne das Bewusstsein wiedererlangt zu haben.
- In der 7. Lebensdekade erholten sich gut 4 % dieser Patienten mit leichteren Behinderungen, ein Drittel verstarb.

Die **Bedeutung des Alters** mag auf mehreren Faktoren beruhen:
- Jüngere Patienten werden tendenziell schneller hospitalisiert (Lisk et al. 1994), was eine zeitnahe Überwachung

und mithin raschere Therapie ermöglicht.
- Die Entscheidung für intensive lebensrettende Maßnahmen könnte bei älteren Patienten zurückhaltender gefällt werden.
- Die perioperative Letalität ist im Alter besonders durch Begleiterkrankungen hoch.

Zur Postulierung einer generellen Altersgrenze für eine operative Versorgung der ICB ist die Studienlage bislang nicht einheitlich. Die Gruppe um Lisk entwickelten dazu zwei Modelle, mit deren Hilfe die Wahrscheinlichkeit für einen guten oder schlechten Erholungszustand als Kriterium für eine Operationsindikation bestimmt werden soll (Lisk et al. 1994). Die arithmetische Komplexität dieser Modelle macht sie im Klinikalltag jedoch nicht praktikabel.

Eine klinisch leichter anwendbare **Sechs-Punkte-Skala**, analog zu anderen bestehenden Rating-Skalen, zeigt Tabelle 14.4-1. Dieser ICB-Score diente zur Stratifizierung der 30-Tage-Letalitätsrate von 152 Patienten mit ICB bei Aufnahme und beinhaltet fünf Parameter (Hemphill et al. 2001). Größten Einfluss auf die Sterblichkeit hatte der initiale Glasgow Coma Score. Danach folgten gleichgewichtet das Volumen des Hämatoms, das Vorliegen einer intraventrikulären Blutung, ein infratentorieller Ursprung und Alter über 80 Jahre. Ohne Einfluss auf den Verlauf waren Geschlecht, Lokalisation und zugrunde liegende Ursache der Blutung sowie chirurgische Hämatomausräumung oder externe Liquorableitung.

Dem ICB-Score folgend steigt die 30-Tage-Letalität von 0 % (ICB-Score 0) auf 100 % (ICB-Score = 5). Diese Einteilung dichotomisiert die Patienten in jene, die 30 Tage nach Ereignis noch leben oder nicht. Sie lässt den Grad der Behinderung und die verbleibende Lebensqualität außer Acht. Der ICB-Score ist jedoch leicht zu handhaben und kann bei Patienten über 80 Jahren mit zur Entscheidung über die Behandlung beitragen; insbesondere in dem Sinne, dass ältere Patienten nicht von vornherein auf Grund ihres hohen Alters von einer chirurgischen Behandlung ausgeschlossen werden.

Auch wenn in mehreren Studien die Überlebensrate der Patienten jenseits der

Tab. 14.4-1. Sechs-Punkte-Skala zur Prognoseeinschätzung bei intrazerebraler Blutung (nach Hemphill et al. 2001). Der Punktwert (ICB-Score) wird summiert aus:

- Bewusstseinslage: spezielle Gruppierung von Werten der GCS = Glasgow Coma Score bei Aufnahme oder nach Reanimation
- Patientenalter (dies- oder jenseits des 80. Lebensjahres)
- Ventrikelbeteiligung der Blutung
- Blutungslokalisation infra- oder supratentoriell
- Blutungsvolumen an Hand des initialen CTs nach der Formel A x B x C : 2, wobei
  - A = größter Längsdurchmesser des Hämatoms in der axialen CT-Schicht
  - B = größter Durchmesser 90° zu A in dieser CT-Schicht
  - C = Höhenausdehnung anhand der Anzahl der hämatomtragenden Schichten in jeweiliger Schichtdicke

Komponente	Score
GCS	
3–4	2
5–12	1
13–15	0
Intraventrikuläre Blutung	
Ja	1
Nein	0
Infratentorieller Ursprung	
Ja	1
Nein	0
Alter [Jahre]	
> 80	1
< 80	0
ICB-Volumen [cm³]	
> 30	1
< 30	0

8. Lebensdekade gegen Null geht, ist die sorgfältige Beurteilung des Einzelfalles dennoch Pflicht, um alle sinnvollen Maßnahmen auch bei alten Menschen durchführen zu können.

Subarachnoidalblutung

Jährlich erleiden etwa 10 von 100.000 Menschen in Deutschland eine spontane Subarachnoidalblutung (SAB). In der Framingham-Studie stieg die Inzidenz mit zunehmendem Alter auf 78/100.000 unter den 70 bis 88-Jährigen (Sacco et al 1984). Frauen sind in diesem Alter vier- bis fünfmal häufiger betroffen als Männer. Die Gesamtsterblichkeit beträgt etwa 45 %. Jeder zehnte Patient verstirbt, bevor er das Krankenhaus erreicht. Initial bewusstlose Patienten haben die höchste Letalität (etwa drei Viertel).

Nach erfolgreicher Operation des Aneurysmas (Clipping) verbleiben bei etwa zwei Drittel der überlebenden Patienten neurologische Defizite (Kap. 6.3).

Höheres Alter ist neben der gleichzeitig steigenden Prävalenz von kardiovaskulären Erkrankungen und Bluthochdruck auch per se ein Riskofaktor, eine SAB zu erleiden.

Neben dem initialen **Bewusstseinszustand** (Graduierung nach GCS, WFNS, Hunt u. Hess, s. Kap. 6.3) und dem **Ausmaß** der Blutung (skaliert am Fisher-Grad im CT, s. Kap. 6.3) ist das Alter ein Faktor mit großem Einfluss auf den Krankheitsverlauf. In einer prospektiven Studie in Nordamerika wurde der Einfluss des Alters als unabhängiger Prädiktor für das Befinden an 906 Patienten untersucht (Lanzino et al. 1996). Das Alter war demnach deutlich mit dem Grad der Bewusstseinstrübung bei Aufnahme assoziiert. 12 % der jüngeren Patienten (< 40 Jahren) waren initial schläfrig oder bewusstlos, aber 27 % der über 70-Jährigen. Mit dem Alter nimmt das Ausmaß der Blutung zu: Einerseits liegen vermehrt subarachnoidale Blutkoagel vor, andererseits kommt es gehäuft zu intrazerebralen Blutungen und Einbruch in das Ventrikelsystem.

Postoperativ treten **Nachblutungen** und **symptomatische Vasospasmen** häufiger auf und führen bei alten Menschen eher zu bleibenden neurologischen Defiziten. Gelegentlich reflektiert der transkranielle Doppler-Status nicht das Ausmaß der zerebrovaskulären Kompromittierung (Laumer et al. 1993; Vora et al. 1999). Neben einem insgesamt abnehmenden zerebralen Blutfluss sinkt auch die Reaktivität der Gefäße im Alter, um durch Autoregulation die Perfusion konstant zu halten. Dadurch ist das alternde Gehirn besonders anfällig für Ischämien auf dem Boden eines Vasospasmus. Auch die Inzidenz des chronischen Hydrozephalus steigt nach einer SAB mit dem Alter von 31 % bei unter 60-Jährigen auf 55 % bei über 70-Jährigen an (Yoshioka et al. 2000).

In den 1960er-Jahren betrug die Letalität der SAB bei Patienten zwischen 60 und 70 Jahren noch 44 %. Deswegen wurde vereinzelt gefordert, dass über 60-jährige Patienten nicht mehr operiert werden sollten. Bis heute hat sich das Ergebnis nicht zuletzt durch verfeinerte Techniken verbessert (Mikroneurochirurgie, interventionelle Neuroradiologie): Bei über 70-jährigen Patienten konnte eine gute Erholung mit lediglich leichter Behinderung bei drei Viertel der Patienten durch eine rasche Operation erzielt werden. Der Eingriff musste innerhalb von 72 h nach SAB erfolgen (Fridriksson et al. 1995). Im Vergleich waren die Ergebnisse jener, die allein aufgrund ihres Alters nicht operiert wurden, katastrophal: nach einem Jahr hatten mehr als 75 % der über 70-jährigen Patienten schwere neurologische Defizite oder waren verstorben, hiervon mehr als die Hälfte allein innerhalb der ersten drei Monate nach SAB.

Bei einem Schweregrad I bis III nach Hunt und Hess sind die Chancen auf einen guten Erholungszustand durch eine operative Therapie bis etwa zum 75. Lebensjahr mit denen junger Patienten vergleichbar. Liegen keine systemischen Erkrankungen vor, die das Operationsrisiko erhöhen, kann keine Altersgrenze für die chirurgische Ausschaltung eines intrakraniellen Aneurysmas gezogen werden. Höhergradige SABs (Grad IV und V nach Hunt u. Hess) sollten bei älteren Patienten dagegen nur ausnahmsweise operiert werden. Bewusstlose Patienten haben deutlich schlechtere Überlebenschancen. Man wird jedoch niemandem allein auf Grund seines Alters eine Operation verwehren.

Besondere Sorgfalt erfordern die postoperative Überwachung und Therapie von Komplikationen kardiovaskulärer, pulmonaler oder renaler Genese. Insbesondere bei Ausbildung eines Hydrozephalus profitieren ältere Patienten von einer frühestmöglichen Liquorableitung (Yoshioka et al. 2000).

Intrakranielle Tumoren

Siehe dazu auch Kapitel 7.1.

Die größte „Gruppe" der intrakraniellen Tumoren im höheren Lebensalter bilden mit jeweils etwa 35 % die Meningeome und Gliome, unter Letzteren am häufigsten Glioblastome, seltener Astrozytome und Oligodendrogliome. Es folgen Hirnmetastasen extrakranieller Tumoren (ca. 25 %). Hypophysenadenome und Neurinome sind im Alter weniger stark vertreten (Schirmer 1990). Ependymome, Plexuspapillome und Pinealome als weitere Vertreter der neuroepithelialen Tumore kommen im höheren Alter äußerst selten vor.

Meningeome

Siehe dazu auch Kapitel 7.7.

Sektionsergebnisse zeigen, dass die Häufigkeit der Meningeome mit zunehmendem Alter wächst und jenseits des 80. Lebensjahres am größten ist. Die Zahl der operierten Meningeome hat dagegen einen Gipfel um das 75. Lebensjahr. Zum einen könnte dafür verantwortlich sein, dass wegen der verringerten allgemeinen Operationsfähigkeit weniger alte Patienten operiert werden. Wahrscheinlich ist auch, dass das ältere, atrophische Gehirn einen langsam wachsenden Tumor besser „toleriert" und erst spät Symptome auftreten. Außerdem können Zeichen wie Wesensveränderung, Verlangsamung, Gedächtnisschwäche und Stimmungslabilität vom Patienten und seinem Umfeld als „normale" Alterserscheinung fehlinterpretiert werden, zumal sie sich nur langsam entwickeln.

Die **Prognose** des Meningeoms nach Operation ist unter eigenen Patienten jenseits des 60. Lebensjahres gut, 70 % zeigen eine gute Erholung, nur 12 % verstarben, bedingt durch typische neurochirurgische Komplikationen des höheren Alters wie Lungenembolie und Pneumonie etc. (Vogt 1996).

Die Letalität wurde außerdem von der Tumorgröße beeinflusst: 30 % der Patienten mit Meningeomen unter 6 cm Durchmesser verstarben, bei einem Durchmesser über 6 cm verstarb etwa die Hälfte. Hirntumorpatienten jenseits des 70. Lebensjahres, die bei Klinikaufnahme bewusstlos sind, versterben mit hoher Wahrscheinlichkeit (Arienta et al. 1990). Das Alter allein ist von geringerer prädiktiver Bedeutung (Nishizaki et al. 1994).

> Da gutartige Raumforderungen in Abhängigkeit ihrer Wachstumstendenz im Alter häufiger asymptomatisch bleiben, ist es ausreichend, Meningeome zunächst zu kontrollieren.

Als **Kriterien für ein geringes Wachstum** können Kalzifizierung in der Computertomographie, ein Tumordurchmesser unter 30 mm und Hypointensität im T2-gewichteten MRT-Bild gelten (Niiro et al. 2000). Eine sorgfältige neurologische Beobachtung mit bildgebenden Kontrolluntersuchungen innerhalb von 6 Monaten ist hier oft ausreichend.

Bei Ausbleiben von Symptomen oder einer Größenzunahme im CT reichen anschließend auch Kontrollintervalle von 12 bis 18 Monaten aus. Auch die Lokalisation des Tumors muss in die Bewertung der Operationsindikation einbezogen werden. Droht etwa ein Verschlusshydrozephalus, ist auch bei sonst fehlender Symptomatik eine Resektion angezeigt.

Sind die Patienten aufgrund ihres Meningeoms symptomatisch, sollten sie auch im höheren Alter für eine Operation in Betracht kommen, solange keine systemischen Erkrankungen das Risiko gravierend erhöhen.

Glioblastome

Siehe dazu auch Kapitel 7.1.

Das Astrozytom Grad IV nach WHO (Syn. Glioblastom) ist neben Meningeomen und Hirnmetastasen einer der **häufigsten intrakraniellen Tumoren** des alten Menschen. Astrozytome der Grade I bis III nach WHO sind im Alter jenseits der 8. Dekade selten. Generell korreliert jüngeres Alter mit einer längeren Überlebenszeit beim Glioblastom (Salcman et al. 1994; Vogt 1996). Bei älteren Patienten fehlt meist die Option einer adjuvanten Chemotherapie oder Rezidivoperation. Einer Untersuchung von Devaux et al. zufolge liegt die mediane Überlebenszeit bei Diagnosestellung eines Astrozytoms Grad IV nach dem 60. Lebensjahr bei 16 Wochen (Devaux et al. 1993). An eigenen Patienten fanden wir eine mittlere Überlebenszeit von 4,5 Monaten jenseits des 70. Lebensjahres. Über 80-jährige Patienten verstarben im Mittel innerhalb von 6 Wochen, ohne dass sich ihr klinisch-neurologischer Zustand durch die Operation bessern ließ.

Bis zum 70. Lebensjahr profitieren die Patienten in der Hälfte der Fälle durch eine gute postoperative Erholung von einer Resektion und anschließender Radiatio. Zwei Drittel der Patienten konnten subjektiv weitgehend beschwerdefrei nach Hause entlassen werden (Vogt 1996).

Bis in die 8. Lebensdekade kann durch eine Tumorentfernung bei der Mehrheit der Patienten eine deutliche Besserung vor allem der Lebensqualität erzielt werden. Vereinzelt profitieren Patienten ebenfalls von einer Rezidivoperation.

Jenseits der 8. Dekade finden sich nur sehr wenige Argumente für die operative Behandlung eines Patienten mit Glioblastom, infolge der sehr kurzen Überlebenszeiten.

Hirnmetastasen

Siehe dazu auch Kapitel 7.8.

Die drittgrößte zur Diagnostik kommende Gruppe der Hirntumoren im Alter sind Metastasen extrakranieller Primärgeschwulste. Die absolute Häufigkeit ist unbekannt, da nicht alle Filiae symptomatisch werden oder wegen der infausten Prognose der Grunderkrankung nicht zur Operation kommen. Die häufigsten Primärtumoren sind in Tabelle 14.4-2 dargestellt.

Die **Prognose** ist im Wesentlichen abhängig von der Lage der Metastase und der Prognose des Primärleidens und kann daher nicht allgemein angegeben werden. Tendenziell zeigt sich jedoch ein relativ gutes Ergebnis (60 %) bei den unter 70-Jährigen, die im Mittel eine postoperative Überlebenszeit von 6 Monaten haben (Schneider 1990). Bis zu diesem Alter kann die operative Entfernung einer solitären Hirnmetastase also durchaus von Nutzen für die Patienten sein. Allerdings wird die Bezeichnung „solitär" mit uneinheitlichem Bezug gebraucht (ob nur intrakraniell solitär oder auch bezüglich des

Tab. 14.4-2. Relative Häufigkeit der Primärtumoren beim Erwachsenen mit zerebralen Solitärmetastasen

Primärtumor	Häufigkeit [%]
Bronchialkarzinom	40
Mammakarzinom	20
Malignes Melanom	10–15
Tumoren des Urogenitaltraktes	5
Gastrointestinale Tumoren	5
Gynäkologische Tumoren	5
Unbekannt	10–15

übrigen Körpers). Insbesondere bei unbekanntem Primärtumor könnte zumindest die stereotaktisch geführte Gewebeprobenentnahme Aufschluss über den Primärtumor und sich eventuell ergebender Therapiemaßnahmen ergeben.

In der 8. Dekade wird die Indikation zur Operation vorsichtig gestellt. Auch wenn Multimorbidität keine prinzipielle Kontraindikation zur Operation darstellt, wird bei einer erwarteten mittleren Überlebenszeit von 3 Monaten nur bei sonst gutem Allgemeinzustand und günstig lokalisierten Solitärmetastasen eine Resektion in Betracht gezogen. Palliative Maßnahmen, Bestrahlung, Steroidtherapie etc. werden dem Einzelfall angepasst.

Patienten jenseits des 80. Lebensjahres versterben in der Regel so schnell, dass sie von einer Operation kaum noch profitieren.

Spinale Erkrankungen

Siehe dazu auch die Kapitel 8.3 und 10.

Im höheren Lebensalter sind **degenerative Erkrankungen der Wirbelsäule** weit verbreitet. Die Indikation für eine neurochirurgische Intervention stellt sich jedoch nur, wenn neuronale Strukturen komprimiert werden. Im Vergleich zu jüngeren Altersgruppen treten diese Fälle deutlich in den Hintergrund (Marguth u. Schmiedek 1990). Bandscheibenvorfälle etwa finden sich wesentlich seltener. Bei akuter Kompression von Rückenmark oder Nervenwurzeln kann durch operative Entlastung ein ähnlich gutes Ergebnis wie bei jungen Patienten erzielt werden (Marguth u. Schmiedek 1990). Auch Spinalkanalstenosen können bis ins hohe Alter mit gutem Ergebnis operativ entlastet werden. Allerdings sind die Ergebnisse bei degenerativer knöcherner Enge und insbesondere bei zervikaler Myelopathie weniger gut.

Für die operative Therpie von spinalen **Meningeomen** und **Neurinomen** gilt praktisch keine Altersgrenze. Die rechtzeitig nach Beschwerdebeginn durchgeführte Operation kann schwere neurologische Defizite verhindern und lässt gute Heilungschancen erwarten.

Bei spinalen **Metastasen** hingegen ist die Aussage nicht allgemein zu treffen, wann und in welchem Umfang Absiedlungen operativ behandelt werden sollten. Insbesondere bei knöcherner Aussaat ist die Strahlentherapie gerade hinsichtlich des rein palliativen Charakters oft der Chirurgie überlegen.

Zusammenfassung

Bei allen neurochirurgischen Erkrankungen ist das Alter ein wichtiger Prädiktor für den Erholungszustand. Hohes Lebensalter beeinflusst sowohl direkt, durch erhöhte Anfälligkeit oder verringerte Regenerationsfähigkeit des Gehirns, als auch indirekt, durch häufigere Begleiterkrankungen und erhöhte Komplikationsraten, den Verlauf der Krankheit und der Rekonvaleszenz bzw. Rehabilitation. Alter allein ist aber nicht maßgeblich für die Entscheidung über eine Operation. Auch die Narkose zeigt bei sorgfältiger Durchführung kein erhöhtes Risiko im Alter. Dieses wird vielmehr durch kardiale, pulmonale oder metabolische Vorerkrankungen bestimmt.

Das optimale interdisziplinäre Patientenmanagement, sowohl in der Vorbereitungsphase als auch postoperativ, ist daher Voraussetzung zur erfolgreichen Durchführung von neurochirurgischen Eingriffen im hohen Alter. Bei einem stetig steigenden Anteil älterer Menschen in unserer Bevölkerung wird der Arzt immer häufiger vor die Frage gestellt, welches Maß an Therapie adäquat ist. Die Kenntnis von Morbidität und Letalität der einzelnen Erkrankungen im Alter ermöglicht eine differenzierte Einschätzung und Therapieentscheidung, um Patienten in jedem Alter gerecht zu werden.

Literatur

Arienta C, Caroli M, Crotti F et al. (1990) Treatment of intracranial meningiomas in patients over 70 years old. Acta Neurochir (Wien) 107: 47–55.

Broderick JP, Brott TG, Duldner JE et al. (1993) Volume of intracerebral hemorrhage. A powerful and easy-to-use predictor of 30-day mortality. Stroke 24: 987–93.

Cagetti B, Cossu M, Pau A et al. (1992) The outcome from acute subdural and epidural intracranial haematomas in very elderly patients. Br J Neurosurg 6: 227–31.

Camel M (2000) Twist-drill craniostomy for the treatment of chronic subdural hematoma. Neurosurg Clin N Am 11: 515–8.

Devaux BC, O'Fallon JR, Kelly PJ (1993) Resection, biopsy, and survival in malignant glial neoplasms. A retrospective study of clinical parameters, therapy, and outcome. J Neurosurg 78: 767–75.

Fernandes HM, Gregson B, Siddique S et al. (2000) Surgery in intracerebral hemorrhage. The uncertainty continues. Stroke 31: 2511–6.

Finlayson EV, Birkmeyer JD (2001) Operative mortality with elective surgery in older adults. Eff Clin Pract 4: 172–7.

Fogelholm R, Waltimo O (1975) Epidemiology of chronic subdural haematoma. Acta Neurochir (Wien) 32: 247–50.

Fridriksson SM, Hillman J, Saveland H et al. (1995) Intracranial aneurysm surgery in the 8th and 9th decades of life: impact on population-based management outcome. Neurosurgery 37: 627–31.

Frowein RA, Steinmann HW, Auf der Haar K et al. (1978) Limits to classification and prognosis of severe head injury. In: Frowein RA, Wilcke O, Karimi-Nejad A et al. (eds) Advances in Neurosurgery, Vol 5. Berlin: Springer; 16–26.

Giroud M, Gras P, Chadan N et al. (1991) Cerebral haemorrhage in a French prospective population study. J Neurol Neurosurg Psychiatry 54: 595–8.

Graham DI (2000) Aging and the brain. In: Crockard E, Hayward R, Hoff JT (eds) Neurosurgery – The Scientific Basis of Clinical Practice, chapter 3. 3rd ed. Oxford: Blackwell Science; 380–92.

Greenberg MS (ed) (2001) Handbook of Neurosurgery. 5th ed. New York: Thieme.

Hankey GJ, Hon C (1997) Surgery for primary intracerebral hemorrhage: is it safe and effective? A systematic review of case series and randomized trials. Stroke 28: 2126–32.

Hemphill JC 3rd, Bonovich DC, Besmertis L et al. (2001) The ICH score: a simple, reliable grading scale for intracerebral hemorrhage. Stroke 32: 891–7.

Hernesniemi J (1979) Outcome following head injuries in the aged. Acta Neurochir (Wien) 49: 67–79.

Hubschmann OR (1980) Twist drill craniostomy in the treatment of chronic and subacute subdural hematomas in severely ill and elderly patients. Neurosurgery 6: 233–6.

Jamjoom A (1992) Justification for evacuating acute subdural haematomas in patients above the age of 75 years. Injury 23: 518–20.

Karnik R, Valentin A, Ammerer HP et al. (2000) Outcome in patients with intracerebral hemorrhage: predictors of survival. Wien Klin Wochenschr 112: 169–73.

Kotwica Z, Jakubowski JK (1992) Acute head injuries in the elderly. An analysis of 136 consecutive patients. Acta Neurochir (Wien) 118: 98–102.

Lanzino G, Kassell NF, Germanson TP et al. (1996) Age and outcome after aneurysmal subarachnoid hemorrhage: why do older patients fare worse? J Neurosurg 85: 410–8.

Laumer R, Steinmeier R, Gonner F et al. (1993) Cerebral hemodynamics in subarachnoid hemorrhage evaluated by transcranial Doppler sonography. Part 1. Reliability of flow velocities in clinical management. Neurosurgery 33: 1–8.

Lisk DR, Pasteur W, Rhoades H et al. (1994) Early presentation of hemispheric intracerebral hemorrhage: prediction of outcome and guidelines for treatment allocation. Neurology 44: 133–9.

Marguth F, Schmiedek P (1990) Neurochirurgie im höheren Lebensalter – allgemeine Einführung. In: Platt D (Hrsg) Handbuch der Gerontologie, Bd 4/1, Kap. 2. Stuttgart: G. Fischer; 119–281.

Moskopp D (2204) Neurochirurgie im Alter. In: Raem AM, Fenger H, Kolb GF et al. (Hrsg) Handbuch Geriatrie. Teil 2, C, VIII. Düsseldorf: Deutsche Krankenhaus Verlagsgesellschaft.

Niiro M, Yatsushiro K, Nakamura K et al. (2000) Natural history of elderly patients with asymptomatic meningiomas. J Neurol Neurosurg Psychiatry 68: 25–8.

Nishizaki T, Kamiryo T, Fujisawa H et al. (1994) Prognostic implications of meningiomas in the elderly (over 70 years old) in the era of magnetic resonance imaging. Acta Neurochir (Wien) 126: 59–62.

Pospiech J, Kalff R, Herwegen H (1993) Prognostische Faktoren bei akuten traumatischen Epi- und Subduralhämatomen. Aktuelle Traumatol 23: 1–6

Qureshi AI, Tuhrim S, Broderick JP et al. (2001) Spontaneous intracerebral hemorrhage. N Engl J Med 344: 1450–60.

Sacco RL, Wolf PA, Bharucha NE et al. (1984) Subarachnoid and intracerebral hemorrhage: natural history, prognosis, and precursive factors in the Framingham Study. Neurology 34: 847–54.

Salcman M, Scholtz H, Kaplan RS et al. (1994) Long-term survival in patients with malignant astrocytoma. Neurosurgery 34: 213–9.

Schirmer M (1990) Neurochirurgie im höheren Lebensalter – allgemeine Einführung. In: Platt D (Hrsg) Handbuch der Gerontologie, Kap. 2. Stuttgart: G. Fischer. 119–281.

Schneider T (1990) Operation for brain metastases in the elderly patient. Klin Wochenschr 68: 576–80.

Statistisches Bundesamt (2003) Bevölkerung Deutschlands bis 2050 – 10. koordinierte Bevölkerungsberechnung. http://www.destatis.de/presse/deutsch/pk/2003/Bevoelkerung_2050.pdf (Zugriff am 27.06.2004).

Tuhrim S, Horowitz DR, Sacher M et al. (1999) Volume of ventricular blood is an important determinant of outcome in supratentorial intracerebral hemorrhage. Crit Care Med 27: 617–21.

Vogt RA (1996) Neurochirurgie im höheren Lebensalter. Berlin: Dissertation Medizinische Fakultät.

Vora YY, Suarez-Almazor M, Steinke DE, et al (1999) Role of transcranial Doppler monitoring in the diagnosis of cerebral vasospasm after subarachnoid hemorrhage. Neurosurgery 44: 1237–47.

Wilberger JE, Jr., Harris M, Diamond DL (1991) Acute subdural hematoma: morbidity, mortality, and operative timing. J Neurosurg 74: 212–8.

Yoshioka H, Inagawa T, Tokuda Y et al. (2000) Chronic hydrocephalus in elderly patients following subarachnoid hemorrhage. Surg Neurol 53: 119–24.

15 Neurochirurgische Rehabilitation

Dorothea Osenberg, Werner Ischebeck

Inhalt

Definition und Geschichte

Das Wesen jeglicher Rehabilitation besteht in der Anwendung geeigneter Maßnahmen, um für und mit dem (neurochirurgischen) Patienten ein größtmögliches Ausmaß an physischer und psychischer Unabhängigkeit zu erzielen.

Ursprünglich wurde mit „Rehabilitation" die Wiederherstellung der Rechte eines zisterziensischen Ordensmitgliedes (15. Jhdt.) bezeichnet. Der Begriff hat sich seither gewandelt. Das lateinische „habilis" bedeutet „tauglich" oder „geeignet". Historisch standen zunächst orthopädische und ophthalmologische Prothesen im Vordergrund (Ägypten: um 3000 v. Chr.; Indien: um 2000 v. Chr.). Später kam die Versorgung von Kriegsverletzten hinzu. Der „Preußische Landesverband für die Krüppelvorsorge", 1913 gegründet, war zunächst orthopädisch ausgerichtet.

Ab 1914 schritt die Entwicklung der neurologischen und neurochirurgischen Rehabilitation fort. Infolge kriegsbedingter Kopfschussverletzungen wurden die Möglichkeiten einer gezielten Behandlung und adäquaten Nachsorge hirnverletzter Soldaten in Deutschland und Österreich vorangetrieben. In speziellen Einrichtungen zur Hirnverletztenrehabilitation (Frankfurt, Köln, München, Berlin, Wien und Graz), die primär wie Schul- und Werkstattbetriebe eingerichtet waren, wurden erste neurologische Rehabilitationsbehandlungen der Kriegsversehrten unter stationären Bedingungen durchgeführt.

In diesem Zusammenhang ist der Name des Neuroanatomen **Kurt Goldstein** (1878–1965) zu nennen, der durch seine „organismische Theorie" auch in der Gestaltpsychologie wegweisend war. Goldstein leitete ab 1917 in der „Villa Sommerhoff" in Frankfurt ein Lazarett für hirnverletzte Soldaten. Nach Goldsteins Wunsch durfte niemand aus der Rehabilitationsmaßnahme entlassen werden, ohne dass über seine Berufsfähigkeit entschieden war und ohne dass die Fürsorge sich um ihn kümmerte.

Otfrid Foersters (1873–1941) umfangreiche Kenntnisse peripherer und zentraler motorischer Läsionen führte zur Entwicklung eines richtungweisenden Behandlungskonzeptes, das bis heute nicht an Bedeutung verloren hat.

Wilhelm Tönnis (1898–1978) entwickelte während des 2. Weltkrieges das frührehabilitative Konzept einer multiprofessionellen Behandlungsstrategie. Hirnverletzte Soldaten wurden demnach möglichst früh postoperativ zu einer Weiterbehandlung durch Krankengymnasten, Lehrer, Psychologen und Sprachtherapeuten in spezielle Lazarette überwiesen. Tönnis schrieb später in Zusammenarbeit mit Seiler seine „Erfahrungen in der Versorgung und Nachbehandlung von Schädel-Hirn-Verletzungen des 2. Weltkrieges" nieder (Tönnis u. Seiler 1980).

In Deutschland sind Zugriff und Struktur neurologischer und neurochirurgischer Rehabilitation im Sozialgesetzbuch (SGB X) verankert. Das zugrunde liegende Phasenmodell A bis F (von der Akutbehandlung bis zur zustandserhaltenden

Dauerpflege) wurde in den 1950er-Jahren in den Kliniken Schmieder entwickelt und 1995 von der Bundesarbeitsgemeinschaft für Rehabilitation (BAR) bundesweit eingeführt.

Im Einzelnen versteht man unter den **Rehabilitationsphasen:**

- **A = Akutbehandlung:** Hier handelt es sich um Patienten mit Erkrankungen des zentralen oder peripheren Nervensystems zur Diagnostik und akuten Therapie (Krankenhausbehandlung § 39 SGB V).
- **B = Frührehabilitation:** Behandlungs- bzw. Rehabilitationsphase, in der noch intensivmedizinische Behandlungsmöglichkeiten vorgehalten werden müssen. Diese Phase betrifft bewusstlose oder schwer bewusstseinseingeschränkte Patienten mit in der Regel weiteren schweren neurologischen Störungen, die unfähig zur kooperativen Mitarbeit sind (Krankenhausbehandlung § 39 SGB V). Der Phase B (BAR) entspricht bei gewerblichen Berufsgenossenschaften die Phase 1b (BG).
- **C = postprimäre Rehabilitation:** Innerhalb dieser Phase können die Patienten bereits aktiv in der Therapie mitarbeiten, müssen jedoch noch kurativmedizinisch und mit hohem pflegerischen Aufwand betreut werden. Phase C (BAR) entspricht der Phase 2a (BG).
- **D = Anschlussheilbehandlung (AHB):** Dies ist die Rehabilitationsphase im Anschluss an die postprimäre Rehabilitation und Frühmobilisation mit dem Ziel weitgehender Wiederherstellung und Sicherung der Leistungsfähigkeit im Erwerbsleben.
- **E = nachgehende Rehabilitationsleistungen und berufliche Rehabilitation:** Sie finden unter teilstationären oder ambulanten Bedingungen statt.
- **F = zustandserhaltende Dauerpflege:** Es handelt sich um eine vorrangig pflegerisch-betreuend, unterstützend und zustandserhaltend ausgerichtete Phase mit dem Ziel, Funktionsverluste zu vermeiden. Die Phase F schließt sich bei bleibenden ausgeprägten Fähigkeitsstörungen und Mehrfachbehinderungen mit geringem Rehabilitationspotenzial direkt an die Phasen B und C an. Sie beinhaltet unter anderem Betreuung und Pflege bis zu 24 h täglich unter stationären, teilstationären oder ambulan-

ten Bedingungen. Die Dauer dieser Phase ist grundsätzlich nicht begrenzt.

Rehabilitationsprinzipien und -ziele

Der Weg zum Rehabilitationsziel der Unabhängigkeit ist durch vier Teilschritte gekennzeichnet:

- Restitution
- Kompensation verlorengegangener Fähigkeiten
- Substitution verlorengegangener Fähigkeiten
- Adaptation

Dabei bedeutet **Restitution** grob die Wiederherstellung verlorener Funktionen.

Die **Kompensation** beschreibt die Übernahme irreversibel ausgefallener Funktionen durch alternative Funktionen und Mechanismen. Dieses Phänomen findet sowohl im morphologischen Bereich („Neuroplastizität") als auch im praktisch-funktionellen Bereich (z.B. Rollstuhltraining bei irreversibler funktioneller Gehunfähigkeit) große Bedeutung. Ein wesentlicher Bestandteil rehabilitativer Therapiekonzepte ist somit die Erarbeitung von Strategien zur Bewältigung des alltäglichen Lebens.

Unterstützt wird diese Arbeit in vielen Fällen durch **Substitution** äußerer Faktoren (z.B. Hilfsmittel, Prothesen, Rollstuhl, Kochleaimplantat etc.), um die verbliebene oder kompensatorisch erzielte Funktion maximal nutzen zu können.

Die **Adaptation** bezeichnet die Anpassung der Lebensumstände des Patienten an die neue Situation, die sich aus den jeweils aktuellen oder verbleibenden funktionellen Defiziten ergibt. Sie ist gleichsam der letzte Schritt rehabilitativer Teilkomponenten. Der Grad einer vollzogenen Adaption ist gewissermaßen mit dem rehabilitativen Erholungszustand („Outcome") gleichzusetzen. Er ist unter anderem abhängig von der Quantität und Qualität aller vorgenannten Faktoren (Restitution, Kompensation und Substitution). Bezeichnenderweise wird unser Begriff der „Rehabilitation" im französischen Sprachgebrauch mit „Readaptation" gleichgesetzt – ein Aspekt, der die hohe

Bedeutung des Teilschrittes der Adaptation unterstreicht.

Neurochirurgische Rehabilitation als eigenständige Disziplin

Der besondere Wert einer neurochirurgischen Rehabilitation ergibt sich unter anderem daraus, dass neurochirurgische Erkrankungen sowohl irreversible als auch reversible Schädigungen des zentralen und/oder peripheren Nervensystems zur Folge haben können. Aus diesen Schädigungen erwachsen wiederum Ausfälle unterschiedlichster funktioneller Bereiche (Sprache, Sensomotorik, Kognition etc.) in verschiedener Qualität, Quantität und Kombination. Einfluss nehmen hierauf insbesondere Faktoren wie Art und Lokalisation sowie das Ausmaß der Schädigung. Aber auch Alter der Betroffenen und eventuelle Komorbiditäten (z.B. Diabetes mellitus, arterielle Hypertonie, koronare Herzkrankheit, chronisch obstruktive Lungenerkrankungen etc.) nehmen einen nicht unerheblichen Einfluss auf den Krankheits- und Rehabilitationsverlauf. Weitere Faktoren wie Motivationslage, Primärpersönlichkeit, soziales Umfeld und die persönliche Biographie des Betroffenen sind in ihrer Komplexität wissenschaftlich schwer zu erfassen, müssen aber in der Beurteilung des individuellen Krankheitsverlaufes und der zu erwartenden Prognose ebenfalls berücksichtigt werden.

Problem der Einschätzung einer Prognose neurochirurgischer Erkrankungen. Eine Besonderheit der neurochirurgischen Rehabilitation liegt außerdem darin, dass über die individuelle Prognose und den Reversibilitätsgrad von Funktionsstörungen – im Gegensatz zu anderen Fachdisziplinen – primär kaum präzise Aussagen möglich sind. Erste Hinweise auf Erholungstendenzen ergeben sich aus den Verlaufsentwicklungen: Wie rasch kommt welche Leistung wieder? Weitere Schätzungen zur Prognose sind anhand der

Lokalisation und der Art der Schädigung möglich (fokal oder generalisiert? Hirnstammbeteiligung?). Eine angemessene, computergestützte Schichtbildgebung hilft bei der Prognoseeinschätzung (z. B. MRT zum Ausschluss von Hirnstammläsionen); die apparatetechnischen Daten sollten aber nicht überbewertet werden (s. Kap. 5.1, 5.2).

Neurochirurgische Rehabilitation ist also komplex, ihre professionelle Eigenständigkeit hat ihre Berechtigung.

Indikation zur stationären Rehabilitation

Die Frage der Indikation für eine stationäre neurochirurgische Rehabilitation wird für einen Patienten individuell geklärt. Grundsätzlich kommt für jeden Patienten mit einer neurochirurgischen Erkrankung eine adäquate stationäre Weiterbehandlung in Betracht. Das gilt auch für Patienten mit malignen Hirntumoren und hypoxischen Hirnschädigungen.

Die Indikation zur stationären neurochirurgischen Rehabilitationsbehandlung beinhaltet primär drei wichtige Komponenten (**Drei-Säulen-Konzept**; Abb. 15-1):
- neurochirurgische Grunddiagnose
- unmittelbar oder sekundär hieraus resultierende Symptomatik (Funktions- und Fähigkeitsstörungen)
- Komorbidität, deren Schwere oder Konstellation eine Mitbehandlung erfordert

Das Hauptanliegen der Rehabilitationsbehandlung, nämlich die Wiedereingliederung des Betroffenen in das bisherige soziale und nach Möglichkeit berufliche Umfeld, schließt in besonderem Maße auch die Berücksichtigung der individuellen Lebenssituation und Gesamtpersönlichkeit des Patienten mit ein.

Einen besonderen Aspekt neurologischer Rehabilitation bietet darüber hinaus der Einsatz funktionsverbessernder Operationen (z. B. Implantation von Baclofenpumpen, Kranioplastie, Fazialisplastik, Vitrektomie, Beseitigung heterotoper Ossifikationen; s. unten).

Rehabilitationsfähigkeit

Unter Berücksichtigung von Art und Schwere der Erkrankung werden Rehabilitationsmaßnahmen mit unterschiedlichen Leistungs- und Anforderungsprofilen durchgeführt. Diese richten sich einerseits nach dem Rehabilitationsziel (Pflegeerleichterung, Mobilisation, Verbesserung der Aktivitäten im täglichen Leben = ADL, berufliche Wiedereingliederung etc.), andererseits nach funktionellen Voraussetzungen, die der Patient für eine solche Behandlung mitbringt.

Folgende **Voraussetzungen** sollten für die einzelnen Phasen (A bis F, s. oben) orientierend gegeben sein:
- **A:** Hierzu gehören Patienten mit Erkrankungen aller Schweregrade ohne Einschränkung (Akutbehandlung).
- **B:** Patienten mit Bewusstseinsstörungen und schweren neurologischen Störungen, die noch intensivbehandlungspflichtig, jedoch nicht mehr kontrolliert beatmungspflichtig sind. Kooperations- oder Kommunikationsfähigkeit wird nicht vorausgesetzt.
- **C:** Es handelt sich um überwiegend bewusstseinsklare Patienten, die einfachen Aufforderungen nachkommen können und an mehreren Therapieeinheiten täglich von je etwa 30 min Dauer aktiv teilnehmen können. Vital-vegetative Stabilität und Teilmobilisation (z. B. täglich einige Stunden im Rollstuhl verbringen zu können) werden vorausgesetzt.
- **D:** Die Patienten sollten frühmobilisiert sein, sie sollten sich ohne fremde Hilfe auf Stationsebene bewegen können und Selbstständigkeit bei den Tätig-

keiten des Alltags erlangt haben. Sie sollten für effektive rehabilitative Maßnahmen ausreichend belastbar sein, motiviert und aufgrund ihrer geistigen Aufnahmefähigkeit und psychischen Verfassung in der Lage, aktiv bei der Rehabilitation mitzuarbeiten. Spezielle Pflegeaufgaben können noch erforderlich sein.
- **E:** Hierzu gehören Patienten mit weitgehend stabilisierten Funktionsdefiziten und Behinderungen, Selbstständigkeit im ADL-Bereich und noch vorhandenem Rehabilitationspotenzial (z. B. zur Förderung in einzelnen Teilbereichen).
- **F:** Diese Gruppe umfasst Patienten, die aufgrund ihres funktionellen und/oder mentalen Zustandes auf dauerhaft unterstützende, betreuende und/oder zustandserhaltende Betreuung angewiesen sind.

Patienten mit Einschränkungen des Bewusstseins, mit behandlungsbedürftigen Begleiterkrankungen und/oder mit weitgehender Pflegebedürftigkeit sind durchaus einer Rehabilitationsbehandlung zuzuführen.

Sofern die rehabilitative Einrichtung über (fakultativ) geschlossene Stationsbereiche verfügt, können auch Patienten mit schweren hirnorganischen Psychosyndromen, Orientierungsstörungen und Weglauftendenzen zur rehabilitativen Weiterbehandlung verlegt werden.

Bei Patienten, die sich in der Rehabilitationsphase B befinden, ist vorab eine Verständigung der kooperierenden Kliniken erforderlich, ob der Patient intensivüberwachungspflichtig, insbesondere aber, ob er beatmungspflichtig ist. Nur wenige Rehabilitationskliniken verfügen über kontrollierte (Dauer-)Beatmungsmöglichkeiten.

Bei der **Wahl der Rehabilitationseinrichtung** ist weiterhin zu beachten, dass ein Patient im erwerbsfähigen Alter, der

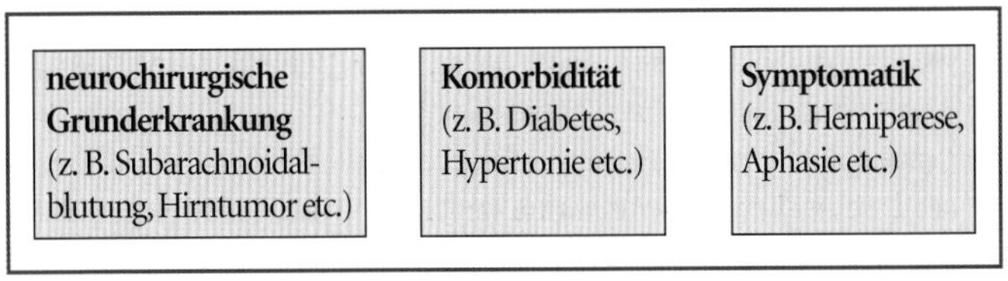

neurochirurgische Grunderkrankung (z. B. Subarachnoidalblutung, Hirntumor etc.)	Komorbidität (z. B. Diabetes, Hypertonie etc.)	Symptomatik (z. B. Hemiparese, Aphasie etc.)

Abb. 15-1. Drei-Säulen-Modell der neurochirurgischen Rehabilitation.

postoperativ bereits die Voraussetzungen zur AHB erfüllt, auch unmittelbar einer ausgewiesenen AHB-Einrichtung zugeführt werden sollte. Krankenkassen übernehmen Kosten nur, wenn bei anderen Trägern keine Ansprüche bestehen. Diese bestehen im Falle vorliegender „AHB-Fähigkeit" (s. oben genannte Kriterien entsprechend der Voraussetzungen für Phase D) beim Rentenversicherungsträger des Patienten mit sofortiger Wirkung.

Antrag auf Rehabilitationsbehandlung

Hält der behandelnde Arzt des Akut-Krankenhauses eine weiterführende neurologische bzw. neurochirurgische Rehabilitation für notwendig, beantragt er diese bei dem zuständigen Kostenträger. Die Zuständigkeit der Rehabilitationsträger richtet sich im Einzelfall nach den für sie geltenden gesetzlichen Vorschriften. Für die Behandlung der Phase B tragen die Länder, die Krankenversicherungen und die Unfallversicherungen, für die Phase C die Krankenversicherungen, Unfallversicherungen und Rentenversicherung die Strukturverantwortung.

Trägerspezifische Rehabilitationsziele: Die Rehabilitation zielt

- in der **Krankenversicherung** darauf, einer drohenden Behinderung oder Pflegebedürftigkeit vorzubeugen, sie nach Eintritt zu beseitigen, zu bessern oder eine Verschlimmerung zu verhüten;
- in der **Rentenversicherung** darauf, den Auswirkungen einer Krankheit oder einer körperlichen, geistigen oder seelischen Behinderung auf die Erwerbsfähigkeit der Versicherten entgegenzuwirken oder sie zu überwinden und dadurch Beeinträchtigungen der Erwerbsfähigkeit der Versicherten oder ihr vorzeitiges Ausscheiden aus dem Erwerbsleben zu verhindern oder sie möglichst dauerhaft in das Erwerbsleben wiedereinzugliedern;
- in der **Unfallversicherung** darauf, den durch den Arbeitsunfall oder die Berufskrankheit verursachten Gesundheitsschaden zu beseitigen oder zu bessern, seine Verschlimmerung zu verhüten und seine Folgen zu mildern, den

Verletzten auch dadurch möglichst auf Dauer beruflich einzugliedern.

Die Zuständigkeit des jeweiligen Kostenträgers orientiert sich demnach am Ziel der Maßnahme. Die jeweiligen Kostenträger halten entsprechende individuelle Antragsformulare bereit. Nach Antragseingang stimmt sich der Kostenträger dann kurzfristig mit der Aufnahmeabteilung der Rehabilitationseinrichtung bezüglich einer Aufnahmeindikation und eines möglichen Aufnahmetermins ab.

Neurochirurgische Frührehabilitation

Diese Rehabilitationsphase richtet sich in erster Linie an Patienten mit **Bewusstseinsstörungen** und/oder weiteren schwersten **Hirnfunktionsstörungen**, die noch intensivbehandlungspflichtig sind. Behandlungsinhalte und -ziele werden im Abschnitt „Inhalte der neurologischen Frührehabilitation" abgehandelt.

Postprimäre Rehabilitation

Patienten der postprimären Behandlungsphase können zumindest einfachen Aufforderungen nachkommen und an Therapieeinheiten aktiv teilnehmen. Sie sind in der Regel noch weitgehend von pflegerischer Hilfe abhängig. Viele Patienten gehen innerhalb einer nur kurzen Behandlungsdauer nahtlos von der Frührehabilitations- in die postprimäre Rehabilitationsphase über (Übergang Phase B nach C). In der Regel verfügt die Rehabilitationseinrichtung über die Möglichkeit der Behandlung beider Phasen. Eine zeitlich definierte Abgrenzung der Phasen ist oft schwierig.

Anschlussheilbehandlung

Bevor vom Rentenversicherungsträger eine Rente wegen Erwerbsminderung bewilligt wird, ist immer zu prüfen, ob durch

eine Rehabilitation die Leistungsfähigkeit des Versicherten gebessert oder wiederhergestellt werden kann („Reha vor Rente"). Generell dient die Anschlussheilbehandlung der möglichst raschen, umfassenden beruflichen und sozialen Wiedereingliederung des Patienten sowie der Abkürzung der Genesungs- und der Krankenhausverweildauer. Die AHB schließt sich unmittelbar an einen Krankenhausaufenthalt an. Sie wird also nur Versicherten gewährt, die unmittelbar (innerhalb von 14 Tagen) nach ihrer Krankenhausbehandlung in eine Klinik des Rentenversicherungsträgers (Bundesversicherungsanstalt für Angestellte, BfA, Landesversicherungsanstalt, LVA) verlegt werden.

Diese Voraussetzung ist im Klinikalltag zeitlich und logistisch oft nur sehr schwer zu erfüllen. Dennoch ist nach SGB IX § 10 die Verpflichtung zur Koordinierung klar geregelt und sollte nach Möglichkeit eingehalten werden.

SGB IX § 10: Koordinierung der Leistungen. (1) Soweit Leistungen verschiedener Leistungsgruppen oder mehrerer Rehabilitationsträger erforderlich sind, ist der nach § 14 leistende Rehabilitationsträger dafür verantwortlich, dass die beteiligten Rehabilitationsträger im Benehmen miteinander und in Abstimmung mit den Leistungsberechtigten die nach dem individuellen Bedarf voraussichtlich erforderlichen Leistungen funktionsbezogen feststellen und schriftlich so zusammenstellen, dass sie nahtlos ineinander greifen. Die Leistungen werden entsprechend dem Verlauf der Rehabilitation angepasst und darauf ausgerichtet, den Leistungsberechtigten unter Berücksichtigung der Besonderheiten des Einzelfalls die den Zielen der §§ 1 und 4 Abs. 1 entsprechende umfassende Teilhabe am Leben in der Gesellschaft zügig, wirksam, wirtschaftlich und auf Dauer zu ermöglichen. Dabei sichern die Rehabilitationsträger durchgehend das Verfahren entsprechend dem jeweiligen Bedarf und gewährleisten, dass die wirksame und wirtschaftliche Ausführung der Leistungen nach gleichen Maßstäben und Grundsätzen erfolgt.

(2) Absatz 1 gilt entsprechend auch für die Integrationsämter in Bezug auf Leistungen und sonstige Hilfen für schwerbehinderte Menschen nach Teil 2.

(3) Den besonderen Bedürfnissen seelisch behinderter oder von einer solchen Behinderung bedrohter Menschen wird Rechnung getragen.

(4) Die datenschutzrechtlichen Regelungen dieses Gesetzbuchs bleiben unberührt.

Es empfiehlt sich daher, einen entsprechenden AHB-Antrag möglichst frühzeitig zu stellen, wenn die Indikation einer AHB-Behandlung abzusehen ist. Aktuelle Befunde können dann ggf. mit entsprechendem Vermerk nachgereicht werden. Sollte die kooperierende Klinik den Patienten nicht rechtzeitig übernehmen können, empfiehlt sich oftmals eine kurze Rücksprache mit dem Kostenträger unter Darstellung des Problems. Ausnahmeregelungen sind im Einzelfall zu erwirken, wenngleich jedoch kein entsprechender Anspruch besteht.

Der Patient muss den letzten Rentenversicherungsbeitrag entrichtet haben und bei einer **gesetzlichen Krankenkasse** versichert sein. Im Falle einer geplanten Anschlussheilbehandlung wird zunächst die Krankenhausverwaltung klären, ob ggf. ein Anspruch auf eine AHB besteht und auch die notwendigen Absprachen mit dem zuständigen Rentenversicherungsträger treffen.

Sofern der Patient Mitglied einer **privaten Krankenversicherung** ist, kann er nicht direkt vom Krankenhaus zur AHB-Klinik verlegt werden. Vielmehr ist vorher ein Antrag auf eine Anschlussgesundheitsmaßnahme (AGM) beim Rentenversicherungsträger zu stellen, der dann ggf. die Einweisung in eine geeignete AHB-Klinik vornimmt.

Der Leistungsträger der AHB trägt in der Regel die Kosten für Reise, Unterkunft, Verpflegung, ärztliche Betreuung und medizinische Anwendungen. Der Versicherte wird für maximal 28 Tage mit derzeit 10 EUR (seit 01.01.2004 bundeseinheitlich) pro Kalendertag an den Kosten beteiligt (§ 39 Abs. 4, § 40 Abs. 5 SGB V). Unter bestimmten Voraussetzungen kann die Zuzahlung jedoch reduziert werden oder sogar ganz entfallen. Diese Bestimmungen befinden sich derzeit im Umbruch.

Ambulante Rehabilitation

Neben stationären Rehabilitationsmöglichkeiten besteht in einigen Städten auch die Möglichkeit einer ambulanten bzw. teilstationären Rehabilitationsbehandlung in Wohnortnähe. Diese wird von den Kassen i.Allg. für 3 Wochen bewilligt. Dabei sind einige **Ausschlusskriterien** zu beachten:

- Eine kurative Behandlung einschließlich Heil- und Hilfsmittelversorgung reicht aus.
- Eine stationäre Behandlung in einer Rehabilitationsklinik ist notwendig wegen der Art oder des Ausmaßes der Schädigungen oder Funktionsstörungen, die durch ambulante Rehabilitation nicht ausreichend behandelt werden können.
- Es liegt eine ausgeprägte Multimorbidität vor, die unterschiedliche Indikationen betrifft und durch ambulante Rehabilitation nicht ausreichend behandelt werden kann
- Es liegt eine mangelnde psychische Belastbarkeit vor.
- Es besteht die Notwendigkeit pflegerischer Betreuung und ständiger ärztlicher Überwachung.
- Es besteht die Notwendigkeit einer zeitweisen Entlastung und Distanzierung vom sozialen Umfeld.

Bei Vorliegen einer oder mehrerer dieser Kriterien ist in jedem Fall eine stationäre Behandlungsmaßnahme indiziert.

Medizinisch-berufliche Rehabilitation

Die medizinisch-berufliche Rehabilitation wird im allgemeinen zulasten der Renten- und Unfallversicherungen durchgeführt. Sie wird über Kliniken (AHB-Kliniken) und über Rehabilitationsberater bzw. Berufshelfer der Renten- und Unfallversicherungen veranlasst. Üblicherweise wird ein Besuch dieser Berater bei Patienten mit absehbar bleibenden Leistungseinschränkungen noch während der Rehabilitationsmaßnahme durch den Leistungsträger veranlasst. Erfahrungsgemäß ist es aber sinnvoll, im Bedarfsfall als behandelnder Arzt oder Sozialberater des Patienten mit dem Ansprechpartner des Leistungsträgers formlos Kontakt aufzunehmen, um einen solchen Besuch zeitnah einzuleiten. Inhaltlich wird im Rahmen eines solchen Beratungsgespräches neben medizinisch-therapeutischen Elementen ein Schwergewicht auf Berufsfindungs- und Arbeitserprobungsmöglichkeiten gelegt.

Übergangsgeld

Die Teilnahme an einer Leistung zur medizinischen Rehabilitation wird arbeitsrechtlich einer durch Arbeitsunfähigkeit bedingten Arbeitsverhinderung gleichgestellt. Einem Arbeitnehmer wird das Arbeitsentgelt daher grundsätzlich bis zu 6 Wochen weitergezahlt.

Mitarbeiterteam in der neurochirurgischen Rehabilitation

Jede neurochirurgische Rehabilitation basiert auf „interdisziplinärer Teamarbeit" mit einer guten Abstimmung organisatorischer und inhaltlicher Ziele aller am Behandlungsprozess beteiligten Mitarbeiter. Regelmäßiger Austausch im Rahmen von Teambesprechungen, kurze Kommunikationswege, fachübergreifendes Denken und Handeln sowie immer wieder zu optimierende logistische Abläufe erleichtern die Arbeit im Team.

Die **Teambesprechungen** beinhalten die Erstellung individueller Therapiekonzepte, Zielformulierungen, Aufgabenverteilungen, Austausch erhobener Befunde und aktuelle Informationen. Zum interdisziplinären Team gehören auch die Mitarbeiter der (Bezugs-)Pflege, die z.B. durch spezielle Lagerungstechniken, basale Stimulation, Dekubitusprophylaxe, Wahrnehmungs- und Schlucktraining oder vertrauensbildende Patientenführung wesentlich zum therapeutischen Konzept beitragen.

Das pflegerische, ärztliche und therapeutische Personal einer neurochirurgischen Rehabilitationsklinik muss über umfangreiche Kenntnisse im Umgang mit intensivmedizinisch überwachungspflichtigen, bewusstseinsgestörten, psychiatrischen und ggf. pädiatrischen Patienten verfügen. Spezialstationen für hirnorganisch beeinträchtigte Patienten, Intensiveinheiten und pädiatrische Stationen erfordern durch die Notwendigkeit einer intensivierten „Rundumbetreuung" eine erhöhte Anzahl von Mitarbeitern. Dies trifft besonders für die Behandlung von bewusstseinsgestörten Patienten und Betroffenen mit Querschnittsyndromen zu.

Ärztliche Aufgaben

Innerhalb der neurochirurgischen Rehabilitation kommt dem Arzt folgende Rolle zu: Er ist zunächst einmal „Koordinator". Er führt Aufnahme-, Zwischen -und Entlassungsuntersuchungen durch, legt therapeutische Schwerpunkte und Inhalte fest, formuliert in Zusammenarbeit mit dem therapeutischen Team Nah- und Fernziele. Er muss dabei in der Lage sein, mögliche Auswirkungen bleibender Gesundheitsschäden auf Funktion, Verhalten und soziale Entwicklung der Patienten frühzeitig zu erkennen. Ihm obliegt die medikamentöse Behandlung, Veranlassung und Durchführung der Diagnostik sowie die Einleitung daraus folgender medizinischer und therapeutischer Maßnahmen. Letztere beinhaltet z.B. die Vorentscheidung über eine Indikation zur operativen Anlage eines Liquor-Shunts bei progredientem Ventrikelstau, die Überprüfung und ggf. Neueinstellung verstellbarer Shunt-Systeme, Indikationsstellung und Festlegung des optimalen Zeitpunktes zur Knochendeckelreimplantation nach osteoklastischen Kraniotomien oder auch die Frage der Reoperation eines progredienten Hirntumors. Entscheidungen werden in enger Zusammenarbeit mit zuweisenden neurochirurgischen Akutkliniken getroffen. Eine vorübergehende Verlegung des Patienten wird ggf. veranlasst.

Regelmäßige Kontaktaufnahme mit Kostenträgern und sozialen Institutionen sind fester Bestandteil des rehabilitationsärztlichen Alltags.

Einen sehr hohen Stellenwert nimmt darüber hinaus die medizinische, lebens- und arbeitsbegleitende Beratung der Patienten und ihrer Angehörigen ein. In Kenntnis des beruflichen und sozialen Umfeldes des Patienten werden mit Angehörigen Behandlungskonzepte, Hilfsmittelversorgungen, häusliche Umbaumaßnahmen, schulische und berufliche Förderungs- und Wiedereingliederungsmaßnamen sowie soziale und pflegerische Hilfestellungen besprochen. Diese gehen inhaltlich weit über den rein medizinischen Aspekt und zeitlich ebenso weit über das Zeitfenster der stationären Rehabilitation hinaus. Der Arzt kann hier durch offene Beratung, Kompetenz, Empathie und Zuversicht einen wesentlichen Beitrag zur Krankheitsverarbeitung leisten.

Zusammenfassend setzt die ärztliche Tätigkeit in der neurochirurgischen Rehabilitation neben einem möglichst breiten fachübergreifendem medizinischen Wissen ein hohes Maß an Team- und Koordinationsfähigkeit voraus.

Diagnostik

Die zweite Säule des neurochirurgischen Rehabilitationskonzepts bezieht sich auf Komorbiditäten (internistisch, neurologisch, pädiatrisch etc.). Dies erfordert für die postakute Behandlungsphase neurochirurgisch vortherapierter Patienten eine breit gefächerte klinische und apparative Diagnosekompetenz. Sie bezieht sich vornehmlich auf Verlaufsbeurteilungen, beinhaltet aber auch akutmedizinisch ausgerichtete Verfahren (zu Details s. Kap. 2.1 bis 2.3, 2.7, 2.9, 2.10).

Räumliche Ausstattung

Dem allseitigen Wunsch nach postoperativ möglichst frühzeitiger Verlegung des Patienten zur maximalen Nutzung reparativer Ressourcen muss auch eine besondere räumliche Ausstattung der weiterbehandelnden Rehabilitationsklinik entsprechen.

Dies beinhaltet zunächst eine ausreichende Anzahl intensivmedizinisch ausgerichteter Pflegeeinheiten mit der Möglichkeit zur Überwachung und ggf. zur Beatmung. Auch in Patientenzimmern außerhalb der Intensiveinheiten sollten Sauerstoffanschlüsse vorhanden sein.

Therapieräume in verschiedener Ausstattung und Größe müssen für Gruppen- und Einzeltherapien geeignet sein. Patienten- und Therapieräume sind rollstuhlgerecht ausgestattet, d. h. ausreichende Türbreite, Schwellengestaltung, Schiebetürmechanismen, höhenverstellbare Badeinrichtungen, Liftkonstruktionen in Schwimmbad und Stationsbädern, große Aufzüge, rollstuhlgerechte Höhe von Tischen, Gebrauchsmöbeln und Hinweisbeschilderungen etc.

Spezialstation für hirnorganisch beeinträchtigte Patienten

Für die adäquate Behandlung hirnorganisch beeinträchtigter Patienten hat sich die Behandlung in einer (fakultativ) geschlossenen Stationseinheit bewährt.

Ist die Unterbringung auf dieser etwa durch Nummerncode verschlossenen Station aufgrund einer tendenziellen Verbesserung der hirnorganischen Symptomatik nicht mehr erforderlich, kann der Patient über die Zwischenstufe der Plakettenkontrolle (Anbringung von „Kaufhausplaketten" und entsprechende Sicherung aller Klinikausgänge) stufenweise in das Behandlungskonzept der offenen Station integriert werden, ohne sich in der Übergangsphase etwa durch Orientierungsprobleme selbst zu gefährden.

Therapieziele und -inhalte

Das therapeutische Angebot der stationären neurochirurgischen Rehabilitation ist in seiner Vielfältigkeit den Anforderungen unterschiedlichster vorliegender funktioneller Defizite und Symptomkonstellationen angepasst. Auf der Basis fachspezifischer Methoden und individuell gewählter Teilziele arbeiten alle therapeutischen Disziplinen letztlich an einem gemeinsamen Ziel.

> Das gemeinsam angestrebte Hauptziel einer Rehabilitation (= adäquaten Weiterbehandlung) besteht in der Wiedererlangung größtmöglicher Selbständigkeit, Unabhängigkeit und möglicher Wiedereingliederung des Patienten in sein privates und berufliches Umfeld.

Eine eindeutige aufgabenbezogene Zuordnung funktioneller Defizite zu einzelnen therapeutischen Fachdisziplinen (z. B. Hemiparese → Physiotherapie, Aufmerksamkeitsstörung → Neuropsychologie) hat sich als weder möglich noch sinnvoll erwiesen. Beispielhaft wird auf folgende Sparten der neurochirurgischen Rehabilitation hingewiesen:

Die **kunsttherapeutische Behandlung** fördert grob- und feinmotorische Fähigkeiten, schult die Raum- und Farbwahrnehmung, trainiert die Konzentrations- und Aufmerksamkeitsleistung und wirkt motivationsfördernd, indem Erfolgserlebnisse unmittelbar sichtbar werden. Kunsttherapie unterstützt in erheblichem Maße die Krankheitsverarbeitung. Für Patienten mit Sprachstörung bildet künstlerische Gestaltung eine wichtige Möglichkeit, Gedanken und Emotionen im Rahmen einer nonverbalen Kommunikation darzustellen. Chronologisch betrachtete Bilderserien geben dem therapeutischen Team eine oftmals eindrucksvolle Rückmeldung über Behandlungserfolg und Genesungsverlauf. Die vorstehend geschilderte „Multifunktionalität" ist prinzipiell auf alle therapeutischen Fachdisziplinen übertragbar.

Die **Physiotherapie** beinhaltet neben dem Schwerpunktziel der Mobilisation auch prophylaktische Zielsetzungen (Kontrakturprophylaxe, Atemtherapie als Pneumonieprophylaxe, Lagerung und Mobilisation als Dekubitusprophylaxe etc.).

Eine wichtige Schnittstelle zwischen Physiotherapeuten und **Ergotherapeuten** ist die Versorgung mit Hilfsmitteln. Weitere ergotherapeutische Behandlungsinhalte sind Erhaltung oder Erarbeitung der Alltagskompetenz (ADL), Training grob- und feinmotorischer Fähigkeiten, Erarbeitung kompensatorischer Handlungsabläufe (z. B. bei Hemiplegie) sowie Training von Wahrnehmung, Konzentration, Ausdauer und Koordination.

Additive therapeutische Anwendungen zur Tonusregulation, Durchblutungsförderung, Wahrnehmungsschulung, Kreislaufstimulation und Ödemtherapie werden durch die Abteilung für **physikalische Therapie** übernommen. Als gängige Behandlungsmethoden kommen hier Wärmebehandlungen, medizinische Bäder, verschiedene Massagen, Lymphdrainagen, Elektrotherapie, Saunagänge, Kneipp-Anwendungen, Inhalationen und Aromatherapie zur Anwendung, die durch Balneotherapeuten und Pflegende übernommen werden.

Bei aphasischen und dysarthrischen Syndromen sowie bei Dysphonien und Schluckstörungen ist eine intensive **logopädische Therapie** angezeigt. Diese beinhaltet auch die Behandlung oropharyngealer Dysphagien (z. B. als Folge entsprechender Hirnnervenläsionen). Über die faziorale Therapie (FOT) erfolgt eine Schulung faziooraler Wahrnehmungsbereiche, die unter anderem zur Anbahnung des Schluckvorgangs dient. Ein Großteil dieses Trainings wird sowohl durch Logo-

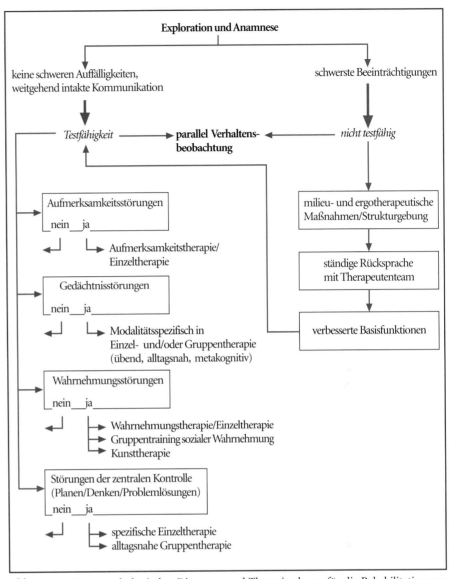

Abb. 15-2. Neuropsychologisches Diagnose- und Therapieschema für die Rehabilitation von Patienten nach Subarachnoidalblutung aus einem Aneurysma der A. communicans anterior (Völzke u. Breukel, pers. Mitt.).

päden als auch durch Pflegende übernommen.

In enger Zusammenarbeit der Logopäden mit **Musiktherapeuten** wird bei motorisch betonten Aphasien über das Singen die Sprachanbahnung unterstützt. Als nonverbale Therapieform bietet die Musiktherapie eine wichtige Basis der emotionalen Mitteilung für aphasische und verschlossene Patienten, der Kommunikations- und Dialoganbahnung für Patienten mit Bewusstseinsstörungen und Antriebsminderungen. Außerdem unterstützt Musiktherapie das Training motorischer und kognitiver Leistungen sowie den Prozess der Krankheitsverarbeitung.

Die funktionale und emotionale Bewältigung der Krankheitsfolgen ist ebenso ein wesentliches Behandlungsziel **neuropsychologischer Therapie**. Neben gesprächs- und verhaltenstherapeutischen Ansätzen bei der Therapie von Persönlichkeitsveränderungen kommt hier die hypothesengeleitete neuropsychologische Diagnostik und gezielte Therapie alltagsrelevanter kognitiver Funktionsstörungen (Wahrnehmung, Aufmerksamkeit, Gedächtnis, Orientierung, Exekutive bzw. Planen und Problemlösen) zum Einsatz. Abbildung 15–2 zeigt als Beispiel ein neuropsychologisches Diagnose- und Therapieschema (unveröffentlicht nach Völzke u. Breukel) für Patienten nach Subarachnoidalblutung aus einem Aneurysma der A. communicans anterior.

Im pädiatrischen Bereich erwächst aus einer intensiven Zusammenarbeit zwischen Neuropsychologen und Lehrern einer – im Optimalfall hausinternen – Schule ein gemeinsames Lernkonzept zur Förderung kognitiver Fähigkeiten. Der **Schulunterricht** orientiert sich zeitlich und inhaltlich an den individuellen Konzentrations- und Ausdauerleistungen der Schüler. Über Kontakt mit weiterführenden und vor dem Krankheitseintritt besuchten Schulen wird bereits während der stationären Rehabilitationsphase eine mögliche schulische Reintegration der Kinder vorbereitet.

Sozialberater unterstützen Patienten und Angehörige bei der Organisation sozialer Absicherung. Sie beraten bei Antragstellungen, treten in Kontakt mit Leistungsträgern, Stellen des öffentlichen und privaten Rechts. Sie vermitteln Pflegeplätze in Heim- und Wohnungseinrichtungen und sichern somit die poststationäre Weiterversorgung der Patienten.

Inhalte der neurologischen Frührehabilitation

Die neurologische Frührehabilitation entspricht der Phase B der neurologischen Rehabilitation (s. oben). Es handelt sich um eine frühe Rehabilitationsphase, in der noch intensivmedizinische Behandlungsmöglichkeiten vorgehalten werden müssen. Dies trifft insbesondere auf Patienten im vegetativen Status oder schwer bewusstseinsgestörte Patienten in frühen Remissionsstadien nach Hirnschädigungen zu. Diese Patienten sind zu keiner kooperativen Mitarbeit fähig und vollständig von pflegerischer Hilfe abhängig.

Wesentliches therapeutisches Standbein der neurochirurgischen Frührehabilitation ist die **multimodale Stimulationstherapie**. Durch Darbietung einfacher Reize unterschiedlicher Sinnesmodalitäten (taktil-kinästhetisch, akustisch, propriorezeptiv, olfaktorisch, visuell, gustatorisch) wird versucht, die Ebene des Bewusstseins anzuheben und eine mögliche Kommunikation anzubahnen. Die therapeutische Pflege übernimmt einen wesentlichen Anteil der Therapie bewusstloser Patienten.

Fachübergreifende medizinische Problemstellungen in der Rehabilitationsphase

Die frühzeitige Übernahme der Patienten in die postakute Weiterbehandlung einerseits sowie die häufig vorliegende Multimorbidität, verbunden mit krankheitstypischen Folgeerscheinungen andererseits, bedingt eine Vielzahl möglicher fachübergreifender Problemstellungen, die über die rein neurochirurgische Weiterbehandlungsgrundlage hinausgehen:

Ein zentrales Problem postakuter neurochirurgischer Weiterbehandlung stellt die **spastische Muskeltonuserhöhung** dar. Sie führt zu einer möglicherweise ausgeprägten Schmerzsymptomatik und darüber hinaus zu schweren funktionellen Defiziten und sekundären Komplikationen wie Kontrakturen, Gelenkschädigungen und Dekubitalulzera. Therapeutisch kommen folgende Maßnahmen in Betracht:

- primär pharmakotherapeutische Maßnahmen (Myotonolytika)
- spastikreduzierende Lagerungen (z. B. Hängematte, Schaukelbrett)
- redressierende Gipsverbände sowie tonussenkende physikalische Maßnahmen

Einen wesentlichen therapeutischen Fortschritt stellt die Einführung des **Botulinumtoxins** dar, das insbesondere bei lokalen Spastiken zur Anwendung kommt. Generalisierte und ausgeprägte spastische Zustände mit starken Kloni erfordern häufig den Einsatz von intrathekal appliziertem Baclofen. Diese Therapie setzt – nach entsprechenden Probeapplikationen – die operative Implantation einer entsprechenden Medikamentenpumpe voraus.

Ein Teil der zerebral geschädigten Patienten leidet im Rahmen der stationären Rehabilitationsphase an fokalen oder generalisierten **epileptischen Anfällen**. Bei rezidivierendem Auftreten erfordern diese in der Regel eine individuell angepasste antikonvulsive Medikation, die durch regelmäßige Bestimmung der entsprechenden Plasmakonzentrationen zu kontrollieren ist.

Internistischer Handlungsbedarf entsteht häufig in der Behandlung **pulmonaler Infektionen** (Pneumonie, Tracheobronchitis). Neurogene Schluckstörungen, Immobilität, Trachealkanülenversorgung, häufiges Absaugen, gesteigerte Bronchialsekretion, Aspirationen bei Erbrechen, jedoch auch ein breites Spektrum eingeschleppter Nosokomialkeime (z. B. oxacillin- bzw. methicillinresistenter Staphylococcus aureus [ORSA bzw. MRSA]) tragen wesentlich zum gehäuften Auftreten pulmonaler Infektionen in der Rehabilitationsphase bei.

Neben pulmonalen Infekten treten im Rahmen der neurochirurgischen Weiterbehandlung insbesondere Infektionen der **ableitenden Harnwege** auf. Diese werden besonders unterstützt durch die häufige Notwendigkeit des Dauerkatheterismus, z. B. infolge neurogener Blasenstörungen.

Vasovagale oder **sympathikotone Fehlregulationen** bei erhöhter Katecholaminausschüttung nach schweren Schädel-Hirn-Traumata oder in Verbindung mit epileptischen Krampfanfällen erfordern oftmals neben physikalischen und lagerungstechnischen Therapiemaßnahmen eine zusätzlich medikamentöse Therapie (z. B. durch β-Sympatholytika).

Die Gefahr tiefer **Beinvenenthrombosen** bzw. konsekutiver Lungenembolien besteht insbesondere bei schwer bewusstseinsgestörten Patienten, vegetativer Begleitsymptomatik, pulmonalen Infekten und Querschnittsyndromen.

Abb. 15-3. Röntgenübersichtsbilder von ausgedehnten heterotopen Ossifikationen eines 42-jährigen Maurers, der im sich Rahmen eines Arbeitsunfalles ein Polytrauma mit Schädel-Hirn-Trauma und multiplen thorakalen Wirbelkörperfrakturen zuzog. Klinisch komplettes sensomotorisches Querschnittsyndrom unterhalb von Th6. Während der Rehabilitation waren passive Mobilisation und pflegerische Maßnahmen nur erschwert möglich. Die daraufhin veranlasste radiologische Diagnostik ergab den genannten Befund. Die Verknöcherungen wurden operativ entfernt.
a) Hüftgelenke;
b) Kniegelenk;
c) Schultergelenk.

Gastroduodenale **Ulkuserkrankungen** sind häufig bei Patienten im vegetativen Status zu erwarten. Auch unter Corticosteroidtherapie tumorbedingter Hirnödeme sowie Therapie mit nichtsteroidalen Antiphlogistika ist eine ausreichende medikamentöse Ulkusprophylaxe zu beachten.

Behandlungsbedürftige **Elektrolytverschiebungen** treten insbesondere nach operativer Versorgung von Hypophysentumoren oder ausgedehnten Verletzungen der Schädelbasis auf. Auch frontale Affektionen, insbesondere Aneurysmata der A. communicans anterior (Osmorezeptoren!), bedingen häufig ausgeprägte Verschiebungen der Natriumkonzentrationen. Persistierende Hyponatriämien finden sich beim Syndrom der inadäquaten ADH-Sekretion (SIADH) und beim zerebralen Salzverlustsyndrom. Differenzialdiagnostisch sind die Natriumkonzentration im Urin sowie der Volumenstatus des Patienten zu bestimmen. Die Differenzialdiagnose ist hier von Bedeutung, da ein SIADH durch Flüssigkeitsrestriktion zu therapieren ist, während das zerebrale Salzverlustsyndrom durch Volumengabe und Natriumsubstitution behandelt wird. Ein SIADH kann durch Carbamazepingabe ausgelöst oder verstärkt werden.

Bei der Therapie einer **chronischen Hyponatriämie** ist zu beachten, dass die Natriumkonzentration im Serum nicht zu schnell (d. h. nicht über 10 mmol in 24 h) angehoben wird. Bei zu rascher Korrektur kann es unter anderem zur zentralen pontinen Myelinolyse kommen (im kranialen CT als Demyelinisierung des dorsalen Brückenfußes mit unterschiedlicher Beteiligung von thalamischen oder benachbarten Hirnstammstrukturen sichtbar). Eine

zu schnelle Korrektur einer chronischen Hypernatriämie kann zum Hirnödem führen.

Zentrales Erbrechen führt zu Dysbalancen des **Kaliumhaushalts.**

Eine erhöhte posttraumatische Sympathikusaktivität und Hyperkortisolismus bedingen den insbesondere bei neurotraumatologischen Patienten gefürchteten **Katabolismus.** Dieser führt unter teilweise massiven Stickstoffausscheidungen und Eiweißabbau neben progredienter Kachexie zu einer erhöhten Dekubitus- und Infektgefahr. Eine angepasste – nach Möglichkeit frühzeitig enterale – Ernährungsform ist hier zu beachten.

Dekubitalulzera rücken zunehmend in den Mittelpunkt pflegerischer, ärztlicher und auch juristischer Diskussionen. Neben umfangreichen prophylaktischen Maßnahmen wie Hautpflege, druckentlastende Lagerung, Lagerungswechsel, hyperkalorischer Ernährung (s. oben), Durchblutungsförderung und frühzeitiger Mobilisation kommen bei bereits manifesten Dekubitalulzera weiterführende Maßnahmen (Wundreinigung, Nekrosektomie, feuchte Wundbehandlung, Madeneinlage, Ozontherapie, plastische Deckung etc.) zur Anwendung.

Eine äußerst schwerwiegende Komplikation neurogener oder traumatischer Schädigungen sind **heterotope Ossifikationen** (HO), die in der Regel vorwiegend große und proximale Gelenke betreffen (Abb. 15–3). Bei hemiparetischen Patienten sind sie bevorzugt auf der paretischen Seite zu beobachten. Therapeutisch kommen bisher insbesondere Indometacin, Bisphosphonate oder – als Ultima Ratio – die operative Entfernung der Knochen-

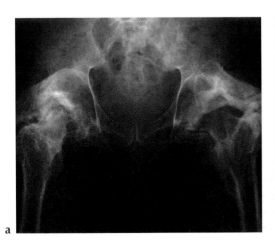
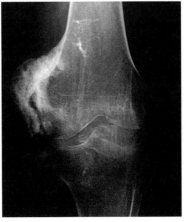
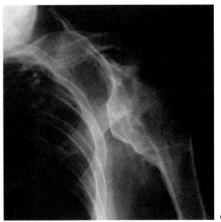

a

c

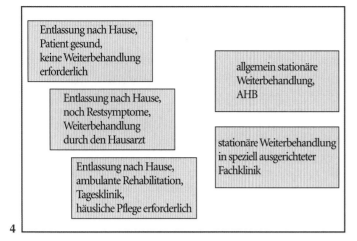

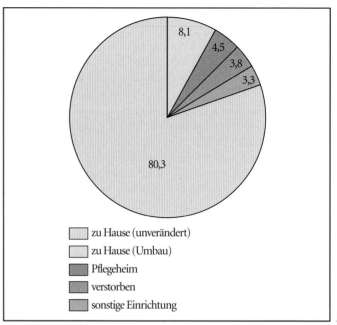

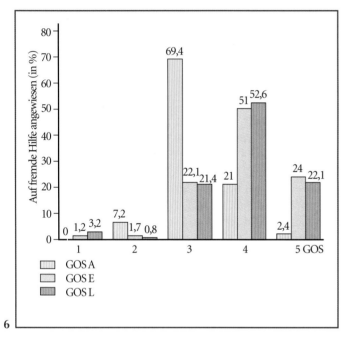

4

6

5

Abb. 15-4. Weiterbehandlungsmöglichkeiten derjenigen Patienten, die aus der neurochirurgischen Rehabilitation entlassen werden. AHB: Anschlussheilbehandlung.

Abb. 15-5. Wohnsituation von 882 Patienten im Mittel 26 Monate nach einer aneurysmatischen Subarachnoidalblutung. Die Zahlenwerte entsprechen Prozenten.

Abb. 15-6. Entwicklung des Erholungszustandes, gemessen als Glasgow Outcome Score (GOS), von 2143 Patienten mit aneurysmatischer Subarachnoidalblutung (initialer Grad I nach Hunt u. Hess = 11%, Grad V = 17%) im Verlauf, von der Aufnahme in der Rehabilitationseinrichtung bis maximal 8 Jahre nach dem Ereignis. GOS A: bei Aufnahme; GOS E: bei Entlassung; GOS L: Langzeitverlauf.

spangen in Betracht. Dabei ist eine hohe Rezidivneigung zu bedenken.

Ophthalmologische Fragestellungen ergeben sich insbesondere in der Behandlung neurogener Augenmotilitätsstörungen, zentraler visueller Wahrnehmungsstörungen oder Glaskörpereinblutungen. Letztere sind als sog. Terson-Syndrom nach Subarachnoidalblutungen höherer Hunt-und-Hess-Grade zu beobachten und werden bei bewusstseinsgestörten Patienten häufig übersehen. Eine operative Vitrektomie sollte bei ausgeprägten und/ oder beidseitigen Einblutungen frühzeitig veranlasst werden. Auf eine enge Kooperation mit neuroophthalmologischen Fachkollegen ist hier nicht zu verzichten.

Entlassungsziele und Erholungszustand nach neurochirurgischer Rehabilitation

Der Rehabilitationsprozess des neurochirurgischen Patienten ist mit der Entlassung aus der weiterbehandelnden Rehabilitationsklinik in den seltensten Fällen abgeschlossen. Individuell stehen verschiedene Anschlussmaßnahmen zur Auswahl (Abb. 15–4). Insbesondere bei komplexen Mustern funktioneller Defizite ist

eine postakut stationäre Weiterbehandlung in einer spezialisierten Einrichtung sinnvoll.

Eine Sonderform stellt die durch den Rentenversicherungsträger getragene Anschlussheilbehandlung dar. Sie schließt sich unmittelbar an die vorangegangene stationäre Akut- oder Rehabilitationsbehandlung an und setzt die „AHB-Fähigkeit" mit fortgeschrittener Selbsthilfefähigkeit des Patienten voraus (s. oben). Die Übernahme des Patienten in die AHB kann – in Abhängigkeit von seinem klinischen Zustand – sowohl direkt aus der operierenden Akutklinik als auch aus der weiterbehandelnden (Früh-)Rehabilitationsklinik erfolgen.

Erholungszustand nach aneurysmatischer Subarachnoidalblutung als Paradigma

Am Beispiel der aneurysmatischen Subarachnoidalblutung soll abschließend der mögliche Verlauf einer typischen rehabilitativ zu behandelnden neurochirurgischen Erkrankung dargestellt werden. Die Outcome-Daten wurden während der stationären Weiterbehandlungsphase in der Klinik Holthausen erhoben und durch telefonkatamnestisch erhobene Daten (frühestens 6 Monate nach Entlassung) ergänzt.

Erfreulicherweise kann der größte Teil der Patienten in die häusliche Umgebung reintegriert werden (Abb. 15–5). Teilweise sind hierzu jedoch umfangreiche Umbaumaßnahmen erforderlich.

In Abbildung 15–6 ist der Verlauf der Erholung von über 2.100 Patienten nach aneurysmatischer Subarachnoidalblutung aufgelistet. Die Einschätzung des Zustandsbildes zum Aufnahme-, Entlassungs-(n = 2143) und Telefonkatamnesezeitpunkt (n = 882) erfolgte anhand der Glasgow Outcome Scale (GOS). Es wird deutlich, dass zum Zeitpunkt der Aufnahme in die Rehabilitationseinrichtung 68 % der Patienten ständig auf fremde Hilfe angewiesen war (GOS 3). Zum Zeitpunkt der Entlassung (dies entsprach im Mittel 26 Monate nach dem Ereignis) betrug der Anteil der Patienten mit GOS 3 nur noch 21 %. Der Mehrzahl der Patienten konnten zu diesem Zeitpunkt die besten Scores zugeordnet werden: GOS 4 = 51 % und GOS 5 = 25 %.

Bemerkenswert ist zudem die Beobachtung, dass eine wesentliche Besserung hinsichtlich der GOS-Einstufung im poststationären Langzeitverlauf nicht mehr stattgefunden hat (Erhebung dieses Kontrollbefundes im Mittel nach 26 Monaten). Funktionelle Besserungen einzelner Defizitbereiche (insbesondere Konzentrations- und Gedächtnisleistung) wurden jedoch noch bis zum Ende des 2. Jahres nach dem Ereignis beschrieben. Der Grad der Selbstständigkeit und der motorischen Erholung scheint weitgehend mit dem Abschluss der stationären Rehabilitationsphase (nach dem vorbeschriebenen Konzept) zusammenzufallen.

> Die adäquate Weiterbehandlung neurochirurgisch vorbehandelter Patienten ist kein Luxus, sondern unabdingbarer Bestandteil des Gesamtkonzeptes in der Versorgung neurochirurgisch erkrankter Patienten.

Literatur

BAR (Hrsg) Arbeitshilfe für die Rehabilitation schädel-hirnverletzter Kinder und Jugendlicher. Bezugsquelle: Bundesarbeitsgemeinschaft für Rehabilitation (BAR), Walter-Kolb-Straße 9–11, 60594 Frankfurt/Main, E-Mail: info@bar-frankfurt.de.

BAR (Hrsg) Empfehlungen zur Neurologischen Rehabilitation von Patienten mit schweren und schwersten Hirnschädigungen in den Phasen B und C. Bezugsquelle: Bundesarbeitsgemeinschaft für Rehabilitation (BAR), Walter-Kolb-Straße 9–11, 60594 Frankfurt/Main, E-Mail: info@bar-frankfurt.de.

BAR (Hrsg) (2001) Wegweiser – Rehabilitation und Teilhabe behinderter Menschen. 11. Auflage. Bezugsquelle: Bundesarbeitsgemeinschaft für Rehabilitation (BAR), Walter-Kolb-Straße 9–11, 60594 Frankfurt/Main, E-Mail: info@bar-frankfurt.de.

Jäger K, Lügner K, Schneider U (2003) Wegweiser für Patienten und Angehörige 2002- Mit Rat und Tat durch den „Dschungel" der Kliniken, Ämter und Behörden. Hrsg. und Bezugsquelle: Wittgensteiner Kliniken AG, Im Herrengarten 1, 57319 Bad Berleburg

BAR (Hrsg) (1994) Rehabilitation Behinderter. Schädigung – Diagnostik – Therapie – Nachsorge. Wegweiser für Ärzte und weitere Fachkräfte der Rehabilitation. 2. Aufl. Köln: Deutscher Ärzteverlag.

Internetadressen zum Thema

www.bar-frankfurt.de
www.bmgs.de/Gesetze
www.rehadat.de
www.reha-verbund.de
www.sozialgesetzbuch.de
www.vdr.de

16 Neurochirurgie als ärztliches Handeln

16.1 Facharztweiterbildung

Joachim M. Gilsbach

Definitionen

Die Ausdrücke Aus-, Weiter- und Fortbildung bezeichnen verschiedene Dinge:
- Unter **Ausbildung** versteht man die studentische Ausbildung.
- Die Qualifikation zum Operateur und Facharzt für Neurochirurgie wird als **Weiterbildung** oder Facharztweiterbildung bezeichnet.
- Für die Erweiterung und Vertiefung des Wissens im weiteren Berufsleben, z.B. nach der Facharztprüfung, ist der Begriff **Fortbildung** reserviert.

Das Fach Neurochirurgie umfasst die Erkennung, operative und perioperative Behandlung von Erkrankungen, Verletzungen und Fehlbildungen des zentralen, peripheren und vegetativen Nervensystems, seiner (knöchernen und häutigen) Hüllen sowie der versorgenden Gefäße. Dazu gehören auch die entsprechenden Voruntersuchungen, konservativen Behandlungsverfahren, die Rehabilitation (s. Kap. 15) und die Ergebniskontrollen (s. Kap. 16.2). Die Weiterbildungsordnung Neurochirurgie enthält bisher keinen Passus zu Prophylaxe oder Vorsorgeuntersuchungen.

Zuständigkeiten

Die jeweiligen **Landesärztekammern** erteilen dem Leiter einer Neurochirurgischen Klinik bzw. Abteilung die volle oder partielle Ausbildungsberechtigung und legen den abzuleistenden klinischen und operativen Ausbildungsinhalt fest.

Die wissenschaftliche **Fachgesellschaft** (DGNC) und der **Berufsverband** (BDNC) haben keinen direkten Einfluss auf diese Ausbildungsrichtlinien. Die indirekte Einflussnahme sieht derzeit so aus, dass Vertreter der DGNC den Inhalt der Weiterbildungsordnung bearbeiten und der Bundesärztekammer Vorschläge machen. Letztlich entscheidet der Deutsche Ärztetag dann über den jeweils geltenden Inhalt, der danach von den Landesärztekammern mit oder ohne Änderungen für das jeweilige Bundesland Gesetzeskraft erhält.

Das dafür zuständige Gremium in der DGNC und dem BDNC, die gemeinsame Neurochirurgische Akademie für Fort- und Weiterbildung, insbesondere das Referat „Aus-, Fort- und Weiterbildung", entwickeln derzeit Empfehlungen zur gestuften operativen Ausbildung, zur Dokumentation der operativen Leistungen in Form eines Log-Buches und bald auch zu den Ausbildungsprogrammen in den Kliniken selbst. Ziel ist eine zunehmende Einflussnahme der Fachgesellschaften auf den Weiterbildungsprozess.

Weiterbildungs-zeiten

Die nachfolgenden Angaben entsprechen den von den Landesärztekammern – mehr oder weniger übereinstimmend – geforderten Leistungen. Im individuellen Fall gelten die Bestimmungen der zuständigen Landesärztekammer.

Die Weiterbildung zum Arzt für Neurochirurgie kann nur in Einrichtungen abgeleistet werden, die von der zuständigen Ärztekammer dafür eine Berechtigung haben. Diese erstreckt sich entweder über die gesamte Weiterbildungszeit von 6 Jahren oder über einen kürzeren Zeitraum. In letzterem Falle muss die Weiterbildungsinstitution mindestens einmal gewechselt werden. Von diesen 6 Jahren müssen mindestens 4 Jahre im Stationsdienst und 6 Monate in der nichtspeziellen neurochirurgischen Intensivmedizin abgeleistet werden.

Angerechnet werden können:

- bis zu 1 Jahr Weiterbildung in den chirurgischen Fächern oder
  - Neurologie (s. Kap. 3.4)
  - Neuropathologie (s. Kap. 3.5) oder
  - im Schwerpunkt Neuroradiologie der Diagnostischen Radiologie (s. Kap. 2.4, 4.6)
  - Orthopädie (s. Kap.10.1) oder
- bis zu 6 Monaten Weiterbildung in
  - Anästhesiologie (s. Kap. 3.1)
  - Anatomie (s. Kap. 1.1, 1.2)
  - Augenheilkunde (s. Kap. 3.7)
  - Hals-Nasen-Ohrenheilkunde (s. Kap. 3.2)
- bis zu 1 Jahr
  - Neuroanatomie (s. Kap. 1.2)
  - Neurophysiologie (s. Kap. 1.3, 2.7)
- bis zu 1 Jahr in einer niedergelassenen neurochirurgischen Praxis (s. Kap. 16.2)

Inhalt und Ziel der Weiterbildung

Die Inhalte und Ziele des Weiterbildungskataloges sollen nicht zuletzt durch das vorliegende Buch konkretisiert werden (s. Kapitelverweise). Von offizieller Seite ist Folgendes gelistet:

Vermittlung, Erwerb und Nachweis eingehender Kenntnisse, Erfahrungen und Fertigkeiten in der Neurologie, Neuroanatomie, Neuropathologie, Neurophysiologie und allgemeinen Psychopathologie (s. Kap. 3.8), den spezifischen Unterschungsmethoden des Gebietes einschließlich Elektroenzephalographie, Elektromyographie und der sonographischen Diagnostik des Gebietes, in der Diagnostik und der gebietsbezogenen Röntgendiagnostik einschließlich des Strahlenschutzes (s. Kap.17.3), der Methodik und Durchführung des Grundleistungslabors des Gebietes sowie der Bewertung der Befunde der Probenentnahme und sachgerechten Probenbehandlung von Körperflüssigkeiten und Ausscheidungen für das allgemeine Labor des Gebietes sowie in der Einordnung der Befunde in das Krankheitsbild, der Methodik und Durchführung des speziellen Labors des Gebietes sowie der Bewertung der Befunde (s. Kap. 2.9, 2.10).

Vermittlung, Erwerb und Nachweis eingehender Kenntnisse der speziellen klinischen Diagnostik der Krankheiten von Schädel und Gehirn, Wirbelsäule und Rückenmark, peripheren Nerven (s. Kap. 11), des vegetativen Nervensystems und des endokrinen Systems (s. Kap. 7.2, 7.3) sowie der Schmerzsyndrome (s. Kap. 12.2), der Indikationsstellung und Durchführung der operativen und konservativen Behandlungen des Gebietes einschließlich der Vor- und Nachbehandlung sowie der Rehabilitation, in der Differenzialdiagnostik von intrakraniellen und spinalen Fehlbildungen und Erkrankungen, Verletzungen, Tumoren und anderen Erkrankungen der peripheren Nerven, des vegetativen Nervensystems und des endokrinen Systems, der operativen Diagnostik, der konservativen und operativen Behandlung neurochirurgischer Erkrankungen und Verletzungen, einschließlich der stereotaktischen Methodik des Gebietes (s. Kap. 4.3) und der selbstständigen Durchführung einer Mindestzahl operativer Eingriffe.

Vermittlung und Erwerb von Kenntnissen der nichtspeziellen neurochirurgischen Intensivmedizin einschließlich der Herz-Lungen-Wiederbelebung und der Schocktherapie sowie der Infusions- und Transfusionstherapie (s. Kap. 3.1), der Hirntoddiagnostik (s. Kap. 16.6), der Lokal- und Regionalanästhesie des Gebietes, der fachspezifischen Grundlagen in Ernährungsmedizin, der Pharmakologie der im Gebiet gebräuchlichen Pharmaka und Kontrastmittel (Pharmakokinetik, Wechsel- und Nebenwirkungen) einschließlich ihres therapeutischen Nutzens (auch Kosten-Nutzen-Relation), der Risiken des Arzneimittelmissbrauchs, der gesetzlichen Auflagen bei der Arzneimittelverschreibung und Arzneimittelprüfung sowie die hierbei zu beachtenden ethischen Grundsätze (s. Kap. 16.3 bis 16.7), der Dokumentation von Befunden (s. Kap. 18), ärztlichem Berichtswesen, einschlägigen Bestimmungen der Sozialgesetzgebung (Reichsversicherungsordnung, Sozialgesetzbuch, Krankenkassenverträge, Rentenversicherung, Unfallversicherung, Mutterschutzgesetz, Jugend- und Arbeitsschutzgesetz) und andere Bestimmungen und für die Arzt-Patienten-Beziehung wichtigen Rechtsnormen der Onkologie des Gebietes, der psychosomatischen Grundversorgung, der Qualitätssicherung

ärztlicher Berufsausübung, der Begutachtung (s. Kap. 17.2), der Strahlentherapie (s. Kap. 3.9, 3.10) einschließlich Strahlenschutz, Neurootologie und Neuroorthopädie, Neuroradiologie sowie der Narkoseverfahren des Gebietes.

Vermittlung und Erwerb von Kenntnissen in der allgemeinen Chirurgie und Unfallchirurgie, Neuroophthalmologie, -otologie, -orthopädie, Mund-Kiefer-Gesichts-Chirurgie (s. Kap. 3.3), Strahlenbiologie, Strahlentherapie am zentralen Nervensystem, Isotopendiagnostik (s. Kap. 3.6) und Magnetresonanztomographie, Neuropädiatrie (s. Kap. 14.1 bis 14.3), physikalischen Therapie und der Durchführung von Laboruntersuchungen.

Während der Ausbildung sind nach Inhalt und Anzahl klar definierte klinische und operative Tätigkeiten abzuleisten und Kenntnisse zu erwerben. Dieser Leistungskatalog selbstständig durchgeführter operativer Eingriffe umfasst:

- 100 diagnostische Eingriffe, z. B. Myelographie, lumbale oder ventrikuläre Liquordrainage mit oder ohne Druckmessung, Nerv-, Muskel-, Wirbelsäulenbiopsie, stereotaktische Biopsien (s. Kap. 4.3)
- 10 Eingriffe an peripheren und vegetativen Nerven, z. B. Verlagerung, Transplantation, Naht, Neurolyse, Tumorentfernung (s. Kap. 11)
- 50 Eingriffe an der lumbalen und thorakalen Wirbelsäule z. B. Nervenwurzel-, Kauda- oder Rückenmarkekompression, einschließlich Wirbelsäulenverletzungen (s. Kap. 10)
- 5 Eingriffe an der zervikalen Wirbelsäule, z. B. Nervenwurzel- und Rückenmarkdekompression, Fusion mit oder ohne Instrumentierung einschließlich Wirbelsäulenverletzungen (s. Kap. 10.1, 10.5)
- 5 Eingriffe bei Tumoren des Spinalkanals einschließlich intraduraler Tumoren (s. Kap. 10.8)
- 40 Eingriffe bei Schädel-Hirn-Verletzungen, z. B. Impressionsfrakturen, frontobasalen Liquorfisteln, intra- und extraduralen akuten und chronischen Hämatome (s. Kap. 5)
- 40 Eingriffe bei supra- und infratentoriellen raumfordernden intrazerebralen Prozessen, davon 25 bei Tumoren (s. Kap. 7, 9.1)

- 5 Eingriffe bei Schmerzsyndromen, z. B. augmentative, destruierende oder Implantationsverfahren (s. Kap. 12.2)
- 20 Eingriffe bei Schädel-Hirn- oder spinalen Fehlbildungen, z. B. intrakorporale Liquorableitungen oder Operationen bei Spaltmissbildungen (s. Kap. 3.3, 8.1, 14.2).

An Untersuchungsverfahren und nichtoperativen Behandlungsverfahren werden gefordert:

- 200 selbstständige Durchführung, Befundung und Dokumentation der Ultraschalldiagnostik durch Pulsed-Wave-Doppler-Sonographien der intrakraniellen Gefäße (s. Kap. 2.1),
- jeweils 200 selbstständig durchgeführte Continuous-Wave-Doppler- und Duplexsonographien der extrakraniellen hirnversorgenden Gefäße (s. Kap. 2.2)
- 100 Befundungen und Dokumentationen der intraoperativen Röntgendiagnostik in der Neurochirurgie (s. Kap. 2.8) einschließlich des Strahlenschutzes bei 100 Patienten
- 300 selbstständige Indikationsstellungen und Befundbewertungen in der Röntgendiagnostik, ständig begleitend während der gesamten Weiterbildungszeit, und zwar in der Röntgennativdiagnostik an Schädel und Wirbelsäule auch mit Spezial- und tomographischen Aufnahmen an den zuführenden Kopfgefäßen, den intrakraniellen und spinalen Gefäßen sowie Röntgenuntersuchungen der Liquorräume ferner Computertomographien und Magnetresonanztomographien des Schädels und Spinalkanals (s. Kap. 2.4)
- 100 selbstständig geführte und dokumentierte, abgeschlossene Krankengeschichten
- 100 selbstständig durchgeführte und befundete neurophysiologische Untersuchungen im Zusammenhang mit neurochirurgischen Eingriffen (Elektroenzephalogramm, evozierte Potenziale, Elektromyogramm, s. Kap. 2.7)
- 50 selbstständige Anwendungen einfacher Beatmungstechniken einschließlich der Beatmungsentwöhnung bei kurzzeitbeatmeten Patienten, einschließlich der Adaptierung, maschineller Respiratoren unter Interpretation von Analysen der Blutgaswerte und des Säure-Basen-Haushaltes bei unkomplizierten Krankheitsverläufen

- 30 selbstständige Durchführungen von Lokal- und Regionalanästhesien
- 50 zentralvenöse Katheterisierungen
- 50 arterielle Kanülierungen bzw. Punktionen
- jeweils 40 selbstständig erstellte, dokumentierte Therapieregime zur parenteralen und zur enteralen Ernährung
- 5 selbstständig durchgeführte und dokumentierte Fälle der Diagnostik und Differenzialdiagnostik psychosomatischer Krankheitsbilder aus der Neurochirurgie mit den Schwerpunkten psychogene Symptombildungen, somatopsychische Reaktionen (s. Kap. 3.8)
- Methodik und Durchführung des Grundleistungslabors des Gebietes sowie der Bewertung der Befunde, einschließlich Indikationsstellung, Probenentnahme, sachgerechte Probenbehandlung und Einordnung der Befunde in das Krankheitsbild für die der Fachkunde in Laboruntersuchungen des Gebietes zugeordneten Laboratoriumsuntersuchungen (allgemeines Labor des neurochirurgischen Fachgebietes: s. Kap. 2.9), hierzu gehören:
  - orientierende Untersuchung in einem Körpermaterial durch visuellen Farbvergleich mittels vorgefertigter Reagenzträger oder Reagenzzubereitungen, auch bei apparativer Auswertung oder Verwendung von Mehrfachreagenzträgern
  - Bestimmung in einem Körpermaterial mit quantitativer physikalischer oder chemischer Messung oder Zellzählung
    - Erythrozytenzählung
    - Leukozytenzählung
    - Thrombozytenzählung
    - Hämoglobin
    - Hämatokrit
  - Bestimmung der Blutkörperchensenkungsgeschwindigkeit
  - Methodik und Durchführung des speziellen Labors des neurochirurgischen Fachgebietes sowie der Bewertung der Befunde; hierzu gehören:
    - Kreuzprobe, entsprechend Identitätsnachweis, AB0-System, serologische Verträglichkeitsuntersuchung
    - qualitativer direkter und indirekter Coombs-Test

- selbstständige Führung und Dokumentation von 100 abgeschlossenen Krankengeschichten
- 10 ausführlich wissenschaftlich begründete, neurochirurgische Gutachten

Zusatz-qualifikationen

Fakultative Weiterbildung in der Speziellen Neurochirurgischen Intensivmedizin

Definition. Die Spezielle Neurochirurgische Intensivmedizin umfasst die Intensivüberwachung und Intensivbehandlung von neurochirurgischen Patienten, deren Vitalfunktionen oder Organfunktionen in lebensbedrohlicher Weise gestört sind und durch intensive therapeutische Verfahren unterstützt oder aufrechterhalten werden müssen (s. Kap. 3.1).

Weiterbildungszeit. 2 Jahre an einer Weiterbildungsstätte gem. § 8 Abs. 1, anderthalb Jahre der Weiterbildung in der Speziellen Neurochirurgischen Intensivmedizin müssen zusätzlich zur Gebietsweiterbildung abgeleistet werden. Angerechnet werden können 6 Monate Intensivmedizin während der Weiterbildung im Gebiet Neurochirurgie.

Inhalt und Ziel der Weiterbildung. Vermittlung, Erwerb und Nachweis spezieller Kenntnisse, Erfahrungen und Fertigkeiten, die über die im Gebiet aufgeführten Inhalte hinausgehen, in den theoretischen Grundlagen und der praktischen Durchführung der Intensivmedizin und Intensivbehandlung des Gebietes einschließlich der Behandlungsverfahren, Ernährungsregimes und speziellen intensivmedizinischen Verfahren des Gebietes. Hierzu gehören in der Speziellen Neurochirurgischen Intensivmedizin: spezielle Kenntnisse, Erfahrungen und Fertigkeiten in der differenzierten Beatmungstechnik einschließlich der Beatmungsentwöhnung, insbesondere bei Langzeitbeatmung, sowie den für die Beatmung notwendigen Analgesierungs- und Sedierungsverfahren, den extrakorporalen Ersatzverfahren bei akutem Organversagen, der diagnostischen und therapeutischen Bronchoskopie, der differenzierten Elektrotherapie des Herzens, den einschlägigen Punktions- und Katheterisierungstechniken des Gefäßsystems einschließlich hierbei durchführbarer Messverfahren, der physikalisch-pharmakologischen Hypothermie, der differenzierten Intensivtherapie bei oder nach Operationen, Traumata und bei Organversagen einschließlich der Herz-Lungen-Wiederbelebung, Vermittlung und Erwerb spezieller Kenntnisse über betriebliche, organisatorische sowie rechtliche und ethische Aspekte der Intensivmedizin.

Hierzu sind nachfolgende Richtzahlen oder Weiterbildungsinhalte nachzuweisen:

- 75 Fälle mit dokumentierter, abgeschlossener Behandlung bei komplizierten intensivmedizinischen Krankheitsverläufen bei neurochirurgischen Krankheitsbildern mit akuten Bewusstseinsstörungen, akutem Lungenversagen auch mit aeroben und anaeroben Infektionen; s. Kap. 2.10 u. 13), Schockzuständen unterschiedlicher Art, akutem Nierenversagen sowie chronischer Niereninsuffizienz in der perioperativen Phase, akutem Abdomen, Sepsis und Sepsissyndrom, Multiorganversagen, akuten Blutgerinnungsstörungen
- 50 Fälle mit Anwendung differenzierter Beatmungstechniken und Beatmungsentwöhnung bei langzeitbeatmeten Patienten
- 50 endotracheale Intubationen
- 10 diagnostische oder therapeutische Bronchoskopien im Rahmen der Intensivüberwachung oder Intensivbehandlung
- 30 Fälle mit atemunterstützenden Methoden bei nicht intubierten Patienten
- 5 Fälle mit Anwendung extrakorporaler Ersatzverfahren bei akutem Organversagen wie kontinuierliche Hämofiltration, kontinuierliche Hämodialyse, extrakorporale Lungenunterstützung
- 5 Fälle mit Pulmonaliskatheterisierungen einschließlich hierbei durchführbarer Messverfahren

- 5 Pleuradrainagen im Rahmen der Intensivüberwachung und Intensivbehandlung
- 30 Fälle mit differenzierter Therapie durch Gabe von Blut und Blutkomponenten
- 50 Fälle mit differenzierter Therapie durch Applikation vasoaktiver Substanzen
- 50 dokumentierte abgeschlossene Behandlungsfälle mit Neuromonitoring, z.B. kontinuierliche Hirndruckmessung und neurophysiologisches Monitoring
- 200 Ableitungen evozierter Potenziale
- 200 Untersuchungen mit elektroenzephalographischen Ableitungen
  - davon 50 selbstständige Ableitungen sowie
  - 20 Auswertungen bei Kindern
- jeweils 80 selbstständig erstellte, dokumentierte Therapieprogramme und Verlaufsprotokolle zur parenteralen und zur enteralen Ernährung

Diverse Fachkunden

Anm. d. Hrsg. DM: Ausführungen zur Fachkunde Laboruntersuchungen in der Neurochirurgie erübrigen sich hier. Diese Fachkunde wurde praktisch nicht umgesetzt und soll bei der nächsten Novellierung abgeschafft werden (pers. Mitt. der Ärztekammer Westfalen-Lippe 8/2002). – Streng zu beachten und neu ist die Erfordernis der Aktualisierung der Fachkunden nach der Röntgenverordnung aus 2002 (RöV, BGBl. I S. 1869 ff.) und ggf. der Strahlenschutzverordnung aus 2001 (StrSchV, BGBl. I S. 1714 ff) im Fünfjahresrhythmus (Lenzen u. Schütz 2003).

Optimierung der Weiterbildung

Die Ausbildung sollte erfolgen, begleitet durch eine regelmäßige Evaluierung, durch Chef und Oberärzte, einschließlich eines Gespräches (mindestens einmal pro Jahr) zum Kenntnisstand und zur Qualitätskontrolle der Arbeit und zur Hilfestellung für den Weiterzubildenden. Vor dem

Beginn eigener operativer Tätigkeit sollte der Weiterzubildende Untersuchungsergebnisse werten können und Indikationsstellungen nachvollziehen bzw. selbstständig begründen können. Vor dem Operieren kommt Assistieren. Vor und parallel zum Assistieren kommt die theoretische Ausbildung in Operationsplanung und Anatomie. Vor dem selbstständigen mikrochirurgischen Operieren sollte das mikrochirurgische Training im Mikrolabor (s. Kap. 1.2) kommen.

Die Ausbildung kann nicht schematisch nach einem starren Plan erfolgen, sondern sie muss der Individualität des Weiterzubildenden Rechnung tragen. Der Weiterzubildende muss eine eigenständige Dokumentation der von ihm geleisteten Operationen und Assistenzen durchführen. Diese sollten durch den Weiterbildungsbevollmächtigten gegengezeichnet werden.

Die in Tab. 16.1-1 definierten Ausbildungsstufen können bei optimalen Voraussetzungen innerhalb der Mindestweiterbildungszeit von 6 Jahren erreicht werden. Verlängerungen dieser Zeit bis zu 8 Jahren können aus Gründen der Ausbildungsstätte und des Auszubildenden auftreten. Die Ausbildungsschritte in den einzelnen Qualifikationsstufen sollen in den nachfolgenden Qualifikationsstufen nach Bedarf verfeinert und weiter abgearbeitet werden können. Das Aufrücken in die nächste Qualifikationsstufe sollte erst dann erfolgen, wenn die wesentlichen Schritte der davor liegenden Stufe weitestgehend erfüllt sind. Es sollten für den Weiterbildungsberechtigten und den weiterzubildenden Assistenzarzt zu Beginn der Weiterbildungszeit definierte Kriterien abgesprochen sein, bei deren Eintreten der Abbruch der Ausbildung zu erwägen ist. Dies ist z.B. dann der Fall, wenn eine bestimmte Ausbildungsstufe nicht in angemessener Zeit erreicht wird und dieses nicht durch technische oder äußere Umstände bedingt ist (Tab. 16.1-1).

Um eine zuverlässige Dokumentation mit Daten zu bekommen, die innerhalb der Klinik und mit auswärtigen Kliniken einen Vergleich erlauben, wurde ein **Log-Buch** von der European Association of Neurosurgical Societies (EANS; www.eans.org/logbookexplanation.doc) entwickelt und empfohlen. Von diesem Logbuch liegt auch eine deutsche Version vor. Darin

Tab. 16.1-1. Strukturplan für die Facharztweiterbildung Neurochirurgie

Funktionen und begleitende Ausbildung	Operationen	Fakultative Operationen
1. Ausbildungsstufe		
• Stationsdienst oder 6 Monate Intensivstation • eventuell Kenntnisse in Intubation und zentralen Zugängen (Anästhesie) • Bereitschaftsdienst • Umgang mit Mikroskop	• Lumbalpunktionen, Ventrikelpunktionen, kleine und große Wundversorgungen • Assistenzen bei peripheren Operationen und bei Kopfoperationen • Bohrlöcher zur Ventrikeldrainage und Druckmessung, erweiterte Bohrlöcher für chronisch subdurale Hämatome • Zugang und Wundverschluss bei Oberflächenoperationen wie peripheren Nerven- oder Wirbelsäuleneingriffen • Kopflagerung im Rahmen der Assistenzen • kleinere selbstständige Eingriffe unter Aufsicht (Faszienentnahmen, Suralis-, Temporalisbiopsien)	• Nervendekompressionsen • einfache Konvexitätstrepanationen • Anlagen von Halo-Fixateur externe
2. Ausbildungsstufe		
• mikrochirurgisches Training mit anatomischer Begleitausbildung • falls noch nicht geschehen, 6 Monate Intensivstation • transkranielle Doppler-Untersuchungen • Interpretation elektrophysiologischer Befunde (EEG, EMG, evozierte Potenziale)	• Kraniotomie bei supratentoriellen Tumoren • epi- und subdurale Hämatome • Schädeldachplastiken • lumbaler Bandscheibenvorfall • Assistenzen bei mittelschweren Eingriffen • einfache Impressionsfrakturen	• Engpasssyndrome peripherer Nerven • Shunt-Implantationen
3. Ausbildungsstufe		
• mikrochirurgisches Training mit Anatomie • eventuell 3 bis 6 Monate Neuroradiologie • Stationsdienst • Besuch in auswärtiger Abteilung zum Kennenlernen anderer Methoden • Einarbeitung in Sondersprechstunden (Facharztaufsicht)	• Kraniotomie schädelbasisnah und hintere Schädelgrube, mittelliniennah • intrazerebrale Hämatome • oberflächennahe Glioblastome und Konvexitätsmeningeome • komplexere traumatologische Eingriffe (z. B. einfachere Frontobasisdeckung) • Shunt-Operationen • spinale Zugänge bis zur Dura (nicht unbedingt Stenosen) • epidurale Metastasen	• Schleifen und Bohren unter dem Mikroskop
4. Ausbildungsstufe		
• Stationsdienst • je nach Klinikstruktur: einfachere Konsile (Facharztaufsicht) • ggf. Hospitation in Neuroonkologie, Neuropathologie	• intrazerebelläres Hämatom • ventrale Zugänge zur Halswirbelsäule • Schädelbasisdeckung bei Trauma • komplexere Bandscheibenoperationen, z. B. enger Kanal und laterale Vorfälle • zerebrale Metastasen	• ventrale Operation der Halsbandscheibe, ggf. dorsale Zugänge zur Halsbandscheibe, Mikrobohrertraining
5. Ausbildungsstufe		
• ständige Mitarbeit in einer Spezialsprechstunde • kompliziertere Konsile mit Facharztkontrolle	• intradurale Tumoren extramedullär • extraforaminale lumbale Bandscheibenvorfälle, Spinalkanalstenosen • Halsbandscheibenvorfälle • größere Gliome nahe eloquenter Regionen	• einfache ventrale Spondylodesen an der Halswirbelsäule • schwierigere Eingriffe an peripheren Nerven, eventuell Interpositionen

Tab. 16.1-1. (Fortsetzung)

Funktionen und begleitende Ausbildung	Operationen	Fakultative Operationen
6. Ausbildungsstufe		
	• einfachere Tumoren hintere Schädelgrube • Interpositionen bei peripheren Nerven • ventrale Halsbandscheibenoperationen • komplettinstrumentierte Wirbelsäuleneingriffe (Platten und Fixateure)	• einfachere Mittellinienmeningeome (kleinere Olfaktorius- oder Falxmeningeome) • einfachere Aneurysmata • infratentorielle einfachere Meningeome • transnasaler, transsphenoidaler Zugang • stereotaktische Operationen

wird nicht nur detailliert die Art der Erkrankung, die operativ behandelt wurde, dokumentiert, sondern auch der Grad der Selbstständigkeit des Operateurs differenziert dargestellt.

Parallel mit der operativen Ausbildung gehen der Erwerb der nötigen Fachkenntnisse und ggf. die Einarbeitung in die Bearbeitung von wissenschaftlichen Fragestellungen und die Erstellung von Gutachten einher.

Literatur

Lenzen H, Schütz J (2003) Röntgen und Strahlenschutz: Fachkunde-Fristen beachten! Westfälisches Ärzteblatt 2:13–4.

16.2 Niederlassung, Qualitätssicherung, Qualitätsmanagement

Horst Poimann

Inhalt

Einleitung und historische Entwicklung

Die Struktur der neurochirurgischen Versorgung in Deutschland hat sich in den letzten beiden Jahrzehnten verändert: Wurde bis Anfang der 1980er-Jahre die Versorgung neurochirurgischer Patienten ausschließlich von Kliniken und Polikliniken durchgeführt, fand sich Anfang der 1990er-Jahre bereits ein Dutzend neurochirurgischer Fachpraxen über das Bundesgebiet verteilt, die ambulant und zum Teil belegärztlich an der ambulanten vertragsärztlichen Versorgung teilnahmen. Bis Ende 1999 war diese Zahl auf etwa 120 niedergelassene Neurochirurgen angewachsen, davon waren 20 in einer belegärztlichen Abteilung zusätzlich aktiv. Zurzeit sind ca. 240 Neurochirurgen niedergelassen.

Niederlassung

Beschäftigungsfeld des niedergelassenen Neurochirurgen

Die niedergelassenen Praxen sind vielfältig organisiert. Folgende Modelle werden realisiert:

- kleine Praxis mit Konsiliardiensttätigkeiten und Möglichkeit zur ambulanten Operation
- ambulante und belegärztliche Tätigkeit
- Gemeinschaftspraxen von zwei bis vier Ärzten
- fächerübergreifende Gemeinschaftspraxen oder Praxisgemeinschaften von Neurochirurgen mit Radiologen, Orthopäden oder Neurologen
- Praxen mit zusätzlicher ambulanter Rehabilitationstätigkeit
- neurochirurgische Facharztpraxis mit persönlicher zusätzlicher Facharztqualifikation (Orthopädie, Radiologie, Neurologie)

Risiken für den niedergelassenen Neurochirurgen

Die Niederlassung birgt für Neurochirurgen neben neuen Möglichkeiten auch Risiken. Zum einen ergibt sich ein unternehmerisches Risiko (Freiberufler), das von Rahmenbedingungen geprägt ist, z. B. zunehmende Arztdichte, festgesetztes Gesamtbudget, Abwägbarkeit der Umsatzentwicklungen, verschärfte Konkurrenzsituation, steigende Kosten und relativ rasch wechselnde politische und gesundheitspolitische Vorgaben. Hinzu kommen die Probleme, für die er im Rahmen seiner klinischen Ausbildung in der Regel eher weniger trainiert wurde, z. B. Zulassungsvoraussetzung, Standortauswahl, Praxisgestaltung und -organisation, Investitionsplanung und Finanzierungsfragen, rechtliche und steuerliche Aspekte, Führen von Vertragsverhandlungen und Einnehmen einer Führungs- und Leitungsposition.

Nachstehend werden Anregungen gegeben, welche Bereiche in die Planung einer Niederlassung mit einbezogen werden sollten. Denn außerhalb der beruflichen Karriereplanung spielen die eigene Persönlichkeit, die Zielvorstellungen und Wünsche sowie der Einbezug der Familie in der Regel ebenso eine wichtige Rolle.

> **Cave:** Dieses Kapitel ist nicht als Ersatz für eine adäquate Beratung bei der Niederlassung und auch nicht als alleinige Planungshilfe gedacht.

Überlegungen vor einer Niederlassung

Alternativen

Die wichtigste Frage, bevor überhaupt weiter gedacht werden muss, lautet: Gibt es eine bessere Alternative zur Niederlassung für Sie in Ihrer Tätigkeit als Neurochirurg? Falls diese Frage bejaht wird, sollte sie weiter verfolgt werden.

Sofern diese Frage nicht klar entschieden werden kann, stellt sich die weitere

Frage, inwieweit der Betreffende von seiner Persönlichkeitsstruktur geeignet ist, ein Unternehmen zu gründen. Es sind in der Regel nicht fachliche Fragen, die über Erfolg oder Misserfolg einer Existenzgründung entscheiden, sondern vielmehr Fragen, die sich auf Einstellung, Bewusstsein, Motivation und Einsatzfreude beziehen:

- Welche Form der Unterstützung finden Sie im engeren persönlichen Bereich, wenn Sie eine Praxis gründen?
- Wie ist es um Ihre Risikofreudigkeit bestellt?
- Wollen und können Sie gut mit Menschen umgehen, sind Sie z. B. gern in der Ambulanz tätig?
- Möchten Sie in den nächsten 30 Jahren Verantwortung tragen und Cheffunktion ausführen?
- Möchten Sie in den nächsten 30 Jahren voraussichtlich an einem Ort arbeiten?

All diese Dinge sollten mit vertrauten Personen besprochen werden, bevor die im Folgenden diskutierten Faktoren einer Niederlassung als Neurochirurg Berücksichtigung finden.

Fachkompetenz

Wie sieht die eigene Fachkompetenz aus? Haben Sie im Fach Neurochirurgie Schwerpunktgebiete, die Sie besonders gut beherrschen? Welche Rahmenbedingungen benötigen Sie, um diese neurochirurgischen Tätigkeiten durchführen zu können, z. B. Ausstattung mit Operationsräumen, Intensivstation, Belegbetten? Haben Sie außerhalb der Neurochirurgie Sonderqualifikationen, die die Praxisniederlassung begünstigen könnten z. B. Schmerztherapie, Rehabilitation, Psychosomatik, Chirotherapie, Elektrophysiologie etc.? Das heißt zusammenfassend: Welches Leistungsspektrum kann oder möchte ich als Niedergelassener anbieten?

Informationen zu Standort und Regionalstruktur

Es stellt sich des Weiteren die Frage: Woher bekomme ich authentische Information zur Niederlassung im Allgemeinen und Speziellen? Gibt es eventuell Möglichkeiten der Partnerschaft, die dieses Unterneh-

men mitträgt? Partnerschaft bedeutet nicht ein zweiter Neurochirurg; es könnten fächerübergreifende Gemeinschaftspraxen sein, aber auch Partnerschaften in Kooperation mit nichtärztlichem Personal, z. B. Krankengymnasten, Psychologen, Ergotherapeuten etc.

Sofern eine Partnerschaft wahrscheinlich ist, wäre es sinnvoll, die weiteren Fragen gemeinsam anzugehen und zu regeln. Es sollte auch die Frage geklärt sein, ob Sie örtlich gebunden sind oder bereit sind, die Standortfrage aus rein fachlicher Perspektive zu entscheiden.

Mit Beantwortung dieser Fragen und einem damit verbundenen Klärungsprozess können Sie die nächste Stufe der Überlegungen angehen.

Anforderungen im Rahmen einer Praxisgründung

Mit folgenden Anforderungen werden Sie im Rahmen einer Praxisgründung unabhängig von den obigen Ausführungen und Überlegungen konfrontiert:

- Erstellung eines Unternehmenskonzeptes
- Standortanalyse und -auswahl
- Finanzierungsplan und -verhandlungen
- Raumbeschaffung, Ausbau und Einrichtung
- Eintrag ins Arztregister und Zulassungsprozedur der KV (Kassenärztliche Vereinigung)
- Personal- und Praxisorganisation
- Kostenplanung und Kostenkontrolle einschließlich Versicherungsfragen
- (steuer)rechtliche Aspekte
- Praxiseröffnung
- Zu welchen dieser Fragen erhalten Sie woher entscheidende und wichtige Informationen, und zu welchen dieser Punkten benötigen Sie einen professionellen Berater, der für das Gebiet auch eine entsprechende Expertise aufweist?

Weg zur Praxisgründung

Alle oben aufgelisteten Aspekte und Anforderungen an den Niederlassungswilligen erfordern klare Entscheidungen und zeitgerechte Festlegungen. Eine erfolgreiche Unternehmensgründung und -füh-

rung kann nur gelingen, wenn Zahlen, Daten und Fakten als Grundlage dienen und nicht Wunschdenken. Wenn Sie Ihre Unternehmensgründung systematisch und strukturiert und vor allem entschieden angehen, haben Sie persönlich alle Grundlagen gelegt und all das in Ihrer Verantwortung Stehende getan, um einen soliden Unternehmensstart zu ermöglichen. Trotzdem bleibt die Selbstständigkeit eine Unternehmung, die Flexibilität erfordert, um auf die Anforderungen des Alltags adäquat zu reagieren.

Hinweise und Anregungen zu Einzelpunkten

Erstellung des Praxiskonzeptes

Ein Praxiskonzept stellt die vorgenannten Überlegungen ins Kalkül. Insbesondere wird festgehalten, welche Leistungen erbracht werden können und was dazu an verschiedenen Ressourcen, Personal, Räumlichkeiten, eigener Qualifikation etc. notwendig ist.

Geschäftsidee

Die Geschäftsidee versucht zunächst, anhand des Zieles, das man mit der Praxis verfolgt, die Überlegungen einfließen zu lassen, die über Standort- und Marktanalyse aufgetaucht sind. Man kann eine Abschätzung und Planung der möglichen Einkunftsarten ermitteln (z. B. Privatpatienten, operative Methoden, Versorgung von Kassenpatienten etc.) und kann anhand dessen eine Finanzplanung durchführen, unter Berücksichtigung der Investitionen, die getätigt werden müssen (z. B. Ultraschall-, EEG-Gerät, eigene Operationsräume).

Anhand der Geschäftsidee werden mögliche Szenarien durchdacht. Empfehlenswert sind Gespräche mit Vertrauten und professionellen Beratern. Berücksichtigen Sie dabei auch neben Ihrer Fachkompetenz die Ausbildung und berufliche Erfahrung, die Sie in Unternehmensführung und Unternehmensleitung schon besitzen oder noch erwerben müssen. Berücksichtigen Sie ferner Ihre Vermögensverhältnisse und Ihren Familienstand im Hinblick auf Haftungs- und Bürgschaftsfragen. Nach Bearbeitung dieser Fragen sind Sie in der Lage, aus der Praxisidee klare Ziele zu formulieren:

- Es wird z. B. eine Schwerpunktpraxis für Wirbelsäuleneingriffe:
  - im 1. Jahr für lumbale Eingriffe, dann auch für zervikale Eingriffe
  - zusätzlich soll es möglich sein, Stabilisierungsoperationen durchzuführen

Andere klare Unternehmensziele könnten lauten:

- Praxis für periphere Nervenchirurgie
- Praxis für schwerpunktmäßige Rehabilitation
- Praxis für neurochirurgische Rundumversorgung an einem Krankenhaus in kooperativer Tätigkeit mit einem anderen Neurochirurgen

Wichtig ist eine klare Zielvorstellung. Ihr Unternehmensziel sollte in knapper, präziser Zusammenfassung vorliegen, weil Sie es für die verschiedenen Gespräche im Rahmen der konkreteren Planungs- und Verhandlungsführung darlegen müssen.

Zusammenfassung. Ein Praxiskonzept stellt das Ergebnis von sorgsamen Vorüberlegungen, Analysen und Entscheidungen hinsichtlich einer Praxisgründung dar. Man sollte etwa anderthalb Jahre vor einer Praxiseröffnung damit beginnen! Anzuraten ist die Hinzuziehung von sachverständigen Spezialisten (z. B. seriöser Unternehmensberater, Anwalt, Steuerberater, bereits niedergelassener Neurochirurg). Im Übrigen wird hingewiesen auf: Literatur der Kassenärztlichen Vereinigung für Praxisgründungswillige. Die Arbeitsgemeinschaft Neurochirurgischer Fachpraxen (ANF) im Berufsverband steht für Fragen der Niederlassung zur Verfügung (Zeitschrift für Ambulante Neurochirurgie; www.neurochirurgie. com).

Standortanalyse und Auswahl

Die Standortwahl für einen zukünftigen Vertrags- oder Kassenarzt ist für den Neurochirurgen noch nicht von der Bedarfs-

planung und Zulassungsbeschränkungen aufgrund von Über- oder Unterversorgung beeinträchtigt, d. h. Neurochirurgen können sich prinzipiell zum Zeitpunkt der Publikation dieses Buches noch niederlassen, wo sie möchten. Andere Fachgruppierungen sind strengeren Richtlinien unterworfen.

Die Standortanalyse sollte auch die persönlichen Vorstellungen berücksichtigen:

- kulturelle Interessen
- gesellschaftliche Beziehungen
- vorhandene Schulen
- Weiterbildungsmöglichkeiten

Vorrangig ist die Verteilung bereits vorhandener neurochirurgischer Fachpraxen, neurochirurgischer Kliniken und Universitätskliniken als zukünftige Kooperationspartner in der Versorgung und in Teilen auch als Konkurrenz einzuplanen.

Die wichtigsten Faktoren sind:

- Infrastruktur und Verkehrsanbindung
- Versorgungs- und Entsorgungsmöglichkeiten
- Arbeitskräfte
- Kostenstruktur in der Region und behördliche Auflagen

In diesem Zusammenhang sollte auch die Frage überprüft werden:

- Wie groß ist der Patientenkreis, den ich erreichen will?
- Will ich mich alleine niederlassen?
- Welche Region ist neurochirurgisch noch relativ unterversorgt?
- Welche Auflagen stellt eine Stadt und eine Region, falls man baulich tätig werden will?

Es stellt sich die Frage der neurochirurgisch spezifischen Infrastruktur:

- Gibt es Radiologen, die entsprechende Leistungen ausführen können?
- Gibt es Zuweiser?
- Gibt es Arztgruppen, die die neurochirurgische Praxis als Konkurrenz betrachten könnten, z. B. Orthopäden, Neurologen oder Radiologen?
- Wie sieht die Bevölkerungsstruktur aus in Bezug auf soziodemographische Merkmale?
- Wie sieht die Wirtschaftsstruktur aus in dieser Region?
- Wie hoch ist der zu erwartende Anteil an Privatpatienten?

- Welche Möglichkeiten gibt es für eine Belegarzttätigkeit? In bestimmten Ländern (z. B. Hessen, Berlin) ist es derzeit problemlos möglich, Belegarzt zu werden, in Bayern ist diese Möglichkeit zurzeit nur bedingt vorhanden.

Man sollte anhand eines Beurteilungsbogens verschiedene Standorte miteinander vergleichen und so zu einer rationalen Entscheidung für einen Standort kommen.

Finanzierungsplan und Verhandlungen

Zur Frage der Praxisfinanzierung ist es notwendig, sich über die zu erwartenden **Erlöse** Gedanken zu machen, die sich aus verschiedenen Teilen zusammensetzen:

- Versorgung der Kassenpatienten
- Privatliquidation
- Gutachten und sonstige ärztliche Tätigkeiten

In manchen Regionen existieren **kassenärztliche Budgets**, die mit Fallzahlgrenzen und Fallwerten klare Einkommensgrenzen für den Bereich der gesetzlichen Krankenversicherung (GKV) darstellen. Diese Einschätzung sollte unbedingt zusammen mit einem in der Beratung von Neurochirurgen erfahrenen Steuerberater erfolgen. In diesem Zusammenhang ist auch die Ausgaben- und Kostenseite (Ober- und Untergrenzen) mit zu besprechen.

Investitionen sind in unterschiedlichem Umfang notwendig: Sie hängen unter anderem von Gerätschaften und deren Finanzierung ab (z. B. Laser, Röntgenanlage, CT, Elektrophysiologie, Sonographie – jeweils Leasing oder Kauf?). Des Weiteren stellt sich die Frage nach konservativen Behandlungsplätzen, Größe der Praxisräume (eigenständig zu bauen? Miete?).

Ein wichtiger Punkt über die Investitionen hinaus ist die Sicherstellung der unverzichtbaren **Liquidität**, d. h. es muss eingeplant werden, dass in der Anfangsphase der Praxisgründung Ausgaben entstehen, denen verzögerte Einnahmen gegenüberstehen, möglicherweise sind in der Anfangsphase die Einnahmen deutlich niedriger als die Kosten zuzüglich zu den privaten Lebenshaltungskosten. Dies muss ausführlich mit dem Steuerberater auch in der zeitlichen Dimension besprochen werden. Bezüglich der Finanzierung ist es sinnvoll, mit verschiedenen Kreditinstituten zu verhandeln und sich Vor- und Nachteile möglicher Angebote gründlich zu überlegen und wiederum mit dem Steuerberater zu besprechen und zu entscheiden.

> Für die Verhandlungen mit der Bank ist ein solides Unternehmenskonzept und die Begründung der Standortwahl entscheidend, unter Berücksichtigung der voraussichtlichen Erlöse, um überhaupt Geldmittel zu erhalten.

Praxisbeschaffung, Ausbau und Einrichtung

Raumbeschaffung

Zunächst wird überlegt, welchen Raumbedarf man für die Einrichtung der eigenen Praxis hat. Dies ist wiederum abhängig von den Vorüberlegungen, vom Leistungsspektrum etc. Erst im zweiten Schritt kann man den benötigten Praxisraum beschaffen. Bei der Feststellung des Raumbedarfs muss man drei wesentliche Punkte unterscheiden:

- Raum für die fachneutrale, nichtmedizinische Praxisausstattung, z. B. Warteraum etc.
- Raum für die fachneutrale medizinische Praxisausstattung, z. B. Sprechzimmer etc.
- Raum für die Unterbringung der fachspezifischen neurochirurgischen Ausstattung, z. B. Räume für ambulante Operationen (s. unten)

Bei der Beschaffung der vom Neurochirurgen als bedarfsgerecht empfundenen Praxisräume spielt eine Reihe unterschiedlicher Überlegungen eine Rolle: ob er eine Einzelpraxis, eine Praxisgemeinschaft oder Gemeinschaftspraxis gründet oder übernimmt – was auch schon vorkommt – oder in eine bestehende Gemeinschaftspraxis oder Praxisgemeinschaft eintritt, was in Zukunft häufiger der Fall sein wird. Bei der **Praxisneugründung** ist das Praxiskonzept wieder von entscheidender Bedeutung und legt den Umfang der Praxisräume fest. Das Finden von Praxisräumen geht in der Regel nicht ohne Makler oder

Vermittler vonstatten, beim Erwerb kann sich das anders gestalten.

Mietverträge sollten unter Einbezug eines Rechtsanwaltes geprüft und abgeschlossen werden (Laufzeit des Mietvertrages, Mietzins und Nebenkosten, außerordentliche Kündigungsrechte, Genehmigung und Kostenübernahme bzw. Kosten von Umbauten, Wiederherstellung des ursprünglichen Zustandes der Praxis beim Auszug – ggf. Vorkaufsrechte einräumen lassen oder Optionen auf längere Mietlaufzeiten). Nicht zu vergessen ist die Frage, wo das Praxisschild und wo Praxishinweissschilder angebracht werden dürfen.

Eine **Praxisübernahme** sollte ebenfalls nicht ohne adäquate Beratung stattfinden. Vor allem sollte klar sein, ob die vorgefundenen Praxisräume mit dem eigenen Praxiskonzept in Einklang stehen. Sonst könnte eine Reihe von Umbaumaßnahmen notwendig werden, die dann in der entsprechenden Mietvereinbarung Berücksichtigung finden müssen.

Auch Praxisübernahme oder Eintritt in eine Gemeinschaftspraxis, Praxisgemeinschaft oder Ärztepartnerschaften sollten wohlüberlegt und mit Überprüfung durch einen professionellen und in der Niederlassung von Neurochirurgen erfahrenen Berater vonstatten gehen, sodass Sie nicht das Versuchskaninchen darstellen, bei dem zwar die allgemeinen Praxisübernahmeregeln greifen, aber nicht die Spezifika, die für Neurochirurgen bei Praxisübernahme oder Eintritt in eine bestehende Praxis eine wichtige Rolle spielen.

Einrichtung

Umfang und Ausmaß der Praxiseinrichtung müssen die Raumaufteilung und das Raumangebot der Praxis berücksichtigen. Die Raumaufteilung legt einen Großteil der Organisationsabläufe im Praxisalltag fest und richtet sich im großen Umfang am Praxiskonzept aus.

Sie sollten vermeiden, die Praxiseinrichtung einem professionellen Einrichter zu übergeben und darauf zu vertrauen, dass er schon das Richtige tun wird. Auch im Bereich der Einrichtung ist es wichtig, verschiedene Angebote einzuholen und genau zu vergleichen und insbesondere immer wieder Rückbezug auf das eigene Konzept zu nehmen und sich nicht durch günstige Angebote oder Verkaufsargumente mit Lösungen zufrieden zu geben,

die nicht den eigenen Vorstellungen entsprechen. Planen Sie auch beim Einrichten und bei der Raumgestaltung nicht nur für die Eröffnungsphase, sondern auch für die nächsten 5 Jahre Reservekapazitäten ein, ggf. Überlegungen für eventuelle Gestaltungsmaßnahmen, sprich Erweiterung und Einführung von Neuerungen.

Wenn die Raumgestaltung und Einrichtungsplanung abgeschlossen sind, ist es sehr wichtig, dass Sie persönlich die einzelnen Vorgänge überwachen. So können im konkreten Fall notwendig werdende Änderungen Ihrerseits direkt berücksichtigt werden und nicht erst nach Abschluss der Arbeiten kostenintensive und zeitaufwendige Korrekturen notwendig machen. Die Frage, inwieweit ein Innenarchitekt oder ein Architekturbüro beauftragt werden muss, hängt von der persönlichen Vorerfahrung und Aktivität ab, ggf. auch von der Größe der Räumlichkeiten. Professionelle Hilfe sollte zumindest punktuell und für umschriebene projektbezogene Arbeiten zu Rate gezogen werden.

Eintragung ins Arztregister und Prozedere der Zulassung

Die Möglichkeiten der Teilnahme an der ambulanten vertragsärztlichen Versorgung kann für Neurochirurgen, da keine Zulassungsbeschränkungen bestehen, als Vollzulassung erfolgen gemäß § 95 Absatz 1–3 SGB V sowie §§ 17–25 Ärzte-ZV, wobei es immer eine fachärztliche Versorgung gemäß § 73 Abs. 10 SGB V sein wird. Sonderbedarfzulassungen bei Überversorgung spielen gegenwärtig keine Rolle, könnten jedoch in den kommenden Jahren rasch an Bedeutung gewinnen. Zudem kann es zu Ausnahmezulassung bei Überversorgung kommen, die in indirekter Weise beim Job-Sharing und beim Belegarztvertrag eine Rolle spielen könnten.

Eintragung ins Arztregister

Die Eintragung in das Arztregister ist eine unabdingbare Voraussetzung für die Zulassung. Jeder Arzt, der diese anstrebt, muss in das Arztregister einer Kassenärztlichen Vereinigung (KV) eingetragen sein. Dies kann schon lange, d. h. Jahre vor einer geplanten Niederlassung erfolgen. Die Eintragung in das Arztregister ist bei der KV zu beantragen, die für Ihren Wohnort zuständig ist. Sie erhalten entsprechende Eintragungsvordrucke bei den Arztregisterstellen der jeweiligen Kassenärztlichen Vereinigungen. Folgende Unterlagen sind vorzulegen:

- Antrag auf Eintragung in das Arztregister
- Geburtsurkunde
- Urkunde über die Approbation als Arzt
- lückenloser Nachweis über die ausgeübte ärztliche Tätigkeit nach bestandener ärztlicher Prüfung
- Nachweis über die Berechtigung zum Führen der Anerkennung als Allgemeinarzt oder einer anderen Facharztanerkennung
- ggf. Promotionsurkunde und erworbene Schwerpunkt- oder Zusatzbezeichnungen, Fachkundenachweise sowie Nachweis über den Abschluss einer fakultativen Weiterbildung

Definitionen

Niederlassung. Unter Niederlassung versteht man die Tätigkeit in eigener Praxis und zwar sowohl für Privatpatienten als auch Kassenpatienten.

Zulassung. Unter Zulassung versteht man den Verwaltungsakt, der Voraussetzung für die Behandlung von Kassenpatienten durch den niedergelassenen Kassenarzt ist.

Durch den Akt der Zulassung wird der niedergelassene Arzt zum „Vertragsarzt". Nach Kassenarztrecht § 72 ff. und der Zulassungsverordnung für Vertragsärzte ist der Arzt auf Antrag von dem örtlich zuständigen Zulassungsausschuss zugelassen, wenn er den Nachweis erbringen kann über:

- Eintragung in ein Arztregister in der KV
- Berechtigung zum Führen einer Facharztbezeichnung bzw. der bis zum 31.12.1995 erworbenen Bezeichnung „praktischer Arzt"
- Teilnahme an einem eigenen Führungslehrgang
- Eignung zur Ausübung vertragsärztlicher Tätigkeit (Erklärung, dass keine geistigen oder sonstigen in der Person liegenden schwerwiegenden Mängel vorliegen, Vorlage eines Führungszeugnisses sowie eines Lebenslaufes)

Die angestrebte Zulassung kann versagt werden:

- wenn die Eignung zur Ausübung vertragsärztlicher Tätigkeit nicht gegeben ist (nicht geeignet ist, wer z. B. ein Anstellungsverhältnis mit festen Arbeitszeiten ausübt oder ein Arzt, der das 55. Lebensjahr bereits vollendet hat)
- wenn für den in Aussicht genommenen Vertragsarztsitz Zulassungsbeschränkungen aufgrund von Über- oder Unterversorgung angeordnet worden sind

Das Ende der Zulassung tritt ein mit dem Tod, mit dem Wirksamwerden eines Verzichtes oder mit dem Wegzug des Arztes aus dem Zulassungsbezirk. Im Übrigen endet seit 01.01.1999 die Zulassung am Ende des Kalendervierteljahres, in dem der Vertragsarzt sein 68. Lebensjahr vollendet hat. Alle mit der Zulassung zusammenhängenden Rechte und Pflichten ergeben sich aus dem Kassenarztrecht § 72 ff. 5. Buch SGB sowie einer ganzen Anzahl von Verträgen, Richtlinien, Vereinbarungen, Satzungen und sonstigen Bestimmungen. Diese Unterlagen können dem Vertragsarzt von seiner zuständigen KV zur Verfügung gestellt werden.

Der Antrag auf Zulassung als Vertragsarzt muss schriftlich bei der Geschäftsstelle der Zulassungsstelle für Ärzte gestellt werden und sollte ca. 3 Monate vor dem geplanten Praxiseröffnungstermin erfolgen. Die erforderlichen **Zulassungsantragsunterlagen** sind:

- Antrag auf Zulassung, ggf. mit Antrag auf Genehmigung zur Führung einer Gemeinschaftspraxis bzw. Partnerschaftsgesellschaft
- Führungszeugnis (nicht älter als 3 Monate)
- Auszug aus dem Arztregister
- Bescheinigung über die ausgeübten ärztlichen Tätigkeiten
- Lebenslauf
- Rauschgifterklärung entsprechend eigener Erklärung des Arztes
- Erklärung über die zum Zeitpunkt der Antragstellung bestehenden Dienst- und Beschäftigungsverhältnisse, ggf. Bescheinigung der KV, aus der man zuzieht, ggf. Ausnahmezulassung im Rahmen von Job-Sharing
- Verpflichtung aller Partner einer Gemeinschaftspraxis zur Leistungsbegrenzung sowie bei Belegarztsonderzulassung Vorlage des zwischen Arzt und Klinikträger geschlossenen Vertrages

Für den Neurochirurgen empfiehlt es sich, zusätzlich **Sonderqualifikationen** und ärztliche Tätigkeiten zu beantragen (z. B. Doppler-Sonographie, Röntgenleistungen, psychotherapeutische Leistungen, ambulantes Operieren etc). Bestätigungen und Bescheinigungen über alle genehmigungspflichtigen Tätigkeiten sind bei der KV einzureichen und entsprechende Anträge abzugeben.

Wichtig dabei ist, dass alle Tätigkeiten, die im Rahmen der Weiterbildungsverordnung über die Facharztprüfung abgedeckt sind, im Rahmen der vertragsärztlichen Tätigkeit ausgeführt werden dürfen (z. B. Elektrophysiologie, Sonographie etc.).

Der Tag, an dem die Zulassung ausgesprochen wird, findet im Rahmen einer Zulassungssitzung in der KV statt. An dieser Sitzung sollte man, soweit möglich, persönlich teilnehmen.

Mit dem Tag der Zulassung hat man 3 Monate Zeit, die Praxis tatsächlich zu eröffnen und die Arbeit als Vertragsarzt zu beginnen.

Personal- und Praxisorganisation

Praxisleitung und Managementaufgaben umfassen folgende im wesentlichen fünf Hauptpunkte:

- Entwickeln und Managen der einzelnen Ablaufprozesse, d. h. der Leistungen, die notwendig sind, um Ihr Angebot in einer guten Praxis umzusetzen, also nicht nur Diagnose und Therapie ärztlicherseits, sondern auch alle unterstützenden Prozesse wie finanzielle Aspekte, Personalaspekte, Materialeinsatz und sonstige Ressourcen durch Marktanalysen und Einführung neuer Konzepte etc.
- Optimierung der Kommunikation, d. h. Umgang mit Patienten, Mitarbeitern und Kostenträgern im persönlichen, direkten Gespräch, in schriftlicher Form oder auf elektronischem Weg
- medizinisches Controlling, d. h. Entwicklung von Kennzahlen, die Ihnen Überblick vermitteln, wie die einzelnen Bereiche „laufen" und wann gefährliche oder bedrohliche Situationen auftauchen können
- medizinische EDV, d. h. adäquate Datenerfassung und -verarbeitung sowie

Nutzung der Ergebnisse über die einfache Erfassung der Abrechnungsziffern und Quartalsabrechnung hinaus
- Qualitätsmanagement (QM, s. unten), wie es seit dem 01.01.2004 für Praxen Pflicht ist, d.h. Kundenorientierung, Mitarbeiterorientierung und kontinuierlicher Verbesserungsprozess; dieser Paragraph beinhaltet mehr als die bisher gesetzlich geforderte Qualitätssicherung im ambulanten Bereich

Praxismanagement heißt also, in welchem Umfang sind die Prozesse optimiert, die notwendig sind, um die Routine laufen zu lassen. Funktioniert die Kommunikation dazu? Werden die Daten adäquat erfasst und verarbeitet? Gibt es ein Überwachungs-, Kontroll- und Steuerungssystem, damit ich rechtzeitig flexibel auf Veränderungen reagieren kann? Habe ich ein modernes QM, das dafür sorgt, dass Verbesserungen kontinuierlich und systematisch durchgeführt werden? Und, die entscheidende Frage, habe ich entsprechende Kenntnisse, um eine Praxis zunächst zu organisieren und dann zu führen und zu leiten? Wo kann ich solche Qualifikationen erwerben?

Die **Praxisorganisation** ist durch die Raumvorgabe zu großen Teilen festgelegt, aber auch durch die Art und Weise, wie Kommunikation möglich ist: Gibt es z.B. eine Gegensprechanlage, ausreichend Telefone, genügend Raum für Gespräche? Sind Räume und Zeiten vorgesehen für den direkten Austausch im Team? Sind die Praxisabläufe so gestaltet, dass:
- der Patient keine unnötigen Wartezeiten in Kauf nehmen muss
- das Personal keine unnötigen Wege zu gehen hat
- der Arzt keine unnötigen Wege und Wartezeiten auf sich nehmen muss

Gibt es Strukturen, die die Missstände sofort deutlich machen und gibt es Überlegungen, wie dies verändert werden kann? Sind Raum- und zeitliche Organisationspläne vorhanden? Aufgrund welcher Fakten wurden sie erstellt? Wurde das Personal in die Planung miteinbezogen?

Die zeitaufwendigsten Tätigkeiten im Praxisbereich sind Wege. So geht eine Helferin im Durchschnitt während eines Praxisalltags fast 10 km. Durch gute Raumanordnung kann diese Wegstrecke auf die Hälfte reduziert werden.

Im Rahmen der Praxisorganisation und der Personalrekrutierung und -einführung sollten Überlegungen eine Rolle spielen, wie Sie ein einheitliches Erscheinungsbild Ihrer Praxis nach außen erreichen wollen. Bedeutsam in diesem Zusammenhang sind gemeinsame Schulungen für die Helferinnen und Festlegung auf gemeinsame Ablaufregeln, Normen und Wertvorstellungen im Umgang mit Patienten und untereinander.

Für die Gestaltung der Praxisräume und der **Einrichtung** spielt das Erscheinungsbild der Praxis eine wichtige Rolle, sollte aber speziell in der Neurochirurgie nicht überbewertet werden (Einbezug eines Innenarchitekten erwägenswert). Lassen Sie sich immer verschiedene Varianten entwickeln und behalten Sie sich das Recht der Entscheidung vor. Berücksichtigen Sie dabei im Wesentlichen die Funktionalität und welche tatsächliche Bedeutung eine bauliche Maßnahme im Praxisalltag und für die medizinische, sprich neurochirurgische, Versorgung hat.

Personalplanung. Neben der Kompetenz des Arztes sind kompetente und freundliche Mitarbeiter eines der Grundelemente für den Erfolg einer neurochirurgischen Praxis. Entsprechend Ihrem Leistungsspektrum benötigen Sie kompetente Arzthelferinnen, medizinisch-technische Assistenten, Auszubildende, Sekretärinnen, Aushilfskräfte etc. Die Anzahl der erforderlichen Mitarbeiter muss festgelegt werden, und deren Aufgabenbereiche müssen klar strukturiert sein, sodass eine entsprechende Personalsuche und Auswahl stattfinden kann. Die Einstellung sollte rechtzeitig erfolgen, damit eine konsequente Einarbeitung der Mitarbeiter erfolgen kann, aber auch so, dass noch Ideen und Erfahrungen der zukünftigen Mitarbeiter in die Gestaltung der täglichen Routineabläufe mit einfließen können. Es sollten klare Konzepte der Personalführung beim ärztlichen Praxisleiter vorhanden sein, z.B. nach welchen Kriterien werden Belohnungen und Reglementierungen eingesetzt? Weiterbildungskonzeption und Karriereplanung für die Mitarbeiter sollten kein Tabuthema darstellen. Eine wesentliche Frage sind Sonderqualifikationen von Helferinnen, z.B. Röntgenschein, grundlegende Kenntnisse in der Elektrophysiologie etc., da dies bei der Auswahl mitberücksichtigt werden muss.

> Die Fertigkeiten der Helferinnen sind in der Umsetzung des Leistungsspektrums und letztlich in der Frage der für die Praxis relevanten Wertschöpfungskette von Bedeutung.

Kostenplanung und Kontrolle

In der **Kostenplanungsphase** ist es nicht nur wichtig, alle Faktoren zu erfassen, die Kosten produzieren, sondern auch mit einzuplanen, zu welchen Zeitpunkten Überprüfungen der Planung in tatsächlichen Werten stattfinden sollen. Auf alle Fälle sollte eine Darstellung der Zahlen jeweils über einen Zeitraum von 3 Jahren erfolgen und so eine adäquate Verlaufskontrolle und Überprüfung der einzelnen Faktoren möglich werden.

Bei der Kostenplanung und bei der anschließenden betriebswirtschaftlichen Tätigkeit, bei der Dinge wie Buchführung, Kalkulation und Controlling eine Rolle spielen, aber auch so etwas wie Gewinn- und Verlustrechnung und Bilanzierungen, ist die Hilfe von Experten erforderlich, d.h. von Steuerberatern. Die vom Steuerberater durchgeführte Buchführung oder Erfassung Ihrer Kosten und Erlöse ist eine wichtige Entscheidungsgrundlage für effizientes Praxismanagement. Unabhängig davon, welche Art von Erfassung Ihrer Kosten Sie durchführen, benötigen Sie detaillierte Informationen zu der Höhe Ihrer Personalkosten, Deckungsbeiträge, Fixkosten etc. Nur mit einer klaren Vorstellung Ihrer Kostenstruktur sind Kalkulationen möglich und Entscheidungen über Anschaffung neuer Geräte sowie Einführung neuer Techniken sinnvoll.

Als Praxisgründer sollten Sie sich frühzeitig mit **Kontrollmechanismen** und Controlling-Systemen auseinandersetzen, um die wirtschaftlichen Zielsetzungen überprüfen zu können. Dabei behilflich sind Kennzahlensysteme, insbesondere finanzwirtschaftliche Kennzahlen. So sind bilanztechnische Kennziffern aufschlussreich bezüglich Fragen der Finanzierung, Investierung, Struktur, Liquiditätsanalyse, Rentabilität, Abschreibungs- und Rücklagepolitik Ihrer Praxis. Zu einzelnen Kennziffern der angesprochenen Bereiche, aber auch zu Kennziffern im Bereich der Leistungserbringung, der Erlöse, sollten Sie anhand Ihrer ggf. konkreten Praxissituation entsprechende Informationen selbst erarbeiten (unter Hinzuziehung von Fachleuten). Zusammenfassend lässt sich sagen, dass die unverzichtbaren Instrumente zur Planung, Kontrolle und Führung einer Arztpraxis neben Kostenrechnung und Kalkulation, Gewinn- und Verlustrechnung und bilanztechnische Überlegungen sind.

Bezüglich **versicherungstechnischer Leistungen** sollten Sie Aufwendungen für Versicherungen so gering wie möglich halten und sich auf die Absicherung der existenzbedrohenden Risiken beschränken. Zum Thema Versicherungen sollten Sie sich ausführlich beraten lassen, aber nicht nur von Versicherungsvertretern, sondern von einem unabhängigen Steuer- oder Finanzberater Ihres Vertrauens. Die Anpassung der bestehenden Versicherung an die künftige Praxistätigkeit, z. B. Haftpflichtversicherung, sollte nicht vergessen werden.

Rechtliche und steuerrechtliche Aspekte

Rechtlich gibt es eine Reihe von Formalitäten und Genehmigungen, die erfüllt und eingeholt werden müssen, wenn Sie eine Praxis eröffnen, d. h. Sie müssen frühzeitig mit den zuständigen Institutionen Kontakt aufnehmen und abklären, was für Sie von Relevanz ist. Früher oder später müssen Sie sich mit einer Reihe von Gesetzen, Verordnungen, Ämtern und Registern auseinandersetzen, z. B. Zulassungsordnung für Kassenärzte, Berufsordnung für deutsche Ärzte, Kassenarztrecht, Bundesmantelvertrag für Ärzte, Arbeitsrecht, Berufsbildungsgesetz, Jugendarbeitsschutzgesetz, Tarifvereinbarung für nichtärztliche Mitarbeiter, Aufzeichnungspflichten, Arbeitsschutz (BG für Gesundheitsdienst und Wohlfahrtspflege, Schäferkampsallee 24, 20357 Hamburg; Tel. 040/4125–0), Gebührenordnungen (BMÄ, GOÄ, EGO-Ä, EBM) – warum nicht gleich in der Vorbereitungsphase? Denn die Vernachlässigung dieses Bereiches kann sehr kostenintensiv werden. Formale und rechtliche Aspekte sollten Sie

also rechtzeitig in Ihre Überlegungen einbeziehen und sich entsprechenden Expertenrat zu diesen Fragen sichern.

Die Form einer neurochirurgischen Praxis wird in der Regel kein Gewerbebetrieb sein, sondern Sie sind freiberuflich tätig. Es gibt verschiedene Regularien für die Durchführung einer Gemeinschaftspraxis und die entsprechenden Verträge zwischen den einzelnen Teilnehmern. Auch diese Verträge für eine gemeinschaftliche Gründung sollten ausführlich vorüberlegt und mit Fachexperten besprochen werden. Zu Fragen der Partnerschaftsgesellschaften, die speziell auf die Bedürfnisse der freien Berufe zugeschnitten sind, besteht eine neue Gesellschaftsrechtsform, die seit 01.07.1995 in Kraft ist (**Partnerschaftsgesellschaftsgesetz, PartGG**). Diese Vertragsform wird in der Zukunft für große Teile der in den klassischen freiberuflichen Bereichen Tätigen GbR-Verträge ersetzen.

Verschiedene Teile des bürgerlichen Rechts, des Handelsrechts, des Gesellschaftsrechts, des Arbeitsrechts, des Sozialrechts, Verfahrensrechts, Steuerrechts und Rechtsfragen über das Personal werden im wirtschaftlichen Alltag einer neurochirurgischen Gemeinschaftspraxis Anwendung finden. Für die ärztliche Tätigkeit sind insbesondere Fragen der Haftung und des Sozialrechts von Bedeutung sowie die arztrechtlichen Bestimmungen.

Steuerrechtliche Fragen sollten individuell praxisbezogen mit jeweiligen Fachleuten abgestimmt werden. Dabei vergessen Sie bitte nicht, dass die steuerliche Gestaltung bereits in der Praxisgründungsphase eine Rolle spielen sollte und nicht erst dann, wenn das Unternehmen einige Jahre läuft. So sollte ausführlich die eigene Vermögenssituation in Relation zu der geplanten Praxisgründung gesetzt werden, und dies in der Regel wieder mithilfe eines darin erfahrenen Steuerberaters.

Praxiseröffnung

Im Rahmen der Praxiseröffnung, die spätestens 3 Monate nach der kassenärztlichen Zulassung erfolgen muss, gibt es eine Reihe von Meldepflichten. So ist die Tätigkeit oder die Praxiseröffnung dem Gesundheitsamt, der zuständigen Kreisstelle

der Ärztekammer sowie innerhalb 8 Tagen nach Eröffnung dem Finanzamt und dem Arbeitsamt zu melden. Die Ankündigung der Praxiseröffnung ist klarer Reglementierung unterworfen. So dürfen Zeitungsanzeigen über die Niederlassung nur insgesamt dreimal in der Zeitung veröffentlicht werden und müssen sich auf die im Praxisschild genehmigten Inhalte beschränken (Berufsordnung).

Praxisschild. Zugelassene und ermächtigte Ärzte müssen durch ein Praxisschild ihre vertragsärztliche Tätigkeit anzeigen (maximale Größe: 35 x 50 cm^2). Das Praxisschild darf folgende Angaben enthalten: Namen, Arztbezeichnung nach Weiterbildungsordnung, medizinisch-akademische Grade, ärztliche Titel. Privatwohnung und Telefonnummern in Verbindung mit der Angabe von Sprechstundenzeit, andere akademische Grade dürfen nur in Verbindung mit der Fakultätsbezeichnung benannt werden. Zulassung zu Krankenkassen, D-Arzt-Verfahren, Hinweise auf Belegarzttätigkeit, Hinweise auf ambulantes Operieren und ambulante Operationen, Praxisklinik, Gemeinschaftspraxis, Ärzte-Partnerschaften sowie Sprechstundenzeiten können ebenfalls angegeben werden.

Die Bestimmungen über Praxisschilder und Zeitungsannoncen gelten sinngemäß für Briefbögen, Stempel, Rezeptvordrucke und Visitenkarten. Auch graphische Gestaltungen unterliegen dem Werbeverbot, das für Ärzte gilt. Ärzte dürfen ihre Tätigkeit nur ankündigen, dafür aber nicht werben. Darüber hinaus dürfen zugelassene Ärzte ihre niedergelassenen Kollegen in ihrem Einzugsgebiet einmal pro Jahr über ihr Leistungsangebot informieren, wobei eine werbende Herausstellung der eigenen Person dabei unzulässig ist. Auch hat der Vertragsarzt dafür Sorge zu tragen, dass Berichte oder Bildberichte mit werbendem Charakter über seine Tätigkeit nicht veröffentlicht werden. Entsprechendes gilt auch für Sendungen in anderen Medien. Über die mittlerweile gelockerten Regeln, insbesondere den Internet-Auftritt einer Praxis betreffend, sollten Sie sich bei einem Juristen und/oder der zuständigen KV informieren.

Zusatzbezeichnungen dürfen bei der Ausübung der ärztlichen Tätigkeit nur dann geführt werden, wenn der Arzt auch

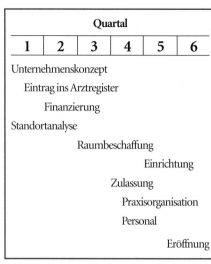

Quartal					
1	2	3	4	5	6

Unternehmenskonzept

    Eintrag ins Arztregister

      Finanzierung

Standortanalyse

        Raumbeschaffung

           Einrichtung

      Zulassung

        Praxisorganisation

      Personal

          Eröffnung

Abb. 16.2-1. Projektablaufplan für die Niederlassung als Neurochirurg.

tatsächlich in diesem ärztlichen Bereich tätig ist. Erworbene Fachkundenachweise können nicht offen geführt werden.

Vor der Eröffnung, spätestens 1 Woche davor, sollten die Mitarbeiter und alle für die Gesamtorganisation relevanten Personen miteinander bekannt gemacht werden und in ihre speziellen Aufgabenbereiche eingewiesen und eingearbeitet werden. Dabei sollten auch erste Probeläufe der Praxisroutine in einer Art Rollenspiel durchgeführt werden.

Ansonsten sollten Sie es nicht versäumen, in adäquater Form sich und diejenigen zu belohnen, die bis zum Zeitpunkt der Praxiseröffnung das ihre dazu beigetragen haben, dass der Grundstein für eine erfolgreiche fachärztliche Tätigkeit in einer neurochirurgischen Fachpraxis möglich geworden ist, d. h. feiern Sie ein kleines Fest.

Der Projektablaufplan für die Niederlassung ist in Abbildung 16.2-1 dargestellt.

Gefahr durch Zeitbedarf im Rahmen der Praxisroutine

In der ersten Zeit des Praxisalltags werden Sie durch die Praxisroutine gut beschäftigt sein und viele neue Erfahrungen machen.

Alltagsgeschäft
Zunächst steht das Alltagsgeschäft im Vordergrund und dabei in erster Linie die Patientenversorgung (Sprechstunde, Tätigkeiten als Operateur, Konsiliarius, Be-

legarzt). Diese Dinge sind aus dem Klinikalltag bekannt und machen in der Regel keine Probleme. Darüber hinaus gibt es im Arbeitsalltag zwei weitere Punkte, die in der Anfangsphase übersehen werden, nämlich das Management eines Wirtschaftsunternehmens und die Führung des Personals eines Unternehmens. Alle diese Funktionen muss ein Praxisinhaber vollständig ausfüllen. Leicht werden durch die primäre ärztliche Tätigkeit, nämlich das Sich-Kümmern um Patienten und die Durchführung einer adäquaten Behandlung, das Management und Führungsaufgaben ins Abseits geschoben. Versuchen Sie von Anfang an, sich klare Zeiten einzuteilen, die patientenfrei sind und in denen Sie sich um die anderen wesentlichen Aspekte Ihrer Praxis kümmern können. Planen Sie ggf. systematisch Weiterbildungsveranstaltungen für sich selbst ein, die über das rein Medizinische hinausgehen.

Strategie und Taktik der Praxisführung
Neben der Alltagsroutine müssen Sie mittel- und langfristig Ihr Unternehmenskonzept umsetzen und weiterentwickeln. Dazu gehören Weiterbildungsmaßnahmen, in denen Sie sich selbst wesentliche Informationen und Rüstzeug holen, sei es anhand von Fachliteratur, anhand von Seminaren, in der Form von Weiterqualifizierung durch Zusatzqualifikationen, über ärztliche Institutionen, auch in Bezug auf wirtschaftlich relevante Dinge (Führungsseminare, Finanzplanung etc).

Des Weiteren haben **berufspolitische Überlegungen** auf vier Ebenen Bedeutung:

- Die ganz allgemeine Ebene ist die der KV und der Landesärztekammern, in der berufsständische Fragen und Berufspolitik eine Rolle spielen.
- Auf neurochirurgischer Ebene sind innerhalb der Fachgesellschaft (DGNC) bestimmte Kommissionen, Arbeitsgruppen und Arbeitskreise aktiv.
- Berufsspezifisch bietet der Berufsverband (BDNC) die Möglichkeit, ärztliches Handeln und Planen durch entsprechende politische Aktivitäten zu unterstützen.
- Speziell für die neurochirurgischen Fachpraxen gibt es im Rahmen des BDNC den Arbeitskreis Neurochirurgi-

scher Fachpraxen, der durch regelmäßige Treffen, Rundbriefe, neuerdings die „Zeitschrift für Ambulante Neurochirurgie" Informationen vermittelt und eine Plattform für gemeinsame Aktivitäten bietet. So sind in den letzten Jahren ein gemeinnütziger Förderverein entstanden sowie ein externes Qualitätssicherungssystem (Peer-Review-System) für neurochirurgische Fachpraxen, das die Anforderungen des seit dem 01.01.2000 gültigen § 135 SGB V sowie der aktuellen Gesetzeslage seit 01.01.2004 erfüllt.

Für jeden Neurochirurgen empfiehlt es sich, in den BDNC einzutreten und darin aktiv zu sein, weil er dort in einem etwas anderen Umfeld die Personen trifft, die verschiedene Wege in der Neurochirurgie gegangen sind und in diesem Rahmen am ehesten vermitteln können, welche Vorteile die jeweiligen Berufswege bieten.

Weiterbildungsmaßnahmen und Berufspolitik sollen darauf abzielen, dass Sie eine optimale Entwicklung Ihrer Praxis betreiben können. Dazu dienen Ihnen Maßnahmen des QM (s. unten), das mit Kundenorientierung, Mitarbeiterorientierung und kontinuierlichen Verbesserungsmaßnahmen Ihre Praxisorganisation und Ihre Praxisergebnisse auf ein neues Niveau bringen wird, die Einführung neuer Technologien und Behandlungsmethoden bis hin zu den Strategien in der Finanzplanung und Finanzierungsfragen, die Aufnahme und Kooperation mit neuen Partnern und Partnerschaftsverträge sowie die Kooperation mit oder die Arbeit in Kliniken. Seit dem 01.01.2004 sind Sie verpflichtet, eine jährliche persönliche Mindestanzahl an Stunden Fortbildung im **CME-System** (continuous medical education) der Kammer nachzuweisen. CME-Punkte werden je nach Umfang einer Veranstaltung vergeben und sind üblicherweise bereits im Programm kenntlich gemacht.

Ihren Ideen und Ihrer Schaffenskraft sind nahezu keine Grenzen gesetzt, und Sie können als niedergelassener Neurochirurg eigenverantwortlich im Rahmen der gesetzlichen Vorgaben und Strukturbedingungen zum Wohle der Patienten eine Menge bewirken.

Zusammenfassung

Die Niederlassung und Zulassung als bewusste Maßnahme der Karriere- und Lebensplanung ist eine relativ neue Möglichkeit, in Deutschland als Neurochirurg tätig zu sein. Dieser Schritt sollte nach guten Vorüberlegungen, systematischer Planung unter Einbeziehung von Experten und soliden Beratern konsequent umgesetzt und mit allem Nachdruck weiterverfolgt werden. Freiberufliche ärztliche Tätigkeit scheitert in den seltensten Fällen an mangelnder ärztlicher Fachkompetenz. Die Niederlassung sollte das Ergebnis einer auf Fakten basierenden Entscheidung darstellen und nicht die Lösung einer Notlage sein. Unter Berücksichtigung dieser Grundsätze werden Sie in der Regel eine Praxis erfolgreich gründen und führen.

Qualitätssicherung und Qualitätsmanagement

Qualitätssicherung (QS) wurde 1988 als „Verpflichtung für den Arzt" vom Deutschen Ärztetag in die Berufsordnung integriert. Er formulierte 1992 in der Weiterbildungsordnung, dass der „Erwerb von Kenntnis und Erfahrung in der QS" vorgesehen sei (inzwischen in der Ausbildungsordnung für Ärzte vorgeschrieben): Ärzte sind verpflichtet, an QS-Programmen der Landesärztekammern teilzunehmen.

Die Forderungen der Musterweiterbildungsordnung von 1992 bilden den Ursprung der Entwicklung des Curriculums „Qualitätssicherung, ärztliches Qualitätsmanagement" (hrsg. von Bundesärztekammer, Kassenärztlicher Bundesvereinigung, AWMF).

In der ersten Auflage des Curriculums (Reihe „Texte und Materialien" der BÄK zu Fort- und Weiterbildung) wurde 1996 als Ziel und Anspruch formuliert, Ärzte im Bereich QS und Qualitätsmanagement (QM) fundiert aus- bzw. weiterzubilden, um sicherzustellen, dass sie in der Lage sind, die Qualität all der Tätigkeiten, die mit dem Beruf des Arztes verbunden sind, auf einem angemessen hohen Niveau zu halten und weiter zu verbessern.

QM und QS modifizieren Verhalten und machen Arbeit transparent. Externe und interne QS versieht nicht nur die ärztlichen Leistungen mit Management und Sicherung, sondern fordert auch Kommunikation und Kooperation aller im Gesundheitswesen Tätigen. Die „Charta of Quality Assurance" (UEMS 1996) bietet hierzu übersichtliche Handlungsanleitungen (www.uems.be) Als weitere Publikationen siehe unter anderem: Empfehlung des Europarates 1997; Ländergesundheitsminister Juni 1999 sowie SGB V § 135a (gültig seit 01.01.2000): „Zugelassene Krankenhäuser, stationäre Vorsorgeeinrichtungen und stationäre Rehabilitationseinrichtungen sind nach Maßgabe der §§ 137 und 137d verpflichtet, einrichtungsintern ein QM einzuführen und weiterzuentwickeln."

QM ist hierbei gemäß der Ausführungen des Deutschen Institutes für Normung (DIN EN ISO 9000:2000) zu verstehen. Mit QM sind alle Tätigkeiten des Gesamtmanagements gemeint, mit denen die Qualitätspolitik, die Qualitätsziele und die Verantwortung festgelegt, sowie diese durch Qualitätsplanung, Qualitätslenkung und Kontrolle, Qualitätssicherung und Qualitätsverbesserung verwirklicht werden.

Bei der Einführung von QM im Gesundheitswesen soll auf international bewährte Modelle zurückgegriffen werden: z.B. Hospital Accreditation Program des britischen King's Fund, des Canadian Council on Health Service Accreditation, des Australian Council on Healthcare Standards und der amerikanischen Joint Commission on Accreditation of Health Care Organisation (JCAHO). Darüber hinaus gibt es unabhängig vom Gesundheitswesen Qualitätsmodelle (z.B. Business-Excellence-Model der European Foundation for Quality Management, EFQM) oder Modelle, die an der internationalen Standardorganisation (DIN EN ISO) orientiert sind.

Damit lassen sich in Europa vier verschiedene **Grundtypen** festhalten, die sich an folgenden Modellen orientieren:

- DIN EN ISO
- EFQM
- JCAHO
- Peer Review

Aufgrund der politischen Konstellationen im Gesundheitswesen wird das KTQ®-System erwähnt (Erprobungsphase 2002 abgeschlossen). Darauf aufbauend ermöglicht proCum Cert ein umfassenderes QM, das ethische Fragestellungen unter besonderer Berücksichtigung christlicher Werthaltungen in das QM einbezieht. Es kann damit gerechnet werden, dass ein der KTQ® (s. unten) ähnliches System auch auf den ambulanten Sektor ausgeweitet werden könnte.

DIN EN ISO 9001:2000

Die DIN EN ISO 9001:2000 ist zur Zeit die einzige justiziable Norm, nach der QM-Systeme von einem unabhängigen Dritten (eigenständige, von einer nationalen Trä-

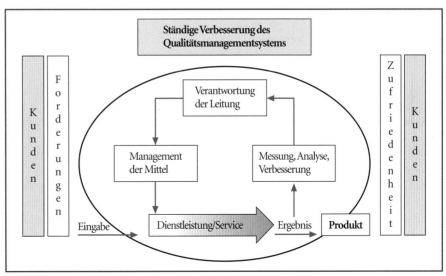

Abb. 16.2-2. Der prozessorientierte Ansatz der DIN EN ISO 9001:2000.

gerinstitution [TGA] akkreditierten Zertifizierungsgesellschaft) zertifiziert werden können. Es existiert jedoch eine Reihe anderer Modelle dafür, ein QM einzuführen und bewerten zu lassen. Neben der ISO-Zertifizierung ist das Modell der EFQM seit über 10 Jahren etabliert und findet bereits in mehreren hundert Organisationen im Gesundheitswesen Anwendung (Abb. 16.2-2).

Zusammenfassend bietet die DIN EN ISO 9001:2000 ein QM-System, das einen am Ablaufprozess orientierten Ansatz hat, der die Kundenanforderungen aufnimmt und in der Medizin in Form von Dienstleistungen und Service umsetzt. Die Inhalte lassen sich in vier Blöcke einordnen, wie oben beschrieben: Verantwortung der Leitung, realisiert über ein adäquates Management der Mittel und effiziente Prozessabläufe Dienstleistungen, die durch Messungen, Analysen und Verbesserungen kontrolliert und optimiert werden.

Der Vorteil der DIN EN ISO 9001:2000 liegt in ihrer, die verschiedenen Organisationsarten integrierenden, großen Verbreitung und Erprobtheit, die es ermöglichen, eine Organisation nach internationalen Standards mit einem QM zu versehen (weitere Informationen: www.iso.org oder www.DIN.de)

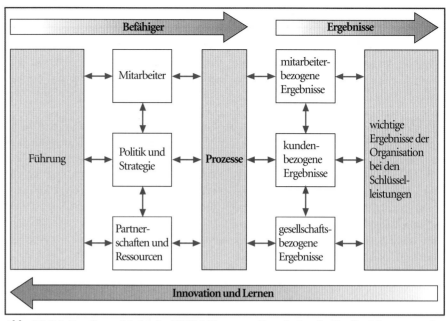

Abb. 16.2-3. Excellence Model der EFQM (European Foundation for Quality Management).

EFQM-Modell

Das EFQM-Modell bietet einen Ansatz für umfassendes QM für eine Organisation, die nach Exzellenz strebt. Bei der Anwendung des Verfahrens bewertet sich eine Einrichtung nach neun verschiedenen Kriterien (Abb. 16.2-3) und erstellt einen internen Ergebnisbericht. Die Darstellung der organisationsinternen Qualitätsaktivitäten und -resultate findet ihren Niederschlag in einer nach den Kriterien der EFQM erstellten Broschüre von maximal 75 Seiten und erlaubt eine Einstufung der Organisation auf einer Skala von 0 bis 1 000.

Vorteil des auf europäischer Ebene vereinheitlichten EFQM-Modelles ist die Vergleichbarkeit der einzelnen Organisationen, Tätigkeiten, Prozesse und Prozeduren über Branchen- und Ländergrenzen hinweg. Das EFQM-Modell in seiner neuesten Revision vom Jahr 1999 hat die ISO 9000ff. explizit in ihr Bewertungssystem inte-

griert. Das EFQM-Modell selbst ist aber als QM-System noch umfassender und damit auch arbeitsaufwendiger als das ISO-System. Es eignet sich in der Regel ausgezeichnet, um nach einer ISO-Zertifizierung die Qualitätsidee und den Qualitätsgedanken in der eigenen Organisation weiter zu etablieren, auszubauen und zu vervollkommnen.

EFQM lässt sich als Grundlage zum Aufbau eines QM-Systems einsetzen und ist darin bewährt. Dazu wurde auch ein stufenweises Bewertungssystem der EFQM eingeführt, das die verschiedenen „Levels of Excellence" als Drei-Stufen-Modell darstellt.

● 1. Stufe: **Committed to Excellence,** d. h. die Organisation hat eine Selbstbewertung durchgeführt und bereits ausgewählte Verbesserungsmaßnahmen umgesetzt und auf Formblättern dokumentiert. Es wird sich dabei um Organisationen handeln, die im Bereich bis zu 400 Punkten rangieren.

● 2. Stufe: **Recognized for Excellence;** dies betrifft Organisationen, die mehrere Selbstbewertungszyklen durchlaufen haben und in allen Bereichen der Organisation Verbesserungsmaßnahmen im positiven Trend umsetzen. Hier wird eine Vorortbewertung durchgeführt, diese Organisationen werden sich zwischen 400 und 550 Punkten bewegen.

● 3. Stufe: **European Quality Award:** Um diese Stufe zu erreichen, muss die

Organisation einen Bewerbungsbericht für den europäischen Quality Award erstellen, der nach den Kriterien des Wettbewerbs beurteilt wird (www. deutsche-efqm.de; www.efqm.com; www.dgq.de)

JCAHO

Die JCAHO bewertet und genehmigt nahezu 20000 Organisationen im Gesundheitswesen der USA. Als eine unabhängige Non-Profit-Organisation hat sie weltweite Standardkriterien und Bewertungen festgelegt, die im Gesundheitswesen Ansatzpunkte bieten, QM adäquat aufzubauen. Ein international anerkanntes Akkreditierungsverfahren wie das der JCAHO ist üblicherweise eine wichtige Voraussetzung für die Behandlung ausländischer Patienten und hat den Vorteil, im und aus dem Gesundheitssystem heraus entwickelt worden zu sein.

In Akkreditierungsmodellen der Joint Commission oder der in Deutschland tätigen Joint Commission for International Accreditation ist zu berücksichtigen, dass sowohl das Aufstellen der Normen als auch die Akkreditierung durch *eine* Organisation durchgeführt wird. Das hat in den USA in den letzten Jahren wiederholt zu Schwierigkeiten im Benehmen zwischen Akkreditierungsgesellschaft und Organisationen des Gesundheitswesens geführt, da die in der Joint Commission eingebrachten Anforderungen von dieser selbst nahezu nach Beliebigkeit verändert werden können (www.jcaho.org).

Kooperation für Transparenz und Qualität im Krankenhaus (KTQ®)

Seit 1999 wirken die Deutsche Krankenhausgesellschaft (DGK), der Verband der Angestellten-Krankenkassen/Arbeiter-Ersatzkassen-Verband (VdAK/AEV) und die Bundesärztekammer (BÄK) als gleichberechtigte Vertragspartner aktiv bei der inhaltlichen Erarbeitung und Umsetzung eines Zertifizierungsverfahrens für Krankenhäuser mit. KTQ® wurde vom Bundesgesundheitsministerium im Sinne einer Anschubfinanzierung gefördert (wissenschaftliche Begleitung vom Institut für Medizinische Informationsverarbeitung [IMI] in Tübingen). In der Zwischenzeit wirken der Deutsche Pflegerat, die AOK und proCum Cert, eine Zertifizierungsgesellschaft der kirchlichen Krankenhäuser Deutschlands, mit.

KTQ® hat im Verlauf der letzten Jahre einen Fragenkatalog entwickelt, der sich im Wesentlichen an sechs großen Bereichen orientiert:
- Patientenorientierung
- Mitarbeiterorientierung
- Sicherheitsfragen
- Führungsaufgaben
- Information
- QM

Innerhalb dieser Bereiche erfolgt eine weitere Unterteilung in ca. 70 einzelne Unter-

kriterien anhand von Fragen, die von einem Krankenhaus durchgearbeitet und im Vorlauf der Visitation beantwortet werden müssen. Es erfolgt eine Selbsteinschätzung der eigenen Qualität mit einem entsprechenden Bericht, der die Qualitätsaktivitäten des Krankenhauses und die Ergebnisse darstellt. Auf Basis dieses Berichtes und einer Visitation vor Ort kann das Krankenhaus seit dem 01.04.2002 von einer Zertifizierungsstelle ein Zertifikat nach KTQ® erhalten, wenn es mindestens 55% der 1299 möglichen Punkte erhält (Es gibt derzeit mehr als ein Dutzend bekannte KTQ®-Zertifizierer und mehrere zertifizierte Krankenhäuser (www.ktq.de; www.dgn.de).

proCum Cert

Die proCum Cert GmbH Zertifizierungsgesellschaft möchte durch ihre Gesellschafter, Deutscher Caritasverband d.h. Freiburg, Deutscher evangelischer Krankenhausverband d.h. Stuttgart, Diakonisches Werk der EKD d.h. Stuttgart und Ecclesia Versicherungsdienst GmbH Detmold den kirchlichen Krankenhäusern in Deutschland ein QM anbieten, in dem das Konzept der ganzheitlichen Zuwendung, wie es vom christlichen Menschenbild her zu verstehen ist, im Mittelpunkt steht (zu Zielen und Mentorenschulung: www.procum-cert.de; www.dao-net.de).

Qualitätsmanagement im Gesundheitswesen

Eine repräsentative Stichprobe von 20 deutschen Akutkrankenhäusern zeigte im August 1998, dass sich die große Mehrheit

mit QM beschäftigt. Zum gegenwärtigen Zeitpunkt dürften sich 60–80% der deutschen Krankenhäuser um die Einführung eines QMs kümmern. Speziell für die Neurochirurgie stellt sich dieses Thema nach einer Umfrage des Referates QS der Neurochirurgischen Akademie für Fort- und Weiterbildung vom Oktober 2001 so dar (Abb. 16.2-4):
- Das Bundesministerium für Gesundheit hat in den Jahren 1994 bis 1998 ein Demonstrationsprojekt zur QS in der ambulanten Versorgung gefördert (Band 117 der Schriftenreihe des Bundesministeriums für Gesundheit, „QM in der Arztpraxis" die Ergebnisse im Jahr 1999; cf. www.demo-pro-qm.de).
- Die 72. Gesundheitsministerkonferenz 1999 in Trier, in der alle 16 Länderminister einvernehmlich und ohne Ausnahme Ziele für eine einheitliche Qualitätsstrategie im Gesundheitswesen vorlegten, die in den Gesundheitsministerkonferenzen seit 1993 kontinuierlich erarbeitet wurden, verabschiedet einstimmig folgende Ziele mit konkreten Umsetzungsdaten bis zum Jahr 2008 (Geltungsbereich Kliniken und Praxen):
  - konsequente Patientenorientierung im Gesundheitswesen
  - ärztliche Leitlinien und Pflegestandards für die Qualitätsentwicklung
  - QS und QM sektorenübergreifend
  - QM in den Einrichtungen des Gesundheitswesens stärken
  - Datenlage zur Qualitätsbewertung verbessern
  - jährliche Qualitätsberichte aller Einrichtungen des Gesundheitswesens
  - Entwicklung qualitätsorientierter Steuerung durch Gesetzgeber bzw. Körperschaften der Selbstverwaltung

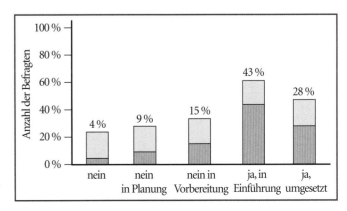

Abb. 16.2-4. Einführung eines Qualitätsmanagements in neurochirurgischen Kliniken (Erhebung Oktober 2001).

–   weitere Anreize zur kontinuierlichen Qualitätsverbesserung
–   Weiterentwicklung von Unterstützung und Moderation der Qualitätsentwicklung
–   verstärkte Koordination bei der Umsetzung von Qualitätszielen auf Bundes- und Landesebene
–   Professionalität auf dem Gebiet von QS und QM weiterentwickeln.

Zu weiteren Informationen: Zeitschrift „QM in Klinik und Praxis", ISSN 0949–9253, Zeitschrift der GQMS „Gesundheitsökonomie und QM in Klinik und Praxis, Wirtschaft und Politik", Thieme Verlag, ISSN 14 322 625.

Literatur

Meier U, Poimann H (2001a) Qualitätssicherung in der neurologischen Praxis: für die Zukunft gerüstet? Neurotransmitter, Sonderheft 1; 21–6.

Meier U, Poimann H, Wong C et al (2001b) Athene, die Akademie für Qualitätsmanagement im BDN. Neurotransmitter, Sonderheft 2; 16–24.

Pinter E (2001) KTQ® – Was kommt auf Krankenhäuser zu? Qualitätsmanagement in Klinik und Praxis 5: 122–5.

Poimann H (2001) How can the ISO 9000 concept be applied to neurosurgery? Acta Neurochir (Wien) Suppl 78: 197–200.

Poimann H (2002) Curriculum Qualitätsmanagement/Ärztliches Qualitätsmanagement/peer review. In: Paritätische Akademie (Hrsg) Ärztliches Qualitätsmanagement in der Praxis. Würzburg, Huttenscher Verlag 507; 15–25.

Poimann H, Schuster G (2002) Kritisch – konstruktive Kommunikation im Qualitätsmanagement. Qualitätsmanagement in Klinik und Praxis; 29–38.

Poimann H, Simons P, Conzen M (2002) Qualitätsmanagement Handbuch nach DIN EN ISO 9001:2000 für die Neurochirurgische Praxis und Ambulanz. Würzburg: Huttenscher Verlag 507.

Selbmann HK (1999) EFQM – ein finales Qualitätsmodell. Krankenhaus Umschau, Sonderheft 9: 4–9.

16.3 Ethische und rechtliche Probleme in der Neurochirurgie

Hans Arnold

Inhalt

Einleitung

Die praktische Medizin wird, zumindest in den hoch entwickelten Ländern, zunehmend kritischer betrachtet. Einerseits fordern Patienten und Angehörige umfassende Information über Erkrankung und Behandlungsmethoden und beanspruchen, dass das Resultat der Therapie ihre Erwartungen erfüllt. (s. Kap. 17.1). Immer häufiger versuchen Patienten ihre berechtigten oder vermeintlichen Ansprüche gegen Ärzte gerichtlich durchzusetzen. Andererseits dringen Regierungen und Krankenkassen darauf, dass diesen hohen Erwartungen zu möglichst niedrigen Kosten entsprochen wird.

Ökonomie und Ethik

Die Chirurgie am Nervensystem ist kostenintensiv. Neurochirurgen sind nicht nur ihren Patienten gegenüber verpflichtet, sie möglichst adäquat und sicher zu behandeln, sondern auch der Gesellschaft gegenüber, mit den ihnen anvertrauten Ressourcen sparsam umzugehen. Es wird stets abgewogen, ob große Kosten für den Einzelfall im Einklang stehen mit den Möglichkeiten, die die jeweilige Solidargemeinschaft hat. Dieselbe Hirnoperation, deren Unterlassung in Deutschland strafbar wäre, kann in einem Entwicklungsland wegen des Ressourcenverschleißes unvertretbar sein (s. Kap. 16.4). Änderungen der wirtschaftlichen Situation einer Sozialgemeinschaft werden in medizinischen Grenzsituationen gestatten, die Indikationen zu teuren Interventionen zu erweitern oder dazu zwingen, sie einzuschränken. Wo die ökonomische Situation Einschränkungen erzwingt, können sich Konflikte zu der Forderung der Patienten ergeben, nach höchstem medizinischen Standard behandelt zu werden.

Ethische und ethisch-soziale Spannungen

Psychochirurgie. Statt der früher geübten, sehr kritikwürdigen Leukotomien wurden in den 1960er- und 1970er-Jahren mit größter Zurückhaltung stereotaktische Eingriffe indiziert. So wurden z. B. gewalttätige, rückfällige Triebtäter, bei denen die Behandlung mit Cyproteronacetat versagte und denen ein Leben in Sicherheitsverwahrung bevorstand, in der Bundesrepublik bis 1976 von mehreren stereotaktischen Arbeitsgruppen einer bilateralen Hypothalamotomie unterzogen. Die Behandelten berichteten über Reduzierung des Triebdruckes, Resozialisierung, Normalisierung der Partnerbeziehung und Aufgreifen neuer Lebensinhalte. Psychiatrische Nachuntersuchungen konnten keine hirnorganische Leistungsminderung, keine Wesensänderung und kein Psychosyndrom nachweisen (Arnold 1989; Müller 2001). Dennoch wurde diese (bisher einzig wirksame) Therapie wegen einer von einigen Psychiatern öffentlich geführten, emotionalen Diskussion 1976 ad acta gelegt. Die Nachuntersuchung der Hamburger Gruppe (Müller 2001; Timmann 1988) ergab, dass die Eingriffe auch im Langzeitverlauf ganz überwiegend erfolgreich waren.

Der ethische Konflikt entwickelte sich in dieser Konstellation daraus, dass sexuell deviante Männer zum Schutz von Frauen der Läsion eines zentralen Organes unterworfen wurden, allerdings immer mit ihrer ausdrücklichen Zustimmung, ja in der Regel auf ihren mehrfach geäußerten Wunsch hin. Die ideologisierte öffentliche Diskussion überdeckte die Resultate der rationalen wissenschaftlichen Auswertung.

In einem gesamtgesellschaftlichen Spannungsfeld findet sich die Neurochirurgie in der Diskussion um die Verwendung embryonaler Stammzellen zur Therapie z. B. der Parkinson-Erkrankung. In kontrollierten Studien wurde weltweit ca. 350 Parkinson-Kranken fetales menschliches mesenzephales Gewebe transplantiert, das bei Patienten unter 60 Jahren zu einer signifikanten Besserung der Erkrankung führte. Zur Zeit ist in Deutschland (im Unterschied z.B. zu den USA oder Großbritannien) die Forschung an Embryonen verboten (Embryonen-Schutzgesetz). Erlaubt ist jedoch die Forschung an importierten embryonalen Stammzellen. Dies ist eine Merkwürdigkeit deutscher Gesetzgebung, die die Entnahme fetalen Gewebes im eigenen Land untersagt, aber mit im Ausland entnommenem Gewebe die Forschung in Deutschland gestattet.

Es gibt Situationen, in denen ein neurochirurgischer Eingriff zwar das Leben des Patienten retten kann, nicht aber seine ungestörte Kommunikationsfähigkeit. Als Beispiel sei die dekompressive Kraniektomie bei „malignem" Mediainfarkt der dominanten Hemisphäre genannt: Eine Unterlassung der Operation kann zum Tod führen. Ein Patient kann durch die Dekompression überleben, jedoch ggf. mit stark eingeschränkter Kommunikationsfähigkeit – einem Zustand, in dem viele ältere Erwachsene nicht am Leben gehalten zu werden wünschen (s. Kap. 16.5). Patientenentscheidungen, die in Deutschland noch zu selten in Patientenverfügungen (s. unten) festgehalten werden, werden von neurochirurgischer Seite respektiert. Es ist ethisch bedenklich, einem Patienten aus falsch verstandener ärztlicher Fürsorgepflicht ein Weiterleben in einem Zustand aufzuzwingen, den er in gesunden Tagen als würdelos und nicht lebenswert beurteilt hat und den er, ist er einmal eingetreten, infolge der damit verbundenen schwersten Hirnfunktionsstörungen, sprach- und verständnislos und nicht urteilsfähig, nicht einmal bewerten, geschweige denn selbst beenden kann.

Neurochirurgische Eingriffe erzeugen gelegentlich voraussehbar schwere neurologische Störungen. Es ist ethisch nicht vertretbar, dem Patienten solche Defizite zuzufügen, wenn die therapierte Krankheit ihrer Natur nach inkurabel und die Lebenserwartung sehr begrenzt ist, wie z.B. beim Glioblastoma multiforme.

Bei riskanten neurochirurgischen Eingriffen wird der Nutzen für den Patienten besonders sorgfältig gegen das perioperative Risiko abgewogen. Man hüte sich davor, selbst zum Risiko für den Patienten zu werden, indem man einem persönlichen Ehrgeiz und dem Reiz einer besonders anspruchsvollen Operation nachgibt (Garfield 1992).

Patientenverfügung

Jedermann kann – oder sollte – in einer Patientenverfügung, Vorsorgevollmacht oder Betreuungsverfügung niederlegen, wie nach seinem Willen im Krankheitsfall zu verfahren sei, wenn er selbst vorübergehend oder endgültig nicht entscheidungsfähig wäre (Hanau 1990; Hufen 2001; Uhlenbruck 1998). Die bindende Kraft eines solchen Dokumentes ist für den Arzt umso größer, je klarer die vom Patienten gemeinte Situation beschrieben und je höher der in das Dokument eingeflossene medizinische und juristische Sachverstand ist. Patientenautonomie und (paternalistische) ärztliche Fürsorge geraten trotzdem nicht selten in Konflikt, wenn der Patient einwilligungs- und entscheidungsunfähig ist, insbesondere wegen des von ärztlicher Seite gebrauchten Argumentes, der Patient habe bei Abfassung seiner Verfügung nicht voraussehen können, wie er in der nun eingetretenen Situation fühlen und entscheiden würde.

Eine Festlegung, die der Patient bei klarem Verstand mit ausreichender fachlicher Beratung vorausschauend für einen eventuellen persönlichen Zustand getroffen hat, in dem er nicht mehr entscheidungsfähig ist, wird genau so strikt beachtet wie ein Testament, mit dem er seine irdischen Güter weitergibt (auch als nicht mehr handlungsfähiger Sterbender könnte er theoretisch vergeblich wünschen, seinen testamentarisch festgelegten letzten Willen noch einmal zu ändern). Der Patient ist nicht Objekt, sondern Partner des Arztes; er bestimmt über sich selbst. Der ärztliche Heilauftrag wird auch dann nicht gegen den Willen des Patienten vollzogen, wenn dieser Wille gesundheitserhaltenden und lebensrettenden Maßnahmen zuwider läuft.

Artikel 1 des Grundgesetzes schützt die Menschenwürde. Wer Patienten gegen seinen (mutmaßlichen) Willen, der allerdings nicht immer zu eruieren ist, behandelt, verstößt gegen Artikel 1 des Grundgesetzes. Wo ein Weiterleben in Würde nicht möglich ist, rangiert der mutmaßliche Wille des Patienten vor dem ärztlichen Prinzip „in dubio pro vita" (Hufen 2001).

Behandlungsverzicht, Behandlungsabbruch, Sterbehilfe

Wenn im Behandlungsverlauf auf der Intensivstation klar wird, dass der Patient kein bewusstes Leben mehr wird führen können, sondern bewusste Wahrnehmung, Kommunikationsvermögen und die mentalen Attribute der Persönlichkeit unwiederbringlich eingebüßt hat, dürfen weitere lebensverlängernde Maßnahmen unterbleiben (Beger et al. 1991; Eser et al. 1989; Hanau 1990; Junginger, Roosen, Rückle-Lanz in Ulsenheimer 1996). Dasselbe gilt, wenn eine inkurable Krankheit zweifelsfrei auf den Tod zuläuft und das Einsetzen des Sterbeprozesses nicht mehr verhindert werden oder nur unter Verlängerung des Leidens des Patienten und ohne Gewinn für ihn unwesentlich verzögert werden kann.

Ist von Beginn an klar, dass neurochirurgisches Eingreifen das Leben des Patienten nicht retten kann oder bestenfalls die Chance hat, ihn mit einem persistierenden vegetativen Syndrom oder kompletten Verlust der Kommunikationsfähigkeit bei entsprechender Schädigung der dominanten Großhirnhemisphäre oder Stammganglienregion am Leben zu halten, ist es vertretbar, auf jegliche Behandlung zu verzichten. Nicht jede Beendigung von Leben ist eine Verletzung der in Artikel 1 des Grundgesetzes verankerten Menschenwürde (Hufen 2001).

Allerdings darf sich kein Arzt dazu drängen lassen, aktive Sterbehilfe oder Beihilfe zum Selbstmord zu üben, dies ist nach deutschem Recht verboten (Laufs 1993; Laufs u. Uhlenbruck 2002). Dieses Verbot wird im Rückblick auf die furchtbaren Menschenrechtsverletzungen in der Zeit von 1933 bis 1945 in Deutschland verständlicherweise strikt beachtet.

Der Arzt kann aber sehr wohl gezwungen werden, eine nicht gewünschte Behandlung auch gegen sein ärztliches Gewissen abzubrechen, wenn der Patient es will. In Gewissensnot kann er in solchen Fällen andere bitten, die ärztliche Betreuung des Patienten zu übernehmen. Es ist das Recht des Patienten, die Fortsetzung der Behandlung oder die Behandlung überhaupt zu verweigern, auch wenn dies mit Sicherheit seinen Tod zur Folge hat. Erst recht darf er in seiner Patientenverfügung passive Sterbehilfe durch Unterlassen von Behandlung verlangen, wenn Behandlung ihn voraussehbar in einen unwürdigen Zustand versetzt oder in einem solchen erhält. Nach Hufen (2001) ist auch das Legen einer Magensonde oder perkutanen endoskopischen Gastrostomie ein Eingriff in die körperliche Integrität des Patienten, den der Arzt begründen muss; dagegen muss der Patient seine Verweigerung nicht begründen. Auch der mutmaßliche Wille des Patienten ist in diesem Zusammenhang zu beachten.

Behandlung Minderjähriger

Eltern entscheiden für ihre minderjährigen Kinder, die aber nach Maßgabe ihres Verständnisses in die Entscheidung einbezogen werden sollen. Bei schwerwiegenden Entscheidungen müssen beide Eltern aufgeklärt werden (s. Kap. 17.1). Kindeswohl geht vor Elternrecht. Der alleinige Schutz des Lebens berechtigt den Arzt aber noch nicht, gegen elterlichen Willen zu behandeln. Es verstößt gegen das Recht der Eltern, ein Kind, das bei vernünftiger und abgewogener Prognosestellung kein menschenwürdiges Leben wird führen können, z. B. bei schwerer Hirnmissbildung, gegen ihren Willen zu behandeln, um „sein Leben zu retten".

Die religiöse Motivation elterlichen Willens ist im Prinzip grundgesetzlich geschützt (Artikel 4), muss aber hinter vitalen Interessen des Kindes zurücktreten, z. B. wenn Zeugen Jehovas die für ihr Kind lebensrettende Bluttransfusion verweigern. Für derartige Situationen ist die Einschaltung des Vormundschaftsgerichtes zu empfehlen, wenn die Zeit es erlaubt; andernfalls muss der Arzt im vitalen Interesse des Kindes handeln.

Telemedizin, Robotik, Datenschutz

Die Informatik und auf ihr basierende Technologien sind dabei, die Medizin auf vielen Feldern zu verändern (Handels u. Pöppel 1999). Die Gesetzgebung hat die rechtlichen Probleme, die daraus erwachsen, nur zum Teil aufgearbeitet, zum Teil gelten Bestimmungen, die vor dieser Entwicklung entstanden und der Realität nicht ganz angemessen sind.

Grundsätzlich gilt, dass medizinische Leistungen persönlich erbracht werden müssen, Fernbehandlung ist unzulässig. In der MBO-Ä 1997 heißt es in § 7: „Der Arzt darf individuelle ärztliche Behandlung, insbesondere Beratung, nicht ausschließlich über Kommunikationsmedien oder Computerkommunikationsnetze durchführen."

Ferndiagnosen auf der Grundlage von Bildmaterial (Röntgenbilder, CT, MRT) sind zulässig. Hingegen darf Telechirurgie nach den Einbecker Empfehlungen nicht erlaubt werden (Dierks 2000). Gegen die Steuerung eines Operationsroboters von einem Nachbarraum aus in demselben Operationstrakt ist jedoch nichts einzuwenden. Allerdings bedarf ein solches Vorgehen der vorherigen detaillierten Absprache mit dem Patienten, besonders solange Roboteroperationen nicht Standard sind.

Die Übermittlung von Patientendaten an Dritte setzt die Entbindung des Arztes von der Schweigepflicht und die Einwilligung in die elektronische Datenweitergabe voraus. Der Patient muss über die Risiken, die der Datenübermittlung inhärent sind, aufgeklärt werden (Zugriff unbefugter Dritter; Datenverstümmelung und -verfälschung; selektierte Übermittlung; eventuelle Folge: Fehlentscheidung).

Forschung und Arzneimittelprüfung

An der klinischen Prüfung eines Arzneimittels darf man sich beteiligen, wenn eine Ethikkommission sie genehmigt hat. Be-

obachtungsstudien bedürfen einer solchen Genehmigung nicht, sind aber anzeigepflichtig (§ 67 Abs. 6, Arzneimittelgesetz – AMG); sie sollen zusätzliche Effekte eines zugelassenen Arzneimittels während einer normal und ohne zusätzlichen Aufwand ablaufenden Therapie erkennen helfen. Phase-IV-Prüfungen dagegen basieren auf randomisierten Vergleichsgruppen. Da Randomisierung potenziell Patienten benachteiligen kann, muss die Ethikkommission eingeschaltet werden.

Die Anwendung eines Medikamentes, das nicht für die betreffende Indikation oder überhaupt nicht zugelassen ist, verstößt gegen das gesetzliche Abgabeverbot. Sie kann dennoch aus einem rechtfertigenden Notstand heraus erfolgen, wenn der Patient lebensbedrohlich krank ist und es keine andere wirksame Therapie mehr gibt (**Heilversuch**, ultima ratio). In einer solchen Ausnahmesituation ist der Arzt aber zu besonderer Sorgfalt und umfassender Aufklärung verpflichtet. Zur eigenen Sicherheit sollte er ad hoc die Ethikkommission bemühen.

Heilversuche können in eine **klinische Prüfung** (= Forschung!) münden. Klinische Prüfungen setzen einen Prüfplan (§ 41 AMG) voraus. Dieser muss Aussagen zu Ein- und Ausschluss- sowie Abbruchkriterien, zum Nutzen-Risiko-Verhältnis, zum Prüfziel und -design, zu Struktur, Größe und Vergleichbarkeit der Probandengruppe(n) und zur Methode der Randomisierung enthalten. Die ausführliche vorformulierte, ggf. handschriftlich zu ergänzende Aufklärung mit Kopie für den Probanden und schriftliche Einwilligung nebst höchst präziser Dokumentation sind gefordert (AMG § 40, Deklaration von Helsinki in ihrer aktualisierten Form). In Kongruenz zum § 823 I BGB sagt die Deklaration von Helsinki, dass aus Verletzung ärztlicher Sorgfalt in Studien entstandene Schäden an Patienten (= Probanden) Schadensersatzansprüche begründen. Obgleich in der Deklaration von Helsinki nicht gefordert, ist in Deutschland eine Probandenversicherung Pflicht.

Forschung an **nicht einwilligungsfähigen Patienten** wird von der Bundesärztekammer für ethisch vertretbar gehalten, wenn das Forschungsvorhaben:
- nicht auch an einwilligungsfähigen Patienten durchgeführt werden kann

- wesentliche Erkenntnisse zur Behandlung der Krankheit der betreffenden Patienten selbst
- bei vertretbaren Risiken einen Nutzen für die Patienten erwarten lässt
- der gesetzliche Vertreter (Betreuer) in die der Forschung dienende Maßnahme einwilligt
- die zuständige Ethikkommission zustimmt

In den Diskussionen dazu wurde angeregt, die Forschung in Akutsituationen, die für die Verbesserung von Intensivmaßnahmen bedeutsam ist, auf der Basis des mutmaßlichen Patientenwillens, der von den Angehörigen zu erfragen ist, vorzunehmen, weil eine Betreuung des Patienten in aller Regel nicht rasch genug eingerichtet werden und deshalb die Einwilligung eines Betreuers nicht rechtzeitig eingeholt werden kann. Generell sind aber die Bestimmungen des Betreuungsgesetzes zu beachten.

Publikationen von Forschungsergebnissen müssen ehrlich sein. Es dürfen keine wesentlichen Fakten zurückgehalten werden. Falsche Veröffentlichungen können falsche medizinische Standards setzen. Forschungsergebnisse sollten nicht in der Laienpresse publiziert werden, ehe sie auf wissenschaftlichen Konferenzen diskutiert oder in wissenschaftlichen Zeitschriften veröffentlicht wurden – sog. „Regel von Ingelfinger" (1969"). Durch Forschung an Menschen gewonnene Erkenntnisse dürfen erst publiziert werden, wenn der Autor bewiesen hat, dass eine Ethikkommission die Forschung genehmigt hat. Sind mehrere Autoren an einer Publikation beteiligt, soll jeder einzelne dafür verantwortlich zeichnen.

Fehlerdiskussion und Fehleranalyse (Risk Management)

Die Spezialisierung der Mediziner ist einerseits Voraussetzung für die Hochleistungsmedizin, andererseits eine der Hauptursachen dafür, dass von dem komplexen biologischen System „Mensch" häufig nur Teilaspekte erfasst werden und

komplikationsträchtige weitere Störungen unbeachtet bleiben. Grundsätzlich ist jeder Arzt verpflichtet, anamnestischen Hinweisen auch dann selbst oder delegierend nachzugehen, wenn sie sein Spezialgebiet nicht betreffen. Vermeidbare Schäden, die der Patient aufgrund von Unterlassung in von anderen Spezialgebieten zu erbringender Diagnostik, Vorbeugung oder Therapie erleidet, gehen zulasten des betreuenden Arztes, wenn er aufgrund lückenhafter Erhebung der Vorgeschichte oder Untersuchung die jeweils adäquaten Maßnahmen versäumt hat. Jeder Arzt ist verpflichtet, sich nicht nur innerhalb seines Spezialgebietes kontinuierlich fortzubilden.

Die regelmäßige Diskussion und Analyse von Fehlerquellen in Patientenaufklärung, Behandlung, Dokumentation und Organisation ist nicht nur aus ärztlichethischer Sicht zu fordern; Fehlervermeidung ist auch ein wichtiger ökonomischer Faktor (Prozesskosten, Akzeptanz des Arztes oder des Krankenhauses, Behandlungskosten bei vermeidbaren Komplikationen) (Bruns 1999).

Regelmäßige Mortalitäts- und Komplikationskonferenzen tragen wesentlich zur Schulung der Aufmerksamkeit und zur Risikovermeidung bei. Sie sind in der Neurochirurgie als einem risikoträchtigen Spezialgebiet besonders wichtig. Notwendig ist aber auch, sein Augenmerk auf die interdisziplinäre Zusammenarbeit zu richten, in der besonders in Akutsituationen aufgrund von Kommunikationsdefiziten und fachspezifisch unterschiedlicher Gewichtung Fehlentscheidungen getroffen werden können.

Gesundheitsprobleme des Neurochirurgen

Neurochirurgen sollen jedes patientengefährdende Gesundheitsproblem, das sie nicht selbst beheben können, einer geeigneten Person mitteilen. Bei nicht behebbaren Gesundheitsproblemen oder altersbedingtem Leistungsabbau müssen sie ihre neurochirurgische Tätigkeit entsprechend einschränken. Überarbeitung und die

Leistungsfähigkeit beeinträchtigende Lebensführung müssen vermieden werden.

Patientengefährdende Gesundheitsprobleme eines Kollegen müssen ohne Verzug mit ihm diskutiert werden. Akzeptiert er entsprechende Hinweise nicht, muss die Klinikleitung informiert werden.

Haftung

Wenn aufgrund einer Fehldiagnose, Fehleinschätzung der Erkrankung oder ihrer Prognose fehlerhaft oder unzureichend behandelt wurde, muss über die neu entstandene Situation und ihre gesundheitlichen, eventuell auch wirtschaftlichen Auswirkungen wahrheitsgemäß aufgeklärt werden. Dabei wird keine Aufklärung über eigenes Fehlverhalten im Sinne einer Selbstbezichtigung geschuldet. Fehlverhalten ist auf Befragen des betroffenen Patienten aber einzugestehen; es dürfen keine Tatsachen verschwiegen oder beschönigend an die eigentlich geschuldete, den Regeln der ärztlichen Kunst entsprechende Handlungsweise „adaptiert" werden (Taupitz 1998).

Der Arzt schuldet keine Rechtsberatung im Sinne einer Haftungsaufklärung über Schadenersatzansprüche des Patienten. Er darf zwar durch sein Schweigen dem Patienten keinen Vermögensnachteil entstehen lassen, muss ihm aber auch nicht zur Realisierung bestehender Ansprüche verhelfen (Eser et al. 1989; Kleuser 1995). Schuldaufklärung brächte ihn in Konflikt mit seiner Haftpflichtversicherung.

Assistenzarzt oder Arzt im Praktikum haften niemals vertraglich, können aber in ihrer Garantenstellung für den übernommenen Teil der Behandlung deliktisch haftbar gemacht werden, wenn sie fahrlässig handeln, d. h. nicht mit der dem medizinischen Standard entsprechenden Sorgfalt. Die deutsche Rechtsprechung geht davon aus, dass der Berufsanfänger seine Kenntnisse und Fähigkeiten besonders selbstkritisch beurteilt. Aus juristischer Sicht ist er verpflichtet, auf eigene Defizite, die er aufgrund seines Ausbildungsstandes haben kann, hinzuweisen, wenn der ihm abverlangte Teil der Behandlung seine bereits erworbenen Fähigkeiten übersteigt. Vorgesetzte, Chefärzte, Oberärzte und Fachärzte, die solche Einwände unberücksichtigt lassen, verletzen den Behandlungsvertrag mit dem Patienten: Die geschuldete Behandlung muss dem medizinischen Standard entsprechen.

Literatur

Arnold H (1989) Ethische Probleme in der Neurochirurgie. In: Engelhardt D von (Hrsg) Ethik im Alltag der Medizin. Springer: Berlin, Heidelberg.

Beger HG, Oettinger W, Rössler D et al. (1991) Grenzen der Intensivtherapie in der Chirurgie. Dt Ärztebl 88: B-2907–3313

Bruns W (1999) Rechtliche Aspekte des Risk-Managements. Arzt-Recht 5: 121–6.

Dierks C, Feussner H, Wienke A (Hrsg) (2000) Rechtsfragen der Telemedizin. Schriftenreihe Medizinrecht. Heidelberg: Springer („Einbecker Empfehlungen").

Eser A, Lutterotti Mv, Sporken P (1989) Lexikon Medizin Ethik Recht. Freiburg: Herder.

Garfield J (1992) Ethico-legal aspects of high risk neurosurgery. Acta Neurochir (Wien) 118: 2–6.

Hanau P (1990) Arzt und Patient – Partner oder Gegner. Festschrift für Gottfried Baumgärtl. Köln: Heymann-Verlag; 121 ff.

Handels H, Pöppel SJ (Hrsg) (1999) Telemedizin: Grundlagen – Perspektiven – Systeme – Anwendungen. Aachen: Shaker Verlag.

Hufen S (2001) In dubio pro dignitate. Neue Juristische Wochenschrift (NJW) 54: 849–57.

Ingelfinger FJ (1969) Definition of „sole contribution". N Engl J Med 281: 676–7.

Junginger T (1996) zitiert nach Ulsenheimer 1998.

Kleuser M (1995) Die Fehleroffenbarungspflicht des Arztes. Karlsruhe: VVW-Verlag.

Laufs A (1993) Arztrecht. 5. Aufl. München: Beck.

Laufs A, Uhlenbruck W (Hrsg) (2002) Handbuch des Arztrechts. 3. Aufl. München: Beck.

Müller D (2001) Psychiatrische Chirurgie (sog. Psychochirurgie). In: DGNC (Hrsg) Neurochirurgie in Deutschland. Berlin, Wien: Blackwell Wissenschafts-Verlag; 258–66.

Roosen K (1996) zitiert nach Ulsenheimer 1998.

Rückle-Lanz H (1996) zitiert nach Ulsenheimer 1998.

Taupitz J (1998) Arztfehler – unter dem Mantel des Schweigens? Berliner Med.-eth. Schriften, Heft 25. Dortmund: Humanitas Verlag.

Timmann HD (1988) Katamnestische Untersuchungen nach stereotaktischer Hirnoperation bei sexuell Devianten. Befunderhebung und Befunddarstellung. Hamburg: Inauguraldissertation, Medizinische Fakultät.

Uhlenbruck W (1998) Patiententestament, Betreuungsverfügung und Vorsorgevollmacht: Zur Selbstbestimmung im Vorfeld des Todes. Berliner Med.-eth. Schriften, Heft 8. Dortmund: Humanitas Verlag.

Ulsenheimer K (1998) Arztstrafrecht in der Praxis. 2. Aufl. CF-Müller-Verlag.

Ulsenheimer K (1999) Grenzen intensivmedizinischer Behandlungspflicht: nicht alles Machbare muß auch gemacht werden. Anästhesist 49: 205–6.

Ulsenheimer K, Roosen K, Junginger T et al. (1996) Grenzen der Behandlungspflicht, Behandlungseinschränkung, Behandlungsabbruch. Würzburg, Referate Arbeitskreis „Ärzte und Juristen" der AWMF am 22. und 23.03.1996 (www.uni-duesseldorf.de/awmf/aej/aej9601.htm)

Die nachstehende, weiterführende Literatur kann über die Landesärztekammern bezogen werden. Eine rasche Orientierung erhält man meistens auch schon anhand der Eingabe der kursiv markierten Suchwörter in eine Suchmaschine des Internets:

Arnold H (2001) Bedeutung von Recht und Ethik in der Deutschen Gesellschaft für Neurochirurgie, inkl. Verhaltenskodex. In: DGNC (Hrsg) Neurochirurgie in Deutschland. Berlin: Blackwell Wissenschafts-Verlag; 394–401.

Arzneimittelgesetz, Neufassung vom 12. Juli 2000.

Berufsordnung für Ärzte (Landesrecht; Ärztekammern der Bundesländer).

Betreuungsgesetz (§§ 1896–1908 BGB).

Bundesärztekammer (1999) *Charta der Patientenrechte*. Ärztezeitung 28.10.1999.

Bundesdatenschutzgesetz (BDSG) *Deklaration von Helsinki*, aktualisierte Form von Edinburgh 2000 (62. Hauptversammlung der World Medical Association).

General Medical Council (1995) *Good Medical Practice*: Guidance from the General Medical Council. London: GMC.

Good Clinical Practice (1990) Empfehlungen der Europäischen Gemeinschaft vom 11.07.1990.

Medizin-Berufe-Ordnung / Ärzte (*MBO-Ä* 1997).

Senate of Surgery of Great Britain and Ireland (1997) The Surgeons Duty of Care: guidance for surgeons on ethical and legal issues. London: Senate of Surgery of Great Britain & Ireland.

WFNS/EANS (1999) Good Practice: Leitlinien für Neurochirurgen. Zentralbl Neurochir 60: 202–9.

16.4 Ökonomische versus humanitäre Standards in der modernen Neurochirurgie

Peter Gruß

Inhalt

günstig, dann war die Zuwendung zum Kranken möglich. Waren Nahrungsmangel, Witterungsungunst oder Streit und Krieg und andere Katastrophen belastend, dann musste man wohl die Kranken wieder liegen lassen oder konnte sich ihnen nur unzureichend zuwenden.

Voraussetzung für die Hinwendung zum kranken Mitmenschen ist also zunächst die Kultur, die „Humanitas", die den Mitleidenden motiviert, Kranken zu helfen. Die Heilkundigen und ihre Helfer entwickeln „humanitäre Standards". Weitere Voraussetzungen sind eine bestimmte Logistik, ausreichend ruhige äußere Bedingungen sowie das Vorhandensein von Heil- und Hilfsmitteln, welche die Heilkundigen und ihre Helfer entwickeln – also „ökonomische Standards", die sie benötigen. Hier deutet sich schon ein Spannungsfeld an: Will oder kann eine Gruppe oder Gesellschaft den Heilkundigen und ihren Helfern jene Bedingungen verschaffen, die ihre Tätigkeit ermöglichen, ihnen also die ökonomische Basis für ihre humanitären Standards geben?

Einleitung

Zu den ältesten Kulturleistungen des Menschen gehört sicherlich die Bestattung der Toten und das Bemühen, Kranken zu helfen. Man kann sich vorstellen, dass irgendwann einmal einige Urmenschen einen Hilflosen nicht mehr liegen ließen und sich nicht von ihm abwandten, sondern wie zunächst Einzelne um den Kranken bemüht waren, aus denen dann Heilkundige wurden. Schließlich wandte sich die ganze Gruppe den Hilflosen zu und unterstützte die Heilkundigen und ihren Helfer. Natürlich waren die Leistungen an Kranken und Hilflosen von den Möglichkeiten der Gruppe abhängig: Waren äußere Bedingungen, Nahrungsangebot, Klima

Definitionen

Moderne Neurochirurgie

Man ist geneigt, den Beginn der modernen Neurochirurgie etwa mit der Operation Brocas in Zusammenhang zu bringen, der aufgrund einer umschriebenen neurologischen Störung eine bestimmte Hirnregion operativ freilegte, einen raumfordernden Prozess fand und diesen beseitigte. Inzwischen ist die Neurochirurgie faktisch zu einem etablierten Fachgebiet geworden. Es ist ein bedauerliches Politikum, dass sie nichtsdestoweniger in der ärztlichen Approbationsordnung vollständig inadäquat repräsentiert ist.

Zahlreiche Kliniken an Universitäten und Krankenhäusern, auch Belegabteilungen und zunehmend freie Praxen, bieten neurochirurgische Versorgung an: Hirnoperationen bei Geschwülsten, Gefäßveränderungen sowie bei Hirnverletzungen sind mit aufwändigen Techniken sowie intensivmedizinischen Vor- und Nachbetreuungen möglich, auch Eingriffe am Rückenmark, an Nervenwurzeln und Nerven.

In den letzten 3 Jahrzehnten erfuhr das Fachgebiet auch durch die Schichtbilddiagnostik weitere quantitative und auch qualitative Fortschritte, da mehr Diagnosen immer genauer gestellt werden können. Die Zahl der eigenständigen Abteilungen hat nach dem Zweiten Weltkrieg erheblich zugenommen. So ist leicht einsehbar, dass die finanziellen Aufwendungen entsprechend zunehmen mussten. So sind allein in Bayern sechs Kliniken in den frühen 1980er-Jahren entstanden und vier in den letzten Jahren.

Standards unter besonderer Berücksichtigung der Leitlinien der Deutschen Gesellschaft für Neurochirurgie

Mitte der 1990er-Jahre erhielt die Arbeitsgemeinschaft der wissenschaftlichen medizinischen Fachgesellschaften (AWMF) vom Bundesministerium für Gesundheit (BMG) den Auftrag, für alle Fachgebiete Leitlinien zu erarbeiten. Man etablierte die Möglichkeit, solche für die Diagnostik und Therapie – in unserem Bereich neurochirurgisch – behandelbarer Erkrankungen auch im Internet zu platzieren (http://www.uni-duesseldorf.de/AWMF/ll/). Dort finden sich Vorschläge für das Prozedere bei diversen Entitäten: degenerativen lumbalen und zervikalen Nervenwurzelkompressionssyndromen, Hydrozephalus, zervikaler Myelopathie, Trigeminusneuralgie, Hypophysenadenom, intrakraniellem Meningeom, intrakraniellem Abszess bzw. Empyem, spinalen Tumoren, Gliom im Erwachsenenalter, zerebralem Aneurysma, spinalem Trauma, lumbaler Spinalkanalstenose, spinaler Entzündung, spontaner intrazerebraler Blutung, spontaner Subarachnoidalblutung (Bock et al. 1997). Bei der Darstellung von Leitlinien zur Behandlung Hirnverletzter (Fernandez et al. 1997) werden die Maßnahmen im Gegensatz zu den oben dargestellten Leitlinien in drei „Ebenen" eingeteilt:

- Ebene 1: ohne Zweifel notwendige Maßnahme (Richtlinie, standard)
- Ebene 2: wahrscheinlich hilfreiche Maßnahme (Leitlinie, guideline)
- Ebene 3: umstrittene Maßnahme, die wahlweise durchgeführt werden kann (Expertenmeinung, option)

Man sieht hier offensichtlich bei den Hirnverletzungen einen größeren Ermessensspielraum für die Therapeuten.

Betrachtung und Diskussion

Patienten des Neurochirurgen

Es gibt Patientengruppen, die seit etlichen Jahren eher konstant sind: Patienten mit:
- Hirngeschwülsten
- zerebralen Gefäßprozessen
- spinalen Raumforderungen
- peripheren Nervenschäden

Tendenziell zunehmend ist die Erwartungshaltung für eine neurochirurgische Therapie bei Hirnblutungen, besonders Massenblutungen und raumfordernden Hirninfarkten.

Die Zeiten, da man bei akuter Bewusstseinseintrübung des alt gewordenen Menschen den Pfarrer rief und im Familienkreise am Krankenbett gebetet hat, sind wohl vorbei. Der Notarzt wird gerufen, eine perfekt arbeitende Nothilfemedizin wird in Gang gesetzt. Das Erstaunen der Umgebung ist allerdings teilweise nicht unerheblich, wenn der Neurochirurg – wissend um die Schwierigkeit einer Prognose (Häussler 1997) – nach computergestützter Schichtbilddiagnostik wiederum auf den Pfarrer zurückverweist, da er seine Möglichkeiten für die weitere Biographie des Patienten als nicht adäquat ansieht.

Neurochirurgisch tätige Ärzte

Der Facharzt für Neurochirurgie in den wohlhabenden Industrienationen ist im gesamten Spektrum des Fachgebietes ausgebildet, unter Leitung seines verantwortlichen Lehrers. Das Resultat seiner Erkenntnisse ist durch eine Prüfungskommission bestätigt. Die Umsetzung seiner Fähigkeiten ist in der Regel in einer entsprechend ausgerüsteten klinischen Abteilung einer Universität oder eines großen Krankenhauses möglich. Es gibt zunehmend Neurochirurgen, die (trotz umfassender Ausbildung) sich in ihrer weiteren Laufbahn auf ein Teilgebiet des Faches beschränken, z. B. Kollegen, die in freier Praxis neurochirurgische Vor- und Nachsorgeberatung betreiben, operative Maßnahmen im Bereich der peripheren Nerven und Nervenwurzeln sowie Schmerztherapie und Rehabilitation. Diese Entwicklung ist offenbar in den USA auch feststellbar (Friedlich et al. 1999).

Eigenschaften der vorliegenden Standards

Für den klinisch tätigen Neurochirurgen setzt sich der „Neurochirurgische Standard" für die Maßnahmen im bestimmten Krankheitsfall seines Faches zusammen aus den diagnostischen, operativen und Nachbehandlungsmaßnahmen, die er erlernt und mit denen er schon Erfahrungen gesammelt hat. Wie auch die Krankheitsfälle sich unterschiedlich darstellen, müssen Therapien unterschiedlich ausfallen.

Die moderne Medizin hat enorme Kräfte freigesetzt, Räume für Entfaltungs-möglichkeiten der Ärzte geschaffen, sodass angesichts der Vielfalt der Aktivitäten der Ruf nach einer Ordnung und Strukturierung der fallentsprechenden Maßnahmen entstand, eine Forderung, der die so entstandenen Leitlinien (s. oben) positiv entsprechen. Über sie schreibt Herrmann (1999): „Man sieht, dass es sich um ganz elementare, für den damit vertrauten Arzt selbstverständliche Ablaufbeschreibungen handelt". Einige Zeilen darüber lesen wir bei demselben Autor: „Es wurde uns versichert, dass diese Leitlinien nicht die grundrechtlich verbürgte Behandlungsfreiheit des Arztes einschränken sollen. Jeder Arzt kann von den Leitlinien abweichen, er muss es nur begründen, d. h. in juristischer Diktion, man gibt sich selbst einen Rechtsrahmen vor und kehrt bei Abweichung die Beweispflicht um". Aus diesem letzten Satz ergibt sich (erschreckend) die verpflichtende Tendenz, die Leitlinien buchstabengetreu einzuhalten: Der in medizinisch-juristischen Problemen Erfahrene weiß, wie schwer es ist, im Rechtsstreit sich bei der sog. Beweislastumkehr zu behaupten (also zu beweisen, dass die vom Patienten beklagte Situation nicht dadurch entstanden ist, dass er sich nicht genau an die Leitlinien hielt).

Logistische Bedingungen der Neurochirurgie in Deutschland

Man sagt, Deutschland besitze das sozial am besten ausgewogene Gesundheitssystem weltweit, wenn auch die Pro-Kopf-Ausgaben für stationäre Krankenhausbehandlung in USA doppelt so hoch sind wie hier und wir auch in Europa mit diesen Kosten im Ländervergleich nicht an der Spitze liegen (Vortkamp 1999). Jedenfalls ist bei uns die überwiegende Anzahl aller Bürger krankenversichert, die Versorgung ist in allen Bereichen gewährleistet. Trotz gedeckelter Budgets haben die zahlreichen Krankenhäuser und Behandlungseinheiten in Deutschland (noch) die Möglichkeit, ihre Aufgaben zu erfüllen. Allerdings wird gegen die Ausbreitung der Medizin und ihrer Entfaltung durch politisch (ökonomisch notwendige?) gewollte Sparzwänge ein Gegendruck ausgeübt (Schriefers 1999).

Entscheidungs-kompetenz und Verantwortung des Neurochirurgen

Die fachliche Entscheidungskompetenz des Neurochirurgen beruht auf seiner Ausbildung und Erfahrung: Er ist eingebunden in unseren Kulturkreis. Er weiß um Krankheit und Tod. Er weiß, dass die ärztliche Kunst erhebliche Möglichkeiten bietet, aber auch klare, harte und für alle Beteiligten leidvolle Grenzen hat. Auch wenn es schwer ist, in unserem Fach genaue Prognosen zu stellen, gibt es doch viele Situationen, in denen der Neurochirurg für sein Fachgebiet keine sinnvollen Möglichkeiten mehr sehen sollte (Häussler 1997). Bei solchen Entscheidungen ist die Hilfe der erfahrenen Kollegen für die Jüngeren unerlässlich, und im neurochirurgischen Team ist die Kultivierung eines Vertrauensverhältnisses von existenzieller Wichtigkeit: Kein neurochirurgischer Arzt sollte sich alleingelassen fühlen.

So ist der Neurochirurg in der Lage zu entscheiden, wie der fachlich fundierte „humanitäre Standard" aussieht, und nach diesem behandelt er in personaler Zuwendung seinen kranken Mitmenschen stets individuell: nicht nach Schema, sondern nach den Regeln der Kunst, dabei auch Leitlinien bedenkend nach bestem Wissen und Gewissen. Dabei kann es vorkommen, dass er von seinem Patienten (und dessen Umgebung) auch einmal Disziplin und Vernunft anmahnen muss. Kein Theologe, Jurist, Politiker, Manager etc. kann ihm Vorschriften über die Anwendung ärztlicher Kunst machen. Die Kollegen sollen ihn nicht im Stich lassen. Dann wird in unserem System fast immer die Möglichkeit sein, humanitäre Standards ökonomisch zu realisieren.

Zukünftige Entwicklungen

In Deutschland ist das Recht aller Bürger auf optimale Krankenversorgung gesetzlich verankert (Gerl-Falkovitz 1999): ein hoher Anspruch, der angesichts immer älter werdender Menschen und der sich ständig mehrenden medizinischen Möglichkeiten schwieriger, eventuell gar nicht mehr erfüllbar sein wird (Hoffmann 1993). Erwähnt sei hier noch, dass in den USA in den letzten Jahren nach Untersuchungen von Friedlich und Mitarbeitern (1999) die Gesamtaktivitäten der Neurochirurgen statistisch relevant gegenüber dem letzten Jahrzehnt nicht zugenommen haben, die Aufgliederung von Subspezialitäten unseres Faches hat sich dagegen verstärkt (s. oben).

Eine globale Betrachtung stimmt nachdenklich: Die Weltbevölkerung hat sich seit 1960 von 3 auf 6 Milliarden verdoppelt. Nach eigener Erfahrung in Togo (Gruss 1998) muss der Autor feststellen, dass dort – und nicht nur dort – unser Thema eine völlig andere Dimension hat: Es gibt im ganzen Lande keinen Neurochirurgen. Wenn einer kommt und sich betätigt, sind die Menschen begierig, von ihm Hilfe zu bekommen, falls möglich. Wenn dann wieder kein Neurochirurg da ist, ertragen sie es und realisieren bescheiden ihre Kultur. Es sind meist freundliche, optimistische Menschen, die gelernt haben zu leiden (Angelini 1989).

Zusammenfassung

Es wird versucht, neurochirurgische Standards zu definieren: Zunächst sind dies die nach den Regeln der Kunst erlernten Methoden zu Diagnostik, Therapie und adäquater Weiterbehandlung innerhalb der modernen Neurochirurgie. In Regeln gefasst wurden sie auch durch Leitlinien der DGNC für fast alle Krankheitsbilder unseres Bereiches. Das Reglementieren durch Standards hat Vorteile (Transparenz, Präzision, Einheitlichkeit), aber auch Nachteile (mangelnde Elastizität zur Adaptation auf den stets unterschiedlichen Einzelfall, Verführung zum schematischen Vorgehen ohne Hinterfragen einzelner Schritte, Angsterzeugung vor dem Abweichen von „Vorschrift" etc.).

Bei Betrachtung der personalen und logistischen Möglichkeiten der Neurochirurgie in Deutschland kommen wir zum Schluss, dass die humanitären Standards der modernen Neurochirurgie weiterhin umsetzbar sein sollten. Hierzu ist die fachliche Qualität der verantwortungsbewussten Neurochirurgen in kollegialer Zusammenarbeit die Voraussetzung. Sie müssen selbstbewußt die Realisierung ihrer Kunst durchsetzen, die Möglichkeiten ihres Fachgebietes ausloten, aber auch in der Lage sein, die Grenzen zu sehen, wenn ärztliche Möglichkeiten durch das natürliche Ende allen Lebens eingeschränkt werden.

Literatur

Angelini F (1989) Gesundheit für alle, Gerechtigkeit für alle. Rom-Vatikan. Dolentium Hominum IV (11): 60–1.

Bock WJ et al. (1997) Leitlinien für Diagnostik und Therapie neurochirurgisch behandelbarer Erkrankungen. Mitteilungen der DGNC: 7 (4) 5 (und Beilage).

Deutsche Gesellschaft für Neurochirurgie – Strukturkommission (Hrsg) (2002) Strukturen Deutscher Neurochirurgischer Einheiten – 1997. Mitteilungen der DGNC 12 (4) (Beilage).

Fernandez R, Firsching R, Lobato R et al. (1997) Guidelines for treatment of head injury in adults. Opinions of a group of neurosurgeons. Zentralbl Neurochir 58: 72–4.

Friedlich DL, Feustel PJ, Popp AJ (1997) Workforce demand for Neurosurgeons in the United States of America: a 13-year retrospective Study. J Neurosurg 90: 993–7.

Gerl-Falkovitz HB (1997) Wie teuer ist uns ein Mensch? Zeitschr Med Ethik 43: 103–9.

Gruß P (1998) Neurochirurgischer Arbeitsurlaub in Togo. Misericordia Intern 50; 195.

Häussler A (1997) Die Grenzen des Machbaren. Info Blatt: Europäische Ärzteaktion 19 (Juni); 1–3.

Herrmann HD (1999) Die akademische Neurochirurgie, akademische Medizin heute und morgen. Mitteilungen DGNC 9 (1): 4–10.

Hoffmann H (1993) Die ökonomische Verantwortung des leitenden Krankenhausarztes. Arzt und Krankenhaus 66: 125–8.

Schriefers KH (1999) Der Arzt im Spannungsfeld zwischen Mittelknappheit und Behandlungsauftrag Arzt und Krankenhaus 72: 143–6.

Vortkamp T (1998) Finanzierung und Weiterentwicklung der stationären Patientenversorgung Caritas 99. Karlsruhe: Badenia-Verlag; 130–2.

16.5 Besonderheiten der Entscheidung im neurochirurgischen Notfall

Dag Moskopp, Erik Friedrich Hauck

Inhalt

Fragestellung und Einordnung

Anhand von zwei Katamnesen wird auf Besonderheiten von Notfallentscheidungen im Fachgebiet der Neurochirurgie aufmerksam gemacht. Die dargelegte Problematik ist auch für primär nicht neurochirurgische Bereiche der Notfall- und Intensivmedizin relevant. Die Aufarbeitung erfolgt gemäß einer individualmedizinischen Konzeption, kollektivmedizinische Gesichtspunkte bleiben außer Acht.

In Kenntnis der Anamnese von über 12 Jahren werden zwei typische Problemsituationen analysiert, in die ein neurochirurgischer Facharzt geraten kann. Dabei war eine rasche Entscheidung (Sicht ex ante) in Eigenverantwortung geboten. Folgende Fragen werden diskutiert: Nach welchen Kriterien ist zu entscheiden, wenn:

- sich der Zustand des Patienten (eventuelle Hirnstammschädigung) anhand von klinischen und apparatemedizinischen Untersuchungen nur unzureichend beschreiben lässt
- die medizinische Vorgeschichte und der mutmaßliche Wille des Patienten weitgehend unbekannt bleiben
- Angehörige nicht anwesend sind oder unterschiedliche Einstellungen vertreten
- ein ähnlicher Fall bisher nicht erlebt wurde
- die Zeit drängt und langes Recherchieren einem operativen Nichtstun gleichkommt
- der Erholungszustand des Patienten – auch nach einer technisch erfolgreichen Operation – kaum eingeschätzt werden kann, es insbesondere möglich ist, dass der Patient mit schwerem Defizit überlebt oder vegetiert

Wann soll der Facharzt für Neurochirurgie also alles technisch Machbare versuchen? Und unter welchen Gegebenheiten darf er bewusst von einer verfügbaren und gut beherrschten Maßnahme „aus einem übergeordneten Grund" Abstand nehmen?

Fallberichte von überindividuellem Interesse

In März und Juli 1992 wurden zwei junge Patienten (Knabe 13 Jahre, Frau 23 Jahre) unter der CT-dokumentierten Diagnose einer raumfordernden Durchblutungsstörung in der hinteren Schädelgrube mit der Frage der subokzipitalen Dekompression notfallmäßig vorgestellt.

Beide Patienten waren zuvor im Zustand nach kardiopulmonalen Reanimationen in anderen Abteilungen behandelt worden (Knabe: wegen Herzstillstand einige Stunden zuvor; Frau: wegen Atemstillstand 2 Tage zuvor). In beiden Fällen war nach CT bereits ein Behandlungsversuch durch Hydrozephalusdrainage unternommen worden (Knabe: 2 Tage zuvor; Frau: 1 Tag zuvor).

Die Frage nach einem weitergehenden Eingriff (subokzipitale Dekompression und Resektion von infarziertem Kleinhirngewebe) stellte sich erstmals im Rahmen von Notfallkonsilen auf einer anästhesiologischen Intensivtherapiestation (klinisch vital bedrohliche, progrediente Verschlechterung unter den Zeichen einer zunehmenden Raumforderung in der hinteren Schädelgrube). Das Ausmaß der vitalen Bedrohung erschien in beiden Fällen phänomenologisch ähnlich:

- tiefes Koma mit beidseitigen Massenbewegungen der Extremitäten auf Schmerzreiz (Glasgow Coma Score des Knaben: 5; der Frau: 4)
- beidseitig fehlende Lichtreaktion mittelweiter Pupillen (Knabe: zusätzlich leichte Erweiterung kontralateral zum Kleinhirninfarkt)
- einseitig fehlender Korneal reflex, jeweils auf der Infarktseite
- beidseits positive Babinski-Zeichen
- kontrollierte Beatmung, kardiovaskuläre und laborchemische Rekompensation
- unmittelbar vorangegangenes Kontroll-CT unter Notfallbedingungen; Ergebnis: Hypodensität weiter Anteile einer Kleinhirnhemisphäre (Knabe: rechts; Frau: links), Hirnstamm in beiden Fällen wegen Hounsfield-Artefakten nicht hinreichend beurteilbar; keine Zeichen eines druckaktiven Hydrozephalus unter Liquorableitung
- fehlende Unterlagen zum mutmaßlichen Willen der Patienten

In beiden Fällen wurden weitere Anamnesedaten etwa innerhalb einer Viertelstunde und quasi simultan zur Vorbereitung auf eine potenzielle Operation recherchiert und ergaben die im Folgenden dargestellten Besonderheiten.

Anamnese und Verlauf des Knaben

Es lag ein Zustand nach Reanimation wegen Herzstillstandes vor bei dekompensierender Raumforderung der hinteren Schädelgrube (Deng et al 1994; Moskopp et al. 1994).

- Diagnose im 1. Lebensjahr: embryonales Teratokarzinom
- frühere Therapie: Semikastration rechts mit konsekutiv transabdominell-retroperitonealer Lymphadenektomie und Polychemotherapie, mutmaßlich kurativ
- infolge einer Anthrazyklinkomponente der Chemotherapie: terminale dilatative Kardiomyopathie und Indikation zur Herztransplantation im 13. Lebensjahr
- im Rahmen der Angiographie vor der Herzoperation: kleiner, medianer Thalamusinfarkt rechts, gut kompensiert
- orthotope Herztransplantation (HTX) am 05.03.1992, technisch ohne Besonderheiten; postoperativ einige fokale Krampfanfälle, am Tag 9 nach HTX Kopfschmerzattacke
- Tag 12 nach HTX: stärkste Kopfschmerzen, Schwindel, Bewusstseinstrübung, großer Krampfanfall; erstes Schädel-CT mit den oben genannten Zeichen des frischen Kleinhirn- und älteren Thalamusinfarktes (jeweils rechts) und Hydrozephalus; primäre Versorgung mit innerem Shunt (wegen Immunsuppressiva)
- Tag 14 nach HTX: drastische Verschlechterung mit unklarem Stillstand des (elektrisch isolierten) Transplantatherzens unter komplettem Monitoring einer Intensivstation (normale Serumkaliumkonzentration) und progredienter neurologischer Verschlechterung mit drohendem Exitus wegen zentraler Dysregulation
- zum Patientenwillen wurde vom Kinderkardiologen mitgeteilt: der Knabe selbst habe bisher alles motiviert mitgemacht; von der elterlichen Einstellung war bekannt: die Mutter habe (differenziert zurückhaltend) nach der langen Episode zur Bekämpfung der Krebserkrankung schon gewisse Reserven gegenüber der HTX gehabt und sei auch einer Kraniotomie gegenüber eher

distanziert gewesen; der Vater habe bisher die Einstellung vertreten, dass möglichst alles versucht werden solle

Nach welchen Kriterien war also für den Knaben zu entscheiden? Folgendes lag vor:
- aktuelle Lebensgefahr mit offenkundiger Beteiligung von mindestens zwei vitalen Organsystemen (Hirn, Herz) in einer Lebensperiode (peripubertär), von der empirisch angenommen werden darf, dass ontogenetisch wohl die höchste Resistenz gegenüber zentralnervösen Komprommittierungen vorliegt (zum empirischen Nachweis für Hirntraumata: Frowein 1978)
- ungewöhnliche Krankheitsgeschichte mit Malignom; zunächst Unsicherheit, ob kurativ behandelt (obwohl HTX dies nahelegt)
- divergierende elterliche Einstellung (die real erst ex post bekanntgemacht wurde – ex ante waren die Eltern in der Kürze der Zeit nicht verfügbar)
- absehbarer Tod bei operativer Enthaltung

Nach dem klinischen Gesamteindruck und dem Kurzstudium der Akte einschließlich der Gerinnungsparameter überwog zunächst eine Unsicherheit, ob perakut eine Dekompression der hinteren Schädelgrube angezeigt sei. Entschieden wurde nach rascher Rücksprache mit dem vorbehandelnden Arzt (Herzchirurgen in seinem Operationsraum aufgesucht), der die Malignomerkrankung als „geheilt" einordnete und dringlich die subokzipitale Dekompression empfahl.

Die Operation wurde in üblicher Weise in halbsitzender Position durchgeführt (Dauer 3,5 h), wie prinzipiell seit Fairburn und Oliver (1956) und Lindgren (1956) empfohlen. Dabei wurde das nekrotische Kleinhirngewebe so weit reseziert, bis jeweils von Tentoriumschlitz und Foramen magnum eine unbehinderte Liquorzirkulation zu beobachten war. Histologisch zeigten sich im Resektat rezidivierende örtliche Durchblutungsstörungen, stellenweise bereits in der Frühphase der Organisation, ohne Tumorhinweis.

Der Verlauf war (unerwartet) günstig: Extubation am 1. postoperativen Tag, baldige Entlassung nach Hause, vollständig unabhängiger Zustand. Ex post war also offenbar die intuitive Empfehlung des

Herzchirurgen korrekt. Bei der 3-Jahres-Katamnese fand sich eine diskrete Brady-Dysdiadochokinese rechts; der Knabe hatte durch Zeitungsaustragen einen Motorroller erspart und den entsprechenden Führerschein erworben. Im MRT zeitgerechter Befund mit MR-angiographischem Fehlen aller drei Kleinhirnarterien rechts bei guter Basilarisfüllung. Bei der 5- und 10-Jahres-Katamnese: neurologisch weitgehend unauffällig; aktuell Hochschulstudium.

Anamnese und Verlauf der Frau

Auch hier handelte es sich um einen Zustand nach Reanimation wegen Atemstillstands mit dekompensierender Raumforderung der hinteren Schädelgrube (Zeitbezug jeweils auf die akute Anfrage zur subokzipitalen Dekompression)
- seit 2 Wochen unklares Fieber
- seit 1 Woche Einnahme von Antibiotika, Nackenschmerzen, nicht näher bezeichnete Sehstörungen
- Risikofaktoren: Einnahme oraler Kontrazeptiva, Verdacht auf gelegentliche Einnahme vasokonstringierender Genussdrogen
- vor 2 Tagen stationäre Aufnahme in auswärtiger Klinik wegen Übelkeit, Schwindel, Blutdruckabfall und subjektivem Gefühl der Atemnot
- Anfertigung des ersten Notfall-CTs: ohne richtungsweisende Diagnose, aber Atemstillstand mit bronchopulmonaler Aspiration im CT, konsekutive endotracheale Intubation
- Kontroll-CT (1 Tag zuvor): Diagnose des Kleinhirnhirninfarktes links mit Hydrozephalus; Therapieversuch mit externer Liquorableitung; weitere klinische Verschlechterung und Notfallzuweisung im oben geschilderten Zustand

Nach welchen Kriterien war also hier, am 24.07.1992, zu entscheiden? Die Unterschiede zum Fall des Knaben erschienen klinisch und bildgebend gering zu sein:
- junge Frau (Mutter eines Kleinkindes) ohne bekannte Patientenverfügung für die gegebene Situation; nächster Angehöriger (Mutter) nicht befragbar, überwiegend unklare Ätiopathogenese

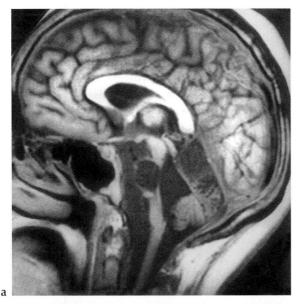

◄▼

Abb. 16.5-1. MRT einer 28-jährigen Frau, 5 Jahre nach subokzipitaler Dekompression, klinisch im Locked-in-Syndrom (mit freundlicher Genehmigung von Dr. Meckling, Münster):
a) sagittal;
b) axial mesenzephal;
c) axial in Ponshöhe: Signalauslöschung als Folge einer umschriebenen Ischämie der Mittellinie und klinisch folgte daraus eine fast komplette Deefferenzierung.

a

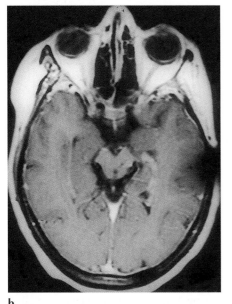

b

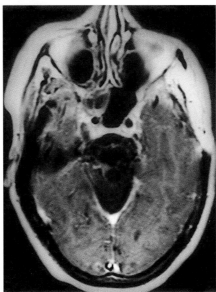

c

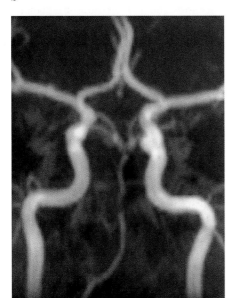

◄

Abb. 16.5-2. MR-Angiographie einer 28-jährigen Frau, 5 Jahre nach subokzipitaler Dekompression, klinisch Locked-in-Syndrom (mit freundlicher Genehmigung von Dr. Meckling, Münster). Gute Kontrastierung der Karotis-abhängigen Gefäße; zarte Rekanalisierung der A. basilaris über die rechte A. vertebralis.

● vergleichsweise kurze Krankengeschichte

Die Entscheidung für eine subokzipitale Dekompression erfolgte rasch, nach kurzer interdisziplinärer Absprache und sorgsamer Prüfung der vorliegenden Daten, aber auch geleitet von der günstigen Erholung des Knaben 3 Monate zuvor. Es wurde analog zum oben beschriebenen Verfahren die linke Kleinhirnhemisphäre resiziert (Operationsdauer 3 h). Die Histologie zeigte keine besonderen Aspekte.

Der postoperativer Verlauf war nicht so günstig wie bei dem Knaben: zunächst bleibendes Koma und Bulbuswandern. Postoperativ erfolgte erstmals eine Untersuchung der A. basilaris mittels transkranieller Doppler-Sonographie von nuchal bis 80 mm in die Tiefe: Der Befund zeigte ein orthogrades Fließmuster mit mittlerer Geschwindigkeit von 26 cm/s. Ab dem 4. postoperativen Tag kam es zu Augenöffnung ohne Kontaktfähigkeit, ab dem 6. postoperativen Tag zu Spontanatmung über die Trachealkanüle. Die Kontroll-CTs waren nach technischen Kriterien zeitgerecht. Nach 4 Wochen wurde die Patientin im apallischen Durchgangssyndrom nach auswärts verlegt. Nach telefonischer Befunderhebung befand sie sich 6 Monate später in annähernd identischem Zustand.

Unerwarteter telefonische Kontaktaufnahme seitens der Patientin nach 5 Jahren über einen Zivildienstleistenden vermittels Augenalphabet: Sie hatte im Locked-in-Syndrom überlebt (Plum u. Posner 1966; Poeck 1958). Bei der MR-tomographischen Nachuntersuchung (Abb. 16.5-1) zeigten sich eine ausgedehnte pontine Signalminderung und im MR-Angiogramm (Abb. 16.5-2) regelrechte Signale des vorderen und äußerst schwache Signale des hinteren Kreislaufes.

Klinischer Zustand nach 12 Jahren: Die Patientin lebte in einer eigenen, technisch entsprechend ausgestatteten Wohnung, versorgt durch einen Pflegeschichtdienst, mit Tracheostoma (stündliches Absaugen), Kommunikation über vertikale Blickbewegungen, vollständig orientiert, ohne erkennbar formale oder inhaltliche Denkstörungen, mit modulationsfähiger Gemütslage, intermittierend leicht depressiv. Der Nahvisus betrug rechts 1/20, links 1/40. Die Lichtreaktion der Pupillen war beidseits erhalten, mit paradoxer Erweiterung unter Beleuchtung, die Geruchsempfindung unsicher, der Geschmack auf der rechten vorderen Zungenhälfte erhalten. Der Kornealreflex links war ausgefallen, es bestand eine Fazialisparese links. Die Oberflächensensibilität mit jeweils paramedianer Begrenzung war im Gesicht rechtsseitig, am Körper linksseitig erhalten (mit Wechsel in Höhe des Unterkiefers). Die Tiefensensibilität war links erhalten, rechts nur für Schulter- und Hüftgelenk. Allgemein bestanden hochgradig verbreiterte reflexogene Zonen der Muskeleigenreflexe, der Babinski-Reflex war negativ. Die Patientin war rollstuhlfähig mit mangelnder Körper- und Kopfkontrolle, insgesamt also in einem Gesamtbefinden, das deutlich reduzierter imponiert als dasjenige, das etwa von Stephen Hawking durch die Medien allgemein bekannt ist (Umschlagbild des Buches „Black Holes", Hawking 1993).

Im Rahmen von jährlichen Katamnesen zwischen dem 5. und 10. Jahr ergaben sich sehr differenzierte Verhaltensmuster der Patientin, die trotz ihrer fast kompletten Deefferenzierung durchaus aktiv agiert, Pflegekräfte anweist, mit dem Rollstuhl auch Theaterbesuche macht, einmal einen 2-wöchigen Mallorcaurlaub realisiert, sekundäre Krankenhauseinweisungen notfallmäßig induziert, ein komplexes Interaktionsgefüge derjenigen Personen zu instrumentalisieren versucht, die akut oder postakut an ihrer Erkrankung beteiligt sind und vieles andere. Sie bat den Autor auch einmal, ihr Gift zu geben und fragte, warum sie überhaupt operiert worden sei. Nach Schilderung der zuvor erlebten Behandlung des Knaben mit gutem Ausgang sowie ihrer eigenen, schwer abschätzbaren klinischen Lage zum Zeitpunkt der Notfallaufnahme und der Gegenfrage des Autors, wie sie selbst denn in der akuten Situation für sich hätte entscheiden wollen, signalisierte sie per Augenalphabet: Das wisse sie nach dieser Schilderung über die medizinischen Sachzusammenhänge, insbesondere nach dem günstigen Verlauf der Operation bei dem Knaben, jetzt nicht mehr sicher, es habe ja wohl doch ein recht komplexer Zustand vorgelegen, und eigentlich sei sie froh, dass jemand anderes für sie entschieden habe.

Die Patientin stellte sich im 27. Mai 2002 freiwillig in einem medizinischen Seminar vor und ließ sich befragen: Keiner der Anwesenden ordnete danach den schwer beeinträchtigten klinischen Zustand in vollständiger Abhängigkeit auf fremde Hilfe als „lebensunwürdig" oder die Gemütsverfassung der Patientin als suizidal ein.

Zusammenfassung

Folgendes verdeutlicht die Schilderung zu den beiden Notfallpatienten mit der Erfordernis einer raschen Entscheidung für oder wider eine Operation in der hinteren Schädelgrube unter Zeitdruck, bei unklarer Datenlage und mit potenziell erheblicher Konsequenz für die Betroffenen:

- Auch bei sorgsamem Vorgehen lässt sich grundsätzlich nicht immer der aktuelle Zustand eines Patienten (d. h. auch der seiner objektiven Hirn- und Hirnstammschädigung) anhand von klinischen und apparatemedizinischen Untersuchungen hinreichend einordnen.
- Prognosen sind aus der Sicht ex ante nur zurückhaltend zu stellen und manchmal objektiv nicht möglich.
- Die Erholungszustände nach einem standardisierten neurochirurgischen Akutverfahren bei scheinbar ähnlicher Ausgangslage können de facto sehr unterschiedlich sein – dabei dürfte das Versterben nach einer Operation noch nicht einmal den problematischste Ausgang darstellen (Schiller 1803: „Das Leben ist der Güter höchstes nicht....").
- Die medizinische Vorgeschichte und ein kolportierter Patientenwille liegen oft nicht vor und sind ggf. auch nur bedingt wertvoll. In der Regel liegt kein dokumentierter Patientenwillen vor. (Subkutan applizierbare Mikrochips, die neben der Krankengeschichte auch Willensäußerungen für gegebene Fälle enthalten, sind derzeit nicht gängig.) In der Regel hat der Patient keine eigene Anschauung von der konkreten Notfallsituationen. Er wird sich eventuell selbst unsicher, wenn man sich post festum Zeit nimmt und die schwierigen Erkenntnis- und Entscheidungsmöglichkeiten eines Operateurs aus der Sicht ex ante erläutert. Im Einzelfall ist ein Patient froh, dass er nicht selbst entscheiden musste.

- Gelegentlich hilft bei der Entscheidungsfindung und aus der Sicht ex ante selbst die Stellungnahme von Angehörigen nicht weiter, insbesondere wenn sie unterschiedlicher Einstellung sind.
- Die Behandlung von Patienten mit Locked-in-Syndromen hat fraglos stellenweise den Charakter eines Dilemmas (Kurthen et al. 1991; Thiel et al. 1997).
- In vielen Fällen von Patienten mit Locked-in-Syndrom (Bauby 1997; Vigand u. Vigand 1997) oder hoher Tetraplegie stellt sich ein Optimum in der täglichen Lebensführung erst nach 5 Jahren und ein stabiler Zustand der Selbstbeurteilung erst nach 2 Jahren ein, sofern dieser Zeitraum überhaupt überlebt wird (Patterson 1993). Dabei kann derselbe Behinderungsgrad je nach Primärpersönlichkeit unterschiedlich bewertet werden. Dies wurde auch durch Abhandlungen der Problematik in den Medien bekannt gemacht: so z. B. die publizierte Positivbewertung des Überlebens mit kompletter, intermittierend beatmungspflichtiger Tetraplegie bei Christopher Reeve (Still me, 1997), im Gegensatz zur den Negativbewertungen des Überlebens mit kompletter, nicht beatmungspflichtiger Tetraplegie im Buch zu dem Theaterstück von Brian Clark (Whose life is it anyway? 1972).

Für die Frage „Wann soll der Facharzt für Neurochirurgie alles technisch Machbare versuchen und unter welchen Gegebenheiten darf er bewusst von einer verfügbaren und gut beherrschten Maßnahme Abstand nehmen?" lässt sich zum einen kaum eine allgemeingültige Antwort finden. Zum anderen empfindet man aber auch gelegentlich bei individuellen Lösungsversuchen ein Dilemma, und zwar aus folgenden Gründen:

- Die spezifische Anfrage an einen Neurochirurgen bezieht sich meist auf die Bestätigung oder Verwerfung einer Operationsindikation. Neurochirurgen werden aber grundsätzlich mit Problemsituationen konfrontiert, in deren Folge durch beides – sowohl infolge des operativen Behandlungsversuch als infolge eines bewussten Verzichtes auf eine invasive Maßnahme – ein misslicher Endzustand resultieren kann.

- Verfügbares Erfahrungswissen ist im Zweifelsfall zur Einschätzung der gegebenen Konstellation nicht immer hinreichend (Jennett u. Teasdale 1981).
- Lehrbücher helfen meist akut nicht weiter. Datenbanken können in diesen Notfallsituationen nicht konsultiert werden, und falls doch, werden im Detail ähnliche Fallanalysen kaum gefunden.
- Religiöse Gebote (z. B. Goldene Regel der Bibel) sind für den konkreten Fall insofern nicht hilfreich, weil sich meist damit gute Gründe sowohl für als auch gegen das Durchführen einer Operation finden lassen.
- Philosophische Maximen (Kant 1786: Kategorischer Imperativ) sind zu allgemein gehalten und eignen sich deswegen ebenfalls prinzipiell jeweils zur Begründung beider Entscheidungswege – sowohl für als auch wider eine Operation.

Der Umgang mit Dilemmata und das angemessene Standhalten in der Situation wird für medizinische Belange in der Regel kaum analysiert oder trainiert. Dieser Mangel findet sich aber auch in anderen Fachbereichen (Zweig 1922). Die wenigen Hinweise (Wiedemann 2000), die sich zu entsprechenden Handlungsstrategien finden, empfehlen ganz allgemein unter anderem:

- die Gesamtsituation nochmals rasch zu analysieren
- zu simulieren, was für jede der beiden möglichen Entscheidungen (operieren: ja oder nein) der schlechteste mögliche Ausgang wäre
- nochmals zu prüfen, ob tatsächlich beide Wege in eine „Katastrophe" münden müssen oder ob das etwa für einen Weg viel weniger wahrscheinlich ist
- zu ergründen, ob nicht ein wesentlicher Punkt bei den Voraussetzungen zum Kalkül ausgelassen wurde
- nochmals zu prüfen, ob aktuell wirklich eine Entscheidung gefordert wird und ob die Zuständigkeit in den eigenen Bereich fällt
- nachzudenken, ob tatsächlich dichotom entschieden werden muss (operieren: ja oder nein) oder ob es noch einen dritten Lösungsweg gibt, der bisher nicht bedacht wurde

Für konkrete neurochirurgische Situationen sind aber auch solche Empfehlungen oft zu allgemein und wenig hilfreich. Es soll hier nicht einmal die Frage vertieft werden, ob Neurochirurgen operieren sollen, wenn der beste absehbare Erholungszustand ein Locked-in-Syndrom wäre (Ferbert et al. 1990; Wijdicks u. Scott 1996). Als neurochirurgischer Facharzt akzeptiert man aber implizit eine gelegentliche Einbindung in Dilemmasituationen. – Ähnliches gilt auch für Notärzte, Anästhesisten, Intensivmediziner, Herz-Thorax-Chirurgen etc. Zur Einordnung der diesbezüglichen menschlichen Verhaltensstrategien liegen verschiedene Kommentare vor.

Zum einen mag man in der Tatsache, dass man durch bloßes Nachdenken nicht immer befriedigend zur Problemlösung gelangt, eine Verifikation der These von Pascal gesehen werden, dass jede seriöse Philosophie in ihrer konsequenten Fortführung stets zur Verneinung des Verstandes als letztmaßgeblichem Entscheidungskriterium führt (Pascal 1656). Pascal, Camus (1936) und andere haben hierzu kulturgeschichtliche Korrelate aufgezeigt. Das Erkennen der Unmöglichkeit, wesentliche Probleme verstandesmäßig lösen zu können (wie es z. B. die griechischen Dogmatiker unterstellten), gab sowohl den pyrrhonischen Skeptikern (Sextus Empiricus 220 n. Chr) als auch dem aufkeimenden Christentum einen Nährboden. Pascal ordnet demgemäß Probleme hinsichtlich ihrer Auflösbarkeit in diese drei Kategorien ein:

- geometrisch: was wir verstandesmäßig lösen können
- pyrrhonisch: wo wir Skeptiker bleiben sollten
- christlich: was wir glaubend annehmen müssen

Zum anderen hat Karl Rahner darauf hingewiesen, dass es in allen Lebensbereichen der Geschichte Dilemmasituationen mit der Erfordernis einer Entscheidung gegeben hat und weiterhin geben wird (Rahner 1979). In allen Epochen habe es dabei auch angemessene Entscheidungen gegeben. Wer sich in diesen Dilemmasituationen nicht um eine Entscheidung drückt, tue dies gemäß einer „namenlosen Tugend", die höher stehe als übrige Tugenden, auch als die der Vernunft. Im Übrigen sei das Hineingeworfensein in eine solche Ent-

scheidungserfordernis ein Beleg für die individuell menschliche (und man könnte ergänzen: ärztliche) Freiheit.

Mit den vorgenannten Ausführungen hätte der neurochirurgische Facharzt jetzt einen schönen theoretischen Überbau, der ihm aber etwa in mitternächtlicher Notlage wahrscheinlich immer noch nicht weiterhilft.

Empfehlung

Aus dem Vorgenannten lässt sich dennoch ableiten, wie man sich verhalten kann, um einerseits der Sachlage gerecht zu werden und andererseits auch im Hinblick auf potenzielle Bewertungen durch Juristen ex post bestehen zu können. Auch Richter, die zum Teil erst Monate (Jahre) später entscheiden müssen, wissen um medizinische Dilemmata und sie tun sich mit ihrem Urteil ex post nicht leicht. Vor allem können sie auch nur das abwägend prüfen, was ihnen vorgelegt oder vorgetragen wird.

- Neurochirurgische Notfallentscheidungen, insbesondere Dilemmata, werden nicht primär nach dem erzielten Effekt (z. B. Überleben und falls ja: mit welchen Ausfällen?) und aus einer Sicht ex post bewertet.
- Als Bewertungsmaßstab wird die Sicht ex ante herangezogen. Dabei wird selbstverständlich ein fachärztlicher Standard in Wissen und handwerklichem Können vorausgesetzt; im übrigen untersteht der Arzt dem Gebot einer Situationsethik (Bonhoeffer 1929), also:
  - Hat er sich ein persönliches Bild vom Patienten verschafft? Oder hat er etwa am Telefon entschieden?
  - Hat er eine angemessene Zeit mit der Erhebung des klinischen und der Würdigung der vorliegenden Apparatebefunde verbracht: nicht zu kurz und nicht zu lang?
  - Hat er versucht, alle aktuell greifbaren Informationsquellen zu nutzen (Ärzte anderer Fachdisziplinen, Pflegekräfte, eventuelle Vorgesetze; Angehörige; Patientenverfügung)?
  - In derlei Entscheidungssituationen wird ein Arzt letztlich seine ärztliche Werteordnung auch zu anderen

Wertmaßstäben korrelieren. Dieses Wertmaßstäbe entspringen

- gesellschaftlichen Werteordnungen, Sitte, Moral
- religiösen bzw. philosophischen Wertausrichtungen
- der jeweiligen Rechtsordnung

Gemäß der gesellschaftlichen Werteordnungen wird man zunächst allgemein fragen: War das Handeln des Arztes davon geleitet, primär Schaden vom Patienten zu wenden und ihm helfen zu wollen? Hat er sich vom Augenmaß leiten lassen und hat man ihm eventuell angemerkt, dass ihm die Entscheidung im Einzelfall auch einmal nicht leicht gefallen ist? Für konkrete Konfliktsituationen fehlen aber in der Regel Entscheidungshilfen.

Religiöse Werteskalen sind grundsätzlich dem Recht untergeordnet, fließen aber in der Regel in die Rechtsgrundsätze mit ein.

Die höchststehende und verbindliche Werteordnung spiegelt sich in der nationalen Rechtsprechung wider. Ganz allgemein verpflichtet sie den Arzt, seine Dienste nach den Regeln der fachärztlichen Kunst und gemäß des Willens eines aufgeklärten Patienten zu erbringen. Für bewusstlose Notfallpatienten wird grundsätzlich davon ausgegangen, dass der Arzt nach kritischer Abwägung der Folgen zunächst einmal alles daran setzt, das Leben des Patienten zu erhalten. Damit will die Rechtsordnung beiden Seiten einen verlässlichen Schutz bieten: Der bewusstlose Patient kann davon ausgehen, dass alles zu seiner Rettung unternommen wird. Der Notfallmediziner kann grundsätzlich davon ausgehen, dass er nicht bestraft wird, wenn er diesem obersten Rechtsgrundsatz unter Notfallbedingungen nachgekommen ist.

Die medizinisch-biologische und eine potenziell juristische Lage sind im konkreten Notfallalltag nicht immer ganz einfach zur Deckung zu bringen. Auf jeden Fall ist es ratsam, angemessen zu dokumentieren: Was waren die persönlichen Beweggründe, in diesem speziellen Fall so und so zu verfahren (wohl wissend, dass es Alternativen gibt, möglicherweise mit eine Angabe, warum man diese nicht gewählt hat)?

Eine differenzierte Dokumentation ist in Notfallsituationen, wie oben geschildert, in der Regel allerdings unmöglich bzw. können penible Dokumentationen genau zeitgleich mit dem objektiven Notfall auch verdächtig wirken. Aber zumindest unter Wahlbedingung (z. B. am Folgetag) empfiehlt sich einigermaßen zeitnah eine schriftliche Niederlegung des akuten Problemfalles (Privileg der ärztlichen Dokumentation).

Schlussfolgerung

Nach den vorstehenden Ausführungen ist im Hinblick auf die Beurteilung der Operationsindikation für beide Notfälle festzustellen, dass unter Würdigung der Kriterien einer Situationsethik aus rein juristischer Sicht wohl nur die Indikation zur operativen Notfallbehandlung übrigblieb. Viele Diskutanten verschiedener Berufsgruppen, mit denen im letzten Jahrzehnt diese Fälle in Seminaren besprochen wurden, äußerten allerdings, dass sie aus einer Sicht ex ante für beide Wege, sowohl für das Operieren als auch die Enthaltung von einer notfallmäßigen subokzipitalen Dekompression, ethisch gut vertretbare Argumentationsketten sehen würden – bei einer operativen Enthaltung wären wohl beide Patienten verstorben: der jungen Frau wäre das Locked-in-Syndrom erspart geblieben.

In der Regel wird man als Arzt nicht geschult zu realisieren, dass zwei jeweils gegenläufige Entscheidungen mit unterschiedlichen Endeffekten im Einzelfall beide ethisch vertretbar sein können. Die vorstehende konkrete Schilderung könnte – in aller Unvollkommenheit – das Verständnis zwischen Ärzten, Pflegekräften, Patienten, Angehörigen, Juristen und Medien erleichtern.

Literatur

Bauby JD (1997) Le scaphandre et le papillon. Paris: Editions Robert Laffont.

Bibel: – Goldene Regel (Mt 7,12; Lk 6,31; Gal 5,14) – Micha 6, 8: Es ist Dir gesagt Mensch, was gut ist.

Bonhoeffer D (1929) Grundfragen einer christlichen Ethik. Vortrag in Barcelona am 25. Januar. In: Grunow R (Hrsg) Bonhoeffer – Auswahl. München: Chr. Kaiser Verlag 1964; 61–9.

Camus A (1936/1965) Métaphysique Chrétienne et Néoplatonism. Diplôme d'Études supérieures de Philosophie. Paris: Gallimard.

Clark B (1972/1981) Whose life is it anyway? New York: Dodd, Mead; Berlin: Cornelsen.

Deng MC, Kececioglu D, Weyand M et al. (1994) Successful long-term outcome course after heart transplantation for anthracyclin cardiomyopathy in a young boy despite neurological complications. Thorac Cardiovasc Surgeon 42: 122–4.

Fairburn B, Oliver LC (1956) Cerebellar softening. A surgical emergency. Br Med J 1: 1335–6.

Ferbert A, Brückmann H, Drummen R (1990) Clinical features of proven basilar artery occlusion. Stroke 21: 1135–42.

Frowein RA, Steinmann HW, Auf der Haar K et al. (1978) Limits to classification and prognosis of severe head injury. In: Frowein RA, Wilcke O, Karimi-Nejad A et al. (eds) Advances in Neurosurgery 5. Berlin: Springer; 16–26.

Hawking S (1993) Black Holes and Baby Universes and Other Essays. Toronto, New York: Bantam Books; 19: My experience with ALS.

Jennett B, Teasdale G (1981) Management of Head Injuries. Philadelphia: F.A. Davis; 317.

Kant I (1786) Grundlegung zur Metaphysik der Sitten, Zweyte Auflage. Johann Friedrich Hartkoch, Riga, pp 414 ff (Nachdruck: Valentiner Th (Hrsg) Universal-Bibliothek 4507. Stuttgart, Reclam, 1984, pp 58 ff)

Kurthen M, Moskopp D, Linke DB, Reuter BM (1991) The locked-in syndrome and the behaviorist epistemology of other mind. Theoretical Medicine 12: 69–79.

Lindgren SO (1956) Infarctions simulating brain tumours in the posterior fossa. J Neurosurg 13: 575–81.

Moskopp D, Kehl G, Horch C et al. (1994) Increased intracranial pressure and cardiac arrest after heart transplantation. What about the Cushing response in a denervated heart? Case report. Neurosurg Rev 17: 151–6.

Pascal B (1656 ff) Pensées (fragments d'une apologie de la religion chrétienne). Paris, Librairie Générale Francaise. 2000 (Viele Fragmente, ua. p 149, N° 201 und p 448/9 N° 671 – Konkordanz nach Édition Sellier)

Patterson DR, Miller-Perrin C, McCormick TR, Hudson LD (1993) When life support is questioned early in the care of patients with cervical level quadriplegia. N Engl J Med 328: 506–9.

Poeck K (1958) Bemerkenswerte Symptomkombinations bei Basilaristhrombose. Nervenarzt 29: 317–9.

Plum F, Posner JB (1966) Locked-in syndrome. In: Plum F, Posner JB (eds) Diagnosis of Stupor and Coma. Philadelphia: FA Davis.

Rahner K (1979) Die Spanung austragen zwischen Leben und Denken. – Plädoyer für eine namenlose Tugend. In: Rahner K, Welte B (Hrsg) Mut zur Tugend – Über die Fähigkeit, menschlicher zu leben. Freiburg, Basel, Wien: Herder; 11–8.

Reeve C (1998) Still me. New York: Random House.

Schiller F (1803) Die Braut von Messina, letzte Verse (Das Leben ist der Güter höchstes nicht, der Übel größtes aber ist die Schuld). In: Schillers sämtliche Werke. Leipzig, Reclam Verlag, 1911, Bd 3, p 81.

Sextus Empiricus (220 n. Chr./1999) Grundriß der pyrrhonischen Skepsis. Frankfurt am Main, Suhrkamp.

Thiel A, Schmidt H, Prange H, Nau R (1997) Die Behandlung von Patienten mit Thrombosen der Arteria basilaris und Locked-in-Syndrom. – Ein ethisches Dilemma. Nervenarzt 68: 653–8.

Vigand P, Vigand S (1997) Putain de Silence. Paris: Editions Anne Carrière.

Wiedemann U (2000) Auswege aus Agrippas Trilemma. www.pyrrhon.de/cohere/agrippa.htm

Wijdicks EF, Scott JP (1996) Outcome in patients with acute basilary artery occlusion requiring mechanical ventilation. Stroke 27: 1301–3.

Zweig S (1922) Die Augen des ewigen Bruders. – Eine Legende. Leipzig: Inselverlag.

16.6 Zum Hirntodkonzept

Dag Moskopp

Inhalt

Allgemeine historische Betrachtung

Ohne Intensivmedizin gäbe es kein Hirntodkonzept. Die Intensivmedizin hat sich spezialisieren können, für schwierige Situationen nachvollziehbare Regeln formuliert und stetig angepasst.

Grundlagen der abendländischen Intensivmedizin lassen sich auf Benedikt von Nursia und die Klostergemeinschaften der Folgezeit zurückverfolgen: Der Idealplan eines Benediktinerklosters (St. Gallen, 9. Jh.) ist das früheste erhaltene Dokument einer intensivmedizinischen Einheit (Hecht 1997). Darin war ein Zimmer für Schwerkranke (cubiculum valde infirmorum) vorgesehen. Notker aus St. Gallen schreibt, dass uns der Tod (bis heute) mitten im Leben begegnet: „Media vita in morte sumus" (Benediktsregel IV,47; Notker 9. Jh; Probst 1983).

So lange wir über den Tod nachdenken, leben wir! Todesdefinitionen können nur vom Lebenden her kommen – Tod als „Lebens-Ende" (Dudziak et al 1994): „Es gibt nur einen Tod, aber verschiedene Ursachen, Eintrittsweisen, Zeichen und Nachweisverfahren dieses Todes."

Der summarische Zustand des Todes hat sich durch intensivmedizinische Möglichkeiten, einige Organsysteme apparativ zu ersetzen, geändert. Heute stehen wir gelegentlich vor Zuständen, die etwas irreführend auch „intravitaler Hirntod" genannt werden. Es erscheint angemessener, schlicht von **Hirntod** zu sprechen (s. Abschnitt „Zu den Begriffen Tod, Seele und Bewusstsein").

Die Erwähnung von Benedikt verdeutlicht, dass jeder, der sich Kranken und Sterbenden widmet, dabei implizit weltanschauliche Voraussetzungen macht (Ammar 1997; Marioka 1995): Der Benediktinermönch bekennt sich zur Bibel. Jedoch ist im Umgang mit dem Tod auf Intensivstationen nicht immer klar, welche (potenziell unterschiedlichen) weltanschaulichen Grundlagen anzunehmen sind.

Dass aber auch bis heute in weitreichenderem Umfang christliche Grundannahmen gemacht werden, als es auf den ersten Blick den Anschein hat, kann beispielhaft verdeutlicht werden: Martin Luther schreibt, man möge dem „gemeinen Mann ... auf das Maul sehen" (Luther 1530), um Wesentliches verständlich in Sprache zu fassen. Deswegen sei zum Thema der Todesfeststellung kurz ein Vers aus einem Chanson von Reinhard Mey betrachtet – da heißt es: „Inspektor Dupont traf im Fahrstuhl ein Schuss, **der Amtsarzt stellt sachlich fest: Exitus**" (Mey 1977). Dieser Vers impliziert einen rasch und zweifelsfrei eingetretenen Tod. In vierfacher Bekräftigung wird dessen Feststellbarkeit als korrekt dargestellt: Ein (approbierter) Arzt stellt fest, er ist außerdem Staatsbeamter (Amtsarzt), er stellt es sachlich fest und dokumentiert dies mit einem lateinischen Fachausdruck: Exitus.

Diese Quasi-Wissenschaftlichkeit relativiert sich unter Reflexion der ursprünglichen Bedeutung von „Exitus" als (erschlaffendem) Ausgang der Seele aus dem Körper. Der Amtsarzt müsste also zum einen die (unbeweisbare) Existenz einer Seele voraussetzen und des Weiteren das (ebenfalls nicht beweisbare) christliche Konzept akzeptieren, dass diese (stofflose) Seele den (stofflichen) Körper zeitgleich mit dessen biologischem Ableben verlässt.

Andere Volksgemeinschaften haben ebenfalls eigene Konzepte. In östlichen, indianischen oder polynesischen Mythen werden jeweils verschiedene Zeitpunkte nach dem körperlichen Ableben benannt, zu denen die Seele den Körper verlasse oder ggf. noch einmal wiederkomme. Bei den großen Hauptreligionen in Japan (Shintoismus, Buddhismus u. a.) besteht die Überzeugung, dass Körper und Seele – auch nach dem physikalischen Ableben – eine Einheit bleiben. Der Verlust eines Organs kommt dem Verlust eines Stückes der Seele gleich. Man sagt, dass die Annahme eines Spenderorgans eine ungerechtfertigte persönliche Bereicherung darstellte, weil man damit ein Stück einer anderen Seele annehme. Dies leuchtet insbesondere dann ein, wenn das betreffende Organ und die Seele mit denselben Schriftzeichen bezeichnet werden – dies sei im Japanischen für kokoro = Herz, Seele, Denken, Fühlen ... der Fall.

Weniger bekannt ist, wie die Betrachtung des Menschen als Leib-Seele-Wesen im abendländischen Denken etabliert wurde. Dieses dualistische Konzept begegnet uns bereits im Rosselenker-Gleichnis (Platon, 4. Jh. v. Chr.). Die Sehweise der Bibel hierzu ist keineswegs eindeutig. Insbesondere finden sich in den Paulus zugeschriebenen Briefen auch Auffassungen, der Mensch bestehe aus Leib, Seele und Geist (1. Thess. 5,23; Hebr. 4,12 etc.). Das Konzept eines wesensmäßig zugehörigen göttlichen Funkens im Menschen (Geist) wurde amtskirchlich im Jahre 869 auf dem Konzil zu Konstantinopel verworfen.

Erste Zusammenfassung:

- Wer über den Tod diskutiert, macht unbeweisbare Voraussetzungen.
- Niemand ist in der Diskussion über den Tod kompetenter als ein anderer: „Denn wenn wir sind, ist der Tod nicht und wenn der Tod ist, sind wir nicht." (Epikur 3. Jh. v. Chr.).
- Viele Begriffe, auf die man für eine Diskussion über den Hirntod kaum verzichten möchte (wie Tod, Seele, Bewusstsein etc.), sind wissenschaftlich nicht oder unzureichend definiert.
- Mit einem Diskurs über den Tod werden Grenzgebiete berührt. In der Regel kommen komplexe Zusammenhänge auf verschiedenen Ebenen miteinander in Kontakt (Verstand, Nichtwissen, Sprache, Gefühl, Weltanschauung, Ökonomie, Politik etc.). Bei der Kommunikation über Tod und Hirntod sind Missverständnisse in gewissem Umfang bereits von vorne herein absehbar.

Hirntod und die großen monotheistischen Religionen

Etwa seit dem 6. Jh. v. Chr. wird mit Alkmaion von Kroton angenommen, dass das wesentlich Menschliche an das Gehirn geknüpft sei. In der deutschen Bibelübersetzung kommen Ausdrücke wie **Gehirn** und **Rückenmark** dem Wortlaut nach nicht vor (Moskopp 1996). Es stellt sich die Frage, ob wir noch die Bildersprache hinreichend dekodieren können, wenn z. B. der Prediger Kohelet schreibt: „Denke an deinen Schöpfer in deinen frühen Jah-

ren, ehe die Tage der Krankheit kommen, ... ja ehe die silberne Schnur[1] zerreißt, die goldene Schale[2] bricht, der Krug[3] an der Quelle[4] zerschmettert wird und das (Schöpf-)Rad[5] zerbrochen in die (Brunnen-)Grube[6] fällt." (Koh/Ecc 12, 1/6).

Diese Ausführungen lassen sich anschaulich und übertragen verstehen. Im Kommentar der Genfer Studienbibel wird vorgeschlagen, die vorstehend durch Hochzahlen versehenen Bildelemente wie folgt aufzulösen (Preuss 1911; Oliver OSB 1999, pers. Mitt.): 1 = Rückenmark; 2 = Schädelkapsel oder harte Hirnhaut; 3 = Venen; 4 = Leber; 5 = Kopf; 6 = Herz.

Nach der traditionellen jüdischen Lehre (Bleich 1977; Krochmalnik 1997) leitet sich bis heute ein wesentliches Kriterium des Todes, nämlich der Verlust der Eigenatmung (Apnoe, s. unten), aus dem folgenden Vers der Schöpfungsgeschichte ab: „Da formte Gott, der Herr, den Menschen aus Erde vom Ackerboden und blies in seine Nase den Lebensatem. So wurde der Mensch zu einem lebendigen Wesen." (Gen 2,7; cf. Gen 7,22).

Zweite Zusammenfassung: Aus der Bibel läßt sich allenfalls durch intensives Studium eine Hilfe zum Verständnis der Hirntodproblematik ableiten. Nichtsdestoweniger sind hierzu weltanschauliche Voraussetzungen wesentlich. An Stellungnahmen der großen monotheistischen Religionen in Deutschland liegt u. a. Folgendes vor:

- Die **evangelische** und **römisch-katholische** Kirche erkennen den Hirntod als Tod des Menschen an. Sie betonen aber, dass das Hirntodkonzept keine umfassende Definition des Todes liefere (Kirchenrat der EKD 1996; Kommissariat der deutschen Bischöfe 1996).
- Der Zentralrat der **Muslime** schreibt: „Die Festlegung des Hirntodes als Todeskriterium entspricht unserer Empfehlung und deckt sich mit der Meinung der meisten islamischen Gelehrten." (Zentralrat der Muslime 2000)
- Landesrabbiner Berger (1996) führt aus, dass „dem Gehirntod in der Halacha keinerlei Bedeutung zugemessen wird. Hingegen sind nach unserem Standpunkt selbst ungesteuerte Reflexe des autonomen Nervensystems als Leben zu werten."

Kommentar: Falls überhaupt von einer einheitlichen Einstellung zum Hirntodkonzept innerhalb einer Glaubensgemeinschaft gesprochen werden kann, so bleibt die oben genannten Stellungnahme der Juden etwas unklar: Einerseits könnte aus den Ausführungen gefolgert werden, es sei der Funktionsverlust des gesamten – also auch des **zentralen intraspinalen** – bzw. **peripheren** Nervensystems gefordert. Eine ähnliche Anschauung lag den sog. Harvard-Kriterien zugrunde (Ad Hoc Committee 1968), wurde aber später verlassen. Andererseits heißt es in derselben Stellungnahme zum Transplantationsgesetz: „Die jüdische Gemeinschaft steht diesem Entwurf ... nicht ablehnend gegenüber." (Berger u. Zentralrat der Juden 1996)

Spezielle historische Entwicklung des Hirntodkonzeptes

Vor 200 Jahren hat Xavier Bichat physiologische Details des menschlichen Versterbens sorgfältig analysiert und publiziert, nämlich dass und wie verschiedene Organe und Gewebe stufenweise ihre Funktion verlieren (Bichat 1799). Seine Erkenntnis, dass alle Funktionen von Großhirn, Kleinhirn und Hirnstamm mit Hirnnerven zweifelsfrei, vollständig und unwiederbringlich erloschen sein können, während übrige Organe noch imstande sind, weiterzuvegetieren, blieb etwa anderthalb Jahrhunderte unbeachtet, weil sich klinisch keine Konsequenz daraus ergab, insbesondere weil der Respirator noch nicht erfunden war. **Zitat** (Dudziak et al. 1994):

„Todeszeichen sind naturgegeben .... Sie unterscheiden sich aber wie die Lebenszeichen nach der betroffenen Beobachtungseinheit: Zelle, Gewebe, Organ ... oder Gesamtlebewesen. Ein Lebewesen, dessen letzte Zelle abgestorben ist, ist zweifellos tot. Aber ebenso gewiß ist ein Lebewesen schon dann tot, wenn es für immer die Lebensmerkmale verloren hat, die es als Lebe-Wesen kennzeichnen. Alle Lebensmerkmale, die ein höheres Lebewesen kennzeichnen, entstehen durch die Tätigkeit seines Gehirns.... Beim Menschen ist das Gehirn zudem die notwendige und unersetzliche körperliche

Grundlage für das stofflich nicht fassbare Geistige. Wie auch immer der menschliche Geist, die menschliche Seele und die menschliche Person verstanden werden: Ein Mensch, dessen Gehirn abgestorben ist, kann nichts mehr aus seinem Inneren und aus seiner Umgebung empfinden, wahrnehmen, beobachten und beantworten, nicht mehr denken, nichts mehr entscheiden. Mit dem völligen und endgültigen Ausfall der Tätigkeit seines Gehirns hat der betroffene Mensch aufgehört, ein Lebewesen in körperlich-geistiger oder in leiblich-seelischer Einheit zu sein. Deshalb ist derjenige Mensch tot, dessen Großhirn, Kleinhirn und Hirnstamm vollständig, zweifelsfrei und unwiederbringlich ausgefallen ist."

Etwa seit Ende der 1950er-Jahre gibt es eine systematische Beschäftigung mit den klinischen Konsequenzen von nicht zu rettender Beatmungspatienten in einem Vegetationszustand jenseits des Komas (Fischgold u. Mathis 1959; Mollaret u. Goulon 1959). Für dieses zunächst traditionslose Syndrom mussten angemessene begriffliche und diagnostische Konzeptionen erarbeitet, verfeinert und validiert werden (Ad Hoc Committee 1968; Penin et al 1969; zur Übersicht s. vor allem: Frowein et al 1996).

Seit 1982 liegen für Deutschland Stellungnahmen des Wissenschaftlichen Beirates der Bundesärztekammer (im Folgenden = WB-BÄK) zur Feststellung des Hirntodes vor (WB-BÄK 1998). Sie wurden 1986, 1991 und 1997 fortgeschrieben. Die Fortschreibungen wurden nicht deshalb erforderlich, weil sich das Hirntodkonzept geändert hätte oder zuvor ein Sachverhalt nicht richtig erfasst worden wäre, sondern infolge apparatetechnischer Neuerungen, mittels derer die zweifelsfreie Feststellung des Hirntodes leichter und schneller erfolgen kann.

In der **ersten Fortschreibung** (1986) wurde als Diagnostikum der Verlust der Wellen III bis V der frühen akustisch evozierten Hirnstammpotenziale sowie eine obligate EEG-Ableitung bei primär *infratentoriellen* Läsionen neu aufgenommen. In der **zweiten Fortschreibung** (1991) wurde die transkranielle Doppler-Sonographie und in der **dritten Fortschreibung** (1997) die nuklearmedizinische Perfusionsszintigraphie zum Nachweis des zere-

brovaskulären Kreislaufstillstandes aufgenommen (WB-BÄK 1997; Weckesser u. Schober 1999).

Nachdem der WB-BÄK 1997 zum dritten Mal sog. Entscheidungshilfen zur Feststellung des Hirntodes fortgeschrieben hatte, wurde es kurz darauf nochmals erforderlich, den unveränderten Sachinhalt zur Hirntoddiagnostik mit teilweise veränderten Wörtern zu publizieren (Richtlinien anstatt Entscheidungshilfen etc.) (WB-BÄK 1997 vs. 1998). Juristische Sachgegebenheiten hatten diesen Formalismus erforderlich gemacht: Mit Datum vom 01.12.1997 trat in Deutschland das **Transplantationsgesetzes** (im Folgenden = TPG) in Kraft. Nun lag erstmals ein Gesetzestext mit der Umschreibung der Hirntodsituation und einer Zuweisung neuer Aufgaben an die BÄK vor (TPG 1997). Nach § 16.1.1 des TPG stellt die BÄK den Stand der Erkenntnisse der medizinischen Wissenschaft in Richtlinien für die Regeln zur Feststellung des Todes nach § 3.1.2 und die Verfahrensregeln zur Feststellung des endgültigen nicht behebbaren Ausfalls der Gesamtfunktion des Großhirns, des Kleinhirns und des Hirnstamms nach § 3.2.2 ... fest. Solch eine Richtlinie lag aber bis dahin nicht vor. Die vorangegangenen Stellungnahmen des WB-BÄK waren Entscheidungshilfen genannt worden. Es bedurfte also 1998 einer sprachlichen Anpassung der (sachlich unveränderten) dritten Fortschreibung von 1997.

Kommentar: Diese kurzfristige Doppelpublikation desselben Sachinhaltes musste – wenn auch formallogisch erforderlich – von der Ärzteschaft zunächst einmal verarbeitet werden. (Der Terminus **Hirntod** kommt übrigens an **keiner** Stelle des TPG dem Wortlaut nach vor, der Sachverhalt wird lediglich umschrieben.) Man war als Leser zunächst unsicher, ob sich von der medizinischen Sache her doch etwas geändert hätte: Dies war aber nicht der Fall!

Es musste darüber hinaus gehend eine sprachliche Angleichung für den Fall der Organentnahme zu Transplantationszwecken bei Verstorbenen mit Herz-Kreislauf-Stillstand gefunden werden. Insbesondere dieser Punkt verdeutlicht, dass man sich die Berührungspunkte von Neuromedizin und Jurisprudenz als Arzt sorgsam klar machen muss (WB-BÄK 1998, pp B-

1513,5,6): Denn unter den Umständen der „Organentnahme ... bei toten Spendern gemäß TPG" muss jetzt für denjenigen Spender, an dem „äußere sichere Todeszeichen festgestellt wurde(n), ... infolge von § 3.2.2 in Verbindung mit § 5.1 des TPG auch der indirekt nachgewiesene Hirntod von zwei Ärzten bestätigt werden". – Man muss sich wohl erst daran gewöhnen, dass Leichen, die den Kriterien der „klassischen Todesfeststellung" (Madea 2003; Schwerd 1979) genügen, im Hinblick auf eine geplante Kadaverspende juristisch korrekt als „indirekt hirntot" bezeichnet werden.

Darüber hinaus sei zur Vorsicht beim schnellen Studium internationaler Übersichtsartikel zu Hirntoddiagnostiken in verschiedenen Ländern aufgerufen, weil sich oftmals zum Zeitpunkt der Veröffentlichung solcher Synopsen wieder länderspezifische Unterschiede ergeben haben können und gelegentlich angloamerikanische Autoren auch die landessprachlichen Originalveröffentlichungen unvollständig, missverständlich oder mit vielen Druckfehlern zitieren oder übersetzen (Pallis u. Harley 1996; Wijdicks 2002).

Die Aufgabe des angemessenen Umganges mit dem Hirntodkonzept – im Sinne einer alltäglichen Frage – stellt sich erst den letzten ärztlichen Generationen. Es hat sich aber bereits eine gewisse Tradition entwickelt, und zwar sowohl hinsichtlich der Vermittlung des theoretischen und weltanschaulichen Hintergrundes als auch eines vorbildlichen Verhaltens in der konkreten Situation, damit sowohl ärztliche Kollegen und Pflegekräfte als auch Angehörige (insbesondere wenn diese unterschiedlichen Kulturkreisen angehören) dieses Konzept ganzheitlich akzeptieren können.

Hirntodkonzept innerhalb verschiedener Problem- und Interessensfelder

Für Ärzte lässt sich die Problemstellung, ob bei einem Patienten auf einer Intensivstation der Hirntod eingetreten sei, in drei Interessenskategorien einordnen:

- **Individualmedizinisch:** Für einen Schwersterkrankten geht es um die Frage seiner Weiterbehandlung; der Sinn und Zweck der anstehenden Diagnostik liegt in sich selbst bzw. hat seinen ausschließlichen Bezug zu dem individuell Erkrankten.
- (erweiterbar) **Dualmedizinisch:** Im Hinblick auf potenzielle Organtransplantationen wird die Hirntoddiagnostik an einen Zweck gekoppelt, instrumentalisiert; die diagnostische Maßnahme wird also nicht nur im Hinblick auf den Erkrankten gesehen, sondern auch auf einen oder mehrere andere Patienten bezogen.
- **Kollektivmedizinisch:** Für eine Solidargemeinschaft mit endlichen Resourcen haben sich konkurrierende Versorgungsverpflichtungen ergeben, und es soll eine Zuteilung der Resourcen an diejenigen Patienten erfolgen, die noch eine Aussicht auf Rettung oder Besserung haben (sog. Triage- oder Notstandssituation).

Die individualmedizinische Betrachtung einer Hirntoddiagnostik hat zwei Wurzeln: ein mutmaßlich todgeweihter Mensch und das Interesse seiner Ärzte an der Sache in dieser konkreten Lage. Im Folgenden wird nur dieser individualmedizinische Aspekt betrachtet, mit Respekt vor allen – danach und prinzipiell getrennt abzuhandelnden – kollektiven Interessenslagen sowie denjenigen der Transplantationsmedizin.

Mit der Hirntoddiagnostik befassen sich vornehmlich Ärzte, die „gemäß den Anforderungen der Richtlinien zum Inhalt der Weiterbildung über eine mehrjährige Erfahrung in der Intensivbehandlung von Patienten mit schweren Hirnschädigungen verfügen" (WB-BÄK 1998). Von der neurologisch-internistischen Gruppe um Heckmann (1996) wurde anhand von über 500 Hirntoten dargelegt, dass etwa 80 % der Erstddiagnosen, die zum Hirntod führen, in das Fachgebiet der Neurochirurgie fallen (überwiegend Endzustände der schweren Formen von Hirnverletzungen, Subarachnoidalblutungen und intrazerebralen Blutungen). Infolge dieser und anderer Gegebenheiten wird in den Richtlinien verschiedener Länder empfohlen, dass mindestens einer der beiden Ärzte, der die Hirntoddiagnostik durchführt, Facharzt für Neurochirurgie oder Neurologie sein soll (Dänemark, Finnland, den Niederlanden, Norwegen, Portugal, Schweiz, Spanien, Türkei s. SAMW 1999; Schlake u. Roosen 2001).

> Der Hirntoddiagnostik widmen sich neurologisch und intensivmedizinisch erfahrene Ärzte, (Neurochirurgen, Neurologen, Anästhesisten, Intensivmediziner etc.) nach sorgsamer Prüfung der Sachlage und interdisziplinärem Informationsaustausch vollständig eigenverantwortlich und ohne Zweckbindung (z. B. an eine Transplantation). Die Tätigkeit dieser Ärzte ist standardisiert und im Detail nachprüfbar. In die – im Rahmen der deutschen „Richtlinien" vorgeschriebenen – Protokollbögen können Angehörige Einsicht nehmen (WB-BÄK 1998, p B1514).

Angehörigen wird auf Wunsch gestattet, bei der Durchführung einer Hirntoddiagnostik anwesend zu sein, um z. B. emotionale Spannungen und kognitive Dissonanzen („Sieht doch schlafend aus und soll tot sein?!") besser zu verarbeiten, die nach einer Beerdigung auch noch über Monate und Jahre eine Bewältigung fordern können (Steinkohl 1996).

Kommentar: Grundsätzliche Bedenken gegen die Anwesenheit von Angehörigen bei der Hirntoddiagnostik lassen sich kaum formulieren. Allerdings sollte sehr individuell vorgegangen werden: Die Angehörigen sollten geeignet erscheinen, und man darf den zeitlichen Mehrbedarf nicht unterschätzen (Vorbereitung, Begleitung, Nachfragen). Das überwiegend verstandes-orientierte Hirntodkonzept gibt den gefühlsmäßig belasteten Angehörigen nur ein schwaches Substitut für herkömmliche Todesvorstellungen (kalt, bleich, wächsern). Es würde von Angehörigen dann implizit auch erwartet, dass sie in der Lage sind, den alltäglichen Todesbegriff unter Ausnahmebedingungen in einer Weise zu erweitern, wie es kaum einem nicht neuromedizinisch tätigen Arzt nach professioneller Ausbildung leicht fällt. Dies dürfte vor allem für hirntote Kinder mit erhaltenen Spinalreflexen zutreffen (sog. Lazarus-Zeichen) (Joh 11, 44; Ropper 1984; Schlake u. Roosen 2001). Insbesondere für die letztgenannte Situa-tion darf bezweifelt werden, dass die Anwesenheit von Angehörigen bei der Hirntoddiagnostik die Trauerarbeit erleichtert und kann im Prinzip ebensowenig empfohlen werden wie die Anwesenheit beim Abstellen des Respirators.

Bezüglich weiterer, spinal vermittelter Vegetativzeichen (z. B. im Rahmen von Organentnahmen bei Hirntoten), die im Jahre 2001 noch einmal zu einer „Erklärung" der beteiligten Fachgesellschaften geführt haben (Götz et al. 2001), sei auf die Spezialliteratur verwiesen (Schlake u. Roosen 2001; Spittler et al. 2000).

Zu den Begriffen Tod, Seele und Bewusstsein

„Missverständliche und unzutreffende Äußerungen auch von Ärzten zum Tod durch völligen und endgültigen Hirnausfall (‚Hirntod') können die Bevölkerung verunsichern und ihr Vertrauen zu den Ärzten schädigen" (Dudziak et al 1994; Götz et al. 2001). In der Kommunikation über den Hirntod sind weder Vermischungen noch Interferenzen verschiedener Sprachebenen (Wissenschaft, Religion, Alltagssprache) zu vermeiden. Zwischen diesen Sprachebenen gibt es unterscheidbare Begriffs-Besetzungen ähnlich klingender Wörter mit unterscheidbarer Bedeutung und veränderlichem Bezug (Bewusstsein, Mensch, Person, Seele, Tod).

Bereits die Frage nach den organischen Grundlagen von Bewusstsein enthüllt Schwachpunkte der Leistungsfähigkeit einer Sprache als einem Mittel zwischenmenschlicher Verständigung: So ist es für Erfahrene geläufig, dass jeder der nachstehenden Patienten einen – zwar seltenen, aber vollständigen und unwiederbringlichen – Funktionsverlust wesentlicher Teile des zentralen Nervensystems bei ungetrübtem Bewusstsein erlitten haben kann: Querschnittlähmung ab C1, Locked-in-Syndrom, Kind nach Hemisphärektomie oder Erwachsener nach Hypophysektomie. Für weniger Erfahrene oder Laien sind solche Gegebenheiten zunächst sicherlich ungewohnt.

Es bedarf gewisser Vorkenntnisse und eines Verdachtsmoments, um dahinterzukommen, dass man mit Patienten, denen man wegen vollständig fehlender Motorik an Gliedmaßen und mimischer Muskeln zunächst eine Bewusstlosigkeit unterstellt hätte, im Einzelfall durch Auf- und Abwärtsbewegungen der Augäpfel eine Art Morse-Code verabreden kann, der keinerlei Zweifel daran lässt, dass der Betroffene vollständig bei Bewusstsein und sprachkompetent ist. Diese klinische Symptomenkombination einer neuralen Deefferenzierung wurde erstmals von dem Neurologen Klaus Poeck beschrieben (Poeck 1958). Die heutige Namensgebung als „Syndrom des Eingeschlossenseins" (locked-in, s. unten) geht auf schottische Neurowissenschaftler zurück (Plum u. Posner 1966). Literarisch wurde diese Beobachtung 1845 von Alexandre Dumas mit der Figur des Großvaters, Monsieur Noirtier de Villefort, im Grafen von Monte Christo als „unbeweglich wie ein Leichnam ... mit lebhaften Augen" mitgeteilt (Dumas 1845/6).

Die Beantwortung der Frage nach den organischen Grundlagen des Bewusstseins fällt auch aus weiteren Gründen schwer: Nicht alle Teile des Großhirns generieren Bewusstsein, andererseits sind gewisse Hirnstammanteile für die Empfindung eines bewussten Seins unverzichtbar. Wie verflochten die neuroanatomischen Zusammenhänge sein können, hat z.B. die Dokumentation der neuropathologischen Befunde von Karen Ann Quinlan ergeben, die nach einem Herz-Kreislauf-Stillstand im 21. Lebensjahr noch über ein Jahrzehnt im sog. a-pallischen Syndrom „überlebte" (Kinney et al. 1994). Diese Darstellung belegt auch, dass selbst wissenschaftliche Ausdrücke wie a-pallisches Syndrom (wörtlich verstanden) irreführen können, weil anatomisch betrachtet die Hauptstörung nicht im Hirnmantel (pallium) liegen muss, sondern in tiefer gelegenen, den Hirnmantel funktionell anregenden Regionen (z.B. Basalganglienbereich) liegen kann.

Ein weiteres Problem betrifft die oben angedeutete (eingeschränkte) Beurteilbarkeit des Bewusstseinszustandes eines anderen Menschen anhand behavioristisch orientierter Untersuchungsmethoden. Die üblichen klinisch-neurologischen Techniken basieren aber auf diesem grundsätz-

lich störanfälligen Reiz-Reaktions-Modell. In Extremfällen bleibt ein kaum lösbares Problem, das als erkenntnistheoretisch lästiges **Other-minds-Problem** in die Literatur eingegangen ist (Kurthen et al. 1991a): Dieser Terminus hebt darauf ab, dass sich klinisch Bewusstsein und Bewusstlosigkeit nur anhand von Entäußerungen fassen lassen und dass eben demgemäß *komplette* Locked-in-Syndrome (d.h. Locked-in-Syndrome, bei dem noch nicht einmal Augen- und Lidbewegungen möglich sind) Stolpersteine des Behaviorismus darstellen können, von zwar seltener, aber grundsätzlicher Bedeutung (Bauer et al. 1979; Kurthen et al. 1991a; Meienberg et al. 1979).

Kommentar: Im Vorgriff der unten ausgeführten Vorgehensweise bei der Hirntoddiagnostik sei zur Beruhigung des Lesers folgendes festgestellt: Dieser extrem seltene Zustand eines *kompletten* Locked-in-Syndroms würde gemäß der deutschen Richtlinien schon deswegen nicht falschpositiv einem Hirntodsyndrom zugeordnet werden, weil im Rahmen der unabdingbaren Forderung nach Erfüllung der Voraussetzungen die Art der Hirnerkrankung zunächst einmal geklärt werden müsste. Dabei würde sich dann entweder durch eine computergestützte Bildgebung und/oder eine transkranielle Doppler-Sonographie ergeben, dass es sich primär um eine Erkrankung des Hirnstammes in der hinteren Schädelgrube handelt. Demnach wäre die Ableitung eines EEGs (in Deutschland) obligat. Ein EEG im Zustand des *kompletten* Locked-in-Syndroms ist aber nicht isoelektrisch (Bauer et al. 1979; Meienberg et al. 1979). Es wäre dann zwar ein schwerstgradiges klinisches Defektsyndrom diagnostiziert, aber das EEG würde nahelegen, dass nicht sämtliche Hirnanteile vollständig funktionsuntüchtig sind.

Wenn es sich auch bei dem Patienten der Gruppe um Meienberg um einen reversiblen Zustand handelte, so sind Locked-in-Syndrome oft irreversibel und die sich daraus ergebenden ethischen Implikationen erheblich (die beiden Patienten aus der Publikation von Bauer et al. (1979) mit komplettem Locked-in-Syndrom sind verstorben). Aus vielen „Fortbildungsgesprächen" ist bekannt, dass sich nicht wenige Menschen zu gesunden Zei-

ten wünschen, für den fiktiven Fall eines Überlebens im Zustand des Locked-in-Syndroms lieber für hirntot gehalten und nicht weiter therapiert zu werden (s. Kap. 16.5).

In Großbritannien ist die EEG-Ableitung bei der Hirntoddiagnostik weniger gebräuchlich (Pallis 1982; Pallis u. Harley 1996; Schlake u. Roosen 2001; Wijdicks 2002), weil der klinischen Untersuchung der Hirnstammreflexe auch bei primär infratentorieller Pathologie ein höherer Wert beigemessen wird. Das genannte *komplette* Locked-in-Syndrom könnte dort also nach einer alleinigen klinischen Untersuchung theoretisch falsch-positiv der Diagnose „Brain Death" zugeordnet werden. (Weitergehend Interessierten seien empfohlen: Bauby 1997; Hawking 1993; Tavalaro u. Tayson 2002; Vigand 1999).

Betrachtungen zum Hirntod führen an die Grenzen der Leistungsfähigkeit von Sprache und Denken (Wittgenstein 1918). Schon scheinbar einfache Sprachbausteine erweisen sich in diesem Rahmen oft als unscharf. Aber nur mit Sprache kann in Extremsituationen einer Intensivstation eine komplizierte Sachlage geregelt werden. Dann ist aber zumeist ein Partner in der Regel emotional mitgenommen (Angehörige), und auf einen verstandesmäßigen Diskurs kann dann nur bedingt zugegriffen werden.

Kommentar: Selbst bei Ärzten kann klares Denken erheblich beeinträchtigt werden, wenn z.B. Angehörige, insbesondere Kinder, einen Unfall erleiden oder erkrankt sind. Insofern sollte jedem Angehörigen in Ausnahmesituationen ein emotionaler Kredit gewährt werden.

Vorschlag zur Sprachregelung:

- *Vor* der Einleitung des Diagnoseverfahrens gemäß der Richtlinien bieten sich Ausdrücke wie tiefes Koma (unter Ärzten auch Bulbärhirnsyndrom) an.
- *Während* des Verfahrens prüfe man das Vorliegen eines Hirntodsyndroms.
- *Nach* dem regelrechten Verfahrensabschluss (gemäß der Richtlinien) ist ein Patient entweder hirntot oder nicht. (Nosologisch ist der „Hirntod" eine Diagnose; ICD-10: G 93.8.)

Jedes Beiwort zu hirntot erscheint entbehrlich. Im Zweifel ist dem Patienten nicht eindeutig die Diagnose Hirntod zuzuordnen. Verknüpfungen des Wortes Hirntod mit Beiwörtern wirken verwirrend (z. B. neokortikaler Tod, Teilhirntod, Hirnstammtod, dissoziierter oder intravitaler Hirntod sowie „whole brain death" bzw. „higher brain death"; Jones 1998; Kurthen et al 1989, 1991b; Pallis 1982; Schlake u. Rossen 2001). Eine Publikation bemüht den Terminus „Chronic Brain Death". Beim Lesen wird aber klar, dass sich hinter diesem Wort bisweilen andere Begriffe verbergen als der hier verwandte (Shewmon 1998).

Im Rahmen einer Befragungen von Angehörigen von 164 Hirntoten nach Halbjahresfrist hat etwa die Hälfte der Hinterbliebenen angegeben, der Begriff Hirntod sei ihnen nicht erklärt oder verständlich gemacht worden (Franz et al. 1997).

Kommentar: Trotz aller Probleme können Ärzte in persönlicher Verantwortung angemessen mit dem Hirntodkonzept umgehen. Sie sind unter Umständen sogar imstande, bei medizinischen Laien und Angehörigen eine Veranschaulichung anhand eines gewissen Vergleiches zu wecken, nämlich anhand des Vergleiches mit Enthauptungen (Vilmar 1997): Kein Säugetier hat je eine Enthauptung überlebt (point of no return).

Das heute weitgehend anerkannte Hirntodkonzept unterscheidet sich wohlgemerkt vom allerersten Konzept des Komitees der Bostoner Harvard University: Damals wurde der Funktionsverlust des gesamten Zentralnervensystems gefordert (einschließlich Rückenmark) (Ad Hoc Committee 1968).

● Nach Durchtrennung des ZNS und Beendigung seiner Durchblutung in Schädelbasishöhe ist der Restorganismus ohne übergeordnet regelndes Organ, auch wenn zunächst noch Rückenmarkreflexe erhalten sein können. Dieses Phänomen ist z. B. von gerade geköpftem Geflügel bekannt, das noch eine Zeit lang flattert.

Darstellungen, die sich aus professioneller und pflegerischer Warte kritisch mit dem Hirntodkonzept auseinandersetzen, sollte man auf jeden Fall ernst nehmen (Klein 1998; Rotondo 1998; Schlake u. Roosen 2001). Es erscheint sowohl aus grundsätzlichen als auch aus praktischen Erwägungen und Erfahrungen nicht nur hilfreich, wenn formuliert wird: „Der Hirntod ist gleich dem Tod des Menschen." Damit werden zwei Bezeichnungen als bedeutungsgleich gesetzt, die schon auf der Ebene der Sinneswahrnehmung eines medizinischen Laien einen unterschiedlichen Begriffsinhalt haben. Für diesen Detailpunkt erscheint es günstiger, der Argumentationsweise von Hans Jonas zu folgen, wenn er ausführt:

„Denn mit diesem Primärgrund – der Sinnlosigkeit bloß vegetativer Fortexistenz – hat der (Harvard-)Bericht (von 1968) strenggenommen nicht den Tod, den ultimativen Zustand selbst, definiert, sondern ein Kriterium dafür, ihn ungehindert stattfinden zu lassen .... Der Bericht aber beansprucht, mit diesem Kriterium den Tod selbst definiert zu haben, und erklärt ihn kraft dessen Zeugnisses als schon gegeben, nicht erst als ungehindert zuzulassen. Wenn aber der Patient aufgrund dieser Kriterien (des Gehirntodes) für tot erklärt wird, d. h. wenn der Komatöse gar kein Patient, sondern ein Leichnam ist, dann ist der Weg für andere Verwendungen der Definition .... im Prinzip geöffnet ...." (Jonas 1987, p 224).

Jonas führt zutreffend aus, dass der Zustand des Hirntodes unweigerlich in den Zustand des Todes übergeht (Jonas 1987). Der im Zustand des Hirntodes einer Organhülse ähnelnde, beatmete Körper auf einer Intensivstation würde trotz aller unterstützenden Maßnahmen nur noch für eine gewisse Zeit, die im Einzelfall schwer zu prognostizieren ist, weitervegetieren können. Es kann sich hierbei um Stunden, Tage oder Wochen handeln. Ausnahmsweise wurde aber auch über Perioden bis zu über 100 Tagen berichtet (Bernstein et al. 1989; Parisi et al. 1982; Spike 1999; vgl. Shewmon 1998).

Schon im Hinblick auf die fehlende Integrationsfähigkeit des Gehirns ist der Zustand des Hirntodes also grundsätzlich anders einzuordnen als die sog. a-pallischen oder gar Locked-in-Syndrome, für die (pflegeabhängig) auch Überlebenszeiten im Bereich von Jahren möglich sind.

Kommentar: Die Festlegung einer neuralen Trennlinie an dem knöchernen Orientierungspunkt Hinterhauptsloch hat zugegebenermaßen etwas Künstliches. Dies würde auch unter Bezugnahme auf den neuralen Segmentationsübergang C0/1 nicht aufgehoben, weil in dieser Region weder entwicklungsgeschichtlich, anatomisch noch physiologisch Schaltstellen von derart trennender Relevanz liegen. Es ist auch nicht nach Verstandesregeln allein ableitbar, wie sich z. B. der Hustenreflex (der ja beim Hirntoten erloschen sein muss) prinzipiell und im Hinblick auf die menschliche Persönlichkeit von anderen oberen spinalen Reflexen, die beim Hirntoten erhalten sein dürfen, unterscheiden soll.

Der Ausfall der Produktion des antidiuretischen Hormons wird in den Richtlinien nicht gefordert (WB-BÄK 1998; Truog u. Robinson 2001). Das Vorliegen von Fieber – als potenzieller Leistung des oberen Halsmarks – widerspricht dem Hirntodkonzept nicht.

Das Festhalten an einer Enthauptungslinie im Bereich des Hinterhauptsloches am Neuralsegment C0/1 als Grenze, oberhalb derer die Funktion der zentralnervösen Substanz vollständig, zweifelsfrei und unwiederbringlich erloschen sein muss, wirkt einer Aufweichung und Misskreditierung des Hirntodkonzeptes entgegen. Diese Grenze muss – wie oben ausgeführt – künstlich gesetzt werden. Sie ist aber anschaulich, stabil und praktikabel. Es ist keine falsch-positive Hirntoddiagnostik auf der Grundlage dieser Konzeption und unter Orientierung an den Entscheidungshilfen bzw. Richtlinien (WB-BÄK 1982–1998) bekannt geworden. Nach aller klinischen Erfahrung wäre das aber für einen gegebenen Fall ohne Zweifel und unter Einbezug öffentlicher Medien geschehen (Dudziak et al. 1994; Götz et al. 2001). Man kann also formulieren, dass das Hirntodkonzept nach den Richtlinien (WB-BÄK 1998) einen zweifelsfreien, verlässlichen Begriff liefert und dass ausnahmslos jeder Patient, bei dem der Hirntod gemäß den Richtlinien diagnostiziert wird, ohne irgendeine Möglichkeit der Abwendbarkeit in den Zustand des Todes übergeht.

Zum Todesbegriff anhand eines Vier-Ebenen-Modells

Dem Todesbegriff kann man sich anhand eines hierarchischen Vier-Ebenen-Modells nähern (Kurthen et al. 1991b). Dieses Modell ermöglicht es, bei Meinungsverschiedenheiten zunächst zu klären, auf welcher Ebene die Uneinigkeit liegt und auch, ob auf einer anderen Ebene Übereinstimmung herrscht, um so auch kontroverse Diskussionen konstruktiv führen zu können.

Erste Ebene der Zuteilung: Am wichtigsten ist die Festlegung des Subjektes des Todes: „Wer oder was soll tot sein?" Mögliche Antworten könnten lauten: der Organismus, der Mensch, die Person, ein kognitives Ego. Diese letztgenannten Begriffe sind aber wissenschaftlich unscharf definiert und einige der denkbaren Antworten würden auch unter Umständen für das sog. apallische Syndrom zutreffen.

Zweite Ebene der Definition. Es wäre dann zu klären: „Was heißt Tod genau?" Eine mögliche Antwort wäre: das irreversible Erlöschen der personalen Existenz (zur begrifflichen Überschneidung mit dem apallischem Syndrom s. oben).

Kommentar: Mit dem Versuch einer Todesdefinition wird eine Grenze erreicht. Denn der Begriff des Todes an sich interessiert für die hier zu erörternden Belange ja weniger als der des Todes eines Menschen. Damit ergibt sich also für beide Ebenen des Todesbegriffes (Subjekt und Definition) die Erfordernis, zunächst den Menschen zu definieren, bevor der Tod des Menschen definierbar würde. Eine umfassende Definition des Menschen ist aber von Menschen selbst schwer oder eben nicht zu erbringen – gleich von welcher weltanschaulichen Ausrichtung her man argumentiert: So kommt es uns Menschen z. B. nach christlichem Selbstverständnis wesensmäßig nicht zu, den Begriff Mensch zu definieren; dies kann nur von höherer Warte aus – also von Gott – geschehen. Zu derselben Schlussfolgerung dürfte man allerdings auch von einem sehr viel nüchterneren, philosophischen Blickwinkel aus kommen: Denn eine im System stehende Instanz, wie das menschliche Gehirn, dürfte gemäß propädeutischer Evidenz nicht imstande sein, das Gesamtsystem (Mensch) zu definieren.

Dritte Ebene der Kriterien: Es würde dann gefragt: „Welche Sachverhalte markieren den Eintritt des (oben definierten) Todes des (oben definierten) Subjektes?" Eine mögliche Antwort wäre: der zweifelsfreie Nachweis des vollständigen und unwiederbringlichen Funktionsverlustes von Großhirn, Kleinhirn und Hirnstamm.

Kommentar: Auch die dritte Ebene der Kriterien birgt formal ein gewisses erkenntnistheoretisches Problem: Denn wer kennt alle Hirnfunktionen? Etwa alle thalamo-subthalamischen Bahnen? Und wer kann sie klinisch diagnostizieren?

Vierte Ebene der Tests: Schließlich interessiert: „Welche Verfahren demonstrieren die Erfüllung der (oben definierten) Kriterien?" Eine mögliche Antwort wäre: die klinische Untersuchung und der Irreversibilitätsnachweis.

Eine Bewertung dieser „Todeskonzeption auf vier Ebenen" ergibt folgendes:
- Der Begriff Hirntod ist auf den unteren Ebenen (Kriterien und Tests) so sorgsam und gut gefasst wie kaum eine andere medizinische Diagnose (WB-BÄK 1998).
- Andererseits entziehen sich die beiden oberen Ebenen (Subjekt und Definition) nach wie vor einem befriedigend allgemeinverbindlichen und auch wissenschaftlichen Zugriff.
- Es bleibt vorerst ungeklärt, ob – und falls ja, durch welch ein Gremium – sich weiterhin um die Problemanalyse bezüglich der beiden oberen Ebenen (Subjekt und Definition des Todes) gekümmert werden soll.

Aktuelle Hirntoddiagnostik in Deutschland

Auf den Inhalt der Richtlinien wird hier nur im Überblick und nur mit kleineren Kommentaren eingegangen. Die Ausführungen im Deutschen Ärzteblatt (WB-BÄK 1998) bezüglich der Ebenen von **Hirntodkriterien** und **-tests** sind umfassend und deren Kenntnis ist für jeden neurochirurgischen Facharzt ohnehin verbindlich. Diese Richtlinien sind bezüglichen des formalen Untersuchungsablaufes sowie hinsichtlich der Art der Dokumentation bindend und haben quasi Gesetzescharakter. Die inhaltliche Komponente des Untersuchungsganges ist nicht gesetzlich regelbar und basiert auf der individuellen, d. h. unteilbaren persönlichen Verantwortung desjenigen Arztes, der die Hirntoddiagnostik durchführt.

Die praktische Anwendung dieser Richtlinien erfolgt in drei Stufen, die in strenger Folge abzuarbeiten sind, nämlich mit der Fragestellung auf die Erfüllung von:
- spezifischen Voraussetzungen
- einem bestimmten klinischen **Syndrom**
- dem Nachweis, dass dieses Syndrom **irreversibel** ist

Stufe I: Voraussetzungen

Adäquate Voraussetzungen können auf Arzt- und Patientenseite infrage gestellt werden.

Voraussetzungen auf ärztlicher Seite

Die Untersuchung wird von zwei – in dieser Hinsicht erfahrenen – Ärzten durchgeführt, die unabhängig von einem Transplantationsteam sein müssen. Sie sollten auch untereinander in keinem Abhängigkeitsverhältnis stehen (z. B. Oberarzt und Assistent derselben Klinik). Faktisch ist hierfür der Facharztstandard aus denjenigen medizinischen Disziplinen zu fordern, die gemäß der Anforderungen der Richtlinien zum Inhalt der Weiterbildung über eine mehrjährige Erfahrung in der Intensivbehandlung von Patienten mit schweren Hirnschädigungen verfügen.

Für die oben problematisierte „indirekte Hirntodfeststellung" genügt das Zeugnis von zwei approbierten Ärzten (WB-BÄK 1998). Die Empfehlung eines Facharztstandards erscheint auch deswegen sinnvoll, weil infolge besonderer, individueller Gegebenheiten die Fragestellung nach dem Vorliegen eines Hirntodes auch einmal nicht oder nicht ausschließlich nach den Buchstaben der Richtlinien zu beantworten ist, wobei stets die Verantwortung unteilbar bei jedem Arzt liegt.

Das genannte Verfahren ist bei Frühgeborenen vor der 37. Woche nicht anwendbar. Bei Säuglingen und Kleinkindern ist eine langjährige, spezielle klinische Erfahrung erforderlich (Vecchierini-Blineau et al. 1992, vgl. Vardis u. Pollack 1998). Bei schweren Begleitverletzungen von Gesicht, Augen, Ohren, Lunge oder chronisch an hohe CO_2-Werte adaptierten Patienten sind einige der Testverfahren zum Teil nicht oder nur unvollständig durchführbar: In solchen Fällen ist der zerebrovaskuläre Kreislaufstillstand nachzuweisen (Moskopp et al. 1994; SAMW 1999; Watts 1999; WB-BÄK 1998).

Tab. 16.6-1. Synopse der Abfolge klinischer und ggf. erforderlicher apparativer Zusatzuntersuchungen im Rahmen der Hirntoddiagnostik in Abhängigkeit vom Lebensalter und der Art der Hirnschädigung (Schlake u. Roosen 2001; WB-BÄK 1998)

| Lebensalter | Art der Hirnschädigung | | | Beobachtungszeit[0] | Apparative Zusatzuntersuchungen | | | | | |
| | primär | | sekundär | | Neurophysiologie | | | Hirndurchblutung[5] | | |
	supratentoriell	infratentoriell			EEG	FAEP	SEP	TCD	Szinti	Angio
Frühgeborene (< 37 Wochen post menstr.)	Hirntodkriterien nicht anwendbar			entfällt						
Reife Neugeborene (0–28 Tage)	x	x	x	72 h[3]	2-mal[1]	unsicher	ungeeignet	unsicher	unsicher	technisch schwierig
Säuglinge (29–365 Tage)	x	x	x	24 h[3]	2-mal[1]	2-mal[4]	ungeeignet	2-mal[4]	1-mal[2]	technisch schwierig
Kleinkinder (366–730 Tage)	x	x	x	24 h[3]	2-mal[1]	2-mal	ungeeignet	2-mal	1-mal[2]	technisch schwierig
Erwachsene	x			12 h	1-mal	1-mal	1-mal	1-mal	1-mal	1-mal
		x		12 h	1-mal[1]	ungeeignet	ungeeignet	1-mal[1]	1-mal[1]	1-mal[1]
			x	72 h	1-mal	1-mal	1-mal	1-mal	1-mal	1-mal

Angio: selektive zerebrovaskuläre Katheterangiographie

EEG: Elektroenzephalogramm (zu Details der neurophysiologischen Untersuchungen im Rahmen der Hirntoddiagnostik sei auf spezielle Ausführungen verwiesen: Besser et al 2001; WB-BÄK 1998)

FAEP: frühe akustisch evozierte Potenziale (s. Bemerkung zu EEG)

SEP: somatosensorisch evozierte Potenziale (s. Bemerkung zu EEG)

Szinti: Hirnperfusionsszintigraphie (z. B. ^{99m}Tc-ECD/-HMPAO)

TCD: transkranielle Doppler-Sonographie

0: Geforderter Zeitraum zwischen den jeweils ersten und den letzten komplett dokumentierten Protokollen über das Vorliegen des klinischen Hirntodsyndroms von zwei Untersuchern, sofern der Hirntod allein durch klinische Untersuchungen diagnostiziert werden soll. Die rein klinische Diagnostik des Hirntodes ist allerdings unter zwei Gegebenheiten in Deutschland nicht möglich:
- bei Kindern vor Vollendung des 2. Lebensjahres (730 Tage)
- bei primär infratentorieller Hirnläsion im Erwachsenenalter

Unter beiden Gegebenheiten sind apparative Zusatzuntersuchungen für die Diagnose des Hirntodes obligatorisch.

1: Bei primär infratentorieller Hirnschädigung ist in jedem Fall entweder eine hirnelektrische Stille (sog. Nulllinien-EEG) oder der zerebrovaskuläre Kreislaufstillstand nachzuweisen.

2: Nach der zweiten klinischen Untersuchung.

3: Bei Kindern bis zum 730. Lebenstag kann die Hirntoddiagnostik nicht allein nach der jeweiligen Beobachtungszeit diagnostiziert werden. Die zusätzliche Durchführung einer der nebenstehenden apparativen Zusatzuntersuchungen ist verbindlich vorgeschrieben. Ist z. B. ein zerebrovaskulärer Zirkulationsstillstand durch Perfusionsszintigraphie nachgewiesen, so ist keine zusätzliche EEG-Ableitung erforderlich (Angstwurm, pers. Mitt. 06.08.1998).

4: Bisher liegen nur wenige Litteraturmitteilungen für das erste Lebenshalbjahr vor.

5: Der Nachweis eines zerebrovaskulären Stillstandes (bei ausreichendem systemarteriellem Blutdruck) wird für Zweifelsfälle als obligat vorgeschrieben. Bei offenen Schädel-Hirn-Traumata, im Zustand nach dekompressiver Kraniektomie oder bei sekundären Hirnschäden kann trotz irreversibel erloschener Gesamtfunktion des intrakraniellen ZNS die Blutzirkulation teilweise erhalten sein. Die Irreversibilität muss dann entweder durch Verlaufsbeobachtung oder neurophysiologische Befunde nachgewiesen werden, sofern der Hirntod diagnostiziert werden soll.

Grundsätzlich können, wollen und sollen die Richtlinien nicht die ärztliche Verantwortung und Freiheit ersetzen. Im Vorspann der Richtlinien heißt es: „Der Hirntod kann in jeder Intensivstation auch ohne ergänzende apparative Diagnostik festgestellt werden" – natürlich nur, wenn:

- primär *keine* Verletzung unterhalb des Kleinhirnzeltes (infratentoriell) vorliegt oder
- das 2. Lebensjahr bereits vollendet ist

Für beide Gegebenheiten ist ein EEG (oder ein anderes apparativ-medizinisches Analogon) obligat. Eine Synopse der klinischen und ggf. erforderlichen apparativen Zusatzuntersuchungen im Rahmen der Hirntoddiagnostik in Abhängigkeit von Lebensalter und Art der Hirnschädigung enthält Tabelle 16.6-1.

Voraussetzungen auf Seite des Patienten

Bezüglich der Voraussetzungen beim Patienten muss eine schwere Hirnschädigung bewiesen und abgeklärt sein. Folgende Umstände müssen ausgeschlossen sein: Intoxikationen (einschließlich neuromuskulärer Blockade), Unterkühlung, Schock (mittlerer arterieller Blutdruck bei Erwachsenen > 80 mm Hg; bei Kindern bis zur Pubertät > 60 mm Hg), Hypooxygenation, Koma auf endokriner und/oder metabolischer Ursache sowie entzündliche Erkrankungen des ZNS (z. B. Polyradiculitis cranialis).

Kommentar: Zur Körpertemperatur wird in den Schweizer Richtlinien konkret ein Wert = 34° C genannt (SAMW 1999). Im deutschen Protokollbogen (WB-BÄK 1998) heißt es: „primäre Hypothermie" ausgeschlossen. Sinngemäß wird man aber auch nur sehr vorsichtig mit einer Hirntoddiagnostik beginnen, wenn zum Zeitpunkt der Diagnostik eine „sekundäre Hypothermie" vorliegt.

Es ist nicht so ganz einfach, diesen Grenzbereich sprachlich zu fassen. Denn Blutdruck, Körpertemperatur und Sauerstoffsättigung des Blutes gehören nach üblicher Sprachübereinkunft zu den sog. klinischen Vitalparametern. Das hieße also ausformuliert: Die Vitalparameter müssen

intakt sein, um den Hirntod bestimmen zu können!

Bemerkenswert ist außerdem, dass die Richtlinien (WB-BÄK 1998) zwar fordern, dass die Art der Hirnschädigung bekannt und abgeklärt sein soll, dass zwischen sekundärer und primärer Schädigung zu unterscheiden sei, bei Letzterer auch noch zwischen supra- und infratentorieller Läsion. Aber es wird – im Gegensatz z. B. zu den japanischen Richtlinien – an keiner Stelle die Durchführung einer zerebralen Bildgebung (z. B. axiale Computertomographie) gefordert. Nichtsdestoweniger wird wohl kaum jemand in Deutschland derzeit den Hirntod ohne irgendeine vorherige schichtbildgestützte Abklärung diagnostizieren.

Auf den Wert der exakten Abklärung der Voraussetzungen wurde jüngst einmal mehr anhand eines Fallberichtes aus Boston hingewiesen (Plotkin u. Ning 2001): Ein Patient hatte unter einer Blutalkoholkonzentration von 279 mg/dl eine Zerreißung bei Halswirbelkörper 2/3 erlitten (Dislocatio ad longitudinem von etwa zwei Wirbelkörperhöhen) und war bei einem Glasgow Coma Score von 3 nach 22 min erfolgloser kardiopulmonaler Reanimation für „tot" erklärt worden. Auf dem Weg zur Leichenhalle wurden dann wieder Herzschlag und Spontanatmung festgestellt. Der Patient wurde weiterbehandelt und erholte sich in einen Zustand mit erhaltenen höheren kortikalen Funktionen, einschließlich Sprachkompetenz.

Eine Recherche von Frowein auf 29 deutschen neurochirurgischen Intensivstationen in Deutschland im Jahre 1992 hat anhand von 667 Hirntoddiagnostiken belegt, dass der Irreversibilitätsnachweis durch Wartezeit allein in weniger als 20 % der Fälle (n = 126) beschritten wurde. Demgegenüber wurde in über der Hälfte der Fälle (n = 363) ein EEG abgeleitet (Frowein, pers. Mitt. 1997).

Kommentar: Sowohl der wissenschaftliche Beirat der Bundesärztekammer (WB-BÄK 1998) als auch die Deutsche EEG-Gesellschaft (Besser et al. 2001) vermeiden es, konkrete Angaben zu Serumkonzentrationen im Sinne des Wirkungsausschlusses zentral dämpfender Agenzien – bzw. der Antidots – zu machen. Ausgeführt wird: „Bei den hier diskutierten Hirnschädigun-

gen gibt es derzeit für die Beurteilung medikamentöser Einflüsse auf bestimmte Befunde keine gesicherten Konzentrations-Wirkungs-Beziehungen der meisten zentral dämpfenden Medikamente". Auch zu diesem Punkt liegt die unteilbare Verantwortung beim diagnostizierenden Arzt, und im Zweifelsfall muss ein zerebraler Zirkulationsstillstand nachgewiesen werden.

Stufe II: Klinisches Syndrom

Der vollständige Ausfall der Funktionen des intrakraniellen Zentralnervensystems innerhalb des Subarachnoidalraumes (also exklusive der Hypophyse) muss zweifelsfrei anhand von drei Gegebenheiten belegt sein:

- Bewusstlosigkeit mit (mittel-)weiten, lichtstarren Pupillen (ohne Mydriatikum)
- Verlust der Hirnstammreflexe
- Atemstillstand

Diese drei Gegebenheiten repräsentieren die Europa-, bzw. weltweit anerkannten **Kriterien des Hirntodes**. Die **Testverfahren** variieren aber von Land zu Land (Academia Eurasiana Neurochirurgica 1990; Wijdicks 2001, 2002)

Entsprechende Details zur Erhebung des klinischen Syndroms sind in den Richtlinien (WB-BÄK 1998) hinreichend dargelegt. Lediglich bei der Dokumentation des diesbezüglich kompliziertesten Manövers, des Apnoetests, könnte noch eine Zusatzdokumentation, die nicht auf dem Musterprotokoll abgefragt wird, empfohlen werden:

- $paCO_2$ vor Diskonnektion vom Respirator [mm Hg]
- paO_2 vor Diskonnektion [mm Hg]
- Dauer der Diskonnektion [min, s]
- $paCO_2$ bei Rekonnektion [mm Hg]
- paO_2 bei Rekonnektion [mm Hg]

Die Dokumentation der Oxygenation im Rahmen des Apnoetests erscheint unter anderem auch aus theoretischen Gründen nicht unerheblich: Ein reflektorischer Atemzug bei **Hypoxygenation** muss dem Syndrom *nicht* widersprechen, weil dieser Reflex extrakraniell – über Sensoren am

Karotissinus – ausgelöst werden kann (vom Autor allerdings niemals erlebt).

Zur **Vorsicht mit dem Apnoetest bei Kindern** mahnt ein Fallbericht über einen 4-jährigen Jungen im Zustand nach kardiopulmonaler Reanimation mit generalisierter Hypoxämie bzw. Ischämie auf der Grundlage eines pilozytären Hirnstammglioms: Er soll die Hirntodkriterien mit Ausnahme des Apnoetests erfüllt und nach einer Apnoephase von 9 min 23 s (pH_a = 7,08; p_a CO_2 = 91 mm Hg) angefangen haben, wieder spontan zu atmen (Vardis u. Pollack 1998).

Stufe III: Irreversibilitätsnachweis

Der Nachweis, dass der im Rahmen der Hirntoddiagnostik zunächst einmalig erhobene klinische Befund zweifelsfrei einen Zustand des unumkehrbar eingetretenen Funktionsausfalles des gesamten intrakraniellen intrathekalen Zentralnervensystems widerspiegelt, kann grundsätzlich auf zwei Arten geführt werden:

- **Wiederholung der klinischen Untersuchung** nach einer (alters- und befundabhängigen) Wartezeit, die bei reifen Neugeborenen und bei Erwachsenen mit sekundärer Hirnschädigung 3 Tage beträgt
- simultane Anwendung **apparativer Zusatzuntersuchungen** (solche Zusatzuntersuchungen sind bei allen Kindern bis zum 730. Lebenstag sowie bei allen älteren Menschen für den Fall einer primär infratentoriellen Läsion obligat, s. Tab. 16.6-1)

In Deutschland und einigen anderen Ländern ist die Feststellung des Hirntodes dem Grunde nach in einem quasi einzeitigen Untersuchungsgang möglich, sofern zusätzlich zum klinischen Syndrom mindestens eines der folgenden Phänomene nachgewiesen wird (zu Besonderheiten s. Tab. 16.6-1 bzw. WB-BÄK 1998):

- hirnelektrische Stille (EEG)
- Verschwinden von zuvor evozierbaren Hirnstammpotenzialen (frühe akustisch evozierbare Potenziale [FAEP] oder somatosensibel evozierbare Potenziale [SEP])

- intrakranieller Kreislaufstillstand (Ducrocq et al. 1998) mittels
  - transkranieller Doppler-Sonographie (TCD)
  - Perfusionsszintigraphie (z.B. mit ^{99m}Tc-ECD oder -HMPAO)
  - selektiver arterieller Angiographie (z.B. DSA)

Cave: Das Verschwinden zuvor evozierbarer Hirnstammpotenziale (frühe akustisch evozierbare Potenziale oder somatosensibel evozierbare Potenziale) ist nur bei primär supratentoriellen und sekundären Hirnläsionen valide.

In anderen Ländern wurden auch bei einer Bestätigung des klinischen Hirntodsyndroms durch apparative Zusatzuntersuchungen obligate Schwebezeiten festgelegt: für Österreich mindestens 2 h (Östereichisches Bundesinstitut für Gesundheitswesen 1997) und für viele andere Länder mindestens 6 h: Belgien, Dänemark, Großbritannien, Italien, Schweiz und Spanien (SAMW 1999; Schlake u. Roosen 2001).

Kommentar: Es erscheint diskussionswürdig, ob die deutschen Richtlinien bezüglich der Ausführungen zur Angiographie – dem früheren Goldstandard zum Nachweis eines hirnarteriellen Kreislaufstillstandes und der z.B. für die Schweiz bis heute einzig akzeptierten Untersuchungsform, Beobachtungszeiten auf das Minimum von 6 h abzukürzen – tatsächlich eine Entscheidungshilfe geben. Denn es heißt: „Die Indikationsstellung zur selektiven arteriellen Angiographie setzt Möglichkeiten *therapeutischer* Konsequenzen voraus" (WB-BÄK 1998). Diese Aussage ist zumindest in zweierlei Hinsicht etwas schwer verständlich:

- Über die Fortführung aller nichtradiologischen **Behandlungsformen** wird ohnehin meist erst nach Abschluss der gesamten Diagnostik auf das Vorliegen eines Hirntodsyndromes entschieden.
- Interventionell neuroradiologische **Therapien** werden im Rahmen verschiedener zerebrovaskulärer Gefäßerkrankungen sowie präoperativer Embolisationen stark vaskularisierter Tumoren diskutiert. Kaum ein Neuroradiologe würde solche Erkrankungen schon im (weniger gravierenden) Zu-

stand des Bulbärhirnsyndromes angehen, mit der möglichen Ausnahme einer Lyse bei Verdacht auf eine Thrombose der A. basilaris, und auch dabei wohl nur unter Vorbehalt, weil für dieses Krankheitsbild eine Katamnese von 25 Patienten der Mayo-Klinik gezeigt hat, dass von 25 Patienten mit der Trias Basilaristhrombose, Koma und Beatmungspflicht 22 versterben und in drei im Locked-in-Syndrom „überleben" (Wijdicks u. Scott 1996). Diese prognostische Eindeutigkeit wird allerdings vom Beschreiber der weltweit größten klinischen Serie mit Basilarisverschluss (n = 85) bezweifelt (Ferbert, pers. Mitt. 1998; Ferbert et al 1990).

In Deutschland wird manchmal beobachtet, dass auch sorgsame Indikationen einer aus neuromedizinischer Sicht für die Entscheidung hilfreichen Angiographie mit der Frage nach dem Vorliegen eines intrakraniellen Zirkulationsstillstandes von Radiologien nicht nachvollzogen werden. Selbstverständlich wird es gewürdigt, dass invasive Diagnostiken unter Verwendung von Kontrastmitteln in solch extremer Situation gemäß des „Nil nocere" kritisch zu hinterfragen sind. Es sei aber auch angedeutet, dass in Folge solcher Entwicklungen im Einzelfall Schwebezustände entstehen können, die für alle intensivmedizinisch Beteiligten schwer zu verarbeiten sind und für die sich ex post gelegentlich Sektionsbefunde mit länger vorbestehender Hirnautolyse bei vormals beatmeten Kadavern (heart beating cadavers) ergeben. Die Schweizer Richtlinien führen zu diesem Punkt die „Magnetresonanzangiographie" und die „Angio-Computertomographie" unter den „fakultativen Tests" auf (SAMW 1999).

Unabhängig vom Nachweisverfahren ist auch die protrahiert falsch-negative bzw. unangemessenerweise unterlassene Feststellung des objektiv eingetretenen Hirntodes misslich. Wenn es schon nicht Gegenstand der Hirntoddiagnostik sein kann, festzulegen, wann der Hirntod exakt eingetreten ist, sondern nur dass dies irgendwann zuvor zweifelsfrei und unwiederbringlich der Fall war, dann sollte dieser unvermeidbare „Aufschub" der Diagnose gering gehalten werden.

Als Todeszeitpunkt wird diejenige Zeit (einheitlich) festgehalten, zu der die Hirntoddiagnostik (einschließlich Dokumentation) durch die beiden Untersucher abgeschlossen ist. Die Protokolle sind im Krankenblatt zu archivieren.

Problematische Fälle bei der Hirntoddiagnostik

Es kann infolge besonderer Verletzungsmuster schwierig oder unmöglich sein, den Hirntod klinisch zu bestimmen (destruierende Verletzungen von Hirnschädel, Gesicht, Laryngopharynx, Auge, Ohr, Lunge). In solchen Situationen bleibt dann entweder nur der Versuch, einen zerebrovaskulären Kreislaufstillstand nachzuweisen oder auf die Anwendung des Hirntodkonzeptes zu verzichten.

Kommentar: Selbstverständlich kann man auch heute noch eine Intensivtherapie wegen offenkundiger Aussichtslosigkeit ohne Hirntodnachweis einvernehmlich reduzieren oder einstellen. Das Problem der Therapiereduktion offenbart nochmals länderspezifisch konzeptionelle Unterschiede: Die Zufuhr von Flüssigkeit und Energieträgern wird in Deutschland als unverzichtbare Grundversorgung eingeordnet, andernorts als entbehrbare Therapie.

Durch die Weiterentwicklung medizinischer Techniken kann es darüber hinaus infolge ärztlicher Maßnahmen in mehrfach erlebten Einzelfällen schwierig werden, Testverfahren im Rahmen der Hirntoddiagnostik anzuwenden. Diese Schwierigkeiten können – insbesondere bezüglich der Pathologien in der hinteren Schädelgrube mit Pflicht der apparativen Zusatzuntersuchung in Deutschland – entstehen, wenn:
- durch vorhergehende ausgedehnter Kraniektomien mit Duraerweiterungsplastik (supra- und oder infratentoriell) veränderte „intra"-kranielle Druckverhältnisse entstehen und ein zerebrovaskulärer Kreislaufstillstand nicht mehr eintritt, obwohl das zentralnervöse Gewebe autolytisch ist

- durch apparativer Organersatzverfahren (Herz, Niere) in Körpernähe weder eine elektrische Stille herrrscht, die die Ableitung eines sog. Nulllinien-EEGs ermöglicht, noch sich der Körper in mechanischer Ruhe befindet, sodass ein störungsfreies akustisches Ankoppeln einer transkraniellen Doppler-Sonde an die Kopfhaut unmöglich wird

Zur Verzahnung von Hirntoddiagnostik und Transplantation

Vor dem Hintergrund der politischen und ökonomischen Probleme auf der Welt könnte man schließen, dass die Frage nach dem Vorliegen des Hirntodes eher von geringerer Relevanz ist. Nichtsdestoweniger ergibt sich die Erfordernis hierzu aber konsequenterweise aus den Voraussetzungen, auf die sich unser heutiges wissenschaftlich-akademisches Medizinverständnis weitgehend gründet. Indem wir die Relevanz der Hirntoddiagnostik in Frage stellen, stellen wir implizit unser derzeitiges Medizinsystem in Frage.

Die Frage nach dem Vorliegen eines Hirntodes sollte nicht ausschließlich in zweckgebundener Kopplung – z.B. an Organtransplantationen – aufgegriffen werden. Dennoch geschieht dies vielfach. Bisweilen begünstigen auch Überschriften offizieller Verlautbarungen die Sicht auf eine solche finale Kopplung: In Japan wird nur dann eine Hirntoddiagnostik initiiert, wenn eine Transplantation beabsichtigt ist. Im deutschsprachigen Raum taucht der Transplantationsaspekt derzeit zumindest in den Publikationen der Schweizerischen Akademie und in den „Richtlinien" des Wissenschaftlichen Beirates der deutschen Bundesärztekammer im Untertitel auf (SAMW 1999; WB-BÄK 1998). Sowohl Angehörige als auch medizinisch Auszubildende könnten unter diesem Gesichtspunkt zu der Auffassung kommen, der Hirntod würde grundsätzlich nur deswegen diagnostiziert, damit hernach eine Transplantationsmöglichkeit gegeben sei (zur abstrusen Perversion dieses Aspektes s. McClure 1995). Wenn man das Gebot einer Trennung zwischen Hirntoddia-

gnostik und Transplantationsmedizin (gedanklich und personell) missachtet, kann man der allgemeinen Akzeptanz beider Konzepte auch schaden: Man verkennt die Hirntoddiagnostik dann als bloßes Mittel zum Zweck und misskreditiert unter Umständen die unterstützenswerten Ziele der Transplantationsmedizin.

Auch aus der medizinhistorischen Entwicklung in Deutschland lässt sich eine solche finale Kopplung nicht herleiten (die Situationen in Südafrika und Japan müssten eigens betrachtet werden), denn zu Beginn der Entwicklung der Hirntoddiagnostik für die Intensivmedizin spielte die Transplantationsmedizin allgemein keine Rolle; sie entwickelte sich in Deutschland erst Anfang der 1970er-Jahre (WB-BÄK 1997).

Selbstverständlich existiert aber für den gegebenen Fall eine Verzahnungsperiode zwischen dem Abschluss der Hirntoddiagnostik und dem Beginn einer Transplantationsorganisation. In dieser Periode konkurrieren verschiedene Interessenslagen, z.B. diejenige der individuellen Würde des Sterbenden mit dem instrumentalisierten Interesse an einem vitalen Spenderorgan.

Es ist ratsam die Hirntoddiagnostik abzuschließen, *bevor* die Transplantationsorganisation beginnt.

Insofern erscheinen die diesbezüglichen „Empfehlung" des Wissenschaftlichen Beirates der Bundesärztekammer zwar als begrüßenswerter erster Versuch, aber vom Prinzip her als nicht unproblematisch (WB-BÄK 1999). Denn es wird nicht der Abschluss der Hirntoddiagnostik gemäß der derzeit gültigen „Richtlinien" (WB-BÄK 1998) vorausgesetzt, sondern es wird Folgendes empfohlen: „Vor einem Gespräch mit Angehörigen über eine postmortale potenzielle Organspende müssen sowohl die Voraussetzungen der Hirntodfeststellung und das klinische Syndrom des Hirntodes von wenigstens einem Arzt nachgewiesen als auch die medizinischen Kriterien einer postmortalen Organspende geprüft sein."

Diesem Wortlaut nach würde also vom Grundsätzlichen her sowohl das Fehlen eines zweiten Untersuchers als auch das Fehlen des Unwiederbringlichkeitsnachweises akzeptiert. Vom Detail her wird nur selten ein verantwortungsbewußtes Team den Apnoetest für bloß einen Untersucher durchführen, weil dabei ein endovaskulärer CO_2-Anstieg und potenziell eine zerebrovaskuläre Dilatation in Kauf genommen wird.

Schlussbemerkung

Eine Tradition der angemessenen Verarbeitung des Phänomens Hirntod scheint sich sowohl beim Behandlungsteam (Ärzten und Pflegenden) als auch bei der Bevölkerung nach und nach zu etablieren (Stoecker 1999). Gelegentlich wird in der Allgemeinheit aber noch argumentiert: Früher sei der Tod der Endpunkt des Sterbens gewesen. Diese Grundgegebenheit stimme mit der Annahme eines Hirntod-Konzeptes nicht mehr.

Solche Äußerungen belegen eher die fortbestehende Erfordernis einer Aufklärungsverpflichtung als einen Grund zur Sorge: Denn auch nach einem sog. Herztod blieben einige Zellen noch vital (Bindegewebe, Spermien) und verstarben später (SAMW 1999).

Die Lage am Ende des Lebens hat sich vom ersten Intensivzimmer, dem Cubiculum valde infirmorum, des Klosters zu St. Gallen bis heute beträchtlich gewandelt: Intensivmedizin ist komplexer geworden, und mancher wünschte sich in der Vielfalt des Stresses, gelegentlich am Rande seelisch-körperlicher Zereißproben der heutigen Intensivmedizin eine Einheit als Orientierungshilfe. Der Benediktinermönch hatte es da in gewisser Hinsicht einfacher: Er hat seine feste, althergebrachte Regula (Probst 1983). Bis heute kann man aber allenthalben ein Bedürfnis nach Regeln besonders für die Grenzbereiche der Intensivmedizin wahrnehmen. Gerade dort müssen Ärzte besonnen und gewissenhaft handeln und dürfen nichts in der Sorge um Kranke und Sterbende vernachlässigen.

Am Ende dieses Kapitels zum Hirntodkonzept auf der Grundlage der deutschen „Richtlinien" (WB-BÄK 1998) sollen zur allgemeinen Reflexion über den Tod zwei Nichtmediziner zu Wort kommen. Rainer Maria Rilke (1903) schreibt:

„Oh Herr, gieb (!) jedem seinen eignen Tod.
Das Sterben, das aus jenem Leben geht,
darin er Liebe hatte, Sinn und Not.
Denn wir sind nur die Schale und das Blatt.
Der große Tod, den jeder in sich hat,
das ist die Frucht, um die sich alles dreht."

Und Dietrich Bonhoeffer (1943) adressiert seine Freunde nach den ersten 10 Jahren des Dritten Reiches mit den Worten:

„Noch lieben wir das Leben, aber ich glaube, der Tod kann uns nicht mehr sehr überraschen. Unseren Wunsch, er möchte uns nicht zufällig, jäh, abseits vom Wesentlichen, sondern in der Fülle des Lebens und in der Ganzheit des Einsatzes treffen, wagen wir uns seit den Erfahrungen des Krieges kaum mehr einzugestehen."

So legt „das Nachdenken über den Tod nahe, dass die Medizin gewisse Fortschritte den Naturwissenschaften – und ihre Menschlichkeit nicht naturwissenschaftlich fassbaren Gegebenheiten verdankt" (nach Dudziak et al. 1994).

Literatur

Academia Eurasiana Neurochirurgica (1990) Brain death. Acta Neurochir (Wien) 105: 78–86.

Ad Hoc Committee of the Harvard Medical School (1968) A definition of irreversible coma. JAMA 205: 85–8, 337–40.

Ammar A (1997) The influence of different cultures on neurosurgical practice. Child's Nerv Syst 13: 91–4.

Bauby JD (1997) Schmetterling und Taucherglocke. Wien: Paul Zsolnay.

Bauer G, Gerstenbrand F, Rumpl E (1979) Varieties of the locked-in syndrome. J Neurol 221: 77–91.

Berger J, Zentralrat der Juden (1996) Stellungnahme zum TPG, 25. September. In: Vollmer J, Langerhans G (Hrsg) Das neue Transplantationsgesetz (TPG) 1997. Remagen: AOK-Verlag; 254–6.

Bernstein IM, Watson M, Simmons GM et al. (1989) Maternal brain eath and prolonged fetal survival. Obstet Gynecol 146: 434–7.

Besser R, Ferbert A, Hinrichs H et al. (2001) Empfehlungen der Deutschen Gesellschaft für klinische Neurophysiologie (Deutsche EEG-Gesellschaft) zur Bestimmung des Hirntodes. Klin Neurophysiol 32: 38–41.

Bichat X (1799) Recherches physiologiques sur la vie et la mort. Paris: Faksimile GF-Flammarion Paris 1994.

Bleich JD (1977) Establishing criteria of death. In: Contemporary Halahlic Problems. Vol I, Chapter XVI, New York & Hoboken: Ktav Publishing House Inc, Yeshiva University Press; 372–93.

Bonhoeffer D (1943) Gefährdung und Tod. In: Grunow R (Hrsg) Bonhoeffer Auswahl. München: Chr. Kaiser Verlag 1964; 451.

Ducrocq X, Hassler W, Moritake K, Task Force Group on cerebral death of the Neurosonology Research Group of the World Federation of Neurology (1998) Consensus opinion on diagnosis of cerebral circulatory arrest using Doppler Sonography. J Neurol Sci 159: 145–50.

Dudziak R, Herrmann HD, Jerusalem F, Kuschinsky W (1994) Erklärung deutscher Wissenschaftler Gesellschaften (Anästhesiologie/Intensivmedizin, Neurochirurgie, Neurologie, Physiologie) zum Tod durch völligen und endgültigen Hirnausfall („Hirntod"). http://www.dgnc.de/htm/02/text02_1.html (Zugriff am 25.06.2004)

Dumas A, père (1845/6) Der Graf von Monte Christo. Frankfurt: Insel Verlag 1978; 586.

Epikur (341–270 v. Chr.) Brief an Menoikeus 7,3. In: Laager J (1996) (Hrsg) Ars moriendi: Die Kunst, gut zu leben und gut zu sterben – Texte von Cicero bis Luther. Zürich: Manesse Verlag; 10.

Falaturi A (1997) Muslime im Krankenhaus – Eine Handreichung des christlich-islamischen Arbeitskreises in Münster. Münster: Selbstverlag.

Ferbert A, Brückmann H, Drummen R (1990) Clinical features of proven basilar artery occlusion. Stroke 21: 1135–42.

Fischgold H, Mathis P (1959) Obnubilations, comas et stupeurs. EEG Clin Neurophysiol, Suppl 11: 53–68.

Franz HG, De Jong W, Wolfe SM et al. (1997) Explaining brain death: a critical feature of the donation process. J Transpl Coord 7: 14–21.

Frowein RA, Firsching R, Lackner K et al. (1996). The history of diagnosis of brain death. In: Diemath HE, Sommerauer J, Von Wild KRH (eds) Brain Protection in Severe Head injury. München: W. Zuckschwerdt; 130–42.

Götz E, Oppel F, Hacke W et al. (2001) Erklärung zum Hirntod. Dtsch Aerztebl 98: B-120–3.

Hawking S (1987) Black Holes and Baby Universes and Other Essays. London: Bantam Press 1993; 23.

Hecht K (1997) Der St. Galler Klosterplan. Wiesbaden: VMA-Verlag; 60 f, 107, 118, 123, 248 f.

Heckmann JG, Lang CJG, Hauser I et al. (1996) Hirntoddiagnostik im Einzugsgebiet der Neurologischen Universitätsklinik Erlangen von 1984 bis 1994. Dtsch Med Wochenschr 121: 1349–53.

Jonas H (1987) Gehirntod und menschliche Organbank: Zur pragmatischen Umdefinierung des Todes. In: Jonas H (Hrsg) Technik, Medizin und Ethik. Praxis des Prinzips Verantwortung. Frankfurt: Suhrkamp; 219, 224.

Jones DG (1998) The problematic symmetry between brain birth and brain death. J Med Ethics 24: 237–42.

Kinney HC, Korein J, Panigrahy A et al. (1994) Neuropathological findings in the brain of Karen Ann Quinlan. The role of the thalamus in the persistent vegetative state. N Engl J Med 330: 1469–75.

Kirchenamt der EKD (1996) Stellungnahme zur öffentlichen Anhörung des Gesundheitsausschusses des Deutschen Bundestages zur Gesetzentwürfen im Rahmen des TPG, 25. September. In: Vollmer J, Langerhans G (Hrsg) Das neue Transplantationsgesetz (TPG) 1997. Remagen: AOK-Verlag; 251–3.

Klein M (1998) Hirntod und Hirntoddiagnostik – eine kritische Betrachtung. In: Meyer G, Friesacher H, Lange H (Hrsg) Handbuch der Intensivpflege, Kap. VIII-2.8.2. Landsberg: Ecomed; 5. Erg.Lfg. 6/98.

Kommissariat der Deutschen Bischöfe (1996) Stellungnahme zur Anhörung des Gesundheitsausschusses des Deutschen Bundestages zur Organtransplantation, 25. September. In: Vollmer J, Langerhans G (Hrsg) Das neue Transplantationsgesetz (TPG) 1997. Remagen: AOK-Verlag; 248–50.

Krochmalnik D (1997) Scheintod und Emanzipation – Der Beerdigungsstreit in seinem historischen Kontext. In: Hochschule für Jüdische Studien Heidelberg (Hrsg) Trumah – Zeitschrift für Jüdische Studien. Heidelberg, Berlin: Metropol; 107–49.

Kurthen M, Linke DB, Moskopp D (1989) Teilhirntod und Ethik. Ethik Med 1: 134–42.

Kurthen M, Moskopp D, Linke DB, Reuter BM (1991a) The locked-in syndrome and the behaviorist epistemology of other minds. Theoret Med 12: 69–79.

Kurthen M, Linke DB, Reuter BM, Moskopp D (1991b) Das Subjekt des Todes. Zur aktuellen Kontroverse um hirnorientierte

Todesbestimmungen. Diskussionsforum Medizinische Ethik 5: D 10.

Luther M (1530) Sendbrief vom Dolmetschen aus Coburg (12. 9.) nach Nürnberg zu Wenzeslaus Linck, gedruckt bei Georg Rottmaier: 13. Absatz, letzter Satz.

Madea B (2003) Ärztliche Leichenschau und Todesbescheinigung. Dtsch Aerztebl 100: A3161–79.

Marioka M (1995) Bioethics and Japanese Culture: Brain death, patient's rights, and cultural factors. Eubios J Asian Int Bioethics 5: 87–90.

McClure K (1995) Trauma – The Terrifying New Medical Thriller. London: Simon & Schuster Ltd.

Meienberg O, Mumenthaler M, Karbowski K (1979) Quadriparesis and nuclear oculomotor palsy with total bilateral ptosis mimicking coma. A mesencephalic „locked-in syndrome"? Arch Neurol 36: 708–10.

Mey R (1977) Von Anfang an. Bonn-Bad Godesberg: Voggenreiter Verlag; 30 f.

Mollaret P, Goulon M (1959) Le coma dépassé. Rev Neurol 101: 3–15.

Moskopp D (1996) Bibelbilder im Licht der Neurochirurgie – Kommentierte Illustrationen einer ungewöhnlichen Querverbindung. Münster: LIT-Verlag.

Moskopp D, Böker DK, Kurthen M et al. (1990) Begleitende Wirbelsäulentraumata bei Schädel-Hirn-Verletzten – 34 konsekutive Patienten aus drei Jahren. Unfallchirurg 93: 120–6.

Moskopp D, Kurthen M, Wassmann H (1994) Klinische und apparative Diagnostik des Hirntodes. Eine problemorientierte Falldarstellung. EEG-Labor 16: 87–99.

Notker Balbulus (um 840–912) Media vita in morte sumus, Antiphon aus dem 8./9. Jh., Benediktinerkloster, St. Gallen.

Österreichisches Bundesinstitut für Gesundheitswesen (1997) Empfehlungen zur Durchführung der Hirntoddiagnostik entsprechend dem Beschluß des Obersten Sanitätsrates vom 22. November, A-1010 Wien, Stubenring 6.

Pallis C (1982) From brain death to brain stem death. Br Med J 285: 1487–90.

Pallis C, Harley DH (1996) ABC of Brainstem death. London: British Medical Journal Publishing Group; 40–4.

Parisi JE, Kim RC, Collins GH et al. (1982) Brain death with prolonged somatic survival. N Engl J Med 306: 14–6.

Penin H, Käufer C (Hrsg) (1969) Der Hirntod. Todeszeitbestimmung bei irreversiblem Funktionsverlust des Gehirns. Stuttgart: Thieme; 135–42

Platon (428–347 v. Chr.) Phaidros, Kap. 24ff. In: Hildebrandt K (Übers). Reclams Uni-

versal-Bibliothek, Band 5789. Stuttgart: Philipp Reclam jun., 1996; 36.

Plotkin SR, Ning MM (2001) Traumatic cervical-spine disruption. N Engl J Med 345: 1134–5.

Poeck K (1958) Bemerkenswerte Symptomkombination bei Basilaristhrombose. Nervenarzt 29: 317–9.

Plum F, Posner JB (1966) The Diagnosis of Stupor and Coma. Philadelphia: FA Davis Company; 10.

Preuss J (1911) Biblisch-Talmudische Medizin. Beiträge zur Geschichte der Heilkunde und der Kultur. Kap. 17, Teil 3: Der Tote und seine Bestattung. Wiesbaden: Reprint, Fourier-Verlag 1992; 601

Probst B (Hrsg) (1983) Regula Benedicti e Codice Sangallensi 914. St. Ottilien: EOS-Verlag; hier: cap. IIII, Vers 47.

Rilke RM (1903) „Oh Herr, ...". In: Zinn E (Hrsg) Rainer Maria Rilke – Die Gedichte, 3. Buch: Das Buch von der Armut und vom Tode. 7. Aufl. Frankfurt/Main: Insel-Verlag 1995; 293.

Ropper AH (1984) Unusual spontaneous movements in brain-dead patients. Neurology 34: 1089–92.

Rotondo R (1998) Kritik am Hirntodkonzept. In: Meyer G, Friesacher H, Lange H (Hrsg) Handbuch der Intensivpflege, Kakp. VIII-2.8.3. Landsberg: Ecomed; 5. Erg.Lfg. 6/98.

SAMW – Schweizerische Akademie der Medizinischen Wissenschaften (1999) Medizinisch-ethische Richtlinien zur Definition und Feststellung des Todes im Hinblick auf Organtransplantationen. Schweiz Med Wochenschr 129: 242–52.

Schlake HP, Roosen K (2001) Der Hirntod als der Tod des Menschen. 2. Aufl. Neu-Isenburg: Deutsche Stiftung für Organtransplantation.

Schwerd W (Hrsg) (1979) Kurzgefaßtes Lehrbuch der Rechtsmedizin für Mediziner und Juristen. 3. Aufl. Köln-Lövenich: Deutscher Ärzteverlag; 200–12.

Shewmon DA (1998) Chronic „brain death": meta-analysis and conceptual consequences. Neurology 51: 1538–45.

Spike J (1999) Brain death, pregnancy, and posthumous motherhood. J Clin Ethics 10: 57–65.

Spittler JF, Wortman D, Düring MV et al. (2000) Phenomenological diversity of spinal reflexes in brain death. Eur J Neurol 7: 315–21.

Steinkohl S (1997) „Das gibt dem Sinnlosen so viel Sinn" – Gespräch zwischen einer Psychologin und einer Frau, die zustimmte, die Organe ihres toten Bruders zu entnehmen. Süddeutsche-Zeitung Nr. 128, 7./8. Juni 1997; 32.

Stoecker R (1999) Der Hirntod. – Ein medizinisches Problem und seine moralphilosophischen Transformationen. Alber Reihe Praktische Philosophie, Bd. 59. Freiburg/München: Verlag Karl Alber.

Tavalaro J, Tayson R (2002) Bis auf den Grund des Ozeans. „Sechs Jahre galt ich als hirntot. Aber ich bekam alles mit." Freiburg, Basel, Wien: Herder.

TPG – Transplantationsgesetz (1997) Gesetz über die Spende, Entnahme und Übertragung von Organen, vom 5. November, BGB l I, Nr. 74; 2631 ff.

Truog RD, Robinson WM (2001) The diagnosis of brain death (letter). N Engl J Med 345: 617.

Vardis R, Pollack MM (1998) Increased apnoe threshhold in a pediatric patient with suspected brain death. Crit Care Med 26: 1917–9.

Vecchierini-Blineau MR, Moussalli-Salefranque F (1992) Diagnostic de la mort cérébrale chez le nouveau-né et l'enfant. Neurophysiol Clin 22: 179–90.

Vigand P, Vigand S (1999) Verdammte Stille. München, Zürich: Diana-Verlag.

Vilmar K (1997) Hirntod ist eine Art innere Enthauptung. Berliner Morgenpost, 15. Januar.

Watts J (1999) Brain-death guidelines revised in Japan. Lancet 354: 1011.

WB-BÄK – Wissenschaftlicher Beirat der Bundesärztekammer (1997) Kriterien des Hirntodes – Entscheidungshilfen zur Feststellung des Hirntodes. Dtsch Aerztebl 94: B-1032–9.

WB-BÄK – Wissenschaftlicher Beirat der Bundesärztekammer (1998) Richtlinien zur Feststellung des Hirntodes. Dritte Fortschreibung 1997 mit Ergänzungen gemäß Transplantationsgesetz (TPG). Dtsch Aerztebl 95: B-1509–16.

WB-BÄK – Wissenschaftlicher Beirat der Bundesärztekammer (1999) Empfehlungen für die Zusammenarbeit zwischen Krankenhäusern und Transplantationszentren bei der postmortalen Organentnahme. Dtsch Aerztebl 96: B-1652–4.

Weckesser M, Schober O (1999) Brain death revisited: utility confirmed for nuclear medicine. Eur J Nucl Med 26: 1387–91.

Wijdicks EFM (2001) The diagnosis of brain death. N Engl J Med 344: 1215–21.

Wijdicks EFM (2002) Brain death worldwide. Accepted fact but no global consensus in diagnostic criteria. Neurology 58: 20–5 (Kommentare und Diskussion: Neurology 59: 470–1).

Wijdicks EFM, Scott JP (1996) Outcome in patients with acute basilar artery occlusion requiring mechanical ventilation. Stroke 27: 1301–3.

Wittgenstein L (1918) Die Grenzen meiner Sprache bedeuten die Grenzen meiner Welt. Tractatus logico-philosophicus 5.6. In: Kenny A (Hrsg.) Ludwig Wittgenstein – Ein Reader. Reclams Universalbibliothek Band 9470. Stuttgart: Philipp Reclam jun., 1996; 36.

Zentralrat der Muslime in Deutschland d. h. (2000) Organverpflanzung und Hirntod. http://www.islam.de.

16.7 Geschichte der Neurochirurgie

Jutta Krüger

Die Geschichte der Neurochirurgie kann in vier Epochen eingeteilt werden:

- **Prämoderne:** Epoche der nichtbewussten Hirnchirurgie, ca. 10.000 v. Chr. (ältester Trepanationsfund in Marokko) bis 1879 (erste gezielte Hirntumoroperation durch W. Macewen)
- **Pionierzeit:** 1879 bis 1919 (nach Cushings Vortrag über seine Hirntumorstatistik und der Erklärung des Geburtstages eines neuen Faches, nämlich der Neurochirurgie, durch G.J. Mayo)
- **Gründerzeit:** 1920 (Gründung der amerikanischen „Society of Neurological Surgeons") bis 1961 (Einführung des Operationsmikroskopes in die Neurochirurgie)
- **Gegenwart:** ab 1961 (Beginn der Mikroneurochirurgie)

Bis zum Ende des 19. Jhdts. blieb es im Bereich der Hirnchirurgie bei der Versorgung von Schädel-Hirn-Verletzungen. Aus Platzgründen werden deshalb nur die letzten drei Epochen beleuchtet.

Pionierzeit

Als Voraussetzung für die Entwicklung der Neurochirurgie gelten drei Bedingungen: Vorhandensein der allgemeinen Anästhesie, Asepsis und korrekte Lokalisation funktioneller Hirnareale. Als Zeitpunkt für die gemeinsame Umsetzung dieser Vorbedingungen wird die Mitte des 19. Jhdts. angesehen:

- Die erste Operation in **Allgemeinanästhesie** wurde durchgeführt (J.C. Warren und W.T.G. Morton, 1846).
- Die Zeit der **Asepsis** durch intensive Händereinigung mit Kernseife (I. Semmelweiß) begann.
- Es entstanden die Möglichkeiten zur exakten **Lokalisation verschiedener Hirnareale**, in deren Zusammenhang F.J. Gall und J.C. Spurzheim („Phrenologie"), L. Rolando (Zentralregion), P.P. Broca (Sprache), J.H. Jackson (fokalmotorische Epilepsien) sowie G. Fritsche und E. Hitzig (elektrische Kortexreizungen an wachen Hunden und schließlich D. Ferrier (nach faradischer Kortexstimulation Erstellung eines Hirnlokalisationsatlasses, 1876) genannt werden sollen.
- Weitere Meilensteine in der Pionierzeit stellen die **erste geplante Gehirnoperation** durch W. Macewen 1879, die erste erfolgreiche Hirntumorexstirpation (eines Glioms) 1884 durch R. Godlee und A.H. Bennett sowie 1886 die operative **Entfernung eines intraspinalen Tumors** durch V. Horsley dar.

Die erste Übersicht über „Die chirurgische Behandlung von Hirnkrankheiten" veröffentlichte Ernst von Bergmann 1887 mit einer angegebenen direkten postoperativen Letalität von über 50 %. Seine Ausführungen machten klar, dass es neuerer Techniken und besonderer Operationsmethoden bedurfte, um den plötzlich erhöhten intrakraniellen Druck zu verhindern. 1889 wurde von William Thorburn ein erstes, wichtiges Buch über die operative Behandlung bei Wirbelsäulenverletzungen veröffentlicht.

Die am Gehirn operierenden Chirurgen mussten zu jener Zeit und in Deutschland noch bis in die 40er-Jahre des 20. Jhdts. hinein einen Neurologen zu Rate ziehen oder bei den Operationen assistieren lassen (z.B. Gowers bei der ersten Rückenmarksoperation von Horsley, der den Tumor zunächst verfehlt hatte), da die Chirurgen zwar couragiert und einfallsreich, aber nicht mit dem zentralen Nervensystem vertraut waren und daher völlig unvorbereitet für den „gelegentlichen Hirnfall".

Gründerzeit

Sie reicht von 1920 (Gründung der amerikanischen „Society of Neurological Surgeons") bis 1961 (Einführung des Operationsmikroskopes in die Neurochirurgie durch T. Kurze und S.B. Doyle, Los Angeles).

Unbestritten ist weltweit der erste und eigentliche Gründer unseres Faches **Harvey Cushing** (1869–1939). Warum geschah diese Gründung erst knapp 40 Jahre nach der ersten bewussten Operation eines intrakraniellen raumfordernden Prozesses? Und warum nicht in Europa oder gar Deutschland, wo Ernst von Bergmann bereits 1889 seine wichtige und international weit verbreitete Monographie „Die chirurgische Behandlung von Hirnkrankheiten" und Fedor Krause 1911 seine beiden Bände über die „Chirurgie des Hirns und Rückenmarks" veröffentlicht hatte? Krause beschrieb bereits die wichtigsten Zugänge zu den einzelnen Hirnabschnitten, unter anderem den subfrontalen Zugang zur Hypophyse, den Zugang zum Kleinhirnbrückenwinkel und den infratentoriellen, suprazerebellären Weg zur (gelungenen) Entfernung eines Tumors der Vierhügelregion. Warum also waren sie Pioniere, aber keine Gründer des Faches Neurochirurgie?

Samuel H. Greenblatt (1997) erklärt es mit klinisch-technischen Problemen, sozialpolitischen Entwicklungen und den berufspolitischen Gegebenheiten an den Universitäten Deutschlands. Die klinisch-technischen Probleme lagen wegen der geringen Erfolge auf der Hand. Fritz König, Würzburg, äußerte sich 1935 auf dem Kongress der Deutschen Gesellschaft für Chirurgie so:

„Damals (vor 1930) war die Lage in Deutschland so, dass die Chirurgie der Hirntumoren überall schlecht war. Sie war so schlecht,
dass weder die Kranken den Mut hatten, in die Krankenanstalten zu gehen – mit wenigen Ausnahmen – noch die Ärzte den Mut, ihre Kranken hineinzuschicken" (zit. nach Tönnis u. Zülch 1984)

Die sozialpolitische Entwicklung führte durch das Kranken- und Sozialversicherungswesen Bismarcks zur Monopolstellung der Universitäten und behinderte die Entwicklung nichtuniversitärer Häuser. Die Direktoren der chirurgischen Universitätskliniken übten eine nahezu absolutistische Herrschaft aus und duldeten keine „Götter" neben sich. Mit anderen Worten: Sie waren Allgemeinchirurgen und wollten keine Spezialisierungen zulassen; allen voran Ferdinand Sauerbruch (Tönnis u. Zülch 1984). Außerdem waren die Rivalitäten zügellos und Ordinariate rar, sodass sich nur wenige in der Chirurgie des Nervensystems wissenschaftlichen Erfolg erhofften. So kam es dazu, dass es trotz der weltweiten Vorherrschaft der deutschen medizinischen Wissenschaften inklusive der universitären Chirurgie im ausgehenden 19. Jhdt. und in den ersten Jahrzehnten des 20. Jhdts. in Deutschland zu keiner Weiterentwicklung in der Neurochirurgie kam.

Ein weiterer, vielleicht der wichtigste Punkt, der den Gründer vom Pionier unterscheidet, ist der Aufbau einer Schule – oder mit den Worten Greenblatts: „A leader with no followers is a non-event". Weder Fedor Krause noch Otfrid Foerster ist die Gründung einer neurochirurgischen Schule gelungen. Krauses Schüler und späterer Oberarzt E. Heymann erlag kurz vor seiner Flucht vor den Nationalsozialisten 1936 einem Herzanfall (Collmann u. Rosenov 2004); Foersters Schüler Arist Stender ging am Ende des 2. Weltkrieges von Breslau nach Berlin, wo er 1946 eine neurologisch-neurochirurgische Klinik aufbaute; andere mussten wegen ihrer jüdischen Abstammung das Land verlassen (z. B. Ludwig Guttmann).

Können wir auch die Anfänge der Neurochirurgie bis etwa 1900 in Westeuropa (vor allem England und Deutschland) lokalisieren, so ging die Weiterentwicklung doch in den USA voran. Dort widmete sich **Cushing** nach seiner Ausbildung zum Chirurgen bei William Halsted (1852–1922), dem ersten Professor für Chirurgie in der (nach dem deutschem Vorbild der universitären medizinischen Lehre und Forschung ausgerichteten) ersten medizinischen Hochschule (Johns Hopkins Universität in Baltimore), nach einem „Wanderjahr" durch Europa (Bern, Liverpool, London, Turin) ab 1902 zunächst im Rahmen der allgemeinen Chirurgie dem „Special Field of Neurological Surgery". Im Jahre 1912 wurde Cushing zum Chefchirurgen des Peter Bent Brigham Hospital in Boston berufen. Bis dahin hatte er 330 Hirntumoroperationen durchgeführt – mit einer Letalität von 7,3%(!), die nach Tönnis auf seine „unendlich sorgfältige, behutsame und schonende Art zu operieren" zurückzuführen war. Noch entscheidender war nach Tönnis „sein Wirken als Diagnostiker und Kliniker, da er uns zum ersten Mal auch die Biologie dieser Geschwülste erschloss".

Von nun an widmete sich Cushing ganz der Neurochirurgie. Besucher berichteten, dass er sich selbst, seinen Assistenten, Pflegern und Schwestern einen Bostoner Tagesablauf diktierte, der alles in Baltimore Erlebte übertraf. Der Engländer Hugh Cairns (1896–1952) bemerkte dazu, dass ein Jahr bei Cushing in Boston für einen Neurochirurgen zwar unentbehrlich sei, aber für ihn – im Jahr 1926/27 – schlimmer als seine Kriegserlebnisse in der Marneschlacht und mit den australischen Truppen in Gallipoli gewesen sei.

In **England** hatte **Victor Horsley** (1857–1916) zwar Grundlagen für die Neurochirurgie gelegt, aber weder konnte seine rasche, robuste und damit oft todbringende Operationstechnik letztlich standhalten, noch hatte er eine Schule aufgebaut und außer Thierry de Martell (1876–1940) keinen namhaften Neurochirurgen ausgebildet. So waren es Geoffrey Jefferson (1886–1961) in Manchester, Hugh Cairns (1896–1952) in Oxford und Norman Dott (1897–1973) in Edinburgh – alles Schüler Cushings –, die die moderne Neurochirurgie in England und Schottland begründeten. 1926 wurde in England

die erste Gesellschaft für Neurochirurgie in Europa gegründet.

In **Frankreich** war **Antoine Chipault** (1866–1920) der erste Chirurg, der sich ganz der Neurochirurgie widmete; er war der Herausgeber der kurzlebigen ersten neurochirurgischen Zeitschrift („Traveaux de Neurologie Chirurgical", 1896–1901). Thierry de Martell und Clovis Vincent (1879–1947) waren nach ihm die eigentlichen Begründer der Neurochirurgie, angeregt durch Joseph Babinski. Als spätere Neurochirurgen in Frankreich sind vor allem zu nennen: Jean Talairach (1911–1993) in Paris, der den Bereich der Stereotaxie vorangebracht hat, und Gérard Guiot (1912–1996) für die Hypophysenoperationen.

In **Schweden** wurde die Neurochirurgie von **Herbert Olivecrona** (1891–1990) gegründet. Als Student hatte er in Deutschland unter anderem bei Erwin Payr in Leipzig bei der operativen Behandlung von Schussverletzungen an Gehirn und Rückenmark erstmals mit neurochirurgischen Versorgungen Berührung gehabt. Als Autodidakt begann er 1922 mit seiner ersten Hirntumoroperation, die Neurochirurgie in Schweden zu etablieren und konnte bereits 1927 in seiner Monographie „Die chirurgische Behandlung der Gehirntumoren" eine Operationsletalität von nur 23,5 % angeben. Ihm zur Seite stand der Radiologe Eric Lysholm (1865–1939). Zu seinen Schülern gehörten Gösta Norlén (1906–1992) und Lars Leksell (1908–1986), der der Begründer der Radiochirurgie ist, des sog. Leksell-Gamma-Knife®. Bei Olivecrona lernten einige deutsche Neurochirurgen ihre ersten Schritte, so auch der eigentliche Begründer der Neurochirurgie in Deutschland, Wilhelm Tönnis.

In **Portugal** wurde durch den Neurologen **Egas Moniz** (1874–1955) die Karotisangiographie entwickelt (1926). Auf ihn ist auch (mit Unterstützung des Neurochirurgen Almeida Lima) die Leukotomie zurückzuführen (1936). Moniz erhielt für Letzteres 1949 den Nobelpreis für Physiologie und Medizin zur Hälfte – nachdem man bereits in den meisten neurochirurgischen Zentren von dieser Methode zur Behandlung von unruhigen Geisteskranken wegen der erheblichen Verstümmelung wieder Abstand genommen hatte.

In der **Schweiz** war es Hugo Krayenbühl (1902–1985), der, nach seinem Studium in Genf, Paris, Kiel und an der Charité in Berlin sowie in Zürich, hier 1937 – nach einem Aufenthalt bei Cairns in Oxford – eine neurochirurgische Abteilung mit zum Teil selbst finanzierten Instrumenten und Apparaten einrichtete. Die Abteilung wurde 1948 selbstständig. Sein Schüler und Nachfolger Mahmut Gazi Yaşargil gilt weltweit als der Begründer der Mikroneurochirurgie.

In **Deutschland** war es neben dem innovativen Chirurgen **Fedor Krause**, der nach neurologischer Diagnostik und intraoperative Befundlokalisation durch Oppenheim bis 1923 in Berlin neben allgemeinchirurgischen auch neurochirurgische Operationen durchführte, **Otfrid Foerster**, der nach intensiver neurologischer Ausbildung und Tätigkeit schließlich selbst das Skalpell in die Hand nahm und durch die dorsale Rhizotomie zur Behandlung der Spastik, seine (intraoperativ gewonnenen) Erkenntnisse über die Hautdermatome sowie die intraoperative elektrische Stimulation am menschlichen Gehirn zur Abklärung epileptogener Herde weltweite Anerkennung fand.

Fedor Krause

Fedor Krause (1857–1937) erhielt seine Ausbildung bei Richard von Volkmann, Halle, wo einige „Hirnfälle" operiert wurden (Tertsch 1984).

- 1887: Habilitation „Über maligne Neurinome und das Vorkommen von Nervenfasern in denselben"
- 1892: Ernennung zum Professor und Oberarzt in der chirurgischen Klinik des Allgemeinen Krankenhauses Hamburg-Altona
- 1892: subtemporal-extraduraler Zugangsweg zum Ganglion Gasseri
- 1896: Monographie „Neuralgie des Trigeminus"
- 1898: Zugang zum Kleinhirnbrückenwinkel (subokzipital, lateral)
- 1900: Wechsel an das Augusta-Krankenhaus in Berlin, wo eine enge Zusammenarbeit mit dem Neurologen Oppenheim begann
- 1903: erfolgreiche Angiomentfernung
- 1905: transfrontaler, intraduraler Zugang zu einem Hypophysentumor

- 1908: erste Operation eines lumbalen Bandscheibenvorfalles („Enchondrom")
- 1908–1911: zwei Bände über „Die Chirurgie des Gehirns und Rückenmarks nach eigenen Erfahrungen"
- 1911: Operation eines Tumors im IV. Ventrikel
- 1912: Bericht über 96 Epilepsieoperationen mit intraoperativer Stimulation des Kortex zur Identifikation der epileptogenen Zonen
- 1913: Operation eines Tumors der Vierhügelregion
- 1919: Tod seines neurologischen „Wegweisers" Oppenheim
- 1923: Pensionierung

Schüler: E. Heymann, C.M. Behrend, G. Merrem

Otfrid Foerster

Die neurologische Ausbildung von Otfrid Foerster (1873–1941) fand bei Carl Wernicke (Breslau), Joseph Déjérine, Joseph Babinski und Pierre Marie (Paris) statt. Bei Déjérine sah er erstmals die elektrische Reizung der Nerven bei Tieren („funktionelle Neurophysiologie").

- 1898: einige Monate bei H.S. Frenkel in Horn am Bodensee, wo mithilfe von Übungs- und Elektrobehandlung Lähmungen und Bewegungsstörungen behandelt wurden
- 1899: Begegnung mit Oskar und Helene Vogt (später Institut für Hirnforschung, Berlin-Buch) in Paris und Rückkehr nach Breslau
- 1903: Habilitation „Vergleichende Betrachtungen über Modalitätspsychosen und Erkrankungen des Projektionssystems"; anschließend Beobachtung und Behandlung spastisch Gelähmter, elektrophysiologische Forschung, Massagen und Elektrotherapie neurologischer Patienten
- 1907: Durchtrennung der 7. bis 10. hinteren Rückenmarkwurzeln durch den Chirurgen V. Tietze auf Foersters Anweisungen am Operationstisch („Foerster'sche Operation oder Rhizotomie")
- 1912: Vorträge über seine Rhizotomie in den USA

- 1912: Durchtrennung der Seitenstrangbahn (Chordotomie) durch Hermann Küttner auf seine Anweisungen am Operationstisch
- 1913: Erstmals elektrische Reizung durch Foerster bei den vom Chirurgen Küttner freigelegten nervalen intraspinalen Strukturen
- ab 1914: im Krieg Beginn der chirurgischen Tätigkeit (bei insgesamt 775 peripheren Nervenverletzungen); dabei operierte er in Lokalanästhesie, befragte seine Patienten nach ihren Empfindungen und Sinneswahrnehmungen sowie Schmerzen und führte elektrische Reizungen durch
- ab 1919: intraoperative elektrische Reizung jetzt auch an der Hirnrinde zur „Überprüfung, Bestätigung oder Korrektur der von Oskar Vogt und Brodmann angenommenen Felderfunktionen der Großhirnrinde"
- 1921: operative Entfernung einer Hirnnarbe, die er als epileptogenen Herd durch elektrische Reizung und dadurch intraoperativ ausgelöstem epileptischen Anfall identifiziert hatte
- 1922–1924: mit kurzen Unterbrechungen als beratender Arzt Lenins in Moskau
- 1924: Rückkehr nach Breslau und Aufbau einer neurologischen und neurochirurgischen Abteilung mit 80 Betten in der Wenzel-Hanke-Klinik in Breslau
- 1930: Einladung durch Cushing nach Boston
- 1934: Eröffnung des Otfrid-Foerster-Instituts in Breslau (zum Teil finanziert von der Rockefeller-Stiftung)
- 1925–1935: Gäste aus aller Welt, unter anderem Wilder Penfield, Percival Bailey, Paul Bucy, Joseph Evans, John F. Fulton
- 1937: gemeinsame Jahrestagung der Association of British Neurological Surgeons und der deutschen Neurochirurgen in Berlin und Breslau
- 1938: Emeritierung

Schüler: A. Stender, H. Kuhlendahl, E. Klar, H. Penzholz

Je nach Macht des leitenden Arztes verlief später die Entwicklung der Neurochirurgie in Deutschland so, dass entweder ein Chirurg die „Hirnfälle" mit versorgte (z. B. Krause in Hamburg-Altona und Berlin, N.

Guleke in Jena, E. Payr in Leipzig, A. Stieda in Halle), ein Neurochirurg als Oberarzt in der Chirurgie eingestellt wurde (z. B. G. Okonek in Göttingen bei Stich, 1937), ein Neurologe selbst zum Skalpell griff und in seiner Klinik eine Neurochirurgie einrichtete (z. B. Foerster) oder ein Neurochirurg in einer neurologischen Klinik für die Hirnoperationen engagiert wurde (z. B. T. Riechert durch K. Kleist in Frankfurt am Main, 1936, oder Otto Voss durch H. Pette in Hamburg-Eppendorf, 1935).

Die Einrichtung einer selbstständigen neurochirurgischen Einheit in Deutschland gelang erst 1932 und ist das Werk des v. Bergmann-Schülers Fritz König in Würzburg, der seinen Schüler Wilhelm Tönnis (nachdem dieser ein besonderes Interesse gezeigt hatte, da die bauchchirurgischen Themen durch ihm vorstehende Oberärzte schon vergeben waren) zu Olivecrona nach Stockholm geschickt hatte (Cushing verlangte auf Anfrage mindestens 1 Jahr zur Ausbildung, was König zu lang erschien) und nach Tönnis' Rückkehr auf seine eigenen neurochirurgischen Ambitionen verzichtete. Der Werdegang von Tönnis (1898–1978) ist im Folgenden wiedergegeben.

Wilhelm Tönnis

- ab 1926: Ausbildung zum Chirurgen bei Victor Schmieden, Frankfurt am Main, und Fritz König, Würzburg
- 1929: Habilitation: „Experimentelle Untersuchungen zur Entstehung der postoperativen Blutveränderungen"
- 1932: Rockefeller-Stipendium für einen 8-monatigen Aufenthalt, April bis Ende Oktober Hospitation bei Olivecrona, Stockholm
- 1932: im November Einrichtung einer neurochirurgischen Abteilung in der chirurgischen Universitätsklinik in Würzburg mit ausdrücklicher Förderung durch König
- 1933: Tönnis ließ bei der Tagung der Gesellschaft Deutscher Psychiater und Neurologen neun von zehn Patienten, die er an einem gutartigem Hirntumor erfolgreich operiert hatte, mit dem Tumor in der linken Hand vor die 450 Kongressteilnehmer treten; danach großer Zustrom von Patienten, sodass er in den ersten 5 Jahren seiner Würz-

burger Zeit als Neurochirurg über 590 Hirntumoren operierte
- 1934: Ernennung zum außerplanmäßigen Professor in Würzburg mit Lehrauftrag für Neurochirurgie durch den Bayerischen Kultusministerpräsidenten; am 17.8. Eröffnung der ersten Einrichtung
- 1936: Emeritierung Fritz Königs; dessen Nachfolger wurde Kappis, durch diesen mit unterschiedlichen Einschränkungen bis Schikanen Erschwerung von Tönnis' Tätigkeit
- 1936: leitende Tätigkeit in der Klinik am Hansaplatz in Berlin, einer Außenklinik der Charité mit 60 Betten
- 1936: Gründung der zweiten neurochirurgischen Fachzeitschrift der Welt, des Zentralblatts für Neurochirurgie
- 1937: erstes Extraordinariat für Neurochirurgie an der Charité und Leiter der Abteilung für Tumorforschung und experimentelle Pathologie des Gehirns am Kaiser-Wilhelm-Institut in Berlin-Buch
- 1939: leitender Chirurg der Luftwaffe als Generalarzt, Chef des Luftwaffenlazaretts der Hansaklinik
- 1943: Zerstörung der Hansaklinik durch Luftangriffe, Verlegung des Luftwaffenlazaretts nach Bad Ischl
- 1945–1946: amerikanische und später britische Kriegsgefangenschaft
- 1946: Ernennung zum Chefarzt der chirurgischen Abteilung und zum ärztlichen Direktor des Knappschafts-Krankenhauses Bochum-Langendreer
- 1951: Berufung an die Universität Köln als erster Lehrstuhlinhaber in Deutschland und Direktor der neurochirurgischen Klinik
- 1966: Emeritierung

Schüler:
- **Würzburg und Berlin:** G. Okonek (1937 nach Göttingen zu Stich), T. Riechert (1936 nach Frankfurt zu K. Kleist), G.F. Häussler (1938 nach Hamburg zu H. Pette), P. Röttgen (1949 nach Bonn zu E. v. Redwitz), E. Fischer-Brügge (1938 nach Münster zu H. Coenen)
- **Bochum-Langendreer und Köln:** W. Driesen (Tübingen, 1955), R. Frowein (Köln, 1969), J. Gerlach (Würzburg, 1948), W. Klug (Bochum-Langendreer, 1951), F. Loew (Homburg/Saar, 1960),

F. Marguth (München, 1964), H.W. Pia (Gießen, 1953), W. Schiefer (Erlangen, 1958), K. Schürmann (Mainz, 1955), E. Weber (München 1952)

Zweifellos war Tönnis für den Aufbau und die Festigung der Neurochirurgie in Deutschland die treibende Kraft und herausragende Persönlichkeit. Es wurden aber auch andernorts neurochirurgische Einrichtungen geplant und gebaut, z. B. in Halle, Jena, Berlin, Erfurt, Frankfurt am Main, Freiburg, Hannover, Hamburg-Eppendorf, Magdeburg – zum Teil bereits vor dem 2. Weltkrieg.

Das zunehmend rigidere und diktatorische Regime der Nationalsozialisten und schließlich der 2. Weltkrieg brachten die weitere Entwicklung der genannten aufkeimenden neurochirurgischen Stationen und Abteilungen zum Erliegen.

Die Gründung eines eigenen Fachgebietes ist nicht mit der Etablierung eigenständiger Kliniken und Abteilungen und seiner Vertretung in der Lehre beendet, sondern es sollten noch mindestens drei Voraussetzungen geschaffen sein:
1. eine eigene Fachgesellschaft
2. ein eigenes Schriftforum
3. der selbständige Facharzt

Zu 1: Die Deutsche Gesellschaft für Neurochirurgie wurde 1950, 2 Jahre nach der ersten Tagung deutscher Neurochirurgen in Freiburg/Breisgau, in Bonn gegründet. Durch die Teilung Deutschlands in der Nachkriegszeit kam es auch zu einer Trennung der neurochirurgischen Gesellschaft. Am 25.06.1962 wurde die „Gesellschaft für Neurochirurgie der DDR" in Leipzig (1. Vorsitzender G. Merrem) gegründet.

Zu 2: Als eigenes Sprachrohr der deutschen und zunächst auch internationalen Neurochirurgen wurde 1936 von Tönnis das Zentralblatt für Neurochirurgie gegründet und mußte von 1943–1949 durch die Kriegsumstände sein Erscheinen einstellen. Von 1949–1976 war es für beide Teile Deutschlands das gemeinsame Publikationsorgan; ab 1977 aber nur noch das „Organ der Gesellschaft für Neurochirurgie der DDR", bis schließlich 1991 wieder Gemeinsamkeit hergestellt wurde.

Zu 3: Im Jahre 1951 wurde auf Empfehlung des Deutschen Ärztetages zunächst in

Niedersachsen und ab 1956 auf Beschluss des Deutschen Ärztetages in allen Bundesländern der Facharzt für Neurochirurgie eingeführt (Dietz, persönliche Mitteilung).

Dieser Absatz soll mit den Worten Hans Werner Pias schließen, die sich in seiner „Chronik der Deutschen Gesellschaft für Neurochirurgie" aus dem Jahre 1969 finden: „Die erste Etappe der Neurochirurgie als das sich etablierende und nach Autarkie strebende Fach ist abgeschlossen". Damals existierten in der BRD in 35 Orten 40 neurochirurgische Kliniken, davon 20 Universitätskliniken.

Gegenwärtige Zeit

Seit 1969 hat nicht nur die Anzahl der neurochirurgischen Einrichtungen in der BRD enorm zugenommen, sondern es sind die Abteilungen und Kliniken der ehemaligen DDR (Bad Saarow, Berlin-Buch, Berlin-Charité, Chemnitz, Dresden, Erfurt, Greifswald, Halle, Leipzig und Magdeburg) hinzugekommen. Das Mitgliederverzeichnis der Deutschen Gesellschaft für Neurochirurgie von 2002 weist in 100 Orten 134 selbstständige Kliniken bzw. Abteilungen aus. Hinzu kommen 38 Belegabteilungen sowie (im Jahr 2003) ca. 240 niedergelassene Neurochirurgen und 11 Rehabilitationskrankenhäuser.

Inhaltlich beginnt die derzeitige Ära der Neurochirurgie mit der Einführung des Operationsmikroskopes in unseren Alltag. Nach seiner Entwicklung für den HNO-Bereich ab 1921 durch Nylen sowie Holm-

gren 1922/23 wurde es im neurochirurgischen Bereich erstmals 1961 durch T. Kurze und S.B. Doyle benutzt, und 1966 berichten J.L. Pool und R.P. Colton über die mikrochirurgische Clippung eines Aneurysmas. In ganz besonderer Weise wurde die Mikrochirurgie von Mahmut Gazi Yaşargil vorangetrieben, was sich in seinen sechs Bänden der „Microneurosurgery" (1984–1996) manifestiert. In Deutschland ist hier vor allem Madjid Samii zu nennen.

Eine Bewertung der Gegenwart aus historischer Sicht ist schwierig, denn vieles heute großartig Erscheinende ist morgen bedeutungslos oder obsolet (s. Nobelpreis an E. Moniz). Da die Herausgeber der Zeitschrift „Neurosurgery" und nahezu 170 Mitglieder der „International Liaison and Advisory Panel" Yaşargil zum Neurochirurgen des 20. Jhdts. gewählt haben (genauer: der zweiten Hälfte, für die erste wurde Cushing gewählt; s. Novemberheft der „Neurosurgery" 1999), darf ich mit der Nennung seines Namens dieses Kapitel schließen und mich der Aufgabe, Namen weiterer verdienstvoller Männer zu nennen, entziehen.

Ich danke den Herren Prof. Dr. med. Dr. h.c. H. Dietz und Prof. Dr. med. Th. Grumme für die vielfältigen Anregungen, Korrekturen und Ratschläge bei der Entstehung des Manuskripts.

Literatur

Collmann H, Rosenov DF (2004) Aus der Pionierzeit der Neurochirurgie: Emil Heymann (15.4.1878 – 11.1.1936). Zentralbl Neurochir 65: 36–9.

DGNC – Deutsche Gesellschaft für Neurochirurgie (Hrsg) (2001) Neurochirurgie in Deutschland: Geschichte und Gegenwart. 50 Jahre Deutsche Gesellschaft für Neurochirurgie. Berlin, Wien. Blackwell Wissenschafts-Verlag.

Dietz H (1980) Neurochirurgie. Therapiewoche 30: 7750–5.

Greenblatt SH (1997) A History of Neurosurgery. Park Ridge, Ill: The American Association of Neurological Surgeons.

Ljunggren B (1993) Herbert Olivecrona: Founder of Swedish neurosurgery. J Neurosurg 78: 142–9.

Pia HW (1969) Chronik der Deutschen Gesellschaft für Neurochirurgie. Gießen: Pendelprint Heinz Lacroix KG.

Pothe H (1986) Zur Geschichte der modernen Neurochirurgie. Zentralbl Neurochir 47: 52–62.

Tertsch D (1989) 100 Jahre Neurochirurgie in Halle. Zentralbl Neurochir 50: 1–8.

Thorwald J (1986) Im zerbrechlichen Haus der Seele. Die große Odyssee der Gehirnchirurgie. München: Droemer-Knaur.

Toellner R (1992) Illustrierte Geschichte der Medizin, Bd 2. Vaduz: Andreas & Andreas.

Tönnis W, Zülch KJ (1984) Jahre der Entwicklung der Neurochirurgie in Deutschland. Erinnerungen 1898–1978. Bearbeitet und ergänzt von K.-J. Zülch. Berlin, Heidelberg: Springer.

Wilmanns JC (1994) Medizin in Frankfurt am Main. Hildesheim: G. Olms.

Wronski J (1991) Foerster's activity and neurosurgery in Wroclaw (Breslau). Zentralbl Neurochir 52: 153–63.

Zülch KJ (1954) Erinnerungen an Otfrid Foerster. Zentralbl Neurochir 19: 286–92.

Zülch KJ (1975) Die erste Operation – Punktion eines raumfordernden Prozesses, der von Wernicke rein neurologisch lokalisiert wurde. Zentralbl Neurochir 36: 47–50.

17 Rechtliche Aspekte

17.1 Operationsaufklärung und Komplikationen in der Neurochirurgie

Falk Oppel[1], Christoph Schede[1], Hans Arnold[1], Thomas Grumme[2]

Inhalt

---

1 Teil „Aufklärung"
2 Teil „Komplikationen"

Einleitung und Problemstellung

Die Beachtung der rechtlichen Grundregeln hat im medizinischen Alltag eine große Bedeutung erlangt. Ein operativ tätiger Arzt unterliegt vor einem operativen Eingriff der Aufklärungspflicht. Zunehmend kommt es zu Regressen und Verurteilungen von Ärzten. Die gegen die behandelnden Ärzte angestrebten Prozesse begründen sich nicht selten in mangelnder Sorgfalt bei der Betreuung.

Um **Behandlungsstandards** präzise zu definieren, begannen die medizinischen Fachverbände nach 1990, diagnosespezifische Therapieleitlinien zu erarbeiten. Diese gewinnen auch, obwohl sie keine *Richtlinien* sein sollen, in sog. Kunstfehler-

Aufklärung des Patienten (informed consent)

Die Ärzteschaft reagierte bereits in den 1960er-Jahren mit der verpflichtenden Auflage, die Patienten über ihre Erkrankung und die geplante Behandlung aufzuklären. Das Aufklärungsverfahren ist unter juristischem Druck allmählich umfassender und aufwändiger geworden. Aufklärungsdefizite sind heute justiabel und werden auch, wenn die Therapie kunstgerecht durchgeführt wurde und nicht zu rügen ist, zum Nachteil des Arztes verwendet.

prozessen Bedeutung, in denen Juristen argumentieren, Ärzte seien von *Leitlinien* bzw. Therapiestandards abgewichen und hätten ihre Patienten dadurch gefährdet. Folglich tun Ärzte gut daran, Abweichungen von Leitlinien jeweils mit dem Patienten zu diskutieren und gut zu begründen. Dies gilt besonders auch für die Anwendung neuer Therapien, die in Leitlinienpapieren noch nicht erwähnt sind.

Fast bis 1970 herrschte im Medizinbetrieb eine paternalistische Praxis vor. Die Patienten vertrauten blind darauf, der Arzt werde die für sie beste Entscheidung treffen. Seither hat sich ein grundsätzlicher Wandel vollzogen. Nach verständlicher, geduldiger und umfassender Beratung sollen die Patienten nunmehr möglichst in die Lage versetzt werden, selbst zu entscheiden, ob und wie sie behandelt werden möchten (Patientenautonomie, Selbstbestimmungsrecht) (Francke u. Hart 1999; s. Kap. 16.3).

Neurochirurgen betrifft dies in akzentuierter Form. Eingriffe an Hirn und Rückenmark, von denen nur ein sehr kleiner Teil der Bevölkerung (um 1 % aller Patienten!) profitiert, sind meistens aufwändig. Die Operationskomplikationen können für Patienten und deren Angehörige besonders schwerwiegende Folgen haben. Deshalb ist zu fordern, dass Gespräche, die der Aufklärung über die für sinnvoll und notwendig gehaltene Operation dienen, Patienten und – sofern die Patienten es nicht verweigern – Angehörige über Komplikationen (auch seltene) und deren mögliche unerfreuliche Auswirkungen sowie über alternative Therapien unterrichten. Diese Gespräche können schwierig sein, setzen umfangreiches

Wissen voraus und sollten deshalb nicht an die jüngsten Mitglieder eines Teams delegiert, sondern möglichst vom Operateur selbst geführt werden. Die Familien sollten einbezogen werden, weil eine Operation oder Intensivtherapie, die den Patienten möglicherweise als Pflegefall zurücklässt, sich auch erheblich auf die Biographie und die soziale Stellung der Angehörigen auswirken kann.

Wenn über eine mit Sicherheit bald zum Tode führende Krankheit aufgeklärt werden muss, ist rückhaltlose Information des Patienten aus ärztlicher Überlegung nicht immer vertretbar. Es erfordert Zeit und Einfühlungsvermögen, zu erkennen, wann man entmutigende Informationen besser zurückhält oder nur fragmentarisch weitergibt und wann Persönlichkeit und soziale Lage der Patienten erlauben und/ oder erfordern, die volle Wahrheit darzulegen. Diese Einschränkung gilt nicht für mögliche Komplikationen einer Operation. Typische Komplikationen sind immer zu erörtern, seltene dann, wenn sie sich einschneidend auf die Zukunft auswirken können (s. Abschnitt „Komplikationen).

Vermeidbarkeit von Regressansprüchen

Regresse sind vermeidbar, wenn der Arzt bereits vor der Operation Präsenz zeigt, Vertrauen schafft durch Information und sich mit den Fragen und Problemen des Patienten auseinandersetzt und dabei das Gefühl vermittelt, Zeit für ihn zu haben. Bei Komplikationen können Regresse vermieden werden, wenn der Arzt dem Patienten mit Verständnis entgegentritt, ihm Zuwendung zuteil werden lässt und sich um ein intensives Management der Komplikationsfolgen kümmert. Ein so behandelter Patient wird zumindest nicht aus Unverständnis oder Suche nach Kompensation eines subjektiv empfundenen Unrechtes klagen.

Dem Zusammenhang zwischen einem subjektiv empfundenen Unrecht und der Klage eines Patienten im Sinne einer Kompensation wird in der klinischen Praxis oft nicht ausreichend Beachtung geschenkt.

Nicht selten greifen beim Arzt eher Verdrängungsmechanismen, die dem Patienten das Gefühl geben, allein gelassen zu werden. Er gewinnt dann den Eindruck, dass vermeintliche Unregelmäßigkeiten nicht beachtet worden sind. Wichtig ist beim Gespräch über die Ursache des ungünstigen Verlaufes, dass der Patient nicht mit verschiedenen Erklärungen unterschiedlicher Ärzte konfrontiert werden sollte, sondern dass die Informationen nachvollziehbar und überzeugend bleiben.

Neben der unvollständigen Dokumentation sind nicht selten eine mangelnde Aufklärung und Missverständnisse zwischen Arzt und Patient Ursache einer Verurteilung (Krumpaszky et al. 1997).

Strafrechtliche Einordnung einer Operation

Der ärztliche Heileingriff ist als tatbestandsmäßige **Körperverletzung** im Sinne des § 223 StGB definiert. Das Recht auf körperliche Unversehrtheit und Selbstbestimmung gelten als Grundwerte mit Verfassungsrang.

Eine ärztliche Behandlungsmaßnahme ist dann gerechtfertigt, wenn sie indiziert ist, der Patient in sie nach hinreichender Aufklärung eingewilligt hat und sie lege artis, d. h. behandlungsfehlerfrei durchgeführt wird (Grumme u. Kolodziejczyk 1994).

Wahlfreiheit des Patienten

Der Patient ist befugt, ärztliche Dienste in Anspruch zu nehmen oder die Wahl zu treffen, der Krankheit ihren schicksalhaften Verlauf zu lassen. Das trifft auch bei vitaler Bedrohung des Patienten zu. Sinnvollen Gebrauch von dieser Wahlfreiheit kann nur der Patient machen, der die Tragweite seines Entschlusses kennt. Die ärztliche Aufklärungspflicht trägt dem Selbstbestimmungsrecht des Patienten Rechnung. Eine ärztliche Behandlung erhält erst durch die Einwilligung des Patienten ihre Rechtfertigung. Eine Behandlung, die dem Willen des Patienten

zuwider läuft, eine Zwangsbehandlung, selbst in Grenzbereichen kennt das deutsche Recht nicht (Kern u. Laufs 1983). Dem Arzt obliegt die Feststellung, ob die Einwilligungsfähigkeit in der konkreten Situation vorliegt.

Aufklärung Minderjähriger

Aufzuklärende sind der Patient, ggf. – soweit vorhanden – Betreuer oder bei Minderjährigen die Personensorgeberechtigten (in der Regel *beide* Eltern). Bei Einsichtfähigkeit können auch Minderjährige zustimmen, die Einwilligung der Personensorgeberechtigten sollte dennoch eingeholt werden. Bei schwierigen Behandlungsentscheidungen, die mit erheblichen Risiken verbunden sind, hat sich der Arzt darüber Gewissheit zu verschaffen, dass beide Elternteile einwilligen oder die Einwilligung auf einen der Partner deligiert wurde. Für Eil- und Notmaßnahmen und für Geschäfte des Alltags, aufgrund einer elterlichen Aufgabenverteilung, kann die Entscheidungsbefugnis einem Elternteil zustehen.

Art und Umfang der Aufklärung

Der Umfang und die Anforderung an die Aufklärung unterscheidet sich bei Notfalleingriffen, eilig durchzuführenden Operationen und Elektiveingriffen.

Jeder Gebietsarzt (z. B. Anästhesist, Neuroradiologe) hat über die von ihm geplanten Behandlungs- und Diagnosemaßnahmen aufzuklären. Die Aufklärung des Narkosearztes kann zeitlich näher am Eingriff liegen, da ein Patient, der sich für einen neurochirurgischen Eingriff entscheidet, auch prinzipiell der Narkose zustimmt (Grumme u. Kolodziejczyk 1994).

Der Arzt ist zur Aufklärung verpflichtet, der Patient darf eine Aufklärung nicht verweigern.

Voraussetzungen des Aufklärungsgespräches

Das Einwilligungsgespräch sollte auf drei Grundvoraussetzungen basieren:

- eindeutiger Indikation
- Informed Consent
- fachlichem Standard

Der Patient ist über seine behandlungspflichtige Erkrankung und über den Verlauf seiner Behandlung zu informieren. Umfang und Grad der Heilung gehören zur Verlaufsaufklärung. Die Operationsindikation (Indikation: Grund für die Anwendung eines bestimmten Heilverfahrens) wird vom Neurochirurgen gestellt. Aspekte der Risiko-Nutzen-Abwägung sowie der Behandlungsprognose tragen zur Schärfe der Indikationsstellung bei. Der Zeitpunkt des Aufklärungsgespräches ist juristisch von wesentlicher Bedeutung (s. unten).

„Ein Arzt, der einem Patienten eine Entscheidung über die Duldung eines operativen Eingriffs abverlangt und für diesen Eingriff bereits einen Termin bestimmt, hat dem Patienten vorher auch bereits die Risiken aufzuzeigen, die mit diesem Eingriff verbunden sind. Die vom Patienten erst nach späterer Risikoaufklärung bestätigte Einwilligung ist allerdings nicht grundsätzlich unwirksam, sondern nur dann, wenn seine Entscheidungsfreiheit nicht gewahrt ist." (BGH, NJW 92, 2351).

Zeitpunkt des Aufklärungsgespräches

Bei **langfristig planbaren Operationen** kann eine Aufklärung erst am Vortag des Eingriffs nicht als rechtzeitig gelten. Der Patient sollte die Möglichkeit haben, die Argumente für eine Operation abzuwägen, sich ggf. mit seinen Angehörigen zu besprechen und andere Ärzte zu konsultieren (Pannek et al. 2001). Zu beachten ist, dass auch mögliche Folgeeingriffe bereits vor dem ersten Eingriff mit Risiken und Komplikationen benannt werden müssen und dass über diese ebenfalls aufgeklärt werden muss (z. B. intraventrikuläre Raumforderung → Liquor-Shunt).

Auch besteht die Verpflichtung, über alternative Behandlungsmethoden aufzuklären (z. B. Bandscheibenvorfälle → operative versus konservative versus perkutane Methoden etc.).

„Die Pflicht des Arztes, den Patienten über Behandlungsalternativen aufzuklären, entfällt nur, wenn eine an sich gegebene Behandlungsalternative im konkreten Fall wegen anderer behandlungsbedürftiger Verletzungen des Patienten ausscheidet." (BGH NJW 92,2353).

Des Weiteren wird das Kriterium des Zeitpunktes und des Umfanges der Aufklärung von der **Dringlichkeit jeglichen Eingriffs** bestimmt. Das Maß der Genauigkeit, mit der aufgeklärt werden muss, steht im umgekehrten Verhältnis zur Dringlichkeit des Eingriffs (BGH MedR 1991, 85; Bockelmann 1968). Die Anforderungen an die Aufklärung eines Elektiveingriffes sind deutlich strenger als bei dringlichen Eingriffen.

Es wird nochmals betont, dass die Aufklärung so früh wie möglich erfolgen soll. Der Patient muss die Möglichkeit haben, ggf. noch nach Hause gehen zu können. Bei Aufklärung am Tag der Operation muss der Patient ausdrücklich auf seine Entscheidungsfreiheit hingewiesen werden. Wenn über gravierende Risiken neu am Tag vor der Operation aufgeklärt wird, reicht eine Nacht vor dem Eingriff nicht aus (Grumme et al. 1998).

> Ein mitgegebenes Merkblatt mit erklärender Skizze des Arztes individualisiert die Aufklärung und dokumentiert gleichzeitig nachvollziehbar die Intensität des Gespräches.

Beweislast und Empfehlung zur individualisierten Dokumentation

Ohne ausreichende Dokumentation bleibt das Aufklärungsgespräch nicht nachvollziehbar. Der aufklärende Arzt muss den Beweis für sein Aufklärungsgespräch erbringen können. Laut Empfehlungen der Deutschen Gesellschaft für Neurochirurgie (DGNC) und des Berufsverbandes Deutscher Neurochirurgen (BDNC) sollte die Aufklärung mündlich bei simultaner schriftlicher Dokumentation erfolgen, einschließlich einer Zeichnung, unter Angabe der Dauer des Aufklärungsgespräches, ggf. auch Dokumentation mehrfacher Gespräche, möglichst schon bei ambulanter Vorstellung (Grumme et al. 1998). Der Patient soll die Möglichkeit erhalten, anhand der dargelegten operativen Vorgehensweise und der Komplikationsmöglichkeit seine persönliche Abwägung zu treffen.

Der weitverbreitete Gebrauch von **Aufklärungsformularen** dient hauptsächlich der Beweisvorsorge des Arztes und der Kliniken. Dies reicht jedoch nicht aus. Die schriftliche Aufzeichnung im Krankenblatt über die Durchführung des Aufklärungsgespräches und seinen wesentlichen Inhalt sind dringend zu empfehlen (sog. **Privileg der ärztlichen Dokumentation**). Die Dokumentation muss einen Hinweis auf einen zweifelhaften Operationserfolg haben (Grumme et al. 1998).

Weil der Arzt die Beweislast für eine zulängliche Aufklärung trägt, hat er Vorsorge zu treffen. Dafür empfiehlt sich zuerst das Krankenblatt, in das der Arzt wesentliche und kritische Punkte seiner Unterredung mit dem Kranken in knapper Form einzutragen hat. Bedient er sich eines Formulars, sollte dieses Raum für individuelle Einträge bieten. Je persönlicher die Beteiligten das Formular ausfüllen, desto beweiskräftiger ist es (BGH NJW 1985, 1399). Das Einwilligungsgespräch sollte auf das Vorwissen und den Intellekt des Patienten abgestimmt sein.

Inhalt des Aufklärungsgespräches

Inhalt des Aufklärungsgespräches sind neben der Indikation der gesamte Operationsablauf und die Operationstechnik sowie Risiken und Komplikationen, mit denen der Aufklärende vertraut sein sollte. Zu nennen sind auch die allgemein möglichen Operationskomplikationen. Die Intensität der Aufklärung richtet sich nach der **Verhältnismäßigkeit**.

Je schwerer das mögliche Risiko ist, desto intensiver sollte die Aufklärung hierüber erfolgen.

Auch die an der Klinik für die einzelne Indikation bestehende Komplikationsdichte ist zu nennen. Es ist ausreichend, dass der Patient eine allgemeine Vorstellung von möglichen Gefahren einer Operation hat. Nicht erforderlich ist die Nennung von Prozentzahlen des Behandlungsrisikos. Eine Verharmlosung und Weckung falscher Vorstellung ist zu meiden. Es muss immer die schlimmstmögliche Komplikation genannt werden, selbst wenn diese in der Literatur bisher nicht genannt wurde (z. B. Querschnitt nach Myelographie). Die durch die Aufklärung für den Patienten entstehende psychische Belastung ist hinzunehmen.

Der Informed Consent, die Übereinstimmung zwischen Arzt und Patient, ist das Ziel der Aufklärung.

Komplikationen

Jeder operativ tätige Neurochirurg muss sich bei jedem operativen Eingriff mit dem Begriff „Komplikation" aus vielerlei Gründen auseinandersetzen. Eine korrekte Patientenaufklärung basiert auf gründlichen und exakten Kenntnissen von Indikation, Operationsverfahren und -ergebnissen, Therapieoptionen sowie Komplikationen. Das Verhältnis Arzt-Patient kann nur vertrauenswürdig und -bildend sein, wenn der Patient als mündiger Bürger im Rahmen operativer Handlungen auch und gerade mit den Komplikationen, den Fehlverläufen und den unbefriedigenden Heilergebnissen konfrontiert worden ist. Dass dies von ganz besonderer Wichtigkeit sein kann, beweisen vor allem die zunehmende Zahl juristischer Verfahren wegen vermeintlicher medizinischer Behandlungsfehler und daraus folgend die steigende Anzahl von gutachterlichen Aufträgen in der letzten Zeit.

Definition

Etymologisch stammt das Wort „Komplikation" aus dem Lateinischen: complicare

= zusammenfalten, verwickeln. Noch genauer leitet es sich von dem Begriff plica = Falte her. Grob übersetzt, bedeutet Komplikation ein verwickelter (unerwünschter) Krankheitsverlauf.

Pschyrembel definierte 1993 Komplikation wie folgt: „Ereignis oder Umstand, wodurch der gewohnte Ablauf einer Erkrankung, eines ärztlichen Eingriffs oder natürlichen Vorgangs (z. B. Geburt) ungünstig beeinflusst werden kann; Entwicklung zu einem eigenständigen diagnostischen und therapeutischen Problem möglich".

Diese Bestimmung des Begriffes „Komplikation" berücksichtigt das mögliche Ineinanderübergehen von krankheitsimmanenten und iatrogenen Schädigungen und Folgeerscheinungen überzeugender als die aus der 4. Auflage des Roche Lexikon Medizin von 1998: „Jedes außerordentliche – und meist mit besonderen Symptomen einhergehende – Krankheitsgeschehen, das im Verlauf einer Grundkrankheit auftritt und deren Verlauf ungünstig gestaltet".

Ätiologie

Viele Komplikationen bleiben ätiologisch ungeklärt. Das Alter, der Allgemeinzustand des Patienten, die anamnestischen Daten, internistische Erkrankungen im Besonderen, vor allem die Immobilisation von Erkrankten spielen eine nicht zu unterschätzende Voraussetzung bei der Entstehung von allgemeinen Komplikationen wie z. B. Thrombose, Pneumonie, Sepsis etc. Lagerungsschäden, direkte Gefäß- und Nervenverletzungen intraoperativ erklären exakt die entsprechenden postoperativen Defizite.

In den unerklärbaren Fällen muss man von mechanischen Läsionen durch Zug und Druck oder von lokalen Störungen durch Spasmus oder Ödem ausgehen. Letztlich sind viele postoperative Funktionsstörung – von ganz leichten Störungen bis zum tödlichen Verlauf – vaskulär bedingt.

Es ist besonders darauf hinzuweisen, dass nicht jede Komplikation iatrogenen Ursprungs ist, sodern auch krankheitsimmanent sein kann (z. B. Vasospasmus, Hydrozephalus bei Subarachnoidalblutung).

Einteilung

Bei der neurochirurgischen Eingriffe können Komplikationen zu allen Zeiten auftreten:

1. Probleme bei der Diagnostik
2. Probleme durch die Anästhesie
3. Lagerungsschäden
4. Intraoperative Schädigungen und Probleme
5. Postoperative Komplikationen mit der Möglichkeit von Spätfolgen

Manche der genannten Gruppen können fließend ineinander übergehen. Außerdem scheint es sinnvoll zu sein, allgemeine gegen spezielle Komplikationen abzugrenzen. Diese Trennung betrifft einerseits die Probleme, die nur mittelbar mit dem Eingriff zusammenhängen (z. B. Thrombose, Embolie, internistische Krankheiten), und andererseits die Komplikationen, die auf direktes chirurgischen Handeln, also unmittelbar mit dem Eingriff zusammenhängend, zurückzuführen sind. Entsprechend den Empfehlungen der DGNC und des BDNC (Grumme et al. 1998) lassen sich die Komplikationen in zwei große Gruppen aufteilen:

- allgemeine neurochirurgische Komplikationen
- spezielle lokalisatorische Komplikationen (s. unten)

Komplikationen auf neuroradiologischem Gebiet

Als Komplikation einer neuroradiologischen Untersuchung gelten alle Verschlechterungen des klinischen Zustandes, die in den ersten 24 h nach dem Eingriff auftreten. Die von der Neurochirurgie indizierten diagnostischen Eingriffe in der Neuroradiologie müssen bezüglich der Aufklärung und der aufgetretenen Komplikationen von Neuroradiologen verantwortet werden.

Das CT bietet eigentlich nur Probleme durch die Gabe von Kontrastmittel. Die Verwendung der nichtionischen Kontrastmittel hat die Unverträglichkeit (z. B. Urtikaria, Übelkeit, Kreislaufreaktionen, Krampfanfälle) auf unter 2 % heruntergedrückt. Auf die Besonderheiten bei Jodstoffwechselstörungen wird hingewiesen.

Die **MRT**-Untersuchungen sind bei unbekannten Implantaten (z. B. Aneurysma-Clip, der älter ist als 10 Jahre, Kriegsverletzungen) mit Vorsicht zu betrachten. Bei Ventilen zur Hydrozephalusbehandlung mit Metall- und Keramikmagneten ist nach der MRT-Untersuchung eine Neujustierung bzw. wenigstens eine Kontrolle der Ventileinstellung notwendig.

Die kraniozerebrale **Arteriographie** führt auch bei Verwendung nichtionischer Kontrastmittel und in digitaler Subtraktionstechnik zu neurologischen Komplikationen in einer Häufigkeit von etwa 1 %. Die interventionelle Angiographie stellt eine echte Alternative zur Neurochirurgie dar, sodass auch die Komplikationsmöglichkeiten für beide Therapieoptionen bedacht und dem Patienten abwägend mitgeteilt werden müssen.

Die **lumbale Myelographie** (mit Myelo-CT) ist durch Verwendung von verbesserten Kontrastmitteln und spezieller Lumbalnadeln deutlich verträglicher geworden; die Probleme liegen jetzt bei 10 %.

Allgemeine neurochirurgische Komplikationen

Zu den allgemeinen neurochirurgischen Komplikationen gehören Blutungen, Infektionen, Verschlechterungen des neurologischen bzw. psychiatrischen Befunds, Durchblutungsstörungen, Liquorzirkulationsstörungen, Lagerungsschäden.

Die **Blutungen** umfassen sog. „Nachblutungen" im Operationsgebiet, (intrazerebral, sub- und epidural), aber auch Entlastungsblutungen eingriffsfern oder im Sinne von chronisch subduralen Hämatomen bzw. Hygromen. Durchblutungsstörungen (Infarkte) können operationsnah und -fern beobachtet werden.

Die **Infektionen** beinhalten alle Varianten von der oberflächlichen Wundheilungsstörung über die Knochendeckelentzündung (mit Notwendigkeit von Revisionsoperationen), Meningitis, subdurales Empyem, Hirnabszess, Meningoenzephalitis bis zur Notwendigkeit, einen Shunt-pflichtigen Hydrozephalus zu drainieren.

Die **Verschlechterung des neurologischen Befundes** wird durch die Läsion jeglicher neuraler Struktur und deren Funktion hervorgerufen; am gravierendsten sind Störungen des Bewusstseins, zerebrale Halbseiten- und spinale Transversalsyndrome.

Störungen der **Liquorzirkulation** zeigen sich in Liquorfistel und -kissen, Luftansammlungen und Hydrozephalus sowie im Rahmen von Infektionen und Einblutungen im Liquorsystem.

Lagerungsschäden betreffen die Läsion peripherer Nerven, insonderheit den Plexus brachialis, N. ulnaris, N. peroneus, N. axillaris und verschiedensten Schädigungen der Haut, des Auges und Ohres. Sensible Störungen im Bereich des Hautlappens sind möglich.

Jeder operative Eingriff am Gehirn vermag eine „Narbenepilepsie" hervorzurufen, vor allem bei frontaler, temporaler oder zentraler Lage der Läsion.

Eine Zusammenfassung der allgemeinen neurochirugischen Komplikationen zeigt in der Übersicht nochmals Tabelle 17.1-1.

Tab. 17.1-1. Allgemeine neurochirurgische Komplikationen

Blutungen	• in das Operationsgebiet • epidural • subdural • intrazerebral
Hygrome	ein- oder beidseitig
Durchblutungsstörungen bzw. Infarkte	• im Bereich des Operationsgebietes • in anderen Hirnarealen
Infektionen	• Wundheilungsstörung • Knochendeckelentzündung • Revision und später Palacosplastik • Meningitis – Enzephalitis – Meningoenzephalitis mit anschließender Liquorzirkulationsstörung und Hydrozephalus → Shunt-Pflichtigkeit • Empyem bzw. Abszess mit operativer Revision
Verschlechterung des Befundes	• Kopfschmerzen • Sprachstörungen • Bewusstseinsstörungen • bleibende und/oder vorübergehende Lähmungen • Empfindungsstörungen • Sehstörungen • Atemstörungen • Herz- und Kreislaufstörungen • Gesichtsfelddefekte • Psychosyndrome
Liquorkissen bzw. -fisteln	
Epilepsie	
Schädigung von Haut und Muskelnerven mit resultierenden Empfindungsstörungen im Bereich des Hautlappens	
Notwendigkeit der Erweiterung des geplanten Eingriffes	

Tab. 17.1-2. Neurochirurgische Komplikationen durch spezielle Eingriffe und Zugänge

Supratentorieller Zugang	frontal, frontobasal, Orbita	• Affektstörungen • Geruchs- und Geschmacksstörungen • motorische Aphasie • Doppelbilder • Ptose • Sehverschlechterung bis Amaurose • Exophthalmus • Lähmung der Stirnmuskulatur • Kaumuskelprobleme
	pterional	• motorische und sensorische Aphasie • Halbseitenlähmung • Augen- und Lidmuskelstörungen • endokrinologische Störungen • Elektrolytverschiebungen • Bewusstseinsstörungen • Lähmung der Stirnmuskulatur • Kaumuskelprobleme
	temporal, subtemporal	• Aphasie • Halbseitenlähmung • Bewusstseinsstörungen • Gedächtnisstörungen • Augen- und Lidmuskelstörungen • Verletzung der Sehbahn • neuropsychologische Defekte • extrapyramidalmotorische Störungen
	zentral, parietal	• motorisch-sensorische Halbseitenstörungen • Mantelkantensyndrom (Paraparese) • Körperschemastörungen • komplexe Sprachstörungen (Angularissyndrom)
	okzipital, Trigonum	• homonyme Hemianopsie • Kompartmentsyndrom (isolierte Hirnkammerblockade) • Sehbahnverletzung
	Mittellinienzugang, ventrikulärer Zugang	• Antriebsstörungen • Rechts-links-Störung • neuropsychologische Defekte • Kurzzeitgedächtnisstörungen • Mantelkantensyndrom • Rindenblindheit • Bewusstseinsstörungen • Ventrikelblutung bzw. Ventrikulitis • Hydrozephalus (mit Shunt-Pflichtigkeit) • Kompartmentsyndrom • Hygrome • Elektrolyt- und Hormonstörungen
	transsphenoidal, transoral	• Liquorfistel und Meningitis • Schleimhautatrophie • Rhinitis sicca • eitrige Sinusitis • Mukozele • Verletzung der A. carotis interna • Verletzung des Sinus cavernosus • Ausbildung eines Aneurysmas • Subarachnoidalblutung • mentale Störungen • Empty Sella • Augenmuskelstörungen • Sehnervenverletzung • Erblindung • endokrinologische Ausfälle

Tab. 17.1-2. (Fortsetzung)

Infratentorielle Zugänge	Mittellinienzugang, Hemisphäre	• Ataxie • Nystagmus • Koordinationsstörungen • Hydrocephalus occlusus (Shunt, externe Drainage) • Luftembolie • supratentorielle Blutung • supratentorieller Pneumozephalus
	Mittellinienzugang, Wurm-Hirnstamm	• Ataxie • Hemiparese • Dysarthrie • Bewusstseinsstörungen/Locked-in-Syndrom • Atmungs- und KreislaufregulationsstörungenThermoregulationsstörungen • Hirnnervenstörungen (III bis XII) • Hydrozephalus (Shunt, externe Drainage) • Luftembolie • supratentorielle Blutung • supratentorieller Pneumozephalus
	Mittellinienzugang, suprazerebellär	• Hirnnervenstörungen III, IV, VI • Störungen der langen Bahnen • Bewusstseinsstörungen • Ataxie • Luftembolie • supratentorielle Blutung • supratentorieller Pneumozephalus
	Kleinhirnbrücken-winkel	• Hirnnervenläsionen IV bis XII • laterales Ponssyndrom • Hemiataxie • Hemiparese • Bewusstseinsstörungen • Liquorfistel • Rhinoliquorrhoe • hoher zervikaler Querschnitt • Hydrozephalus (Shunt, externe Drainage) • Luftembolie • supratentorielle Blutung • supratentorieller Pneumozephalus
	kraniozervikaler Übergang	• spastische Tetraparese • spinale Ataxie • Hirnnervenstörung (IX bis XII) • vegetative Dysfunktion • Verletzung der A. vertebralis • Luftembolie

Spinale Zugänge	zervikal, ventral	• Hämatom, lokal bis zum epiduralen Hämatom
		• Infektion bis zur Spondylodiscitis
		• Verletzung großer Halsgefäße
		• Nervenverletzungen:
		  – Sympathikus
		  – N. laryngeus recurrens (Heiserkeit)
		  – N. laryngeus superior (Stimmveränderung)
		  – N. hypoglossus
		  – Plexus brachialis (Armlähmung)
		• Hypopharynxverletzung
		• Ösophagusverletzung, Mediastinitis
		• Schluckstörungen
		• neurologische Verschlechterung, von Nervenwurzelläsion bis zur Querschnittlähmung
		• Duraverletzung mit Liquorfistel, Meningitis
		• Pneumothorax

Tab. 17.1-2. (Fortsetzung)

Spinale Zugänge (Fortsetzung)	zervikal, dorsal	• lokale Instabilität mit Interponat • Interponatversagen • Dislokation der Implantate • Bruch • Nekrose, Auflösung • Sinterung, Höhenverlust • Pseudoarthrose, Falschgelenk • Luxation, Wirbelfehlstellung mit Instrumentieren • Schraubenbruch • Plattenbruch • Interponatversagen • Hämatom, lokal bis zum epiduralen Hämatom • Infektion bis zur extrem seltenen Discitis • neurologische Verschlechterung, von Nervenwurzelläsion bis zur äußerst seltenen Querschnittlähmung • Duraverletzung mit Liquorfistel, Meningozele • Luftembolie • Verletzung großer Gefäße • Instabilität • Dislokation der Implantate
	thorakal, ventral und dorsal	• Hämatom, lokal bis intramedullär • Infektion • neurologische Verschlechterung bis zur Querschnittlähmung • Duraverletzung • Verletzung der Aorta • Verletzung der V. cava • Verletzung des Sympathikus • Verletzung des Ductus thoracius • Instabilität – Dislokation der Implantate
	lumbosakral, ventral	• Verletzung der großen Bauchgefäße • Verletzung des Ureters • Verletzung des Sympathikus • Impotenz • Instabilität • Dislokation der Implantate • neurologische Verschlechterung bis zur Querschnittlähmung
	lumbosakral, dorsal	• Hämatom, lokal bis zur epiduralen Blutung • Infektion, lokal bis zur Spondylodiszitis, Sepsis, Meningitis • neurologische Verschlechterung bis zur Kaudaläsion (Querschnittlähmung nur sekundär bei aufsteigender Blutung oder Infektion) • Duraverletzung, Meningozele, Liquorfistel • retroperitoneale Verletzungen (Gefäß, Ureter, Darm), mit Blutung oder arteriovenöser Fistel • Instabilität
Spinale Zugänge	perkutane Verfahren	• Hämatom lokal (M. psoas) • Infektion, Diszitis • neurologische Verschlechterung • Muskelspasmus • Gefäßverletzung mit retroperitonealer Blutung
Zugänge bei peripheren Nerven	Plexus brachialis	• Zunahme neurologischer Ausfälle • Schmerzen • Kausalgie • sympathische Reflexdystrophie • Gefäßverletzung • Pneumothorax

Tab. 17.1-2. (Fortsetzung)

Zugänge bei peripheren Nerven (Fortsetzung)	andere periphere Nerven	• Neuauftreten oder Zunahme neurologischer Ausfälle • Schmerzen, auch chronifiziert • Kausalgie • sympathische Reflexdystrophie • Gefäßverletzung • Neurombildung generell, bei Entnahme eines Hautnerven als Interponat • Gefühlsstörungen im Versorgungsgebiet der Nerven

Zugänge bei Schmerzeingriffen	Trigeminus, Thermokoagulation	• Hämatom lokal, Wangenhämatom
		• bakterielle Meningitis, Hirnabszess
		• Fehlpunktion
		  – durch Schädelbasisknochen
		  – A. carotis interna
		• Sinus-cavernosus-Fistel
		• Schädigungsfolgen am N. trigeminus:
		  – Kaumuskelstörung
		  – Missempfindungen
		  – Anaesthesia dolorosa
		  – Anästhesie der Kornea
		  – Keratitis neuroparalytica
		  – Herpes-simplex-Ausbruch im Gesicht
		  – Störungen der Tränensekretion
		  – Störung der Speichelbildung
		• Störungen anderer Hirnnerven
		  – Nervus-opticus-Störungen (Einzelfälle)
		• Doppelbilder
		• Ohrgeräusche
		• Hörstörungen
		• vorübergehende Wesensänderungen
		• vegetative Begleitsymptomatik

	perkutane Chordotomie	• neurologische Verschlechterung bis zur Querschnittlähmung • Ataxie • Blasenstörungen • respiratorische Störungen (vor allem bei doppelseitiger Operation) • Dysästhesien
	Stimulationsverfahren	• Infektionen • Hautnekrosen • Liquorfistel • allergische Reaktionen • Elektrodendislokation • Elektrodendiskonnektion • Elektrodenbruch
	intrathekale Pumpen	• Infektionen • Serome • Nekrose der Haut • Medikamentennebenwirkungen • mechanisch-technische Fehl-, Unter- oder Überfunktionen • unangepasste Dosierung
Liquorableitende Operationen (Shunt)		• Blutung intrazerebral bzw. intraventrikulär mit Nowendigkeit zur operativen Revision • Abszess • Empyem • ÜberdrainageSchlitzventrikel • Kopfschmerzen • Schwindel • Epilepsie • Entlastungsblutung bzw. Hygrom • Gefäßverletzung • Thrombose, Embolie • Herzrhythmusstörungen

Tab. 17.1-2. (Fortsetzung)

Liquorableitende Operationen (Shunt) (Fortsetzung)	• Hernie • Verletzungen von Bauchorganen • Aszites • Liquorfistel • Ileus • Infektion lokal, Sepsis, Shunt-Nephritis, Endokarditis, Peritonitis, Shunt-Sepsis (ggf. mit Notwendigkeit zur operativen Revision) • Katheterwanderung • Diskonnektion des Systems • wachstumsbedingte Dislokation bei Kindern • Okklusion des Systems • Fehllage der Katheterteile • Ventilfunktionsstörungen bei Fabrikationsfehlern • nicht angepaßte Ventilauswahl
Knochenspanentnahme (Beckenkamm)	• Hämatom • Infektion bis zur Osteomyelitis • Beckenknochenfraktur • Sensibilitätsstörungen, Missempfindungen, Schmerzen im Bereich des N. cutaneus femoris lateralis bzw. im Narbenbereich • Verletzungen der Nn. ilioinguinalis, iliohypogastricus, clunii

Spezielle lokalisationsbedingte Komplikationen

Die Tabelle 17.1-2 folgt einem checklisten-artigen Aufbau.

Therapeutisches Vorgehen

Das Behandlungsprinzip bei Komplikationen hat zwingend darin zu bestehen, durch eine optimale Therapie dafür zu sorgen, dass der Patient ein Minimum von Defizit davonträgt. Bei gravierenden Komplikationen (z. B. Bewusstseinsstörungen, Halbseiten- oder Transversalsyndrome) hat unverzüglich eine neuroradiologische Diagnostik zu erfolgen. Bei positivem operationspflichtigem Befund hat der korrigierende Noteingriff sofort zu erfolgen und nicht erst nach Ablauf des normalen Operationsprogrammes – und das gilt auch für septische Fälle.

Anhang

Die checklistenartige Zusammenstellung der möglichen Komplikationen hat natür-lich die Letalität bei jeder Behandlung zu berücksichtigen.

- Operationen mit **Lagerungen in sitzender Position** sind durch Luftembolien besonders gefährdet. Generell können aber Luftembolien immer dann entstehen, wenn der venöse Lufteintritt höher als die Herzebene erfolgt.
- Bei der hohen Anzahl von Operationen an den **zervikalen und lumbalen Wirbelsäulenabschnitten** (vor allem an den Bandscheiben und bei Spinalstenose) sollte bei unveränderten ätzenden Schmerzen und neu auftretenden gravierenden neurologischen Ausfällen an drei Ursachen gedacht werden:
  - übersehener, zurückgelassener oder neu nachgerutschter Sequester
  - übersehener, abgebrochener Osteophyt und/oder neu entstandene Knochenkante
  - epidurales Hämatom oder aufgeschwollenes hämostyptisches Material

Die Diagnostik und die korrigierende Operation haben unverzüglich zu erfolgen.

- Bei spinalen **Operationen in der falschen Höhe**, bei zerebralen Eingriffen **auf der falschen Seite** müssen der Patient und die Angehörigen korrekt darüber informiert werden. Als Sprachregelung, auch im Hinblick auf die Haftpflichtversicherung, bietet sich an, die Worte: „vermeintlich richtige Etage oder Seite" zu verwenden. Bei intraoperativ bemerkter falscher Höhe muss dies nur im Operationsbericht vermerkt werden. Um Eingriffe in falscher Höhe – immer ein Behandlungsfehler – zu vermeiden, muss die Höhenkontrolle mittels Durchleuchtung zu irgend einem Zeitpunkt der Operation erfolgen (Dokumentation!).
- Zurückgelassene, nicht entfernbare **Fremdkörper** (Nadelöhre, abgebrochene Fasszange) müssen dem Patienten mitgeteilt werden.
- Bei **Bewusstseinsstörungen** oder zerebralen Ausfallserscheinungen nach Operationen im Spinalkanal, vor allem wenn Liquor geflossen ist, sollte man an zerebrale bzw. zerebelläre Entlastungsblutungen denken und eine entsprechende neuroradiologische Diagnostik veranlassen.
- Beim Auftreten einer lebensgefährlichen **retroperitonealen Blutung** im Rahmen einer lumbalen Bandscheibenprolapsoperation sollte der Operateur während der gefäßchirurgischen Operation vor Ort ein neurochirurgisches Protokoll führen und damit an der Organisation bzw. Abwendung einer potenziellen Katastrophe teilnehmen. Abtreten, um an anderer Stelle eine weitere Operation durchzuführen, ist kontraproduktiv.

Literatur

Bockelmann P (1968) Strafrecht des Arztes. Stuttgart, Thieme; 59.

Francke R, Hart D (1999) Charta der Patientenrechte. Baden-Baden: Nomus Verlagsgesellschaft.

Grumme Th, Kolodziejczyk D (Hrsg) (1994) Komplikationen in der Neurochirurgie, Bd 1: Wirbelsäulen-, Schmerz- und Nervenchirurgie. Berlin: Blackwell-Wissenschaftsverlag.

Grumme Th, Kolodziejczyk D (Hrsg) (1995) Komplikationen in der Neurochirurgie, Bd 2: Kraniale, zerebrale und neuropädiatrische Chirurgie. Berlin: Blackwell-Wissenschaftsverlag.

Grumme Th, Oppel F, Baum H (1998) Empfehlungen der DGNC und des BDNC zur präoperativen Patientenaufklärung. Mitteilungen der DGNC 1: 6–9.

Kern BK, Laufs A (1983) Die ärztliche Aufklärungspflicht unter besonderer Berücksichtigung der richterlichen Spruchpraxis. Berlin, Heidelberg: Springer.

Krumpaszky HG, Seithe R, Selemann HK (1997) Die Häufigkeit von Behandlungsvorwürfen in der Medizin. VersR 10: 420–7.

Pannek HW, Oppel F, Wolf P (2001) Die Aufklärungspflicht. ArztRecht 36: 200–5.

17.2 Grundzüge neurochirurgischer Begutachtung

Gerd Sandvoß

Inhalt

Gerichtsgutachten

Allgemeine Grundsätze

Der **Sachverständige** ist als Spezialist auf einem begrenzten Sachgebiet zu qualifizieren (BverwG GewArch 1973, 263). So werden als Voraussetzung für diese Tätigkeit angesehen:

- überdurchschnittliche Fachkenntnisse in den jeweiligen Gebieten
- praktische Erfahrung und Fähigkeit, Gutachten zu erstellen
- Unparteilichkeit und Unabhängigkeit
- ein Leben in geordneten wirtschaftlichen Verhältnissen (Heck, a.a.O., § 1 GvG, Rand-Nr. 8)

Es wird vom Sachverständigen erwartet, dass das Gutachten (GA) persönlich, unparteiisch, unabhängig und unter Berücksichtigung objektiver Maßstäbe erstattet bzw. verfasst wird (Bleutge, § 36 GewO, Rand-Nr. 8a) (alles zit. nach Ehlers 2000).

Kienzle definiert die **Qualitätsanforderungen** für GA wie folgt: „Der Beurteilungsmaßstab ärztlicher Begutachtung definiert sich an den hohen Ansprüchen, die man von dem Urteilsspruch eines Hohen Gerichts erwartet: Objektivität, fundierte Sachkunde, Selbstkritik, Unanfechtbarkeit in der Diktion und Standhaftigkeit in der Argumentation" (Kienzle 1996).

Zu beachten ist insbesondere die Unanfechtbarkeit in der Diktion. Persönliche Angriffe auf eine Partei haben automatisch einen Befangenheitsantrag zur Folge. Dadurch kann man den Anspruch auf Bezahlung verlieren (Abgleiten vom Sachlichen ins Persönliche wird nicht bezahlt). Die Vorgaben der Ärztlichen Berufsordnung (BO) § 25 (Sorgfaltspflicht, nach bestem Wissen, innerhalb angemessener Frist) und § 29/1 (kollegiales Verhalten, Verbot unsachlicher Kritik und herabsetzender Äußerungen) sind zu beachten. Nachweisbare Verstöße gegen die BO geben unter Umständen Anlass, einen Gutachter durch einen Befangenheitsantrag aus dem Prozess zu entlassen.

Man beachte weiterhin den § 407a der Zivilprozessordnung (ZPO). Darin ist die höchstpersönliche Leistungserbringung durch den gerichtlich bestellten Sachverständigen festgelegt. Dieses Gebot macht bei Mitarbeit ärztlicher Kollegen nachfolgende Formel am Ende des GA zwingend erforderlich: „**Einverstanden nach eigener Untersuchung, Kenntnisnahme und Urteilsbildung**" (Bundessozialgericht [BSG] in Neue Juristische Wochenschrift [NJW] 1985, 1422). Ohne die vorgeschriebene Formel wird ein lediglich gegengezeichnetes GA zum PrivatGA und ist vor Gericht als Beweismittel unbrauchbar!

Die vorgeschriebene Namhaftmachung von ärztlichen Mitarbeitern am GA kann auch durch diesen Nachsatz erfolgen: „Herr/Frau Dr. .... hat die Anamnese erhoben, den Kläger/die Klägerin vorbereitend untersucht und einen Entwurf des GA gefertigt. Die endgültige Fassung des GA beruht auf meiner eigenen Beurteilung und Untersuchung des Klägers/der Klägerin."

Bei Weitergabe von GA an nachgeordnete Ärzte unter Verzicht auf die vorgeschriebene Formel verliert der beauftragte Chefarzt seinen GA-Status und seinen Liquidationsanspruch, selbst wenn er die von den Ärzten seiner Abteilung erstellten GA mit abgezeichnet hat: „Damit wird er weder zum Gutachter noch hat er damit das GA selbst angefertigt" (LAG Niedersachsen Urteil vom 5.5.99 Az: 11 Sa 2456/98 Seite 6). Der GA-Auftrag des Chefarztes ist demnach unübertragbar, so auch BSG Az.: 9 RV 23/88, und Facharztstandard immer erforderlich: BVG Urteil vom 9.3.84 Az: 8 C 97/83.

Grundsätzlich sollte zwischen drei typischen Schadensfolgen differenziert werden:

- neurologische Ausfallerscheinungen
- mentale Ausfälle: hirnorganisches Psychosyndrom (HOPS), Hirnleistungsschwäche, mnestische Störungen, hirnorganische Wesensänderung, posttraumatisches Stresssyndrom
- vegetative Störungen: Vertigo beim Aufrichten, zephalopathische Kopfschmerzen, Schlafstörungen, vasomotorische Störungen, Impotenz

Im GA sollten lateinische Fachausdrücke vermieden und zum besseren Verständnis durch deutsche ersetzt werden. Hilfreich ist, nach den Diagnosen die jeweilige ICD-10-Ziffer in Klammern anzufügen.

Das GA wird wie folgt aufgebaut und unter Angabe eines Stundensatzes abgerechnet:

- Vorbereitung (Telefonate, Rücksprache mit dem Gericht, Anforderung von Unterlagen oder Akten, Terminabsprachen, Fotos: erster Abzug 2,00 EUR, jeder weitere Abzug 0,50 EUR, ab 50. Seite 0,15 EUR, Literaturbeschaffung und -recherche)[1]
- Aktenstudium (60 Seiten pro Stunde)
- Literaturstudium bei Spezialunkosten[1] (60 Seiten pro Stunde)
- Erhebung der Vorgeschichte
- körperliche Untersuchung
- Auswertung von Zusatzuntersuchungen (z. B. Fremdaufnahmen: 5 min pro Aufnahme)
- Ausarbeitung des GA
- Zusammenfassung und Beurteilung (eine Seite der Beurteilung entspricht 1 Stunde Arbeitsaufwand)
- Diktat und Korrektur (sechs Seiten pro Stunde laut LSG NRW v. 8. 9. 1986, Az.: L 5 S 37/86)
- Schreibgebühr (Original 2,00 EUR pro Seite, Durchschriften für die ersten 50 Seiten: 0,50 EUR pro Seite, für jede weitere Seite 0,15 EUR pro Seite) plus Porto
- Laboruntersuchungen: 1,0facher Satz der GOÄ
- Röntgenuntersuchungen: 1,1facher Satz der GOÄ
- elektrophysiologische Untersuchungen: 1,1facher Satz der GOÄ
- Blutentnahmen: 7,00 EUR
- Schriftbild: linker Rand 3 cm, rechter Rand 4 cm
- Sozialgericht (SG) Osnabrück: Stundensatz für Sachverständige ab 01. 07.1994 25–52 EUR. Regelsatz für mittelschwere GA bis 40 EUR pro Stunde (Geschäfts-Nr. S 31 34 v. 28. 6. 1994).

Laut Beschluss SG Osnabrück vom 30.06.1993 (S 12 U 318/90) wird nach § 2 ZSEG (Gesetz zur Entschädigung von Zeugen und Sachverständigen) dem Arzt als **sachverständigem Zeugen** für Berichte ohne GA für jede Stunde der versäumten Arbeitszeit bis zu 13,00 EUR (2,00–13,00 EUR) ersetzt. Es kann *nicht* ein Stundensatz angewendet werden, wie er für Sachverständige bei Erstattung von GA vorgesehen ist.

Schreibgebühren können über eine Auffangklausel als „Ersatz sonstiger Aufwendungen" geltend gemacht werden. Die Kosten für Fotokopien anderer Unterlagen etwa von Fremdberichten werden erstattet (SG Augsburg, Urteil vom 21.01.1993, S 10 Vs 469 und 507/92 in Breithaupt 1993, S. 435 ff zu § 11 ZSEG, zit. nach start 4/94, pp 44–45), weiterhin eine Kilometerpauschale von 0,27 EUR für Sachverständige, 0,21 EUR für Zeugen, jeweils zuzüglich Parkgebühr.

Wortlaut (SG Osnabrück 1994): „Für die Durchsicht des in Betracht kommenden Schrifttums (Fachliteratur) kann eine Entschädigung nur in besonders gelagerten Fällen gewährt werden. In der Regel muss der Sachverständige die nötigen Fachkenntnisse besitzen und sich durch Einsicht in die einschlägige Literatur auf dem laufenden halten. Die dadurch entstehenden Aufwendungen (auch die aufgewendete Zeit) gehören zu den allgemeinen Unkosten, die er nicht als Spezialunkosten eines GA in Rechnung stellen kann. Das gilt insbesondere für solche Schriften, die nicht speziell für das jeweilige GA erforderlich waren, sondern nur Kenntnisse vermitteln, wie sie bei jedem Sachverständigen des Fachs vorausgesetzt werden müssen."

Der Zeitaufwand für das Studium der Fachliteratur, die auch ein erfahrener und durchschnittlich befähigter Sachverständiger speziell zur Beantwortung der Beweisfrage durcharbeiten muss, ist dagegen zu entschädigen (Oberlandesgericht [OLG] Zweibrücken in MDR 74.68 LS; KG in ZSW 82.228 mit Anmerkungen von K. Müller).

Ist nach dem GA-Auftrag die Ermittlung neuer, bisher nicht diskutierte Literatur erforderlich, so kann die Benutzung einer Datenbank zweckdienlich sein. Die hierfür zu entrichtenden Entgelte sind nach §8 erstattungsfähig: (LSG Rheinland-Pfalz in R Pfleger 86.32.).

Der Vorbereitung des GA dienen auch die erforderlichen Schreiben des Sachverständigen an die Parteien oder ihre Vertreter über die Bestimmung eines Ortstermins oder für Umladung sowie alle sonstigen mit der Erfüllung des Auftrages in Zusammenhang stehenden notwendigen Schreiben. Der für die Schreiben erforderliche Zeitaufwand des Sachverständigen ist nach § 3 zu entschädigen. Lässt der Sachverständige die Schreiben durch eine Schreibkraft fertigen, so sind die Aufwendungen für diese nach § 8 zu ersetzen.

Auch die für das Diktat des GA benötigte Zeit ist als „erforderliche Zeit" zu entschädigen, ebenso der Zeitaufwand des Sachverständigen für die Anfertigung der Reinschrift des GA (LG München in Jur-Büro 93.746).

Nach Nr. 3 des Gesetzes über die Entschädigung von Zeugen und Sachverständigen (ZSEG) in der Fassung nach dem 01.07.1994 beträgt die Entschädigung des Sachverständigen für jede Stunde der erforderlichen Zeit 25,00–50,00 EUR. Für die Bemessung des Stundensatzes sind maßgebend:

- Grad der erforderlichen Fachkenntnis
- Schwierigkeit der Leistung
- nicht anderweitig abzugeltender Aufwand für die notwendige Benutzung technischer Vorrichtungen
- besondere Umstände[2]

Nach ständiger Rechtsprechung des Beschwerdesenats des Landessozialgerichtes NRW (Beschlüsse vom 06.06.1980, L 5 S 54/79, u. L 5 S 55/79) werden ärztliche GA nach ihrem Schwierigkeitsgrad in einfache, mittelschwierige, schwierige und außergewöhnlich schwierige GA eingeteilt. Die Einteilung – so der Senat – dient dem Erfordernis, die genannten Bemessungsmaßstäbe sachgerecht auszufüllen und Anhaltspunkte dafür zu schaffen, welcher Stundensatz im Einzelfall angemessen ist. Der Höchstsatz von 51,00 EUR sei dabei den außergewöhnlich schwierigen GA vorbehalten, während mittelschwierige

---

1. Literaturwissen wird vorausgesetzt und gehört zu den allgemeinen Unkosten, die der Gutachter nicht als Spezialunkosten in Rechnung stellen kann (Meyer 1995).
2. Zu den „besonderen Umständen" zählen z. B. Schwierigkeiten bei verhaltensgestörten, nervenkranken Patienten. Auch bei der Begutachtung von Kleinkindern und Schwerhörigen werden vielfach „besondere Umstände" angenommen, die einen Stundensatz im oberen Bereich des Entschädigungsrahmens rechtfertigen (Meyer u. Höwer, Kommentar zum ZSEG, RdZ. 42 zu § 3 mit weiteren Hinweisen). Es ist also immer einen Versuch wert, z. B. bei Schwerstbehinderten oder extrem schmerzkranken Probanden „besondere Umstände" geltend zu machen.

GA in der Regel mit einem Stundensatz von 38,00 EUR und schwierige mit einem solchen von etwa 43,00 EUR einzustufen seien.

Als **mittelschwierig** sind solche GA zu bezeichnen, bei denen diagnostische oder ätiologische Fragen oder die Beurteilung des Leistungsvermögens eingehendere Überlegungen erfordern. Hierbei handelt es sich vor allem um sog. Zustands-GA, in denen das Leistungsvermögen des Untersuchten im Rahmen der gesetzlichen Rentenversicherung oder der Arbeitslosenversicherung sowie Leidensverbesserungen oder -verschlimmerungen bei Neufeststellung in der gesetzlichen Unfallversicherung oder Kriegsopferversorgung unter Berücksichtigung von Vor-GA und Vorbefunden zu erörtern sind.

> Die Entschädigung muss binnen 3 Monaten nach Beendigung der Zuziehung geltend gemacht werden (§ 15 ZSEG). Andernfalls erlischt der Anspruch kraft Gesetz. Gegen die Feststellung einer zu niedrigen Entschädigung kann man bei guten Argumenten einen Antrag auf richterliche Festsetzung gemäß § 16 ZSEG beim jeweiligen Gericht stellen. Einen Versuch ist es wert.

Folgende **Fehler** werden bei Gerichts-GA am häufigsten beobachtet:

- Präjudizierende Feststellungen des Gutachters in Sozialgerichts-GA: „Der Kläger ist berufsunfähig (erwerbsunfähig)". Diese Feststellung ist Aufgabe des Gerichts und nicht die des Gutachters.
- Präjudizierende Feststellungen in Arzthaftpflichtprozessen: „Es handelt sich um einen schweren Kunstfehler, der einem Arzt schlechterdings nicht unterlaufen darf". Zu dieser Feststellung, d. h. zu jeglicher Wertung ist nur das Gericht und nicht der Gutachter befugt, hätte sie doch Beweislastumkehr zur Folge.
- Eigenmächtige Diskussion und Prüfung von Sachfragen oder von Rechtsfragen über den Beweisbeschluss des Gerichts hinaus. Im Zivilprozess mit seinen Parteimaximen ist der Sachverständige streng an die Fragen des Beweisbeschlusses gebunden (Schlund 2000). Anders ist die Lage bei GA in Strafverfahren (Detter 1998; Ulsenheimer 1999).

- Persönliche Angriffe auf eine der streitenden Parteien führen zwangsläufig zu einem Befangenheitsantrag.
- Nichtbeachtung der höchstpersönlichen Leistungserbringung und der vorgeschriebenen Formalia nach § 407 a ZPO bei der GA-Erarbeitung.
- Überhöhte Liquidation, Falsch- oder Blindzitate.
- Verwechslung von Begriffen je nach Zuordnung zum Auftraggeber:
  - Grad der Behinderung (GdB): nur zur Einschätzung nach dem Schwerbehindertengesetz (SchwbG)
  - Minderung der Erwerbsfähigkeit (MdE): nur zur Einschätzung für die Berufsgenossenschaft (BG)
  - Invaliditätsgrad in Prozent: nur in der privaten Unfallversicherung nach Allgemeinen Unfallversicherungsbedingungen (AUB) 88 siehe unten (Einstufung des Schwerbehinderten nach dem SchwbG)
- Nichtbeachtung der eigenen Befangenheit oder Fachkompetenz (Gebietsgrenzen nach der Weiterbildungsordnung), z.B. bei enger Freundschaft, fachfremdem Sachverhalt (Psychiatrie, Rheumatologie, Pharmakologie).
- Begutachtung trotz fehlender eigener Erfahrung, z.B. bei „Neulandverfahren".

Interpretation und Auslegung von Gesetzen sind Sache des Richters bei den im Folgenden beschriebenen Fällen.

Rente wegen Berufsunfähigkeit nach § 43 SBG VI

Berufsunfähig sind Versicherte, deren Erwerbsfähigkeit wegen Krankheit oder Behinderung auf weniger als die Hälfte derjenigen von körperlich, geistig und seelisch gesunden Versicherten mit ähnlicher Ausbildung und gleichwertigen Kenntnissen und Fähigkeiten gesunken ist. Der Kreis der Tätigkeiten, nach denen die Erwerbsfähigkeiten von Versicherten zu beurteilen ist, umfasst alle Tätigkeiten, die ihren Kräften und Fähigkeiten entsprechen und ihnen unter Berücksichtigung der Dauer und des Umfangs ihrer Ausbildung sowie ihres bisherigen Berufs und

der besonderen Anforderungen ihrer bisherigen Berufstätigkeit zugemutet werden können. Zumutbar ist stets eine Tätigkeit, für die die Versicherten durch Leistungen zur beruflichen Rehabilitation mit Erfolg ausgebildet oder umgeschult worden sind.

Rente wegen Erwerbsunfähigkeit nach § 44 SGB VI

Erwerbsunfähig sind Versicherte. die wegen Krankheit oder Behinderung auf nicht absehbare Zeit außerstande sind, eine Erwerbstätigkeit in gewisser Regelmäßigkeit auszuüben oder Arbeitsentgelt oder Arbeitseinkommen zu erzielen, das ein Siebtel der monatlichen Bezugsgröße übersteigt. Erwerbsunfähig sind auch Versicherte nach § 1 Nr. 2, die wegen Art oder Schwere der Behinderung nicht auf dem allgemeinen Arbeitsmarkt tätig sein können. Erwerbsunfähig ist nicht, wer:

- eine selbstständige Tätigkeit ausübt
- eine Tätigkeit vollschichtig ausüben kann; dabei ist die jeweilige Arbeitsmarktlage nicht zu berücksichtigen

> **Merke:**
> - Im Sozialgerichtsverfahren reicht bei der Beurteilung der Zusammenhangsfrage die einfache Wahrscheinlichkeit nicht aus: nur bei überwiegender Wahrscheinlichkeit von mehr als 50 % und bei an Sicherheit grenzender Wahrscheinlichkeit ist der Zusammenhang gegeben.
> - Bei der BG ist der Arbeitnehmer so versichert wie er ist: Vorschäden sind wie oben einzuschätzen und abzugrenzen.
> - Klagt der Versicherungsnehmer vor dem Zivilgericht, so kann die Versicherung einen Vorschaden, der mehr als 25 % beträgt, zum Abzug bringen.

Ablehnung eines Gutachters

Zur Ablehnung eines Gutachters können führen: Verwandtschaft, frühere Zusammenarbeit, naher Wohnsitz, eindeutige Parteinahme sowie Fehlverhalten des Gutachters (s. oben). Die Ablehnung des Sachverständigen wegen Misstrauens in seine Unparteilichkeit liegt nahe, wenn er über den Beweisbeschluss hinaus als „Ermittlungshelfer" auftritt oder gegenüber Dritten zum laufenden Verfahren Stellung nimmt. Verstößt ein Gutachter gegen den üblichen, publizierten Standard (Bushe u. Schreiber 1994; Ulsenheimer 1999), ist er abzulehnen. Dies ist insbesondere bei Arzthaftpflicht-GA zu beachten. Hier hat der Sachverständige darzulegen, ob, wann und wo gegen den **Standard** verstoßen bzw. die im „Verkehr erforderliche Sorgfalt" außer Acht gelassen wurde. Der Standard definiert sich wie folgt: „Behandlungsnorm (Mindestanforderung), die ein durchschnittlich qualifizierter, gewissenhafter und besonnener Arzt an Kenntnissen, Können, Aufmerksamkeit und Leistung erbringen kann" (Schreiber; loc. cit. in: Hoffmann 1999).

Der Gesetzgeber knüpft die Arzthaftung an die Außerachtlassung der im „Verkehr erforderlichen Sorgfalt" (§ 276 BGB). Dies ist die entscheidende Generalklausel, die als Maßstab für das rechtlich Erlaubte und Gebotene, also zur näheren Konkretisierung, in der Terminologie der Judikatur der letzten 20 Jahre auf den „fachärztlichen Standard" zurückgreift "(Ulsenheimer; loc. cit. in: Hoffmann 1999).

Berufsgenossenschaftliche Gutachten (Stand 01.02.2002)

Die Abrechnung neurochirurgischer Befundberichte erfolgt nach dem Abkommen Ärzte – BG, d. h. nach der sog. UV-GOÄ-Nr. 123 (28,47 EUR) plus Schreibgebühr und Kopien nach EDV-Nr. 190 und 191.

Untersuchungsleistungen und Sachleistungen werden zusätzlich abgerechnet, z. B. nach Spalte 3 BG-GOÄ Ziffern 800, 801, 60a, bei auswärtigen Konsilen zusätzlich Ziffern 50, 50e, 86 und 88. Nur bei Röntgen- oder Laborleistungen berechnet man Spalte 3 minus Spalte 6 (identisch mit Spalte 5), bei Gipsen die Spalte 3 minus

Spalte 5, wenn der Krankenhausträger die Sachkosten separat abrechnet. In der freien Praxis wird nach Spalte 3 ohne Abzüge abgerechnet. Ein Befundbericht entspricht einem Arztbrief. Er enthält weder gutachterliche Äußerungen noch Prozentzahlen, z. B. zur MdE.

Erstes und zweites Renten-GA (kurz und knapp) werden nur bei völlig klaren Unfallschäden erarbeitet und nach EDV-Nr. 146 und 148 abgerechnet. Dazu 800, 801, 835 ggf. Neurophysiologie, Schreibgebühr und Kopien. Ohne/mit Fragestellung zum ursächlichen Zusammenhang: Freie GA nach EDV-Nr. 160 bzw. 161.

Über alle unklaren Befunde und Fragen muss ein wissenschaftlich begründetes GA nach EDV-Nr. 165 schriftlich beantragt und erarbeitet werden. Bei der Beurteilung schwieriger Zusammenhangsfragen mit Literatursuche- und studium kann und sollte eine höhere Vergütung nach § 59 des Abkommens (etwa EDV-Nr. 160, 161 oder 165 x 6) schriftlich gefordert und vereinbart werden, sonst lohnt sich der Aufwand nicht (die zusätzliche Vergütung für die Mitbeurteilung von Fremdaufnahmen findet sich unter BG-GOÄ 5255–5257).

Kausalität und Mitwirkung: siehe Privat-GA.
Unverzichtbare Literatur: Leuftink und Butz (2001).

Privatgutachten

Alle **freien GA**, die einen Patienten betreffen oder sich mit einem Patienten befassen, sind laut Bundesärztekammer (Bundesärztekammer: Stellungnahme vom 11.11.1993, Info-Nr. 31 AZ: 577 und MedR 1994, Heft 6, S. 222 und Andreas, M: Der Chefarzt als Gutachter. ArztR 8/1998 S. 209–17) nach der GOÄ abzurechnen, keinesfalls nach „freier Vereinbarung" oder nach freiem Ermessen. Das gilt auch für Partei-GA z. B. für Rechtsanwälte: Immer sind die Vorgaben der Ärztlichen Berufsordnung §§ 25 und 29/1 zu beachten.

Nach GOÄ Ziffer 80 werden zwischen 17,49 und 61,20 EUR vergütet, d. h. die einfachen GA sollten maximal ein bis drei Seiten lang sein.

Für reine Akten-GA wird nach Ziffer 85 GOÄ abgerechnet, und zwar pro angefangener Stunde Arbeitszeit, in einfachen Fäl-

len Faktor 2,3, d. h. 67,03 EUR pro Stunde plus Schreibgebühr und Kopien nach Ziffern 95 und 96. Bei einer Untersuchung fallen zusätzlich die Ziffern 800, 801 etc. an. Wird Literatur zitiert, ist ein Literaturverzeichnis obligat und abrechenbar. Ist ein GA besonders schwierig oder mit hohem Zeitaufwand und ggf. mit einer Literaturrecherche verbunden, kann oder muss eine schriftliche Honorarvereinbarung nach § 2 GOÄ abgeschlossen werden, da höhere Stundensätze nur auf diese Weise Rechtsgültigkeit erlangen. Bei falscher Abrechnung kann das ganze GA angefochten werden.

Einem Unfallversicherungsvertrag liegen die Allgemeinen Unfallversicherungsbedingungen (AUB 88; Quelle: Datenbank der privaten Unfallversicherungen, O:\US\Hinwei_M.SAM in der) zugrunde. Diese bezeichnen als Invalidität die „dauernde Beeinträchtigung der körperlichen oder geistigen Leistungsfähigkeit" des Verletzten. Maßgeblich für die gutachterliche Bemessung des Invaliditätsgrades ist einerseits die „Gliedertaxe" mit festen Invaliditätsgraden auch für Verlust bzw. Funktionsunfähigkeit von Augen, Gehör, Geruch oder Geschmack. Die jeweilige Funktionsbeeinträchtigung ist hier in Bruchteilen (1/10, 1/7, 1/5 etc.) anzugeben. In allen anderen Fällen wird eingeschätzt, „inwieweit die normale körperliche oder geistige Leistungsfähigkeit unter ausschließlicher Berücksichtigung medizinischer Gesichtspunkte beeinträchtigt ist".

Auf besondere Fähigkeiten und individuelle Begabungen des Versicherten kommt es also dabei nicht an. Der Gutachter hat die Funktionsausfälle an der normalen Leistungsfähigkeit eines Unversehrten gleichen Alters und gleichen Geschlechts zu messen. Beruf, Beschäftigung, Hobbys, Familienstand und Lage auf dem Arbeitsmarkt sind unerheblich. Die Beeinträchtigung der Leistungsfähigkeit nach MdE oder GdB müssen nicht mit dem Invaliditätsgrad übereinstimmen.

Invalidität aufgrund von Unfallfolgen (bis maximal 100 %) muss innerhalb 1 Jahres nach dem Unfall eingetreten und spätestens nach weiteren 3 Monaten ärztlich festgestellt und geltend gemacht sein.

Kausalität und Mitwirkung

Leistungspflichtig ist der Unfallversicherer nur für die Folgen von Unfällen, nicht jedoch von Krankheiten oder Gebrechen. Deshalb muss im Rahmen der Beurteilung des Kausalzusammenhangs geprüft werden, ob das „plötzlich von außen auf den Körper des Versicherten wirkende Ereignis" (Unfallereignis § 1 III. AUB 88) Ursache der Gesundheitsschädigung war, und ob eine Mitwirkung von Krankheiten oder Gebrechen (§ 8 AUB 88) vorliegt.

In der **gesetzlichen Unfallversicherung**, die vor ähnlichen Abgrenzungsproblemen steht, gilt für die Beurteilung des Kausalzusammenhangs die Lehre von der „wesentlichen Bedingung". Stellt der Unfall die (oder eine) wesentliche (Teil-)Ursache für den Gesundheitsschaden dar, ist der gesetzliche Unfallversicherer (Berufsgenossenschaft) uneingeschränkt zur Leistung nach dem Sozialgesetzbuch (SGB) verpflichtet. Handelt es sich jedoch nur um eine „Gelegenheitsursache", wird keine Kausalität angenommen.

Im Gegensatz dazu gilt in der **privaten Unfallversicherung** wie im gesamten Zivilrecht die sog. Adäquanztheorie. Adäquat kausal ist jede Ursache, die generell und nicht nur unter ganz ungewöhnlichen Umständen geeignet ist, den „Erfolg" (die Gesundheitsschädigung) herbeizuführen. Infolgedessen kann eine Gelegenheitsursache, ein „Bagatelltrauma» als Ursache einer Gesundheitsschädigung in Betracht kommen, obwohl nach dem SGB ein Kausalzusammenhang abzulehnen wäre.

War das Unfallereignis zwar in diesem Sinne „adäquat kausal", aber nur eine von mehreren Ursachen für die Gesundheitsschädigung und deren Folgen, ist die Leistungspflicht des Unfallversicherers unter Umständen eingeschränkt. Deshalb ist zu prüfen, ob und ggf. in welchem Ausmaß Krankheiten oder Gebrechen mitgewirkt haben. Diese „Mitwirkung" kann auf unterschiedliche Weise zum Tragen kommen:

- entweder am Eintritt der Verletzung (z.B. Mitverursachung eines Bandscheibenvorfalls durch vorbestehende degenerative Veränderungen, soweit sie über den altersbedingten Normalzustand hinausgehen)
- oder an den für die Leistungspflicht bedeutsamen Folgen des Unfalles, nämlich an der Beeinträchtigung der Arbeitsfähigkeit, an der (dauernden) Beeinträchtigung der körperlichen oder geistigen Leistungsfähigkeit, ggf. an der Dauer der stationären Behandlung bzw. am Tode der versicherten Person

Beispiele:
- diabetische Wundheilstörungen, die nach einer durch ein Unfallereignis verursachten Verletzung des Fußes zu einer Unterschenkelamputation nötigen und einen verlängerten Krankenhausaufenthalt zur Folge haben
- Mitverursachung des Todes eines Unfallverletzten durch vorbestehende schwere Herzinsuffizienz, Asthma, Diabetes mellitus, Alzheimer-Erkrankung, Gerinnungsstörung etc.

Der Grad des jeweiligen Mitwirkungsanteils ist in Prozenten anzugeben. Beträgt dieser mindestens 25 %, ist der Unfallversicherer zu einer anteiligen Kürzung seiner Leistungen berechtigt.

Formulargutachten

Formular-GA eignen sich für Bagatellfälle, unkomplizierte Finger- oder Radiusverletzungen, ggf. noch für Schädel-Hirn-Verletzungen ersten Grades nach Tönnis und Loew. Für die Begutachtung neurotraumatologische Fälle sind Formular-GA in der Regel ungeeignet, da sie nicht der gebotenen Sorgfaltspflicht entsprechen (BO § 25). Wird nur ein Befundbericht nach GOÄ 75 erbeten, so darf dieser nicht länger als eine Seite sein. Immerhin muss (für maximal 26,52 EUR) die Akte gezogen, durchgesehen und der Bericht diktiert und korrigiert werden. Ein Befundbericht enthält nur Befunde, keinesfalls Auskünfte über Zusammmenhangsfragen oder prozentuale Leistungsminderungen.

Nach telefonischer oder schriftlicher Rücksprache mit dem Auftraggeber vereinbart man besser ein GA nach Ziffer 80 (maximal drei Seiten) oder nach Ziffer 85. Wird das abgelehnt, sollte man den Auftrag unbearbeitet zurückschicken (z.B. mit einem Analogverweis auf die Vergütung einer Gutachterstunde bei der DEKRA mit 96 EUR im Jahr 2002).

BfA- und LVA-Gutachten sowie Befundberichte

Die Vereinbarung über die Vergütung ärztlicher Leistungen bei der medizinischen Begutachtung für die gesetzliche Rentenversicherung und über die Vergütung ärztlicher Befundberichte vom 01.04.1996 (DÄB 93 Heft 20 vom 17.05.1996; A1360) ist mit dem 30.06.1997 (DÄB 94 Heft 28–29 vom 14.07.1997; A1960) ausgelaufen.

Bei dem vertragslosen Zustand sollte man sich unbedingt vorab beim Auftraggeber über die nach wie vor unzureichende Vergütung informieren: Abrechnungsgrundlage der LVA Hannover ist seit dem 01.04.1996 die GOÄ in der Fassung vom 10.6.1988(!). Für Formular-GA werden zwischen 43,97 und 81,30 EUR gezahlt. In diesen Beträgen ist die Schreibgebührpauschale von 6,65 bzw. 11,25 EUR enthalten. Bei formfreien ärztlichen Begutachtungen beträgt die Vergütung zwischen 53,69 und 156,46 EUR, wobei für ambulante neurologisch-psychiatrische Fach-GA im Rentenverfahren 121,18 EUR und für stationäre 156,46 EUR gezahlt werden. Untersuchungsleistungen nach Ziffern 800 und 801 sind inklusive, Schreibgebühren werden mit 3,22 EUR pro Seite abgegolten.

Urheberrechte

GA genießen den Schutz des Urheberrechtsgesetzes (§§ 1, 2, 11, 15 UrhG v. 9. 9.1965 BGBl. I S. 1273). Sie dürfen daher nur für den Zweck, für den sie erstellt worden sind, verwandt werden. Dies ist auch bei der Weitergabe einer Kopie an den Untersuchten, seinen Hausarzt oder Rechtsanwalt zu beachten. Ein GA darf ohne Einwilligung des Verfassers nicht zur Verfolgung sonstiger Ansprüche verwendet werden.

Auskunftsanspruch

In § 178 m VVG ist der Auskunftsanspruch gegenüber dem Versicherer geregelt: „Der Versicherer ist verpflichtet, auf Verlangen des Versicherungsnehmers oder jeder versicherten Person einem von ihnen benannten Arzt Auskunft über und Einsicht in GA zu geben, die er bei der Prüfung seiner Leistungspflicht über die Notwendigkeit einer medizinischen Behandlung eingeholt hat. Der Auskunftsanspruch kann jedoch nur von der jeweils betroffenen Person oder ihrem gesetzlichen Vertreter geltend gemacht werden." Siehe dazu auch BGH-Urteil vom 11.06.2003 zu IVZR 418/02.

Literatur

Bogduk N (1989) Acute Back Pain – What is the Lesion? Proceedings of the Symposium on Acute Back Pain: Current Concepts and Treatment, Montreux, Switzerland, May 1988. Bollington: Adelphi Communications Ltd.

Brunngraber CV (1970) Über Klinik und operative Therapie der lumbalen Discusprolapse. In: Trostdorf E, Stender H, Petersen D (Hrsg) Wirbelsäule und Nervensystem. Stuttgart: Thieme; 150–8.

Bushe KA, Schreiber HL (1994) Leitlinien für den Neurochirurgen als Gutachter in Haftungsprozessen. Mitteilungen der Deutschen Gesellschaft für Neurochirurgie 4 (3): 15–7.

Da Silva V, Beyeler F, Mumenthaler M et al. (1977) Die lumbale Discushernie im Kindesalter anhand von 16 eigenen Beobachtungen. Ther Umschau 34: 405–8.

Delank HW (1988) Das Schleudertrauma der HWS. Eine neurologische Standortsuche. Unfallchirurg 91: 381–7.

Detter K (1998) Der Sachverständige im Strafverfahren – eine Bestandsaufnahme. Neue Zeitschrift für Strafrecht (NStZ) 18: 57–61.

Ehlers PF (2000) Medizinisches Gutachten im Prozeß. 2. Aufl. München: Beck-Verlag; Rand-Nr. 5.

Erdmann H (1983) Versicherungsrechtliche Bewertungen des Schleudertraumas. In: Hohmann D, Kügelgen B, Liebig K, Schirmer M (Hrsg) Neuroorthopädie, Bd 1. Berlin, Heidelberg: Springer; 304–15.

Ernestus RI, Gärtner J, Terhaag D (1995) Versicherungsrechtliche Aspekte bei der Begutachtung isolierter traumatischer Bandscheibenvorfälle. Zentralbl Neurochir 56: 128–34.

Frowein RA, Terhaag D (1977) „Traumatische" Bandscheibenvorfälle. In: Wüllenweber R, Brock M, Hamer J et al. (eds) Advances in Neurosurgery 4. Berlin: Springer; 82–9.

Ghabrial YAE, Tarrant MJ (1989) Adolescent lumbar disc prolapse. Acta Orthop Scand 60: 174–6.

Herter T, König HJ (1992) Die gutachterliche Bewertung von Bandscheibenoperationen einschließlich des Postdiskotomie-Syndroms. Neurochirurgia (Stuttg) 35: 137–44.

Hodgson SP, Grundy M (1989a) Neck sprain after car accident. BMJ 298: 1452.

Hodgson SP, Grundy M (1989b) Whiplash injuries: Their longterm prognosis and it's relationship to compensation. Neuro-orthopedics 7: 88–91.

Hoffmann H (1999) Leitlinien in der Medizin. Arzt und Krankenhaus 7: 211–9.

Jónsson H Jr, Cesarini K, Sahlstedt B et al. (1994) Findings and outcome in whiplash-type neck distorsions. Spine 19: 2733–43.

Kathrein A, Daniaux H, Rabl W et al. (1999) Die Pathomorphologie der verletzten cervikalen Bandscheibe. In: Wilke HJ, Claes LE (Hrsg) Die traumatische und degenerative Bandscheibe. Hefte zur Unfallchirurgie. Berlin: Springer; 145–56.

Kienzle HF (1996) Ärztliche Begutachtung in Zivil- und Strafrecht – Beurteilungsmaßstab ärztlicher Begutachtung. Z Ärztl Fortbild (Jena) 90: 592–6.

Klekamp J (1998) Die posttraumatische Myelomalazie. Hannover: Habilitationsschrift, Medizinische Hochschule; 74.

Krämer G (1980) Das zerviko-zephale Beschleunigungstrauma (HWS-Schleudertrauma) in der Begutachtung. Unter besonderer Berücksichtigung zentralnervöser und psychischer Störungen. Aktuel Neurol 7: 211–30.

Lemke J (1999) Gutachterliche Gesichtspunkte bei als traumatisch einzustufenden Bandscheibenvorfällen. In: Wilke HJ, Claes LE (Hrsg) Die traumatische und degenerative Bandscheibe. Hefte zur Unfallchirurgie, Berlin: Springer; 83–90.

Lemke J, Manthei G (1990) Gutachterliche Bewertung des „traumatischen" Bandscheibenvorfalls. Neurochirurgia (Stuttg) 33 (Suppl 1): 61–4.

Leuftink D, Butz A (2001) Gebührenordnung für Ärzte für die Leistungs- und Kostenabrechnung mit den Unfallversicherungsträgern. 36. Aufl. Eppingen: Kepnerdruck Druckerei + Verlag GmbH.

Lucka J (1998) Neue Erkenntnisse zum sogenannten HWS-Schleudertrauma. Vers Med 50: 124–30.

Meenen NM, Katzer A, Dihlmann SW et al. (1994) Das Schleudertrauma der Halswirbelsäule. Über die Rolle degenerativer Vorerkrankungen. Unfallchirurgie 20: 138–48.

Meyer P (1995) Gesetz zur Entschädigung von Zeugen und Sachverständigen (ZSEG). Weitergeführt von Albert Höver, bearb. von Wolfgang Bach. 19. Aufl. Berlin: Heymann; Anm 44.4, 294–5.

Milhorat TH (1978) Pediatric Neurosurgery. Philadelphia: Davis Company; 81.

Prestar FJ (1991) Erfahrungen mit der gutachterlichen Beurteilung des traumatischen Bandscheibenvorfalls. In: Simonis G (Hrsg) Aktuelles in der Chirurgie. Bad Homburg: Fresenius AG; 157–62.

Prestar FJ (1993) Zur Frage des lumbalen und zervikalen „traumatischen Bandscheibenvorfalls". Aktuelle Traumatol 23: 27–31.

Prestar FJ, Potthoff PC (1991) Kriterien zur Begutachtung der verletzten Halswirbelsäule aus neurochirurgischer Sicht. Aktuel Traumatol 21: 70–4.

Rompe G, Küster HH (1984) Schleudertrauma und cerviko-cephales Syndrom. Begutachtung aus orthopädischer Sicht. Schmerzkonferenz, Lieferung 1–2, März 1984. Stuttgart: G. Fischer; 13–9.

Sandvoß G, Sandvoß P (1995) Gutachten in Arzthaftpflichtverfahren: Qualitätsnormen und Standards. MedSach 91: 20–5.

Saternus KS, Kernbach-Wighton G, Moritz JD (1999) Typen der Bandscheibenverletzung. In: Wilke HJ, Claes LE (Hrsg) Die traumatische und degenerative Bandscheibe. Hefte zur Unfallchirurgie. Berlin: Springer; 65–82.

Schlund GH (2000) Rd-Nr. 54 und 66. In: Ehlers A (Hrsg) Medizinisches Gutachten im Prozeß. München: Beck Verlag.

Schulte RM (1995) Neurologisch-psychiatrische Gutachten. Qualitätsstandards und Qualitätskriterien neurologischer und psychiatrischer sozialmedizinischer und forensischer Gutachten. München. Westermayer-Verlag; 119–32.

Seckmeyer M (1997) Zum Nachweis des sogenannten „HWS-Schleudertraumas". Vers Med 49: 48–51.

Taylor JR, Twomey LT (1990) Disc injuries in cervical trauma. Lancet 336: 1318.

Terhaag D, Frowein RA (1990) Versicherungsrechtliche Bewertung von Traumen für die Entstehung und den Verlauf zervikaler und lumbaler Bandscheibenvorfälle. In: Bushe KA, Brock M, Klinger M (eds) Advances in Neurosurgery 18. Berlin: Springer; 341–6.

Töppich HG, Feldmann H, Meyer F (1991) Chronische Zervikozephalgien bei posttraumatischer Segmentinstabilität C 5/6 ohne Bandscheibenvorfall – Ein Fallbericht. Orthop Praxis 9: 551–3.

Ulsenheimer K (1999) Die Begutachtung des Behandlungsfehlers aus juristischer Sicht. Aktuelle Traumatol 29: 126–30.

Widder B (1997) Kriterien der Leistungsbeurteilung bei Schmerzpatienten. In: Suchenwirth RMA, Ritter G, Widder B (Hrsg) Neurologische Begutachtung bei inadäquaten Befunden. Ulm: G. Fischer Verlag; 16–25.

Zenner P (1987) Die Schleuderverletzung der Halswirbelsäule und ihre Begutachtung . Berlin: Springer.

Schwerbehinderung

Behinderung und Ausweis mit neuer GdB Tabelle. Stand: Juli 1997

Nachteilsausgleiche. Stand: Januar 1996, beide Bände herausgegeben vom Niedersächsischen Landesamt für Zentrale Soziale Aufgaben. Hauptfürsorgestelle Hildesheim. Münster: LV Druck.

Berufskrankheiten Wirbelsäule

Bundesarbeitsblatt 3/1993 S. 50–8

Koss M (1995) Bandscheibenbedingte Erkrankungen der Lendenwirbelsäule als neue Berufskrankheit – Auswirkungen bei Begutachtungen im sozialen Entschädigungsrecht. Med Sach 91: 29–31.

Krämer J, Brandenburg S (1995) Anerkennung von Wirbelsäulenschäden als Berufskrankheit. Dtsch Aerztebl 92: A-2482–7.

Urteil BSG vom 23.3.1999 Az.: B 2 U 12/98 R

Weber M, Valentin H (Hrsg) (1997) Begutachtung der neuen Berufskrankheiten der Wirbelsäule. Ulm: G. Fischer.

Falschbegutachtung

BGH Urteil vom 10. 11. 1994 Az. III ZR 50/94

Jung H (1989) Zur Strafbarkeit des Arztes wegen des Ausstellens eines unrichtigen Gesundheitszeugnisses (§ 278 StGB). Aktuelle Probleme und Perspektiven des Arztrechts. Stuttgart: Enke; 76–85.

Penning R, Spann W, Rauschke J (1992) Rechtsmedizin – Gutachterfragen aus allgemeinärztlicher Sicht. In: Marx HH (Hrsg) Medizinische Begutachtung. Stuttgart: Thieme; 664.

Ulsenheimer K (2000) Zur zivil- und strafrechtlichen Verantwortlichkeit des Sachverständigen. Chirurg 71 (Suppl): 299–302.

Trauma und Psyche

Psychische Auswirkungen: BGH NJW 1991,2347,2348; 1993, 1523; VersR 1986, 240, 242

Rentenneurose: BGHZ 20, 137 ff.; LM Nr. 16 zu § 823 (F) BGB; VersR 1968, 396 f.; NJW 1965, 2293 f.

Vorbestehende schädliche Anlage: BGH VersR 1986, 240, 241; NJW 1993, 1523.

17.3 Strahlenschutz bei der Verwendung von ionisierender Strahlung in der Neurochirurgie

Hans-Lars Kronholz

In Deutschland ist der Umgang mit radioaktiven Stoffen und ionisierenden Strahlen im **Atomgesetz** von 15.07.1985 mit letzter Änderung vom 27.07.2001 geregelt. Aufgrund dieses Gesetzes wurden mehrere Verordnungen erlassen, so die Strahlenschutzverordnung in der Fassung vom 20.07.2001 und die Röntgenverordnung vom 01.07.2002. Daneben haben noch Richtlinien wie z. B. die Richtlinie Strahlenschutz in der Medizin, Leitlinien wie z. B. die „Leitlinien der Bundesärztekammer zur Qualitätssicherung in der Röntgendiagnostik" sowie DIN-Normen Gültigkeit und sind zu beachten.

Die **Röntgenverordnung** regelt den Umgang mit künstlich erzeugter ionisierender Strahlung (Röntgenstrahlung) in Röntgeneinrichtungen und Störstrahlern mit Energien von 5 keV bis zu einer Energie von 1 MeV. In der **Strahlenschutzverordnung** ist der Umgang mit radioaktiven Stoffen sowie künstlich erzeugte ionisierende Strahlung mit Energien über 1 MeV geregelt. Beide Verordnungen gelten nicht nur für den Bereich der Medizin. Ihr Zweck ist der Schutz von Menschen und Umwelt vor der schädigenden Wirkung ionisierender Strahlung.

Fachkunde im Strahlenschutz

Nach den Grundsätzen des Strahlenschutzes soll der Schutz der Patienten, der Beschäftigten und der Bevölkerung vor jeder vermeidbaren Einwirkung ionisierender Strahlung gewährleistet sein:

- Der **Strahlenschutz des Patienten** wird vorrangig durch optimale Festlegung der Strahlenanwendung erreicht.
- Der **Strahlenschutz des Personals** wird durch geeignete Strahlenschutzeinrichtungen und Vorkehrungen sowie sachgerechte Strahlenschutzmaßnahmen und Arbeitsverfahren gewährleistet.
- Der **Strahlenschutz der Bevölkerung** wird bei Umgang mit radioaktiven Stoffen durch Maßnahmen zur Verringerung von Kontamination und Ausbreitung dieser Stoffe, ansonsten durch geeignete Abschirmungen realisiert.

Bei diesen vielfältigen Aufgaben leuchtet es ein, dass für Strahlenanwendungen an Patienten nur solche Ärzte berechtigt sind, die sowohl über eine ausreichende Berufserfahrung auf dem betreffenden Anwendungsgebiet verfügen als auch die erforderlichen technischen Kenntnisse sowie das Wissen über die physikalischen Eigenschaften und biologischen Wirkungen ionisierender Strahlen besitzen. Von ebenso großer Bedeutung sind Kenntnisse über die gesetzlichen Grundlagen und die ärztlichen Leitlinien bei der Strahlenanwendung auf den lebenden Menschen.

Besitzt ein Arzt die Fachkunde nicht, darf er nur unter der Verantwortung und ständigen Aufsicht eines fachkundigen Arztes Röntgenstrahlen anwenden. Die widerrechtliche Anwendung von Röntgenstrahlen ist eine Ordnungswidrigkeit und wird mit einer Geldbuße bis zu 50.000 EUR geahndet.

Die Fachkunde im Strahlenschutz gliedert sich in die untrennbar miteinander verbundenen Bereiche der Sachkunde und Kenntnisse im Strahlenschutz:

- **Sachkunde** beinhaltet theoretisches Wissen und praktische Erfahrung bei der Anwendung ionisierender Strahlen auf den lebenden Menschen im jeweiligen Anwendungsgebiet.
- **Kenntnisse im Strahlenschutz** werden durch die Teilnahme an von der zuständigen Stelle anerkannten Kurse erworben. Diese Kurse vermitteln Gesetzeskenntnisse und theoretische Kenntnisse insbesondere über die Optimierung und das Qualitätsmanagement der Strahlenanwendung, sie sind mit praktischen Übungen im Strahlenschutz verbunden.

Die Fachkunde gilt nur fort, wenn sie mindestens alle 5 Jahre durch die erfolgreiche Teilnahme an einem anerkannten Kurs aktualisiert wird.

Regelungen für den Erwerb der Sachkunde für den Bereich der Röntgendiagnostik treffen die jeweiligen Ärztekammern, die auch Richtwerte für die Anzahl von Röntgenuntersuchungen zur Erlangung der Fachkunde festlegen. Für die Gebiete Nuklearmedizin und Strahlentherapie ist die Sachkundezeit in der Richtlinie „Strahlenschutz in der Medizin" präzisiert.

Strahlenschutz-verantwortlicher und Strahlen-schutzbeauftragter

Strahlenschutzverantwortlicher nach der Röntgen- bzw. Strahlenschutzverordnung ist derjenige, der einer Genehmigung nach der Röntgen- bzw. Strahlenschutzverordnung zum Betrieb der Röntgeneinrichtungen bzw. Bestrahlungseinrichtungen bedarf oder wer eine Anzeige über den Betrieb einer solchen Anlage zu erstatten hat. Handelt es sich um ein Krankenhaus, so ist in der Regel der Leiter der Krankenhausverwaltung Strahlenschutzverantwortlicher. Der Strahlenschutzverantwortliche muss nicht fachkundig sein, er hat – so weit dies für die Gewährleistung des Strahlenschutzes notwendig ist – für die Leitung oder Beaufsichtigung solche Tätigkeiten die erforderliche Anzahl von Strahlenschutzbeauftragten schriftlich zu bestellen.

Bei der Bestellung eines **Strahlenschutzbeauftragten** sind seine Aufgaben, dessen innerbetrieblicher Entscheidungsbereich und die zur Wahrnehmung seiner Aufgaben erforderlichen Befugnisse schriftlich festzulegen. Der Strahlenschutzverantwortliche bleibt auch dann für die Einhaltung der Anforderungen der entsprechenden Verordnung in dieser Verordnung verantwortlich, wenn er Strahlenschutzbeauftragte bestellt hat. Die Bestellung eines Strahlenschutzbeauftragten sowie das Ausscheiden von Strahlenschutzbeauftragten sind der zuständigen Behörde vom Strahlenschutzverantwortlichen anzuzeigen. Der Nachweis der für

den Strahlenschutz erforderlichen Fachkunde ist der Anzeige beizufügen.

Die Vertretung des fachkundigen Strahlenschutzbeauftragten ist durch eine ausreichende Anzahl von bestellten Strahlenschutzbeauftragten zu gewährleisten. Bei fehlender Vertretung, z. B. Urlaubs- und Krankheitszeiten, muss die Anwendung der ionisierenden Strahlen unterbrochen werden. Bei bestimmten Tätigkeiten nach der Strahlenschutzverordnung, z. B. Betrieb von Beschleunigern, muss außerdem ein Strahlenschutzbeauftragter für den physikalisch-technischen Bereich bestellt werden. Auch hier muss die erforderliche Vertretung geregelt sein und die Fachkunde alle 5 Jahre erneuert werden.

Strahlenschutzverantwortlicher und Strahlenschutzbeauftragter haben durch geeignete Maßnahmen dafür zu sorgen, dass:

- die Strahlenschutzgrundsätze eingehalten werden
- jede unnötige Strahlenexposition vermieden wird
- jede Strahlenexposition von Menschen auch unterhalb aller Grenzwerte so gering wie möglich gehalten wird
- die Schutzvorschriften der Strahlenschutz- bzw. Röntgenverordnung eingehalten werden

Hierzu gehören im Bereich der Diagnostik unter anderen:

- Qualitätssicherung
- Vorschriften für Untersuchungs- und Behandlungsräume beachten
- Zutrittsbeschränkungen beachten
- Anwendung nur durch berechtigte Personen
- Vorschriften für Diagnostik und Therapie beachten
- Aufzeichnungen anfertigen
- Unterweisungen durchführen
- Sofortmaßnahmen bei Notfällen bzw. Unfallanzeigen
- Tätigkeitsverbote beachten
- Strahlenschutzbereiche
- Personendosismessungen
- Wartung, Pflege und Prüfung von Bestrahlungsanlagen

Strahlenschutz-bereiche

Personen, die aus beruflicher Strahlenexposition im Kalenderjahr mehr als 1 mSv erhalten können, sind **beruflich strahlenexponierte Personen**. Für sie gelten die **Strahlenschutzgrenzwerte**, jeweils im Kalenderjahr:

- effektive Dosis 20 mSv
- Organdosen, Keimdrüsen, Uterus, rotes Knochenmark 50 mSv
- Haut, Hände etc. 500 mSv

Bis 6 mSv pro Jahr handelt es sich um beruflich strahlenexponierte Personen der **Kategorie B**, darüber hinaus **Kategorie A**. Die Berufslebensdosis ist auf 400 mSv beschränkt, d. h. im gesamten Berufsleben darf diese Dosis nicht überschritten werden. Gebärfähige Frauen dürfen im Monat nicht mehr als 2 mSv an der Gebärmutter erhalten, Schwangere ab Bekanntgabe der Schwangerschaft nur noch 1 mSv am Uterus. Für nicht beruflich strahlenexponierte Personen gilt 1 mSv pro Jahr effektive Dosis.

Die meisten Grenzwerte werden in der Medizin bei weitem nicht erreicht, praktische Bedeutung hat hier lediglich die Grenzdosis für Hände und Unterarme (500 mSv), wenn die Hände direkter Strahlung ausgesetzt sind (Operieren unter Durchleuchtung). Die tatsächliche Exposition beruflich strahlenexponierte Personen wird mit amtlichen **Dosimetern** (Filmplakette) überwacht. In einzelnen Fällen muss an exponierten Stellen ein zusätzliches Dosimeter (Fingerring) getragen werden. Beruflich strahlenexponierte Personen der Kategorie A erfahren eine regelmäßige arbeitsmedizinische Vorsorge durch besonders ermächtigte Ärzte.

Bereiche, in denen nennenswerte Strahlendosen auftreten können (mehr als 6 mSv im Jahr), sind als **Kontrollbereich** gekennzeichnet („Kein Zutritt – Röntgen"). Es handelt sich um eine Warnung, tatsächlich liegt ein Kontrollbereich nur vor, wenn wirklich Röntgenstrahlen erzeugt werden. Dann besteht die Verpflichtung zum Tragen von Schutzkleidung und Dosimetern. Die Grenze eines Kontrollbereiches muss nicht baulich vorgegeben sein, es genügt der gehörige Abstand vom

Strahlenkegel z.B. eines Röntgengerätes im Operationssaal oder auf der Intensivstation. Arbeitsplätze dürfen sich nur im Kontrollbereich befinden, wenn dies für die Anwendung der Röntgenstrahlen erforderlich ist. Ab 1 mSv besteht ein **Überwachungsbereich**, ebenfalls mit Zugangsbeschränkungen.

Strahlenschutzgrundsätze

„Wer eine Tätigkeit (mit ionisierenden Strahlen) plant, ausübt oder ausüben lässt, ist verpflichtet, jede Strahlenexposition von Mensch und Umwelt unter Beachtung des Standes der Technik und unter Berücksichtigung aller Umstände des Einzelfalles auch unterhalb der Grenzwerte so gering wie möglich zu halten" § 2c, Abs. (2) Röntgenverordnung. Die durch medizinische Anwendungen hervorgerufene Strahlenexposition ist nicht vernachlässigbar; sie durch geeignete Massnahmen möglichst zu reduzieren, ist daher unbedingt notwendig.

In der Röntgen- und Strahlenschutzverordnung sind drei Strahlenschutzgrundsätze formuliert.

- **Rechtfertigung der Strahlenanwendung:** Bei der medizinischen Strahlenanwendung im Rahmen der Heilkunde oder der medizinischen Forschung müssen ein hinreichender Nutzen (unmittelbarer gesundheitlicher Nutzen) für den Patienten und für die Gesellschaft abgewogen werden gegenüber der von der Strahlenexposition möglicherweise verursachten Schädigung des Patienten oder Probanden.
- **Optimierung:** Die Strahlenanwendung muss mit einer so niedrig wie vernünftigerweise erreichbaren Dosis verbunden sein, die Patientenschutzrichtlinie 97/43/Euratom muss dabei eingehalten werden.
- **Dosisbegrenzung:** Dies geschieht durch Festlegung detaillierter Dosisgrenzwerte für alle Strahlenanwendungen, außer denen im Rahmen der Heilkunde.

Bei Patienten ist die Strahlenexposition soweit einzuschränken, wie dies mit den Erfordernissen der medizinischen Wissen-

schaft zu vereinbaren ist, es gelten aber keine Grenzwerte. Dies ist logisch, denn jede gebotene Anwendung von Röntgenstrahlen muss auch erfolgen können. Wichtig ist aber, dass die rechtfertigende Indikation gegeben sein muss. Um unnötige Wiederholungsuntersuchungen zu vermeiden, ist vor jedem Röntgen nach früheren Untersuchungen zu fragen. Hierfür dient als Gedächtnisstütze der **Röntgenpass**.

Auch bei bestehender **Schwangerschaft** darf bei entsprechender Indikation geröntgt werden. Natürlich sind aber im besonderen Maß alle Möglichkeiten zu einer Herabsetzung der Strahlenexposition der Leibesfrucht auszuschöpfen. Frauen im gebärfähigen Alter sind vor jeder Untersuchung nach einer Schwangerschaft zu befragen. Nach Röntgenuntersuchungen im Beckenbereich kann es in seltenen Fällen vorkommen, dass ein Schwangerschaftsabbruch aus radiologischer Sicht gegeben ist.

Aufzeichnungen

Über jede Röntgenuntersuchung müssen Aufzeichnungen geführt werden, die eine Abschätzung der applizierten Strahlendosis ermöglichen. Abbildung 17.3-1 zeigt größenordnungsmäßig die durch verschiedene Röntgenuntersuchungen bewirkte Strahlenexposition als effektive Dosis (mSv, s. auch Dosisgrundgrößen). Als Bezug ist die natürliche Strahlenexposition pro Jahr ebenfalls angegeben. Die meisten Untersuchungen überschreiten dieses Niveau nicht. Damit wird verständlich, dass auch für lange intensive Anwendung von Röntgenstrahlen, soweit diese Anwendungen nach dem durch Richtlinien und Verordnungen gegebenen Regeln und Grenzen erfolgten, schädliche Folgen bisher nicht bekannt geworden sind.

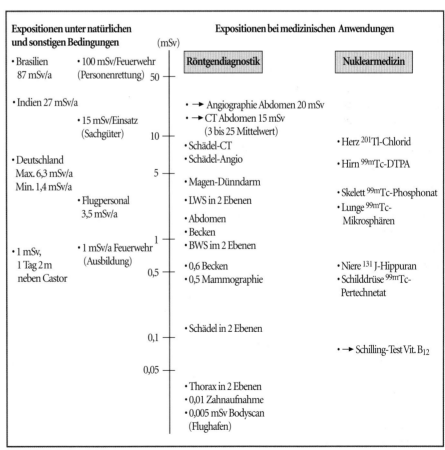

Abb. 17.3-1. Strahlenexposition bei medizinischen Anwendungen und unter natürlichen Bedingungen; alle Angaben in mSv. BWS: Brustwirbelsäule; LWS: Lendenwirbelsäule.

Technischer Strahlenschutz

Anhand der vom Betreiber vorgegebenen technischen und radiologischen Parameter der Anlage, z.B. Einstrahlrichtung, maximal verwendete Betriebsparameter, Röhrenspannung im mAs-Produkt oder Dosisleistungsstufe, werden die notwendigen Abschirmdecken des baulichen Strahlenschutzes dimensioniert. Der Strahlenschutzverantwortliche hat dafür Sorge zu tragen, dass die einmal festgelegte Betriebsparameter nicht überschritten werden. Anderenfalls ist der bauliche Strahlenschutz nachzubessern. Der Schutz beruflich strahlenexponierter Personen ist vorrangig durch bauliche und technische Vorrichtungen sicherzustellen.

Soweit es die Art der Anwendung zulässt, muss das Schaltpult außerhalb des Röntgenraumes untergebracht werden. Bei Bestrahlungsgeräten hat dies immer so zu geschehen. Ein Sicht- und Sprechkontakt zum Patienten muss immer gewährleistet sein. Bei Röntgeneinrichtungen reicht ein Bleiglasfenster aus. Bei Therapieeinrichtungen wird in der Regel eine oder mehrere Fernsehkameras im Therapieraum anzubringen sein; eine entsprechende Anzahl Monitore ist im Schaltraum aufzustellen. Für den Sprechkontakt ist eine Gegensprechanlage erforderlich. Zugänge zu den Kontrollbereichen sind nach der Röntgenverordnung mit „kein Zutritt – Röntgen" und nach der Strahlenschutzverordnung mit dem Strahlenzeichen sowie „Sperrbereich – kein Zutritt" zu kennzeichnen.

Im Bereich der Röntgendiagnostik sind nur bei konventionellen Durchleuchtungseinrichtungen gerätetechnische Abschirmungen gefordert. Diese sind sowohl bei horizontalen als auch bei stehendem Gerät verwendbar und bieten dem behandelnden Arzt eine „Schutzzone". Personen, die sich zusätzlich im Raum befinden, sollten sich hinter dem behandelnden Arzt in der Schutzzone oder soweit wie möglich von Patienten entfernt aufstellen. Der Standort neben dem behandelnden Arzt und unmittelbar neben dem Patienten ist der ungünstigste Aufenthaltsplatz. Dieser Bereich, hat in der Regel die höchste Ortdosisleistung innerhalb des Raumes.

Handelt es sich um Durchleuchtungsarbeitsplätze, z.B. C-Bogen-Durchleuchtungsgeräte, werden seitens des Herstellers keine Schutzzonen angebracht.

Röntgenstrahlung

Röntgenstrahlung ist eine energiereiche **elektromagnetische Wellenstrahlung.** Es gibt charakteristische Röntgenstrahlungen mit diskreter Energie und Röntgenbremsstrahlung mit einem kontinuierlichem Energiespektrum, dass jedoch eine definierte Obergrenze (Grenzenergie) aufweist. Als Strahlungsart und auch in ihrer biologischen Wirkung unterscheidet sich die Röntgenstrahlung nicht von der Gammastrahlung, die bei radioaktivem Zerfall (der Atomkerne) entsteht.

Röntgenbremsstrahlung wird in Röntgenröhren und Elektronenbeschleunigern durch Abbremsen von vorher beschleunigten Elektronen erzeugt. Im Bereich der **Röntgendiagnostik** sind Photonenenergien zwischen 10 keV (20 kV) und 80 keV (160 kV) üblich. Die Energie bei **Elektronenbeschleunigern** liegt zwischen 3 und 25 MeV.

Ein Problem bei der Erzeugung von Röntgenbremsstrahlung ist die starke Erwärmung der Anode, in der die Elektronen abgebremst werden. Bis zu 99% der kinetischen Energie der Elektronen werden in Wärme umgewandelt. Daher kann der Fokus (die Stelle der Anode, wo die Elektronen auftreffen und die Röntgenstrahlung entsteht) nicht beliebig klein gemacht werden. Die Röntgenröhre ist daher genaugenommen keine punktförmige Strahlungsquelle, was geometrische Unschärfe für die Abbildungseigenschaften bedeutet. Die Röntgenstrahlung ist außerdem ungerichtet, deshalb muss die Röhre von einem Strahlenschutzgehäuse umgeben sein, dessen Austrittsfenster erst zur Bildung des Nutzstrahlenbündels führt.

Die Röntgenbremsstrahlung als Gemisch von energiereicher (harter, durchdringender) und energiearmer (weicher) und damit wenig durchdringender Strahlung darf nur gefiltert verwendet werden. Der unerwünschte weiche Anteil muss durch zusätzliche **Filter** (Metallbleche) geschwächt und damit vermindert wer-

den, er wäre sonst Ursache einer erheblichen unnötigen Strahlenexposition.

Röntgenröhren und Beschleuniger sind abschaltbare Strahlungsquellen. Ihr Gefährdungspotenzial ist in dieser Hinsicht geringer als das radioaktiver Stoffe.

Wechselwirkung von Strahlung und Materie

Für ionisierende Strahlen ist charakteristisch, dass sie die Elektronenhülle der Atome verändern. Dabei ionisieren geladene Teilchen (Alphateilchen, Betateilchen) durch elektrostatische Anziehung bzw. Abstoßung direkt, Neutronen und Photonen nur indirekt über die von ihnen bei Absorption gebildeten sekundären geladenen Teilchen, die dann ihrerseits ionisieren können. **Alphastrahlung** bewirkt eine hohe Ionisationsdichte (in Luft mehr als 10.000 Ionen pro cm). Ihre Reichweite ist gering. **Betastrahlung** erzeugt nur etwa 100 Ionen pro cm. **Neutronen** wirken durch Stoß; die eigentlichen Ionisationsakte werden durch die Rückstoßkerne bewirkt, die dicht-ionisierend und damit biologisch sehr wirksam sind.

Die Röntgendiagnostik basiert darauf, dass Röntgenstrahlen Gewebe zu durchdringen vermögen, dabei treten sie mit den durchstrahlten Gewebe ionisierend in Wechselwirkung. Diese Wechselwirkung ist in verschiedenen Geweben unterschiedlich; ohne diese Wechselwirkung gäbe es keine Röntgendiagnostik. In der Diagnostik ist das Ziel mit möglichst geringer Strahlendosis auszukommen. In der Therapie werden sehr viel höhere Strahlendosen verwendet. Auch hier ist aber die Wechselwirkung erwünscht, es handelt sich um eine Strahlen*exposition*, nicht um eine Strahlen*belastung*.

Für Wellenstrahlung (Photonen) gibt es im Wesentlichen folgende Wechselwirkungsprozesse:

- **Klassische Streuung:** Die Photonen werden durch die Elektronenhülle aus ihrer Richtung abgelenkt, ohne ihre Energie zu verändern (keine Ionisation).

- **Photoeffekt:** Ein Photon stößt ein Elektron aus der Atomhülle (Ionisation) und wird absorbiert. Dabei wird die Energie des Photons abzüglich der Bindungsenergie des Elektrons als kinetische Energie auf das Elektron übertragen, das dann seinerseits ionisiert. Der Photoeffekt ist mit mehr als der dritten Potenz von der Ordnungszahl der durchstrahlten Materie abhängig, er verursachte den Kontrast bei der Röntgendiagnostik aufgrund unterschiedlicher atomarer Gewebezusammensetzungen im Patientenkörper. Knochen absorbieren wegen ihres Kalziumgehalts mit seiner höheren Ordnungszahl wesentlich stärker als Weichteile.

- **Compton-Effekt:** Auch hier wird ein Elektron aus der Hülle gestoßen, das dann im Bereich seiner Reichweite ionisiert. Zusätzlich entsteht aber ein energieärmeres Röntgenstrahlungsquant mit anderer Ausbreitungsrichtung. Man spricht deshalb auch von Compton-Streuung. Der Compton-Effekt erzeugt Kontrast im Röntgenbild aufgrund von Dichteunterschieden des Gewebes im Patientenkörper. Er ist aber auch Ursache für die die Bildqualität verschlechternde Streustrahlung.

Strahlenausbreitung

Während Teilchenstrahlung eine Reichweite hat, gilt für Photonen (Quantenstrahlung) ein Exponentialgesetz. Das hat erhebliche Auswirkungen für die Anwendung und für den Strahlenschutz. Für diagnostische Zwecke werden in der Medizin durchweg Quantenstrahlungen (Röntgen- und Gammastrahlung) verwendet. Sie können mit (exponentiell) abnehmender Intensität jede Materieschicht durchdringen. Damit ist ein vollkommener Schutz vor solcher Strahlung nicht möglich, denn die Schutzschichten müssten unendlich dick sein.

Streustrahlung

Streustrahlung ist Folge der Wechselwirkung zwischen Strahlung und Objekt. Sie weist eine andere Richtung auf als die Primärstrahlung. Dementsprechend unterscheidet man Vorwärts- und Rückwärtsstreuung, Mehrfachstreuungen sind möglich. Durch die teilweise mehrfachen Streuprozesse ergibt sich Strahlung in verschiedene Raumrichtungen. Durch die Streustrahlen (außerhalb des Nutzstrahlenbündels) kommt nur unnötige Strahlenexposition von Patient (und Untersucher) zustande. Überschreitet am abbildenden System der Anteil der Streustrahlen 20 %, nimmt deren bildverschlechternde Eigenschaft deutlich zu, dagegen hat eine Reduktion unter 20 % nur noch eine geringe Steigerung der Bildqualität zur Folge.

Die Menge der erzeugten Streustrahlung ist in erster Näherung vom durchstrahlten Volumen (Patientendurchmesser, Feldgröße) abhängig und kann durch Kompression entsprechend verringert werden (Beispiel: Mammographie).

Dosisgrundgrößen

Für medizinische Anwendungen wäre es möglich, Definition und Einheit der Strahlendosis direkt auf biologische Veränderungen im lebenden Gewebe zu gründen, also einen **biologischen Dosisbegriff** zu schaffen. Dem stehen die schlechte Reproduzierbarkeit und eine unbequeme und zeitaufwändige Auswertung biologischer Effekte gegenüber. Der Nachweis sehr kleiner und sehr großer Dosen mithilfe zellulärer Strahlenwirkungen ist schwierig bis unmöglich. Außerdem ist die unterschiedliche Empfindlichkeit verschiedener Gewebe im Bezug auf Qualität und Quantität der Strahlung zu beachten.

Dagegen sind die physikalischen Wechselwirkungen der Strahlung mit Materie quantitativ und qualitativ genauer bekannt. Es ist messtechnisch sehr viel einfacher, Dosisbegriffe und Maßeinheiten aufzubauen. Daher erfolgt die Dosierung aufgrund **physikalischer Messgrößen**. Auch bei den meisten Medikamenten erfolgt die Dosierung nicht durch ihre physiologischen Wirkungen, sondern aufgrund physikalischer oder chemischer Maße.

Zunächst ging man von der leicht messbaren Ionisation in Luft aus, dieser wurde die Messgröße **Ionendosis** zugeordnet.

Diese Größe ist mittlerweile verlassen worden, da sie sich nicht auf die physikalische Strahlenwirkung in dem interessierenden, meist flüssigen oder festen Medium bezieht.

Die biologische Wirkung der ionisierenden Strahlung wird durch eine Energieabsorption im biologischen Objekt verursacht. Die Wirkung ist in erster Näherung von der Quantität der absorbierten Strahlungsenergie in einem gegebenen Volumen oder einer gegebenen Masse abhängig. Es bietet sich also die Energieabsorption pro Masse als Definitionsmöglichkeit an. Die so definierte „**Energiedosis**" Gray (Gy) ist heute die dosimetrische Basisgröße.

Unabhängig davon, welche Dosisgröße im Einzelnen anzuwenden ist, muss stets zwischen der sich während der Strahlenexposition akkumulierenden „**Dosis**" und der Intensitätsgröße der „**Dosisleistung**" unterschieden werden. Die Dosis ist ein Maß der gesamten verursachten Strahlenwirkung, während die Dosisleistung die applizierte Dosis pro Zeit darstellt. Sie spielt i.Allg. nur die Rolle einer Zwischengröße; multipliziert man sie mit der Expositionsdauer, erhält man die Dosis. Dosis- und dosisleistungsanzeigende Messgeräte werden als **Dosimeter** bezeichnet. Für das Nutzstrahlenbündel in der Strahlentherapie und Dosisangaben am Patienten ist die Wasserenergiedosis D_w maßgebend.

Eine Energiedosis von 1 Gy verursacht im Wasser eine Temperaturerhöhung um 0,000239 °C pro Gramm Wasser. Die mit Sicherheit tödliche homogene Ganzkörperdosis von 10 Gy, absorbiert von einem 70 kg schweren „Standardmenschen", entspricht einer im Körper absorbierten Energie W, die in Form von Wärme die Temperatur von 1 l Wasser um 0,167 °C erhöhen würde. Aus diesen Zahlen wird klar, dass der biologische Wirkungsmechanismus der ionisierenden Strahlung nicht auf deren Wärmewirkung bei der Absorption beruhen kann.

Im Strahlenschutz außerhalb des Nutzstrahlenbündels und des Patienten ist die Äquivalentdosis die geeignete Dosisart. Bei verschiedenen Strahlungsarten, aber gleicher absorbierter Strahlungsenergie im betrachteten Gewebevolumen werden durch Unterschiede der mikroskopischen räumlichen Verteilung der Energieabsorption unterschiedlich starke biologische

Effekte ausgelöst. Diese biologischen Wirkungsunterschiede verschiedener Strahlenarten werden als **relative biologische Wirksamkeit** (RBW) bezeichnet. Die RBW ist eine dimensionslose Zahl, deren Größe nicht nur von der Strahlungsqualität, sondern auch von der Art der biologischen Reaktion, dem Zustand des biologischen Systems und von der Dosis abhängt. Die RBW ist das Verhältnis der Energiedosis D_R einer Referenzstrahlung z. B. einer ^{60}Cobalt-Gammastrahlung zur Energiedosis D_x der betrachteten Bestrahlungsart, die unter sonst gleichen Bedingungen zu dem selben biologischen Effekt führt.

Für Zwecke des Strahlenschutzes ist eine zumeist grobe näherungsweise biologische Bewertung der Dosen verschiedener Strahlungsarten unbedingt erforderlich. Das Produkt der Energiedosis D einer Strahlungsart mit dem **Qualitätsfaktor Q** wird als **Äquivalentdosis H** bezeichnet. $H = Q \times D$. Die Qualitätsfaktoren Q sind internationale Vereinbarungen so festgelegt, dass bei gleichen Äquivalentdosen unter verschiedenen Expositionsbedingungen etwa gleiche Strahlenrisiken zu erwarten sind. Für Photonen, Elektronen und Betastrahlung ist $Q = 1$, für Neutronen unbekannter Energie, Alphastrahlung und schwere Rückstoßkerne wird $Q = 20$ gesetzt. Die Einheit der Äquivalentdosis ist das Sievert (Sv).

Die **effektive Dosis** (mSv) ist definiert als die Summe der mit den Gewebewichtungsfaktoren multiplizierten mittleren Äquivalentdosen in den einzelnen Organen und Geweben. Die effektive Dosis ist die geeignete Größe zur Angabe eines einheitlichen Dosiswertes bei unterschiedlicher Exposition verschiedener Körperbereiche zur Bewertung des Risikos für Strahlenspätschäden. Die Internationale Strahlenschutzkommission (ICRP) hat einen umfangreichen Satz von Gewebewichtungsfaktoren zusammengestellt.

Strahlenreduzierende Wirkung von Schürzen, Bleischürzen und Handschuhen

Beim Aufenthalt im Kontrollbereich sind zum Schutz **Röntgenschürzen** („Bleischürzen") zu tragen. Soweit sichergestellt werden kann, dass der Untersucher nicht in den direkten Strahlengang treten kann, sind Schürzen mit einem Bleigleichwert vom 0,35 mm vorgeschrieben. Diese Schürzen reduzieren die auftreffende Streustrahlung auf ca. 1/80. Im Bereich der Therapie mit konventionellen Röntgenröhren kann es in seltenen Fällen notwendig sein, dass sich der behandelnde Arzt im Bestrahlungsraum aufhalten muss. Dann ist eine Schürze mit 0,5 mm Bleigleichwert erforderlich.

Zum Strahlenschutz der Hände sind **Bleihandschuhe** mit einem Bleigleichwert von 0,5 mm zu verwenden, wenn in den Nutzstrahl gefasst werden muss. Diese Handschuhe sind schwer und wenig flexibel. Handelt es sich um Arbeiten in der Nähe des Bestrahlungsfeldes und ist sichergestellt, dass nicht in den direkten Strahlengang gefasst werden muss, kann die an sich schon geringe Exposition der Hand durch Tragen dünner Schutzhandschuhe mit einer die Streustrahlen reduzierender Wirkung von bis zu 50 % noch weiter gesenkt werden.

Abbildende Systeme

Eine gute Bildqualität ist erreicht, wenn die diagnostisch interessierenden Strukturen nach Größe, Form und Gestalt hinreichend sicher wahrgenommen und einwandfrei beurteilt werden können (Bundesärztekammer 1995). Die Wahrnehmung ist stark von visuellen und physiologischen Faktoren abhängig und nicht so sehr von physikalisch messbaren Parametern wie Auflösung, optische Dichte, Kontrast, Rauschen und Modulationsübertragungsfunktion (MÜF).

Film-Folien-Kombinationen

Nahezu in allen Fällen werden in der Röntgendiagnostik zu Aufnahmezwecken Film-Folien-Kombinationen verwendet, da mit diesen Systemen bei guter Auflösung die Strahlenbelastung des Patienten, verglichen mit Aufnahmen auf folienlosen Filmen, bedeutend verringert werden kann. Bei der Verwendung von Film-Folien-Kombinationen muss für den jeweiligen Anwendungsfall ein Kompromiss zwischen Patientenexposition und Zeichenschärfe geschlossen werden.

Allen Verstärkerfolien ist gemeinsam, dass sie die auftreffenden Röntgenstrahlen absorbieren und einen Teil der (absorbierten) Energie als Lichtquanten emittieren. Gegenüber Licht ist die photographische Schicht vielfach empfindlicher als gegenüber Röntgenstrahlung. In Tabelle 17.3-1 sind gebräuchliche Film-Folien-Kombinationen und deren jeweiliger Dosisbedarf an der Folie zusammengestellt.

Tab. 17.3-1. Dosisbedarf am Film und Mindestauflösungsvermögen der gebräuchlichen Film-Folien-Kombinationen

Dosisbedarf K_a [µGy]	Empfindlichkeit S	Bezeichnung Film-Folien-System	Grenzwert des visuellen Auflösungsvermögens R_{Gr} [mm^{-1}]
40	25	Mammographie	12,0
20	50	Mammographie	4,0
10	100	feinzeichnend	3,4
5	200	feinzeichnend	2,8
2,5	400	universal	2,4
1,25	800	höchst verstärkend	2,0

Es können auch mehrfach verwendbare **Speicherfolien** statt eines Filmes verwendet werden: Informationsspeicherung durch Festkörperprozesse. Nach Auslesen mit einem Laser wird die Information digital zu einem sichtbaren Bild verarbeitet. Vorteil des Speicherfolienverfahrens: Nach erfolgter Exposition sind nachträglich die Wahl des Schwerpunkts der Information und Variation des Bildcharakters möglich. Über- und Unterbelichtungen können nachträglich in gewissem Rahmen ausgeglichen werden. Speicherfoliensysteme haben sich insbesondere für Aufnahmen mit mobilen Geräten auf Intensiv- und Wachstationen durchgesetzt. Sie sind der Einstieg in die digitale Radiographie, die immer größere Bedeutung gewinnt.

Bildverstärker-Fernsehkette

Das in der elektronenoptischen Röntgenbildverstärkerröhre verstärkte Bild des durchstrahlten Objekts wird von einer angeflanschten Fernsehkamera aufgenommen und auf einen Monitor übertragen. Es ist der Betrachtung in hellen Räumen zugänglich. Das Fernsehbild kann gespeichert werden. Heute werden hoch auflösende Fernsehsysteme verwendet, für die eine Auflösung von bis zu 3,5 Lp/mm (Linienpaaren pro Millimeter) in Herstellerprospekten angegeben wird.

Die Lebensdauer einer Röntgenbildverstärkerröhre liegt je nach Gebrauch bei 6 bis 12 Jahren. Innerhalb dieser Zeit ist eine regelmäßige Kontrolle der Dosisleistung am Bildverstärkereingang notwendig.

Bei einer Durchleuchtungsuntersuchung sollte das Strahlenbündel auf einem möglichst kurzen Weg durch den Körper des Patienten gehen, um die absorbierte Strahlenmenge gering zu halten. Bei Untersuchungen mit besonders hoch gewählter Dosisleistung (Interventionen) kann eine nicht mehr vernachlässigbare Strahlenexposition auf der Strahleneintrittsseite möglich sein. In sehr vereinzelten Fällen ist es in neuerer Zeit sogar zu Strahlenschäden gekommen.

Flachbilddetektoren

Neueste Entwicklungen in der digitalen Projektionsradiographie basieren auf einer aktiven Matrix von kleinsten Schaltelementen aus amorphem **Silizium**. Jedes Element hat eine Kantenlänge von etwa $100\,\mu m$. Die Siliziumplatte, auf der sie aufgebracht sind, kann bis zu $40\,cm^2$ groß sein. Linearität und Auflösungsvermögen sind besser als die der Bildverstärker-Fernsehkette. Im Bereich der Thorax- und Skelettradiographie scheint eine Dosisreduktion im Vergleich zu konventionellen Film-Folien-Systemen bei nur geringfügig verringerter Bildqualität möglich.

Literatur

Bundesärztekammer (Hrsg) (1995) Qualitätskriterien röntgendiagnostischer Untersuchungen. Leitlinien der Bundesärztekammer zur Qualitätssicherung in der Röntgendiagnostik. http://www.bundesaerztekammer.de/30/Richtlinien/Leitidx/Roentgen/ (Abruf am 20.03.04).

Laubenberger T, Laubenberger J (1999) Technik der medizinischen Radiologie. Diagnostik, Strahlentherapie, Strahlenschutz. Köln: Deutscher Ärzteverlag.

Sauer R (2002) Strahlentherapie und Onkologie. München: Urban&Fischer.

Die hier relevanten Verordnungen finden sich leichterdings im Internet. Umfassende und aktualisierte Adressen wären:

http://www.bmu.de (Bundesministerium für Umwelt, hier Strahlenschutzrecht und allgemeine Fragen zum Strahlenschutz).

http://www.bundesaerztekammer.de/ (Startseite der Bundesärztekammer).

http://www.eu-energy.com/Euratom.html (Europäische Links zum Strahlenschutz und Strahlunschutzgesetzgebung).

http://www.icrp.org/ (International Commission on Radiation Protection mit weltweiten Links zum Strahlenschutz).

http://www.infokreis-kernenergie.org/d/downloads.cfm (Broschüre Basiswissen und Broschüre Radioaktivität und Strahlenschutz).

18 Dokumentation, Klassifikation, Kodierung und Skalen in der Neurochirurgie

Karsten Schwerdtfeger, Wolf-Ingo Steudel

Inhalt

Einleitung

Die Dokumentation von Befunden und die Kodierung von Krankheitsbildern haben in den letzten Jahren zunehmend an Bedeutung gewonnen, auch wenn dies von klinisch tätigen Ärzten nicht immer als eine angenehme Aufgabe angesehen wird. In erster Linie sind es gesetzliche Auflagen, die uns zum Dokumentieren und Kodieren unserer Tätigkeiten verpflichten. Umfang und Komplexität haben in den letzten Jahren erheblich zugenommen. Ein vorläufiger Gipfel wurde im Krankenhaussektor mit der Einführung der **Diagnosis Related Groups (DRG)** als Grundlage eines umfassenden Fallpauschalensystems erreicht. Weit mehr als bei den früheren Sonderentgelten und Fallpauschalen nach der Bundespflegesatzverordnung, die zudem in der Neurochirurgie zahlenmäßig eine untergeordnete Rolle spielten, nimmt die Qualität der Dokumentation und Kodierung Einfluss auf die ökonomische Situation einer Klinik. Aus diesem Grund lastet ein erheblicher Druck auf den behandelnden Ärzten, eine möglichst umfassende und hochwertige Dokumentation und Kodierung zu erbringen. Zudem müssen die Daten den Krankenkassen zeitnah zu den wichtigsten Schritten eines stationären Aufenthaltes, Aufnahme, Operation und Entlassung, übermittelt werden.

Auch wenn der bürokratische Aspekt momentan im Vordergrund steht, dient andererseits eine gute Dokumentation auch wissenschaftlichen Zielen. Epidemiologische Untersuchungen, aber auch Therapiestudien wären ohne eine exakte Beschreibung von Befunden und Therapiemaßnahmen undenkbar. Die Vergleichbarkeit der Beschreibung und ein angemessenes Zusammenfassen von Patienten kann problematisch sein, gerade wenn es um Bewertungen therapeutischer Maßnahmen geht. Diesem Zweck dient die Kategorisierung von Symptomen, Befunden oder ganzer Krankheitsbilder anhand von Skalen. Diesem, an sich sinnvollen Bestreben stehen oft viele Skalen zu ein und demselben Sachverhalt gegenüber, die sich zum Teil nur in wenigen Details unterscheiden.

Klassifikationssysteme, Kodierung, Graduierung und medizinische Skalen

Ziel eines Klassifikationssystems ist es, einen komplexen Sachverhalt in einem einfachen alphanumerischen (Buchstaben- und/oder Zahlen-)Wert zusammenzufassen. Vorteile liegen in der Vereinheitlichung des Sprachgebrauchs und einer Vergleichbarkeit medizinischer Erkenntnisse. Sofern die Definitionen kongruent gehandhabt werden, resultiert hieraus eine verbesserte Kommunikation.

Wenn sich die Ausprägung eines Merkmals nur qualitativ unterscheidet, z. B. die Augenfarbe, so bezeichnet man eine darauf abgestimmte Klassifikation als **nominal skaliert**. Diagnosen- und Prozedurenschlüssel, wie die International Classification of Diseases (ICD) und der Operationsschlüssel nach § 301 (OPS-301) gehören zu diesem Typ (wenige Ausnahmen: so ist z. B. die Kodierung der maschinellen Beatmung abhängig von deren Dauer).

Anhand medizinischer Skalen im engeren Sinn sollen in der Regel unterschiedliche Schweregrade eines Symptoms, einer Erkrankung oder eines Behandlungsaufwandes abbildbar sein und eine Graduierung (grading) möglich machen. Wenn verschiedene Zustände in eine Rangfolge ohne feste Abstände zueinander gebracht werden, so handelt es sich um eine Ordinalskala. Die meisten klinischen Skalen gehören zu dieser Gruppe. Intervallskalen (mit festen Abständen) und Absolutskalen (mit definiertem Nullpunkt) werden i.Allg. bei direkt und kontinuierlich messbaren Werten angewandt (Körpertemperatur, Blutdruck, Laborparameter).

Im Deutschen werden die Begriffe Skala und Score häufig synonym verwandt. Im Englischen gibt es eine eindeutige Definition: eine **Skala** (scale) ist dabei die Messlatte, anhand derer man ein bestimmtes Merkmal misst. Der **Score** ist der auf dieser Messlatte erreichte Wert. Anhand der Glasgow Coma Scale werden bewusstseinsgetrübten Traumapatienten bestimmte Punkträge zugeordnet. Der Wert eines Patienten bezeichnet man als Glasgow Coma Score.

Für medizinische Skalen gelten dieselben **Gütekriterien** wie für diagnostische Tests (Lienert u. Raatz 1998):
- Hauptgütekriterien:
  - Objektivität = Unabhängigkeit vom Anwender. Für denselben Patienten kommen zwei und mehr Anwender zu einem identischen Ergebnis.
  - Reliabilität = Zuverlässigkeit der Skala. Am besten lässt sich dieses Gütekriterium durch Test-Retest-Verfahren beurteilen, bei denen unter Voraussetzung einer konstanten

Patientensituation sich dasselbe Resultat ergeben sollte.
  - Validität = Gültigkeit der Skala. Eine Skala ist dann gültig, wenn sie das Merkmal, das sie vorgibt zu erfassen, auch tatsächlich misst.
- Nebengütekriterien:
  - Normierung = Bezugspunkte, z.B. in einem Normalkollektiv, erlauben die Einordnung des individuellen Ergebnisses.
  - Vergleichbarkeit = Die Überprüfung der Skala an einem oder mehreren Vergleichsverfahren ist möglich.
  - Ökonomie = Bei der Anwendung der Skala ist ein möglichst geringer materieller und zeitlicher Aufwand notwendig.
  - Nützlichkeit = Bedarf für diese Skala. Die Skala sollte nicht anderweitige und hinreichend valide Instrumente ersetzen.

Die für diagnostische Tests oft angegebenen Größen der **relativen Sensitivität** und **Spezifität** (Kramer 1991) sind auf Skalen nur bedingt übertragbar. Es gelingt noch am besten bei denjenigen Skalen, die an einer Normalpopulation normiert wurden, d.h. sowohl auf Gesunde als auch Erkrankte angewandt werden können. In diesem Fall entspricht die Sensitivität dem

Prozentsatz der durch die Skala korrekt als pathologisch klassifizierten Patienten und die Spezifität dem Prozentsatz der korrekt als normal klassifizierten Patienten. Entsprechende Fehlklassifizierungen werden als **falsch positiv** (auf der Skala im pathologischen Bereich, in Wahrheit gesund) und als **falsch negativ** bezeichnet (auf der Skala normal, in Wahrheit erkrankt).

Diagnosen- und Prozedurenkodierung, DRG

Die permanenten Bemühungen um eine Reform des Gesundheitswesens in Deutschland schlagen sich leider auch in häufigen Veränderungen der gesetzlichen Dokumentations- und Kodierungsauflagen nieder. Es ist dabei auf allen Ebenen ein so rascher Wandel festzustellen, dass es äußerst schwierig ist, in einem Buchbeitrag Information von längerer Gültigkeitsdauer wiederzugeben. Die durch Änderungsgesetze und Verordnungen bedingten Modifikationen, aber auch die jährlichen Änderungen der DRG-Grundlagen, der Kodierschlüssel und ihrer An-

Tab. 18-1. Wichtige Internetadressen

Herausgeber	Adresse	Inhalt
Bundesministerium für Gesundheit und soziale Sicherung	www.bmgs.bund.de	Gesetze, Änderungsgesetze, Verordnungen und Begründungen
Deutsches Institut für Medizinische Dokumentation und Information	www.dimdi.de	aktuelle Schlüssel (ICD, OPS 301)
Institut für das Entgeltsystem im Krankenhaus (InEK gGmbH)	www.g-drg.de	alles über DRG, aktuelle Kodiervorschriften
Bundesärztekammer	www.bundesaerztekammer.de	Kommentare zu Gesetzen, Schlüssel, Kodiervorschriften und DRG
Marburger Bund	www.marburger-bund.de	Kommentare zu Gesetzen, Schlüssel, Kodiervorschriften und DRG
Deutsche Krankenhausgesellschaft	www.dkgev.de	Kommentare zu Gesetzen, Schlüssel, Kodiervorschriften und DRG
DRG Research Group des Universitätsklinikums Münster	drg.uni-muenster.de	ergänzende Informationen und Stellungnahmen zu DRG und Kodierschlüsseln, DRG-Evaluationen, WEB-basierte Gruppierungssoftware, DRG- und Kodier-Browser

wendungsvorschriften gehen teilweise weit über kleinere „Schönheitsreparaturen" hinaus. Es wurde daher in erster Linie versucht, Grundlagen und Vorgehensweisen zu vermitteln, die auch in den nächsten Jahren Bestand haben könnten. Der Leser wird aber in jedem Fall gebeten, sich auf den in Tabelle 18-1 genannten Internetseiten über die aktuelle Situation zu informieren.

Da die Versorgung neurochirurgischer Patienten zahlenmäßig noch überwiegend stationär erfolgt, beschränken sich die folgenden Aussagen im Wesentlichen auf diesen Bereich. Die Frequenz ambulanter Operationen nimmt zu. Dieser Trend wird sich auch auf Teilbereiche der Neurochirurgie erstrecken. Entsprechende Darstellungen für den ambulanten Bereich bleiben späteren Auflagen dieses Buches vorbehalten.

Für gesetzlich Versicherte regelt § 301 des Sozialgesetzbuches Band V (SGB V) den **Datenaustausch zwischen Krankenhaus und Krankenkasse bei stationärer Behandlung**. Absatz 1 beschreibt den zu übermittelnden Datensatz. In Absatz 2 ist festgelegt, dass die Verschlüsselung von Diagnosen und medizinischen Prozeduren in der vom Deutschen Institut für medizinische Dokumentation und Information (DIMDI) im Auftrag des Bundesministers für Gesundheit herausgegebenen deutschen Fassung der entsprechenden Schlüssel zu erfolgen hat. Der Zeitpunkt der In-Kraft-Setzung der jeweiligen Fassung wird im Bundesanzeiger bekannt gegeben. **Diagnosen** werden nach der International Classification of Diseases (ICD) kodiert. Für den **Prozedurenkatalog** hat sich nach anfänglicher Verwendung der Abkürzung IKPM (Internationale Klassifizierung der Prozeduren in der Medizin) das Kürzel OPS-301 (Operationsschlüssel nach § 301) durchgesetzt, da zunächst nur chirurgische Prozeduren kodiert werden mussten. Gemäß Absatz 3 wurden weitere Spezifikationen der Datenübermittlung in einer Vereinbarung der Deutschen Krankenhausgesellschaft (DKG) und der Spitzenverbände der (gesetzlichen) Krankenkassen (GKV) festgelegt, die unter anderem beinhalten, dass die Datensätze innerhalb von 3 Arbeitstagen nach Aufnahme, Operation und Entlassung eines Patienten übermittelt werden müssen.

Der genaue Wortlaut des SGB V und damit verbunden der Umfang der gesetzlich geforderten Dokumentation sowie die Version der zu verwendenden Kodierungsschlüssel hat sich in den letzten Jahren mehrfach geändert. Sicherlich sind die gesetzlichen Maßnahmen als schrittweise Adaptation auf die seit Jahren geplante Umstellung der Krankenhausfinanzierung auf ein diagnoseorientiertes Fallpauschalensystem (s. unten) zu sehen. Für Kliniker, denen Dokumentation und Kodierung obliegen, ist es nur schwer nachzuvollziehen, warum sich die Schlüssel aus rein medizinökonomischen Gründen ändern müssen und nicht aufgrund neuer wissenschaftlicher Erkenntnisse. Wenn ein eindeutiger medizinischer Sachverhalt im ambulanten und stationären Bereich unterschiedlich verschlüsselt werden muss, wird diese Art der Dokumentation sicherlich nicht mehr als ärztliche Kunst, sondern als ärztliche Last empfunden. Leider besteht bei der Publikation dieses Buchbeitrages auch die Gefahr, dass die darin beschriebenen Sachverhalte schon nach kurzer Zeit aufgrund neuer Regelungen und des hohen „Versions-Turnover" der Schlüssel nicht mehr aktuell sind. Deshalb sei der Leser auch auf die Internetseiten des Bundesministeriums für Gesundheit (www.bmgs.bund.de) und des DIMDI (www.dimdi.de) verwiesen, über die die gültige Rechtslage, die aktuellen Schlüsselkataloge und geplante Änderungen zu ersehen sind.

Die Systematik sowohl der ICD als auch des OPS-301 orientiert sich an theoretisch-nosologischen Überlegungen und versucht auf oberster Ebene, einen Organbezug zu erstellen. Die Ausarbeitung einer neuen Version erfolgt zwar unter Anhörung von Vertretern der betroffenen medizinischen Fachgesellschaften. Nicht immer gelingt aber die Integration unterschiedlicher Meinungen, und dies führt zu Inkonsistenzen. Da die Kodierung im konkreten Fall häufig nicht eindeutig ist, bedarf es eines Regelwerkes für die Praxis. Zur Umsetzung des Fallpauschalengesetzes wurden daher von der DKG, dem GKV, dem Verband der privaten Krankenversicherung (PKV) und dem Institut für das Entgeltsystem im Krankenhaus (InEK gGmbH) **Deutsche Kodierrichtlinien** (Allgemeine und Spezielle Kodierrichtlinien für die Verschlüsselung von Krank-

heiten und Prozeduren) erarbeitet. Die jeweils über 200 Seiten(!) umfassenden Ausgaben werden jährlich aktualisiert (Online-Version unter www.g-drg.de). Die Anwendung der Deutschen Kodierrichtlinien ist verbindlich und soll die erforderliche Klarheit schaffen. Leider ist auch hier zu vermerken, dass primär ein medizinökonomischer Aspekt, nämlich die Absicht, die geplante Abrechnung der Fallpauschalen auf DRG-Basis zu unterstützen, der Motor für die Erstellung der Regeln war. Nachstehend werden einige Grundsätze und Besonderheiten erläutert.

Diagnosen

Im Zusammenhang mit einem stationären Aufenthalt wird eine Reihe von Diagnosen erhoben, die zunächst zu definieren sind. Die **Einweisungsdiagnose** ist die Diagnose, mit der entweder ein niedergelassener Arzt die Einweisung eines Patienten ins Krankenhaus veranlasst oder unter der eine Verlegung aus einem anderen Krankenhaus erfolgt. Unter **Aufnahmediagnose** ist hingegen die Diagnose zu verstehen, die der behandelnde Krankenhausarzt bei der Aufnahme des Patienten stellt und die den Krankenhausaufenthalt begründet. Beide müssen nicht notwendigerweise identisch sein, jedoch innerhalb von 3 Arbeitstagen nach stationärer Aufnahme der Krankenkasse übermittelt werden. Da es sich bei der Aufnahmediagnose oft anfänglich noch um eine Verdachtsdiagnose handelt, die durch die Diagnostik widerlegt wird, kann eine Änderung der Aufnahmediagnose erfolgen, die nach § 301 SGB V ebenfalls der Kasse mitgeteilt werden muss. Mit Ausnahme derjenigen Fälle, in denen Primär- und Sekundärschlüssel verwandt werden können („Kreuz-Stern-System", optionale „Ausrufezeichenkodes"; s. unten), darf für einen stationären Aufenthalt nur eine Aufnahmediagnose angegeben werden.

Weitere Erkrankungen des Patienten sind **Nebendiagnosen**, die entweder gleichzeitig mit der Aufnahme- bzw. Hauptdiagnose (s. unten) bestehen oder sich während des Krankenhausaufenthaltes entwickeln. Im DRG-Fallpauschalensystem spielen Nebendiagnosen eine erhebliche Rolle bei der Unterscheidung des Schweregrades. Allerdings dürfen nur

Nebendiagnosen angegeben werden, die einen zusätzlichen Aufwand im Patientenmanagement bedingen. Hierunter sind zusätzliche therapeutische oder diagnostische Maßnahmen oder ein erhöhter Betreuungs-, Pflege- und/oder Überwachungsaufwand zu verstehen. Nebendiagnosen werden daher während des stationären Aufenthaltes – zusammen mit der Aufnahmediagnose – oft auch als **Behandlungsdiagnosen** bezeichnet.

Nach § 301 SGB V besteht nur eine Verpflichtung, die Kassen über Datum und Art (OPS-Prozeduren) einer Operation zu informieren. Da insbesondere bei mehrfachen Operationen die Aufnahmediagnose nicht immer die Indikation zum Eingriff darstellt, empfiehlt es sich, für jede Operation eine gesonderte Operationsdiagnose zu erfassen bzw. diese aus Aufnahme- und Nebendiagnosen auszuwählen.

Nach Entlassung müssen innerhalb von 3 Arbeitstagen die Hauptdiagnose und die behandlungsrelevanten Nebendiagnosen dokumentiert und den Kassen übermittelt werden. Die Hauptdiagnose wurde bis vor kurzem als diejenige Diagnose definiert, die während des stationären Aufenthaltes mit dem höchsten Ressourcenverbrauch einhergeht. Mit der Einführung der Deutschen Kodierrichtlinien hat sich die Definition geändert. Hauptdiagnose ist „die Diagnose, die nach Analyse als diejenige festgestellt wurde, die hauptsächlich für die Veranlassung des stationären Krankenhausaufenthaltes des Patienten verantwortlich ist." Die Definitionsunterschiede mögen auf den ersten Blick als Haarspalterei imponieren, jedoch mögen zwei durchaus realistische Katamnesen den nicht unerheblichen Unterschied illustrieren:

● **Beispiel 1:** Ein Patient wird mit einer akut aufgetretenen Zervikobrachialgie in den linken Arm unter der Verdachtsdiagnose einer zervikalen Wurzelkompression stationär eingewiesen. Die diagnostische Abklärung ergibt, dass die Schmerzsymptomatik jedoch nicht durch die radiologisch nachweisbare Spondylose der Halswirbelsäule bedingt ist, sondern auf einem akuten Myokardinfarkt beruht. Er wird auf die Intensivstation der internistischen Abteilung verlegt und entsprechend therapiert.

● **Beispiel 2:** Hier wird der Patient ebenfalls mit einer akut aufgetretenen Zervikobrachialgie eingeliefert. Die Diagnostik bestätigt eine zervikale Wurzelkompression, ergibt allerdings auch eine schwere, instabile Angina pectoris, die das Risiko eines operativen Eingriffes stark erhöht. Der Patient wird ebenfalls in die internistische Abteilung verlegt, und es erfolgt eine endovaskuläre Koronardilatation (PTCA) mit Stent-Einlage. Das radikuläre Kompressionssyndrom kann vorerst nur symptomatisch behandelt werden.

Die Hauptdiagnose im Beispiel 1 lautet nach alter Definition „akuter Myokardinfarkt". Die retrospektive Analyse des Aufenthaltes, die nach neuer Definition bei der Entlassung gefordert wird, ergibt, dass Einweisungs- und Aufnahmediagnose sich als falsch erwiesen haben. Die Beschwerdesymptomatik wird durch den Myokardinfarkt bedingt, sodass die Aufnahmediagnose korrigiert werden muss und die Hauptdiagnose nun der korrigierten Aufnahmediagnose entspricht. Anders im Beispiel 2, bei dem sich die zur stationären Aufnahme führende Beschwerdesymptomatik auf die Wirbelsäulenerkrankung zurückführen lässt. Die Diagnostik ergibt zwar ein weiteres, vital bedrohlicheres Krankheitsbild, das vordergründig einer Therapie bedarf, jedoch hat diese Erkrankung nicht zur stationären Aufnahme geführt und erhält daher nur den Rang einer Nebendiagnose.

Eine weitere Schwierigkeit mit der Definition der Hauptdiagnose ergibt sich bei fachübergreifender Behandlung, d. h. wenn ein Patient innerhalb der Klinik in eine andere Abteilung verlegt wird. Die Hauptdiagnose darf – wie erwähnt – erst bei der Entlassung endgültig festgelegt werden und setzt eine Würdigung des ganzen Falles voraus. Es ist durchaus üblich, dass jede der behandelnden Abteilungen die aus ihrer Sicht wichtigste, d. h. mit dem größten Ressourcenverbrauch einhergehende Diagnose angibt, die sog. **Fachabteilungshauptdiagnose**. Ob die von der zuletzt behandelten Abteilung erstellte Fachabteilungshauptdiagnose nun der Hauptdiagnose entspricht, müsste im Zweifelsfall in einer gemeinsamen Besprechung aller behandelnden Abteilungen entschieden werden.

Diagnosenkodierung

Die ICD ist Bestandteil einer Familie krankheits- und gesundheitsrelevanter Klassifikationen. (Zu weiteren Details: s. Internetseiten des DIMDI). Kernklassifikation der **ICD-10** ist der dreistellige Schlüssel, der für die internationalen Meldungen der Todesursachenstatistik an die WHO sowie für allgemeine internationale Vergleiche bindend ist. Die vier- und teilweise auch fünfstelligen Subkategorien sind auf internationaler Ebene nicht obligatorisch. Nach den Deutschen Kodierrichtlinien muss aber endständig, d. h. mit allen verfügbaren Stellen kodiert werden. Die Originalfassung der ICD-10 besteht aus drei separat publizierten Bänden. Das systematische Verzeichnis findet sich im 1. Band. Band 2 (Verschlüsselungsregeln für Mortaliät und Morbidität) wird durch die Deutschen Kodierrichtlinien ersetzt. Band 3 (alphabetisches Verzeichnis) wird in den aktuellen Modifikationen nicht mehr gepflegt. Offensichtlich wird dies den für die Kodierung zur Verfügung stehenden Softwarehilfen überlassen, die i. Allg. auch komfortabler sind als das alphabetische Nachschlagewerk.

Das systematische Verzeichnis der ICD-10 umfasst 21 Kapitel, die in Tabelle 18-2 aufgelistet sind. Ab ICD-10 ist die erste Stelle des vier- bis fünfstelligen ICD-Codes mit einem Buchstaben besetzt, der allerdings keinen eindeutigen Bezug zu den Kapiteln aufweist und in erster Linie der Erweiterung des Kodierbereiches dient. Zusammen mit den Ziffern der zweiten und dritten Stelle werden Krankheitsgruppen beschrieben, die bis auf wenige Ausnahmen mit eigenständigen Dreistellern, abgesetzt durch einen Punkt („.") auf vierter und teilweise fünfter Stelle, weiter unterteilt werden. Für die Stellen nach dem Punkt gilt die Konvention, dass die Ziffer „8" als letzte Ziffer „sonstige (definierte) Erkrankungen" und die „9" als letzte Ziffer „nicht näher bezeichnete Erkrankungen" innerhalb der Gruppe definieren. Die Seitenlokalisation wird durch die Zusätze „L" (links), „R" (rechts) oder „B" (beidseits) verdeutlicht. Die Hinweise, die für eine Kodegruppe oder einen Kode angegeben werden (Inklusiva und Exklusiva), sollten beachtet werden. Im Zweifelsfall haben aber die Deutschen

Kodierrichtlinien den höheren Stellenwert.

Generell ist festzuhalten, dass eine Hauptdiagnose möglichst spezifisch kodiert werden muss, d.h., es sollten nach Möglichkeit ätiologische Ursachen und keine Symptome angegeben werden. Begründete Ausnahmen sind die Fälle, in denen trotz intensiver Diagnostik keine Ursache für ein Symptom gefunden wurde oder der stationäre Aufenthalt eindeutig nur zur Behandlung des Symptoms erfolgte. Dies kann z.B. bei Auftreten epileptischer Anfälle auf dem Boden eines Hirntumorleidens der Fall sein, wenn nur die antiepileptische Medikation neu eingestellt wird. In diesem Fall sind die zerebralen Anfälle als Hauptdiagnose und das bestehende Tumorleiden als Nebendiagnose zu werten. Kommt der Patient allerdings wegen epileptischer Anfälle zur Aufnahme, und es stellt sich als Ursache ein zu behandelnder Hirntumor heraus, so erfolgt die Zuordnung zu Haupt- und Nebendiagnose umgekehrt.

Bei Kodenummern aus den Kapiteln XVIII „Symptome und Befunde", XX „Äußere Ursachen von Morbidität und Mortalität", XXI „Faktoren, die den Gesundheitszustand beeinflussen" und XXII „Schlüsselnummern für besondere Zwecke" ist erhöhte Vorsicht geboten. Nähere Erläuterungen hierzu finden sich in den allgemeinen und speziellen Kodierrichtlinien. Hauptdiagnosen mit einer „8" oder „9" als letzter Ziffer sollten in Hinblick auf die Einordnung in eine adäquate diagnoseorientierte Fallpauschale (s. unten) vermieden werden.

Eine Besonderheit, die mit dem Wechsel von der ICD-9 auf die ICD-10 eingeführt wurde, ist die Unterscheidung zwischen Primär- und Sekundärschlüssel, der weitere Informationen zur Diagnose erbringen soll. ICD-Kodes ohne Kennzeichen oder mit einem Kreuz (Ätiologiekode: „†") sind **Primärschlüssel**. Sie können alleine zur Kennzeichnung einer Diagnose verwendet werden. Als **Sekundärschlüssel**, die immer nur in Verbindung mit einem Primärschlüssel angegeben werden dürfen, gelten ICD-Kodes mit einem Stern (Manifestationskode: „*") oder einem Ausrufezeichen („!"). Sternkodes dürfen immer nur mit einem Kreuzkode als Primärschlüssel verwendet werden. Den Ausrufezeichenkodes können auch Kodes

Tab. 18-2. ICD-10-Systematik (ICD-10-GM-Version 2004, Stand 15.08.2003)

Kapitel	Inhalt
I	bestimmte infektiöse und parasitäre Krankheiten
II	Neubildungen
III	Krankheiten des Blutes und der blutbildenden Organe sowie bestimmte Störungen mit Beteiligung des Immunsystems
IV	endokrine Erkrankungen, Ernährungs- und Stoffwechselkrankheiten
V	psychische Erkrankungen und Verhaltensstörungen
VI	Krankheiten des Nervensystems
VII	Krankheiten des Auges und der Augenanhangsgebilde
VIII	Krankheiten des Ohres und des Warzenfortsatzes
IX	Krankheiten des Kreislaufsystems
X	Krankheiten des Atmungssystems
XI	Krankheiten des Verdauungssystems
XII	Krankheiten der Haut und der Unterhaut
XIII	Krankheiten des Muskel-Skelett-Systems und des Bindegewebes
XIV	Krankheiten des Urogenitalsystems
XV	Schwangerschaft, Geburt und Wochenbett
XVI	bestimmte Zustände, die ihren Ursprung in der Perinatalperiode haben
XVII	angeborene Fehlbildungen, Deformitäten und Chromosomenanomalien
XVIII	Symptome und abnorme klinische Befunde und Laborbefunde, die anderenorts nicht klassifiziert sind
XIX	Verletzungen, Vergiftungen und bestimmte andere Folgen äußerer Ursachen
XX	äußere Ursachen von Morbidität und Mortalität
XXI	Faktoren, die den Gesundheitszustand beeinflussen und zur Inanspruchnahme von Einrichtungen des Gesundheitswesens führen
XXII	Schlüsselnummern für besondere Zwecke

ohne Kennzeichen zugeordnet sein. Sie galten bislang als optionale Angaben. In den Deutschen Kodierrichtlinien sind aber einige Konstellationen beschrieben, in denen die Verwendung dieser Kodes obligat ist. Nachfolgend einige Beispiele, die diese Ausführungen veranschaulichen sollen.

● **Beispiel 3**: Patient mit zervikaler Myelopathie bei zervikalem Bandscheibenvorfall

– Primärschlüssel: M50.0†: zervikaler Bandscheibenvorfall mit Myelopathie
– Sekundärschlüssel: G99.2*: Myelopathie bei andernorts klassifizierten Krankheiten

● **Beispiel 4**: offenes Schädel-Hirn-Trauma mit subduralem Hämatom bei perforierender Verletzung

– Primärschlüssel: S06.5: traumatische subdurale Blutung

– Sekundärschlüssel S01.83!: offene Wunde des Kopfes mit Verbindung zu einer intrakraniellen Verletzung (Angabe als Sekundärschlüssel bzw. Nebendiagnose obligat)

– Anmerkung: eine eventuelle Bewusstlosigkeit müsste in diesem Fall als Nebendiagnose mit einem Kode aus der Gruppe S06.7- (Bewusstlosigkeit bei Schädel-Hirn-Trauma) verschlüsselt werden.

Die Intention dieser, in der Praxis schwer überschaubaren Zweiteilung, die sowohl für Haupt- als auch für Nebendiagnosen gilt, ist wohl, die Beteiligung zweier Organsysteme an einer Erkrankung zu verdeutlichen. Im Beispiel 3 bezieht sich dies auf die Wirbelsäule als Bewegungsorgan (Kapitel XIII) und das Rückenmark als Teil des Nervensystems (Kapitel VI) sowie in Beispiel 4 auf die Verletzung des Gehirns und seiner äußeren Hüllen. Leider kommt dieses Prinzip nicht durchgängig zur Anwendung, da eine zervikale Myelopathie, wenn sie durch eine Spondylose der Halswirbelsäule verursacht wird, nur mit M47.12 „Sonstige Spondylosen mit Myelopathie – Zervikalbereich" kodiert werden kann. Dabei handelt es sich um einen Kode ohne Zusatz, sodass die G99.2* als Sekundärschlüssel nicht mehr akzeptiert wird.

Eine Zusatzkennzeichnung als Verdachtsdiagnose („V") ist gegenüber früheren ICD-Versionen im stationären Bereich nicht mehr möglich. Es gilt die Regel, dass, sofern die Verdachtsdiagnose nicht bestätigt oder ausgeschlossen werden konnte und keine spezifische Therapie der Verdachtsdiagnose erfolgte, die Symptome zu kodieren sind. Andernfalls ist der Kode für die Verdachtsdiagnose ohne Zusatzkennzeichen anzuwenden.

Auch der Zusatz „Z" (Zustand nach) ist ab der Version 2.0 der ICD-10 unzulässig. Im Hinblick auf die Forderung, dass die Angabe einer Haupt- oder Nebendiagnose einen Aufwand im Patientenmanagement (s. oben) widerspiegeln soll, ist dies eine nachvollziehbare Konsequenz. Leider gestaltet sich die Anpassung an reale Fälle häufig kompliziert. Prinzipiell ist zu unterscheiden, ob eine zurückliegende Erkrankung mit einem Folgezustand oder folgenlos ausgeheilt ist. Im ersten Fall ist der Folgezustand als Symptom zu kodieren,

Tab. 18-3. Struktur des OPS-301, Version 2004 (dreistellige Ebene)

1	Diagnostische Maßnahmen
1-10	klinische Untersuchung
1-20 bis 1-33	Untersuchung einzelner Körpersysteme
1-40 bis 1-49	Biopsie ohne Inzision
1-50 bis 1-58	Biopsie durch Inzision
1-61 bis 1-69	diagnostische Endoskopie
1-71 bis 1-79	Funktionstests
1-84 bis 1-85	explorative diagnostische Maßnahmen
3	**Bildgebende Diagnostik**
3-00 bis 3-05	Ultraschalluntersuchungen
3-20 bis 3-22	Computertomographie (CT)
3-60 bis 3-62	Darstellung des Gefäßsystems
3-70 bis 3-74	nuklearmedizinische diagnostische Verfahren
3-80 bis 3-82	Magnetresonanztomographie (MRT)
5	**Operationen**
5-01 bis 5-05	Operationen am Nervensystem
5-06 bis 5-07	Operationen an endokrinen Drüsen
5-08 bis 5-16	Operationen an den Augen
5-18 bis 5-20	Operationen an den Ohren
5-21 bis 5-22	Operationen an Nase und Nasennebenhöhlen
5-23 bis 5-28	Operationen an Mundhöhle und Gesicht
5-29 bis 5-31	Operationen an Pharynx, Larynx und Trachea
5-32 bis 5-34	Operationen an Lunge und Bronchus
5-35 bis 5-37	Operationen am Herzen
5-38 bis 5-39	Operationen an den Blutgefäßen
5-40 bis 5-41	Operationen am hämatopoetischen und Lymphgefäßsystem
5-42 bis 5-54	Operationen am Verdauungstrakt
5-55 bis 5-59	Operationen an den Harnorganen
5-60 bis 5-64	Operationen an den männlichen Geschlechtsorganen
5-65 bis 5-71	Operationen an den weiblichen Geschlechtsorganen
5-72 bis 5-75	geburtshilfliche Operationen
5-76 bis 5-77	Operationen an Kiefer- und Gesichtsschädelknochen
5-78 bis 5-86	Operationen an den Bewegungsorganen

Tab. 18-3. (Fortsetzung)

5-87 bis 5-88	Operationen an der Mamma
5-89 bis 5-92	Operationen an Haut und Unterhaut
5-93 bis 5-99	Zusatzinformationen zu Operationen
8	**Nichtoperative therapeutische Maßnahmen**
8-01 bis 8-02	Applikation von Medikamenten und Nahrung; therapeutische Injektionen
8-10 bis 8-11	Entfernung von Fremdmaterial und Konkrementen
8-12 bis 8-13	Manipulationen an Verdauungstrakt und Harntrakt
8-14 bis 8-17	therapeutische Katheterisierung, Aspiration, Punktion und Spülung
8-19	Verbände
8-20	geschlossene Reposition einer Fraktur und Gelenkluxation ohne Osteosynthese
8-21	forcierte Korrektur von Adhäsionen und Deformitäten
8-22	Herstellung und Anpassung von Gesichtsepithesen
8-31	Immobilisation mit Gipsverband
8-39	Lagerungsbehandlung
8-40 bis 8-48	Knochenextension und andere Extensionsverfahren
8-50	Kontrolle von Blutungen durch Tamponaden
8-51	Manipulation an Fetus oder Uterus während der Gravidität oder direkt postpartal
8-52 bis 8-54	Strahlentherapie, nuklearmedizinische Therapie und Chemotherapie
8-55 bis 8-60	rehabilitative und physikalische Therapie
8-63 bis 8-65	Elektrostimulation und Elektrotherapie
8-70 bis 8-72	Maßnahmen für das Atmungssystem
8-77	Maßnahmen im Rahmen der Reanimation
8-80 bis 8-85	Maßnahmen für den Blutkreislauf
8-90 bis 8-91	Anästhesie und Schmerztherapie
8-92 bis 8-93	Patientenmonitoring
8-97	Komplexbehandlung
9	**Ergänzende Maßnahmen**
9-26	geburtsbegleitende Maßnahmen
9-27	Behandlung wegen Infertilität
9-31	phoniatrische und pädaudiologische Therapie
9-40 bis 9-41	psychosoziale, psychosomatische, neuropsychologische und psychotherapeutische Therapie

gefolgt von einem spezifischen Kode, der ausdrückt, dass dieses Symptom aus einer zurückliegenden Erkrankung resultiert. Auf neurochirurgischem Fachgebiet sind hier insbesondere die Kodes G09 (Folgen entzündlicher Erkrankungen des Zentralnervensystems), I69.- (Folgen von zerebrovaskulären Erkrankungen) und T90.- (Folgen von Verletzungen des Kopfes) anzuführen.

Da bestimmte Erkrankungen in der Anamnese aber ein potenzielles Risiko für Folgeerkrankungen sind, wurden ab der Version 2.0 der ICD-10 die Kodegruppen Z80 bis Z99 (Kapitel XXI) erweitert. So muss z. B. der Zustand nach Behandlung eines Malignoms auch bei einem momentan folgenlosen Zustand mit einem Kode der Z85.-Gruppe (Malignom in der Anamnese) angegeben werden.

In Anbetracht der Komplexität des Regelwerkes wäre es wünschenswert, wenn im ambulanten und stationären Sektor die gleichen Vorschriften zur Anwendung kämen. Die Angleichung hat sich bislang allerdings als mühsam erwiesen, und für einen in beiden Bereichen tätigen Arzt ist dies verwirrend und ärgerlich. Zeitweilig galten unterschiedliche ICD-Versionen. Aber auch nach Einführung einer einheitlichen ICD verblieb es bei einer unterschiedlichen Handhabung der Diagnosezusätze. Es lässt sich daher nur hoffen, dass dieser mit unnötiger Mehrarbeit verbundene Zustand rasch behoben wird. Der Leser sei deshalb nochmals auf die in Tabelle 18-1 aufgelisteten Internetadressen verwiesen, auf denen er sich über die aktuellen Bestimmungen und Vorschriften informieren kann.

Prozedurenkodierung

Der **OPS-301** leitet sich aus der International Classification of Procedures in Medicine (ICPM) der WHO ab bzw. entspricht dem deutschsprachigen Pendant IKPM. Bei der Ausarbeitung des OPS-301 durch das DIMDI und die medizinischen Fachgesellschaften war ursprünglich nur die Kodierung chirurgischer Maßnahmen vorgesehen. Die traditionelle Unterscheidung in chirurgische und nichtchirurgische Prozeduren ist durch die endoskopischen und radiologisch-interventionellen Verfahren fließend geworden, sodass ab der Version 2.0 die Anwendung auf alle „signifikanten" Prozeduren erweitert wurde. Laut den Deutschen Kodierrichtlinien ist eine **signifikante Prozedur** als Maßnahme definiert, die:

- chirurgischer Natur ist
- ein Eingriffsrisiko trägt
- ein Anästhesierisiko in sich birgt
- Spezialeinrichtungen, -geräte oder spezielle Ausbildung erfordert

Der OPS-301 ist ein überwiegend fünfstelliger, in manchen Bereichen sechsstelliger Schlüssel. Die erste Stelle ist dabei mit der Kapitelüberschrift (Tab. 18-3) belegt, die eine Grobeinteilung der Prozeduren nach klinisch-diagnostischen, bildgebend-diagnostischen, operativ-therapeutischen, nichtoperativ-therapeutischen sowie ergänzenden Maßnahmen durchführt. Auf Ebene der Dreisteller erfolgt eine weitere Unterteilung nach medizinischen Gesichtspunkten. Im Kapitel 5 (operative Prozeduren) bezieht sich dies auf die Organsysteme, an denen operiert wird. Die weiteren Unterteilungen auf vierter, fünfter und teilweise sechster Stelle weisen häufig eine genauere topographisch-anatomische Gliederung auf (z. B. die Unterteilungen der Endarteriektomie 5-381 auf fünfter und sechster Stelle, die das desobliterierte Gefäß spezifizieren).

Über den Sinn einer genauen Lokalisationsangabe auf Prozedurenebene lässt sich streiten. Üblicherweise sollte dies mit der Kodierung der Diagnose erfolgen. Sofern sich durch die Lokalisation aber ein unterschiedlicher Leistungsaufwand ergibt, ist ihre Einbeziehung in den Kode eine zweckmäßige Ergänzung. Einige Schlüssel weisen auf der fünften und sechsten Stelle einen alphanumerischen Kode auf, der den zur Verfügung stehenden Kodierbereich erweitert. Es besteht dabei die Konvention, „x" für sonstige Prozeduren und „y" für nicht näher bezeichnete Prozeduren zu verwenden.

Der OPS-301 war ursprünglich als eindimensionaler Katalog geplant, d. h., dass ein Prozedurenkode alle Komponenten einer Maßnahme, wie Lagerung, Anästhesie, Zugang, Wundverschluss etc. umfassen sollte. Da die erste veröffentlichte OPS-Version auf fünf Stellen begrenzt war und die erste Stelle darüber hinaus die Kapitelüberschrift reflektiert (s. Tab. 18-3), zeigte sich, dass die zur Verfügung stehenden

Kodierbereiche nicht ausreichten, um die Komplexität von Eingriffen am Nervensystem abzubilden. Eine Operation wird in der Neurochirurgie als logische Folge einzelner Schritte verstanden, die der jeweiligen Situation angepasst sind. Da im Einzelfall ein ganz unterschiedlicher operativer Aufwand erforderlich sein kann, bestand die Forderung, den OPS-301 in der Neurochirurgie mehrdimensional einsetzen zu können und die Teilkomponenten gesondert zu kodieren. Hier mussten leider Kompromisse eingegangen werden. Immerhin konnte aber erreicht werden, dass der Zugang zum Schädel und zur Wirbelsäule sowie weitere Maßnahmen, wie die Entnahme eines Knochentransplantates oder die Osteosyntheseverfahren an der Wirbelsäule, gesondert verschlüsselt werden. Besondere apparative Hilfsmittel, wie der Einsatz eines Navigationssystems, eines Lasers, der mikrochirurgischen Technik etc., werden ebenfalls getrennt als Zusatzinformation (Bereich 5-93 bis 5-99) kodiert. Der zulässige Umfang der Mehrfachkodierung ist im Katalog bzw. den Kodierrichtlinien durch explizite Hinweise geregelt.

Weitere erlaubte Gründe für eine Mehrfachkodierung sind multiple oder bilaterale Prozeduren, die so oft kodiert werden sollen, wie sie während des Behandlungzeitraumes, also durchaus auch während eines operativen Eingriffes, durchgeführt wurden. Voraussetzung dafür ist, dass es keinen speziellen Kode für die multiplen bzw. bilateralen Prozeduren gibt (z. B. 5-832.7: Exzision von erkranktem Knochen- und Gelenkgewebe der Wirbelsäule [Spondylophyten] in mehreren Wirbelsegmenten und angrenzenden Strukturen). Eine weitere Einschränkung besteht bei multiplen Biopsien und ähnlich aufwändigen Prozeduren, die „bezüglich Lokalisation an gleicher Stelle kodiert werden können". Dies trifft in der Neurochirurgie z. B. bei Serienbiopsien im Rahmen eines stereotaktischen Eingriffes zu (1-511.0: stereotaktische Biopsie am Großhirn). Bei einer beidseitigen lumbalen Bandscheibenoperation (5-831.2: Bandscheibenexzision mit Radikulodekompression) ist hingegen jede Seite gesondert anzugeben.

In der Praxis stellt eine mehrdimensionale Nutzung des OPS-301 für einen operativen Eingriff jedoch einen zusätzlichen

Aufwand dar, dem man am besten durch Auswahllisten oder gar fertig zu übernehmende Beispiellisten für die häufigsten Operationen begegnet. Trotz der zu schließenden Kompromisse und einiger inkonsistenter Modifikationen im Verlaufe des bisherigen Versionswechsels ist der OPS-301 immer noch recht gut für die Dokumentation neurochirurgischer Operationen geeignet.

Dies muss gegenwärtig für den nichtchirurgischen Bereich leider noch verneint werden. Es bleibt zu hoffen, dass die Weiterentwicklung die ärgsten Defizite ausgleichen wird. Im Unterschied zu den chirurgischen Prozeduren dürfen viele medizinische Prozeduren nur einmal während eines stationären Aufenthaltes angegeben werden, obwohl sie mehrfach erbracht wurden. Medizinische Maßnahmen, die die eingangs erwähnten Kriterien der Signifikanz erfüllen (z. B. ein Belastungs-EKG), dürfen laut Kodierregeln aber nicht verschlüsselt werden, da es „Routinemaßnahmen" sind. Es ist zwar korrekt, dass der Kodieraufwand gerade bei den nichtchirurgischen Prozeduren ins Uferlose wachsen kann. Die derzeitigen Regelungen stellen aber keine wirkliche Begrenzung des bürokratischen Aufwandes dar und sind weder medizinisch noch medizinökonomisch zweckmäßig. Medizinisch ist eine Kodierung zu fordern, die sich ohne größeren Aufwand aus der parallel zu führenden Patientenakte ableiten lässt, in der ja alle medizinischen Maßnahmen dokumentiert werden müssen. Medizinökonomisch sollten die fallbezogenen Behandlungskosten ableitbar sein.

Da der OPS und die ihn betreffenden Kodiervorschriften regelmäßig weiterentwickelt werden, wird der Leser gebeten, sich auf den in Tabelle 18-1 aufgeführten Internetseiten die jeweils aktuellsten Versionen zu besorgen.

Abschließend seien zwei wichtige, nichtchirurgische Prozedurengruppen in unserem Fachgebiet erwähnt, die für die DRG-Gruppierung (s. unten) bedeutend sind. Zum einen ist dies der Bereich 8-71 (maschinelle Beatmung), dessen Prozeduren teilweise zur Einstufung in besonders hoch vergütete Sonder-DRG führt. Zum anderen sei auf die Gruppe 8-836 (perkutan-transluminale Gefäßintervention) hingewiesen, in der die endovaskulär interventionellen Maßnahmen kodiert sind.

Diagnosis Related Groups

Mit Verkündung des Gesetzes zur Einführung eines **diagnoseorientierten Fallpauschalensystems** für Krankenhäuser (Fallpauschalengesetz, FPG) am 29.04.2002 ist eine seit mehreren Jahren geplante Änderung der Krankenhausfinanzierung vollzogen worden. Mit Ausnahme psychiatrischer Patienten wird dabei ein umfassendes Fallpauschalensystem im stationären Sektor etabliert, das zuvor ansatzweise aus den Sonderentgelten und Fallpauschalen der Bundespflegesatzverordnung bekannt war. Von den bisherigen Fallpauschalen unterscheidet sich das Konzept dadurch, dass Fälle mit ähnlichen Behandlungskosten aufgrund klinischer Kriterien bestimmten Fallgruppen zugewiesen werden. Diese „Diagnosis Related Groups (DRG)" wurden zunächst in den USA entwickelt und kommen mittlerweile in verschiedenen Modifikationen in den meisten westlichen Ländern zum Einsatz. Nach eingehender Prüfung hat man sich in der Bundesrepublik Deutschland für eine Adaptation der 1999 eingeführten australischen Variante entschieden, die als Besonderheit eine Schweregraduntereilung in einigen Gruppen zulässt. Sie wird als Australian Refined Diagnosis Related Groups (AR-DRG) bezeichnet.

Ein Behandlungsfall wird dabei auf der Grundlage eines routinemäßig erhobenen elektronischen Falldatensatzes (Tab. 18-4) genau einer Fallgruppe zugeordnet („gruppiert"). Dieser Vorgang ist automatisiert und wird durch entsprechende Software („DRG-Grouper") vollzogen. Die hierbei verwandten Gruppierungsregeln wurden anfänglich aus dem Australischen adaptiert, zwischenzeitlich aber durch eigenständige deutsche Regeln ersetzt (German Diagnosis Related Groups – G-DRG). Deren Pflege sowie die Kalkulation der weiter unten beschriebenen G-DRG-Kennzahlen werden vom Institut für das Entgeltsystem im Krankenhaus (InEK gGmbH) übernommen, das als deutsches DRG-Institut bezeichnet werden kann.

Jede Fallgruppe wird mit einem **vierstelligen Kode** verschlüsselt.

Die **erste Stelle** repräsentiert dabei eine der 23 Hauptkategorien (Major Diagnostic Category, MDC), die sich aus der betroffenen **Körperregion** ergibt. Sie wird durch einen Buchstaben kodiert. Sonderfälle sind die sog. Pre-MDC (Tracheotomie- und Transplantationsfälle), die mit dem Buchstaben „A" an erster Stelle beginnen, und die Fehler-DRG (nicht gruppierbare Fälle), die als auffallendes Unterscheidungsmerkmal die Ziffer „9" an erster Stelle aufweisen.

Die **zweite** und **dritte Stelle** führen zur weiteren Differenzierung in eine der 409 Basisfallgruppen (adjacent-DRG), die durch die **Art der Erkrankung** und ihre **Behandlung** spezifiziert werden. Dabei gilt die Konvention, dass Werte zwischen 01 und 39 operativ und Werte von 60 bis 99 konservativ behandelten Fällen vorbehalten bleiben. Der Bereich 40 bis 59 deckt sog. intermediäre DRG ab. Gemeint sind zum einen interventionell behandelte Fälle, die sich allerdings auf Patienten mit nichtneurochirurgischen Krankheitsbildern beschränken (z.B. koronare Herzkrankheit). Endovaskulär behandelte neurochirurgische Patienten werden vorerst noch den chirurgischen Basisfallgruppen zugeordnet. Seit der Version 2004 der G-DRG wird die Frührehabilitation neurologisch-neurochirurgischer Krankheitsbilder im intermediären Bereich abgebildet.

Mit der **vierten Stelle** erfolgt eine **Differenzierung des Schweregrades**. Das hinterlegte theoretische Konstrukt des Komorbiditäten- und Komplikationsgrades (comorbidity and complication level, CCL) klingt auf den ersten Blick viel versprechend, da zahlreiche Diagnosen als relevante Komplikationen und Komorbiditäten (CC) eingestuft werden. Der konkrete CCL-Wert einer CC-Diagnose fällt aber unterschiedlich aus, je nachdem, in welcher Basis-DRG sie auftritt, wie alt der Patient ist und welche Entlassungsart vorliegt. Aus allen im individuellen Fall vorhandenen CCL-Werten wird nach einem Wichtungsalgorithmus der **patientenbezogene Gesamtschweregrad** (PCCL) berechnet, der analog der CCL-Werte unterteilt ist (s. Tab. 18-4).

Leider kommt die PCCL-Graduierung nur zum Tragen, wenn die Basisfallgruppe des Behandlungsfalles auch unterteilt ist. Anfänglich wurde nur etwa die Hälfte der Basisfallgruppen aufgrund von CC-Diagnosen unterteilt. Ein Drittel aller Basisfallgruppen wies lediglich eine Zweiteilung auf. Diese Situation hat sich im Verlauf der Weiterentwicklung der G-DRG doch verbessert, da zunehmend Schweregraduntereilungen eingeführt wurden. Für viele neurochirurgische Krankheitsbilder werden aber immer noch die PCCL-Werte nach ihrer Berechnung wieder zusammengefasst. DRG, die keine Unterteilung ermöglichen, sind mit einem „Z" an der vierten Stelle gekennzeichnet, die anderen DRG weisen einen Buchstaben vom Anfang des Alphabetes auf. Dabei gilt, dass die DRG mit den schwerwiegendsten PCCL-Werten immer den ersten Buchstaben „A" aufweist. Bei einer zweigeteilten Basisfallgruppe ist also an vierter Stelle der Fallgruppe entweder ein „A" oder ein „B" vorhanden, bei einer dreigeteilten Basisfallgruppe ein „A", ein „B" oder ein „C" etc. Neben CC-Diagnosen spielt auch das Versterben als Entlassungsgrund und seit der Version 2004 auch die eventuell im gleichen Haus durchgeführte Frührehabilitation bzw. „lebensalterbedingte Komplexbehandlungen" eine Rolle bei der Schweregradeinteilung.

Die neurochirurgischen Fallgruppen **B02A** und **B02B** bedeuten also:
- **B**: Hauptkategorie Erkrankungen des Nervensystems
- **B02**: Basisfallgruppe Kraniotomie
- **B02 A**: Fallgruppe Kraniotomie mit äußerst schweren CC oder Epilepsiechirurgie, mit Frührehabilitation und geriatrischer Komplexbehandlung
- **B02B**: Fallgruppe Kraniotomie mit äußerst schweren CC oder Epilepsiechirurgie, ohne Frührehabilitation und geriatrische Komplexbehandlung

Tab. 18-4. Variablen für die DRG-Gruppierung (G-DRG-Version 2004)

- 1 Hauptdiagnose (in der aktuell gültigen ICD-Version kodiert)
- bis zu 49 Nebendiagnosen (in der aktuell gültigen ICD-Version kodiert)
- bis zu 100 Prozeduren (in der aktuell gültigen OPS-301-Version kodiert)
- Geschlecht
- Alter
- Entlassungsgrund
- Verweildauer
- Urlaubstage
- Aufnahmegewicht
- Zwangseinweisung ja/nein
- 1-Tages-Behandlung ja/nein
- Beatmungsstunden

Die **Vergütung** (E), die seitens des Krankenhauses für die Behandlung eines Patienten von der Krankenkasse gefordert werden kann, berechnet sich aus einer Reihe DRG-spezifischer Kennzahlen. Im einfachsten Fall wird ein **Vergütungsbasiswert** (BW), der für alle Fälle gleich ist, mit einem DRG-spezifischen Faktor, dem **Relativgewicht** (RG), multipliziert:

$$E = RG \times BW$$

Das arithmetische Mittel der Relativgewichte aller in einem bestimmten Zeitabschnitt (z. B. innerhalb 1 Kalenderjahres) erbrachten Fallpauschalen nennt man **Case Mix Index** (CMI). Das Gesamtbudget (GB) der Klinik errechnet sich demnach bei N Behandlungsfällen gemäß

$$GB = CMI \times BW \times N$$

Da die Relativgewichte zwischen den bisherigen G-DRG-Versionen noch stark schwanken, lassen sich derzeit nur wenige allgemeingültige Aussagen treffen: Chirurgische DRG haben in der Regel höhere Relativgewichte als ihre konservativen Pendants. Bei unterteilten Basisfallgruppen haben die DRG mit den höheren PCCL-Werten entsprechend auch höhere Relativgewichte. Die höchsten Relativgewichte weisen Pre-MDC-Fälle auf, z. B. langzeitbeatmete Patienten.

Die Vergütungsberechnung ist im Einzelfall jedoch sehr viel komplizierter, da eine Reihe von Zu- und Abschlägen berücksichtigt werden muss. Wichtige Bezugsgröße ist die **stationäre Verweildauer**. Für jede DRG wird eine **untere** und **obere** **Grenzverweildauer** angegeben, bei deren Unter- bzw. Überschreiten entsprechende Zu- oder Abschläge erfolgen. Hierzu wird ein für die DRG und die Unter- bzw. Überschreitung spezifischen Faktor mit der Anzahl der Abweichungstage multipliziert und vom Relativgewicht subtrahiert bzw. addiert. Bei Verlegung eines Patienten in ein anderes Krankenhaus erfolgt ein Abzug mit einem weiteren spezifischen Faktor, falls die **durchschnittliche Verweildauer** der DRG unterschritten wird.

Eine Reihe von Sonderregelungen verkompliziert die Situation weiter. Sie spiegeln in erster Linie die Schwierigkeiten der Anpassung an das Deutsche Gesundheitssystem wider, so z. B. die gesonderten Ver-

gütungen bei nicht in den G-DRG abbildbaren Verfahren, wie der Implantation von Medikamentenpumpen oder elektrischen Stimulatoren. Für nähere Einzelheiten und insbesondere die aktuellen Entwicklungen wird wiederum auf die in Tabelle 18–1 aufgeführten Internetseiten verwiesen.

Die Teilnahme an der DRG-basierten Vergütung beruhte im Jahre 2003 noch auf freiwilliger Basis und ist seit 01.01.2004 als Pflicht vorgesehen. Es besteht eine 2-jährige Übergangszeit (in den Jahren 2003 und 2004), in der die DRG-basierte Vergütung für Kliniken budgetneutral erfolgt und somit keine großen Ausfälle verursacht, allerdings auch keine Mehreinnahmen ermöglicht. Danach erfolgt ein 3-jähriger Übergang zu einer landesweit (eventuell auch bundesweit) einheitlichen DRG-Vergütung vorbehaltlich der oben erwähnten Sonderregelungen. Der CMI-Wert eines Hauses darf pro Jahr nur um maximal 0,1 zunehmen. Eine Bewertung des DRG-Systems ist natürlich ohne Gegenrechnung der entstehenden Behandlungskosten nicht möglich. Reliable Instrumente zur Erfassung dieser Kosten finden sich derzeit allerdings nur in wenigen Abteilungen. Unabhängig von allen medizinökonomischen Erwägungen sollte es für den klinisch tätigen Arzt aber außer Frage stehen, dass ein Patient Anspruch auf die bestmögliche Behandlung hat. Hierzu gehört auch eine sorgfältige und umfassende Dokumentation.

Medizinische Skalen

Im Unterschied zu den bisher besprochenen Klassifizierungssystemen, die ein umfassendes Abbild der Medizin darstellen, sind medizinische Skalen im engeren Sinn auf einzelne Fragestellungen zugeschnitten. Die meisten Skalen führen dabei eine Graduierung der Befund- oder Erkrankungsschwere im Sinne einer Ordinalskala durch.

Ein wesentlicher Faktor, der in erster Linie über die Objektivität, aber auch über Reliabilität und Validität entscheidet, ist das Ausmaß an Anweisungen, die über die Beschreibung der Skala hinaus notwendig sind, um eine einheitliche Handhabung zu garantieren. Manche Skalen sind selbsterklärend, andere bedürfen einer zusätzli-

chen „Bedienungsanleitung". Falls diese nicht berücksichtigt wird, führt dies unter Umständen dazu, dass die Skala von einer Klinik zur anderen unterschiedlich angewandt wird. Am besten ist dieses Phänomen für die Glasgow Coma Scale (GCS) untersucht worden (Marion u. Carlier 1994). Im Rahmen einer Fragebogenaktion in nordamerikanischen Traumazentren wurde die praktische Durchführung (z. B. die Art des verwendeten Schmerzreizes) und das Vorgehen bei Sonderbedingungen (z. B. intubierter Patient) eruiert. Es zeigten sich dabei erhebliche Differenzen, die die Vergleichbarkeit von GCS-Werten aus verschiedenen Kliniken infrage stellen und viele Studien relativieren, für die ein bestimmter GCS-Wert als Einschlusskriterium fungierte.

Ähnlich der Kodierrichtlinien für die Diagnosen- und Prozedurverschlüsselung wäre es wünschenswert, verbindliche Anwendungsrichtlinien für die gebräuchlichsten Skalen herauszugeben – eine Aufgabe, die in erster Linie von nationalen oder internationalen Fachgesellschaften übernommen werden sollte. Es sei auch auf die Originalbeschreibungen im Literaturverzeichnis hingewiesen, aus denen zumindest die Ansichten der Erstbeschreiber einer Skala entnommen werden können. Für die GCS gibt es ein deutschsprachiges, audiovisuelles Lernprogramm (Bahr et al. 1996), das unter der Mitarbeit von Graham Teasdale, einem der Autoren der GCS, erstellt wurde.

Prinzipiell lassen sich Skalen nach ihrem Einsatzbereich und dem beschriebenen Aspekt unterscheiden. Es gibt symptomorientierte Skalen, die von einer Erkrankung unabhängig sind, ferner symptomorientierte oder globale Skalen, die nur bei einer bestimmten Erkrankung angewendet werden, sowie Outcome-Skalen. Die wichtigsten sollen im Folgenden kurz beschrieben werden.

Erkrankungsunabhängige Skalen

Glasgow Coma Scale (s. Kap. 5.1). Die GCS wurde primär zur Beurteilung der Verletzungsschwere nach Schädel-Hirn-Trauma entwickelt, hat sich aber als ubiquitär verwendbares Instrumentarium zur

Beurteilung von Bewusstseinsstörungen erwiesen. Insbesondere für die Verlaufsbeobachtung eignet sich diese Skala.

Es werden drei Aspekte des Patientenverhaltens erfasst. Um den **Wachheitsgrad** beurteilen zu können, werden die Bedingungen notiert, unter denen ein Augenöffnen zu verzeichnen ist. Höhere kortikale Funktionen werden durch die **verbale Reaktion** beurteilt, und der letzte Aspekt, die **motorische Reaktion**, wird bei nicht ansprechbaren Patienten durch Schmerzreiz ausgelöst. Die Kategorien in den einzelnen Teilbereichen sind eindeutig definiert. Die beste motorische Reaktion wurde von den Autoren nachträglich erweitert, sodass sie heute sechs Abstufungen umfasst.

Für die Anwendung bedarf es doch einer Anleitung durch Erfahrene, insbesondere wie bei Sonderfällen (intubierter Patient, Analgosedierung) verfahren werden soll. Die beliebte Addition der Teilkategorien führt zu Werten zwischen 3 (tief bewusstlos, areaktiv) und 15 (sog. „Normalbefund"), ist aber bei den erwähnten Sonderfällen nicht immer möglich. Für die klinische Verlaufsbeobachtung reichen auch die Werte in den Teilkategorien.

Pareseskala des British Medical Research Council (s. Kap. 11, Tab. 11-5): Zur Erfassung der Muskelkraft im Bereich der Extremitäten ist die vom Peripheral Nerve Injuries Committee of the British Medical Reseach Council empfohlene Skala weit verbreitet. Sie ist sechsstufig (Grad 0 bis 5), wobei Grad 5 einem Normalbefund entspricht. Die einzelnen Kategorien sind weitestgehend selbsterklärend, lediglich der Kraftgrad 4 (aktive Bewegung gegen Schwerkraft und Widerstand) ist nicht eindeutig definiert und bedarf noch einer genaueren Spezifikation des Begriffes „Widerstand".

House-Brackmann-Klassifikation der Fazialisfunktion (Tab. 18-6): Diese einfache Skala umfasst sechs Stufen, die den Bereich von normaler Funktion (Grad I) bis zum vollständigen Ausfall (Grad VI) umfasst. Sie ist vorwiegend im englischsprachigen Raum verbreitet. Spezifische Kenntnisse in der Diagnostik der Fazialisfunktion sind nicht erforderlich. Allerdings sind die mittleren Kategorien II (latente Lähmung), III (nicht entstellende Seitendifferenz) und IV (offensichtliche und/oder entstellende Lähmung) unscharf gegeneinander abgegrenzt, sodass die Einteilung nach dieser Skala oft untersucherabhängig ausfallen dürfte.

Skalen, die bei bestimmten Erkrankungen verwandt werden

Performance-Status nach Karnofsky (Tab. 18-7). Diese bereits recht alte Skala ist immer noch weit verbreitet, um den klinischen Zustand bei Hirntumorleiden und sonstigen onkologischen Erkrankungen zu beschreiben. Die Angabe in Prozent ist etwas irreführend, da keine Feinabstufung möglich ist, sondern die Angabe nur in Zehnerschritten erfolgt. Somit handelt es sich um eine elfstufige Skala. Die Kategorien sind gut beschrieben, wirken jedoch teilweise nicht sehr scharf gegeneinander abgegrenzt, sodass zwei Untersucher zu unterschiedlichen, wenn auch benachbarten Einstufungen gelangen können.

Tab. 18-5. Komorbiditäts- und Komplikationsschweregrade (CCL)

CCL	Bedeutung
0	Nebendiagnose zählt nicht als Begleiterkrankung oder Komplikation
1	geringe Komplikation oder Begleiterkrankung
2	mäßige Komplikation oder Begleiterkrankung
3	schwere Komplikation oder Begleiterkrankung
4	katastrophale Komplikation oder Begleiterkrankung (nur bei chirurgischen Basis-DRG)

Tab. 18-6. House-Brackmann-Klassifikation der Fazialisfunktion (nach House u. Brackmann 1985)

Grad	Beschreibung
I	normale Funktion in allen Bereichen
II	latente Lähmung, nur bei genauer Inspektion zu erkennen
III	offensichtliche, aber nicht entstellende Seitendifferenz
IV	offensichtliche und/oder entstellende Lähmung
V	nur angedeutete Innervation
VI	vollständiger Tonusverlust, keine Innervation

Tab. 18-7. Karnofsky-Performance-Skala (Karnofsky 1967)

Prozent	Beschreibung der Leistungsfähigkeit
100	normal; keine Beschwerden oder Erkrankungszeichen
90	Berufstätigkeit bzw. Alltagsverrichtungen möglich; geringe Krankheitszeichen
80	Berufstätigkeit bzw. Alltagsverrichtungen unter Mühe; deutliche Krankheitszeichen
70	Berufstätigkeit nicht mehr möglich; kann sich selbst versorgen
60	Selbstversorgung weitestgehend möglich; braucht gelegentlich Unterstützung
50	bedarf erheblicher Unterstützung und häufiger Pflege
40	behindert; bedarf spezieller Pflege
30	schwerbehindert; Hospitalisierung notwendig; keine akute Lebensgefahr
20	schwerstbehindert, Hospitalisierung notwendig; aktive lebenserhaltende Maßnahmen erforderlich
10	moribund; rasches Fortschreiten der Erkrankung
0	Tod

Klassifikation der Subarachnoidalblutung nach Hunt und Hess (Tab. 18-8). Die Skala nach Hunt und Hess dient der **klinischen** Schweregradeinteilung nach Subarachnoidalblutung. Trotz der zwischenzeitlich eingeführten WFNS-Skala (s. unten) ist sie auch heute noch die für diesen Zweck gebräuchlichste Skala, anhand derer häufig das therapeutische Vorgehen festgelegt wird. Die Skala umfasst fünf Stufen, bei deren Abgrenzung es sich bemerkbar macht, dass zum Zeitpunkt der Entwicklung der Skala noch keine eindeutige Definition der Bewusstseinsstörungen vorlag. Trotz allem dürfte die Zuordnung problemarm und annähernd reproduzierbar

Tab. 18-8. Hunt-Hess-Klassifikation der Subarachnoidalblutung (nach Hunt u. Hess 1968)

Grad[1]	Beschreibung
1	asymptomatisch oder minimale Kopfschmerzen und leichter Meningismus
2	mäßige bis schwere Kopfschmerzen, deutlicher Meningismus, Hirnnervenausfälle
3	benommen, verwirrt oder leichte neurologische Ausfälle
4	Stupor, mäßige bis schwere Hemiparese, beginnende Streckreaktion (Dezerebrationsstarre)[2]
5	tiefes Koma, Dezerebrationsstarre, moribund
Modifizierte Skala (nach Hunt u. Kosnik 1974) mit folgenden Ergänzungen	
0	nichtrupturierte Aneurysmen
1 a	neurologische Ausfälle ohne allgemeine Reaktion der Meningen bzw. des Gehirns (Kopfschmerzen, Meningismus)

[1] Im Falle schwerer systemischer Begleiterkrankungen (Hypertonie, Diabetes, Atherosklerose etc.) oder dem angiographischen Nachweis eines Vasospasmus wird um eine Stufe erhöht.

[2] **Vorsicht:** Die Komagrenze (Glasgow Coma Score bei 8) läuft mitten durch den Grad HH 4; dieser Umstand macht die Vergleichbarkeit der Patienten dieser Gruppe schwierig.

sein. Zu beachten ist, dass das Vorliegen schwerer Begleiterkrankungen oder der Nachweis eines Vasospasmus zu einer Höherstufung führt. Die Skala wurde später um den Grad 0 erweitert, der für nichtrupturierte Aneurysmen vorgesehen ist. Die Ergänzung des Grades 1 um die Gruppe 1a mit neurologischen Defiziten ohne Meningismus oder Kopfschmerzen hat sich allerdings in der klinischen Routine kaum etabliert.

Klassifikation der Subarachnoidalblutung nach der World Federation of Neurologic Surgeons (WFNS) (s. Kap. 6.3, Tab. 6.3-2). Diese Skala umfasst sechs Stufen, wobei der Grad 0 wiederum den nichtrupturierten Aneurysmen vorbehalten ist. Die weitere Abstufung setzt die Anwendung der Glasgow Coma Scale (s. oben) mit Ermittlung eines Summenwertes voraus. Grad 2 und 3 werden durch das Vorliegen eines neurologischen Defizits (Aphasie, Hemiparese bzw. -plegie) unterschieden.

Spetzler-Martin-Klassifikation der arteriovenösen Malformationen (AVM) (s. Kap. 6.5, Tab. 6.5-3). Die Spetzler-Martin-Klassifikation der AVM ist eine Skala, die in erster Linie der Risikoabschätzung einer operativen Behandlung dient. Deshalb kann sie als klinische Skala angesehen werden, auch wenn die zu erhebenden Parameter überwiegend aus Röntgenuntersuchungen resultieren. Die Größe der Missbildung wird als größter Durchmesser im Angiogramm bestimmt. Weitere Schwierigkeiten bei der chirurgischen Exzision, wie Anzahl der versorgenden Gefäße oder der Blutfluss in der Malformation, spiegeln sich i.Allg. im Durchmesser wider, sodass sie nicht gesondert erfasst werden müssen. Die Eloquenz des umgebenden Hirnareals lässt sich bedingt aus dem Angiogramm ablesen, wird aber besser aus bildgebenden Verfahren, wie Computertomographie oder Kernspintomographie, abgeleitet. Nicht zuletzt wird die klinische Symptomatik in die Beurteilung der Eloquenz miteinbezogen. Die venöse Drainage wiederum ist am besten im Angiogramm zu erkennen. Aus allen Teilaspekten wird ein Summenwert gebildet, der durch römische Ziffern wiedergegeben wird. Grad-I-Angiome entsprechen damit kleinen, oberflächlichen Läsionen, die gut zu operieren sind. Grad-V-Angiome gelten meist als inoperabel.

Frankel-Skala für Rückenmarkverletzungen (Tab. 18–9). Diese fünfstufige Skala beschreibt die Schwere neurologischer Ausfälle nach einem spinalen Trauma. Die

Tab. 18-9. Frankel-Skala (nach Frankel et al. 1969) und Schadensskala der American Spinal Injury Association (ASIA) nach Stover et al. 1992).

Grad	Definition nach Frankel	Definition nach ASIA
A	komplette Verletzung: keine motorische oder sensible Funktion unterhalb der Verletzungshöhe	komplett: keine motorische oder sensible Funktion unterhalb der Verletzung
B	erhaltene Sensibilität: Restsensibilität bis in sakrale Segmente; ein leichter Unterschied zwischen sensiblem und motorischem Niveau fällt nicht in diese Kategorie	inkomplett: sensible (bis in sakrale Dermatome), aber keine motorische Funktion unterhalb der Verletzung
C	keine Gebrauchsmotorik: Restmotorik unterhalb der Verletzung, die aber nicht den Gebrauch der Extremitäten erlaubt	inkomplett: motorische Funktion unterhalb der Verletzungsstelle; die Mehrzahl der Kennmuskeln haben einen Kraftgrad < 3[1]
D	Gebrauchsmotorik: Restmotorik erlaubt den Gebrauch der Extremitäten mit oder ohne Unterstützung	inkomplett: motorische Funktion unterhalb der Verletzungsstelle; die Mehrzahl der Kennmuskeln haben einen Kraftgrad nach BMRC 1943[1]
E	Erholung: normale Motorik und Sensibilität; pathologische Reflexe können persistieren	normal: sensible und motorische Funktionen sind normal

[1] Kraftgrad nach Pareseskala des Medical Research Council

Skala wird oft wegen ihrer mangelnden Sensitivität gegenüber der Dynamik des Krankheitsbildes und der subjektiven Faktoren unterliegenden Abgrenzung der Grade C und D kritisiert. In der durch die American Spinal Injury Association (ASIA) durchgeführten Modifikation der Frankel-Skala (ASIA-Schadensskala) wird diese Unterscheidung durch eine Bestimmung des Muskelkraftgrades nach der MRC-Skala (s. oben) genauer spezifiziert. Die ASIA-Schadensskala sollte nicht mit der von der ASIA empfohlenen neurologischen Standardklassifikation bei Rückenmarkverletzungen (Stover et al. 1992) verwechselt werden, die die Schwere motorischer und sensorischer Ausfälle auch nach den betroffenen Myotomen bzw. Dermatomen aufschlüsselt.

Graduierung des Distorsionstraumas der Halswirbelsäule (HWS) nach Erdmann

(Tab. 18-10). Diese dreistufige Gradeinteilung der HWS-Distorsion ist im deutschsprachigen Raum und insbesondere in der Begutachtung der Unfallopfer weit verbreitet. Die Zuordnung erfolgt durch anamnestische, klinisch-neurologische und nativ-radiologische Befunde. Das freie Intervall beläuft sich auf maximal 1 bis 2 Tage, sodass die Gradeinteilung, die ansonsten eindeutig ist, erst nach dieser Wartezeit erfolgen kann.

Einteilung thorakaler und lumbaler Wirbelsäulenverletzungen nach Magerl (s.

Kap. 10.1, Tab. 10.1-1). Die Magerl-Einteilung der thorako-lumbalen Wirbelsäulenverletzungen mit den Graden A bis C kann bedingt den Ordinalskalen zugeordnet werden, da die Autoren die Ansicht vertreten, dass die Schwere der Verletzung von Grad A nach Grad C zunimmt. In erster Linie gibt die Skala Auskunft, gegen welche Form der Belastung eine spinale Verletzung stabil bzw. instabil ist. Die Verletzungstypen können auch in allen möglichen Kombinationen vorliegen. Aus der ABC-Skala lässt sich ableiten, in welcher Weise die Verletzung im Idealfall operativ versorgt werden sollte. Verletzungen des Typs A sind instabil gegen eine Kompression der Wirbelsäule und bedürfen in der Regel einer ventralen Wirbelkörperplastik. Typ-B-Fälle sind instabil gegen dorsalen Zug und müssen entsprechend mit einer Zuggurtung (in der Regel dorsale Pedikelschrauben-Stab-Osteosynthese) versorgt

werden. Typ-C-Verletzungen müssen gegen eine Rotationsbewegung stabilisiert werden. Auch hier bietet sich in erster Linie eine dorsale Pedikelschrauben-Stab-Osteosynthese mit Querstabilisator an.

Tab. 18-10. Gradeinteilung des Schleudertraumas der Halswirbelsäule nach Erdmann (Erdmann 1983)

Symptome	Distorsionsgrad		
	I	II	III
Freies Intervall	+	+/−	−
Neurologische Symptomatik	−	+	+
Traumazeichen im Röntgenbild	−	−	+

Tab. 18-11. Klassifikation der Densfrakturen (nach Anderson u. D'Alonzo 1974)

Verletzungstyp	Beschreibung
I	Fraktur zieht durch die Spitze des Dens oberhalb des Lig. transversum
II	Fraktur zieht durch die Basis des Dens
III	Fraktur zieht durch den Wirbelkörper (HWK 2)

Klassifikation der Densfrakturen nach Anderson und D'Alonzo (Tab. 18-11). Bei dieser Einteilung handelt es sich um eine Skala, die den anatomischen Sitz der Densverletzung widerspiegelt und weniger

Tab. 18-12. Glasgow Outcome Scale (Jennett u. Bond 1975)

Wert[1]	Bedeutung
5 (GR)	gute Erholung (good recovery) – führt normales Leben, minimale Behinderungen möglich
4 (MD)	moderate Behinderung (moderate disability) – unabhängig von fremder Hilfe
3 (SD)	schwere Behinderung (severe disability) – bei Bewusstsein, aber auf fremde Hilfe angewiesen
2 (PVS)	vegetativer Status (persistent vegetative state) – bewusstlos, spontanes Augenöffnen – entspricht dem Coma vigile
1 (D)	tot (death)

[1] In Klammern sind die im englischsprachigen Raum verwandten Abkürzungen angegeben

Tab. 18-13. Barthel-Index (nach Mahoney u. Barthel 1965)

Funktion		Mit Hilfe	Selbstständig
1	Essen	5	10
2	Umsteigen vom Bett in den Rollstuhl	5–10	15
3	Körperpflege	0	5
4	Toilettenbenutzung	5	10
5	Badbenutzung	0	5
6	50 m Gehen auf ebener Erde, auch mit Gehhilfe	10	15
7	Treppensteigen	5	10
8	Anziehen (einschließlich Schuhbinden)	5	10
9	Kontrolle des Stuhlgangs	5	10
10	Kontrolle der Blase	5	10

Auskunft über die Schwere der Verletzung gibt. Somit ist sie als Nominalskala anzusehen. Typ-I-Frakturen sind relativ selten. Die Frage, ob sie als stabil oder instabil einzuordnen sind, wird kontrovers diskutiert. Die häufigste Densfraktur entspricht dem Typ II, der als instabil betrachtet wird. Typ III wiederum wird als stabil angesehen.

Outcome-Skalen

Glasgow Outcome Scale (GOS) (Tab. 18-12). Hier handelt es sich um eine universelle Ordinalskala zur Beurteilung der Spätfolgen nach Erkrankungen, die mit Bewusstseinsstörungen und schweren neurologischen Defiziten einhergehen. Die Grade 5 (gute Erholung), 4 (behindert, unabhängig) und 3 (behindert, abhängig) umfassen jeweils ein großes Spektrum von Patienten. Eine funktionelle Differenzierung der jeweiligen Behinderung ist anhand dieser Skala nur andeutungsweise möglich. Eine exakte Abgrenzung der genannten Grade fällt darüber hinaus im Einzelfall oft schwer.

Barthel-Index (Tab. 18-13). Der Barthel-Index wurde ursprünglich zur Beurteilung der Spätfolgen nach einem Schlaganfall entwickelt, ist aber auch für andere Erkrankungen geeignet. Durch die Beurteilung von zehn Tätigkeiten des täglichen Lebens reflektiert er recht gut die Integration des Patienten in die häusliche Umgebung. Sprachlich-kommunikative und soziale Beeinträchtigungen werden jedoch nicht erfasst, sodass mehrere Modifikationen bzw. Ergänzungen des Barthel-Index entwickelt wurden.

Index der Quality of Life (QL) nach Spitzer (Tab. 18-14). Der QL-Index ist eine auf fünf Bereiche komprimierte Skala zur Beurteilung körperlicher, sozialer und psychischer Beeinträchtigungen. Die Erhebung betrifft dabei den Zeitraum der zurückliegenden Woche, sodass eine längerfristige Betreuung oder ein Einblick in die Lebensverhältnisse des Patienten vorausgesetzt wird. Der Vorteil der Skala ist der universelle Einsatz bei einer Vielzahl von Erkrankungen, der kompakte und nicht zu komplizierte Aufbau sowie die Möglichkeit, eine objektive Beurteilung (durch Therapeuten) mit einer subjektiven Einschätzung (durch den Patienten) zu vergleichen.

Tab. 18-14. Lebensqualitätsindex (Quality of Life) nach Spitzer (Spitzer et al. 1981)

Aktivität	
2	uneingeschränkte Berufstätigkeit, Studium, Haushaltsführung oder Teilnahme an freiwilligen Aufgaben
1	zeitlich oder vom Umfang eingeschränkte Berufstätigkeit, Studium, Haushaltsführung oder Teilnahme an freiwilligen Aufgaben; zeitweilige Krankmeldung
0	keine Berufstätigkeit, Studium, Haushaltsführung oder Teilnahme an freiwilligen Aufgaben möglich
Alltägliche Verrichtungen	
2	versorgt sich vollständig selbst; selbstständige Benutzung von öffentlichen Verkehrsmitteln oder Fahren des eigenen Autos
1	bedarf Hilfen (weitere Person, spezielle Hilfsmittel) für alltägliche Verrichtungen oder Mobilität, kann aber leichte Aufgaben ausführen
0	vollständig auf fremde Hilfe angewiesen
Gesundheit	
2	subjektives und objektives Wohlbefinden
1	subjektives Krankheitsgefühl, häufige Abgeschlagenheit, rasche Ermüdbarkeit
0	subjektiv starkes Krankheitsgefühl, wirkt schwach oder ist bewusstlos
Soziale Kontakte	
2	uneingeschränkte Kontakte und Aktivitäten mit Freunden oder Verwandten
1	durch Freunde oder Verwandte und/oder die Erkrankung eingeschränkte Kontakte und Aktivitäten
0	seltener Kontakt oder Bewusstlosigkeit
Lebenseinstellung	
2	Patient ist ruhig und optimistisch, akzeptiert seine Situation
1	Patient ist gelegentlich ängstlich oder depressiv
0	Patient ist stark ängstlich oder verwirrt oder bewusstlos

Literatur

Anderson LD, D'Alonzo RT (1974) Fractures of the odontoid process of the axis. J Bone Joint Surg 56 A: 1663–74.

Bahr J, Bouillon B, Hennes HJ et al (1996) Glasgow Coma Scale – Konsensusgeprüftes multimediales Lehrprogramm zur Fortbildung von Ärzten, Ärzten in der Ausbildung, Studenten und medizinischem Personal. Erlangen: Pharmacia & Upjohn.

Deutsche Krankenhausgesellschaft (DKG), Spitzenverbände der Krankenkassen (GKV), Verband der Privaten Krankenversicherung (PKV) und Institut für das Entgeltsystem im Krankenhaus (InEK gGmbH) (Hrsg) (2003) Deutsche Kodierrichtlinien. Allgemeine und Spezielle Kodierrichtlinien für die Verschlüsselung von Krankheiten und Prozeduren. Version 2004. www.g-drg.de.

Deutsches Institut für medizinische Dokumentation und Information (DIMDI) im Auftrage des Bundesministeriums für Gesundheit (Hrsg) (2003) ICD-10-GM.

Internationale statistische Klassifikation der Krankheiten und verwandter Gesundheitsprobleme 10. Revision. Version 2004 German Modification. www.dimdi.de.

Deutsches Institut für medizinische Dokumentation und Information (DIMDI) im Auftrag des Bundesministeriums für Gesundheit (Hrsg) (2003) Operationen- und Prozedurenschlüssel nach § 301 SGB-V Version 2004 einschl. Erweiterungskatalog, Stand 15. August 2003. www.dimdi.de.

Drake CG (1988) Report of World Federation of Neurological Surgeons Committee on an universal subarachnoid hemorrhage grading scale. J Neurosurg 68: 985–6.

Erdmann H (1983) Versicherungsrechtliche Bewertungen des Schleudertraumas. In: Hohmann D, Kügelen B, Liebig K, Schirmer M (Hrsg) Neuro-Orthopädie I. Berlin, Heidelberg: Springer; 304–15.

Frankel HL, Hancock DO, Hyslop G et al. (1969) The value of postural reduction in the initial management of closed injuries of the spine with paraplegia and tetraplegia. Paraplegia 7: 179–92.

House JW, Brackmann DE (1985) Facial nerve grading system. Otolaryngol Head Neck Surg 93: 146–7.

Hunt WE, Hess RM (1968) Surgical risk as related to time of intervention in the repair of intracranial aneurysms. J Neurosurg 28: 14–20.

Hunt WE, Kosnik EJ (1974) Timing and perioperative care in intracranial aneurysm surgery. Clin Neurosurg 21: 79–89.

Institut für das Entgeltsystem im Krankenhaus (InEK gGmbH) (Hrsg) (2003) G-DRG German Diagnosis Related Groups Version 200 – Definitionshandbuch. www.g-drg.de.

Jennett B, Bond M (1975) Assessment of outcome after severe brain damage: A practical scale. Lancet i: 480–4.

Karnofsky DA (1967) Clinical evaluation of anticancer drugs. Cancer chemotherapy. GANN Monograph 2: 223–31.

Kramer MS (ed) (1991) Clinical Epidemiology and Biostatistics: A Primer for Clinical Investigators and Decision-Makers (Reissue Edition). Berlin, Heidelberg, New York: Springer.

Lienert GA, Raatz U (1998) Testaufbau und Testanalyse. Weinheim: PsychologieVerlagsUnion.

Magerl F, Aebi M, Gertzbein SD et al. (1994) A comprehensive classification of thoracic and lumbar injuries. Eur Spine J 3: 184–201.

Mahoney FI, Barthel DW (1965) Functional evaluation: The Barthel index. Maryland State Med J 14: 61–5.

Marion DW, Carlier PM (1994) Problems with initial Glasgow Coma Scale assessment caused by prehospital treatment of patients wit head injuries: results of a national survey. J Trauma 36: 89–95.

Medical Research Council (1976) Aids to the Examination of the Peripheral Nervous System. Memorandum No. 45. London: Her Majesty's Stationary Office.

Spetzler RF, Martin NA (1986) A proposed grading system for arteriovenous malformations. J Neurosurg 65: 476–83.

Spitzer WO, Dobson AJ, Hall J et al. (1981) Measuring quality of life of cancer patients: concise QL – index for use of physicians. J Chron Dis 34: 585–97.

Stover LS, Apple DF, Donovan WH et al. (1992) International Standards for Neurological and Functional Classification of Spinal Cord Injury. New York: American Spinal Injury Association (ASIA).

Teasdale G, Jennett B (1974) Assessment of coma and impaired consciousness. A practical scale. Lancet ii: 81–3.

Teasdale G, Jennett B (1976) Assessment and prognosis of coma after head injury. Acta Neurochir (Wien) 34: 45–55.

19 Nachwort –
das Portrait von Ludwig Edinger als Kristallisationspunkt neuromedizinischer Assoziationen

Dag Moskopp

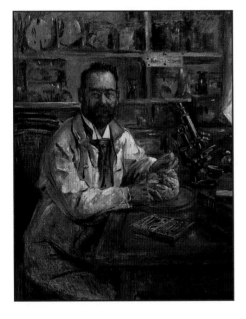

Abb. 19-1. Portrait des 54-jährigen Neuroanatomen Ludwig Edinger von Lovis Corinth (1909). Herkunftsnachweis: Historisches Museum Frankfurt am Main. Fotograf: Horst Ziegenfusz.
Dieses Bild eines Arztes mit jüdischem Glaubensbekenntnis befand sich bis zur Emigration von dessen Töchtern 1938 in Familienbesitz. Ab dann galt es bis etwa 1955 als verschollen. 1956 erwarb es die Stadt Frankfurt am Main für ihr Historisches Museum. Von dort wurde die Genehmigung für den Abdruck erteilt.

Lovis Corinth hat 1909 den Neuroanatomen Ludwig Edinger in dessen 54. Lebensjahr porträtiert, wie er mit der linken Hand ein Gehirn im Neurologischen Institut Sachsenhausen präpariert (Abb. 19-1; Anonymus 1955; Mann 1974). Es ist offenbar das einzige Arztporträt von Corinth. Eine Besonderheit dieses Bildes liegt darin, dass ein menschliches Gehirn zum Kunstgegenstand erhoben wird. Dies ist in der abendländischen Malerei selten. (Rembrandt stellte 1656 einmal eine Frontalansicht auf die beiden Großhirnhälften des Joris Fonteyn in der Anatomie des Dr. Joan Deyman dar.) Mit der Details übergehenden Darstellung des Hirnpräparates sei Edinger zunächst nicht zufrieden gewesen, aber Corinth hat sich mit seiner farbkräftigen Impressivität durchgesetzt. Ob tatsächlich von einer Linkshändigkeit bei Edinger auszugehen ist, muss offen bleiben, weil sich auch Corinth – entgegen der nachweislichen Rechtshändigkeit – auf Selbstbildnissen zumeist als Linkshänder darstellte. Ähnliches ist von Max Liebermann bekannt (Laux 1997).

Mit **Ludwig Edinger** (1855–1918) ist bis in die derzeit gültige Nomenklatur hinein das Kerngebiet des dritten Hirnnerven eponymisch verbunden (Clara 1941; Edinger 1885; FCAT 1998): Aus diesen Arealen stammen präganglionäre, parasympathisch-viszeromotorische Fasern (Nuclei viscerales aut autonomici nervi oculomotorii). Deren Unversehrtheit ist eine Voraussetzung für eine enge Pupille, und ihr Ausfall führt zur fixen Mydriase. (Die weit starre Pupille deutet wie kaum ein anderes Zeichen in der Neuromedizin zumeist auf eine vitale Bedrohung hin.) Eigenartigerweise hat Lovis Corinth (1858–1925) seinerseits im Dezember 1911 einen Schlaganfall mit linksseitiger Halbseitenlähmung erlitten. Dieses Handicap hinterließ Spuren in seiner Lebens- und Malweise.

Die vorstehende Schilderung mag versinnbildlichen, dass neuromedizinische Details eine neue Dimension erhalten, wenn übergeordnete Bezüge – etwa zu Kunst, Kultur, Religion und Politik – hergestellt werden. Entsprechende Ansätze bieten sich vielfach an. In der nachstehenden Tabelle 19.1 sind einmal Gegebenheiten gelistet, die sowohl aus einem medizinischen als auch aus einem nichtmedizinischen Blickwinkel betrachtet werden können (Benn 1930; Moskopp 1996; Preuss 1911).

Manche Nennungen in dieser Tabelle enthalten lediglich Verdachtsmomente, andere wiederum sind recht gut belegt. Man wird an die „Quellen" kaum die Maßstäbe der wissenschaftlichen Neurochirurgie anlegen. Die Liste könnte den Leser neugierig machen, Weiteres nachzublättern. Denn das vorgelegte Handbuch kann selbstverständlich vieles nur unzureichend enthalten, was Ortega y Gasset einmal als die „Aufgaben der Universität" in bis heute nachlesenswerter Form ausgeführt hat (Ortega y Gasset 1930). Gelegentlich verspürt man auch heute noch etwas vom Geist solcher Konzepte, z. B. bei den Ausbildungsansätzen der Johns Hopkins Universität (Udvarhelyi 1993). Nicht zuletzt auch durch diesen Anreiz ist die folgende Aufstellung entstanden.

Tab. 19-1. Einige neuromedizinische Bezüge zu Kunst, Kultur, Religion und Politik

Gegebenheit	Beteiligte	Quellen
Akromegalie (Verdacht auf)	Goliath	Rabin (1983); 1. Samuel 17
Alkoholbedingter Hirnschaden	Nabal	1. Samuel 25: 36
Amyotrophe Lateralsklerose	Stephen Hawking	Hawking (1987)
Analgesie der Hand	Mucius Scaevola (etwa 508 v. Chr.)	Poeck (1987)
Anosmie, traumatische	Cousine von Eduard Mörike	Mörike (1828)
Antiphlogistische Corticoidwirkung	Raoul Dufy (um 1950)	Kaiser et al. (1988; IV, S. 66)
Arachnoidale Präparation	die Spinnweberin Arachne	Ovid (43 v. Chr. – 17/18 n. Chr.); Velázquez (1644–8); Yaşargil (1996)
Arachnoidalzyste, eingeblutete	Fipps (11 Jahre)	Bachmann (1978)
Arbeitsunfall mit Todesfolge	ein Waldarbeiter	5. Mose 19: 5
Armplexusparese, geburtstraumatische	Kaiser Wilhelm II. (27.01.1859-4.6.1941)	Schadewaldt (1978); Ober (1992)
Augenverletzung	Simson	Richter 16: 21
	Zedekia	2. Könige 25: 7
	Oswald von Wolkenstein	Baasch u. Nürnberger (1986)
Aura	?Apostel Paulus ?Prophet Hesekiel	Korinther 12: 1–9 Hesekiel 1
Bechterew-Erkrankung (Verdacht auf)	Emmaus-Jünger?	Schmidt-Rottluff (1918)
Bewusstlosigkeit	Fälle 22/33 E.-Smith-Papyrus (30. Jh. v. Chr.)	Westendorf (1966; S. 60 ff)
Bewusstsein	Anonymus (30.000 v. Chr.)	Loc. cit. Eccles (1989)
Blasenentleerung, intakte	Ganymed	Rembrandt (1635)
Chiasmakompression	Clara Haskil (Kraniotomie rechts, 1942, Marcel David, Paris)	Wernhard (1997)
Commotio, keine	Buntspecht	May (1976)
Denken: Aufgeben des Denkens	Menschheit (um 2000 n. Chr.)	Sadegh-Zadeh (2000)
Depression	Der Panther (September 1903)	Rilke (1907)
Dysphasie	Babylonier	Genesis 11: 7; (Psalm 55: 10)
Endokrine Substitution	John F. Kennedy (ab 1950?)	Kaiser et al. (1988; S. 66)
Epilepsie, ekstatische	Fjodor M. Dostojewski (ab 1839?)	Moskopp (1995)
Erhängungsfraktur	Christopher Reeve (27.05.1995)	Reeve (1998)
Genickbruch	Eli	1. Samuel 4: 18
Glioblastom	George Gershwin (1937)	Ljunggren (1991, S. 91)

Gegebenheit	Beteiligte	Quellen
Halluzinationen (Gesicht, Gehör)	Georg Trakl (ab 1905?)	Moskopp (1994)
Hirnmassenblutung mit konsekutiver Aspirationspneumonie	Joseph V. Stalin (5. 3. 1953)	Norris (1994)
Hirnoperation zwischen Broca- und Wernicke-Zentrum	durch Fedor Krause im „Vermessungsdirigenten"	Benn (1916)
Hirnstammläsion (Fahrradsturz)	Brad (8 Jahre alt)	Fletcher (1997)
Hirntod	L'homme Patienten der Intensivstationen in Edinburgh und Berlin (Charité)	Bichat (1799) McClure (1997) Flemming (1992)
Hydrozephalus? Pick-Erkrankung?	Maurice Ravel (Trepanation 19.12.1937, Clovis Vincent)	Kerner (1998)
Hypophysenzyste/-adenom?	Sven Hedin	Ljunggren (1991; 89)
Impressionsfraktur, offen	ein Mädchen	Augstein (1941)
Intensivzimmer (cubiculum valde infirmorum)	Klosterplan der Benediktinermönche zu St. Gallen (9. Jh.)	Historischer Verein des Kantons St. Gallen (1952/1983)
Intraspinale Raumforderung	ein Schaf	Talmud (Chullin 51a)
Ischialgie	Fall 48, E.-Smith-Papyrus (30. Jh. v. Chr.) Jakob	Breasted (1992); Westendorf (1966; S. 89 f) Genesis 32: 26 und 33
Kleinhirnbrückenwinkeltumor rechts (postoperativ: Meningitis, Fazialisparese)	Otto Klemperer (Operation am 18.09.1935, Gilbert Horrax, Boston)	Heyworth (1996); Klemperer (2002)
Kombinationsverletzung von Schädel, Halswirbelsäule und Inhalt	Fall 33, E.- Smith-Papyrus (30. Jh. v. Chr.)	Westendorf (1966, S. 70 f)
Kopfschmerz, perakuter	ein Jüngling	2. Könige 4: 18–20
Kopfschuss mit sekundär tödlicher Epilepsie	Jean Jaurès (31.07.1914) Manfred von Richthofen (06.0 7.1917) John F. Kennedy (22.11.1963) Nguyen Van Lem (1. 2. 1968) Rudi Dutschke (11. 4. 1968)	Brand (1973) Allmers (1999 Bankl (1992b, S. 216) Landwehr (1993)
Kopfverletzungen, komplexe	Heliodor Sisera Abimelech Goliath	Makkabäer 3: 26 ff Richter 4: 21 Richter 9: 53 1. Samuel 17: 49
Kraniozerebrale Topographie	Kopftuch von Meier Helmbrechts Sohn	Wernher der Gärtner (12. Jh.); Klarer (1999)
Lebenserwartung, mittlere	der Mensch	Psalm 90: 10
Linkshändigkeit	Ehud	Richter 3: 15
Locked-in-Syndrom	M. Noirtier de Villefort Jean-Dominique Bauby Stéphan Vigand Julia Tavalaro	Dumas (1845/6) Bauby (1997) Vigand et al. (1997) Tavalaro et al. (1998)
Magenkarzinom	Theodor Storm	Storm (1887)

Gegebenheit	Beteiligte	Quellen
Mammakarzinom	Michelangelos Marmorfigur „Die Nacht"	Stark (2000)
Meningitis, otogene	Heinrich Schliemann (Ende 1890)	Bankl (1992a; S. 54)
Meningeom	General Leonard Wood (Operationen durch Harvey Cushing, Februar 1910 und 06.08.1927)	Ljunggren (1991; S. 70)
Meralgia	Sigmund Freud	Freud (1895)
Mittelgesichtsfraktur	Konrad Adenauer (1916)	Uexküll (1976)
Mund-zu-Mund-Beatmung	ein Jüngling	2. Könige 4: 34
Nackenzerrung	Fall 30, Edwin-Smith-Papyrus (30. Jh. v. Chr.)	Westendorf (1966, S. 67)
Navigation, Schädelverzerrung	bei den Gesandten	Holbein (1533)
Neurofibromatose	‚Glöckner von Notre Dame?	Hugo (1831); Morse (1999)
Notfallversorgung	ein Mensch	Lukas 10: 25 ff
Okulomotorius-Teilparese	Reichsherold Kaspar Sturm	Dürer (1521)
Poliomyelitis	Itzhak Perlman (*1945)	Riemer (2003)
Proteussyndrom?	John Merrick (1862–1890; elephant man)	Treves (1884); Tibbles et al. (1986); Ablon (1995)
Ptose rechts mit Amaurose	Oswald von Wolkenstein – angeboren oder traumatisch um 1405	Baasch u. Nürnberger (1986)
Querschnittlähmung, hohe	Ken Harrison Fälle 31/33, E.-Smith-Papyrus (30. Jh. v. Chr.)	Clark (1972) Westendorf (1966; S. 67 ff)
Querschnittlähmung, tiefe	Dying lioness	Anonymus (7. Jh. v. Chr.)
Raumforderung der hinteren Schädel-grube	Frigyes Karinthy (Operation durch Olivecrona 1936)	Karinthy (1936)
Reitunfall	Christopher Reeve (27.05.1995)	Reeve (1998)
Rückenmarkverletzung (Verletzung des silbernen Fadens)	Mensch	Bibel: Prediger 12: 6; Talmud: Chullin III, 1; Qoh. 12, 6
Schädel-Hirn-Verletzung, perforierende	Zeus durch Hephaistos: Pallas Athene König Heinrich II. von Frankreich (30.06.1559)	Pindar (5. Jh. v. Chr.) Faria (1992)
Scheintod durch: Pharmaka	Julia	Shakespeare (1595)
Hypothermie	Vetter desjenigen, der auszog, das Fürchten zu lernen	Grimm u. Grimm (1857, Nr. 4)
Bolusaspiration	Schneewittchen	Grimm u. Grimm (1857, Nr. 53)
Schlaganfall (geringe Auswahl)	Alkimus Gottfried Reiche (06.10.1734: Tod) Georg Friedrich Händel (13.04.1737; Hemiparese rechts, Aphasie) Caspar David Friedrich (26.06.1835, 1837: Handparese rechts) Lovis Corinth (Dezember 1911: Hemiparese links) Thomas Woodrow Wilson (25.09.1919: Hemiparese links) Lenin (mindestens viermal: 1922–4)	1. Makkabäer 9: 55 Collins (1991) Zweig (1927) Wiegand (1924) Kerner (1974) Marmor (1985) Bankl (1992b, 100)

Gegebenheit	Beteiligte	Quellen
Schlaganfall (Fortsetzung)	Winston Churchill (24.01.1965) Robert McCrum (29.07.1995)	Bankl (1992c, 176) McCrum (1998)
Selbstverstümmelung und (Xeno-)Transplantation	drei Feldscherer	Grimm u. Grimm (1857, Nr. 118)
Sinneswahrnehmung, diskordante	Isaak	Genesis 27: 21–3
Skalpierung	Jude, der kein Schweinfleisch essen wollte	2. Makkabäer 7: 4
Skoliose	Clara Haskil (etwa ab 1912)	Wernhard (1997, S. 18 ff)
Spinale Reflexe nach Dekapitation	Enthauptete (um 1956) Dionysios (Paris, 3. Jh. n. Chr.) Stoertebeker (21.10.1401)	Camus (um 1956) Keller (1996)
Sturz aus Höhe mit „Wirbelbruch"	Eutychus Isebel Otto Lilienthal (09.08.1896)	Apostelgeschichte 20: 9 Könige 9: 33 Anonymus (1896)
Subarachnoidalblutung	Kronprinz Carl August von Schweden (Mai 1810), danach Änderung der Thronfolge	Ljunggren (1989; S. 18)
Subduralhämatom, subakut	Pierette (1840) Friedrich Weissler (um den 19. 2. 1937)	Balzac (1840) Generalstaatsanwalt Berlin (1937)
Tinnitus, Taubheit	Bedrich Smetana (Brief 23.05.1880)	Feldmann (1989)
Transsphenoidaler, transethmoidaler Zugang	Einzubalsamierende 2000 Jahre v. Chr.	Herodot (450 v. Chr.)
Wirbelsäulenverletzung	Frida Kahlo (Unfall am 17.09.1925)	Kettenmann (1992)
Wundheilung	Baldurs Fohlen	Anonymus (9./10. Jh.)

Dieses Buch sei mit einer Passage des 64-jährigen **Gottfried Benn** (1950) zur ärztlichen Diensttätigkeit im Nachkriegs-Berlin beschlossen:

„Noch heute muß ich in dem Bezirk, in dem ich niedergelassen bin, Nachtdienst mitmachen. Nachtdienst heißt, von abends 8 Uhr bis morgens 7 Uhr in einer Baracke zubringen, die sich schlecht heizt – Telefonanrufe etwa 12 die Nacht, keine Straßenschilder, die Hausnummer nicht erkennbar – Hinterhöfe, Keller, Trümmerstätten, während der Blockade unbeleuchtet, in der linken Hand eine Kerze, in der rechten eine Injektionsspritze – dort ein alter Mann mit Herzanfall, hier eine Alkoholvergiftung bei einem Kellner, ein Hirntumor in extremis, ein Typhus, der ins Krankenhaus muß, eine Frau, die blutet – wenn man in dem großen Bezirk für eine Tour ein Auto haben will, muß man es selbst bezahlen – kurz kein lyrisches Idyll.

Aber alles das muß sein, es ist gemäß und ich möchte es nicht missen."

Literatur

Ablon J (1995) „The elephant man" as „self" and „other": the psycho-social costs of a misdiagnosis. Soc Sci Med 40: 1481–9.

Allmers H (1999) Manfred Freiherr von Richthofen's medical record – was the „Red Baron" fit to fly? Lancet 354: 502–4.

Anonymus (7. Jh. v. Chr.) Sterbende Löwin. Alabasterrelief am Palast des Assurbanipal in Ninive, British Museum London. In: Braun H (Hrsg) (1971) Formen der Kunst. 11. Aufl. München: Lurz-Verlag; 18, Abb. 8.

Anonymus (9./10. Jh.) Zweiter Merseburger Zauberspruch. In: Wiese B v (Hrsg) (1974) Echtermeyer – Deutsche Gedichte. Düsseldorf: Bagel Verlag; 28.

Anonymus (1896) Tagebuch des Königlichen Leichenschauhauses Berlin 1896/97 Im Gerichtsmedizinischen Instituts der Charité Berlin. Eintrag Nr. 801 vom 12. August: Lilienthal, Otto – Ingenieur: Wirbelbruch (keine Obduktion). Faksimiliert eingesehen: Seifert KD, Waßermann M (Hrsg) (1992) Otto Lilienthal Leben und Werk. Hamburg: Urbanverlag.

Anonymus (Hrsg) (1955) Ludwig Edinger 1855–1918. Gedenkschrift zu seinem 100. Geburtstag. Wiesbaden: Franz Steiner Verlag.

Augstein R (1941) Der Oberarzt. Hannoverscher Anzeiger 14. August (Nachdruck des ersten Artikels von Rudolf Augstein: FAZ Nr. 260; 41: 8. November 2002).

Baasch K, Nürnberger H (Hrsg) (1986) Oswald von Wolkenstein. Rowohlts Bildmonographie Nr. 360. Reinbek bei Hamburg: Rowohlt; 6, 27, 126, 140.

Bachmann I (1978) Alles. In: Ingeborg Bachmann – Sämtliche Erzählungen. München: Piper; 138–58 (besonders 156 ff).

Balzac H de (1840) Pierette. In: Die menschliche Komödie, Bd. 8. Berlin: Aufbau-Verlag 1970; 383–561 (besonders 548 ff).

Benn G (1930) Genie und Gesundheit. In: Schuster G (Hrsg) (1987) Gottfried Benn – Sämtliche Werke, Bd III. Stuttgart: Klett-Cotta; 253091, 525–8, 533–6.

Benn G (1950) Doppelleben. In: Schuster G (Hrsg) (1991) Gottfried Benn – Sämtliche Werke, Bd V. Stuttgart: Klett-Cotta; 83–176 (hier: 145).

Bichat X (1799/1822) Recherches physiologiques sur la vie et la mort et autres textes. Faksimiliert in: Pichot A (éd) (1994) Paris: GF-Flammarion.

Brand U (1973) Jean Jaurès. Persönlichkeit und Geschichte, Bd 73. Göttingen: Musterschmidt; 101.

Breasted JH (1992) The Edwin Smith Surgical Papyrus. In: Wilkins RH (ed) Neurosurgical Classics. Parke Rige, Illinois, AANS Publication; 1–5.

Camus A (um 1956) Die Guillotine. In: Meister GG (Hrsg) Albert Camus – Fragen der Zeit. Reinbek bei Hamburg: Rowohlt; 99–101.

Clara M (1941) Das Nervensystem des Menschen. Leipzig: JA Barth; 100, Abb. 93; 466–7, Abb. 297.

Clark B (1981) Whose Life is it Anyway? Berlin: Cornelsen.

Collins TA (1991) Gottfried Reiche: A more completed biography. International Trumpet Guild 15: 4–28.

Dumas A (1845/6) (1978) Der Graf von Monte Christo. Insel-Taschenbuch Nr. 266. Frankfurt/Main: Insel; 584.

Dürer A (1521) Reichsherold Kaspar Sturm. Zeichnung aus dem Tagebuch der Niederländischen Reise. Loc. cit. In: Lilje H (Hrsg) (1981) Luther. Rowohlts Bildmonographie Nr. 98. Reinbek bei Hamburg: Rowohlt; 81.

Eccles JC (1989) Evolution of the Brain. Creation of the Self. London, New York: Routledge; 135–6.

Edinger L (1885) Ueber den Verlauf der centralen Hirnnervenbahnen mit Demonstration von Präparaten. Archiv für Psychiatrie und Nervenkrankheiten. Bd XVI: 858–9.

Faria MA Jr (1992) The death of Henry II of France. J Neurosurg 77: 964–9.

FCAT – Federative Committee on Anatomical Terminology (1998) Terminologia Anatomica. – International Anatomical Terminology. Stuttgart: Thieme; 117, 163.

Feldmann H (1989) Kulturhistorisches und Medizinhistorisches zum Tinnitus aurium. Karlsruhe: Harsch; 43–50 (Einbezug der Tinnitusempfindung als Sextakkord in viergestrichener Lage in Smetanas Streichquartett Nr. 1, e-moll, letzter Satz).

Flemming I (1992) Sie wollten die Toten, sie wollten die Organe. In: Stein R (Hrsg) Die Charité. Berlin: Argon; 113–24.

Fletcher R (1997) Eine dampfende Schüssel Trauer. In: Meine Familie und andere Katastrophen. Wien: Ueberreuter.

Freud S (1895) Ueber die Bernhardt'sche Sensibilitätsstörung am Oberschenkel. Neurol Centralbl 14: 491–2.

Generalstaatsanwalt Berlin (1937) Todesermittlungssache des jüdischen Landgerichtsdirektors a.D. Dr. Friedrich Weissler (20.04.1891-19.02.1937) vom 3. Juni 1937 (Ausstellung im Magdeburger Dom, Sommer 1997).

Grimm JLC, Grimm WC (1856/7) Kinder- und Hausmärchen. Gesamtausgabe in 3 Bänden. 7. Aufl. In: Rölleke H (Hrsg) (2001) Brüder Grimm – Kinder- und Hausmärchen. Ausgabe letzter Hand mit den Originalanmerkungen der Brüder Grimm. Stuttgart: Reclam.

Hawking S (1987) My experience with ALS. In: Stephen Hawking – Black Holes and Baby Universes and Other Essays. Toronto, New York: Bantam Books; 19–24.

Herodot (450 v. Chr.) Historien, Buch II; 86: 12–15. In: Andresen C, Gigon O, Hornung E et al. (Hrsg) (1990) Herodot – Geschichten und Geschichte, Bd 1. 2. Aufl. Zürich: Artemis; 164.

Heyworth P (1996) Otto Klemperer: His Life and Time, Vol 2: 1933–1977. Cambridge: University Press; 97 ff.

Historischer Verein des Kantons St. Gallen (Hrsg) (1952/1983) Der Karolingische Klosterplan von St. Gallen. Faksimile-Wiedergabe in acht Farben.

Holbein H d J (1533) Die Gesandten. In: Hagen RM, Hagen R (Hrsg) (1994) Bildbefragung. Alte Meister im Detail. Köln: Benedikt Taschen; 44–9.

Hugo V (1831) Notre Dame de Paris. Diogenes Taschenbuch 21290. Zürich: Diogenes Verlag; 1985.

Kaiser H, Klinkenberg N (Hrsg) (1988) Cortison – Geschichte eines Medikamentes. Darmstadt: Wissenschaftliche Buchgesellschaft.

Karinthy F (1936) Reise um meinen Schädel. (Aus dem Ungarischen übersetzt von Hans Skirecki mit einer medizinischen Anmerkung von Dr. Gerda Koch.) Berlin: Union Verlag, 1985.

Keller HJ (1996) Reclams Lexikon der Heiligen und der Biblischen Gestalten. 8. Aufl. Stuttgart: Philipp Reclam; 173–4.

Kerner D (1974) Die Krankheit des Malers Caspar David Friedrich. Med Welt 25: 2136–8.

Kerner D (1998) Große Musiker – Leben und Leiden. 5. Aufl. (neu bearbeitet von Hans Schadewaldt). Stuttgart: Schattauer; 613–30 (besonders 627).

Kettenmann A (1992) Frida Kahlo (1907–1954) – Leid und Leidenschaft. Köln: Benedikt Taschen; 17 f, 68 ff.

Klarer M (1999) Ekphrasis, or the archeology of historical theories of representation: medieval brain anatomy in Wernher der Gartenaere's Helmbrecht. Word & Image 15: 34–40.

Klemperer L (2002) Persönliche Mitteilung und Überlassung von Auszügen des väterlichen Krankenblattes durch die Tochter, Frau Lotte Klemperer.

Landwehr D (1993) Saigon 01.2.1968: Die Hinrichtung. Das Magazin (Zürich, Bern). 30. Januar (www.publizistik.ch/landwehr/varia/vietnam.htm).

Laux WS (1997) Der Fall Corinth. München: Prestel (besonders 110 f).

Ljunggren B (1991) Great Men with Thick Brains. Park Ridge, Illinois: AANS Publication.

Mann G (1974) Das Porträt des Neuroanatomen Ludwig Edinger von Lovis Corinth (1909). Medizinhist J 9: 324–8.

Marmor MF (1985) The eyes of Woodrow Wilson. Retinal vascular disease and George de Schweinitz. Ophthalmology 92: 454–65.

May PR, Fuster JM, Newman P et al. (1976) Woodpeckers and head injury. Lancet i: 454–5.

McClure K (1997) Trauma. Ullstein Taschenbuch Nummer 24134. Berlin: Ullstein.

McCrum R (1998) Mein Jahr draußen. Berlin: Berlin Verlag.

Mörike E (1828) Einer Cousine, die durch einen Sturz vom Schlitten den Geruch verloren hatte. In: Eduard Mörike – Sämtliche Werke, Bd. 2. 3. Aufl.. Düsseldorf, Zürich: Artemis und Winkler 1996; 421–2.

Morse RP (1999) Neurofibromatosis type 1: Arch Neurol 56: 364–5.

Moskopp D (1995) Glockenklang und Epilepsie bei Dostojewski und Jeanne d'Arc. In: Bund K, Poettgen J (Hrsg) Jahrbuch für Glockenkunde, Bd. 5–6. Köln: Carl Lang; 161–5.

Moskopp D (1996) Bibelbilder im Licht der Neurochirurgie. Münster: LIT Verlag.

Moskopp D, Kurthen M (1994) Zum Glockenmotiv bei Georg Trakl: Symbol oder Symptom? Aachen: Shaker Verlag.

Norris JW (1994) Stalin's stroke. Neurology 44: 765–6.

Ober WB (1992) Obstetrical events that shaped Western European history. Yale Biol Med 65: 201–10.

Ortega y Gasset J (1930) Die Aufgabe der Universität. In: Weber U (Übers) (1996) José Ortega y Gasset – Gesammelte Werke, Bd 3. Stuttgart: Deutsche Verlags-Anstalt; 196–247 (besonders 229 ff).

Ovid (43 v. Chr.–17/8 n. Chr.) Metamorphosen, Buch 6, Verse 1–145. In: Albrecht Mv (Hrsg) (1994) P. Ovidius Naso – Metamorphosen. Universal-Bibliothek Nr. 1360. Lateinisch/Deutsch. Stuttgart: Reclam; 280–9.

Pindar (5. Jh. v. Chr.) Olympische Ode VII, Verse 35–7. In: Dönt E (Hrsg) (1986) Pindar Oden. Reclams Universalbibliothek Band 8314. Stuttgart: Philipp Reclam; 42–3.

Poeck K (1987) Lehrbuch der Neurologie. 7. Aufl. Berlin: Springer; 463.

Preuss J (1911) Biblisch-Talmudische Medizin. Faksimile-Druck. Wiesbaden: Fourier 1992.

Rabin D, Rabin PL (1983) David, Goliath, and Smiley's people. N Engl J Med 309: 992 (cf. 1. Sam. 17: 4–7 und 49–51).

Reeve C (1998) Still me. New York: Random House.

Rembrandt (1635) Ganymed in den Fängen des Adlers. In: Staatliche Kunstsammlung Dresden (Hrsg) (1992) Gemäldegalerie Dresden – Alte Meister. Leipzig: E.A. Seemann; 311.

Rembrandt (1656) Die Anatomie des Dr. Joan Deyman. In: Schama S (Hrsg) (2000) Rembrandts Augen. Berlin: Siedler Verlag; 603–4.

Riemer J (2003) Musik machen mit allem, was geblieben ist. Loc. cit. Rotary-Magazin, Februar; 14–5.

Rilke RM (1907) Der Panther. In: Rainer Maria Rilke – Die Gedichte. 7. Aufl. Frankfurt/Main: Insel 1995; 451.

Sadegh-Zadeh K (2000) Als der Mensch das Denken verlernte. Die Entstehung der Machina sapiens. Tecklenburg: Burgverlag.

Schadewaldt H (1978) Das Gebrechen Kaiser Wilhelms II. Dtsch Med Wochenschr 103: 54.

Schmidt-Rottluff K (1918) „Gang nach Emmaus" und „Beim Brechen des Brotes". In: Braun H (Hrsg) (1971) Formen der Kunst. 11. Aufl. München: Martin Lurz; 466. (http://home.t-online.de/home/emk-frieden.chemnitz/pr200403.htm)

Shakespeare W (1595) Romeo and Juliet/ Romeo und Julia. Geisen H (Übers/Hrsg) (1994). Reclams Universalbibliothek Nr. 9942. Stuttgart: Philipp Reclam; Akt V, Szene 3.

Stark JJ, Nelson JK (2000) The breasts of „Night": Michelangelo as oncologist. N Engl J Med 343: 1577–8.

Storm T (1887?) Beginn des Endes. In: Theodor Storm – Werke, Bd. 6. Wiesbaden: Edition c.o.l.s.; 2627.

Tavalaro J, Tayson R (1998) Bis auf den Grund des Ozeans. Herder Spektrum Band 4863. Freiburg: Herder.

Tibbles JA, Cohen MM Jr (1986) The Proteus syndrome: the Elephant Man diagnosed. Br Med J (Clin Res Ed) 293: 683–5.

Treves F (1923) The elephant man and other reminiscences. London: Cassell.

Udvarhelyi GB (1993) The role of humanities and arts in medical education with special reference to neurosurgery – Proceedings of a symposium, held during the European Congress of Neurosurgery, Moscow, June 27, 1991. Acta Neurochir (Wien) 124: 156–78.

Uexküll G v (1976) Adenauer. Rowohlts Bildmonographie Nr. 234. Reinbek bei Hamburg: Rowohlt; 29 ff.

Velázquez D (1644–8) Spinnerinnen. In: Hagen RM, Hagen R (Hrsg) (1995) Bildbefragung. Meisterwerke im Detail, Bd 2. Köln: Benedikt Taschen; 100.

Vigand P, Vigand S (1997) Putain de Silence. Paris, Editions Anne Carrière.

Wernhard E (1997) Clara Haskil. Frankfurt/Main: Verlag Neue Kritik.

Wernher der Gärtner (12. Jh.) Meier Helmbrecht – Reclam Universal Bibliothek Nr. 9498. Stuttgart: Philipp Reclam 1978; Verse 1–96.

Westendorf W (Hrsg) (1966) Papyrus Edwin Smith. Ein medizinisches Lehrbuch aus dem alten Ägypten. Bern: Hans Huber.

Wiegand F (Hrsg) (1924) Aus dem Leben Caspar David Friedrichs. Loc. cit. Geschwisterbriefe. Greifswald: 96 ff.

Yaşargil MG (1996) Microneurosurgery, Vol. IV B: Microneurosurgery of CNS Tumours. Stuttgart: Thieme; IX.

Zweig S (1927) Händels Auferstehung. Düsseldorf: Patmos 2000.

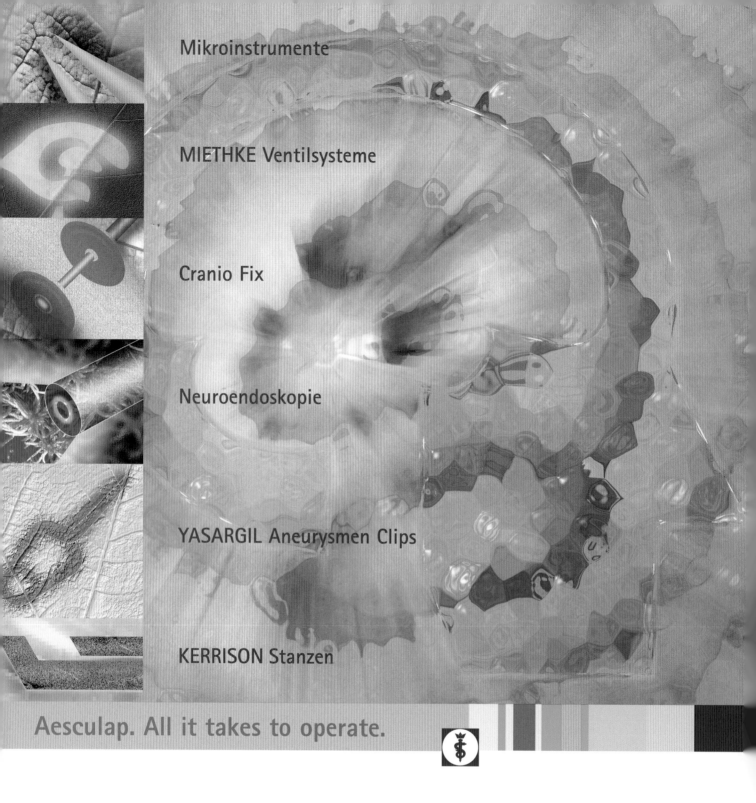 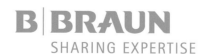

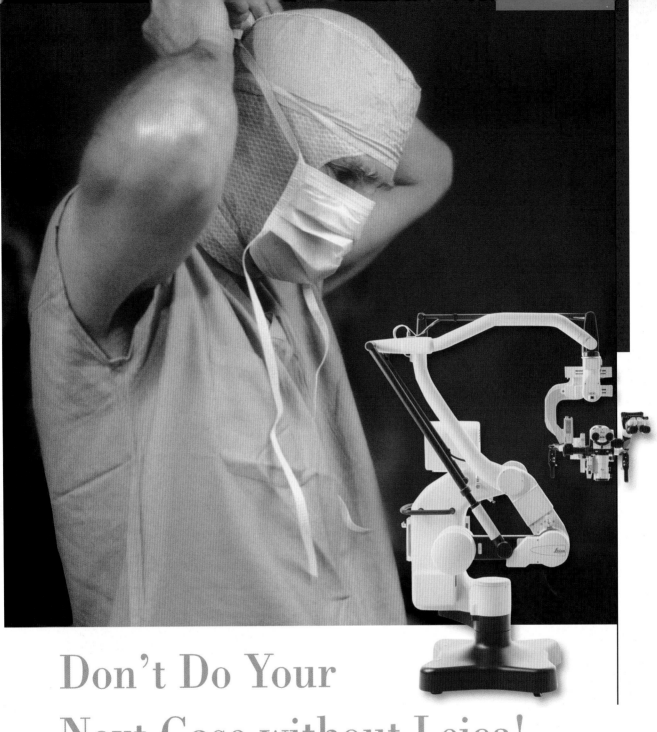

Don't Do Your
Next Case without Leica!

Leica M520 OH3 - Das smarte System für höchste Ansprüche.

Leica Microsystems AG - Winner of the World´s First Innovation Award:
German Business Innovation Award 2002

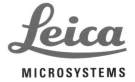

MICROSYSTEMS

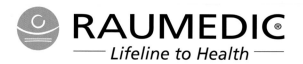
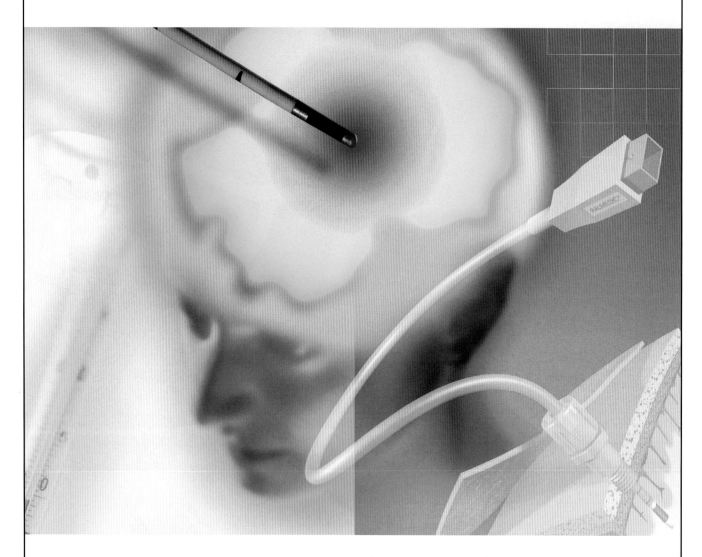
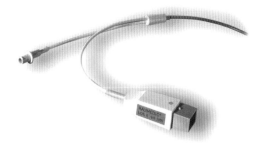

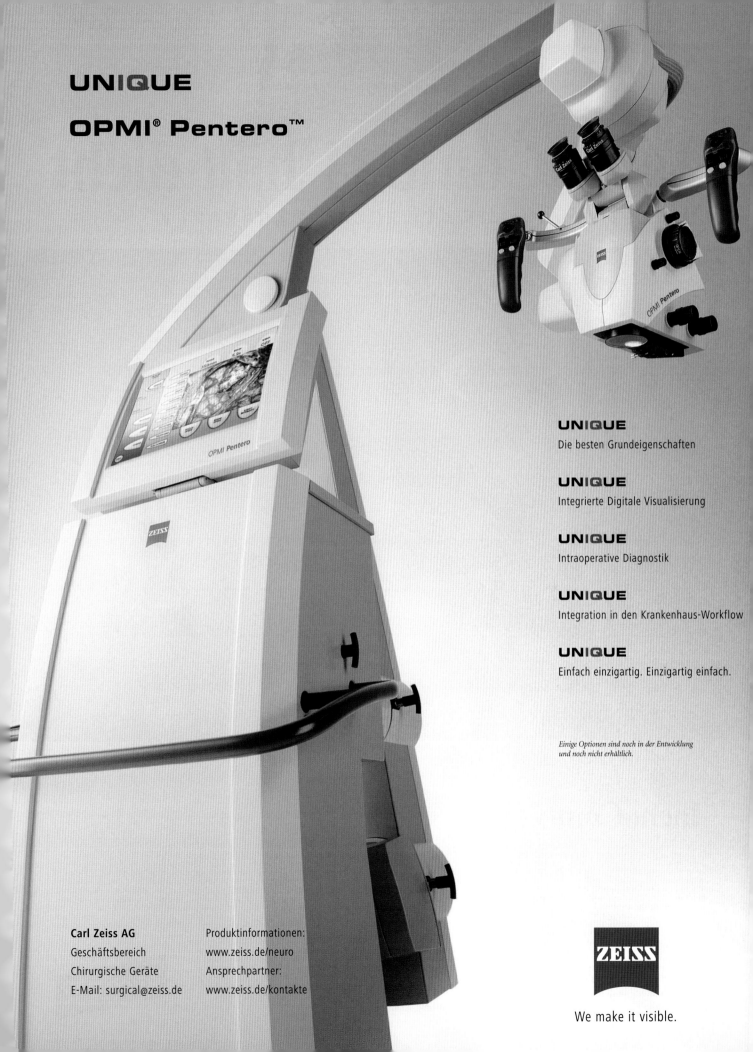

TachoComb® H hält dicht

BLUTSTILLUNG MIT GEWEBEKLEBERKRAFT

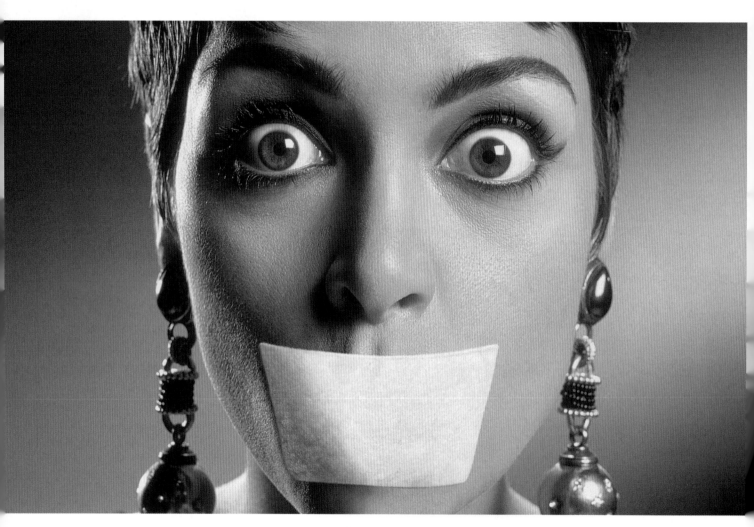

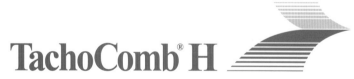

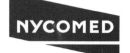

Sachverzeichnis

KTQ (siehe: Kooperation für Transparenz und Qualität im Krankenhaus)
Kuhlendahl, Hans 810
Kunst 856 ff
Kunstkopf-Experiment (ICP) 62 ff, 65
Kurze, Theodore 461, 808

L

Labetolol 124 ff
Labormedizin 95 ff
– Fachkunde 764
Laborparameter, bei Alkoholabhängigkeit 202
Laborwerte, Überwachung intraoperativ 122
Labyrinth 136
Lachgas 121 f
Lactat
– arteriovenöse Differenz 71
– bei erhöhtem ICP 128
– intrazerebrales, bei Schädel-Hirn-Trauma 311
– Liquor 108 f
– MR-Spektroskopie 56
– Neuromonitoring 72
Lactat-Pyruvat-Quotient, Neuromonitoring 72
Lactat-Sauerstoff-Index 71
Lähmungen, bei intramedullären Tumoren 626
Ländergesundheitsminister (Qualitätssicherung) 775
Läsionshöhe, bei Querschnittlähmung 574
Lagerung
– bei erhöhtem ICP 129
– bei intrakraniellen Eingriffe 124
– bei Operation am kraniozervikalen Übergang 537
– bei Operation intraduraler Tumoren 624
– bei Operation intrazerebraler Tumoren 420
– bei Schädel-Hirn-Trauma 310
– operative 122
– Querschnittlähmung 583
– Untersuchungsmaterial 113
Lagerungsbehandlung, bei Querschnittlähmung 578
Lagerungsschäden, als Komplikation 817
Lageveränderungen, intraoperative 123
Lagophthalmus 189
Lambdanaht
– Verknöcherung 519
– Synostose 732
Laminektomie 590

– bei bakterieller Spondylitis 708
– bei Chiari-Malformation 523
– bei instabiler Wirbelsäule 570
– bei intraduralen Tumoren 624
– bei lumbaler Spinalkanalstenose 600
– bei Rückenmarkläsion 576
– bei spinalem Epiduralhämatom 319
– bei spinaler Gefäßmissbildung 639
– bei Wirbelkörpermetastasen 216
– bei zervikaler Spinalkanalstenose 604
– Brustwirbelsäule 570
– intraoperative Sonographie 49
Laminoplastie, bei zervikaler Spinalkanalstenose 604
Lamotrigin, fokale Epilepsie 161 f
Landesärztekammern 761
Landesversicherungsanstalt (LVA) 749 ff, 828
Lang, Johannes 13
Langzeitbetreuung, bei Hydrozephalus 735
Lanreotid, bei Akromegalie 439
Laser, Therapie als minimalinvasive Operationsmethode 615
Latenzen
– bei ENG 78
– evozierte Potenziale 81
Laterobasalfraktur 136 ff, 308
– Röntgenaufnahme nach Schüller 137
Lazaroide 132
– bei Rückenmarkläsion 576
Lazarus-Zeichen 797
Learmonth-Verfahren 652
Leash of Henry 652
Lebenserwartung 740, 857
Lebensqualitätsindex 852
Leberfunktion, Labordiagnostik 100
Leberzellkarzinom 106
LeFort, René
– Frakturen 148 ff
– Osteotomie 152
Leistungsspektrum, für Niederlassung 768
Leitlinien Einführung, 784 f, 813
– Diagnostik bei Schädel-Hirn-Trauma 337

– Einteilung von Schädel-Hirn-Trauma 338
– Röntgendiagnostik 831
Leitungszeit (motorische, periphere) 81
Leksell, Lars 218, 809
– Gamma Knife nach L. 291
Lenin 858
Leonardo da Vinci 541
Letalität, bei intrazerebraler Blutung unter oralen Antikoagulanzien 362
Leukämie 350
Leukopenie 97, 98
Leukotomie, und Ethik 779
Leukozyten 97
– Differenzierung 96
– Liquor 108
Leukozytose 97 f
Levels of Excellence (Qualitätsmanagement) 776
Levetiracetam 162
– fokale Epilepsie 161
Lhermitte, Jean
– Zeichen nach L. 214
Lider 197
– Neuroophthalmologie 189
Lidocain, bei Status epilepticus 163
Lidschlussreflex 77
Liebermann, Max 855
Ligamentum
– alare 556
– – Ausriss: CT 550
– – funktionelles MR 558
– longitudinale posterius, Ossifikation 602
– transversum atlantis 555
Lilienthal, Otto 859
Liliequist-Membran 253, 256 f
Lima, Almeida 809
Lindau-Tumoren 725
Lindegaard-Index 32
Linear-Array-Schallkopf 37, 43
Linearbeschleuniger 218 ff
– Angiome 389
Linkshändigkeit 857
Linksverschiebung 97
Linse 5
Lipiodol 58
Lipofuszin, im Alter 741
Lipohyalinose 349 ff
Liquidität, bei Niederlassung 769
Liquor
– bei Subarachnoidalblutung 370
– blutiger 108
– Entnahme 108
– Mikrobiologie 112
– Probenversand 177
– xanthochromer 371

– zytologische Untersuchung 177
Liquorabdichtung 308
Liquorausflusswiderstandsmessung 168
Liquorbefund, bei Epidermoiden 452
Liquordaten, physiologische 489
Liquordiagnostik 108
– bei bakterieller Meningitis 693
– bei Creutzfeld-Jakob-Erkrankung 701
– bei Hirnabszess 695
– bei intrakraniellen Pilzinfektionen 701
– bei tuberkulöser Meningitis 703
– bei zerebraler Kryptokokkose 702
– bei zervikaler Spinalkanalstenose 603
Liquordiastole 522
Liquordrainage 322
– bei akutem Subduralhämatom 322
– bei erhöhtem ICP 63, 64
Liquordrainage-Set 496
Liquordruck 733
– Messung bei Pseudotumor cerebri 168
Liquoreinstrom, transmedullärer
– bei Syringomyelie 503
Liquorfistel 308
– bei Chiari-Malformation 524 ff
– bei intramedullären Tumoren 630
– bei pädiatrischem Hydrozephalus 735
– bei spinaler Gefäßmissbildung 639
– Myelographie 59
– nach Schädelbasiseingriffen 451
– postoperative 272, 447
Liquorflussdarstellung
– bei Chiari-Malformation 528
– MRT 522
– postoperative, bei Chiari-I-Malformation 524
– Syringomyelie 507
Liquorflussphänomene
– bei Chiari-Malformation 522
– bei Syringomyelie 508 f, 523
Liquorflussstudien 253
Liquorflussuntersuchung
– Arachnoidalzyste 624

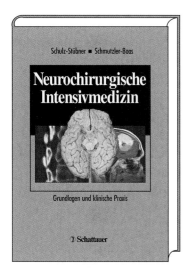

Schulz-Stübner/Schmutzler-Baas (Hrsg.)
Neurochirurgische Intensivmedizin
Grundlagen und klinische Praxis

439 Seiten, 74 Abbildungen,
81 Tabellen, geb.
€ 79,–/CHF 122,– · ISBN 3-7945-2108-0

Was sollten Intensivmediziner aller Fachrichtungen von der Neurochirurgie wissen?

Neurochirurgen, aber auch Anästhesisten, Traumatologen und Internisten, die mit der Intensivbehandlung primär neurochirurgisch erkrankter Patienten betraut sind, bekommen mit diesem Buch eine rasche Hilfestellung zu wichtigen Fragen der zeitgemäßen Intensivbehandlung. So

erhalten sie nicht nur eine Übersicht über aktuelle Behandlungsprinzipien, sondern auch konkrete Therapieanleitungen schwerer Krankheitsbilder neurochirurgischer Patienten. Eine praxisnahe Darstellung häufiger Begleiterkrankungen hilft bei den vielfach komplexen Fragestellungen im intensivmedizinischen Alltag.

Das Buch ist ein wertvoller Leitfaden in der intensivmedizinischen Routinearbeit; es dient darüber hinaus als Einführung in das Fachgebiet und nicht zuletzt auch als Nachschlagewerk und Ratgeber. Gerade die Verknüpfung von pathophysiologischem Grundlagenwissen, aktuellen Studienergebnissen und validen Expertenmeinungen gestaltet dieses Buch so vielseitig.

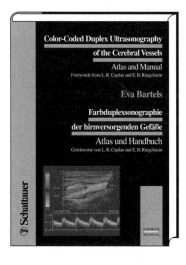

„Für alle mit Ultraschall-Diagnostik näher befassten Kolleginnen und Kollegen ein unentbehrliches Werk."
münchener ärztliche anzeigen,
Germering

Bartels
Color-Coded Duplex Ultrasonography of the Cerebral Vessels
Atlas and Manual
Farbduplexsonographie der hirnversorgenden Gefäße
Atlas und Handbuch
bilingual EUROBOOK

Geleitworte von L. R. Caplan und
E. B. Ringelstein

368 Seiten, 281 mehrfarbige und
137 einfarbige Abbildungen, 142 Zeichnungen,
5 Tabellen, geb.
€ 189,–/CHF 285,– · ISBN 3-7945-1740-7
unverbindlich empfohlener Preis

Die Farbduplexsonographie als nichtinvasive Untersuchungstechnik zur Beurteilung von Gefäßen wird immer häufiger der invasiven, mit Risiken verbundenen Röntgenkontrastdarstellung vorgezogen. Dank besserer, hochauflösender Geräte nimmt ihre Aussagekraft stetig zu.

Die Autorin hat in den letzten 10 Jahren insbesondere bei der Untersuchung von Vertebralarterien und intrakraniellen

Gefäßen Pionierarbeit geleistet. Sie ist international renommiert und wird auf Grund ihrer Erfahrung immer wieder zu Workshops und Vorträgen auf der ganzen Welt eingeladen.

In diesem ausgezeichnet strukturierten Buch präsentiert sie dem Leser systematisch Untersuchungstechnik und Interpretation der Farbduplexsonographie sämtlicher hirnversorgenden Gefäße, d.h. Karotiden, Vertebralarterien und intrakranielle Arterien und Venen.

■ Anatomie und physikalische Grundlagen werden erläutert.

■ Für die einzelnen Gefäßbereiche werden Untersuchungstechnik, Normalbefunde, Normvarianten und Pathologie anhand von hochklassigen Vierfarbaufnahmen und Parallelskizzen dargestellt.

■ Jedes Kapitel enthält Tipps zur Vermeidung typischer Fehler und Fallstricke.

Das Werk ist bilingual englisch-deutsch geschrieben und hat den Vorteil, den interessierten Leser weltweit zu erreichen.

Irrtum und Preisänderungen vorbehalten

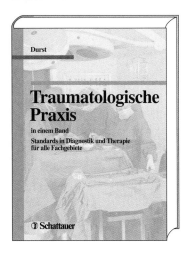
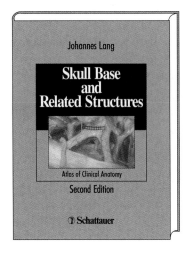